Fundamentos de enfermagem em cuidados críticos da AACN

Consultoria, supervisão e revisão técnica desta edição:

Débora Feijó Villas Bôas Vieira (coordenadora)
Enfermeira. Doutora em Epidemiologia pela Universidade Federal do Rio Grande do Sul (UFRGS). Professora Adjunta da Escola de Enfermagem da UFRGS. Professora Assistente do Serviço de Enfermagem em Terapia Intensiva do Hospital de Clínicas de Porto Alegre (HCPA).

Carmen Maria Lazzari
Enfermeira. Doutora em Ciências Cardiovasculares pela UFRGS. Professora nos cursos de Graduação em Enfermagem e Pós-graduação em Terapia Intensiva e Estomaterapia na Universidade do Vale do Rio dos Sinos (UNISINOS). Enfermeira Intensivista no HCPA.

Cássia Maria Frediani Morsch
Enfermeira. Doutora em Medicina: Ciências Médicas pela UFRGS. Professora Convidada do Curso de Especialização em Enfermagem em Nefrologia da UFRGS. Professora Coordenadora do Curso de Extensão em Enfermagem em Nefointensivismo da UFRGS. Enfermeira do HCPA.

Daiandy da Silva
Farmacêutica. Mestre em Ciências Médicas pela UFRGS. Especialista em Toxicologia pela Pontifícia Universidade Católica do Rio Grande do Sul (PUCRS). Farmacêutica Hospitalar e Clínica da Unidade de Assistência Farmacêutica do HCPA.

Enaura Helena Brandão Chaves
Enfermeira. Doutora em Ciências pela Universidade Federal de São Paulo (UNIFESP). Professora Adjunta da Escola de Enfermagem da UFRGS. Chefe do Serviço de Enfermagem em Terapia Intensiva do HCPA.

Isis Marques Severo
Enfermeira. Doutoranda em Enfermagem na UFRGS. Docente da Residência Integrada Multiprofissional em Saúde (RIMS) do HCPA. Enfermeira Assistencial do Centro de Terapia Intensiva do HCPA.

Jeane Cristine de Souza
Enfermeira. Mestranda do Programa de Pós-graduação em Ciência da Saúde: Cardiologia no Instituto de Cardiologia, Fundação Universitária de Cardiologia. Enfermeira Assistencial do Centro de Tratamento Intensivo Adulto do HCPA.

Sofia Louise Santin Barilli
Enfermeira. Especialista em Terapia Intensiva e em Gestão da Atenção à Saúde do Idoso. Enfermeira da Unidade de Terapia Intensiva do Hospital Nossa Senhora da Conceição.

Marianne Chulay
RN, PhD, FAAN
Consultant, Critical Care Nursing and Clinical Research, Gainesville, Florida

Suzanne M. Burns
RN, MSN, RRT, ACNP, CCRN, FAAN, FCCM, FAANP
Professor of Nursing, Acute and Specialty Care, School of Nursing,
Advanced Practice Nurse Level 2, Director PNSO Research Program,
University of Virginia Health System, Charlottesville, Virginia

Fundamentos de enfermagem em cuidados críticos da AACN

2ª EDIÇÃO

Tradução:
Maiza Ritomy Ide

McGraw Hill
artmed

AMGH Editora Ltda.
2012

Obra originalmente publicada sob o título AACN Essentials of Critical-Care Nursing, 2nd Edition

ISBN 0071664424 / 9780071664424

Original edition copyright © 2010, The McGraw-Hill Companies, Inc., New York, New York 10020.
All rights reserved.

Portuguese language translation copyright © 2012, AMGH Editora Ltda.
All rights reserved.

Capa: *VS Digital (sobre arte original)*

Preparação de original: *Cristiane Marques Machado*

Leitura final: *Camila W. Heck*

Coordenadora editorial – Biociências: *Cláudia Bittencourt*

Assistente editorial: *Adriana Lehmann Haubert*

Editoração eletrônica: *Techbooks*

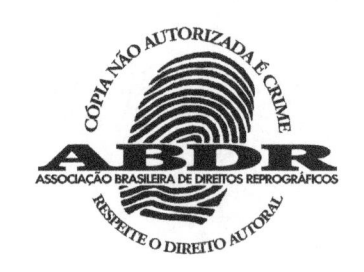

C559f   Chulay, Marianne.
   Fundamentos de enfermagem em cuidados críticos da
AACN / Marianne Chulay, Suzanne M. Burns ; tradução: Maiza
Ritomy Ide ; [revisão técnica: Débora Feijó Vieira ... et al.]. – 2.
ed. – Porto Alegre : AMGH, 2012.
   590 p. : il. ; 28 cm.

   ISBN 978-85-8055-106-8

   1. Enfermagem – Cuidados críticos. 2. AACN. I. Burns,
Suzanne M. II. Título.

CDU 616-083

Catalogação na publicação: Fernanda B. Handke dos Santos – CRB 10/2107

Reservados todos os direitos de publicação, em língua portuguesa, à
AMGH EDITORA LTDA., uma parceria entre GRUPO A EDUCAÇÃO S.A. e McGRAW-HILL EDUCATION
Av. Jerônimo de Ornelas, 670 – Santana
90040-340 – Porto Alegre – RS
Fone: (51) 3027-7000   Fax: (51) 3027-7070

É proibida a duplicação ou reprodução deste volume, no todo ou em parte, sob quaisquer
formas ou por quaisquer meios (eletrônico, mecânico, gravação, fotocópia, distribuição na Web
e outros), sem permissão expressa da Editora.

Unidade São Paulo
Av. Embaixador Macedo Soares, 10.735 – Pavilhão 5 – Cond. Espace Center
Vila Anastácio – 05095-035 – São Paulo – SP
Fone: (11) 3665-1100   Fax: (11) 3667-1333

SAC 0800 703-3444 – www.grupoa.com.br

IMPRESSO NO BRASIL
PRINTED IN BRAZIL
Impresso sob demanda na Meta Brasil a pedido de Grupo A Educação.

Colaboradores

Earnest Alexander, PharmD, FCCM
Manager, Clinical Pharmacy Services
Tampa General Hospital
Clinical Assistant Professor
University of Florida and Florida A&M University
Tampa, Florida
Capítulo 7: Farmacologia
Capítulo 23: Tabelas Farmacológicas

Deborah A. Andris, MSN, APNP
Nurse Practitioner Colorectal Surgery Program
Medical College of Wisconsin
Milwaukee, Wisconsin
Capítulo 14: Sistema Digestório

Suzanne M. Burns, RN, MSN, RRT, ACNP, CCRN, FAAN, FCCM, FAANP
Professor of Nursing, Acute and Specialty Care
Advanced Practice Nurse Level 2, Medicine/Medical Intensive Care Unit
School of Nursing
University of Virginia Health System
Charlottesville, Virginia
Capítulo 6: Manejo da Dor, Sedação e Bloqueio Neuromuscular
Capítulo 20: Conceitos Respiratórios Avançados: Modos de Ventilação

Joan Michiko Ching, RN, MN, CPHQ
Administrative Director, Hospital Quality & Safety
Virginia Mason
Medical Center
Seattle, Washington
Capítulo 6: Manejo da Dor, Sedação e Bloqueio Neuromuscular

Marianne Chulay, RN, PhD, FAAN
Consultant, Critical Care Nursing and Clinical Research
Gainesville, Florida
Capítulo 10: Sistema Respiratório
Capítulo 22: Tabelas de Valores Normais
Capítulo 24: Algoritmos de Suporte Avançado de Vida em Cardiologia

Sarah Delgado, RN, MSC, ACNP
Assistant Professor/Nurse Practitioner
School of Nursing and Department of Internal Medicine
University of Virginia Health System
Charlottesville, Virginia
Capítulo 8: Considerações Éticas e Legais

Diane K. Dressler, RN, MSN, CCRN
Clinical Assistant Professor
Marquette University College of Nursing
Milwaukee, Wisconsin
Capítulo 13: Sistemas Hematológico e Imune

Carol Hinkle, RN, MSN
Education Consultant–Critical Care
Education Department
Brookwood Medical Center
Birmingham, Alabama
Capítulo 15: Sistema Renal

Carol Jacobson, RN, MN
Director, Quality Education Services
Seattle, Washington
Capítulo 3: Interpretação e Manejo dos Ritmos Cardíacos Básicos
Capítulo 18: Conceitos Eletrocardiográficos Avançados
Capítulo 26: Ritmos Cardíacos, Características Eletrocardiográficas e Guia de Tratamento

Christine Kessler MN, CNS, ANP, BC-ADM
Nurse Practitioner, Diabetes Institute
Department of Endocrinology & Metabolic Medicine
Walter Reed Army Medical Center
Washington, DC
Capítulo 16: Sistema Endócrino

Ruth M. Kleinpell, PhD, RN-CS, FAAN, FCCM, FAANP, ACNP, CCRN
Director, Center for Clinical Research & School
Rush University Medical Center
Pofessor, Rush University School of Nursing
Chicago, Illinois
Capítulo 11: Problemas Multissistêmicos

Joe Krenitsky, MS, RD
Nutrition Support Specialist
Digestive Health Center of Excellence and Department of Nutrition Services
University of Virginia Health System
Charlottesville, Virginia
Capítulo 14: Sistema Digestório

Elizabeth Krzywda, MSN, APNP
Nurse Practitioner, Pancreaticobiliary Surgery Program
Medical College of Wisconsin
Milwaukee, Wisconsin
Capítulo 14: Sistema Digestório

Barbara Leeper, MN, RN, CCRN
Clinical Nurse Specialist, Cardiovascular Services
Baylor University Medical Center
Dallas, Texas
Capítulo 9: Sistema Cardiovascular
Capítulo 19: Conceitos Cardiovasculares Avançados

Dea Mahanes, RN, MSN, CCRN, CNRN, CCNS
Advanced Practice Nurse Level 1, Nerancy Neuro-Intensive Care Unit
University of Virginia Health System
Charlottesville, Virginia
Capítulo 12: Sistema Neurológico
Capítulo 21: Conceitos Neurológicos Avançados

Leanna R. Miller, RN, MN, CCRN, CEN, NP
Educator for Trauma, Burn, Neurocare, Flight
Vanderbilt University Medical Center
Nashville, Tennessee
Capítulo 4: Monitoração Hemodinâmica

Carol Rees Parrish, MS, RD
Nutrition Support Specialist
Digestive Health Center of Excellence and Department of Nutrition Services
University of Virginia Health System
Charlottesville, Virginia
Capítulo 14: Sistema Digestório

Carol A. Rauen, RN, MS, CCNS, CCRN, PCCN
Independent Clinical Nurse Specialist and Education Conultants
Kill Devil Hills, Carolina
Capítulo 17: Trauma

Maureen A. Seckel, APN, ACNS, BC, CCNS, CCRN
Clinical Nurse Specialist, Medical Critical Care
Christiana Care Health System
Newark, Delaware
Capítulo 5: Manejo Ventilatório e das Vias Aéreas
Capítulo 10: Sistema Respiratório

Robert E. St. John, MSN, RN, RRT
Marketing Manager
Covidien Imaging & Pharmaceutical Solutions
Hazelwood, Missouri
Capítulo 5: Manejo Ventilatório e das Vias Aéreas

Mary Fran Tracy, PhD, RN, CCNS, FAAN
Critical Care Clinical Nurse Specialist
University of Minnesota Medical Center, Fairview
Minneapolis, Minnesota
Capítulo 1: Avaliação de Pacientes Críticos e seus Familiares
Capítulo 2: Planejamento do Cuidado a Pacientes Críticos e seus Familiares

Allen Wolfe, RN MSN, CCRN, CFRN, TNATC
Critical Care Clinical Specialist
MedSTAR Transport
Washington, DC
Capítulo 17: Trauma

REVISORES

Tom Ahrens, DNS, RN, CS
Research Scientist
Barnes-Jewish Medical Center
St Louis, Missouri

Mary Pat Aust, RN, MS
Clinical Practice Specialist
American Association of Critical-Care Nurses
Aliso Viejo, CA

Mary Kay Bader, RN, MSN, CCRN, CNRN
Neuro/Critical Care Clinical Nurse Specialist
Mission Hospital
Mission Viejo, California

Toni Balistrieri, RN, MSN, CCRN
Clinical Nurse Specialist, Critical Care
Milwaukee VA Medical Center
Milwaukee, Wisconsin

Connie Barden, RN, MSN, CCRN, CCNS
Cardiovascular Clinical Nurse Specialist
Mercy Hospital
Miami, Florida

Linda Bell, RN, MSN
Director, Clinical Practice
American Association of Critical-Care Nurses
Aliso Viejo, California

Liz Browne, RN
Clinician 3, Medical Intensive Care Unit
University of Virginia Health System
Charlottesville, Virginia

RoseMarie Faber, MSN/ED, RN, CCRN
Clinical Practice Specialist
American Association of Critical-Care Nurses
Aliso Viejo, CA

Charles Fisher, RN, MSN, CCRN, ACNP
Advanced Practice Nurse Level 1 Outcomes Manager,
Long-Term Ventilated Patients
University of Virginia Health System
Charlottesville, Virginia

Lisa W. Forsyth, RN, MSN
Clinician 4, Clinical Educator
University of Virginia Health System
Charlottesville, Virginia

Ann B. Hamric, PhD, RN, FAAN
Associate Professor
School of Nursing
University of Virginia
Charlottesville, Virginia

Rebecca H. Hockman, Pharm DBCPS
Clinical Pharmacy Specialist, Medical Intensive Care Unit
University of Virginia Health System
Charlottesville, Virginia

Kimmith M. Jones, RN, MS
Advanced Practice Nurse/Clinical Nurse Specialist
Critical Care/Emergency Center
Sinai Hospital of Baltimore
Baltimore, Maryland

Kerry Kosmoski-Goepfert, PhD, RN
Clinical Assistant Professor/Acute Care Nurse Practitioner
Option Coordinator
Marquette University
College of Nursing
Milwaukee, Wisconsin

Laura McNamara, RN, MSN, CCNS, CCRN
Clinical Practice Specialist
American Association of Critical-Care Nurses
Aliso Viejo, CA

Mary Beth Flynn Makic, RN, PhD, CNS, CCRN
Clinical Nurse Specialist/Educator and Senior Instructor
University of Colorado Hospital and University of Colorado
Health Sciences Center, School of Nursing
Denver, Colorado

Mary Marshall, RN, MSN
Clinical Research Coordinator
University of Virginia Health System
Charlottesville, Virginia

Laura H. Mcilvoy, PhD, RN, CNRN, CCRN
Assistant Professor
University of Louisville School of Nursing
Louisville, Kentucky

Paul Merrel, RN, MSN, CCRN
Advanced Practice Nurse Level 1 Outcomes Manager,
Long-Term Ventilated Patients
University of Virginia Health System
Charlottesville, Virginia

Sue Sendelback, PhD, RN, FAHA
Clinical Nurse Specialist
Abbott-Northwestern Hospital
St Paul, Minnesota

Christine Shaw, PhD, APRN-BC
Clinical Associate Professor
Marquette University College of Nursing
College of Nursing
Milwaukee, Wisconsin

Pamela Shellner, RN, MA
Clinical Practice Specialist
American Association of Critical-Care Nurses
Aliso Viejo, CA

Cheri Smith, RN, BSN
Clinician 4, Medical Intensive Care Unit
University of Virginia Health System
Charlottesville, Virginia

Greg Susla, PharmD, FCCM
Fredrick, Maryland

Sherrie Walker, RD
Nutrition Support Specialist
University of Virginia Health System
Charlottesville, Virginia

Susan L. Woods, PhD, RN, FAAN, FAHA
Professor and Associate Dean
University of Washington
School of Nursing
Seattle, Washington

Susan Yeager, MS, RN, CCRN, ACNP
Neuroscience Nurse Practitioner
Grant Riverside Methodist Hospital
Hillard, Ohio

AGRADECIMENTOS

Um agradecimento especial àqueles que contribuíram para as edições anteriores deste livro.

    Para Cathie Guzzetta, RN, PhD, FAAN, e Barbie Dossey, RN, MS, FAAN, por suas contribuições editoriais e tutoria. E para os seguintes autores, por suas contribuições para o conteúdo dos respectivos capítulos:

    Tom Ahrens, RN, DNS, CS, FAAN *(Caps. 4, 26)*
    Deb Byram, RN, MS *(Cap. 1)*
    Karen Carlson, RN, MN *(Cap. 15)*
    Maria Connolly, RN, DNSc *(Cap. 5, 10)*
    Dorrie Fontaine, RN, DNSc, FAAN *(Cap. 17)*
    Bradi Granger, RN, PhD *(Cap. 9)*
    Anne Marie Gregoire, RN, MSN, CRNP *(Cap. 19)*
    Joanne Krumberger, RN, MSN, CHE, FAAN *(Caps. 14, 16)*
    Sally Miller, RN, PhD, APN, FAANP *(Cap. 14)*
    Juanita Reigle, RN, MSN, ACNP *(Cap. 8)*
    Anita Sherer, RN, MSN *(Cap. 2)*
    Sue Simmons-Alling, RN, MSN *(Cap. 2)*
    Jamie Sinks, RN, MS *(Cap. 17)*
    Greg Susla, PharmD, FCCM *(Caps. 7, 23)*,
    Debbie Tribett, RN, MS, CS, LNP *(Cap. 13)*
    Debra Lynn-McHale Wiegand, RN, PhD, CS *(Cap. 19)*
    Lorie Wild, RN, PhD *(Cap. 6)*
    Susan Woods, PhD, RN *(Caps. 3, 18)*
    Marlene Yates, RN, MSN *(Cap. 2)*

PREFÁCIO

A enfermagem em terapia intensiva é uma complexa e desafiadora área da prática de enfermagem. Nela, a experiência clínica é desenvolvida ao longo do tempo, integrando conhecimento, habilidades clínicas e práticas de cuidado em terapia intensiva. Este livro apresenta sucintamente as informações essenciais sobre como fornecer o melhor cuidado a pacientes críticos e seus familiares de forma segura e com competência.

O livro *Fundamentos de Enfermagem em Cuidados Críticos da AACN* traz informações essenciais a respeito do cuidado de pacientes críticos adultos e seus familiares. O livro reconhece a necessidade do leitor de assimilar conhecimentos básicos antes de tentar dominar conceitos mais complexos de enfermagem em terapia intensiva. Escrito por especialistas em enfermagem em cuidado intensivo reconhecidos, este livro define um novo padrão para o ensino de enfermagem em terapia intensiva.

Este livro representa um ponto a partir do qual a maioria dos livros de cuidados intensivos é escrita, pois:

- Apresenta sucintamente as informações essenciais para o cuidado seguro e competente a pacientes críticos adultos e seus familiares, ampliando a base de conhecimentos na área de enfermagem médico-cirúrgica, evitando a repetição de informações previamente adquiridas
- Organiza a introdução de conceitos avançados de enfermagem em terapia intensiva, depois que os conceitos essenciais foram dominados
- Provê os profissionais com ferramentas clinicamente relevantes, guiando seu uso conforme eles atendem pacientes críticos e seus familiares

Este livro é dividido em quatro seções:

- *Seção I – Conteúdo Básico*: São apresentadas informações essenciais que os enfermeiros devem ter para prestar cuidados de enfermagem seguros e com competência para todos os pacientes críticos, independentemente de seu diagnóstico médico. Essa seção inclui conteúdos a respeito de conceitos essenciais de avaliação, diagnóstico, planejamento e intervenções comuns aos pacientes e seus familiares; interpretação e tratamento dos ritmos cardíacos; monitoração hemodinâmica; manejo respiratório e das vias aéreas; farmacologia e manejo da dor. Os capítulos da Seção I apresentam o conteúdo em profundidade suficiente para garantir que as informações essenciais estejam disponíveis para que os enfermeiros em cuidados intensivos desenvolvam novas habilidades, enquanto os conteúdos mais avançados são deixados para uma seção posterior do livro (Seção III).
- *Seção II – Condições Patológicas*: Abrange as doenças e as estratégias de tratamento comumente encontradas em unidades de terapia intensiva de clínica médica e cirurgia, em paralelo com o conteúdo necessário para o exame de certificação para Enfermeiro Certificado em Cuidados Intensivos (CCRN). Os capítulos dessa seção são organizados por sistema (cardiovascular, neurológico, respiratório, hematológico e imune, digestório, renal e endócrino). Inclui capítulos a respeito do trauma e de problemas multissistêmicos. Os estudos de caso clínicos ajudam na compreensão da magnitude dos problemas relacionados às doenças e seu impacto nos pacientes e familiares. É apresentada uma breve descrição da fisiopatologia, da etiologia, das manifestações clínicas, dos exames diagnósticos e das complicações associadas às condições citadas nos estudos de caso. O foco de cada doença apresentada é no tratamento multidisciplinar das necessidades do paciente e dos problemas principais.
- *Seção III – Conceitos Avançados no Cuidado do Paciente Crítico*: Apresenta conceitos avançados em terapia intensiva ou doenças que são menos comuns ou mais específicas do que o esperado nas unidades de terapia intensiva clínico-cirúrgica em geral. O formato dessa seção é idêntico ao da Seção II.
- *Seção IV – Informações de Referência*: Contém informações de referência que serão úteis aos enfermeiros na prática clínica (valores normais de exames laboratoriais e outros exames diagnósticos; algoritmos de suporte avançado de vida em cardiologia; guias de resolução de problemas da monitoração hemodinâmica; e tabelas sintetizando os medicamentos utilizados em terapia intensiva e ritmos cardíacos). O conteúdo é apresentado principalmente em formato de tabelas, possibilitando a consulta rápida.

Cada capítulo começa com o item Competência de Conhecimento, que pode ser utilizado para orientar a leitura e para medir o progresso do leitor. Os estudos de caso são apresentados em muitos dos capítulos e podem ser lidos antes de se iniciar a leitura do capítulo propriamente dito – a fim de obter uma visão global do problema clínico – ou no contexto do conteúdo do capítulo, para reforçar os conceitos. Um estudo de caso "Pensando Criticamente" conclui muitos dos capítulos, desafiando o enfermeiro a aplicar as informações obtidas em um cenário clínico.

Acreditamos que não há melhor forma de proteger nossos pacientes do que assegurando que um enfermeiro bem informado cuide deles. A internação segura em unidades de terapia intensiva é garantida por profissionais competentes, qualificados, bem informados e atenciosos. Acreditamos sinceramente que este livro vai ajudá-los em tais propósitos!

Marianne Chulay
Suzi Burns

SUMÁRIO REDUZIDO

Seção I. Conteúdo Básico

1. Avaliação de Pacientes Críticos e seus Familiares 25
   Mary Fran Tracy

2. Planejamento do Cuidado a Pacientes Críticos e seus Familiares 39
   Mary Fran Tracy

3. Interpretação e Manejo dos Ritmos Cardíacos Básicos 55
   Carol Jacobson

4. Monitoração Hemodinâmica 85
   Leanna R. Miller

5. Manejo Ventilatório e das Vias Aéreas 133
   Robert E. St. John, Maureen Seckel e Suzanne M. Burns

6. Manejo da Dor, Sedação e Bloqueio Neuromuscular 173
   Joan Michiko Ching e Suzanne M. Burns

7. Farmacologia 193
   Earnest Alexander

8. Considerações Éticas e Legais 227
   Sarah Delgado

Seção II. Condições Patológicas

9. Sistema Cardiovascular 243
   Barbara Leeper

10. Sistema Respiratório 275
    Maureen Seckel

11. Problemas Multissistêmicos 299
    Ruth M. Kleinpell e Suzanne M. Burns

12. Sistema Neurológico 313
    Dea Mahanes

13. Sistemas Hematológico e Imune 339
    Diane K. Dressler

14. Sistema Digestório 351
    Deborah Andris, Elizabeth Krzywda, Carol Parrish e Joe Krenitsky

15. Sistema Renal 379
    Carol Hinkle

16. Sistema Endócrino 395
    Christine Kessler

17. Trauma 411
    Allen Wolfe e Carol A. Rauen

Seção III Conceitos Avançados no Cuidado do Paciente Crítico

18. Conceitos Eletrocardiográficos Avançados 431
    Carol Jacobson

19. Conceitos Cardiovasculares Avançados 469
    Barbara Leeper

20. Conceitos Respiratórios Avançados: Modos de Ventilação 499
    Suzanne M. Burns

21. Conceitos Neurológicos Avançados 509
    Dea Mahanes

Seção IV. Informações de Referência

22. Tabelas de Valores Normais 535
    Marianne Chulay

23. Tabelas Farmacológicas 537
    Earnest Alexander

24. Algoritmos de Suporte Avançado de Vida em Cardiologia 551
    Marianne Chulay

25. Guia de Resolução de Problemas Hemodinâmicos 555
    Marianne Chulay e Suzanne M. Burns

26. Ritmos Cardíacos, Características Eletrocardiográficas e Guia de Tratamento ... 561
    Carol Jacobson

Índice 571

SUMÁRIO

Seção I. Conteúdo Básico

1. Avaliação de Pacientes Críticos e seus Familiares 25
   Mary Fran Tracy
   Sistematização da Avaliação 25
      Avaliação pré-admissão 26; Anamnese e exame físico inicial de admissão 26; Anamnese e exame físico de admissão 26; Avaliação da evolução 26; Considerações a respeito da segurança do paciente nas avaliações de admissão 26
   Avaliação Pré-Admissão: Antes do Início das Intervenções 27
   Anamnese e Exame Físico Inicial de Admissão: Os Primeiros Minutos 27
      Vias aéreas e respiração 28; Circulação e perfusão cerebral 28; Queixa principal 29; Medicamentos e exames diagnósticos 29; Equipamento 29
   Anamnese e Exame Físico de Admissão 30
      Antecedentes de saúde 30; Antecedentes sociais 30; Exame físico 31; Avaliação psicossocial 35
   Avaliação da Evolução 37
   Bibliografia Selecionada 38
      Avaliação em terapia intensiva 38; Prática baseada em evidências 38

2. Planejamento do Cuidado a Pacientes Críticos e seus Familiares 39
   Mary Fran Tracy
   Plano de Cuidados Multidisciplinar e Vias Críticas 39
   Considerações a Respeito da Segurança do Paciente no Planejamento do Cuidado 40
   Prevenção de Complicações Comuns 40
      Instabilidade fisiológica 41; Trombose venosa profunda 41; Infecções nosocomiais 41; Lesões de pele 42; Distúrbios do sono 42; Impacto psicossocial 43
   Educação de Pacientes e Familiares 45
      Avaliação da facilidade de aprendizagem 45; Estratégias para educação de pacientes e familiares 45; Mensuração dos resultados 46;
   Cuidado Focado na Família 46
   Transporte do Paciente Crítico 47
      Avaliação do risco de complicações 48; Nível de cuidados necessários durante o transporte 49; Preparação 50; Transporte 50; Transferência para outros serviços 51
   Transição para a Próxima Fase de Atendimento 51
   Apoio a Pacientes e Familiares Durante o Processo de Morte 52
   Bibliografia Selecionada 52
      Intervenções familiares/visitação 52; Controle de infecção 52; Planos de cuidado multidisciplinar 52; Educação de pacientes e familiares 52; Problemas psicológicos 52; Privação de sono 53; Prática baseada em evidências 53

3. Interpretação e Manejo dos Ritmos Cardíacos Básicos 55
   Carol Jacobson
   Eletrofisiologia Básica 55
   Formas de Onda, Complexos e Intervalos ECG 56
      Onda P 56; Complexo QRS 57; Onda T 57; Onda U 57; Intervalo PR 57; Segmento ST 57; Intervalo QT 57

Eletrocardiografia Básica 57
Monitoração Cardíaca 58
Determinação da Frequência Cardíaca 59
Determinação do Ritmo Cardíaco 61
Arritmias Comuns 61
Ritmos Originários do Nodo Sinusal 61
    Ritmo sinusal normal 61; Bradicardia sinusal 61; Taquicardia sinusal 62; Arritmia sinusal 62; Parada sinusal 63
Arritmias Originárias dos Átrios 63
    Complexos atriais prematuros 63; Marca-passo migratório atrial 64; Taquicardia atrial 64;
    Flutter atrial 65; Fibrilação atrial 66
Arritmias Originárias da Junção Atrioventricular 68
    Complexo juncional prematuro 68;
    Ritmo juncional, ritmo juncional acelerado e taquicardia juncional 69
Arritmias Originárias dos Ventrículos 69
    Complexos ventriculares prematuros 70;
    Ritmo ventricular e ritmo ventricular acelerado 70; Taquicardia ventricular 71; Fibrilação ventricular 72;
    Assistolia ventricular 73
Bloqueios Atrioventriculares 73
    Bloqueio atrioventricular de primeiro grau 73; Bloqueio atrioventricular de segundo grau 74;
    Bloqueio atrioventricular de segundo grau do tipo II 74; Bloqueio atrioventricular de alto grau 75;
    Bloqueio atrioventricular de terceiro grau (bloqueio completo) 76
Estimulação Temporária 77
    Indicações 77; Estimulação transvenosa 77; Estimulação epicárdica 77;
    Componentes de um sistema de estimulação 77; Noções básicas de funcionamento do marca-passo 77;
    Iniciando a estimulação ventricular por via transvenosa 80; Iniciando a estimulação epicárdica 80;
    Marca-passos externos (transcutâneos) 80
Desfibrilação e Cardioversão 81
    Desfibrilação 81; Desfibriladores externos automáticos 82; Cardioversão 82
Bibliografia Selecionada 82
    Prática baseada em evidências 83

4. Monitoração Hemodinâmica..85
Leanna R. Miller
Parâmetros Hemodinâmicos 85
    Débito cardíaco 85; Componentes do débito cardíaco/índice cardíaco 87;
    Volume sistólico e índice de volume sistólico 88; Fração de ejeção 88;
    Fatores que afetam o volume de ejeção/índice de volume sistólico 88
Componentes Básicos dos Sistemas de Monitoração Hemodinâmica 92
    Cateter de artéria pulmonar 92; Cateter arterial 92; Extensor de pressão 92; Transdutor de pressão 93;
    Amplificador de pressão 93; Bolsa de pressão e equipo para infusão 94; Alarmes 94
Obtendo Valores Hemodinâmicos Precisos 94
    Zerar o transdutor 94; Nivelando o transdutor à ponta do cateter 95;
    Calibragem do sistema de transdução/amplificação 96; Garantindo a precisão da transmissão da onda 97
Inserção e Remoção de Cateteres 97
    Cateteres de artéria pulmonar 97; Cateteres arteriais 101
Obtenção e Interpretação das Formas de Onda Hemodinâmicas 104
    Posicionamento do paciente 104; Interpretação 105;
    Artefatos nas formas de onda hemodinâmicas: influência respiratória 111; Débito cardíaco 111
Monitoramento Contínuo do Oxigênio Venoso Misto e Central (SvO_2/$SvcO_2$) 117
    Princípios de monitoramento da SvO_2/$SvcO_2$ 117; Exemplos selecionados de aplicações clínicas 118
Cateteres de Fração de Ejeção do Ventrículo Direito 119
    Princípios de monitoramento 119; Solução de problemas 120
Monitoramento Hemodinâmico Minimamente Invasivo 120
    Bioimpedância torácica 120; Débito cardíaco por Doppler transesofágico 120; Reinalação de dióxido de carbono 121;
    Tonometria gástrica (pHi) 121; Capnometria sublingual ($P_{SL}CO_2$) 122

Aplicação dos Parâmetros Hemodinâmicos 123
   Estados de baixo débito cardíaco 123; Estados de débito cardíaco elevado 127
Bibliografia Selecionada 129
   Monitoração hemodinâmica 129; Monitoração hemodinâmica minimamente invasiva 130;
   Tratamentos 130; Prática baseada em evidências 131

5. Manejo Ventilatório e das Vias Aéreas... 133
   Robert E. St. John, Maureen Seckel e Suzanne M. Burns
   Técnicas de Avaliação Respiratória, Exames Diagnósticos e Sistemas de Monitoramento 133
      Monitoramento da gasometria arterial 133; Monitoramento da gasometria venosa 138;
      Oximetria de pulso 138; Avaliação da função pulmonar 139
   Manejo das Vias Aéreas 140
      Via aérea orofaríngea 140; Vias aéreas nasofaríngeas 141; Vias aéreas artificiais 142; Aspiração endotraqueal 145
   Oxigenoterapia 147
      Complicações 147; Fornecimento de oxigênio 148
   Manejo Ventilatório Básico 150
      Indicações 150; Princípios gerais 151; Modos 154; Complicações 157;
      Desmame da ventilação mecânica de curto prazo 159; Desmame da ventilação mecânica de longo prazo 161;
      Fadiga respiratória, repouso e condicionamento 162; Protocolos de tentativa de desmame 163;
      Outros protocolos de uso 163; Caminhos críticos 164;
      Iniciativas institucionais sistemáticas de manejo para pacientes em VMLP 164;
      Solução de problemas dos ventiladores 165; Comunicação 165; Princípios de manejo 168
   Bibliografia Selecionada 169
      Cuidados intensivos gerais 169; Manejo do ventilador 170; Desmame da ventilação mecânica 170;
      Comunicação 171; Prática baseada em evidências 171

6. Manejo da Dor, Sedação e Bloqueio Neuromuscular....................................... 173
   Joan Michiko Ching e Suzanne M. Burns
   Mecanismos Fisiológicos da Dor 173
      Mecanismos periféricos 173; Integração na medula espinal 175;
      Processamento central 175
   Respostas à Dor 175
   Avaliação da Dor 176
   Abordagem Multimodal ao Tratamento da Dor 176
   Medicamentos Anti-inflamatórios Não Esteroides 177
      Efeitos colaterais 177
   Opioides 178
      Efeitos colaterais 178; Opioides intravenosos 179; Analgesia controlada pelo paciente 179;
      Trocando os analgésicos opioides IV pelos orais 180
   Analgesia Epidural 181
      Opioides via epidural 181;
      Anestésicos locais via epidural 182
   Estimulação Cutânea 182
   Distração 183
   Imaginação 184
   Relaxamento e Técnicas de Sedação 184
      Respiração profunda e relaxamento progressivo 184; Presença 184
   Considerações Especiais no Manejo da Dor no Idoso 184
      Avaliação 184; Intervenções 185
   Sedação 185
      Motivos para a sedação 185; Medicamentos para a sedação 186; Medicamentos para o *delirium* 187;
      Objetivos da sedação, monitoramento e manejo 187
   Bloqueio Neuromuscular 187
      Agentes de bloqueio neuromuscular 187; Monitoramento e manejo 189
   Bibliografia Selecionada 191
      Tratamento da dor 191; Sedação e bloqueio neuromuscular 192; Prática baseada em evidências 192

7. Farmacologia 193
Earnest Alexander
Segurança dos Medicamentos 193
Métodos de Administração de Medicamentos 194
   Intravenosa 194; Intramuscular ou subcutânea 194; Oral 194; Sublingual 195; Intranasal 195; Transdérmica 195
Farmacologia do Sistema Nervoso Central 195
   Sedativos 195; Analgésicos 198; Agentes de bloqueio neuromuscular 200; Anticonvulsivantes 202
Farmacologia do Sistema Cardiovascular 205
   Agentes diversos 205; Vasodilatadores parenterais 206; Antiarrítmicos 209; Agentes trombolíticos 211;
   Agentes vasoconstritores 212; Agentes inotrópicos 213; Proteína C ativada 214
Farmacologia Anti-infecciosa 214
   Aminoglicosídeos 214; Vancomicina 215; Outros antibióticos 215
Farmacologia Pulmonar 215
   Teofilina 215; Albuterol 216; Levalbuterol 216
Farmacologia Digestória 216
   Profilaxia das úlceras de estresse 216; Sangramento de úlcera péptica aguda 217; Sangramento de varizes 218
Farmacologia Renal 218
   Diuréticos 218
Farmacologia Hematológica 219
   Anticoagulantes 219; Inibidores diretos da trombina 221; Inibidor da glicoproteína IIb/IIIa 222
Agentes Imunossupressores 222
   Ciclosporina 222; Tacrolimus (FK506) 223; Sirolimus (Rapamicina) 223
Considerações Especiais de Dosagem 223
   Terapia de substituição renal contínua 223; Disposição de medicamentos no idoso 224;
   Monitoração terapêutica do fármaco 224
Bibliografia Selecionada 225
   Geral 225; Prática baseada em evidências 225

8. Considerações Éticas e Legais 227
Sarah Delgado
A Base para a Tomada de uma Decisão Ética 227
   Códigos de ética e normas de conduta profissional 227;
   Declaração e diretrizes de posicionamento 228; Políticas institucionais 228; Normas legais 229;
   Princípios de ética 229; Cuidado 231; Paternalismo 231; Defesa do paciente 232
O Processo de Análise Ética 232
   Avaliação 232; Plano 232; Implementação 232; Avaliação dos resultados 233
Questões Éticas Contemporâneas 233
   Consentimento livre e esclarecido 233; Determinação da capacidade 233; Vontades antecipadas 234;
   Questões de final de vida 235; Decisões de reanimação 237
Construção de um Ambiente Ético 237
   Elucidar valores 237; Fornecer informações e esclarecer pendências 237; Reconhecer o sofrimento moral 238;
   Engajar-se no processo de tomada de decisão colaborativa 238
Bibliografia Selecionada 238
   Códigos de ética profissionais, normas e declarações de posicionamento 239; Prática baseada em evidências 239;
   Referências eletrônicas de interesse: relacionadas a considerações éticas e jurídicas 239

Seção II. Condições Patológicas

9. Sistema Cardiovascular 243
Barbara Leeper
Técnicas Especiais de Avaliação, Exames Diagnósticos e Sistemas de Monitoramento 243
   Avaliação da dor torácica 243; Angiografia coronariana 243; Intervenção coronariana percutânea 246;
   Outros procedimentos coronarianos percutâneos 247
Condições Patológicas 248
   Cardiopatia isquêmica aguda 248; Insuficiência cardíaca 258; Choque 264; Hipertensão 269
Bibliografia Selecionada 272
   Cardiovascular geral 272; Revascularização coronariana 272; Cardiopatia isquêmica aguda 272;
   Insuficiência cardíaca 272; Choque 272; Hipertensão 272; Prática baseada em evidências 272

10. Sistema Respiratório 275
    Maureen Seckel
    Técnicas Especiais de Avaliação, Exames Diagnósticos e Sistemas de Monitoramento 275
        Radiografia de tórax 275; Tomografia computadorizada e ressonância magnética nuclear 280;
        Angiogramas pulmonares 280; Drenos torácicos 280
    Condições Patológicas 281
        Insuficiência respiratória aguda 281; Síndrome do desconforto respiratório agudo (SDRA) 285;
        Insuficiência respiratória aguda no paciente com doença pulmonar obstrutiva crônica 287;
        Hipertensão pulmonar 290; Pneumonia 291; Embolia pulmonar 294
    Bibliografia Selecionada 297
        Manejo dos problemas respiratórios em cuidados intensivos 297; Interpretação da radiografia torácica 297;
        Diversos 297; Prática baseada em evidências 297

11. Problemas Multissistêmicos 299
    Ruth M. Kleinpell e Suzanne M. Burns
    Condições Patológicas 299
        Sepse e síndrome da disfunção de múltiplos órgãos e sistemas 299
    Overdoses 305
        Etiologia, fatores de risco e fisiopatologia 306
    Bibliografia Selecionada 310
        SIRS, Sepse e DMOS 310; *Overdose* 311

12. Sistema Neurológico 313
    Dea Mahanes
    Técnicas Especiais de Avaliação, Exames Diagnósticos e Sistemas de Monitoramento 313
        Nível de consciência 313; Escala de Coma de Glasgow 314;
        Escala de Coma Full Outline of UnResponsiveness (FOUR) 315; Estado mental 315; Avaliação motora 316;
        Sensibilidade 316; Avaliação dos nervos cranianos e da função do tronco encefálico 318;
        Alterações dos sinais vitais na disfunção neurológica 320; Morte encefálica 321
    Exames Diagnósticos 321
        Punção lombar 321; Tomografia computadorizada 322; Ressonância magnética nuclear 322;
        Angiografia cerebral 323; Doppler transcraniano 323; Eletroencefalografia 324;
        Eletromiografia/Estudos de condução nervosa 324
    Pressão Intracraniana: Conceitos e Monitoramento 324
        Fluxo sanguíneo cerebral 324; Causas do aumento da pressão intracraniana 325; Manifestações clínicas 325;
        Monitoramento invasivo da PIC 326; Manejo da PIC aumentada 328
    Acidente Vascular Encefálico Isquêmico Agudo 330
        Etiologia, fatores de risco e fisiopatologia 330; Manifestações clínicas 330; Exames diagnósticos 331;
        Princípios de tratamento do AVE isquêmico agudo 331
    Acidente Vascular Encefálico Hemorrágico 333
        Etiologia, fatores de risco e fisiopatologia 333; Manifestações clínicas 333; Exames diagnósticos 334;
        Princípios de tratamento da hemorragia cerebral 334
    Convulsões 334
        Etiologia, fatores de risco e fisiopatologia 334; Manifestações clínicas 334; Exames diagnósticos 335;
        Princípios de tratamento das convulsões 335
    Infecções do Sistema Nervoso Central 336
        Meningite 336; Encefalite 336; Abscesso intracraniano 336
    Doenças Neuromusculares 336
        Miastenia grave 336; Síndrome de Guillain-Barré 337
    Bibliografia Selecionada 337
        Avaliação e exames diagnósticos 337; Pressão intracraniana 337; AVE isquêmico e hemorrágico 337;
        Convulsões 338; Infecções do sistema nervoso central 338; Doenças neuromusculares 338; Prática baseada em evidências 338

13. Sistemas Hematológico e Imune 339
    Diane K. Dressler
    Técnicas Especiais de Avaliação, Exames Diagnósticos e Sistemas de Monitoramento 339
        Hemograma completo 339; Contagem de eritrócitos 339; Hemoglobina (Hb) 340; Hematócrito (Ht) 340;
        Índices hematimétricos (VCM) (HCM) (CHCM) 340; Contagem total de leucócitos 340;

Contagem diferencial de leucócitos 341; Contagem de plaquetas 341; Velocidade de hemossedimentação (VHS) 341; Estudos de coagulação 341; Exames complementares e procedimentos 342

Condições Patológicas 342
Anemia 342; Imunossupressão 344; Coagulopatias 346

Bibliografia Selecionada 350
Anemia 350; Paciente imunocomprometido 350; Coagulopatias 350

14. Sistema Digestório 351
Deborah Andris, Elizabeth Krzywda, Carol Parrish e Joe Krenitsky

Condições Patológicas 351
Hemorragia digestiva alta aguda 351; Insuficiência hepática 359; Pancreatite aguda 363; Isquemia intestinal 365; Obstrução intestinal 366; Cirurgia bariátrica (para perda de peso) 367; Procedimento cirúrgico 367

Suporte Nutricional para Pacientes Críticos 369
Necessidades nutricionais 369; Processo nutricional: populações especiais 369; Volume residual gástrico 370; Aspiração 372; Ruídos intestinais 373; Náuseas e vômitos 374; Fórmulas de osmolalidade ou hipertonicidade 374; Diarreia 375; Taxas de fluxo e horas de infusão 375; Escolha da fórmula 375

Bibliografia Selecionada 376
Hemorragia digestiva alta 376; Insuficiência hepática 376; Pancreatite aguda 376; Isquemia intestinal/Obstrução intestinal 377; Nutrição 377; Referências *on-line* de interesse: acesso livre 378; Cirurgia bariátrica 378

15. Sistema Renal 379
Carol Hinkle

Técnicas Especiais de Avaliação, Exames Diagnósticos e Sistemas de Monitoramento 379

Condições Patológicas 379
Insuficiência renal aguda 379; Desequilíbrio eletrolítico que ameaça a vida 384

Terapia de Substituição Renal 388
Acesso 389; Dialisador/Hemofiltros/Dialisado 390; Procedimentos 390; Indicações e eficácia dos modos de terapia de substituição renal 390; Intervenções gerais da terapia de substituição renal 393

Bibliografia Selecionada 393
Renal geral 393; Insuficiência renal 393; Terapia de substituição renal 393

16. Sistema Endócrino 395
Christine Kessler

Técnicas Especiais de Avaliação, Exames Diagnósticos e Sistemas de Monitoramento 395
Monitoramento da glicemia 395

Condições Patológicas 396
Estados hiperglicêmicos 396; Emergências hiperglicêmicas 397; Hipoglicemia aguda 405; Síndrome de secreção inadequada de hormônio antidiurético 406; Diabetes insípido 408

Bibliografia Selecionada 410
Monitoramento da glicose sanguínea 410; Hiperglicemia, CAD e EHH 410; Hipoglicemia 410; Distúrbios da secreção do hormônio antidiurético (SIADH e DI) 410

17. Trauma 411
Allen Wolfe e Carol A. Rauen

Técnicas Especiais de Avaliação, Exames Diagnósticos e Sistemas de Monitoramento 411
Exame primário e secundário do trauma 411; Exames diagnósticos 414; Mecanismo de lesão 416; Consequências fisiológicas do trauma 417

Lesões Comuns no Paciente Traumatizado 418
Traumatismo torácico 418; Traumatismo abdominal 420; Traumatismo musculoesquelético 422

Complicações das Lesões Traumáticas no Politraumatismo Grave 423
Síndrome do desconforto respiratório agudo 425; Infecção/Sepse 426; Síndrome da resposta inflamatória sistêmica 426

Consequências Psicológicas do Trauma 426

Bibliografia Selecionada 427
Trauma geral 427; *Sites* 428; Prática baseada em evidências 428

Seção III Conceitos Avançados no Cuidado do Paciente Crítico

18. Conceitos Eletrocardiográficos Avançados 431
    Carol Jacobson
    Eletrocardiograma de 12 Derivações 431
        Determinação do eixo 435; Bloqueio de ramo 437; Síndrome coronariana aguda 439;
        Síndromes de pré-excitação 443
    Interpretação Avançada das Arritmias 446
        Taquicardias supraventriculares 448; Taquicardia ventricular polimórfica 453;
        Diferenciação de batimentos e ritmos de QRS largo 453
    Monitoramento do Segmento ST 457
        Mensuração do segmento ST 458; Escolhendo a melhor derivação para monitoramento do segmento ST 458
    Marca-Passos Cardíacos 460
        Avaliação do funcionamento do marca-passo 461; Avaliação do marca-passo VVI 462;
        Avaliação do marca-passo DDD 465
    Bibliografia Selecionada 468
        Eletrocardiografia geral 468; Estimulação cardíaca 468; Interpretação avançada de arritmias 468;
        Prática baseada em evidências 468

19. Conceitos Cardiovasculares Avançados 469
    Barbara Leeper
    Condições Patológicas 469
        Cardiomiopatia 469; Doença valvular 474; Pericardite 479; Aneurisma da aorta 481; Transplante cardíaco 484;
        Tratamento com balão intra-aórtico (BIA) 489; Dispositivos de assistência ventricular 492
    Bibliografia Selecionada 496
        Cardiovascular geral 496; Cardiomiopatia 496; Transplante cardíaco 496; Distúrbios valvulares 497;
        Pericardite 497; Aneurismas toracoabdominais 497; Tratamento com BIA 497;
        Dispositivos de assistência ventricular (DAV) 497; Prática baseada em evidências 498

20. Conceitos Respiratórios Avançados: Modos de Ventilação 499
    Suzanne M. Burns
    Modos Avançados de Ventilação Mecânica 499
        Ventilação mecânica: novos conceitos 499; Ventilação *versus* pressão 499; Modos avançados: O que se sabe? 505
    Bibliografia Selecionada 506
        Ventilação mecânica: modos 506; Páginas eletrônicas de vendedores 507; Prática baseada em evidências 507;
        Leituras adicionais 507

21. Conceitos Neurológicos Avançados 509
    Dea Mahanes
    Hemorragia Subaracnoide 509
        Etiologia, fatores de risco e fisiopatologia 509; Manifestações clínicas 509; Exames diagnósticos 511;
        Princípios de tratamento da hemorragia subaracnoide aneurismática 511
    Traumatismo Craniencefálico 513
        Etiologia, fatores de risco e fisiopatologia 513; Manifestações clínicas 516; Exames diagnósticos 517;
        Princípios de tratamento do traumatismo craniencefálico 517
    Lesão Medular Traumática 519
        Etiologia, fatores de risco e fisiopatologia 519; Manifestações clínicas 519; Exames diagnósticos 521;
        Princípios de tratamento da lesão medular traumática 521; Tratamento futuro da lesão medular 527
    Tumores Cerebrais 527
        Etiologia, fatores de risco e fisiopatologia 527; Manifestações clínicas 528; Exames diagnósticos 528;
        Princípios de tratamento dos tumores cerebrais 529;
        Tecnologia de ponta: monitoramento do oxigênio aos tecidos cerebrais 530
    Bibliografia Selecionada 531
        Hemorragia subaracnoide 531; Traumatismo craniencefálico 531; Lesão medular 531;
        Tumores cerebrais 531; Tecnologia de ponta: monitoramento do oxigênio aos tecidos cerebrais 532;
        Prática baseada em evidências 532

Seção IV. Informações de Referência

22. Tabelas de Valores Normais 535
    Marianne Chulay

23. Tabelas Farmacológicas 537
    Earnest Alexander

24. Algoritmos de Suporte Avançado de Vida em Cardiologia 551
    Marianne Chulay

25. Guia de Resolução de Problemas Hemodinâmicos 555
    Marianne Chulay e Suzanne M. Burns

26. Ritmos Cardíacos, Características Eletrocardiográficos e Guia de Tratamento 561
    Carol Jacobson

Índice 571

Conteúdo Básico

AVALIAÇÃO DE PACIENTES CRÍTICOS E SEUS FAMILIARES

Mary Fran Tracy

HABILIDADES DE CONHECIMENTO

1. Discutir a importância de uma abordagem consistente e sistemática para a avaliação de pacientes críticos e seus familiares.
2. Identificar as prioridades de avaliação para os diferentes estágios de uma doença grave:
   - Avaliação pré-admissão
   - Anamnese e exame físico inicial de admissão
   - Anamnese e exame físico de admissão
   - Avaliação da evolução
3. Descrever como a avaliação é modificada com base no estado clínico do paciente.

A avaliação de pacientes críticos e seus familiares é uma habilidade essencial para os profissionais de terapia intensiva. As informações obtidas a partir da avaliação identificam as necessidades imediatas e futuras do paciente e de seus familiares, de modo que se possa iniciar um plano de cuidados para explicar ou resolver essas necessidades.

As abordagens tradicionais para a avaliação do paciente incluem uma análise completa de sua história e um exame físico de todos os sistemas do corpo. Essa abordagem, embora ideal, raramente é possível em terapia intensiva, na qual os profissionais lutam com problemas graves de saúde durante a internação e devem equilibrar a necessidade de coletar dados e, ao mesmo tempo, priorizar e fornecer o atendimento. As abordagens tradicionais e as técnicas de avaliação devem ser modificadas na terapia intensiva para equilibrar a necessidade de informação, enquanto se considera a natureza crítica da situação do paciente e de seus familiares.

Este capítulo apresenta uma abordagem de avaliação que reconhece a natureza dinâmica e emergencial da doença crítica. Tal abordagem enfatiza a coleta de dados em fases ou etapas, de forma coerente com as prioridades de cuidado ao paciente. Os componentes da avaliação podem ser utilizados como um modelo genérico para avaliar os pacientes em estado crítico e seus familiares. A avaliação pode ser individualizada pelo acréscimo de tópicos específicos relacionados com o diagnóstico do paciente. Esses tópicos específicos de avaliação serão abordados em outros capítulos.

Uma abordagem de avaliação coerente e sistemática é essencial para o desenvolvimento de habilidades na avaliação de pacientes críticos e seus familiares. Sem essa abordagem, seria fácil perder sinais ou detalhes sutis que poderiam revelar um problema atual ou potencial ou indicar alguma mudança na condição do paciente. As avaliações devem concentrar-se primeiramente no paciente e, em seguida, na tecnologia. O paciente precisa ser o foco principal da atenção do profissional envolvido em terapia intensiva, com a tecnologia enriquecendo as informações obtidas a partir da avaliação direta.

Existem duas abordagens-padrão para a avaliação de pacientes: a cefalocaudal e a por sistemas do corpo. A maioria dos enfermeiros de terapia intensiva usa uma combinação de ambas, ou seja, uma abordagem por sistemas aplicada de "cima para baixo". Os tópicos deste capítulo relacionados à admissão e à avaliação da evolução são apresentados considerando essa abordagem combinada.

SISTEMATIZAÇÃO DA AVALIAÇÃO

A avaliação do paciente crítico e de seus familiares começa a partir do momento em que o enfermeiro tem conhecimento da admissão do primeiro e continua até a transição para a próxima fase de atendimento. O processo de avaliação pode ser visualizado em quatro fases distintas: (1) avaliação pré-admissão, (2) anamnese e exame físico inicial de admissão ("apenas o essencial"), (3) anamnese e exame físico de admissão e (4) avaliação da evolução.

Avaliação pré-admissão

A avaliação pré-admissão começa no momento em que se recebe a informação a respeito da admissão do paciente. Essa notificação vem do contato inicial com a equipe de saúde. O contato pode ser feito por enfermeiros, técnicos de enfermagem, bombeiros em campo que fazem um relato à unidade móvel de emergência, transferência de outra instituição ou transferência de outras áreas dentro do mesmo hospital, como unidade de emergência (UE), centro cirúrgico (CC) ou unidades de enfermagem médico-cirúrgicas. A avaliação pré-admissão esboça o quadro inicial do paciente e permite que o enfermeiro de terapia intensiva comece a antecipar as necessidades físicas e psicológicas do paciente. Também permite que o enfermeiro determine os recursos que serão necessários para cuidar do paciente. As informações recebidas nessa fase são cruciais porque permitem que o enfermeiro de terapia intensiva prepare adequadamente o ambiente para atender às necessidades específicas do paciente e de seus familiares.

Anamnese e exame físico inicial de admissão

A anamnese e o exame físico inicial de admissão são realizados imediatamente após a chegada do paciente e baseiam-se na avaliação dos parâmetros representados pelo acrônimo ABCDE (Tab. 1.1). Fornecem uma visão geral sobre as condições de ventilação e perfusão, para assegurar uma intervenção precoce em qualquer situação envolvendo risco de vida. O foco deve estar em explorar a queixa principal e solicitar os exames diagnósticos essenciais para complementar os resultados do exame físico. A anamnese e o exame físico inicial de admissão proporcionam uma visão superficial do paciente. Entretanto, são essenciais, pois verificam se a manutenção das funções cardíacas e respiratórias vitais é satisfatória.

Anamnese e exame físico de admissão

A anamnese e o exame físico de admissão são realizados do modo mais rápido possível. Dita-se o momento de sua realização pelo grau de estabilidade hemodinâmica e pela necessidade do paciente de receber intervenções de emergência. A anamnese e o exame físico consistem em uma análise em profundidade da história de saúde e social do paciente, além de possibilitarem um exame físico completo de cada sistema corporal. Essa avaliação revela-se vital para que sejam alcançados bons resultados, uma vez que oferece, ao enfermeiro, valiosas informações que podem ser necessárias para a promoção de intervenções proativas.

Avaliação da evolução

Depois de concluídos a anamnese e o exame físico de admissão, são realizadas avaliações durante a internação (uma versão abreviada da anamnese e do exame físico de admissão), em intervalos variáveis. Os parâmetros de avaliação descritos neste tópico são normalmente destinados para todos os pacientes, além de outras exigências de avaliação da evolução relacionadas à condição específica do paciente, tratamentos e resposta a esses tratamentos.

Considerações a respeito da segurança do paciente nas avaliações de admissão

A admissão de um paciente com doença aguda pode ser um evento caótico e de ritmo acelerado, com múltiplas áreas envolvidas em diversas atividades. Entretanto, é nesse momento que os prestadores de cuidados de saúde devem estar particularmente cientes da importância da precisão das avaliações e da coleta de dados. Isso garante que o paciente seja tratado com segurança e com intervenções apropriadas. A obtenção de informações imprecisas na admissão pode provocar erros continuados, que podem não ser facilmente corrigidos ou detectados e, assim, levar a resultados indesejados.

A obtenção de informações de um paciente com doença aguda pode ser difícil, quando não impossível. Se o paciente for incapaz de fornecer informações, devem ser utilizadas outras fontes, tais como membros da família, prontuários anteriores, registros dos responsáveis pelo transporte ou informações de pertences do paciente. A obtenção da identificação correta do paciente é de particular importância no momento da internação, bem como a história de saúde pregressa, incluindo todas as alergias conhecidas. Se possível, é extremamente útil conhecer os medicamentos em uso pelo paciente, uma vez que podem fornecer pistas sobre a condição clínica e, talvez, a respeito dos fatores que contribuíram para a condição atual.

É fundamental que se realize um exame físico cuidadoso ao se admitir o paciente na unidade de terapia intensiva. Essa avaliação possibilita medidas de prevenção e/ou tratamento precoces de complicações associadas à doença crítica. É de particular importância que seja realizada a avaliação do risco para a formação de úlceras de pressão, alteração no estado mental e/ou quedas. Os riscos associados à correta identificação do paciente nunca diminuem, sobretudo quando se relacionam com as intervenções, tais como a realização de procedimentos invasivos, administração de medicamentos, administração de sangue e coleta de exames laboratoriais. Os enfermeiros precisam estar cientes das questões de segurança para o tratamento começar adequadamente. É essencial que seja feita uma programação precisa de bombas de infusão de medicamentos de alto risco. Os prestadores de cuidados de saúde também devem garantir a segurança dos procedimentos invasivos realizados com urgência.

TABELA 1.1 ACRÔNIMO ABCDE

A de *Airway* (Vias aéreas)
B de *Breathing* (Respiração)
C de Circulação, perfusão Cerebral e *Chief complain* (queixa principal)
D de *Drugs* (medicamentos) e exames diagnósticos
E de Equipamento

AVALIAÇÃO PRÉ-ADMISSÃO: ANTES DO INÍCIO DAS INTERVENÇÕES

A avaliação pré-admissão começa quando se recebe a informação a respeito da chegada do paciente. O relatório pré-admissão, embora resumido, fornece informações importantes sobre queixa principal, diagnóstico ou motivo da internação, detalhes pertinentes da história e estabilidade hemodinâmica do paciente (Tab. 1.2). Também contém sexo e idade do paciente e informações a respeito da presença de tubos e linhas arteriais invasivas e cateteres centrais, medicamentos que estão sendo administrados, outros tratamentos em curso e exames laboratoriais ou diagnósticos pendentes ou concluídos. Também é importante considerar a necessidade de isolamento para o paciente (p. ex., precauções neutropênicas ou isolamento respiratório especial). Estar preparado para as necessidades de isolamento previne riscos de exposição para o paciente ou para os prestadores de cuidados de saúde. Essa informação auxilia o médico a antecipar as necessidades fisiológicas e emocionais do paciente antes da admissão e assegura que o ambiente à beira do leito esteja completo para atender a todas as necessidades de monitoramento, suprimento e equipamento antes da chegada do paciente.

Muitas unidades de terapia intensiva estão organizadas de modo padronizado, agrupando os pacientes em unidades de acordo com o diagnóstico principal. O padrão de monitoramento e a lista de equipamentos para cada unidade variam; no entanto, existem alguns requisitos comuns (Tab. 1.3). A configuração-padrão do quarto é modificada para cada admissão, a fim de acomodar as especificidades do paciente (p. ex., equipamentos adicionais, fluidos intravenosos [IV], medicamentos). Antes da chegada do paciente, deve ser verificado o bom funcionamento de todos os equipamentos à beira do leito.

Também é importante preparar os formulários de registros do paciente, que geralmente consistem em formulários de preenchimento manual ou sistema informatizado de dados para o registro de sinais vitais, o balanço hídrico, a administração de medicamentos, as intervenções realizadas e a avaliação do paciente. O relatório pré-admissão pode sugerir procedimentos pendentes, sendo necessária a organização dos suprimentos adequados à beira do leito. O fato de se ter o *box* preparado e todos os equipamentos disponíveis facilita a entrada ágil, tranquila e segura do paciente.

ANAMNESE E EXAME FÍSICO INICIAL DE ADMISSÃO: OS PRIMEIROS MINUTOS

A partir do momento em que o paciente chega à unidade de terapia intensiva (UTI), seu aspecto geral é imediatamente observado e a avaliação pelo acrônimo ABCDE rapidamente realizada (Tab. 1.1). A gravidade do(s) problema(s) é determinada de modo que as necessidades de urgência que ameaçam a vida do paciente possam ser resolvidas em primeiro lugar. O paciente é monitorado e os equipamentos para o suporte de vida são

TABELA 1.2 RESUMO DAS AVALIAÇÕES DE PRÉ-ADMISSÃO E DE ANAMNESE E EXAME FÍSICO INICIAL DE ADMISSÃO

Avaliação Pré-admissão
- Relato breve do paciente (idade, sexo, queixa principal, diagnóstico, história pertinente ao caso, condições fisiológicas, dispositivos invasivos, equipamentos e resultados dos exames laboratoriais e de diagnóstico)
- Configuração completa do *box*, incluindo a verificação do funcionamento adequado dos equipamentos

Avaliação de anamnese e exame físico inicial de admissão
- Aparência geral (nível de consciência)
- *Vias aéreas*:
  Permeabilidade
  Posicionamento da via aérea artificial (se houver)
- *Respiração*:
  Quantidade e qualidade da respiração (ritmo, profundidade, padrão, simetria, esforço, uso de músculos acessórios)
  Ruídos respiratórios
  Presença de respiração espontânea
- *Circulação e Perfusão Cerebral*:
  ECG (frequência, ritmo e presença de foco ectópico)
  Pressão arterial
  Pulsos periféricos e enchimento capilar
  Cor, temperatura e umidade da pele
  Presença de sangramento
  Nível de consciência, capacidade de resposta
- *Queixa Principal*:
  Sistema do corpo mais envolvido
  Sintomas associados
- *Medicamentos e Exames Diagnósticos*:
  Medicamentos pré-admissão (prescritos, de uso livre, ilícitos)
  Medicamentos de uso atual
  Revisar os resultados dos exames diagnósticos
- *Equipamento*:
  Permeabilidade dos sistemas vascular e de drenagem
  Funcionamento adequado e rotulagem de todos os equipamentos conectados ao paciente
- Alergias

TABELA 1.3 EQUIPAMENTOS DE UM *BOX* ORGANIZADO DE MODO PADRÃO*

- ECG de beira de leito e monitor invasivo de pressão, com os cabos apropriados
- Eletrodos de ECG
- Manguito de pressão arterial
- Oxímetro de pulso
- Dispositivo para aspiração por vácuo
- Cateteres de aspiração
- Ressuscitador manual com reservatório
- Medidor de fluxo de oxigênio, tubulação apropriada e dispositivo adequado de fornecimento de oxigênio
- Suporte para infusões IV e bombas de infusão
- Carrinho de suprimentos contendo compressas com álcool, luvas estéreis, seringas, lençóis absorventes e suprimentos para curativo
- *Kit* de admissão, que normalmente contém bacia de banho e materiais de higiene geral
- Formulários de admissão e cuidados intensivos

*N. de R.T.: No Brasil, a resolução da diretoria colegiada (RDC) nº 7, de 18 de fevereiro de 2011, do Ministério da Saúde (MS) e Agência Nacional de Vigilância Sanitária (Anvisa), dispõe sobre as normas mínimas para unidade de terapia intensiva (UTI) e cita os equipamentos mínimos necessários para as UTIs.

À BEIRA DO LEITO
Avaliação pré-admissão

A enfermeira-chefe avisa Sue que esta vai receber um paciente do sexo masculino de 26 anos da unidade de emergência (UE), envolvido em um grave acidente automobilístico. A enfermeira da UE responsável pelo paciente ligou para passar o caso a Sue. O paciente sofreu um traumatismo craniano fechado e trauma de tórax, com colapso do pulmão esquerdo. Foi intubado e conectado a um ventilador mecânico; instala-se um acesso IV e coloca-se um dreno torácico no lado esquerdo. Após a realização de uma tomografia computadorizada (TC) da cabeça, o paciente será transferido para a UTI. Sue pergunta à enfermeira da UE se ele estava agitado, se foi introduzido um cateter de Foley e se a família foi notificada do acidente.

Sue vai conferir o *box* do paciente antes da admissão e faz uma verificação mental do que será necessário. "O paciente está intubado, então vou ligar o AMBU ao oxigênio, verificar os cateteres de aspiração e certificar-me de que os sistemas de aspiração estão funcionando. O oxímetro de pulso e o ventilador estão prontos. Tenho um ponto extra de aspiração para conectar ao dreno torácico. Também vou ligar o monitor do ECG e deixar seus eletrodos prontos para o uso. O equipo com soro da linha arterial e transdutor também estão prontos para serem conectados. Os dispositivos de infusão IV são preparados. Esse paciente tem um nível de consciência alterado, o que indica a necessidade de avaliações neurológicas frequentes e a potencial conexão de um cateter para monitoramento da PIC. Minha caneta de luz está sempre à mão, mas é melhor verificar se temos todos os equipamentos para inserir o cateter de PIC, caso o médico queira realizar aqui o procedimento, após a TC. Acho que estou pronta."

instalados, sendo administrados medicamentos de urgência e solicitados exames diagnósticos e laboratoriais. Ao mesmo tempo em que realiza a avaliação do ABCDE, o enfermeiro deve conferir se o paciente foi devidamente identificado por meio de uma pulseira de hospital, identificação pessoal ou identificação familiar. Além disso, as alergias do paciente devem ser determinadas, incluindo o tipo de reação e qual o tratamento utilizado para aliviar a resposta alérgica, se houver.

Pode haver outros profissionais da saúde presentes para receber o paciente e ajudar com as atividades de admissão. No entanto, o enfermeiro de terapia intensiva é o líder da equipe de recepção. Ao assumir a responsabilidade pela avaliação do acrônimo ABCDE, ele organiza a equipe na realização das tarefas delegadas, tais como instalação de equipamento de UTI ou a conexão dos cabos de monitoramento. Sem um líder na equipe de admissão, o cuidado pode ser fragmentado, e sinais importantes na avaliação, ignorados.

O enfermeiro de terapia intensiva avalia de modo rápido o ABCDE, na sequência descrita nesta seção. Se qualquer aspecto dessa avaliação estiver fora dos padrões de normalidade, as intervenções são logo voltadas para resolver o problema antes de se continuar com a avaliação de anamnese e exame físico inicial de admissão. Além disso, independentemente de o paciente estar consciente ou não, é importante falar com ele durante todo esse processo de admissão, explicando o que está ocorrendo em cada gesto e intervenção.

Vias aéreas e respiração

A permeabilidade das vias aéreas é verificada ao se analisar se o paciente fala e se seu tórax insufla e desinsufla, ou em ambas situações. Se a via aérea estiver comprometida, verifique se a cabeça do paciente foi posicionada corretamente para evitar que a língua oclua a via aérea. Inspecione as vias aéreas superiores quanto a presença de sangue, vômito e corpos estranhos antes de instalar um dispositivo por via oral, se necessário. Se o paciente já tem uma via aérea artificial, como cricotireoidotomia, tubo endotraqueal (ET) ou traqueostomia, certifique-se de que essa via esteja bem fixada. Observe a posição do tubo ET e verifique a altura do tubo em relação à comissura labial para futuras comparações da altura correta do ET. A aspiração das vias aéreas superiores, pela cavidade oral ou pelo ET, pode ser necessária para assegurar que as vias aéreas estejam livres de secreções. Observe a quantidade, a cor e a consistência das secreções removidas.

Observe o ritmo, a profundidade, o padrão e a simetria da respiração; observe também o esforço respiratório e o uso da musculatura acessória e, em caso de ventilação mecânica, se a respiração está sincronizada com o ventilador. Observe os sinais não verbais de desconforto respiratório, tais como agitação, ansiedade ou alterações no nível de consciência. Ausculte o tórax a fim de verificar a presença de sons respiratórios bilaterais, a qualidade de tais sons respiratórios e a expansibilidade torácica bilateral. Em condições ideais, os sons respiratórios devem ser auscultados anterior e posteriormente; entretanto, durante a avaliação de anamnese e exame físico de admissão, normalmente só é avaliada a parte anterior do tórax. Se a monitoração não invasiva da saturação de oxigênio estiver disponível, observe e analise rapidamente os valores. Se o paciente estiver sendo ventilado por ressuscitador manual com reservatório ou ventilador mecânico, observe se há presença de respiração espontânea e avalie se a ventilação requer pressão positiva.

Se os drenos torácicos estiverem presentes, verifique se são pleurais ou mediastinais. Certifique-se se estão devidamente conectados à sucção, se for o caso, e se não estão pinçados ou torcidos.

Circulação e perfusão cerebral

Avalie a circulação por meio de uma rápida palpação do pulso e visualização do monitor de eletrocardiograma (ECG) no intuito de verificar a frequência cardíaca, o ritmo e a presença de foco ectópico. Mensure a pressão arterial e a temperatura. Avalie a perfusão periférica por meio da análise de cor, temperatura e umidade da pele, juntamente com enchimento capilar. Com base no relatório pré-admissão e no motivo da internação, pode haver necessidade de inspecionar o corpo para detectar quaisquer sinais de perda de sangue e determinar se está ocorrendo sangramento ativo.

A avaliação da perfusão cerebral na avaliação de anamnese e exame físico inicial de admissão é focada na determinação da integridade funcional do cérebro como um todo, o que se faz rapidamente ao se avaliar o nível de consciência aparente. Avalie se o paciente está alerta e consciente do seu arredor, se responde a estímulos verbais ou dolorosos ou se não está comunicativo. Observar a reação do paciente durante a passagem da maca para o leito de UTI pode fornecer informações adicionais sobre o nível de consciência. Observe se seus olhos estão abertos e se captam os acontecimentos ao redor. Por exemplo, verifique se o paciente obedece a comandos simples, como "Coloque as mãos sobre o peito", "Levante a perna" ou "Abra os olhos". Se o paciente for incapaz de falar por causa do trauma ou da presença de uma via aérea artificial, observe se responde às perguntas com a cabeça de modo adequado.

Queixa principal

Em condições ideais, a descrição da queixa principal é obtida a partir do paciente, mas isso pode não ser possível. O paciente pode ser incapaz de responder ou não falar o mesmo idioma. Pode ser necessário que as informações sejam coletadas a partir de familiares, amigos ou outras pessoas presentes. Na ausência de uma fonte de história, os profissionais devem depender exclusivamente dos resultados do exame físico (p. ex., presença de adesivos de medicamentos, marca-passo definitivo ou cicatrizes de cirurgias antigas) e do conhecimento da fisiopatologia para identificar as possíveis causas da internação.

A avaliação da queixa principal concentra-se em determinar os sistemas do corpo envolvidos e a extensão dos sintomas associados. Outras questões exploram a época do aparecimento, os fatores precipitantes e a gravidade dos sintomas. Embora a fase de anamnese e exame físico inicial de admissão seja focada em obter uma visão geral dos principais sistemas que levam a risco de vida, pode ser necessária uma avaliação mais aprofundada de determinado sistema nesse momento. Por exemplo, no caso clínico de pré-admissão mencionado, a realização do acrônimo ABCDE é seguida rapidamente por uma avaliação mais ampla dos sistemas nervoso e respiratório.

Medicamentos e exames diagnósticos

As informações a respeito de medicamentos e exames diagnósticos são integradas às prioridades da anamnese e do exame físico inicial de admissão. Se o acesso IV não estiver presente, deve ser providenciado imediatamente, iniciando-se administração de medicamentos e realizando os registros de balanço hídrico. Se estiverem sendo infundidos medicamentos IV, confira o(s) medicamento(s) e verifique a correta infusão da dose e o volume de infusão desejado.

Solicite os exames diagnósticos urgentes. Amplie os exames de rastreamento básicos (Tab. 1.4), acrescentando testes adicionais adequados ao diagnóstico e à queixa principal. Revise qualquer dado laboratorial ou de diagnóstico disponível, buscando por anormalidades ou indícios de potenciais problemas que exijam intervenção imediata. As alterações laboratoriais e diagnósticas específicas para cada doença serão abordadas nos próximos capítulos.

Equipamento

Avalie rapidamente a localização e a permeabilidade de todos os tubos vasculares e drenos, conectando-os a aparelhos de monitoramento e aspiração adequados. Observe quantidade, cor, consistência e odor das secreções drenadas. Verifique o correto funcionamento de todos os equipamentos conectados ao paciente e a sua identificação, conforme necessário.

A anamnese e o exame físico inicial de admissão são realizados em poucos minutos. Após a conclusão da avaliação ABCDE, inicia-se a avaliação completa de admissão. Se em qualquer fase da avaliação de anamnese e exame físico inicial de admissão for verificado que um componente ABCDE não foi estabilizado e controlado, toda a energia é focada em primeiro lugar para solucionar essa anormalidade antes de proceder à avaliação completa de admissão.

Depois de completada a avaliação de anamnese e exame físico inicial de admissão e se o paciente não necessitar de intervenção urgente, é possível completar o relatório com base nas informações dos profissionais da saúde que encaminharam o paciente para a UTI. Trata-se de uma oportunidade para você confirmar suas observações, tais como a dosagem de medicamentos infundidos, as anormalidades encontradas na anamnese e no exame físico inicial de admissão, bem como quaisquer eventuais inconsistências verificadas entre a avaliação e o relatório pré-admissão. É mais fácil esclarecer as dúvidas enquanto os transportadores estão ainda presentes, se possível.

Essa também pode ser uma oportunidade para a interação inicial com familiares ou amigos, se houver. Apresente-se, ofereça confiança e confirme a intenção de dar ao paciente o melhor cuidado possível (Tab. 1.5). Se possível, permita-lhes ver brevemente o paciente. Se isso não for possível, forneça-lhes

TABELA 1.4 EXAMES DIAGNÓSTICOS COMUMENTE SOLICITADOS DURANTE A AVALIAÇÃO DE ANAMNESE E EXAME FÍSICO INICIAL DE ADMISSÃO

Eletrólitos séricos
Glicose
Hemograma completo, com contagem de plaquetas
Gasometria arterial
Radiografia de tórax
ECG

TABELA 1.5 PRÁTICA BASEADA EM EVIDÊNCIAS: AVALIAÇÃO DAS NECESSIDADES DOS FAMILIARES

Anamnese e exame físico inicial de admissão
- Oferecer esperança realista[a,b]
- Fornecer respostas honestas e informação[a,b]
- Propiciar tranquilidade[a]

Anamnese e exame físico
- Comunicar-se abertamente e avaliar o estilo de comunicação dos familiares[a]
- Avaliar o nível de ansiedade dos membros da família[a,c]
- Avaliar a percepção da situação (conhecimento, compreensão, confiança nos funcionários, resultados esperados)[a]
- Avaliar o papel e a dinâmica familiar (práticas culturais e religiosas, valores, porta-voz)[a]
- Avaliar mecanismos e recursos de enfrentamento (o que usam, rede social e de apoio)[a,b,d,e]

Retirado de [a]Leske (2002); [b]Leske (1992); [c]Raleigh et al. (1990); [d]Roman et al. (1995); e [e]Sabo et al. (1989).

uma previsão do período de tempo aproximado em que poderão receber novas informações a respeito da condição do paciente. Apresente outro membro da equipe de saúde para escoltá-los a uma área de espera apropriada.

ANAMNESE E EXAME FÍSICO DE ADMISSÃO

A anamnese e o exame físico de admissão determinam as condições fisiológicas e psicossociais iniciais, de modo que futuras mudanças possam ser comparadas a elas para determinar se o estado do paciente está melhorando ou piorando. A anamnese e o exame físico de admissão também definem o estado de saúde do paciente pré-evento, determinando os problemas ou as limitações que podem afetar seu estado durante a internação, bem como potenciais problemas futuros para a continuidade do cuidado. O conteúdo apresentado nesta seção consiste em um modelo para detectar anormalidades e determinar a extensão do dano para o paciente. Quaisquer achados anormais ou alterações da condição inicial requerem uma avaliação mais aprofundada do sistema pertinente.

A anamnese e o exame físico de admissão incluem a história de saúde, uma breve história social do paciente e um exame físico de cada sistema do corpo. Essa avaliação de admissão do paciente crítico é semelhante às avaliações de admissão para pacientes em estado não crítico. Esta seção descreve apenas os aspectos da avaliação que são exclusivos para pacientes em estado crítico ou que necessitam de informações mais aprofundadas do que aquelas obtidas no caso de um paciente não crítico. O processo completo de avaliação está resumido nas Tabelas 1.6 e 1.7.

As mudanças demográficas da terapia intensiva indicam uma proporção crescente de pacientes idosos, exigindo que as avaliações incorporem os efeitos do envelhecimento. Embora a avaliação do idoso não seja significativamente diferente da avaliação do adulto, é importante que se compreenda como o envelhecimento altera o estado fisiológico e psicológico do paciente. As principais alterações fisiológicas pertinentes ao idoso em estado crítico estão resumidas na Tabela 1.8. Também deve ser dada ênfase adicional aos antecedentes de saúde pregressos, já que o idoso frequentemente apresenta múltiplas comorbidades e está em uso de diversos medicamentos sob prescrição e de uso livre. Os antecedentes sociais devem abordar questões relacionadas com o ambiente domiciliar, os sistemas de apoio e a independência funcional. A interpretação dos achados clínicos em idosos também deve levar em consideração a coexistência de diversas doenças e a diminuição das reservas da maioria dos sistemas do corpo, que muitas vezes resulta na deterioração fisiológica mais rápida do que a que ocorre em adultos jovens.

Antecedentes de saúde

Além do evento principal que trouxe o paciente ao hospital, é importante determinar condições de saúde e cirúrgicas prévias, internações, medicamentos e sintomas (ver Tab. 1.7). Ao revisar os medicamentos em uso, não se esqueça de verificar os medicamentos de uso livre, bem como todos os suplementos fitoterá-

TABELA 1.6 RESUMO DOS REQUISITOS DE ANAMNESE E EXAME FÍSICO DE ADMISSÃO

História de saúde pregressa
- Condições de saúde, procedimentos cirúrgicos
- Distúrbios psiquiátricos/emocionais
- Internações
- Medicamentos (prescritos, de uso livre, drogas ilícitas) e horário da última dose administrada
- Alergias
- Avaliação dos sistemas do corpo (ver Tab. 1.7)

História social
- Idade, sexo
- Etnia
- Altura, peso
- Nível de escolaridade
- Ocupação
- Estado civil
- Familiares mais próximos/outras pessoas importantes
- Religião
- Diretivas antecipadas de vontade* e procuração permanente de cuidados de saúde
- Vícios (álcool, drogas, cafeína, tabaco)
- Casos de violência doméstica ou adulto indefeso

Avaliação psicossocial
- Comunicação geral
- Modos de enfrentamento
- Ansiedade e estresse
- Expectativas da unidade de terapia intensiva
- Preocupações atuais
- Necessidades da família

Espiritualidade
- Fé/crença espiritual
- Práticas de cura

Exame físico
- Sistema nervoso
- Sistema cardiovascular
- Sistema respiratório
- Sistema renal
- Sistema digestório
- Sistemas endócrino, hematológico e imune
- Sistema tegumentar

* N. de R.T.: Diretiva antecipada de vontade, ou testamento vital, é uma declaração feita por um adulto mentalmente competente, na qual ele esclarece como desejaria ser tratado em uma situação futura. Ainda não existe no Brasil.

picos ou alternativos. Para cada sintoma encontrado, devem ser realizadas perguntas adicionais para explorar as características desse sintoma (Tab. 1.9).

Antecedentes sociais

Questione por uso e abuso de cafeína, álcool, tabaco e outras substâncias. Uma vez que o uso desses agentes pode ter implicações importantes para o paciente crítico, as perguntas visam determinar a frequência, a quantidade e a duração do uso. No entanto, pode não ser possível obter informações honestas a

TABELA 1.7 QUESTÕES PROPOSTAS PARA A REVISÃO DA HISTÓRIA PREGRESSA, CATEGORIZADAS POR SISTEMA CORPORAL

Sistema Corporal	Questões
Nervoso	• Você já apresentou convulsão alguma vez? • Você já desmaiou, desfaleceu ou teve *delirium tremens* (DTs)? • Você já teve dormência, formigamento ou fraqueza em qualquer parte do corpo? • Você tem alguma dificuldade de audição, visão ou fala? • Você teve alteração nas suas atividades diárias devido a sua condição atual? • Você necessita de algum dispositivo de apoio, como muletas?
Cardiovascular	• Você já teve algum problema cardíaco ou doenças como ataque cardíaco ou derrame cerebral? • Você tem algum problema de cansaço extremo? • Você apresenta um ritmo cardíaco irregular? • Você tem pressão alta? • Você tem um marca-passo ou desfibrilador implantado?
Respiratório	• Você já sentiu falta de ar? • Você apresenta alguma dor associada com a respiração? • Você tem tosse persistente? Com secreção? • Você já ficou exposto a algum agente ambiental que pode afetar os pulmões? • Você apresenta apneia do sono?
Renal	• Você teve alguma mudança na frequência de micção? • Você apresenta ardência, dor, corrimento ou dificuldade ao urinar? • Você observou sangue em sua urina?
Gastrintestinal	• Você teve alguma perda ou ganho de peso recentemente? • Você apresentou alguma mudança no apetite? • Você apresentou náuseas ou vômitos? • Com que frequência você evacua? Essa frequência mudou recentemente? Você observou sangue nas fezes? • Você usa prótese dentária (dentadura)? • Você tem alguma alergia alimentar?
Tegumentar	• Você sofre de algum problema na pele?
Endócrino	• Você apresentou algum sangramento?
Hematológico	• Você tem infecções crônicas?
Imune	• Você teve alguma doença contagiosa recentemente?
Psicossocial	• Você tem alguma restrição física que torna difícil a comunicação (perda auditiva, distúrbios visuais, barreiras de linguagem, etc.)? • Como você aprende melhor? Você precisa que as informações sejam repetidas várias vezes e/ou necessita de informações antes das aulas? • Como você lida com estresse, crises ou dor? • Quem são as pessoas importantes para você de sua "família" ou conhecidos? Quem você quer que tome as decisões por você ou para você? • Você já teve alguma experiência anterior com doença grave? • Você já sofreu algum tipo de abuso? • Alguma vez você já experimentou problemas com ansiedade, irritabilidade, confusão mental, alterações de humor ou tentativas de suicídio? • Quais as práticas culturais, as influências religiosas e os valores importantes para a família? • Quais as percepções e as expectativas dos membros de sua família a respeito da equipe de cuidados intensivos e da UTI?
Espiritual	• Qual a sua fé ou a sua preferência espiritual? • Que práticas o ajudam a se curar ou lidar com o estresse? • Você gostaria de ver um capelão, padre ou outro profissional semelhante?

respeito do abuso de álcool e outras substâncias. Familiares ou amigos podem fornecer informações adicionais para a avaliação desses parâmetros. Muitas vezes, as informações obtidas durante a avaliação social podem ser verificadas no exame físico, pela análise da presença de sinais ou sintomas como marcas de picadas de agulha, marcas de nicotina nos dentes e dedos ou o cheiro de álcool na respiração.

Exame físico

O exame físico é detalhado nesta seção, ordenado por sistemas e apresentando-os conforme direção cefalocaudal. Embora o conteúdo seja apresentado por sistemas, em geral, as questões da história são integradas ao exame físico. A seção de exame físico utiliza as técnicas de inspeção, ausculta e palpação. Embora a percussão seja uma técnica comum no exame físico, é poucas vezes utilizada em pacientes críticos.

Em geral, a avaliação da dor é associada a cada sistema do corpo, em vez de ser considerada como uma entidade isolada. Por exemplo, se o paciente tem dor torácica, a avaliação e o registro da dor são incorporados à avaliação cardiovascular. Em vez de apresentar as questões relacionadas à avaliação geral da dor repetidamente na avaliação de cada sistema, os aspectos referentes à tal avaliação são apresentados nesse momento.

A dor e o desconforto são os indícios que alertam tanto o paciente quanto o enfermeiro de terapia intensiva de que algo está errado e precisa de atenção imediata. A avaliação da dor inclui a diferenciação da dor aguda e da dor crônica, determinando os sintomas fisiológicos relacionados e investigando as percepções do paciente e as reações emocionais à dor. Explore os atributos e as características da dor, utilizando as questões listadas na Tabela 1.9. A avaliação da dor é muito subjetiva, e os profissionais de terapia intensiva algumas vezes aplicam seus próprios valores quando tentam avaliar a dor do paciente. Para resolver esse dilema, utilize, sempre que possível, as palavras do próprio paciente e suas descrições da dor; para avaliar os níveis de dor de forma objetiva e consistente, empregue uma escala de dor da preferência do paciente (ver Cap. 6, Manejo da Dor, Sedação e Bloqueio Neuromuscular).

Sistema nervoso

O sistema nervoso é o computador "central" de todos os sistemas; divide-se em sistemas nervoso central e periférico. Com exceção dos nervos cranianos do sistema nervoso periférico, quase toda a atenção do paciente crítico está voltada à avaliação do sistema nervoso central (SNC). Muitas vezes, o impacto fisiológico e psicológico da doença grave e das intervenções farmacológicas altera o funcionamento do SNC. O indicador mais importante do funcionamento cerebral é o nível de consciência; avaliado no paciente crítico pela Escala de Coma de Glasgow (ver Cap. 12, Sistema Neurológico).

Avalie tamanho, forma, simetria e reatividade à luz direta das pupilas. Ao interpretar a implicação do tamanho alterado da pupila, lembre-se de que alguns medicamentos podem afetar seu tamanho, como a morfina ou a atropina. A avaliação inicial da pupila é importante, mesmo em pacientes sem diagnóstico neurológico, já que algumas pessoas apresentam pupilas desi-

TABELA 1.8 EFEITOS FISIOLÓGICOS DO ENVELHECIMENTO

Sistema corporal	Efeitos
Nervoso	Déficit de audição e visão, perda da memória de curto prazo, alteração na coordenação motora, diminuição de tônus e força muscular, resposta mais lenta a estímulos verbais e motores, menor capacidade de sintetizar novas informações, aumento da sensibilidade a alterações de temperatura e sedação (confusão ou agitação), diminuição do nível de consciência
Cardiovascular	Potencialização nos efeitos da aterosclerose em vasos e válvulas cardíacas, diminuição do volume de ejeção com consequente diminuição do débito cardíaco, diminuição da complacência do miocárdio, aumento no trabalho cardíaco, diminuição dos pulsos periféricos
Respiratório	Redução da complacência e da elasticidade, diminuição da capacidade vital, aumento do volume residual, redução na eficácia da tosse, diminuição da resposta à hipercapnia
Renal	Diminuição da taxa de filtração glomerular, aumento do risco de desequilíbrio hidroeletrolítico
Gastrintestinal	Aumento de problemas de dentição, diminuição da mobilidade intestinal, diminuição do metabolismo hepático, aumento do risco de alteração do estado nutricional
Endócrino, hematológico e imune	Aumento da incidência de diabetes, distúrbios da tireoide e anemia; diminuição da resposta dos anticorpos e imunidade celular
Tegumentar	Diminuição do turgor da pele, aumento da fragilidade capilar e de hematomas, diminuição da elasticidade
Diversos	Alteração farmacocinética e farmacodinâmica, diminuição da amplitude de movimento de articulações e extremidades
Psicossocial	Dificuldades para dormir e padrão de sono fragmentado, aumento da incidência de depressão e ansiedade, transtornos de déficit cognitivo, dificuldades com mudanças

TABELA 1.9 IDENTIFICAÇÃO DAS CARACTERÍSTICAS DOS SINTOMAS

Característica	Exemplos de perguntas
Início	Como e em que circunstâncias o sintoma começou? O início foi súbito ou gradual? O sintoma progrediu?
Localização	Onde ocorre o sintoma? Está sempre no mesmo lugar, irradia ou se move?
Frequência	Com que frequência ocorre o sintoma?
Qualidade	É fastidioso, agudo, em queimação, latejante, etc.?
Intensidade	Quantifique a dor em uma escala (numérica, descrição em palavras, escala de faces, escala de FLACC*)
Quantidade	Quanto tempo faz que você tem o sintoma?
Ambiente	Quando o sintoma ocorre, normalmente o que você está fazendo?
Achados associados	Existem outros sinais e sintomas que ocorrem quando ele aparece?
Fatores agravantes e atenuantes	O que faz com que o sintoma piore? E melhore?

* N. de R.T.: Escala de FLACC – *Faces, Legs, Activity, Cry* e *Consolability* – escala para medir dor em crianças.

guais ou normalmente não reativas. Se não forem checadas na avaliação inicial, uma eventual verificação posterior durante um evento agudo poderia, inadvertidamente, atribuir as anormalidades das pupilas a um evento fisiopatológico.

A avaliação do nível de consciência e das pupilas é acompanhada pela avaliação da função muscular dos membros superiores e inferiores, analisando a simetria e a qualidade da força. Os testes tradicionais de força muscular incluem solicitar ao paciente que aperte as mãos do enfermeiro e realize flexão plantar e dorsal do pé. Se o paciente não puder seguir os comandos, pode ser inferida uma estimativa da força e da qualidade dos movimentos pela observação da movimentação do paciente no leito. Se ele não apresentar qualquer movimento voluntário ou não estiver respondendo, cheque o reflexo de vômito e o sinal de Babinski.

Se houver presença ou suspeita de traumatismo craniano, verifique sinais de extravasamento de líquido ao redor do nariz ou das orelhas, diferenciando entre líquido cerebrospinal e sangue (ver Cap. 12, Sistema Neurológico). A avaliação completa dos nervos cranianos raramente é justificada; realiza-se a avaliação de nervos cranianos especificamente relacionados à lesão ou a um diagnóstico. Por exemplo, os movimentos extraoculares são rotineiramente avaliados em pacientes com trauma facial. O exame sensorial consiste em um padrão de referência para lesões medulares, trauma de extremidades e analgesia epidural.

Trata-se de um bom momento para avaliar o estado mental, se o paciente estiver respondendo. Avalie a orientação em relação a pessoa, tempo e lugar. Pergunte ao paciente se ele compreende o que está acontecendo. À medida que faz as perguntas, observe se há contato visual, diálogo sob pressão ou mudez e ritmo da fala. Em geral, o ritmo da fala é consistente com o estado psicomotor do paciente. Prejuízos cognitivos subjacentes, tais como demência e atrasos de desenvolvimento, são geralmente agravados durante a doença crítica devido a alterações fisiológicas, medicamentos e mudanças ambientais. Pode ser necessário verificar com os familiares qual era a capacidade funcional inicial do paciente.

Os dados laboratoriais pertinentes ao sistema nervoso incluem eletrólitos séricos e urinários, osmolaridade e densidade da urina. A análise toxicológica para verificação do consumo de drogas e álcool pode ser útil para excluir possíveis fontes de alteração no nível de consciência. Se o paciente tiver um dispositivo de monitoramento da pressão intracraniana (PIC), observe o tipo de dispositivo (p. ex., ventriculostomia, epidural, subdural) e analise a pressão inicial e a forma de onda. Confirme todos os dados de diagnóstico e informações do sistema de monitoramento para determinar se uma intervenção imediata se justifica.

Sistema cardiovascular

A avaliação do sistema cardiovascular é direcionada ao exame da perfusão central e periférica. Revalide o exame físico inicial de admissão da pressão arterial, frequência cardíaca e ritmo.

Avalie o ECG buscando por anormalidades na onda T e mudanças no segmento ST e determine os intervalos PR, QRS e QT e as mensurações do QTc. Observe quaisquer anormalidades ou indicativos de lesão miocárdica, problemas de condução elétrica e desequilíbrio eletrolítico. Analise a pressão de pulso. Se as decisões de tratamento serão baseadas na pressão do manguito, a pressão arterial deve ser avaliada em ambos os braços. Se houver uma linha de pressão arterial, compare a pressão arterial da linha com a do manguito. Em quaisquer casos, se houver uma diferença de 10 a 15 mmHg, deve-se decidir qual a pressão mais exata que deve ser seguida nas futuras decisões de tratamento. Se um método diferente é usado de forma inconsistente, as alterações da pressão arterial podem ser indevidamente atribuídas a alterações fisiológicas, em vez de a diferenças anatômicas.

Observe a cor e a temperatura da pele, com ênfase particular para os lábios, as membranas mucosas e as extremidades distais. Avalie também a cor das unhas e o enchimento capilar. Verifique se há edema, principalmente nas regiões dependentes do corpo, como pés, tornozelos e sacro. Em caso positivo, avalie sua qualidade, usando uma escala de 0 a +4 (Tab. 1.10).

Ausculte os ruídos cardíacos para avaliar a qualidade, a intensidade e a altura de B^1 e B^2 e detectar a presença de ruídos extracardíacos, como sopros, estalidos e atritos. Ouça um som de cada vez, analisando os ruídos em cada ponto-chave anatômico do coração. Observe se há qualquer alteração relacionada à respiração ou ao posicionamento do paciente.

Palpe a amplitude e a qualidade dos pulsos periféricos, usando a escala de 0 a +4 (Tab. 1.11). Verifique todos os pulsos simultaneamente, com exceção do carotídeo, comparando cada pulso com o contralateral. Se o pulso for difícil de palpar, deve ser utilizado um aparelho de ultrassom (Doppler). Para facilitar a detecção de um pulso fraco nas avaliações subsequentes, marque sua localização com uma caneta de tinta indelével. Também é útil comparar a qualidade dos pulsos com o ECG, a fim de avaliar a perfusão dos batimentos cardíacos.

Os exames laboratoriais comuns para detectar anormalidades do sistema cardiovascular são eletrólitos, hemograma com contagem de plaquetas, estudos da coagulação e perfil lipídico. O exame dos níveis de enzimas cardíacas (CPK, CK-MB, T60, T6p, troponina, peptídeo natriurético tipo β) é realizado em caso de qualquer queixa de dor torácica ou suspeita de trauma torácico. Os níveis de substâncias comumente usadas como medicamentos cardiovasculares, tais como a digoxina, podem justificar alguns tipos de arritmias. Em geral, um ECG de 12 derivações é realizado em todos os pacientes, conforme o motivo principal da admissão (p. ex., queixas de dor torácica, irregularidades no ritmo ou suspeita de contusão miocárdica decorrente do trauma) ou como base para uma futura comparação, se necessário.

Observe o tipo, o tamanho e a localização dos cateteres IV e verifique sua permeabilidade. Se forem administrados medicamentos antiarrítmicos ou vasopressores em infusão contínua, garanta que estão sendo infundidos em uma veia de calibre adequado e que são compatíveis com qualquer solução IV secundária.

Verifique se todos os sistemas de alarme dos parâmetros de monitoração estão ativos e ajustados com limites apropriados. Observe o tamanho e a localização das linhas de monitoração invasiva, como os cateteres arterial, venoso central e da artéria pulmonar (AP). Verifique se o soro de manutenção do cateter está correto e se o pressurizador está com a pressão adequada para manutenção do cateter. Nivele a linha invasiva a 30º para zerar o monitor, se necessário. Para cateteres da artéria pulmonar, observe o tamanho do introdutor e a localização (em cm) do ponto que indica onde o cateter deixa o introdutor. Interprete as leituras de pressão hemodinâmica, comparando com os valores normais e em relação à fisiopatologia subjacente do paciente. Avalie as formas de onda para determinar sua qualidade (p. ex., amortecida ou hiperfonéticas) e se essa forma corresponde às características esperadas para o posicionamento anatômico do cateter invasivo (ver Cap. 4, Monitoração Hemodinâmica). Por exemplo, a forma de onda do ventrículo direito para uma linha de pressão venosa central indica um problema com a posição do cateter venoso central que precisa ser corrigido. Se o cateter da artéria pulmonar tem capacidade de monitoração contínua da saturação venosa mista de oxigênio (SvO_2) ou dados contínuos do débito cardíaco, esses números também são avaliados em associação com os dados de sinais vitais e qualquer concorrente farmacológico e/ou infusões de volume.

Sistema respiratório

A oxigenação e a ventilação são o foco central dos parâmetros de avaliação respiratória. Reavalie a frequência e o ritmo respiratório, bem como a simetria dos movimentos da parede torácica. Se o paciente tem uma tosse produtiva ou se são aspiradas secreções por uma via aérea artificial, observe a cor, a consistência e a quantidade dessas secreções. Avalie se a traqueia está em posição mediana ou deslocada. Inspecione a forma, o diâmetro anteroposterior e as deformidades estruturais (p. ex., cifose ou escoliose) da caixa torácica. Palpe para avaliar se a excursão torácica é simétrica, para verificar a presença de crepitação e quaisquer áreas de sensibilidade ou fratura. Se o paciente estiver recebendo oxigênio, verifique o tipo de dispositivo e cheque a porcentagem de oxigênio com a prescrita pelo médico.

TABELA 1.10 ESCALA DE AVALIAÇÃO DO EDEMA

Após a aplicação e a remoção de pressão digital firme contra o tecido, o edema é avaliado por uma das seguintes respostas:
- 0   Nenhuma depressão no tecido
- +1 Pequena depressão no tecido, que desaparece em menos de 1 segundo
- +2 Depressão no tecido desaparece em menos de 1 a 2 segundos
- +3 Depressão no tecido desaparece em menos de 2 a 3 segundos
- +4 Depressão no tecido desaparece em mais de 4 segundos

TABELA 1.11 ESCALA DE AVALIAÇÃO DO PULSO PERIFÉRICO

- 0   Ausência de pulso palpável
- +1 Pulso palpável, mas filiforme; facilmente ocluído com uma pressão leve
- +2 Pulso normal; não pode ser ocluído com uma pressão leve
- +3 Pulso forte
- +4 Pulso forte e bem delimitado

Ausculte todos os lobos, anterior e posteriormente, a fim de avaliar a presença de ruídos respiratórios bilateralmente e detectar a presença de movimentos de ar e ruídos adventícios, como sibilos ou crepitações. Observe a qualidade e a profundidade da respiração e o comprimento e a altura das fases inspiratória e expiratória.

A gasometria arterial (GA) é, muitas vezes, utilizada como teste diagnóstico para avaliar a oxigenação, o estado ventilatório e o equilíbrio ácido-base. É interpretado o impacto dos valores de hemoglobina e hematócrito na oxigenação e no estado acidobásico. Se a condição do paciente justificar, os valores de saturação de oxigênio podem ser monitorados continuamente por meio da conexão a um monitor não invasivo de saturação de oxigênio ou de um aparelho de monitoração da SvO_2 por cateter na artéria pulmonar.

Se o paciente estiver intubado, observe o tamanho do tubo e registre a marcação de tamanho em centímetros nos dentes ou nas narinas para auxiliar futuras comparações e manutenção correta. Se o paciente estiver conectado a um ventilador mecânico, verifique o modo de ventilação, o volume corrente, a frequência respiratória, a pressão expiratória final positiva (PEEP) e a porcentagem de oxigênio e compare com as configurações prescritas. Observe se o paciente apresenta respiração espontânea, verificando tanto a frequência quanto o volume corrente médio de cada respiração. Verifique a quantidade de pressão necessária para ventilar o paciente, a fim de possibilitar comparações posteriores e determinar as alterações da complacência pulmonar. Se estiver disponível, a avaliação da evolução do CO_2 ao final da expiração é integrada ao quadro respiratório e comparada com a gasometria arterial.

Se o paciente estiver com drenos torácicos, avalie a área ao redor do local de inserção buscando por crepitações. Observe a quantidade e a cor do conteúdo drenado e se há vazamento de ar. Verifique se o sistema de drenagem torácica está sob o selo d'água ou conectado à sucção.

Sistema renal

As características urinárias e o estado eletrolítico são os principais parâmetros utilizados para avaliar a função dos rins. Em conjunto com o sistema cardiovascular, também é avaliado o impacto do sistema renal na condição do volume de fluidos.

A maioria dos pacientes críticos possui um cateter de Foley para avaliar o débito urinário a cada uma ou duas horas. Observe a quantidade e a cor da urina. Se necessário, recolha uma amostra para avaliar a presença anormal de glicose, proteínas e sangue. Inspecione os órgãos genitais a fim de detectar inflamação, edema, úlceras e secreções. Se tubos suprapúbicos ou uma ureterostomia estiverem presentes, observe sua posição, bem como a quantidade e as características da secreção. Observe se há secreção ao redor de algum dreno.

Além do exame de urina, outros exames diagnósticos comumente utilizados para avaliar a função renal são os níveis séricos de eletrólitos, ureia nitrogenada, creatinina e osmolaridade sérica e urinária.

Sistema gastrintestinal

Os principais fatores relacionados à função do sistema gastrintestinal são o estado nutricional e de fluidos. Inspecione o abdome para analisar a simetria geral, observando se o contorno é plano, redondo, proeminente ou distendido. Verifique a presença de manchas ou estrias. O estado nutricional é avaliado ao se analisar o peso do paciente e seu tônus muscular, a condição da mucosa oral e os resultados dos exames laboratoriais, tais como albumina e transferrina.

A ausculta dos ruídos intestinais deve ser feita em todos os quatro quadrantes, em sentido horário, observando a frequência e a presença ou ausência de ruídos. Os ruídos intestinais são geralmente classificados como ausentes, hipoativos, normais ou hiperativos. Antes de classificar como um ruído ausente, o quadrante deve ser analisado por ao menos 60 a 90 segundos. Anote as características e a frequência dos ruídos. Depois de auscultar buscando pela presença de ruídos normais, determine se existe algum ruído adventício, como atritos de fricção, sopros ou frêmitos.

A palpação leve do abdome ajuda a localizar áreas de sensibilidade, dor e defesa ou recuo por sensibilidade. Lembre-se de auscultar antes de palpar, já que a palpação pode alterar a frequência e a natureza dos sons peristálticos do paciente.

Avalie a localização e o funcionamento de todos os drenos e também as características de qualquer secreção. Confira o posicionamento adequado da sonda nasogástrica (SNG) e verifique o pH e a presença de sangue oculto nas secreções dessa sonda. Confira se há sangue oculto em vômitos e fezes conforme o caso. Avalie a localização, a cor do estoma e o tipo de secreção das ostomias.

Sistemas endócrino, hematológico e imune

Muitas vezes, os sistemas endócrino, hematológico e imune são ignorados na avaliação de pacientes críticos. Os parâmetros de avaliação utilizados para examiná-los estão incluídos no exame de outros sistemas; entretanto, ao rever esses parâmetros, é importante considerar, de modo consciente, esses sistemas. A avaliação dos sistemas endócrino, hematológico e imune baseia-se em uma profunda compreensão da função primária de cada um dos hormônios, células do sangue ou componentes imunes de cada um dos respectivos sistemas.

A avaliação das funções específicas dos hormônios do sistema endócrino é um desafio, já que muito da sintomatologia relacionada com a hipo ou hipersecreção de hormônios pode estar relacionada a alterações em outros sistemas. A anamnese do paciente pode ajudar a diferenciar a origem, mas qualquer resultado anormal encontrado no balanço hídrico, na taxa metabólica, na alteração no nível de consciência, na cor e temperatura da pele, nos eletrólitos, na glicose e no equilíbrio ácido-base requer que o enfermeiro de terapia intensiva considere o potencial envolvimento do sistema endócrino. Por exemplo, os sinais e os sintomas da hipervolemia estão relacionados à insuficiência cardíaca ou a quantidades excessivas de hormônio antidiurético? Podem ser necessários exames de sangue para dosagem dos níveis séricos de hormônios específicos para descartar o envolvimento do sistema endócrino.

A avaliação de parâmetros específicos relacionados ao sistema hematológico inclui avaliação laboratorial dos glóbulos vermelhos e estudos de coagulação. A redução na quantidade de hemácias pode afetar a capacidade de transporte de oxigênio no sangue, evidenciada por palidez, cianose, tonturas, taquipneia e taquicardia. A disfunção dos fatores de coagulação é evidenciada por hematomas, extravasamento de sangue de locais de punção ou membranas mucosas ou sangramento ostensivo.

A principal função do sistema imune é combater infecções. Tal função é testada por meio de hemograma completo com contagem de plaquetas e avaliação de locais de punção e membranas mucosas buscando por secreção de exsudatos e áreas hiperemiadas e inflamadas. Picos de temperatura ou temperatura persistentemente reduzida muitas vezes são sinais indicativos de infecção subjacente. Contudo, é importante ter em mente que muitos pacientes críticos têm comprometimento do sistema imune; assim, as respostas esperadas durante uma infecção, como a presença de secreção purulenta ao redor de um local de inserção, podem não ocorrer.

Sistema tegumentar

A pele é a primeira linha de defesa contra a infecção. Assim, os parâmetros de avaliação são focados no exame da integridade da pele. A avaliação da pele pode ser realizada enquanto se examinam outros sistemas. Por exemplo, a pele do tórax e do abdome pode ser examinada enquanto se auscultam os ruídos pulmonares e intestinais, respectivamente.

Inspecione a integridade global, a cor, a temperatura e o turgor da pele. Observe a presença de erupções, estrias, manchas, cicatrizes ou lesões. Repare no tamanho, na profundidade e na presença ou ausência de secreção em quaisquer abrasões, lesões, úlceras de pressão ou feridas. Considere o uso de uma ferramenta de avaliação do risco de integridade da pele para determinar as intervenções imediatas que podem ser necessárias para evitar qualquer outro episódio de perda dessa integridade.

Avaliação psicossocial

As rápidas alterações fisiológicas e psicológicas associadas às doenças críticas, juntamente com os tratamentos farmacológicos e biológicos, podem afetar profundamente o comportamento. Pacientes que sofrem de doenças psicológicas previsíveis podem ter a sua recuperação ou a sua vida comprometida caso estas não sejam tratadas. Para evitar fazer suposições sobre como um paciente se sente a respeito de seus cuidados, não há alternativa além de perguntar diretamente a ele ou a um informante, tais como familiares ou outras pessoas próximas.

Comunicação geral

Os fatores que afetam a comunicação envolvem cultura, fase de desenvolvimento, condição física, estresse, percepção, déficits neurocognitivos, estado emocional e habilidades de linguagem. O tipo de doença crítica, associado ao uso de farmacoterapias e vias aéreas artificiais, pode interferir nos métodos usuais de comunicação dos pacientes. É essencial determinar os métodos e os estilos de comunicação pré-doença para assegurar melhor comunicação com o paciente crítico e seus familiares. A incapacidade de muitos pacientes em estado crítico de se comunicar verbalmente exige que os profissionais de terapia intensiva tornem-se especialistas em avaliar pistas não verbais para determinar as informações e as necessidades importantes dos pacientes. A avaliação de dados relevantes pode ser feita pela observação de gestos corporais, expressões faciais, movimentos oculares, movimentos involuntários e alterações nos parâmetros fisiológicos, particularmente de frequência cardíaca, pressão arterial e frequência respiratória. Muitas vezes, esses comportamentos não verbais podem ser os mais expressivos dos reais sentimentos dos pacientes, em especial se negam sintomas e tentam ser "bons" pacientes por não reclamar.

Ansiedade e estresse

A ansiedade mostra-se desgastante, tanto psicológica quanto fisiologicamente. Estar em um estado de excitação prolongado é um trabalho árduo e esgota as reservas adaptativas necessárias para a recuperação. O ambiente de terapia intensiva está repleto de estímulos auditivos e táteis constantes, estressantes, que podem contribuir para um nível maior de ansiedade no paciente. A situação de terapia intensiva pode forçar o isolamento de fontes de apoio social, a dependência, a perda de controle, a confiança em prestadores de cuidados desconhecidos, a impotência e a incapacidade para resolver ou enfrentar um problema. Inquietação, distração, hiperventilação e exigências irrealistas de atenção são sinais de alerta da progressão da ansiedade.

Alguns medicamentos podem induzir a ansiedade, como interferon, corticosteroides, inibidores da enzima conversora da angiotensina e vasopressores. A retirada abrupta de benzodiazepínicos, cafeína, nicotina e drogas, bem como acatisia de fenotiazinas, pode mimetizar um quadro de ansiedade. Outras variáveis etiológicas podem estar associadas à ansiedade, como dor, perda de sono, *delirium*, hipoxia, sincronização de ventilador ou desmame, medo da morte, perda de controle, equipamentos de alta tecnologia e um cenário de desumanização. A admissão e repetidas transferências para a unidade de terapia intensiva também podem induzir a ansiedade.

Métodos de enfrentamento

Os indivíduos lidam com uma doença crítica de diferentes formas. O estilo de enfrentamento pré-doença, os traços de personalidade e o temperamento do paciente podem antecipar como será o modo de enfrentamento no ambiente de terapia intensiva. Ao avaliar comportamentos prévios, habilidades de enfrentamento ou mecanismos de defesa que reforçam a adaptação ou a resolução de problemas, inclua os familiares do paciente. Alguns pacientes, por exemplo, querem ser informados de tudo o que está acontecendo com eles na UTI. O fornecimento de informações reduz a ansiedade e proporciona-lhes uma sensação de controle. Outros pacientes preferem que outros recebam as informações por eles e tomem as decisões necessárias. Dar-lhes informações detalhadas só agrava sua ansiedade e diminui sua capacidade de enfrentamento. É importante compreender o significado atribuído ao evento pelo paciente e pela família, além de entender a finalidade da defesa de enfrentamento. Será que os recursos de enfrentamento são adequados ao evento e satisfazem as necessidades do paciente e de seus familiares?

Esse pode também ser o momento de conduzir uma breve avaliação das crenças e necessidades espirituais do paciente e detectar como ajudam em seu enfrentamento. Os pacientes devem ser, no mínimo, questionados se têm uma fé ou preferência espiritual e se desejam ver um capelão ou padre. Entretanto, também devem ser questionados a respeito de práticas espirituais e culturais de cura que lhes são importantes, para determinar se essas práticas podem eventualmente ser mantidas durante sua estada na UTI.

Os pacientes expressam seus estilos de enfrentamento de diversas formas. Algumas pessoas apresentam personalidade ou cultura estoica; costumam apresentar-se como o paciente "bom". Investigue comportamentos relacionados a não querer "incomodar" os funcionários ocupados ou não admitir a presença de dor aos familiares ou outros que estão nas proximidades. Alguns pacientes expressam sua ansiedade e estresse por meio de "comportamentos" de manipulação. Os prestadores de cuidados intensivos devem compreender que impulsividade, decepção, baixa tolerância à frustração, insegurança, simpatia superficial, brigas entre cuidadores e recusa em seguir regras ou limites gerais por parte de pacientes e familiares são modos de interagir e enfrentar, são tentativas de se sentir seguro. Outros pacientes podem, ainda, interromper o uso ou solicitar sedativos ou medicamentos para dormir, a fim de diminuir o estresse e os estímulos do ambiente.

O medo tem uma origem identificável e um papel importante na capacidade de enfrentamento do paciente. Os objetos comuns do medo envolvem tratamentos, procedimentos, dor e separação. O processo de morrer provoca medos específicos, como medo do desconhecido, solidão, perda do corpo, perda de autocontrole, sofrimento, dor, perda de identidade e perda de todos os entes queridos pelo paciente. A família, assim como o paciente, vivencia o processo de luto, que inclui fases de negação, choque, raiva, barganha, depressão e aceitação.

Necessidades da família

Atualmente, o conceito de família não é simples; estende-se além do núcleo familiar e inclui qualquer pessoa amada, que proporcione apoio, independentemente das fronteiras sociais e legais. Em condições ideais, o paciente deve ser questionado sobre quem identifica como sendo da família, quem deve receber informações a respeito de seu estado e quem deve tomar as decisões por ele, caso se torne incapaz de tomar decisões por si mesmo. Esse também pode ser um momento oportuno para perguntar se o paciente tem uma diretiva antecipada de vontade ou se discutiu seus desejos com qualquer familiar ou amigo. Os profissionais de terapia intensiva precisam ser flexíveis em relação aos limites legais ou de tradições a respeito de "parentes próximos", de modo que as informações sejam estendidas e solicitadas a pessoas designadas a tomarem decisões, independentemente de quem o paciente eleja.

As famílias podem ter um impacto positivo na capacidade dos pacientes de enfrentar e de se recuperar de uma doença grave. Cada sistema familiar é único e varia de acordo com cultura, valores, religião, experiências prévias com crises, nível socioeconômico, integridade psicológica, expectativas a respeito de sua função, padrões de comunicação, crenças e idades. É importante avaliar as necessidades e os recursos da família para promover intervenções que irão otimizar o impacto da família no paciente e suas interações com a equipe de saúde. Os pontos de avaliação das necessidades da família são apresentados na Tabela 1.5.

Orientações a respeito da unidade

O enfermeiro de terapia intensiva deve ter tempo para informar o paciente (se estiver consciente) e seus familiares a respeito do ambiente especializado da UTI. Essa orientação deve incluir uma explicação simples a respeito dos equipamentos utilizados no cuidado do paciente, políticas de visitação, rotinas da unidade e como o paciente pode comunicar suas necessidades à equipe de saúde. Além disso, a família deve receber o número do telefone da unidade e os nomes dos chefes de enfermagem, bem como o do enfermeiro que presta cuidados ao paciente, em caso de problemas ou preocupações que surgirem durante o período de permanência na UTI.

Encaminhamentos

Depois de completar a anamnese e o exame físico de admissão, analise as informações recolhidas para verificar a necessidade de fazer encaminhamentos a outros serviços e prestadores de cuidados de saúde (Tab. 1.12). Garantir a adequada duração da

TABELA 1.12 EXEMPLOS DE ENCAMINHAMENTOS POTENCIALMENTE NECESSÁRIOS A PACIENTES CRÍTICOS

Encaminhamento	Recursos necessários
Serviço social	• Necessidades financeiras/recursos para o paciente e/ou familiares • Recursos de enfrentamento para o paciente e/ou familiares
Nutrição	• Estado nutricional durante o estado de risco e em caso de necessidade de avaliação nutricional aprofundada • Alterações do estado nutricional na admissão
Terapias	• Fisioterapia para manter ou melhorar a flexibilidade e força muscular • Terapia ocupacional para as órteses de apoio • Fonoaudiologia para a avaliação da capacidade de deglutir ou para as necessidades de comunicação
Capelania	• Orientação espiritual para o paciente e/ou familiares • Recursos de enfrentamento para o paciente e/ou familiares
Enfermagem cuidados com a pele	• Avaliação e necessidades do estoma • Necessidades abrangentes de integridade da pele
Comitê de ética	• Decisões envolvendo complexidade ética • Decisões envolvendo divergências a respeito dos cuidados entre os prestadores de cuidados ou entre os prestadores de cuidados e o paciente/familiares • Decisões envolvendo a manutenção ou retirada de tratamentos de suportes de vida, abordados nas diretivas de maneira não adequada

estada e a gestão de recursos é um desafio permanente. Assim, é importante iniciar os encaminhamentos o mais rápido possível para manter a continuidade dos cuidados prestados e evitar o agravamento da condição do paciente.

AVALIAÇÃO DA EVOLUÇÃO

Depois de concluídos a anamnese e o exame físico de admissão, todas as avaliações subsequentes são utilizadas para determinar tendências, avaliar a resposta aos tratamentos e identificar novos problemas potenciais ou modificações a partir da anamnese e o exame físico de admissão. As avaliações continuadas tornam-se mais concentradas, e sua frequência é determinada pela estabilidade do paciente; no entanto, as avaliações periódicas de rotina são obrigatórias. Por exemplo, as avaliações continuadas podem ser realizadas com poucos minutos de intervalo em pacientes extremamente instáveis e a cada 2 a 4 horas em pacientes muito estáveis. As avaliações complementares devem ser realizadas em qualquer uma das seguintes situações:

- Mudança de plantão
- Antes e depois de qualquer intervenção de grande porte, como intubação ou inserção de dreno torácico
- Antes e depois de qualquer retirada do paciente da unidade de terapia intensiva para procedimentos de diagnóstico ou outros eventos
- Deterioração da condição fisiológica ou mental
- Início de qualquer novo tratamento

Tal como acontece com a anamnese e o exame físico inicial de admissão, a avaliação da evolução é apresentada como um modelo genérico, que pode ser usado como base para todos os pacientes (Tab. 1.13). Uma avaliação mais aprofundada e o exame de parâmetros específicos de algum sistema são adicionados com base no diagnóstico do paciente e nos problemas fisiopatológicos.

TABELA 1.13 MODELO DE AVALIAÇÃO DA EVOLUÇÃO

Sistema corporal	Parâmetros avaliados
Nervoso	• Nível de consciência • Pupilas • Força muscular das extremidades
Cardiovascular	• Pressão arterial • Frequência e ritmo cardíaco • Sons cardíacos • Enchimento capilar • Pulsos periféricos • Permeabilidade IV • Verificação de soluções e medicamentos IV • Pressões hemodinâmicas e formatos de ondas • Dados de débito cardíaco
Respiratório	• Frequência e ritmo respiratório • Ruídos respiratórios • Cor e quantidade de secreções • Informações tecnológicas não invasivas (p. ex., oximetria de pulso, CO_2 ao final da expiração) • Parâmetros de mecânica ventilatória • Gasometria arterial e venosa
Renal	• Balanço hídrico • Cor e quantidade de débito urinário • Valores de ureia/creatinina
Gastrintestinal	• Ruídos intestinais • Contorno do abdome • Posição dos drenos • Cor e quantidade de secreções • Valores de bilirrubina e albumina
Endócrino, hematológico e imune	• Equilíbrio hidroeletrolítico • Valores de eletrólitos e glicose • Hemograma com contagem de plaquetas • Temperatura • Leucócitos com contagem diferencial
Tegumentar	• Cor e temperatura da pele • Integridade da pele • Áreas hiperemiadas
Dor/desconforto	• Avaliados em cada sistema • Resposta às intervenções
Psicossocial	• Estado mental e atitudes comportamentais • Reação à experiência da doença crítica (p. ex., estresse, ansiedade, enfrentamento, humor) • Presença de prejuízos cognitivos (demência, *delirium*), depressão ou desmotivação • Organização da família e necessidades • Capacidade de comunicar as necessidades e participar na prestação de cuidados • Padrões de sono

BIBLIOGRAFIA SELECIONADA

Avaliação em terapia intensiva

Alspach JG. AACN Core Curriculum for Critical Care Nursing. 6th ed. St. Louis, MO: Saunders Elsevier; 2006.

American Association of Critical-Care Nurses. Adult Critical Care Assessment Pocket Reference. Aliso Viejo, CA: AACN; 2009.

Bickley LS, Szilagyi PG. Bates' Guide to Physical Examination and History Taking. 9th ed. Philadelphia, PA: Lippincott Williams & Wilkins; 2007.

Gorman LM, Sultan DF. Psychosocial Nursing for General Patient Care. Philadelphia, PA: FA Davis Co; 2008.

Truman B, Ely EW. Monitoring delirium in critically ill patients: using the confusion assessment method for the intensive care unit. Crit Care Nurse. 2003;23(2):25-32.

Prática baseada em evidências

American Association of Critical-Care Nurses. Protocols for Practice: Creating a Healing Environment. 2nd ed. Aliso Viejo, CA: AACN; 2007.

Leske JS. Needs of family members after critical illness: prescriptions for interventions. Crit Care Nurs Clin North Am. 1992;4:587-596.

Leske JS. Protocols for practice: applying research at the bedside. Interventions to decrease family anxiety. Crit Care Nurse. 2002;22(6):61-65.

Maxwell KE, Stuenkel D, Saylor C. Needs of family members of critically ill patients: a comparison of nurse and family perceptions. Heart Lung. 2007;36(5):367-376.

Raleigh E, Lepczyk M, Rowley C. Significant others benefit from preoperative information. J Adv Nurs. 1990;15:941-945.

Roman L, Lindsay J, Boger R, et al. Parent-to-parent support initiated in the neonatal intensive care unit. Res Nurs Health. 1995;18:385-394.

Sabo KA, Kraay C, Rudy E, et al. ICU family support group sessions: family members' perceived benefits. Appl Nurs Res.1989;2:82-89.

Verhaeghe S, Defloor T, Van Zuuren F, Duijnstee M, Grypdonck M. The needs and experiences of family members of adult patients in an intensive care unit: a review of the literature. J Clin Nurs. 2005;14:501-509.

Planejamento do Cuidado a Pacientes Críticos e seus Familiares

Mary Fran Tracy

HABILIDADES DE CONHECIMENTO

1. Discutir a importância de um plano multidisciplinar de cuidados para otimizar os resultados clínicos.

2. Descrever as intervenções para a prevenção de complicações comuns em pacientes críticos:
   - Trombose venosa profunda
   - Infecção
   - Distúrbios do sono
   - Lesões da pele

3. Discutir as intervenções para manter a integridade psicossocial e minimizar a ansiedade do paciente crítico e de seus familiares.

4. Descrever as intervenções para promover cuidados direcionados à família e fornecer informações ao paciente e aos familiares.

5. Identificar os equipamentos e a equipe necessários para transportar o paciente crítico com segurança dentro do hospital.

6. Descrever as complicações relacionadas com a transferência e as medidas preventivas a serem adotadas antes e durante o transporte do paciente.

A obtenção de desfechos clínicos ideais em pacientes críticos requer uma abordagem coordenada de cuidado, prestada por uma equipe multidisciplinar. Especialistas em nutrição, fisioterapia, enfermagem e medicina em terapia intensiva, psiquiatria e assistência social, bem como em outras áreas, devem trabalhar pró-ativamente para propiciar um atendimento de excelência, com eficácia e eficiência.

A utilização de um plano de cuidados multidisciplinar é uma abordagem útil para facilitar a coordenação do cuidado do paciente pela equipe multidisciplinar e otimizar os resultados clínicos. Esses planos multidisciplinares de cuidados são cada vez mais usados para substituir os planos de atendimento individual, específicos de determinadas áreas. Cada caso clínico apresentado neste capítulo discute acerca da gestão das necessidades ou dos problemas do paciente utilizando uma abordagem integrada e multidisciplinar.

A seção a seguir fornece uma visão geral dos planos de cuidado multidisciplinar e seus benefícios. Além disso, este capítulo discute abordagens comuns de gerenciamento de necessidades ou problemas dos pacientes durante enfermidades críticas não específicas de determinado diagnóstico, sendo comuns à maioria dos pacientes em condição crítica, como privação do sono, úlcera de pressão e necessidade de informação por parte do paciente e dos familiares. Discussões adicionais a respeito de tais necessidades ou problemas também são apresentadas em outros capítulos, quando relacionadas ao tratamento de doenças específicas.

PLANO DE CUIDADOS MULTIDISCIPLINAR E VIAS CRÍTICAS

Um *plano de cuidado multidisciplinar* é um conjunto de expectativas para os principais componentes do cuidado que um paciente deve receber durante a internação, para administrar determinado problema médico ou cirúrgico. Outros nomes para esses tipos de planos incluem *vias críticas, planos de assistência interdisciplinar* e *mapas de cuidado*. O plano de cuidados multidisciplinar amplia o conceito de um plano de cuidados médica ou de enfermagem e sugere um modelo interdisciplinar e abrangente de atendimento ao paciente. O resultado é um plano de cuidado específico ao diagnóstico, que foca toda a equipe de cuidados nos resultados esperados para o paciente.

O plano de cuidados multidisciplinar descreve exames, medicamentos, cuidados e tratamentos necessários para a alta do paciente em tempo hábil, alcançando todos os resultados para ele almejados. O plano de cuidados multidisciplinares apresenta uma variedade de benefícios, tanto para o paciente quanto para o sistema hospitalar:

- Melhora nos resultados do paciente
- Aumento da qualidade e continuidade dos cuidados
- Melhora da comunicação e colaboração
- Identificação de problemas do sistema hospitalar
- Coordenação e redução na duplicidade dos serviços necessários
- Priorização das atividades
- Redução do tempo de internação (TDI) e custos dos cuidados de saúde

Os planos de cuidados multidisciplinares são desenvolvidos por uma equipe de indivíduos que interagem de perto com uma população de pacientes específicos. É esse processo, com várias áreas comunicando-se e colaborando em torno das necessidades do paciente, que cria benefícios para eles. Os representantes das áreas comumente envolvidas no desenvolvimento do percurso incluem médicos, enfermeiros, fisioterapeutas, assistentes sociais e nutricionistas. O formato dos planos de cuidados multidisciplinares geralmente inclui as seguintes categorias:

- Desfechos para alta hospitalar
- Objetivos do paciente (p. ex., controle da dor, capacidade funcional, ausência de complicações)
- Avaliação e exame
- Consultas
- Exames clínicos
- Medicamentos
- Nutrição
- Capacidade funcional
- Informação
- Planejamento da alta hospitalar

As atividades sugeridas no âmbito de cada uma dessas categorias podem ser divididas em atividades da vida diária ou em fases de internação (p. ex., fases pré, intra e pós-operatória). Toda a equipe que utiliza o percurso necessita de informações sobre suas especificidades. Essa abordagem de equipe no desenvolvimento e na utilização do percurso otimiza a comunicação, a colaboração, a coordenação e o compromisso com o seu processo.

Com o crescente uso de registros eletrônicos de saúde, os planos de cuidados ou percursos multidisciplinares estão evoluindo de diversas formas, com as instituições trocando o papel por formatos eletrônicos. Alguns destes se assemelham à versão impressa. Outras instituições poderão incorporar partes do percurso em fluxogramas eletrônicos variados (p. ex., prescrições, avaliações, intervenções, informação, resultados, planos de cuidados específicos). Independentemente do formato específico, os planos de cuidados multidisciplinares são utilizados por uma vasta gama de áreas. Cada indivíduo que avalia e aplica os diversos aspectos do plano de cuidados multidisciplinar é responsável por documentar a conduta no formato aprovado. Itens específicos do percurso podem ser avaliados e monitorados para determinar se foram ou não cumpridos ou se não são aplicáveis. Os itens do plano de cuidados que não forem concluídos são normalmente chamados de *variações*; ou seja, são desvios das atividades esperadas ou objetivos traçados. Os eventos descritos nos planos de cuidados que ocorrem precocemente são denominados *variações positivas*. As *variações negativas* consistem em eventos previstos não realizados no prazo previsto. Elas geralmente incluem itens não cumpridos devido a condição do paciente, problemas do sistema hospitalar ou falta de prescrição. Avaliar a progressão do paciente no percurso ajuda os cuidadores a ter uma visão global de sua recuperação em relação aos objetivos, podendo ser útil no reconhecimento e na resolução precoce dos problemas.

CONSIDERAÇÕES A RESPEITO DA SEGURANÇA DO PACIENTE NO PLANEJAMENTO DO CUIDADO

As unidades de terapia intensiva (UTIs) são ambientes de alta tecnologia e intervenção, com múltiplos fornecedores. Trata-se de um desafio permanente para os enfermeiros, que devem estar sempre atentos para minimizar os riscos de segurança inerentes a esse ambiente. As UTIs trabalham, de modo constante, para melhorar os métodos de otimização do atendimento e minimizar os riscos para os pacientes.

Conforme o enfermeiro evolui no plano contínuo de cuidados, deve incorporar as iniciativas de segurança referentes àquela conduta. O estado do paciente com doença aguda pode mudar rapidamente, de modo que a cautela e a vigilância contínua são fundamentais, mesmo quando o paciente parece estável ou apresenta melhora. O ambiente da UTI por si só pode conter questões de segurança. Deve-se considerar que podem ser perigosos para o paciente em estado grave o uso inadequado do equipamento medicinal de gases, a segurança elétrica com linhas invasivas, certos tipos de restrições, trilhos de cabeceira, além de cabos e tubulações no chão. Além disso, com tantos profissionais da saúde envolvidos no cuidado de um só paciente, é imperativo que a comunicação seja precisa e realizada a tempo. A utilização de uma ferramenta padronizada de comunicação é o primeiro passo para prevenir erros.

Por fim, conforme será descrito em mais detalhes posteriormente, muitas complicações corriqueiras podem ser prevenidas por meio de iniciativas relativas à segurança do paciente, tais como prevenção de pneumonias associadas a ventilação mecânica (VM), infecções sanguíneas e do trato urinário. Além do cuidado meticuloso dos pacientes, é aconselhável que a equipe de saúde realize reuniões e discussões diárias para determinar se linhas invasivas e cateteres precisam ser mantidos. A remoção desses dispositivos o mais precocemente possível é o primeiro passo para prevenir a ocorrência de complicações.

PREVENÇÃO DE COMPLICAÇÕES COMUNS

O desenvolvimento de uma doença grave, independentemente de sua causa, predispõe o paciente a uma série de complicações fisiológicas e psicológicas. O principal foco do atendimento de pacientes críticos é a prevenção de complicações associadas à doença crítica. Os seguintes parágrafos abordam algumas das complicações mais comuns.

Instabilidade fisiológica

A avaliação e o acompanhamento contínuo dos pacientes críticos (ver Tab. 1.13) é fundamental para a identificação precoce de alterações fisiológicas e para garantir que o paciente esteja evoluindo de acordo com objetivos de transição identificados. É importante que o enfermeiro utilize habilidades de pensamento crítico em toda a prestação de cuidados, analisando com precisão as mudanças do paciente.

Após cada avaliação, os dados obtidos devem ser considerados em sua totalidade, ponderando-se como se relacionam com a condição do paciente. Quando existe uma mudança na avaliação em um sistema do corpo, raramente trata-se de uma mudança isolada; tal mudança é consequência ou resultado de alterações em outros sistemas. Somente por meio da análise da avaliação completa do paciente o enfermeiro pode visualizar o que, de fato, está acontecendo com aquele e antecipar as intervenções e as respostas.

Quando você assumir o cuidado do paciente, defina quais metas ele deverá atingir até o final do tratamento, tanto conforme identificado pelo percurso quanto por sua avaliação. Isso proporciona a oportunidade de avaliar o atendimento em dado período. Tal medida impede que se tenha uma visão limitada à realização de determinada tarefa ou intervenção, em vez de se observar a progressão global do paciente em direção aos diferentes objetivos. Além disso, é fundamental antecipar as potenciais respostas do paciente às intervenções. Por exemplo, você já reparou que precisa aumentar a infusão de insulina em resposta aos níveis mais elevados de glicose a cada manhã em torno das 10 horas? Ao olhar o quadro como um todo, você percebe que o paciente está recebendo vários medicamentos no início da manhã, que estão sendo ministrados em um diluente de dextrose. O reconhecimento desse padrão ajuda a estabilizar as flutuações da glicose sanguínea.

Trombose venosa profunda

Pacientes críticos apresentam mais risco de trombose venosa profunda (TVP) devido a doença subjacente e imobilidade. As intervenções de rotina podem prevenir que essa complicação devastadora ocorra. O aumento da mobilidade deve ser enfatizada logo que a condição do paciente estiver estável. Até mesmo sua transferência do leito para a cadeira pode alterar o posicionamento das extremidades e melhorar a circulação. Além disso, o uso de dispositivos de compressão sequencial e/ou meias elásticas antitromboembolismo podem ajudar na circulação dos membros inferiores. Evite o uso de acesso intravenoso (IV) na virilha ou nos membros inferiores, já que impede a mobilidade e, potencialmente, o fluxo sanguíneo, aumentando o risco de TVP. Assegure a hidratação adequada. Muitos pacientes também podem receber heparina em doses baixas ou protocolos de enoxaparina como prevenção.

Infecções nosocomiais

Pacientes críticos são muito vulneráveis a infecção durante sua permanência na unidade de terapia intensiva. Estima-se que 20 a 60% dos pacientes críticos contraem algum tipo de infecção. Em geral, a UTI tem a maior incidência de infecções nosocomiais, devido ao uso de múltiplos dispositivos invasivos e à frequente presença de doenças debilitantes subjacentes. As infecções hospitalares aumentam o TDI do paciente e os custos de hospitalização; podem, ainda, aumentar significativamente as taxas de mortalidade, em função do tipo e da gravidade da infecção e doença subjacente. As infecções do trato urinário são as mais encontradas em terapia intensiva. Entretanto, a pneumonia nosocomial é a segunda razão mais comum de infecção, sendo a causa mais corriqueira de mortalidade por infecção. Os detalhes dos fatores de risco específicos e as medidas de controle para a prevenção de pneumonias nosocomiais são apresentados no Capítulo 10, Sistema Respiratório. Outras infecções frequentes incluem infecções sanguíneas e do sítio cirúrgico. É imperativo que os profissionais de terapia intensiva compreendam os processos que contribuem para essas infecções potencialmente letais e o seu papel na prevenção desses eventos adversos.

Prevenção

As precauções-padrão, algumas vezes chamadas de "precauções universais" ou "isolamento de substâncias corpóreas", referem-se às precauções básicas que devem ser utilizadas em todos os pacientes, independentemente do diagnóstico. A premissa geral das precauções-padrão é que todos os fluidos do corpo têm o potencial de transmitir um grande número de doenças infecciosas, tanto bacterianas quanto virais. Alguns princípios básicos devem ser seguidos para evitar a transmissão direta e indireta desses organismos. Devem ser utilizadas luvas de procedimento não estéreis ao se realizar uma punção venosa, tocar uma parte não intacta da pele ou membranas mucosas do paciente ou quando houver contato com qualquer fluido corporal úmido; isso inclui urina, fezes, saliva, vômito, secreções pulmonares, sangue e qualquer tipo de secreção. Outros equipamentos pessoais de proteção, como protetores faciais e roupas de proteção, devem ser usados sempre que houver risco de respingos de fluidos corporais no rosto ou na roupa. Isso não só protege a saúde do profissional, como impede qualquer contaminação que possa ser transmitida entre os pacientes por intermédio do cuidador. Cada medida de controle é específica a determinada via de transmissão. Consulte a Tabela 2.1 para exemplos de categorias de isolamento preventivo e os tipos de infecções a que são destinadas.

Outras intervenções para prevenir as infecções hospitalares são similares, independentemente do local. Manter o controle gli-

TABELA 2.1 CATEGORIAS DE ISOLAMENTO E EXEMPLOS DE INFECÇÕES RELACIONADAS

Categoria de isolamento	Infecções nas quais utilizar
Precauções-padrão	No atendimento a todos os pacientes
Isolamento respiratório	Tuberculose, sarampo (rubéola), varicela
Isolamento de gotículas	*Neisseria meningiditis, Haemophilus influenzae,* coqueluche, caxumba
Isolamento de contato	Enterococo resistente à vancomicina (ERV), *Staphylococcus aureus* resistente à meticilina (SARM), *Clostridium difficile*, sarna, impetigo, vírus sincicial respiratório (VSR)

cêmico tanto em pacientes diabéticos quanto não diabéticos pode ajudar a diminuir o risco de desenvolvimento de infecção. Tubos e linhas invasivas nunca devem permanecer no local mais tempo do que o absolutamente necessário ou por mera conveniência da equipe. Sempre que possível, evite abrir sistemas, como os sistemas de drenagem urinária, linhas IV e tubos ventilatórios. Se houver interrupção nesses sistemas, é essencial que sejam utilizadas técnicas assépticas. A lavagem das mãos antes e após qualquer manipulação de linhas invasivas é essencial.

A atual recomendação do United States Center for Disease Control and Prevention (CDC) é que as linhas IV periféricas sejam mantidas por, no máximo, 72 a 96 horas. Não há qualquer recomendação-padrão para rotina de remoção dos cateteres venosos centrais, quando necessários por períodos prolongados. Se o paciente começar a mostrar sinais de sepse que podem estar relacionados ao cateter, é preciso removê-lo. Mais importante do que o período de utilização do cateter é o cuidado com que foi introduzido, além dos cuidados tomados enquanto está sendo utilizado. Todos os cateteres que foram colocados em situação de emergência devem ser substituídos o mais rapidamente possível ou no prazo de 48 horas. Os curativos devem ser mantidos limpos; devem ser trocados aos primeiros sinais de que estejam sujos ou soltos. Os equipos IV devem ser trocados em um intervalo mínimo de 72 horas, com exceção de equipos para sangue, hemoderivados ou produtos à base de lipídeos, que são mudados a cada 24 horas.

Para pacientes com alto risco de aspiração (fator de risco primário), as estratégias para prevenir a pneumonia em pacientes críticos incluem: manter a cabeceira do leito com elevação maior ou igual a 30 graus; utilizar um tubo endotraqueal com aspiração subglótica que remove as secreções acima do balonete do tubo; avaliar o volume residual durante a alimentação enteral e, a partir dele, ajustar as taxas de alimentação; e lavar as mãos antes e depois do contato com secreções respiratórias do paciente ou que estejam no equipamento.

Porém, uma das defesas mais importantes para prevenir a infecção é a lavagem das mãos, definida pelo CDC como a vigorosa fricção das mãos unidas, cobertas por espuma, realizada por 15 segundos, seguida por enxágue completo com água corrente. Deve-se dar especial atenção para a área ao redor de anéis e sob as unhas. O ideal é manter as unhas bem aparadas e sem esmalte. As fissuras no esmalte das unhas são um bom lugar para os microrganismos esconderem-se. Não devem ser usadas unhas postiças em ambiente de cuidados de saúde, porque são praticamente impossíveis de limpar sem escova de unhas e escovação vigorosa. É preciso lavar as mãos antes de calçar as luvas de procedimento e realizar as atividades assistenciais e após retirar essas luvas. A lavagem das mãos deve ocorrer a qualquer momento em que as mãos não enluvadas contaminarem-se com fluidos corporais úmidos e antes da secagem do fluido corporal. Uma vez que os fluidos secam, os microrganismos começam a colonizar a pele, tornando mais difícil removê-los. O uso de álcool gel, que não necessita de água, é conveniente e eficaz quando não há sujeira ou contaminação visível.

A pele seca e rachada, um problema associado à contínua lavagem das mãos por períodos prolongados, tem um novo significado com o aparecimento de patógenos veiculados pelo sangue. A lavagem frequente das mãos, em especial com sabão antimicrobiano, pode fazer a pele ficar extremamente seca. Já o uso frequente de luvas de procedimento de látex tem sido associado com aumento da sensibilidade e alergias, causando uma laceração da pele ainda maior. Todas essas lacerações da pele podem colocar o prestador de cuidados em situação de risco para transmissão de patógenos veiculados pelo sangue, bem como para colonização ou infecção por bactérias. A atenção para os cuidados com a pele é muito importante para o praticante de cuidados intensivos em uso frequente de sabão antimicrobiano e luvas de látex. Devem ser usadas loções e emolientes para evitar a laceração da pele. Diante de laceração, o enfermeiro responsável pela saúde profissional deve ser consultado para possível tratamento ou restrição de trabalho até que a situação seja resolvida.

Lesões de pele

Os pacientes críticos apresentam um grande risco de desenvolver lesões na pele devido a imobilidade, má nutrição, linhas invasivas, locais cirúrgicos, má circulação, edema e problemas de incontinência urinária. A pele pode tornar-se muito frágil e lacerável. As úlceras de pressão podem surgir em menos de 2 horas. Pessoas saudáveis reposicionam-se de modo constante, mesmo durante o sono, para aliviar as áreas de pressão. Entretanto, os pacientes críticos que não conseguem reposicionar-se precisam que os cuidadores ajudem-nos. Preste especial atenção aos pontos de pressão mais propensos ao desenvolvimento de lesões, como calcanhares, cotovelos, cóccix e região occipital. Também esteja ciente dos equipamentos que podem contribuir para as lesões, como estabilizadores endotraqueais e até mesmo trilhos do leito, se o paciente for colocado em constante contato com eles. Conforme a condição do paciente muda, também se altera o risco de desenvolvimento de uma úlcera de pressão. A utilização de uma ferramenta de avaliação de risco para avaliar rotineiramente o risco de o paciente desenvolver úlceras de pressão alerta o cuidador sobre o aumento ou a diminuição do risco e, portanto, sobre as possíveis mudanças nas intervenções.

Existem muitas intervenções simples para manter a pele intacta, como, por exemplo, reposicionar o paciente, no máximo, a cada 2 horas, principalmente se não houver movimentação espontânea; usar colchões que redistribuam a pressão em todos os pacientes críticos; elevar os calcanhares para fora do leito com travesseiros sob as canelas ou protetores de calcanhar; considerar o uso de acolchoamento nos cotovelos; evitar permanecer sentado por períodos prolongados em uma cadeira sem reposicionamento; nunca utilizar almofadas infláveis (em formato de biscoito – circular, com um orifício no centro) no sacro ou na cabeça, uma vez que, na verdade, podem causar aumento da pressão sobre a superfície de pele circundante; e usar um protocolo de cuidados com a pele com barreiras de pomada para pacientes com incontinência, a fim de evitar a ruptura da integridade da pele.

Distúrbios do sono

Todos os pacientes críticos apresentam alterações nos padrões de sono. O sono é um problema para eles em função da dor e da ansiedade de uma doença crítica agravado pelo fato de que estão em um ambiente cercado por prestadores de cuidados de saúde com atividades relacionadas à manutenção da vida. A Tabela 2.2 identifica as muitas razões que fazem os pacientes vivenciar a privação do sono. A prioridade do sono na hierarquia das necessidades do paciente é, muitas vezes, pouco percebida pelos médicos. Isso contradiz as declarações dos próprios pacientes a respeito da experiência de cuidados intensivos. Eles se queixam de que a falta de sono é um fator estressante importante, assim como o desconforto da dor não aliviada. O círculo vicioso de dor não tratada, ansiedade e insônia continua, a menos que os profissionais intervenham para quebrá-lo com intervenções simples, mas essenciais, individualizadas a cada paciente.

Ruídos, iluminação e interrupções frequentes são comuns em muitos serviços de cuidados críticos. A equipe pode prover um ambiente tranquilo depois de ter cumprido suas tarefas, mesmo que seja por um curto período. Submeter os pacientes a esses estímulos ambientais da UTI e interromper o descanso/sono pode levar rapidamente à privação deste. As mudanças psicológicas decorrentes da privação do sono incluem confusão, irritabilidade e agitação. As alterações fisiológicas incluem depressão do sistema imune e respiratório e redução no limiar de dor.

Melhorar o potencial de sono dos pacientes no ambiente de cuidados críticos envolve o conhecimento de como o ambiente afeta o indivíduo e para onde direcionar as intervenções a fim de promover a melhor qualidade possível de sono e descanso. Um protocolo de sono noturno, no qual os pacientes são acompanhados de perto, mas sem serem tocados da 1 às 5 horas da manhã, é um excelente exemplo de como eliminar as perturbações de hora em hora para o paciente crítico. Incentivar a adoção de intervalos de tempo para dormir e uma avaliação cuidadosa da quantidade e qualidade do sono é importante para o bem--estar do paciente. O banho noturno não deve ser um padrão de atendimento para nenhum paciente. A Tabela 2.3 detalha as recomendações básicas para a avaliação do sono, resguardando ou protegendo o paciente dos estímulos do ambiente e modificando seu ambiente interno e externo. Quando essas atividades são incorporadas à rotina, os pacientes críticos têm a oportunidade ideal para conseguir dormir.

Impacto psicossocial

Diretrizes e bases

As chaves para a manutenção da integridade psicológica durante uma doença grave incluem manter os fatores estressantes no mínimo, incentivar a participação da família no cuidado, promover um ciclo sono-vigília adequado; incentivar a comunicação e a prática de perguntas e fornecer uma opinião honesta e positiva; capacitar o paciente a participar de decisões, se apropriado; proporcionar informações a ele e aos familiares a respeito das expectativas e da rotina da unidade, procedimentos, medicamentos e condição física do paciente; garantir alívio da dor e conforto; e proporcionar a continuidade dos prestadores de cuidados. Também é importante ter disponível os auxílios sensoriais e físicos do paciente, tais como óculos, aparelhos auditivos e próteses, o que pode ajudar a evitar confusões. Incentive a família a trazer alguns pertences de uso pessoal, como uma fotografia da família ou do animal de estimação.

Delirium

O *delirium* é evidenciado por desorientação, confusão, distúrbios de percepção, inquietação, distração e distúrbios do ciclo sono-vigília (ver ferramenta de avaliação do *delirium*, Fig. 12.2). Devido à natureza da maioria das UTIs, é raro o paciente que não esteja em risco de desenvolvimento de confusão mental. Suas causas geralmente são multifatoriais e incluem distúrbios metabólicos, polimedicamentos, imobilidade, infecções (em especial do trato urinário e das vias aéreas superiores), desidratação, desequilíbrio eletrolítico, deficiências sensoriais e desafios ambientais. O tratamento do *delirium* é um desafio, bem como seu modo de prevenção ideal; é mais comum em pacientes pós--cirúrgicos e idosos, sendo a causa mais comum de transtornos de comportamento de pacientes em estado crítico. Muitas vezes, é erroneamente descrito como "psicose de UTI", embora não seja uma psicose. A sobrecarga sensorial é um fator de risco

---

TABELA 2.2 FATORES QUE CONTRIBUEM PARA OS DISTÚRBIOS DO SONO NA TERAPIA INTENSIVA

Doenças
- Alterações metabólicas
- Doenças subjacentes (p. ex., doença cardiovascular, doença pulmonar obstrutiva crônica [DPOC])
- Dor
- Ansiedade, medo
- *Delirium*

Medicamentos
- Betabloqueadores
- Broncodilatadores
- Benzodiazepínicos
- Narcóticos

Ambiente
- Ruídos
- Conversas entre a equipe
- Televisão/rádio
- Alarme de equipamentos
- Frequentes interrupções para cuidados
- Iluminação
- Falta de rotina no horário de deitar para dormir
- Temperatura do quarto
- Leito desconfortável

TABELA 2.3 PRÁTICA BASEADA EM EVIDÊNCIAS: PROMOÇÃO DO SONO EM TERAPIA INTENSIVA

- Avaliar o padrão de sono habitual do paciente[a]
- Minimizar os efeitos do curso da doença subjacente, tanto quanto possível (por exemplo, reduzir a febre, eliminar a dor, minimizar os distúrbios metabólicos)[a, b]
- Evitar medicamentos que perturbam o padrão de sono[a, b]
- Respeitar o horário de deitar habitual do paciente, sempre que possível[a]
- Minimizar o impacto ambiental sobre o sono, tanto quanto possível[a, c]
- Utilizar terapias complementares e alternativas para promover o sono, conforme apropriado[a, c]

Compilada a partir de [a]Richards, Benham e DeClerk (1997); [b]Honkus (2003); [c]Friese (2008).

comum, que contribui para o *delirium* no paciente crítico. Os medicamentos que também podem contribuir para a ocorrência do *delirium* incluem proclorperazina, difenidramina, famotidina, benzodiazepínicos, opioides e medicamentos antiarrítmicos.

A medicação para controlar o comportamento delirante é reservada para os casos de falha nas intervenções comportamentais. Os sedativos-hipnóticos e ansiolíticos podem precipitar o *delirium* e exacerbar os distúrbios do ciclo sono-vigília, causando mais confusão. O paciente agitado pode exigir doses baixas de neurolépticos ou benzodiazepínicos de curta duração. As restrições são desestimuladas, já que tendem a aumentar a agitação.

Os estímulos externos devem ser minimizados, e, durante o dia, o quarto deve estar silencioso, tranquilo e bem iluminado. A coerência dos prestadores de cuidados também se mostra importante. A repetição de dicas de orientação minimiza o medo e a confusão, como, por exemplo: "Bom dia, Bill, meu nome é Sue. Estamos na manhã de segunda-feira, no mês de abril e você está no hospital. Sou enfermeira e vou ficar aqui com você". O ruído de fundo frequente de televisão ou rádio aumenta a ansiedade, já que o paciente tem problemas para processar o barulho e seu conteúdo. Explique todos os procedimentos e exames de modo correto. Introduza uma ideia de cada vez, lentamente, e repita as informações ao paciente. Repita e reforce quantas vezes for necessário.

Se o paciente demonstra um elemento paranoico em seu *delirium*, evite o confronto e permaneça a uma distância segura. Aceite declarações bizarras com calma e um aceno de cabeça, mas sem concordar. Explique à família que os comportamentos são sintomas que provavelmente serão resolvidos com o tempo, com a retomada do padrão de sono normal e com medicação. Os pacientes, em geral, lembram-se de acontecimentos, pensamentos, conversas e respostas do provedor que ocorreram durante o *delirium*. Recuperados, podem sentir-se constrangidos e culpados se tiverem sido combativos durante sua doença.

Depressão

A depressão decorrente de uma doença afeta os resultados de recuperação a longo prazo, por ampliação do curso da doença e aumento da morbidade e da mortalidade. Os fatores de risco que predispõem à depressão associada a problemas de saúde incluem isolamento social, perda recente, pessimismo, pressões financeiras, história de transtorno do humor, abuso/retirada de álcool ou outras substâncias, tentativas de suicídio prévias e dor.

Informar o paciente e seus familiares a respeito da natureza temporária da maioria dos quadros de depressão durante a doença crítica ajuda a fornecer a garantia de que este não é um fenômeno incomum. Os sintomas depressivos graves geralmente respondem à intervenção farmacológica, de modo que se torna necessária uma consulta psiquiátrica. Considere que pode levar várias semanas para que os antidepressivos alcancem sua eficácia total. Se você suspeitar que uma pessoa está deprimida, pergunte-lhe a esse respeito diretamente. Permita que o paciente inicie uma conversa. Se ele exprimir distorções negativas acerca da doença e do tratamento, é preciso corrigir, esclarecer e tranquilizá-lo com informações realistas para promover um resultado mais esperançoso. A coerência dos prestadores de cuidados promove a confiança em um relacionamento continuado e facilita a recuperação.

Um paciente que tenha tentado suicídio ou seja suicida pode ser assustador à equipe do hospital, a qual, muitas vezes, tem dúvidas sobre o que responder quando ele diz: "Quero me matar... minha vida não tem mais sentido". Não evite perguntar se a pessoa desejar se matar; você não induz pensamentos suicidas ao fazer tal pergunta. Muitas vezes, a comunicação do sentimento suicida é uma dissimulação para querer discutir medo, dor ou solidão. Recomenda-se uma consulta psiquiátrica para avaliação e intervenção.

Ansiedade

Os distúrbios médicos podem causar sintomas de ansiedade e pânico, que são angustiantes para o paciente e seus familiares, podendo agravar o estado de saúde. O tratamento da condição de saúde subjacente pode diminuir a ansiedade associada. Ambas as intervenções, farmacológicas e não farmacológicas, podem ser úteis para controlar a ansiedade durante a doença grave. Os agentes farmacológicos para tratamento da ansiedade são discutidos nos Capítulos 6 (Manejo da Dor, Sedação e Bloqueio Neuromuscular) e 7 (Farmacologia). Os objetivos da terapia farmacológica são titular o medicamento em uma dose que permita que o paciente permaneça consciente e interagindo com a equipe, a família e o ambiente; complementar o controle da dor; e ajudar a promover o sono. Há, também, uma variedade de intervenções não farmacológicas para diminuir ou controlar a ansiedade:

- *Técnicas respiratórias:* Essas técnicas têm como alvo os sintomas somáticos e incluem um padrão respiratório abdominal, com incursões lentas e profundas. É importante demonstrar e treinar a respiração junto com os pacientes, já que o aumento na ansiedade diminui sua capacidade de atenção. Praticá-las pode diminuir a ansiedade e promover a sincronia em pacientes nos quais se prevê o uso de suporte ventilatório.
- *Relaxamento muscular:* Reduz a tensão psicomotora com o relaxamento do músculo. Novamente, é provável que o paciente seja incapaz de auto-orientar-se, de modo que essa é uma excelente oportunidade para a família participar como parceira de orientação. Tal orientação poderia ser: "O colchão debaixo da sua cabeça, do cotovelo, do calcanhar e da coluna parece pesado contra seu corpo; pressione com mais força e, então, tente afastar-se dele enquanto você relaxa". Existem, no mercado, fitas de relaxamento comerciais, embora não sejam tão úteis como a orientação dada por uma voz familiar.
- *Técnica de visualização:* As intervenções orientadas para a cognição, como as técnicas de visualização, dependem da capacidade de atenção, memória e processamento do paciente. A visualização de imagens envolve lembranças de uma situação agradável e relaxante, como, por exemplo, um banho quente, estar deitado em uma praia aconchegante, ouvir as ondas ou os pássaros cantarem. A visualização guiada e a hipnose são terapias complementares, mas exigem algum grau de competência para que sejam eficazes; assim, sugere-se que sejam orientadas. Os pacientes que praticam meditação como uma alternativa para o controle do estresse devem ser incentivados a continuar, mas o ambiente talvez precise ser modificado para otimizar os efeitos.

- *Informações preparatórias:* Proporcionar uma informação preparatória ao paciente e aos familiares é extremamente útil no controle da ansiedade. Também pode ser ansiolítico permitir que o paciente e seus familiares controlem alguns aspectos do processo de doença, mesmo que sejam apenas aspectos secundários do cuidado.
- *Técnicas de distração:* Tais técnicas também podem interromper o ciclo de ansiedade. Os métodos de distração podem incluir ouvir músicas familiares ou fitas de humor, assistir vídeos ou contar regressivamente a partir de 200, de 2 em 2, rapidamente.
- *Uso de métodos anteriores de enfrentamento:* Identificar como o paciente e seus familiares lidaram com o estresse e a ansiedade em episódios passados e sugerir que essa abordagem seja novamente utilizada, se for viável. O apoio a técnicas anteriores de enfrentamento tem grandes chances de sucesso.

EDUCAÇÃO DE PACIENTES E FAMILIARES

Instruir pacientes e familiares envolvidos em cuidados críticos é essencial para fornecer informações sobre diagnóstico, prognóstico, tratamentos e procedimentos. Além disso, a informação oferece a eles um mecanismo pelo qual medos e preocupações podem ser minimizados e confrontados, para que se tornem membros ativos na tomada de decisões a respeito do cuidado.

Proporcionar informação ao paciente e a seus familiares em cuidados críticos é um desafio; devem ser superadas ou adaptadas múltiplas barreiras (p. ex., fatores ambientais, estabilidade do paciente, ansiedade deste e de familiares) para proporcionar essa intervenção essencial. A importância da instrução, junto com os obstáculos comuns da terapia intensiva, exige que aquela seja um processo contínuo, realizado por todos os membros da equipe.

Na UTI, a instrução costuma ser feita de modo informal, em vez de utilizar métodos formais tradicionais (p. ex., salas de aula). Muitas vezes, o ato de informar o paciente e os familiares é sutil, ocorrendo a cada interação entre paciente, familiares e membros da equipe de saúde.

Avaliação da facilidade de aprendizagem

A avaliação das necessidades de aprendizagem do paciente e dos familiares deve centrar-se principalmente na facilidade de aprendizagem. A *facilidade de aprendizagem* refere-se a que momento o indivíduo é capaz de compreender e sintetizar as informações compartilhadas. Sem facilidade de aprendizagem, a orientação pode não ser útil. As questões destinadas a avaliar a facilidade de aprendizagem estão listadas na Tabela 2.4.

Estratégias para educação de pacientes e familiares

Antes de orientar, as informações coletadas na avaliação são priorizadas e organizadas em um formato que seja significativo para o ouvinte (Tab. 2.5). Em seguida, estabelece-se o resultado da orientação, de acordo com o conteúdo adequado; depois, de-

ve-se decidir a respeito de como compartilhar as informações. O próximo passo consiste em orientar o paciente, seus familiares e outras pessoas importantes (Tab. 2.6). Embora essa fase pareça ser a mais fácil, na verdade é a mais difícil. Independentemente do tipo de veículo de comunicação utilizado (vídeo, folheto, conversa), é essencial que durante a comunicação do conteúdo sejam ouvidas atentamente as necessidades expressas pela pessoa que está sendo orientada e que sejam fornecidas respostas claras e precisas a tais necessidades.

TABELA 2.4 AVALIAÇÃO DA FACILIDADE DE APRENDIZAGEM

Princípios gerais

- O paciente e seus familiares têm dúvidas a respeito de diagnóstico, prognóstico, tratamentos ou procedimentos?
- O que o paciente e seus familiares desejam saber?
- Qual o nível de conhecimento dos indivíduos que estão sendo orientados? O que eles já sabem a respeito das questões que serão discutidas?
- Qual a atual situação (condição e ambiente) do paciente e dos familiares? Eles tiveram alguma experiência prévia em situação semelhante?
- O paciente ou os familiares apresentam alguma barreira de comunicação (p. ex., idioma, analfabetismo, cultura, déficits de audição/compreensão)?

Considerações especiais em cuidados intensivos

- A condição do paciente permite que você obtenha informações a partir dele (p. ex., estabilidade fisiológica e/ou psicológica)?
- O serviço de apoio ao paciente/familiares/outras pessoas significativas está disponível ou pronto para receber essas informações?
- Que fatores ambientais (incluindo o tempo) são considerados como barreiras na unidade de cuidados intensivos?
- Existem outros membros da equipe de saúde que dispõem de informações essenciais de avaliação?

TABELA 2.5 PRINCÍPIOS PARA OS PLANOS DE ORIENTAÇÃO

Princípios gerais

- Determinar os resultados da orientação.
- Determinar os conteúdos que precisam ser informados, levando em consideração a avaliação realizada.
- Identificar os serviços de apoio existentes para auxiliar em seus esforços de orientação (p. ex., chefia da unidade, departamento de educação, planos padronizados de orientação, materiais pedagógicos como *folders*, folhetos, vídeos).
- Familiarizar-se com o conteúdo e o material didático.
- Entrar em contato com as fontes para solicitar esclarecimentos e garantir a exatidão da informação e também para prestar apoio educativo adicional e seguimento.
- Determinar a estratégia de educação mais adequada (vídeo, materiais escritos, conversas) e para quem (paciente ou seus familiares) deve ser dirigida.

Considerações especiais em cuidados intensivos

- Planejar a estratégia de instrução com precaução. Os pacientes e os familiares submetidos a cuidados intensivos estão estressados, e uma sobrecarga de informação contribui ainda mais para isso. Ao planejar a educação, considere o conteúdo e a quantidade de orientações com base na avaliação do paciente, na natureza e na gravidade de sua doença, na disponibilidade de outros cuidadores para o paciente e nas barreiras ambientais existentes.

TABELA 2.6 PRINCÍPIOS PARA AS SESSÕES DE ORIENTAÇÃO

Princípios gerais

- Considere o tempo necessário para transmitir a informação e a disponibilidade de serviços de apoio.
- Considere a situação que o paciente está experimentando atualmente. Pode ser necessário considerar a possibilidade de um adiamento.
- Esteja consciente da quantidade de conteúdo e da capacidade do paciente e de seus familiares de processarem a informação.
- Seja sensível ao passar as informações. Certifique-se de que elas sejam transmitidas em termos que o paciente e seus familiares possam compreender.
- Conforme o caso, refira-se a recursos e envolva-os.
- Transmita informações exatas e precisas. Certifique-se de que a informação é coerente com as informações anteriormente dadas ao paciente.
- Ouça com atenção e solicite a opinião dos ouvintes durante a exposição, a fim de orientar a discussão e esclarecer todas as possíveis interpretações equivocadas.

Considerações especiais em cuidados intensivos

- Mantenha uma ordem cronológica às informações. A instrução deve ser episódica devido à natureza da condição do paciente e do ambiente.
- Repita as informações. O estresse e o ambiente de cuidados intensivos podem alterar a compreensão; por isso, a repetição é necessária.
- Evite fornecer detalhes, a menos que o paciente ou os familiares solicitem. Muitas vezes, os detalhes podem encobrir as informações prestadas. Eles podem ser dados posteriormente, se necessário.

Mensuração dos resultados

Após as intervenções relacionadas a orientar o paciente, é preciso que se determine se os resultados da orientação foram alcançados (Tab. 2.7). Mesmo que o resultado pareça ter sido satisfatório, não é incomum que os ouvintes não consigam reter todas as informações. Pacientes e familiares estão sob grande estresse no ambiente de cuidados intensivos; assim, muitas vezes, as informações devem ser reforçadas, e esse reforço, previsto.

TABELA 2.7 PRINCÍPIOS DE MONITORAMENTO DOS RESULTADOS

Princípios gerais

- Meça os resultados. Eles foram atingidos? Não foram atingidos?
- Comunique os resultados verbalmente ou por escrito para os outros membros da equipe de saúde.
- Dê o seguimento necessário e reforce as informações prestadas.
- Faça os encaminhamentos que possam ter sido identificados ou que surgiram como resultado das orientações prestadas a pacientes e familiares.
- Avalie o processo de orientação buscando por obstáculos ou problemas; em seguida, aborde essas áreas e esteja ciente desses obstáculos em interações futuras.

Considerações especiais em cuidados intensivos

- Reconheça que a repetição das informações é a regra, e não a exceção. Esteja preparado para repetir muitas vezes as informações prestadas anteriormente, se necessário.

CUIDADO FOCADO NA FAMÍLIA

Existe uma forte evidência que apoia a presença e o envolvimento de familiares na recuperação de pacientes críticos. Aqueles podem ajudar estes últimos no enfrentamento, na diminuição da ansiedade, sendo um instrumento para o paciente. Entretanto, as famílias também necessitam de apoio para manter sua força, assim como precisam que suas necessidades sejam atendidas, para serem capazes de atuar como uma influência positiva para o paciente, em vez de uma influência negativa.

Desenvolver uma parceria com a família e um relacionamento de confiança é do interesse de todos, para que todo o processo ocorra da melhor forma. Uma pesquisa revelou que frequentemente pode haver desacordo entre as perspectivas do enfermeiro e dos familiares a respeito do tipo ou das prioridades das necessidades da família. Assim, é importante discutir as necessidades e as percepções desta diretamente com cada família, traçando as intervenções com base nessas necessidades (Tab. 2.8). A pesquisa identificou cinco principais áreas de necessidades dos familiares:

Receber garantias

Os familiares precisam da garantia de que o melhor cuidado possível está sendo prestado ao paciente. Essa confiança infunde uma sensação de segurança para a família. Pode, também, ajudar tanto na manutenção quanto na redefinição da esperança para um panorama mais realista, quando apropriado.

Permanecer próximo ao paciente

Os membros da família devem ter acesso ao seu ente querido. A política de visitação da unidade é de primordial importância para a família. Especificidades a serem discutidas incluem o número de visitantes permitidos ao mesmo tempo, restrições de idade, tempo (se não for flexível ou aberto) e como ter acesso à unidade (Tab. 2.9). Há evidências que apoiam a presença de um membro da família com o paciente durante procedimentos invasivos, bem como durante a reanimação cardiopulmonar (RCP). Embora essa prática ainda permaneça controversa, membros da família relataram uma sensação de alívio e gratidão em poder manter-se próximo ao pa-

TABELA 2.8 PRÁTICA BASEADA EM EVIDÊNCIA: INTERVENÇÕES FAMILIARES

Planejamento
- Determine o que a família entende como uma necessidade prioritária.

Intervenções
- Determine o porta-voz e a pessoa de contato.
- Estabeleça métodos para o melhor contato e a comunicação com a família.
- Faça encaminhamentos para serviços de apoio, conforme adequado.
- Forneça informações de acordo com as necessidades da família.
- Inclua a família no cuidado direto.
- Proporcione um ambiente confortável.

Avaliação
- Avalie se foram satisfeitas as necessidades da família utilizando métodos diversos (p. ex., relato de opinião, pesquisas de satisfação, palestras a respeito de cuidados, acompanhamento após a alta).

Adaptada com permissão de Leske JS. Interventions to decrease family anxiety. Crit Care Nurse. 2002;22:61-65.

TABELA 2.9 PRÁTICA BASEADA EM EVIDÊNCIA: VISITAS DA FAMÍLIA NO CUIDADO INTENSIVO

- Estabeleça formas para que a família tenha acesso ao paciente (p. ex., visitação aberta, acordos de visitação, números de telefone da unidade).
- Pergunte ao paciente sobre suas preferências em relação a visitas.
- Promova o acesso aos pacientes respeitando as políticas e os procedimentos da unidade e considerando a opção de personalizá-los.
- Prepare os familiares para a visita.
- Esboce a interação com o paciente.
- Promova informações a respeito de condição do paciente, equipamentos e tecnologias que estão sendo utilizadas.
- Monitore a resposta do paciente e dos familiares à visitação.

Cullen, Titler e Drahozal (2003).

ciente. Recomenda-se que a redação das políticas seja realizada por meio de uma abordagem interdisciplinar, antes de implementar a presença da família durante a RCP ou outros procedimentos.

Receber informações

A comunicação com o paciente e os familiares deve ser aberta e honesta. Os profissionais devem cumprir suas promessas (cuidado com o que você promete), descrever as expectativas, não realizar acordos para extrair segredos ou preferências, desculpar-se por quaisquer inconveniências e erros e manter a confidencialidade. As explicações simples e concisas, sem jargões médicos ou siglas (p. ex., PEEP, BIA), facilitam a compreensão. Se for o caso, podem ser utilizados intérpretes quando existirem barreiras de linguagem.

Avalie sua conversa perguntando ao paciente e aos familiares se compreenderam a mensagem que você passou, seu conteúdo e sua intenção. Em caso de conflito, encontre um lugar privado para a conversa. Evite o confronto pessoal. Indentifique o problema e o que precisa ocorrer para que seja resolvido. Se houver muita emoção associada ao evento, chegue a um consenso para resolver a questão em um momento posterior, se possível.

É útil estabelecer uma rede de comunicação, de modo que um membro designado da família seja chamado em caso de alteração na condição do paciente. Estabeleça um período após o qual a pessoa designada deva contatar a unidade para receber atualizações. Tranquilize-os, lembrando-lhes que você está lá para ajudar ou para encaminhá-los para outros serviços de apoio. As expectativas e as regras da unidade podem ser transmitidas em um folheto para a família, o qual possa ser consultado ao longo do tempo. O conteúdo inclui orientações a respeito da filosofia de cuidados, rotinas (tais como mudanças de turno e visitas médicas), diversos papéis da equipe que trabalha com os pacientes e informações práticas (como serviços de alimentação, banheiros, áreas de espera, serviços de capela, transporte e alojamento). Esclareça o que os familiares estão vendo e ouvindo. Disponibilize recursos e inclua-os no atendimento ao paciente e na solução de problemas, conforme apropriado. Algumas unidades de cuidados intensivos convidam os membros da família para as visitas médicas, para as discussões relacionadas ao seu ente querido. A comunicação adequada pode diminuir a ansiedade, aumentar a sensação de controle e ajudar a melhorar a tomada de decisão por parte dos familiares.

Estar confortável

Deve haver espaço disponível na UTI ou perto dela para atender às necessidades de conforto da família. Isso deve incluir mobiliário adequado, acesso a telefones e banheiros e assistência na busca por acomodações para passar a noite. Incentive a família a reconhecer quando está sobrecarregada, alimentar-se, descansar, dormir, cuidar de si mesma e não abandonar os demais membros em casa. Proporcionar conforto às necessidades básicas dos familiares auxilia na redução de sua angústia e na manutenção de suas reservas e mecanismos de enfrentamento. Isso melhora a capacidade da família de ser um instrumento valioso para o paciente.

Ter apoio disponível

Utilize todos os recursos possíveis para satisfazer as necessidades da família. Basear o atendimento de todas essas necessidades da família que cuida de um paciente com doença grave somente na enfermagem pode gerar tensão e frustração. Avalie as famílias, buscando por recursos próprios que possam ser maximizados. Utilize serviços do hospital que possam ajudar no apoio à família, tais como capelão, assistente social e departamentos de vida familiar da criança.

Para a família, a definição de cuidados intensivos simboliza uma variedade de esperanças, medos e crenças, que vão desde a expectativa de cura até o cuidado de final de vida. A abordagem focada na família pode facilitar o enfrentamento por parte da família e a coesão entre seus membros, minimizando o isolamento e a ansiedade dos pacientes. Antecipar as necessidades da família, concentrando-se no presente, promovendo uma comunicação aberta e fornecendo informações, é vital para a promoção da integridade psicológica dos familiares. Ao utilizar o evento da hospitalização como uma porta de entrada, os profissionais de cuidados intensivos assumem um papel importante na prevenção primária e ajudam as famílias a lidar positivamente com a crise e crescer com a experiência.

TRANSPORTE DO PACIENTE CRÍTICO*

A prevenção de complicações comuns e a manutenção da estabilidade fisiológica e psicossocial são um desafio, mesmo no ambiente controlado da UTI. Tudo se torna mais difícil quando existe a necessidade de transportar o paciente crítico para outras áreas do hospital, com fins diagnósticos e terapêuticos. A decisão de transportá-lo para fora do ambiente bem controlado da UTI provoca uma grande variedade de respostas da equipe. Não é raro ouvir frases como: "Ela está muito mal para sair da unidade!"; "E se acontece alguma coisa durante o percurso?"; "Quem vai cuidar dos meus outros pacientes enquanto eu estiver fora?". Reações como essas reforçam o ponto de vista dos profissionais a respeito dos riscos envolvidos no transporte de pacientes críticos.

---

* *Adaptado de American Association of Critical-Care Nurses.* Guidelines for the Transfer of Critically Ill Patients. *Aliso Viejo, CA: AACN; 1998.*

Transportar um paciente em estado grave envolve mais do que simplesmente colocá-lo em uma maca e conduzi-lo pelo corredor. O transporte seguro de pacientes requer planejamento cuidadoso, organização e comunicação e cooperação interdisciplinar. A meta, durante o transporte, consiste em manter o mesmo nível de cuidados, independentemente da localização do hospital. A transferência de pacientes críticos sempre envolve algum risco para o paciente. Portanto, a decisão da transferência deve ser baseada na avaliação de potenciais benefícios e riscos.

A razão para mover um paciente em estado grave normalmente envolve a necessidade de cuidados, tecnologias ou especialistas que não estão disponíveis na unidade de cuidados intensivos. Sempre que possível, os exames diagnósticos ou procedimentos simples devem ser realizados no leito do paciente, dentro da unidade de terapia intensiva. Se o exame diagnóstico ou procedimento de intervenção em questão não for capaz de alterar o tratamento ou ganho do paciente, o risco de transferência pode suplantar o benefício. É imperativo que todos os membros da equipe de saúde ajudem a esclarecer os benefícios que podem ser obtidos ao se transportar o paciente, se houver algum.

Avaliação do risco de complicações

Antes de iniciar o transporte, deve-se avaliar sistematicamente o risco do paciente desenvolver complicações durante o transporte. A mudança de tecnologias de suporte à vida utilizadas na unidade de cuidados intensivos para dispositivos portáteis pode levar a alterações fisiológicas indesejáveis. Além disso, podem surgir complicações que são difíceis de controlar quando se está fora do ambiente da unidade de cuidados intensivos, tais como flutuações da temperatura corporal ou movimento involuntário dos dispositivos invasivos (p. ex., tubo endotraqueal, drenos torácicos, dispositivos IV). As complicações mais comumente associadas ao transporte estão resumidas na Tabela 2.10.

Complicações respiratórias

Manter a ventilação e a oxigenação adequadas durante o transporte é um desafio. Os pacientes que não estão intubados antes de sua transferência apresentam risco de desenvolver obstrução das vias aéreas. Trata-se de um problema particularmente evidente em pacientes com diminuição do nível de consciência. A monitoração contínua da permeabilidade das vias aéreas é fundamental para garantir uma rápida implementação de procedimentos nas vias aéreas, se necessário. A intubação eletiva antes do transporte poderá ser considerada para pacientes com alto risco para problemas nas vias aéreas.

Para os pacientes intubados, a ventilação costuma ser mantida manualmente durante o transporte. Proporcionar uma ventilação-minuto adequada é difícil, já que o volume corrente administrado deve ser estimado. Hipo ou hiperventilação pode resultar em mudanças no pH, que podem levar a déficits de perfusão e oxigenação dos tecidos. Assim, fisioterapeutas e enfermeiros adequadamente treinados em relação aos mecanismos de ventilação manual necessitam assegurar a ventilação durante o transporte. Algumas instalações contam com um ventilador portátil, que fornece um volume corrente adequado durante a transferência. Se o paciente estiver exigindo uma pressão positiva expiratória final (PEEP), pode ser necessário aumentar a porcentagem da fração de oxigênio inspirado (FiO_2) durante o transporte, para equilibrar a perda da PEEP. O aumento da FiO_2 para qualquer paciente que necessita de transferência pode ajudar a evitar outras complicações da hipoxia. O ventilador do paciente também pode ser transportado para o destino, de modo que possa ser recolocado no aparelho durante o procedimento.

Complicações cardiovasculares

Existe um risco potencial para complicações cardiovasculares em todos os pacientes que estão sendo transportados. Esse risco está relacionado aos processos da doença subjacente ou com a ansiedade de ser levado para fora de um ambiente controlado. Tais complicações incluem hipotensão, hipertensão, arritmias, taquicardia, isquemia e edema agudo de pulmão (insuficiência cardíaca). Muitas dessas complicações podem ser evitadas preparando-se o paciente adequadamente com agentes farmacológicos para manter a estabilidade hemodinâmica e controlar a dor e a ansiedade. A infusão contínua deve ser mantida de forma cuidadosa durante o transporte, com especial atenção às linhas IV durante a movimentação do paciente de um andar para outro. Podem ser necessários equipamentos de emergência adicionais para o transporte, tais como bombas manuais para pacientes com dispositivos de assistência ventricular.

Complicações neurológicas

O potencial de alterações respiratórias e cardiovasculares durante o transporte aumenta o risco de hipoxia cerebral, hipercarbia e alterações na pressão intracraniana (PIC). Os pacien-

TABELA 2.10 COMPLICAÇÕES POTENCIAIS DURANTE O TRANSPORTE

Pulmonares
- Hiperventilação
- Hipoventilação
- Obstrução das vias aéreas
- Aspiração
- Pneumotórax recidivante
- Alterações na gasometria arterial

Cardiovasculares
- Hipotensão
- Hipertensão
- Arritmias
- Diminuição da perfusão tecidual
- Isquemia cardíaca
- Isquemia periférica

Neurológicas
- Aumento da pressão intracraniana
- Hipoxia cerebral
- Hipercarbia cerebral
- Paralisia

Digestórias
- Náuseas
- Vômitos

Dor

tes com alta PIC de base podem exigir intervenções adicionais para estabilizar a perfusão cerebral e a oxigenação antes do transporte (p. ex., hiperventilação, aumento da PaO_2, controle da pressão arterial). Além disso, os pacientes com suspeita de fraturas de crânio ou da coluna vertebral apresentam alto risco de lesão neurológica durante o reposicionamento do leito para as macas de transporte ou diagnósticas. A imobilização adequada da coluna é fundamental nessas situações. Deve-se, ainda, evitar o reposicionamento desnecessário do paciente. O posicionamento da cabeça na posição mediana, com a cabeceira do leito elevada, quando não contraindicada, pode diminuir o risco de aumento da PIC.

Complicações digestórias

As complicações digestórias podem incluir náuseas ou vômitos, ameaçando a via aérea do paciente ou causando desconforto. Pode ser útil pré-medicar os pacientes em risco de desconforto digestivo com um bloqueador H_2 ou um antiemético. Para pacientes com sonda nasogástrica (NG) grande, podem ser necessários preparativos para continuar sua utilização durante o transporte ou no local de destino.

Dor

O nível de dor sentida pelo paciente é suscetível de aumento durante o transporte. Muitos dos exames diagnósticos e das intervenções terapêuticas em outros locais do hospital são desconfortáveis ou dolorosos. A ansiedade associada com o transporte também pode aumentar o nível de dor. Podem ser necessários medicamentos adicionais para dor, ansiolíticos ou ambos, para assegurar o manejo adequado desta durante o procedimento de transporte. Manter o paciente e seus familiares bem informados também é útil para diminuir os níveis de ansiedade.

Nível de cuidados necessários durante o transporte

Durante o transporte, não deve haver interrupção no monitoramento e na manutenção das funções vitais do paciente. Os equipamentos utilizados durante o transporte, bem como o nível de habilidade da equipe que o está acompanhando, devem ser equivalentes às intervenções necessárias ou previstas para o paciente enquanto este estava na unidade de cuidados intensivos (Tab. 2.11). O monitoramento intermitente e contínuo do estado fisiológico (p. ex., débito e ritmo cardíacos, pressão arterial, oxigenação, ventilação) deve continuar durante o transporte e enquanto o paciente estiver longe da unidade de terapia intensiva (Tab. 2.12).

As perguntas que precisam ser respondidas para se preparar para a transferência são as seguintes:

- Qual o nível atual de cuidado (equipamentos e pessoal)?
- O que será necessário durante a transferência ou no destino para manter esse nível de cuidado?
- Que recursos adicionais podem ser necessários durante o transporte (p. ex., medicamentos para dor e sedação)?
- Tenho todos os equipamentos necessários para o caso de alguma emergência durante o transporte?

TABELA 2.11 EQUIPE E EQUIPAMENTOS NECESSÁRIOS PARA O TRANSPORTE

Equipe

- No mínimo, duas pessoas devem acompanhar o paciente.
- Uma delas deve ser o enfermeiro de cuidados intensivos responsável pelo paciente ou um enfermeiro treinado especificamente para transferência em cuidados intensivos. Esse enfermeiro deve ter concluído um treinamento baseado na competência e cumprir as normas descritas para os enfermeiros de cuidados críticos.
- Outros membros da equipe podem incluir fisioterapeuta, enfermeiro, técnico de enfermagem ou médico. Um fisioterapeuta deve acompanhar todos os pacientes que necessitem de ventilação mecânica.

Equipamentos

Os equipamentos mínimos que devem estar disponíveis são:

- Monitor cardíaco/desfibrilador.
- Equipamento de manejo das vias aéreas e reanimador de tamanho apropriado e adequado para o paciente.
- Fonte de oxigênio com volume suficiente para atender às necessidades do paciente durante o período estimado para estar fora da UTI, além de uma reserva adicional de 30 minutos.
- Medicamentos de reanimação-padrão: adrenalina, lidocaína, atropina.
- Manguito de pressão arterial (esfigmomanômetro), estetoscópio.
- Amplo suprimento de fluidos IV e medicamentos de gotejamento contínuo (regulado por bombas de infusão a bateria) que estejam sendo administrados ao paciente.
- Medicamentos adicionais para administrar as doses intermitentes previamente agendadas e para atender às necessidades previstas (p. ex., sedação), com as devidas prescrições que autorizem sua administração, se um médico não estiver presente.
- Para pacientes que recebem suporte de ventilação mecânica, um aparelho capaz de fornecer o mesmo volume, pressão e PEEP e uma FiO_2 igual ou maior a que o paciente está recebendo na UTI. Por razões práticas, em adultos, uma FiO_2 de 1 é mais viável durante a transferência, já que isso elimina a necessidade para um tanque de ar e um misturador de ar e oxigênio. Durante a transferência neonatal, a FiO_2 deverá ser controlada com precisão.
- Carrinho de reanimação e equipamentos de sucção não precisam acompanhar todos os pacientes transferidos; entretanto, devem estar estacionados em locais utilizados por pacientes críticos e estar prontamente disponíveis (dentro de quatro minutos) por um mecanismo predeterminado para as emergências que possam ocorrer no percurso.

De: *American Association of Critical-Care Nurses.* Guidelines for the Transfer of Critically Ill Patients. *Aliso Viejo, CA: AACN; 1998.*

TABELA 2.12 MONITORAMENTO DURANTE A TRANSFERÊNCIA

- Se for tecnologicamente viável, os pacientes a serem transferidos devem receber o mesmo acompanhamento fisiológico que estavam recebendo na UTI.
- No mínimo, todos os pacientes críticos transferidos devem receber monitoração contínua do ECG e oxímetro de pulso; deve, ainda, ser realizada a mensuração intermitente e o registro de pressão arterial, frequência respiratória e frequência de pulso.
- Além disso, os pacientes selecionados com base em sua condição clínica podem beneficiar-se de monitoramento por capnografia; mensuração contínua da pressão arterial, pressão arterial pulmonar e PIC; e mensuração intermitente da pressão venosa central, PaO_2 e DC.
- Os pacientes intubados, em uso de ventilação mecânica, devem ter a pressão das vias aéreas monitorada. Se for utilizado um ventilador para transferências, ele deve ter alarmes que indiquem possíveis desconexões ou elevações excessivas nas pressões das vias aéreas.

De: *American Association of Critical-Care Nurses.* Guidelines for the Transfer of Critically Ill Patients. *Aliso Viejo, CA: AACN; 1998.*

Se você não estiver certo dos recursos existentes no local de destino, contate com antecedência a recepção para solicitar os recursos disponíveis para o tempo que o paciente estiver lá. Por exemplo: Existem pontos suficientes para ligar o equipamento elétrico, em vez de continuar a usar a energia da bateria? Existe suporte com níveis elevados de pressão de sucção, se necessário? Que instruções especiais devem ser seguidas na ressonância magnética nuclear (RMN)? A equipe estará pronta para levar o paciente imediatamente para o procedimento, sem necessidade de espera?

Preparação

Antes da transferência, o plano de atendimento para o paciente durante e após a transferência deve ser coordenado para garantir a continuidade dos cuidados e a disponibilidade de recursos adequados (Tab. 2.13). As unidades de recebimento devem ser contatadas para confirmar que todos os preparativos para a chegada do paciente foram concluídos. A comunicação escrita e verbal, entre os membros da equipe, deve delinear o estado atual do paciente, as prioridades de manejo e o procedimento a seguir em caso de eventos adversos (p. ex., instabilidade hemodinâmica inesperada ou problemas nas vias aéreas).

Depois de ter sido avaliado o risco do paciente para complicações de transporte, ele deve estar preparado para ser transferido física e mentalmente. Conforme você organiza o equipamento e os monitores, explique o procedimento de transferência para o paciente e para seus familiares. A explicação deve incluir uma descrição do que o paciente pode sentir, quanto tempo deve durar o procedimento e qual o papel de cada membro da equipe de transporte. É importante afastar qualquer ansiedade do paciente ou familiar, identificando os cuidadores atuais que vão acompanhá-lo durante o transporte. O paciente e seus familiares também se tranquilizam ao serem informados da disponibilidade de equipamentos e medicamentos de emergência e de como a comunicação é feita durante o transporte.

TABELA 2.13 COORDENAÇÃO E COMUNICAÇÃO PRÉ-TRANSFERÊNCIA

- Quando a responsabilidade pelo paciente é assumida por uma equipe diferente enquanto o paciente está fora da UTI, a comunicação entre médicos e/ou entre enfermeiros a respeito da condição do paciente e do tratamento antes e depois da transferência deve ser registrada no prontuário do paciente.
- A área para a qual o paciente está sendo transferido (radiografia, centro cirúrgico, medicina nuclear, etc.) deve confirmar que está pronta para recebê-lo e iniciar imediatamente o procedimento ou exame para o qual o paciente está sendo transferido.
- Os serviços auxiliares (p. ex., segurança, fisioterapia, escolta) devem ser notificados em relação ao momento da transferência e aos equipamentos de apoio necessários.
- O médico responsável deve ser notificado, quer para acompanhar o paciente, quer para estar ciente de que ele está fora da UTI nesse período e que pode apresentar um evento agudo que exige um atendimento de emergência em outra área do hospital.
- O registro no prontuário deve incluir a indicação da transferência, o estado do paciente durante uma transferência e se o paciente deverá retornar para a UTI.

De: *American Association of Critical-Care Nurses.* Guidelines for the Transfer of Critically Ill Patients. *Aliso Viejo, CA: AACN, 1998.*

À BEIRA DO LEITO

Fatores de risco durante o transporte

O Sr. W, um homem de 45 anos, envolveu-se em um acidente automobilístico ao adormecer no caminho do trabalho para casa. Ele não usava cinto de segurança, e o carro não contava com *airbags*. Seus ferimentos incluíram contusões no tórax, fraturas de costelas no choque contra o volante e laceração do couro cabeludo causada pelo para-brisa.

Ele foi estabilizado na unidade de emergência com a inserção de um dreno para aliviar o pneumotórax à esquerda e a colocação de um cateter na artéria pulmonar (AP) para monitorar um possível tamponamento cardíaco. Foi, então, internado na UTI. O Sr. W foi atribuído a Nancy, uma das enfermeiras de cuidados intensivos, que tinha outros dois pacientes. Um deles estava em ventilação mecânica, tendo sido submetido ao reparo de um aneurisma de aorta abdominal no dia anterior; o segundo recuperava-se de um infarto do miocárdio, sofrido após uma artroplastia total de quadril.

Foi solicitada uma tomografia computadorizada do tórax do Sr. W. Nancy estava ciente das possíveis complicações durante o transporte: respiratórias, cardiovasculares ou comprometimento da segurança. As possíveis complicações respiratórias incluíam obstrução das vias aéreas, depressão respiratória, hipoxia ou hipercarbia, especialmente em um paciente com trauma na cabeça e no tórax, cuja oxigenação já estava comprometida. Os riscos cardiovasculares incluíam hipotensão, taquicardia devido a tamponamento cardíaco e diminuição da perfusão tecidual devido à diminuição do débito cardíaco e aumento da demanda de oxigênio do tecido durante a transferência. A ansiedade foi outra complicação possível que Nancy considerou, tanto pela transferência em si quanto pela incerteza do futuro do Sr. W.

Prevendo complicações, Nancy planejou com antecedência. Solicitou que o Sr. W fosse intubado e colocado no ventilador mecânico antes do transporte. Com seu quadro respiratório sob controle, o Sr. W poderia ser medicado com segurança para dor e ansiedade e, assim, diminuir a demanda de oxigênio. Ao intubar o Sr. W eletivamente, no ambiente controlado da UTI, impediu uma situação de emergência, eliminando possíveis complicações, como uma parada respiratória e uma intubação de emergência.

Transporte

Uma vez que os preparativos estejam completos, a transferência pode começar. Assegure-se de que o equipamento portátil tenha bateria suficiente para durar muito mais do que o tempo de transferência calculado, em caso de atrasos imprevistos. Conecte cada um dos dispositivos de monitoração portátil antes de desligar o equipamento da beira do leito, se possível. Isso permite uma comparação dos valores hemodinâmicos com os do equipamento portátil.

Depois que os monitores de pressão hemodinâmica e oxigenação não invasiva estiverem posicionados e os valores conferidos, desconecte o paciente do ventilador mecânico ou da fonte de oxigênio à beira do leito e comece a ventilação e a oxigenação portáteis. Avalie sinais e sintomas clínicos de insuficiência respiratória e alterações da ventilação e oxigenação. Pode ser mais fácil transferir o paciente no leito se este couber em elevadores e espaços na área de recepção. Verifique linhas IV, linhas de pressão, cabos do monitor, sonda NG, drenos, cateteres de Foley ou drenos de qualquer espécie para garantir a colocação correta e proteção contra remoção acidental durante o transporte.

Durante o transporte, o enfermeiro de cuidados intensivos é o responsável pela avaliação contínua da condição cardiopulmonar (eletrocardiograma, pressão arterial, respiração, oxigenação, etc.) e pelas intervenções necessárias para assegurar a estabilidade. Ao longo do período longe do ambiente de cuidados intensivos, é essencial que seja realizado um monitoramento vigilante das respostas do paciente, não só durante o transporte, mas também durante o procedimento ou intervenção terapêutica. Para manter a estabilidade fisiológica durante o tempo longe da unidade de cuidados intensivos, frequentemente é necessário alterar a administração de medicamentos, especialmente de analgésicos, sedativos e substâncias vasoativas. Deve ser mantido o registro dos resultados da avaliação, intervenções e respostas do paciente durante todo o processo de transporte.

Após o retorno à unidade de cuidados intensivos, os sistemas de monitoramento e as intervenções são restabelecidas, e o paciente é completamente reavaliado. Muitas vezes, é preciso que haja terapia farmacológica e apoio do ventilador após o transporte. Outra prioridade importante após o regresso à unidade é permitir que a família permaneça durante um período ininterrupto à beira do leito do paciente e que este repouse. O registro da resposta global do paciente durante o transporte deve ser incluído no prontuário do paciente.

Transferência para outros serviços

A transferência do paciente para outros serviços, embora semelhante às transferências dentro de um mesmo hospital, muitas vezes, pode ser mais desafiadora. As maiores diferenças entre as duas são o isolamento do paciente no veículo durante a transferência, a limitação de equipamento e pessoal e a alta incidência de complicações durante o transporte, devido ao tempo prolongado e a falta de controle das condições ambientais (p. ex., temperatura, pressão atmosférica, movimentos bruscos), que podem causar instabilidade fisiológica.

A principal consideração na transferência para outros serviços é manter o mesmo nível de cuidados prestados na unidade de cuidados intensivos. Assim, isso deve ser considerado ao selecionar o modo de transferência. Os recursos disponíveis na unidade de envio devem ser os mais portáteis possíveis para acompanhar o paciente. O tratamento com bomba de balão intra-aórtico e a ventilação, por exemplo, devem continuar sem interrupção. Muitas vezes, essa exigência desafia as competências e habilidades dos profissionais de cuidados intensivos, assim como os recursos e equipamentos necessários para garantir um transporte seguro.

TRANSIÇÃO PARA A PRÓXIMA FASE DE ATENDIMENTO

O planejamento para a transição do paciente para a próxima fase de cuidados (p. ex., a transferência da UTI para a telemetria) deve começar logo após ele ser internado na UTI. Trata-se de

---

À BEIRA DO LEITO

Preparando para o transporte

Após reconhecer e tratar os fatores de risco do Sr. W, a enfermeira Nancy organizou a equipe para o transporte à tomografia computadorizada (TC), certificando-se de que outro enfermeiro podia cuidar de seus outros pacientes enquanto ela estava fora da unidade. O Sr. W precisava de um fisioterapeuta para manter a condição respiratória durante o transporte. Os outros membros da equipe de transporte incluíam dois transportadores para ajudar a gerenciar o equipamento, abrir portas e segurar elevadores. Nancy reuniu o equipamento portátil e conectou-o ao paciente. Esses equipamentos incluíam monitor cardíaco, monitor de pressão arterial, oxímetro de pulso e monitor de pressão da artéria pulmonar. As linhas IV foram organizadas de forma que apenas as infusões essenciais fossem transportadas com o Sr. W.

Outras preocupações de Nancy incluíam: Existe um enfermeiro no local da TC que possa cuidar do Sr. W, uma vez que ele esteja lá? Em quanto tempo ele deve ser liberado? Existem tomadas elétricas para todos esses equipamentos na TC? Quanto tempo duram as baterias? Há oxigênio disponível na TC? Será que o selo de água para o dreno torácico poderá ser pendurado na mesa de exame? Será que ele vai precisar de sucção? Existe sucção no local da TC? De que medicamentos o paciente vai precisar? Será que ele precisará de medicamento analgésico ou de sua próxima dose de antibiótico? Será que o paciente precisará de fluidos IV novos enquanto estiver fora? Se ele for capaz, será que entende o procedimento ao qual será submetido? Onde está sua família? Será que os familiares sabem o que está acontecendo?

Felizmente, para Nancy, uma máquina operada com bateria foi capaz de monitorar pressões, ritmo cardíaco e oximetria de pulso. O fisioterapeuta utilizou um ventilador portátil para assegurar a ventilação e a oxigenação. Um ventilador foi adaptado à TC para o Sr. W. O dreno torácico encaixou nos trilhos do leito, mantendo o selo d´água, sem aspiração. O cateter de Foley foi pendurado em um gancho especial do lado do leito.

O Sr. W estava compreensivelmente ansioso com o que estava acontecendo, bem como sua esposa. Enquanto Nancy posicionava todos os equipamentos, conversou com ambos a respeito do que esperar durante o transporte, bem como na sala de TC. Ela explicou quanto tempo deveria durar o procedimento e onde a Sra. W poderia esperar nesse período. Ela permitiu que a esposa ficasse com o marido o maior tempo possível durante a transferência.

---

avaliar em detalhes onde e com quem o paciente vive, os recursos externos que estavam sendo utilizados antes da admissão e que recursos estão previstos serem necessários para a transferência para fora da UTI. Os pacientes de terapia intensiva exigem um pré-planejamento extensivo para que a transição seja bem-sucedida. Conforme o paciente estabiliza-se e melhora, pode recear deixar a UTI, já que pode entender esse fato como estar indo para um nível de atendimento em que há menos pessoal para acompanhá-lo. Reforce o aspecto positivo de estar sendo planejada a transição, que pode ser entendida como um sinal de que o paciente está melhorando e progredindo.

Se o paciente é transferido para outra instituição, como um centro de reabilitação aguda ou subaguda, considere uma visita da família às instalações antes da transferência. Isso lhes dá a oportunidade de conhecer os novos cuidadores, sanar todas as dúvidas que possam ter e ser uma influência positiva para aliviar a ansiedade que o paciente possa estar experimentando com a transferência. Em caso de transferência interna para outra unidade de atendimento e paciente de terapia intensiva, considere a possibilidade de trabalhar com antecedência com a equipe da unidade que receberá o paciente, para informá-la previamente a respeito do plano de cuidados e todas as preferências do paciente. Identifique previamente o enfermeiro principal da unidade de recebimento, caso possível, que possa ter tempo de conhecer o paciente antes da transferência. Os enfermeiros especialistas ou enfermeiros coordenadores também podem atender o paciente e seus familiares, descrever a unidade receptora e atuar como um ponto de apoio após a transferência, passando novamente uma sensação de controle para o paciente e os familiares.

APOIO A PACIENTES E FAMILIARES DURANTE O PROCESSO DE MORTE

Algumas vezes, a transição dos cuidados envolve planejamento de atendimento a um paciente que está morrendo. Cuidar do paciente terminal e de seus familiares pode ser um desafio gratificante. A utilização de diretivas antecipadas provê um meio para discutir valores e crenças associadas com a morte e a vida. Felizmente, muitas vezes, ocorreram conversas antes do evento traumático ou da internação na UTI, de modo que o paciente afirmou seus desejos a respeito da interrupção ou da continuação das medidas de suporte à vida e designou um representante para tomar as decisões. Se existirem diretivas antecipadas de vontade, a principal responsabilidade dos profissionais é defender e promover os desejos de conforto. Se não tiverem sido realizadas discussões anteriores, como no caso de um acidente traumático inesperado, pode-se, então, solicitar os recursos do sistema para ajudar a família enquanto você verifica se as necessidades críticas do paciente estão sendo atendidas. Oferecer a assistência de religiosos para ajudar com necessidades espirituais e rituais também pode ajudar a família a lidar com a crise.

É importante ter a consciência de seus próprios sentimentos filosóficos a respeito da morte ao cuidar de pessoas que estão morrendo. Seja verdadeiro em seus cuidados, toques e presença. Não se sinta obrigado a falar. Dê sua sugestão ao paciente. Chorar ou rir com o paciente e familiares é um reconhecimento da sua condição humana, uma relação existencial e um dom raro, em um encontro único.

BIBLIOGRAFIA SELECIONADA

Intervenções familiares/visitação

Cullen L, Titler M, Drahozal R. Family and pet visitation in the critical care unit. *Crit Care Nurse*. 2003;23(5):62-66.

Duran DR, Oman KS, Abel JJ, Koziell VM, Szymanski D. Attitudes toward and beliefs about family presence: a survey of healthcare providers, patients' families, and patients. *Am J Crit Care*. 2007;16(3):270-282.

Leske JS. Comparison of family stresses, strengths, and outcomes after trauma and surgery. *AACN Clin Issues: Adv Prac Acute Critl Care*. 2003;14(1):33-41.

Leske JS. Interventions to decrease family anxiety. *Crit Care Nurse*. 2002;22(6):61-65.

MacLean SL, Guzetta CE, White C, et al. Family presence during cardiopulmonary resuscitation and invasive procedures: practices of critical care and emergency nurses. *J Emerg Nurs*. 2003; 29(3):208-221.

Redley B, Beanland C, Botti M. Accompanying critically ill relative in emergency departments. *J Adv Nurs*. 2003;44(1):88-98.

Roland R, Russell J, Richards KC, Sullivan SC. Visitation in critical care: processes and outcomes of a performance improvement initiative. *J Nurs Care Qual*. 2001;15(2):18-26.

York NL. Implementing a family presence protocol option. *Dimensions Crit Care Nurs*. 2004;23(2):84-88.

Controle de infecção

Bennett JV, Brockmann PS, eds. *Hospital Infections*. 4th ed. Philadelphia, PA: Lippincott Raven; 1998.

Soule BM, ed. The APIC *Curriculum for Infection Control Practice*. Vols. 1-3. Dubuque, IA: Kendall/Hunt; 1983.

Wenzel RP, ed. *Prevention and Control of Nosocomial Infections*. 3rd ed. Baltimore, MD: Williams & Wilkins; 1997.

Planos de cuidado multidisciplinar

Renholm M, Leino-Kilpi H, Suominen T. Critical pathways. A systematic review. *J Nurs Admin*. 2002;32(4):196-202.

Sabo JA, Knudtson B, Conbere PC, et al. Developing an outcome-based multidisciplinary care planning tool: process and outcomes. *J Nurs Care Qual*. 2005;20(2):145-153.

Wall DK. *Critical Pathway Development Guide: A Team-Oriented Approach for Developing Critical Pathways*. Chicago, IL: Precept Press; 1998.

Educação de pacientes e familiares

Rankin SH. *Patient Education in Health and Illness*. 5th ed. Philadelphia, PA: Lippincott Williams & Wilkins; 2005.

Redman BK. *The Process of Patient Education*. 7th ed. St. Louis, MO: CV Mosby-Year Book; 1993.

Smith CE. *Patient Education: Nurses in Partnership with Other Health Professionals*. New York, NY: Grune & Stratton; 1987.

Problemas psicológicos

Gorman LM, Sultan DF. *Psychosocial Nursing for General Patient Care*. Philadelphia, PA: FA Davis Co; 2008.

ICU Delirium and Cognitive Impairment Study Group. Vanderbilt University. http://www.icudelirium.org/. Accessed June 1, 2009.

Justic M. Does "ICU psychosis" really exist? *Crit Care Nurse*. 2000;20(3):28-37.

Truman B, Ely EW. Monitoring delirium in critically ill patients: using the confusion assessment method for the intensive care unit. *Crit Care Nurse*. 2003;23(2):25-32.

Privação de sono

Friese RS. Sleep and recovery from critical illness and injury: a review of theory, current practice, and future directions. *Crit Care Med.* 2008;36(3):697-705.

Honkus VL. Sleep deprivation in critical care units. *Crit Care Nurs Q.* 2003;26(3):179-189.

Patel M, Chipman J, Carlin BW, Shade D. Sleep in the intensive care unit setting. *Crit Care Nurse Q.* 2008;31(4):309-320.

Richards KC, Gibson R, Overton-McCoy AL. Effects of massage in acute and critical care. *AACN Clinical Issues: Adv Prac Acute Crit Care.* 2000;11(1):77-96.

Richards KC, Nagel C, Markie M, Elwell J, Barone C. Use of complementary and alternative therapies to promote sleep in critically ill patients. *Crit Care Nurs Clin North Am.* 2003;15(3):329-340.

Tamburri LM, DiBrienza R, Zozula R, Redeker NS. Nocturnal care interactions with patients in critical care units. *Am J Crit Care.* 2004;13(2):102-112.

Walder B, Francioli D, Meyer JJ, et al. Effects of guidelines implementation in a surgical intensive care unit to control nighttime light and noise levels. *Crit Care Med.* 2000;28:2242-2247.

Prática baseada em evidências

AHRQ. *Clinical Practice Guidelines. Pressure Ulcers in Adults: Prediction and Prevention.* www.ahrq.gov. Accessed June 1, 2009.

American Association of Critical-Care Nurses. *Protocols for Practice: Creating Healing Environments.* 2nd ed. Aliso Viejo, CA: AACN;2007.

American Association of Critical-Care Nurses. *VAP Practice Alert.* Aliso Viejo, CA: AACN. http://www.aacn.org/WD/Practice/Docs/ Ventilator_Associated_Pneumonia_1-2008.pdf. Accessed January, 2008.

Centers for Disease Control and Prevention (CDC). Guidelines for prevention of health-care associated pneumonia, 2003: recommendations of CDC and the Healthcare Infection Control Practices Advisory Committee. *MMWR.* 2004;53:1-35.

CDC. Guidelines for the prevention of intravascular catheterrelated infections. *MMWR.* August 9, 2002;51(RR-10):1-26.

CDC. *Infection control guidelines.* http://www.cdc.gov/ncidod/dhqp/guidelines.html. Accessed September, 2009.

Geerts WH, Bergqvist D, Piolo GF, Heit JA, Samama CM, Lassen MR, Colwell CW. Prevention of venous thromboembolism. 8th ed. *CHEST.* 2008;133(suppl 6):381S-453S.

Richards KC, Benham G, DeClerk L. Promoting sleep in acute and critical care. In: Chulay M, Molter NC, eds. *AACN Protocols for Practice: Creating a Healing Environment Series.* Aliso Viejo, CA: AACN; 1997.

Wound, Ostomy, and Continence Nurses Society. *Guidelines for Prevention and Management of Pressure Ulcers.* Glenview, IL: WOCN; 2003.

INTERPRETAÇÃO E MANEJO DOS RITMOS CARDÍACOS BÁSICOS

Carol Jacobson

HABILIDADES DE CONHECIMENTO

1. Identificar corretamente os elementos-chave de ondas, complexos e intervalos do eletrocardiograma (ECG):

    - Onda P
    - Complexo QRS
    - Onda T
    - Segmento ST
    - Intervalo PR
    - Intervalo QT
    - Intervalo RR
    - Frequência (atrial e ventricular)

2. Comparar e contrastar a etiologia, as características ECG e o manejo de ritmos cardíacos e distúrbios da condução comuns:

    - Ritmos do nodo sinusal
    - Ritmos atriais
    - Ritmos juncionais
    - Ritmos ventriculares
    - Bloqueios AV

3. Descrever as indicações e o modo de utilização dos marca-passos temporários, desfibrilação e cardioversão para o tratamento das arritmias cardíacas graves.

A monitoração contínua do ritmo cardíaco no paciente crítico ou com doença aguda é um aspecto importante da avaliação cardiovascular. A análise constante da frequência e do ritmo do eletrocardiograma (ECG) prevê a identificação e o tratamento precoce de alterações no ritmo cardíaco, bem como de condições anormais em outros sistemas corporais. Este capítulo apresenta uma revisão da eletrofisiologia cardíaca básica e informações essenciais para identificação e tratamento das arritmias cardíacas mais comuns. As arritmias cardíacas avançadas, bem como a interpretação do ECG de 12 derivações, são descritas no Capítulo 18, Conceitos Eletrocardiográficos Avançados.

ELETROFISIOLOGIA BÁSICA

O impulso elétrico do coração é o estímulo para a contração cardíaca. O sistema de condução cardíaca é responsável pela iniciação do impulso elétrico e sua propagação sequencial através dos átrios, junção atrioventricular (AV) e ventrículos. O sistema de condução do coração é composto pelas seguintes estruturas (Fig. 3.1):

Nodo sinusal: O nodo sinusal é um pequeno grupo de células localizado na parede posterior do átrio direito que funciona como o marca-passo fisiológico do coração, porque tem maior automaticidade ante todos os locais de potenciais marca-passos. O nodo sinusal geralmente despolariza em uma frequência normal de 60 a 100 vezes por minuto.

Nodo atrioventricular (AV): O nodo AV é um pequeno grupo de células localizado na parte inferior do átrio direito, próximo da válvula tricúspide. O nodo AV tem três funções principais:

1. Sua principal função é diminuir a velocidade de condução do impulso dos átrios para os ventrículos, a fim de dar tempo para os átrios contraírem-se e esvaziarem seu sangue para os ventrículos.
2. Sua frequência de automaticidade é de 40 a 60 batimentos por minuto (6pm) e pode funcionar como um marca-passo reserva se o nodo sinusal falhar.
3. Seleciona os impulsos atriais rápidos para proteger os ventrículos de frequências perigosamente elevadas quando a frequência atrial estiver muito alta.

Feixe de His: O feixe de His é um feixe de fibras curto, localizado na parte inferior do nodo AV dividido em ramos. A

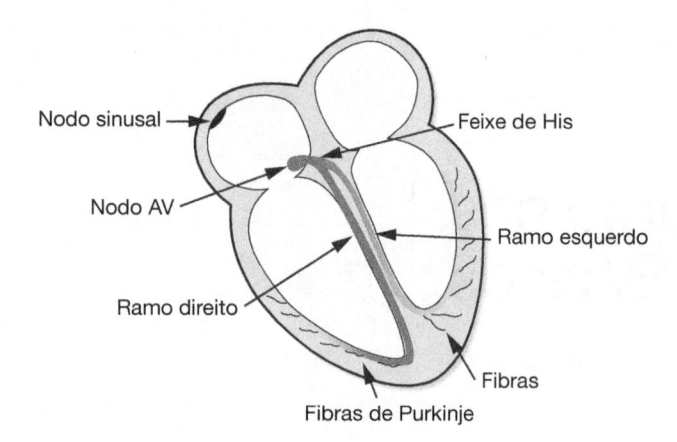

Figura 3.1 Sistema de condução do coração.

velocidade de condução acelera no feixe de His, e o impulso é transmitido para ambos os ramos.

Ramos: Os ramos são feixes de fibras que conduzem rapidamente o impulso para os ventrículos direito e esquerdo. O *ramo direito* percorre o lado direito do septo interventricular e leva o impulso para o ventrículo direito. O *ramo esquerdo* tem duas divisões principais, o fascículo anterior e o posterior, que levam o impulso para o ventrículo esquerdo.

Fibras de Purkinje: As fibras de Purkinje são fibras semelhantes a pelos, que se espalham dos ramos ao longo da superfície endocárdica de ambos os ventrículos e conduzem rapidamente o impulso para as células do músculo ventricular. As células do sistema de Purkinje têm automaticidade em uma frequência de 20 a 40 bpm e podem funcionar como um marca-passo reserva se todos os outros marca-passos falharem.

O impulso elétrico geralmente começa no nodo sinusal e propaga-se através de ambos os átrios em direção inferior e para a esquerda, resultando na despolarização do músculo atrial. Quando o impulso atinge o nodo AV, sua velocidade de condução é retardada antes de continuar para os ventrículos. Quando o impulso surge a partir do nodo AV, viaja rapidamente através do feixe de His e desce para os ramos direito e esquerdo do sistema de Purkinje de ambos os ventrículos, resultando na despolarização do músculo ventricular. A propagação dessa onda de despolarização através do coração produz o clássico traçado de ECG, que pode ser gravado por um eletrocardiógrafo (aparelho de ECG) ou monitorado de forma contínua em um monitor cardíaco à beira do leito.

FORMAS DE ONDA, COMPLEXOS E INTERVALOS ECG

As formas de onda, os complexos e os intervalos ECG estão ilustrados na Figura 3.2.

Onda P

A onda P representa a despolarização do músculo atrial. Em geral, mede 2,5 mm ou menos e tem 0,11 segundo ou menor

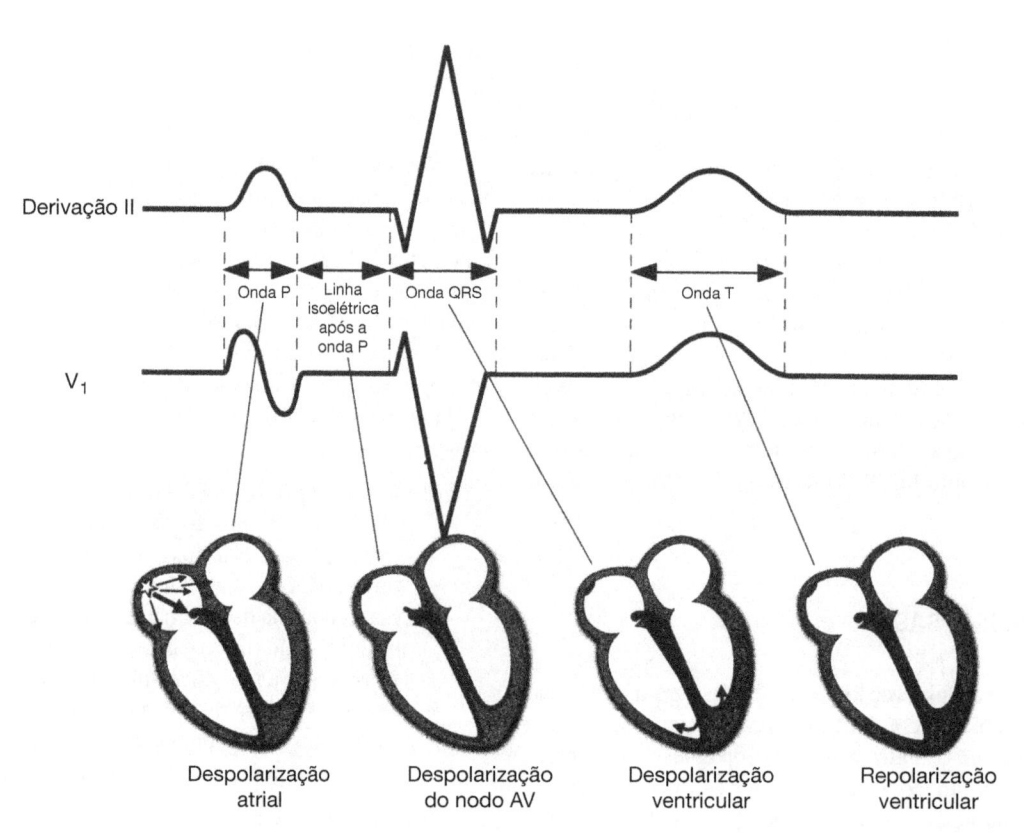

Figura 3.2 Formas de onda, complexos e intervalos eletrocardiográficos nas derivações II e V₁.

duração. As ondas P podem ser verticais, invertidas ou bifásicas, dependendo de como o impulso elétrico é conduzido através dos átrios e em que derivação está sendo registrado.

Complexo QRS

O complexo QRS representa a despolarização do músculo ventricular. A onda Q é a primeira deflexão negativa da linha de base. A onda R é a primeira deflexão positiva da linha de base. A onda S é a deflexão negativa que se segue à onda R. A forma do complexo QRS depende da derivação que está sendo registrada e da sequência de ativação ventricular; nem todas as derivações registram todas as ondas do complexo QRS. Independentemente da forma do complexo, as ondas de despolarização ventricular são chamadas de complexo QRS (Fig. 3.3). A largura do complexo QRS representa o tempo de condução intraventricular e é medida a partir do ponto de saída da linha de base até o término da última onda. A largura normal do complexo QRS é de 0,04 a 0,10 segundo em adultos.

Onda T

A onda T representa a repolarização do músculo ventricular. Segue ao complexo QRS e normalmente tem o mesmo sentido que esse complexo. As ondas T podem ser para cima, retas ou invertidas, dependendo de muitas variáveis, incluindo a presença de isquemia miocárdica, níveis de eletrólitos, efeito de drogas, doenças do miocárdio e derivação que está sendo registrada.

Onda U

A onda U é uma onda pequena, arredondada, que, às vezes, segue à onda T. Acredita-se que seja decorrente da despolarização das células M (células do interior do miocárdio) ventriculares. As ondas U devem ser positivas, sobretudo quando a onda T é positiva. Uma onda U apiculada pode ser encontrada quando a repolarização é anormalmente prolongada, em caso de hipocalemia ou decorrente do uso de determinadas drogas.

Intervalo PR

O intervalo PR é medido a partir do início da onda P até o início do complexo QRS. Representa o tempo necessário para que o impulso percorra os átrios, a junção AV e o sistema de Purkinje. O intervalo PR normal em adultos é de 0,12 a 0,20 segundo. O segmento PR estende-se desde o final da onda P até o início do complexo QRS.

Segmento ST

O segmento ST representa a repolarização ventricular precoce. Inicia-se no final do complexo QRS (ponto J) e estende-se até o início da onda T. O ponto J é o local onde termina o complexo QRS e começa o segmento ST. O segmento ST deve estar na linha isoelétrica.

Intervalo QT

O intervalo QT mede a duração da despolarização e da repolarização ventricular e varia com a idade, o sexo e a frequência cardíaca. O intervalo QT é medido desde o começo do complexo QRS até o final da onda T. O intervalo QT deve ser corrigido para uma frequência cardíaca de 60 bpm (QTc). Essa correção é feita geralmente por meio da fórmula de Bazett: QTc = medida do intervalo QT ÷ intervalo RR (todas as medidas em segundos). O QTc não deve exceder 0,46 segundo em homens e 0,47 segundo em mulheres.

ELETROCARDIOGRAFIA BÁSICA

O ECG é o registro gráfico da atividade elétrica do coração. A propagação do impulso elétrico através do coração produz correntes elétricas que podem ser detectadas e amplificadas pelo aparelho de ECG e gravadas em papel milimetrado calibrado. Esses sinais amplificados formam o traçado de ECG, que consiste nas ondas e nos intervalos descritos anteriormente. Esse traçado é inscrito em papel quadriculado que se move sob o estilete de registro (caneta), na velocidade-padrão de 25 mm/s. A grade no papel consiste em uma série de quadrados grandes e pequenos, tanto na horizontal quanto na vertical; os quadrados horizontais medem a duração, e os verticais, a amplitude (voltagem) (Fig. 3.4). Cada quadrado horizontal pequeno é igual a 0,04 segundo, e cada quadrado horizontal grande é igual a 0,20 segundo. No eixo vertical, cada quadrado pequeno mede 1 mm e é igual a 0,1 mV; cada quadrado vertical grande mede 5 mm e é igual a 0,5 mV. Além da grade, a maioria dos papéis de ECG apresenta uma linha vertical na margem superior em intervalos de 3 segundos ou uma marca em intervalos de 1 segundo.

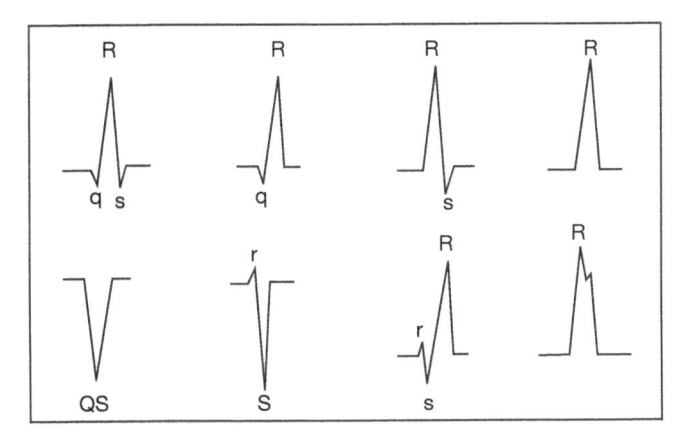

Figura 3.3 Exemplos de diferentes configurações do complexo QRS. *(Jacobson C, Marzlin K, Webner C. Cardiovascular Nursing Practice: A Comprehensive Resource Manual and Study Guide for Clinical Nurses. Burien, WA: Cardiovascular Nursing Education Associates; 2007.)*

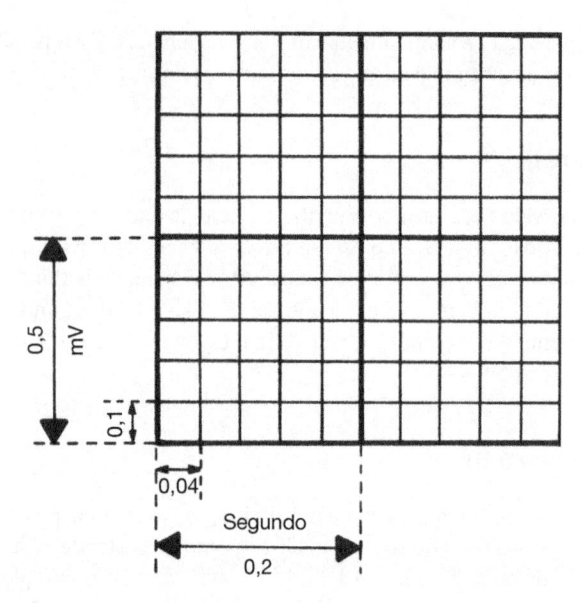

Figura 3.4 Linhas de duração e amplitude no papel de registro de ECG, na amplitude normal (um quadrado pequeno = 1 mm). Medidas verticais: 1 mm = 0,1 mV; 5 mm = 0,5 mV; 10 mm = 1 mV. Medidas horizontais: 1 mm = 0,04 segundo; 5 mm = 0,20 segundo; 25 mm = 1 segundo; 1.500 mm = 60 segundos. *(Gilmore SB, Woods SL. Electrocardiography and vectorcardiography. In: Woods SL, Froelicher ES, Motzer SU, eds. Cardiac Nursing. 3rd ed. Philadelphia, PA: JB Lippincott; 1995:291.)*

MONITORAÇÃO CARDÍACA

A monitoração cardíaca propicia uma observação contínua da frequência e do ritmo cardíaco do paciente. É um procedimento de enfermagem de rotina em todos os tipos de terapia intensiva e unidades de telemetria, bem como em unidades de emergência, salas de recuperação pós-anestésica e muitos centros cirúrgicos. A monitoração cardíaca também se tornou comum em áreas onde os pacientes recebem tratamentos ou procedimentos que requerem sedação ou quando a administração de certos medicamentos pode provocar arritmias cardíacas. Os objetivos da monitoração cardíaca podem variar de simples monitoramento da frequência e ritmo cardíaco até sofisticados diagnósticos de arritmia e monitoração do segmento ST para a detecção de isquemia cardíaca. A monitoração cardíaca pode ser feita utilizando um cabo de 3, 5 ou 10 fios, que conecta o paciente ao monitor cardíaco ou à unidade portátil de telemetria.

A escolha da derivação monitorada baseia-se nos objetivos de monitoramento em uma população de pacientes em particular e na condição clínica do paciente. Uma vez que as arritmias são as complicações mais comuns de doença cardíaca isquêmica e infarto agudo do miocárdio (IAM), o acompanhamento para o diagnóstico da arritmia é uma prioridade nesses pacientes. Embora muitas arritmias possam ser reconhecidas em qualquer derivação, uma pesquisa mostra consistentemente que as derivações V_1 e V_6 ou seus equivalentes bipolares MCL_1 e MCL_6 são as melhores derivações para diferenciar os ritmos com QRS largo (Tab. 3.1). As morfologias do QRS exibidas nessas derivações são úteis na diferenciação entre taquicardia ventricular (TV) e taquicardia supraventricular com condução intraventricular aberrante; também são úteis para o reconhecimento de bloqueios dos ramos direito e esquerdo (ver Cap. 18, Conceitos Eletrocardiográficos Avançados).

TABELA 3.1 PRÁTICA BASEADA EM EVIDÊNCIAS: MONITORAÇÃO CARDÍACA À BEIRA DO LEITO PARA DETECÇÃO DE ARRITMIA

Colocação dos eletrodos
- Certifique-se de que a pele está limpa e seca antes de colocar os eletrodos de monitoração.
- Coloque os eletrodos do braço no ombro (anterior, superior ou posterior), o mais próximo possível da união entre braço e tronco.
- Coloque os eletrodos da perna na parte inferior da caixa torácica ou nos quadris.
- Coloque o eletrodo V_1 no quarto espaço intercostal, na borda esternal direita.
- Coloque o eletrodo V_6 no quinto espaço intercostal, na linha axilar média esquerda.
- Substitua os eletrodos a cada 48 horas ou com mais frequência, em caso de irritação da pele.
- Marque a posição do eletrodo com uma caneta com tinta indelével para assegurar a consistência na sua recolocação.

Seleção da derivação
- Use a derivação V_1 como a principal para o monitoramento de arritmias, sempre que possível.
- Use a derivação V_6 se V_1 não estiver disponível.
- Se estiver usando um sistema de três fios, use MCL_1 como a derivação principal e MCL_6 como a segunda opção.

Limites de alarme
- Ajuste alarmes de frequência cardíaca, conforme apropriado para a frequência cardíaca atual e a condição clínica do paciente.
- Nunca desligue o alarme de frequência cardíaca enquanto o ritmo do paciente estiver sendo monitorado.
- Ajuste os limites de alarme para outros parâmetros se estiver utilizando um sistema computadorizado de monitoramento da arritmia.

Registro
- Registre as derivações monitoradas a cada tira de ritmo.
- Registre frequência cardíaca, intervalo PR, largura de QRS e intervalo QT a cada turno e quando houver alteração significativa do ritmo.
- Registre a tira de ritmo que contiver qualquer alteração significativa no ritmo:
  – Início e término das taquicardias.
  – Bradicardias ou taquicardias sintomáticas.
  – Conversão para dentro ou fora do *flutter* atrial ou fibrilação atrial.
  – Todos os ritmos que exigem tratamento imediato.
- Coloque as tiras de ritmo abertas na página (evite dobrá-las ou enrolá-las em quadros).

Transporte de pacientes monitorados
- Caso o paciente seja obrigado a deixar a unidade monitorada para procedimentos diagnósticos ou terapêuticos, continue o monitoramento cardíaco, utilizando um monitor-desfibrilador portátil que funciona com bateria.
- Os pacientes monitorados devem ser acompanhados por um prestador de cuidados de saúde especializado em interpretação de ECG e desfibrilação durante o transporte.

Compilada de Jacobson (2010); Drew, Califf, Funk, et al. (2004); e American Association of Critical-Care Nurse (2004).

O correto posicionamento dos eletrodos de monitoração é fundamental para a obtenção de informações precisas a partir de qualquer derivação monitorada. Atualmente, a maioria dos monitores à beira do leito disponível utiliza tanto cabos de 3 como de 5 fios. O sistema de 5 fios oferece diversas vantagens sobre o sistema de 3 fios (Tab. 3.2). Com um sistema de 5 fios, é possível monitorar mais de uma derivação ao mesmo tempo, bem como monitorar uma derivação V_1 unipolar verdadeira, que é superior ao

TABELA 3.2 VANTAGENS DO MONITORAMENTO DE DERIVAÇÕES COMUMENTE UTILIZADAS

Derivação	Vantagens
Derivações preferencialmente monitoradas	
V_1 e V_6 (ou MCL_1 e MCL_6, se utilizar um sistema de 3 fios)	Diferencia entre bloqueio do ramo direito e esquerdo
	Provê dicas morfológicas para diferenciar entre batimentos ventriculares e supraventriculares com condução anormal
	Diferencia entre ectopia ventricular direita e esquerda
	Distingue entre estimulação ventricular direita e esquerda
	Geralmente mostra ondas P bem definidas
	O posicionamento dos eletrodos mantém o ápice livre para ausculta ou desfibrilação
Outras derivações monitoradas	
Derivação II	Geralmente mostra ondas P bem definidas
	Muitas vezes, é a melhor derivação para identificar ondas de *flutter* atrial
	Costuma apresentar um complexo QRS vertical e alto, com o qual se sincroniza o aparelho para cardioversão
	Permite identificar ondas P retrógradas
Derivação III ou aVF	Auxilia no diagnóstico do hemibloqueio
	Permite identificar ondas P retrógradas
	Permite identificar ondas de *flutter* atrial
	Melhor derivação de membro para monitoração do segmento ST
Derivação de Lewis (eletrodo negativo no segundo espaço intercostal direito, eletrodo positivo no quarto espaço intercostal direito)	Muitas vezes, melhor derivação para identificar ondas P

seu equivalente bipolar MCL_1, pois diferencia os ritmos de QRS largos. Com esse sistema, todas as 12 derivações do ECG-padrão podem ser obtidas selecionando-se a derivação desejada no monitor e movendo o eletrodo do peito para o local apropriado no tórax a fim de gravar as derivações precordiais de V_1 a V_6 (ver Cap. 18, Conceitos Eletrocardiográficos Avançados). A Figura 3.5 ilustra o correto posicionamento dos eletrodos em um sistema de 5 fios. Os eletrodos do braço são colocados sobre os ombros, o mais próximo possível do local onde os braços se unem ao tronco. A colocação dos eletrodos do braço sobre a região posterior do ombro mantém a parte anterior do tórax livre para a utilização de pás de desfibrilação, se necessário. Além disso, evita a irritação da pele na área subclavicular, onde um cateter intravenoso (IV) pode precisar ser colocado. Os eletrodos da perna são colocados na extremidade inferior das costelas ou nos quadris. A derivação V ou precordial é obtida pela colocação dos eletrodos no local apropriado do tórax e selecionando-se "V" no monitor à beira do leito. Para monitorar V1, coloque o eletrodo do tórax no quarto espaço intercostal, na borda esternal direita. Para monitorar V_6, coloque eletrodo do tórax no quinto espaço intercostal esquerdo, na linha axilar média.

Ao utilizar um sistema de monitoramento de 3 fios, com eletrodos colocados em suas posições convencionais sobre os ombros direito e esquerdo e quadril esquerdo ou parte inferior do tórax, pode-se monitorar as derivações I, II ou III selecionando-se a derivação desejada no monitor à beira do leito. Não é possível obter uma derivação V_1 ou V_6 unipolar verdadeira com um sistema de 3 fios. Nesse caso, podem ser utilizados os equivalentes bipolares MCL_1 e MCL_6 como substitutos de V_1 e V_6, embora obtê-los exija a colocação de eletrodos em locais não convencionais. A Figura 3.5 mostra a colocação de eletrodos para um sistema de 3 fios que permite ao usuário monitorar tanto MCL_1 quanto MCL_6. Coloque o eletrodo do braço direito sobre o ombro esquerdo, o eletrodo do braço esquerdo na posição V_1 (quarto espaço intercostal, na borda esternal direita) e o eletrodo da perna esquerda na posição V_6 (quinto espaço intercostal esquerdo, na linha axilar média). Com os eletrodos nessa posição, selecione "derivação I" no monitor para obter MCL_1 e mude para derivação II para registrar MCL_6.

A pele sob os eletrodos deve estar limpa, seca e relativamente plana. Raspe o cabelo, se houver, e limpe a pele com álcool para remover qualquer oleosidade. Realize uma ligeira abrasão da pele com uma gaze ou almofada abrasiva fornecida na embalagem do eletrodo para melhorar a transmissão do sinal ECG. Coloque os eletrodos contendo gel no tórax, nos locais apropriados. Defina o alarme de frequência cardíaca com base na situação clínica do paciente e na frequência cardíaca atual. Os sistemas de monitoramento à beira do leito têm alarmes-padrão, que ajustam os limites superiores e inferiores com base na frequência cardíaca selecionada. Os eletrodos são trocados com periodicidade suficiente para evitar lesões de pele e fornecer traçados livres de artefatos.

DETERMINAÇÃO DA FREQUÊNCIA CARDÍACA

A frequência cardíaca pode ser obtida a partir da tira de ECG por vários métodos. A primeira, e mais precisa se o ritmo for regular, é contar o número de quadrados pequenos (um quadrado pequeno = 0,04 segundo) entre duas ondas R e, em seguida, dividir esse número por 1.500. Há 1.500 quadrados de intervalos de 0,04 segundo em uma tira de 1 minuto (Fig. 3.6A). Outro método consiste em contar o número de quadrados grandes (um quadrado grande = 0,20 segundo) entre duas ondas R e dividir esse número por 300 ou utilizar uma tabela padronizada (Tab. 3.3).

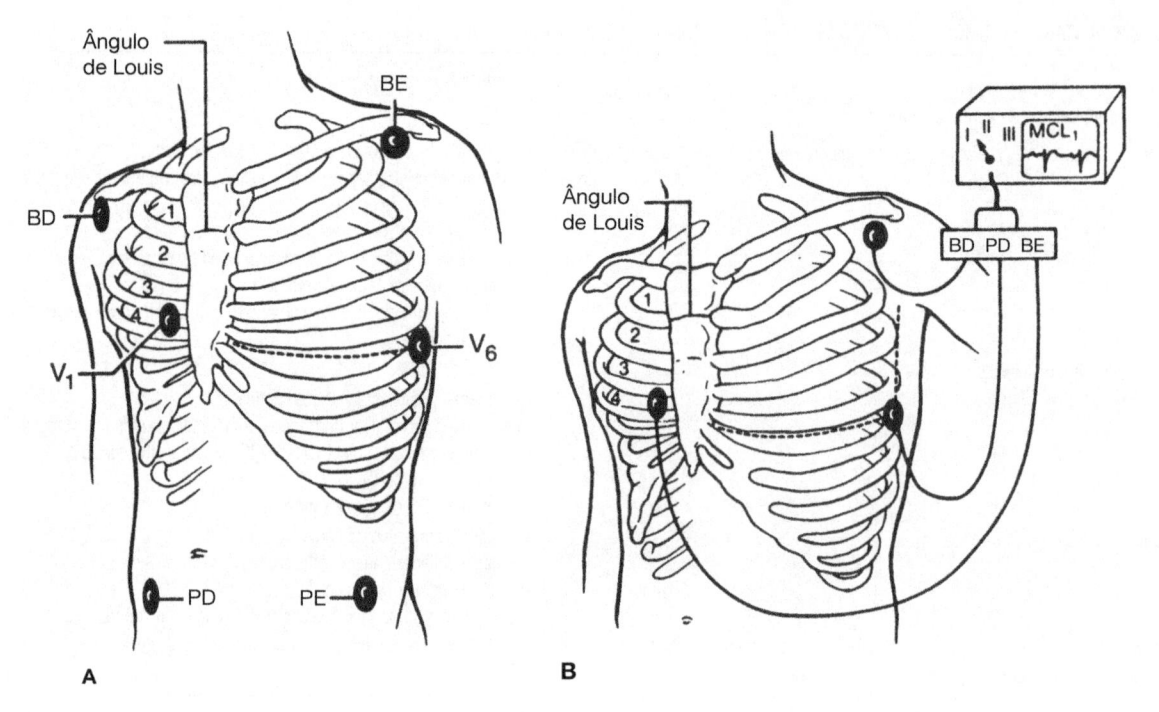

Figura 3.5 (A) Correto posicionamento dos eletrodos para a utilização de um cabo de monitoramento de 5 fios. Os eletrodos dos braços direito (BD) e esquerdo (BE) são colocados sobre os ombros, e os eletrodos da perna direita (PD) e esquerda (PE), na parte inferior do tórax ou nos quadris. Com os eletrodos de braços e pernas posicionados conforme ilustrado, podem ser obtidas as derivações I, II, III, aVR, aVL e aFV, selecionando a derivação desejada no monitor à beira do leito. Para obter a derivação V_1, coloque o eletrodo do tórax no quarto espaço intercostal, na borda esternal direita, e selecione "V" no monitor de cabeceira. Para obter a derivação V_6, coloque a derivação do tórax no quinto espaço intercostal, na linha axilar média esquerda e selecione "V" no monitor. **(B)** Correto posicionamento dos eletrodos para a obtenção de MCL_1 e MCL_6, utilizando um sistema de 3 fios. Coloque o eletrodo do braço direito sobre o ombro esquerdo; o eletrodo do braço esquerdo no quarto espaço intercostal, na borda esternal direita; o eletrodo da perna esquerda no quinto espaço intercostal, na linha axilar média esquerda. Para monitorar MCL_1, selecione a derivação I no monitor à beira do leito. Para monitorar MCL_6, selecione no monitor a derivação II. *(Adaptada de Drew BJ. Bedside electrocardiogram monitoring. AACN Clin Issues Crit Care Nurs. 1993;4:26, 28.)*

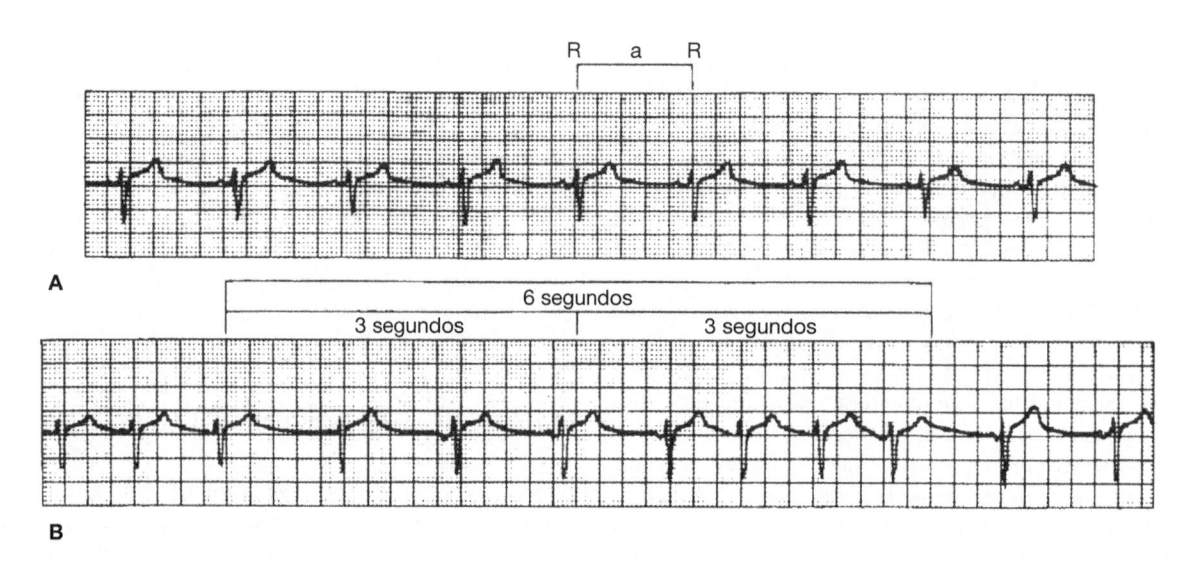

Figura 3.6 (A) Determinação da frequência cardíaca em um ritmo regular utilizando os quadrados pequenos entre duas ondas R. Um intervalo RR está marcado na parte superior do papel ECG. Existem 25 quadrados pequenos entre essas duas ondas R. Há 1.500 quadrados pequenos em uma tira de 60 segundos. Dividindo 1.500 por 25, chega-se a uma frequência cardíaca de 60 bpm. A frequência cardíaca também pode ser determinada em um ritmo regular ao se contar os quadrados grandes entre as ondas R. Há cinco quadrados grandes entre as ondas R. Há 300 quadrados grandes em uma faixa de 60 segundos. Dividindo 300 por cinco, chega-se a uma frequência cardíaca de 60 bpm. **(B)** Determinação da frequência cardíaca em um ritmo regular ou irregular, utilizando o número de intervalos RR em uma faixa de 6 segundos e multiplicando por 10. Há sete intervalos RR neste exemplo. Multiplicando por 10, chega-se a uma frequência cardíaca de 70 bpm. *(Gilmore SB, Woods SL. Electrocardiography and vectorcardiography. In: Woods SL, Froelicher ES, Motzer SU, eds. Cardiac Nursing. 3rd ed. Philadelphia, PA: JB Lippincott; 1995:295.)*

TABELA 3.3 DETERMINAÇÃO DA FREQUÊNCIA CARDÍACA UTILIZANDO OS QUADRADOS GRANDES DO ELETROCARDIOGRAMA

Número de quadrados grandes entre as ondas R	Frequência cardíaca (batimentos/minuto)
1	300
2	150
3	100
4	75
5	60
6	50
7	40
8	38
9	33
10	30

O terceiro método para calcular a frequência cardíaca, especialmente útil diante de ritmo irregular, é contar o número de intervalos RR em 6 segundos e multiplicar esse número por 10. O papel de registro do ECG é geralmente marcado em intervalos de 3 segundos (15 quadrados grandes horizontais) por uma linha vertical no topo (Fig. 3.6B). São contados os intervalos RR e não os complexos QRS, para evitar a superestimação da frequência cardíaca.

Qualquer um desses três métodos também pode ser usado para calcular a frequência atrial utilizando as ondas P, em vez das ondas R.

DETERMINAÇÃO DO RITMO CARDÍACO

A correta determinação do ritmo cardíaco exige uma avaliação sistemática do ECG. Os passos seguintes são usados para determinar o ritmo cardíaco:

1. Calcular a frequência atrial (onda P).
2. Calcular a frequência ventricular (complexo QRS).
3. Determinar a regularidade e a forma das ondas P.
4. Determinar a regularidade, forma e largura do complexo QRS.
5. Medir o intervalo PR.
6. Interpretar a arritmia, conforme descrito posteriormente.

ARRITMIAS COMUNS

Uma *arritmia* consiste em qualquer ritmo cardíaco que não seja o ritmo sinusal normal. Pode resultar da formação de impulsos alterados ou da alteração na condução do impulso. As arritmias são nomeadas pelo lugar onde se originam e pela sua frequência. São agrupadas da seguinte forma:

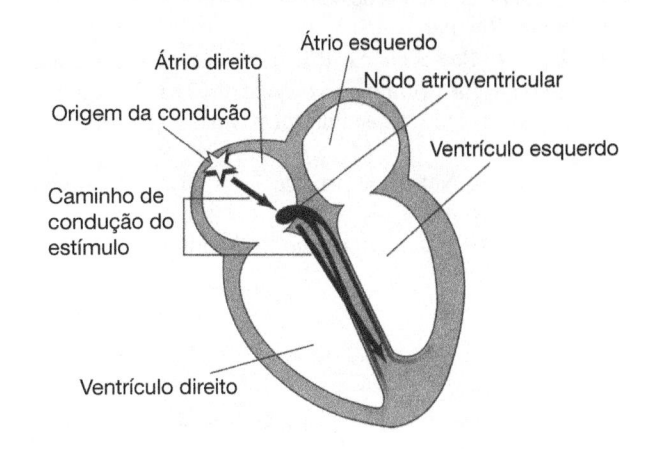

1. Ritmos originários do nodo sinusal
2. Ritmos originários dos átrios
3. Ritmos originários da junção
4. Ritmos originários do ventrículo
5. Bloqueios AV

A etiologia, as características ECG e o tratamento das arritmias cardíacas básicas são aqui apresentados e resumidos no Capítulo 26, Ritmos Cardíacos, Características Eletrocardiográficas e Guia de Tratamento.

RITMOS ORIGINÁRIOS DO NODO SINUSAL (Fig. 3.7)

Figura 3.7 Ritmos originários do nodo sinusal.

Ritmo sinusal normal

Características ECG

- *Frequência:* 60 a 100 bpm.
- *Ritmo:* Regular.
- *Ondas P:* Precedem cada complexo QRS; consistentes em forma.
- *Intervalo PR:* 0,12 a 0,20 segundo.
- *Complexo QRS:* 0,04 a 0,10 segundo.
- *Condução:* Normal através de átrios, nodo AV, ramos e ventrículos.
- *Exemplo de ritmo sinusal normal:* Figura 3.8.

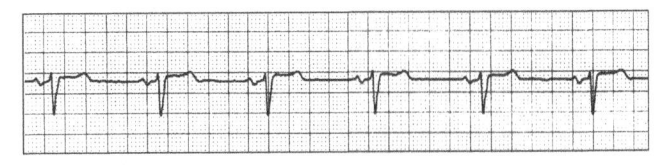

Figura 3.8 Ritmo sinusal normal.

Bradicardia sinusal

Todos os aspectos da bradicardia sinusal são iguais aos do ritmo sinusal normal, exceto que sua frequência é mais lenta. Pode ser um achado normal em atletas e durante o sono. A bradicardia sinusal pode ser uma resposta à estimulação vagal, como massagem do seio carotídeo, pressão ocular ou vômitos. Pode ser causada por infarto da parede inferior do miocárdio, mixedema, icterícia obstrutiva, uremia, aumento da pressão intracraniana, glaucoma, anorexia nervosa e síndrome do nodo sinusal. Pode, também, ser uma resposta a vários medicamentos, inclusive digitálicos, betabloqueadores e alguns bloqueadores dos canais de cálcio.

Características ECG

- *Frequência:* Menos de 60 bpm.
- *Ritmo:* Regular.
- *Ondas P:* Precedem cada QRS; consistentes na forma.
- *Intervalo PR:* Geralmente normal (0,12 a 0,20 segundo).
- *Complexo QRS:* Costuma ser normal (0,04 a 0,10 segundo).
- *Condução:* Normal através de átrios, nodo AV, ramos e ventrículos.
- *Exemplo de bradicardia sinusal*: Figura 3.9.

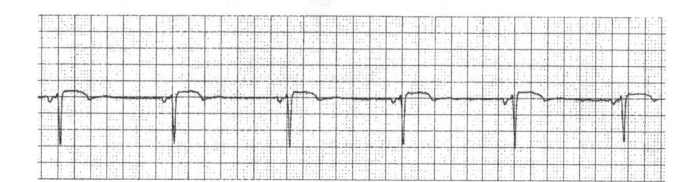

Figura 3.9 Bradicardia sinusal.

Tratamento

Não é necessário tratar a bradicardia sinusal, a menos que o paciente seja sintomático. Se a arritmia for acompanhada por hipotensão, confusão, sudorese, dor torácica ou outros sinais de comprometimento hemodinâmico ou ectopia ventricular, 0,5 mg de atropina IV é o tratamento de escolha. São realizadas tentativas para diminuir a estimulação vagal. Se a arritmia for decorrente do uso de medicamentos, eles são mantidos até que sua necessidade seja reavaliada. Pode ser necessária estimulação temporária ou permanente.

Taquicardia sinusal

A taquicardia sinusal é um ritmo sinusal de frequência superior a 100 bpm; é uma resposta normal a exercício e emoção. Quando persiste em repouso, geralmente indica algum problema subjacente, como febre, perda aguda de sangue, choque, dor, ansiedade, insuficiência cardíaca, estado hipermetabólico ou anemia. Trata-se de uma resposta fisiológica normal a uma diminuição do débito cardíaco; o débito cardíaco é o produto da frequência cardíaca pelo volume sistólico. A taquicardia sinusal pode ser causada por algum dos seguintes medicamentos: atropina, isoproterenol, adrenalina, dopamina, dobutamina, noradrenalina, nitroprussiato e cafeína.

Características ECG

- *Frequência:* Maior que 100 bpm.
- *Ritmo:* Regular.
- *Ondas P:* Precedem cada QRS; consistentes na forma; podem ser ocultadas pela onda T anterior.
- *Intervalo PR:* Geralmente normal; pode ser difícil de medir se as ondas P forem ocultadas pelas ondas T.
- *Complexo QRS:* Costuma ser normal.
- *Condução:* Normal através de átrios, nodo AV, ramos e ventrículos.
- *Exemplo de taquicardia sinusal*: Figura 3.10.

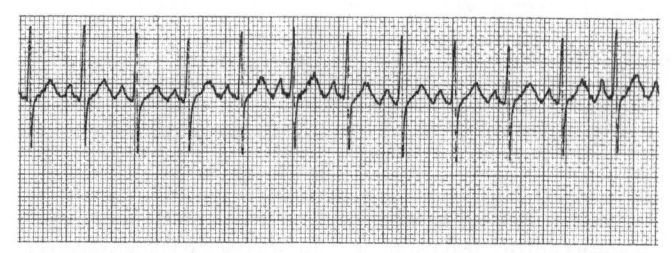

Figura 3.10 Taquicardia sinusal.

Tratamento

O tratamento da taquicardia sinusal é dirigido à causa subjacente. Essa arritmia é uma resposta fisiológica a uma diminuição do débito cardíaco e nunca deve ser ignorada, em especial no paciente cardíaco. Uma vez que os ventrículos enchem-se de sangue e as artérias coronarianas perfundem-se durante a diástole, a taquicardia persistente pode causar diminuição do volume sistólico, diminuição do débito cardíaco e diminuição da perfusão coronariana secundária à diminuição do tempo de diástole que ocorre quando há aumento na frequência cardíaca. A pressão do seio carotídeo pode reduzir a frequência cardíaca temporariamente e, assim, ajudar a afastar outras arritmias.

Arritmia sinusal

A arritmia sinusal ocorre quando o nodo sinusal realiza descargas de modo irregular. Muitas vezes, ocorre como um fenômeno normal e é comumente associada às fases da respiração. Durante a inspiração, o nodo sinusal dispara de modo mais rápido; durante a expiração, atua de modo mais lento. A toxicidade digitálica também pode causar essa arritmia, que se parece com o ritmo sinusal normal, exceto pela irregularidade sinusal.

Características ECG

- *Frequência:* 60 a 100 bpm.
- *Ritmo:* Irregular; aumento e redução fásica na frequência, que pode ou não estar relacionado à respiração.
- *Ondas P:* Precedem cada QRS; consistente na forma.
- *Intervalo PR:* Geralmente normal.
- *Complexo QRS:* Costuma ser normal.
- *Condução:* Normal através de átrios, nodo AV, ramos e ventrículos.
- *Exemplo de arritmia sinusal:* Figura 3.11.

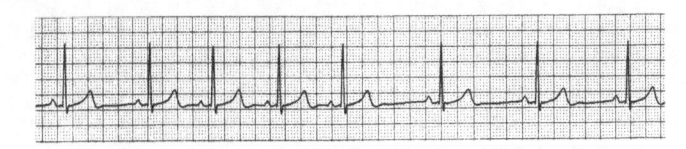

Figura 3.11 Arritmia sinusal.

Tratamento

O tratamento da arritmia sinusal não costuma ser necessário. Caso se acredite que a arritmia seja decorrente de toxicidade digitálica, então os digitálicos são reconsiderados. A atropina aumenta a frequência e elimina a irregularidade.

Parada sinusal

A parada sinusal ocorre quando o disparo do nodo sinusal está deprimido e os impulsos não são formados quando esperados. O resultado é uma onda P ausente no momento esperado. O complexo QRS também está ausente, a menos que haja o escape de impulso juncional ou ventricular. Se houver falha na formação de apenas um impulso do nodo, isso é, em geral, chamado de *pausa sinusal*. Se mais de um impulso sinusal consecutivo não se formar, ocorre a chamada *parada sinusal*. Uma vez que o nodo sinusal não está formando impulsos regularmente conforme esperado, na parada sinusal o intervalo PP não é um múltiplo exato do ciclo sinusal. As causas da parada sinusal incluem estimulação vagal, sensibilidade do seio carotídeo e interrupção do fornecimento de sangue para o nodo sinusal por IAM. Medicamentos como digitálicos, betabloqueadores e bloqueadores dos canais de cálcio também pode causar parada sinusal.

Características ECG

- *Frequência:* Costuma ficar dentro da faixa normal, mas pode estar próxima da bradicardia.
- *Ritmo:* Irregular, devido à ausência de descarga do nodo sinusal.
- *Ondas P:* Presentes se o nodo sinusal estiver disparando e ausentes durante os períodos de parada sinusal. Quando presentes, precedem cada complexo QRS e são consistentes na forma.
- *Intervalo PR:* Geralmente normal quando as ondas P estão presentes.
- *Complexo QRS:* Costuma ser normal quando o nodo sinusal está funcionando e ausente durante os períodos de parada sinusal, a menos que ocorram extrassístoles.
- *Condução:* Normal através de átrios, nodo AV, ramos e ventrículos quando o nodo sinusal está disparando. Quando o nodo sinusal não forma impulsos, não há condução através dos átrios.
- *Exemplo de parada sinusal*: Figura 3.12.

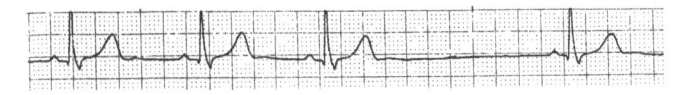

Figura 3.12 Parada sinusal.

Tratamento

O tratamento da parada sinusal é dirigido à causa subjacente. Quando se acredita que algum medicamento é o fator causal, este é interrompido, e a estimulação vagal, minimizada. Se os períodos de parada sinusal são frequentes e causam comprometimento hemodinâmico, 0,5 mg de atropina IV pode aumentar a frequência. O tratamento com marca-passo pode ser necessário se as outras intervenções não aumentarem a frequência em níveis aceitáveis.

ARRITMIAS ORIGINÁRIAS DOS ÁTRIOS (Fig. 3.13)

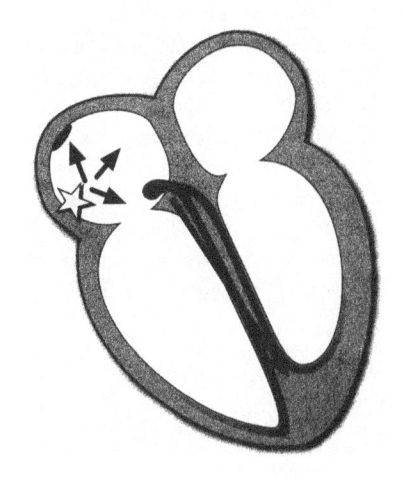

Figura 3.13 Arritmias originárias dos átrios.

Complexos atriais prematuros

Um complexo atrial prematuro (CAP) ocorre quando um foco irritável no átrio dispara antes que o próximo impulso do nodo sinusal seja devidamente emitido. Os CAPs podem ser causados por cafeína, álcool, nicotina, insuficiência cardíaca congestiva (ICC), doença pulmonar, interrupção do fornecimento de sangue atrial por isquemia miocárdica ou infarto, ansiedade e estados hipermetabólicos. Os CAPs também podem ocorrer em corações normais.

Características ECG

- *Frequência:* Costuma ficar dentro da normalidade.
- *Ritmo:* Geralmente regular, exceto quando ocorrem CAPs, resultando em batimentos precoces. Os CAPs têm, em geral, uma pausa não compensatória (o intervalo entre o complexo anterior e o que sucede o CAP é inferior a dois intervalos RR normais), pois a despolarização prematura dos átrios pelo CAP costuma provocar a despolarização prematura do nodo sinusal, fazendo com que o nodo se autorreinicie.
- *Ondas P:* Precedem cada QRS. A configuração da onda P prematura difere da configuração das ondas P do nodo sinusal, uma vez que o impulso prematuro origina-se em uma parte diferente do átrio, com a despolarização atrial ocorrendo em um padrão diferente.

As ondas P muito precoces podem ser ocultadas pela onda T anterior.
- *Intervalo PR:* Pode ser normal ou longo, dependendo da prematuridade do batimento; os CAPs muito precoces podem encontrar uma junção AV ainda parcialmente refratária e incapaz de conduzir em uma frequência normal, resultando em um intervalo PR prolongado.
- *Complexo QRS:* Pode ser normal, anormal (largo) ou ausente, dependendo da prematuridade do batimento. Se os ventrículos repolarizaram-se por completo, serão capazes de conduzir o impulso precoce normalmente, resultando em um QRS normal. Se o CAP ocorre durante o período refratário relativo dos ramos ou ventrículos, o impulso será conduzido de modo anormal e o QRS será largo. Se o CAP ocorre de forma muito precoce durante o período refratário dos ramos ou ventrículos, o impulso não será conduzido aos ventrículos, e o QRS estará ausente.
- *Condução:* Os CAPs são conduzidos através dos átrios, diferentemente dos impulsos do nodo sinusal, uma vez que são originários de um local diferente; a condução através de nodo AV, ramos e ventrículos costuma ser normal, a menos que o CAP seja muito precoce.
- *Exemplos de CAPs*: Figura 3.14A,B.

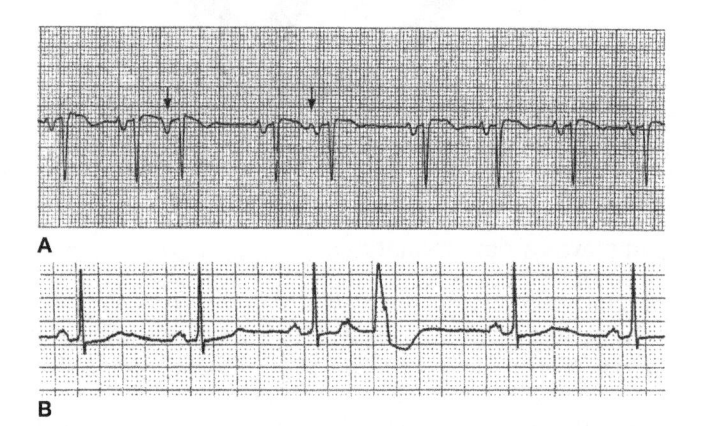

Figura 3.14 (A) CAP conduzido normalmente no ventrículo. (B) CAP conduzido de modo anormal no ventrículo.

Tratamento

Geralmente não é necessário tratar os CAPs, uma vez que não causam comprometimento hemodinâmico. CAPs frequentes podem preceder arritmias mais graves, como a fibrilação atrial. O tratamento é direcionado para a causa. Fármacos como quinidina, disopiramida, procainamida, flecainida e propafenona podem ser usados para suprimir a atividade atrial, embora raramente sejam necessários.

Marca-passo migratório atrial

O *marca-passo migratório atrial* (MMA) refere-se a ritmos que apresentam variações na morfologia da onda P, conforme os locais de formação de impulsos mudam do nodo sinusal para vários locais nos átrios ou na junção AV. Isso ocorre quando dois (geralmente sinusal e juncional) ou mais marca-passos supraventriculares competem uns com os outros pelo controle do coração. Uma vez que as frequências desses marca-passos concorrentes são quase idênticas, é comum haver a ocorrência de uma fusão atrial à medida que os átrios são ativados por mais de uma onda de despolarização ao mesmo tempo, resultando em diferentes morfologias da onda P. O marca-passo migratório atrial pode ser decorrente do aumento do tônus vagal, que retarda o sinusal, ou da maior automaticidade das células do marca-passo atrial ou juncional, levando-as a competir com o nodo sinusal pelo controle cardíaco.

Características ECG
- *Frequência:* 60 a 100 bpm. Se a frequência for superior a 100 bpm, é chamada de *taquicardia atrial multifocal* (TAM).
- *Ritmo:* Pode ser ligeiramente irregular.
- *Ondas P:* Diferentes formas (vertical, plana, invertida, entalhada), já que os impulsos são originários de diferentes partes dos átrios ou junção. Devem ser vistas ao menos três formas diferentes de onda P.
- *Intervalo PR:* Pode variar, dependendo da proximidade do marca-passo ao nodo AV.
- *Complexo QRS:* Geralmente normal.
- *Condução:* A condução através dos átrios varia, já que são despolarizados a partir de diferentes pontos. Em geral, a condução através de ramos e ventrículos é normal.
- *Exemplo de MMA*: Figura 3.15.

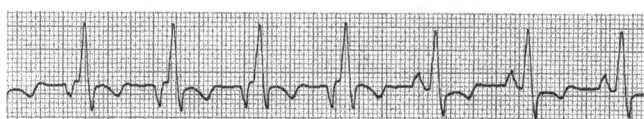

Figura 3.15 Marca-passo migratório atrial.

Tratamento

Não costuma ser necessário tratar o MMA. Se a redução na frequência cardíaca provocar sintomas, pode ser administrada atropina. O tratamento da TAM é direcionado para eliminar a causa, incluindo hipoxia e desequilíbrio eletrolítico. Muitas vezes, a terapia antiarrítmica é ineficaz. Betabloqueadores, verapamil, flecainida, amiodarona e magnésio podem ser eficientes no tratamento.

Taquicardia atrial (Fig. 3.16)

A taquicardia atrial é um ritmo atrial acelerado, ocorrendo em uma frequência de 120 a 250 bpm. Quando a arritmia tem início e término súbitos, é chamada de taquicardia atrial paroxística. A elevada frequência atrial pode ser causada por emoções, cafeína, tabagismo, álcool, fadiga ou fármacos simpatomi-

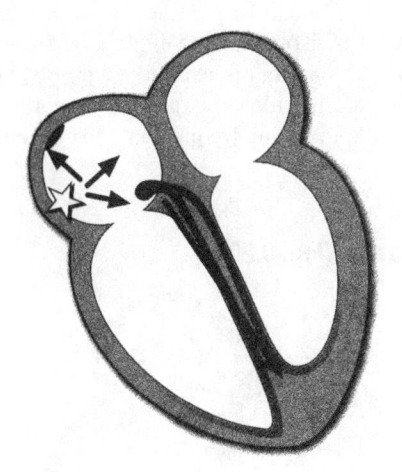

Figura 3.16 Taquicardia atrial.

méticos. Sempre que a frequência atrial for elevada, o nodo AV começa a bloquear alguns dos impulsos que tentam atravessá-lo para proteger os ventrículos de frequências muito altas. Em corações normalmente saudáveis, o nodo AV pode, em geral, conduzir cada impulso atrial em frequências acima de 180 a 200 bpm. Em pacientes com doença cardíaca ou que tenham utilizado grande quantidade de digitálicos, o nodo AV pode não ser capaz de conduzir cada impulso, ocorrendo taquicardia atrial com bloqueio.

Características ECG

- *Frequência:* A frequência atrial é de 120 a 250 bpm.
- *Ritmo:* Regular, a menos que haja bloqueio variável no nodo AV.
- *Ondas P:* Diferem em forma das ondas P sinusais, porque são ectópicas. Precedem cada complexo QRS, mas podem estar ocultas em uma onda T anterior. Quando há bloqueio, aparecerá mais de uma onda P antes de cada complexo QRS.
- *Intervalo PR:* Pode ser mais curto do que o normal, mas muitas vezes é difícil de mensurar devido às ondas P ocultas.
- *Complexo QRS:* Geralmente normal, mas pode ser prolongado se houver condução anormal.
- *Condução:* Geralmente normal através do nodo AV e para os ventrículos. Na taquicardia atrial com bloqueio, alguns impulsos atriais não são conduzidos para os ventrículos. Pode haver condução ventricular anormal se os impulsos atriais forem conduzidos para os ventrículos enquanto ainda estão parcialmente refratários.
- *Exemplo de taquicardia atrial*: Figura 3.17.

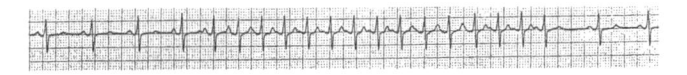

Figura 3.17 Taquicardia atrial.

Tratamento

O tratamento da taquicardia atrial é direcionado para eliminar as causas e diminuir a frequência ventricular. A sedação pode cessar o ritmo ou diminuir a frequência. A estimulação vagal, por meio de massagem do seio carotídeo ou manobra de Valsalva, pode diminuir a frequência ou converter o ritmo em ritmo sinusal. Os digitálicos retardam a frequência ventricular, aumentando o bloqueio no nodo AV, mas também podem causar taquicardia atrial com bloqueio; nesse caso, devem ser interrompidos. Os betabloqueadores, como verapamil e diltiazem, aumentam o bloqueio do nodo AV e podem diminuir a frequência ventricular ou cessar a taquicardia. Os antiarrítmicos dos tipos IA, IC e III podem ser eficazes na redução do número de episódios de taquicardia, mas também podem ser pró-arrítmicos. A ablação por radiofrequência dos focos ectópicos ou circuito de reentrada é bem-sucedida em muitos casos.

Flutter atrial (Fig. 3.18)

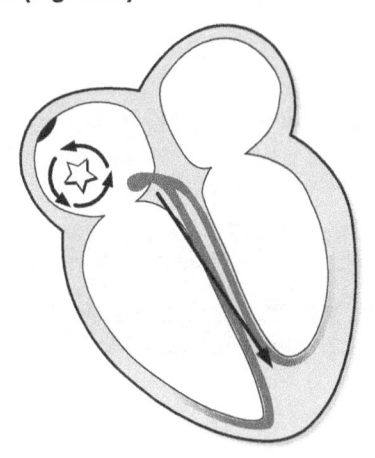

Figura 3.18 *Flutter* atrial.

No *flutter* atrial, os átrios despolarizam-se em frequências de 250 a 350 bpm. O *flutter* atrial clássico ou típico é decorrente de um circuito de reentrada fixo no átrio direito, em torno do qual o impulso circula no sentido anti-horário, resultando em ondas de vibração negativa nas derivações II e III e uma frequência atrial entre 250 e 350 bpm (mais comumente 300 bpm). Nessa frequência atrial acelerada, o nodo AV costuma bloquear ao menos metade dos impulsos para proteger os ventrículos de frequências excessivas. As causas do *flutter* atrial incluem doença cardíaca reumática, doença cardíaca aterosclerótica, tireotoxicose, insuficiência cardíaca e isquemia ou infarto do miocárdio. Uma vez que a frequência ventricular no *flutter* atrial pode ser muito alta, podem ocorrer sintomas associados à diminuição do débito cardíaco. Podem formar-se trombos murais nos átrios, já que não há contração atrial forte, e ocorre estagnação do sangue, levando a um risco de embolia sistêmica ou pulmonar.

Características ECG

- *Frequência:* A frequência atrial varia entre 250 e 350 bpm, mais comumente 300. A variação na frequência ventricular depende da quantidade de bloqueios no nodo AV, em geral 150 bpm e raramente 300 bpm.
- *Ritmo:* O ritmo atrial é regular. Já o ritmo ventricular pode ser regular ou irregular, devido à variação do bloqueio AV.
- *Ondas P:* São encontradas ondas F (ondas *flutter*), caracterizadas por padrão muito regular de "dente de serra". Uma onda F costuma estar oculta no complexo QRS, e, quando ocorre a condução 2:1, as ondas F podem não ser facilmente perceptíveis.
- *Intervalo FR (da onda* flutter *ao início do complexo QRS):* Pode ser consistente ou variar.
- *Complexo QRS:* Geralmente normal; pode haver distúrbios.
- *Condução:* Geralmente normal através de nodo AV e ventrículos.
- *Exemplos de flutter atrial:* Figura 3.19A,B.

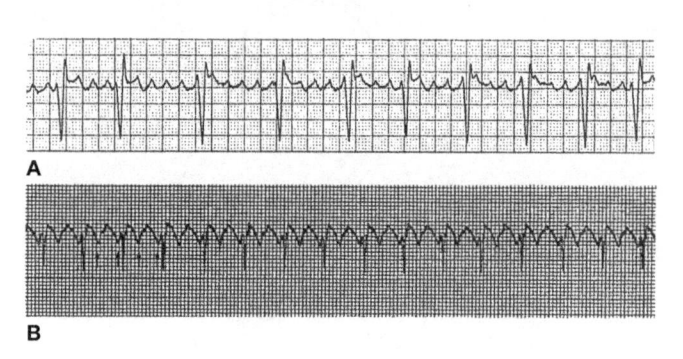

Figura 3.19 (A) *Flutter* atrial com condução 4:1. (B) *Flutter* atrial com condução 2:1.

Tratamento

O objetivo imediato do tratamento depende da repercussão hemodinâmica da arritmia. Se o débito cardíaco estiver significativamente comprometido pela alta frequência ventricular, seu controle é a prioridade. A cardioversão elétrica (corrente contínua) pode ser necessária como tratamento imediato, em especial se ocorrer a condução de 1:1. Os bloqueadores de canais de cálcio IV (verapamil ou diltiazem) ou betabloqueadores podem ser usados para controlar a frequência ventricular. A conversão ao ritmo sinusal pode ser realizada por cardioversão elétrica, tratamento medicamentoso ou estimulação da supressão atrial. Os antiarrítmicos de classe IA (disopiramida, procainamida), classe IC (flecainida, propafenona) ou tipo III (sotalol, amiodarona, ibutilida, dofetilida) podem converter o *flutter* ao ritmo sinusal. Alguns desses agentes também são úteis na manutenção do ritmo sinusal após a conversão. Os fármacos que reduzem a frequência atrial, como medicamentos das classes IA ou IC, não devem ser utilizados se a frequência ventricular foi controlada com um agente de bloqueio do nodo AV (um bloqueador dos canais de cálcio, betabloqueador ou digitálico). O perigo de administrar agentes de classe IA ou IC isoladamente é que a frequência atrial diminui de 300 a 200 bpm; por exemplo, é possível para o nodo AV conduzir cada impulso em vez de bloqueá-los, levando a aceleração ainda maior na frequência do ventrículo esquerdo (Tab. 3.4).

Fibrilação atrial (Fig. 3.20)

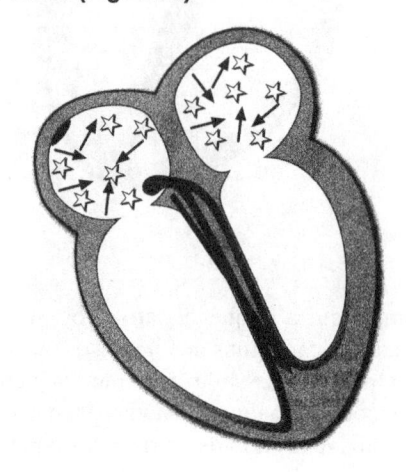

Figura 3.20 Fibrilação atrial.

A fibrilação atrial envolve a despolarização dos átrios em um padrão muito rápido e desorganizado. A fibrilação atrial é o ritmo mais observado em adultos (junto com o ritmo sinusal) e pode ser crônico ou ocorrer em paroxismos. Costuma ocorrer na presença de doença cardíaca aterosclerótica ou reumática, hipertireoidismo, insuficiência cardíaca, cardiomiopatia, doença valvular, doença pulmonar, IAM, doença cardíaca congênita ou após cirurgia cardíaca. Se a resposta ventricular à fibrilação atrial for muito rápida, o débito cardíaco pode ser reduzido secundariamente à diminuição do tempo de enchimento diastólico dos ventrículos. Como os átrios estão palpitando em vez de contraindo, o *kick* atrial é perdido, o que também pode reduzir o débito cardíaco. Outra complicação possível é a formação de trombos murais no átrio, devido à estase sanguínea que ocorre conforme o átrio palpita.

Características ECG

- *Frequência:* A frequência atrial é igual ou superior a 400 a 600 bpm. A frequência ventricular varia de acordo com a quantidade de bloqueios no nodo AV. Na fibrilação atrial recente, a resposta ventricular mostra-se geralmente muito rápida, de 160 a 200 bpm; já na fibrilação atrial tratada, a frequência ventricular é controlada, estando na faixa normal de 60 a 100 bpm.
- *Ritmo:* Irregular; uma das características que permite distinguir a fibrilação atrial é a irregularidade acentuada da resposta ventricular.
- *Ondas P:* Não estão presentes; a atividade atrial é caótica, sem forma visível nos impulsos; são, muitas vezes, encontradas ondas F irregulares, que variam de tamanho (do espesso ao muito fino).

TABELA 3.4 ORIENTAÇÕES PARA O TRATAMENTO DA FIBRILAÇÃO E *FLUTTER* ATRIAL (RECOMENDAÇÕES RESERVADAS À CLASSE I)

Controle farmacológico da frequência cardíaca durante a fibrilação atrial

1. Controle da frequência cardíaca usando um betabloqueador ou bloqueadores dos canais de cálcio não di-hidropiridina (na maioria dos casos) para pacientes com FA persistente ou permanente (Nível B).
2. Recomenda-se a administração de agentes bloqueadores AV nodais para controlar a frequência cardíaca de pacientes que desenvolvem FA pós-operatória (Nível B).
3. Na ausência de pré-excitação, administração IV de betabloqueadores (esmolol, metoprolol ou propranolol) ou bloqueadores dos canais de cálcio não di-hidropiridinas (verapamil, diltiazem) para diminuir a resposta ventricular da FA no quadro agudo, tomando o devido cuidado em caso de pacientes com hipotensão ou insuficiência cardíaca (Nível B).
4. Administração IV de digoxina ou amiodarona, para controle da frequência cardíaca em pacientes com FA e IC que não apresentam um acesso alternativo (Nível B).
5. A digoxina oral é eficaz para o controle da frequência cardíaca em repouso, sendo indicada para pacientes com IC, disfunção ventricular esquerda ou para indivíduos sedentários (Nível C).
6. A amiodarona IV é recomendada para retardar uma resposta ventricular rápida à FA e melhorar a função do VE em pacientes com IAM (Nível C).
7. Os betabloqueadores IV e bloqueadores dos canais de cálcio não di-hidropiridinas são indicados para retardar uma resposta ventricular rápida à FA em pacientes com IAM que não tenham uma disfunção clínica do VE, broncoespasmo ou bloqueio AV (Nível C).

Prevenção do tromboembolismo

1. A terapia antitrombótica é recomendada a todos os pacientes com FA, exceto àqueles com FA isolada ou contraindicações (Nível A).
2. Para os pacientes sem válvulas cardíacas mecânicas, com alto risco de acidente vascular cerebral encefálico (acidente vascular cerebral encefálico prévio, AIT ou embolia sistêmica; estenose mitral reumática), recomenda-se o tratamento crônico com anticoagulantes orais utilizando antagonistas da vitamina K em uma dose para atingir a INR alvo de 2 a 3, exceto se contraindicados (Nível A).
3. A terapia anticoagulante com um antagonista da vitamina K é recomendada para pacientes com mais de um fator de risco moderado (idade ≥ 75 anos, hipertensão, insuficiência cardíaca, FEVE < 35%, diabetes) (Nível A).
4. A INR deve ser determinada ao menos semanalmente durante o início do tratamento e mensalmente quando a anticoagulação estiver estável (Nível A).
5. A administração de 325 mg de aspirina por dia é uma alternativa aos antagonistas da vitamina K em pacientes com baixo risco ou com contraindicações para anticoagulantes (Nível A).
6. Para pacientes com válvulas cardíacas mecânicas, a intensidade-alvo da terapia anticoagulante deve ser baseada no tipo de prótese, mantendo uma INR de, ao menos, 2,5 (Nível B).
7. Para pacientes com FA ≥ 48 horas de duração ou quando a duração é desconhecida, são indicados anticoagulantes (INR: 2 a 3) ao menos três semanas antes e quatro semanas após a cardioversão (elétrica ou farmacológica) (Nível B).
8. Para pacientes com FA > 48 horas de duração que necessitem da cardioversão imediata, deve-se administrar heparina concomitantemente (a menos que contraindicada), inicialmente em bólus, seguida por uma infusão contínua de uma dose ajustada para prolongar o TTPa de 1,5 a 2 vezes o valor controle de referência. Além disso, é preciso administrar anticoagulantes orais (INR: 2 a 3) ao menos quatro semanas após a cardioversão. Resultados limitados apoiam a administração subcutânea de HBPM nessa categoria de condição de paciente (Nível C).
9. Para pacientes com FA < 48 horas de duração e instabilidade hemodinâmica (angina, IAM, choque ou edema pulmonar), a cardioversão deve ser realizada imediatamente, sem retardamento para a anticoagulação prévia (Nível C).

Cardioversão da fibrilação atrial

1. A administração de flecainida, dofetilida, propafenona ou ibutilida é indicada para a cardioversão farmacológica (Nível A).
2. A cardioversão elétrica (corrente contínua) imediata é recomendada para pacientes com FA envolvendo pré-excitação, quando a taquicardia for muito rápida ou houver instabilidade hemodinâmica (Nível B).
3. Quando a resposta ventricular rápida não responder logo às medidas farmacológicas em pacientes com isquemia do miocárdio, hipotensão sintomática, angina, insuficiência cardíaca, indica-se a imediata cardioversão, sincronizada às ondas R (Nível C).
4. A cardioversão elétrica é recomendada para pacientes sem instabilidade hemodinâmica, quando os sintomas da FA forem inaceitáveis para o paciente. Em caso de recidiva precoce da FA após cardioversão, podem ser realizadas repetidas tentativas de cardioversão elétrica após a administração de medicação antiarrítmica (Nível C).
5. A cardioversão elétrica é indicada para pacientes com infarto agudo do miocárdio e comprometimento hemodinâmico grave, isquemia intratável ou frequência não adequadamente controlável com medicamentos (Nível C).

Não há recomendações de Classe I para a conversão farmacológica da fibrilação atrial.

Manutenção do ritmo sinusal

1. Recomenda-se o uso de um betabloqueador oral para prevenir a FA pós-operatória em pacientes submetidos a cirurgia cardíaca (exceto quando contraindicado) (Nível A).
2. Antes de iniciar o tratamento medicamentoso antiarrítmico, deve-se realizar o tratamento das causas reversíveis ou precipitantes da FA (Nível C).

Definição dos níveis de evidência:

Nível A: Dados provenientes de múltiplos ensaios clínicos randomizados ou metanálises.
Nível B: Dados provenientes de um único ensaio clínico randomizado ou estudos não randomizados.
Nível C: Somente opinião consensual de especialistas, estudos de caso ou padrão de atendimento.

Fuster V, Ryden LE, Asinger RW, Cannom DS, Crijns HJ, Frye RL, et al. ACC/AHA/ESC Guidelines for the Management of Patients With Atrial Fibrillation: executive summary: a report of the American College of Cardiology/American Heart Association Task Force on Practice Guidelines and the European Society of Cardiology Committee for Practice Guidelines (Writing Committee to Revise the 2001 Guidelines for the Management of Patients with Atrial Fibrillation). *Circulation.* 2006;114:700-752.

Abreviaturas: FA, fibrilação atrial; TTPa, tempo de tromboplastina parcial ativada; IC, insuficiência cardíaca; INR, relação normalizada internacional; HBPM, heparina de baixo peso molecular; VE, ventrículo esquerdo; IAM, infarto agudo do miocárdio; AIT, acidente isquêmico transitório; FEVE: fração de ejeção do ventrículo esquerdo.

- *Intervalo PR:* Não mensurável; não há ondas P.
- *Complexo QRS:* Costuma ser normal; distúrbios são comuns.
- *Condução:* A condução dentro dos átrios é desorganizada e segue um padrão muito irregular. A maioria dos impulsos atriais é bloqueada na junção AV. Os impulsos que são conduzidos através da junção AV são geralmente conduzidos de modo normal através dos ventrículos. Se um impulso atrial atinge o sistema de ramos durante o período refratário, pode haver uma condução intraventricular anormal.
- *Exemplos de fibrilação atrial*: Figura 3.21A,B.

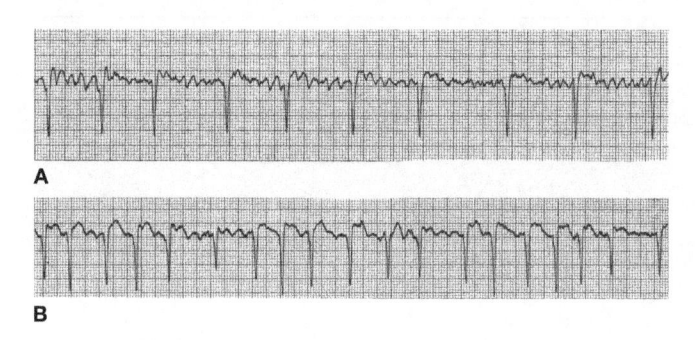

Figura 3.21 (A) Fibrilação atrial com resposta ventricular controlada. (B) Fibrilação atrial com resposta ventricular não controlada.

Tratamento

O tratamento da fibrilação atrial é direcionado para eliminar a causa, controlando a frequência ventricular, restaurando e mantendo o ritmo sinusal e prevenindo o tromboembolismo. Se o paciente estiver hemodinamicamente instável devido à alta frequência ventricular, pode ser necessária uma cardioversão elétrica. São comumente utilizados bloqueadores dos canais de cálcio IV (diltiazem, verapamil) e betabloqueadores no controle da frequência ventricular em situações agudas. Betabloqueadores, bloqueadores dos canais de cálcio e digitálicos podem ser usados por via oral para controle da frequência a longo prazo. Os medicamentos antiarrítmicos atriais utilizados para converter a fibrilação atrial em ritmo sinusal e manter o ritmo sinusal incluem agentes de classe IA (procainamida, disopiramida), agentes de classe IC (flecainida, propafenona) e agentes de classe III (amiodarona, sotalol, ibutilida, dofetilida). A anticoagulação com varfarina é necessária se a fibrilação atrial for crônica. As intervenções não farmacológicas utilizadas no tratamento da fibrilação atrial incluem desfibriladores implantáveis atriais e ablação por cateter. Os desfibriladores atriais detectam o surgimento de fibrilação atrial e realizam um choque entre dois eletrodos intracardíacos para findar com a fibrilação atrial. A ablação realizada para criar lesões lineares no átrio (semelhante ao procedimento cirúrgico de Maze) pode ser satisfatória, assim como ablações focais em torno do orifício das veias pulmonares no átrio esquerdo (ver Tab. 3.4).

ARRITMIAS ORIGINÁRIAS DA JUNÇÃO ATRIOVENTRICULAR (Fig. 3.22)

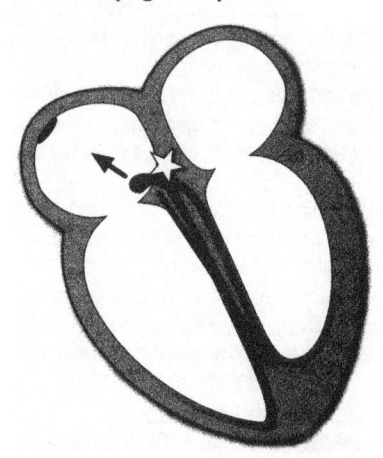

Figura 3.22 Arritmias originárias da junção AV.

As células ao redor do nodo AV na junção AV são capazes de iniciar os impulsos e controlar o ritmo cardíaco. Batimentos e ritmos juncionais podem aparecer no ECG em qualquer das três formas, dependendo da localização do marca-passo juncional e da velocidade de condução do impulso dentro dos átrios e ventrículos:

- Quando um foco juncional dispara, a onda de despolarização propaga-se para trás (retrógrada) para o átrio, bem como para a frente (anterógrada) para os ventrículos. Se o impulso chega aos átrios antes de chegar aos ventrículos, o ECG mostra uma onda P (em geral invertida porque os átrios são despolarizados de baixo para cima), seguido imediatamente por um complexo QRS, à medida que o impulso atinge os ventrículos. Nesse caso, o intervalo PR é muito curto, geralmente de 0,10 segundo ou menos.
- Se o impulso juncional atingir ambos os átrios e ventrículos ao mesmo tempo, apenas um QRS é visto no ECG, pois os ventrículos são muito maiores do que os átrios; assim, será visualizada somente a despolarização ventricular, mesmo que os átrios também despolarizem.
- Se o impulso juncional atingir os ventrículos antes de chegar aos átrios, o QRS precede a onda P no ECG. Mais uma vez, a onda P mostra-se invertida, por causa da despolarização atrial retrógrada; o intervalo RP (distância do início do QRS ao início da onda P subsequente) é curto.

Complexo juncional prematuro

Os complexos juncionais prematuros (CJPs) são decorrentes de um foco irritável na junção AV. A irritabilidade pode ser devido a doença cardíaca coronariana ou IAM que interrompe o fluxo sanguíneo para junção AV, nicotina, cafeína, emoções ou fármacos, como digitálicos.

Características ECG

- *Frequência:* 60 a 100 bpm ou qualquer que seja a frequência do ritmo de base.
- *Ritmo:* Regular, exceto para a ocorrência de batimentos prematuros.
- *Ondas P:* Podem ocorrer antes, durante ou após o complexo QRS do batimento prematuro e costumam ser invertidas.
- *Intervalo PR:* Curto, geralmente 0,10 segundo ou menos, quando as ondas P precedem o QRS.
- *Complexo QRS:* Costuma ser normal, mas pode ser anormal se o CJP ocorrer muito precocemente e for conduzido aos ventrículos durante o período refratário de um ramo.
- *Condução:* Retrógrada nos átrios; geralmente normal através dos ventrículos.
- *Exemplo de um CJP:* Figura 3.23.

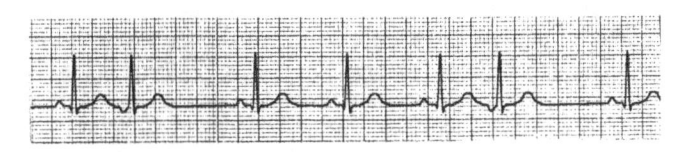

Figura 3.23 Complexos juncionais prematuros.

Tratamento

Não é necessário tratar os CJPs.

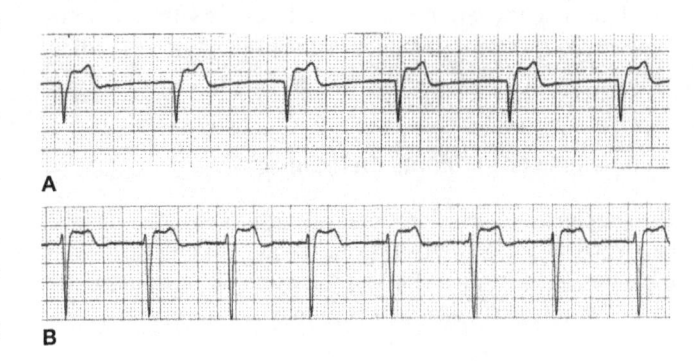

Ritmo juncional, ritmo juncional acelerado e taquicardia juncional

Os ritmos juncionais podem ocorrer se a frequência do nodo sinusal cair abaixo da frequência do marca-passo juncional AV ou quando a condução atrial através da junção AV for interrompida. Os ritmos juncionais ocorrem comumente devido à toxicidade digitálica ou após um IAM, que leva à interrupção do suprimento sanguíneo para o nodo sinusal e o nodo AV. Esses ritmos são classificados de acordo com sua frequência: o ritmo juncional geralmente ocorre em uma frequência de 40 a 60 bpm; o ritmo juncional acelerado ocorre em uma frequência de 60 a 100 bpm; e, a taquicardia juncional, em 100 a 250 bpm.

Características ECG

- *Frequência:* Ritmo juncional, 40 a 60 bpm; ritmo juncional acelerado, 60 a 100 bpm; taquicardia juncional, 100 a 250 bpm.
- *Ritmo:* Regular.
- *Ondas P:* Podem preceder ou acompanhar o QRS.
- *Intervalo PR:* Curto, 0,10 segundo ou menos.
- *Complexo QRS:* Geralmente normal.
- *Condução:* Retrógrada nos átrios; geralmente normal através dos ventrículos.
- *Exemplos de ritmo juncional e ritmo juncional acelerado:* Figura 3.24A,B.

Figura 3.24 **(A)** Ritmo juncional. **(B)** Ritmo juncional acelerado.

Tratamento

O tratamento do ritmo juncional raramente é necessário, a menos que a frequência seja muito lenta ou muito rápida para manter o débito cardíaco adequado. Se a frequência for lenta, ministra-se atropina para aumentar a frequência sinusal e substituir o foco juncional ou para aumentar a frequência de disparo do marca-passo juncional. Se a frequência for rápida, medicamentos como verapamil, propranolol ou betabloqueadores podem ser eficazes para reduzir a frequência ou cessar a arritmia. Uma vez que a toxicidade por digitálicos é uma causa comum de ritmos juncionais, o medicamento deve ser reconsiderado.

ARRITMIAS ORIGINÁRIAS DOS VENTRÍCULOS (Fig. 3.25)

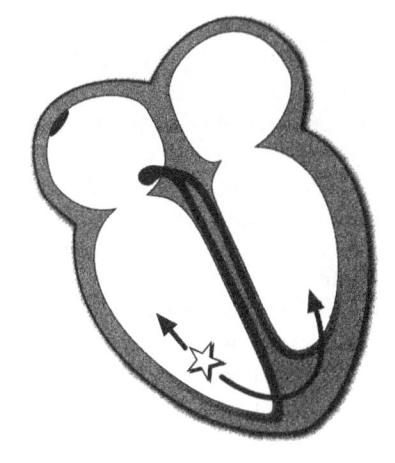

Figura 3.25 Arritmias originárias dos ventrículos.

As arritmias ventriculares originárias do músculo ventricular ou do sistema de Purkinje são consideradas mais perigosas do que as outras arritmias, devido ao seu potencial de iniciar taquicardias ventriculares e diminuir gravemente o débito cardíaco. No entanto, como acontece com qualquer arritmia, a frequência ventricular é um fator determinante de quão bem um paciente pode tolerar um ritmo ventricular. Os ritmos ventriculares podem variar de graves a leves, de ritmos bem tolerados a ritmos sem pulso, os quais levam à morte cardíaca súbita.

Complexos ventriculares prematuros

Os complexos ventriculares prematuros (CVPs) são causados pela despolarização prematura das células do miocárdio ventricular ou do sistema de Purkinje ou reentrada nos ventrículos. Os CVPs podem ser causados por hipoxia, isquemia miocárdica, hipocalemia, acidose, exercício, aumento dos níveis de catecolaminas circulantes, toxicidade digitálica, cafeína e álcool, entre outras causas. Os CVPs aumentam com o envelhecimento e são mais comuns em pacientes com doença coronariana, doença valvular, hipertensão arterial, cardiopatia e outras formas de doença cardíaca. Os CVPs não são perigosos em indivíduos com corações normais, mas estão associados a maiores taxas de mortalidade em pacientes com doença cardíaca estrutural ou infarto agudo do miocárdio, em especial se a função ventricular esquerda estiver reduzida. Os CVPs são considerados potencialmente malignos quando ocorrem com frequência superior a 10 por hora ou de modo repetitivo (ocorrer em pares, trios ou mais de três em uma linha) em pacientes com doença coronariana, IAM prévio, cardiomiopatia e fração de ejeção reduzida.

Características ECG

- *Frequência:* 60 a 100 bpm ou a mesma frequência do ritmo de base.
- *Ritmo:* Irregular, devido aos batimentos precoces.
- *Ondas P:* Não relacionadas aos CVPs. O ritmo sinusal não costuma ser interrompido pelos batimentos prematuros, de modo que as ondas P podem muitas vezes ser vistas ocorrendo regularmente durante todo o ritmo. As ondas P podem acompanhar os CVPs, devido à condução retrógrada do ventrículo esquerdo para o átrio. Essas ondas P são invertidas.
- *Intervalo PR:* Não está presente antes da maioria dos CVPs. Se uma onda P ocorre coincidentemente antecedendo um CVP, o intervalo PR é curto.
- *Complexo QRS:* Largo e anormal; maior que 0,10 segundo de duração. Pode variar em morfologia (tamanho, forma) se for originado de mais de um foco nos ventrículos (CVPs multifocais).
- *Condução:* Os impulsos originados nos ventrículos são conduzidos através dos ventrículos de uma célula muscular para outra, em vez de através de fibras de Purkinje, resultando em complexos QRS largos. Alguns CVPs podem ser conduzidos de modo retrógrado nos átrios, resultando em ondas P invertidas após o CVP. Quando o ritmo sinusal não é perturbado pelo CVP, os átrios despolarizam normalmente.
- *Exemplos de CVP*: Figura 3.26A,B.

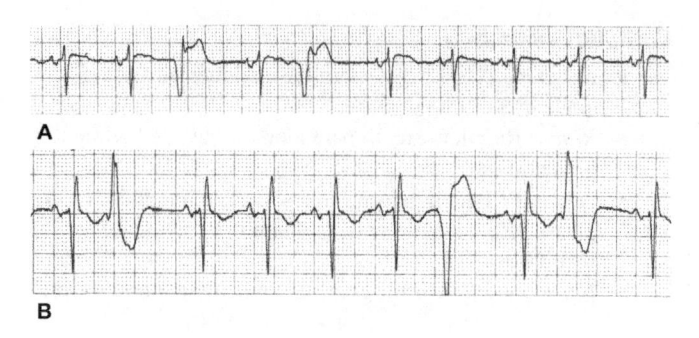

Figura 3.26 Complexos ventriculares prematuros.

Tratamento

A importância dos CVPs depende do quadro clínico em que ocorrem. Muitos pacientes têm CVPs crônicos, que não necessitam ser tratados; a maioria desses indivíduos é assintomática. Não há evidência de que a supressão dos CVPs reduza a mortalidade, sobretudo em pacientes sem doença cardíaca estrutural. Se os CVPs causarem palpitações incômodas, os pacientes são orientados a evitar cafeína, tabaco e outras substâncias estimulantes, além de tentar técnicas de redução de estresse. Baixas doses de betabloqueadores podem reduzir a frequência de CVPs e a percepção das palpitações e podem ser utilizadas para o alívio dos sintomas. No caso de um infarto agudo do miocárdio ou isquemia miocárdica, os CVPs podem ser precursores de arritmias ventriculares mais perigosas, principalmente quando ocorrem próximo ao ápice da onda T (fenômeno R sobre T nos CVPs). Exceto se os CVPs resultarem em instabilidade hemodinâmica ou TV sintomática, a maioria dos serviços opta por não tratá-los. Para tratar os CVPs, os medicamentos em geral utilizados são a lidocaína ou a amiodarona IV. A procainamida também pode ser usada por via IV para o controle agudo. Os betabloqueadores são, muitas vezes, eficazes em suprimir os CVPs repetitivos e tornaram-se os fármacos de escolha para o tratamento de CVPs sintomáticos pós-IAM. Muitos outros medicamentos reduzem efetivamente a frequência dos CVPs, incluindo quinidina, disopiramida, flecainida, mexiletina, tocainida, moricizina, propafenona e sotalol, mas raramente são utilizados para esse fim, devido ao potencial pró-arrítmico e de aumento na incidência de morte súbita.

Ritmo ventricular e ritmo ventricular acelerado

O ritmo ventricular ocorre quando um foco ectópico do ventrículo dispara em uma frequência inferior a 50 bpm. Esse ritmo ocorre em um ritmo de escape, quando o nodo sinusal e o tecido juncional deixam de disparar ou conduzir seus impulsos para o ventrículo. O ritmo ventricular acelerado ocorre quando um foco ectópico dos ventrículos dispara a uma velocidade de 50 a 100 bpm. As causas dessa aceleração do ritmo ventricular são semelhantes aos da TV, mas o ritmo ventricular acelerado costuma ocorrer na presença de infarto da parede inferior do miocárdio, quando a frequência do nodo sinusal diminui abaixo da frequência do marca-passo ventricular latente. O ritmo ventricular acelerado é uma arritmia comum após a terapia trombolítica, quando ocorre a reperfusão do miocárdio danificado.

Características ECG

- *Frequência:* Menos de 50 bpm para o ritmo ventricular e de 50 a 100 bpm para o ritmo ventricular acelerado.
- *Ritmo:* Geralmente regular.
- *Ondas P:* Podem ser vistas, mas em um ritmo mais lento do que o foco ventricular, com dissociação do QRS.
- *Intervalo PR:* Não é mensurado.
- *Complexo QRS:* Largo e anormal.
- *Condução:* Se o ritmo sinusal for o ritmo de base, a condução atrial é normal. Os impulsos originários dos ventrículos são conduzidos de uma célula muscular para outra, resultando em um complexo QRS largo.
- *Exemplos de ritmo de escape ventricular e ritmo ventricular acelerado:* Figura 3.27A,B.

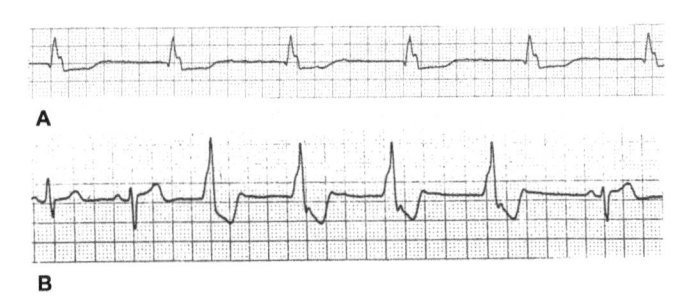

Figura 3.27 (A) Ritmo de escape ventricular. (B) Ritmo ventricular acelerado.

Tratamento

O tratamento do ritmo ventricular acelerado depende de sua causa e de como é tolerado pelo paciente. Em geral, essa arritmia isoladamente não é prejudicial, já que a frequência ventricular está dentro dos limites normais, sendo, em geral, suficiente para manter o débito cardíaco. O tratamento supressivo é poucas vezes usado, uma vez que a supressão do ritmo ventricular pode deixar a frequência cardíaca muito abaixo do desejável. Se o paciente é sintomático devido à perda de *kick* atrial, pode ser utilizada atropina para aumentar a frequência do nodo sinusal e suprimir o ritmo ventricular. Se o ritmo ventricular for um ritmo de escape, o tratamento é direcionado para o aumento da frequência do ritmo de escape ou para estimular o coração temporariamente. Em geral, a aceleração do ritmo ventricular é transitória e benigna e não requer tratamento.

Taquicardia ventricular

A TV consiste em um ritmo ventricular rápido, em frequência superior a 100 bpm. Pode ser classificada de acordo com sua (1) duração: *não sustentada* (duração < 30 segundos), *sustentada* (duração > 30 segundos) ou *incessante* (TV presente na maior parte do tempo) e (2) morfologia (aparência ECG dos complexos QRS): *monomórfica* (os complexos QRS têm a mesma forma durante a taquicardia), *polimórfica* (os complexos QRS variam de forma aleatória) ou *bidirecional* (alternam complexos QRS verticais e negativos durante a taquicardia). Os termos *salvas* e *bursts* são, muitas vezes, utilizados para descrever pequenas séries de TV (5 a 10 ou mais batimentos em uma linha). A causa mais comum de TV é a doença arterial coronariana, incluindo isquemia aguda, infarto agudo do miocárdio e IAM prévio. Outras causas incluem cardiomiopatias, doença cardíaca valvular, doença cardíaca congênita, displasia arritmogênica do ventrículo direito, tumores cardíacos, cirurgia cardíaca e os efeitos pró-arrítmicos de muitas drogas.

Características ECG

- *Frequência:* A frequência ventricular é superior a 100 bpm.
- *Ritmo:* Em geral regular, mas pode ser ligeiramente irregular.
- *Ondas P:* Dissociadas dos complexos QRS. Se o ritmo sinusal for o ritmo subjacente de base, são regulares. Podem ser vistas, mas não estão relacionadas aos complexos QRS. Muitas vezes, as ondas P estão ocultas dentro dos complexos QRS.
- *Intervalo PR:* Não é mensurável, devido à dissociação entre as ondas P e os complexos QRS.
- *Complexo QRS:* Largo e anormal; duração maior do que 0,10 segundo.
- *Condução:* O impulso origina-se em um ventrículo e espalha-se por condução entre as células musculares, através de ambos os ventrículos. Pode haver condução retrógrada através dos átrios, mas com mais frequência o nodo sinusal continua disparando de forma regular e despolarizando os átrios normalmente.
- *Exemplo de TV:* Figura 3.28.

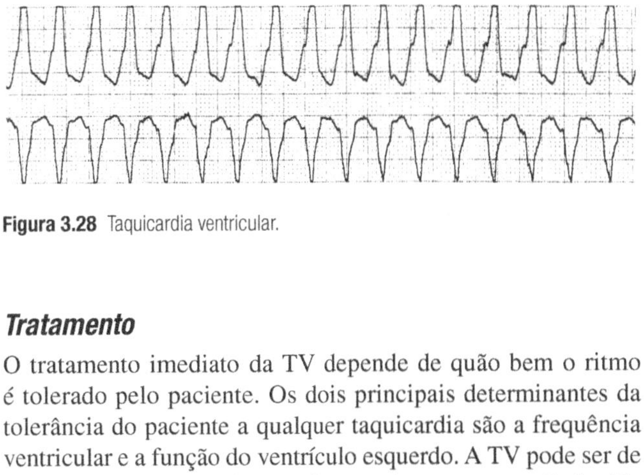

Figura 3.28 Taquicardia ventricular.

Tratamento

O tratamento imediato da TV depende de quão bem o ritmo é tolerado pelo paciente. Os dois principais determinantes da tolerância do paciente a qualquer taquicardia são a frequência ventricular e a função do ventrículo esquerdo. A TV pode ser de emergência, caso o débito cardíaco esteja gravemente diminuído por causa de um ritmo muito rápido ou má função do ventrículo esquerdo. O tratamento imediato preferencial para a TV gravemente sintomática é a cardioversão, embora a desfibrilação possa ser realizada se não houver tempo para sincronizar o choque. Se o paciente não for gravemente sintomático, a lidocaína é muitas vezes utilizada para o tratamento agudo da TV. A procainamida ou amiodarona IV ou o sulfato de magnésio também podem ser utilizados para o tratamento agudo. A terapia de manutenção pode ser prescrita com os mesmos fármacos utilizados para os CVPs, com ênfase crescente nos agentes de classe III com efeitos betabloqueadores, como a amiodarona e o sotalol. Algumas TVs podem ser tratadas com ablação por radiofrequência para abolir o foco ectópico. O cardioversor desfibrilador implantável é bastante utilizado para TVs recorrentes em pacientes com fração de ejeção reduzida ou TV refratária a medicamentos (Tab. 3.5).

Fibrilação ventricular (Fig. 3.29)

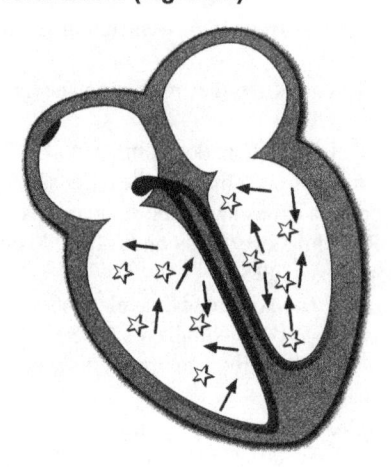

Figura 3.29 Fibrilação ventricular.

A fibrilação ventricular (FV) consiste em um tremor rápido e ineficaz dos ventrículos; é fatal sem tratamento imediato. A atividade elétrica origina-se nos ventrículos e espalha-se em um padrão caótico e irregular para ambos os ventrículos. Não há débito cardíaco ou pulso palpável na FV.

Características ECG

- *Frequência:* Rápida, descoordenada, ineficaz.
- *Ritmo:* Caótico, irregular.
- *Ondas P:* Não encontradas.
- *Intervalo PR:* Nenhum.
- *Complexo QRS:* Não se visualiza a formação de complexos QRS; ondulações rápidas e irregulares, sem qualquer padrão específico.
- *Condução:* Múltiplos focos ectópicos disparando ao mesmo tempo nos ventrículos e despolarizando-os irregularmente, sem qualquer padrão organizado. Os ventrículos não se contraem.
- *Exemplo de fibrilação ventricular:* Figura 3.30.

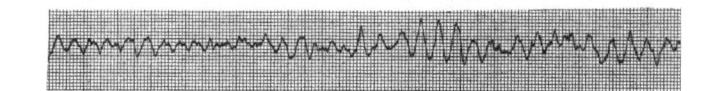

Figura 3.30 Fibrilação ventricular.

TABELA 3.5 ORIENTAÇÕES PARA O TRATAMENTO DAS ARRITMIAS VENTRICULARES (RECOMENDAÇÕES RESERVADAS À CLASSE I)

Taquicardia ventricular monomórfica sustentada
1. Se o diagnóstico não for óbvio, deve-se presumir que a taquicardia de QRS largo seja uma TV (Nível C).
2. A cardioversão elétrica com sedação é recomendada com instabilidade hemodinâmica para TV sustentada monomórfica (Nível C).
Contraindicação: Os bloqueadores dos canais de cálcio (verapamil, diltiazem) não devem ser usados para cessar a taquicardia de QRS largo de origem desconhecida, em especial se houver antecedentes de disfunção miocárdica.
Taquicardia ventricular polimórfica
1. A cardioversão elétrica com sedação é recomendada para a TVP sustentada com comprometimento hemodinâmico (Nível B).
2. Os betabloqueadores IV são úteis se houver suspeita de isquemia ou se ela não puder ser excluída (Nível B).
3. A amiodarona IV é útil para a TVP recorrente, na ausência de prolongamento do intervalo QT (congênito ou adquirido) (Nível C).
4. Devem ser consideradas a angiografia e a revascularização urgente se houver TVP e a isquemia miocárdica não puder ser excluída (Nível C).
Torsades de pointes
1. Recomendam-se a retirada de qualquer substância ilícita e a correção dos distúrbios eletrolíticos para o *torsades de pointes* (Nível A).
2. É preciso realizar a estimulação aguda e a longo prazo para o *torsades de pointes* decorrente de bloqueio cardíaco e bradicardia sintomática (Nível A).
Taquicardia ventricular incessante
1. São recomendados a revascularização e o betabloqueio, seguidos pela administração de medicamentos antiarrítmicos IV, como procainamida ou amiodarona, para a TVP recorrente ou incessante (Nível B).

Definição dos níveis de evidência:
Nível A: Dados provenientes de múltiplos ensaios clínicos randomizados ou metanálises.
Nível B: Dados provenientes de um único ensaio clínico randomizado ou estudos não randomizados.
Nível C: Somente opinião consensual de especialistas, estudos de caso ou padrão de atendimento.

Zipes DP, Camm JA, Borggrefe M., Buxton AE, Chaitman B, Fromer M, et al. ACC/AHA/ESC 2006 Guidelines for Management of Patients With Ventricular Arrhythmias and the Prevention of Sudden Cardiac Death: executive summary: a report of the American College of Cardiology/American Heart Association Task Force and the European Society of Cardiology Committee for Practice Guidelines (Writing Committee to Revise the 2001 Guidelines for the Management of Patients with Atrial Fibrillation). *Circulation.* 2006;114:1088-1132.
Abreviaturas: TVP, taquicardia ventricular polimórfica; TV, taquicardia ventricular.

Tratamento

A FV requer a desfibrilação imediata. A cardioversão sincronizada não é possível, porque não há complexos QRS formados para sincronizar o choque. A reanimação cardiopulmonar (RCP) deve ser realizada até que um desfibrilador esteja disponível; a seguir, recomenda-se a desfibrilação com 200 J (desfibrilação bifásica) ou 360 J (desfibrilação monofásica), seguida de RCP e tratamento medicamentoso. Os agentes antiarrítmicos como lidocaína, amiodarona ou magnésio são usados em um esforço para converter a FV. Uma vez que o ritmo foi convertido, continua-se o tratamento de manutenção com agentes antiarrítmicos. Os betabloqueadores e a amiodarona parecem ser os agentes mais eficazes para o tratamento medicamentoso a longo prazo. O cardioversor desfibrilador implantável tornou-se o padrão no tratamento de sobreviventes da FV que ocorre na ausência de isquemia aguda.

Assistolia ventricular (Fig. 3.31)

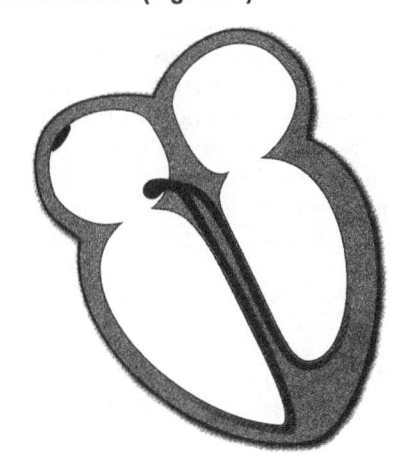

Figura 3.31 Assistolia ventricular.

A assistolia ventricular é a ausência de qualquer ritmo ventricular: não há complexo QRS, pulso nem débito cardíaco. A assistolia ventricular é sempre fatal, a menos que a causa possa ser identificada e tratada de modo imediato.

Características ECG
- *Frequência:* Ausente.
- *Ritmo:* Ausente.
- *Ondas P:* Podem estar presentes se o nodo sinusal estiver funcionando.
- *Intervalo PR:* Ausente.
- *Complexo QRS:* Ausente.
- *Condução:* A condução atrial pode ser normal se o nodo sinusal estiver funcionando. Não há qualquer condução para os ventrículos.
- *Exemplo de assistolia ventricular:* Figura 3.32.

Tratamento

A RCP deve ser iniciada imediatamente caso o paciente sobreviva. Podem ser administradas adrenalina e atropina IV, na tentativa de estimular um ritmo. A assistolia tem prognóstico muito

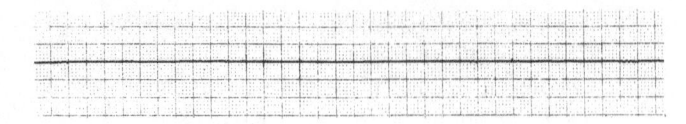

Figura 3.32 Assistolia ventricular.

pobre apesar dos melhores esforços de reanimação porque, em geral, representa uma isquemia miocárdica extensa ou graves problemas metabólicos subjacentes. A estimulação não é mais recomendada no tratamento da assistolia.

BLOQUEIOS ATRIOVENTRICULARES

O termo *bloqueio atrioventricular* é usado para descrever arritmias nas quais há atraso ou falha de condução dos impulsos supraventriculares para os ventrículos. Os bloqueios AV foram classificados de acordo com sua localização e gravidade da anomalia de condução.

Bloqueio atrioventricular de primeiro grau (Fig. 3.33)

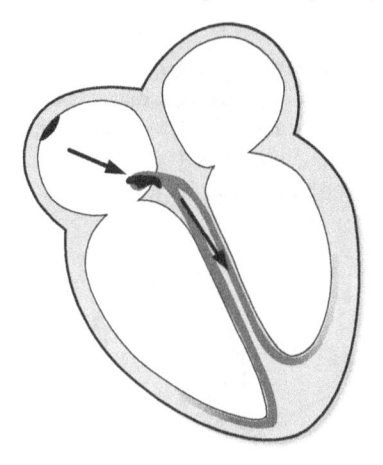

Figura 3.33 Bloqueio AV de primeiro grau.

O bloqueio atrioventricular de primeiro grau ocorre quando há um tempo prolongado de condução AV dos impulsos supraventriculares para os ventrículos. Esse atraso ocorre, em geral, no nodo AV, e todos os impulsos são conduzidos para os ventrículos, mas com tempos de condução maiores. Tal bloqueio pode ser decorrente de doença arterial coronariana, doença reumática cardíaca ou da administração de digitálicos, betabloqueadores ou bloqueadores dos canais de cálcio. O bloqueio atrioventricular de primeiro grau pode ser normal em indivíduos com frequência cardíaca baixa ou tônus vagal elevado.

Características ECG
- *Frequência:* Pode ocorrer em qualquer frequência sinusal, em geral de 60 a 100 bpm.
- *Ritmo:* Regular.
- *Ondas P:* Normais; precedem todo complexo QRS.

- *Intervalo PR:* Prolongado, acima de 0,20 segundo.
- *Complexo QRS:* Geralmente normal.
- *Condução:* Normal pelos átrios, atrasada através do nodo AV e normal através dos ventrículos.
- *Exemplo de bloqueio AV de primeiro grau:* Figura 3.34.

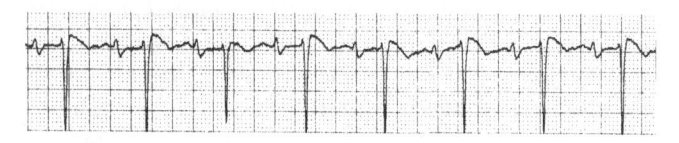

Figura 3.34 Bloqueio AV de primeiro grau.

Tratamento

O tratamento do bloqueio atrioventricular de primeiro grau não costuma ser necessário, mas deve-se observar se o ritmo progride para um bloqueio mais grave.

Bloqueio atrioventricular de segundo grau

O bloqueio atrioventricular de segundo grau ocorre quando um impulso atrial em um momento deixa de ser conduzido para os ventrículos. O bloqueio atrioventricular de segundo grau pode ser dividido em duas categorias: bloqueio do tipo I, que ocorre no nodo AV, e bloqueio do tipo II, que ocorre abaixo do nodo AV, no feixe de His ou nos seus ramos (Fig. 3.35).

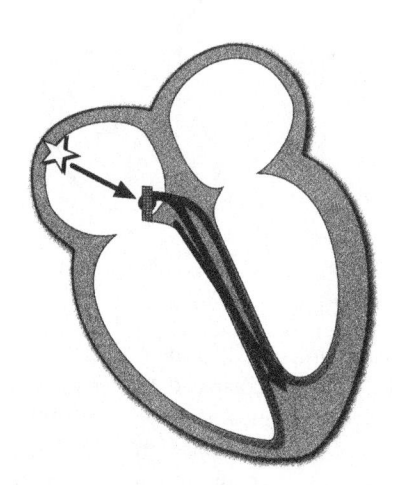

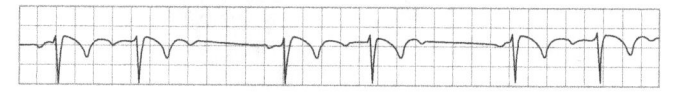

Figura 3.35 Bloqueio AV de segundo grau do tipo I.

Bloqueio atrioventricular de segundo grau do tipo I

O bloqueio atrioventricular de segundo grau do tipo I, muitas vezes chamado de *bloqueio de Wenckebach*, consiste no aumento progressivo dos tempos de condução de impulsos atriais para os ventrículos, até que um impulso não seja conduzido ou seja "descartado". Os intervalos PR aumentam de forma gradual até que uma onda P não se realiza e não é seguida por um complexo QRS, resultando em uma pausa, depois da qual o ciclo se repete.

Esse tipo de bloqueio costuma ser associado com infarto da parede inferior do miocárdio, doença coronariana, doença da válvula aórtica, prolapso da válvula mitral, comunicação interatrial e administração de digitálicos, betabloqueadores ou bloqueadores dos canais de cálcio.

Características ECG

- *Frequência:* Pode ocorrer em qualquer frequência sinusal ou atrial.
- *Ritmo:* Irregular. A aparência geral do ritmo é de "batimento em grupo".
- *Ondas P:* Normais. Algumas não são conduzidas para os ventrículos, mas somente uma delas não é conduzida ao ventrículo a cada vez.
- *Intervalo PR:* Aumenta gradualmente a cada batimento. O intervalo PR que precede a pausa é maior do que após a pausa (a menos que esteja presente uma condução 2:1).
- *Complexo QRS:* Geralmente normal, a menos que haja bloqueio de ramo associado.
- *Condução:* Normal pelos átrios; progressivamente atrasada através do nodo AV, até que haja falha na condução de um impulso. A condução ventricular é normal. As frequências de condução podem variar, com índices tão baixos quanto 2:1 (uma a cada duas onda P é bloqueada) até frequências elevadas de 15:14 (a cada 15 ondas P, uma é bloqueada).
- *Exemplo de bloqueio AV de segundo grau do tipo I:* Figura 3.36.

Figura 3.36 Bloqueio AV de segundo grau do tipo I.

Tratamento

O tratamento do bloqueio atrioventricular de segundo grau do tipo I depende da taxa de condução, frequência ventricular resultante e tolerância do paciente para o ritmo. Se a frequência ventricular for lenta o suficiente para diminuir o débito cardíaco, o tratamento envolve a administração de atropina para aumentar a frequência sinusal e acelerar a condução através do nodo AV. Em taxas de condução mais elevadas, em que a frequência ventricular está dentro de uma faixa normal, não é necessário tratamento. Se o bloqueio for decorrente de digitálicos ou betabloqueadores, esses fármacos são reconsiderados. Esse tipo de bloqueio, em geral, é temporário e benigno, raramente exigindo estimulação, embora a estimulação temporária possa ser necessária quando a frequência ventricular estiver diminuída.

Bloqueio atrioventricular de segundo grau do tipo II (Fig. 3.37)

O bloqueio atrioventricular de segundo grau do tipo II consiste em uma falha súbita da condução de um impulso atrial para os

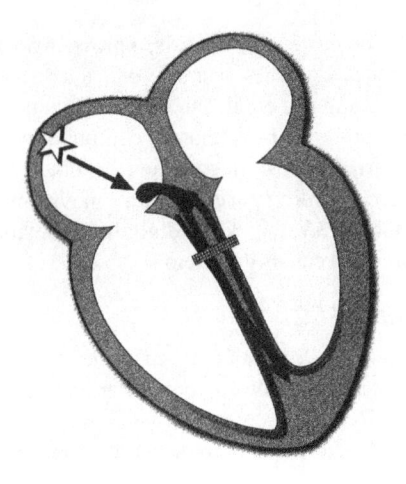

Figura 3.37 Bloqueio AV de segundo grau do tipo II.

ventrículos, sem aumento progressivo no tempo de condução de ondas P consecutivas. O bloqueio do tipo II ocorre abaixo do nodo AV, sendo, em geral, associado a bloqueio de ramo; por isso, o descarte de batimentos costuma ser uma manifestação de bloqueio bilateral do ramo. Essa forma de bloqueio aparece no ECG da mesma forma que o bloqueio do tipo I, exceto que não há aumento progressivo do intervalo PR antes do batimento descartado. O bloqueio do tipo II é menos comum que o do tipo I, mas é uma forma mais grave de bloqueio. Ocorre na doença reumática cardíaca, doença arterial coronariana, doença primária do sistema de condução e na presença de infarto agudo do miocárdio prévio. É mais perigoso do que o do tipo I, devido a uma maior incidência de sintomas associados e de sua progressão para o bloqueio AV completo.

Características ECG

- *Frequência:* Pode ocorrer em qualquer frequência de base.
- *Ritmo:* Irregular, devido aos batimentos bloqueados.
- *Ondas P:* Geralmente regulares e precedendo cada QRS. Periodicamente, uma onda P não é seguida por um complexo QRS.
- *Intervalo PR:* Constante antes dos batimentos conduzidos. O intervalo PR antes da pausa é o mesmo que após a pausa.
- *Complexo QRS:* Geralmente largo, devido ao bloqueio de ramo associado.
- *Condução:* Normal através dos átrios e do nodo AV, mas intermitentemente bloqueada nos ramos. Não atinge os ventrículos. A condução pelos ventrículos é anormalmente lenta, devido ao bloqueio de ramo associado. As frequências de condução podem variar de 2:1 para apenas bloquear os batimentos ocasionais.
- *Exemplo de bloqueio AV de segundo grau do tipo II:* Figura 3.38.

Tratamento

O tratamento geralmente inclui o uso de marca-passo, uma vez que esse tipo de bloqueio é permanente e, muitas vezes, progride para o bloqueio completo. O marca-passo externo pode ser usado para o tratamento sintomático do bloqueio do tipo II, até que possa ser iniciada a estimulação transvenosa. A atropina não é recomendada, já que pode resultar em maior desaceleração da frequência ventricular, pelo aumento do número de impulsos conduzidos pelo nodo AV e bombardeio dos ramos acometidos com mais impulsos do que eles podem suportar, resultando em falha ainda maior na condução.

Bloqueio atrioventricular de alto grau

O bloqueio AV de alto grau (ou avançado) está presente quando dois ou mais impulsos atriais consecutivos são bloqueados na presença de frequência atrial razoável (135 bpm) e a condução não ocorre por causa do bloqueio em si e não devido à interferência de um marca-passo de escape. O bloqueio AV de alto grau pode ser do tipo I, que ocorre no nodo AV, ou tipo II, que ocorre abaixo do nodo AV. O significado do bloqueio de alto grau depende da taxa de condução e da frequência ventricular resultante. Uma vez que as frequências ventriculares tendem a ser lentas, essa arritmia, muitas vezes, é sintomática e requer tratamento.

Características ECG

- *Frequência:* Frequência atrial inferior a 135 bpm.
- *Ritmo:* Regular ou irregular, dependendo do padrão de condução.
- *Ondas P:* Normais. Presentes antes de cada QRS realizado, mas várias ondas P podem não ser seguidas por complexos QRS.
- *Intervalo PR:* Constante antes dos batimentos conduzidos. Pode ser normal ou prolongado.
- *Complexo QRS:* Geralmente normal no bloqueio do tipo I e largo no bloqueio do tipo II.
- *Condução:* Normal através dos átrios. Dois ou mais impulsos atriais consecutivos não conseguem ser conduzidos aos ventrículos. A condução ventricular é normal no bloqueio do tipo I e anormalmente lenta no bloqueio do tipo II.
- *Exemplo de bloqueio AV de alto grau:* Figura 3.39.

Tratamento

O tratamento do bloqueio de alto grau é necessário quando o paciente é sintomático. Pode ser administrada atropina, que geralmente é mais eficaz no bloqueio do tipo I. Pode ser necessário um marca-passo externo até que a estimulação transvenosa

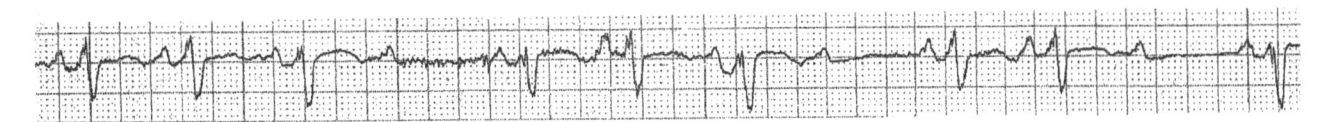

Figura 3.38 Bloqueio AV de segundo grau do tipo II.

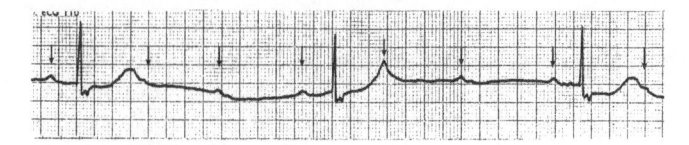

Figura 3.39 Bloqueio AV de alto grau.

possa ser iniciada; a estimulação permanente é, muitas vezes, necessária no bloqueio de alto grau do tipo II.

Bloqueio atrioventricular de terceiro grau (bloqueio completo) (Fig. 3.40)

O bloqueio AV de terceiro grau consiste no completo fracasso da condução de todos os impulsos atriais para os ventrículos. Há dissociação AV completa; em geral, os átrios estão sob o controle do nodo sinusal, embora o bloqueio completo possa ocorrer com qualquer arritmia atrial; um marca-passo juncional ou ventricular controla os ventrículos. A frequência ventricular costuma ser inferior a 45 bpm; um ritmo mais rápido pode indicar um ritmo juncional ou ventricular acelerado, que interfere na condução dos átrios para os ventrículos, levando à refratariedade fisiológica do sistema de condução. Isso provoca uma falha fisiológica de condução, que deve ser diferenciada de anormalidades na função do sistema de condução que ocorrem no bloqueio AV completo. As causas do bloqueio AV completo incluem doença arterial coronariana, IAM, doença de Lev, doença de Lenègre, cirurgia cardíaca, cardiopatia congênita e medicamentos que reduzem a condução AV, tais como digitálicos, betabloqueadores e bloqueadores dos canais de cálcio.

Características ECG

- *Frequência:* A frequência atrial mostra-se geralmente normal. Já a frequência ventricular é inferior a 45 bpm.
- *Ritmo:* Regular.
- *Ondas P:* Normais, embora dissociadas dos complexos QRS.
- *Intervalo PR:* Sem intervalos PR consistentes, já que não há nenhuma relação entre as ondas P e os complexos QRS.
- *Complexo QRS:* Normal se os ventrículos forem controlados por um marca-passo juncional. Largos se forem controlados por um marca-passo ventricular.
- *Condução:* Normal através dos átrios. Todos os impulsos são bloqueados no nodo AV ou nos ramos; portanto, não há condução para os ventrículos. A condução através dos ventrículos é normal se ocorrer um ritmo de escape juncional e anormalmente lenta se ocorrer um ritmo de escape ventricular.
- *Exemplos de bloqueio AV de terceiro grau:* Figura 3.41A,B.

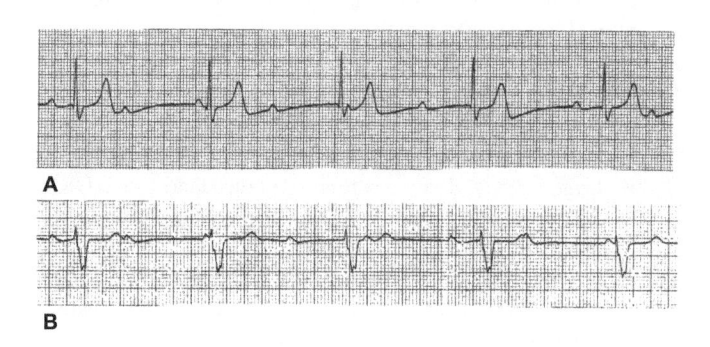

Figura 3.41 **(A)** Bloqueio AV de terceiro grau com ritmo de escape juncional. **(B)** Bloqueio AV de terceiro grau com ritmo de escape ventricular.

Tratamento

Se ocorrer de forma gradual, o bloqueio AV de terceiro grau pode não apresentar sintomas significativos, já que o coração tem tempo para compensar a diminuição da frequência ventricular. Se ocorrer de repente, na presença de infarto agudo do miocárdio, sua significância depende da frequência ventricular resultante e da tolerância do paciente. O tratamento do bloqueio cardíaco completo com sintomas de diminuição do débito cardíaco inclui a estimulação externa, realizada até que a estimulação transvenosa possa ser iniciada. Pode ser administrada atropina, embora seja geralmente ineficaz em restaurar a condução.

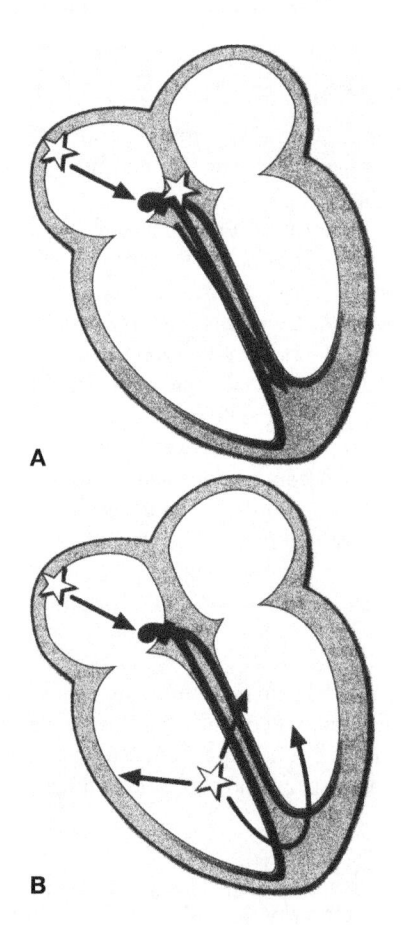

Figura 3.40 Bloqueio AV de terceiro grau (bloqueio completo). **(A)** Bloqueio AV de terceiro grau com marca-passo de escape juncional. **(B)** Bloqueio AV de terceiro grau com marca-passo de escape ventricular.

Se o débito cardíaco estiver gravemente diminuído, deve ser realizada RCP até que um marca-passo possa ser inserido.

ESTIMULAÇÃO TEMPORÁRIA

Indicações

Se o coração não é capaz de produzir ou conduzir impulsos para o ventrículo, o miocárdio pode ser estimulado eletricamente usando um marca-passo cardíaco, que tem dois componentes: um gerador de pulso e um eletrodo ou derivação de estimulação. A estimulação cardíaca temporária é indicada em qualquer situação em que a bradicardia resulte em sintomas de diminuição da perfusão cerebral ou comprometimento hemodinâmico e não responda ao tratamento medicamentoso. Os sinais e os sintomas de instabilidade hemodinâmica são hipotensão, alteração do estado mental, angina ou edema pulmonar. A estimulação temporária também é utilizada para suprimir os ritmos ectópicos rápidos por estimulação breve do coração, em uma frequência mais rápida do que a que está em vigor. Após o fim da estimulação, o retorno a um ritmo normal pode ocorrer se o foco ectópico rápido foi suprimido, permitindo que o nodo sinusal retome sua função de marca-passo. Esse tipo de estimulação é chamado de *estimulação de supressão*, para distingui-la da estimulação relacionada às condições de bradicardia.

A estimulação cardíaca temporária é realizada por métodos transvenosos, epicárdicos ou externos. Se for necessária a estimulação cardíaca contínua, a inserção do marca-passo é feita eletivamente. O texto a seguir apresenta uma visão geral dos princípios da estimulação ventricular temporária. Uma explicação mais detalhada das funções do marca-passo é dada no Capítulo 18, Conceitos Eletrocardiográficos Avançados.

Estimulação transvenosa

A estimulação transvenosa costuma ser realizada por punção percutânea da veia jugular interna, subclávia, antecubital ou femoral e introduzindo-se um eletrodo no ápice do ventrículo direito, de modo que a ponta do eletrodo esteja em contato com a parede do ventrículo esquerdo (Fig. 3.42A). O eletrodo transvenoso é anexado a um gerador de pulsos externo, que é mantido tanto no paciente quanto à beira do leito. A estimulação transvenosa mostra-se, em geral, necessária apenas por alguns dias, até que o ritmo volte ao normal ou seja inserido um marca-passo definitivo.

Estimulação epicárdica

A estimulação epicárdica é realizada por meio de eletrodos colocados nos átrios ou nos ventrículos durante a cirurgia cardíaca. A extremidade do eletrodo é enrolada à superfície epicárdica dos átrios ou ventrículos ou frouxamente suturada a essa superfície; a outra extremidade é trazida pela parede torácica, suturada à pele e ligada a um gerador de pulsos externo (Fig. 3.42B,C). Muitas vezes, coloca-se um fio terra por via subcutânea na parede torácica, trazido ao exterior com os outros eletrodos. O número e a localização dos eletrodos variam de acordo com o cirurgião.

Componentes de um sistema de estimulação

Os componentes básicos de um sistema de estimulação cardíaca são o gerador de pulso e o eletrodo. O *gerador de pulso* contém a fonte de alimentação (bateria) e todo o circuito eletrônico que controla a função do marca-passo. Um gerador de pulso temporário é um aparato mantido à beira do leito, geralmente alimentado por uma bateria de 9 V normal. Apresenta controles na parte frontal, que permitem ao operador ajustar a frequência de estimulação, a força do estímulo (potência) e as configurações de sensibilidade (Fig. 3.43).

O *eletrodo* é um fio isolado, utilizado para transmitir a corrente elétrica do gerador de pulsos para o miocárdio. O eletrodo unipolar contém um único fio; o bipolar contém dois fios, que são isolados um do outro. Em um eletrodo unipolar, o eletrodo é uma ponta metálica exposta no final do eletrodo, que toca o miocárdio e atua como o polo negativo do circuito de estimulação. Em um eletrodo bipolar, o final do eletrodo é uma ponta metálica que toca o miocárdio e atua como um polo negativo, sendo que o polo positivo consiste em um anel metálico exposto, localizado a poucos milímetros no sentido proximal à ponta metálica.

Noções básicas de funcionamento do marca-passo

A corrente elétrica transita por um circuito fechado entre duas peças de metal (polos). Para que a corrente transite, deve haver material condutor (i.e., um eletrodo, músculo ou solução condutora) entre os dois polos. No coração, o eletrodo de estimulação, o músculo cardíaco e os tecidos corporais atuam como materiais condutores para o fluxo de corrente elétrica no sistema de estimulação. O circuito de estimulação é composto de marca-passo gerador de pulsos (fonte de energia), eletrodo condutor (eletrodo de estimulação) e miocárdio. O estímulo elétrico transita do gerador de pulsos para o eletrodo do miocárdio, para o miocárdio e de volta para o gerador, completando, assim, o circuito.

A estimulação transvenosa temporária é realizada utilizando-se um eletrodo bipolar com sua ponta no ápice do VD (Fig. 3.42A). A estimulação epicárdica pode ser realizada tanto com o eletrodo bipolar quanto unipolar. O termo *bipolar* indica que ambos os polos do sistema de estimulação estão no ou sobre o coração (ver Fig. 3.42B). Em um sistema bipolar, o gerador de pulso inicia o impulso elétrico e entrega-o do polo negativo do marca-passo para o eletrodo. O impulso desce para o eletrodo distal (polo negativo ou cátodo), que está em contato com o miocárdio. À medida que o impulso alcança a ponta do eletrodo, transita pelo miocárdio e retorna ao polo positivo (ou ânodo) do sistema, completando o circuito. Em um sistema transvenoso bipolar, o polo positivo consiste em um anel proximal localizado a poucos milímetros no sentido proximal à ponta distal. O circuito em que o impulso elétrico transita em um sistema bipolar é pequeno, já que ambos os polos estão localizados próximos do eletrodo. Isso resulta em um pequeno pico de estimulação no ECG, já que o estímulo transita entre os dois polos. Se o estímulo for forte o suficiente para despolarizar o miocárdio, o pico de estimulação é

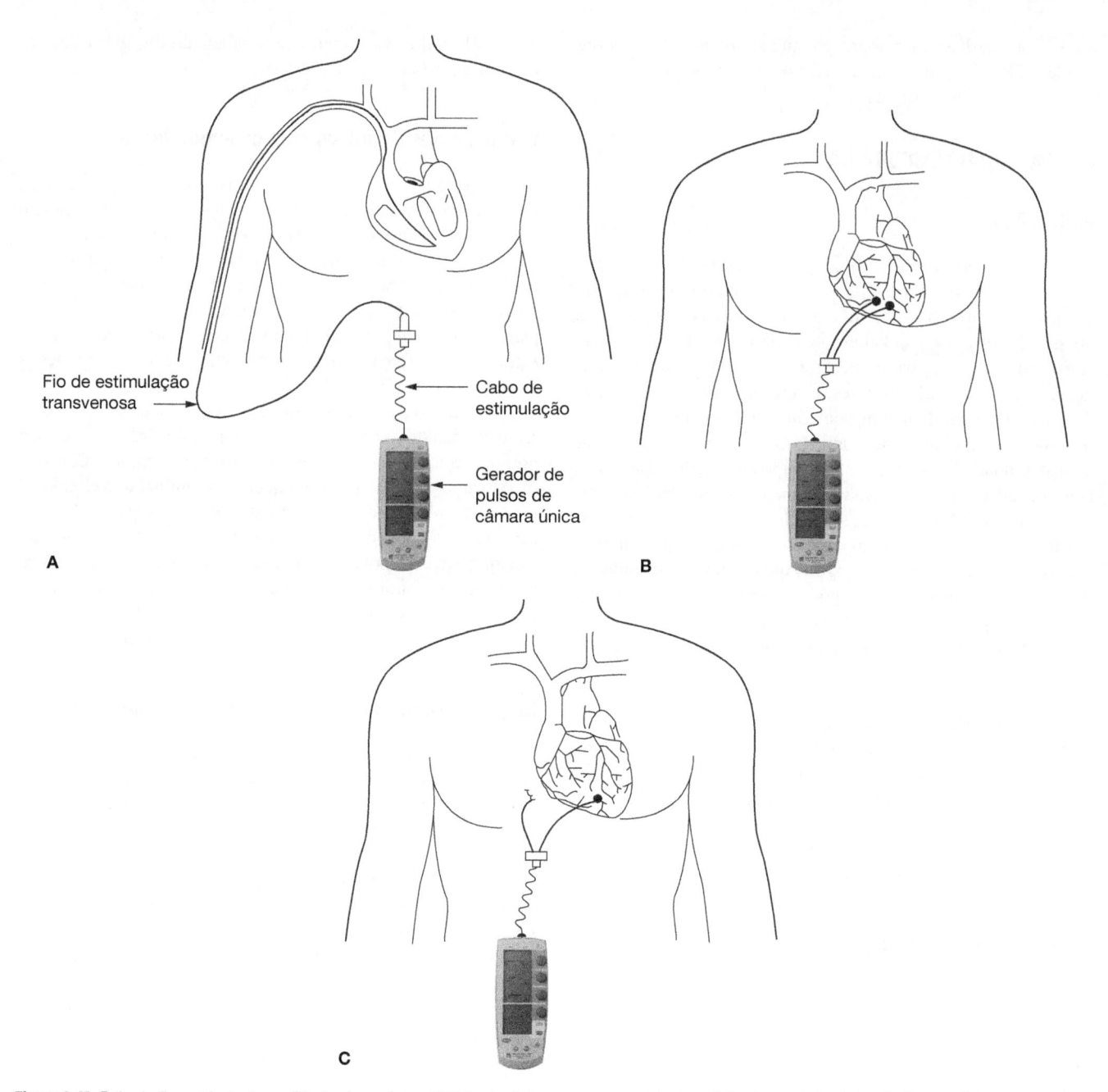

Figura 3.42 Estimulação ventricular temporária de câmara única. **(A)** Estimulação transvenosa com eletrodo no ápice do ventrículo direito. **(B)** Estimulação epicárdica bipolar com dois fios epicárdicos no ventrículo. **(C)** Estimulação epicárdica unipolar com um fio no ventrículo e um fio terra no mediastino.

logo seguido por uma onda P, se o eletrodo estiver no átrio, ou um complexo QRS largo, se o eletrodo estiver no ventrículo.

Um sistema unipolar tem apenas um dos dois polos no ou sobre o coração (Fig. 3.42C). Em um sistema de estimulação epicárdica temporária unipolar, um eletrodo fio terra é colocado no tecido subcutâneo do mediastino, atuando como o segundo polo. Os marca-passos unipolares funcionam da mesma maneira que os sistemas bipolares, mas o circuito que o impulso percorre é maior, devido à maior distância entre os dois polos. Isso resulta em um pico de estimulação grande no ECG, já que o impulso percorre o trajeto entre os dois polos.

Captura e sensibilidade

As duas principais funções de um sistema de estimulação são a captura e a sensibilidade. A *captura* indica que um sistema de estimulação resulta em despolarização da câmara a ser estimulada (Fig. 3.44A). A captura é determinada pela força do estímulo, que é medida em miliamperes (mA), quantidade de tempo que o estímulo é aplicado ao coração (largura de pulso) e contato do eletrodo com o miocárdio. A captura não ocorre a menos que a extremidade distal do eletrodo esteja em contato com um miocárdio saudável, capaz de responder ao estímulo. A estimulação de tecido infartado geralmente não resulta em captura. Da mes-

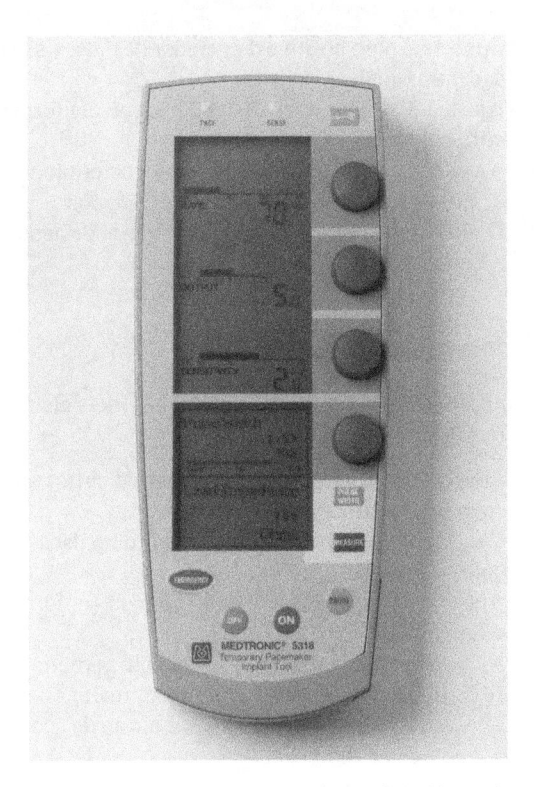

Figura 3.43 Gerador de pulso de marca-passo temporário. (*Medtronic, Inc., Minneapolis, MN.*)

ma forma, se o cateter estiver flutuando na cavidade do ventrículo direito, sem contato direto com o miocárdio, não haverá captura. Na estimulação temporária, o mostrador de potência do gerador de pulsos controla a força do estímulo, podendo ser ajustado e alterado com facilidade pelo operador. Os geradores temporários de pulso, em geral, são capazes de fornecer um estímulo de 0,1 a 20 mA.

A *sensibilidade* indica a capacidade do marca-passo de detectar a presença de atividade cardíaca intrínseca (Fig. 3.44B). O circuito de detecção controla a sensibilidade do marca-passo a despolarizações cardíacas intrínsecas. A atividade intrínseca é medida em milivolts (mV); quanto maior o valor, maior é o sinal intrínseco. Por exemplo, um complexo QRS de 10 mV é maior do que um QRS de 2 mV. Quando a sensibilidade do marca-passo precisar ser aumentada para fazê-lo "ver" os sinais de menor dimensão, o valor da sensibilidade deve ser diminuído. Uma sensibilidade de 2 mV, por exemplo, é mais sensível do que uma de 5 mV.

Uma analogia com um muro pode ajudar a explicar como funciona a sensibilidade. Imagine que a sensibilidade seja um muro entre o marca-passo e o que ele quer ver (p. ex., o ventrículo). Se houver um muro de 10 m de altura (ou uma sensibilidade de 10 mV) entre os dois, o marca-passo não poderá ver o que o ventrículo está fazendo. Para torná-lo capaz de ver, o muro deve ser reduzido. Se o muro for reduzido para 2 m, o marca-passo provavelmente poderá ver o ventrículo. Alterar a sensibilidade de 10 para 2 mV é como reduzir o muro; o marca-passo torna-se mais sensível e é capaz de "ver" a atividade intrínseca com mais facilidade. Assim, ao aumentar a sensibilidade de um marca-passo, o número de milivolts (muro) deve ser diminuído.

Modo de estimulação assíncrona (frequência fixa)

Um marca-passo programado em um modo assíncrono envia estímulos em uma frequência programada, independentemente da atividade cardíaca intrínseca. Isso pode resultar em competição entre o marca-passo e a atividade elétrica própria do coração. A estimulação assíncrona do ventrículo não é segura, devido à possibilidade de os estímulos serem dados em um período de repolarização vulnerável e causarem FV.

Modo de demanda

O termo *demanda* indica que o marca-passo estimula apenas quando o coração não consegue realizar sua própria despolarização; ou seja, é acionado somente "quando há demanda". No modo de demanda, a sensibilidade do marca-passo é capaz de detectar a atividade cardíaca intrínseca e inibir a potência do estímulo quando houver atividade intrínseca. A sensibilidade se dá

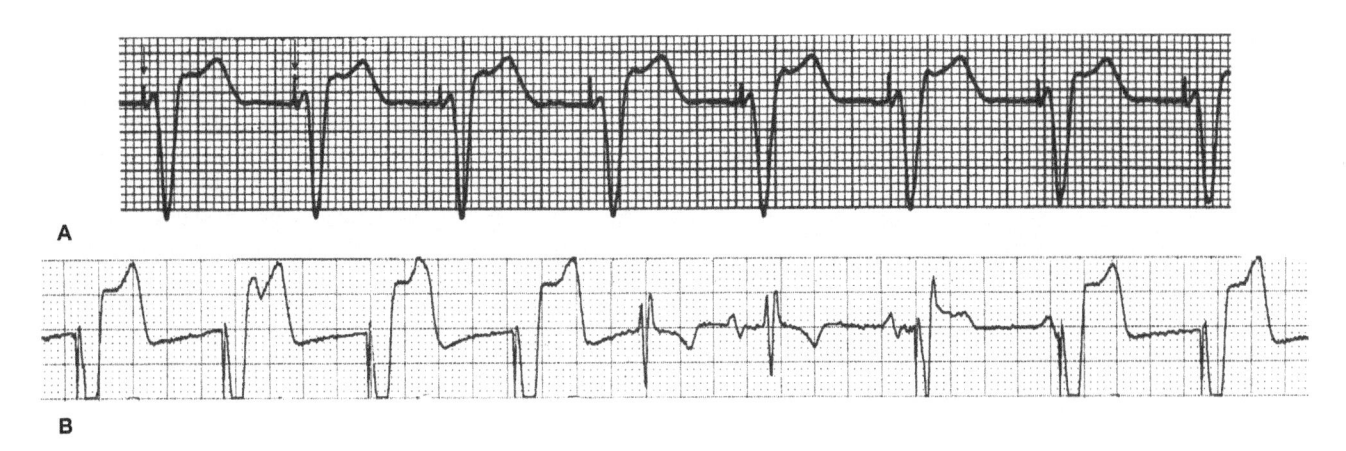

Figura 3.44 **(A)** Estimulação ventricular com 100% de captura. As setas mostram picos de estimulação, cada qual seguido por um complexo QRS largo, indicando captura ventricular. **(B)** Tira de ritmo de um marca-passo ventricular no modo de demanda. Há sensibilidade adequada dos complexos QRS intrínsecos e estimulação apropriada com captura ventricular quando os complexos QRS intrínsecos caem abaixo da frequência predefinida do marca-passo. O sétimo batimento é a fusão entre o QRS intrínseco e o batimento estimulado, um fenômeno normal na estimulação ventricular.

entre os dois polos do marca-passo. Um sistema bipolar "sente" em uma área pequena, já que os polos estão muito próximos, o que pode resultar em "sensibilidade diminuída" dos sinais intrínsecos. Um sistema unipolar capta em uma área grande, já que os polos estão distantes, o que pode resultar em "sensibilidade excessiva". Um sistema unipolar está mais suscetível a miopotenciais causados pelo movimento do músculo, levando à inibição inadequada da atividade do marca-passo, que potencialmente resulta em períodos de assistolia se o paciente não apresentar um ritmo cardíaco subjacente. O modo de demanda deve sempre ser utilizado para a estimulação ventricular, a fim de evitar a ocorrência de FV.

Um batimento ventricular induzido começa com um pico de estimulação, que indica que um estímulo elétrico foi envido pelo marca-passo (Fig. 3.45). Se o estímulo for forte o suficiente para despolarizar o ventrículo, o pico é seguido por um complexo QRS largo e uma onda T, que é orientada em direção oposta à do complexo QRS. A Figura 3.44A ilustra a estimulação ventricular com 100% de captura.

A Figura 3.44B mostra o ECG de um marca-passo ventricular funcionando corretamente no modo de demanda. O marca-passo gera um impulso quando detecta que a frequência cardíaca diminuiu abaixo do estabelecido. Portanto, ele detecta o ritmo cardíaco intrínseco do paciente e gera um impulso somente quando a frequência cai abaixo da frequência de estimulação programada. Consulte o Capítulo 18, Conceitos Eletrocardiográficos Avançados, para obter informações mais detalhadas a respeito da estimulação de câmara dupla.

Iniciando a estimulação ventricular por via transvenosa

Os eletrodos de estimulação temporária por via transvenosa são bipolares e têm dois polos, um determinado como "positivo", ou "proximal", e outro como "negativo", ou "distal", que estão ligados ao gerador de pulsos. Para iniciar a estimulação ventricular com um eletrodo transvenoso (ver Fig 3.42A):

1. Conecte o polo negativo do gerador de pulsos à extremidade distal do eletrodo.
2. Conecte o polo positivo do gerador de pulsos à extremidade proximal do eletrodo.
3. Ajuste a frequência em 70 a 80 bpm ou conforme prescrito pelo médico.
4. Ajuste a potência em 5 mA e, então, determine o limiar de estimulação e ajuste-o 2 a 3 vezes maior.
5. Defina a sensibilidade em 2 mV e ajuste de acordo com o limiar de sensibilidade.

Iniciando a estimulação epicárdica

Para iniciar a estimulação ventricular bipolar (dois eletrodos no ventrículo, ver Fig. 3.42B):

1. Conecte o polo negativo do gerador de pulsos a um dos eletrodos ventriculares.
2. Conecte o polo positivo do gerador de pulsos ao outro polo ventricular.
3. Ajuste a frequência em 70 a 80 bpm ou conforme prescrito.
4. Ajuste a potência em 5 mA e, então, determine o limiar de estimulação e ajuste-o 2 a 3 vezes maior.
5. Defina a sensibilidade em 2 mV e ajuste de acordo com o limiar de sensibilidade.

Para iniciar a estimulação ventricular unipolar (um eletrodo no ventrículo, ver Fig. 3.42C):

1. Conecte o polo negativo do gerador de pulsos ao eletrodo ventricular.
2. Conecte o polo positivo do gerador de pulsos ao fio terra.
3. Ajuste a frequência em 70 a 80 bpm ou conforme prescrito pelo médico.
4. Ajuste a potência em 5 mA; determine o limiar de estimulação e ajuste-o 2 a 3 vezes maior.
5. Defina a sensibilidade em 2 mV e ajuste de acordo com o limiar de sensibilidade.

Marca-passos externos (transcutâneos)

A natureza emergencial de muitos ritmos bradicárdicos exige a imediata estimulação temporária. Uma vez que o cateter transvenoso é difícil de passar com rapidez, a estimulação externa é o método preferido para a iniciação rápida e ágil da estimulação cardíaca em situações emergenciais, até que um marca-passo transvenoso possa ser inserido. A estimulação externa é realizada por eletrodos com grande superfície adesiva, colados à parede torácica anterior e posterior e conectados a uma unidade de estimulação externa (Fig. 3.46). A corrente de estimulação passa através da pele e de estruturas da parede torácica para chegar ao coração; portanto, necessita-se de uma grande quantidade de energia para conseguir a captura. Em geral, deve-se realizar sedação e analgesia para minimizar o desconforto sentido pelo paciente durante a estimulação. Os picos da estimulação transcutânea costumam ser muito grandes, muitas vezes distorcendo o complexo QRS. A presença de um pulso a cada pico de estimulação ventricular confirma a captura.

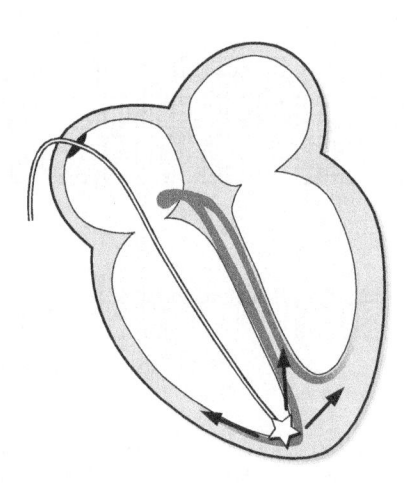

Figura 3.45 Eletrodo temporário no ápice do VD.

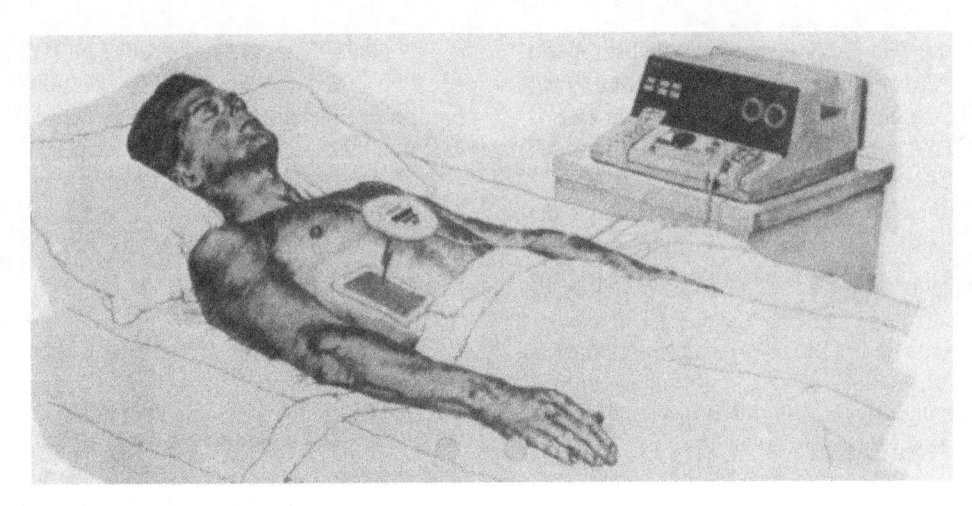

Figura 3.46 Marca-passo externo com almofadas adesivas de estimulação na parte anterior e posterior do tórax, ligado ao marca-passo externo posicionado à beira do leito. (*Zoll Medical Corporation*, Burlington, MA.)

DESFIBRILAÇÃO E CARDIOVERSÃO

Desfibrilação

A *desfibrilação* é o procedimento utilizado para fornecer energia elétrica ao miocárdio para cessar com arritmias ventriculares que ameacem a vida (FV e TV sem pulso). O choque de desfibrilação despolariza todas as células do coração ao mesmo tempo, interrompendo toda a atividade elétrica e permitindo que o nodo sinusal retome sua função como o marca-passo fisiológico do coração. A desfibrilação precoce é o único tratamento para a FV ou TV sem pulso e não deve ser adiada por nenhum motivo quando um desfibrilador estiver disponível. Se não estiver disponível, deve-se realizar a reanimação cardiopulmonar (RCP) até que se consiga um desfibrilador.

A desfibrilação é realizada externamente, utilizando-se duas pás ou almofadas adesivas colocadas sobre a pele, na posição anterolateral (Fig. 3.47A). Uma pá (ou almofada) é colocada sob a clavícula direita, à direita do esterno; a outra é posta à esquerda do ápice cardíaco. Se forem utilizadas pás, coloque almofadas de gel condutor sobre a pele do paciente; em seguida, coloque as pás nas almofadas de gel aplicando aproximadamente 12 kg de pressão para diminuir a impedância transtorácica e proteger a pele de queimaduras. Evite colocar as almofadas sobre adesivos de medicação, marca-passo ou cardioversores-desfibriladores implantáveis (CDI) geradores de pulso.

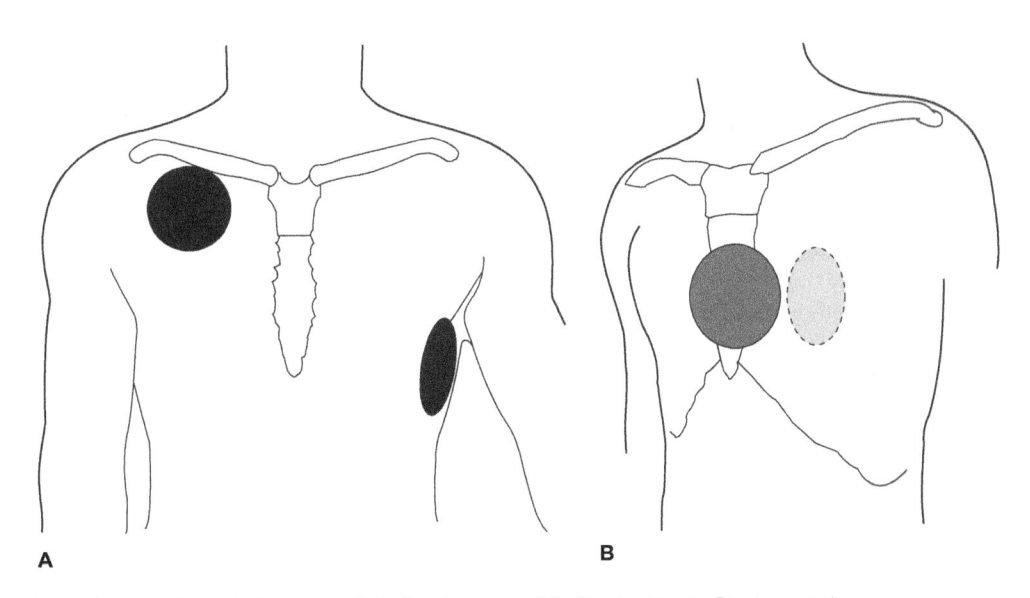

Figura 3.47 Colocação das pás ou almofadas adesivas para desfibrilação externa na posição **(A)** anterolateral e **(B)** anteroposterior.

As diretivas do Advanced Cardiac Life Support (ACLS)* recomendam uma energia inicial de 360 J com um desfibrilador monofásico; no caso de desfibriladores bifásicos, usar a energia recomendada pelo fabricante. Se o nível de energia sugerido pelo fabricante for desconhecido, recomenda-se um choque de 200 J. Certifique-se de que ninguém está tocando o paciente, o leito ou qualquer outro aparato a ele ligado quando o choque for dado; solicite que todos se afastem e verifique visualmente antes de administrar o choque desfibrilatório. Pressione os dois botões de descarga ao mesmo tempo para liberar a energia. O choque é dado logo que ambos os botões são pressionados. Retome imediatamente a RCP por 2 minutos antes de verificar o ritmo e o pulso (isso pode ser modificado em uma situação controlada, na qual o ECG e a monitoração hemodinâmica estiverem disponíveis).

Desfibriladores externos automáticos

Um desfibrilador externo automático (DEA) é um dispositivo que incorpora um sistema de análise de ritmo e um sistema de advertência de choque para o uso por leigos treinados no tratamento de vítimas de morte súbita cardíaca. A American Heart Association recomenda que os DEAs devam estar disponíveis em áreas de grandes aglomerações de pessoas e onde o acesso imediato a cuidados de emergência possa ser limitado, como, por exemplo, em aviões, aeroportos, estádios desportivos, academias e demais locais de práticas de atividade física. Sabe-se que a desfibrilação precoce é crucial para a sobrevivência em pacientes com FV ou TV sem pulso. Qualquer atraso em administrar o primeiro choque, incluindo atrasos relacionados à espera pela chegada de equipe médica treinada e equipamentos, pode diminuir a chance de sobrevivência. A disponibilidade de um DEA em áreas públicas pode evitar atrasos desnecessários no tratamento e melhorar a sobrevida de vítimas de morte súbita cardíaca.

O funcionamento de um DEA é bastante simples, e o aparelho pode ser operado por leigos. As instruções de uso estão impressas nas máquinas, e comandos de voz também podem orientar o operador na utilização do DEA. Almofadas adesivas são colocadas na posição de desfibrilação-padrão no tórax (Fig. 3.47A,B), o aparelho é ligado, e o sistema de análise de ritmo analisa o ritmo do paciente. Se o sistema detectar um ritmo de choque, como uma FV ou TV rápida, uma voz avisa o operador para administrar os choques no paciente. A administração dos choques é uma manobra simples, que envolve apenas apertar um botão. O operador é aconselhado a ficar em uma posição afastada antes de dar o choque. Depois de dá-lo, o sistema reanalisa o ritmo e aconselha outro choque, se necessário.

Cardioversão

A *cardioversão* consiste no fornecimento de energia elétrica sincronizado com o complexo QRS, para que toda a energia seja entregue durante a despolarização ventricular, a fim de evitar uma onda T e o período vulnerável da repolarização ventricular. O fornecimento de energia elétrica próximo de uma onda T pode resultar em fibrilação ventricular. A cardioversão sincronizada é utilizada para cessar a taquicardia ventricular e supraventricular; costuma ser um procedimento eletivo, embora deva ser realizada com urgência se o paciente estiver hemodinamicamente instável. A cardioversão pode ser realizada pela colocação de eletrodos por via anterolateral (Fig. 3.47A) ou anteroposterior (AP) (Fig. 3.47B). A colocação anteroposterior é preferida porque exige menos energia, e a frequência de sucesso mostra-se maior quando a energia percorre o eixo curto do tórax. Podem ser utilizadas tanto pás quanto almofadas adesivas.

A sedação é necessária para a cardioversão, uma vez que o paciente geralmente está acordado, alerta e capaz de sentir a dor causada pelo procedimento. A sedação pode ser feita com medicamentos como midazolam (Dormonid), methohexital (Brevital Sódico), propofol ou outros, a critério do médico; pode-se realizar uma sedação profunda por um anestesista. Devido à sedação utilizada, é preciso disponibilizar prontamente um carrinho de emergência, medicamentos de emergência (adrenalina, lidocaína, amiodarona, atropina), agente de reversão da sedação, equipamento de fornecimento de O_2 e equipamentos de aspiração; o monitoramento da saturação de O_2 e pressão arterial (PA) não invasiva deve ser realizado de modo contínuo durante o procedimento, até que o paciente esteja bem acordado e recuperado.

O nível de energia inicial para a cardioversão é, em geral, de 50 a 100 J, variando de acordo com as diferentes arritmias. Se o primeiro choque não for suficiente, aumenta-se a energia dos choques subsequentes (Fig. 3.48A). O equipamento deve estar sincronizado com o complexo QRS para a realização da cardioversão. A maioria dos equipamentos coloca um ponto brilhante ou marcador similar no complexo QRS quando está no modo "sincronizado" (Fig. 3.48B). O equipamento não libera a energia até que encontre o marcador de sincronia. Certifique-se de verificar visualmente se o marcador de sincronismo está de fato sobre o complexo QRS e não sobre uma onda T alta. No momento da liberação da energia durante a cardioversão, pressione e segure os botões de descarga até que a energia seja liberada; o equipamento sincronizado não realizará a descarga até que encontre um complexo QRS. Quando a energia for liberada, o aparelho volta automaticamente ao modo assíncrono; assim, se forem necessários choques adicionais, o equipamento deve ser mais uma vez sincronizado.

BIBLIOGRAFIA SELECIONADA

Conover MB. *Understanding Electrocardiography*. 8th ed. St Louis, MO: Mosby; 2003.

Field JM, ed. *Advanced Cardiovascular Life Support Provider Manual*. Dallas, TX: American Heart Association; 2005.

Jacobson C. Arrhythmias and conduction disturbances. In: Woods SL, Froelicher ES, Motzer SU, et al, eds. *Cardiac Nursing*. 7th ed. Philadelphia, PA: Lippincott Williams & Wilkins; (in press, 2010).

---

* N. de T.: ACLS = SANC: Suporte Avançado de Vida em Cardiologia.

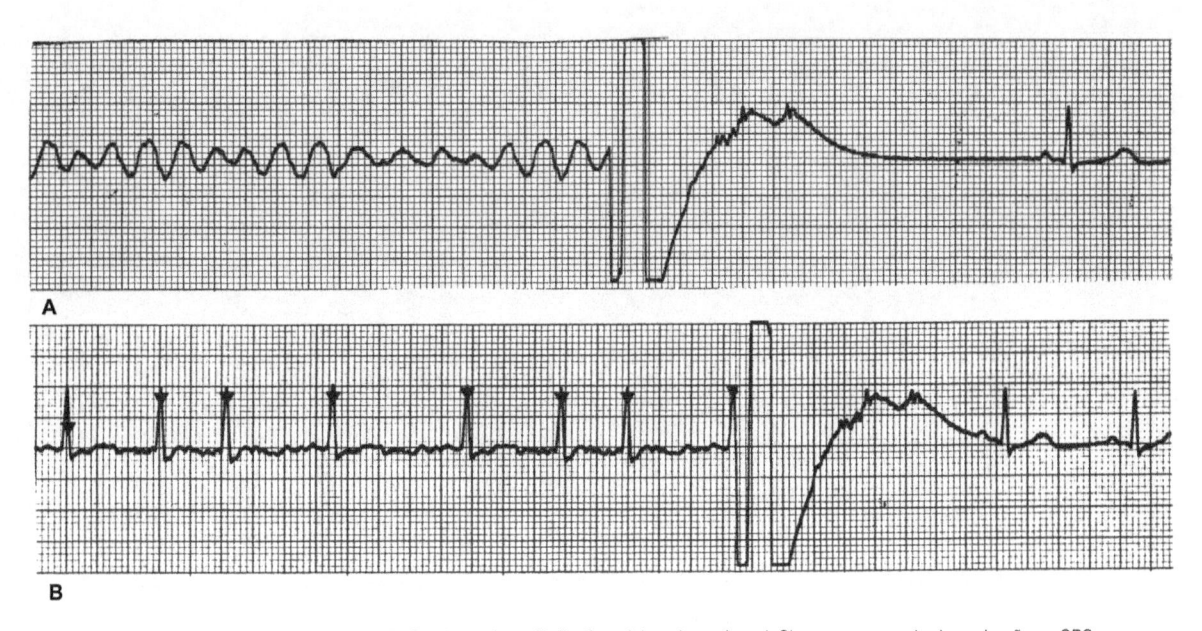

Figura 3.48 **(A)** Desfibrilação de FV para o ritmo sinusal. **(B)** Cardioversão da fibrilação atrial ao ritmo sinusal. Observe a marca de sincronização no QRS.

Jacobson C, Gerity D. Pacemakers and implantable defibrillators. In: Woods SL, Froelicher ES, Motzer SU, et al, eds. *Cardiac Nursing*. 7th ed. Philadelphia, PA: Lippincott Williams & Wilkins; (in press, 2010).

Jacobson C, Marzlin K, Webner C. *Cardiovascular Nursing Practice: A Comprehensive Resource Manual and Study Guide for Clinical Nurses*. Burien, WA: Cardiovascular Nursing Education Associates; 2007.

Marriott HJL. *Practical Electrocardiography*. 8th ed. Baltimore, MD: Williams & Wilkins; 1998.

Marriott HJL, Conover MB. *Advanced Concepts in Arrhythmias*. 3rd ed. St. Louis, MO: Mosby; 1998.

Miller JM, Zipes DP. Therapy for cardiac arrhythmias. In: Libby P, Bonow RO, Mann DL, Zipes DP, eds. *Braunwald's Heart Disease: A Textbook of Cardiovascular Medicine*. Philadelphia, PA: Elsevier Saunders; 2008.

Nelson WP, Marriott HJL, Schocken DD. *Concepts and Cautions in Electrocardiography*. Northglenn, CO: MedInfo; 2007.

Olgin JE, Zipes DP. Specific arrhythmias: diagnosis and treatment. In: Libby P, Bonow RO, Mann DL, et al, eds. *Braunwald's Heart Disease: A Textbook of Cardiovascular Medicine*. 8th ed. Philadelphia, PA: Saunders; 2008.

Wagner GS. *Marriott's Practical Electrocardiography*. 10th ed. Philadelphia, PA: Lippincott Williams & Wilkins; 2001.

Wellens HJ, Conover MB. *The ECG in Emergency Decision Making*. 2nd ed. St. Louis, MO: Elsevier Saunders; 2006.

Prática baseada em evidências

American Association of Critical Care Nurse (AACN). *Practice Alert: Dysrhythmia Monitoring*. Aliso Viejo, CA: AACN; 2004. http://www.aacn.org.

Drew BJ, Califf RM, Funk M, et al. Practice standards for electrocardiographic monitoring in hospital settings. *Circulation*. 2004; 110:2721-2746.

Fuster V, Ryden LE, Asinger RW, et al. ACC/AHA/ESC Guidelines for the Management of Patients With Atrial Fibrillation: executive summary: a report of the American College of Cardiology/American Heart Association Task Force on Practice Guidelines and the European Society of Cardiology Committee for Practice Guidelines (Writing Committee to Revise the 2001Guidelines for the Management of Patients with Atrial Fibrilation). *Circulation*. 2006;114:700-752.

Jacobson C. Bedside cardiac monitoring. In: Chulay M, Burns S, eds. *AACN's Protocols for Practice: Technology Series*. Aliso Viejo, CA: AACN; 1996.

Zipes DP, Camm JA, Borggrefe M, et al. ACC/AHA/ESC 2006 Guidelines for Management of Patients With Ventricular Arrhythmias and the Prevention of Sudden Cardiac Death: executive summary: a report of the American College of Cardiology/American Heart Association Task Force and the European Society of Cardiology Committee for Practice Guidelines. *Circulation*. 2006;114:1088-1132.

MONITORAÇÃO HEMODINÂMICA | 4

Leanna R. Miller

HABILIDADES DE CONHECIMENTO

1. Identificar características das formas de onda de pressão normais e anormais para os seguintes parâmetros de monitoração hemodinâmica:
   - Pressão venosa central
   - Pressão da artéria pulmonar
   - Pressão arterial
   - Débito cardíaco
2. Descrever elementos básicos dos equipamentos e métodos de monitoramento das pressões hemodinâmicas utilizados para assegurar a precisão das medidas de pressão.
3. Discutir as indicações, contraindicações e principais manejos dos seguintes parâmetros corriqueiros de monitoração hemodinâmica:
   - Pressão venosa central
   - Pressão da artéria pulmonar
   - Pressão do ventrículo direito
   - Oxigenação venosa mista
   - Pressão arterial
   - Débito cardíaco
4. Descrever o uso da monitoração do $SvO_2/SvcO_2$ para pacientes críticos.
5. Comparar e contrastar implicações clínicas e abordagens de tratamento para valores hemodinâmicos anormais.
6. Explicar elementos básicos de técnicas minimamente invasivas de monitoração hemodinâmica.

A *hemodinâmica* é o estudo do relacionamento de pressão arterial (PA), fluxo sanguíneo, volumes vasculares, frequência cardíaca, função ventricular e propriedades físicas do sangue. Monitorar o estado hemodinâmico do paciente crítico é parte integrante da enfermagem em terapia intensiva. É essencial que os enfermeiros de cuidados críticos tenham um conhecimento prático de como obter dados precisos, analisar formas de onda e interpretar e associar os dados.

O exame clínico pode ser um preditor pobre da condição hemodinâmica. Embora as técnicas de avaliação não invasivas, como exame físico, anamnese e exames laboratoriais, sejam úteis e necessárias, não fornecem os dados fisiológicos específicos obtidos com a monitoração hemodinâmica. Parâmetros como débito cardíaco (DC) e pressões intracardíacas podem ser diretamente mensurados e monitorados com cateteres permanentes especiais. As informações fornecidas pelos cateteres podem propiciar dados precisos e oportunos aos profissionais, para que sejam utilizadas as intervenções apropriadas.

PARÂMETROS HEMODINÂMICOS

Débito cardíaco

O débito cardíaco (DC) é a quantidade de sangue bombeada pelo ventrículo a cada minuto. É o produto da frequência cardíaca (FC) pelo volume de ejeção (VS) (quantidade de sangue ejetada pelo ventrículo a cada contração; Fig. 4.1).

$$DC = FC \times VS$$

O valor normal é de 4 a 8 L/min (Tab. 4.1). Cabe lembrar que esses valores são relativos ao tamanho. Valores dentro da faixa normal para uma pessoa com 1,5 m de altura pesando 45 kg podem ser totalmente inadequados para indivíduos de 1,8 m e 90 kg. O índice cardíaco (IC) consiste no DC ajustado ao tamanho do corpo do indivíduo. É determinado pela divisão do DC pela área de superfície corporal (ASC), que pode ser obtida a partir do gráfico de área de superfície corporal de DuBois ou

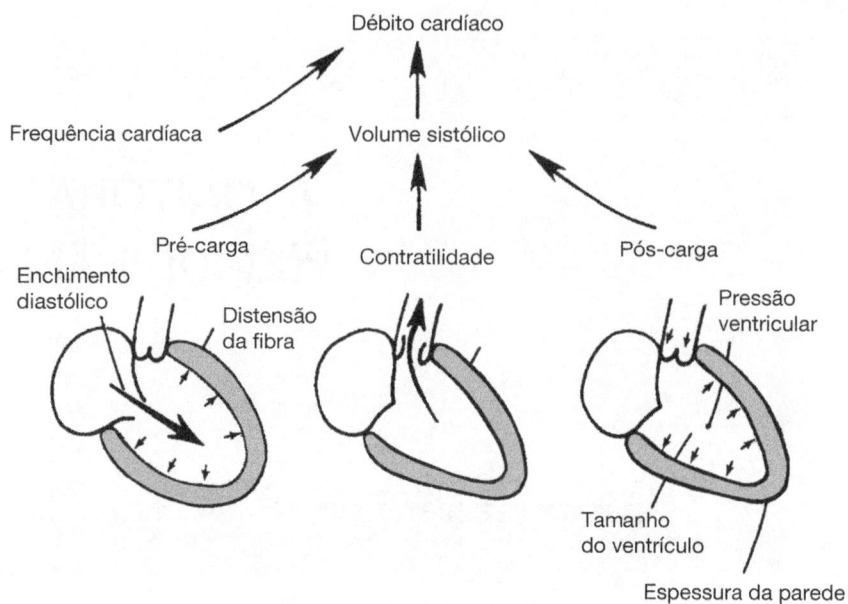

Figura 4.1 Fatores que afetam o DC. *(Reimpressa de: Price S, Wilson L. Pathophysiology: Clinical Concepts of Disease Processes. Philadelphia, PA: Mosby; 1992:390, com permissão da Elsevier).*

pressionando o botão IC no monitor cardíaco. O valor normal corresponde a 2,5 a 4,3 L/min/m² (Tab. 4.1).

$$IC = DC/ASC$$

As medidas do DC são utilizadas para avaliar o estado de perfusão do paciente, a resposta ao tratamento e constitui-se um meio rápido para avaliar sua condição hemodinâmica. Conforme mencionado, o DC é composto por frequência cardíaca e VS, ou pela quantidade de sangue ejetada em cada contração do

TABELA 4.1 PARÂMETROS HEMODINÂMICOS E FLUXO SANGUÍNEO NORMAIS

Parâmetro	Abreviação	Fórmula	Variação normal
Débito cardíaco	DC	Volume sistólico (VS) × frequência cardíaca (FC)	4-8 L/min
Índice cardíaco	IC	DC/ASC ÷ 1.000	2,5-4,3 L/min/m²
Média da pressão arterial	PAM	2 (PADiastólica) + PASistólica 3	70-105 mmHg
Pressão atrial direita	PAD	cm H_2O = mmHg × 1,34	2-8 mmHg
Pressão de oclusão da artéria pulmonar	POAP		8-12 mmHg
Pressão diastólica da artéria pulmonar	PDAP		10-15 mmHg
Resistência vascular pulmonar	RVP	PAPM − POAP × 80 DC	100-250 dinas/s/cm^{-5}
Índice de resistência vascular pulmonar	IRVP	PAPM − POAP × 80 IC	255-285 dinas/s/m²-cm^{-5}
Média da pressão da artéria pulmonar	PAPM		15-20 mmHg
Resistência vascular sistêmica	RVS	PAM − PAD × 80 DC	800-1.200 dinas/s/cm^{-5}
Índice de resistência vascular sistêmica	IRVS	PAM− PAD × 80 CI	1.970-2.390 dinas/s/m²-cm^{-5}
Índice de trabalho sistólico do ventrículo direito	ITSVD	(PDAP − PAD) VS × 0,0138 ASC	7-12 gm/M/M²
Índice de trabalho sistólico do ventrículo esquerdo	ITSVE	(PAPM − POAP) VS × 0,0138 ASC	35-85 gm//M/M²
Oferta de oxigênio	DO_2	CaO_2 × DC × 10	900-1.100 mL/min
Índice de oferta de oxigênio	IDO_2	IC × 1,38 × Hb × SaO_2 × 10	360-600 mL/min/m²
Consumo de oxigênio	VO_2	C (a − v) O_2 × DC × 10	200-250 mL/min
Índice de consumo de oxigênio	IVO_2	IC × 1,38 (SaO_2 − SvO_2) × (Hb) (10)	108-165 mL/min/m²
Volume sistólico	VS	VS = VDF − VSF DC/FC × 1.000	50-100 mL/batimento
Índice de volume sistólico	IVS	VS/ASC IC/FC × 1.000	35-60 mL/batimento/m²
Volume diastólico final do ventrículo direito	VDFVD	VS/FE	100-160 mL
Índice de volume diastólico final do ventrículo direito	IVDFVD	VDF/ASC	600-100 mL/m²
Volume sistólico final do ventrículo direito	VSFVD	VDF − VS	50-100 mL
Índice de volume sistólico final do ventrículo direito	IVSFVD	VSF/ASC	30-60 mL/m²
Fração de ejeção do ventrículo direito	FEVD	VS/VDF = VDF − VSF/VDF	40-60 %
Saturação venosa mista	SvO_2		60-75 %
Taxa de extração de oxigênio	TEO_2	(CaO_2 − CvO_2)/CaO_2 × 100	22-30 %
Índice de extração de oxigênio	IEO_2	SaO_2 − SvO_2/SaO_2 × 100	20-25 %

ventrículo. A variação normal do VS é de 50 a 100 mL/batimento (Tab. 4.1). O VS depende de pré-carga, pós-carga e contratilidade. Portanto, o DC é determinado por:

1. Frequência cardíaca (e ritmo)
2. Pré-carga
3. Pós-carga
4. Contratilidade

Baixo débito cardíaco/índice cardíaco

Uma vez que o VS do ventrículo esquerdo é um componente utilizado na determinação do DC, qualquer condição ou processo de doença que prejudique o bombeamento (ejeção) ou enchimento do ventrículo pode contribuir para uma diminuição do DC. As alterações que levam à diminuição do DC podem ser divididas em duas categorias gerais: enchimento ventricular inadequado e esvaziamento ventricular insuficiente.

Enchimento ventricular inadequado

Os fatores que levam ao enchimento ventricular inadequado incluem arritmias, hipovolemia, tamponamento cardíaco, estenose mitral ou tricúspide, pericardite constritiva e miocardiopatia restritiva. Cada uma dessas alterações leva a uma diminuição da pré-carga (volume no ventrículo no final da diástole), o que resulta em diminuição no DC.

Ejeção ventricular inadequada

Os fatores que levam ao esvaziamento ventricular inadequado incluem insuficiência mitral/tricúspide, infarto do miocárdio, aumento da pós-carga (hipertensão arterial, estenose aórtica e pulmonar), doenças do miocárdio (miocardite, cardiomiopatia), distúrbios metabólicos (hipoglicemia, hipoxia, acidose grave) e utilização de fármacos inotrópicos negativos (betabloqueadores, bloqueadores dos canais de cálcio).

Alto índice/débito cardíaco

Teoricamente, qualquer fator que aumente a frequência cardíaca e a contratilidade e diminua a pós-carga pode contribuir para aumento no DC. Estados hiperdinâmicos, como os encontrados em casos de sepse, anemia, gravidez e crises de hipertireoidismo, podem aumentar o DC. O aumento da frequência cardíaca é um componente importante nos estados hiperdinâmicos; no entanto, na sepse ocorre uma profunda diminuição na pós-carga, que também contribui para aumento no DC.

Componentes do débito cardíaco/índice cardíaco

Frequência cardíaca e ritmo

Frequência cardíaca

A frequência cardíaca normal é de 60 a 100 batimentos por minuto (bpm). Em um indivíduo normal e saudável, o aumento da frequência cardíaca pode levar a aumento no DC. Em uma pessoa com disfunção cardíaca, o aumento da frequência cardíaca pode provocar uma redução de DC e, muitas vezes, isquemia miocárdica. O aumento da frequência cardíaca diminui o tempo de enchimento ventricular, ocasionando diminuição do VS, o que leva à diminuição do DC.

A menor frequência cardíaca não resulta necessariamente em diminuição do DC. A associação de frequência cardíaca alta com DC normal é, muitas vezes, encontrada em atletas. Seu treinamento e condicionamento reforçam o miocárdio, de forma que cada contração cardíaca produz aumento do VS. Em indivíduos com disfunção no ventrículo esquerdo (VE), a frequência cardíaca reduzida pode produzir diminuição no DC. Isso ocorre pela diminuição da contratilidade, bem como pela redução no número de contrações cardíacas por minuto.

Uma vez que o DC é o produto do VS pela frequência cardíaca, qualquer alteração no VS costuma produzir uma mudança na frequência cardíaca. Se o VS é elevado, a frequência cardíaca pode diminuir (p. ex., como o que ocorre na adaptação para o exercício). Se o VS diminui, a frequência cardíaca normalmente aumenta. Assim, avaliar a causa da taquicardia revela-se um componente essencial da avaliação hemodinâmica. As taquicardias e bradicardias são potencialmente perigosas porque podem ocasionar diminuição no DC. As bradicardias que se desenvolvem subitamente quase sempre são o reflexo de uma queda no DC. Contudo, a causa de taquicardia deve ser determinada, uma vez que pode não refletir um baixo débito, mas uma resposta fisiológica normal (p. ex., taquicardia com febre). A frequência cardíaca varia entre indivíduos e relaciona-se a vários fatores. Alguns deles são descritos a seguir.

FREQUÊNCIA CARDÍACA REDUZIDA

- A estimulação parassimpática (estimulação do nervo vago) é fato comum no ambiente de terapia intensiva. Pode ocorrer durante manobras de Valsalva com esforço excessivo, como durante evacuação, vômito, tosse e aspiração.
- Os distúrbios da condução, em especial bloqueios de segundo e terceiro graus, são, muitas vezes, encontrados em pacientes com doenças cardiovasculares. Muitos fármacos utilizados no ambiente de terapia intensiva podem provocar diminuição da frequência cardíaca, incluindo digitálicos, betabloqueadores, bloqueadores dos canais de cálcio e fenilefrina.
- Em geral, os atletas apresentam frequência cardíaca de repouso abaixo de 60 bpm, sem comprometer o DC.
- A frequência cardíaca real não se mostra tão importante quanto seu efeito sistêmico. Se a frequência cardíaca do paciente levar à diminuição da perfusão (diminuição do nível de consciência, diminuição do débito urinário, hipotensão, preenchimento capilar prolongado, dor torácica de início recente, etc.), inicia-se tratamento para aumentar tal frequência.

FREQUÊNCIA CARDÍACA AUMENTADA

- Estresse, ansiedade, dor e condições que resultem na liberação de catecolaminas endógenas compensatórias (como hipovolemia, febre, anemia e hipotensão) podem ocasionar taquicardia.
- Os medicamentos com efeito cronotrópico positivo direto incluem adrenalina e dopamina.

A taquicardia é muito comum em pacientes críticos. Ao detectar uma elevação na frequência cardíaca, todas as principais fontes de taquicardia são avaliadas. Por exemplo, se o paciente apresenta frequência cardíaca de 120 bpm, o médico deve considerar fatores como febre, dor e ansiedade antes de assumir que a taquicardia seja decorrente de redução no VS. Uma vez que essas causas são descartadas, realiza-se uma investigação a respeito da causa do baixo VS. As duas razões mais comuns para um VS baixo são hipovolemia e disfunção do VE. Ambas podem produzir um aumento da frequência cardíaca se não existirem distúrbios na regulação dessa frequência (como disfunção do sistema nervoso autônomo ou uso de fármacos que interferem no sistema nervoso simpático ou parassimpático, como os betabloqueadores).

Um aumento da frequência cardíaca pode compensar a diminuição do VS, embora essa compensação seja limitada. Quanto mais rápida a frequência cardíaca, menos tempo existe para o enchimento ventricular. Como o aumento da frequência cardíaca reduz o tempo de enchimento diastólico, existe a possibilidade de que eventualmente se reduza o VS. Não há frequência cardíaca específica na qual o enchimento diastólico seja tão gravemente reduzido a ponto de diminuir o VS. No entanto, conforme se aumenta a frequência, o VS pode ser negativamente afetado.

A frequência cardíaca aumentada também tem o potencial de aumentar a demanda de oxigênio do miocárdio (MVO_2). Quanto maior a frequência cardíaca, maior a probabilidade de que o coração consuma mais oxigênio. Alguns pacientes são mais sensíveis à elevação da MVO_2 do que outros. Por exemplo, uma pessoa jovem pode tolerar uma taquicardia elevada, como 160 bpm, por vários dias, enquanto um paciente com doença arterial coronariana pode descompensar e desenvolver edema pulmonar com uma frequência cardíaca de 130. Manter a frequência cardíaca o mais baixa possível, sobretudo em pacientes com alteração do fluxo sanguíneo do miocárdio, é uma forma de proteger a função miocárdica.

Ritmo cardíaco

Observam-se os efeitos deletérios produzidos por taquicardia supraventricular ou mudança de ritmo sinusal para fibrilação ou *flutter* atrial. A perda do *kick* atrial pode contribuir para a diminuição do DC. Em geral, o átrio contribui com 20 a 40% do volume de enchimento ventricular. Com a taquicardia, essa contribuição atrial para o VS pode diminuir de modo significativo. Embora os indivíduos com função cardíaca normal não demonstrem comprometimento no VS, é provável que seja encontrado prejuízo em pacientes com insuficiência cardíaca.

Volume sistólico e índice de volume sistólico

O *volume sistólico* consiste na quantidade de sangue ejetada pelo ventrículo esquerdo a cada batimento do coração. Os ventrículos direito e esquerdo ejetam praticamente a mesma quantidade, que, em condições normais, é de 50 a 100 mL por batimento (ver Tab. 4.1).

$$VS = (DC\ 1.000)/FC$$

O VS relacionado à área de superfície corporal do paciente é o IVS. A indexação ajuda a comparar os valores, independentemente do tamanho do paciente. Calcula-se esse valor pela maioria dos monitores. O IVS é de 35 a 60 mL/batimento/m² (ver Tab. 4.1). Causas comuns de diminuição da relação volume sistólico/índice de volume sistólico (VS/IVS) são volume inadequado de sangue (pré-carga), prejuízo na contratilidade ventricular (resistência), aumento da resistência vascular sistêmica (RVP; pós-carga) e disfunção da válvula cardíaca. Uma alta relação VS/IVS ocorre quando a resistência vascular é baixa (sepse, uso de vasodilatadores, choque neurogênico e choque anafilático).

Fração de ejeção

A *fração de ejeção* (FE) é definida como a quantidade de sangue bombeado a cada contração em relação ao volume de sangue disponível. Por exemplo, supondo que o volume do ventrículo esquerdo ao final da diástole (VDF – volume diastólico final, quantidade de sangue presente no coração pouco antes da contração) seja de 100 mL, se o VS é de 80 mL, a FE é de 80%; ou seja, 80 dos 100 mL disponíveis no ventrículo foram ejetados. O volume do ventrículo direito é quase igual ao do ventrículo esquerdo (VDFVD) (ver Tab. 4.1). Em geral, uma FE normal é superior a 60%.

A FE pode sofrer alterações antes que o VS em determinadas condições, tais como falência do VE e sepse. Por exemplo, o ventrículo esquerdo pode dilatar-se em resposta à disfunção do VE decorrente de doença da artéria coronariana, aumentando o VDF. Embora o aumento no VDF possa impedir uma queda no VS, a FE não pode ser preservada. Assim, a FE e o VDF são indicadores precoces de disfunção ventricular e parâmetros ideais de monitoramento. Infelizmente, a FE e o VDF não estão sempre disponíveis. Assim, o VS e o IVS apresentam-se como as melhores medidas disponíveis para avaliar a disfunção ventricular esquerda e direita.

O VS é muito importante porque costuma cair com hipovolemia ou quando o ventrículo esquerdo está muito fraco para ejetar o sangue (disfunção do VE).

Fatores que afetam o volume de ejeção/índice de volume sistólico

Pré-carga

A pré-carga consiste no volume de sangue que exerce uma força ou pressão (resistência) nos ventrículos durante a diástole. Também pode ser descrita como a pressão de enchimento dos ventrículos no final da diástole ou a quantidade de sangue que enche os ventrículos durante a diástole.

De acordo com a lei de Frank-Starling do coração, a força de contração está relacionada ao estiramento das fibras miocárdicas antes da contração. Como as fibras estão esticadas, a força de contração aumenta até certo ponto. Além desse ponto, a força de contração diminui, sendo referida como *insuficiência ventricular* (Fig. 4.2). Com o aumento da pré-carga, há um aumento no volume de sangue fornecido ao ventrículo, o miocárdio é distendido, produzindo-se uma contração mais intensa do ventrículo esquerdo. Essa contração ventricular potente produz um aumento no VS e, portanto, no DC. Pré-carga demasiada faz a contração ventricular ser menos eficaz. Uma condição comu-

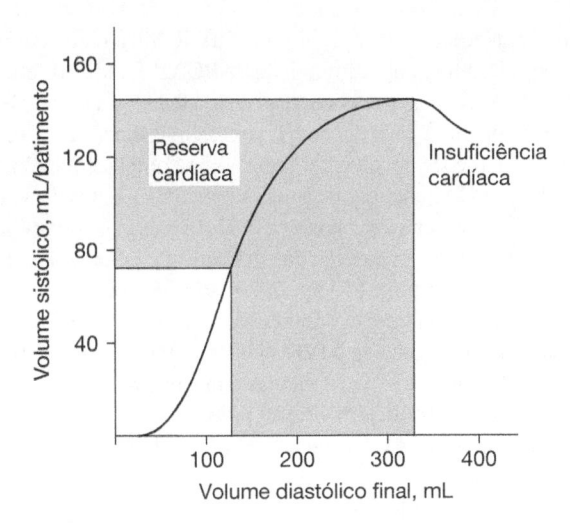

Figura 4.2 Curva de função ventricular. À medida que aumenta o volume diastólico final, aumenta a força de contração ventricular. O VS aumenta até um ponto crítico, após o qual diminui (insuficiência cardíaca). *(Retirada de Langley LF. Review of Physiology. 3rd ed. New York, NY: McGraw-Hill; 1971.)*

mente utilizada como analogia refere-se às propriedades de um elástico. Quanto mais esticado estiver o elástico, maior o estalo produzido quando solto. O elástico pode ser esticado até atingir um ponto em que perde sua tensão e não recua mais.

Determinantes da pré-carga

A pré-carga é determinada sobretudo pela quantidade de retorno venoso ao coração. Pode ser afetada por constrição venosa, dilatação venosa e alterações no volume total de sangue. A pré-carga diminui com as mudanças de volume. Isso pode ocorrer diante de hemorragia (traumática, cirúrgica, digestiva, obstétrica/ginecológica), diurese (uso excessivo de diuréticos, cetoacidose diabética, diabetes insípido), vômitos e diarreia, terceiro espaço (ascite, sepse grave, insuficiência cardíaca congestiva [ICC]), redistribuição do fluxo sanguíneo (uso de vasodilatadores, choque neurogênico, sepse grave) e sudorese profunda. A dilatação venosa também resulta em diminuição da pré-carga. As etiologias que aumentam a estase venosa, resultando em diminuição do retorno venoso para o coração, incluem hipertermia, choque séptico, choque anafilático e administração de fármacos (nitroglicerina, nitroprussiato) (Tab. 4.2).

Os fatores que levam ao aumento da pré-carga incluem a administração excessiva de cristaloides ou hemoderivados e a presença de insuficiência renal (fase oligúrica). A constrição venosa ocasiona desvio de sangue periférico para os órgãos centrais (coração e cérebro). O retorno venoso aumentado leva a uma pré-carga aumentada. Isso pode acontecer em hipotermia, algumas formas de choque (hipovolêmico, cardiogênico e obstrutivo) e com administração de fármacos que estimulam os receptores alfa (adrenalina, dopamina em doses superiores a 10 mcg/kg/min, noradrenalina) (Tab. 4.2).

Indicadores clínicos da pré-carga

O ventrículo direito bombeia o sangue para a circulação pulmonar, e o ventrículo esquerdo ejeta o sangue para a circulação sistêmica. Ambos os sistemas circulatórios são afetados por pré-carga, pós-carga e contratilidade. Estes são discutidos a seguir, e, quando apropriado, os indicadores clínicos serão diferenciados em lado direito e esquerdo do coração.

PRÉ-CARGA DO VENTRÍCULO DIREITO (PVC OU PAD)

A pré-carga normal do ventrículo direito (VD) é de 2 a 8 mmHg ou 2 a 10 cm H₂O (Tab. 4.1) (PVC = pressão venosa central; PAD = pressão atrial direita). Mensura-se a pressão atrial direita para

TABELA 4.2 EFEITOS HEMODINÂMICOS DOS AGENTES CARDIOVASCULARES

Medicamento	DC	POAP	RVS	PAM	FC	PVC	RVP
Noradrenalina	↑ (leve)	↑	↑	↑	↔	↑	↑
Fenilefrina	↔, ↓	↑	↑	↑	↔, ↓	↑	↑
Adrenalina	↑	↑	↑	↑	↑	↑	↑
Dobutamina	↑	↓	↓	↑ (com ↑ DC)	↑ (leve)	↓	↓
Dopamina	↑	↑	↑	↑	↑	↑	↔
< 5 mcg/kg/min	↑	↑↑	(leve)	(leve)	↑	↑↑	↑
> 5 mcg/kg/min			↑↑	↑↑			
Digoxina	↑	↔	↔	↔	↓	↔	↔
Isoproterenol	↑	↓	↓	↓	↑	↓	↓
Levosimendana	↑	↓	↓	↓	↔ (↑-em pacientes sensíveis à pré-carga)	↓	↓
Milrinona	↑	↓	↓	↔ (↓-em pacientes sensíveis à pré-carga)	↔ (↑-em pacientes sensíveis à pré-carga)	↓	↓
Nitroglicerina	↔	↓	↔	↓	↔	↓	↔
20-40 mcg/min		↓	↓	↓	↑	↓	↓
50-250 mcg/min							
Nitroprussiato	↑	↓	↓	↓	↑	↓	↓

avaliar a função do ventrículo direito, a condição do volume intravascular e a resposta à administração de fluidos e medicamentos. A relação PVC/PAD aumenta em decorrência de sobrecarga de volume intravascular, tamponamento cardíaco (edema, sangue, etc.), cardiomiopatia restritiva e insuficiência do VD. Há três etiologias da insuficiência do VD: (1) doenças intrínsecas, como infarto do VD ou cardiomiopatias; (2) secundária a fatores que aumentam a resistência vascular pulmonar (RVP), tais como embolia pulmonar, hipoxemia, doença pulmonar obstrutiva crônica (DPOC), sepse do desconforto respiratório agudo (SDRA), sepse; e (3) disfunção ventricular esquerda grave, como encontrada na estenose/insuficiência mitral ou falência do VE. Em contrapartida, a única razão clinicamente significativa para uma diminuição da relação PVC/PAD é a hipovolemia. A relação PVC/PAD é um indicador tardio de alterações da função do ventrículo esquerdo, o que limita seu uso na tomada de decisões clínicas.

PRÉ-CARGA DO VENTRÍCULO ESQUERDO (POAP OU PAE)

A pré-carga normal do VE é de 8 a 12 mmHg (POAP = pressão de oclusão da artéria pulmonar; ou PCCP = pressão em cunha capilar pulmonar; ou PCAP = pressão em cunha da artéria pulmonar; ou PAE = pressão atrial esquerda). O termo mais utilizado é POAP (ver Tab. 4.1). Com a inserção de 1,25 a 1,50 mL de ar na porta do balão da artéria pulmonar (AP) do cateter, o balão aloja-se em uma parte da AP menor que ele. Isso obstrui o fluxo sanguíneo distal à ponta do cateter. Esta é, então, exposta à pressão do átrio esquerdo. Quando a válvula mitral abre-se durante a diástole ventricular, a pressão sentida é a do ventrículo esquerdo, a pressão diastólica final do ventrículo esquerdo (PDFVE) ou pré-carga do VE (Fig. 4.3).

A POAP aumenta em decorrência de sobrecarga do volume intravascular, tamponamento cardíaco (sangue, edema, etc.), miocardiopatias restritivas e disfunção ventricular. As etiologias comuns de disfunção do VE incluem estenose/insuficiência mitral, estenose/insuficiência aórtica e diminuição da complacência do VE (isquemia, fibrose, hipertrofia). A única razão clinicamente significativa para diminuição da POAP é a hipovolemia.

Existem algumas condições nas quais a POAP e a PDFVE não se correlacionam. A falência do VE com POAP superior a 15 a 20 mmHg e condições envolvendo redução na complacência do VE resultam em POAP menor que a verdadeira PDFVE. Os pacientes em pressão expiratória final positiva (PEEP, pressão positiva contínua nas vias aéreas), colocação da ponta do cateter nas zonas 1 ou 2 (Fig. 4.4), taquicardia (130 bpm), estenose/insuficiência mitral, DPOC ou doença pulmonar venoclusiva apresentam uma medida de POAP maior do que a real PDFVE. Tais fatores devem ser considerados antes de quaisquer condutas terapêuticas.

A pressão diastólica da artéria pulmonar (PDAP) costuma ser 1 a 4 mmHg maior do que a POAP devido à resistência do fluxo sanguíneo nos vasos pulmonares; no entanto, quando o cateter está "em cunha", não há fluxo ou resistência passando, e o número reflete a POAP. Quando o paciente tem uma RVP aumentada, a PDAP e a POAP já não se correlacionam e não podem ser usadas alternadamente. As condições que provocam o aumento da RVP são hipoxemia, acidemia, embolia pulmonar maciça e doença vascular pulmonar. Se a PDAP e a POAP estiverem estreitamente correlacionadas, a PDAP pode ser utilizada para estimar a PDFVE. Isso permite um prolongamento da vida útil do balão e reduz as chances de isquemia pulmonar, além de danos e rupturas na AP.

Pós-carga

A pós-carga consiste na resistência ao esvaziamento do ventrículo esquerdo durante a sístole. Trata-se da pressão ou resistência que os ventrículos devem superar para abrir as válvulas aórtica e pulmonar e bombear o sangue para os vasos pulmonares e sistêmicos.

Determina-se a resistência vascular pelo comprimento do vaso, pelo diâmetro ou raio e pela viscosidade do sangue. O comprimento do vaso é considerado constante. A viscosidade do sangue mostra-se relativamente constante, exceto quando há mudan-

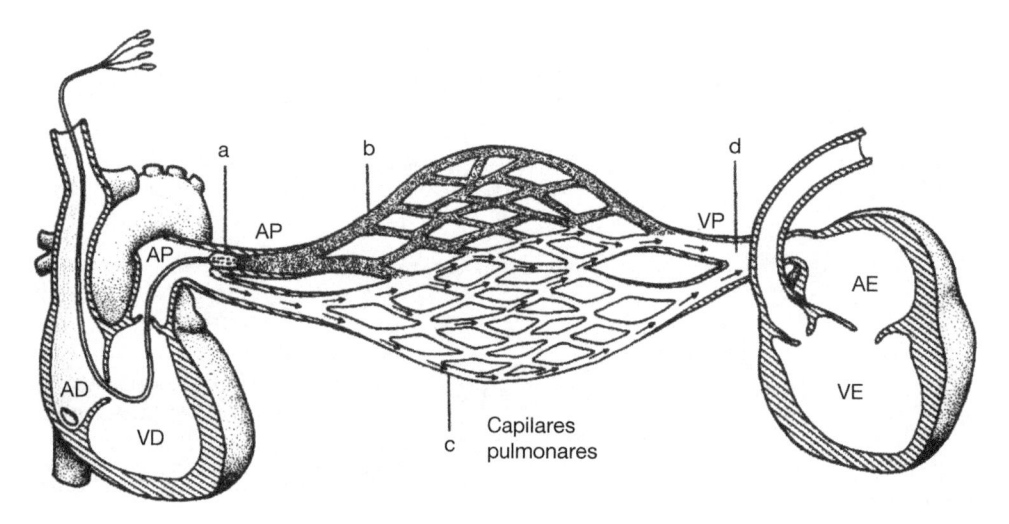

Figura 4.3 Representação esquemática do cateter de AP na posição de cunha. De sua posição no pequeno segmento ocluído da circulação pulmonar, o cateter da AP posicionado em cunha permite que o equipamento de monitoramento eletrônico "olhe através" do segmento inativo da circulação pulmonar e veja as veias pulmonares e o átrio esquerdo hemodinamicamente ativos. *(Retirada de Darovic GO.* Hemodynamic Monitoring: Invasive and Noninvasive Clinical Application. *Philadelphia, PA: WB Saunders; 2002:207, com permissão da Elsevier.)*

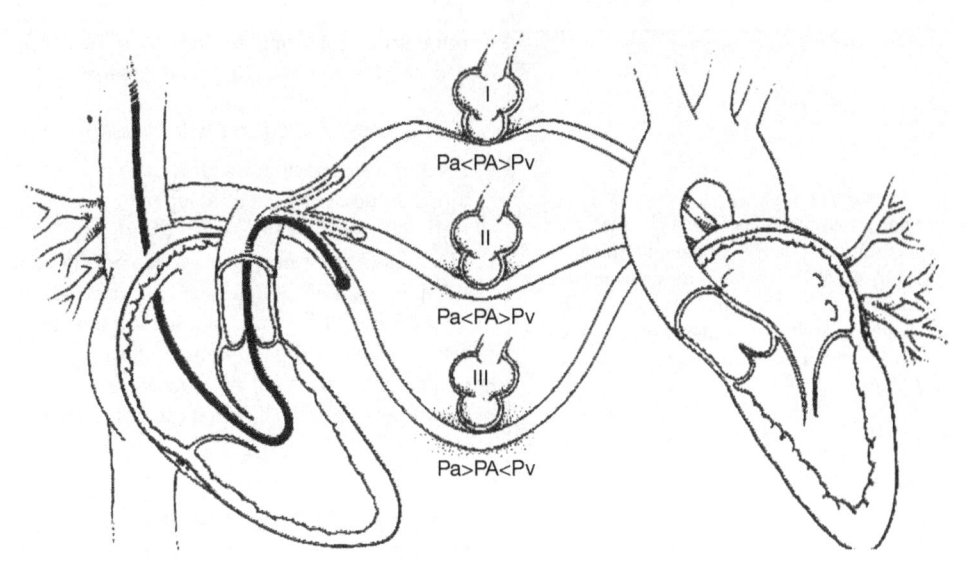

Figura 4.4 Posição anatômica de um cateter de AP na artéria pulmonar. As zonas I, II e III caracterizam a relação das pressões alveolares (PA), arteriais (Pa) e venosas (Pv), conforme descrito por West. *(Retirada de O'Quin R, Marinii JJ. Pulmonary artery occlusion pressure: clinical physiology, measurement and interpretation. Am Rev Respir Dis. 1983;128:319-329, com permissão.)*

ças de volume bruto (p. ex., hemorragia) ou policitemia. Portanto, as condições que alteram o diâmetro dos vasos ou seu trato de saída têm um efeito primário sobre a pós-carga dos ventrículos.

Quanto mais a pós-carga aumenta (vasoconstrição ou obstrução do trato de saída), mais o coração deve trabalhar para ejetar o volume. A pós-carga afeta a fase de contração isovolumétrica do ciclo cardíaco. Durante essa fase, a pressão ventricular eleva-se, de modo que os ventrículos são capazes de superar a resistência vascular existente, abrir as válvulas semilunares e ejetar seu conteúdo. Uma vez que a pressão dentro do ventrículo esquerdo é maior do que a pressão no sistema aórtico/pulmonar, as válvulas abrem-se e o sangue é ejetado do coração. Com o aumento da pós-carga, o coração trabalha mais para ejetar seu conteúdo, levando a uma MVO_2* aumentada. Trata-se de um período crucial de suscetibilidade do miocárdio à lesão isquêmica; é um dos principais motivos para considerar a realização de tratamentos que reduzam a pós-carga.

As causas mais comuns de aumento na pós-carga incluem estenose aórtica/pulmonar, hipotermia, hipertensão arterial, resposta compensatória à hipotensão arterial e diminuição do DC, estados clássicos de choque (hipovolêmico, cardiogênico e obstrutivo) e resposta a medicamentos que estimulam os receptores alfa (adrenalina, noradrenalina, dopamina, fenilefrina) (Tab. 4.2). A diminuição da pós-carga é encontrada em casos de hipertermia e choques de distribuição (séptico, anafilático e neurogênico) e após a administração de fármacos vasodilatadores (nitroprussiato, nitroglicerina em doses mais elevadas, bloqueadores dos canais de cálcio, betabloqueadores, etc.) (ver Tab. 4.2).

Indicadores clínicos da pós-carga

A pós-carga não pode ser mensurada de forma direta, como se faz com a pré-carga. Vários parâmetros hemodinâmicos são calculados com base em outras variáveis mensuradas. Esses parâmetros costumam ser referidos como *valores derivados*. As fórmulas para algumas variáveis hemodinâmicas derivadas comuns estão listadas na Tabela 4.1. A maioria dos monitores à beira do leito realiza os cálculos necessários para que se encontrem esses valores. No entanto, é essencial que os enfermeiros de cuidados críticos conheçam quais variáveis estão incluídas nesses cálculos. Trata-se de um conhecimento essencial para compreender como interagem os parâmetros hemodinâmicos, interpretar as variáveis derivadas e selecionar o tratamento apropriado.

Resistência vascular sistêmica

A RVS normal é de 800 a 1.200 dinas/s/cm^{-5} (ver Tab. 4.1). Se a RVS for elevada, o ventrículo esquerdo enfrenta aumento da resistência à ejeção de sangue. A RVS costuma elevar-se como resposta patológica hipertensão arterial ou baixo DC, como pode ocorrer em estados de choque. O médico deve saber por que a RVS está elevada. Por exemplo, em decorrência da hipertensão arterial sistêmica, os agentes de redução da pós-carga são uma parte essencial do tratamento. No entanto, se a RVS estiver elevada secundariamente a uma compensação de um DC baixo, o tratamento deve ser dirigido à melhora do DC, em vez de tentar reduzir a RVS.

Se a RVS for baixa, o ventrículo esquerdo enfrenta menor resistência à ejeção de sangue. Em geral, a RVS diminui apenas como resposta patológica a condições inflamatórias (p. ex., sepse, febre). A RVS também pode estar reduzida na doença hepática, em decorrência do aumento da circulação colateral ou de vasodilatação neurogênica induzida central. Em geral, se a RVS estiver reduzida, é considerada a administração de fluidos e/ou medicamentos vasopressores. Entretanto, o mais importante é que se trate a doença subjacente. Se a condição subjacente não for tratada, o uso de vasopressores fornece apenas um sucesso de curto prazo.

Resistência vascular pulmonar

A RVP mostra-se menor em comparação com a RVS. A RVP normal é de cerca de 100 a 250 dinas/s/cm^{-5} (ver Tab. 4.1).

---
* MVO_2: consumo de oxigênio pelo miocárdio.

> ## À BEIRA DO LEITO
> ### Aumento na RVS
> Uma mulher de 73 anos está na unidade com o diagnóstico de ICC. Está alerta e orientada, mas reclama de dispneia grave. Seu oxímetro de pulso revela um valor de 89%, com uma fração de oxigênio inspirado (FiO_2) de 50% por meio de uma máscara com umidificação. Apresenta crepitações em ambos os pulmões e tem 3+ pontos de edema em ambas as pernas. Possui um cateter de AP para auxiliar na interpretação da situação. Os dados disponíveis são os seguintes:
>
> | | | | |
> |---|---|---|---|
> | PA | 202/114 mmHg | RVS | 2674 |
> | P | 74/min | RVP | 191 |
> | FR | 34 respirações/min | | |
> | T | 37,6°C | | |
> | DC | 3,9 L/min | | |
> | IC | 1,9 L/min/m_2 | | |
> | IVS | 24 | | |
> | AP | 43/24 | | |
> | POAP | 21 mmHg | | |
> | PVC | 13 mmHg | | |
> | SvO_2 | 52% | | |
>
> Com base nessas informações, a melhor escolha de tratamento consiste em um redutor da pós-carga, uma vez que a RVS e a pressão arterial estão bastante elevadas. É preferível utilizar um agente de ação rápida, como o nitroprussiato, para alcançar melhora imediata dos sintomas, IVS, IC e SvO_2. Deve-se atentar para não provocar uma redução muito rápida de RVS e pressão arterial. Os pacientes habituados a uma pressão arterial elevada podem apresentar diminuição na perfusão de órgãos em pressões superiores àquelas esperadas pelo médico.

Em geral, somente uma elevação na RVP é considerada um problema, porque produz uma sobrecarga no ventrículo direito. Se essa sobrecarga não for aliviada, o ventrículo direito pode falhar. Essa falência resulta em menor entrada de sangue nos pulmões e no ventrículo esquerdo. A seguir, ocorre hipotensão arterial sistêmica, devido à disfunção do VD. As causas mais comuns de aumento da RVP incluem hipertensão pulmonar, hipoxia, DPOC terminal (*cor pulmonale*) e embolia pulmonar.

Contratilidade

Define-se contratilidade como a força da contração do miocárdio ou o grau de encurtamento de suas fibras com a contração. A contratilidade contribui significativamente para o DC. Se outros determinantes do DC forem constantes, um coração com maior força contrátil produz maior DC. No entanto, a contratilidade depende de muitas variáveis, incluindo pré-carga (lei de Frank-Starling do coração) e pós-carga.

Os níveis de eletrólitos também têm um impacto importante na contratilidade do coração. O monitoramento e o tratamento de níveis anormais de cálcio, sódio, magnésio, potássio e fósforo são essenciais para garantir a contratilidade ideal. Outros fatores que contribuem para a contratilidade envolvem oxigenação do miocárdio (isquemia), quantidade de tecido miocárdico funcionante (infarto, miocardiopatia) e administração de inotrópicos positivos e negativos.

Indicadores clínicos da contratilidade

A contratilidade do miocárdio reflete indiretamente no IVS (VS ajustado de acordo com a superfície corporal) e nos índices de trabalho sistólico do ventrículo direito e esquerdo (ITSVD e ITSVE). O valor normal para o IVS é 35 de a 60 mL/batimento/m^2; para o ITSVD é de 7 a 12 gm/M/M^2; e para o ITSVE, de 35 a 85 gm/M/M^2 (ver Tab. 4.1). Estes não são indicadores diretos da contratilidade, mas podem ser usados para identificar os pacientes em risco de apresentar baixa contratilidade e para controlar os efeitos da conduta terapêutica.

COMPONENTES BÁSICOS DOS SISTEMAS DE MONITORAÇÃO HEMODINÂMICA

Os componentes básicos de um sistema de monitoração hemodinâmica incluem um cateter permanente ligado a um transdutor de pressão e um sistema de infusão e um monitor de beira de leito. Todos os componentes que entram em contato com o sistema vascular devem ser esterilizados, com atenção meticulosa para manter um sistema fechado estéril durante sua utilização.

Cateter de artéria pulmonar

O cateter de AP tem múltiplo lúmen inserido na AP (Fig. 4.5). Cada lúmen ou "ponta" tem suas funções específicas (Tab. 4.3). O cateter de AP é normalmente inserido na AP por meio de um introdutor (diâmetro grande, cateter curto com um diafragma) colocado em uma veia principal. As veias utilizadas para inserção do cateter da AP incluem a jugular interna, a subclávia, a femoral e, com menos frequência, a veia braquial.

Cateter arterial

O cateter, ou linha, arterial tem apenas um lúmen, usado para medir pressão arterial, parâmetros hemodinâmicos e para coletar amostras de sangue arterial (Fig. 4.6). Os cateteres arteriais são inseridos em qualquer artéria principal, sendo que os locais mais comuns são as artérias radial e femoral.

Extensor de pressão

O extensor de pressão é um componente-chave de qualquer sistema de monitoração hemodinâmica (Fig. 4.6). Deve ser rígido (não complacente), a fim de garantir a transferência precisa das pressões intravasculares para o transdutor. O extensor de pressão conecta o cateter intravascular a este último. Muitos extensores de pressão apresentam dânulas em suas extremidades para facilitar a coleta de sangue e zerar o transdutor (ver a seguir). Em geral, o extensor de pressão é mantido tão curto quanto possível (não mais de 90 a 120 cm), com um número mínimo de dânulas, para aumentar a precisão das medições de pressão.

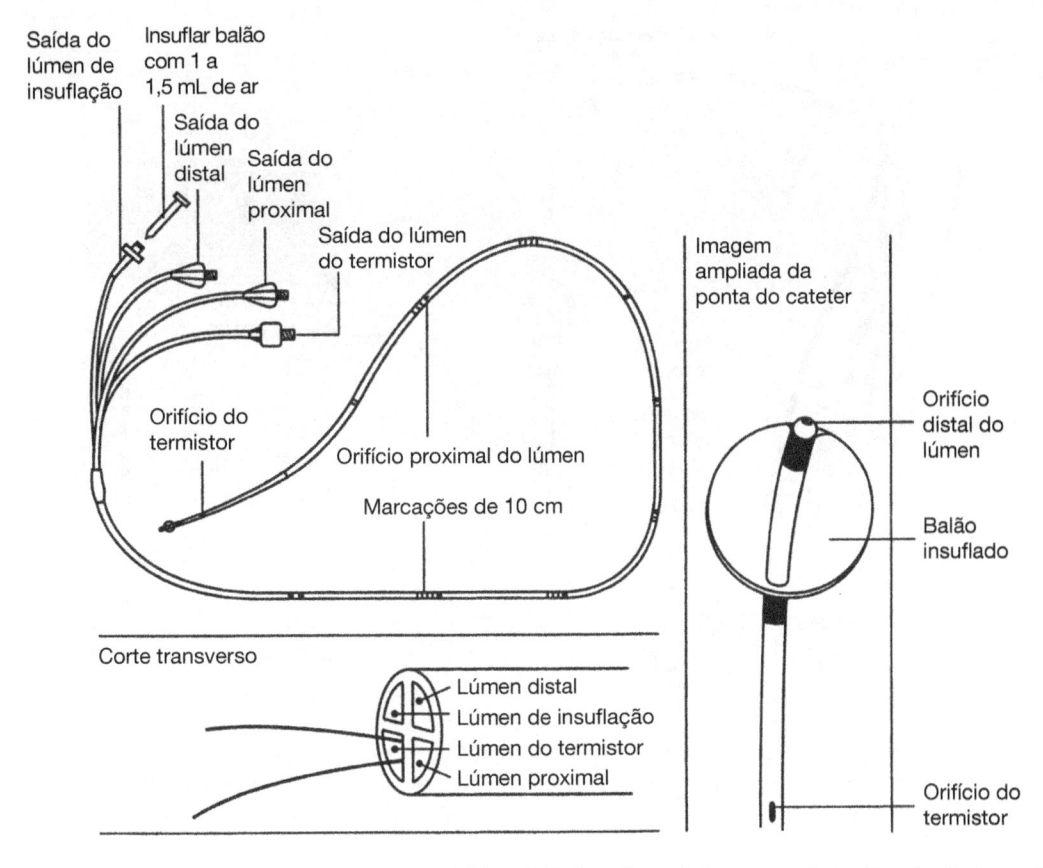

Figura 4.5 Cateter de AP de fluxo direcionado (Swan-Ganz). *(Retirada de: Visalli F, Evans P. The Swan-Ganz catheter: a program for teaching safe, effective use.* Nursing. *1981;11:1.)*

Transdutor de pressão

O transdutor de pressão é um pequeno sensor eletrônico que tem a capacidade de converter uma pressão mecânica (pressão vascular) em um sinal elétrico (Fig. 4.6). Esse sinal elétrico pode, então, ser exibido no amplificador de pressão.

Amplificador de pressão

O amplificador de pressão, ou "monitor de beira de leito", amplifica o sinal do transdutor e exibe a pressão vascular convertida em um sinal elétrico (Fig. 4.6), usado para mostrar uma forma de onda contínua no osciloscópio do monitor e para fornecer uma exibição numérica da mensuração de pressão. A maioria

TABELA 4.3 FUNÇÕES DOS LUMENS DO CATETER DE ARTÉRIA PULMONAR

Tipo de saída	Funções
Saída distal à ponta do cateter	Mede as pressões na ponta do cateter na AP. Com a insuflação adequada do balão, mede a pressão de oclusão da artéria pulmonar (POAP).
	Serve para obter amostras dos níveis de SvO_2 e outras amostras de sangue necessárias.
Saída do lúmen proximal	Mede a pressão a 30 cm da saída distal, geralmente no átrio direito (AD). A pressão venosa central (PVC) e a pressão atrial direita (PAD) são termos sinônimos.
	Trata-se do local de injeção para determinação do débito cardíaco (DC).
	É usada para extrair amostras de sangue para exames laboratoriais que exijam sangue venoso. Se forem realizados estudos de coagulação, remova completamente a heparina não fracionada da linha antes da obtenção da amostra.
	Serve para administração de fluidos IV e medicamentos, se necessário.
Saída do lúmen de insuflação	É inflada periodicamente com <1,5 mL de ar para rastrear a POAP.
Saída ventricular (em alguns modelos de cateter de AP)	Mede a pressão do ventrículo direito (VD).
	Serve para a inserção de eletrodo temporário de marca-passo no VD.
Saída de infusão ventricular (em alguns modelos de cateter de AP)	Lúmen adicional para administração IV de fluidos ou medicamentos. É localizada próxima da área de saída do lúmen proximal.
	Pode ser utilizada para as determinações de DC ou mensurações da PVC, se necessário.
Saída de débito cardíaco (lúmen do termistor)	Mede a temperatura do sangue próximo da saída distal, quando conectado ao computador do débito cardíaco.
	Pode ser usada para monitorar constantemente a temperatura corporal (central).

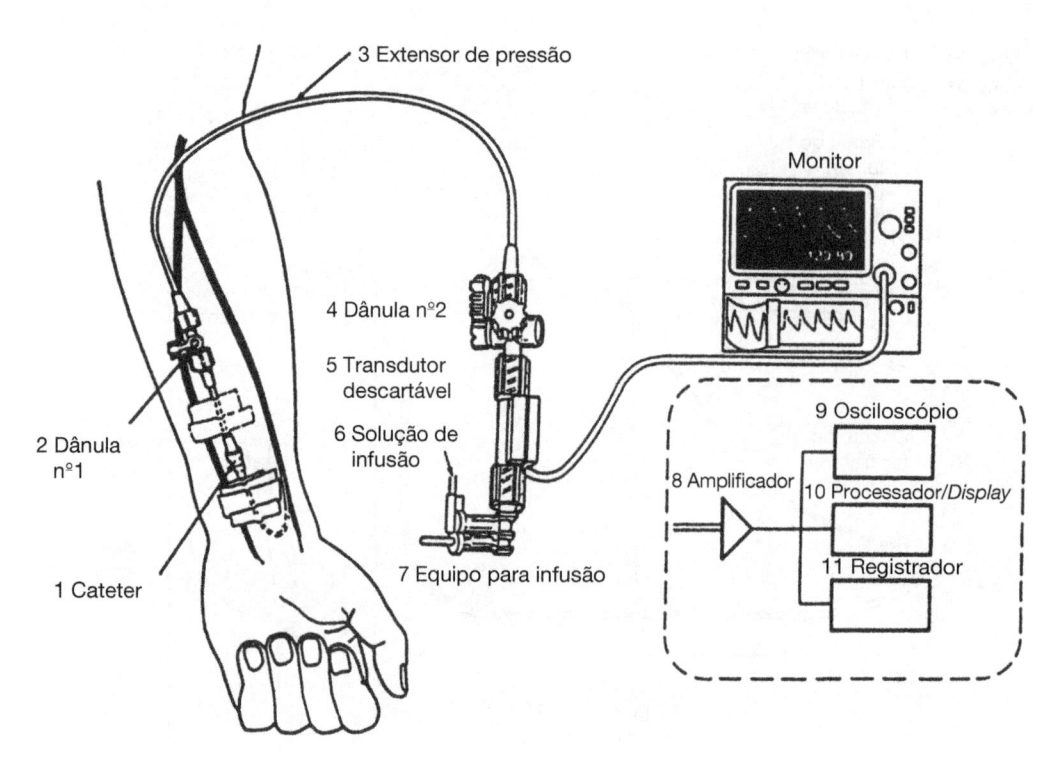

Figura 4.6 Componentes de um sistema de monitoração hemodinâmica. *(Retirada de: Gardner R, Hollingsworth K. Electrocardiography and pressure monitoring: how to obtain optimal results. In: Shoemaker WC, Ayers S, Grenvik A, Holbrook P, eds. Textbook of Critical Care. 3rd ed. Philadelphia, PA: WB Saunders; 1995:272.)*

dos monitores de beira de leito também apresenta um registrador gráfico para imprimir a onda de pressão.

Bolsa de pressão e equipo para infusão

Além de ser conectado ao amplificador de pressão, o transdutor é conectado a uma solução intravenosa (IV), colocada em uma bolsa de pressão (Fig. 4.7). A solução IV costuma ser constituída de 500 a 1.000 mL de solução salina, embora possa ser usada dextrose 5% em água (D_5A). A solução IV é colocada sob 300 mmHg de pressão para proporcionar uma infusão lenta e contínua de solução pelo cateter vascular.

Coloca-se a solução IV sob pressão por outra razão. Um equipo para infusão é incluído na maioria dos sistemas de pressão (Fig. 4.7). O equipo regula o fluxo da infusão liberado pela bolsa de pressão em uma taxa lenta e contínua, para evitar obstrução do cateter vascular. Em geral, o equipo restringe o fluxo de infusão a cerca de 2 a 4 mL/h. Se o equipo para infusão é ativado (normalmente ao apertá-lo ou puxá-lo), um rápido fluxo de infusão entra na bolsa de pressão. Os equipos para infusão são ativados por dois motivos: para limpar com rapidez o equipo de ar ou de sangue e para verificar a precisão do sistema de equipo/cateter (teste de onda quadrada). A mensuração da infusão na solução IV deve ser realizada a cada turno, a fim de determinar a quantidade de solução infundida a partir da bolsa de pressão. Dependendo dos procedimentos do hospital, pode ser adicionada heparina não fracionada à solução IV para ajudar a manter o sistema pérvio. Se isso for feito, costuma-se adicionar cerca de 1 U de heparina não fracionada 1:1.000 para cada centímetro cúbico (cc) de solução IV.

Alarmes

Os monitores de beira de leito têm alarmes para cada uma das pressões hemodinâmicas que estão sendo monitoradas. Em geral, cada parâmetro monitorado tem alarmes com limites superiores e inferiores, que podem ser ajustados para detectar variações do valor corrente. Os limites do alarme costumam ser configurados para detectar diminuições ou aumentos significativos nas pressões ou frequências, normalmente 10% dos valores correntes.

OBTENDO VALORES HEMODINÂMICOS PRECISOS

As informações obtidas a partir de equipamentos de monitoração hemodinâmica devem ser verificadas quanto à precisão pelo médico à beira do leito.

Zerar o transdutor

Um passo fundamental na obtenção de valores hemodinâmicos precisos é zerar o sistema amplificador-transdutor. Zerar é o ato de compensar eletronicamente qualquer desvio (distorção) no transdutor. Em geral, isso é feito expondo-se o transdutor para o ar e pressionando-se um botão de zero automático no monitor de beira de leito. Essa etapa é realizada ao menos uma vez antes de se obter a primeira leitura hemodinâmica após a inserção do cateter. Uma vez que se trata de uma função eletrônica, normalmente necessita ser realizada apenas uma vez, assim que o transdutor e o amplificador são conectados pela primeira vez ao cateter inserido no paciente.

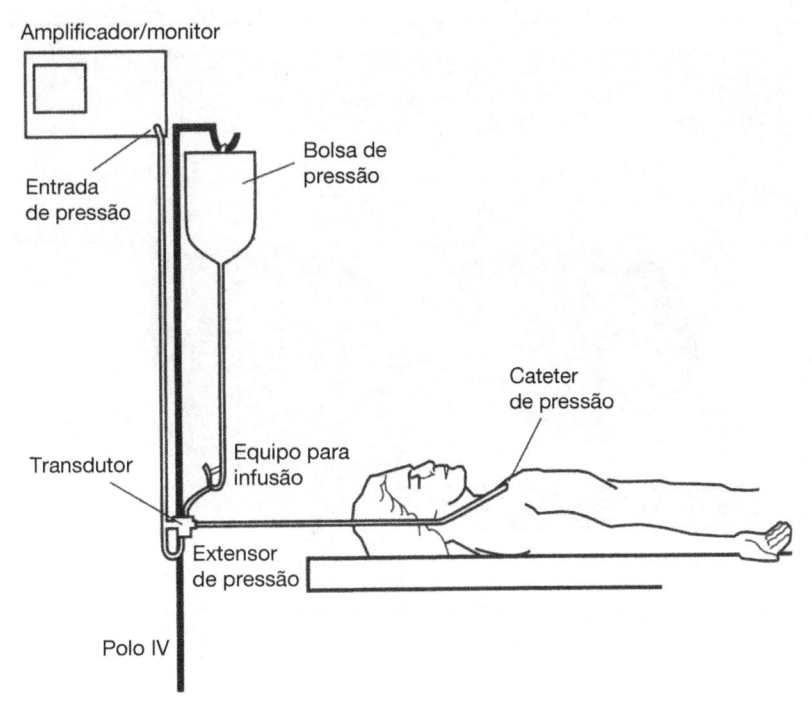

Figura 4.7 Bolsa de pressão e equipo para infusão conectados a um transdutor de pressão e a um sistema de monitoramento. *(Retirada de Ahrens TS, Taylor L. Hemodynamic Waveform Analysis. Philadelphia, PA: WB Saunders; 1992:210.)*

Nivelando o transdutor à ponta do cateter

O nivelamento é o processo de alinhar a ponta do cateter vascular horizontalmente à posição zero de referência, em geral uma dânula no extensor de pressão junto ao transdutor. O ponto de referência é o eixo flebostático e encontra-se na intersecção entre o quarto espaço intercostal (EIC) e a metade do diâmetro anteroposterior do tórax (Fig. 4.8 e Tab. 4.4).

Existem dois métodos básicos para o nivelamento. Quando o transdutor e as dânulas são montados em um equipo perto do leito, a altura do equipo é ajustada para que a dânula abra-se de modo horizontal a um ponto de referência externo à ponta do cateter (Fig. 4.9). Para garantir o posicionamento horizontal, costuma ser necessário um nível (como o utilizado em carpintaria). Cada vez que é alterada a altura do leito ou a posição do paciente, esse procedimento de nivelamento deve ser repetido (Fig. 4.10).

O outro método de nivelamento coloca o transdutor e a dânula na posição correta na caixa torácica ou no braço (Fig.

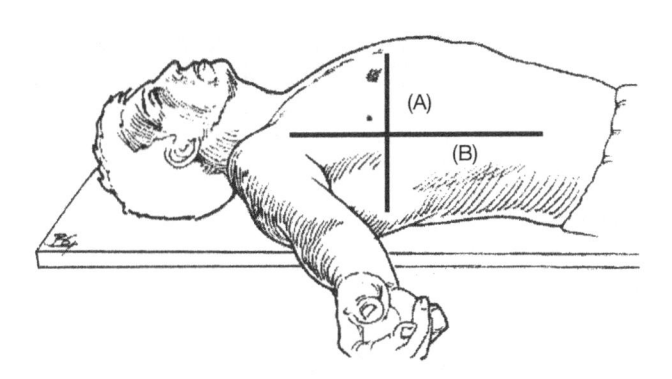

Figura 4.8 Referenciação e zeragem do sistema de monitoração hemodinâmica em um paciente em decúbito dorsal. O eixo flebostático é determinado pelo desenho de uma linha imaginária vertical a partir do quarto espaço intercostal, na borda esternal do lado direito do tórax **(A)**. Uma segunda linha imaginária é desenhada horizontalmente no ponto médio entre a superfície anterior e posterior do tórax **(B)**. O eixo flebostático está localizado na intersecção dos pontos A e B. *(Retirada de Keckeisen M, Chulay M, Gawlinski A, eds. Pulmonary artery pressure monitoring. In: Hemodynamic Monitoring Series. Aliso Viejo, CA: AACN; 1998:11.)*

TABELA 4.4 PRÁTICA BASEADA EM EVIDÊNCIAS: MENSURAÇÃO DA PRESSÃO ARTERIAL PULMONAR

- Verifique a precisão da interface transdutor-paciente, realizando um teste de onda quadrada no início de cada turno.[a,b]
- Posicione o paciente em decúbito dorsal antes da mensuração da PAP/PAD (PVC)/POAP. O ângulo de elevação da beira de leito pode estar em qualquer ângulo entre 0 (horizontal) e 60 graus.[a,b]
- Nivele a interface ar-líquido do transdutor com o eixo flebostático (4º EIC/½ diâmetro AP do tórax) com o paciente em decúbito dorsal, antes de mensurar a PAP/PAD/POAP.[a,b]
- Obtenha as mensurações da PAP/PAD/POAP a partir de um rastreamento gráfico (analógico) ao final da expiração.[a,b]
- Utilize um rastreamento ECG simultâneo para auxiliar na identificação dos formatos de onda corretos da PAP/PAD/POAP.[a,b]
- Os cateteres de AP podem ser facilmente retirados e removidos por enfermeiros.[a,b]

Dados da [a]American Association of Critical-Care Nurses (2004); [b]Keckeisen (1998).

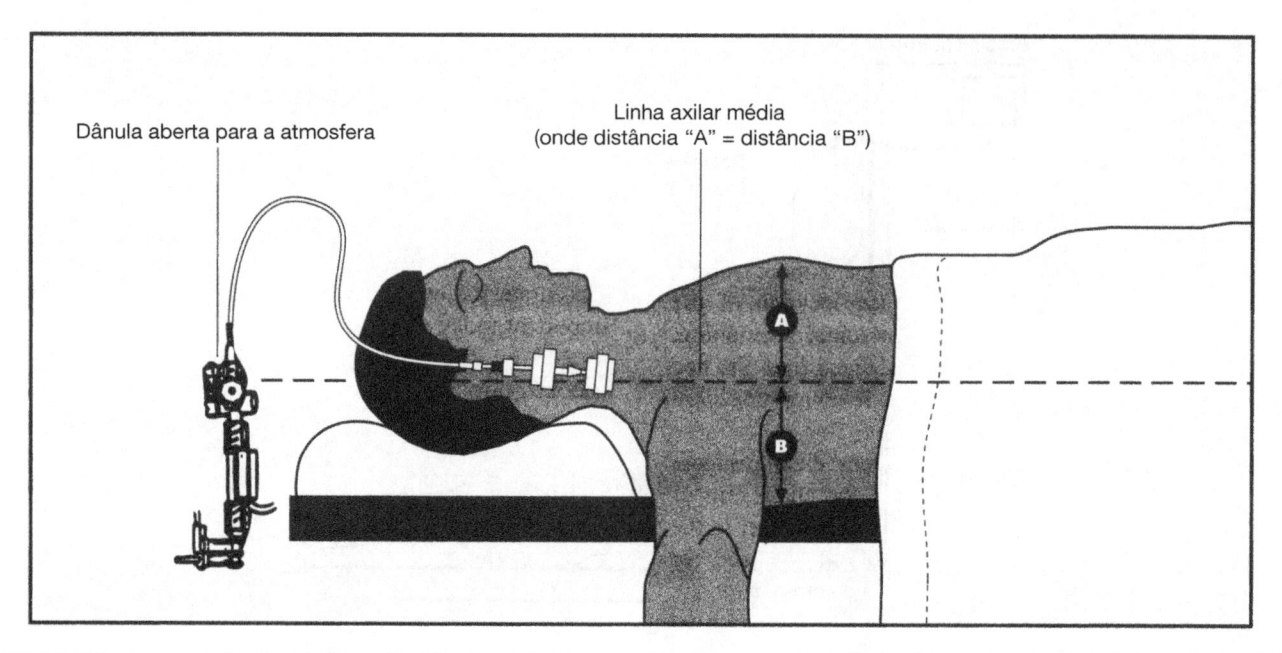

Figura 4.9 Típico nivelamento de cateter da AP com dânula ligada ao transdutor para montagem em um equipo. A dânula próxima ao transdutor é aberta à pressão atmosférica (ar), horizontalmente ao quarto espaço intercostal, na linha axilar média.

4.11). Enfaixar ou atar o transdutor ao local apropriado no corpo elimina a necessidade de repetir o procedimento de nivelamento quando se altera a altura do leito. Enquanto a posição do transdutor/dânula permanecer horizontal ao ponto de referência externa, não é necessário renivelar.

O nivelamento deve ser realizado assim que são obtidas as primeiras informações hemodinâmicas e a qualquer momento que o transdutor não estiver mais em uma posição horizontal em relação ao ponto de referência externo. A partir do momento em que os primeiros dados são obtidos, realizam-se a zeragem e o nivelamento, muitas vezes simultaneamente. Após esse esforço inicial combinado, o zeramento não precisa ser realizado quando o nivelamento for refeito.

Calibragem do sistema de transdução/amplificação

Se houver suspeita de que o sistema de transdução/amplificação não esteja preciso, pode ser realizada a calibragem. Hoje, a calibragem é menos importante, uma vez que todos os transdutores descartáveis são pré-calibrados pelo fabricante. Se for necessário checar a calibragem antes da utilização ou se houver dúvida a respeito dos dados obtidos, pode-se realizar uma simples verificação da pressão estática antes que o transdutor seja ligado ao paciente. As descrições detalhadas de como realizar a

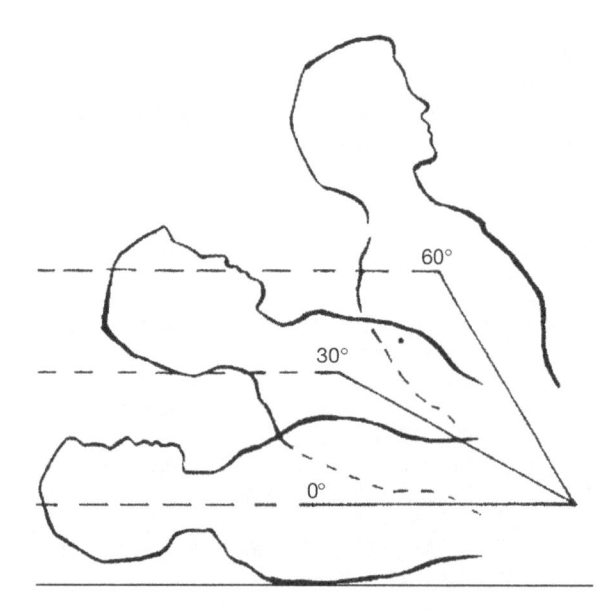

Figura 4.10 Nível do eixo flebostático, à medida que se eleva o encosto do paciente. O nível do eixo de referência e zeramento da interface ar-líquido roda e torna-se horizontal à medida que o encosto eleva-se. Para uma leitura mais precisa da pressão hemodinâmica em diferentes alturas de encosto, a interface ar-líquido deve estar ao nível do eixo flebostático. *(Retirada de Bridges EJ, Woods SL. Pulmonary artery pressure measurement: state of the art.* Heart Lung. *1993;22[2]:101.)*

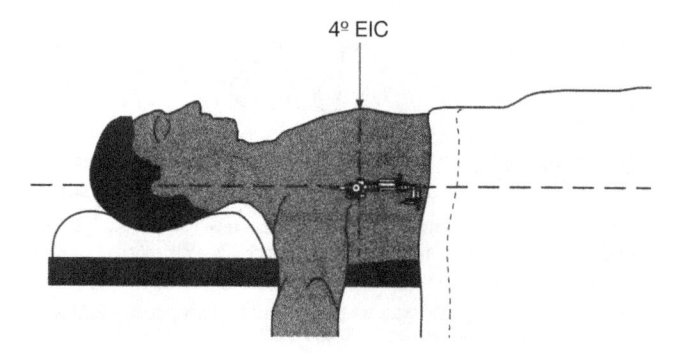

Figura 4.11 Nivelamento de um transdutor para instalação na caixa torácica, no quarto espaço intercostal (EIC), na linha axilar média.

verificação da pressão estática são encontradas na maioria dos textos de monitoração hemodinâmica.

Garantindo a precisão da transmissão da onda

Para que a monitoração hemodinâmica forneça informações precisas, a pressão vascular deve ser retransmitida de modo inalterado para o transdutor e, então, convertida com precisão em um sinal elétrico. Para essa onda ser transmitida inalteradamente, não deve haver obstruções ou distorções do sinal ao longo da rota de transmissão. A distorção da onda de pressão leva a interpretações imprecisas. Uma variedade de fatores pode causar distorções na forma de onda, incluindo obstruções do cateter (p. ex., coágulos, dobras no cateter, sangue ou ar no tubo), excesso de tubos ou conectores e danos no transdutor. A verificação da precisão da transmissão da onda ao transdutor é realizada pelo enfermeiro à beira do leito, realizando um teste de onda quadrada. Isso é feito no início de cada turno (Tab. 4.4).

Teste de onda quadrada

Realiza-se o teste de onda quadrada em todos os sistemas de pressão hemodinâmica antes de assumir que as ondas e as pressões obtidas são precisas. Trata-se do registro da onda de pressão enquanto se irriga rapidamente o cateter (Fig. 4.12). A válvula de irrigação rápida é puxada ou apertada, dependendo do modelo, por, pelo menos, um segundo, sendo liberada rapidamente depois. O traçado deve mostrar uma subida rápida no formato da onda para o início do papel gráfico, em um padrão quadriculado. A liberação rápida do equipo para infusão deve gerar diminuição rápida da pressão abaixo da linha de base da onda de pressão (*undershoot*), seguida por pequeno aumento acima da linha de base (*overshoot*) antes da retomada da onda de pressão normal. Os testes de onda quadrada com essas características são chamados de testes com amortecimento ótimo, e representam a transmissão de uma onda exata. O teste de onda quadrada consiste no melhor método disponível para que o médico verifique a precisão do equipamento de monitoração hemodinâmica. Por exemplo, se for necessário analisar a precisão de uma linha arterial, deve-se realizar um teste de onda quadrada. Não compare a pressão da linha arterial com uma leitura indireta da pressão arterial com um esfigmomanômetro, porque o método indireto costuma ser menos preciso do que o método direto (linha de pressão arterial). Se o teste de onda quadrada indica um amortecimento ótimo, então a pressão da linha arterial é precisa.

Podem existir dois problemas com as transmissões da onda, que são referidos como *sobreamortecimento* e *subamortecimento* (Tab. 4.5).

Sobreamortecimento

Se algo absorve a onda de pressão (como ar ou sangue no tubo, dânulas ou conexões), diz-se que ela foi sobreamortecida. O sobreamortecimento diminui a pressão sistólica e aumenta a diastólica. Um teste de onda quadrada sobreamortecido reflete a obstrução da transmissão de onda. As características do sobreamortecimento incluem perda do *undershoot* e aparecimento de ondas de *overshooot* após a liberação da válvula de irrigação e repressão do fluxo descendente (Fig. 4.13).

Subamortecimento

Se algo acentua a onda de pressão (como excesso de tubos), diz-se que a onda foi subamortecida. O subamortecimento aumenta a pressão sistólica e diminui a diastólica (Fig. 4.14). Um teste de onda quadrada subamortecido reflete a ampliação das ondas de pressão e inclui grandes ondas de *undershoot* e *overshoot* após a liberação da válvula de irrigação. A Tabela 4.6 resume os métodos para avaliar e garantir a precisão dos sistemas de monitoração hemodinâmica.

Cuidados com o sistema de equipo/cateter

As infecções hospitalares relacionadas ao sistema de equipo/cateter geralmente são causadas pela entrada de microrganismos pelas dânulas. Estas devem ser abertas para coletar sangue e zerar o transdutor somente quando necessário. Sistemas fechados para coleta de sangue são utilizados sempre que possível para diminuir os riscos para o paciente e o médico.

As trocas de equipos, incluindo equipo para infusão, transdutor e solução de infusão, devem ocorrer a cada 72 horas. A frequência ideal de trocas de cateter é controversa, mas deve ocorrer sempre que houver suspeita de que ele seja uma fonte de infecção IV ou de acordo com as normas da instituição.

Alguns profissionais acreditam que seja seguro deixar cateteres intravasculares no local até que haja algum sinal de inflamação ou infecção. Essa abordagem pode ser segura, mas assume maior risco de infecção do cateter do que na mudança de rotina a cada quatro ou cinco dias. Considerando que o desenvolvimento de uma infecção relacionada a cateter pode aumentar muito a duração da internação, pode ser vantajoso trocar os cateteres rotineiramente. No entanto, hoje ainda existe uma ampla variação na prática relacionada à mudança de cateteres.

INSERÇÃO E REMOÇÃO DE CATETERES

Cateteres de artéria pulmonar

Os cateteres de artéria pulmonar são frequentemente inseridos para avaliar a função cardíaca e respiratória, bem como para administrar fluidos e medicamentos vasoativos ao paciente crítico.

Inserção

Os cateteres de artéria pulmonar podem ser inseridos na maioria das veias de maior calibre, sendo que a veia jugular interna é um dos locais mais comuns de inserção. O cateter da artéria pulmonar costuma ser colocado em um introdutor guia inserido percutaneamente com uma cânula estéril para manter a esterilidade do cateter após sua inserção (Fig. 4.15). Quando o cateter avança no átrio direito, o balão em sua ponta é insuflado com 1,25 a 1,50 mL de ar. A insuflação do balão durante a inserção permite que o sangue flua pelo coração para direcionar ou mover o cateter até a artéria pulmonar (Fig. 4.16). Após o correto posicionamento do cateter dentro da artéria pulmonar, o balão é desinsuflado.

Monitora-se continuamente a pressão na ponta do cateter da artéria pulmonar enquanto o cateter avança pelo lado direito do

TABELA 4.5 AVALIAÇÃO DOS CONCEITOS DE AMORTECIMENTO DOS TESTES DE ONDA QUADRADA

Teste de onda quadrada	Efeito clínico	Ação corretiva
Amortecimento ótimo 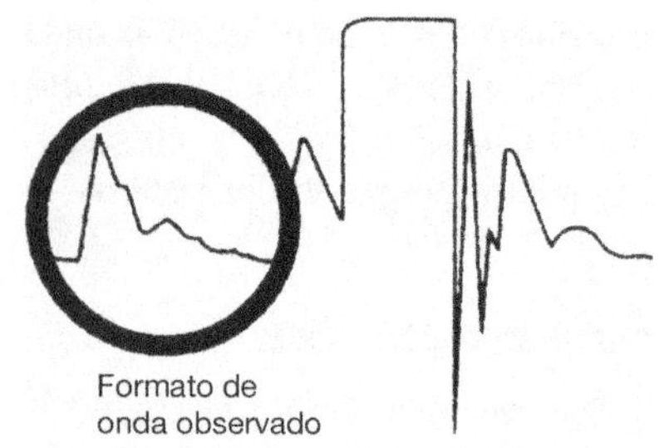 **Figura 4.12.** Sistema com amortecimento ótimo. Quando a irrigação rápida do sistema contínuo de irrigação é ativada e liberada instantaneamente, uma inflexão superior leva a uma linha reta no ponto máximo do monitor e uma cópia impressa. Isso é seguido por uma inflexão inferior rápida e imediata, que se estende abaixo da linha de base com apenas uma ou duas oscilações em 0,12 segundo (mínimo repique) e um rápido retorno à linha de base. O formato da onda de pressão do paciente também é claramente definido, com todos os componentes da forma de onda, como a incisura dicrótica em uma onda arterial, claramente visível. Intervenção: Não é necessário qualquer ajuste no sistema de controle. (*Reproduzida de Darovic GO, Vanriper S, Vanriper J. Fluid-filled monitoring systems. In: Darovic GO, ed.* Hemodynamic Monitoring: Invasive and Noninvasive Clinical Application. *3rd ed. Philadelphia, PA: WB Saunders Co; 1995:161-162. Utilizada com permissão da Elsevier.*)	Produz formatos de onda e pressões exatas.	Não é necessária.
Sobreamortecimento 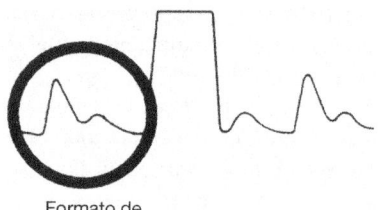 **Figura 4.13.** Sistema sobreamortecido. A inflexão superior da onda quadrada parece um pouco arrastada, a onda não se estende abaixo da linha de base após a irrigação rápida, e não há repique após a irrigação. A forma da onda do paciente exibe uma pressão sistólica falsamente diminuída e uma pressão diastólica falsamente elevada, bem como traçados dos componentes de pressão mal definidos, como um entalhe dicrótico diminuído ou ausente no formato da onda arterial. Intervenções: Para corrigir o problema: (1) verifique a presença de coágulos de sangue, sangue residual no cateter após a coleta de sangue ou bolhas de ar em qualquer ponto da extremidade do cateter ao transdutor; elimine-os, quando necessário; (2) use tubos de monitoração de baixa complacência (rígidos) e curtos (90 a 120 cm); (3) garanta que não haja conexões soltas; e (4) verifique se não há torções na linha. (*Reproduzida de Darovic GO, Vanriper S, Vanriper J. Fluid-filled monitoring systems. In: Darovic GO, ed.* Hemodynamic Monitoring: Invasive and Noninvasive Clinical Application. *3rd ed. Philadelphia, PA: WB Saunders Co; 1995:161-162. Utilizada com permissão da Elsevier.*)	Produz uma pressão sistólica falsamente baixa e uma pressão diastólica falsamente elevada.	Verifique o sistema de ar, sangue, conexões frouxas ou dobras no tubo ou cateter. Verifique se não foram adicionados tubos de extensão.
Subamortecimento 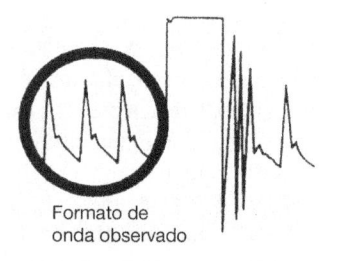 **Figura 4.14.** Sistema subamortecido. A forma de onda é caracterizada por inúmeras oscilações amplificadas acima e abaixo da linha de base após a irrigação rápida. A onda de pressão monitorada apresenta falsamente uma alta pressão sistólica (*overshoot*), sendo possível que haja uma falsa pressão diastólica baixa e artefatos de "repique" na forma de onda. Intervenção: Para corrigir o problema, remova todas as bolhas de ar no sistema de infusão. Use um dispositivo de amortecimento de grosso calibre e tubos menores. (*Reproduzida de Darovic GO, Vanriper S, Vanriper J. Fluid-filled monitoring systems. In: Darovic GO, ed.* Hemodynamic Monitoring: Invasive and Noninvasive Clinical Application. *3rd ed. Philadelphia, PA: WB Saunders Co; 1995:161-162. Utilizada com permissão da Elsevier.*)	Produz uma pressão sistólica falsamente elevada e uma pressão diastólica falsamente reduzida.	Remova tubos e dânulas desnecessárias. Adicione um dispositivo de amortecimento.

TABELA 4.6 RESUMO DOS MÉTODOS PARA AVALIAR E GARANTIR A PRECISÃO DOS SISTEMAS DE MONITORAÇÃO HEMODINÂMICA[a]

Método	Quando executado
Zerar o transdutor	Deve ser realizado somente uma vez. Se o transdutor zerar apropriadamente, deve ser visualizada uma onda no monitor.
Nivelar o transdutor	O nivelamento deve ser feito antes de cada leitura de pressão e quando houver qualquer alteração substancial das pressões.
Teste de onda quadrada	Deve ser realizado antes de cada leitura e depois de retirado sangue pelo cateter.
Calibragem	A calibragem deve ser realizada uma vez antes de se usar o transdutor.

[a]Se um transdutor foi zerado, nivelado e calibrado e houver um teste de onda quadrada com amortecimento ótimo, as informações do monitor estão corretas.

coração e pela AP. As alterações na pressão na configuração do formato das ondas permitem que os profissionais identifiquem a localização do cateter enquanto ele é direcionado pelo átrio direito, através da válvula tricúspide para o ventrículo direito, através da válvula pulmonar e pela artéria pulmonar (Tab. 4.7). As pressões normais para cada uma das câmaras estão resumidas nas Tabelas 4.1 e 4.7. Ocasionalmente, também é necessária a fluoroscopia de beira de leito para auxiliar na correta inserção do cateter.

Após a inserção, o formato da onda de pressão da artéria pulmonar é monitorado de modo contínuo para identificar a migração da ponta do cateter para uma pequena ramificação da artéria pulmonar (obstruindo o fluxo sanguíneo para o tecido pulmonar distal) ou retrogradamente para o ventrículo direito. Após a inserção, realiza-se uma radiografia de tórax para verificar a localização adequada e descartar presença de pneumotórax, torção do cateter ou outras complicações.

Remoção

Retirar o cateter de artéria pulmonar é uma decisão clínica, baseada na conclusão de que os dados fornecidos do cateter já não são de monitoração essencial. Tal decisão pode ser tomada a qualquer momento, desde algumas horas a vários dias após a

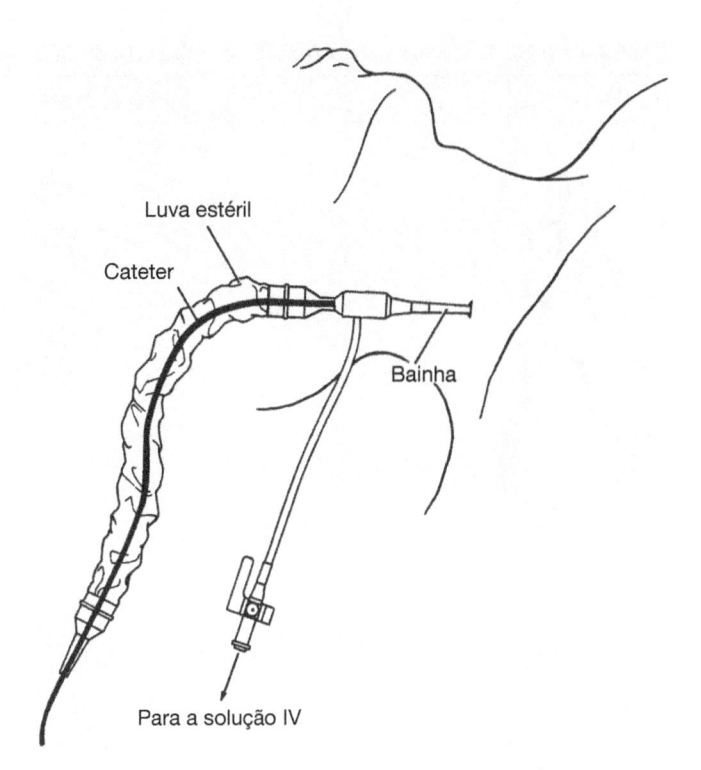

Figura 4.15 Cateter de AP inserido através de um introdutor na veia jugular interna direita. A luva estéril do introdutor permite o avanço do cateter de AP após a inserção, se necessário. A saída lateral da bainha está conectada a uma linha IV para reduzir a coagulação em torno da bainha e permitir a administração de infusões. *(Retirada de Daily E, Schroeder J.* Techniques in Bedside Hemodynamic Monitoring. *3rd ed. St Louis, MO: CV Mosby; 1985:93.)*

inserção do cateter. A remoção costuma ser realizada por um médico, embora, em algumas instituições, os enfermeiros executem essa tarefa (Tab. 4.4).

Após a interrupção dos fluidos IV, todas as dânulas para o paciente são desligadas, a fim de evitar a entrada de ar no sistema venoso durante a remoção do cateter. O balão do cateter é desinsuflado, e o paciente, colocado em decúbito dorsal, com a cabeceira do leito na horizontal. Enquanto se retira suavemente

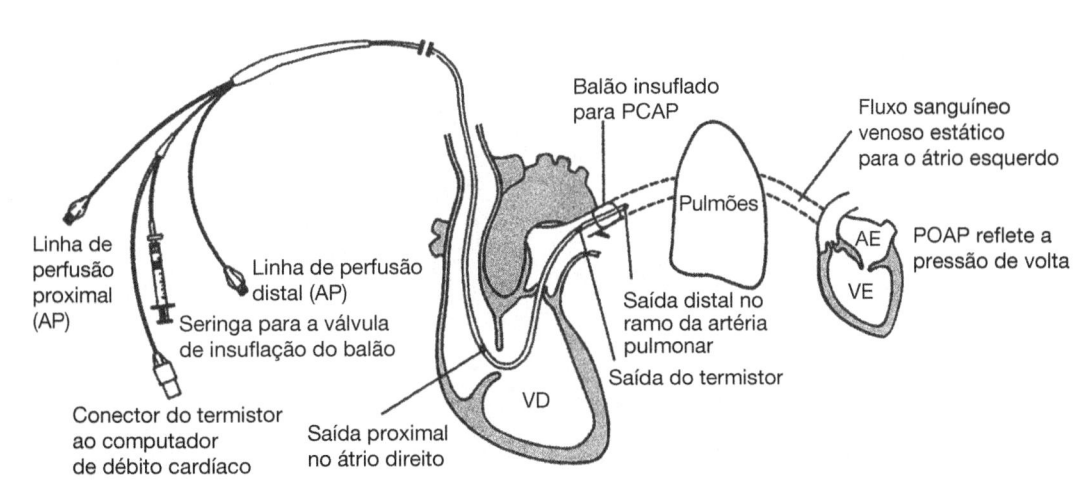

Figura 4.16 Cateter de AP inserido na AP.

TABELA 4.7 ONDAS DE PRESSÃO OBSERVADAS DURANTE A INSERÇÃO DO CATETER DE ARTÉRIA PULMONAR

Localização	Formato da onda de pressão	Pressões normais
Átrio direito		2-8 mmHg
Ventrículo direito		Sistólica, 20-30 mmHg Diastólica, 0-5 mmHg
Artéria pulmonar		Sistólica, 20-30 mmHg Diastólica, 10-15 mmHg
Artéria pulmonar ocluída		8-12 mmHg

Com permissão de Boggs R, Wooldridge-King M. AACN Procedure Manual. 3rd ed. Philadelphia, PA: WB Saunders; 1993:308, 324, 326, 334.

o cateter, o paciente é orientado a expirar ou a trancar a respiração para diminuir a possibilidade de embolia aérea. Uma resistência durante a retirada do cateter pode indicar atamento e/ou aprisionamento do cateter em um folheto da válvula ou cordas tendíneas. Há necessidade de uma radiografia de tórax para confirmar o problema; são realizados procedimentos de remoção especiais para evitar danos estruturais ao coração.

Complicações

As complicações associadas aos cateteres de AP incluem problemas associados com inserção, manutenção e retirada do dispositivo (Tab. 4.8). Durante a inserção, a complicação mais comum é a ectopia ventricular (contrações ventriculares prematuras [CVPs], taquicardia ou fibrilação ventricular) decorrente da irritação da parede ventricular causada pelo cateter. Similarmente às complicações associadas com cateteres venosos centrais, podem ocorrer pneumotórax ou êmbolos de ar durante a inserção ou remoção de um cateter de artéria pulmonar. A introdução de microrganismos e a subsequente infecção também são sempre um risco. Uma complicação rara, mas grave, é o dano à válvula tricúspide ou pulmonar. Podem ocorrer, ainda, hemorragia pulmonar ou infarto durante a migração inadvertida do cateter para ramos de pequeno diâmetro da artéria pulmonar ou ruptura do balão. As estratégias de prevenção e tratamento para cada uma dessas complicações estão resumidas na Tabela 4.8.

Cateteres arteriais

A mensuração da pressão arterial pelo método indireto (esfigmomanômetro) não é tão precisa quanto sua mensuração direta, particularmente em condições de anormalidades no fluxo sanguíneo (situações de alto ou baixo DC), RVS ou temperatura corporal. A prevalência dessas condições em pacientes críticos pode exigir a inserção de um cateter arterial para mensurar diretamente a pressão arterial.

Inserção

Os cateteres arteriais são curtos (< 4 polegadas), podendo ser inseridos nas artérias radial, braquial, axilar, femoral ou pedial. O local mais comum de inserção é a artéria radial. Os cateteres arteriais podem ser colocados por incisão ou com técnicas de inserção percutânea, sendo este último o método mais utilizado.

Os passos gerais para a inserção percutânea são semelhantes aos da inserção IV do cateter. Entretanto, antes de inserir um cateter na artéria radial, realiza-se o teste de Allen para verificar a adequação da circulação da mão, em caso de trombose da artéria radial. Esse teste consiste em obstruir completamente o fluxo sanguíneo para a mão, ao comprimir as artérias radial e ulnar por 1 ou 2 minutos. Se houver fluxo sanguíneo colateral, haverá um rápido retorno da cor da mão, tão logo seja liberada a artéria ulnar (Fig. 4.17).

Durante a inserção, tenha cuidado para não danificar o vaso arterial por excesso de movimento com a sonda ou movimento da agulha. O sangramento nos tecidos ocorre com facilidade se o vaso estiver danificado, causando obstrução ao fluxo sanguíneo distal e compressão do nervo. Após a canulação da artéria, o cateter é conectado a um transdutor de pressão e a um sistema de infusão de alta pressão, para impedir que o sangue retorne à tubulação e à bolsa de fluido (Fig. 4.6).

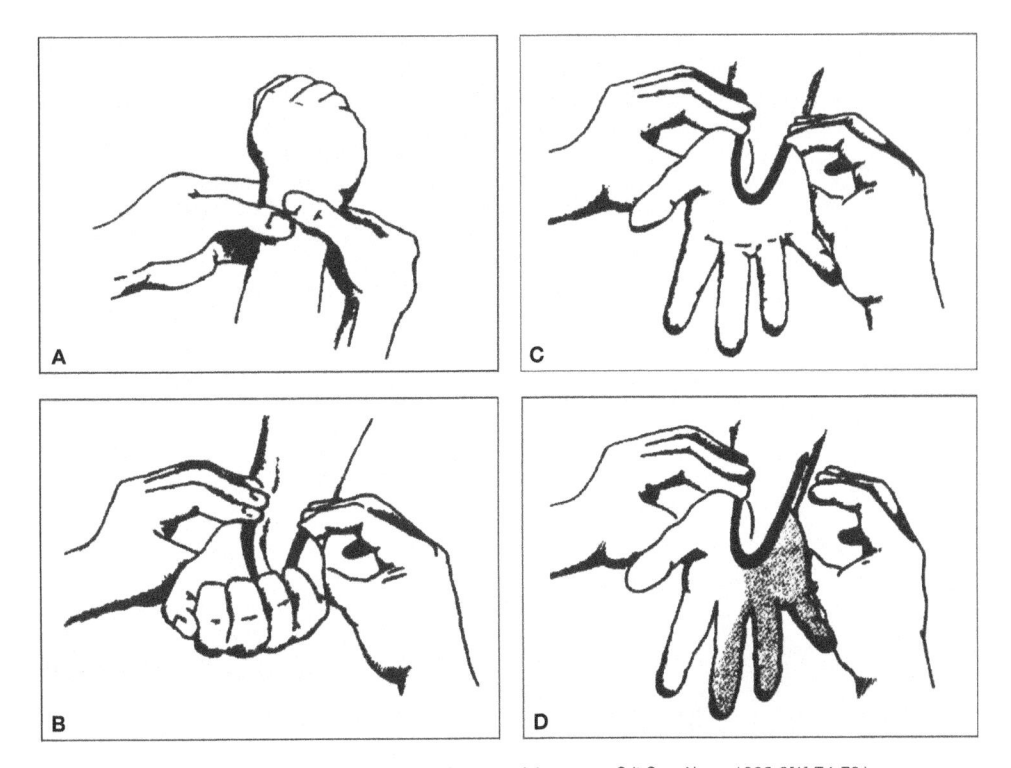

Figura 4.17 Teste de Allen. *(Retirada de DeGroot KD, Damato MB. Monitoring intra-arterial pressure.* Crit Care Nurs. *1986;6[1]:74-78.)*

TABELA 4.8 PROBLEMAS RELACIONADOS AOS CATETERES DE ARTÉRIA PULMONAR

Problema	Causa
Flebite ou infecção local no ponto de inserção	Irritação mecânica ou contaminação.
Irritabilidade ventricular	Sobras de cateter com dobra no ventrículo direito. Migração do cateter da AP para o VD. Irritação do endocárdio durante a passagem do cateter.
Aparente acunhamento do cateter com balão desinsuflado	Deslocamento em avanço da ponta do cateter causado pelo fluxo sanguíneo, dobra excessiva do cateter no VD ou sutura inadequada do cateter no local da inserção.
Hemorragia pulmonar ou infarto, ou ambos	Migração distal da ponta do cateter. Acunhamento contínuo ou prolongado do cateter. Hiperinsuflação do balão com cateter em acunhamento. Falha no esvaziamento do balão.
"Oclusão excessiva" ou CAP amortecida	Hiperinsuflação do balão. Insuflação frequente do balão.
Ruptura do balão da AP	Hiperinsuflação do balão. Insuflação frequente do balão. Deflação da seringa, danificando as paredes do balão.
Infecção	Técnicas de inserção não estéreis. Contaminação por meio da pele. Contaminação por dânulas ou cabo do cateter. Contaminação do infusão do transdutor por meio de membrana rompida da cúpula descartável. Colocação de prolongamento de cateter.
Bloqueio cardíaco durante a inserção do cateter	Irritação mecânica do feixe de His em pacientes com bloqueio preexistente do ramo esquerdo.

Abreviaturas: CAP, cunha da artéria pulmonar; VD, ventrículo direito; AP, artéria pulmonar.
Retirada de Daily E, Schroeder J. Techniques in Bedside Hemodynamic Monitoring. 5th ed. St Louis, MO: CV Mosby; 1994 134-136.

TABELA 4.8 PROBLEMAS RELACIONADOS AOS CATETERES DE ARTÉRIA PULMONAR (*Continuação*)

Prevenção	Tratamento
Prepare a pele adequadamente antes da inserção. Use uma técnica asséptica durante a inserção e a troca de curativos. Insira de modo suave e rápido. Use introdutor revestido com teflon. Anexe um manguito impregnado em prata para introduzir. Troque curativos, bolsa de fluidos IV, transdutores, dânulas, equipos e conexões a cada 72 horas. Remova o cateter ou troque o local de inserção a cada quatro dias.	Remova o cateter. Aplique compressas mornas. Administre medicação para dor, se necessário.
Fixe cuidadosamente o cateter no local de inserção; cheque na radiografia do tórax. Posicione a ponta do cateter na AP principal direita ou esquerda. Mantenha o balão insuflado enquanto avança; avance com cuidado. Verifique a ponta do cateter por fluoroscopia; posicione-o na AP principal direita ou esquerda. Verifique a posição do cateter na radiografia, se não for utilizada a fluoroscopia. Fixe cuidadosamente o cateter no local de inserção.	Reposicione o cateter; remova a dobra. Insufle o balão para incentivar a flotação do cateter para fora, em direção à AP. Desloque o cateter rapidamente para fora, em direção à AP. Aspire o sangue do cateter; se o cateter estiver acunhado, a amostra será arterializada e de difícil obtenção. Se o cateter estiver acunhado, puxe-o lentamente para trás até que apareça um formato de onda da AP. Se não estiver acunhado, aspire e irrigue o cateter delicadamente com soro fisiológico; a ponta do cateter pode coagular parcialmente, causando um amortecimento que se assemelha à onda amortecida de CAP.
Verifique a radiografia de tórax imediatamente após a inserção e 12 a 24 horas mais tarde; remova qualquer dobra de cateter no AD ou VD. Mantenha o balão desinsuflado. Fixe cuidadosamente o cateter na pele para prevenir o deslocamento inadvertido. Posicione o cateter na AP principal direita ou esquerda. Puxe o cateter de volta para a artéria pulmonar se houver acunhamento espontâneo. Não irrigue o cateter quando em posição de cunha. Insufle lentamente o balão de ar, apenas o suficiente para obter uma onda de CAP. Não insufle o cateter 7-Fr com mais de 1,25 a 1,5 mL de ar. Não insufle se encontrar resistência.	Desinsufle o balão. Coloque o paciente de lado (a ponta do cateter para baixo). Interrompa os anticoagulantes. Considere o angiograma "em cunha". Intube com o tubo endotraqueal (TET) de duplo lúmen. Recomende cirurgia, se a hemorragia for grave.
Monitore a onda durante a insuflação; injete ar apenas o suficiente para obter uma pressão de CAP. Não insufle o cateter 7-Fr com mais de 1,25 a 1,5 mL de ar. Verifique o formato do balão insuflado antes da inserção. Insufle lentamente, com ar apenas o suficiente para obter uma pressão de CAP. Monitore a PDAP como reflexo da CAP e PDFVE. Permita a deflação passiva de balão. Remova a seringa após a insuflação.	Desinsufle o balão; reinsufle-o lentamente, com ar suficiente para obter a pressão de CAP. Desinsufle o balão; reposicione-o e insufle-o lentamente. Remova a seringa para evitar a injeção de ar adicional. Monitore a PDAP.
Utilize técnicas estéreis. Utilize cânula de cateter estéril. Prepare a pele com antisséptico eficaz (clorexidina). Use curativo estéril aprovado pelo CDC (mude os curativos de gaze a cada 2 dias e curativos transparentes a cada 7 dias). Inspecione o local diariamente. Reavalie a necessidade do cateter após 3 dias. Evite a abordagem pela jugular interna. Use um sistema de infusão fechado em vez de um sistema aberto. Use tampas de cateter estéreis em todas saídas de dânulas. Troque tubos IV, equipo para infusão e solução a cada 72 horas. Não use solução IV que contenha glicose. Verifique se não há fissuras na cúpula do transdutor. Troque os transdutores a cada 72 horas. Troque a cúpula descartável após cardioversão. Troque o cateter e/ou local de inserção em caso de qualquer sinal local de infecção e infecções sem fonte óbvia (realizar culturas).	Remova o cateter. Utilize antibióticos.
Remova o cateter assim que clinicamente possível. Insira o cateter diligentemente com o balão insuflado. Insira o cateter de estimulação transvenosa antes da inserção do cateter de AP.	Utilize marca-passo temporário ou cateter de flotação com fio de estimulação.

Remoção

A remoção do cateter arterial pode ser realizada quando a pressão arterial exata puder ser mensurada por meio de métodos não invasivos, quando a pressão arterial não for mais lábil ou quando frequentes amostras de sangue arterial não forem mais necessárias. A remoção do cateter arterial costuma ser feita pelo enfermeiro, que utiliza procedimentos semelhantes à remoção do cateter IV; entretanto, uma vez que o cateter está em uma artéria, é necessária maior atenção à hemostasia. Após a remoção do cateter, mantenha pressão firme sobre o local por, pelo menos, 5 minutos ou até que ocorra a hemostasia. Isso evita sangramentos e formação de hematoma. Para pacientes com distúrbios de coagulação, a pressão manual pode precisar ser aplicada por 10 minutos ou mais. A colocação de curativos de pressão no local (em vez de pressão manual) não é recomendada como um meio para atingir a hemostasia. Uma vez que esta é obtida, o curativo de pressão pode ser usado, embora geralmente não seja necessário.

Recomenda-se a avaliação frequente do local após a remoção do cateter a fim de identificar novos sangramentos e trombose da artéria. Deve-se realizar a inspeção da extremidade por algumas horas após a remoção do cateter, buscando pela presença de pulsos, circulação e sangramentos.

Complicações

Uma variedade de complicações está associada ao cateter arterial (Tab. 4.9). As mais graves relacionam-se com sangramento do cateter arterial e perda do fluxo arterial para a extremidade, pela formação de trombos. As conexões no sistema arterial podem levar à perda de sangue rápida e maciça. A morbidade e a mortalidade associadas a tais complicações exigem cuidados rigorosos (conexões Luer-Lock, número mínimo de dânulas, sistema de alarme de pressão ativado durante todo o tempo) para evitar o sangramento e identificar rapidamente os distúrbios no sistema arterial. Os cateteres são retirados o mais cedo possível, para evitar a potencial formação de trombo.

OBTENÇÃO E INTERPRETAÇÃO DAS FORMAS DE ONDA HEMODINÂMICAS

Para obter valores hemodinâmicos, necessita-se da interpretação das formas de onda hemodinâmicas. Um elemento necessário

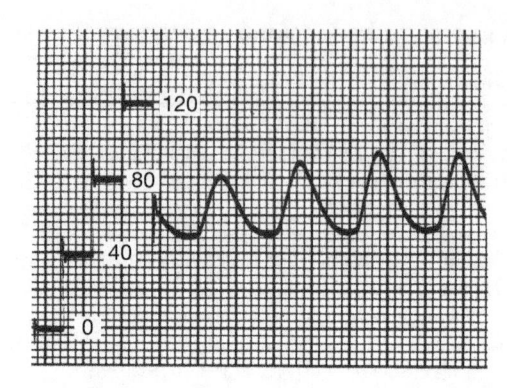

Figura 4.18 Traçado gráfico de uma forma de onda arterial, precedido por marcações de calibragem da escala (0/40/80/120 mmHg). Observe como as marcações de calibragem alinham-se com as marcações espessas do papel de traçado. Cada linha de 1 mm representa 4 mmHg nessa escala.

é um gravador de tiras multicanal, que conta tanto com um detector eletrocardiográfico (ECG) quanto de pressão (Fig. 4.18). Muitas instituições também utilizam formas de onda de pressão respiratória, grafadas simultaneamente com as formas de onda ECG e hemodinâmicas, para garantir a identificação precisa do final da expiração.

Quanto maior a escala, mais fácil é a interpretação da onda. Todas as formas de onda são facilmente obtidas ativando-se a função de gravação do monitor à beira do leito. Ao obter formas de onda para interpretação, certifique-se de que as escalas de calibragem no lado esquerdo do papel estejam bem alinhadas com seus quadriculados. Marcas de calibragem mal alinhadas aumentam a dificuldade na leitura da forma de onda e aumentam o potencial de erros de interpretação.

Posicionamento do paciente

O paciente é colocado em decúbito dorsal, com encosto elevado entre 0 a 60° (Fig. 4.10). Em geral, os dados não devem ser obtidos se o paciente estiver em decúbito lateral, uma vez que é difícil identificar a localização da ponta do cateter para fins de nivelamento (Fig. 4.19). O nivelamento inadequado distorce a mensuração das pressões atrial e venosa.

É importante lembrar que o conforto do paciente é uma questão fundamental na realização da leitura das formas de onda

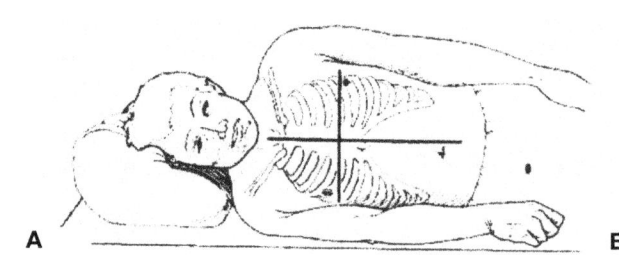

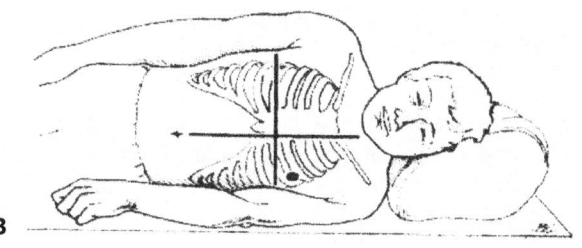

Figura 4.19 Referenciação e zeramento do sistema de monitoração hemodinâmica em um paciente em decúbito lateral. **(A)** Para o decúbito lateral direito, o ponto de referência está na intersecção do quarto espaço intercostal com o ponto médio do esterno. **(B)** Para o decúbito lateral esquerdo, o ponto de referência é a intersecção do quarto espaço intercostal com a borda paraesternal esquerda. (*Retirada de Keckeisen M, Chulay M, Gawlinski A, eds. Pulmonary artery pressure monitoring. In:* Hemodynamic Monitoring Series. *Aliso Viejo, CA: AACN; 1998:12.*)

TABELA 4.9 PROBLEMAS RELACIONADOS AOS CATETERES ARTERIAIS

Problema	Causa	Prevenção	Tratamento
Hematoma após a retirada da agulha	Sangramento ou extravasamento no local da punção.	Mantenha uma pressão firme no local durante a retirada do cateter e por 5 a 15 minutos (se necessário) após a retirada. Aplique fita elástica (Elastoplast) firmemente sobre o local da punção. No local de punção da artéria femoral, deixe um volume pesado por 1 a 2 horas, para evitar extravasamento. Se o paciente estiver recebendo heparina não fracionada, interrompa-a 2 horas antes da remoção do cateter.	Continue a manter a pressão no local de punção até o extravasamento cessar. Aplique um volume pesado no local da punção femoral por 1 a 2 horas após a remoção do cateter.
Diminuição ou ausência de pulsos distais ao local de punção	Espasmo da artéria. Trombose da artéria.	Introduza a agulha arterial com técnica estéril, sem gerar traumas. Utilize 1 U de heparina não fracionada para 1 mL de infusão IV.	Injete lidocaína no local de inserção e 10 mg no cateter arterial. Arteriotomia e cateterismo Fogarty, tanto distal quanto proximalmente ao local de punção, resultam em retorno do pulso em 90% dos casos se a artéria braquial ou femoral estiver sendo utilizada.
Sangramento retrógrado ao tubo, cúpula ou transdutor	Pressão insuficiente na bolsa IV. Conexões soltas.	Mantenha uma pressão de 300 mmHg na bolsa IV. Use dânulas Luer-Lock; aperte-as periodicamente.	Mude o transdutor. Irrigue rapidamente o sistema. Aperte todas as conexões.
Hemorragia	Conexões soltas.	Mantenha todos os locais de ligação visíveis. Observe os locais de conexão com frequência. Utilize um sistema de alarme embutido. Use dânulas Luer-Lock.	Aperte todas as conexões.
Êmbolos	Coágulo da ponta do cateter para a circulação sanguínea.	Sempre aspire e descarte antes de irrigar. Utilize um equipo para infusão contínuo. Utilize 1 U de heparina não fracionada para 1 mL de infusão IV. Irrigue delicadamente com < 2 a 4 mL.	Remova o cateter.
Infecção local	Deslocamento para a frente do cateter contaminado. Quebra na técnica estéril. Uso prolongado do cateter.	Fixe cuidadosamente o cateter no local de inserção. Sempre utilize técnicas assépticas. Remova o cateter o mais precocemente possível. Inspecione e trate o local de inserção todos os dias, incluindo troca de curativos e pomada antibiótica ou iodófora.	Remova o cateter. Prescreva antibióticos.
Sepse	Quebra na técnica estéril. Uso prolongado do cateter. Crescimento bacteriano na infusão IV.	Utilize a inserção percutânea. Sempre use técnicas assépticas. Remova o cateter o mais precocemente possível. Troque transdutores, dânulas e equipos a cada 72 horas. Não utilize fluidos IV contendo glicose. Use um sistema de infusão fechado em vez de um sistema aberto. Enxágue cuidadosamente o sangue remanescente das dânulas, após a coleta de sangue.	Remova o cateter. Prescreva antibióticos.

Adaptada de Daily E, Schroeder J. Techniques in Bedside Hemodynamic Monitoring. 5th ed. St Louis, MO: CV Mosby; 1994:165-166, com permissão da Elsevier.

hemodinâmicas. Não coloque um paciente com dispneia respirando espontaneamente em decúbito dorsal apenas para obter leituras hemodinâmicas. É melhor obter os valores na posição em que o paciente sinta-se mais confortável.

Interpretação

A interpretação correta das formas de onda hemodinâmicas envolve uma avaliação minuciosa das formas de ondas das pressões arteriais e venosas. Os valores normais para cada uma das pressões hemodinâmicas estão listados na Tabela 4.1. Além disso, o Capítulo 25 (Guia de Resolução de Problemas Hemodinâmicos) lista problemas comuns e abordagens para os sistemas de monitoração hemodinâmica.

Formas de ondas atriais e venosas

As pressões nos sistemas atrial e venoso são significativamente mais baixas do que nos sistemas ventricular e arterial. As duas principais pressões atriais/venosas em pacientes críticos são a PVC (também chamada de PAD) e a POAP. Tais pressões são utilizadas para estimar as pressões ventriculares, já que, no final da diástole ventricular, as válvulas mitral e tricúspide encontram-se abertas (Fig. 4.3). Isso permite uma comunicação clara entre o ventrículo e o átrio, com equilíbrio das pressões nas duas câmaras. De modo ideal, as pressões ventriculares são melhores parâmetros de medida da função ventricular do que as estimativas atriais; entretanto, a mensuração direta da pressão ventricular não é sempre possível. As pressões atriais são, então, utilizadas como um substituto. Se as formas de onda ventriculares estiverem disponíveis, devem ser usadas em detrimento das pressões atriais. A PVC e a POAP são as medidas clínicas em geral utilizadas para avaliar a "pré-carga" dos ventrículos direito e esquerdo, respectivamente.

Pressão venosa central

A PVC mostra-se importante porque permite estimar a pressão diastólica final do ventrículo direito (PDFVD). As pressões diastólicas finais ventriculares, direita e esquerda, são utilizadas para estimar a função cardíaca e a condição hídrica. Já a PDFVD é empregada para avaliar a função do VD e a condição hídrica geral.

A PVC normal está entre 2 e 8 mmHg. Valores baixos de PVC normalmente refletem hipovolemia ou diminuição do retorno venoso. Por sua vez, uma PVC alta reflete hiper-hidratação, aumento do retorno venoso ou insuficiência cardíaca direita. Se a PVC e o VS estão baixos, assume-se que há hipovolemia. Se a PVC encontra-se alta e o VS baixo, provavelmente existe uma disfunção do VD.

Obtém-se a PVC a partir da saída proximal do cateter da AP ou da ponta do cateter venoso central. Realiza-se a mensuração da PVC simultaneamente ao ECG. A utilização do ECG permite identificar a saída em que a PVC melhor se correlaciona com a PDFVD.

A PVC é mensurada por qualquer uma das duas técnicas descritas a seguir. A primeira técnica consiste em calcular a média (mediana) da onda A da forma de onda da PVC (Fig. 4.20). Apesar de existirem três ondas na forma de onda atrial (ondas A, C, V), a média da A é a que mais se aproxima da pressão diastólica final ventricular. A "onda A" da forma de onda da PVC inicia-se logo após a onda P do ECG e representa a contração atrial. Realize a leitura no ponto mais alto da onda A, acrescente esse valor à leitura realizada no ponto mais baixo da A e divida tal valor por 2; obtém-se, então, a média ou mediana da PVC (em geral, faz-se um traço vertical no meio das ondas A, a fim de obterem-se os valores procurados para a realização do cálculo descrito anteriormente).

Um segundo método, conhecido como técnica do ponto Z, também pode ser usado para estimar as pressões diastólicas finais dos ventrículos (Fig. 4.21). O ponto Z está colocado um pouco antes do fechamento da válvula tricúspide. Em um rastreamento de PVC, localiza-se na metade final da área do complexo QRS. A técnica do ponto Z é especialmente útil quando não há onda A, como, por exemplo, em casos de pacientes com fibrilação atrial, em que não existe a contração atrial.

Ao isolar a onda A ou utilizando a técnica do ponto Z, a pressão atrial pode estimar razoavelmente a pressão diastólica

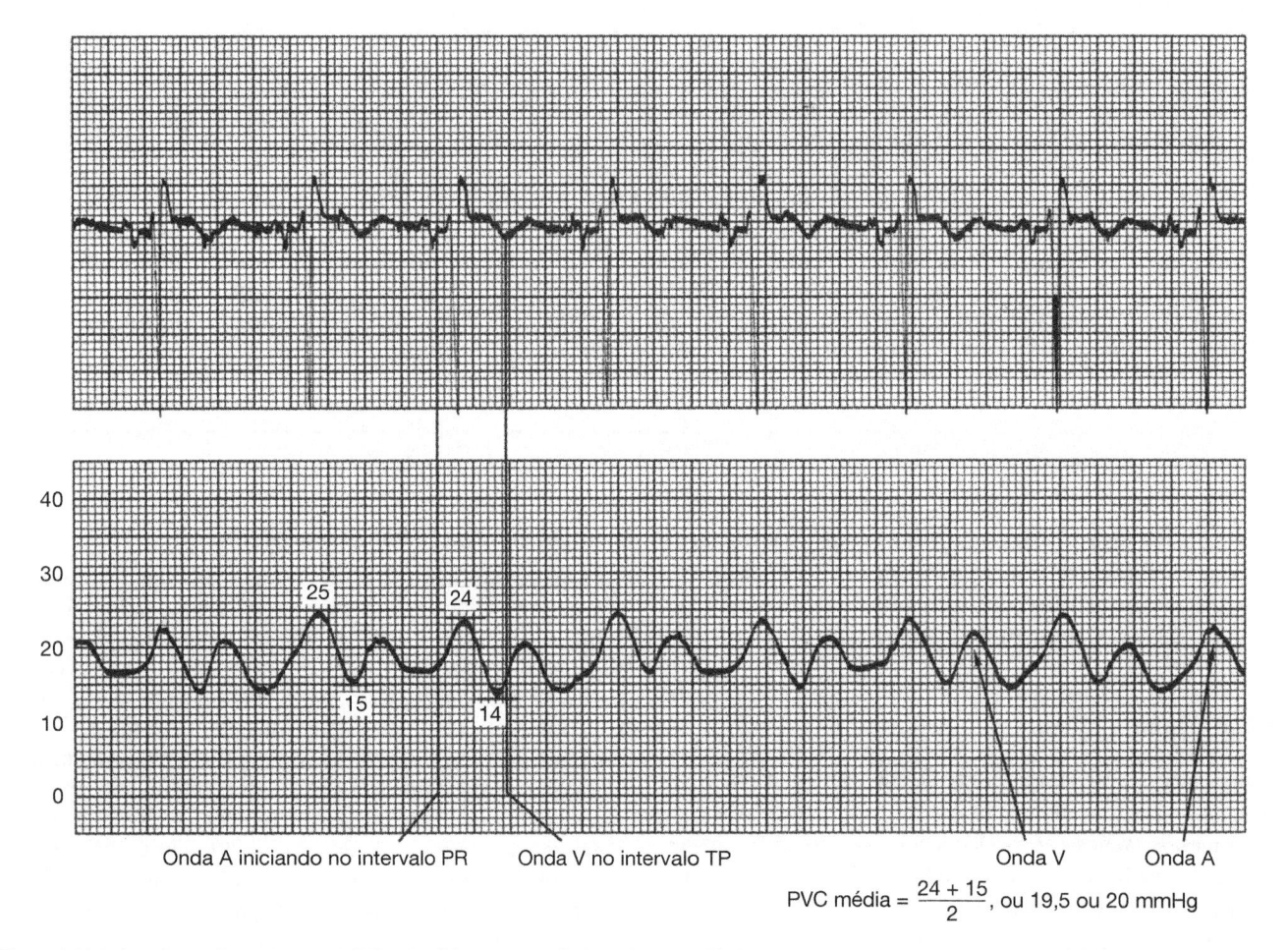

$$\text{PVC média} = \frac{24 + 15}{2}, \text{ ou } 19,5 \text{ ou } 20 \text{ mmHg}$$

Figura 4.20 Leitura de uma forma de onda de PVC pela média da onda A. *(Retirada de Ahrens TS, Taylor L. Hemodynamic Waveform Analysis. Philadelphia, PA: WB Saunders; 1992:31.)*

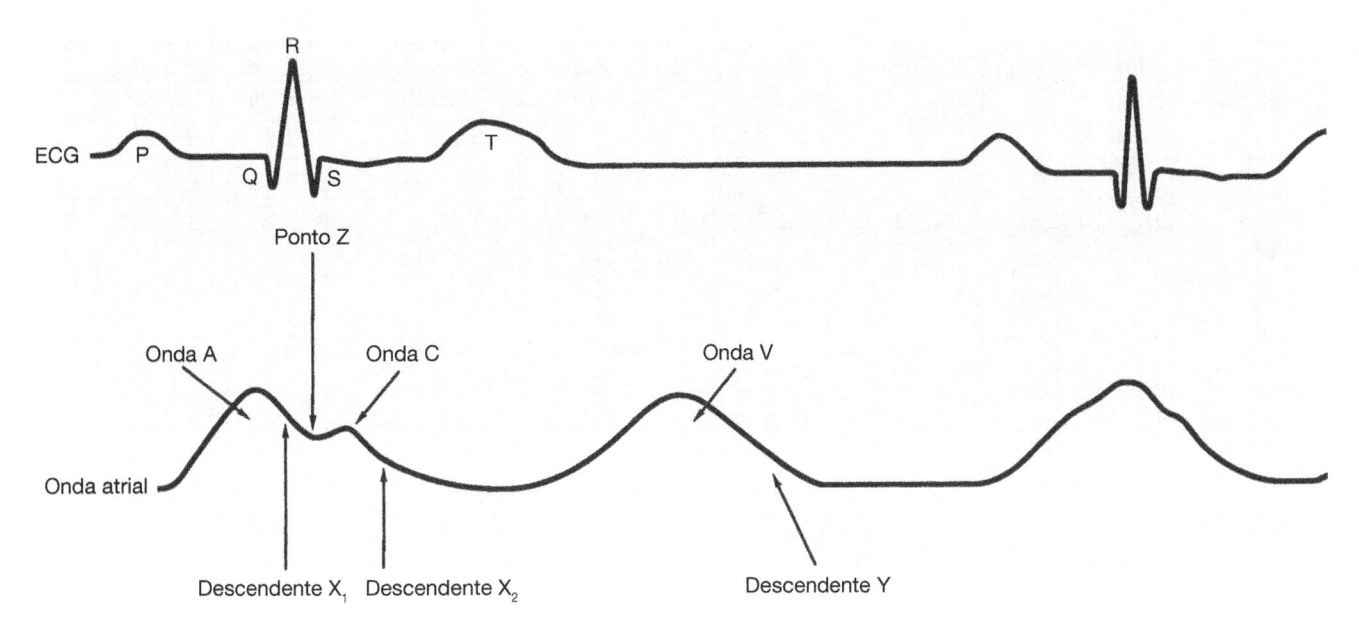

Figura 4.21 Uso do ponto Z para ler uma forma de onda de PVC. *(Retirada de Ahrens TS. Hemodynamic Waveform Analysis. Philadelphia, PA: WB Saunders; 1992:24.)*

final do ventrículo. É útil ler esses valores a partir de um gravador de tiras multicanal, e não de um monitor digital de beira de leito. Os valores mostrados no monitor tendem a ser precisos em formas de ondas simples, mas tornam-se menos confiáveis quando as formas de ondas são complexas (Tab. 4.4).

Pressão venosa central: formas anormais de ondas venosas

Dois tipos de formas de ondas anormais de PVC são comuns. As ondas A grandes (também chamadas de *ondas A de canhão*) ocorrem quando os átrios contraem-se contra uma válvula tricúspide fechada (Fig. 4.22). Isso ocorre mais com arritmias como CVPs ou bloqueios cardíacos de terceiro grau. As ondas V gigantes são comuns em condições como a insuficiência tricúspide e a insuficiência ventricular. A utilização do ponto Z para ler a PVC impede interpretações incorretas associadas ao uso de uma grande onda A ou onda V.

Pressão em cunha da artéria pulmonar (pressão de oclusão)

Embora a PVC seja útil na avaliação da função do VD, a avaliação da função do VE costuma ser mais importante. Na disfunção do VE (p. ex., no caso de infarto do miocárdio ou cardiomiopatias), pode haver uma ameaça à oxigenação dos tecidos e à sobrevivência, devido ao baixo DC. Utiliza-se a POAP para avaliar a função ventricular esquerda e fornecer o tratamento adequado.

A interpretação da POAP mostra-se muito similar à de uma forma de onda de PVC, com a exceção óbvia de que a POAP não avalia a PDFVE, nem a PDFVD. A PDFVE é usada para avaliar a função do VE e da condição hídrica sistêmica.

A POAP normal é de 8 a 12 mmHg. Valores abaixo disso refletem a hipovolemia; valores mais altos indicam hipervolemia e/ou insuficiência do VE. As anormalidades da válvula mitral também causam elevações na POAP. Quando a POAP e o VS são normais, supõe-se que há normovolemia e função aceitável do VE. Se a POAP e o VS estão baixos, é provável que haja hipovolemia. Quando a POAP é alta (geralmente maior do que 18 mmHg) e o VS baixo, supõe-se a existência de disfunção do VE.

Obtém-se a forma de onda da POAP a partir da saída distal do cateter da artéria pulmonar, quando o balão do cateter é insuflado. A insuflação do balão é feita por apenas alguns segundos (8 a 15 segundos), a fim de evitar a interrupção do fluxo sanguíneo pulmonar. Ao insuflar o balão, insufle apenas o volume necessário para obter a forma de onda da POAP (1,25 a 1,50 mL). Registre a quantidade de ar necessária para insuflar o balão. Se for necessário menos ar para obter o valor da POAP do que na insuflação anterior, o cateter pode ter se deslocado mais para a frente na artéria pulmonar. Se for necessário mais ar, o cateter pode ter sido movido para trás. Se não houver resistência quando o balão for insuflado e a POAP não puder ser mensurada, notifique o médico de uma possível ruptura do balão. Ao esvaziá-lo, permita que o ar saia passivamente. A aspiração ativa do ar para fora do balão danifica-o, além de tal procedimento não ser necessário para o esvaziamento completo.

As características e a interpretação das formas de ondas da POAP e PVC são semelhantes. A diferença entre interpretar uma forma de onda de PVC e de POAP centra-se principalmente no atraso na correlação das formas de ondas com o ECG (Fig. 4.23). Essa demora ocorre porque a ponta do cateter da AP está mais distante do átrio esquerdo. Em uma forma de onda de POAP, a onda A começa perto do final do complexo QRS. O cálculo da média dos valores mais baixos e mais altos das ondas A, conforme descrito antes para a leitura da PVC, revela-se um método para obter a POAP. Se o ponto Z for empregado para a leitura da POAP, encontra-se esse ponto no final ou logo após (cerca de 0,08 s) o complexo QRS (Fig. 4.24).

A avaliação da função do VE costuma ser realizada com a POAP. A utilização da POAP para estimar a PDFVE baseia-se no pressuposto de que a mensuração a partir de um capilar pul-

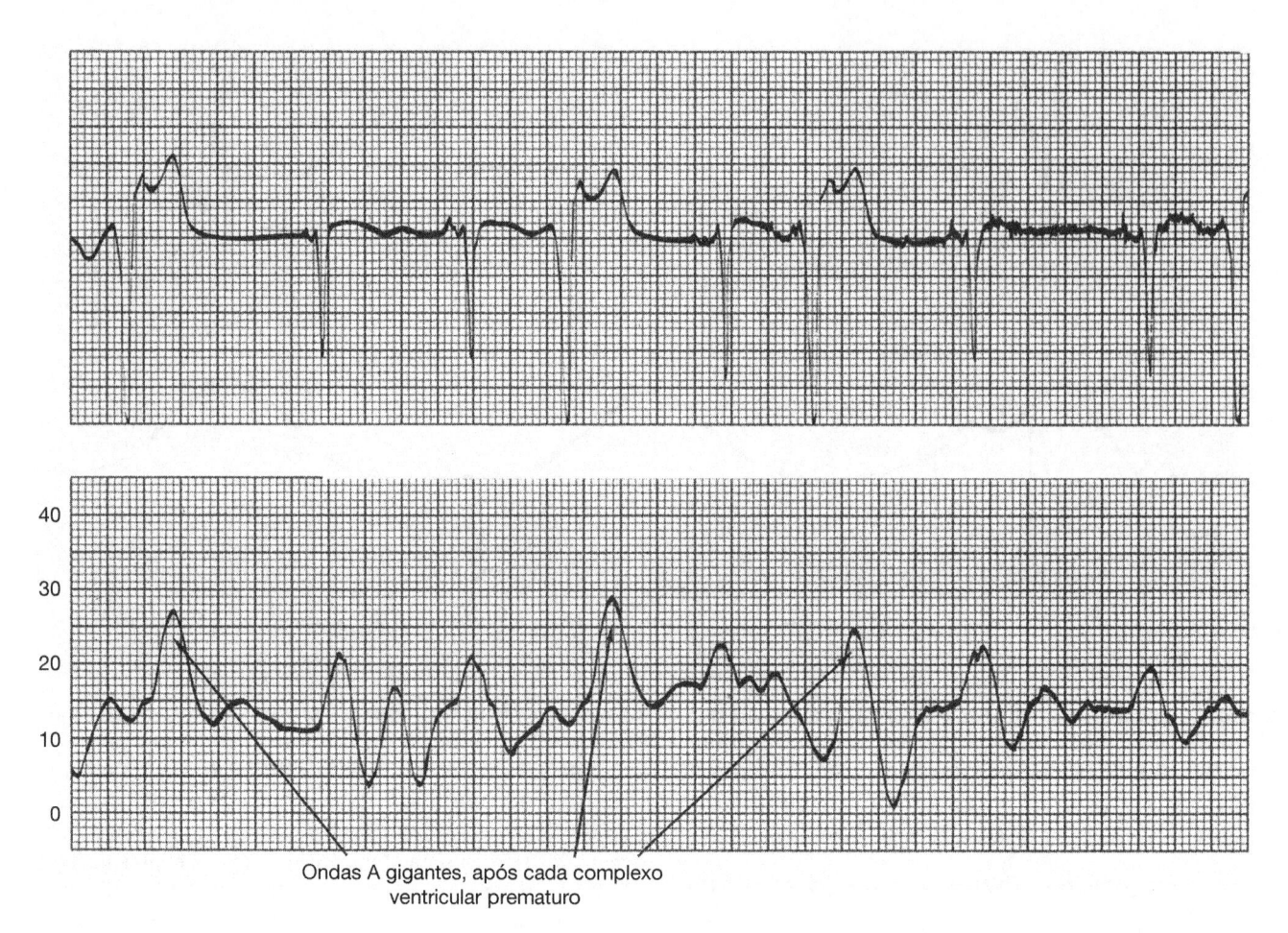

Figura 4.22 Ondas A gigantes, com perda no sincronismo atrioventricular. *(Retirada de Ahrens TS.* Hemodynamic Waveform Analysis. *Philadelphia, PA: WB Saunders; 1992:54.)*

monar obstruído reflete um fluxo ininterrupto de sangue para o átrio esquerdo, porque não existem válvulas no sistema da artéria pulmonar. Supõe-se, ainda, que, quando a válvula mitral é aberta, as pressões atriais esquerdas refletem a PDFVE.

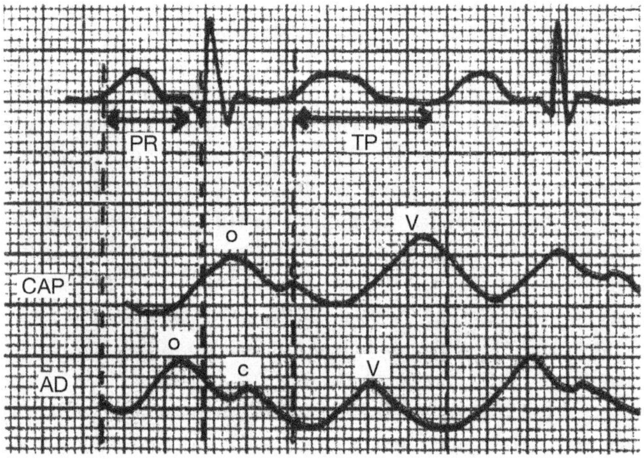

Figura 4.23 Formas de onda de POAP e AD, ilustrando a diferença na sincronia dos componentes das formas de onda em relação ao ECG. *(Retirada de Daily EK.* Hemodynamic waveform analysis. *J Cardiovasc Nurs. 2001;15[2]:6-22.)*

Enquanto essas premissas sejam verdadeiras, a utilização da POAP para estimar a PDFVE é aceitável.

Pressão de oclusão da artéria pulmonar: formas de onda anormais

Formas de ondas anormais similares às da PVC ocorrem com a POAP. Grandes ondas A são observadas quando o átrio esquerdo contrai-se contra uma válvula mitral fechada. Por sua vez, grandes ondas V são observadas durante a insuficiência da válvula mitral e insuficiência cardíaca esquerda (Fig. 4.22 e 4.24).

Formas de onda arterial e ventricular

Conforme visto nos traçados sistêmicos e da AP, uma forma de onda arterial tem três características comuns: inflexão superior rápida; incisura dicrótica; e escoamento diastólico progressivo (Fig. 4.25). A diástole é lida próximo ao final do complexo QRS; já a sístole é lida antes do pico da onda T. A pressão arterial média pode ser calculada (Tab. 4.1) ou obtida a partir do monitor digital à beira do leito.

A forma de onda ventricular também apresenta três características comuns: inflexão superior rápida, queda rápida na pressão e aumento diastólico terminal (Fig. 4.26). A sístole e a diástole são lidas da mesma maneira que uma forma de onda arterial. As formas de ondas do VE não estão disponí-

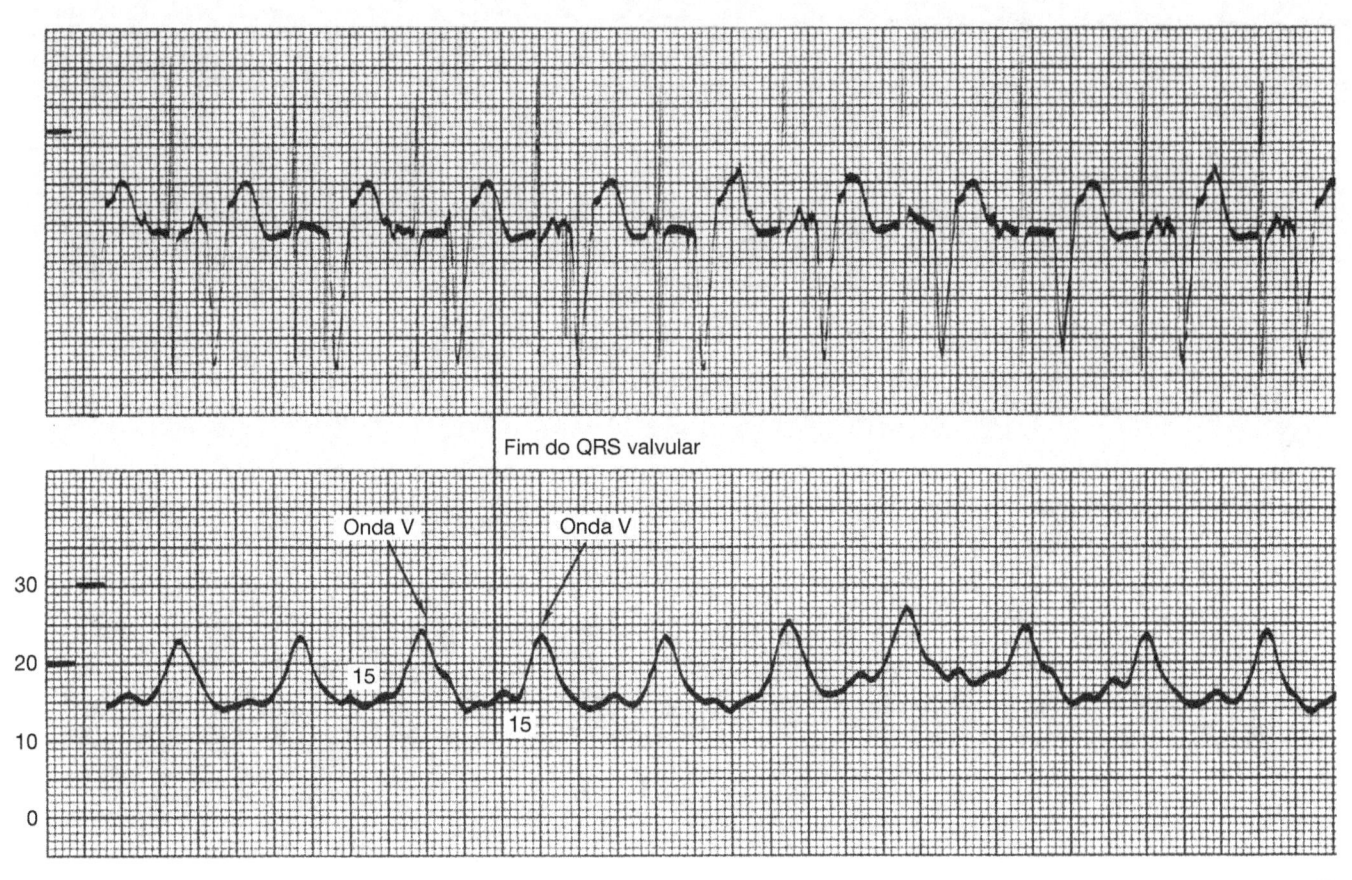

Figura 4.24 Uso do ponto Z para ler uma forma de onda em cunha (POAP, 15 mmHg). *(Retirada de Ahrens TS, Taylor L.* Hemodynamic Waveform Analysis. *Philadelphia, PA: WB Saunders; 1992:320.)*

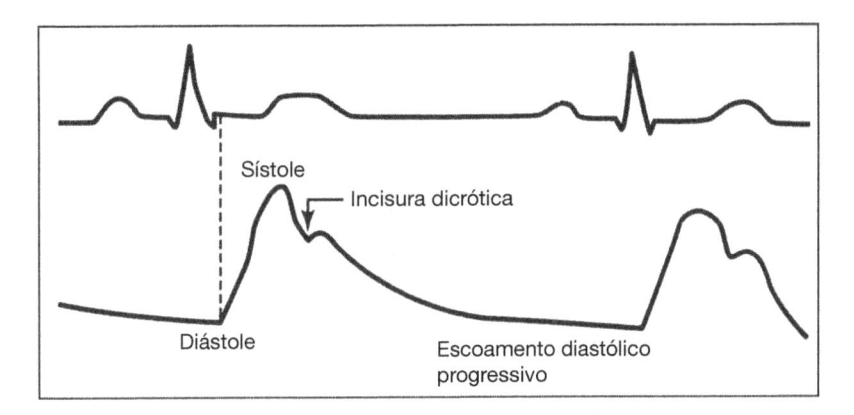

Figura 4.25 Características de uma forma de onda arterial. *(Retirada de Ahrens TS, Prentice D.* Critical Care: Certification Preparation and Review. *3rd ed. Stamford, CT: Appleton e Lange; 1993:82.)*

veis na área clínica, mas podem ser obtidas durante o cateterismo cardíaco. Normalmente, a forma de onda do VD só pode ser observada durante a inserção do cateter de AP ou se houver um lúmen extra, disponível no cateter posicionado no VD (Tab. 4.7). Se estiver presente uma forma de onda do VD durante o monitoramento, é importante verificar a localização do cateter. Ele pode ter migrado da AP para o VD. Um cateter que está flutuando livremente no ventrículo tende a causar arritmias ventriculares (CVPs), caso entre em contato com a parede ventricular. Além disso, não é possível avaliar as pressões da AP.

Se a relação PAD/PVC for elevada (> 6 mmHg), em especial se o VS for baixo, suspeita-se de algum grau de disfunção ventricular. Se a relação PAD/PVC for baixa (< 2 mmHg) e o VS for baixo, suspeita-se de hipovolemia. A hipovolemia também é possível se a POAP for baixa (< 8 mmHg) e o VS for reduzido. Se a POAP for alta (> 18 mmHg) e o VS reduzido, pode ocorrer uma disfunção do VE.

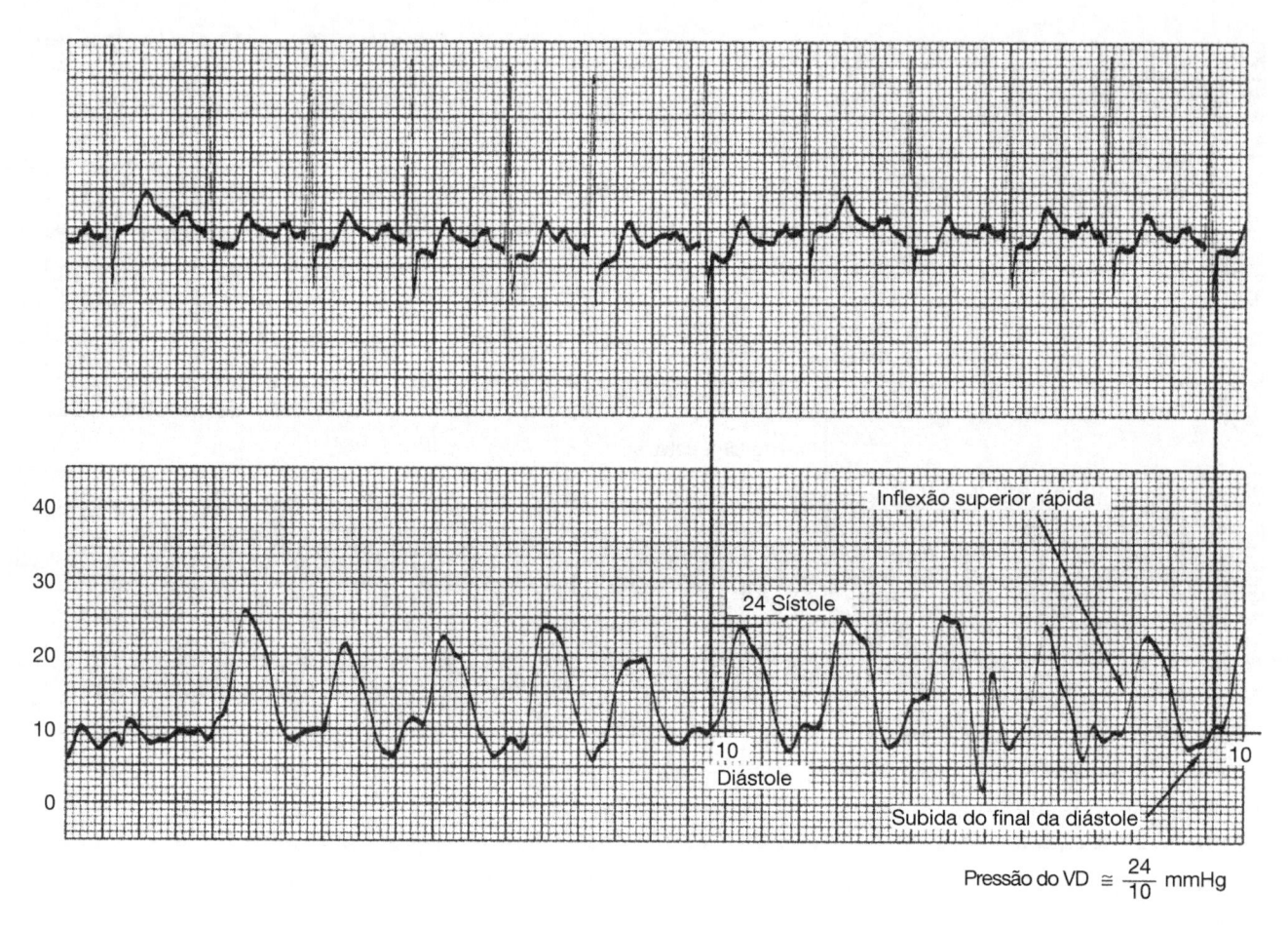

Figura 4.26 Características de uma forma de onda ventricular. *(Retirada de Ahrens TS, Taylor L.* Hemodynamic Waveform Analysis. *Philadelphia, PA: WB Saunders; 1992:96.)*

Formas de onda da artéria pulmonar

As pressões da AP são obtidas a partir de um cateter de AP de fluxo direcionado (Fig. 4.5). A pressão da AP normalmente é baixa em comparação com a pressão arterial sistêmica. É determinada pelo RV, DC e RVP. A pressão arterial da AP geralmente se encontra entre 20 e 30 mmHg na sístole e 10 e 15 mmHg na diástole (Fig. 4.27). Sua leitura é realizada a partir da saída distal do cateter de AP.

O sistema de baixa pressão pulmonar revela-se fundamental para a adequada troca gasosa nos pulmões. Se a pressão nos vasos pulmonares eleva-se, a pressão hidrostática capilar excede a pressão osmótica capilar e os fluidos são forçados para fora dos vasos. Se a capacidade de drenagem linfática pulmonar for excedida, ocorrem inundações intersticiais e alveolares, resultando em interferência na troca de oxigênio e dióxido de carbono.

A pressão da AP costuma ser alta o suficiente para garantir o fluxo sanguíneo pelos pulmões para o átrio esquerdo. Subsequentemente, a pressão arterial nas artérias pulmonares só precisa ser alta o suficiente para vencer a resistência do átrio esquerdo. A pressão média da AP deve ser sempre maior que a pressão atrial esquerda, ou o fluxo sanguíneo pelos pulmões torna-se impossível. Como orientação prática, a pressão diastólica da artéria pulmonar (PDAP) é superior à pressão atrial esquerda média (em geral, esta última é estimada pela POAP). Se o valor da PDAP for inferior ao do átrio esquerdo ou da POAP, existe um estado de fluxo sanguíneo pulmonar muito baixo ou as formas de ondas foram mal interpretadas.

A mensuração das pressões da AP pode ser útil no diagnóstico de muitas condições clínicas. A elevação nas pressões da AP ocorre em casos de hipertensão pulmonar, doença pulmonar crônica, doença da válvula mitral, insuficiência do VE, hipoxia e embolia pulmonar. As pressões da AP abaixo do normal ocorrem sobretudo nas condições que produzem hipovolemia. Se o volume sanguíneo está reduzido, há menor resistência à ejeção ventricular, resultando em queda na pressão arterial. Nesse caso, a PDAP também se encontra próxima da pressão do átrio esquerdo.

Pressões arteriais sistêmicas

Obtém-se a mensuração direta das pressões arteriais sistêmicas a partir da ponta de um cateter arterial nivelado com o eixo flebostático (Fig. 4.11), com as formas de onda de pressão interpretadas conforme descrito. Em geral, as pressões normais ficam em torno de 100 a 120 mmHg na sístole, 60 a 80 mmHg na diástole, com média de 70 a 105 mmHg (Tab. 4.1).

As pressões arteriais sistêmicas não são interpretáveis sem outras informações clínicas. No entanto, supõe-se que há hipotensão se a pressão arterial média cai abaixo de 60 mmHg. A hipertensão arterial é assumida se a pressão arterial sistólica

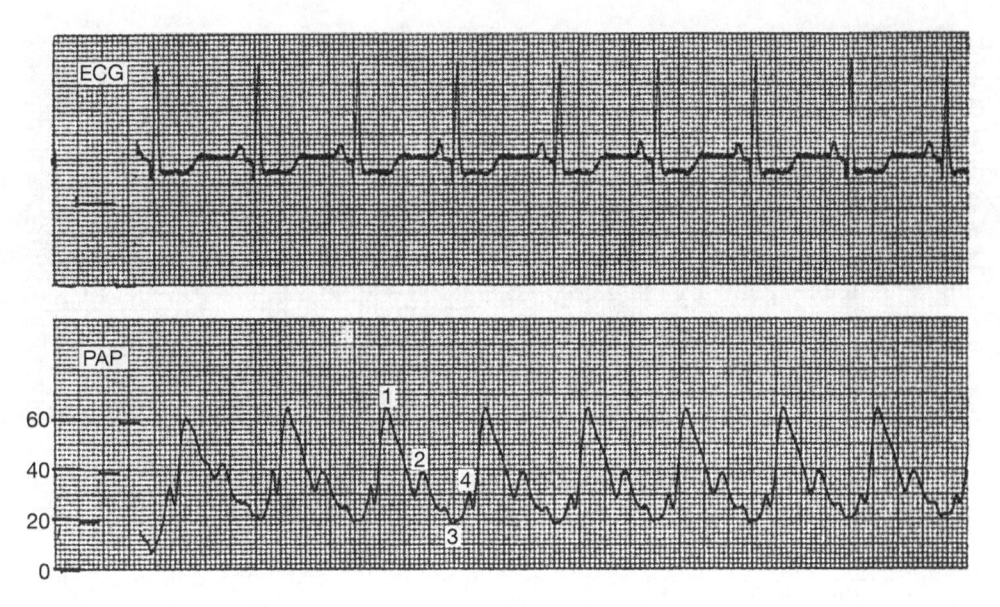

Figura 4.27 Forma de onda da AP e componentes. 1, sístole na AP; 2, incisura dicrótica; 3, final da diástole na AP; 4, incisura anacrótica da abertura da válvula da AP. *(Retirada de Boggs R, Wooldridge-King M. AACN Procedure Manual for Critical Care, 3rd ed. Philadelphia, PA: WB Saunders; 1993:316.)*

(PAS) for superior a 140 a 160 mmHg ou se a pressão diastólica estiver acima de 90 mmHg.

A pressão arterial revela-se como um dos parâmetros mais utilizados para avaliar a adequação do fluxo sanguíneo para os tecidos. É determinada por dois fatores: DC e RVS. Não reflete precocemente as alterações clínicas da hemodinâmica, devido à interação com DC e RVS.

Além disso, o DC consiste na frequência cardíaca e no VS. Ambos interagem para manter o DC normal. Posteriormente, se o VS começa a cair devido a perda de volume (hipovolemia) ou disfunção (insuficiência do VE), a frequência cardíaca aumenta para compensar a diminuição do VS. O efeito resultante visa manter o DC próximo dos valores normais. Se o DC não mudar, então não há qualquer alteração na pressão arterial.

Um ponto fundamental que o enfermeiro deve considerar é que, por causa desses mecanismos compensatórios, a pressão arterial pode não apontar precocemente as alterações clínicas no estado hemodinâmico. Se um paciente começa a sangrar no pós-operatório, a pressão arterial não costuma refletir essa mudança até que a compensação não seja mais possível. E, na verdade, a hipotensão é, por vezes, difícil de avaliar. É possível que a hipotensão verdadeira ocorra somente quando haja hipoxia tecidual e os órgãos estejam afetados. Embora a tradição dite que a hipotensão seja identificada por meio de valores predefinidos de pressão arterial, outras medidas, como a saturação venosa mista de hemoglobina (SvO_2) e os níveis de lactato, podem ser melhores indicadores. O monitoramento da SvO_2 é descrito adiante, na seção Monitoramento Contínuo do Oxigênio Venoso Misto e Central ($SvO_2/SvcO_2$).

Embora os estudos identifiquem o papel da hipertensão no dano ao aparelho circulatório, o nível específico de hipertensão que resulta em prejuízo não se mostra claro. Portanto, qualquer PAS maior do que 140 é considerada potencialmente prejudicial aos vasos.

Artefatos nas formas de onda hemodinâmicas: influência respiratória

A respiração pode alterar fisiologicamente as pressões hemodinâmicas. A respiração espontânea aumenta o retorno venoso e aumenta um pouco a resistência ao enchimento do ventrículo esquerdo. A ventilação mecânica comporta-se de modo oposto, reduzindo potencialmente o retorno venoso e diminuindo a resistência do coração. Observa-se o efeito da respiração nas formas de onda nas Figuras 4.28 e 4.29.

A respiração espontânea ou acionada pelo ventilador produz uma queda na forma da onda, por causa da diminuição da pressão pleural (Fig. 4.30). A respiração do ventilador produz uma distorção para cima da linha de base, devido ao aumento na pressão pleural e intratorácica (Fig. 4.31 e 4.32). A chave para a leitura correta da forma da onda consiste em isolar o ponto onde a pressão pleural é mais próxima da pressão atmosférica. Tal ponto geralmente está no final da expiração, pouco antes da inspiração (Fig. 4.33).

Débito cardíaco

Talvez a informação mais importante obtida a partir do cateter de AP seja a mensuração de parâmetros de fluxo sanguíneo, tais como o DC e o VS. Entender esses parâmetros é essencial para avaliar adequadamente a função cardíaca. Os parâmetros de fluxo, como DC e VS, são os primeiros parâmetros avaliados ao se monitorar parâmetros hemodinâmicos. Suas descrições são encontradas no início deste capítulo.

Se os parâmetros de fluxo estão adequados, a oxigenação tecidual é geralmente mantida. Se estão anormais, o médico deve suspeitar de uma ameaça à oxigenação dos tecidos e propor intervenções que visem melhorar a função cardíaca. É preciso considerar que o fluxo sanguíneo pode flutuar em mui-

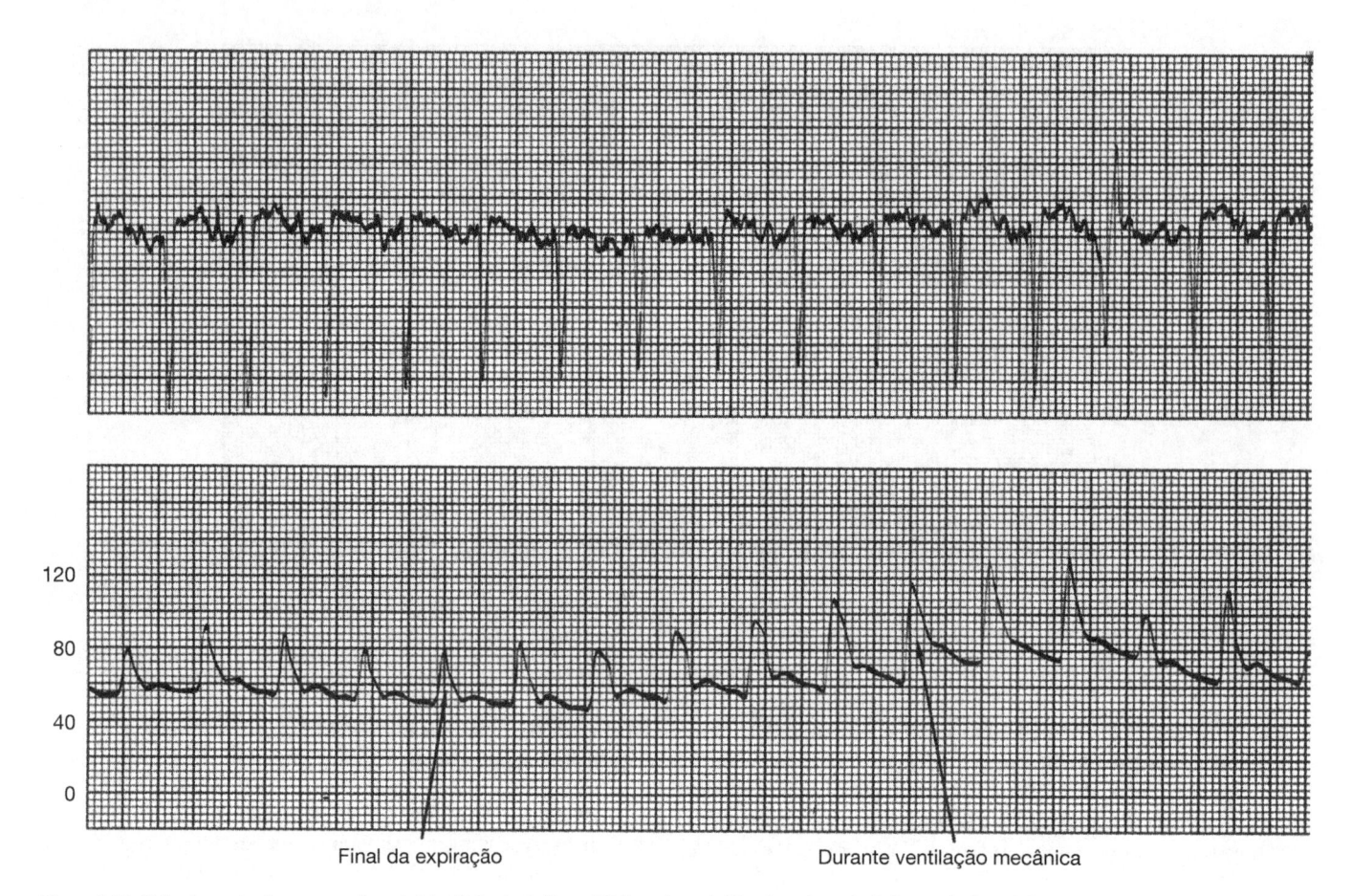

Figura 4.28 Efeito da respiração nas pressões arteriais. *(Retirada de Ahrens TS.* Hemodynamic Waveform Analysis. *Philadelphia, PA: WB Saunders; 1992:161.)*

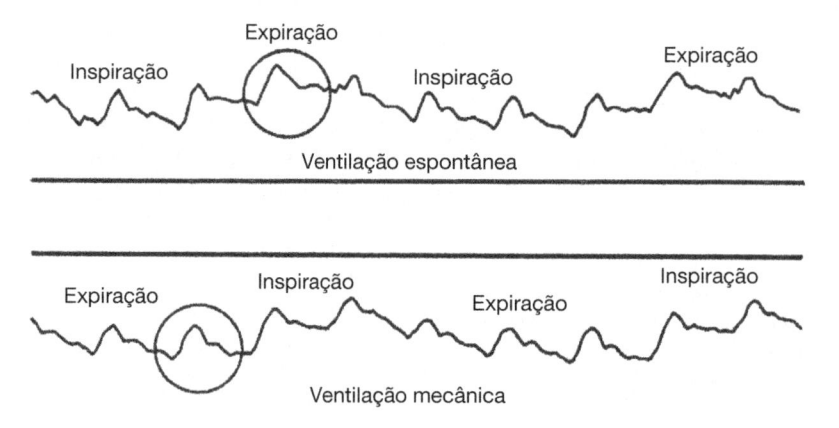

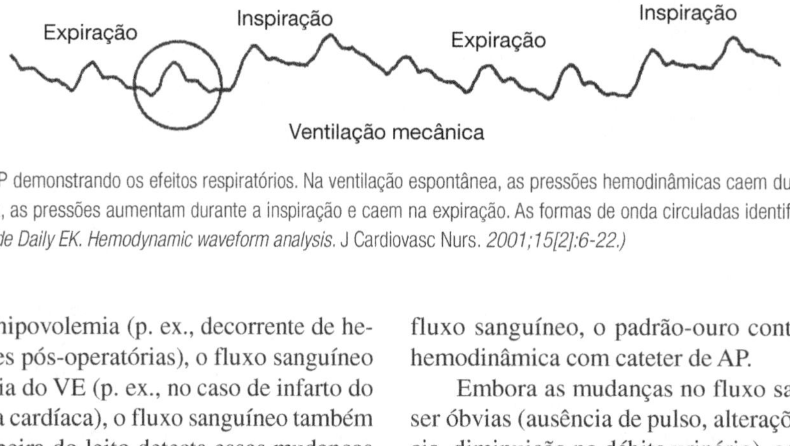

Figura 4.29 Forma de onda da AP demonstrando os efeitos respiratórios. Na ventilação espontânea, as pressões hemodinâmicas caem durante a inspiração e aumentam na expiração. Na ventilação mecânica, as pressões aumentam durante a inspiração e caem na expiração. As formas de onda circuladas identificam o final da expiração em cada modalidade ventilatória. *(Retirada de Daily EK. Hemodynamic waveform analysis.* J Cardiovasc Nurs. *2001;15[2]:6-22.)*

tas condições. Se houver hipovolemia (p. ex., decorrente de hemorragias ou complicações pós-operatórias), o fluxo sanguíneo cai. Se houver insuficiência do VE (p. ex., no caso de infarto do miocárdio ou insuficiência cardíaca), o fluxo sanguíneo também diminui. O enfermeiro à beira do leito detecta essas mudanças e intervém adequadamente. Embora o DC não invasivo e outros dispositivos de bioimpedância possam ser úteis na avaliação do fluxo sanguíneo, o padrão-ouro continua a ser a monitoração hemodinâmica com cateter de AP.

Embora as mudanças no fluxo sanguíneo às vezes possam ser óbvias (ausência de pulso, alterações nos níveis de consciência, diminuição no débito urinário), os valores são inespecíficos e, muitas vezes, revelam-se sinais tardios de comprometimento. O componente mais importante da oxigenação dos tecidos é o

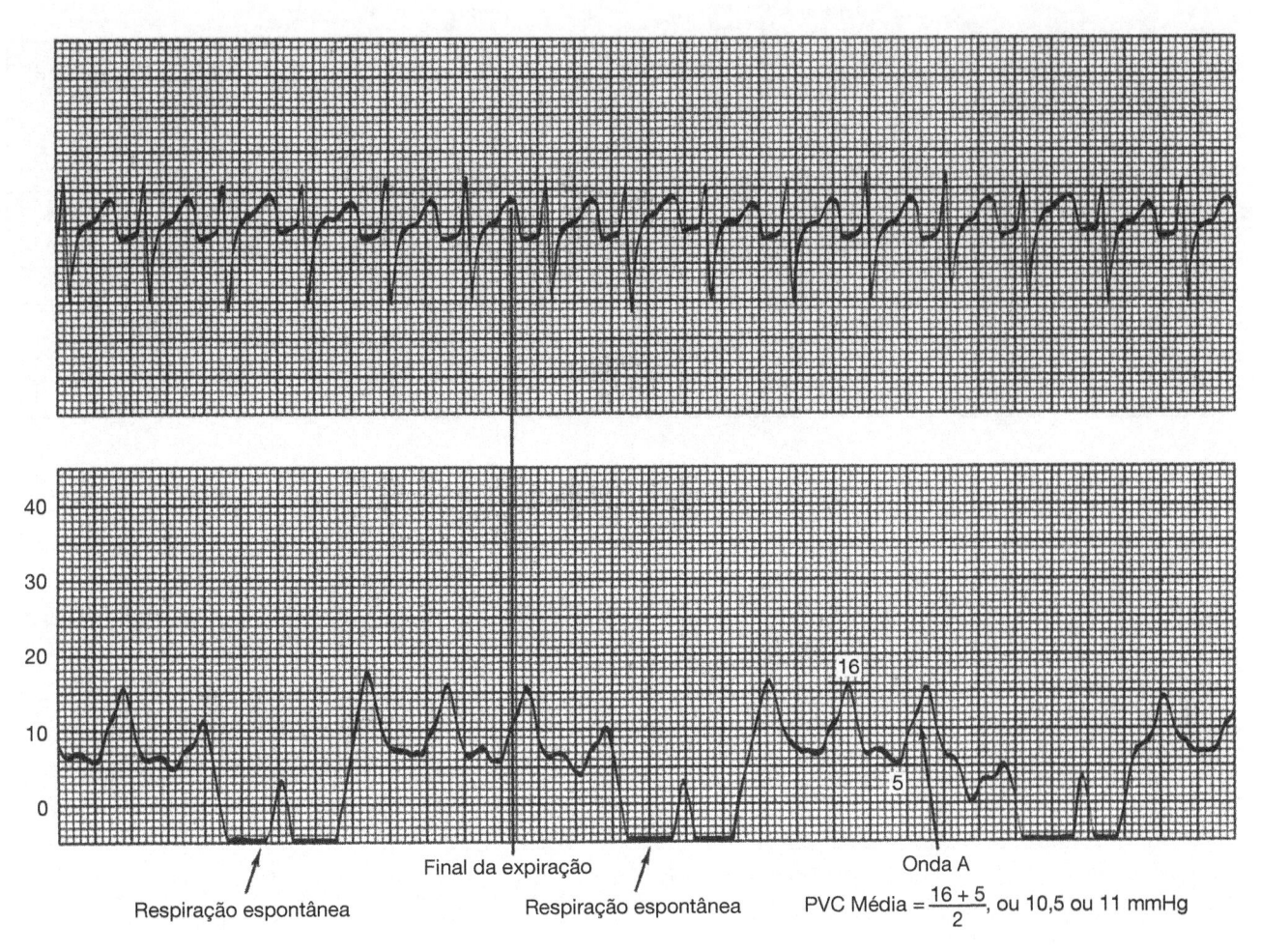

Figura 4.30 Efeito de uma respiração espontânea em uma onda de PVC. *(Retirada de Ahrens TS. Hemodynamic Waveform Analysis. Philadelphia, PA: WB Saunders; 1992:165.)*

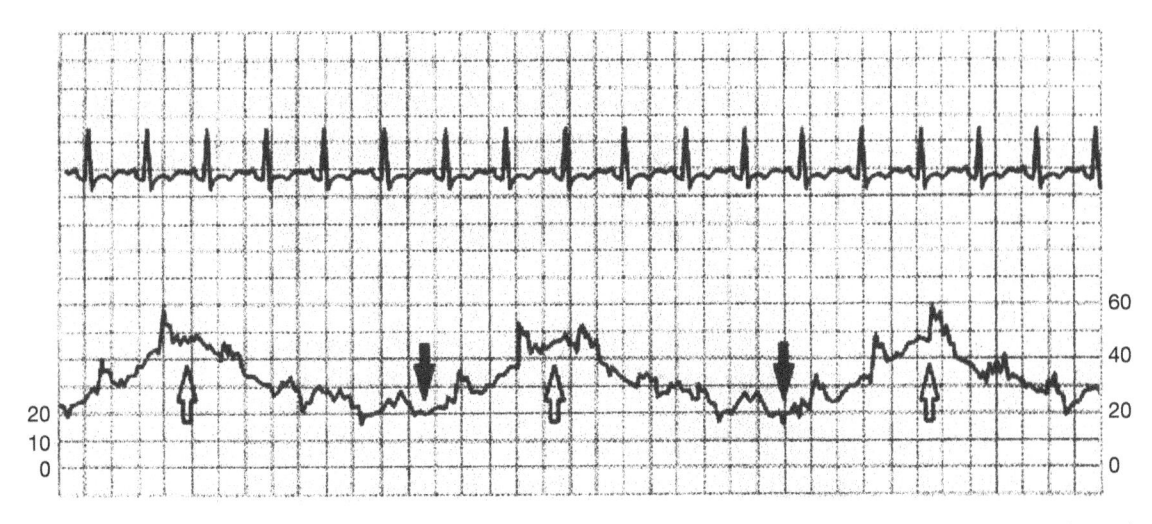

PVC Média = $\frac{16 + 5}{2}$, ou 10,5 ou 11 mmHg

Figura 4.31 Forma de onda atrial direita, a partir de um cateter de AP, registrada simultaneamente ao ECG, em um paciente com lesão na cabeça, com edema pulmonar neurogênico. O paciente está sendo mantido em ventilação mecânica controlada, com PEEP de 30 cm H_2O. O pico de pressão inspiratória é de 100 cm H_2O. As flechas vazadas indicam as respirações com pressão positiva (ventilação mecânica), e as flechas sólidas indicam o final da expiração. É nesse ponto que a PVC é registrada. Observe que a medida da pressão expiratória final é de cerca de 20 mmHg. Esse valor grosseiramente elevado não deve ser considerado uma indicação "verdadeira" do volume intravascular ou da função do VD. Pelo contrário, a mensuração da pressão é falsamente elevada, como resultado da pressão intratorácica muito elevada em torno do coração e vasos sanguíneos. *(Darovic GO. Hemodynamic Monitoring, Invasive and Noninvasive Clinical Application. 3rd ed. Philadelphia, PA: WB Saunders; 1995.)*

Pressão AP = $\frac{31}{21}$ ou 10,5 ou 11 mmHg

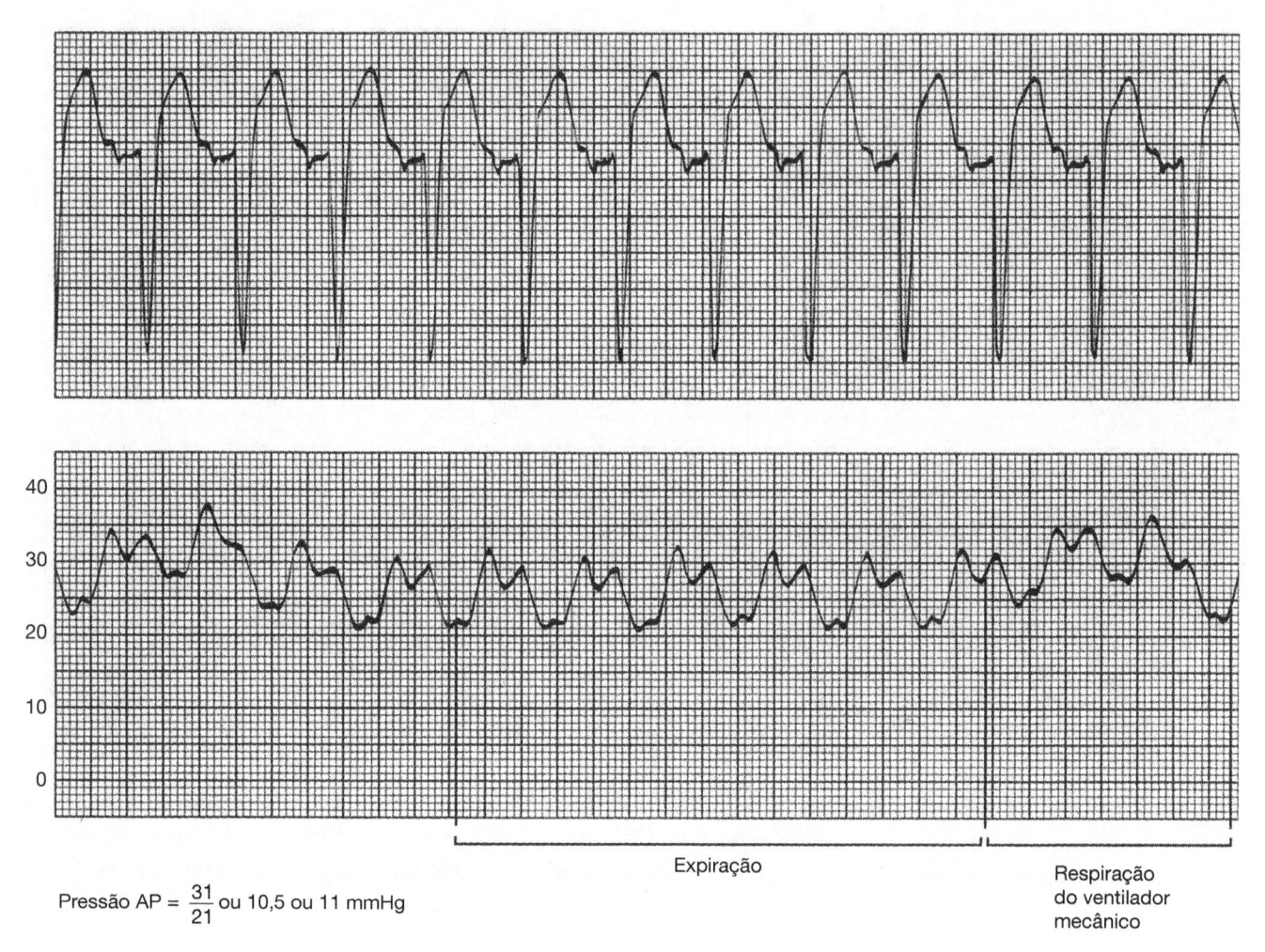

Figura 4.32 Efeito de uma respiração do ventilador mecânico na forma de onda da AP. *(Retirada de Ahrens TS. Hemodynamic Waveform Recognition. Philadelphia, PA: WB Saunders; 1993:92.)*

fluxo sanguíneo. A monitoração hemodinâmica mostra-se um meio importante e preciso para avaliar a adequação da oferta de oxigênio tecidual.

Mensuração do débito cardíaco

A mensuração do DC por meio de cateter de AP é realizada por um dos seguintes métodos: técnica de termodiluição intermitente ou técnica contínua. Ambos os tipos de medidas dependem da mensuração das variações de temperatura do sangue. A técnica que costuma ser mais utilizada é a de termodiluição intermitente (Fig. 4.34); baseia-se na injeção de um volume conhecido de líquido a uma dada temperatura no sangue. Quando o sangue muda de temperatura e aproxima-se da temperatura do líquido injetado, um sensor próximo da ponta distal do cateter da AP mede essa mudança. O DC é, então, calculado com base na mudança de temperatura e no tempo que o volume injetado leva para passar pelo termistor. O cálculo do IC é feito automaticamente pela maioria dos computadores de débito cardíaco, se a informação da superfície corporal estiver disponível (Tab. 4.1). A alteração de temperatura durante a injeção pode ser exibida graficamente no computador de débito cardíaco ou no monitor à beira do leito como uma curva de DC (Fig. 4.35A). Se o DC é baixo, a curva mostra-se pequena, e a cauda da curva, longa, refletindo a mudança lenta na temperatura após o termistor (Fig. 4.35B). Se o DC é elevado, a curva mostra-se alta, e, a cauda da curva, pequena, refletindo a mudança rápida de temperatura captada pelo termistor (Fig. 4.35C).

Principais conceitos na mensuração do débito cardíaco

Para medir corretamente o DC, o enfermeiro precisa programar o computador de débito cardíaco de beira de leito com as seguintes informações:

- *Tipo de cateter de AP*. Diferentes empresas podem apresentar diferentes configurações de cateter. Isso requer um cálculo um pouco diferente pelo computador. O fabricante fornece a fórmula constante correta a ser programada no computador de débito cardíaco.
- *Volume injetado*. Em geral, utilizam-se 5 ou 10 mL de 5% de dextrose em água (D_5A) ou solução salina.
- *Temperatura do líquido injetado*. Pode ser frio (também chamado de gelado) ou em temperatura ambiente. Quan-

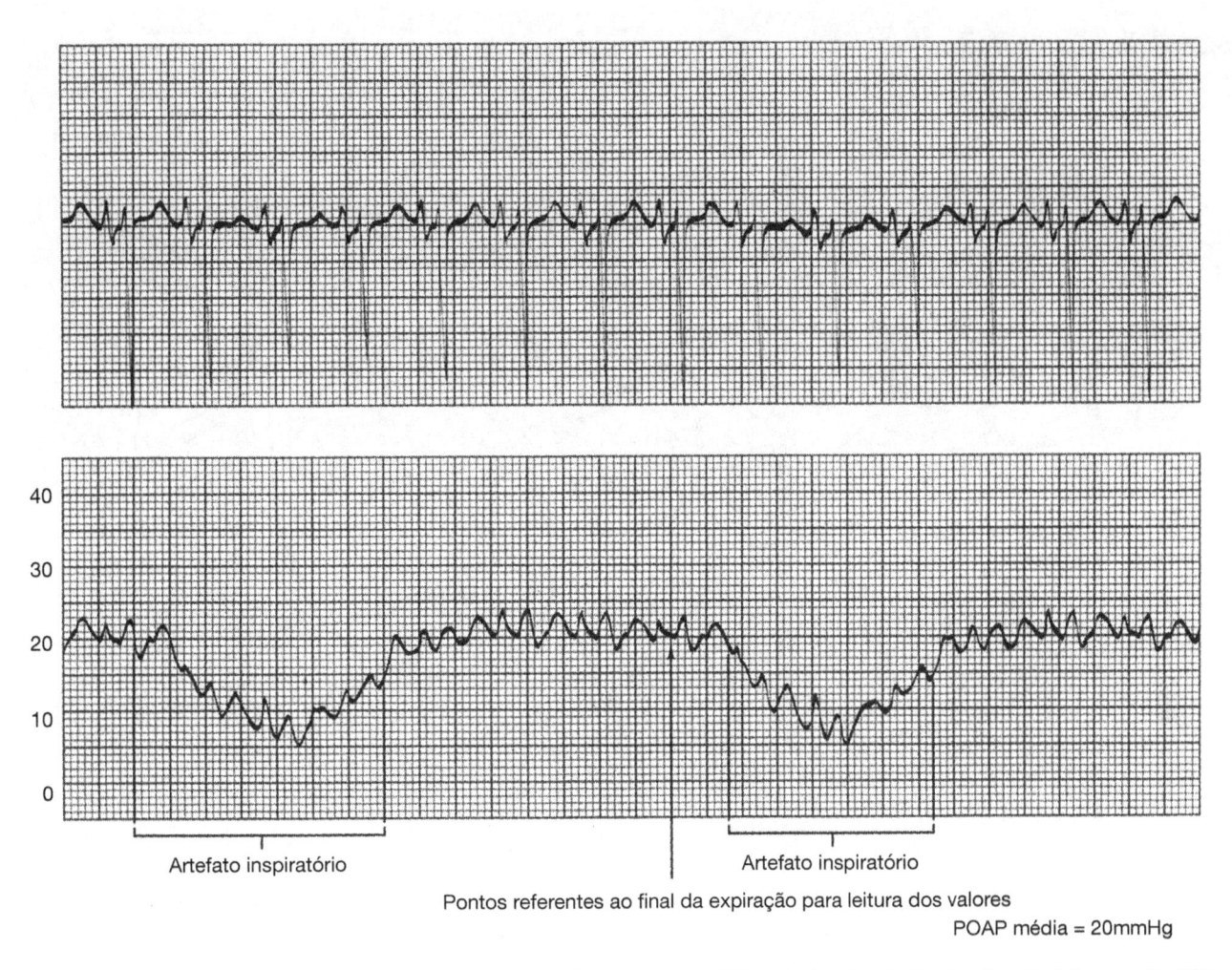

Figura 4.33 Leitura do final da expiração antes de uma respiração espontânea. *(Retirada de Ahrens TS, Taylor L.* Hemodynamic Waveform Analysis. *Philadelphia, PA: WB Saunders; 1992:170.)*

Pontos referentes ao final da expiração para leitura dos valores
POAP média = 20mmHg

do se utilizam injetados frios, a solução deve ser colocada em um recipiente de água gelada (Fig. 4.34A,B). Injetados em temperatura ambiente têm a vantagem de evitar o incômodo do sistema de refrigeração necessário para o injetado gelado. Seja qual for a técnica utilizada, o sistema deve ser fechado para evitar maior risco de infecções nosocomiais IV.

- *Cálculo constante.* O fabricante do sistema de débito cardíaco fornece o cálculo correto constante para uso com base em volume e temperatura específicos da solução utilizada para a mensuração do DC. Essa informação é programada no computador de débito cardíaco antes de realizar as mensurações do DC. A falha ao fornecer a fórmula constante correta resultará em valores hemodinâmicos imprecisos.

FATORES QUE AFETAM A ACURÁCIA

Para que o DC por termodiluição seja exato, devem estar presentes vários fatores. Tais fatores incluem uma válvula tricúspide funcionante, ausência de defeito septal ventricular e ritmo cardíaco estável. A presença de distúrbios nas válvulas cardíacas ou no ritmo faz com que a mensuração do DC por termodiluição seja imprecisa. O Capítulo 25, Guia de Resolução de Problemas Hemodinâmicos, identifica os problemas comuns associados à mensuração do DC.

Interpretação do débito cardíaco e índice cardíaco

O IC revela-se um parâmetro fundamental para monitorar o fluxo sanguíneo, por ser a chave para a oferta adequada de oxigênio. Se há uma ameaça ao fluxo sanguíneo, a oxigenação tecidual é imediatamente colocada em risco. Diante de um fluxo sanguíneo adequado, conforme mensurado com o DC ou IC, em geral pode-se supor que o paciente não apresenta uma grande perturbação na oxigenação.

Não há um IC que requeira intervenção. Contudo, se o IC for inferior a 2,5 L/min/m^2, considera-se um comprometimento circulatório, sendo necessária uma nova avaliação. Se o IC cai abaixo de 2,2 L/min/m^2, a investigação torna-se urgente. No entanto, alguns pacientes toleram um IC baixo sem alterações clínicas. Identificar as tendências dos valores de IC é, geralmente, mais útil do que monitorar dados isolados, uma vez que as alterações temporárias nos valores podem não ser significativas do ponto de vista clínico. Em qualquer caso, a queda no IC pode resultar em comprometimento circulatório e hipoxia tecidual. A utilização do IC e de parâmetros de oxi-

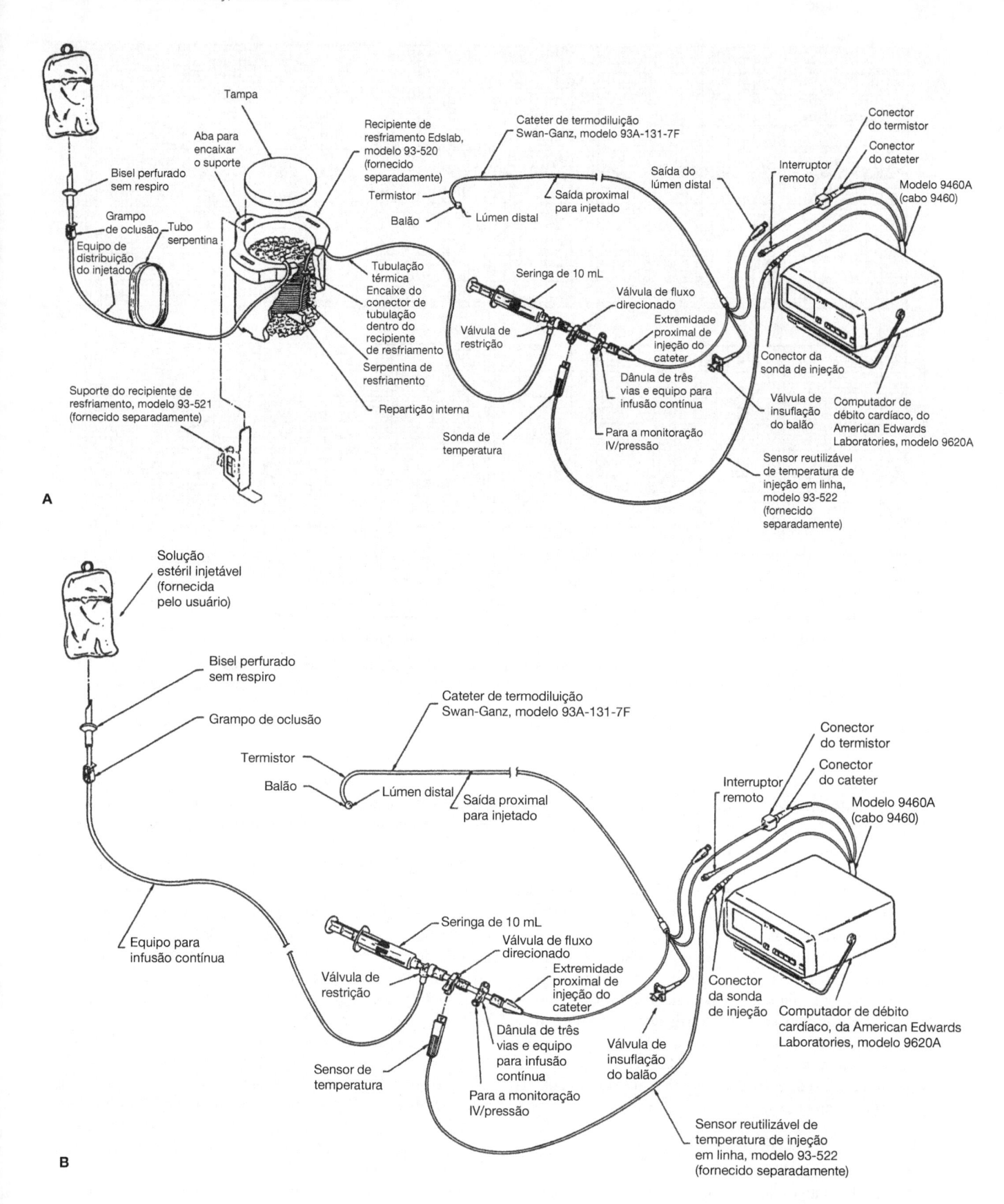

Figura 4.34 Termodiluição fechada para mensuração do DC. **(A)** Configuração com injetáveis frios. **(B)** Configuração com injetáveis em temperatura ambiente. *(Retirada de Baxter Healthcare Corporation, Edwards Critical Care Division, Santa Ana, CA.)*

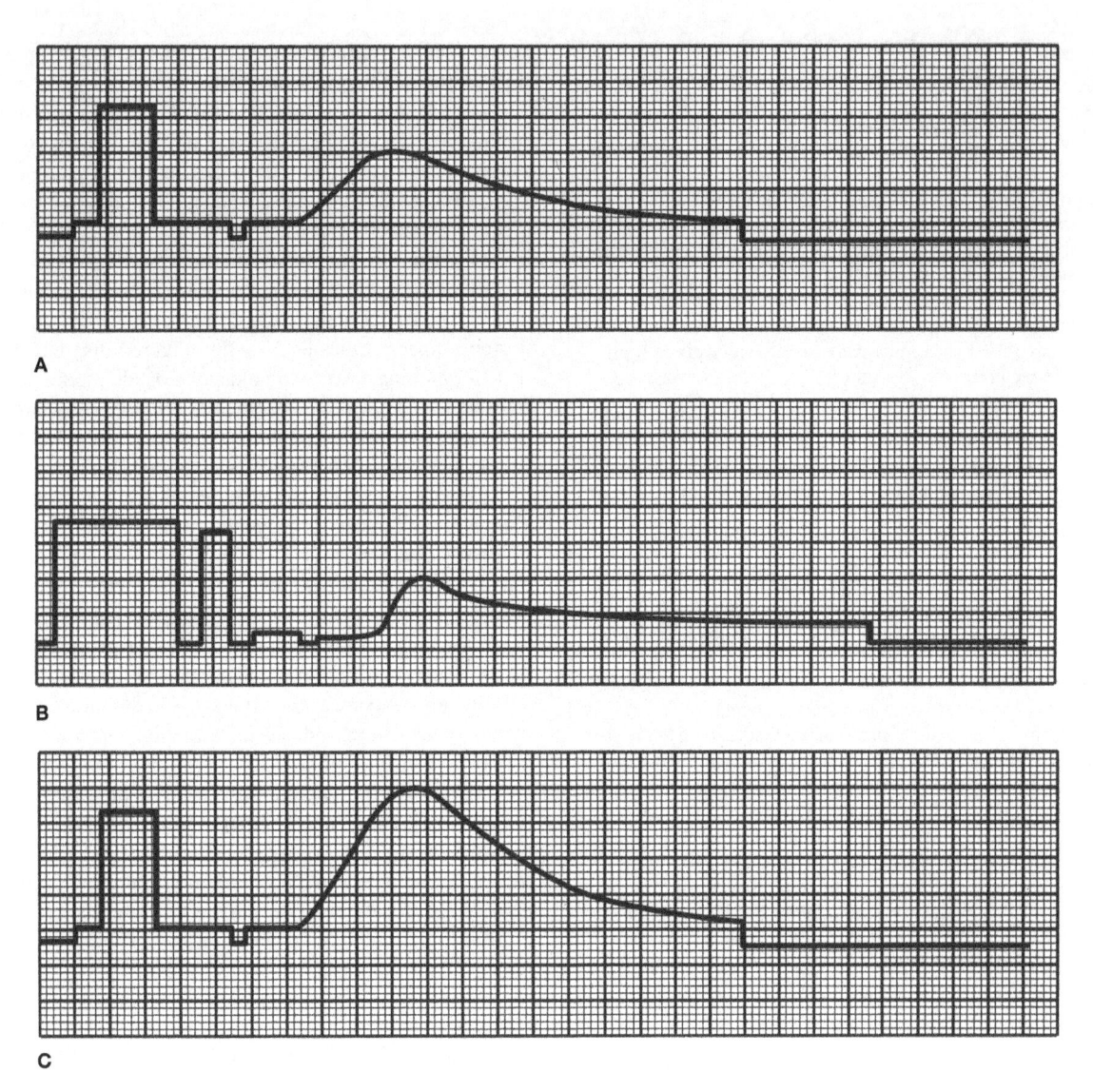

Figura 4.35 (A) Curva normal de DC. (B) Curva de baixo DC. (C) Curva de alto DC.

genação tecidual, como a SvO_2, aumenta a precisão na identificação de condições clínicas críticas (Tab. 4.10).

MONITORAMENTO CONTÍNUO DO OXIGÊNIO VENOSO MISTO E CENTRAL (SvO_2/$SvcO_2$)

Princípios de monitoramento da SvO_2/$SvcO_2$

O cateter de AP fornece aos profissionais muitas opções de monitoramento, que ajudam a orientar as intervenções terapêuticas em pacientes em estado crítico. Uma dessas opções é a monitoração contínua da oxigenação venosa mista. Os cateteres de SvO_2 são diferentes dos outros cateteres de AP, pois contêm dois feixes especiais de fibra óptica dentro do cateter; esses feixes determinam a saturação de oxigênio da hemoglobina, mensurando o comprimento de onda (cor) da luz refletida. A luz é transmitida inferiormente para um feixe e refletida pela hemoglobina saturada de oxigênio, retornando pelo outro feixe. Tal informação é quantificada pelo computador de beira de leito e numericamente apresentada como a porcentagem de saturação do sangue venoso misto.

A estratégia mais recente é a mensuração da saturação venosa central de oxigênio ($SvcO_2$). Isso requer a utilização de um cateter venoso central, que pode ser facilmente colocado e é menos arriscado do que um cateter de AP. Teoricamente, ele mede o grau de extração de oxigênio pelo cérebro e pela parte superior do corpo, sendo proporcional à SvO_2. A meta para a $SvcO_2$ é ser

TABELA 4.10 PARÂMETROS DE OXIGENAÇÃO TECIDUAL

SvO_2	60-75%
Lactato	1-2 mEq/L
pH	7,35-7,45
Piruvato	0,1-0,2 mEq/L
HCO_3	22-26 mEq/L

> ## À BEIRA DO LEITO
>
> ### SvO_2
>
> Uma mulher de 35 anos com pancreatite aguda e síndrome do desconforto respiratório agudo (SDRA) experimenta uma piora progressiva no estado de oxigenação. A equipe de atendimento decidiu substituir seu cateter de AP por um cateter de SvO_2 para melhor monitorar e tratar a paciente. Depois que o cateter de SvO_2 estava posicionado e calibrado, constatou-se que sua SvO_2 era de apenas 55%. Uma rápida avaliação das variáveis de suprimento de oxigênio revelou o seguinte:
>
> | | |
> |---|---|
> | Ht | 22% |
> | DC | 6 L/min |
> | POAP | 18 mmHg |
> | SaO_2 | 91% em uma FiO_2 de 0,6, PEEP de 15 cm H_2O |
>
> Dado o elevado nível de suporte ventilatório já em vigor, a equipe percebeu que o aumento da capacidade de transporte de oxigênio com transfusões de concentrados de hemácias (CHAD) proporcionaria maior impulso à oxigenação. Após a infusão de 2 U de CHAD, a SvO_2 aumentou para 70%. Ao longo dos dias seguintes, o suporte ventilatório foi, aos poucos, diminuído pelo monitoramento dos efeitos das alterações ventilatórias na SvO_2, em conjunto com outras variáveis de fornecimento.
>
> No sexto dia, a paciente ficou mais agitada, e sua SvO_2 diminuiu para 60%. Estava febril, e observou-se que seu escarro tinha aspecto purulento. Foram realizadas culturas de escarro e analisadas outras razões para a agitação. Fez-se uma radiografia imediata do tórax para excluir pneumotórax (foi excluído) e obteve-se uma gasometria arterial. A gasometria revelou um pH de 45 mmHg e PaO_2 de 55 mmHg. As configurações do ventilador eram ventilação mandatória intermitente (VMI) de 12/min (a frequência espontânea era de 10 acima da ventilação mecânica), FiO_2 de 0,45, PEEP de 5 cm H_2O, Ht de 29% e DC de 6 L/min.
>
> A equipe reconheceu que tanto a oferta quanto a demanda deveriam ser tratadas para otimizar a oxigenação. Assim, os parâmetros ventilatórios foram aumentados da seguinte forma:
>
> | | |
> |---|---|
> | FiO_2 | 0,60 |
> | PEEP | 10 cm H_2O |
> | VMI | 20/min |
>
> Uma vez que o DC e o Ht foram considerados adequados, a equipe analisou, então, as necessidades de demanda da paciente. A avaliação indicou que tanto a agitação quanto a febre estavam aumentando a demanda, de modo que foram prescritos sedativos e antipiréticos, associados a líquidos e antibióticos. Após essas intervenções, a SvO_2 aumentou para 75%.

superior a 70%. A $SvcO_2$ costuma ser inferior à SvO_2, exceto nos estados de choque. Isso ocorre devido à redistribuição do fluxo sanguíneo no choque clássico.

O monitoramento contínuo da SvO_2/$SvcO_2$ é utilizado como ferramenta de manejo diagnóstico e terapêutico. Proporciona um alerta precoce das alterações no estado hemodinâmico e monitoramento contínuo da relação entre a oferta e o consumo de oxigênio. Muitas estratégias terapêuticas são adicionadas e ajustadas em resposta às mudanças na SvO_2. Se a pressão arterial é considerada baixa (pressão arterial média < 70 mmHg), mas a SvO_2 está acima de 60%, então a pressão arterial não está contribuindo para a diminuição da perfusão tecidual. No entanto, se a pressão arterial e a SvO_2 estão baixas, as intervenções para melhorar a perfusão são essenciais.

O monitoramento da SvO_2/$SvcO_2$ é utilizado para acompanhar continuamente a forma como a demanda do corpo por oxigênio está sendo atendida, sob diferentes condições clínicas. Para entender esse conceito, é necessário compreender como os tecidos são supridos por oxigênio.

O sangue sai do lado esquerdo do coração 100% saturado de oxigênio, sendo transportado para os tecidos celulares para uso, com base na quantidade de perfusão (DC). Em condições normais, apenas cerca de 25% do oxigênio disponível na forma de hemoglobina é extraído pelos tecidos, de modo que o sangue retorna ao lado direito do coração com aproximadamente 75% da hemoglobina saturada com oxigênio (Fig. 4.36). Os valores normais de saturação de oxigênio são de 60 a 75%.

Em situações nas quais a demanda dos tecidos por oxigênio aumenta, a saturação de oxigênio do sangue que retorna ao lado direito do coração será inferior a 70%. As situações clínicas que envolvem demanda aumentada incluem febre, dor, ansiedade, infecção, crises convulsivas e algumas atividades de "rotina" de enfermagem, como mudança de decúbito e aspiração. No entanto, a hipotermia diminui drasticamente o consumo de oxigênio pelos tecidos. Assim, as intervenções são direcionadas a diminuir ou aumentar as necessidades de oxigênio, conforme necessário.

O conceito de utilização do oxigênio relaciona-se muitas vezes como *oferta* e *demanda* (ou, mais precisamente, *consumo*), sendo o conceito essencial inerente ao monitoramento da SvO_2. Uma vez que a oxigenação dos tecidos depende de nível de hemoglobina, saturação de hemoglobina, consumo de oxigênio e DC, a saturação do sangue que retorna à AP diz muito a respeito da interação dessas quatro variáveis; pode ser usada para avaliar a adequação das intervenções.

Exemplos selecionados de aplicações clínicas

SvO_2 e baixo débito cardíaco

Nos estados de baixo débito cardíaco, a hemoglobina é movida mais lentamente pelo corpo, de modo que há uma diminuição no fornecimento de oxigênio (oferta). Há também mais tempo para a extração de oxigênio pelos tecidos. Os níveis de SvO_2 em um paciente com choque cardiogênico são geralmente baixos (inferior a 60%), devido à lentidão da perfusão e à alta extração tecidual de oxigênio. A adição de um agente inotrópico, como a dobutamina, pode elevar o DC, aumentando, assim a SvO_2. Contudo, a redução na SvO_2 pode ser observada no desmame de agentes inotrópicos, indicando diminuição do DC. Valores de SvO_2 entre 30 e 49% têm sido associados a perturbações na capacidade de produzir trifosfato de adenosina. Isso aumenta sensivelmente a taxa de metabolismo anaeróbio e pode contribuir para um elevado nível de lactato.

SvO_2 e condições de alto débito cardíaco

Na sepse, o DC é, com frequência, muito elevado (>10 L/min). Nesse estado hipermetabólico e hiperdinâmico de débito cardíaco, o sangue flui muito rapidamente pelos tecidos, e a extração é inferior à ideal. Os níveis de SvO_2 estão, muitas vezes, acima do normal (>80%), indicando que a extração de oxigênio pelos

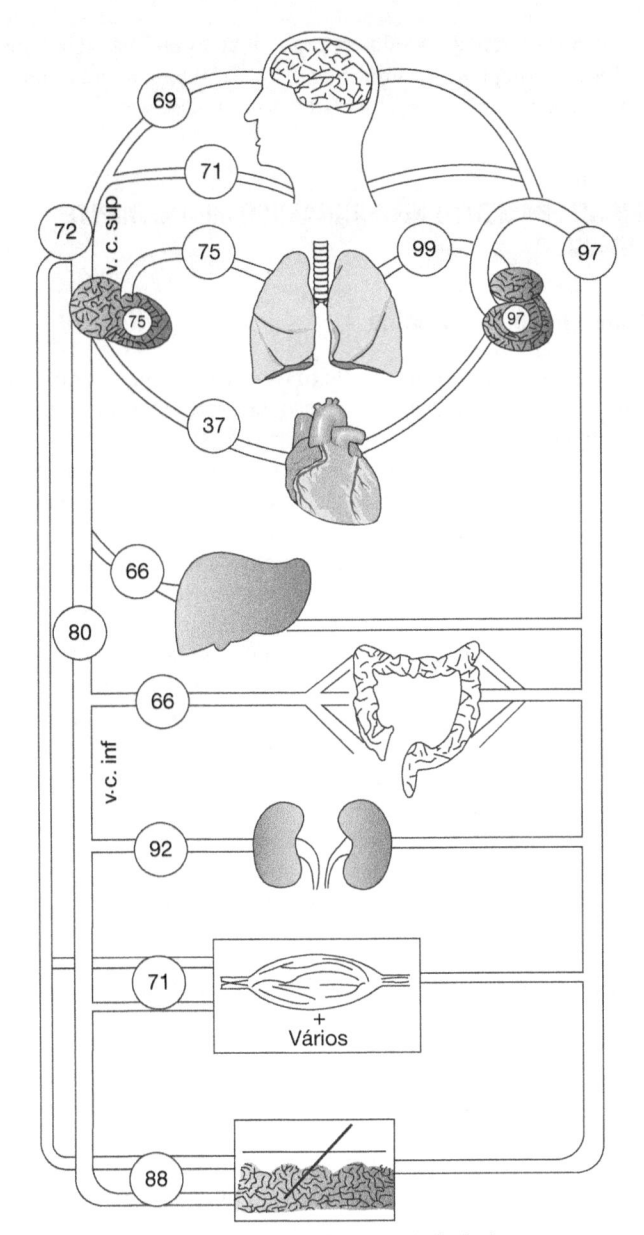

A saturação arterial de oxigênio é mostrada à direita, e, a venosa, à esquerda. Os números apresentados são porcentagens.
vc.inf, veia cava inferior; v.c.sup, veia cava superior.

Figura 4.36 Saturação de oxigênio arterial e venoso em diversas regiões vasculares. *(Retirada de Marx G, Reinhart K. Venous Oximetry. Curr Opin Crit Care. 2006; 12:263-268.)*

tecidos é baixa. Apesar da disponibilidade de oxigênio, ocorre hipoxia tecidual, que é confirmada pela mensuração do ácido lático (embora este seja um sinal tardio de hipoxia tecidual).

SvO_2 e perda sanguínea

Na perda aguda de sangue, a hemoglobina está diminuída, e o corpo extrai mais da hemoglobina disponível. Os níveis de SvO_2 decrescem e são uma indicação precoce da perda aguda de sangue. As transfusões (desde que sejam adequadas em número e frequência) resultam em aumento na SvO_2.

Para aumentar a oferta de oxigênio e diminuir o consumo, são considerados os elementos da oferta e demanda. A oferta de oxigênio pode ser elevada pelo aumento do DC (líquidos seguidos por inotrópicos), elevando a saturação (nível de FiO_2, PEEP, etc.) e a hemoglobina (transfusão de glóbulos vermelhos). Exemplos de como diminuir a demanda incluem redução da atividade e controle da dessincronização paciente-ventilador, impedindo agitação e debatimento e evitando tremores. O cateter de SvO_2 pode ser utilizado para avaliar e calcular rapidamente a oferta e o consumo de oxigênio (Tab. 4.11) e direcionar as intervenções.

Solução de problemas com o cateter de SvO_2

Devem ser seguidas as instruções para a calibragem do cateter de SvO_2 se for necessário que as leituras sejam precisas. Também é importante que as mensurações da SvO_2 sejam periodicamente comparadas com as medidas do co-oxímetro, coletadas lentamente a partir da saída distal da AP. O monitor de SvO_2 pode ser recalibrado se as saturações variarem. Isso é referido como *calibragem in vivo*.

Também é importante que os cateteres estejam flutuando de forma livre na AP e que não haja coágulos de fibrina grudados em sua extremidade, o que poderia afetar a mensuração da saturação pela fibra óptica. Um guia para isso é chamado de *intensidade da luz* e refere-se à quantidade de luz transmitida necessária para obter um sinal adequado refletido de volta para o monitor. As orientações para os níveis de intensidade de luz ajudam o médico a avaliar a precisão das leituras de SvO_2. O tamanho e a posição do sinal de intensidade de luz auxiliam o enfermeiro a detectar complicações, como um cateter em posição de cunha ou formação de coágulos.

Os cateteres de SvO_2 podem ser úteis na avaliação da oxigenação do paciente em estado crítico. Um benefício adicional pode ser uma redução na necessidade de mensurações frequentes do DC, parâmetros de gasometria arterial e níveis de hemoglobina. Entretanto, como qualquer ferramenta, a aplicação bem-sucedida do monitoramento da SvO_2 depende da familiaridade do usuário e de um conhecimento detalhado dos conceitos essenciais.

CATETERES DE FRAÇÃO DE EJEÇÃO DO VENTRÍCULO DIREITO

Princípios de monitoramento

A fração de ejeção consiste na quantidade de sangue no ventrículo no final da diástole que é ejetada durante a sístole.

TABELA 4.11 CÁLCULO DE OFERTA E CONSUMO

A. Parte arterial (oferta) =
[(Hb x saturação arterial de oxigênio x 1,34[a]) x débito cardíaco] x 10[b]

B. Parte venosa (consumo) =
[(Hb x saturação venosa de oxigênio x 1,34) x débito cardíaco] x 10[b]

C. Consumo = A – B[c] Normal = 250 mL/min

[a]Constante que reflete a quantidade de oxigênio em mililitros que a hemoglobina pode manter.
[b]Constante para converter a unidade de medida para mililitros.
[c]Cálculo simplificado omitindo a contribuição negligenciável de oxigênio dissolvido no plasma.

Trata-se de um indicador-chave da força contrátil do coração. Idealizou-se um cateter com um termistor de resposta rápida que detecta as mudanças de temperatura entre as contrações para identificar a FE. O cateter é composto por dois eletrodos intracardíacos que captam a atividade da onda R e um termistor de resposta rápida que detecta mudanças na temperatura na AP. Uma quantidade conhecida de injetado determinada em uma temperatura determinada é injetada no átrio direito. O injetado mistura-se com o sangue, sendo impulsionado pelo VD para a AP. O termistor, localizado na AP, detecta mudanças na temperatura resultante do bólus do injetado. A FE é dependente de uma mudança na temperatura a cada batimento. Para determinar a fração de ejeção do ventrículo direito (FEVD), o termistor capta as mudanças de temperatura e correlaciona a mudança de temperatura com uma onda R, permitindo que o computador calcule a FE ou a porcentagem de sangue ejetado a cada batimento. Depois de obtida a FE, o computador determina o VS e calcula o volume diastólico final (VDF = VS/FE). O IVS dividido pela FE fornece o índice de volume diastólico final do ventrículo, que é melhor indicador do estado de volume (pré-carga) do que a POAP ou PVC.

Os volumes do VD e a FEVD podem ser utilizados para determinar a pré-carga ideal do ventrículo direito. O volume diastólico final (VDF) representa a quantidade de volume no ventrículo no final da diástole, ou a quantidade de volume disponível para o ventrículo ejetar. O valor da pré-carga do VD costuma ser de 100 a 160 mL (Tab. 4.1). O volume sistólico final é o volume de sangue residual no ventrículo após a sístole, ou a quantidade residual de sangue que permanece no ventrículo após a contração; normalmente, é de 50 a 100 mL (Tab. 4.1). Quando a pós-carga do VD aumenta de modo agudo ou quando a contratilidade diminui, os ventrículos são incapazes de bombear com a eficácia necessária, e esse valor aumenta (Tab. 4.12).

Solução de problemas

Para interpretar o volume e o fluxo sanguíneo, o cateter deve estar posicionado de forma correta. Ao avaliar as formas de onda do VD e AP e ao observar o volume necessário para produzir uma forma de onda de "cunha", garante-se que o cateter está bem posicionado e flutuando livremente, para maximizar a precisão.

Qualquer condição que cause grandes flutuações de temperatura pode levar a imprecisões nos valores. Grandes mudanças no retorno venoso, administração de grandes volumes de infusão e mudanças rápidas na temperatura central levam a variações nos valores. A frequência cardíaca acima de 150 bpm altera o intervalo RR do paciente e leva a medidas não confiáveis.

MONITORAMENTO HEMODINÂMICO MINIMAMENTE INVASIVO

Bioimpedância torácica

A resistência da corrente de fluxo (impedância) pelo tórax está inversamente relacionada ao infusão torácico. O VS pode ser determinado por meio de uma corrente que flua de um eletrodo externo (transmissão de corrente) para um sensor interno (Fig. 4.37). As alterações na impedância ocorrem com as mudanças no fluxo e na velocidade do sangue através da aorta ascendente. Essas mudanças na impedância refletem o fluxo aórtico, que está diretamente relacionado à função ventricular (contratilidade).

As variáveis que afetam a bioimpedância e alteram a relação entre a impedância e o VS são alterações no hematócrito, água do pulmão, contato do eletrodo, tremores, ventilação mecânica e mudanças de ritmo. A bioimpedância torácica revela-se um método útil para a análise de tendência, mas não é precisa o suficiente para a interpretação de diagnóstico. Sua principal aplicação tem sido fora dos estabelecimentos de terapia intensiva (clínicas de ICC, unidades de emergência, clínicas de marca-passo). A contribuição mais importante dessa tecnologia pode ser o manejo de pacientes com doença aguda em ambiente ambulatorial.

Débito cardíaco por Doppler transesofágico

A mensuração do débito cardíaco por Doppler colorido transesofágico utiliza o som para mensurar a velocidade do fluxo sanguíneo aórtico. Os glóbulos vermelhos que se deslocam em direção ao Doppler aparecem em vermelho, e os que se afastam, em azul. A velocidade do sangue intensifica a cor. Utiliza-se uma forma de onda para interpretar a "captura" do fluxo sanguíneo. O DC por Doppler fornece medidas imediatas do fluxo sanguíneo, ao contrário das medidas atrasadas obtidas com o cateter de AP.

Um transdutor é lubrificado e inserido no esôfago a uma profundidade de 35 a 40 cm. Ele é posicionado para mensurar o fluxo sanguíneo na aorta torácica descendente (Fig. 4.38). A reavaliação da colocação da sonda (monitoramento da forma

TABELA 4.12 FATORES QUE ALTERAM OS PARÂMETROS DO VENTRÍCULO DIREITO

Parâmetro	Aumento	Diminuição

Volume diastólico final do ventrículo direito	Volume
	  Aumento da pós-carga do VD
	  Diminuição da contratilidade do VD
	  Diminuição da insuficiência cardíaca
		Diuréticos
		  Diminuição da pós-carga do VD
		  Aumento da contratilidade do VD
		  Aumento da insuficiência cardíaca

Volume sistólico final do ventrículo direito	Volume
	  Aumento da pós-carga do VD
	  Diminuição da contratilidade do VD
		Diuréticos
		  Diminuição da pós-carga do VD
		  Aumento da contratilidade do VD

Fração de ejeção do ventrículo direito	Diminuição da pós-carga do VD Aumento da contratilidade do VD	Aumento da pós-carga do VD Diminuição da contratilidade do VD

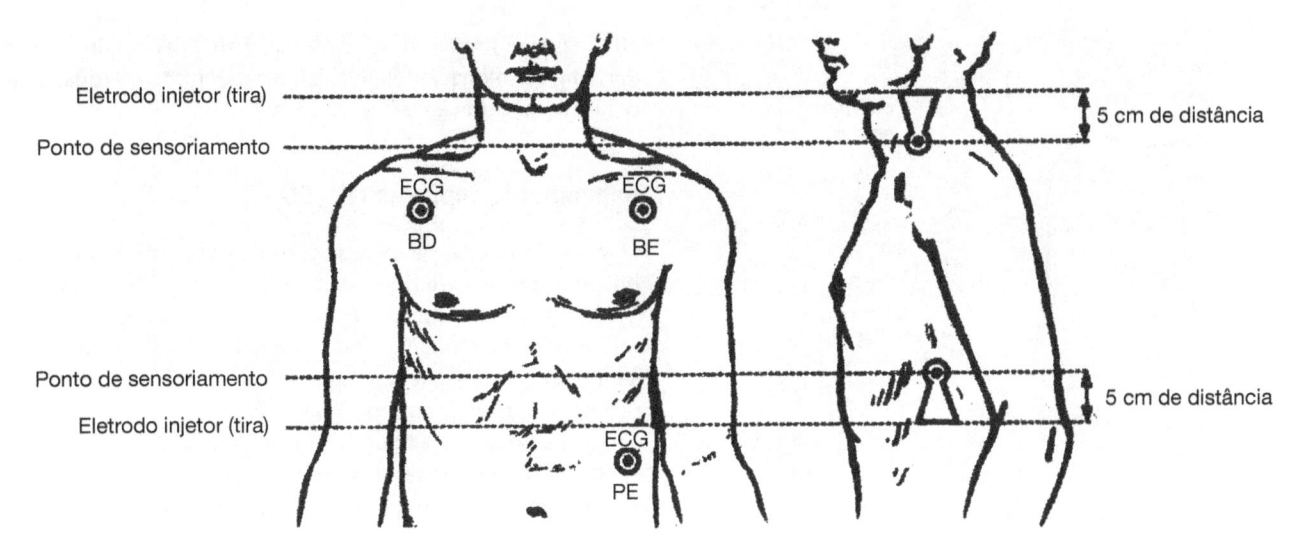

Figura 4.37 Posicionamento dos eletrodos para a bioimpedância torácica elétrica. *(Retirada de Von Reuden K, Turner MA, Lynn CA. A new approach to hemodynamic monitoring. RN. 1999;62[8]:53-58.)*

da onda) mostra-se fundamental para uma mensuração precisa. Um feixe é direcionado para os glóbulos vermelhos do sangue que estão fluindo para a aorta descendente; o movimento das hemácias é retratado com uma forma de onda da velocidade do sangue em função do tempo de fluxo. A partir dessa informação, são determinados o DC e o VS, bem como pré-carga, pós-carga e contratilidade.

As contraindicações para o uso da monitoração por Doppler transesofágico incluem coarctação da aorta, doença esofágica, coagulopatias e pacientes com balão intra-aórtico. A sedação é necessária durante todo o tempo em que a sonda estiver posicionada.

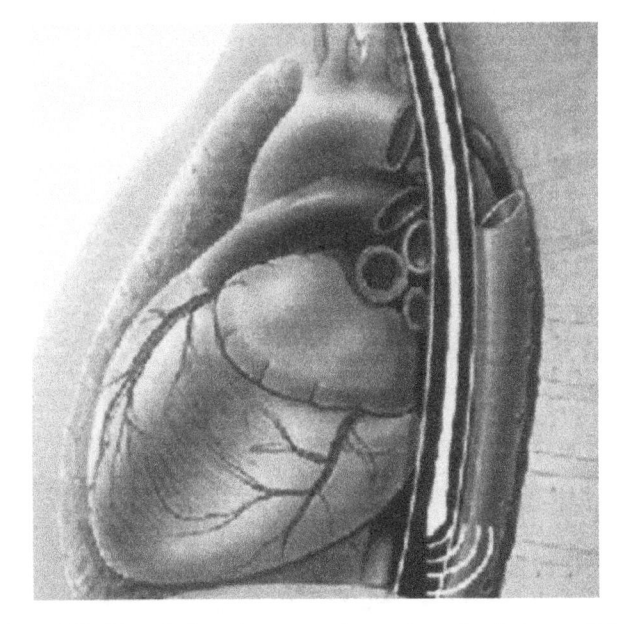

Figura 4.38 Colocação da sonda para o monitoramento por Doppler transesofágico. *(Usada com permissão do Deltex Medical, Inc., Severna Park, MD).*

Reinalação de dióxido de carbono

A equação modificada de Fick é utilizada para predizer o DC:

$$DC = VCO_2/CvCO_2 - CaCO_2$$

O CO_2 venoso misto é estimado por meio de uma técnica de reinalação utilizando-se um dispositivo especial. Essa técnica de monitoramento é relativamente nova nos Estados Unidos e apresenta diversas limitações quando empregada para avaliar pacientes críticos. O CO_2 ao final da expiração ($PetCO_2$) serve para substituir os valores de CO_2 arterial. O ar exalado é obtido a partir de um circuito com reinalação ligado ao ventilador. O DC pode ser mensurado ao se observarem as alterações no CO_2 expirado durante a respiração e a reinalação normal.

Uma das maiores limitações para a reinalação de CO_2 é que ela não mede as pressões intracardíacas. Além disso, os pacientes devem estar sob ventilação mecânica controlada (não em ventilação espontânea). Outras variáveis que alteram a precisão desse método são DC com flutuação rápida, alterações do espaço morto e arritmias. Pacientes com doenças com V/Q correspondentes têm alteração na produção de CO_2, que altera o CO_2 expirado e leva a uma interpretação menos precisa do DC.

Tonometria gástrica (pHi)

Quando estressado, o organismo direciona a perfusão para os órgãos vitais (cérebro e coração) em detrimento das áreas menos vitais (circulação esplâncnica). A tonometria de mucosa consiste em monitoramento indireto do fluxo sanguíneo regional e equilíbrio metabólico. Coloca-se uma sonda nasogástrica especial (Fig. 4.39). O CO_2 difunde-se a partir da mucosa para o lúmen do estômago e através do balão de silicone do tonômetro. O balão é permeável ao CO_2, e o gás difunde-se da mucosa gástrica à solução salina dentro do balão gástrico. Isso deve fornecer uma medida aproximada da PCO_2 da mucosa gástrica.

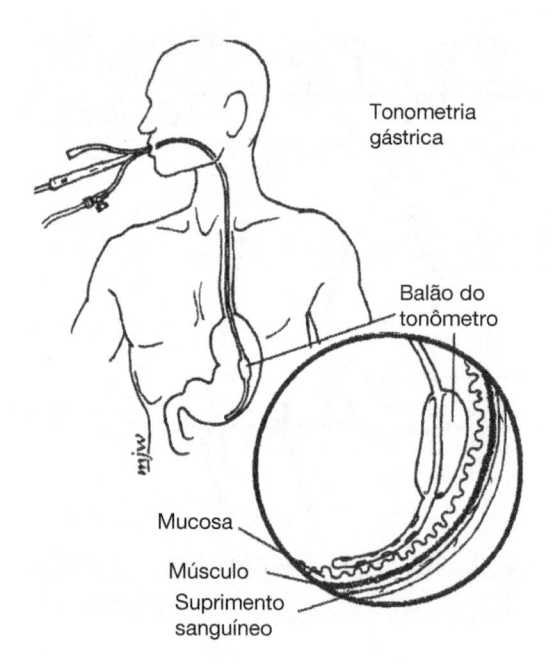

Figura 4.39 Tonometria gástrica. *(Retirada de Boswell SA, Scalea TM. Sublingual capnometry.* AACN Clin Issues. *2003;14[2]:180 [Ilustração de Mark Wieber]).*

Assim, a tonometria gástrica (pHi) serve como um marcador de distúrbio perfusional e adequação da reanimação.

A alimentação gástrica enteral geralmente causa hipersecreção gástrica e diminui o pHi, que leva a valores imprecisos. Isso entra em conflito com a tendência de dieta enteral precoce para melhor evolução do paciente. A colocação de um tubo pós-pilórico e o monitoramento rigoroso dos resíduos podem eliminar essa limitação. A mensuração precisa é totalmente dependente do bloqueio total do ácido da secreção gástrica, o que requer administração de medicamentos.

Capnometria sublingual ($P_{SL}CO_2$)

O tecido esofágico e a mucosa gástrica intestinal proximal (sublingual) respondem de modo similar à redução no fluxo sanguíneo, bem como a mucosa gástrica. O aumento da $P_{SL}CO_2$ correlaciona-se diretamente com a diminuição do fluxo sanguíneo sublingual. Trata-se de um método não invasivo de identificar distúrbios regionais no fluxo sanguíneo.

A capnometria sublingual consiste em um sensor descartável de PCO_2, um cabo de fibra óptica que o conecta a um aparelho de gasometria arterial e a um instrumento de monitoramento de gases sanguíneos (Fig. 4.40). A fibra óptica é revestida por uma membrana de silicone com um corante sensível ao CO_2, sendo também permeável a esse gás. O CO_2 passa através da membrana e entra em contato com o corante. Um sinal é transmitido e convertido em um valor numérico de CO_2, mostrado no aparelho de gasometria arterial portátil. A mensuração da $P_{SL}CO_2$ é obtida pela colocação de um sensor descartável sob a língua, com o sensor voltado à mucosa sublingual. Dentro de 5 minutos, registra-se uma medida da $P_{SL}CO_2$.

Essa tecnologia tem sido utilizada para diagnosticar e quantificar a gravidade do choque circulatório, com um valor preditivo de 100%. Também tem sido empregada para validar os parâmetros de reanimação. Uma $P_{SL}CO_2$ inferior a 45 mmHg prediz com eficácia a estabilidade hemodinâmica. A única limitação significativa ao método é a coleta de dados não contínuos.

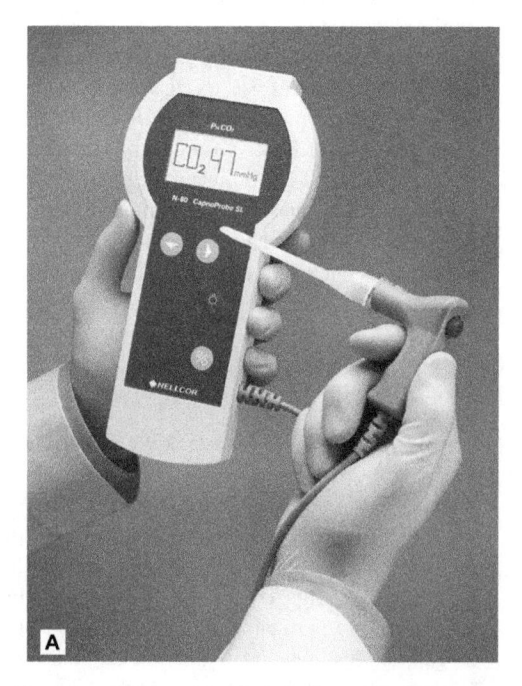

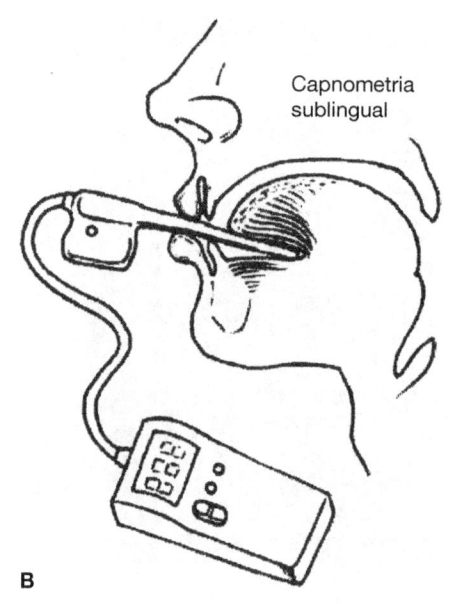

Figura 4.40 Capnometria sublingual. Sistema CapnoProbe Sublingual. *(Retirada de Boswell S, Scalea T. Sublingual capnometry.* AACN Clin Issues. *2003;14[2]:181. Reimpressa com permissão de Nellcor Puritan Bennett, Inc., Pleasanton, CA [A] e Mark Wieber [B]).*

APLICAÇÃO DOS PARÂMETROS HEMODINÂMICOS

Estados de baixo débito cardíaco

Os distúrbios hemodinâmicos apresentam-se como um estado de fluxo sanguíneo alto ou baixo. Inicialmente, podem apresentar mecanismos de compensação para manter o fluxo sanguíneo normal; entretanto, eventualmente o DC torna-se muito alto ou baixo. A situação mais comum é o desenvolvimento de um baixo DC.

O estado de baixo DC recai sobre duas categorias: hipovolemia ou disfunção do VE. Embora muitas condições possam causar hipovolemia ou disfunção do VE, todas produzem um estado de baixo DC. No entanto, antes da queda no DC, o VS diminui. Portanto, o VS ou IVS são sinais de alerta precoces do estado de baixo fluxo iminente; assim, devem ser examinados antes do DC ou IC. Quando o VS não puder mais ser compensado (pela frequência cardíaca), o fluxo sanguíneo total (DC) diminui. Do ponto de vista da oxigenação tecidual, a queda no VS não prejudica o fornecimento de oxigênio enquanto o fluxo sanguíneo total (DC) estiver mantido. Enquanto o fluxo sanguíneo total mantiver-se inalterado, parâmetros como a SvO_2 permanecem normais. Uma vez que o VS diminui tanto na hipovolemia quanto na disfunção do VE, sem necessariamente alterar os níveis de DC ou SvO_2, é importante avaliar o IVS antes de analisar os parâmetros hemodinâmicos.

A identificação da causa do estado de baixo fluxo (p. ex., hipovolemia ou disfunção do VE) baseia-se em uma combinação de informações clínicas e hemodinâmicas. Por exemplo, o exame físico do paciente e sua história podem revelar a presença de uma doença clínica, como insuficiência do VE. De uma perspectiva de monitoração hemodinâmica, o uso de pressões intracardíacas (POAP, PVC) é o método mais comum de diferenciar a causa do estado de baixo fluxo sanguíneo. O tratamento das condições de baixo DC começa por tratar os problemas da disfunção do VE ou hipovolemia.

Disfunção ventricular esquerda

Os estados de baixo DC causados pela disfunção do VE são tratados com uma variedade de intervenções para diminuir o trabalho do VE e aperfeiçoar o desempenho: melhora da contratilidade, redução da pré-carga e redução pós-carga. Normalmente, utiliza-se tratamento farmacológico para tratar a disfunção do VE. No entanto, algumas intervenções físicas estão disponíveis, como permitir que o paciente fique sentado, na tentativa de reduzir a ansiedade, bem como suportes mecânicos, tais como balão intra-aórtico e dispositivos de assistência ventricular (ver Cap. 19, Conceitos Cardiovasculares Avançados). No entanto, a melhora da função do VE depende veementemente de tratamento farmacológico (Tab. 4.2).

Melhora da contratilidade

Se um paciente apresenta sintomas de disfunção do VE, pode-se obter alívio por meio da melhora da função do ventrículo esquerdo. A terapia com inotrópicos normalmente é usada durante um episódio agudo de disfunção ventricular esquerda, aumentando a força da contração cardíaca, assim como FE, VS, DC e oxigenação tecidual.

Três inotrópicos comuns são empregados no tratamento agudo para a melhora da contratilidade ventricular: dobutamina (Dobutrex), dopamina (Intropin) e milrinona (Primacor) (Tab. 4.13). Embora outros agentes sejam ocasionalmente escolhidos, o medicamento mais utilizado no tratamento agudo é, de longe, a dobutamina. Esta age como um estimulante simpático, aumentando a estimulação das células beta do sistema nervoso simpático. Essa estimulação produz resposta inotrópica positiva (contrátil) e cronotrópica positiva (frequência cardíaca). A dobutamina também apresenta um leve efeito vasodilatador, devido à estimulação B_2, causando uma ligeira redução na pré-

---

À BEIRA DO LEITO

Hipovolemia

Uma mulher de 67 anos foi admitida na unidade com o diagnóstico de hipotensão de origem desconhecida. Não se comunica, mas respira espontaneamente e não está intubada. Sua ausculta pulmonar está normal, o débito urinário é de 15 mL em 8 horas, e sua pele está em boas condições. Um cateter de AP é inserido para auxiliar na interpretação da situação. Estão disponíveis os dados a seguir:

PA	86/54 mmHg	IVS	16 mL/m²
P	118/min	AP	24/10
RR	30 rpm	POAP	6 mmHg
T	37,3 °C	PVC	3 mmHg
IC	1,9 L/min/m²	SvO_2	50%

Observe o baixo fluxo sanguíneo (IC e IVS abaixo do normal) e as baixas pressões intracardíacas (POAP). Essa combinação de baixos fluxos e pressões intracardíacas é consistente com uma hipovolemia. Além disso, a SvO_2 é baixa, indicando a probalidade de ameaça à oxigenação tecidual.

A causa exata da hipovolemia não pode ser detectada a partir da hemodinâmica. São necessários outros exames para isolar o problema específico, como hemorragia gastrintestinal, desidratação ou outras formas de perda de sangue, a fim de diagnosticar a causa da hipovolemia.

TABELA 4.13 TERAPIAS INOTRÓPICAS COMUNS NO TRATAMENTO DE DISTÚRBIOS HEMODINÂMICOS

Medicamento	Dosagem	Início da ação	Rotina
Dobutamina (Dobutrex)	1-20 mcg/kg/min	1-2 minutos	IV
Dopamina (Intropin)	2-10 mcg/kg/min	1-2 minutos	IV
Milrinona (Primacor)	Iniciar com 0,75 mg/kg, seguido por 5-10 mcg/kg/min	< 5 minutos	IV
Digoxina (Lanoxin) (normalmente não utilizada na insuficiência aguda do VE)	0,5 mg no início; a seguir, 0,25 a cada 6 horas, até obter o efeito desejado; em seguida, 0,125-0,25 mg/dia	1-2 horas	IV

> ### 🛏 À BEIRA DO LEITO
> #### *Disfunção ventricular esquerda*
> Um homem de 76 anos é admitido na unidade com diagnóstico de infarto agudo da parede inferior do miocárdio e história de DPOC. Durante a troca de turno, ele começa a queixar-se de falta de ar. O paciente tem estertores no terço superior de seus lobos posteriores, além de sibilos expiratórios. Apresenta S_3 (galope) e sopro sistólico II/VI. Na admissão, foram obtidos os seguintes dados hemodinâmicos:
>
> | | | | |
> |---|---|---|---|
> | PA | 100/58 mmHg | AP | 38/23 |
> | P | 112/min | POAP | 21 mmHg |
> | IC | 2,1 L/min/m² | PVC | 13 mmHg |
> | DC | 4,6 L/min | SvO_2 | 49% |
> | IVS | 19 | | |
>
> O paciente apresenta baixo fluxo sanguíneo (IC e IVS) e pressões intracardíacas altas (POAP, PVC). A combinação de baixo fluxo sanguíneo e alta pressão de enchimento do VE sugere uma disfunção do VD. Por sua vez, a baixa SvO_2 indica uma perturbação grave da oxigenação tecidual. É preciso intervir para melhorar o DC. São necessárias mais investigações para isolar o problema exato, como insuficiência cardíaca, infarto do miocárdio ou cardiopatia.

-carga e na pós-carga. Com base nesses efeitos, a dobutamina é a primeira opção de escolha, o medicamento ideal para aumentar farmacologicamente o DC e o VS.

Se a dobutamina não for efetiva, é possível escolher a milrinona, pois sua ação difere da ação da primeira. A dobutamina pode não ser eficaz nos casos em que a estimulação simpática já atingiu seu impacto máximo. Por sua vez, a milrinona é um inibidor da fosfodiesterase, aumentando a disponibilidade de cálcio intracelular. Embora esteja associada a efeitos colaterais coagulopáticos (diminui a contagem plaquetária), revela-se uma alternativa lógica à dobutamina ou à dopamina.

A dopamina também pode ser usada para melhorar o estado contrátil do coração. Uma vez que também estimula as células alfa do sistema nervoso simpático, a pós-carga também aumenta, uma situação que nem sempre é desejada em estados de baixo DC. O efeito resultante é uma melhora na pressão arterial e, eventualmente, do DC e VS; entretanto, o custo em termos de consumo de oxigênio do miocárdio é maior do que com os outros dois inotrópicos. Assim, a dopamina não é um medicamento de primeira linha para tratar a disfunção aguda do VE, a menos que seja constatada hipotensão.

O potencial efeito negativo da terapia inotrópica consiste no aumento no consumo de oxigênio pelo miocárdio, que acompanha o estado contrátil aumentado. Infelizmente, não é fácil medir a oxigenação do miocárdio. Devido a esse problema em potencial, muitos profissionais preferem utilizar agentes que reduzam a pré-carga ou pós-carga, sem aumentar o consumo de oxigênio pelo miocárdio.

Redução da pré-carga

Acredita-se que a redução na pré-carga seja benéfica ao paciente com disfunção ventricular esquerda, pois diminui a distensão das fibras musculares sobrecarregadas do miocárdio. Muitas intervenções foram idealizadas para reduzir a pré-carga, embora geralmente se dividam em dois grupos: medicamentos que reduzem o volume sanguíneo (diuréticos) e aqueles que promovem a vasodilatação (nitratos, bloqueadores dos canais de cálcio e betabloqueadores) (Tab. 4.14).

A abordagem mais comum para reduzir a pré-carga é a terapia diurética. Os diuréticos são preferidos porque eliminam o excesso de líquido. Como o ventrículo esquerdo começa a falhar, o fluxo sanguíneo para os rins diminui. Essa redução do fluxo sanguíneo é interpretada pelos rins como volume insuficiente de sangue. Em seguida, os rins aumentam a reabsorção de água, levando a aumento no volume intravascular. Isso contribui para ingurgitamento venoso e edema dependente na insuficiência cardíaca.

Os diuréticos mais utilizados para reduzir a pré-carga são os de alça. Esses medicamentos funcionam bloqueando a reabsorção de sódio e água na alça de Henle. A subsequente perda de sódio e água permite uma redução no volume vascular. Teoricamente, a redução do volume vascular reduz a quantidade de sangue que retorna para o coração e diminui a tensão no músculo miocárdico. A tensão reduzida permite que o coração volte a um estado contrátil mais normal.

> ### 🛏 À BEIRA DO LEITO
> #### *Terapia inotrópica*
> Um homem de 71 anos está internado na UTI com hipotensão de origem desconhecida. Está com um cateter de AP de fibra óptica para determinar a origem da hipotensão. Após 2 horas, ele está irresponsivo, com escala de coma de Glasgow de 4. Os sinais vitais e o cateter de AP revelam as seguintes informações:
>
> | | |
> |---|---|
> | PA | 102/68 mmHg |
> | P | 101/min |
> | DC | 3,9 L/min |
> | IC | 2,3 L/min/m² |
> | IVS | 23 |
> | AP | 42/22 |
> | POAP | 18 mmHg |
> | PVC | 12 mmHg |
> | SvO_2 | 51% |
>
> É adicionada dobutamina ao tratamento do paciente. Uma hora após sua administração, os dados hemodinâmicos revelam:
>
> | | |
> |---|---|
> | PA | 104/66 mmHg |
> | P | 106/min |
> | DC | 4,4 L/min |
> | IC | 2,6 L/min/m² |
> | IVS | 25 |
> | AP | 40/20 |
> | POAP | 14 mmHg |
> | PVC | 13 mmHg |
> | SvO_2 | 57% |
>
> Com base na ligeira melhora em IVS, IC e SvO_2, bem como na diminuição na POAP, conclui-se que há uma discreta melhora dos parâmetros hemodinâmicos. Deve ser considerada uma nova titulação de dobutamina, uma vez que a SvO_2 não está dentro dos limites normais.

TABELA 4.14 REDUTORES DA PRÉ-CARGA COMUMENTE UTILIZADOS PARA DISTÚRBIOS HEMODINÂMICOS

Medicamento	Dosagem	Início da ação	Rotina
Agentes diuréticos			
Furosemida (Lasix)	20 mg ou mais	< 5 minutos	IV/VO
Bumetanida (Bumex)	0,5-10 mg/dia	< 5 minutos	IV/VO
Ácido etacrínico (Edecrin)	50-100 mg/dia	< 5 minutos	IV/VO
Clorotiazida (Diuril)	500-2.000 mg/dia	1-2 horas	IV/VO
Metolazona (Zaroxolyn)	2,5-20 mg/dia	1 hora	VO
Manitol (Osmitrol)	12,5-200 g/dia	< 5 minutos	IV
Agentes vasodilatadores			
Dopamina (Intropin)	1-2 mcg/kg/min	< 5 minutos	IV
Nitroglicerina (Tridil, Nitrostat IV)	5-400 mcg	1-2 minutos	IV

Outros redutores de pré-carga, como a nitroglicerina, atuam promovendo vasodilatação. O resultado da vasodilatação implica a redução na quantidade de sangue que retorna ao coração. Como efeitos resultantes têm-se uma redução na pré-carga e a melhora no estado contrátil do VE. Na prática clínica, é comum a utilização de qualquer forma de redução da pré-carga ou a utilização de ambos. Os redutores da pré-carga, como a nitroglicerina, têm o benefício adicional de melhorar o fluxo sanguíneo do miocárdio. No entanto, não contribuem para a diurese.

Redução da pós-carga

O aspecto fundamental do tratamento a longo prazo da disfunção do VE é o uso de medicamentos para reduzir a pós-carga (resistência à ejeção de sangue). A redução a curto prazo da pós-carga, como se vê no paciente gravemente enfermo com disfunção ventricular esquerda, é importante, mas seu emprego ocorre somente após a garantia da presença de um VS adequado. O momento em que deve ser utilizada a redução da pós-carga em terapia intensiva não é universalmente acordada. No entanto, pode ser benéfico reduzir a pressão arterial ou RVS a fim de diminuir a pós-carga, uma vez que isso reduz o trabalho do VE, melhora sua contratilidade e reduz o consumo de oxigênio pelo miocárdio.

Em um paciente gravemente enfermo com disfunção ventricular esquerda, emprega-se a redução da pós-carga quando o paciente é hipertenso ou tem uma alta RVS. Em geral, os redutores da pós-carga são usados inicialmente apenas se a pressão arterial ou uma alta RVS for considerada como a causa da disfunção do VE. Caso contrário, os redutores da pós-carga são adicionados após terapia inotrópica e redução da pré-carga.

No tratamento agudo de uma pós-carga aumentada, o redutor da pós-carga mais comum é o nitroprussiato (Nipride) (Tab. 4.15). Esse agente dilatador arterial trabalha muito rápido (dentro de 2 minutos) e tem uma meia-vida de curta ação (cerca de 2 minutos). A desvantagem do nitroprussiato é que ele se divide em tiocianato, um precursor do cianeto. Níveis tóxicos de tiocianato podem se acumular em 2 dias de administração. O antídoto para a intoxicação com tiocianato é o tiossulfato de sódio.

À BEIRA DO LEITO

Redução da pré-carga

Uma mulher de 77 anos de idade está na unidade após um episódio de angina, que desencadeou um episódio de insuficiência cardíaca. Utiliza um cateter de AP, que revela dados de sua condição inicial. Além disso, um segundo conjunto de dados hemodinâmicos indica sua condição após o início da nitroglicerina. Com base nessas informações, a nitroglicerina foi eficaz na melhora da condição hemodinâmica?

	Valores iniciais	Valores pós-nitroglicerina
PA	114/76 mmHg	112/72 mmHg
P	106/min	92/min
IC	2,4 L/min/m^2	2,6 L/min/m^2
IVS	23	28
AP	40/23	35/20
POAP	22 mmHg	17 mmHg
PVC	12 mmHg	9 mmHg
SvO$_2$	56%	65%

Com base no aumento do IVS e da SvO$_2$, bem como na diminuição da POAP, esse tratamento parece ter sido eficaz. Mesmo que o DC não tenha alterado-se significativamente, o aumento foi suficiente para melhorar a oxigenação dos tecidos. Esse exemplo ilustra a necessidade de se avaliar mais de um parâmetro (como a POAP).

Estão disponíveis outros agentes de redução rápida da pós-carga, incluindo novos agentes bloqueadores de canais de cálcio. Tenha em mente que esses agentes podem atuar como agentes inotrópicos negativos e efetivamente enfraquecer o coração. Sua utilização no tratamento agudo da disfunção do VE mostra-se controversa, embora seu uso a longo prazo na IC esteja bem estabelecido.

Outros agentes comuns para reduzir a pós-carga são os inibidores da enzima conversora de angiotensina. Em geral, esses medicamentos são utilizados para o tratamento crônico da pós-carga por via oral, embora algumas formas IV estejam disponíveis (enalapril). Consulte o Capítulo 7, Farmacologia, para obter informações adicionais a respeito do tratamento medicamentoso.

Hipovolemia

Se a causa subjacente do baixo DC for a hipovolemia, duas abordagens principais são empregadas: aumento da pré-carga e identificação do melhor tipo de agente de pré-carga. A identificação de quando tratar um paciente que está potencialmente hipovolêmico foi bastante aprimorada com o advento da monitoração hemodinâmica. É fundamental utilizar as orientações gerais para evitar erros comuns na interpretação dos dados de monitoração hemodinâmica. Por exemplo, no paciente hipovolêmico, o VS ou IVS altera-se quando o volume vascular é significativamente modificado. Essa alteração no VS é, muitas vezes, acompanhada por uma redução nas pressões cardíacas (p. ex., POAP, PVC). Entretanto, o parâmetro-chave a ser monitorado é o VS. Tenha em mente que as pressões cardíacas não refletem, necessariamente, as variações de volume, devido à complacên-

TABELA 4.15 AGENTES COMUNS REDUTORES DA PÓS-CARGA

Medicamento	Dosagem	Início da ação	Rotina
Relaxantes da musculatura lisa e alfainibidores			
Nitroprussiato (Nipride)	0,5-10 mcg/kg/min	1-2 minutos	IV
Nitroglicerina (Tridil, Nitrostat IV)	5-400 mcg	1-2 minutos	IV
Diazóxido (Tensuril IV)	50-150 mg	1-2 minutos	IV
Hidralazina (Apresolina)	10-40 mg	10-20 minutos	IV/IM
Metildopa (Aldomet)	250 mg-1 g	2 horas	IV
Trimethaphan (Arfonad)	3-6 mg/min	1-2 minutos	IV
Fentolamina (Regitina)	0,1-2 mg/min	< 1 minuto	IV
Angiotensina – Inibidores da enzima conversora			
Captopril (Capoten)	25-400 mg/dia em 2-3 doses	15-30 minutos	VO
Enalapril/enalaprilato (Vasotec/Vasotec IV)	2,5-4,0 mg/dia	15 minutos	VO/IV
Lisinopril (Zestril)	10-40 mg/dia	1 hora	VO

cia ventricular. Para evitar erros na interpretação da hipovolemia, sempre avalie se há um baixo VS antes de examinar as pressões cardíacas.

Talvez uma das áreas mais controversas no tratamento da hipovolemia seja a escolha do agente utilizado para melhorar o volume vascular. Existem três grandes categorias de agentes a serem considerados: sangue, cristaloides e coloides. As soluções de sangue, como hemácias ou sangue total, estão em uma espécie de categoria especial; não estão restritas ao paciente com um VS baixo, ao contrário das outras categorias. O sangue é utilizado quando os níveis de hemoglobina são inferiores a 7 g/dL, independentemente de qualquer outro sinal clínico. Essa abordagem é necessária devido à diminuição do potencial da capacidade de transporte de oxigênio.

Os cristaloides são soluções como o soro fisiológico e Ringer lactato. Os benefícios são obtidos, sobretudo, pelo sódio da solução. Em geral, os níveis de sódio em soluções cristaloides são próximos dos níveis de sódio do sangue (cerca de 140 mEq). Os coloides são soluções como os produtos derivados do sangue (albumina) ou soluções sintéticas (hetastarch, um polímero de glicose). Seu efeito de retenção de líquido é decorrente das grandes moléculas (polímeros de proteínas ou glicose) presentes na solução.

Existem muitas vantagens das soluções de cristaloides: são baratas e não produzem respostas imunológicas. A principal vantagem clínica é que os cristaloides difundem-se a todos os compartimentos de fluidos (vascular, intersticial e intracelular), uma vez que a maioria das soluções não fica apenas em leito vascular. Por exemplo, se forem administrados 1.000 mL de solução salina normal, acredita-se que menos de 200 mL permaneça no leito vascular. O restante difunde-se para os outros compartimentos de líquidos. Isso faz os cristaloides serem ideais para tratar pacientes com hipovolemia ou desidratação crônica. Em alguns casos, essa vantagem também é uma limitação. Se for necessária uma rápida expansão vascular, é preciso que haja grandes volumes de cristaloides, uma vez que a maioria da solução não permanece no sistema vascular.

Os coloides têm uma vantagem importante sobre os cristaloides, pois expandem rapidamente o volume vascular. Quase toda a solução coloidal infundida permanece no leito vascular, pelo menos no início. Isso permite um tratamento muito mais rápido da hipovolemia, muitas vezes necessário em condições como trauma e sangramento pós-operatório. A desvantagem dos coloides é o seu custo. No entanto, existe controvérsia se são mais eficazes do que os cristaloides. Existem preocupações quanto aos coloides poderem causar danos em condições que envolvam síndromes de vazamento capilar (p. ex., sepse e SDRA). Nessas condições, o vazamento de fluidos através dos capilares danificados é agravado se as proteínas grandes (ou polímeros de glicose) vazarem através dos capilares, porque atraem com elas grandes quantidades de líquido.

À BEIRA DO LEITO

Hipovolemia

Um senhor de 62 anos está na unidade com diagnóstico de divertículos rompidos. Está irresponsivo e sendo preparado para a cirurgia. Sua ausculta pulmonar está limpa, o débito urinário é de 20 mL em 9 horas, e sua pele está seca e em boas condições. Um cateter de AP é inserido para auxiliar na interpretação da condição. Os seguintes dados estão disponíveis:

PA	82/58 mmHg
P	111/min
FR	33/min
T	38,4 °C
IC	1,7 L/min/m^2
IVS	15
AP	23/11
POAP	7 mmHg
PVC	2 mmHg
SvO$_2$	53%

Os parâmetros mais importantes a serem tratados são baixo IVS, IC e SvO$_2$. Com base nesses parâmetros, existe uma clara ameaça à oxigenação tecidual. O tratamento de suporte inclui um bólus de infusão de soro fisiológico ou Ringer lactato. Os produtos derivados de sangue (sangue total, albumina) ou outros coloides (hetastarch ou pentastarch*) também podem ser considerados até que o paciente seja levado para a cirurgia.

---

* N. de R. T.: Hetastarch e pentastarch: coloides sintéticos.

Embora os cristaloides em geral pareçam tão eficazes quanto os coloides, o melhor agente ainda é controverso. Cada um tem suas próprias vantagens e limitações. Independentemente do agente utilizado, deve ser mensurado qual o seu efeito na melhora de oxigenação tecidual, VS, IVS e pressões intracardíacas.

Estados de débito cardíaco elevado

Os valores de DC podem estar elevados ou diminuídos. Em pessoas saudáveis, o DC eleva-se secundariamente à demanda de oxigênio (p. ex., durante o exercício físico) ou à estimulação psicológica (medo, ansiedade). Na prática clínica, existem três razões para um aumento do DC: resposta a uma inflamação sistêmica (p. ex., sepse, síndrome da resposta inflamatória sistêmica), doença hepática ou vasodilatação por mediação neurogênica (Tab. 4.16). A razão mais comum para uma elevação no DC é uma inflamação sistêmica. A inflamação, que é comum em condições como sepse, causa redução na RVS. Tal diminuição na resistência produz um aumento compensatório no DC. Por sua vez, o aumento no DC pode ser mínimo ou evidente. Um ponto importante a ser lembrado é que a elevação no DC é um sinal de problema, e não o problema. Se o problema for tratado, o DC voltará ao normal.

Quando um paciente tem alto DC na sepse, isso não significa que o coração esteja funcionando bem. Devido à liberação de fatores depressores do miocárdio, a FE normalmente está deprimida na sepse. O VS é mantido por meio de um aumento no VDF. Isso permite que o VS seja mantido mesmo que a FE esteja reduzida.

Se o problema hemodinâmico parece ser uma baixa RVS, o tratamento inicial é centrado no aumento da pós-carga (RVS), aumento da pré-carga e na administração de terapia inotrópica. Nenhuma dessas intervenções para o controle dos estados de baixa RVS é curativa; as causas subjacentes da baixa RVS (como a infecção) devem ser corrigidas. A seção seguinte aborda apenas o tratamento de estados de baixa RVS, uma vez que a pré-carga e a terapia inotrópica já foram discutidas.

O aumento da pós-carga/RVS costuma ser realizado pela administração de medicamentos alfaestimulantes. Três agentes são comumente utilizados para essa finalidade: noradrenalina (Levophed), dopamina (Intropin) e fenilefrina (Neosynephrine). A noradrenalina e a dopamina apresentam uma combinação de alfa e beta estimulação, produzindo tanto vasoconstrição quanto aumento da estimulação cardíaca (respostas cronotrópica e inotrópica). Isso faz o coração bater de modo mais forte e rápido. Ambos os agentes têm maior probabilidade de aumentar a pressão arterial e a RVS devido a esse efeito cardíaco e vascular combinado. A fenilefrina é apenas um estimulante alfa, o que apresenta algumas vantagens. Uma vez que só provoca estimulação alfa, há menos efeito direto sobre o coração. Embora a RVS e a pressão arterial não possam ser aumentadas mais rapi-

---

À BEIRA DO LEITO

Baixa RVS

Um homem de 65 anos está na unidade após o desenvolvimento de hipotensão arterial em outro setor. Foi submetido a uma cirurgia de ponte femoropoplítea quatro dias antes e estava em boas condições até a véspera. Começou a se queixar de mal-estar generalizado, com os seguintes sinais vitais:

PA	122/78 mmHg	FR	27 rpm
P	110/min	T	38,1 °C

Sua ferida está hiperemiada, mas não apresenta secreção. Nesta manhã, estava menos orientado e encontrava-se hipotenso (PA 88/54, P 114/min), o que exigiu uma transferência para a unidade. Não se queixa de desconforto nem de falta de ar. Sua ausculta pulmonar está limpa e apresenta um valor de oximetria de pulso de 99%. Um cateter de AP com fluxo direcionado é inserido para auxiliar na avaliação da causa da hipotensão. Os seguintes dados estão disponíveis a partir do cateter de AP:

DC	10,5 L/min	RVS	475
IC	6 L/min/m^2	RVP	51
PA	22/11	PVC	2 mmHg
POAP	8 mmHg	SvO$_2$	84%

Com base nessas informações, uma inflamação sistêmica parece estar se desenvolvendo, produzindo uma baixa RVS. Além disso, a vasodilatação também está levando a baixas pressões cardíacas. Os tratamentos imediatos mais prováveis são as terapias de fluidos (soro fisiológico ou solução de Ringer lactato) e talvez vasopressores (fenilefrina, noradrenalina e vasopressina). Obviamente, nenhuma dessas intervenções é curativa, de modo que um tratamento mais definitivo (como antibióticos apropriados e identificação da origem séptica) precisa ser realizado.

TABELA 4.16 PERFIS HEMODINÂMICOS NO CHOQUE

Parâmetros	Choque hipovolêmico	Choque cardiogênico	Choque neurogênico	Choque anafilático	Choque Séptico Precoce	Choque Séptico Tardio	Choque obstrutivo
PVC	↓	↑	↓	↓	↓	↑	↑
POAP	↓	↑	↓	↓	↓	↑	↑
DC/IC	↓	↓	N↓	↓	N↑	↓	↓
PA	↓	↓	↓	↓	↓	↓	↓
PAP	N↓↑	↑	N↓	N↓↑	N↓	↑	↑
RVS	↑	↑	↓	↓	↓	↑	↑

Abreviação: N, normal.

damente com fenilefrina, evita-se, em parte, o aumento direto do consumo de oxigênio pelo miocárdio que ocorre durante o uso da noradrenalina e dopamina. Clinicamente, qualquer um desses agentes pode ser usado para aumentar a RVS. Uma vez que são potentes estimulantes alfa, seu emprego deve ser considerado com um grau de cautela.

Os estimulantes alfa diretos podem causar vasoconstrição grave. Esses agentes são tão potentes que se infiltram no tecido normal; a vasoconstrição resultante pode causar a morte tecidual local. Como precaução, tais medicamentos só são administrados em grandes veias centrais. Se são eficazes, a RVS deve aumentar na avaliação, assim como a pressão arterial. No en-

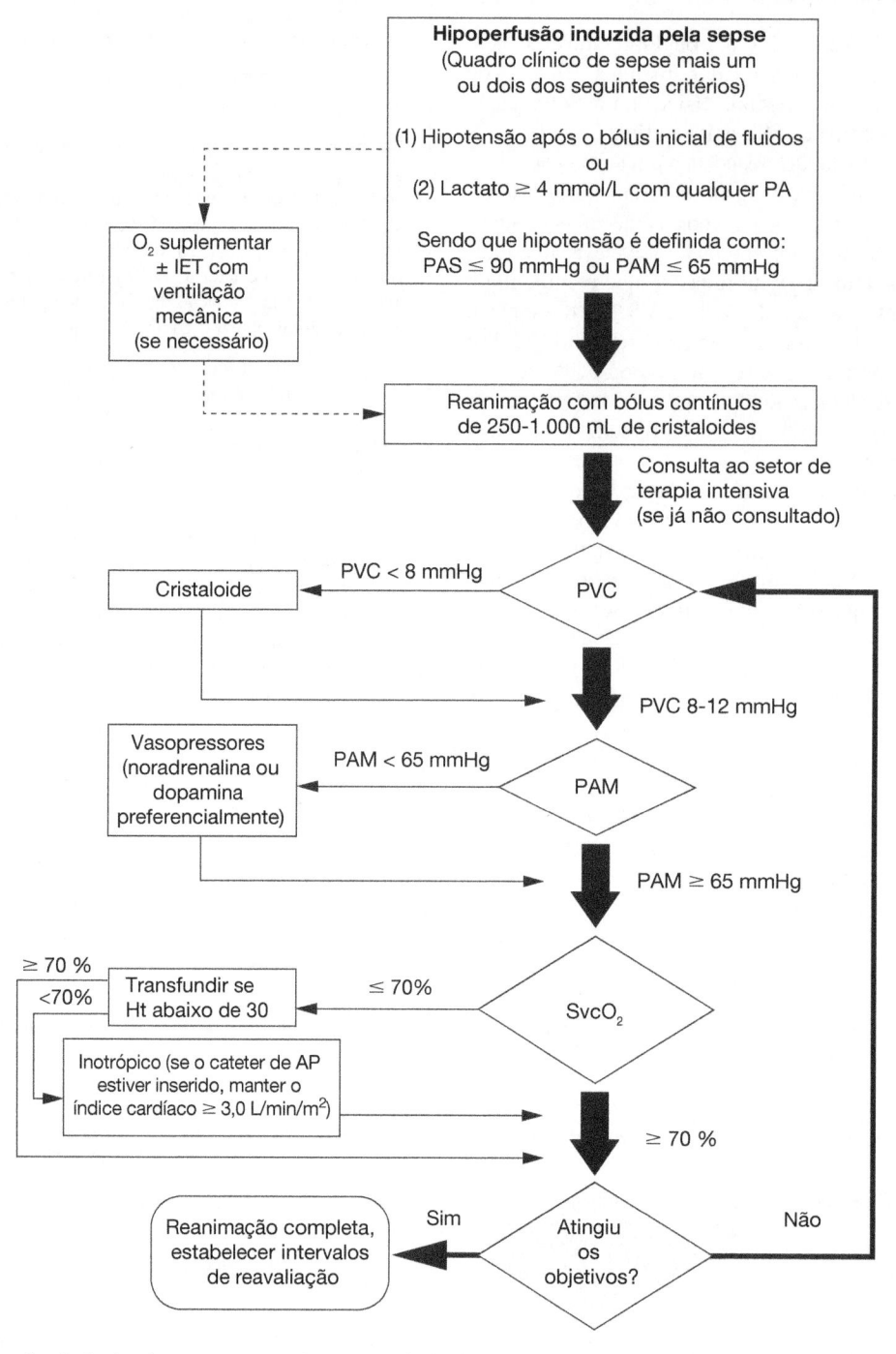

Figura 4.41 Protocolo de reanimação direcionado para a sepse grave (empregado na instituição dos autores). PA, pressão arterial; PVC, pressão venosa central; IET, intubação endotraqueal; Ht, hematócrito; PAM, pressão arterial média; AP, artéria pulmonar; PAS, pressão arterial sistólica; SvcO$_2$ saturação de oxigênio venoso central. (*Adaptada com permissão de Rivers e colaboradores. Zanotti Cavazzoni SL, Dellinger RP. Hemodynamic optimization of sepsis-induced tissue hypoperfusion.* Crit. Care. *2006;10[Suppl 3]:1-8.*)

tanto, é importante lembrar que quando são utilizados, a oxigenação tecidual, a RVS e a pressão sanguínea precisam ser avaliadas. Se a RVS ou a pressão sanguínea aumenta, parâmetros como a SvO$_2$ também aumentam. A RVS e a pressão arterial nem sempre se correlacionam diretamente com o fluxo sanguíneo, o que torna a adição de parâmetros de oxigenação tecidual (como a SvO$_2$) uma parte essencial na avaliação do efeito de vasopressores como noradrenalina, dopamina e fenilefrina.

A administração de fluidos com cristaloides (ou coloides) é comum, uma vez que a baixa RVS produz uma pseudo-hipovolemia de vasodilatação. O infusão é administrado com os mesmos objetivos que nos casos de pacientes com hipovolemia (Fig. 4.41).

A terapia inotrópica pode ser utilizada para tentar aumentar o DC e a oferta de oxigênio. A administração de terapia inotrópica pode parecer incoerente em um paciente com um alto DC. No entanto, alguns pesquisadores acreditam que a oferta de oxigênio deve ser aumentada a níveis supranormais para ajudar a melhorar os resultados do paciente. A oferta supranormal de oxigênio pode ser obtida por métodos como administração de fluidos e agentes inotrópicos. Ainda não há consenso na literatura se esse conceito é válido ou não.

Há razões que levam a suspeitar que são necessárias quantidades supranormais de oxigênio: desvio dos microcapilares e oxigenação celular diminuída que ocorre em estados de baixa RVS, como a sepse (Fig. 4.42). O resultado é a hipoxia tecidual. Os níveis de SvO$_2$ estão paradoxalmente elevados, refletindo a má distribuição regional do fluxo sanguíneo. Devido à falta de fluxo sanguíneo para algumas regiões, a oferta de oxigênio é forçada a níveis supranormais em uma tentativa de impelir o oxigênio a essas áreas ameaçadas.

A eficácia dessa terapia ainda está sendo investigada. Se o problema for simplesmente um mero desvio microcapilar, o aumento da oferta de oxigênio pode ser suficiente. No entanto, se o problema for a redução na oxigenação celular ou incapacidade para utilizar eficazmente o oxigênio, então é improvável que o aumento da oferta de oxigênio por si só seja útil.

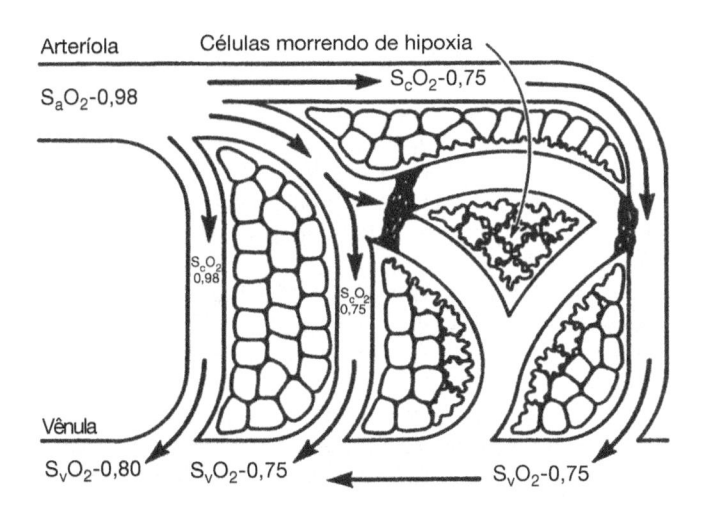

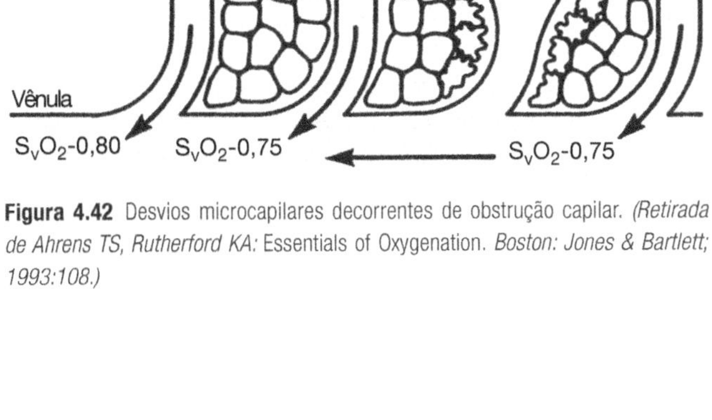

Figura 4.42 Desvios microcapilares decorrentes de obstrução capilar. *(Retirada de Ahrens TS, Rutherford KA: Essentials of Oxygenation. Boston: Jones & Bartlett; 1993:108.)*

BIBLIOGRAFIA SELECIONADA

Monitoração hemodinâmica

Ahrens TS. *Hemodynamic Waveform Recognition*. Philadelphia, PA: WB Saunders; 1993.

Ahrens TS, Taylor L. *Hemodynamic Waveform Analysis*. Philadelphia, PA: WB Saunders; 1992.

Bigatello LM, George E. Hemodynamic monitoring. *Minerva Anesthesiol*. 2000;68(4):219-225

Cocconi M, Johnston E, Rhodes A. What role does the right side of the heart play in circulation? *Crit Care*. 2006;10(suppl 3): 1-7.

Cruz K, Franklin C. The pulmonary artery catheter: uses and controversies. *Crit Care Clin*. 2001;17(2):271-291.

Daily EK. Hemodynamic waveform analysis. *J Cardiovasc Nurs*. 2001;15(2):6-22.

Daily EK, Schroeder JS. *Techniques in Bedside Hemodynamic Monitoring*. St. Louis, MO: Mosby; 1994.

Darivuc DO. *Hemodynamic Monitoring: Invasive and Noninvasive Clinical Application*. Philadelphia, PA: Saunders; 2002.

Della Rocca G, Costa MG. Hemodynamic–volumetric monitoring. *Minerva Anesthesiol*. 2004;70(4):229-232.

Frazier SK, Skinner GJ. Pulmonary artery catheter: state of the controversy. *JCVN*. 2008;32(2):113-121.

Gawlinski A. Cardiac output monitoring. In: Chulay M, Gawlinski A, eds. *Hemodynamic Monitoring Series*. Aliso Viejo, CA: AACN; 1998.

Hadian M, Pinsky MR. Evidence-based review of the use of the pulmonary artery catheter: impact data and complications. *Crit Care*. 2006;10(suppl 3):1-11.

Imperial-Perez F, McRae M. Arterial pressure monitoring. In: Chulay M, Gawlinski A, eds. *Hemodynamic Monitoring Series*. Aliso Viejo, CA: AACN; 1998.

Keckeisen M. Pulmonary artery pressure monitoring. In: Chulay M, Gawlinski A, eds. *Hemodynamic Monitoring Series*. Aliso Viejo, CA: AACN; 1998.

Kohli-Seth R, Oropello JM. The future of bedside monitoring. *Crit Care Clin*. 2000;16(4):557-578.

Leeper B. Monitoring right ventricular volumes. *AACN Clin Issues*. 2003;14(2):208-219.

Maar SP. Searching for the holy grail: a review of markers to tissue perfusion in pediatric critical care. *Pediatr Emerg Care*. 2008;24(12):883-887.

Monnet X, Richard C, Teboul JL. The pulmonary artery catheter in critically ill patients. Does it change outcomes? *Minerva Anesthesiol*. 2004;70(4):219-224.

Ott K, Johnson K, Ahrens T. New technologies in the assessment of hemodynamic parameters. *J Cardiovasc Nurs*. 2001;15(2):41-55.

Payen D, Gayat E. Which general intensive care unit patients can benefit from placement of the pulmonary artery catheter? *Crit Care*. 2006;10(suppl 3):1-6.

Pinsky MR. Hemodynamic monitoring in the intensive care unit. *Clin Chest Med*. 2003;24(4):549-560.

Pittman JA, Ping JS, Mark JB. Arterial and central venous pressure monitoring. *Intl Anesthes Clin*. 2004;42(1):13-30.

Polanco M, Pinsky M. Practical issues of hemodynamic monitoring at the bedside. *Surg Clin North Am*. 2006;86:1431-1456.

Prentice D, Ahrens T. Controversies in the use of the pulmonary artery catheter. *J Cardiovasc Nurs*. 2001;15(2):1-5.

Quaal SJ. Improving the accuracy of pulmonary artery catheter measurement. *J Cardiovasc Nurs.* 2001;15(2):71-82.

Ranucci M. Which cardiac surgical patients can benefit from placement of a pulmonary artery catheter? *Crit Care.* 2006; 10(suppl 3):1-8.

Reinhart K, Bloos F. The value of venous oximetry. *Curr Opin Crit Care.* 2005;11:259-263.

Robin E, Costecalde M, Lebuffe G, Vallet B. Clinical relevance of data from the pulmonary artery catheter. *Crit Care.* 2006;10 (suppl 3):1-10.

Sandham JD. Pulmonary artery catheter use—refining the question. *Crit Care Med.* 2004;32(4):1070-1071.

Vender JS, Franklin M. Hemodynamic assessment of the critically ill patient. *Intl Anesthesiol Clin.* 2004;42(1):31-58.

Monitoração hemodinâmica minimamente invasiva

Aherns T, Sona C. Capnography application in acute and critical care. *AACN Clin Issues.* 2003;14(2):123-132.

Akamatsu S, Oda A, Terazawa E. Automated cardiac output measurement by transesophageal color Doppler echocardiography. *Anesth Analg.* 2004;98(5):1232-1238.

Boswell SA, Scalea TM. Sublingual capnometry. *AACN Clin Issues.* 2003;14(2):176-184.

Compton FD, Zukunft B, Hoffmann C, Zidek W, Schaefer JH. Performance of a minimally invasive uncalibrated cardiac output monitoring system (Flotrac/Vigileo) in haemodynamically unstable patients. *Br J Anaesth.* 2008;100:451-456.

Cottis R, Magee N, Higgins DJ. Haemodynamic monitoring with pulse-induced contour cardiac output (PiCCO) in critical care. *Intensive Crit Care Nurs.* 2003;19:301-307.

Creteur J. Gastric and sublingual capnometry. *Curr Opin Crit Care.* 2006;12:272-277.

Fellahi JL, Caille V, Charron C, Deschamps-Berger PH, Vieillard-Baron A. Noninvasive assessment of cardiac index in healthy volunteers: a comparison between thoracic impedance cardiography and Doppler echocardiography. *Anesth Analg.* 2009;108(5):1553-1559.

Garwood S. Measuring renal blood flow with the intraoperative transesophageal echocardiography probe. *Anesth Analg.* 2009;108(5):1371-1376.

Headley JM. Indirect calorimetry. *AACN Clin Issues.* 2003;14(2):155-167.

Heard SO. Gastric tonometry: the hemodynamic monitor of choice. *Chest.* 2003;123(5 suppl):469S-474S.

Hett DA, Jonas MM. Non-invasive cardiac output monitoring. *Intensive Crit Care Nurs.* 2004;20(2):103-108.

L'E Orme RM, Pigott DW, Mihm FG. Measurement of cardiac output by transpulmonary arterial thermodilution using a long radial artery catheter. A comparison with intermittent pulmonary artery thermodilution. *Anaesthesia.* 2004;59(6):590-594.

Lima A, Bakker J. Noninvasive monitoring of peripheral perfusion. *Intensive Care Med.* 2005;31:1316-1326.

Magder S. Central venous pressure: a useful but not so simple measurement. *Crit Care Med.* 2006;34(8):2224-2227.

Magder S. How to use central venous pressure measurements. *Curr Opin Crit Care.* 2005;11:264-270.

Marik PE. Regional carbon dioxide monitoring to assess the adequacy of tissue perfusion. *Curr Opin Crit Care.* 2005;11: 245-251.

Martins S, Soares RM, Branco L. Non-invasive monitoring of pulmonary capillary wedge pressure in heart failure. *Eur J Heart Fail.* 2001;3(1):41-46.

Mathews L, Singh K. Cardiac output monitoring. *Ann Card Anaesth.* 2008;11(1):56-68.

Mutoh T, Kazumata K, Ishikawa T, Terasaka S. Performance of bedside transpulmonary thermodilution monitoring for goaldirected hemodynamic management after subarachnoid hemorrhage. *Stroke.* 2009;40:2368.

Odenstedt H, Stenqvist O, Lundin S. Clinical evaluation of a partial CO_2 rebreathing technique for cardiac output monitoring in critically ill patients. *Acta Anaesthesiol Scand.* 2002;46(2):152-159.

Ospina-Tascon GA, Cordioli RL, Vincent JL. What type of monitoring has been shown to improve outcomes in acutely ill patients? *Intensive Care Med.* 2008;34:800-820.

Pearse RM, Ikram K, Barry J. Equipment review: an appraisal of the LiDCO trade mark plus method of measuring cardiac output. *Crit Care.* 2004;8(3):190-195.

Peyton PJ, Robinson JB, McCall PR. Noninvasive measurement of intrapulmonary shunting. *J Cardiothorac Vasc Anesth.* 2004;18(1):47-52.

Reinhart K, Kuhn HJ, Hartog C, Bredle D. Continuous central venous and pulmonary artery oxygen saturation monitoring in the critically ill. *Intensive Care Med.* 2004;30:1572-1578.

Silver MA, Cianci P, Brennan S. Evaluation of impedance cardiography as an alternative to pulmonary artery catheterization in critically ill patients. *Congest Heart Fail.* 2004;10(suppl 2): 17-21.

Summers RL, Parrott CW, Quale C. Use of noninvasive hemodynamics to aid decision making in the initiation and titration of neurohormonal agents. *Congest Heart Fail.* 2004;10(suppl 2): 28-31.

Turner MA. Doppler-based hemodynamic monitoring. *AACN Clin Issues.* 2003;14(2):220-231.

Wooley JA. Indirect calorimetry: applications in practice. *Respir Care Clin.* 2006;12:619-633.

Yung GL, Fedullo PF, Kinninger K. Comparison of impedance cardiography to direct Fick and thermodilution cardiac output determination in pulmonary arterial hypertension. *Congest Heart Fail.* 2004;10(suppl 2):7-10.

Tratamentos

Adams KF. Guiding heart failure care by invasive hemodynamic measurements: possible or useful? *J Cardiac Fail.* 2002;8(2):71-73.

Alvarez J, Bouzada M, Fernandez AL, et al. Hemodynamic effects of levosimendan compared with dobutamine in patients with low cardiac output after cardiac surgery. *Rev Esp Cardiol.* 2006; 59(4):338-345.

Brazdzionyte J, Macas A, Sirvinskas E. Application of methods for hemodynamic monitoring in critical cardiac pathology (an experimental model for assessment of hemodynamics). *Medicina.* 2002;38(8):835-842.

Debacker D, Cretekr J, Dubois M, et al. The effects of dobutamine on microcirculatory alterations in patients with septic shock are independent of its systemic effects. *Crit Care Med.* 2006; 34(2):403-408.

Di Giantomasso D, Morimatsu H, May CN. Increasing renal blood flow: low-dose dopamine or medium-dose norepinephrine. *Chest.* 2004;125(6):2260-2267.

Faybik P, Hetz H, Baker A. Iced versus room temperature injectate for assessment of cardiac output, intrathoracic blood volume, and extravascular lung water by single transpulmonary thermodilution. *J Crit Care.* 2004;19(2):103-107.

Jain M, Canham M, Upadhyay D. Variability in interventions with pulmonary artery catheter data. *Intensive Care Med.* 2003; 29(11):2059-2062.

Kapoor PM, Kakani M, Chowdhury U, Choudhury M, Lakshmy R, Kiran U. Early goal-directed therapy in moderate to highrisk cardiac surgery patients. *Ann Card Anaesth.* 2008;11(1): 27-34.

Khot UN, Novaro GM, Popovic ZB. Nitroprusside in critically ill patients with left ventricular dysfunction and aortic stenosis. *N Engl J Med.* 2003;348(18):1756-1763.

Krejci V, Hiltebrand LB, Higurdsson GH. Effects of epinephrine, norepinephrine and phenylephrine on microcirculatory blood flow in the gastrointestinal tract in sepsis. *Crit Care Med.* 2006;34(1):1456-1463.

Kumar A, Anel R, Bunnell E. Pulmonary artery occlusion pressure and central venous pressure fail to predict ventricular filling volume, cardiac performance, or the response to volume infusion in normal subjects. *Crit Care Med.* 2004;32(3):691-699.

Leuchte HH, Schwaiblmair M, Baumgartner RA. Hemodynamic response to sildenafil, nitric oxide, and iloprose in primary pulmonary hypertension. *Chest.* 2004;125(2):580-586.

Malliotakis P, Xenikakis T, Linardakis M, Hassoulas J. Haemodynamic effects of levosimendan for low cardiac output after cardiac surgery: a case series. *Hellenic J Cardiol.* 2007;48(2): 80-88.

Papp A, Uusaro A, Parviainen I. Myocardial function and haemodynamics in extensive burn trauma: evaluation by clinical signs, invasive monitoring, echocardiography and cytokine concentrations. A prospective clinical study. *Acta Anaesthesiol Scand.* 2003;47(10):1257-1263.

Pestel GJ, Fukui K, Kimberger O, Hager H, Kurz A, Hiltebrand LB. Hemodynamic parameters change earlier than tissue oxygen tension in hemorrhage. *J Surg Res.* (in press).

Rivers E, Nguyen B, Havestad S, et al. Early goal-directed therapy on the treatment of severe sepsis and septic shock. *NEJM.* 2001; 345(19):1368-1377.

Shoemaker WC, Wo CC, Yu S. Invasive and noninvasive hemodynamic monitoring of acutely ill sepsis and septic shock patients in the emergency department. *Eur J Emerg Med.* 2000;7(3):169-175.

Szokol JW, Murphy GS. Transesophageal echocardiographic monitoring of hemodynamics. *Intl Anesthesiol Clin.* 2004;42(1): 59-81.

Zanotti Cavazzoni SL, Dellinger RP. Hemodynamic optimization of sepsis-induced tissue hypoperfusion. *Crit Care.* 2006; 10(Suppl 3):1-8.

Prática baseada em evidências

AACN Hemodynamic Monitoring Practice Alert. Aliso Viejo, CA: AACN; 2004. http://www.aacn.org. Accessed January 1, 2010.

American Association of Critical-Care Nurses (AACN). *Practice Alert: Pulmonary Artery Pressure Measurement.* Aliso Viejo, CA: AACN; 2004. http://classic.aacn.org/AACN/practiceAlert.nsf/Files/PAP/$file/PAP%20Measurement%2005-2004.pdf. Accessed January 1, 2010.

Gawlinski A. *AACN Protocol for Practice: Cardiac Output Monitoring.* Aliso Viejo, CA: AACN; 1998.

Imperial-Perez F, McRae M. *AACN Protocol for Practice: Arterial Pressure Monitoring.* Aliso Viejo, CA: AACN; 1998.

Jesurum JT. *AACN Protocol for Practice: SvO$_2$ Monitoring.* Aliso Viejo, CA: AACN; 1998.

Keckeisen M. *AACN Protocol for Practice: Pulmonary Artery Pressure Monitoring.* Aliso Viejo, CA: AACN; 1998.

Pulmonary Artery Continuing Education Project (PACEP). http://www.pacep.org. http://www.aboutus.org/Pacep.org. Accessed January 1, 2010.

MANEJO VENTILATÓRIO E DAS VIAS AÉREAS

Robert E. St. John, Maureen Seckel e Suzanne M. Burns

HABILIDADES DE CONHECIMENTO

1. Interpretar resultados normais e anormais da gasometria arterial e estratégias comuns de manejo.
2. Identificar indicações, complicações e estratégias de manejo das vias aéreas artificiais, fornecimento de oxigênio e aparelhos de monitoramento.
3. Identificar indicações, princípios de funcionamento, complicações e estratégias de manejo da ventilação mecânica.
4. Descrever conceitos de fadiga muscular respiratória, repouso e condicionamento e sua relação com o paciente em desmame de ventilação mecânica.
5. Identificar componentes essenciais para concepção e utilização bem-sucedida dos preditores de desmame, protocolos para tentativas de desmame e abordagens multidisciplinares institucionais para o cuidado de pacientes em ventilação mecânica prolongada.

TÉCNICAS DE AVALIAÇÃO RESPIRATÓRIA, EXAMES DIAGNÓSTICOS E SISTEMAS DE MONITORAMENTO

Monitoramento da gasometria arterial

O monitoramento da gasometria arterial (GA) é, muitas vezes, realizado em pacientes críticos para avaliar o equilíbrio ácido-base, a ventilação e a oxigenação. Analisa-se pressão parcial de oxigênio (PaO2), pressão parcial de dióxido de carbono (PaCO2) e pH de uma amostra de sangue arterial utilizando-se um aparelho de gasometria. A partir dessas medidas, vários outros parâmetros são calculados pelo analisador de gases sanguíneos, incluindo excesso de base (EB), bicarbonato (HCO3–) e saturação de oxigênio (SaO2). A SaO2 arterial pode ser medida de modo direto se um co-oxímetro estiver disponível. Os valores normais da análise da GA estão listados na Tabela 5.1.

As amostras para a GA são obtidas por punção direta de uma artéria, geralmente a artéria radial, ou mediante a retirada de sangue de um sistema de cateter arterial. Utiliza-se uma seringa heparinizada para coletar a amostra a fim de evitar a coagulação do sangue antes da análise. As amostras de gases sanguíneos são mantidas resfriadas até serem analisadas, para evitar a transferência contínua de CO_2 e O_2 para dentro e fora das hemácias. Muitas vezes, os equipamentos de análise da GA estão na unidade de terapia intensiva ou próximos a ela, a fim de maximizar a precisão e diminuir o tempo de apresentação dos resultados. Independentemente do método utilizado para obter a amostra de GA, os profissionais devem usar luvas e seguir as precauções universais para evitar a exposição ao sangue durante o procedimento de amostragem.

Técnicas

Cateteres arteriais

Os sistemas de monitoramento de pressão que utilizam cateteres arteriais têm locais de onde podem ser retiradas amostras de sangue arterial para análise da GA ou outros exames laboratoriais (Fig. 5.1). Com a dânula mais próxima ao local de inserção do cateter (ou conector sem agulha), retira-se uma amostra de 3 a 5 mL de sangue para limpar o sistema de cateter de qualquer fluido que esteja sendo infundido. Obtém-se, então, uma amostra de 1 mL para a análise da GA em uma seringa heparinizada. O ar que restou na seringa é, então, removido; coloca-se uma tampa hermética na extremidade da seringa; a amostra é colocada no gelo para garantir a precisão da mensuração. A seguir, é realizado um *flush* no sistema para limpar a linha de todo o sangue residual.

As complicações associadas a essa técnica de obtenção de amostras de GA incluem infecção e hemorragia. Toda vez que se

TABELA 5.1 VALORES RESPIRATÓRIOS LABORATORIAIS E CALCULADOS	
Parâmetro	Valor
Gasometria arterial	
• Ph	7,35-7,45
• $PaCO_2$	35-45 mmHg
• HCO_3^-	22-26 mEq/L
• Excesso de base	– 2 a + 2 mEq/L
• PaO_2	80-100 mmHg (valor normal varia com idade e altura)
• SaO_2	>95% (valor normal varia com idade e altura)
Gasometria venosa mista	
• pH	7,33-7,43
• $PaCO_2$	35-45 mmHg
• $PavO_2$	35-40 mEq/L
• SaO_2	70-80%
Parâmetros respiratórios	
• Volume corrente (VC)	6-8 mL/kg
• Frequência respiratória	8-16/min
• Complacência respiratória estática	70-100 mL/cm H_2O
• Força inspiratória (FI)	≤ – 20 cm H_2O
Cálculos respiratórios	
• Equação do gás alveolar (PAO_2)	$PAO_2 = FiO_2 (PATM - PH_2O) - \dfrac{PaCO_2}{RQ \text{ (Quociente respiratório)}}$
• Complacência estática	$\dfrac{VC}{\text{(Pressão de platô – PEEP)}}$

emprega um sistema invasivo, existe a possibilidade de contaminação do sistema estéril. O uso de sistemas sem agulha diminui o risco de infecção, bem como o risco de lesões acidentais com perfurocortantes pelos profissionais de terapia intensiva; devem, portanto, ser utilizados sempre que possível. A hemorragia é uma complicação rara, ocorrendo quando as dânulas são inadvertidamente deixadas na posição errada após a retirada do sangue. Tal complicação pode ser evitada seguindo cuidadosamente a técnica apropriada de amostragem de sangue, limitando a retirada de amostras a profissionais de terapia intensiva experientes e mantendo o alarme de pressão do sistema de monitoração de beira de leito ativado durante todo o tempo.

Punção arterial

Quando não há cateteres arteriais, as amostras de GA são obtidas diretamente pela punção da artéria com agulha e seringa. Os locais mais comuns para a punção arterial são as artérias radial, braquial e femoral. Semelhante à punção venosa, a técnica empregada para a obtenção de uma amostra de GA é relativamente simples, mas o sucesso requer experiência.

Antes da obtenção de uma amostra de GA por punção e antes da inserção de uma linha arterial na artéria radial, realiza-se o teste de Allen. Esse teste requer que os pulsos radial e ulnar sejam ocluídos por um curto período, com o antebraço mantido para cima para facilitar o esvaziamento do sangue da mão; depois de observado o branqueamento da mão, o antebraço é colocado para baixo, a artéria ulnar é liberada, sendo observado o enchimento da mão. Se isso ocorrer, fica claro que a artéria ulnar é capaz de fornecer sangue para os dedos, e a artéria radial pode ser utilizada.

Após a localização da artéria pulsante e preparação antisséptica da pele, a agulha é inserida na artéria em um ângulo de 45 graus, com o bisel voltado para cima. A agulha é avançada lentamente até que o sangue arterial apareça na seringa ou a profundidade de inserção esteja abaixo da localização da artéria. Se não foi obtido sangue, a agulha é puxada de volta para logo abaixo da pele; verifica-se novamente a artéria pulsante antes de avançar a agulha novamente.

Assim que for obtida a amostra de 1 mL de sangue arterial, a seringa é retirada e uma pressão firme é rapidamente aplicada no local de inserção, com uma gaze esterilizada. A pressão manual é mantida por, no mínimo, 5 minutos, e o local é inspecionado buscando-se por sangramento ou exsudação. Se presente, deve-se reaplicar a pressão até que desapareça qualquer evidência de exsudação. Até que seja alcançada a hemostasia, não são aplicados curativos de pressão.

Conforme descrito, todo o ar deve ser removido da seringa de GA, colocando-se uma tampa hermética bem pressionada (deve-se retirar a agulha primeiro). Dada a importância de manter a pressão no local da punção, às vezes é útil ter outro profissional auxiliar durante a punção arterial para garantir o manuseio adequado da amostra de sangue.

As complicações associadas à punção arterial incluem lacerações dos vasos arteriais, embolia gasosa, hemorragia, obstrução arterial, perda de extremidades e infecção. O uso da técnica adequada durante o procedimento pode diminuir drasticamente a incidência dessas complicações. Danos à artéria podem ser diminuídos com a utilização de uma agulha de pequeno calibre (calibre 21 a 23 em adultos) e evitando múltiplas tentativas no mesmo local. Após uma ou duas tentativas fracassadas de coleta, deve ser escolhido um local diferente ou outro profissional experiente deve ser chamado para tentar retirar sangue para a GA.

A hemorragia pode ocorrer facilmente em tecidos circundantes, se não for realizada a hemostasia adequada com pressão direta. O sangramento no tecido pode variar de pequena perda sanguínea, com danos locais mínimos, a grandes perdas sanguíneas, com interrupção da circulação distal e até exsanguinação. Grandes perdas de sangue são encontradas com mais frequência em punções femorais; geralmente são o resultado da pressão inadequada sobre a artéria após a retirada da agulha. O sangramento da artéria femoral é de difícil visualização, de modo que uma perda de quantidade significativa de sangue pode ocorrer antes que os profissionais sejam alertados para o problema. Por essa razão, tal local é o de última escolha para a amostragem para a GA, sendo utilizado apenas quando os outros locais não estão acessíveis.

A necessidade de amostragem frequente de GA para avaliação e manejo da ventilação e oxigenação pode exigir a inserção de um cateter arterial e de um sistema de monitoramento, a fim de diminuir os riscos associados às repetidas punções arteriais.

Análise

A melhor abordagem para a análise dos resultados da GA é a sistemática. Após receber os resultados da GA, o clínico deve, inicialmente, identificar quaisquer valores anormais (Tab. 5.1).

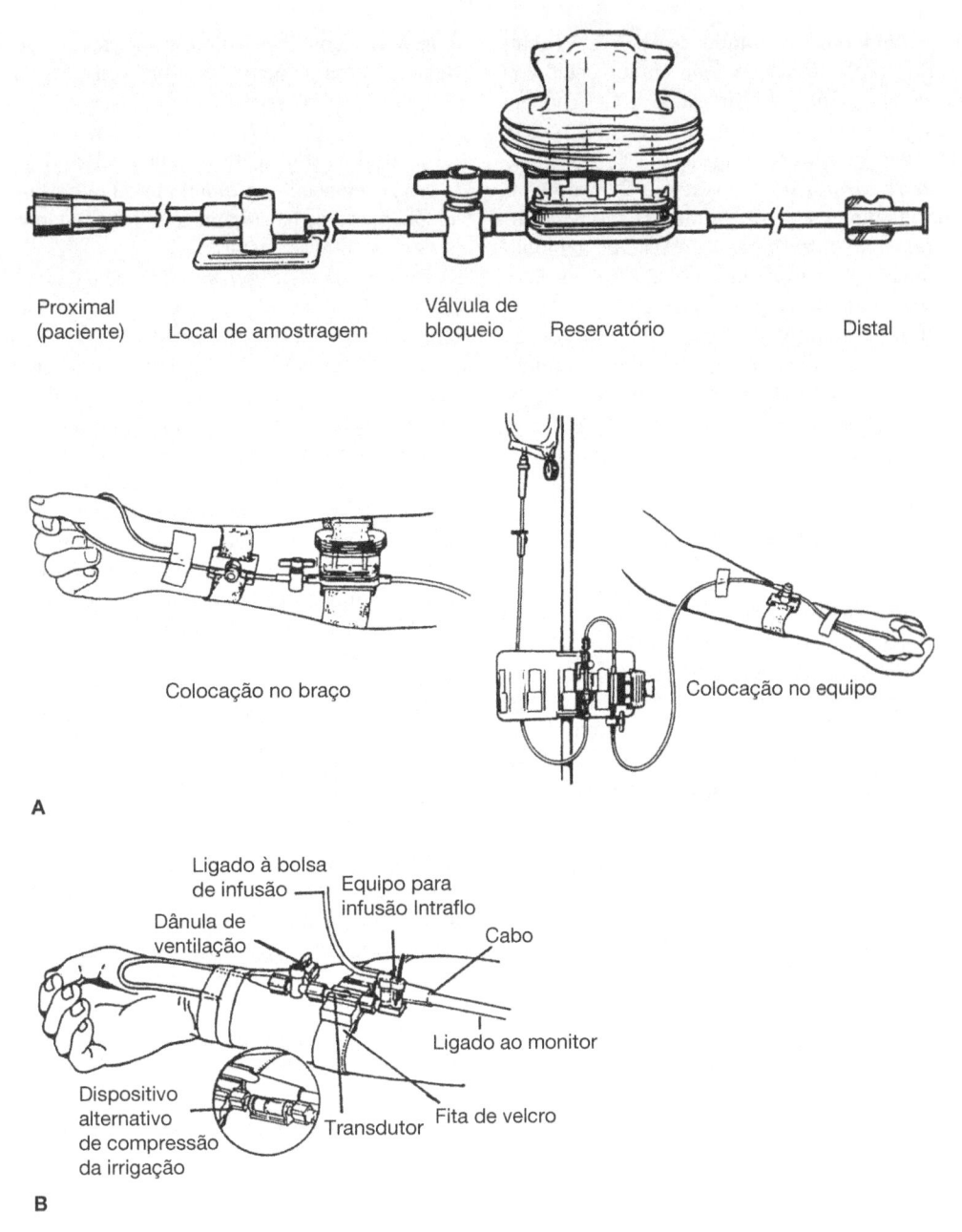

Figura 5.1 Exemplos de sistemas de cateteres arteriais para gasometria arterial. **(A)** Sistema fechado de coleta de sangue. **(B)** Sistema aberto de retirada de sangue. *(Com permissão de Edwards Lifesciences [A] e Hospira Critical Care Systems, North Chicago, IL [B].)*

Em seguida, realiza-se uma avaliação sistemática do estado acidobásico e de oxigenação.

Análise ácido-base

O funcionamento celular adequado ocorre quando o pH do sangue está entre 7,35 e 7,45. A diminuição do pH abaixo de 7,35 é denominada *acidemia*; o aumento acima de 7,45 é denominado *alcalemia*. Quando a quantidade de ácidos ou bases no corpo aumenta ou diminui, o pH varia se a relação de ácidos para bases for alterada. Por exemplo, se a produção de ácido aumentar e não houver qualquer mudança na quantidade de base, o pH diminuirá. Se a produção de base também aumentar, como uma resposta ao aumento da produção de ácido, então não haverá mudança no pH, uma vez que a proporção de ácidos e bases é mantida. Como o organismo funciona melhor em um pH na faixa de 7,35 a 7,45, existem potentes sistemas para manter o equilíbrio entre ácidos e bases, mesmo que um desses componentes esteja funcionando de forma anormal. Embora diversos sistemas reguladores estejam envolvidos no equilíbrio ácido-base, os níveis de bicarbonato (HCO_3^-) e dióxido de carbono (CO_2) são os principais reguladores.

- *Componente metabólico*: Os níveis de HCO_3^- são controlados principalmente pelos rins e são chamados de *componentes metabólicos* do sistema acidobásico. Au-

mentando ou diminuindo a quantidade de HCO_3^- excretada pelos rins, o pH do sangue pode ser aumentado ou diminuído. As alterações na excreção de HCO_3^- podem levar até 24 horas ou mais para acontecer, mas podem ser mantidas por períodos prolongados.
- *Componente respiratório*: Os níveis de CO_2 são controlados principalmente pelos pulmões e são denominados *componentes respiratórios* do sistema acidobásico. Aumentando ou diminuindo a quantidade de CO_2 excretada pelos pulmões, o pH do sangue pode ser aumentado ou diminuído. As alterações na excreção de CO_2 podem ocorrer rapidamente, dentro de 1 minuto, aumentando ou diminuindo a respiração (ventilação-minuto). A compensação pelo sistema respiratório é de difícil manutenção por períodos prolongados de tempo (> 24 horas).
- *Anormalidades acidobásicas*: Diversas condições podem resultar em anormalidades acidobásicas (Tabs. 5.2 e 5.3).

A *alcalose metabólica* está presente quando o pH é superior a 7,45 e o HCO_3^- está acima de 26 mEq/L. Na alcalose metabólica, há um aumento primário na perda de íons de hidrogênio (H^+) ou ganho de HCO_3^-. O sistema respiratório tenta compensar a elevação do pH diminuindo a quantidade de CO_2 eliminada pelo organismo (hipoventilação alveolar). Essa tentativa de compensação pelo sistema respiratório resulta em uma mudança no pH, mas raramente até um valor normal. As situações ou condições clínicas que causam alcalose metabólica incluem perda de ácidos corporais (aspiração nasogástrica de HCl, vômitos, excesso de terapia diurética, esteroides, hipocalemia) e ingestão de bicarbonato exógeno ou substâncias de citrato. O manejo da alcalose metabólica é dirigido ao tratamento da causa subjacente, diminuindo ou interrompendo a perda de ácidos (p. ex., uso da terapia antiemética para vômitos) e repondo os eletrólitos necessários.

A *acidose metabólica* ocorre quando o pH está abaixo de 7,35 e o HCO_3^- está abaixo de 22 mEq/L. Na acidose metabólica, ocorre perda excessiva de HCO_3^- do organismo pelos rins ou acúmulo de ácido. O sistema respiratório tenta compensar a diminuição do pH aumentando a quantidade de CO_2 eliminada (hiperventilação alveolar). Essa tentativa de compensação do sistema respiratório resulta em uma mudança no pH no sentido da normalidade. Situações ou condições clínicas que causam acidose metabólica incluem aumento na formação metabólica de ácidos (cetoacidose diabética, acidose urêmica, acidose lática), perda de bicarbonato (diarreia, acidose tubular renal), hipercalemia, toxinas (*overdose* de salicilatos, etileno e propilenoglicol, metanol, paraldeído) e insuficiência adrenal. O manejo da acidose metabólica é dirigido ao tratamrnto da causa subjacente, diminuindo a formação de ácidos (p. ex., diminuindo a produção de ácido lático pela melhora do débito cardíaco [DC] no choque), diminuindo as perdas de bicarbonato (p. ex., tratando a diarreia), eliminando as toxinas por meio de diálise ou catárticos ou administrando bicarbonato de sódio ($NaHCO_3$) nos casos de acidemia metabólica extrema.

A *alcalose respiratória* ocorre quando o pH está acima de 7,45 e a $PaCO_2$ é inferior a 35 mmHg. Na alcalose respiratória, há uma quantidade excessiva de ventilação (hiperventilação alveolar) e remoção de CO_2 do organismo. Se essas alterações na GA persistirem por 24 horas ou mais, os rins tentarão compensar o pH elevado aumentando a excreção de HCO_3^- até que sejam atingidos níveis de pH normais ou quase normais. As situações ou condições clínicas que causam alcalose respiratória incluem hiperventilação neurogênica, doenças pulmonares intersticiais, embolia pulmonar, asma, estados agudos de ansiedade/estresse/medo, síndromes hiperventilatórias, ventilação mecânica excessiva e hipoxemia grave. O manejo da alcalose respiratória é direcionado ao tratamento da causa subjacente, diminuindo a hiperventilação, se possível.

TABELA 5.2 ANORMALIDADES ACIDOBÁSICAS

Anormalidade acidobásica	Anormalidades primárias na GA			Alterações na GA com compensação (se presentes)	
	pH	$PaCO_2$	HCO_3^-	Respiratória ($PaCO_2$)	Metabólica (HCO_3^-)
Alcalose					
Metabólica	↑		↑	↑	
Respiratória	↑	↓			↓
Acidose					
Metabólica	↓		↓	↓	
Respiratória	↓	↑			↑

TABELA 5.3 EXEMPLOS DE RESULTADOS DA GASOMETRIA ARTERIAL

Análise da GA	pH	$PaCO_2$ (mmHg)	HCO_3^- (mEq/L)	Excesso de base	PaO_2 (mmHg)	SaO_2 (%)
GA normal	7,37	38	24	−1	85	96
Acidose respiratória, sem compensação, com hipoxemia	7,28	51	25	−1	63	89
Acidose metabólica, sem compensação, oxigenação normal	7,23	35	14	−12	92	97
Alcalose metabólica, com compensação parcial, oxigenação normal	7,49	48	37	+11	84	95
Acidose respiratória, com compensação total, com hipoxemia	7,35	59	33	+6	55	86
Alcalose respiratória, sem compensação, com hipoxemia	7,52	31	24	0	60	88
Acidose metabólica, com compensação parcial, com hipoxemia	7,30	29	16	−9	54	85
Erro de laboratório	7,31	32	28	0	92	96

A *acidose respiratória* ocorre quando o pH está abaixo de 7,35 e a PaCO$_2$ está acima de 45 mmHg. Na acidose respiratória, há uma quantidade inadequada de ventilação (hipoventilação alveolar) e remoção de CO$_2$ do organismo. Se essas alterações na GA persistirem por 24 horas ou mais, os rins tentarão compensar a diminuição do pH aumentando a quantidade de HCO$_3^-$ no organismo (reduzindo a excreção de HCO$_3^-$ na urina) até que os níveis de pH estejam normais ou quase normais. Situações ou condições clínicas que causam acidose respiratória incluem hipoventilação global associada à insuficiência respiratória (p. ex., síndrome do desconforto respiratório agudo [SDRA], asma grave, pneumonia, doença pulmonar obstrutiva crônica, apneia do sono), embolia pulmonar, edema pulmonar, pneumotórax, depressão do centro respiratório e distúrbios neuromusculares na presença de pulmões normais, além de ventilação mecânica inadequada. O manejo da acidose respiratória visa tratar a causa subjacente e melhorar a ventilação.

O distúrbio misto (combinado) é o desenvolvimento simultâneo de um distúrbio acidobásico primário respiratório e metabólico. Por exemplo, a acidose metabólica pode ocorrer a partir de uma cetoacidose diabética juntamente a acidose respiratória ocorrendo por insuficiência respiratória associada a pneumonia aspirativa. Os distúrbios acidobásicos mistos criam um quadro mais complexo ao examinar a GA e estão além do escopo deste texto.

Oxigenação

Após a determinação do estado acidobásico a partir da GA, avalia-se a adequação da oxigenação. Os valores normais de PaO$_2$ dependem da idade e da altura. Níveis mais baixos de PaO$_2$ são aceitáveis como normais com o aumento da idade e da altura. Em geral, uma PaO$_2$ entre 80 e 100 mmHg é considerada normal.

Os níveis de SaO$_2$ também são afetados pela idade e pela altura, sendo valores acima de 95% considerados normais. A saturação de hemoglobina com oxigênio é influenciada principalmente pela quantidade de oxigênio disponível no plasma (Fig. 5.2). A forma de "S" da curva normal da oxi-hemoglobina ressalta que, enquanto os níveis de PaO$_2$ estiverem acima de 60 mmHg, 90% ou mais da hemoglobina estará vinculada ou saturada com O$_2$. Os fatores que podem deslocar a curva da oxi-hemoglobina para a direita e para a esquerda são a temperatura, o pH, a PaCO$_2$ e as condições anormais da hemoglobina. Em geral, o deslocamento da curva para a direita diminui a afinidade do oxigênio à hemoglobina, resultando em um aumento na quantidade de oxigênio liberada para os tecidos. O deslocamento da curva para a esquerda aumenta a afinidade do oxigênio à hemoglobina, resultando em menor quantidade de oxigênio liberada para os tecidos.

Uma diminuição na PaO$_2$ abaixo dos valores normais constitui uma *hipoxemia,* que é causada por uma série de condições:

- *Baixo oxigênio inspirado*: Em geral, a fração de oxigênio inspirado (FiO$_2$) é reduzida em altas altitudes ou quando são inalados gases tóxicos. A administração de uma baixa FiO$_2$ pode contribuir para a insuficiência respiratória hipóxica em pacientes com doenças cardiopulmonares.

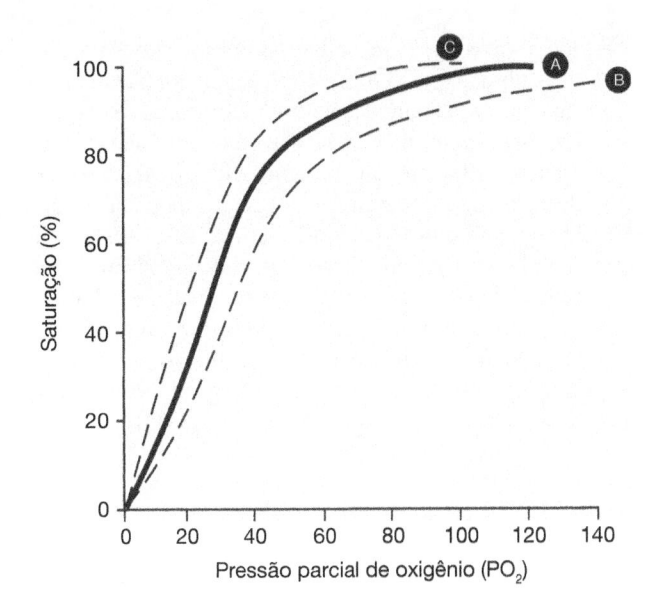

Figura 5.2 Curva de dissociação da oxi-hemoglobina. **(A)** Normal. **(B)** Deslocamento para a direita. **(C)** Deslocamento para a esquerda.

- *Hipoventilação global*: Diminuição no volume corrente (VC), na frequência respiratória ou em ambos reduzem a ventilação-minuto e causa hipoventilação. Os alvéolos são hipoventilados, levando a queda na pressão alveolar de oxigênio (PAO$_2$) e aumento nos níveis de PaCO$_2$. As causas de hipoventilação incluem depressão do centro respiratório por *overdose* de drogas, anestesia, administração excessiva de analgésicos, distúrbios neuromusculares e fadiga.
- *Incompatibilidade de ventilação-perfusão*: Quando o equilíbrio entre os alvéolos adequadamente ventilados e perfundidos é alterado, desenvolve-se a hipoxemia. A perfusão sanguínea por alvéolos hipoventilados diminui a disponibilidade de oxigênio para as trocas gasosas, levando sangue pouco oxigenado para os vasos pulmonares. Exemplos dessa situação incluem broncoespasmo, atelectasia, retenção de secreção, pneumonia, embolia pulmonar e edema pulmonar.
- *Distúrbio na difusão*: O espessamento da membrana alvéolo-capilar diminui a difusão de oxigênio e provoca hipoxemia. As causas dos distúrbios de difusão são os estágios crônicos de doenças, como fibrose pulmonar e sarcoidose. A hipoxemia normalmente responde à suplementação de oxigênio em condições de distúrbios na difusão (p. ex., doença intersticial pulmonar).
- *Shunt*: Quando o sangue passa sobre os alvéolos ou desvia deles, não ocorre troca gasosa, e o sangue retorna para o lado esquerdo sem ser oxigenado. Os *shunts* de causa anatômica incluem fístulas arteriovenosas pulmonares ou anomalias congênitas do coração e dos grandes vasos, como tetralogia de Fallot. Os *shunts* fisiológicos são causados por uma variedade de condições que resultam em alvéolos colabados e não ventilados, tal como visto na SDRA.

- *Baixa oxigenação no sangue venoso misto*: Em condições normais, os pulmões oxigenam completamente o sangue arterial pulmonar, e a pressão parcial de oxigênio no sangue venoso misto (PVO_2) não afeta significativamente a PaO_2. No entanto, uma redução na PVO_2 pode diminuir significativamente a PaO_2 quando houver uma incompatibilidade na ventilação-perfusão ou *shunt* intrapulmonar. As condições que podem contribuir para uma baixa oxigenação venosa mista incluem baixo DC, anemia, hipoxemia e aumento no consumo de oxigênio. A melhora no suprimento de oxigênio aos tecidos pelo aumento no DC ou na hemoglobina geralmente melhora a saturação do oxigênio venoso misto (SVO_2).

Monitoramento da gasometria venosa

A análise dos níveis de oxigênio e dióxido de carbono no sangue venoso fornece informações adicionais a respeito da adequação da perfusão e utilização de oxigênio pelos tecidos. A análise dos gases do sangue venoso, também chamada de *amostra de gás do sangue venoso misto*, é obtida a partir da extremidade distal do cateter de artéria pulmonar (AP) ou de um cateter de pressão venosa central (PVC). Se for utilizada a extremidade distal do cateter de AP, a retirada do sangue deve ser feita lentamente, durante um período de 20 segundos, para evitar a arterialização do sangue da AP. Isso não é necessário quando a amostragem for realizada por um cateter de PVC. Os valores normais de gases do sangue venoso estão listados na Tabela 5.1. A saturação venosa mista contínua (SvO_2) pode ser mensurada com um cateter de AP especial de fibra óptica ou cateter venoso central. Mais informações a respeito da monitoração da SvO_2 são encontradas no Capítulo 4, Monitoração Hemodinâmica.

Oximetria de pulso

A oximetria de pulso é um método comum para o acompanhamento contínuo e não invasivo da SaO_2. Um sensor é colocado sobre a pele em áreas com intenso fluxo sanguíneo arterial pulsátil, geralmente um dos dedos ou artelhos (Fig. 5.3). Os locais alternativos incluem asa do nariz, orelha e, mais recentemente utilizado, testa (Fig. 5.4). O sensor de testa é um sensor de reflectância e possibilita um ponto de monitoramento central. O sensor de SaO_2 é conectado por um cabo a um monitor da oximetria de pulso. Os diodos emissores de luz em um dos lados do sensor transmitem a luz em dois diferentes comprimentos de onda (infravermelho e vermelho) através do sangue arterial que flui sob o sensor. Dependendo do nível de saturação de oxigênio da hemoglobina no sangue arterial, diferentes quantidades de luz são detectadas no outro lado do sensor (transmissão) ou refletidas de volta para os emissores de luz (reflexão). Esse aspecto de fotodetecção do sensor transmite informações ao microprocessador dentro do monitor, que usa vários algoritmos de programas internos de cálculo e exibição digital da saturação de oxigênio e frequência de pulso.

Quando o fluxo sanguíneo é adequado e os níveis de SaO_2 são superiores a 70%, dependendo do tipo de sensor utilizado e

---

À BEIRA DO LEITO
Insuficiência respiratória

Uma mulher de 73 anos de idade, com uma longa história de asma, foi admitida na unidade de terapia intensiva com pneumonia viral. Os sinais vitais e os exames laboratoriais na admissão foram:

Temperatura	38,1 °C (oral)
Frequência cardíaca	110/min, ligeiramente difícil
PA	148/90 mmHg

A gasometria arterial em ar ambiente revelou:

pH	7,33
$PaCO_2$	46 mmHg
HCO_3^-	26 mEq/L
EB	0 mEq/L
PaO_2	53 mmHg

A paciente iniciou oxigenoterapia com O_2 a 28%, utilizando uma máscara de Venturi para garantir o fornecimento preciso de O_2. Dentro de 2 horas, a frequência cardíaca, a PA e a frequência respiratória diminuíram até os valores normais, com melhora na PaO_2 (68 mmHg).

Dois dias após a admissão, tornou-se progressivamente mais dispneica, com aumento na frequência cardíaca, pressão arterial e frequência respiratória. A gasometria arterial revelou uma acidose respiratória com compensação parcial e hipoxemia com O_2 a 35% pela máscara de Venturi:

pH	7,31
$PaCO_2$	55 mmHg
HCO_3^-	29 mEq/L
EB	22 mEq/L
PaO_2	48 mmHg

A paciente foi intubada sem dificuldades com um tubo ET oral de 7,5 mm, sendo colocada em um ventilador microprocessado (modo SIMV; frequência: 15/min; VC: 600 mL; FiO_2: 0,5; PEEP: 5 cm H_2O). Imediatamente após a intubação e o início da ventilação mecânica, sua pressão arterial baixou para 90/64 mmHg. Na sequência de um *bólus* de 500 mL de líquidos IV, a PA retornou aos valores normais (118/70). A GA após 15 minutos de ventilação mecânica evidenciou:

pH	7,36
$PaCO_2$	50 mmHg
HCO_3^-	29 mEq/L
EB	12 mEq/L
PaO_2	65 mmHg

---

do local de monitoramento, geralmente há uma estreita correlação entre a leitura de saturação do oxímetro de pulso (SpO_2) e a SaO_2 medida diretamente a partir da gasometria arterial. Em situações nas quais a perfusão é marcadamente diminuída (p. ex., vasoconstrição periférica devido à doença, medicamentos ou hipotermia), a capacidade do oxímetro de pulso de detectar um sinal pode ser menor do que em condições de perfusão normal. Os oxímetros de pulso de última geração têm a capacidade de detectar sinais na maior parte das condições de má perfusão, bem como fontes de interferência de sinal, como o movimento ou outras condições que criam potencial para artefatos.

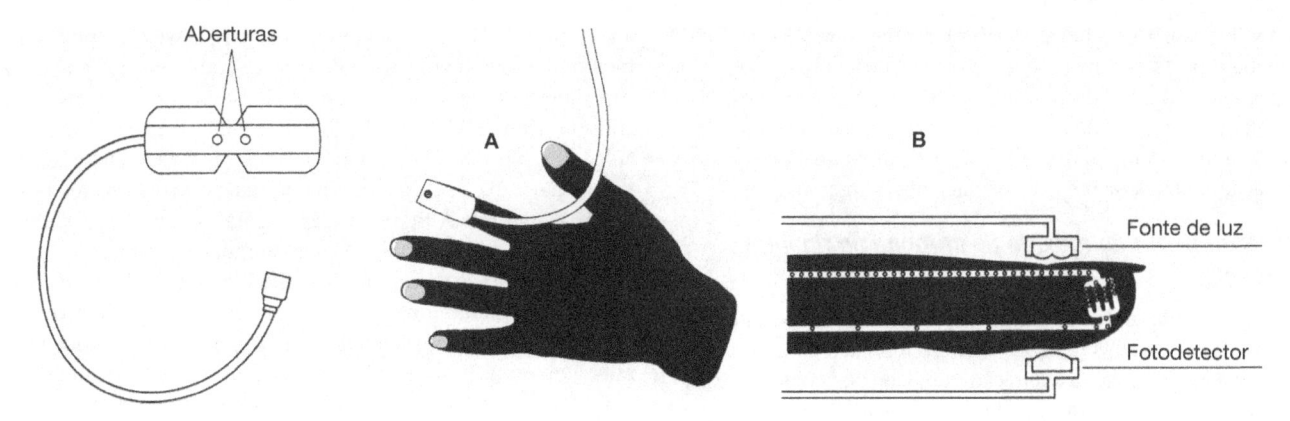

Figura 5.3 Oxímetro de pulso. **(A)** Sensor. **(B)** Esquema de funcionamento do sensor no dedo.

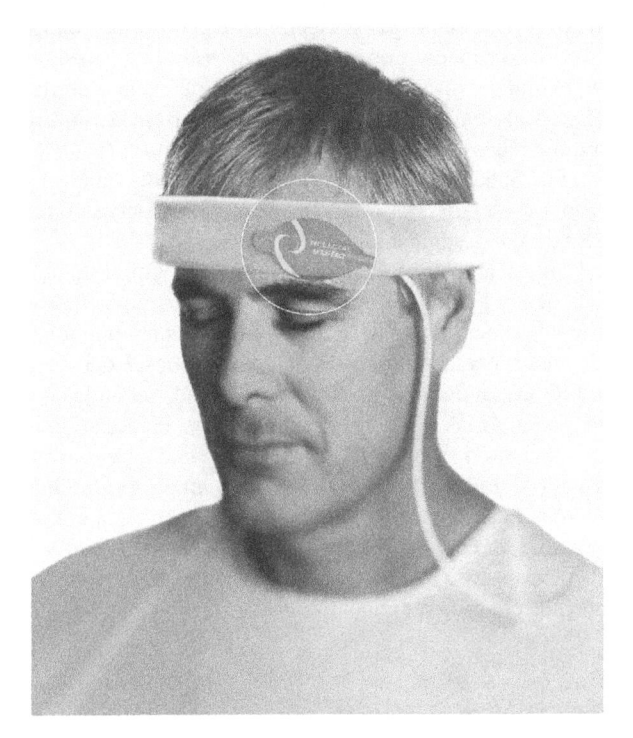

Figura 5.4 Sensor de oxímetro de pulso de reflectância de testa. *(Com permissão de Nellcor Puritan Bennett Inc., Pleasanton, CA.)*

- Vasoconstrição ou uso de medicamentos vasoativos
- Hipotermia
- Movimento do sensor e/ou má aderência da pele

Além disso, outras potenciais fontes de interferências podem incluir exposição direta à luz ambiente e alguns tipos de esmaltes de unha e tratamentos. Como essas condições ocorrem geralmente em pacientes críticos, deve-se tomar cuidado com o emprego da oximetria de pulso em unidades de terapia intensiva. O uso adequado (Tab. 5.4) e a comparação periódica da precisão dos aparelhos com a análise de GA utilizando co-oxímetros são essenciais para evitar a avaliação incorreta do paciente.

Avaliação da função pulmonar

Uma variedade de medidas, junto com a análise da GA, pode ajudar o médico a melhor avaliar o sistema respiratório do paciente crítico.

A mensuração de alguns volumes pulmonares pode ser realizada com facilidade à beira do leito. O VC, a ventilação-minuto e

A oximetria de pulso fornece várias vantagens à monitoração respiratória. A possibilidade de contar com informações contínuas a respeito do nível de SaO_2 em pacientes críticos sem a necessidade de uma punção arterial invasiva diminui os riscos de infecção e perdas de sangue decorrentes de análises de GA frequentes. Além disso, esses monitores são fáceis de utilizar e bem tolerados pelos pacientes; são, ainda, suficientemente portáteis para que sejam utilizados durante o transporte.

A principal desvantagem do oxímetro de pulso na avaliação do estado de oxigênio é que sua precisão depende de um sinal arterial adequado. As situações clínicas que diminuem a precisão do aparelho incluem:

- Hipotensão
- Estados de baixo DC

TABELA 5.4 DICAS PARA MAXIMIZAR A SEGURANÇA E A PRECISÃO DO OXÍMETRO DE PULSO

- Coloque o sensor em um dedo seco da mão não dominante, de acordo com as instruções do fabricante; observe a adequada geração de onda de pulso ou sinal no aparelho de oximetria de pulso.
- Evite tencionar o cabo do sensor.
- Alterne os locais de aplicação e troque os sensores sempre que a aderência for ruim, de acordo com as instruções do fabricante.
- Em crianças e idosos, avalie os locais de aplicação com mais frequência e inspecione cuidadosamente a pele buscando por danos causados pelo calor da fonte de luz do sensor.
- Verifique a adequação da onda de pulso antes de obter leituras; examine se há algum alerta de sinal fraco no monitor.
- Se a geração da onda de pulso for inadequada, ou, dependendo da mensagem de alerta apresentada, verifique se a aderência à pele e a posição estão adequadas. Coloque um novo sensor em outro local, se necessário.
- Compare periodicamente a oximetria de pulso aos valores de SaO_2 apresentados na gasometria arterial sempre que as mudanças na condição clínica forem passíveis de diminuir a precisão e/ou quando os valores não se adequarem à situação clínica.

a pressão inspiratória negativa (PIN) são mensurados com equipamentos portáteis manuais (espirômetro e manovacuômetro, respectivamente). A complacência pulmonar e o teor de oxigênio alveolar podem ser calculados com fórmulas padronizadas (Tab. 5.1). O monitoramento frequente desses parâmetros fornece uma avaliação objetiva da resposta do paciente às intervenções.

Monitoramento do dióxido de carbono ao final da expiração

O CO_2 é um subproduto do metabolismo celular, transportado pelo sangue venoso para os pulmões, onde é eliminado durante a expiração. O CO_2 ao final da expiração (também chamado de pressão de CO_2 ao final da expiração: $PetCO_2$) é a quantidade de CO_2 presente no final da expiração e é expresso como uma porcentagem (% $PetCO_2$) ou pressão parcial ($PetCO_2$). O intervalo normal para a $PetCO_2$ é de 1 a 4 mmHg inferior à pressão parcial de dióxido de carbono ou $PaCO_2$. Por essa razão, os profissionais têm procurado utilizar esse método de monitoramento não invasivo para avaliar o estado de ventilação ao longo do tempo. Assim, em condições de ventilação e perfusão normais (V/Q), a relação entre a $PetCO_2$ e a $PaCO_2$ mostra-se relativamente estreita. No entanto, em pacientes críticos, nos quais a relação V/Q é muitas vezes anormal, esse gradiente pode chegar a 20 mmHg ou mais, o que limita o uso dessa tecnologia para refletir com precisão a ventilação alveolar.

Os aparelhos atualmente disponíveis para o monitoramento do CO_2 ao final da expiração são de várias categorias: colorimétrico, capnométrico (somente exposição numérica) ou capnográfico (exposição numérica e gráfica). Os dispositivos colorimétricos consistem em tiras de papel coloridas sensíveis ao pH, as quais mudam de cor em resposta a diferentes concentrações de dióxido de carbono (Fig. 5.5). São, geralmente, utilizados com o objetivo de monitoração inicial ou intermitente, tais como a verificação do posicionamento do tubo endotraqueal (ET) na traqueia após a intubação ou, em alguns casos, para afastar um posicionamento pulmonar inadvertido da sonda de alimentação enteral. A capnometria fornece uma exibição visual analógica ou digital da concentração da $PetCO_2$. A capnografia inclui a capnometria e a adição de um registro gráfico calibrado do CO_2 exalado a cada respiração; talvez seja o instrumento mais utilizado para a monitoração contínua. A Figura 5.6 apresenta as várias fases de uma onda normal de dióxido de carbono durante a expiração.

Os aparelhos de capnografia medem o dióxido de carbono exalado utilizando uma das diferentes técnicas: espectrografia de infravermelho, espectrografia Raman, espectrometria de massa ou uma tecnologia baseada no *laser*, chamada de espectroscopia de correlação molecular como fonte de emissão de infravermelho. O *laser* cria uma emissão infravermelha exatamente correspondente ao espectro da taxa de absorção de CO_2, eliminando a necessidade de partes móveis. Um aparelho de capnografia que emprega essa tecnologia é mostrado na Figura 5.7. Todos os capnógrafos realizam a amostragem e medem os gases expirados diretamente na interface paciente-ventilador (análise principal) ou os coletam e transportam em um tubo com um pequeno orifício até o sensor no monitor (análise secundária). Cada técnica tem suas vantagens e desvantagens; o usuário deve seguir rigorosamente as recomendações do fabricante para um desempenho ideal.

A aplicação clínica da capnografia inclui avaliação do posicionamento do tubo endotraqueal ou traqueostomia, da sonda gástrica ou enteral, avaliação do fluxo sanguíneo pulmonar e, conforme observado, da ventilação alveolar (desde que as relações V/Q sejam normais). A avaliação isolada da onda capnográfica pode fornecer informações úteis para detecção do mau funcionamento do ventilador, resposta às mudanças nos parâmetros do ventilador, tentativas de desmame e profundidade do bloqueio neuromuscular. Deve-se observar que, apesar de a capnografia ser comumente utilizada em pacientes com vias aéreas artificiais, essa técnica de monitoramento também pode ser empregada em pacientes não intubados.

MANEJO DAS VIAS AÉREAS

A manutenção das vias respiratórias pérvias é um aspecto importante do manejo em terapia intensiva. A permeabilidade pode ser assegurada pelo uso de técnicas conservadoras, como tosse, posicionamento e alinhamento da cabeça e do pescoço. Se as técnicas conservadoras falharem, pode ser necessária a inserção de uma via aérea oral ou nasal ou de um tubo ET.

Via aérea orofaríngea

Utiliza-se a via aérea orofaríngea, ou placa de mordida oral, para aliviar a obstrução das vias aéreas superiores causada por relaxamento da língua (p. ex., período pós-anestésico ou durante a inconsciência), secreções, convulsões ou mordida sobre o tubo ET (Fig. 5.8A). As vias aéreas orais são feitas de plástico rígido ou borracha, em formato semicircular; estão disponíveis em tamanhos infantis a adultos. A via aérea é inserida com sua

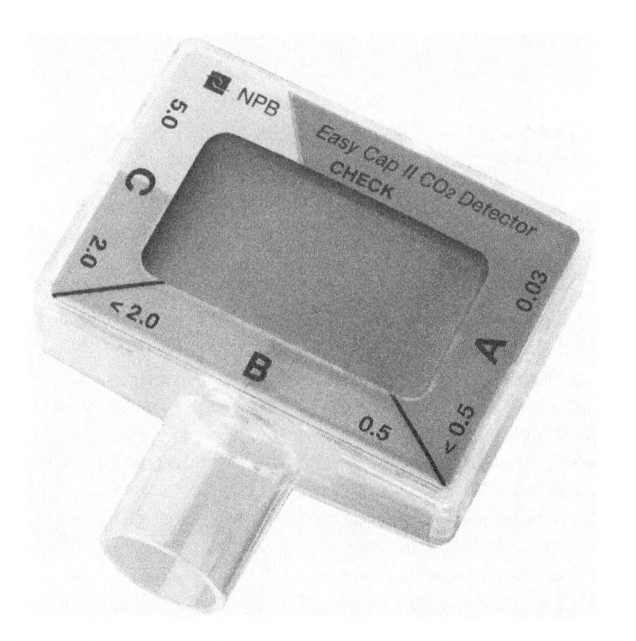

Figura 5.5 Detector colorimétrico de dióxido de carbono. *(Com permissão de Nellcor Puritan Bennett Inc., Pleasanton, CA.)*

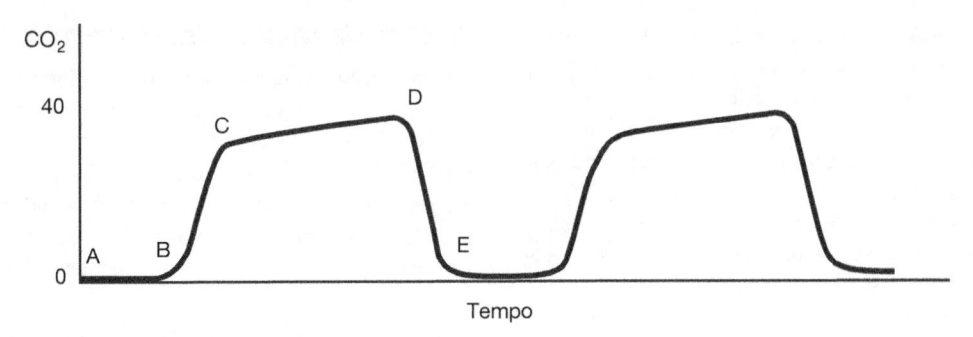

Figura 5.6 Fases das ondas do capnograma. *Fase A a B:* expiração precoce. Esse intervalo representa o espaço morto anatômico e contém pouco dióxido de carbono. *Fase B a C:* combinação de espaço morto e gás alveolar. *Fase C a D:* expiração sobretudo de gás alveolar (platô alveolar). *D:* ponto final da expiração, isto é, expiração máxima de dióxido de carbono. *Fase D a E:* a inspiração começa, e a concentração de dióxido de carbono cai rapidamente ao basal ou zero. *(Com permissão de Oridion Systems Ltd., Jerusalém, Israel.)*

Vias aéreas nasofaríngeas

A via aérea nasofaríngea, ou trompete nasal, consiste em outro dispositivo que serve para manter a permeabilidade das vias aéreas, sobretudo em pacientes semiconscientes (Fig. 5.8B). A via aérea nasofaríngea também é utilizada para facilitar a aspiração nasotraqueal. Feitas de borracha maleável ou de plástico macio, as vias aéreas nasais variam em tamanho, do calibre 26 ao 35. Antes da inserção, pode ser aplicado um anestésico tópico nas narinas (p. ex. lidocaína viscosa), de acordo com a política do hospital. A via aérea nasofaríngea, lubrificada com um gel solúvel em água, é delicadamente inserida em uma das narinas. Avalia-se a permeabilidade das vias aéreas ao ouvir,

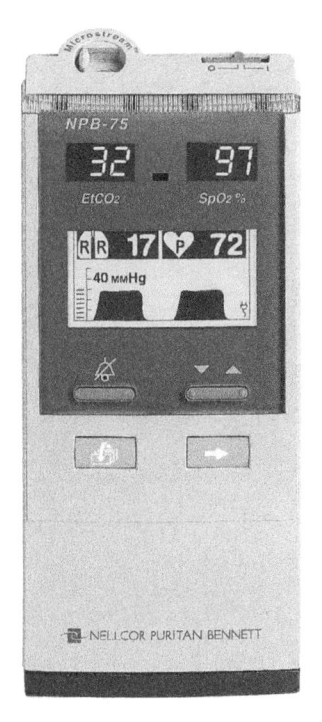

Figura 5.7 Capnografia combinada (secundária) e instrumento de oximetria de pulso. *(Com permissão de Nellcor Puritan Bennett Inc., Pleasanton, CA.)*

curva côncava voltada para cima, para o céu da boca; é, então, rotada 180 graus para baixo durante a inserção, a fim de ajustar-se à curvatura da língua e garantir que esta não esteja obstruindo as vias aéreas. A ponta da via aérea orofaríngea aloca-se perto da parede posterior da faringe. Por essa razão, não se recomenda o uso de vias aéreas orais em pacientes alertas, pois isso pode provocar e desencadear vômito. As vias aéreas orofaríngeas são dispositivos temporários para possibilitar a permeabilidade das vias aéreas.

O manejo das vias aéreas orofaríngeas inclui a avaliação frequente dos lábios e da língua para identificar áreas de pressão. A via aérea é removida pelo menos a cada 24 horas para que sejam verificadas as áreas de pressão e para que seja realizada a higiene oral.

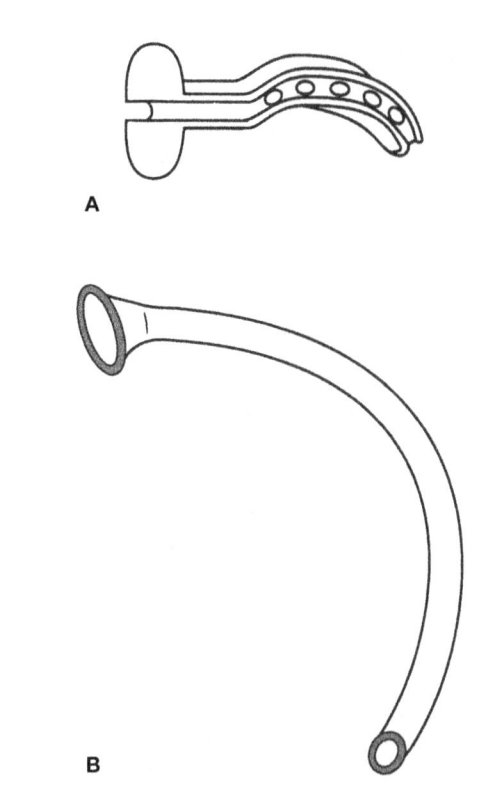

Figura 5.8 Vias aéreas **(A)** orofaríngea e **(B)** nasofaríngea.

ou ao sentir com a mão, a movimentação do ar na expiração. Deve ser usado um pequeno pedaço de fita adesiva para fixar a via aérea ao nariz, a fim de evitar o deslocamento. As complicações dessas vias aéreas incluem hemorragia, sinusite e erosão das membranas mucosas. A necessidade de se manter a via aérea é avaliada diariamente.

Os cuidados com o paciente com via aérea nasal incluem avaliação frequente das áreas de pressão e oclusão da via aérea por secreções secas. A sinusite tem sido documentada como uma complicação. A alternância entre as narinas deve ser utilizada diariamente. Ao realizar a aspiração nasotraqueal por meio desse tipo de via aérea, o cateter de sucção é lubrificado com um gel solúvel em água para facilitar sua passagem. Consulte a discussão a respeito da aspiração a seguir para obter outras informações sobre cuidados complementares.

Máscara laríngea

A máscara laríngea (ML) consiste em uma via aérea ET com uma pequena máscara em uma das extremidades; pode ser passada oralmente sobre a laringe para propiciar assistência ventilatória e impedir a aspiração. A colocação da ML é mais fácil do que a intubação com um tubo ET padrão. Comumente utilizada como o primeiro dispositivo de via aérea no centro cirúrgico para determinados tipos de procedimentos, deve, no entanto, ser considerada apenas uma via aérea temporária para pacientes que necessitam de suporte ventilatório prolongado.

Combitube

O Combitube é uma via área esofágica/traqueal de duplo lúmen que permite conceber rapidamente uma via aérea, tanto pelo posicionamento esofágico quanto traqueal. É utilizado principalmente para a intubação difícil ou de emergência; seu formato permite a colocação às cegas, sem necessidade de um laringoscópio. A configuração do Combitube permite a ventilação com pressão positiva, mas eventualmente necessita-se de um tubo ET ou de traqueostomia. As principais vantagens de se utilizar um Combitube são a menor necessidade de treinamento se comparado à intubação-padrão, a não exigência de equipamentos especiais e a proteção fornecida pelo balonete contra a aspiração do conteúdo gástrico. O tubo é contraindicado em pacientes comunicativos com reflexo de vômito preservado, indivíduos com patologia esofágica prévia e pacientes que ingeriram substâncias cáusticas. O tamanho do Combitube é proporcional à altura do paciente.

Vias aéreas artificiais

As vias aéreas artificiais (tubo endotraqueal nasal e oral, tubo de traqueostomia) são utilizadas quando a via aérea não pode ser mantida permeável com um dispositivo de via aérea associado à ventilação mecânica; também são utilizadas para manejar uma obstrução grave das vias aéreas. A via aérea artificial também protege as vias aéreas inferiores da aspiração de secreções orais ou gástricas e permite a fácil remoção de secreção.

Tipos de via aérea artificial e inserção

Os tubos endotraqueais são feitos de cloreto de polivinil ou silicone e estão disponíveis em diversos tamanhos e comprimentos (Fig. 5.9A). As características-padrão incluem um adaptador de 15 mm na extremidade do tubo para conectar diversos equipamentos voltados ao suporte de vida, como circuitos de ventilação mecânica, sistemas fechados de aspiração, adaptadores articulados ou reanimadores manuais. Os tubos podem ter balonetes ou não. Para tubos com balonete, o ar é injetado manualmente no balonete localizado próximo à extremidade distal do tubo endotraqueal, por meio de uma pequena válvula-piloto unidirecional e lúmen de insuflação. Os marcadores de distância

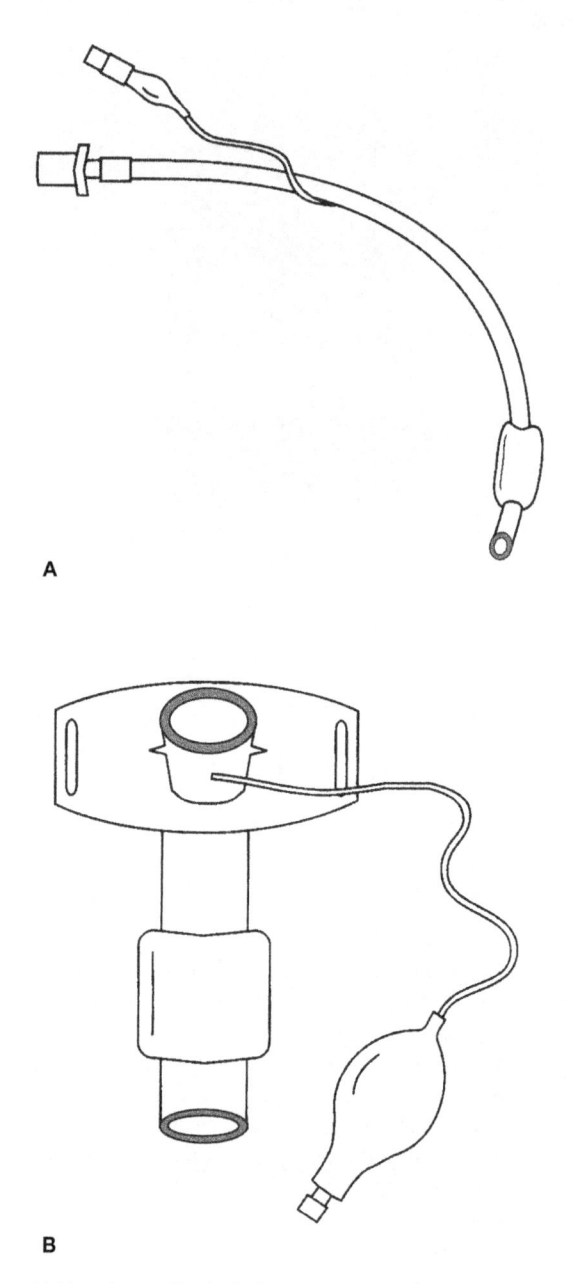

Figura 5.9 Vias aéreas artificiais. **(A)** Tubo endotraqueal. **(B)** Tubo de traqueostomia. *(Reproduzida de Luce J, Pierson D, eds.* Critical Care Medicine. *Philadelphia, PA: WB Saunders; 1988: P219, com permissão da Elsevier.)*

estão localizados ao longo da lateral do tubo, para identificar seu posicionamento. Uma linha radiopaca também está presente em todos os tubos, de forma a auxiliar na determinação da posição correta radiograficamente.

Os tubos ET são inseridos na traqueia do paciente pela boca ou pelo nariz (Figs. 5.10 e 5.11); costumam ser inseridos mais por via oral do que pela nasal, pois a intubação nasal está associada a infecções dos seios da face e também é considerada um fator de risco independente para o desenvolvimento de pneumonia associada a ventilação mecânica (PAVM). Com o uso do laringoscópio, as vias aéreas superiores são visualizadas, e o tubo é inserido na traqueia passando pelas cordas vocais, 2 a 4 cm acima da carina. A presença de murmúrio vesicular bilateral, com expansão torácica simétrica durante a inspiração e ausência de sons respiratórios sobre o estômago, preliminarmente confirma a colocação apropriada do tubo. O tubo é fixado com uma fita ou um dispositivo especial de fixação ET, para impedir que se movimente (Fig. 5.12). Um monitor de CO_2 ao final da expiração ou um detector colorimétrico de dióxido de carbono pode ser utilizado para uma avaliação imediata do posicionamento traqueal. Uma radiografia do tórax confirma a colocação apropriada do tubo. A marca em centímetros do tubo endotraqueal próxima ao lábio é registrada e controlada a cada turno, a fim de monitorar a colocação adequada.

O tamanho do tubo endotraqueal é identificado por seu diâmetro interno (DI) em milímetros; é impresso no tubo e também na embalagem externa. É essencial que se conheça o DI do tubo; quanto menor, maior a resistência à respiração pelo tubo, aumentando o trabalho respiratório. O tamanho do tubo ET em geral mais utilizado em adultos vai de 7 a 9 mm de DI.

Os tubos ET podem ser utilizados com segurança por até várias semanas; entretanto, geralmente se considera a realização de traqueostomia após 10 a 14 dias de intubação. Se for prevista a necessidade de uma via aérea artificial por um período prolongado, um tubo de traqueostomia pode ser indicado mais precocemente, mas a decisão é sempre realizada de acordo com cada caso. As complicações da intubação ET são numerosas e incluem danos laríngeos e traqueais, laringoespasmo, aspiração, infecção, desconforto, sinusite e lesão subglótica.

A maioria dos tubos de traqueostomia utilizados em pacientes críticos é feita de plástico médico ou silicone; é encontrada em diversos tamanhos (Fig. 5.9B). Tal como ocorre com os tubos ET, um adaptador-padrão de 15 mm na extremidade proximal garante uma ligação universal aos reanimadores manuais e circuitos de ventilador. Os tubos de traqueostomia podem ser inseridos em um procedimento eletivo, utilizando uma técnica cirúrgica aberta convencional no centro cirúrgico; podem ser também colocados à beira do leito, por meio de uma inserção percutânea. Essa técnica envolve um procedimento em que se realiza uma pequena incisão no pescoço, passando-se manualmente uma série de dilatadores na traqueia ao longo de um fio-guia, criando-se uma abertura no estoma, pela qual o tubo de traqueostomia é inserido. A colocação à beira de leito elimina a necessidade de transporte do paciente para fora da UTI e seus riscos, bem como a necessidade de anestesia geral.

As traqueostomias são fixadas com fitas de sarja de algodão ou travas de fixação de tubo de Velcro sem látex, ligadas

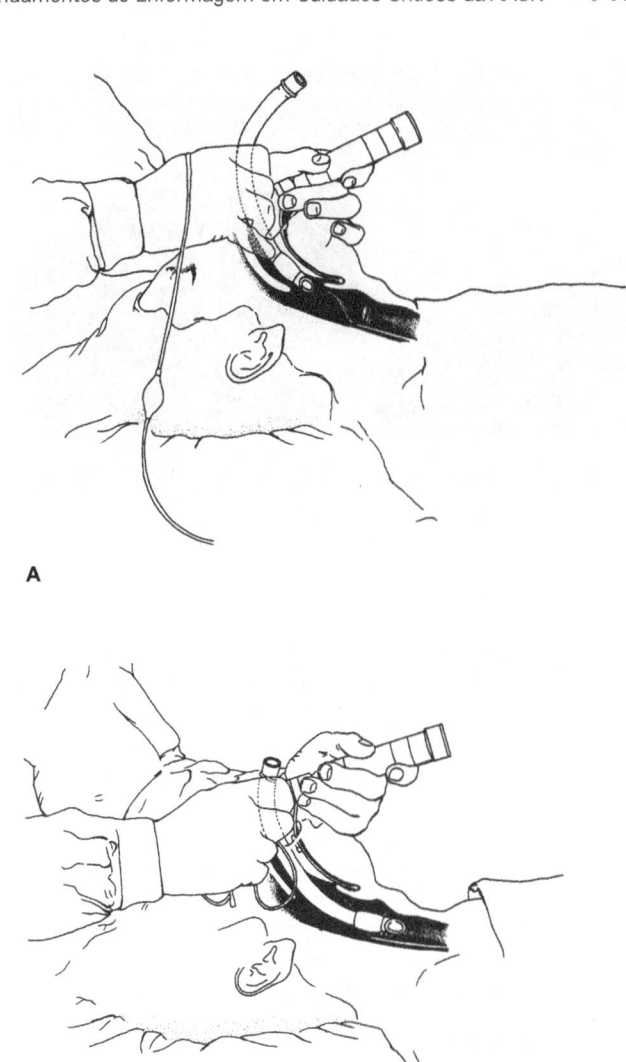

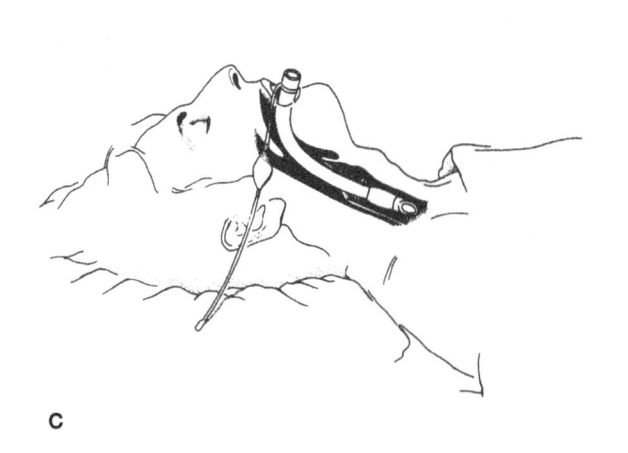

Figura 5.10 Intubação oral com um tubo endotraqueal (ET). **(A)** Inserção de tubo ET pela boca, com o auxílio de um laringoscópio. **(B)** Tubo ET avançando pela traqueia, passando pelas cordas vocais. **(C)** Tubo ET posicionado com o balonete abaixo das cordas vocais. *(Retirada de Boggs R, Wooldridge-King M. AACN Procedure Manual for Critical Care, 3rd ed. Philadelphia: WB Saunders; 1993:34-36.)*

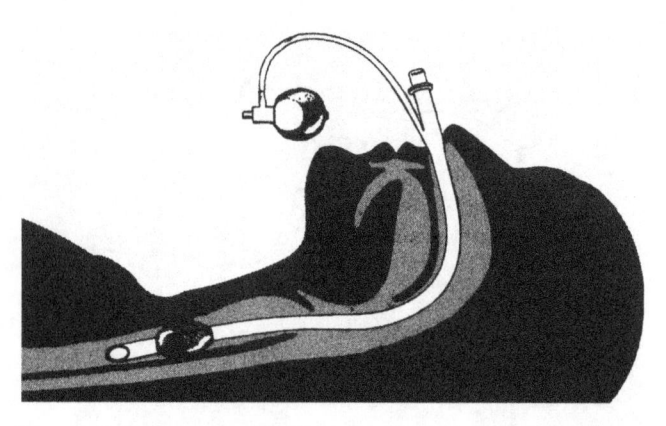

Figura 5.11 Tubo endotraqueal nasal. *(Com permissão de Nellcor Puritan Bennett, Inc., Pleasanton, CA.)*

a aberturas da flange de pescoço ou na placa do tubo. Muitos tubos de traqueostomia dispõem de cânulas internas que podem ser facilmente removidas para limpeza periódica (reutilizáveis) ou substituição (descartáveis). Em geral, os tubos de traqueostomia são mais bem tolerados pelos pacientes do que os tubos ET orais ou nasais, em termos de conforto. Além disso, existem mais opções de alimentação e de comunicação disponíveis para pacientes com tubos de traqueostomia do que para aqueles com tubos endotraqueais.

As complicações das traqueostomias incluem hemorragia por erosão da artéria inominada; estenose, malácia ou perfuração traqueal; lesão do nervo laríngeo; aspiração; infecção; vazamento de ar; e problemas mecânicos. A maioria das complicações raramente ocorre com um manejo adequado.

Insuflação do balonete

Após a inserção do tubo endotraqueal ou traqueostomia, o balonete do tubo é insuflado com ar apenas o suficiente para criar uma vedação eficaz. O balonete costuma ser insuflado com a mais baixa pressão que seja capaz de impedir o escape de ar durante a ventilação mecânica e diminuir o risco de aspiração pulmonar. A pressão do balonete é mantida em menos de 25 mmHg (30 cm H_2O). Pressão excessiva no balonete provoca isquemia, necrose e erosão traqueal, bem como obstrução relacionada à superinsuflação da via aérea distal pela herniação do balonete. É importante reconhecer que mesmo uma via aérea artificial com balonete insuflado corretamente não protege o paciente da aspiração de líquidos.

Existem duas técnicas comuns para garantir a adequada insuflação sem hiperinsuflação: mínimo vazamento e mínimo volume oclusivo. A técnica de mínimo vazamento envolve auscultar com um estetoscópio sobre a laringe durante as respirações com pressão positiva, enquanto se insufla o balonete do tubo em incrementos de 1 a 2 mL. A insuflação continua até que se ausculte apenas um pequeno vazamento (ou corrente) de ar sobre a laringe durante a inspiração máxima. A técnica de mínimo vazamento deve resultar em uma perda de ar de, no máximo, 50 a 100 mL por respiração durante a ventilação mecânica. A pressão do balonete e a quantidade de ar instilado são registradas após a manobra.

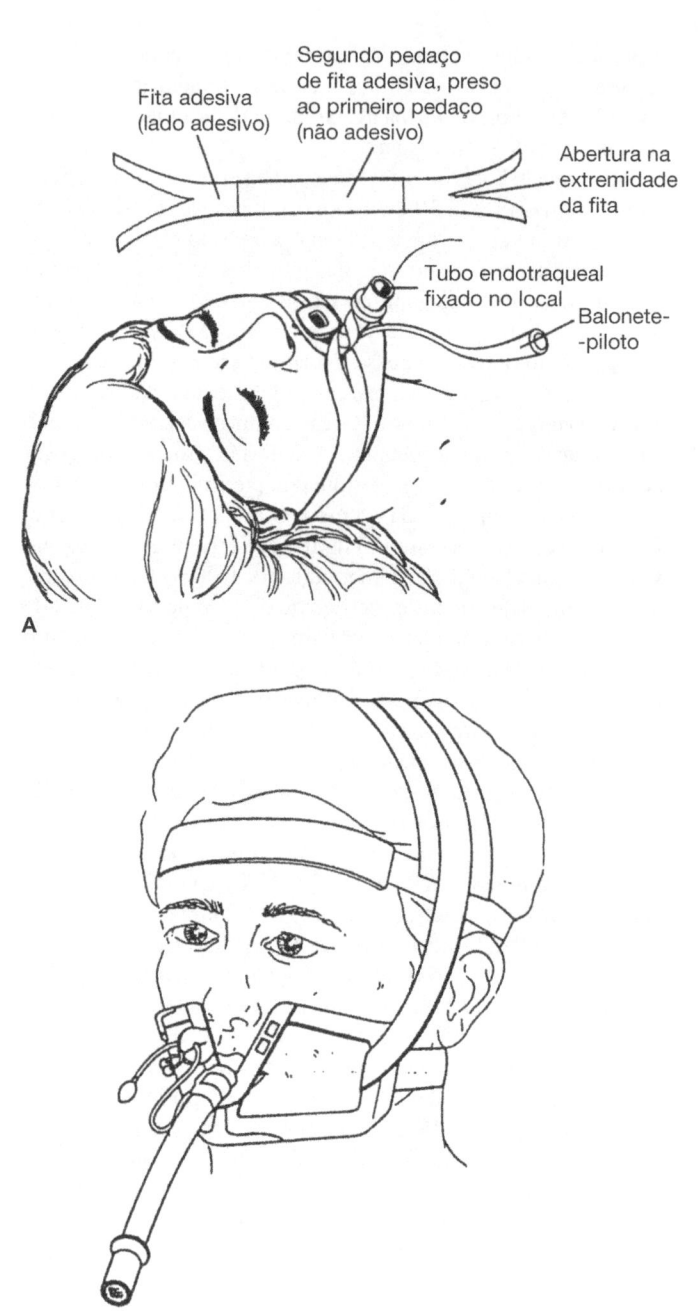

Figura 5.12 Métodos para fixação do tubo endotraqueal, a fim de impedir movimento. **(A)** Fixando um tubo ET oral. *(Retirada de Boggs R, Wooldridge-King M. AACN Procedure Manual for Critical Care, 3rd ed. Philadelphia: WB Saunders; 1993:108.)* **(B)** Uso de um dispositivo de fixação especial. *(Retirada de Kaplow R, Bookbinder M: A comparison of four endotracheal tube holders. Heart Lung. 1994; 23[1]:60, com permissão da Elsevier.)*

A técnica de mínimo volume oclusivo é semelhante à técnica de mínimo vazamento. O balonete é insuflado continuamente até que o vazamento de ar desapareça por completo. A quantidade de ar instilado e a pressão do balonete são registradas durante a insuflação e periodicamente, para garantir uma pressão dentro do balonete inferior a 25 mmHg (30 cm H_2O). A palpação manual do balonete piloto não garante a avaliação ideal da insuflação.

Mensuração da pressão do balonete

A conexão de uma dânula ao lúmen do balonete permite a mensuração simultânea da pressão durante a insuflação ou a verificação periódica (Fig. 5.13). No entanto, o mais comum é o uso de um insuflador de balonete portátil. A necessidade de pressões superiores a 25 mmHg para lacrar a traqueia pode indicar que o diâmetro do tubo ET é muito pequeno para a traqueia. Nesse caso, o balonete é insuflado para vedar a traqueia até que o tubo endotraqueal de tamanho adequado possa ser eletivamente inserido.

Aspiração endotraqueal

A remoção da secreção pulmonar costuma ser realizada por meio da tosse. Uma tosse eficaz requer epiglote fechada, para que a pressão intratorácica possa ser aumentada antes de sua abertura repentina e da expulsão da secreção. A presença de uma via aérea artificial, como um tubo ET, impede o fechamento da glote e a tosse eficaz, implicando a necessidade de aspiração endotraqueal periódica para remoção das secreções.

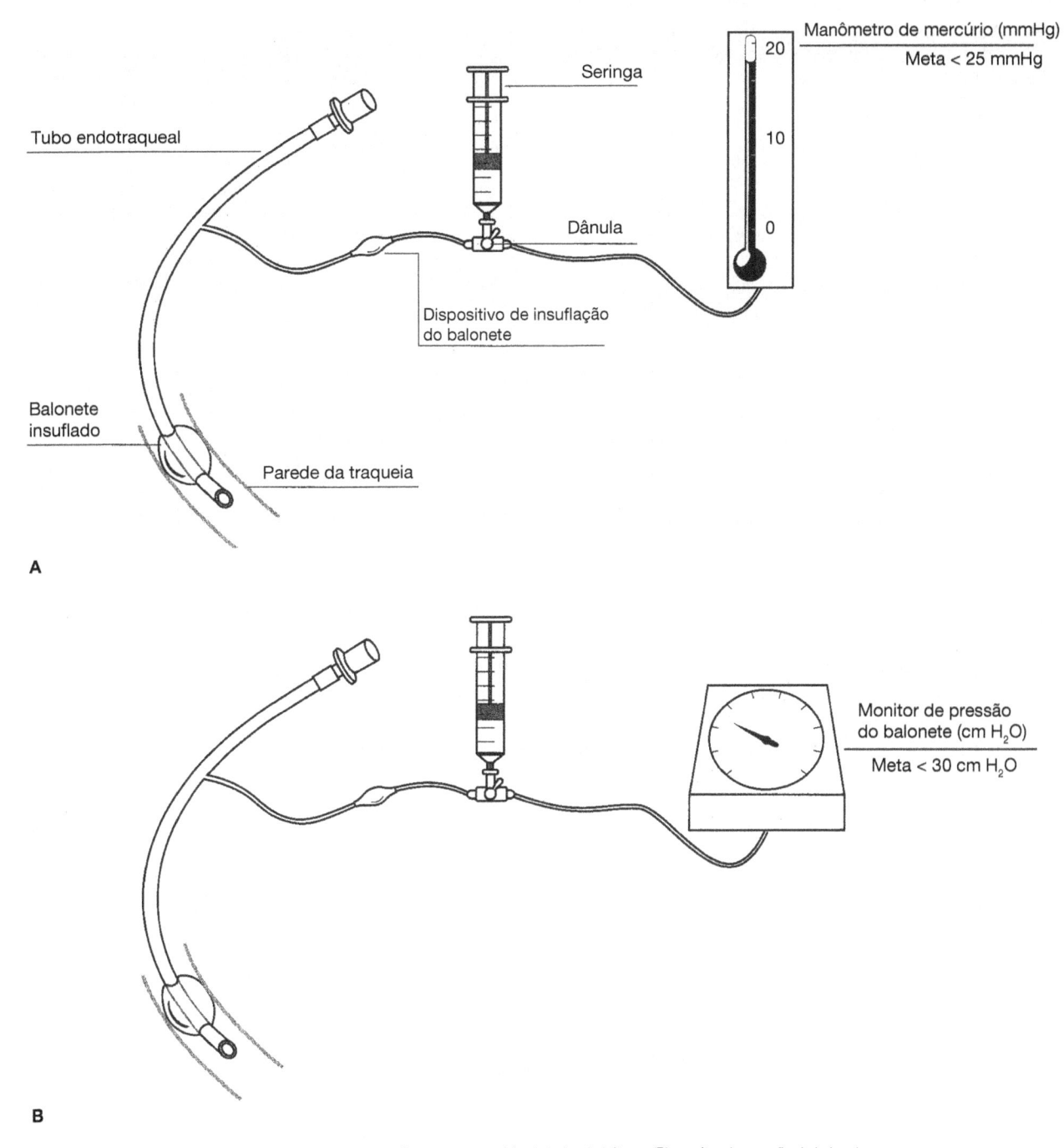

Figura 5.13 Mensuração da pressão do balonete com **(A)** manômetro de mercúrio de beira de leito ou **(B)** monitor de pressão do balonete.

Atualmente, dois métodos são utilizados para a aspiração ET: fechado e aberto. A aspiração fechada indica que o circuito do ventilador permanece fechado enquanto a aspiração é realizada; na aspiração aberta, o circuito do ventilador é aberto, ou removido, durante a aspiração. O método aberto requer desconexão do tubo endotraqueal do ventilador mecânico ou fonte de oxigênio e inserção de uma sonda de aspiração cada vez que o paciente necessita de aspiração. Já o método fechado refere-se a um cateter em um sistema fechado, que permanece ligado ao circuito do ventilador, permitindo sua inserção periódica no tubo ET, sem retirar o paciente do ventilador. Após a aspiração, a sonda fica retida em um dispositivo plástico, até o próximo procedimento de aspiração. As recomendações para o uso das técnicas aberta e fechada em diversas situações clínicas estão resumidas na Tabela 5.5.

Indicações

A necessidade de aspiração ET é determinada por uma variedade de sinais e sintomas clínicos, como tosse, aumento da pressão inspiratória no ventilador e presença de ruídos adventícios (roncos, estertores bolhosos) durante a ausculta do tórax. A aspiração também pode ser realizada periodicamente para assegurar a permeabilidade das vias aéreas. Além disso, é realizada somente quando houver indicação clínica, e nunca em um esquema de rotina.

Procedimento

A cada introdução da sonda, é fornecida hiperoxigenação com O_2 a 100%, utilizando a técnica aberta ou fechada (Tab. 5.6). A hiperoxigenação ajuda a prevenir queda nos níveis de oxigênio arterial após a aspiração e pode ser alcançada pelo aumento do O_2 fornecido pelo ventilador mecânico ou utilizando um reanimador manual para fornecer O_2 a 100%. Aguardam-se, pelo menos, duas ou três respirações com O_2 a 100% antes e após cada introdução da sonda de aspiração. Em pacientes em respiração espontânea, estimule várias respirações profundas com O_2 a 100% antes e após cada introdução da sonda de aspiração. O VC da respiração deve ser, no mínimo, o VC habitual. O número de introduções da sonda de aspiração está limitado ao mínimo necessário para remover as secreções das vias respiratórias, em geral duas ou três. O ato mecânico de inserção da sonda de aspiração na traqueia pode estimular o nervo vago e resultar em bradicardia ou assistolia. Cada introdução da sonda de aspiração deve ser de, no máximo, 10 segundos.

A instilação de 5 a 10 mL de solução salina fisiológica já não é preconizada durante a aspiração ET de rotina. Antigamente, acreditava-se que essa prática diminuía a viscosidade da secreção e melhorava a remoção de secreção durante a aspiração ET. Não foi comprovado que a instilação de bólus de soro fisiológico seja benéfica; além disso, está associada com diminuição da SaO_2 e broncoespasmo.

Complicações

Uma série de complicações está associada à aspiração ET. A diminuição na PaO_2 foi devidamente comprovada quando nenhuma terapia envolvendo a hiperoxigenação era fornecida com a aspiração. Ocasionalmente, ocorrem arritmias cardíacas, incluindo bradicardia, assistolia, taquicardia ventricular e bloqueio cardíaco. Com menos frequência, ocorrem arritmias graves, incluindo contrações ventriculares e atriais prematuras, além de taquicardia supraventricular. Outras complicações associadas à aspiração incluem aumento de pressão arterial e pressão intracraniana, broncoespasmo, danos à parede traqueal e pneumonia nosocomial. Muitas dessas complicações podem ser minimizadas utilizando-se técnica asséptica, monitoramento constante durante e após a aspiração e hiperoxigenação antes e após cada introdução da sonda de aspiração.

Extubação

A reversão ou melhora significativa da(s) doença(s) subjacente(s) que levaram à utilização de vias aéreas artificiais geralmente aponta para a possibilidade de remoção dessas vias

TABELA 5.6 PASSOS PARA A ASPIRAÇÃO ATRAVÉS DE UMA VIA AÉREA ARTIFICIAL

1. Determine a necessidade de aspiração. Os indicadores clínicos para a necessidade de aspiração incluem:
   - Tosse ou secreções visíveis
   - Aumento das pressões das vias aéreas do ventilador
   - Dificuldade respiratória
   - Diminuição dos níveis de oxigênio arterial ou SpO_2
   - Diminuição do murmúrio vesicular
   - Ruídos adventícios à ausculta do tórax ou respiração ruidosa
   - Avaliação da permeabilidade das vias aéreas
2. Hiperoxigene com FiO_2 a 100%, utilizando um reanimador manual ou ventilador, antes e após cada introdução da sonda de aspiração.
3. Limite a duração de cada introdução da sonda de aspiração a 10 segundos ou menos. O número de introduções da sonda baseia-se na quantidade de secreções e na tolerância do paciente. Utilize técnica asséptica em pacientes hospitalizados.
4. Monitore continuamente a resposta do paciente à aspiração (ritmo cardíaco, SaO_2, cor, frequência cardíaca, frequência respiratória, PA média, PIC e respostas subjetivas do paciente, incluindo dor e ansiedade). Interrompa a aspiração e hiperoxigene de imediato se surgirem sinais de intolerância.
5. Uma vez que a via aérea estiver limpa, registre a tolerância do paciente ao procedimento, com uma descrição das secreções removidas. Lembre-se de comparar os resultados com o relatório do turno anterior. Alterações na cor ou no volume das secreções indicam mudança na condição pulmonar do paciente.

TABELA 5.5 INDICAÇÕES CLÍNICAS PARA O USO DAS TÉCNICAS DE ASPIRAÇÃO ABERTA E FECHADA

Método fechado	Método aberto
• Frequência de aspiração a cada hora ou menos	• Pacientes intubados < 24 horas
• Grandes quantidades de secreções	• Secreções em quantidade pequena a moderada
• Altos níveis de PEEP (> 10 cm H_2O)	
• Alta FiO_2 (> 0,80)	• Frequência de aspiração a cada 2 horas
• Diminuição na SaO_2 ou comprometimento hemodinâmico durante a aspiração	
• Infecções respiratórias transmissíveis (tuberculose, *Staphylococcus aureus* resistente à meticilina – MRSA)	
• Sangue nas secreções	

aéreas. Os indicadores comuns de possibilidade de remoção incluem a capacidade de:

- Manter a respiração espontânea e a presença de valores de GA adequados com a administração de quantidades mínimas a moderadas de O_2 ($FiO_2 < 0,50$).
- Proteger as vias aéreas.
- Remover as secreções pulmonares.

A remoção de uma via aérea artificial costuma ocorrer após o desmame do suporte ventilatório mecânico (ver discussão a respeito do desmame a seguir). Os preparativos para a extubação incluem uma explicação ao paciente e aos familiares a respeito do que esperar, necessidade de tosse, medicação para a dor, método adequado para administrar o O_2 (p. ex., máscara facial, cânula nasal) e posicionamento do paciente com a cabeceira elevada a 30 a 45 graus para melhorar a função diafragmática. A aspiração da via aérea artificial é realizada antes da extubação, se clinicamente indicada. Obter uma avaliação cardiopulmonar inicial também é importante para uma posterior avaliação da resposta à extubação. A extubação deve ser realizada quando todos os funcionários estiverem disponíveis para ajudar, caso seja necessária a reintubação.

É fornecida hiperoxigenação com O_2 a 100% por 30 a 60 segundos antes da extubação em caso de desconforto respiratório imediatamente após a extubação e caso a reintubação seja necessária. A via aérea artificial é, então, removida após a desinsuflação completa do balonete do tubo ET ou traqueostomia, se houver. Fornecer imediatamente o oxigênio e estimular o paciente a respirar profundamente.

É necessário monitorar a resposta do paciente à extubação. Mudanças significativas na frequência cardíaca, frequência respiratória e/ou pressão arterial de mais de 10% dos valores basais podem indicar comprometimento respiratório, necessitando de uma avaliação mais extensa e possível reintubação. Também é realizada a ausculta pulmonar.

As complicações associadas à extubação incluem aspiração, broncoespasmo e lesão traqueal. São incentivadas a tosse e a respiração profunda, enquanto se monitoram os sinais vitais e a presença de estridores nas vias respiratórias superiores. O estridor inspiratório ocorre em decorrência de edema de glote e subglote; pode surgir imediatamente ou após várias horas. Se a condição clínica do paciente permitir, administra-se adrenalina--L 2,5% (0,5 mL em 3 mL de solução salina fisiológica), por meio de um dispositivo de administração de aerossóis. Se a obstrução das vias aéreas superiores persistir ou piorar, geralmente é necessária a reintubação. A nova tentativa de extubação costuma ser adiada por 24 a 72 horas após a reintubação por obstrução das vias aéreas superiores.

OXIGENOTERAPIA

O oxigênio é utilizado para uma grande variedade de problemas clínicos (Tab. 5.7). Os objetivos gerais para o uso do oxigênio incluem aumento da pressão alveolar de O_2 (PAO_2) para o tratamento de hipoxemia, diminuindo o trabalho respiratório e maximizando o fornecimento de oxigênio ao miocárdio e aos tecidos.

TABELA 5.7 INDICAÇÕES COMUNS PARA A OXIGENOTERAPIA

- Diminuição do desempenho cardíaco
- Aumento da necessidade metabólica de O_2 (febre, queimaduras)
- Mudanças agudas no nível de consciência (agitação, confusão)
- Dispneia aguda
- Diminuição da saturação de O_2
- $PaO_2 < 60$ mmHg ou $SaO_2 < 90\%$
- PaO_2 normal ou SaO_2 com sinais e sintomas de hipoxia significativa
- Infarto do miocárdio
- Intoxicação por monóxido de carbono (CO)
- Metemoglobinemia (uma forma de hemoglobina na qual o ferro ferroso é oxidado à forma férrica, causando alta afinidade ao O_2, com diminuição da liberação de O_2 tecidual)
- Anemia aguda
- Parada cardiorrespiratória
- Redução do débito cardíaco
- Considere na presença de hipotensão arterial, taquicardia, cianose, dor torácica, dispneia e disfunção neurológica aguda
- Durante procedimentos e situações estressantes, especialmente em pacientes de alto risco (p. ex., aspiração endotraqueal, broncoscopia, toracocentese, cateterismo da AP, viagens em altitudes elevadas)

Complicações

Como qualquer medicamento, o oxigênio deve ser utilizado com cautela, e os riscos da má utilização podem ser tão danosos quanto a ausência de uso. Hipoventilação alveolar, atelectasia de absorção e toxicidade do oxigênio podem ser fatais.

Hipoventilação alveolar

A hipoventilação alveolar é um complicador muito preocupante em pacientes com doença pulmonar obstrutiva crônica (DPOC) com retenção de dióxido de carbono. Como o paciente com DPOC ajusta-se a níveis cronicamente elevados de $PaCO_2$, os quimiorreceptores na medula cerebral perdem a capacidade de responder a tais níveis. A hipoxemia torna-se, então, o principal estímulo para a ventilação. No entanto, a correção da hipoxemia no paciente com DPOC permanece importante, com uma $PaCO_2$ alvo de 55 a 60 mmHg ($SaO_2 \geq 90\%$), apesar da presença de hipercapnia.

Atelectasias de absorção

A atelectasia de absorção ocorre quando são fornecidas altas concentrações de O_2 ($> 90\%$) por longos períodos e o nitrogênio é eliminado dos pulmões. O nitrogênio no ar inspirado é de aproximadamente 79% do total de gases atmosféricos. A pressão parcial de nitrogênio nos alvéolos ajuda a mantê-los abertos, uma vez que o nitrogênio não é absorvido. Entretanto, sua remoção ao se administrar O_2 a 90 a 100% resulta no colabamento alveolar, já que o oxigênio difunde-se rapidamente ao capilar pulmonar.

Toxicidade por oxigênio

Os efeitos tóxicos do oxigênio são direcionados principalmente para os sistemas pulmonar e nervoso central (SNC). A toxicidade ao SNC geralmente ocorre com o tratamento com oxigênio hiperbárico. Sinais e sintomas incluem ansiedade, náuseas, entorpecimento, distúrbios visuais, espasmos musculares e convulsões. O mecanismo fisiológico não está completamente esclarecido, mas acredita-se que esteja relacionado a mudanças neurais e bioquímicas sutis, que alteram a atividade elétrica do SNC.

A toxicidade pulmonar ao oxigênio decorre da exposição prolongada a elevados níveis de O_2, que podem levar à SDRA ou à displasia broncopulmonar. Existem duas fases de lesão pulmonar. A primeira ocorre após 1 a 4 dias de exposição a níveis mais elevados de O_2; manifesta-se por diminuição do fluxo sanguíneo da mucosa traqueal e traqueobronquite. A capacidade vital diminui devido à expansão pulmonar precária, persistindo a atelectasia progressiva. A membrana capilar alveolar diminui progressivamente, reduzindo as trocas gasosas. A segunda fase ocorre após 12 dias de exposição elevada. Os septos alveolares engrossam e desenvolve-se um quadro de SDRA, associado com alta mortalidade (ver Cap. 13, Sistemas Hematológico e Imune).

O cuidado ao paciente que necessita de elevados níveis de oxigênio exige um acompanhamento meticuloso do enfermeiro de terapia intensiva. Monitore os pacientes com risco de atelectasia de absorção e toxicidade ao oxigênio. Os sinais e sintomas incluem tosse seca, dor torácica subesternal, mal-estar geral, fadiga, náuseas e vômitos.

Uma concentração de oxigênio de 100% ($FiO_2 = 1$) é considerada segura por curtos períodos (24 horas). As concentrações de oxigênio superiores a 50% por mais de 24 a 48 horas podem causar danos aos pulmões e agravar os problemas respiratórios. Os níveis de fornecimento de oxigênio são reduzidos assim que a PaO_2 retorna a níveis clinicamente aceitáveis (60 mmHg).

Fornecimento de oxigênio

Dispositivos não invasivos

Máscaras faciais e cânulas nasais são dispositivos-padrão para o fornecimento de oxigênio para o paciente em respiração espontânea (Fig. 5.14). O oxigênio pode ser fornecido com um dispositivo de alto ou baixo fluxo, com a concentração de O_2 variando de menos de 21% a cerca de 80% (Tab. 5.8). Um exemplo de dispositivo de alto fluxo é a máscara de Venturi, que pode proporcionar concentrações precisas de oxigênio (Fig. 5.15A). Os valores de FiO_2 usualmente fornecidos com esse tipo de máscara são 24, 28, 31, 35, 40 e 50%. Muitas vezes, as máscaras de Venturi são úteis em pacientes com DPOC e hipercapnia, pois o médico pode titular o PaO_2 a fim de minimizar a retenção de dióxido de carbono. Um exemplo de sistema de baixo fluxo são as cânulas ou o óculos nasal. A taxa de fluxo da cânula nasal está limitada a 5 L/min e sua principal vantagem é que o paciente pode beber, comer e falar durante a administração de oxigênio. Sua desvantagem é que a FiO_2 exata fornecida é desconhecida, uma vez que é influenciada por demanda do paciente, pico de fluxo inspiratório e padrão respiratório. Como orientação geral, um fluxo de O_2 de 1 L/min equivale a uma FiO_2 de aproximadamente 24%; cada litro adicional de fluxo de oxigênio aumenta a FiO_2 em cerca de

TABELA 5.8 FORNECIMENTO APROXIMADO DE OXIGÊNIO, COM DISPOSITIVOS COMUNS INVASIVOS E NÃO INVASIVOS[a]

Dispositivo	% O_2
Cateter/óculos nasal	
• 2 L/min	28
• 4 L/min	36
• 5 L/min	40
Máscara facial	
• 5 L/min	30
• 10 L/min	50
Máscara não reinalante	80-90
Máscara de Venturi	
• 24%	24
• 28%	28
• 35%	35
Reanimador manual	
• PMR-2	20-80
• Laerdal	100
• Reanimador manual descartável	Depende do modelo

[a]Fornecimento real dependente das taxas de ventilação-minuto, exceto para a máscara de Venturi.

4%. As máscaras com reservatório podem atingir altas concentrações de oxigênio, entre 60 a 80%, com um fluxo mínimo de 10 L/min. Uma válvula unidirecional colocada entre a máscara e a bolsa-reservatório, com um sistema não reinalante, impede que os gases expirados entrem na bolsa, maximizando, assim, a FiO_2 fornecida. Uma variação da máscara com reservatório sem válvula unidirecional é chamada de máscara de reinalação parcial. Deve-se sempre fornecer oxigênio a fim de se manter a bolsa-reservatório com, pelo menos, um terço da metade da inspiração total. Com um fluxo de 6 a 10 L/min, o sistema pode fornecer oxigênio a 40 a 70%.

Dispositivos invasivos

Reanimador manual

A taxa respiratória e o volume corrente fornecido pelos reanimadores manuais são de 40 a 100% de O_2 (Fig. 5.15B).

Ventiladores mecânicos

O método mais comum para o fornecimento de oxigênio invasivo é aquele que emprega um ventilador mecânico. O oxigênio pode ser administrado com precisão, de 21 a 100% de O_2. A ventilação mecânica é discutida posteriormente em detalhes.

Oxigenoterapia transtraqueal

A oxigenoterapia transtraqueal é um método de administração contínua de oxigênio a pacientes com hipoxemia crônica. A terapia requer a colocação percutânea de um pequeno cateter de plástico, que é inserido diretamente na traqueia, acima da fúrcula, sob anestesia local, em regime ambulatorial. Tal dispositivo permite baixas taxas de fluxo de O_2 (<1 a 2 L/min) para o tratamento da hipoxemia crônica. As vantagens desse método para a administração crônica de O_2 envolvem melhora da mobilidade e estética do paciente, uma vez que o tubo e o cateter muitas vezes

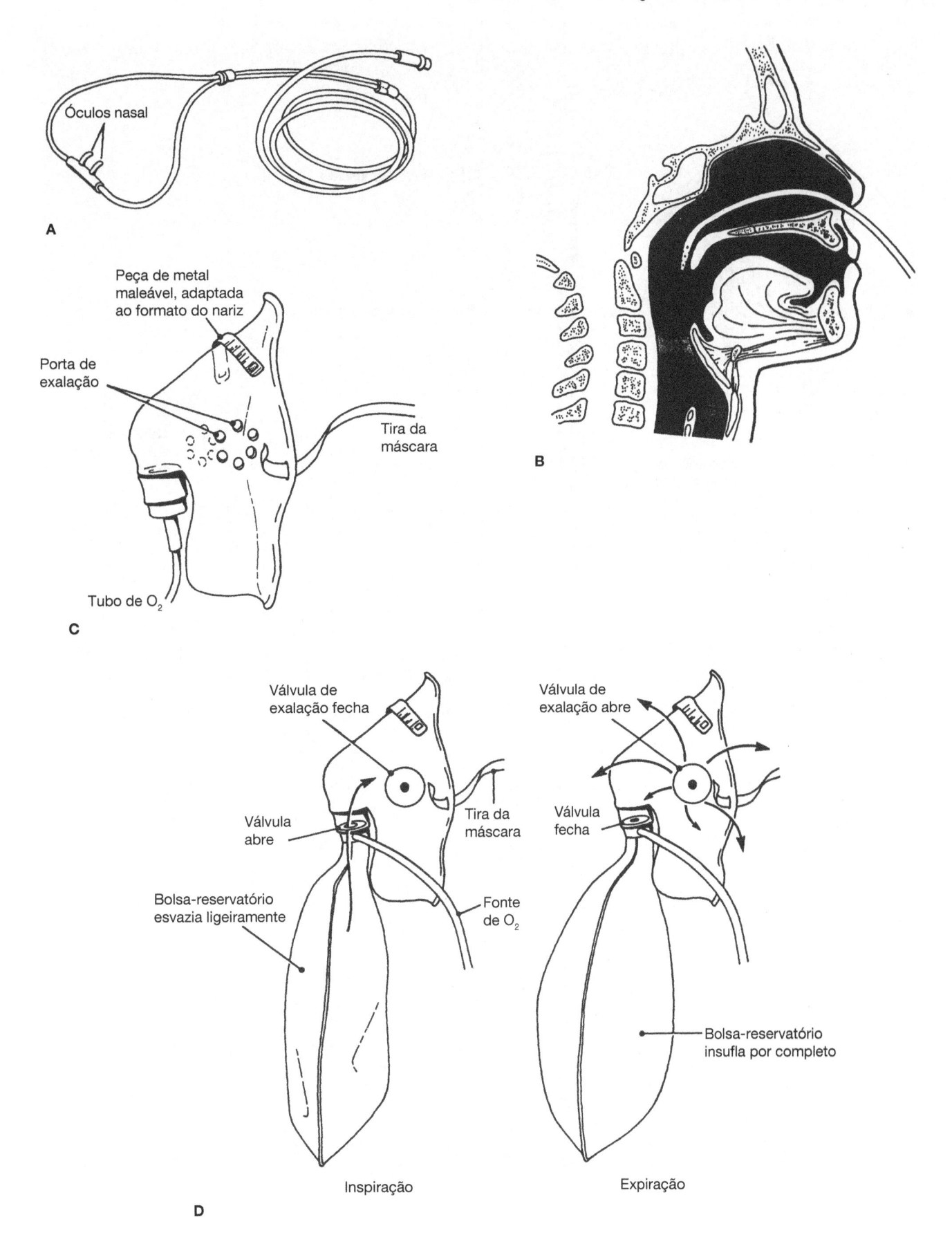

Figura 5.14 Métodos invasivos e não invasivos de fornecimento de O_2. **(A)** Óculos nasal. **(B)** Cateter nasal. **(C)** Máscara facial. **(D)** Máscara não reinalante. *(Retirada de Kersten L. Comprehensive Respiratory Nursing. Philadelphia: WB Saunders; 1989:608,609.)*

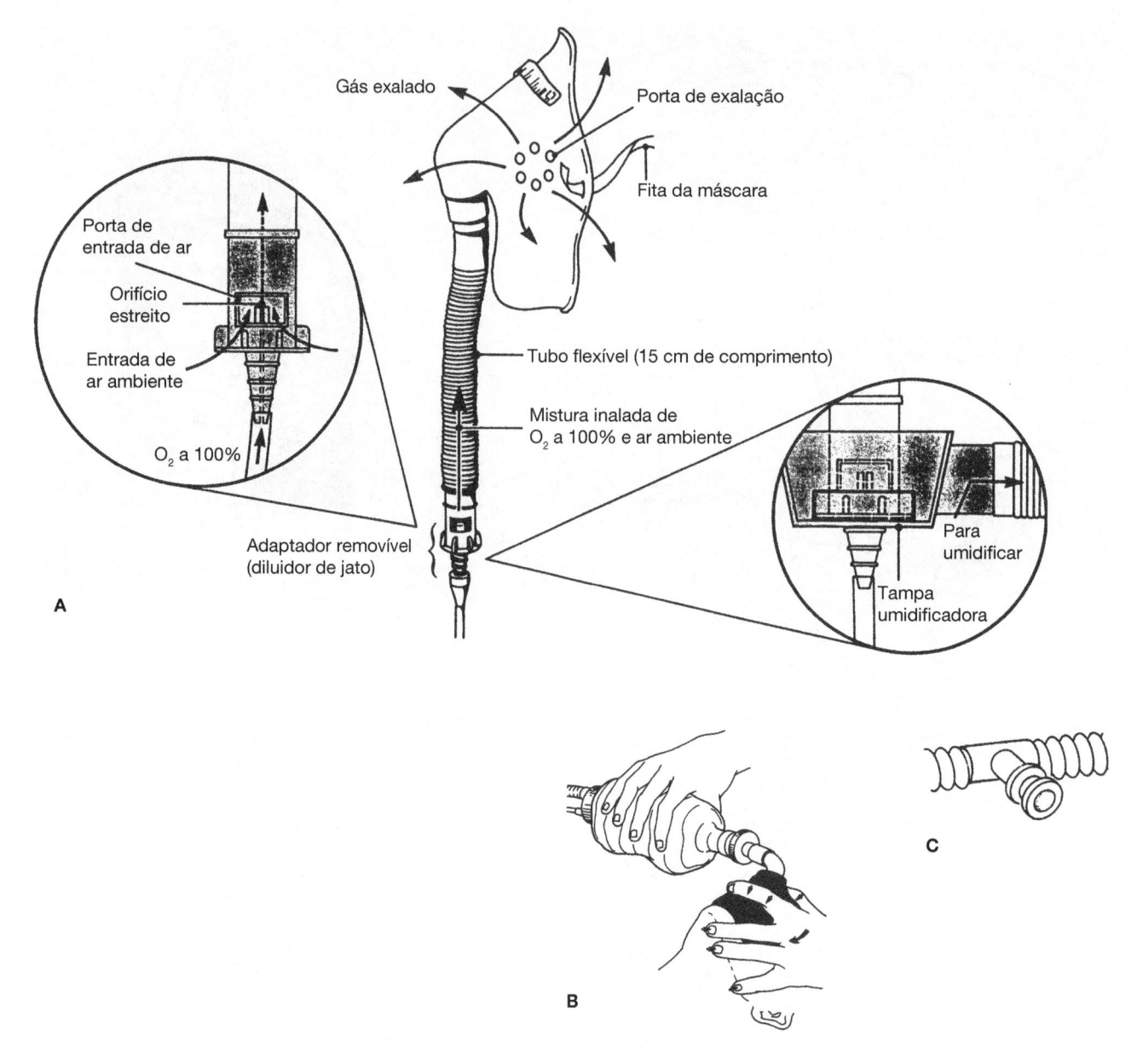

Figura 5.15 **(A)** Máscara de Venturi. **(B)** Reanimador manual (RM). **(C)** Tubo T. *(Retirada de Kersten L.* Comprehensive Respiratory Nursing. *Philadelphia: WB Saunders; 1989:611, 629.)*

podem ser ocultados (ao contrário da cânula nasal ou máscara facial). Evita-se, também, a irritação do nariz e orelhas pelas cânulas nasais, reduz-se as necessidades de O_2 e corrige-se a hipoxemia refratária.

Em geral, esses pacientes são manejados em regime ambulatorial; entretanto, às vezes, podem estar sob terapia intensiva. É importante manter o cateter, exceto quando for especificamente prescrito que seu uso deva ser descontinuado. O processo de formação do estoma leva várias semanas, e, se o cateter for removido, o estoma poderá ser suscetível de fechamento. O cateter é limpo diariamente para evitar a formação de tampões de muco. Consulte as orientações do fabricante para novas recomendações a respeito dos cuidados com o cateter quando o paciente está hospitalizado.

Tubo T

O oxigênio também pode ser fornecido diretamente a um tubo ET ou de traqueostomia com um tubo "T", ou *blow-by*, em pacientes com respiração espontânea que não necessitem de suporte ventilatório (Fig. 5.15C). O tubo T é conectado diretamente ao tubo ET, fornecendo O_2 de 21 a 80%.

MANEJO VENTILATÓRIO BÁSICO

Indicações

A ventilação mecânica é indicada quando as modalidades não invasivas não conseguem suportar adequadamente a oxigenação e/ou ventilação. A decisão de iniciar a ventilação mecânica é baseada na habilidade do paciente de suportar suas necessidades de oxigenação e/ou ventilação. A incapacidade do paciente de manter níveis de CO_2 clinicamente aceitáveis e condição acidobásica é conhecida como *insuficiência respiratória*, sendo uma indicação comum para a ventilação mecânica. A *hipoxemia refratária*, que consiste na incapacidade de estabelecer e manter níveis aceitáveis de oxigenação apesar da administração de oxigênio, é outra indicação comum para a ventilação mecânica. A Tabela 5.9 apresenta uma variedade de indicadores fisiológicos para a introdução da ventilação mecânica. Por meio do monitoramento desses indicadores, é possível diferenciar os valores estáveis ou em processo de melhora dos valores de descompensação contínua. A necessidade de ventilação mecânica pode ser prevista, a fim de evitar o uso de suporte ventilatório em situação de emergência.

Dependendo da causa subjacente da insuficiência respiratória, diferentes indicadores podem ser avaliados para determinar a necessidade de ventilação mecânica. Entretanto, muitas das causas de insuficiência respiratória decorrem de ventilação alveolar inadequada e/ou hipoxemia, sendo que os indicadores primários de suporte ventilatório são os valores anormais de GA e os resultados do exame físico.

Princípios gerais

Os ventiladores mecânicos são projetados para suportar parcial ou completamente a ventilação. Existem duas categorias diferentes de ventiladores para fornecimento de suporte ventilatório. Os ventiladores por pressão negativa diminuem a pressão intratorácica pela aplicação de pressão negativa à parede torácica (Fig. 5.16A). A diminuição da pressão intratorácica faz o gás atmosférico ser inspirado pelos pulmões. Os ventiladores com pressão positiva fornecem gases sob pressão para o pulmão durante a inspiração (Fig. 5.16B). Os ventiladores com pressão positiva podem aumentar de forma drástica as pressões intratorácicas durante a inspiração, reduzindo potencialmente o retorno venoso e o DC.

Os ventiladores por pressão negativa raramente são utilizados para tratar problemas respiratórios agudos em terapia intensiva. Esses dispositivos costumam ser utilizados para suporte ventilatório não invasivo de longo prazo, quando a força muscular respiratória é insuficiente para realizar a respiração espontânea sem assistência. Desde o surgimento de outros modos não invasivos de pressão positiva (p. ex., BiPAP), os aparelhos de pressão negativa são raramente empregados (consulte o Cap. 20, Conceitos Respiratórios Avançados: Modos de Ventilação). Este capítulo foca apenas no uso de ventiladores com pressão positiva para suporte ventilatório.

Sistema paciente-ventilador

O suporte ventilatório com pressão positiva pode ser realizado de forma invasiva ou não invasiva. A ventilação mecânica invasiva ainda é amplamente utilizada na maioria dos hospitais para suporte ventilatório, embora as tecnologias não invasivas, que não exigem o uso de uma via aérea artificial, estejam tornando-se mais populares. Para assegurar a ventilação com pressão positiva invasiva, é necessária a intubação da traqueia, com um tubo ET ou de traqueostomia. O ventilador é, então, conectado à via aérea artificial com um circuito de

TABELA 5.9 INDICAÇÕES PARA A VENTILAÇÃO MECÂNICA

Prejuízo fisiológico básico	Melhores indicadores disponíveis	Valores normais aproximados	Valores que indicam a necessidade de suporte ventilatório
Ventilação alveolar inadequada (insuficiência ventilatória aguda)	$PaCO_2$, mmHg	36-44	Aumento agudo do valor normal ou de base do paciente
	pH arterial	7,36-7,44	< 7,25-7,30
Hipoxemia (insuficiência respiratória aguda)	Gradiente alvéolo-arterial de PO_2, inspirando O_2 a 100%, mmHg	25-65	> 350
	Fração de *shunt* intrapulmonar direito-esquerdo, percentual	< 5	> 20-25
	PaO_2/FiO_2, mmHg	350-400	< 200
Expansão pulmonar inadequada	Volume corrente, mL/kg	5-8	< 4-5
	Capacidade vital	60-75	< 10
	Frequência respiratória, respirações por minuto (adultos)	12-20	> 35
Força muscular respiratória inadequada	Pressão inspiratória máxima, cm H_2O	–80 a –100	≥ –20
	Ventilação voluntária máxima, L/min	120-180	< 2 x necessidades ventilatórias em repouso
	Capacidade vital, mL/kg	60-75	< 10-15
Esforço respiratório excessivo	Ventilação-minuto necessária para manter a $PaCO_2$ normal, L/min	5-10	> 15-20
	Razão de espaço morto, percentual	0,25-0,40	> 0,60
	Frequência respiratória, respirações por minuto (adultos)	12-20	> 35
Drive respiratório instável	Padrão respiratório; condição clínica		

Retirada de Luce J, Pierson D, eds. Critical Care Medicine. Philadelphia: WB Saunders; 1988:219.

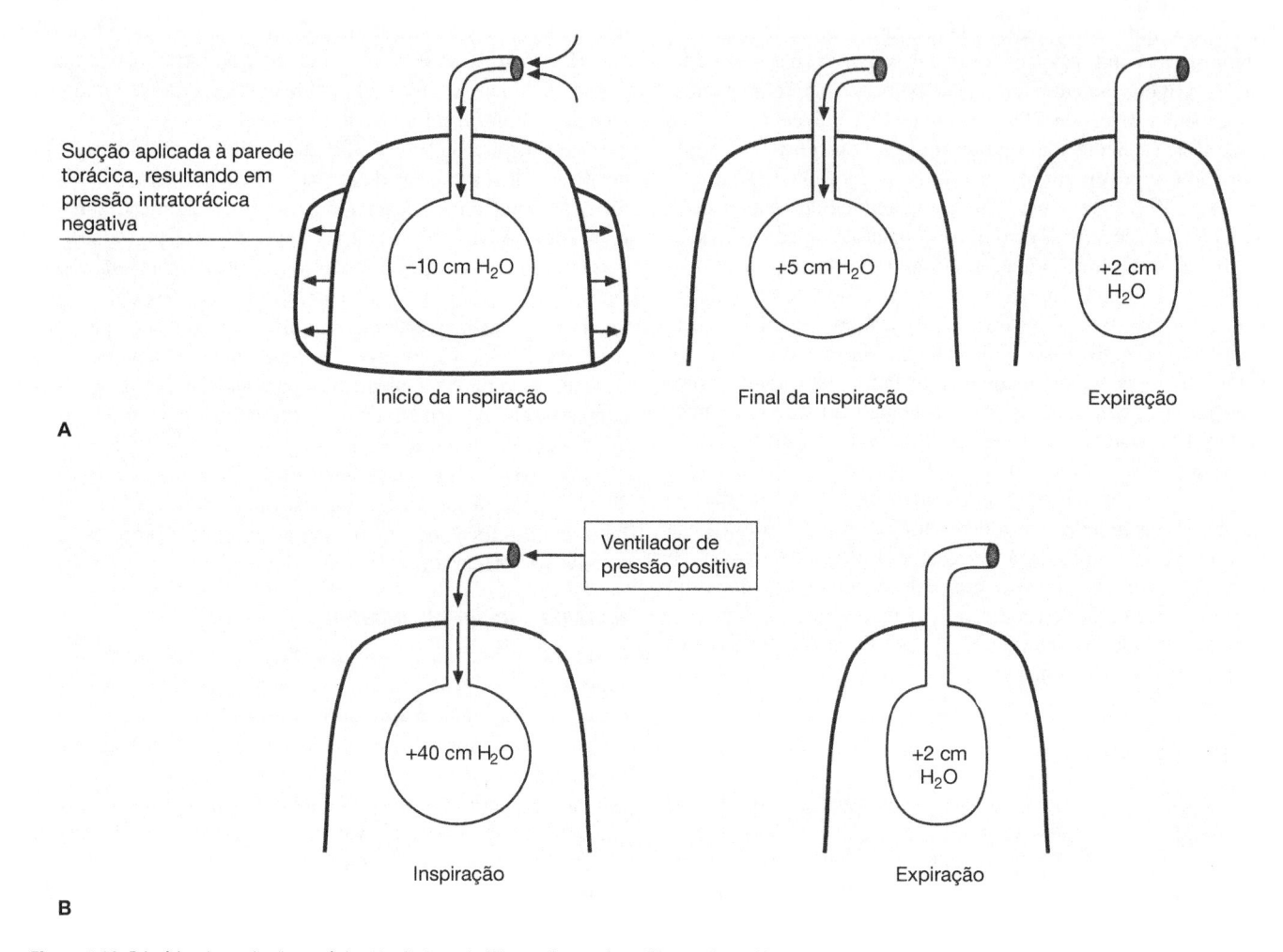

Figura 5.16 Princípios da ventilação mecânica. Ventiladores de **(A)** pressão negativa e **(B)** pressão positiva.

tubos para manter um sistema fechado de distribuição (Fig. 5.17). Durante o ciclo inspiratório, os gases fornecidos pelo ventilador costumam ser direcionados a um umidificador aquecido antes de entrarem nos pulmões pelo tubo ET ou de traqueostomia. Ao término da inspiração, o ar é passivamente exalado pelo lado expiratório do circuito de tubos.

Circuito do ventilador

É preciso que o umidificador localizado no lado inspiratório do circuito supere dois problemas principais. Em primeiro lugar, a presença de uma via aérea artificial permite que o ar que entra nos pulmões ignore o processo normal de umidificação das vias aéreas superiores. O segundo problema é que os fluxos mais elevados e em maiores volumes, em geral administrados durante a ventilação mecânica, requerem umidificação adicional para evitar o ressecamento da membrana intrapulmonar.

A pressão dentro do circuito do ventilador é continuamente monitorada para alertar os profissionais sobre pressões muito altas ou baixas nas vias aéreas. A pressão das vias aéreas é exibida de modo dinâmico no painel de controle do ventilador.

Tradicionalmente, os circuitos de ventilação incorporam recipientes especiais para coletar água da tubulação, evitando que a condensação do gás umidificado obstrua a tubulação. Entretanto, há pouco tempo, tornou-se comum a utilização de circuitos de ventilação aquecidos, contendo fios que atravessam as partes inspiratória e expiratória do circuito. Esses fios mantêm a temperatura do gás igual ou próxima à temperatura do corpo, reduzindo de forma significativa a condensação e a queda da umidade do gás, eliminando a necessidade de coletores de água no circuito. Alguns medicamentos, como os broncodilatadores ou corticoides, também podem ser nebulizados por meio de um dispositivo de geração de aerossóis localizado no lado inspiratório do circuito.

O circuito do ventilador é mantido fechado tanto quanto possível, a fim de evitar a interrupção da ventilação e a oxigenação do paciente, bem como para diminuir o potencial de pneumonias nosocomiais. Também se pode diminuir o risco de pneumonia nosocomial evitando-se mudanças frequentes no circuito do ventilador (ver Cap. 10, Sistema Respiratório).

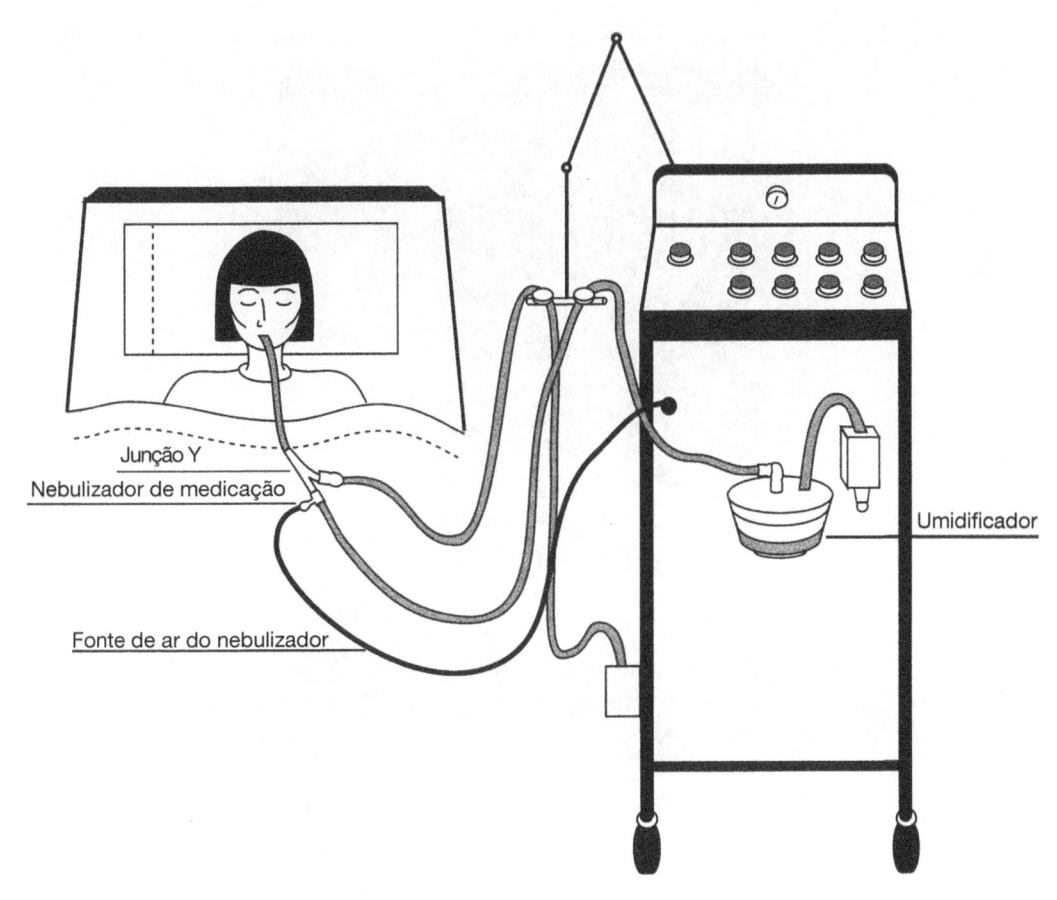

Figura 5.17 Configuração típica de um ventilador, em sistema de circuito fechado, com umidificador ligado a um tubo ET.

Painel de controle do ventilador

O painel de interface do usuário, ou painel de controle do ventilador, costuma incorporar três seções ou áreas básicas: (1) configurações de controle para o tipo e a quantidade de ventilação e oxigênio fornecidos; (2) configurações de alarme para especificar os limites superiores e inferiores desejados para os principais parâmetros ventilatórios; e (3) exibição dos parâmetros monitorados (Fig. 5.18). O número e a configuração desses controles e exibições variam de acordo com o modelo do ventilador, mas suas funções e princípios são, em essência, os mesmos.

Configurações de controle

A área de configurações de controle do painel do usuário permite ao médico definir modo de ventilação, volume, pressão, frequência respiratória, FiO$_2$, pressão positiva expiratória final (PEEP), sensibilidade ou esforço de disparo inspiratório e uma variedade de outras opções de fornecimento ventilatório (p. ex., taxa de fluxo inspiratório, padrão de onda inspiratória).

Ajuste dos alarmes

Os alarmes, que monitoram continuamente a função ventilatória, são essenciais para garantir a segurança e a efetividade da ventilação mecânica. Tanto os alarmes superiores quanto inferiores são definidos para identificar quando os parâmetros críticos variam além dos níveis desejados. Os alarmes comuns incluem VC expirado, volume-minuto expirado, FiO$_2$, frequência respiratória e pressões das vias aéreas (Tab. 5.10).

Apresentação visual

Os valores em geral mais exibidos a cada respiração são pressões nas vias aéreas, frequência respiratória, volume expirado e relação inspiração/expiração (I:E). As pressões nas vias aéreas são monitoradas durante a inspiração e a expiração, sendo frequentemente apresentadas como pico de pressão, pressão média e pressão ao final da expiração. A respiração realizada pelo ventilador produz pressões nas vias aéreas mais altas do que a respiração espontânea realizada pelo paciente (Fig. 5.19). A presença de PEEP é identificada por um valor positivo ao final da expiração, em vez de 0 cm H$_2$O. A observação cuidadosa das pressões das vias aéreas fornece ao médico uma grande quantidade de informações sobre o esforço respiratório do paciente, a sincronia com o ventilador e as alterações na complacência pulmonar.

A exibição do VC expirado pelo paciente reflete a quantidade de gás que é devolvido ao ventilador através do tubo expiratório a cada ciclo respiratório. Os volumes exalados são

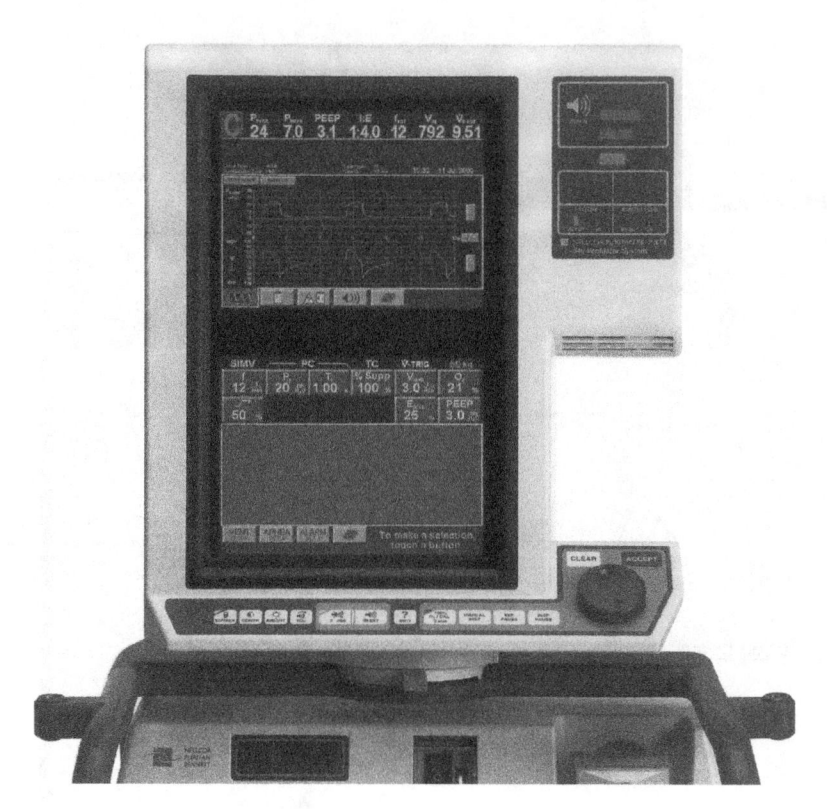

Figura 5.18 Painel de controle do ventilador. *(Com permissão de Nellcor Puritan Bennett, Inc., Pleasanton, CA.)*

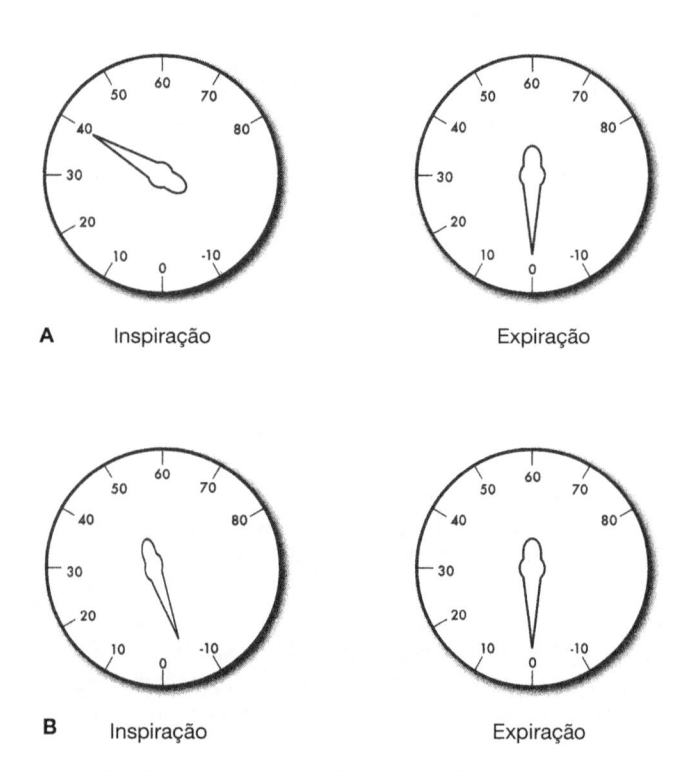

Figura 5.19 Alterações típicas do manômetro de pressão das vias aéreas durante uma respiração **(A)** em ventilação assistida e **(B)** espontânea (cm H_2O).

mensurados e exibidos a cada ciclo respiratório. Muitas vezes, exibe-se também o volume-minuto. O VC expirado nas respirações mandatórias assistidas pelo ventilador deve ser semelhante (± 10 %) à configuração do VC desejado selecionado no painel de controle. Entretanto, o VC da respiração espontânea, ou respirações parcialmente assistidas pelo ventilador, pode(m) ser diferente(s) do VC configurado.

Modos

Os modos de ventilação referem-se aos vários métodos diferentes que um ventilador utiliza para auxiliar a ventilação. Costumam ser geralmente classificados como invasivos (por meio de um tubo endotraqueal ou traqueostomia) ou não invasivos (por meio de uma interface facial ou nasal). Esses modos geram diferentes níveis de pressão nas vias aéreas, volumes e padrões respiratórios e, portanto, diferentes níveis de suporte. Quanto maior o suporte ventilatório, menor é o trabalho muscular realizado pelo paciente. Esse "esforço para respirar" varia consideravelmente em cada um dos modos de ventilação (ver Cap. 20, Conceitos Respiratórios Avançados: Modos de Ventilação).

Os diferentes modos de ventilação utilizados para o suporte ventilatório dependem do problema respiratório subjacente e das preferências clínicas. É realizada, a seguir, uma breve descrição dos modos básicos de ventilação mecânica. As aplicações dos modos de ventilação e modos mais com-

TABELA 5.10 ALARMES TRADICIONAIS DO VENTILADOR

Alarme de desconexão (Alarmes de baixa pressão ou baixo volume)

- É essencial que o médico seja logo notificado quando ocorrer a desconexão. Em geral, esse alarme é contínuo e disparado quando não detecta um nível de pressão inspiratória ou ventilação-minuto predeterminado. Quando há vazamentos no circuito, esse alarme pode ser ativado mesmo que o paciente ainda esteja recebendo uma porção da ventilação predefinida. Exame físico, monitores digitais e manômetros são úteis para encontrar a causa do disparo dos alarmes.

Alarmes de pressão

- Os *alarmes de alta pressão* são estabelecidos nos modos de ventilação a volume, para garantir a notificação de pressões que ultrapassem o limite selecionado. Esses alarmes são, em geral, ajustados 10 a 15 cm H_2O acima do pico de pressão inspiratória (PIP) habitual. Algumas causas para o disparo do alarme (costuma ser um alarme intermitente) incluem secreções, condensação nos tubos, mordida no tubo endotraqueal, aumento da resistência (i.e., broncoespasmo), diminuição da complacência (p. ex., edema pulmonar, pneumotórax) e compressão do tubo.
- Os *alarmes de baixa pressão* são usados para detectar desconexões, vazamentos no circuito e mudanças na complacência e na resistência. Em geral, são fixados 5 a 10 cm H_2O abaixo da PIP habitual, 1 a 2 cm H_2O abaixo da PEEP ou ambos.
- Os *alarmes de ventilação-minuto* podem ser utilizados para detectar desconexões ou alterações no padrão respiratório (frequência e volume). Costumam ser definidos alarmes de baixa ventilação-minuto e alta ventilação-minuto (geralmente 5-10 L/min acima e abaixo da ventilação-minuto-corrente). Quando está sendo utilizada a ventilação com pressão de suporte (PSV) independente, esse alarme pode ser o único alarme sonoro disponível em alguns ventiladores.
- *Alarmes de FiO_2.* A maioria dos novos ventiladores fornece alarmes acima e abaixo da FiO_2 selecionada; são definidos 5% acima e abaixo dessa FiO_2 determinada.
- *Silêncio de alarme ou pausa.* Uma vez que é essencial que os alarmes fiquem ativados o tempo todo, os fabricantes de ventiladores apresentam opções embutidas de silêncio ou pausa, para que os profissionais possam silenciar os alarmes temporariamente por períodos curtos (i.e., 20 segundos). Os ventiladores "reiniciam" automaticamente os alarmes. Os alarmes fornecem proteção importante para os pacientes em uso de ventilação mecânica. No entanto, a seleção de limiares inadequados diminui sua utilidade. Quando os limiares são demasiadamente restritivos, os alarmes disparam sem necessidade e com frequência. Os alarmes muito complacentes, por sua vez (limites amplos), não permitem uma avaliação precisa e oportuna.

Originalmente escrita e retirada de Burns SM. Mechanical ventilation and weaning. In: Kinney MR, et al, eds. AACN Clinical Reference for Critical Care Nursing, 4th ed. St Louis: Mosby; 1998.

plexos são discutidos no Capítulo 20, Conceitos Respiratórios Avançados: Modos de Ventilação.

Ventilação controlada

O modo de ventilação controlada garante que o paciente receba um número e volume predeterminado de respirações por minuto (rpm). Nessa modalidade de ventilação, não se deseja nenhum desvio da frequência respiratória ou configurações de VC. Em geral, o paciente está sedado e/ou paralisado com agentes bloqueadores neuromusculares (ver Cap. 6, Manejo da Dor, Sedação e Bloqueio Neuromuscular). As pressões das vias aéreas, o fornecimento de VC e o padrão respiratório normalmente observado na ventilação controlada são mostrados na Figura 5.20A. Todas as ondas inspiratórias aparecem em um padrão regular e aparentam a mesma configuração. A ausência de deflexões nas ondas antes da inspiração indica que a respiração foi iniciada pelo ventilador, e não pelo paciente.

Ventilação assistido-controlada

O modo de ventilação assistido-controlada garante que um número e volume predeterminado de respirações sejam fornecidos pelo ventilador a cada minuto, caso o paciente não inicie a respiração na frequência predeterminada ou superior. Se o paciente tenta iniciar a respiração em uma frequência superior ao valor mínimo estabelecido, o ventilador realiza a respiração espontaneamente iniciada no VC prescrito; o paciente pode determinar sua frequência total (Fig. 5.20B). O trabalho respiratório com essa modalidade é variável (veja o Cap. 20, Conceitos Respiratórios Avançados: Modos de Ventilação).

A ventilação assistido-controlada é, muitas vezes, utilizada logo que o paciente é intubado (porque as necessidades de ventilação-minuto podem ser determinadas pelo paciente), para suporte ventilatório de curto prazo (como pós-anestesia) e como modo de suporte quando são necessários altos níveis de suporte ventilatório. Pode ocorrer hiperventilação nessa modalidade, em situações nas quais o paciente aumenta sua frequência respiratória espontânea por motivos não respiratórios (p. ex., dor, disfunções do SNC). O aumento do volume-minuto pode resultar em alcalose respiratória potencialmente perigosa. Nessas situações, pode ser necessária a mudança para um modo diferente de ventilação ou o uso da sedação.

Ventilação mandatória intermitente sincronizada

A ventilação mandatória intermitente sincronizada (SIMV) é uma modalidade de ventilação que garante que um determinado número de respirações seja entregue a cada minuto, em um VC selecionado. Qualquer respiração adicional iniciada pelo paciente é permitida, mas, ao contrário do modo assistido-controlado, esses ciclos não são entregues pelo ventilador. O paciente está autorizado a respirar de forma espontânea, na profundidade e no ritmo desejado, até o momento da próxima respiração assistida pelo ventilador, ou mandatória. As respirações mandatórias são sincronizadas com o esforço inspiratório do paciente, se presente, otimizando a sincronia paciente-ventilador. As respirações espontâneas realizadas durante a SIMV ocorrem com a mesma FiO_2 que as respirações mandatórias (Fig. 5.20C).

A SIMV é uma modalidade de ventilação mecânica bastante utilizada. Originalmente designada como uma modalidade para o desmame gradual da ventilação mecânica, o uso de alta frequência em SIMV pode fornecer total suporte ventilatório. A redução do número de respirações mandatórias permite que o paciente retome aos poucos a responsabilidade de respirar espontaneamente. A SIMV pode ser utilizada para indicações similares às do modo assistido-controlado, bem como para o desmame do paciente do suporte ventilatório mecânico.

O trabalho respiratório com essa modalidade de ventilação depende do VC e da frequência de respiração espontânea. Quando as respirações mandatórias intermitentes fornecem a maior parte do volume-minuto, o trabalho respiratório do paciente pode ser menor do que quando a respiração espontânea constitui a maior proporção do volume-minuto.

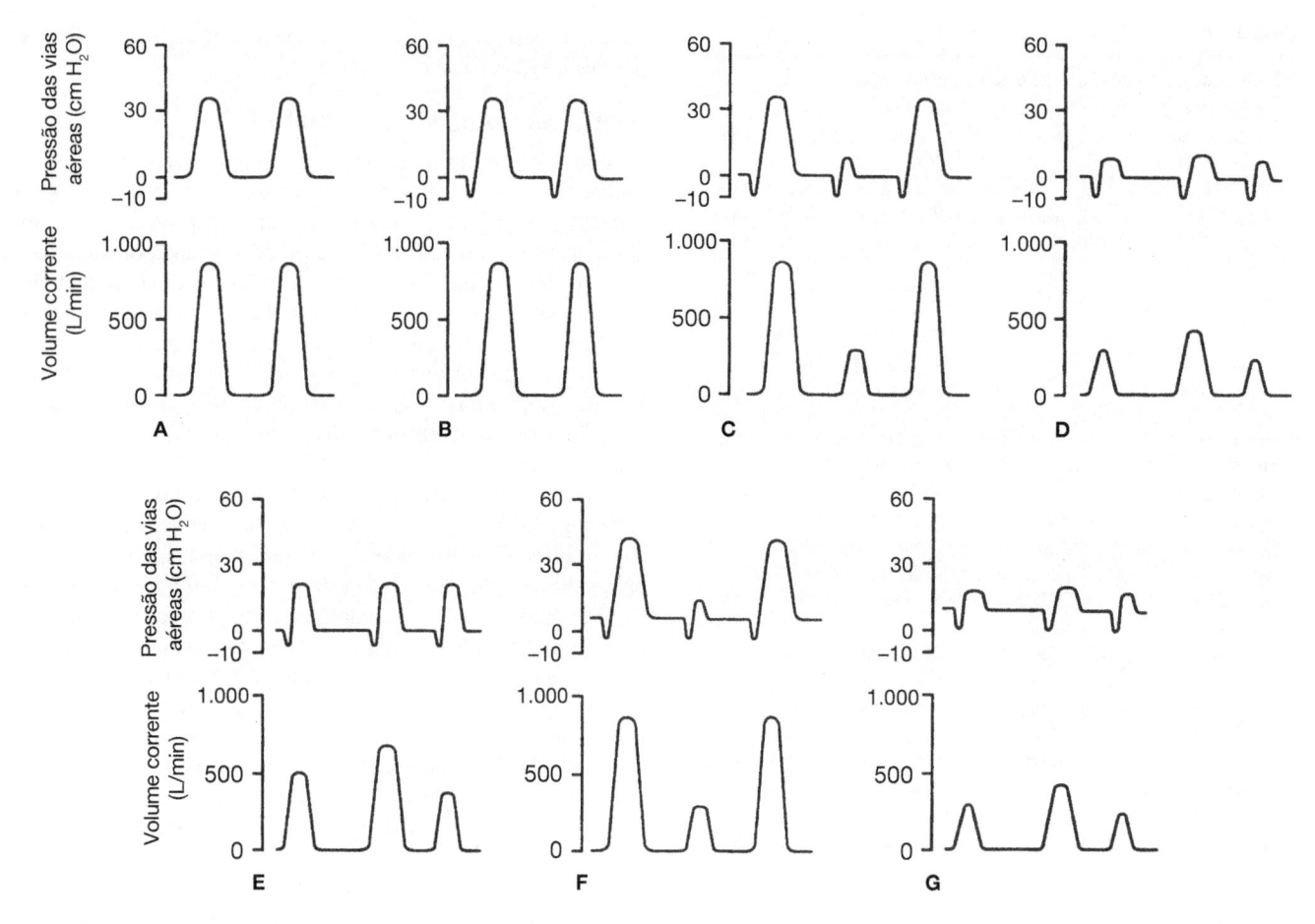

Figura 5.20 Pressões nas vias aéreas, volume corrente (VC) e padrões respiratórios nos diferentes modos de ventilação mecânica. **(A)** Ventilação controlada. **(B)** Ventilação assistido-controlada. **(C)** SIMV. **(D)** Respiração espontânea. **(E)** Pressão de suporte. **(F)** PEEP com SIMV. **(G)** CPAP. *(Retirada de Dossey B, Guzzetta C, Kenner C. Critical Care Nursing: Body-Mind-Spirit. Philadelphia: JB Lippincott; 1992:225.)*

Embora existam fortes preconceitos médicos e institucionais quanto ao uso da SIMV ou de outros modos de suporte ventilatório, existem poucos dados para esclarecer qual o melhor modo de ventilação. É necessária uma observação atenta das respostas fisiológicas e psicológicas à modalidade ventilatória; devem ser considerados os estudos a respeito dos meios alternativos, se justificados.

Respiração espontânea

Muitos ventiladores têm um modo que permite ao paciente respirar de modo espontâneo, sem suporte ventilatório (Fig. 5.20D). Isso é semelhante a colocar o paciente em um tubo T, mas há a vantagem de fornecer um acompanhamento contínuo do volume expirado, das pressões das vias aéreas e outros parâmetros. Todo o trabalho respiratório é realizado pelo paciente durante a respiração espontânea. Na verdade, o uso do ventilador em vez do tubo T durante a respiração espontânea pode aumentar ligeiramente o trabalho respiratório. Isso ocorre por causa do trabalho muscular inspiratório adicional que é necessário para disparar a entrega do fluxo de cada respiração espontânea. A quantidade de trabalho adicional exigido varia de acordo com os diferentes modelos de ventilador. Em algumas situações, a remoção do paciente do ventilador para o desmame pode resultar em diminuição do trabalho respiratório.

Esse modo de ventilação é, muitas vezes, identificado no ventilador como CPAP, *flow-by,* ou espontâneo (SPONT). A pressão positiva contínua nas vias aéreas (CPAP) tem configuração de uma respiração espontânea com a adição de PEEP durante o ciclo respiratório (ver a seguir). Se não tiver sido aplicado PEEP, a configuração do CPAP é similar à da respiração espontânea.

Alguns ventiladores têm um complemento adicional que compensa a resistência secundária ao diâmetro do tubo endotraqueal, que é chamado de compensação automática do tubo (CAT). A CAT pode ser utilizada com suporte ventilatório ou isoladamente com respiração espontânea.

Pressão de suporte

A pressão de suporte (PS) é um tipo de respiração espontânea, disponível nos modos SIMV e SPONT, que mantém uma pressão positiva predeterminada durante a inspiração espontânea (Fig. 5.20E). O volume de ar entregue pelo ventilador durante cada inspiração varia, dependendo do nível de pressão de suporte e da demanda do paciente. Quanto maior o nível de pressão de suporte, maior é a quantidade de ar entregue a cada respiração. Níveis mais elevados de pressão de suporte podem aumentar o VC espontâneo e diminuir o trabalho respiratório associado à respiração espontânea. Em níveis baixos de suporte, é utilizado sobretudo para superar a resistência das vias aéreas causada pela respiração pela via aérea artificial e do circuito respiratório. A pressão das vias aéreas obtida durante uma respiração com pressão de suporte é o resultado da pressão de suporte ajustada mais o nível de PEEP selecionado.

PEEP/CPAP

A PEEP é empregada em conjunto com qualquer um dos modos ventilatórios para ajudar a estabilizar o volume pulmonar alveolar e melhorar a oxigenação (Fig. 5.20F,G). A aplicação de pressão positiva nas vias aéreas durante a expiração pode manter os alvéolos abertos e evitar o colabamento precoce durante a expiração. A complacência pulmonar e a relação ventilação-perfusão são, muitas vezes, melhoradas por meio da prevenção do colabamento alveolar precoce. Se o "recrutamento" alveolar não for necessário, e for aplicada PEEP/CPAP excessiva, pode ocorrer comprometimento hemodinâmico ou respiratório adverso.

A PEEP/CPAP é indicada em caso de hipoxemia, que é secundária à lesão pulmonar difusa (p. ex., SDRA, pneumonite intersticial). Níveis de PEEP/CPAP de 5 cm Hg ou menos são utilizados com frequência para fornecer uma "PEEP fisiológica". A presença da via aérea artificial permite que a pressão intratorácica caia a zero, o que está abaixo do nível normal da pressão intratorácica no final da expiração (+ 2 ou + 3 cm H_2O).

O uso de PEEP pode aumentar o risco de barotrauma, devido a maior média e pico de pressão nas vias aéreas durante a ventilação, principalmente quando as pressões de pico são superiores a 40 cm H_2O. O retorno venoso e DC também podem ser afetados por essas altas pressões. Se o DC diminui com o início da PEEP/CPAP e a oxigenação é melhorada, um bólus de líquido pode corrigir a hipovolemia. Outras complicações da PEEP/CPAP são aumento na pressão intracraniana, diminuição da perfusão renal, congestão hepática e piora de *shunts* intracardíacos.

Pressão positiva nas vias aéreas binível

A pressão positiva nas vias aéreas binível (i.e., BiPAP) é um modo não invasivo de ventilação que combina dois níveis de pressão positiva (PEEP e PSV) por meio de uma máscara facial, máscara nasal (mais comum) ou máscara nasal *pillow*. O ventilador é projetado para compensar os vazamentos na instalação, mas, às vezes, é utilizada uma fita no queixo, para evitar vazamentos excessivos ao redor da boca. Essa forma de terapia pode ser muito trabalhosa, em especial quando utilizada para evitar a reintubação após a extubação. A ventilação com máscara facial completa deve ser utilizada com cautela, porque o potencial de aspiração é elevado. Se esse for o método escolhido, o paciente deve ser capaz de remover a máscara rapidamente em caso de náusea ou vômito iminente. Os pacientes enfraquecidos e com secreção excessiva não são bons candidatos à ventilação BiPAP.

Diversas opções estão disponíveis com o BiPAP; incluem um modo espontâneo, no qual o paciente inicia toda a pressão, com suporte respiratório; uma opção espontânea cronometrada, semelhante à PSV, com uma taxa de *backup* (alguns fabricantes chamam-na de A/C); e um modo controlado. O modo controlado requer seleção de uma taxa de controle e tempo inspiratório.

O BiPAP é usado com sucesso em uma ampla variedade de pacientes em cuidados progressivos, como aqueles com apneia do sono, alguns pacientes com síndromes de hipoventilação crônica e também para evitar a intubação e reintubação após a extubação. Pode ser útil em pacientes com DPOC e insuficiência cardíaca congestiva, sobretudo porque esses pacientes costumam apresentar dificuldade no desmame da ventilação mecânica convencional, devido a sua doença subjacente. Os resultados dos estudos também demonstram que os pacientes imunodeprimidos podem ter melhores resultados com a ventilação mecânica não invasiva.

Complicações

O uso da ventilação mecânica pode gerar complicações significativas, que podem ser classificadas como associadas à resposta do paciente à ventilação mecânica ou as decorrentes de mau funcionamento do ventilador. Embora a abordagem para minimizar ou tratar as complicações da ventilação mecânica esteja relacionada com a causa subjacente, é fundamental que seja realizada a avaliação frequente do paciente, dos equipamentos de ventilação e da resposta do paciente ao suporte ventilatório. Muitos profissionais participam das atividades para avaliar o paciente e o ventilador, mas a responsabilidade final de garantir o suporte ventilatório contínuo ao paciente recai no enfermeiro de terapia intensiva. É essencial que os indicadores clínicos sejam criticamente avaliados, como pH, $PaCO_2$, PaO_2, SpO_2, frequência cardíaca, pressão arterial e assim por diante, em conjugação com o estado do paciente e parâmetros ventilatórios, diminuindo, assim, as complicações associadas a essa tecnologia tão complexa.

Reação do paciente

Comprometimento hemodinâmico

As alterações da pressão intratorácica normal durante a respiração espontânea são negativas durante todo o ciclo ventilatório. A pressão intrapleural varia entre cerca de +5 cm H_2O durante a expiração até −8 cm H_2O na inspiração. Essa diminuição da pressão intrapleural na inspiração facilita a ventilação pulmonar e o retorno venoso. A flutuação da pressão torácica durante a ventilação com pressão positiva é oposta à que ocorre durante a respiração espontânea. A pressão intratorácica média é, geralmente, positiva, aumentando durante a inspiração e diminuindo na expiração. O uso de ventilação com pressão positiva aumenta a pressão de pico das vias aéreas durante a inspiração, que, por sua vez, aumenta a média das pressões das vias aéreas. Esse aumento da média das pressões das vias aéreas pode impedir o retorno venoso ao átrio direito, diminuindo, assim, o DC. Em alguns pacientes, essa redução no DC pode ser clinicamente significativa, levando a aumento da frequência cardíaca e diminuição da pressão arterial e perfusão de órgãos vitais.

Sempre que for utilizada a ventilação mecânica ou quando forem feitas alterações no ventilador, é importante avaliar a resposta cardiovascular do paciente. Os métodos de manejo do comprometimento hemodinâmico incluem aumento da pré-carga do coração (p. ex., administração de fluidos) e diminuição das pressões exercidas nas vias aéreas durante a ventilação mecânica ao assegurar as técnicas adequadas de manejo das vias aéreas (aspiração, posicionamento, etc.) e pela criteriosa aplicação de adjuntos ao ventilador, que possam aumentar as pressões de ventilação. As estratégias de ventilação que empregam diferentes modos e tipos respiratórios podem ser úteis no manejo das pressões nas vias aéreas e são discutidas no Capítulo 20, Conceitos Respiratórios Avançados: Modos de Ventilação.

Barotrauma e volutrauma

O *barotrauma* consiste nos danos ao sistema pulmonar devido à ruptura alveolar, decorrente de pressões excessivas nas vias aéreas ou de hiperdistensão dos alvéolos. O gás alveolar entra nas estruturas pulmonares intersticiais causando pneumotórax, pneumomediastino, pneumoperitôneo ou enfisema subcutâneo. O potencial para pneumotórax e colapso cardiovascular exige um manejo rápido do pneumotórax e deve ser considerado sempre que as pressões das vias aéreas aumentarem de forma aguda, os ruídos respiratórios estiverem diminuídos unilateralmente ou houver queda abrupta na pressão arterial. Os pacientes com doenças obstrutivas das vias aéreas (p. ex., asma, broncoespasmo), doença pulmonar desigualmente distribuída (p. ex., pneumonia lobar) ou pulmões hiperaerados (p. ex., enfisema pulmonar) têm alto risco de barotrauma. As técnicas para diminuir a incidência de barotrauma incluem uso de pequenos VC, uso cauteloso da PEEP, prevenção de pressões elevadas nas vias aéreas e desenvolvimento de auto-PEEP em pacientes de alto risco.

O *volutrauma* descreve o dano alveolar que resulta das altas pressões decorrentes do grande volume de ventilação em pacientes com SDRA. Diferentemente do barotrauma, esse dano resulta em fraturas alveolares e infiltração (não SDRA, SDRA; ver Cap. 20, Conceitos Respiratórios Avançados: Modos de Ventilação).

A *auto-PEEP* ocorre quando a respiração entregue é expirada de forma incompleta antes do início da próxima inspiração. Esse gás aprisionado aumenta os volumes pulmonares totais, elevando inadvertidamente a pressão expiratória final nos alvéolos. A presença de auto-PEEP aumenta o risco de complicações da PEEP. Os pacientes com DPOC (p. ex., asma, enfisema) ou alta frequência respiratória (que estejam em uso de ventilador) apresentam risco aumentado para o desenvolvimento da auto-PEEP.

A auto-PEEP, também denominada *PEEP intrínseca*, é difícil de diagnosticar, uma vez que não pode ser observada nas pressões das vias aéreas ao final da expiração. A técnica de avaliação da auto-PEEP varia de acordo com os diferentes modelos e modos ventilatórios, mas costuma envolver a mensuração da pressão da via aérea próxima à via aérea artificial durante a oclusão do circuito expiratório do ventilador no final da expiração. A auto-PEEP pode ser minimizada por:

- Maximização do tempo expiratório (p. ex., aumentar as taxas de fluxo inspiratório)
- Diminuição das obstruções do fluxo expiratório (p. ex., utilizando tubos ET de maior diâmetro, eliminando broncoespasmo e secreções)
- Evitando-se a hiperventilação

Pneumonia associada à ventilação mecânica

A pneumonia associada à ventilação mecânica (PAVM) é uma complicação frequente e está associada a um aumento na morbidade e na mortalidade do paciente. A prevenção objetiva evitar a colonização e a subsequente aspiração de bactérias para o trato respiratório inferior. Acredita-se que a elevação da cabeceira do leito e o ato de evitar a distensão gástrica excessiva ajudam a minimizar a ocorrência de aspiração. Um tubo ET especialmente planejado (Fig. 5.21) incorpora um lúmen exclusivo para a aspiração sobre o balonete do tubo, o que permite a aspiração contínua ou intermitente de secreções subglóticas agrupadas acima do balonete. A remoção das secreções acumuladas pode ser particularmente útil antes da desinsuflação ou manipulação do balonete. Estudos têm demonstrado que a aplicação de aspiração contínua das secreções subglóticas pode prevenir ou retardar o aparecimento da PAVM. Além disso, novas pesquisas mostraram que o uso de protocolos de cuidado com a cavidade oral, incluindo a escovação dos dentes para remover bactérias, pode ser um complemento importante para a prevenção da PAVM.

Balanço hídrico positivo e hiponatremia

A hiponatremia é uma ocorrência comum após a colocação da ventilação mecânica; desenvolve-se a partir de vários fatores, incluindo aplicação de PEEP, umidificação dos gases inspirados, administração de fluidos hipotônicos e diuréticos e aumento dos níveis circulantes de hormônio antidiurético.

Hemorragia digestiva superior

A hemorragia digestiva superior pode ser secundária a úlcera ou gastrite. A prevenção de hemorragias por estresse exige a garantia da estabilidade hemodinâmica, administração de inibidores da bomba de prótons, antagonistas dos receptores H_2, antiácidos ou agentes citoprotetores, conforme o caso (ver Cap. 7, Farma-

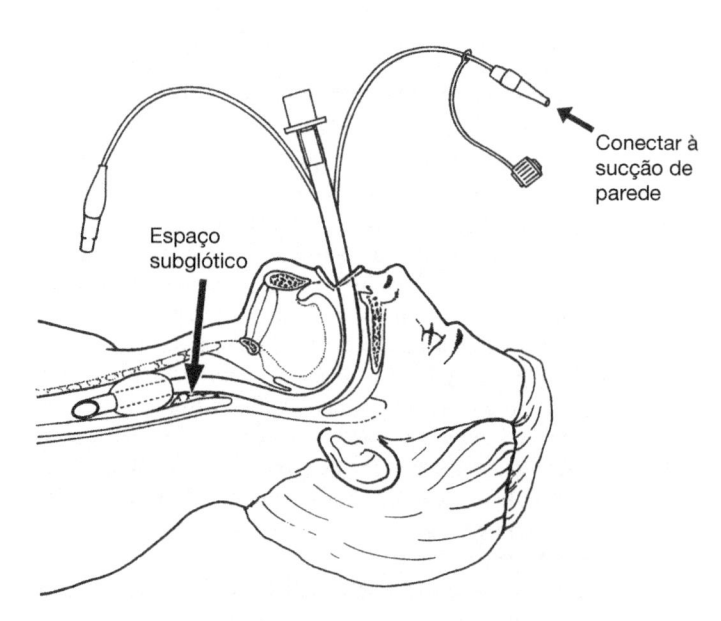

Figura 5.21 Tubo endotraqueal com balonete, com lúmen exclusivo para aspiração contínua de secreções subglóticas acumuladas imediatamente acima do balonete do tubo. *(Com permissão de Nellcor Puritan Bennett Inc., Pleasanton, CA.)*

cologia, e Cap. 14, Sistema Digestório, para discussões a respeito da profilaxia digestiva).

Funcionamento inadequado do ventilador

Embora raros, os problemas relacionados ao funcionamento inadequado dos ventiladores mecânicos podem ter consequências devastadoras para os pacientes. Muitos dos sistemas de alarme dos ventiladores são projetados para alertar os profissionais sobre o funcionamento indevido dos sistemas de ventilação. Esses sistemas de alarme devem estar sempre ativados para que disparem quando houver problemas de funcionamento do ventilador; devem ser rapidamente identificados e corrigidos, evitando eventos desagradáveis para o paciente (Tab. 5.10).

Muitos dos "problemas" identificados com o equipamento de ventilação mecânica estão, na verdade, relacionados a instalação ou uso inadequado dos dispositivos. Exemplos de algumas ocorrências relacionadas ao operador são circuitos de ventilador não corretamente conectados, sistemas de alarmes definidos de modo inadequado ou parâmetros ventilatórios inadequados para determinada condição clínica.

No entanto, há ocasiões em que os sistemas de ventilação não funcionam de forma correta. Exemplos de mau funcionamento do ventilador incluem mecanismos de válvulas travando e obstruindo o fluxo de gás, fornecimento de ar insuficiente ou excessivo, falhas eletrônicas no circuito em ventiladores microprocessadores, falhas no desligamento completo e picos ou falhas no fornecimento de energia do local.

A abordagem mais importante em relação ao funcionamento inadequado do ventilador é manter um elevado nível de vigilância para determinar se estão funcionando bem. Algumas das medidas mais importantes para evitar problemas ao paciente incluem: garantir que os sistemas de alarme estejam definidos de modo adequado durante todo o tempo; realizar com frequência uma avaliação de rotina do funcionamento do ventilador; e dispor de equipe capacitada. Além disso, sempre que se suspeitar de mau funcionamento do ventilador, o paciente deve ser logo removido do aparelho; devem ser fornecidas ventilação e oxigenação temporária com um reanimador manual ou outro ventilador até que o problema seja resolvido. Qualquer mudança súbita no estado respiratório ou cardiovascular do paciente alerta o médico de que talvez haja um possível problema de mau funcionamento do ventilador.

Desmame da ventilação mecânica de curto prazo

O processo de transição do paciente dependente da ventilação mecânica para a respiração espontânea sem assistência é chamado de desmame da ventilação mecânica. É um período no qual se reduz o nível de suporte ventilatório para a oxigenação e a ventilação, gradual ou abruptamente, enquanto se monitora a resposta do paciente à retomada da respiração espontânea. O desmame é considerado completo, ou bem-sucedido, quando o paciente é capaz de respirar de modo espontâneo por 24 a 48 horas. Muitas vezes, a remoção da via aérea artificial ocorre antes do tempo, se os profissionais estiverem otimistas de que o estado respiratório do paciente não se deteriorará. A grande maioria dos pacientes intubados e ventilados por curtos períodos (< 72 horas) é desmamada com sucesso em 2 a 8 horas. Entretanto, quase 20% dos pacientes necessitam de maiores períodos para concluir com êxito o processo de desmame; alguns são incapazes de respirar sem ventilação mecânica. O Capítulo 20, Conceitos Respiratórios Avançados: Modos de Ventilação, apresenta informações sobre o desmame do paciente que necessita de ventilação mecânica de longo prazo.

O desmame ocorre quando o distúrbio pulmonar subjacente que levou à ventilação mecânica é resolvido e o paciente está alerta e capaz de proteger suas vias aéreas. Atrasos desnecessários no desmame da ventilação mecânica aumentam a probabilidade de complicações, como lesão pulmonar induzida pelo ventilador, pneumonia, desconforto e aumento nos custos de internação. Assim, são incentivadas tentativas agressivas e oportunas de desmame.

Etapas do processo de desmame

Avaliação de prontidão

O preparo para o desmame da ventilação mecânica de curto prazo (VMCP) pode ser avaliado por uma grande variedade de critérios (ver Cap. 20, Conceitos Respiratórios Avançados: Modos de Ventilação). No entanto, em grande parte das instituições, a avaliação de preparo para o desmame inclui apenas três ou quatro critérios para a maioria dos pacientes em uso de ventilação de curto prazo. Alguns exemplos são:

- GA dentro dos limites de normalidade, com assistência ventilatória em quantidade mínima a moderada ($FiO_2 \leq 0,50$; ventilação-minuto ≤ 10 L/min; PEEP ≤ 5 cm H_2O)
- Pressão inspiratória negativa ≤ -20 cm H_2O
- VC espontâneo ≥ 5 mL/kg
- Capacidade vital ≥ 10 mL/kg
- Frequência respiratória < 30 rpm
- Índice de respiração rápida e superficial espontâneo < 100 a 105

Após a seleção do método de desmame (ver discussão a seguir), a tentativa real de desmame pode começar. É importante preparar adequadamente o paciente e o ambiente de terapia intensiva, a fim de maximizar as chances de sucesso do procedimento (Tab. 5.11). As intervenções incluem explicar bem o procedi-

---

TABELA 5.11 ESTRATÉGIAS PARA FACILITAR O DESMAME

- Explique o procedimento de desmame ao paciente/família e mantenha a comunicação durante todo o procedimento.
- Posicione o paciente de modo a maximizar o esforço ventilatório (sentado na cama ou na cadeira).
- Administre analgésicos para aliviar a dor e sedativos para controlar a ansiedade, se necessário.
- Permaneça com o paciente durante o processo de desmame e/ou esteja muito vigilante.
- Avalie com frequência a resposta do paciente à tentativa de desmame.
- Evite esforço físico desnecessário, procedimentos dolorosos e/ou transportes durante a tentativa de desmame.
- Maximize o ambiente físico, de modo a torná-lo propício ao desmame (p. ex., temperatura, ruído, distrações).

mento ao paciente, posicionar e medicar para melhorar os esforços ventilatórios e evitar atividades desnecessárias durante o procedimento. Ao longo do período de desmame, é essencial que se monitore continuamente os sinais e sintomas de desconforto respiratório ou de fadiga (Tab. 5.12). Muitos desses indicadores são sutis, mas a monitoração cuidadosa dos níveis basais antes do desmame e durante toda a tentativa fornece indicadores objetivos a respeito da necessidade de retorno do paciente a níveis prévios de suporte ventilatório.

A necessidade de interromper por um período o processo de desmame não é vista como um fracasso, nem denominada com esse termo. Em vez disso, sugere-se que mais tempo deva ser fornecido para que se garanta o sucesso. Entretanto, é necessária uma avaliação completa dos vários motivos que impossibilitaram o desmame. A análise e a avaliação de pacientes que requerem ventilação mecânica por mais de 72 horas são discutidas em detalhes no Capítulo 20, Conceitos Respiratórios Avançados: Modos de Ventilação.

Tentativas de desmame

Em geral, são realizados testes de desmame em pacientes em ventilação mecânica de curto prazo realizando-se tentativas de respiração espontânea (TRE) no tubo T ou CPAP. Na maioria dos casos, a duração da TRE é de, pelo menos, 30 minutos, mas não mais do que 120 minutos. Alguns preferem baixos níveis de pressão de suporte para as tentativas. A decisão de extubação é realizada com a conclusão de um teste bem-sucedido. A necessidade de reintubação não é incomum e está associada a um aumento da mortalidade. Assim, devem ser evitadas tentativas prematuras de extubação. Alguns sugerem que a ventilação não invasiva por meio de máscara facial ou nasal pode ser útil para pacientes com insuficiência respiratória após a extubação. No entanto, um estudo multicêntrico internacional recente demonstrou que esse tratamento não impede a necessidade de reintubação nem reduz a mortalidade nesses casos.

Métodos

Estão disponíveis diversos métodos de desmame da ventilação mecânica. Até o momento, as pesquisas relacionadas a essas técnicas não identificaram claramente um método ideal para o desmame da ventilação mecânica de curto prazo. Entretanto, a maioria das instituições utiliza uma ou duas abordagens de rotina. Diversos ensaios clínicos randomizados recém-publicados demonstraram que os resultados dos pacientes tratados por protocolos clínicos conduzidos por não profissionais tiveram melhores resultados do que os tratados com os cuidados tradicionais dirigidos pelo médico. A maioria dos especialistas em desmame acredita que, em pacientes em uso de ventilação mecânica de curto prazo, o método hoje utilizado para desmamar o paciente é menos importante para o sucesso do desmame do que o uso de uma estratégia baseada em protocolo individualizado, aplicado de forma consistente.

- *SIMV*: Um dos métodos mais antigos populares de desmame usa o modo SIMV. Ao se diminuir aos poucos o número de respirações mandatórias emitidas pelo ventilador, o paciente realiza mais trabalho respiratório, aumentando a respiração espontânea. As vantagens do modo SIMV são a presença de alarmes configurados para alertar os profissionais quando ocorrem problemas na ventilação e a garantia de uma quantidade mínima de ventilação-minuto. Já a desvantagem é que cada respiração espontânea requer um trabalho respiratório adicional para abrir a válvula de demanda do fluxo de gás para a respiração. Dependendo do tipo de ventilador, esse aumento do trabalho respiratório é considerado relativamente pequeno e não interfere na maioria das tentativas de desmame de curto prazo. A SIMV é utilizada de modo isolado ou em conjunto com uma pressão de suporte (SIMV + PS).

- *Tubo T ou blow-by*: O método de desmame pelo tubo T envolve a remoção do paciente do ventilador mecânico colocando uma fonte de oxigênio na via aérea artificial com um tubo T para a tentativa de respiração espontânea (Fig. 5.15C). Não há suporte ventilatório nesse dispositivo, com o paciente respirando espontaneamente todo o tempo em que estiver conectado. A vantagem desse método de desmame é que a resistência à respiração é baixa, porque não há válvulas especiais que precisem ser abertas para iniciar o fluxo de gás. Outra vantagem apresentada é a rápida avaliação da capacidade do paciente de respirar de forma espontânea. A limitação dessa tentativa é que pode causar sobrecarga muscular respiratória e fadiga. Quando isso ocorre, em geral aparece no início da tentativa de respiração espontânea, de modo que o paciente deve ser monitorado com cuidado durante os primeiros minutos. Outras desvantagens do tubo T são que a terapia com PEEP não pode ser mantida e que há poucos alarmes ou sistemas de *backup* para auxiliar o paciente se a ventilação estiver inadequada. É fundamental reconhecer que essa técnica depende do médico para controlar os sinais e os sintomas de dificuldade respiratória e fadiga. Muitas vezes, a FiO_2 é aumentada em pelo menos 10% em relação à FiO_2 ajustada no ventilador, para evitar a hipoxemia decorrente do menor VC da respiração espontânea. Os pacientes que fracassam na tentativa de respiração espontânea devem receber um suporte ventilatório estável, não fatigante e confortável para descansar após a tentativa.

- *CPAP*: O uso do ventilador para permitir períodos de respiração espontânea sem respirações mandatórias, semelhante ao tubo T, pode ser feito com a CPAP. Com essa abordagem, os sistemas de alarme do ventilador podem ser utilizados para monitorar frequência e volume respiratório espontâneos; se necessário, pode ser aplicada uma pequena quantidade de pressão contínua (5 cm

---

TABELA 5.12 INDICADORES CLÍNICOS DA NECESSIDADE DE INTERROMPER A TENTATIVA DE DESMAME

- Dispneia
- Aumento da frequência respiratória, frequência cardíaca ou PA
- Respirações superficiais ou redução no VC espontâneo
- Uso de musculatura acessória
- Ansiedade
- Deterioração, em caso de ↓ na $PaCO_2$, PaO_2, SpO_2 e/ou pH

H₂O). A desvantagem dessa abordagem, semelhante ao modo SIMV, é que o trabalho respiratório resultante da necessidade de abrir a válvula de demanda para receber o fluxo de gás para a respiração é maior do que com o tubo T. Para a maioria dos pacientes, esse leve trabalho respiratório adicional provavelmente não seja um fator crítico para sucesso ou fracasso do desmame, a menos que a tentativa seja muito prolongada. Se necessário, também pode ser adicionado um baixo nível de pressão de suporte (p. ex., 5 a 7 cm H_2O) para compensar essa sobrecarga (CPAP + PS).

- *Pressão de suporte*: Outro método de desmame da ventilação é a utilização da ventilação com pressão de suporte (PS). Com esse método, o paciente pode respirar espontaneamente no ventilador com uma pequena "ajuda" deste para aumentar sua respiração espontânea. Essa técnica supera um pouco da resistência respiratória associada aos tubos ET e válvulas de demanda. A principal desvantagem de tal abordagem é que os profissionais podem subestimar o grau de suporte para a respiração espontânea fornecida por esse método e interromper de modo prematuro o processo de desmame. Consulte o Capítulo 20, Conceitos Respiratórios Avançados: Modos de Ventilação, para uma explicação mais detalhada a respeito da ventilação com pressão de suporte e desmame.

Desmame da ventilação mecânica de longo prazo

Em contraste com pacientes que necessitam de ventilação mecânica de curto prazo (< 3 dias), os pacientes que utilizam ventilação mecânica de longo prazo (definida como > 3 dias) podem levar semanas ou até meses para desmamar do ventilador. Nesses pacientes em ventilação mecânica de longo prazo (VMLP), o processo de desmame varia e é constituído de quatro estágios. O primeiro estágio é marcado pela instabilidade e pela alta exigência de suporte ventilatório. No segundo estágio, chamado de estágio pré-desmame, muitos fatores fisiológicos continuam a exigir atenção, e o estado geral do paciente pode variar. As necessidades ventilatórias são menores, e são realizados ajustes para manter a oxigenação e a condição acidobásica, bem como para proporcionar condicionamento muscular respiratório. O terceiro estágio, ou desmame, ocorre quando o paciente está estável, sendo possível uma progressão rápida com a tentativa de desmame. Por fim, o último estágio é chamado de estágio de resultado, que consiste em extubação, suporte ventilatório parcial ou total.

A ventilação mecânica de longo prazo está associada a altas taxas de morbidade e mortalidade; as instituições têm custos aumentados com pacientes em ventilação mecânica de longo prazo, já que o repasse raras vezes cobre os custos associados. Como resultado, profissionais, pesquisadores e instituições estão interessados em testar métodos de prestação de cuidados que melhorem os resultados clínicos e financeiros dos pacientes. As pesquisas na área de desmame oferecem orientações aos clínicos que trabalham com tais pacientes. As discussões a seguir sobre desmame da VMLP focam em avaliação para desmame, planejamento, métodos e modos de desmame, incluindo abordagens institucionais abrangentes.

Avaliação para o desmame

Tradicionalmente, a decisão sobre quando iniciar o processo de desmame ocorre tão logo a condição que exige a ventilação mecânica melhore ou seja resolvida. Durante essa fase pré-desmame, são considerados outros fatores que contribuem para a possibilidade de desmame antes de realizar uma tentativa. Antes, preditores de desmame "tradicionais" eram utilizados na tentativa de determinar o momento ideal para a extubação. Mais recentemente, pesquisadores combinaram elementos pulmonares para melhorar a capacidade preditiva em pacientes em VMLP. Um exemplo é o índice de respiração rápida e superficial, também conhecido como índice frequência respiratória (FR)/volume corrente (VC), que integra a frequência respiratória e o volume corrente. Infelizmente, os preditores não predizem a possibilidade de desmame. Em parte, isso ocorre porque esses índices concentram-se, de forma exclusiva, nos componentes específicos pulmonares, excluindo outros importantes fatores não pulmonares (Tab. 5.13). Embora os critérios-padrão de desmame não sejam preditivos, os componentes são úteis para avaliar a condição geral do paciente e a facilidade para o desmame.

Conforme mencionado, a avaliação do potencial de desmame começa com uma avaliação da causa subjacente à ventilação mecânica (sepse, pneumonia, trauma, etc.) A resolução da causa subjacente é necessária antes que possam ser esperados ganhos com o processo de desmame. No entanto, é importante lembrar que a resolução isolada não é, muitas vezes, suficiente para garantir o êxito do desmame. Os pacientes que necessitam de ventilação mecânica prolongada, algumas vezes chamados de "cronicamente em estado crítico", costumam sofrer de uma miríade de sintomas que impedem o desmame. Mesmo com a resolução da doença ou condição que necessitou de ventilação mecânica, o estado geral do paciente costuma ficar abaixo da condição inicial (fraco, desnutrido, etc.). Portanto, uma abordagem sistemática e abrangente de avaliação de desmame é importante. Um exemplo de uma ferramenta que incentiva essa abordagem é o Programa de Avaliação de Desmame de Burns (*Burns' Wean Assessment Program* – BWAP) (Tab. 5.14). O escore BWAP é usado para controlar o progresso do paciente e manter o planejamento do cuidado voltado ao objetivo. Os fatores importantes para o desmame estão relacionados na lista no BWAP.

TABELA 5.13 CRITÉRIOS DE DESMAME ESPECÍFICOS PULMONARES

Critérios tradicionais de desmame

- Pressão inspiratória negativa (PIN) ≤ –20 cm H_2O
- Pressão expiratória positiva (PEP) ≥ +30 cm H_2O
- Volume corrente espontâneo (VCE) ≥ 5 mL/kg
- Capacidade vital (CV) ≥ 15 mL/kg
- Fração inspirada de oxigênio (FiO_2) ≤ 50 %
- Ventilação-minuto (VM) ≤ 10 L/min

Critérios integrados de desmame

- Índice de respiração rápida e superficial ou relação frequência e volume corrente (FR/VC) ≤ 105

TABELA 5.14 PROGRAMA DE AVALIAÇÃO DE DESMAME DE BURNS (BWAP)[a]

I. Avaliação geral

Sim Não Não avaliado

___ ___ ___ 1. Hemodinamicamente estável (frequência de pulso, débito cardíaco)?
___ ___ ___ 2. Ausência de fatores que aumentam ou diminuem a taxa metabólica (convulsões, temperatura, sepse, bacteremia, hipo/hipertireoidismo)?
___ ___ ___ 3. Hematócrito > 25% (ou basal)?
___ ___ ___ 4. Sistemicamente hidratado (peso no basal ou próximo dele, balanço hídrico equilibrado)?
___ ___ ___ 5. Nutrido (albumina > 2,5, alimentação parenteral/enteral maximizada)? *Se a albumina estiver reduzida e houver anasarca do terceiro compartimento, a pontuação para a hidratação deve ser "não".
___ ___ ___ 6. Eletrólitos dentro dos limites normais (incluindo Ca^{++}, Mg^+, PO_4)? *Corrigir Ca^{++} ao nível de albumina.
___ ___ ___ 7. Dor controlada (determinação subjetiva)?
___ ___ ___ 8. Sono/repouso adequado (determinação subjetiva)?
___ ___ ___ 9. Nível de ansiedade e nervosismo adequado (determinação subjetiva)?
___ ___ ___ 10. Ausência de problemas intestinais (diarreia, constipação, íleo)?
___ ___ ___ 11. Melhora da resistência/força corporal geral (ou seja, na cadeira fora do leito, programa de atividade progressiva)?
___ ___ ___ 12. Melhora na radiografia de tórax?

II. Avaliação respiratória

Sim Não Não avaliado

Fluxo de gás e trabalho respiratório

___ ___ ___ 13. Frequência e padrão respiratório eupneico (FR espontânea < 25, sem dispneia, ausência de uso de musculatura acessória)? *Este parâmetro é avaliado fora do ventilador, durante a mensuração #20-23.
___ ___ ___ 14. Ausência de ruídos respiratórios adventícios (roncos, estertores, sibilos)?
___ ___ ___ 15. Secreções finas e em pequena quantidade?
___ ___ ___ 16. Ausência de doença neuromuscular/deformidade?
___ ___ ___ 17. Ausência de distensão abdominal/obesidade/ascite?
___ ___ ___ 18. Tubo ET oral > # 7,5 ou traqueal > # 6,5?

Limpeza das vias aéreas

___ ___ ___ 19. Reflexos de tosse e deglutição adequados?

Força

___ ___ ___ 20. PIN < 20 (pressão inspiratória negativa)?
___ ___ ___ 21. PEP > 30 (pressão expiratória positiva)?

Resistência

___ ___ ___ 22. VCE > 5 mL/kg (volume corrente espontâneo)?
___ ___ ___ 23. CV > 10-15 mL/kg (capacidade vital)?

Gasometria arterial

___ ___ ___ 24. pH 7,30-7,45?
___ ___ ___ 25. $PaCO_2$, 40 mmHg (ou de base) com VM < 10 L/min? *Este parâmetro é avaliado enquanto no ventilador.
___ ___ ___ 26. PaO_2 > 60 com FiO_2 < 40 %?

[a]A pontuação do BWAP é obtida dividindo-se o número total de fatores BWAP marcados como "sim" por 26. ©Burns 1990.

Planejamento do desmame

Uma vez identificados os empecilhos ao desmame, são traçados planos que se concentram em removê-los, em colaboração com a equipe multidisciplinar. Uma abordagem colaborativa para avaliar e planejar melhora muito os resultados positivos no paciente VMLP. No entanto, para o planejamento dos cuidados ser bem-sucedido, deve também ser sistemático. O processo de desmame é dinâmico, sendo necessários reavaliação e reajuste regular dos planos. Ferramentas como o BWAP podem ser empregadas para avaliar de modo sistemático e acompanhar o progresso do desmame. Outros métodos que demonstraram eficácia em assegurar a coerência na gestão do cuidado e bons resultados para os pacientes incluem os modelos de prestação de cuidados utilizando percursos clínicos, protocolos de desmame e abordagens envolvendo a instituição para a gestão e acompanhamento dos pacientes.

Tentativas, modos e métodos de desmame

Existe uma grande variedade de modos e métodos de desmame, conforme descrito para o desmame do paciente em ventilação mecânica de curto prazo. Até o momento, nenhum estudo suporta a superioridade de qualquer modalidade de desmame em pacientes que necessitam de VMLP; entretanto, os métodos que utilizam protocolos e outras abordagens sistemáticas multidisciplinares parecem ser melhores, e seu uso é incentivado. Esses métodos são descritos após uma discussão sobre fadiga dos músculos respiratórios, repouso e condicionamento, uma vez que tais conceitos estão integrados ao texto relacionado aos protocolos.

Fadiga respiratória, repouso e condicionamento

A fadiga muscular respiratória é comum em pacientes em desmame do ventilador; ocorre quando o trabalho respiratório mostra-se excessivo. Quando a carga excede a reserva metabólica, resulta em fadiga e insuficiência respiratória hipercápnica. Exemplos de indivíduos em risco incluem pacientes que estão hipermetabólicos, fracos ou desnutridos. Os sinais de fadiga incluem dispneia, taquipneia, assincronia toracoabdominal e $PaCO_2$ elevada (sinal tardio). Esses sinais e sintomas indicam a necessidade de maior suporte ventilatório. Uma vez fadigados, os músculos necessitam de 12 a 24 horas de descanso para se recuperar; é necessária a aplicação criteriosa dos modos selecionados de ventilação.

Para que os músculos respiratórios recuperem-se da fadiga, a carga inspiratória deve ser diminuída. No caso de ventilação com volume controlado (p. ex., assistido-controlado, ventilação mandatória intermitente), isso significa a cessação completa do esforço espontâneo; entretanto, em caso de ventilação com pressão controlada, um alto nível de PSV pode promover o "repouso" necessário. Em geral, isso significa aumentar o nível de PSV para atingir uma frequência respiratória espontânea de 20 rpm ou menos e ausência de atividade muscular acessória.

O condicionamento muscular respiratório emprega conceitos emprestados da fisiologia do exercício. Para condicionar os músculos e obter um efeito ótimo do treinamento com exercícios, devem ser considerados os conceitos de treinamento da resistência e força muscular. No treinamento de força, uma grande força é movida por uma curta distância. Os músculos são trabalhados à fadiga (intervalos de curta duração) e repousam por longos períodos. As tentativas de respiração espontânea em tubo T ou pressão positiva contínua nas vias aéreas (CPAP) mimetizam esse tipo de treinamento, pois empregam alta pressão e baixo volume de trabalho. O treinamento de resistência exige que a carga de trabalho seja aumentada aos poucos, o que é facilmente realizado com a PSV, porque o nível de suporte pode ser diminuído com o tempo. Esse tipo de treinamento de resistência emprega baixas pressões e altos volumes de trabalho. O ponto central para a aplicação dos dois métodos de treinamento é o fornecimento de repouso muscular respiratório adequado entre as tentativas. Prolongá-las quando o paciente está fadigado não tem utilidade e pode ser muito prejudicial, tanto fisiológica quanto psicologicamente.

Protocolos de tentativa de desmame

Resultados de estudos recentes sugerem que nenhum modo de ventilação é melhor para o desmame; no entanto, o método de desmame, mais especificamente o uso de protocolos, diminui as variações no atendimento e melhora os resultados. Os protocolos direcionam os cuidadores ao delinear de forma clara seus componentes. Estes consistem em critérios de facilidade ao desmame (cenário do desmame), método e duração da tentativa de desmame (i.e., CPAP, tubo T ou PSV) e as definições de intolerância e repouso dos músculos respiratórios. Um exemplo de um protocolo de desmame abrangendo esses componentes é encontrado na Tabela 5.15.

Na maioria dos casos, a escolha entre PSV (um modo de "resistência") e tubo T ou CPAP (modos de força) é arbitrária se o protocolo for agressivo e facilmente compreendido e aplicado pelos cuidadores. Existem algumas condições que exigem uma tomada de decisão mais seletiva. Um exemplo é o de pacientes com insuficiência cardíaca congestiva. Neles, o uso de tubo T ou CPAP pode resultar em um aumento no retorno venoso durante a tentativa de desmame, que pode oprimir a habilidade do coração de compensação. Enquanto for objetivada a redução adequada da pré-carga e pós-carga, a PSV pode ser um método mais suave de desmame. Outro exemplo é o de pacientes com miopatias profundas ou estados muito debilitados, que podem beneficiar-se de aumentos mais graduais no trabalho, como propiciado pela PSV.

Uma abordagem popular e comumente aceita para a progressão da tentativa de desmame é que as tentativas sejam realizadas durante o dia, permitindo que o paciente descanse durante a noite, até que o limite de extubação do protocolo seja atingido. No caso do paciente com traqueostomia, são realizados episódios de respirações espontâneas progressivamente mais longos, em geral em colar de traqueostomia ou tubo T, até o tolerado para um período de tempo específico. Assim, podem ser tomadas decisões a respeito da interrupção da ventilação e redução do tamanho ou decanulação da traqueostomia. Os planos de desmame precisam ser comunicados claramente a todos os membros da equipe de saúde e, em especial, ao paciente, para que o plano seja agressivo o suficiente, mas seguro e eficaz. É importante que a filosofia do desmame seja aceita pela equipe de saúde para que o planejamento do cuidado seja consistente e efetivo. A Tabela 5.16 descreve alguns conceitos da filosofia geral do desmame.

Outros protocolos de uso

Os pacientes que necessitam de VMLP são, muitas vezes, acometidos por uma série de condições clínicas que prolongam o

TABELA 5.15 EXEMPLO DE COMPONENTES DE PROTOCOLO DE DESMAME

Cenário para a tentativa de desmame
- Estabilidade hemodinâmica
- $FiO_2 \leq 50\%$
- $PEEP \leq 8$ cm H_2O

Sinais de intolerância à tentativa de desmame
- FR ≥ 35/min
- $SatO_2 \leq 90\%$ (ou um decréscimo de 4%)
- FC ≥ 140
- Mudança sustentada na FC de 20% (em qualquer direção)
- PA sistólica ≥ 180 ou ≤ 90 mmHg
- Ansiedade excessiva ou agitação
- Diaforese

Tentativa de desmame: CPAP
- Uma tentativa de CPAP realizada diariamente. Cada tentativa *não pode durar mais* de 1 hora.
- Se houver quaisquer sinais de intolerância (descritos anteriormente), a tentativa é interrompida, sendo o paciente colocado em repouso.
- Uma vez que a tentativa é mantida sem sinais de intolerância, a equipe reúne-se para discutir uma potencial extubação.
- Fornece-se repouso muscular respiratório completo entre as tentativas e à noite (descrição a seguir).

OU,

Tentativa de desmame: PSV
- Comece pelo nível máximo de PSV (nível para atingir uma FR ≤ 20, com padrão eupneico).
- Diminua a PSV em 5 cm H_2O.
- Se não houver evidências de sinais de intolerância durante as primeiras 4 horas após a tentativa, a PSV é novamente diminuída em 5 cm H_2O para uma segunda tentativa.
- Se houver qualquer sinal de intolerância durante a tentativa, o paciente retorna ao nível anterior para que seja realizada uma segunda tentativa em 4 horas.
- Se for incapaz de tolerar, o paciente estará completamente descansado no dia seguinte, quando o processo recomeça novamente.
- Quando o paciente é capaz de sustentar o menor nível de PSV (conforme determinado pela equipe) por 4 horas, discute-se a potencial extubação.

Definição de repouso (ambos os protocolos)
- PSV max: é o nível da pressão necessário para atingir uma FR de 20 ou menos, com VC entre 8 e 10 mL/kg e padrão respiratório sincronizado, sem uso da musculatura respiratória.
- Com os modos de ventilação volume-controlado (i.e., A/C ou SIMV), o repouso dos músculos respiratórios não é assegurado, salvo se houver cessação da atividade dos músculos respiratórios.
Portanto, o repouso é considerado o nível de suporte necessário para impedir incursões iniciadas pelo paciente. Quando se utiliza a SIMV, a PSV pode ser adicionada para proteção (i.e., como "segurança"). Independentemente disso, o objetivo é a cessação do esforço espontâneo.

TABELA 5.16 ORIENTAÇÕES GERAIS PARA O DESMAME EM PACIENTES EM VMLP

Quando o desmame ativo deve ocorrer:
- Quando o paciente estiver estável e o motivo que levou à ventilação mecânica for resolvido ou melhorado.
- Quando o "protocolo de critérios para o desmame" for atingido. A manutenção temporária e até mesmo um aumento do suporte poderá ser necessário quando houver retrocessos.
- Durante o dia, não à noite (para permitir o descanso dos músculos respiratórios).

Considerações a respeito da manutenção temporária
- Em caso de alterações agudas no quadro.
- Durante procedimentos que exigem que o paciente esteja em decúbito dorsal ou na posição de Trendelenburg (i.e., durante a inserção de cateteres).
- Durante "transportes" (o aumento do suporte ventilatório protegerá o paciente enquanto estiver fora da unidade).
- Se for realizada aspiração excessiva (a cada meia hora).
- Quando o paciente estiver com febre, bacteremia, sepse ou *Clostridium difficile*.

Repouso e sono
O repouso é importante por razões psicológicas e fisiológicas. Para pacientes em ventilação mecânica, é definido como o nível de suporte ventilatório que compensa o trabalho respiratório e diminui a fadiga (ver descrição detalhada no texto). As decisões sobre quando o repouso é importante incluem o seguinte:
- Diante de um evento agudo (i.e., insuficiência respiratória hipercápnica, embolia pulmonar, edema pulmonar).
- Uma abordagem razoável para o paciente crônico ou não agudo é trabalhar em tentativas ativas de desmame durante o dia com repouso à noite, até que a maior parte do desmame seja realizada durante o dia ($\geq$ 10 horas). A seguir, podem ser realizadas tentativas de desmame noturno de forma bastante rápida. À noite, permite-se que o paciente durma; se o trabalho respiratório for intenso, não é possível dormir. A frequência do ventilador deve ser alta o suficiente para permitir relaxamento e repouso ideais. Se forem utilizados auxílios para possibilitar o sono noturno, administre-os no início da noite para melhorar o sono e a sincronização ventilatória; assim, os medicamentos podem ser metabolizados antes do início das tentativas do dia seguinte.

---

uso do ventilador e outras variáveis clínicas, como tempo de internação e morte. Estudos recentes demonstraram que os resultados nos pacientes críticos melhoram com o manejo da sedação dirigido por protocolo e controle glicêmico, em comparação com métodos "tradicionais" ou "padrão".

Dois ensaios clínicos randomizados (ECR) demonstraram que a redução da infusão de sedação e o uso de métodos para a sua retirada dia após dia utilizando uma "interrupção da sedação" melhoram os resultados, como o tempo de uso do ventilador e tempo de hospitalização. Além disso, estudos correlacionaram o uso da sedação (sobretudo benzodiazepínicos) ao *delirium* e a subsequente disfunção cognitiva; assim, estimula-se uma diminuição no uso desses fármacos nos pacientes em uso de ventilação mecânica. Enfatizando a importância da redução do uso da sedação nesses pacientes, um ECR multicêntrico recente combinou a interrupção da sedação com uma tentativa de "acorde e respire" (i.e., uma tentativa de respiração espontânea). Nesse estudo, os pacientes randomizados para receber a intervenção (interrupção da sedação e acordar) apresentaram significativamente mais dias de respiração espontânea, alta mais precoce da UTI e do hospital e melhor sobrevida em 1 ano do que os indivíduos do grupo-controle.

Por fim, outro ECR focou no manejo da glicose sanguínea em uma população de pacientes cirúrgicos (a maioria cardíacos). Nesse estudo, um nível glicêmico mantido em 110 gm/dL (ou 6,1 mmol/L) ou abaixo desse valor resultou em diminuição de infecção de feridas esternais, menores tempos de desmame e de internação no hospital e na UTI. Também reduziu significativamente a mortalidade intra-hospitalar.

Fatores como a sedação e o controle da glicose são essenciais para os resultados do desmame; métodos concebidos para diminuir a variação das práticas, como uso de protocolos, são úteis para alcançar o objetivo.

Caminhos críticos

Os caminhos críticos são utilizados para garantir que sejam fornecidos cuidados baseados em evidências e que seja reduzida a variação no atendimento. Eles podem servir de orientação em determinadas categorias de pacientes, como nos que foram submetidos à artroplastia de quadril, em que a progressão pode ser antecipada em horas ou dias; entretanto, essa especificidade não é possível para um paciente em ventilação mecânica. Como alternativa, os caminhos para o paciente em VMLP combinam elementos de cuidados em intervalos específicos (i.e., começar a profilaxia da trombose venosa profunda no dia 1) com elementos designados pelo estágio da doença (i.e., o paciente é colocado na cadeira durante a fase de pré-desmame). Além de fornecer um modelo baseado em evidências para uma ampla variedade de elementos de cuidados, os caminhos incentivam o auxílio e a colaboração multidisciplinar. Em geral, são incorporados nas abordagens institucionais sistemáticas de cuidados aos pacientes em VMLP.

Iniciativas institucionais sistemáticas de manejo para pacientes em VMLP

Dada a importância da avaliação sistemática e do planejamento do cuidado, não é de estranhar que muitas instituições tenham uma abordagem muito abrangente para os cuidados do paciente em VMLP. As soluções para reduzir a variação e promover a padronização do atendimento são implementadas para assegurar que as melhores práticas sejam utilizadas, levando a bons resultados.

Smyrnios utilizou uma abordagem algorítmica para o desmame em três UTIs adultas. O pesquisador utilizou enfermeiros para gerenciar o processo. A eficácia era determinada com base em tempo de uso do ventilador, tempo de permanência hospitalar e na UTI, taxa de mortalidade e redução de custos. Burns e colaboradores demonstraram que o cuidado gerenciado e monitorado por enfermeiros experientes (chamados de gerentes de resultados), utilizando percurso clínico multidisciplinar e protocolos para o manejo da sedação e tentativas de desmame, foi efetivo tanto clínica quanto economicamente. Ambos os estudos demonstraram que ocorriam diferenças positivas estatisticamente significativas na maioria das variáveis de interesse ao se utilizarem as abordagens.

Muitas vezes, o ambiente de cuidados de saúde é caótico. Os curtos períodos de internação e a diminuição na quantidade de funcionários afetam a continuidade dos cuidados e contribuem para as lacunas na prática e no planejamento do cuidado. Dada a complexidade do cuidado do paciente em ventilação mecânica, fica claro que as abordagens de cuidados com redução na variabilidade podem melhorar os resultados dos pacientes, devendo ser incentivadas.

Solução de problemas dos ventiladores

A complexidade dos ventiladores e o estado dinâmico da condição clínica do paciente, bem como sua resposta à ventilação, desencadeiam problemas comuns que podem ocorrer durante a ventilação mecânica. É crucial que os profissionais de terapia intensiva sejam especializados na prevenção, na identificação e no manejo dos problemas associados à ventilação mecânica em pacientes críticos.

Durante a ventilação mecânica, as mudanças repentinas no estado clínico do paciente (sobretudo a angústia respiratória) e o disparo de alarmes ou funcionamento anormal do ventilador exigem avaliação e intervenção imediatas. Uma abordagem sistemática para cada uma dessas situações impede ou minimiza os eventos indesejáveis relacionados ao ventilador (Fig. 5.22).

O primeiro passo é determinar a presença de insuficiência respiratória ou instabilidade hemodinâmica. Se alguma delas estiver presente, o paciente é retirado do ventilador mecânico e manualmente ventilado com um reanimador manual com O_2 a 100% por alguns minutos. Durante esse procedimento, realiza-se uma rápida avaliação dos sistemas respiratório e cardiovascular, observando-se as mudanças de estado em relação à condição anterior. A melhora clínica logo após a retirada do ventilador sugere um problema no aparelho de ventilação. Continua-se com a ventilação manual, enquanto outro médico corrige o problema do ventilador (p. ex., vazamentos de tubos ou desligamentos, fornecimento incorreto de gás) ou o substitui. A continuidade do desconforto respiratório após a retirada do ventilador e durante a ventilação manual sugere uma causa relacionada ao paciente.

Comunicação

Os pacientes em ventilação mecânica são incapazes de se comunicar verbalmente devido à presença de um tubo ET com balonete ou tubo de traqueostomia. A incapacidade de falar é frustrante para paciente, enfermeiros e membros da equipe de saúde. A comunicação prejudicada resulta em pacientes ansiosos e com medo, sintomas que podem ter um efeito deletério nas condições físicas e emocionais. Os pacientes entrevistados após a extubação revelam que se sentiam isolados e sozinhos em razão de sua incapacidade de falar.

Problemas de comunicação comuns

A percepção dos pacientes a respeito das dificuldades de comunicação associadas à ventilação mecânica inclui (1) incapacidade de se comunicar, (2) explicações insuficientes, (3) compreensão inadequada, (4) medo relacionado aos potenciais perigos associados à incapacidade de falar e (5) dificuldade com os métodos de comunicação. Exceto para o problema da impossibilidade de vocalizar, todos os problemas citados pelos pacientes em ventilação artificial podem ser resolvidos com facilidade por profissionais de cuidados críticos. Por exemplo, as "explicações insuficientes" e a "compreensão inadequada" podem ser sanadas pela repetição frequente de todos os planos e procedimentos em uma linguagem compreensível a um leigo; deve-se considerar que a atenção e as habilidades cognitivas, em especial a memória, estão, muitas vezes, diminuídas devido a doença ou lesões subjacentes, efeitos de medicamentos e anestesia, além do impacto do ambiente de terapia intensiva.

Apesar de a maioria das mensagens que o paciente em ventilação mecânica precisa comunicar encontrar-se dentro de uma estreita faixa ("dor", "fome", "água" e "sono"), muitas vezes é difícil comunicar tais necessidades básicas. A maioria dos

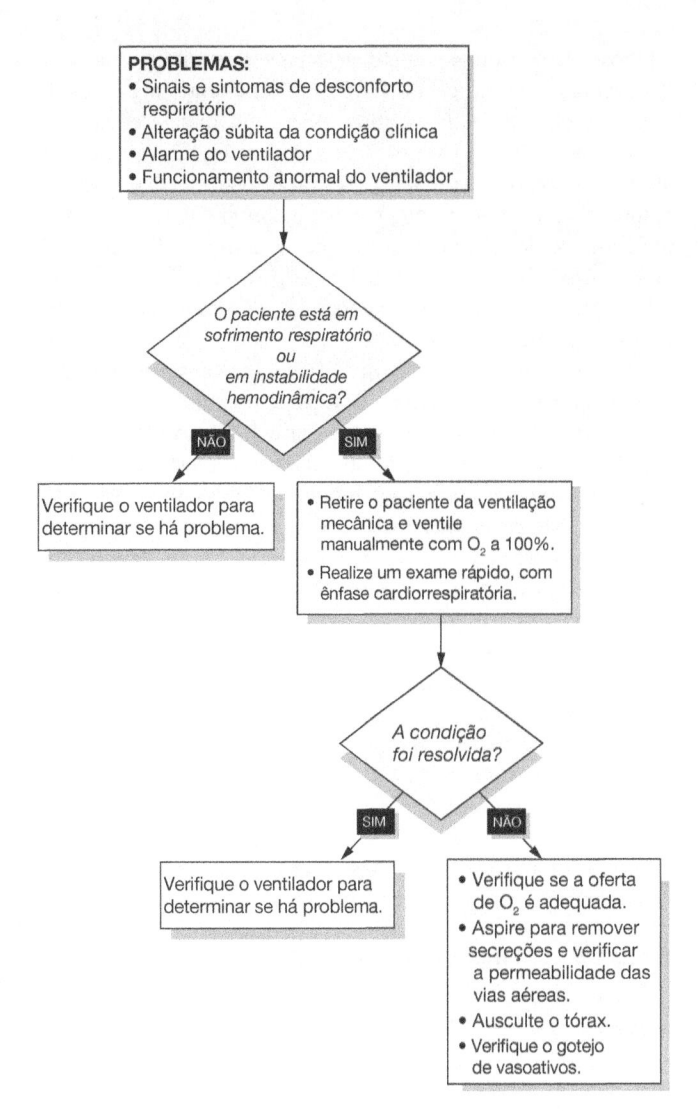

Figura 5.22 Algoritmo para o manejo dos alarmes do ventilador e/ou desenvolvimento de insuficiência respiratória aguda.

adultos está acostumada a cuidar delas; entretanto, na unidade de terapia intensiva, eles não só são fisicamente incapazes de realizar certas atividades, como também podem não ser capazes de comunicá-las efetivamente. As necessidades básicas incluem atividades como tomar banho, escovar os dentes, pentear os cabelos, urinar e defecar, comer, beber e dormir. Outros exemplos incluem pedidos simples ou afirmações como "muito quente", "muito frio", "vire-me", "para cima", "para baixo", "estique minhas pernas", "meu braço está doendo", "não consigo respirar" e "umedeça meus lábios".

Os pacientes têm descrito dificuldades com os métodos de comunicação ao serem colocados em ventilação mecânica. Essas dificuldades também podem ser evitadas avaliando-se as capacidades de comunicação do paciente. Ele está acordado e orientado? Pode responder a perguntas simples utilizando "sim" e "não"? Fala português? Utiliza ao menos uma das mãos para fazer gestos? Tem força e destreza suficientes para segurar uma caneta e escrever? Sua visão e sua audição são adequadas? O conhecimento das habilidades de comunicação do paciente auxilia o médico a identificar os métodos apropriados.

Uma vez identificados os métodos de comunicação de maior sucesso para determinado paciente, estes devem ser registrados no plano de cuidados. As unidades de terapia intensiva são lugares muito movimentados; por isso, é fácil esquecer a necessidade de comunicação do indivíduo em ventilação mecânica. A continuidade na abordagem entre os profissionais da saúde na comunicação com os pacientes que não falam melhora a qualidade do atendimento e aumenta a sua satisfação.

Métodos para melhorar a comunicação

Existem vários métodos para aprimorar a comunicação, os quais podem ser classificados em duas categorias: tratamentos não vocais (gestos, leitura labial, articular palavras silenciosamente, papel e caneta, quadros alfabéticos/numéricos, cartões didáticos, etc.) e tratamentos vocais (cânulas de traqueostomia com saída para fala e válvulas de fala). A melhor maneira de se comunicar com o paciente com uma via aérea artificial ou que está sob ventilação mecânica ainda é desconhecida.

Tratamentos não vocais

As necessidades de cada paciente variam; recomenda-se que o enfermeiro utilize diversos tratamentos não vocais (p. ex., gestos, quadros com o alfabeto, papel e caneta). O sucesso das intervenções de comunicação varia com idade, diagnóstico, tipo de lesão ou doença, tipo de aparelho de assistência respiratória e fatores psicossociais. A leitura labial, por exemplo, pode ser útil em pacientes com traqueostomias, pois os lábios e a boca estão visíveis. No paciente com tubo ET, entretanto, fitas e dispositivos de fixação do tubo limitam o movimento dos lábios e a visibilidade; assim, a leitura labial pode não ser tão bem-sucedida.

ESCRITA

Normalmente, o método de comunicação mais fácil, simples e diponível é o uso de papel e caneta. No entanto, a posição deitada não é a mais propícia para a escrita legível. A falta de óculos, a mão dominante ferida ou imobilizada ou a ausência de força para escrever também podem tornar difícil a escrita para pacientes em ventilação mecânica. O papel deve ser colocado em uma superfície firme (p. ex., prancheta), com um pincel de ponta de feltro (que escreve em qualquer posição) anexo à prancheta. É necessário que haja força, flexibilidade dos dedos e destreza para segurar a caneta. Muitos pacientes preferem usar um Magic Slate (Western Publishing Co., Racine, WI) ou um Magna Doodle (Tyco Industries, Mount Laurel, NJ). Esses quadros sensíveis à pressão são baratos e podem ser comprados em qualquer loja de departamentos; neles, as mensagens podem ser facilmente apagadas, mantendo a privacidade de uma mensagem escrita. Apesar de custosos, os teclados de computador podem facilitar a escrita em casos de pacientes acostumados com ferramentas de alta tecnologia.

Existe um fenômeno de decodificação entre as palavras escritas pelo paciente (que muitas vezes se parecem com rabiscos) e a habilidade do enfermeiro para ler o que o paciente escreveu. Na maioria das ocasiões, o enfermeiro pode ler a escrita do paciente, mesmo quando parece indistinguível a um observador casual. Em parte, isso se deve ao fato de que mais de 65% de toda a comunicação é não verbal; existem, ainda, muitas pistas contextuais que auxiliam para uma compreensão e comunicação eficazes.

GESTICULAÇÃO

Outro método de comunicação não vocal que pode ser muito eficaz consiste no uso de gestos. Os gestos são mais adequados para o paciente em ventilação de curto prazo, pois está atento e pode mover ao menos uma das mãos, mesmo que minimamente. Em geral, gestos bem entendidos são emblemáticos, têm baixo nível de simbolismo e são interpretados com facilidade pela maioria das pessoas.

Por exemplo, os pacientes ventilados costumam indicar que precisam de aspiração curvando o dedo indicador (para assemelhar-se a uma sonda de aspiração), levantando a mão em direção ao tubo endotraqueal e movendo suas mãos para trás e para a frente. Isso é conhecido como um gesto idiossincrático, utilizado por uma comunidade particular, mais especificamente o enfermeiro e o paciente em ventilação mecânica. Outros gestos idiossincráticos incluem "pedaços de gelo", "umedeça minha boca", "*spray* na garganta", "ventilar" e "médico".

Um aspecto importante de se comunicar por gestos é "espelhar" o(s) gesto(s) de volta para o paciente, verbalizando ao mesmo tempo a mensagem ou ideia transmitida. Esse espelhamento garante a precisão na interpretação e auxilia o clínico e o paciente a formar um repertório a ser utilizado com sucesso em futuras conversas gestuais. Ao observar os gestos de um paciente, afaste-se da cama e visualize seus braços e mãos. A maioria dos gestos é de fácil compreensão, em especial aqueles mais utilizados pelos pacientes (p. ex., movimentar a cabeça para sinalizar "sim" ou "não"). Os profissionais devem fazer perguntas simples cujas respostas sejam "sim" ou "não"; evitar fazer "vinte perguntas" aos pacientes ventilados, pois isso pode ser muito frustrante. Antes de tentar adivinhar as necessidades dos pacientes em ventilação mecânica, dê-lhes a oportunidade de usar gestos para comunicá-las.

PLACAS DE ALFABETO/FIGURAS

Para os pacientes que não falam português, placas de figuras, às vezes, são úteis, junto com gestos bem entendidos. Essas placas trazem imagens comuns relacionadas às necessidades (como comadre, copo de água, medicamentos, família, médico, enfermeiro) para as quais o paciente pode apontar. Embora disponíveis no comércio, as placas de figuras podem ser facilmente confeccionadas e selecionadas de acordo com as necessidades a serem satisfeitas de uma população específica sob terapia intensiva.

Outra abordagem é o uso de cartões didáticos, que podem ser comprados ou confeccionados. Os cartões didáticos de idiomas contêm palavras ou frases comuns em língua portuguesa ou estrangeira.

Tratamentos vocais

Se os pacientes com tubos de traqueostomia tiverem os órgãos de expressão intactos, podem beneficiar-se de estratégias de tratamentos vocais, como dispositivos pneumáticos e elétricos, cânulas de traqueostomia fenestradas, cânulas de traqueostomia com saída para fala e válvulas de fala. Várias condições impedem o uso de tais dispositivos, como as condições neurológicas que comprometem a vocalização (p. ex., síndrome de Guillain-Barré), a obstrução severa das vias aéreas superiores (p. ex., trauma de cabeça/cervical) ou a adução das cordas vocais (p. ex., presença de um tubo ET).

Dois tratamentos vocais para pacientes traqueostomizados são a válvula de fala unidirecional e a cânula de traqueostomia fenestrada (Fig. 5.23). Esses tubos permitem que o ar vaze através de pontos ou orifícios de fenestração na cânula externa do tubo de traqueostomia. Foram relatados casos de desenvolvimento de tecido granulomatoso no local adjacente à fenestração, o qual desaparece após a remoção do tubo. Além disso, as portas fenestradas, muitas vezes, são obstruídas pelas secreções, impedindo, mais uma vez, a vocalização.

Outro tratamento vocal emprega o tubo de traqueostomia com saída para fala (p. ex., Portex Talk Trach), projetado para fornecer um meio de comunicação verbal para o paciente ventilador-dependente (Fig. 5.24). Ele opera com gás fluindo (4 a 6 L/min) por uma linha de fluxo de ar, que tem uma fenestração um pouco acima do balonete da cânula de traqueostomia. O ar flui através da glote, possibilitando, assim, a vocalização se o paciente for capaz de formar palavras. Na maioria das circunstâncias, a vocalização é ouvida como um murmúrio suave. O balonete permanece insuflado com esses tubos; assim, o sistema de ventilação se mantém fechado. No entanto, deve-se fornecer uma fonte de ar externa, em geral não umidificada, de modo que a traqueia possa ficar seca e irritada. A linha para essa fonte de ar requer limpeza eficaz e lavagem da entrada de ar para evitar que entupa. Os pacientes devem ser capazes de desviar manualmente o ar através do tubo por meio de uma saída controlada pelo polegar, o que requer destreza manual e coordenação. A qualidade da voz produzida com esse dispositivo varia de um suave sussurro a um som rouco. Os pacientes que, de outro modo, seriam considerados "não desmamáveis", relataram uma renovação no interesse no processo de desmame, e alguns desmamaram com sucesso após ouvirem sua própria voz.

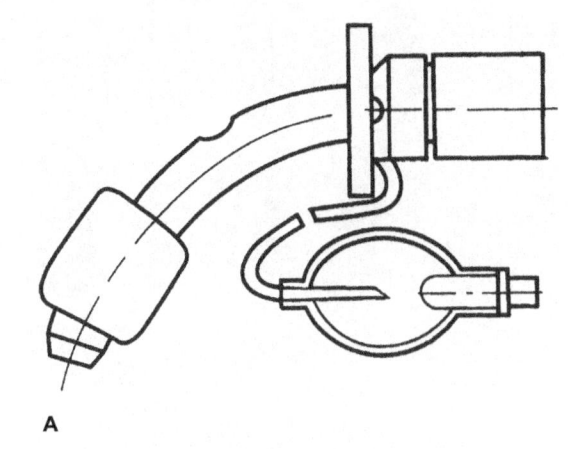

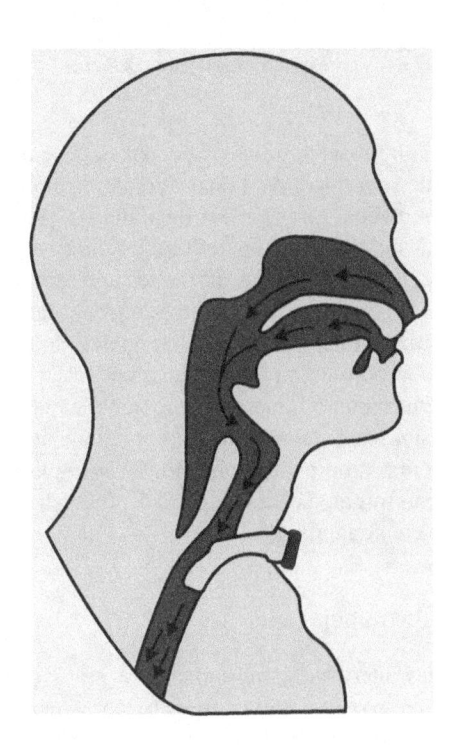

Figura 5.23 (A) Tubo de traqueostomia fenestrada. (B) Abertura acima do balonete, permitindo que o gás flua pelas cordas vocais durante a inspiração e a expiração. *(Com permissão de Nellcor Puritan Bennett Inc., Pleasanton, CA.)*

Métodos de ensino de comunicação

O ambiente de cuidados críticos apresenta muitos desafios e dificuldades de ensino e aprendizagem. Pacientes e familiares estão sob um estresse considerável; por isso, o enfermeiro deve ser um professor muito criativo e oferecer técnicas de comunicação que sejam simples, eficazes e fáceis de aprender. Porém, com frequência, o desejo de se comunicar com os entes queridos faz a família ter muita vontade de aprender. Muitas vezes, é a família que confecciona as placas de comunicação com grandes letras, adquire um Magic Slate ou traz um computador portátil para que o paciente use. Sugerir às famílias que façam isso costuma ser muito bem recebido, porque os entes queridos querem desesperadamente ajudar de alguma forma.

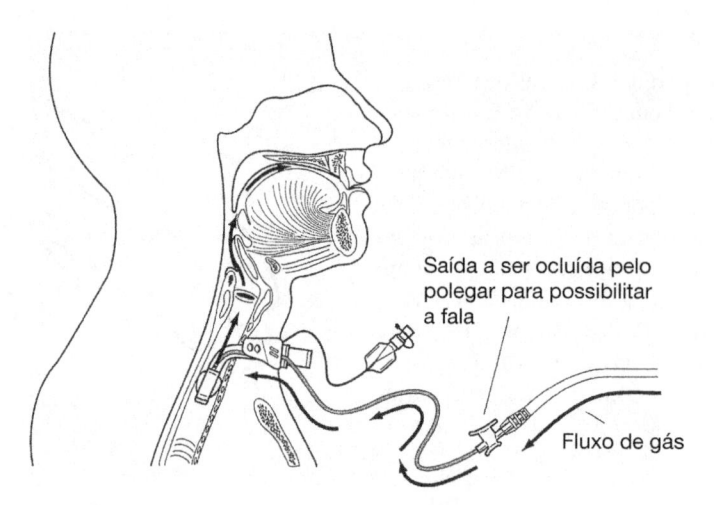

Figura 5.24 Tubo de traqueostomia com saída lateral para facilitar a fala. *(Com permissão de Smith Medical, Keen, NH.)*

Antes da intubação, todos os pacientes devem ser informados de que será impossível falar durante o período em que estiverem intubados. Um *flipchart* ilustrando o que é um tubo endotraqueal ou traqueostomia, com legendas em palavras simples, pode ser mostrado aos pacientes que serão intubados eletivamente (p. ex., para cirurgia programada). Também é benéfico praticar algumas técnicas de comunicação não verbais antes da intubação (como gestos, placas com alfabeto, cartões didáticos). Outro ponto importante a ressaltar é que os pacientes serão incapazes de falar apenas temporariamente, enquanto estiverem com o tubo para respiração. Se as explicações pré-intubação não forem viáveis ou possíveis, forneça essas explicações ao paciente intubado.

Princípios de manejo

A maioria das intervenções relacionadas à ventilação mecânica é focada na maximização de oxigenação e ventilação e na prevenção de complicações associadas à via aérea artificial e às sequelas de assistir a ventilação e a oxigenação do paciente com um dispositivo mecânico invasivo.

Maximizando a oxigenação e a ventilação

Certifique-se da sincronia dos padrões respiratórios

- Forneça explicações frequentes a respeito da finalidade do ventilador.
- Monitore a resposta do paciente à ventilação mecânica e procure por sinais que indiquem que o paciente está assincrônico com o padrão respiratório do ventilador.
- Considere alterações na configuração do ventilador para maximizar a sincronia (p.ex., alterações nas taxas de fluxo, frequência respiratória, sensibilidade e/ou modos).
- Administre agentes sedativos conforme necessário para evitar a assincronia com o ventilador. Evite o uso de agentes bloqueadores neuromusculares, a menos que seja necessário.

Mantenha as vias aéreas permeáveis

- Aspire somente quando indicado do ponto de vista clínico, de acordo com a avaliação do paciente (Tab. 5.6).
- Diminua a viscosidade da secreção, mantendo hidratação adequada, umidificando todos os gases inalados e administrando mucolíticos, quando apropriado.
- Monitore sinais e sintomas de broncoespasmo e administre broncodilatadores, conforme o caso (ver Cap. 9, Sistema Cardiovascular).
- Evite a obstrução dos tubos ET orais, utilizando uma placa de mordida oral, se necessário.

Monitore frequentemente o estado de oxigenação e ventilação

- Analise a GA, quando apropriado (p. ex., depois de alguma alteração ventilatória, em caso de dificuldade respiratória ou instabilidade cardiovascular ou em caso de alterações significativas no quadro clínico).
- Monitore continuamente de forma não invasiva a SpO_2. Confirme medidas não invasivas, com comparação periódica com a GA (Tab. 5.4).
- Observe sinais e sintomas de diminuição da PaO_2, aumento da $PaCO_2$ e dificuldade respiratória. O desenvolvimento de desconforto respiratório requer intervenção imediata (Fig 5.22).
- Realize mudanças de decúbito com frequência para melhorar as relações ventilação/perfusão e prevenir atelectasias.
- Trate agressivamente a dor, em especial a torácica e a abdominal superior, para aumentar mobilidade, respiração profunda e tosse (ver Cap. 6, Manejo da Dor, Sedação e Bloqueio Neuromuscular).

Fisioterapia e monitoramento

- Prescreva fisioterapia respiratória para algumas condições clínicas (p. ex., grande produção de muco, atelectasia lobar).
- Monitore de perto o estado de oxigenação durante a fisioterapia respiratória, buscando por sinais e sintomas de dessaturação arterial.

Mantenha oxigenação e suporte ventilatório durante todo o tempo

- Garanta o correto funcionamento do ventilador mecânico, ativando de modo adequado as configurações de alarmes e avaliando com frequência o funcionamento do aparelho (em geral, verificar a cada 1 ou 2 horas).
- Mesmo durante curtos períodos de retirada da ventilação mecânica, mantenha a ventilação e oxigenação com um reanimador manual. Durante o transporte intra-hospitalar, verifique a adequação dos equipamentos de suporte ventilatório, especialmente a manutenção da PEEP (quando for necessário > 10 cm H_2O); assegure o adequado abastecimento da pressão do tanque de oxigênio portátil.
- Disponha de fontes de oxigênio portátil de emergência, em caso de perda do oxigênio de parede.

Prevenindo complicações

1. Mantenha a pressão do balonete do tudo ET (30 cm H_2O) ou da traqueostomia inferior a 25 mmHg.
2. Mantenha o posicionamento da via aérea artificial utilizando um dispositivo de ajuste de tamanho adequado ou fitas apropriadas. Verifique com frequência a posição adequada do tubo ET, observando a marcação no lábio ou nas narinas realizada após a intubação.
3. Certifique-se de que fitas ou outros dispositivos utilizados para proteger as vias aéreas artificiais estejam devidamente posicionados e não estejam causando áreas de pressão ou ruptura da pele. O reposicionamento periódico de tubos ET pode ser necessário para evitar problemas de integridade da pele.
4. Se necessário, utilize uma placa verde mordida junto com os tubos ET orais, para evitar que sejam mordidos.
5. Realize cuidados bucais frequentes; avalie o desenvolvimento de áreas de pressão pelo tubo ET. Mova o tubo ET de um lado da boca para o outro diariamente ou em maior frequência, se necessário.
6. Avalie sinais e sintomas de sinusite decorrente do uso de tubos ET nasais (p. ex., dor à pressão na região dos seios paranasais, drenagem purulenta das narinas, febre, aumento da contagem de células brancas do sangue).

Maximizando a comunicação

1. Avalie as habilidades de comunicação e estabeleça pelo menos um método de comunicação não verbal (consulte a discussão de comunicação realizada previamente). Ajude os membros da família a utilizarem essa abordagem com o paciente.
2. Antecipe as necessidades e preocupações do paciente no planejamento dos cuidados.
3. Garanta que luzes de chamada, campainhas ou outros métodos de notificação dos profissionais da unidade estejam funcionando o tempo todo.
4. Repita com frequência as informações sobre as limitações de comunicação e como utilizar diferentes métodos de comunicação não verbais.

Reduzindo a ansiedade e prestando apoio psicossocial

1. Mantenha um ambiente calmo e favorável para evitar aumento desnecessário da ansiedade. Forneça explicações breves a respeito de atividades e procedimentos. A vigilância e a presença de profissionais da saúde durante os períodos de ansiedade são fundamentais para evitar o medo dos pacientes e dos familiares que os visitam.
2. Ensine técnicas de relaxamento para controlar a ansiedade do paciente.
3. Se necessário, administre doses de ansiolíticos que não deprimam a respiração (ver Cap. 6, Manejo da Dor, Sedação e Bloqueio Neuromuscular).
4. Incentive a família a ficar com o paciente tanto quanto desejado, bem como a participar das atividades do cuidador, conforme apropriado. A presença de um membro da família proporciona conforto ao paciente e auxilia o familiar a lidar melhor com a doença crítica.
5. Favoreça o sono durante a noite, diminuindo luzes, ruídos e interrupções desnecessárias.

BIBLIOGRAFIA SELECIONADA

Cuidados intensivos gerais

Ahrens T, Sona C. Capnography application in acute and progressive care. *AACN Clin Issues.* 2003;14:123-132.

Berry AM, Davidson PM, Masters J, Rolls K. Systematic literature review of oral hygiene practices for intensive care patients receiving mechanical ventilation. *Am J Crit Care.* 2007;16(6): 552-562.

Branson RD, Mannheimer PD. Forehead oximetry in critically ill patients: the case of a new monitoring site. *Respir Care Clin N Am.* 2004;10(3):359-367.

Centers for Disease Control and Prevention. Guidelines for preventing health-care-associated pneumonia, 2003: recommendations of CDC and the Health Care Infection Control Practices Advisory Committee. *MMWR.* 2004;53(No. RR-3):1-35.

Coffin SE, Klompas M, Classen D, et al. Strategies to prevent ventilator-associated pneumonia in acute care hospitals. *Infect Control Hosp Epidemiol.* 2008;29:S31-S40.

Ely EW, Baker AM, Dunagan DP, et al. Effect on the duration of mechanical ventilation of identifying patients capable of breathing spontaneously. *N Engl J Med.* 1998;335(25):1864-1869.

Ely EW, Gautam S, Margolin R, et al. The impact of delirium in the intensive care unit on hospital length of stay. *Intensive Care Med.* 2001;27:1892-1900.

Ely EW, Margolin R, Francis J, et al. Evaluation of delirium in critically ill patients: validation of the Confusion Assessment Method for the Intensive Care Unit (CAM-ICU). *Crit Care Med.* 2001;29:1370-1379.

Halm M, Amrola R. Effect of oral care on bacterial colonization and ventilator-associated pneumonia. *Am J Crit Care.* 2009;18: 275-278.

Halm MA, Krisko-Hagel K. Instilling normal saline with suctioning: beneficial technique or potentially harmful sacred cow? *Am J Crit Care.* 2008;17:469-472.

Jacobi J, Fraser GL, Coursin DB, et al. Clinical practice guidelines for the sustained use of sedatives and analgesics in the critically ill adult. *Crit Care Med.* 2002;30:119-141

Jelic S, Cunningham JA, Factor P. Clinical review: airway hygiene in the intensive care unit. *Crit Care.* 2008;12(2):209.

Jongerden IP, Rovers MM, Grypdonck MH, Bonten MJ. Open and closed endotracheal suction systems in mechanically ventilated intensive care patients: a meta-analysis. *Crit Care Med.* 2007;35: 260-270.

Kjonegaard R, Fields W, King ML. Current practice in airway management: a descriptive evaluation. *Am J Crit Care.* 2009;doi: 10.4037/ajcc2009803.

Kress JP, Gehlbach B, Lacy M, Pliskin N, Pohlman AS, Hall JB. The long-term psychological effects of daily sedative interruption on critically ill patients. *Am J Respir Crit Care Med.* 2003;168(12):1457-1461.

Kress JP, Pohlman AS, O'Connor MF, Hall JB. Daily interruption of sedative infusions in critically ill patients undergoing mechanical ventilation. *N Engl J Med.* 2000;342(20): 1471-1477.

MacLeod DB, Cortinez LI, Keifer JC, et al. The desaturation response time of finger pulse oximeters during mild hypothermia. *Anaesthesia.* 2005 Jan;60(1):65-71.

Munro CL, Grap MJ, Elswick RK, Jr., et al. Oral health status and development of ventilator-associated pneumonia: a descriptive study. *Am J Crit Care.* 2006;15(5):453-460.

Munro CL, Grap MJ, Jablonski R, et al. Oral health measurement in nursing research: state of the science. *Biol Res Nurs.* 2006;8(5): 35-42.

O'Keefe-McCarthy S, Santiago C, Lau G. Ventilator-associated pneumonia bundled strategies: an evidence-based practice. *Evidence-Based Nurs.* 2008;5:193-204.

Pandharipande P, Shintani A, Peterson J, et al. Lorazepam is an independent risk factor for transitioning to delirium in intensive care unit patients. *Anesthesiology.* 2006;104:21-26.

Schweickert WD, Gehlbach BK, Pohlman AS, Hall JB, Kress JP. Daily interruptions of sedative infusions and complications of critical illness in mechanically ventilated patients. *Crit Care Med.* 2004;32(6):1272-1276.

Seckel MA. Ask the experts: does the use of a closed suction system help to prevent ventilator-associated pneumonia? *Crit Care Nurse.* 2008;28(1):65-66.

Sole ML, Byers JF, Ludy JE, et al. A multisite survey of suctioning techniques and airway management practices. *Am J Crit Care.* 2003;12(3):220-232.

Stauffer JL. Complications of endotracheal intubation and tracheotomy. *Respir Care.* 1999;44(7):828-844.

St John RE, Malen JF. Airway management. *Crit Care Nurs Clin N Am.* 2004;16:413-430.

Unoki T, Serita A, Grap MJ. Automatic tube compensation during weaning from mechanical ventilation: evidence and clinical implications. *Crit Care Nurs.* 2008;28:34-42.

Valdez-Lowe C, Ghareeb SA, Artinian NT. Pulse oximetry in adults. *AJN.* 2009;109(6):52-59.

Van den Berghe G, Wouters P, Weekers F, et al. Intensive insulin therapy in critically ill patients. *N Engl J Med.* 2001;345(19): 1359-1367.

Vonberg R, Eckmanns T, Welte T, et al. Impact of the suctioning system (open vs. closed) on the incidence of ventilation-associated pneumonia: meta-analysis of randomized controlled trials. *Intensive Care Med.* 2006;32:1329-1335.

Wilkins R, Stoller JK, Kacmaret R, et al. *Egan's Fundamentals of Respiratory Care.* 9th ed. St. Louis, MO: Mosby; 2008.

Zeitoun SS, de Barros AL, Diccini S. A prospective, randomized study of ventilator-associated pneumonia in patients using a closed vs. open suction system. *J Clin Nurs.* 2003;12(4): 484-489.

Manejo do ventilador

Burns SM. Mechanical ventilation of patients with acute respiratory distress syndrome and patients requiring weaning: the evidence guiding practice. *Crit Care Nurse.* 2005;25:14-23.

Burns SM. Mechanical ventilation and weaning. In: Carlson KK, ed. *AACN Advanced Critical Care Nursing.* St Louis, Missouri: Saunders-Elsevier; 2009.

Burns SM. Pressure modes of mechanical ventilation: the good, the bad, and the ugly. *AACN Advance Crit Care.* 2008;19:399-411.

Dries DJ, McGonigal MD, Malian MS, et al. Protocol-driven ventilator weaning reduces use of mechanical ventilation, rate of early reintubation, and ventilator-associated pneumonia. *J Trauma.* 2004;56:943-952.

Epstein SK. Weaning from ventilatory support. *Curr Opin Crit Care.* 2009;15:36-43.

Esteban A, Frutos-Vivar F, Ferguson ND, et al. Noninvasive positive-pressure ventilation for respiratory failure after extubation. *N Engl J Med.* 2004;350:2452-2460.

Girard TD, Ely EW. Protocol-driven ventilator weaning: reviewing the evidence. *Clin Chest Med.* 2008;29:241-252.

MacIntyre N. Discontinuing mechanical ventilator support. *Chest.* 2007;132:1049-1056.

MacIntyre NR. Evidence-based ventilator weaning and discontinuation. *Respir Care.* 2004;49:830-836.

MacIntyre NR, Branson RD. *Mechanical Ventilation.* Philadelphia, PA: Saunders; 2009.

Pierce LN. *Management of the Mechanically Ventilated Patient.* Philadelphia, PA: Saunders-Elsevier; 2007.

St. John R. End-tidal CO_2 monitoring. In Burns SM. ed. *AACN's Protocols for Practice: Non-Invasive Monitoring Series.* Sudbury, MA: Jones and Bartlett; 2006.

Tobin MJ. *Principles and Practice of Mechanical Ventilation.* New York, NY: McGraw-Hill Medical Publishing Division; 2006.

Desmame da ventilação mecânica

Brochard L, Hart A, Lorino H, Lemaire F. Inspiratory pressure support prevents diaphragmatic fatigue during weaning from mechanical ventilation. *Am Rev Respir Dis.* 1989;139(2): 513-521.

Brook AD, Ahrens TS, Schaff R, et al. Effect of a nursingimplemented sedation protocol on the duration of mechanical ventilation. *Crit Care Med.* 1999;27:2609-2615.

Burns SM. The science of weaning: when and how? *Crit Care Nurs Clin N Am.* 2004;16:379-386.

Burns SM, Earven S, Fisher C, et al. Implementation of an institutional program to improve clinical and financial outcomes of patients requiring mechanical ventilation: one year outcomes and lessons learned. *Crit Care Med.* 2003;31:2752-2763.

Girard TD, Kress JP, Fuchs BD, et al. Efficacy and safety of a paired sedation and ventilator weaning protocol for mechanically ventilated patients in intensive care (Awakening and Breathing Controlled trial): a randomised controlled trial. *Lancet.* 2008;371:126-134.

Grap MJ, Strickland D, Tormay L, et al. Collaborative practice: development, implementation, and evaluation of a weaning protocol for patients receiving mechanical ventilation. *Am J Crit Care.* 2003;12:454-460.

Henneman E, Dracup K, Ganz T, Molayeme O, Cooper CB. Using a collaborative weaning plan to decrease duration of mechanical ventilation and length of stay in the intensive care unit for patients receiving long-term mechanical ventilation. *Am J Crit Care.* 2002;11(2);132-140.

Kollef, M.H., Shapiro SD, Silver P, et al. A randomized, controlled trial of protocol-directed versus physician-directed weaning from mechanical ventilation. *Crit Care Med.* 1997;25(4):557-574.

Marelich GP, Murin S, Battistela F, Inciardi J, Vierra T, Roby M. Protocol weaning of mechanical ventilation in medical and surgical patients by respiratory care practitioners and nurses: effect on weaning time and ventilator associated pneumonia. *Chest.* 2000;118:459-467.

Smyrnios NA, Connolly A, Wilson MM, et al. Effects of a multifaceted, multidisciplinary, hospital-wide quality improvement program on weaning from mechanical ventilation. *Crit Care Med.* 2002;30:1224-1230.

Tobin MJ, Guenther SM, Perez W, et al. Konno-Mead analysis of ribcage-abdominal motion during successful and unsuccessful trials of weaning from mechanical ventilation. *Am Rev Respir Dis.* 1987;135:1320-1328.

Vitacca M, Vianello A, Colombo D, et al. Comparison of two methods for weaning COPD patients requiring mechanical ventilation for more than 15 days. *Am J Respir Crit Care Med.* 2001;164:225-230.

Yang KL, Tobin JM. A prospective study of indexes predicting the outcome of trials of weaning from mechanical ventilation. *N Engl J Med.* 1994;324(21):1445-1450.

Comunicação

Baumgartner CA, Bewyer E, Bruner D. Management of communication and swallowing in intensive care. *AACN Advance Crit Care.* 2008;19:433-443.

Happ MB. Communicating with mechanically ventilated patients: state of the science. *AACN Clin Issues.* 2001;12:247-258.

Windhorst C, Harth R, Wagoner C. Patients requiring tracheostomy and mechanical ventilation: a model for interdisciplinary decision-making. *AHSA Leader.* 2009;14:10-13.

Prática baseada em evidências

AACN Procedure Manual. 6th ed. (in press 2009).

American Association for Respiratory Care. AARC clinical practice guideline: oxygen therapy for adults in the acute care facility-2002 revision & update. *Resp Care.* 2002:47;717-720.

American Association of Critical Care Nurses (AACN). *Practice Alert: Ventilator Associated Pneumonia.* Alisio Veijo, CA: AACN: 2008. www.aacn.org. Accessed January 10, 2010.

American Association of Critical Care Nurses (AACN). *Practice Alert: Oral Care in the Critically Ill.* Alisio Veijo, CA: AACN: 2007. http://classic.aacn.org/AACN/practiceAlert.nsf/vwdoc/pa2. Accessed January 10, 2010.

American Thoracic Society and the Infectious Diseases Society of America. Guidelines for the management of adults with hospital-acquired, ventilator-associated, and healthcare-associated pneumonia. *Am J Respir Crit Care Med.* 2005;171:388-416.

American Association for Respiratory Care. AARC clinical practice guideline: removal of the endotracheal tube-2007 revision & update. *Resp Care.* 2007:52;81-93.

American Association for Respiratory Care. AARC clinical practice guideline: care of the ventilator circuit and it relation to ventilator-associated pneumonia. *Resp Care.* 2003;48:869-879.

A Collective Task Force Facilitated by the American College of Chest Physicians, the American Association for Respiratory Care, and the American College of Medicine. Evidence-based guidelines for weaning and discontinuing ventilator support. *Resp Care.* 2002;47:69-90.

Burns SM. Practice protocol: weaning from mechanical ventilation. In: *Care of the Mechanically Ventilated Patient.* 2nd ed. Sudbury, MA: Jones and Bartlett; 2007. Burns SM, ed. *AACN Protocols for Practice Series.*

Grap MJ. Pulse oximetry. In: Burns SM, ed. *AACN's Protocols for Practice: Noninvasive Monitoring Series.* Sudbury, MA: Jones and Bartlett; 2006.

MacIntyre, NR, Cook DJ, Ely EW, Jr., et al. Evidence-based guidelines for weaning and discontinuing ventilatory support: a collective task force facilitated by the American College of Chest Physicians; the American Association for Respiratory Care; and the American College of Critical Care Medicine. *Chest.* 2001;120(6 suppl):375S-395S.

Muscedere J, Dodek P, Keenan S, et al. Comprehensive evidencebased clinical practice guidelines for ventilator-associated pneumonia: prevention. *J Crit Care.* 2008;23:126-137.

Pierce LN. Invasive and noninvasive modes and methods of mechanical ventilation. In: Burns SM, ed. *AACN's Protocols for Practice: Care of the Mechanically Ventilated Patient Series.* Sudbury, MA: Jones and Bartlett; 2006.

St John RE. End-Tidal Carbon Dioxide Monitoring. In: Burns SM, ed. *AACN's Protocols for Practice: Noninvasive Monitoring Series.* Sudbury, MA: Jones and Bartlett; 2006.

St John RE, Seckel MA. Airway management. In: Burns SM, ed. *AACN's Protocols for Practice: Care of the Mechanically Ventilated Patient Series.* Sudbury, MA: Jones and Bartlett; 2006.

MANEJO DA DOR, SEDAÇÃO E BLOQUEIO NEUROMUSCULAR

Joan Michiko Ching e Suzanne M. Burns

HABILIDADES DE CONHECIMENTO

1. Descrever uma abordagem multimodal para o manejo da dor.
2. Comparar e contrastar modalidades de alívio da dor em pacientes críticos:
   - Medicamentos anti-inflamatórios não esteroides
   - Opioides, incluindo analgesia controlada pelo paciente
   - Analgesia epidural com opioides e/ou anestésicos locais
   - Modalidades não farmacológicas: distração, estimulação cutânea, imaginação e técnicas de relaxamento
3. Reconhecer interações entre relaxamento, sedação e controle da dor; descrever intervenções não farmacológicas e farmacológicas para promover conforto e relaxamento no paciente crítico.
4. Descrever considerações especiais para o manejo da dor em populações vulneráveis.
5. Identificar a necessidade de sedação e de medicamentos sedativos comuns, bem como monitorar e gerenciar o paciente que necessita de sedação.
6. Descrever o método de monitoração do bloqueio neuromuscular no paciente crítico.

O manejo da dor é fundamental para o cuidado do paciente crítico ou lesionado. Os pacientes identificam os cuidados físicos que promovem alívio da dor e conforto como elemento importante de sua internação e recuperação, sobretudo no ambiente de terapia intensiva. Proporcionar alívio ideal da dor a pacientes críticos melhora seu bem-estar psicoemocional; pode, ainda, contribuir para evitar prejuízo fisiológico adicional a um paciente já comprometido do ponto de vista psicológico. Este capítulo explora uma abordagem multimodal para o manejo da dor em pacientes críticos, com base em mecanismos fisiológicos de transmissão da dor e respostas humanas a ela. Utilizando uma abordagem multimodal, são descritas técnicas farmacológicas e não farmacológicas específicas para o manejo da dor, incluindo as relações irrestritas entre relaxamento, sedação e alívio da dor. São também apresentadas estratégias que promovem o conforto e que são fáceis de incorporar a um plano de cuidados a pacientes críticos. Por fim, são delineadas considerações especiais para populações vulneráveis submetidas a terapia intensiva.

MECANISMOS FISIOLÓGICOS DA DOR

Mecanismos periféricos

A resposta à dor é provocada por lesões teciduais, reais ou em potencial. As terminações nervosas livres não diferenciadas (ou *nociceptores*) são os principais receptores que detectam a lesão tecidual (Fig. 6.1). Os nociceptores são polimodais e podem ser estimulados por estímulos térmicos, mecânicos e químicos. A nocicepção refere-se à condução de impulsos por nervos sensitivos, que sinalizam a lesão tecidual.

No local da lesão, a liberação de uma variedade de substâncias neuroquímicas potencializa a ativação dos nociceptores periféricos. Muitas dessas substâncias também são mediadoras da resposta inflamatória; incluem histamina, cininas, prostaglandinas, serotonina e leucotrienos (Fig. 6.2).

O impulso nociceptivo é conduzido para a medula espinal por meio de fibras aferentes sensitivas especializadas. As fibras mielinizadas de pequeno calibre A-delta conduzem os estímulos nociceptivos rapidamente para a medula espinal.

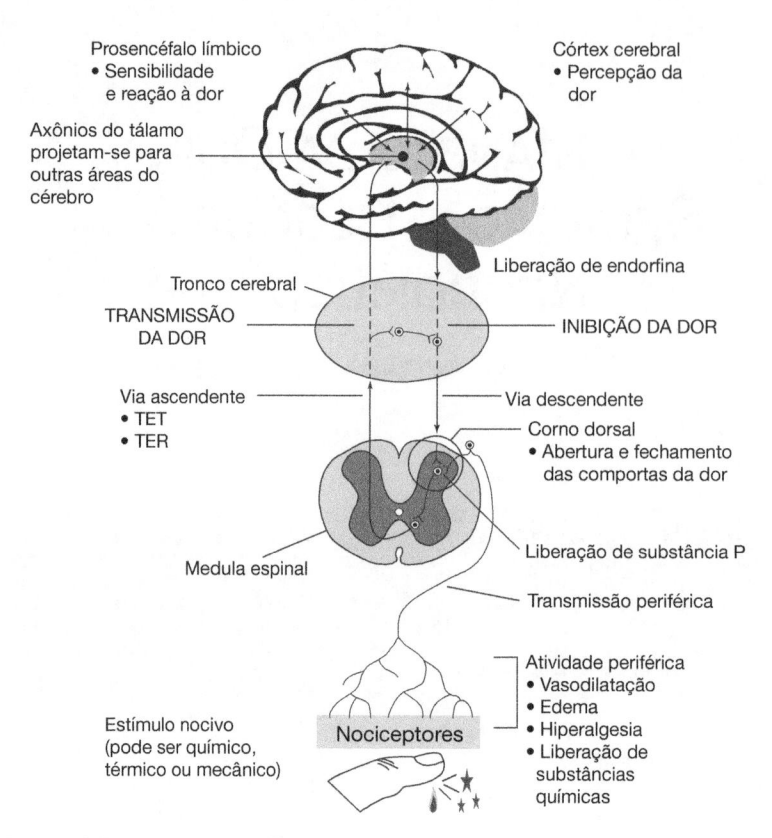

Figura 6.1 Via fisiológica de condução da dor. TET, trato espinotalâmico; TER, trato espino-reticular-talâmico. (*Retirada de Wild LR, Evans L. Pain.* In: *Copstead L, ed.* Perspectives on Pathophysiology. *Philadelphia, PA: WB Saunders; 1995:934.*)

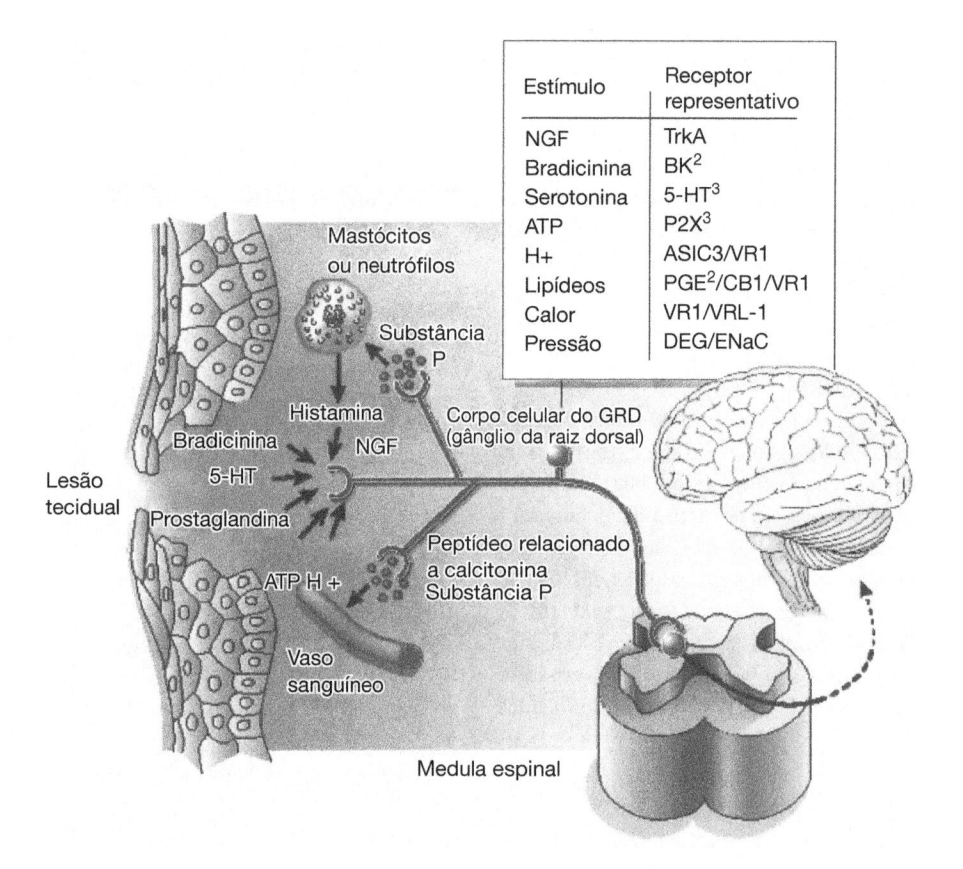

Estímulo	Receptor representativo
NGF	TrkA
Bradicinina	BK_2
Serotonina	$5\text{-}HT_3$
ATP	$P2X_3$
H+	ASIC3/VR1
Lipídeos	PGE_2/CB1/VR1
Calor	VR1/VRL-1
Pressão	DEG/ENaC

Figura 6.2 Nociceptores periféricos e resposta inflamatória no local da lesão. (*Retirada de Julius D, Basbaum AI. Molecular mechanisms of nociception.* Nature. *2001;413:203-210.*)

Já as fibras A-delta levam as sensações, em geral, localizadas e finas. Além das fibras A-delta (menores), as fibras não mielinizadas C também conduzem sinais nociceptivos à medula espinal. Como as fibras C não são mielinizadas, sua velocidade de condução é muito mais lenta do que a da fibra A-delta. A qualidade sensitiva dos sinais conduzidos pelas fibras C tende a ser lenta e não localizada (Fig. 6.3).

Integração na medula espinal

As fibras sensitivas aferentes entram na medula espinal através do nervo dorsal; fazem sinapses com os corpos celulares dos interneurônios da medula espinal no corno dorsal (Fig. 6.1). A maioria das fibras A-delta e C faz sinapse nas lâminas de I a V, em uma área denominada *substância gelatinosa*. Diversos neurotransmissores (p. ex., substância P, glutamato e peptídeo relacionado ao gene da calcitonina) e receptores (p. ex., opioides, receptores alfa-adrenérgicos e serotonérgicos) modulam o processamento de *inputs* nociceptivos na medula espinal.

Processamento central

Após a integração da medula espinal, os impulsos nociceptivos são conduzidos para o cérebro por meio das vias somatossensoriais ascendentes especializadas (Fig. 6.1). O trato espinotalâmico conduz os sinais nociceptivos diretamente da medula para o tálamo. O trato espino-reticular-talâmico projeta sinais para a formação reticular do mesencéfalo no tronco encefálico, bem como para o tálamo. A partir do tálamo, os axônios projetam-se para áreas somatossensoriais do córtex cerebral e prosencéfalo límbico. A resposta fisiológica, cognitiva e emocional à dor é única, determinada e modulada por áreas específicas para as quais as vias somatossensoriais projetam-se. Por exemplo, o tálamo regula a resposta neuroquímica à dor, e as projeções corticais e límbicas são responsáveis pela percepção da dor e pela resposta aversiva a esta, respectivamente. Da mesma forma, o sistema de ativação reticular regula o estado de consciência que acompanha a dor. A modulação desta última por intervenções nessas áreas específicas do cérebro é a base de muitas das modalidades analgésicas disponíveis para seu tratamento.

RESPOSTAS À DOR

As respostas humanas à dor podem ser tanto físicas quanto emocionais. Já as respostas fisiológicas são o resultado da ativação hipotalâmica pelo sistema nervoso simpático, associada à resposta ao estresse. A ativação simpática leva a:

- Saída do sangue dos vasos superficiais para o músculo estriado, o coração, os pulmões e o sistema nervoso
- Dilatação dos bronquíolos para aumentar a oxigenação
- Aumento da contratilidade cardíaca
- Inibição da secreção e da contração gástrica
- Aumento da glicose no sangue circulante, para gerar energia

Axônios aferentes primários

	Limiar térmico
Fibras Aα e Aδ Mielinizadas Grosso calibre Propriocepção, tato fino	Nenhum
Fibras Aδ Mielinizadas finas Médio calibre Nocicepção (mecânica, térmica, química)	– 53 °C, Tipo I – 43 °C, Tipo II
Fibras C Não mielinizadas Pequeno calibre Temperatura inócua, prurido Nocicepção (mecânica, térmica, química)	– 43 °C

A

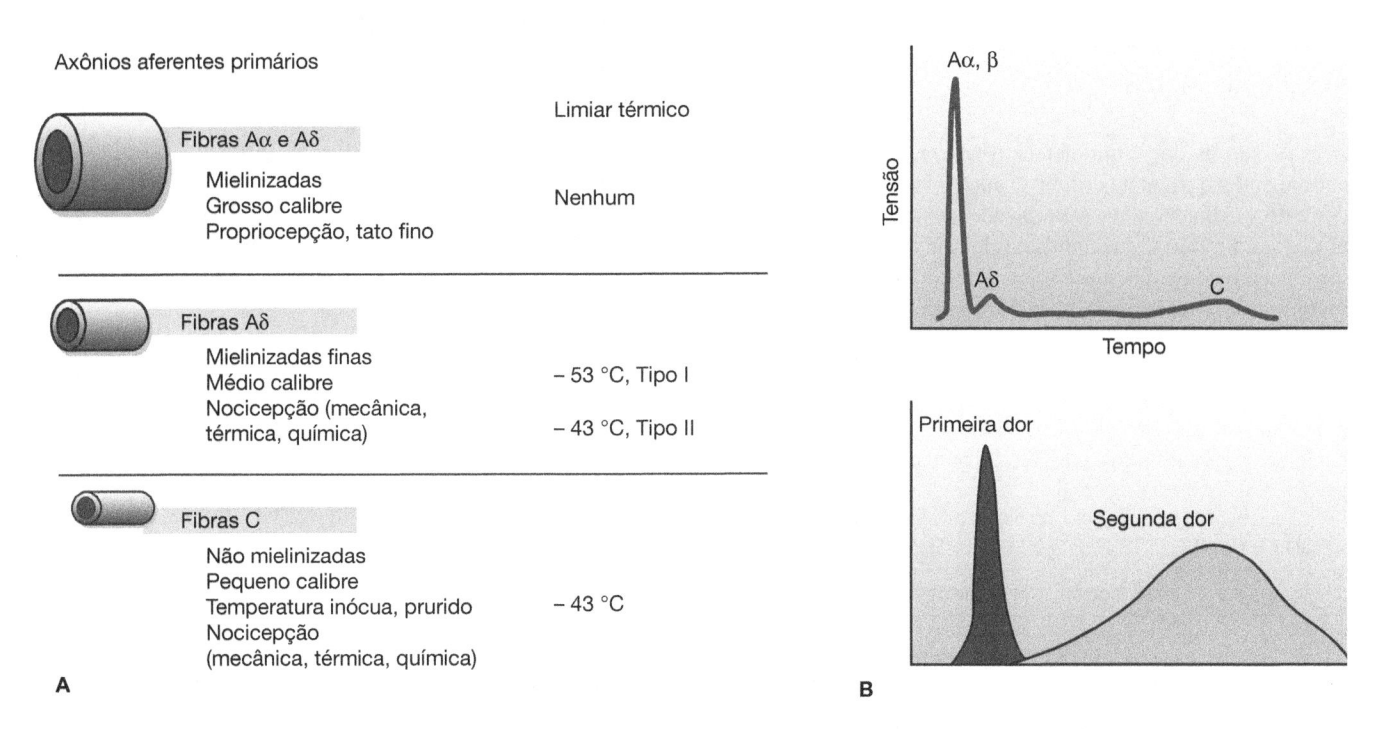

B

Figura 6.3 Diferentes nociceptores detectam diferentes tipos de dor. **(A)** Os nervos periféricos incluem fibras mielinizadas aferentes de calibre pequeno (Aδ) e médio a grande (Aα, β), bem como fibras aferentes não mielinizadas de pequeno calibre (C). **(B)** A velocidade de condução está diretamente relacionada ao calibre da fibra; isso é evidenciado no potencial de ação composto registrado em um nervo periférico. A maioria dos nociceptores é fibra Aδ ou C; suas diferentes velocidades de condução (6-25 e ~1 m/s, respectivamente) descrevem a primeira (rápida) e segunda (lenta) respostas dolorosas à lesão.

Os sinais e os sintomas da ativação simpática, que frequentemente acompanham a nocicepção e a dor, são:

- Aumento da frequência cardíaca
- Aumento da pressão arterial
- Aumento da frequência respiratória
- Dilatação da pupila
- Palidez e sudorese
- Náuseas e vômitos

Embora os pacientes com dor aguda muitas vezes apresentem sinais e sintomas como esses, é importante observar que a ausência de qualquer um ou de todos esses sinais e sintomas não exclui a presença de dor. Na verdade, alguns pacientes, em especial aqueles que estão gravemente enfermos e com pouca ou nenhuma reserva de compensação, podem apresentar um quadro clínico de choque diante de dor.

Tais pacientes expressam a dor de forma verbal e não verbal. As expressões podem assumir muitas formas, algumas das quais são sinais sutis que podem ser ignorados com facilidade (Tab. 6.1). Quaisquer sinais que possam indicar dor necessitam de análise e avaliação posteriores.

Embora tenham sido descritos correspondentes fisiológicos e comportamentais da dor aguda, a resposta de cada pessoa é única. Além disso, é importante lembrar que os pacientes que estejam recebendo agentes bloqueadores neuromusculares (p. ex., mivacúrio, vecurônio ou atracúrio) podem ser incapazes de apresentar sinais sutis de desconforto, até mesmo por causa da paralisia terapêutica. Os bloqueadores neuromusculares não afetam os nervos sensitivos e não têm propriedades analgésicas.

AVALIAÇÃO DA DOR

A avaliação da dor é um elemento central do monitoramento permanente do paciente crítico. O autorrelato da intensidade da dor e do sofrimento deve ser utilizado sempre que possível, sobretudo em pacientes que podem falar ou comunicar-se de forma eficaz. O registro regular da avaliação da dor não só ajuda a monitorar a eficácia das modalidades analgésicas, mas também a garantir a comunicação entre os membros da equipe quanto à dor do paciente. Existem diversas ferramentas para avaliar a intensidade da dor. Três escalas comumente utilizadas são mostradas na Tabela 6.2. Na escala análogo-numérica (EAN), os pacientes usam números entre 0 e 10 ou 0 e 100 para descrever

TABELA 6.1 EXEMPLOS DE EXPRESSÕES DA DOR EM PACIENTES CRÍTICOS

Pistas verbais	Pistas faciais	Movimentos corporais
Gemido	Caretas	Imobilização
Choro	Estremecimento	Esfregar-se
Gritos	Sinais oculares	Balançar-se
Silêncio		Movimentos rítmicos das extremidades
		Sacudir ou bater nos protetores laterais do leito
		Agarrar o braço do enfermeiro

TABELA 6.2 FERRAMENTAS DE AVALIAÇÃO DA DOR COMUMENTE UTILIZADAS EM PACIENTES CRÍTICOS

Escala análogo-numérica (EAN)

EAN Verbal (Escala de 0 a 10)	EAN-101 (Escala de 0 a 100)
0 = Sem dor	0 = Sem dor
10 = Pior dor imaginável	100 = Pior dor imaginável

Escala verbal descritiva

Nenhuma   Leve   Moderada   Grave

Escala visual analógica

Sem dor_____Pior dor imaginável

a intensidade de sua dor. Alguns indivíduos acham mais fácil utilizar adjetivos para isso; a escala verbal descritiva oferece aos pacientes uma lista padronizada de adjetivos para tal descrição. Com a escala visual analógica (EVA), os pacientes indicam a intensidade da dor realizando um traço vertical em uma linha horizontal de 10 cm. Nas extremidades da linha estão os termos "sem dor" e "pior dor imaginável". A conversão numérica é realizada pela mensuração do traço realizado pelo paciente na linha horizontal, em centímetros.

Qualquer uma dessas escalas pode ser utilizada com pacientes intubados e incapazes de falar. Por exemplo, pode-se solicitar aos indivíduos que usem os dedos para indicar um número entre 0 e 10; da mesma forma, pode-se solicitar que indiquem acenando com a cabeça ou apontando para o adjetivo ou número adequado conforme ouvem ou leem uma lista de opções. Na EVA, a linha pode ser impressa em uma folha de papel ou cartão marcador, e solicita-se aos pacientes que marquem o traço para revelar seu nível de dor.

Infelizmente, alguns pacientes em estado crítico são incapazes de revelar a intensidade de sua dor, seja verbal ou não verbal. Nessas situações, o enfermeiro deve utilizar outros indícios. Além de monitorar os parâmetros fisiológicos, os enfermeiros também podem prever e reconhecer as situações clínicas nas quais é provável que haja dor; podem, ainda, utilizar seus conhecimentos de fisiologia e fisiopatologia e experiência com outros enfermos com problemas semelhantes. Ao combinar seu conhecimento e sua experiência com entrevistas bem conduzidas e habilidades de observação, os enfermeiros de terapia intensiva podem avaliar a dor dos pacientes de forma eficaz e intervir de modo adequado.

ABORDAGEM MULTIMODAL AO TRATAMENTO DA DOR

Hoje, existem várias abordagens e modalidades disponíveis para o tratamento da dor aguda. Enquanto as técnicas farmacológicas têm sido tradicionalmente à base da analgesia, outros métodos complementares ou não farmacológicos apresentam crescente aceitação e uso na prática clínica. A maioria das modalidades utilizadas no tratamento da dor aguda pode ser empregada de maneira efetiva para pacientes críticos. As orientações práticas baseadas em evidências para maximizar a analgesia desses pacientes estão resumidas na Tabela 6.3.

TABELA 6.3 PRÁTICAS BASEADAS EM EVIDÊNCIAS: TRATAMENTO DA DOR

- Avalie e registre regularmente a dor e a resposta à modalidade de tratamento utilizando uma escala adequada ao seu paciente (recomenda-se a EAN "0-10").[a,b]
- Para os pacientes que não puderem se comunicar, avalie comportamentos relacionados à dor (movimento, expressão facial, postura) e indicadores fisiológicos (frequência cardíaca, pressão arterial, frequência respiratória), além de mudanças nesses parâmetros após a modalidade de tratamento analgésico.[a,b]
- Para garantir a analgesia consistente, utilize doses regulares de opioides ou infusão contínua, em vez de um regime "conforme a necessidade".[a,b]
- Utilize AINEs ou acetaminofeno como adjuntos aos opioides em determinados pacientes. No entanto, limite o uso do cetorolaco a 5 dias, com acompanhamento rígido do desenvolvimento de insuficiência renal ou sangramento gastrintestinal.[a,b]
- Incorpore modalidades não farmacológicas, como aplicação de calor/frio, posicionamento, distração ou relaxamento no plano de tratamento, conforme tolerado pelo seu paciente.[a]

Dados compilados a partir de: [a]Society of Critical Care Medicine, American Society of Health-System Pharmacists (2002); [b]Arbour (2007).

Um dos objetivos centrais do manejo da dor é combinar terapias ou modalidades focadas em processos envolvidos na condução da nocicepção e dor tanto quanto possível. As modalidades analgésicas, tanto farmacológicas quanto não farmacológicas, exercem seus efeitos alterando a nocicepção em estruturas específicas dentro do sistema nervoso periférico ou central (SNC; i.e., nociceptores periféricos, medula espinal ou cérebro) ou alterando a condução dos impulsos nociceptivos entre essas estruturas (Fig. 6.4). Ao entender onde atuam as modalidades analgésicas, os enfermeiros podem selecionar uma combinação delas atuando em diferentes locais para tratar melhor a fonte ou o tipo de dor que o paciente experimenta; assim, ajudam os pacientes a alcançar a analgesia ideal.

Para auxiliar os enfermeiros a selecionarem e maximizarem as modalidades analgésicas, para cada uma delas aqui apresentada, há uma breve descrição de onde e como cada uma atua, situações clínicas nas quais podem ser utilizadas com mais eficácia e estratégias para administrá-las. Por fim, uma vez que algumas modalidades exercem um efeito singular, também é apresentado um resumo de efeitos adversos ou colaterais em geral associados a modalidades e estratégias para minimizar sua ocorrência.

MEDICAMENTOS ANTI-INFLAMATÓRIOS NÃO ESTEROIDES

Os medicamentos anti-inflamatórios não esteroides (AINEs) atuam nos nociceptores periféricos. Os AINEs exercem seus efeitos modificando ou diminuindo a quantidade de prostaglandinas produzidas no local da lesão, inibindo a formação da enzima ciclo-oxigenase; essa enzima é responsável pela quebra do ácido araquidônico e formação do neurotransmissor prostaglandina. Como inibidores de prostaglandinas, demonstrou-se que os AINEs poupam opioides e são muito eficazes no controle da dor associada a inflamação, traumas de tecidos periféricos (p. ex., lesões de tecidos moles), dor óssea (p. ex., fraturas, doença metastática) e dor associada a tubos e drenos permanentes (p. ex., dreno torácico).

Um dos AINEs utilizado em terapia intensiva é o cetorolaco de trometamina (Toradol). O cetorolaco é, hoje, o único AINE parenteral disponível nos Estados Unidos; pode ser administrado com segurança tanto por via intravenosa (IV) quanto intramuscular (IM). A posologia recomendada para ele é uma dose de 30 mg, seguida de 15 mg a cada 6 horas. Como todos os AINEs, apresenta um efeito-teto; assim, a administração de doses mais elevadas não oferece qualquer benefício terapêutico adicional, além de aumentar o risco de toxicidade de modo significativo.

Efeitos colaterais

Os efeitos colaterais associados ao uso de AINEs estão relacionados com a função das prostaglandinas nos processos fisiológicos, além da nocicepção. Por exemplo, pode haver irritação digestiva e hemorragias decorrentes do uso de AINEs;

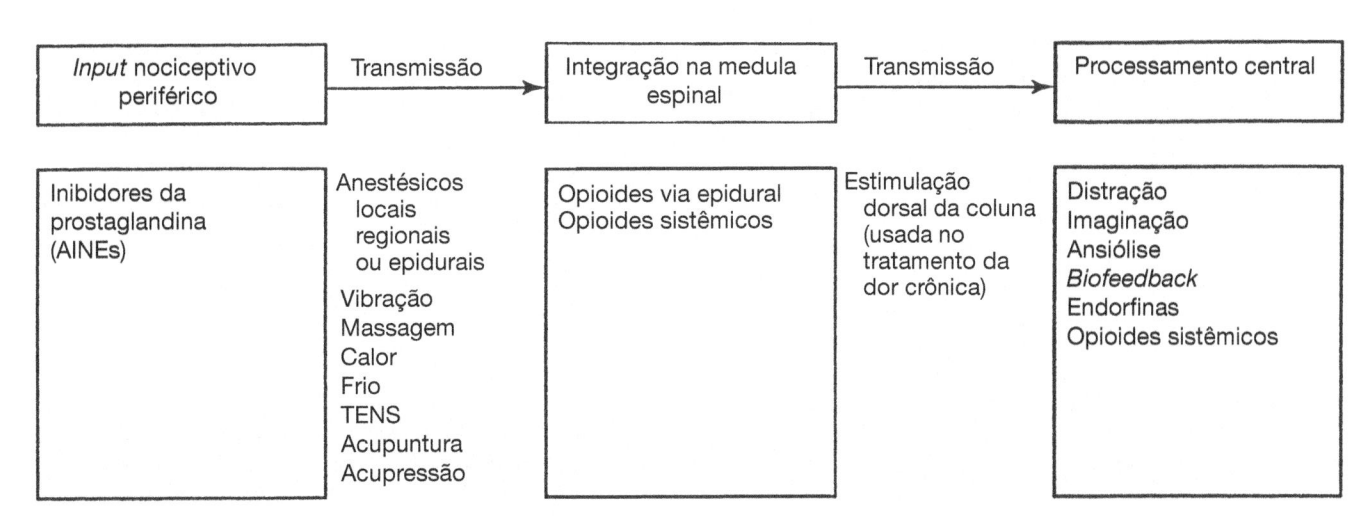

Input nociceptivo periférico	Transmissão →	Integração na medula espinal	Transmissão →	Processamento central
Inibidores da prostaglandina (AINEs)	Anestésicos locais regionais ou epidurais Vibração Massagem Calor Frio TENS Acupuntura Acupressão	Opioides via epidural Opioides sistêmicos	Estimulação dorsal da coluna (usada no tratamento da dor crônica)	Distração Imaginação Ansiólise *Biofeedback* Endorfinas Opioides sistêmicos

Figura 6.4 Abordagem multimodal para o manejo da dor.

isso ocorre porque as prostaglandinas são necessárias para manter o revestimento mucoso do estômago. Da mesma forma, a enzima ciclo-oxigenase é necessária para a eventual produção de tromboxane, uma substância-chave na função plaquetária. Assim, quando os AINEs são utilizados de forma crônica ou em altas doses, pode haver alteração na agregação plaquetária, levando a problemas de sangramento. O uso de AINEs também pode provocar toxicidade renal. Também tem sido documentada a sensibilidade cruzada com outros AINEs (p. ex., ibuprofeno, naproxeno, indometacina, piroxicam, aspirina). Por esses motivos, o cetorolaco e outros AINEs devem ser evitados por pacientes com história de úlcera gástrica, insuficiência renal e coagulopatias ou sensibilidade conhecida ao ácido acetilsalicílico ou a outros AINEs. A gravidade dos efeitos colaterais relacionados aos AINEs aumenta com doses elevadas ou uso prolongado. Por essa razão, o cetorolaco foi idealizado para ser utilizado a curto prazo, não devendo ser empregado por mais de 5 dias.

OPIOIDES

A principal modalidade de tratamento da dor no ambiente de terapia intensiva continua sendo os opioides. Tradicionalmente conhecidos como narcóticos, produzem seus efeitos analgésicos sobretudo pela ligação com receptores opioides especializados em todo o sistema nervoso central; desse modo, alteram a percepção da dor. Os receptores opioides estão localizados no cérebro, na medula espinal e no sistema digestório. Embora os opioides atuem principalmente no SNC, também apresentam alguns efeitos locais ou periféricos.

Os opioides são bem tolerados pelos pacientes mais graves; podem ser administrados por diversas vias, incluindo intravenosa, intramuscular, oral, bucal, nasal, retal, transdérmica e medular. O sulfato de morfina ainda é o seu representante mais utilizado; atua como padrão-ouro, com o qual os outros são comparados. Outros opioides comumente utilizados no tratamento de pacientes em estado crítico incluem hidromorfona (Dilaudid), fentanil (Sublimaze) e meperidina (Demerol). Um dos aspectos-chave do uso de opioides é que cada um pode produzir o mesmo grau de alívio da dor; nenhum deles é inerentemente mais propenso a produzir analgesia do que outro. A Tabela 6.4 resume as doses equianalgésicas IV e as considerações especiais para os opioides comumente utilizados.

Efeitos colaterais

A resposta dos pacientes aos opioides (tanto analgésica quanto em relação a efeitos colaterais) é bastante individualizada. Assim, como todos os agentes opioides apresentam semelhante potencial de alívio da dor, todos os opioides disponíveis hoje compartilham perfis similares de efeitos colaterais. Quando estes ocorrem, é importante lembrar que resultam, sobretudo, da farmacologia dos opioides, não da via de administração.

Náuseas e vômitos

Náuseas e vômitos são efeitos colaterais perturbadores em geral relacionados aos opioides, que, infelizmente, muitos pacientes apresentam. Costumam resultar da estimulação da zona de gatilho dos quimiorreceptores (ZGQ) no cérebro e/ou do peristaltismo gastrintestinal retardado. Muitas vezes, podem ser gerenciados de forma eficaz com a administração de antieméticos. A metoclopramida (Reglan), um derivado procainamida, atua tanto centralmente na ZGQ quanto no sistema digestório, aumentando a motilidade gástrica. A maioria dos pacientes beneficia-se de uma dose IV de 10 mg a cada 4 a 6 horas.

O sistema vestibular também envia *inputs* à ZGQ. Por essa razão, as náuseas relacionadas aos opioides são frequentemente exacerbadas pelo movimento. Se os pacientes queixam-se de náuseas relacionadas ao movimento, a aplicação de um adesivo de escopolamina transdérmica pode ajudar a prevenir e tratar a náusea induzida por opioides. O uso da escopolamina transdérmica é evitado em pacientes com mais de 60 anos, já que o medicamento tem sido relacionado com aumento na incidência e na gravidade de confusão mental em pacientes idosos.

Outros antieméticos, como as fenotiazinas (prochlorperazine [Compazine], 2,5-10 mg IV) e butirofenonas (droperidol [Inapsine], 0,625 mg IV), tratam as náuseas por meio de seus efeitos na ZGQ. O antagonista da serotonina ondansetron (Zofran) também é eficaz para o tratamento de náuseas relacionadas a opioides. As doses necessárias para a náusea pós-operatória relacionada a esses agentes são menores (4 mg IV) do que as utilizadas na quimioterapia emetogênica.

Prurido

O prurido é outro efeito colateral relacionado ao uso de opioides que costuma ser relatado pelos pacientes. Os mecanismos reais que levam à produção de prurido relacionado a opioides são desconhecidos. Embora os anti-histamínicos proporcionem alívio sintomático em alguns pacientes, o papel da histamina nesse tipo de prurido não é claro. Um dos inconvenientes da utilização

TABELA 6.4 OPIOIDES INTRAVENOSOS COMUMENTE UTILIZADOS

Medicamento	Doses equianalgésicas	Início (min)	Duração (h)	Considerações especiais
Morfina	1 mg	2-5	4	
Hidromorfona	0,15 mg	2-5	2-4	
Fentanil	10-25 mcg	1-2	1-1,5	Lipídeo altamente solúvel; relata-se rigidez muscular em doses elevadas
Meperidina	10 mg	2-5	2-3	Metabólito ativo (normeperidina) que pode se acumular, provocando excitação do SNC e convulsões; pode resultar em taquiarritmias

desses fármacos, como a difenidramina (Benadryl), é a sedação. De forma semelhante a outros efeitos colaterais dos opioides, a incidência e a gravidade do prurido têm relação com a dose e tendem a diminuir com o uso contínuo.

Constipação

A constipação, outro efeito colateral comum, resulta da ligação do opioide aos receptores opioides no sistema digestório e da diminuição no peristaltismo. Considerando que a incidência de constipação pode ser baixa em pacientes críticos, cabe lembrar que é provável que seja um problema para muitos pacientes após a fase grave de sua doença ou lesão. O melhor tratamento para a constipação envolve prevenção, hidratação adequada e administração de laxantes estimulantes e emolientes fecais, conforme a necessidade.

Retenção urinária

A retenção urinária pode resultar do aumento do tônus muscular liso causado por opioides, em especial no músculo detrusor da bexiga. Os opioides não têm efeito na produção de urina e não causam nem pioram a oligúria. A retenção urinária, em geral, não se revela um problema para pacientes críticos, uma vez que muitos utilizam sonda vesical de demora para facilitar e mensurar a drenagem da bexiga.

Depressão respiratória

Os opioides podem resultar em depressão respiratória por seus efeitos nos centros respiratórios no tronco cerebral. Tanto a frequência quanto a profundidade da respiração podem diminuir como resultado do uso de opioides, em geral, de modo dose-dependente. Os pacientes com risco aumentado de depressão respiratória incluem idosos, indivíduos com doenças cardiopulmonares preexistentes e aqueles em uso de doses elevadas. Com frequência, os primeiros sinais de depressão respiratória implicam aumento no nível de sedação, tornando este um importante componente da avaliação do paciente. Outros sinais e sintomas de depressão respiratória incluem diminuição da profundidade da respiração, muitas vezes combinada com diminuição da frequência respiratória, constrição das pupilas e hipercapnia ($PaCO_2$ > 45 mmHg).

A depressão respiratória clinicamente significativa costuma ser tratada com naloxona IV (Narcan). A naloxona é um antagonista opioide; liga-se aos receptores opioides, provocando o deslocamento temporário do opioide e suspendendo seus efeitos farmacológicos. Como outros medicamentos, deve ser administrada em doses muito baixas e titulada até o nível desejado de vigília (Tab. 6.5). Deve-se ressaltar que a meia-vida da naloxona é curta, de aproximadamente 30 a 45 minutos. Assim, podem ser necessárias doses adicionais. A naloxona deve ser utilizada com precaução em pacientes com doença cardiovascular; tem sido relatado início agudo de hipertensão arterial, hipertensão pulmonar e edema pulmonar com sua administração. Além disso, deve ser evitada em pacientes que tenham desenvolvido tolerância a opioides, já que, como um antagonista opioide, pode precipitar interrupção ou síndrome de abstinência aguda.

TABELA 6.5 ADMINISTRAÇÃO DA NALOXONA

1. Fornecer suporte ventilatório.
2. Diluir 0,4 mg (400 mcg) da ampola de naloxona com soro fisiológico, formando uma solução de 10 mL.
3. Administrar em incrementos de 1 mL a cada 2 a 5 minutos, titulando até obter o efeito desejado. Início de ação: cerca de 2 minutos.
4. Continuar monitorando o paciente; reaplicar a naloxona conforme a necessidade. Duração da ação: cerca de 45 minutos.
5. Para pacientes que necessitam de doses contínuas, considera-se a infusão de naloxona: administrar de 50 a 250 mcg por hora, titulando até alcançar a resposta desejada.

Opioides intravenosos

Uma vez que muitos pacientes graves são incapazes de utilizar a via oral, e que as necessidades de controle da dor frequentemente variem, na maioria das vezes utiliza-se a via IV. Uma das vantagens dos analgésicos opioides é seu início de ação rápido, permitindo a titulação fácil. Devem ser administradas doses de analgésicos opioides para atingir um nível sanguíneo adequado do medicamento; podem, então, ser administradas doses adicionais de modo intermitente, para manter a analgesia.

Muitos pacientes críticos podem beneficiar-se da adição de uma infusão contínua de opioides. Por exemplo, os pacientes que podem não conseguir comunicar suas necessidades de manejo da dor de forma eficaz, inclusive os que estejam recebendo agentes bloqueadores neuromusculares, são bons candidatos a receber infusão contínua de opioides. A infusão contínua não só ajuda a alcançar os níveis sanguíneos adequados, mas também pode ser ajustada com facilidade para manter esses níveis consistentes. Os pacientes que experimentam flutuações significativas na analgesia ou efeitos colaterais relacionados à administração de opioides também podem beneficiar-se de níveis sanguíneos constantes fornecidos por infusão contínua. Sempre que possível, a dose de manutenção da infusão deve basear-se em necessidades precedentes de analgésicos do paciente.

Analgesia controlada pelo paciente

As bombas de analgesia controlada pelo paciente (ACP) também podem ser utilizadas efetivamente em terapia intensiva para administrar opioides. Na ACP, os pacientes autoadministram pequenas doses de uma infusão de opioides, utilizando uma bomba programável. As prescrições de ACP incluem uma dose incremental ou em bólus do medicamento selecionado, um intervalo de bloqueio ou atraso e um limite de 1 ou 4 horas. Muitos dispositivos de ACP também podem ser programados para emitir uma infusão basal ou de fundo. A dose incremental refere-se à quantidade de medicamento que o paciente recebe após a ativação da bomba. A dose inicial costuma variar entre 0,5 e 2 mg de morfina ou seu equivalente (Tab. 6.4). O intervalo de bloqueio ou atraso, em geral, varia entre 5 e 10 minutos, tempo suficiente para que o medicamento prescrito caia na circulação e produza efeitos, permitindo, ainda, que o paciente titule facilmente a medicação ao longo do tempo. O limite de 1 ou 4 horas atua como um recurso adicional de segurança, regulando a quantidade de medicação que o paciente pode receber durante esse período.

Avaliar se o paciente crítico é capaz de utilizar a ACP é fundamental para o sucesso dessa modalidade analgésica. A ACP não deve ser prescrita a um paciente incapaz de autoadministrar confiavelmente a medicação para dor (p. ex., um paciente com diminuição do nível de consciência). Entretanto, uma pessoa sem prejuízo cognitivo, mas incapaz de ativar o botão de ACP devido à falta de destreza manual ou força, pode utilizar um dispositivo ACP ergonomicamente adaptado a indivíduos com déficit nas habilidades motoras (p. ex., um interruptor de pressão). Por fim, se a ACP for prescrita, pacientes, familiares e visitantes devem ser informados de que o paciente é o único a ativar o aparelho de ACP. Familiares e amigos podem acreditar que estão ajudando-o ao ativar o aparelho de ACP e não perceber que isso pode produzir sedação com risco de morte e depressão respiratória.

Titulando a ACP

De modo semelhante ao que ocorre com os bólus de opioides administrados pelo enfermeiro, a ACP é mais eficaz quando os pacientes podem dosar a quantidade de medicamentos que recebem para satisfazer suas necessidades analgésicas, mantendo níveis sanguíneos consistentes. Os pacientes costumam encontrar doses e frequências que equilibram o alívio da dor com outros efeitos colaterais, como a sedação relacionada à medicação. É melhor iniciar a ACP após o paciente ter recebido doses de carga para atingir níveis sanguíneos adequados dos opioides prescritos. Para pacientes que continuam a sentir dor durante o uso da bomba de ACP, o primeiro passo para a titulação consiste em aumentar a dose incremental ou de bólus, geralmente em 50%. Se continuarem a apresentar dor apesar do aumento da dose, o intervalo de bloqueio ou atraso deverá, então, ser reduzido, se possível.

Pacientes que relatam despertar com dor e sentir que estão "atrasados" em relação ao uso de analgésicos podem beneficiar-se da adição de uma dose baixa, em infusão contínua. Tal modalidade também é recomendada para pacientes que apresentam uma tolerância preexistente aos opioides. Assim, a infusão contínua mantém as necessidades basais destes, e as doses incrementais controladas pelos pacientes ajudam a gerenciar qualquer nova dor que possam experimentar. A dose de hora em hora da infusão contínua deve ser equianalgésica e calculada a partir da necessidade preexistente de analgésicos pelo paciente.

Trocando os analgésicos opioides IV pelos orais

Na maioria dos casos, a troca dos opioides IV pelos orais é realizada quando a dor aguda diminui e o paciente é capaz de tolerar nutrição enteral ou oral. Os pacientes que receberam analgésicos por via oral ou enteral podem experimentar alívio da dor comparável à analgesia parenteral, com menor risco de infecção e custo reduzido. Calcular a dose equianalgésica aumenta a probabilidade de que a transição para a via oral seja feita sem perda do controle da dor. Uma forma criativa de desmamar a ACP é substituir os opioides por via oral ou enteral (como a morfina ou oxicodona) pela quantidade de medicamento administrada por infusão contínua mais a metade da dose total das doses de demanda da ACP. Nas 24 horas seguintes, reduzir o consumo de ACP aumentando o período de bloqueio ou diminuindo o tamanho do bólus pode ajudar na transição do paciente e na redução do "fosso analgésico"[*] entre as diferentes vias. As preparações de morfina e oxicodona de liberação controlada (projetadas para serem tomadas com menos frequência do que suas contrapartes de libertação imediata) não devem ser trituradas, cortadas ao meio ou administradas em sondas de alimentação enteral, a fim de impedir uma *overdose* de opioides.

À BEIRA DO LEITO

Manejo do cateter epidural para dor

Um homem de 59 anos foi internado na UTI cirúrgica após uma toracotomia com ressecção em cunha do pulmão esquerdo, por câncer pulmonar de pequenas células. No segundo dia de pós-operatório, continuava a utilizar ventilação mecânica; a extubação foi planejada para o final do dia. Utilizava dois drenos pleurais à esquerda, drenando quantidades moderadas e vazamento de ar contínuo. O paciente estava alerta, responsivo e capaz de comunicar suas necessidades escrevendo bilhetes e gesticulando. Apresentava um cateter epidural torácico (T7-T8) com infusão combinada de bupivacaína (0,625 mg/mL) e fentanil (4 mcg/mL) a 6 mL/h. Quando questionado a respeito de seu nível de dor, escreveu que era de 4 em uma escala de 0 (sem dor) a 10 (pior dor imaginável).

Depois de extubado, o enfermeiro observou que o paciente estava relutante em tossir e parecia ter alguma dificuldade em respirar de forma profunda. Também percebeu que a saturação de oxigênio foi decaindo lentamente de 97 para 95%. A frequência respiratória estava aumentando, bem como sua frequência cardíaca. Quando auscultou os pulmões do paciente, detectou que um murmúrio vesicular estava presente, simétrico e bilateral, mas diminuído como um todo, com estertores bolhosos dispersos. Quando lhe perguntou a respeito de sua dor, o paciente relatou que ainda era de nível 4, contanto que não se movesse ou tossisse. Referiu também que tentava evitar a respiração profunda, pois sentiria vontade de tossir e a dor aumentaria para 8 ou 10.

O enfermeiro sabia que seria importante para esse paciente respirar profundamente e tossir para desobstruir os pulmões, mas a dor e o desconforto limitavam sua capacidade de realizar as manobras. Discutiu com ele estratégias para ajudar a minimizar a dor associada à atividade. Primeiro, providenciou um travesseiro extra para o paciente, não só para utilizá-lo como uma tala para sustentar a incisão e a parede torácica, mas também para estabilizar os drenos torácicos.

Em seguida, avaliou o nível sensitivo do bloqueio fornecido pela anestesia local epidural. Quando detectou que o nível sensitivo estendia-se bilateralmente de T10 a T6, enquanto a incisão estendia-se até T4, chamou o anestesista para discutir um possível aumento na taxa de infusão de bupivacaína para melhorar a distribuição do anestésico local, de modo a cobrir a área incisional. Também questionou a adição de cetorolaco ao regime analgésico para auxiliar na dor associada aos drenos torácicos.

A adição do travesseiro de apoio auxiliou bastante para que o paciente respirasse de modo profundo. O anestesiologista prescreveu um aumento na taxa de infusão para 10 mL/h e acrescentou cetorolaco, 15 mg a cada 6 horas, IV. Ao longo das 2 horas seguintes, o bloqueio sensitivo estendeu-se de T11 a T4, e o paciente foi capaz de tossir de forma mais eficaz, com menos dor. Além disso, a saturação de oxigênio voltou para 97%.

---

[*] N. de R.T.: Fosso analgésico = lacuna de analgesia.

À BEIRA DO LEITO
Dependência química

Uma mulher de 22 anos foi admitida na UTI cardiovascular (UTICV) após a troca da válvula tricúspide por endocardite bacteriana subaguda recorrente. Apresenta uma história autorrelatada de consumo de heroína (cerca de 2 g/dia).

Foi extubada nas primeiras 24 horas após a cirurgia, mas permaneceu na UTICV para a estabilização do equilíbrio hidroeletrolítico. Durante o relatório de troca de turno, o enfermeiro que estava saindo comentou: "(...) ela se queixa constantemente. Recusa-se a fazer qualquer coisa. Tudo o que quer é sair para fumar um cigarro e receber mais medicamentos. Utilizava uma bomba de ACP de 10 mg de morfina IV".

Quando o enfermeiro entrou no quarto da paciente para fazer sua avaliação inicial, ela disse: "Não aguento mais essa dor". O enfermeiro examinou-a mais a fundo e pediu-lhe que utilizasse números para descrever sua dor. Ela respondeu: "É 10!".

Ele observou que a paciente estava relutante em mover-se e recusava-se a tossir. Seus sinais vitais eram:

Frequência cardíaca	130 bpm
PA	150/85 mmHg
Temperatura	38,5 °C (oral)
Frequência respiratória	26 rpm, superficial

O enfermeiro estava preocupado com a paciente, que, devido ao seu uso pré-operatório de heroína, poderia não estar recebendo doses adequadas de morfina. Consultou o enfermeiro especialista clínico para assistência no cálculo de uma dose equivalente de morfina com base no consumo habitual de heroína. Utilizando uma estimativa de equivalência de heroína de 1 g = 10 a 15 mg de morfina, o enfermeiro calculou que ela precisaria de cerca de 20 a 30 mg de morfina por dia para dar conta de sua tolerância preexistente aos opioides; assim, seria necessário que as necessidades analgésicas relacionadas à cirurgia fossem além dessa necessidade basal. O enfermeiro principal reuniu-se com a equipe cirúrgica para discutir os potenciais benefícios do uso de uma bomba de ACP, além de uma infusão contínua de morfina. "Assim", explicou o enfermeiro, "a paciente poderia receber as necessidades basais de opioides relacionadas a sua tolerância por infusão contínua; enquanto isso, o uso de bólus controlado pela paciente trataria sua dor cirúrgica recente. A ACP também poderia oferecer-lhe algum controle durante um tempo em sua recuperação, quando há poucas alternativas para mantê-lo". Além de iniciar a ACP com infusão contínua, a equipe cirúrgica e o enfermeiro principal também discutiram o uso de outros agentes não opioides, como AINEs, para melhorar a analgesia.

Além das mudanças na medicação, o enfermeiro principal utilizou técnicas de relaxamento com a paciente. Explicou que se acredita que as técnicas de relaxamento "reforçam" os medicamentos analgésicos, de modo que era algo que ela poderia fazer para controlar a dor. Também concordaram em tentar o uso de massagens à noite buscando promover sono e relaxamento.

ANALGESIA EPIDURAL

Na última década, o uso da analgesia epidural tem crescido rapidamente, em especial na unidade de terapia intensiva. As vantagens da analgesia epidural incluem melhor controle da dor com menor sedação, diminuição geral das doses de opioides e duração mais longa. A analgesia epidural tem sido associada com menor morbidade e mortalidade em pacientes graves. Em geral, tanto os opioides quanto os anestésicos locais (ALs), isolados ou em combinação, são administrados por via epidural. A analgesia epidural pode ser administrada por vários métodos, incluindo dosagem de bólus intermitente, infusão contínua ou ACP. Os mecanismos de ação e efeitos clínicos resultantes dos opioides administrados por via epidural e ALs são distintos. Por essa razão, esses agentes são discutidos separadamente, devendo também ser diferenciados quando utilizados na prática clínica.

Opioides via epidural

Quando os opioides são administrados por via epidural, difundem-se para o líquido cerebrospinal e a medula espinal (Fig. 6.5). Na medula, ligam-se aos receptores de opioides na substância gelatinosa, impedindo a liberação do neurotransmissor, substância P; assim, alteram a transmissão dos impulsos nociceptivos da medula espinal ao cérebro. Uma vez que os opioides estão concentrados em áreas de alta densidade de receptores opioides e onde os impulsos nociceptivos entram na medula espinal, doses mais baixas oferecem melhor analgesia; há poucos efeitos supraespinais (se houver algum), como sonolência.

Diversos opioides costumam ser usados na analgesia epidural, incluindo morfina, fentanil, meperidina e hidromorfona. Em geral, as preparações sem conservantes são preferidas, pois alguns agentes conservantes podem ter efeitos neurotóxicos. Os opioides podem ser administrados em bólus intermitente ou infusão contínua, dependendo da atividade farmacocinética do agente escolhido. Por exemplo, o fentanil é administrado por infusão contínua, devido a sua alta solubilidade em lipídeos, resultando em um curto período de ação. Em contrapartida, a baixa solubilidade lipídica da morfina (sem conservantes) resulta em atraso no início da ação (30 a 60 minutos) e duração de ação prolongada (6 a 12 horas). Por esse motivo, a morfina (sem conservantes) pode ser administrada de forma eficaz em bólus intermitente.

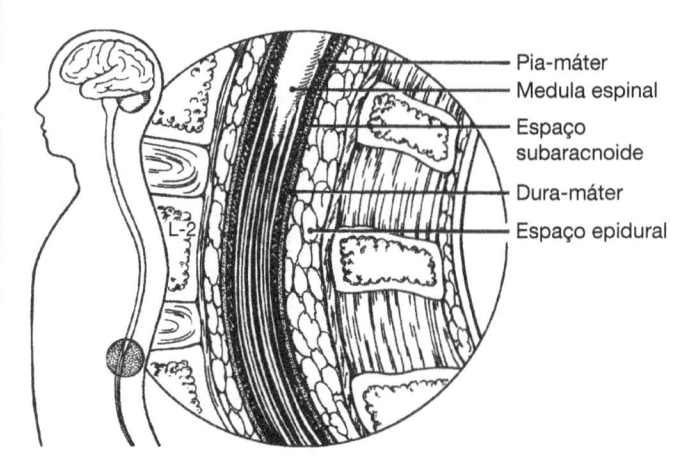

Figura 6.5 Espaço epidural para a colocação de cateter.

Efeitos colaterais

Os efeitos colaterais associados à administração via epidural de opioides são os mesmos descritos para os opioides orais. É importante lembrar que os efeitos colaterais são mais estreitamente relacionados ao fármaco administrado do que à via de administração. Por exemplo, a incidência de náuseas e vômitos revela-se similar na morfina via epidural e IV. Embora se tema que a administração de opioides via epidural esteja associada a maior risco de depressão respiratória, estudos clínicos e experiências não confirmam tal risco. A incidência de depressão respiratória foi relatada como sendo não superior a 0,2%. Os fatores de risco para a depressão respiratória são semelhantes aos observados com analgésicos opioides: aumento da idade, doses elevadas, disfunção cardiopulmonar subjacente e uso de opioides perioperatórios ou suplementação parenteral, além de opioides por via epidural.

Anestésicos locais via epidural

A administração epidural de opioides também pode ser combinada a concentrações diluídas de ALs. Quando administrados em combinação, esses agentes trabalham sinergicamente, reduzindo a quantidade necessária de cada agente para produzir analgesia. Enquanto os opioides administrados por via epidural atuam no corno dorsal da medula espinal, os ALs epidurais atuam sobretudo na raiz do nervo dorsal, bloqueando a condução das fibras aferentes sensitivas. A extensão do bloqueio está relacionada à dose. Maiores concentrações de ALs bloqueiam mais fibras aferentes dentro de determinada região, resultando em aumento da densidade do bloqueio. As maiores taxas de infusão de soluções contendo ALs aumentam o grau ou a propagação do bloqueio, uma vez que mais fibras aferentes serão bloqueadas em uma região maior.

A bupivacaína é o AL mais utilizado na analgesia epidural; em geral, é administrada em combinação com morfina ou fentanil (sem conservantes), em infusão contínua. A concentração da bupivacaína para analgesia epidural costuma variar entre 1/16 (0,065 mg/mL) e 1/8% (1,25 mg/mL). Tais concentrações são significativamente inferiores às utilizadas para anestesia cirúrgica, que variam entre 1/4 e 1/2%. O tipo e a concentração de opioide utilizado em combinação à bupivacaína variam de acordo com o médico e as preferências organizacionais, mas costumam ficar entre 2 e 5 mcg/mL de fentanil ou 0,02 e 0,04 mg/mL de morfina (sem conservantes).

Efeitos colaterais

Os efeitos colaterais que acompanham os ALs são o resultado direto do bloqueio de condução produzido pelos agentes. Infelizmente, os ALs são, até certo ponto, inespecíficos em sua capacidade de bloquear a condutividade nervosa; ou seja, não bloqueiam somente as fibras aferentes sensitivas, mas podem também bloquear as fibras motoras e autonômicas eferentes do nervo dentro da mesma região do dermátomo. Os efeitos colaterais associados à anestesia local epidural incluem hipotensão (em especial a hipotensão postural decorrente do bloqueio simpático) e déficits motores e funcionais, que variam com os diferentes graus de bloqueio motor das fibras eferentes. O déficit sensitivo, incluindo as alterações na propriocepção nas articulações dos membros inferiores, pode acompanhar a administração epidural de ALs, devido ao bloqueio das aferências sensitivas não nociceptivas.

A extensão e o tipo dos efeitos colaterais que podem ser previstos na administração epidural de ALs dependem de três fatores principais: localização do cateter epidural, concentração dos ALs administrados e volume ou taxa de infusão. Por exemplo, se um paciente tiver um cateter epidural na região médio-torácica, podem ser previstos sinais de bloqueio nervoso simpático (como hipotensão postural), pois as fibras nervosas simpáticas estão concentradas na região torácica. No entanto, um paciente com um cateter lombar pode ter um grau leve de fraqueza motora nos membros inferiores, porque as eferências motoras e os nervos saem da coluna vertebral na região lombar. Isso se apresenta clinicamente como um "peso" na extremidade inferior ou uma incapacidade de "travar" o joelho, quando em pé.

Além disso, conforme observado, tanto a concentração quanto a taxa de infusão de ALs influenciam a gravidade e a extensão dos efeitos colaterais. A densidade do bloqueio e a intensidade dos efeitos colaterais observados podem aumentar com altas concentrações de ALs. Com maiores volumes de infusão, é possível prever maior disseminação de ALs; por sua vez, isso pode levar a efeitos colaterais em maior número ou mais acentuados. Se ocorrerem efeitos colaterais, muitas vezes se reduz a dose de AL, diminuindo-se a concentração da solução e a taxa de infusão.

Titulando a analgesia epidural

Para maximizar a analgesia epidural, as doses precisam ser ajustadas. No uso isolado de opioides, a dose necessária para produzir uma analgesia eficaz é mais bem predita pela idade dos pacientes, em oposição ao tamanho corporal. Os idosos necessitam de doses menores para obter alívio da dor se comparados aos mais jovens. Pequenas doses em bólus de fentanil (50 mcg) podem contribuir para titular com segurança doses epidurais ou em infusão para tratar a dor. Da mesma forma, uma pequena dose de bólus de fentanil também pode ajudar a abordar a dor não tratada, que pode ocorrer com o aumento da atividade do paciente ou em determinados procedimentos médicos. Para pacientes que recebem combinações de anestésicos locais e opioides, uma pequena dose em bólus da infusão prescrita, em associação com um aumento da taxa, pode ajudar a administrar o alívio da dor. Entretanto, lembre-se de que o aumento na taxa de infusão de AL aumenta a propagação do medicamento a dermátomos adicionais; enquanto isso, a elevação da concentração de AL aumenta a profundidade ou a intensidade do bloqueio e a subsequente analgesia.

ESTIMULAÇÃO CUTÂNEA

Uma das principais técnicas não farmacológicas utilizada para o manejo da dor em terapia intensiva é a estimulação cutânea, que produz seu efeito analgésico pela alteração na condução dos impulsos sensitivos no momento em que são conduzidos da periferia para a medula espinal pela estimulação das fibras aferentes de grosso calibre, conhecidas como A-alfa e A-beta. As informações sensitivas transmitidas por essas fibras de grosso calibre são conduzidas muito mais rapidamente do que as informações conduzidas pelas fibras homólogas mais finas (fibras A-delta e C) (Fig. 6.3). Como resultado, acredita-se que o *input* nociceptivo das fibras A-delta e C seja "preterido" aos *inputs* sensitivos de estímulos cutâneos não nocivos. Os exemplos de estimulação cutânea incluem aplicação de calor, vibração, frio ou massagem. A estimulação elétrica transcutânea das unidades nervosas provoca efeitos similares ao estimular eletricamente grandes fibras sensitivas.

A estimulação cutânea pode produzir analgesia potente se utilizada como uma modalidade complementar a outros tratamentos farmacológicos ou como uma modalidade de tratamento independente. Os enfermeiros podem integrar essas modalidades de forma fácil e segura em planos de tratamento analgésico para pacientes em estado crítico, especialmente em pacientes incapazes de tolerar doses mais elevadas de opioides. Para aplicar ou administrar a estimulação cutânea, deve-se estimular as fibras sensitivas em qualquer lugar entre o local da lesão e a medula espinal, mas dentro do dermátomo sensitivo (Fig. 6.6). A massagem, sobretudo nas costas, tem benefícios analgésicos adicionais; mostrou-se que promove relaxamento e sono, o que pode influenciar na resposta dos pacientes à dor.

DISTRAÇÃO

As técnicas de distração (como música, conversa, ver televisão, rir e respirar profundamente como forma de relaxamento) podem ser adjuntos valiosos às modalidades farmacológicas. Tais técnicas produzem seus efeitos analgésicos enviando estímulos intensos por meio do tálamo, mesencéfalo e tronco cerebral; isso pode aumentar a produção de substâncias moduladoras, como as endorfinas. Além disso, os *inputs* fornecidos pelas técnicas de distração "competem" com os *inputs* nociceptivos, uma vez que o cérebro pode processar somente uma quantidade limitada de sinais que chegam em determinado momento. Isso é particularmente verdadeiro para o sistema reticular ativador.

Ao planejar e utilizar técnicas de distração, é preciso considerar que são mais eficazes quando as atividades são interessantes ao paciente (p. ex., seu tipo favorito de música, programas de televisão ou filmes) e quando envolvem múltiplos sentidos, como audição, visão, tato e motricidade. As atividades devem ser compatíveis com o nível de energia do paciente; acima de tudo, devem ser flexíveis para atender às alterações de exigência.

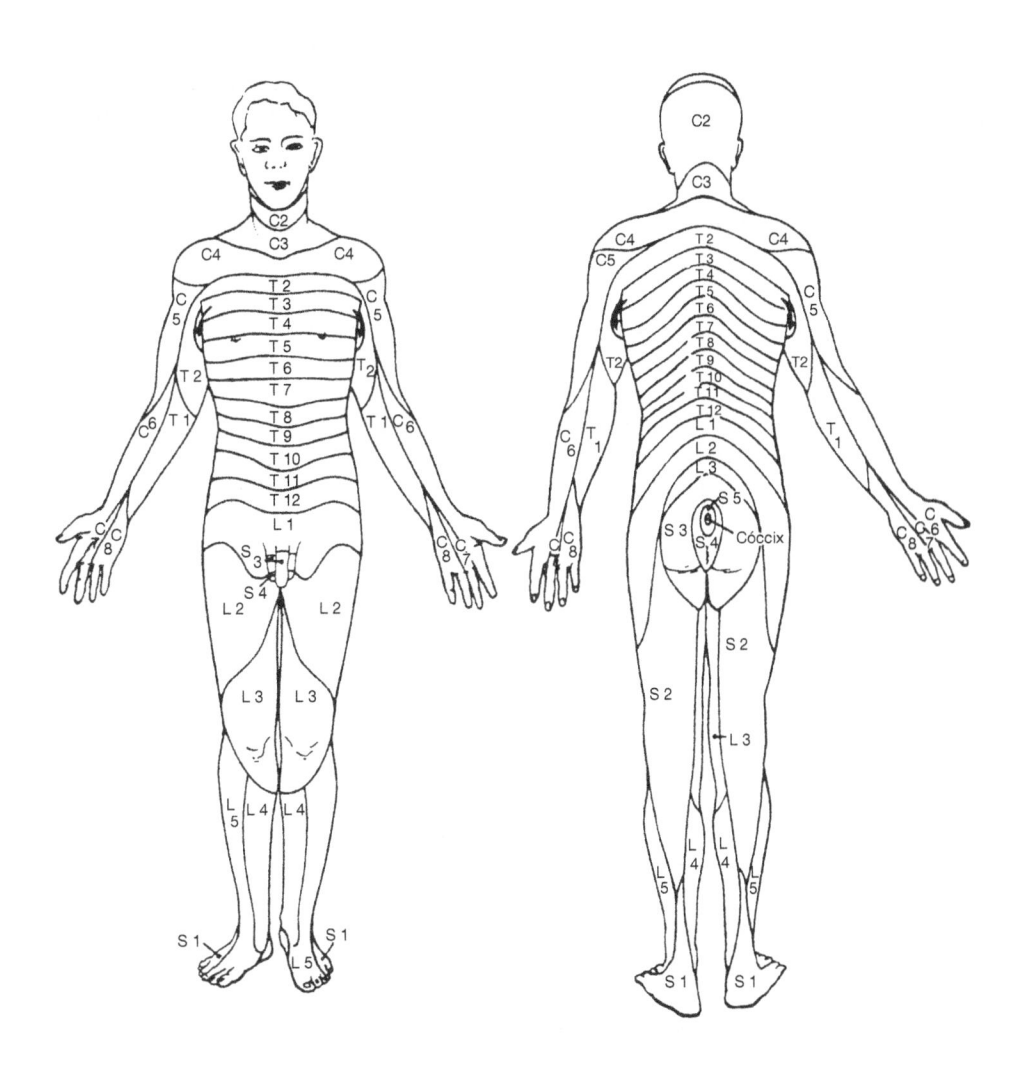

Figura 6.6 Dermátomos sensitivos.

IMAGINAÇÃO

A imaginação é outra técnica que pode ser utilizada com efetividade em pacientes críticos, sobretudo durante procedimentos eletivos. A imaginação altera a percepção dos estímulos de dor pelo cérebro, promove o relaxamento e aumenta a produção de endorfinas no cérebro. Os pacientes podem utilizar a imaginação de forma independente ou guiada; nesta última modalidade, um cuidador, membro da família ou amigo, ajuda a "guiar" o paciente na criação de um cenário imaginário. Quanto mais detalhado for esse cenário, maior sua eficácia. Como nas técnicas de distração, é benéfico que sejam abordados múltiplos sentidos. Alguns pacientes preferem envolver a dor em seu cenário imaginário; imaginar que está derretendo ou desaparecendo. Outros podem preferir pintar em sua mente um quadro de um lugar ou atividade favorita. As estratégias para ajudar a guiá-los incluem o uso de detalhes para descrever o cenário imaginário (p. ex., "sinta o cheiro fresco da brisa do mar" ou "veja a cor vermelha intensa do sol além das montanhas cobertas de neve"), bem como o uso de termos sensitivos relaxantes, como "flutuando", "suave", "dissolvendo", "mais leve" ou "derretendo". Se os pacientes forem capazes de falar, pode ser útil que descrevam a imagem que estão vendo utilizando detalhes apropriados, embora alguns prefiram não falar e, em vez disso, concentrar-se na evolução de sua imagem. Mais uma vez, é importante ser flexível na abordagem da imaginação para maximizar seus benefícios.

RELAXAMENTO E TÉCNICAS DE SEDAÇÃO

Considerando que os pacientes críticos experimentam numerosos fatores estressantes, a maioria beneficia-se com a inclusão de modalidades de relaxamento ou ansiolíticas. O uso de técnicas de relaxamento pode ajudar a interromper o círculo vicioso de dor, a ansiedade e a tensão muscular que muitas vezes se desenvolve quando a dor não é aliviada. A resposta fisiológica associada ao relaxamento inclui redução do consumo de oxigênio, frequência respiratória, frequência cardíaca e tensão muscular; a pressão arterial pode normalizar-se ou diminuir.

Uma grande variedade de técnicas farmacológicas e não farmacológicas pode ser utilizada de forma segura e efetiva em pacientes em estado crítico, para promover relaxamento e/ou sedação. As técnicas de relaxamento são de utilização simples; podem ser particularmente úteis em situações que envolvam procedimentos breves (como mudar de decúbito ou pequenas trocas de roupas) e após tosse, aspiração endotraqueal ou outros eventos estressantes.

Respiração profunda e relaxamento progressivo

Respiração profunda guiada e relaxamento progressivo podem ser facilmente incorporados em um plano de cuidados ao paciente crítico. O enfermeiro pode guiar os exercícios de respiração profunda, ajudando o paciente a focar e orientar seus padrões respiratórios. Conforme o paciente começa a controlar sua respiração, o enfermeiro pode utilizar, com ele, o relaxamento progressivo de seus músculos. Para tal, pode dizer no início da expiração do paciente: "Agora comece a relaxar, a partir do topo da cabeça até a ponta dos dedos". Alterna-se o tom de voz; utiliza-se um tom maior para "topo de sua cabeça" e tom mais baixo para "ponta de seus dedos"; programa-se para que a frase final termine concomitantemente ao final da expiração do paciente. Esse procedimento aproveita os aspectos positivos das funções corporais normais, já que o corpo tende naturalmente a relaxar durante a expiração. Tal processo pode e deve ser praticado durante períodos sem estresse, para aumentar sua eficácia. Na verdade, ensinar e treinar os exercícios de respiração profunda com os pacientes ajuda a equipá-los com uma habilidade vitalícia, que pode ser utilizada a qualquer momento, quando surgirem situações estressantes ou dolorosas.

Presença

É provável que a relação subjacente entre o paciente e seus cuidadores seja o aspecto mais importante da promoção de conforto em pacientes críticos ou feridos. A presença não se refere a apenas "estar lá" fisicamente, mas também a "estar psicologicamente com" o paciente. Embora a presença não tenha sido bem definida como um protocolo de intervenção, os pacientes costumam descrever a importância do apoio que seus enfermeiros prestam "estando lá" ou "estando psicologicamente" com eles.

CONSIDERAÇÕES ESPECIAIS NO MANEJO DA DOR NO IDOSO

Muitas vezes, a experiência dolorosa de idosos tem sido obscurecida por mitos e ideias errôneas. Alguns acreditam que eles têm menos dor, porque sua extensa experiência de vida ajuda a lidar com o desconforto de forma mais eficaz. Embora isso possa ser verdade para alguns indivíduos, aceitar essa generalização como verdade para todos os pacientes idosos mostra-se algo equivocado. Na verdade, a incidência e morbidade relacionadas à dor são maiores em idosos do que na população em geral. Muitos deles continuam a experimentar dor crônica, além de dor aguda associada a doença ou lesão crítica. As principais fontes de dor subjacente nos idosos incluem lombalgia, artrite, cefaleia, dor torácica e neuropatias.

Avaliação

Os idosos, muitas vezes, relatam a dor de modo muito diferente de pacientes mais jovens, devido a alterações fisiológicas, psicológicas e culturais que acompanham a idade. Alguns podem sentir medo de perder o controle ou ser rotulados como "pacientes ruins" se relatarem problemas relacionados à dor. Além disso, para outros, a presença desta pode ser um símbolo de morte iminente, em especial na unidade de terapia intensiva. Nesses casos, o paciente pode ser reticente ao relatar sua dor a um prestador de cuidados ou membro da família, como se o fato de negar a dor fosse negar a morte. Por razões como essas, é importante que os enfermeiros não só encorajem os pacientes a respeito da natureza de sua dor e da importância de relatar imediatamente qualquer desconforto, mas também que utilizem uma variedade de estratégias de avaliação álgica para incorporar indicadores comportamentais ou fisiológicos da dor.

Estratégias semelhantes são, muitas vezes, necessárias para avaliar a dor em indivíduos com comprometimento cognitivo. Resultados preliminares de estudos ainda em curso com pacientes de casas de repouso sugerem que muitos indivíduos com comprometimento cognitivo moderado a grave são capazes de relatar confiavelmente sua dor aguda no momento em que são questionados. Para esses pacientes, a lembrança da dor e a integração da experiência dolorosa ao longo do tempo podem ser menos confiáveis.

Intervenções

Os pacientes idosos críticos podem beneficiar-se de qualquer modalidade analgésica já discutida. É importante relembrar que, para alguns, a necessidade de medicação pode ser reduzida devido à diminuição na depuração associada aos diferentes graus de insuficiência renal que acompanha o envelhecimento. Entretanto, como com todos os pacientes, independentemente da idade, a necessidade de analgésicos revela-se bastante individualizada, e as doses devem ser tituladas com cuidado para alcançar o alívio da dor.

SEDAÇÃO

É possível que o ambiente de terapia intensiva seja desconfortável e produza ansiedade nos pacientes. O alívio da dor e a ansiólise podem ser apropriados para melhorar o conforto, diminuir a consciência dos estímulos nocivos e induzir o sono. Como o tratamento da ansiedade é um aspecto importante do cuidado, fornece-se aos pacientes críticos o uso contínuo de sedativos (conforme a necessidade), em infusão ou bólus intravenoso, para induzir a uma sedação mais profunda; a sedação visa garantir a tolerância a intervenções médicas e impedir autoferimentos inadvertidos. Esta última questão é discutida a seguir.

Os sedativos podem ser necessários e, em alguns casos, salvar vidas; no entanto, as razões tradicionais para a administração de sedativos (sobretudo em altas doses e/ou por infusão contínua) exigem uma análise mais aprofundada. Estudos em pacientes sedados em uso de ventilação mecânica têm demonstrado que os sedativos estão associados a resultados negativos, como ventilação mecânica prolongada, aumento da duração da interação e morte. Na tentativa de melhorar esses resultados, os estudos têm se centrado na melhor forma de minimizar o uso de infusão. Em um estudo de Kress e colaboradores, as interrupções diárias nas infusões de sedação trouxeram melhores resultados, sem incorrer em estresse psicológico. Esse achado está em oposição direta à filosofia comum de que a amnésia protege o paciente do estresse psicológico induzido pelo ambiente de terapia intensiva. Além disso, existe uma forte associação entre o uso da infusão sedativa e o *delirium*. Os pacientes que desenvolvem *delirium*, em especial os idosos, têm alto risco de desenvolver disfunção cognitiva a longo prazo. Esses achados sugerem que a decisão de utilizar uma infusão sedativa deve ser feita com cuidado.

Devido a esses e a outros estudos que demonstram o efeito positivo da interrupção diária da sedação e a associação entre sedação e *delirium*, as razões para a utilização de sedativos devem ser consideradas de modo cuidadoso. São descritos, a seguir, os motivos para o uso de sedação, agentes sedativos, métodos de avaliação e outras estratégias de gestão.

Motivos para a sedação

Amnésia

A meta de obter-se amnésia mostra-se adequada em caso de procedimentos invasivos e outras intervenções de terapia intensiva. No entanto, quando se utiliza sedação para criar amnésia por longos períodos (> 24 horas), os pacientes podem experimentar os resultados negativos descritos anteriormente. A amnésia pode não ser um motivo apropriado para o uso prolongado da sedação, exceto quando se utilizam agentes paralisantes. Quando estes são necessários, é essencial que sejam assegurados conforto (analgésicos) e sedação.

Tolerância ao ventilador

Esforço respiratório ineficaz, sem sincronia e excessivo resulta em aumento no trabalho respiratório e no consumo de oxigênio. Nessas condições, o uso de sedativos pode ser essencial; em alguns casos, pode salvar vidas. No entanto, é essencial que sejam utilizados todos os esforços para aumentar a tolerância, primeiro tratando a dor em potencial e ajustando o ventilador para otimizar a interação paciente-ventilador.

Ansiedade e medo

Ansiedade e medo são sintomas que podem ser experimentados por pacientes críticos conscientes. Entretanto, esses sintomas, muitas vezes, são difíceis de avaliar em pacientes críticos, porque muitos não conseguem comunicar de modo adequado seus sentimentos devido à doença subjacente ou à presença de via aérea artificial. Quando o paciente pode identificar ansiedade ou medo (o nível mais grave de ansiedade e medo associado a comportamentos extremos de luta ou fuga), os objetivos do tratamento são claros. No entanto, no paciente que não pode identificá-los, os comportamentos e sinais associados com ansiedade e/ou medo são utilizados como evidências e justificativa para a administração de sedativos. As evidências incluem sinais inespecíficos de desconforto, como agitação, debatimento, sudorese, caretas faciais, elevação da pressão arterial e aumento da frequência cardíaca. Infelizmente, tais sinais não específicos também podem ser indicativos de dor. Nesse caso, as necessidades de manejo desta devem ser atendidas antes da administração de sedativos. Em algumas situações, podem ser fornecidas analgesia e sedação para assegurar o conforto.

Segurança do paciente e agitação

A agitação inclui qualquer atividade que parece inútil ou potencialmente prejudicial ao paciente. O paciente pode estar ciente da atividade e ser capaz de comunicar o motivo desta, mas, em geral, não está consciente, o que torna difícil identificar o motivo da agitação. Ele parece angustiado, e a atividade associada inclui movimentos episódicos ou contínuos não intencionais na cama, debatimento intenso, tentativas de remover os tubos, esforços para sair do leito ou outros comportamentos que podem ameaçar a segurança de pacientes ou funcionários. As razões para a agitação incluem dor e ansiedade, *delirium*, condições preexistentes que necessitem de intervenções farmacológicas (i.e., antecedentes psiquiátricos preexistentes), retirada de certos medicamentos, como os benzodiazepínicos (em especial se tiverem sido utilizados por um longo período), e *delirium tremens*. Os pacientes que experimentam agitação inadequadamente controlada enfrentam elevado risco de morbidade e mortalidade.

Privação do sono

A privação do sono é comum entre pacientes críticos. Embora possam parecer estar descansando, fisiologicamente podem nunca experimentar os estágios do sono que asseguram o estado "descansado" (i.e., sono de movimento rápido dos olhos, estágios 3 e 4). Esses estágios restauradores do sono são adversamente afetados por muitos fatores, incluindo alguns medicamentos. A privação do sono também é comum em pacientes com dor, desconforto e ansiedade. Além disso, ela pode ser o resultado do aumento de estímulos auditivos, táteis e visuais, onipresentes no ambiente de terapia intensiva.

Delirium

Acredita-se que o *delirium* esteja presente em 50 a 80% dos pacientes críticos. Antigamente, o *delirium* era comumente associado à agitação. Na verdade, menos de 5% dos casos apresentam-se com agitação. O restante manifesta-se com hipoatividade (calma, quietude) ou estado misto; são subdiagnosticados, e os resultados associados mostram-se piores do que nas formas agitadas/ativas de *delirium*. As marcas típicas da condição consistem em desorientação e pensamento desorganizado (Fig. 12.2). A consciência do potencial para o *delirium* e o reconhecimento precoce são essenciais para a gestão eficaz e a prevenção de resultados indesejáveis. A escolha do medicamento para o *delirium* em cuidados críticos é descrita mais adiante, neste capítulo, sob o subtítulo "Medicamentos para o *delirium*". Sedativos, como os benzodiazepínicos, devem ser evitados, pois, às vezes, causam *delirium*.

Medicamentos para a sedação

Após descartar a presença de dor ou tratá-la com a administração adequada de analgésicos, os sedativos podem ser selecionados com base em fatores específicos do paciente, como o nível e a duração de sedação requerida. A seguir, descreve-se um resumo das categorias de sedativos; descrições detalhadas dos medicamentos são encontradas no Capítulo 7, Farmacologia.

Sedativos de curto prazo

Esses sedativos têm início rápido de ação e curta duração de efeito.

- O *midazolam* é um benzodiazepínico popular que se encaixa nessa categoria. Pode ser administrado de modo intermitente em bólus IV ou em infusão contínua. As infusões de longo prazo (> 24 horas) de midazolam não são indicadas, já que o medicamento tem um metabólito ativo que pode acumular-se na presença de drogas, doença renal, doença hepática ou idade avançada.

- O *propofol* é um anestésico IV *geral* idealizado para ser utilizado em infusão contínua. É, muitas vezes, preferido na sedação de curta duração (< 24 horas) e em pacientes que podem precisar de alguns dias de sedação, mas nos quais é esperada uma compensação muito rápida do efeito desejado. Um exemplo envolve o paciente que necessita de avaliação neurológica frequente. O medicamento tem base lipídica e serve como fonte de calorias. Deve ser utilizado com cautela em pacientes com triglicerídeos elevados. São necessários tubos e mudanças frequentes dos recipientes para evitar o potencial crescimento de microrganismos.

- A *dexmedetomidina* é um agonista dos receptores alfa-2, aprovada apenas para uso em prazo muito curto (< 24 horas) na UTI. Duas das razões que tornam o medicamento uma opção atrativa incluem sua habilidade em eliminar ou diminuir a necessidade de outros medicamentos analgésicos (como os opioides) e não produzir depressão respiratória. Além disso, os pacientes em uso desse medicamento despertam e ficam alertas rapidamente quando estimulados.

- A *cetamina* é um anestésico IV geral que produz analgesia, anestesia e amnésia sem perda da consciência. Pode ser administrada por via IV em bólus, por via intranasal ou oral. Embora contraindicada em pacientes com pressão intracraniana elevada, suas propriedades broncodilatadoras tornam-na uma boa escolha em indivíduos com asma. Um efeito colateral conhecido da cetamina são as alucinações; no entanto, estas podem ser prevenidas com o uso concomitante de benzodiazepínicos. Raramente se apresenta como um sedativo de primeira linha de escolha, mas costuma ser utilizada em pacientes que necessitam de procedimentos dolorosos frequentes de desbridamento da pele. O enfermeiro precisa estar atento à política do hospital para sua utilização, já que algumas instituições limitam seu emprego apenas a médicos.

Sedativos de médio prazo

Esses medicamentos têm início de ação e duração de efeito intermediários. No entanto, quando administrados em infusão, podem durar muito mais tempo, já que são lipofílicos.

- O *lorazepam* é o benzodiazepínico mais utilizado em terapia intensiva; pode ser administrado por via oral e IV, em bólus intermitente ou infusão contínua. Quando administrado por via oral ou em bólus intermitente, o efeito do medicamento revela-se intermediário; porém, quando utilizado em infusão contínua (> 24 horas), seu efeito mostra-se a longo prazo (e deve ser considerado como tal), já que o despertar pode levar horas a dias para ocorrer. O lorazepam pode acumular-se em pacientes com diminuição da função metabólica, como em idosos ou em indivíduos com disfunção hepática; entretanto, há menos risco global, porque existe um acúmulo mínimo de metabólito ativo desse medicamento.

Sedativos de ação prolongada

- O *diazepam* e o *clordiazepóxido*, benzodiazepínicos de longa ação, raramente são utilizados em terapia intensiva; no entanto, podem ser escolhidos para o tratamento da abstinência alcoólica grave. Podem ser administrados por via oral ou em bólus IV.

Medicamentos para o *delirium*

O medicamento de escolha para o tratamento do *delirium* é o haloperidol, conforme recomendado pelas diretivas da Society of Critical Care Medicine (SCCM) e da American Psychiatric Association (APA). Embora não tenham sido realizados estudos controlados com placebo para sustentar a recomendação, esse medicamento continua sendo o escolhido no cuidado agudo e intensivo. O haloperidol seda sem depressão respiratória significativa; não está associado ao potencial desenvolvimento de tolerância ou dependência. Entretanto, tem potenciais efeitos colaterais adversos, que devem ser cuidadosamente monitorados. Podem ocorrer reações extrapiramidais, como distonia, e existe um potencial de síndrome neuroléptica maligna. Esse fármaco também apresenta efeito nos intervalos QTc; o monitoramento dos intervalos QTc é essencial e necessário ao utilizá-lo. Os antipsicóticos atípicos, como a risperidona e a olanzapina, também podem ser úteis, mas existem poucos dados para apoiar seu uso generalizado para o tratamento do *delirium*.

Objetivos da sedação, monitoramento e manejo

É importante que seja identificado o objetivo da administração de sedação (ansiedade, sono, tolerância ao ventilador, amnésia, etc.); uma vez identificado, pode ser determinado o nível de sedação. Por exemplo, para um paciente ansioso e com dificuldade de dormir, o objetivo é muito diferente daquele para um paciente instável, em uso de ventilador e sofrendo de hipoxemia profunda. Foram desenvolvidas escalas de sedação, na tentativa de ajudar no seu manejo; elas se apresentam como ferramentas úteis para o médico à beira do leito.

Escalas de sedação: objetivos e monitoramento

As escalas de sedação permitem que a equipe de saúde selecione um nível de sedação para o paciente. São fornecidos descritores de cada nível de sedação para que o sedativo possa ser ajustado de modo adequado. O monitoramento da sedação é feito, ao menos, a cada hora, registrando-se o nível de sedação alcançado. Recomenda-se a utilização de uma escala válida e confiável de avaliação de sedação (Tabs. 6.6 e 6.7), em vez de escalas institucionalmente desenvolvidas e testadas de forma inadequada.

Uma das principais preocupações relacionadas à utilização de escalas de sedação envolve o fato de que estas não promovem a retirada agressiva dos sedativos. Isso é importante porque as infusões de sedativos estão relacionadas com uso prolongado do ventilador mecânico e maior tempo de internação na UTI e no hospital. Críticas adicionais às escalas incluem falta de diferenciação dos domínios de avaliação da sedação (p. ex., segurança, sono, dessincronização), natureza não direcional das escalas (elas não ajudam o cuidador a avaliar outras condições, como dor ou *delirium*) e combinação confusa de discriminadores subjetivos e objetivos.

Manejo da sedação

O manejo da sedação é um passo essencial para atingir resultados positivos em pacientes críticos. Enquanto estão na unidade de terapia intensiva, muitos pacientes necessitam de sedativos para o tratamento da ansiedade leve a moderada. O tratamento da ansiedade é adequado e raramente resulta em efeitos adversos. Em geral, os sedativos são fornecidos por via oral e, por vezes, em bólus IV. As doses são ajustadas para evitar sonolência excessiva ou depressão respiratória (Fig. 6.7). Quando a dose é adequada, o uso de sedativos não interfere na evolução clínica, como no desmame ou na reabilitação. No entanto, é muito importante considerar os efeitos associados a infusões de sedativos nos resultados.

Em pacientes que requerem altos níveis de sedação para evitar que causem danos a si mesmos e/ou assegurar que possam ser utilizadas estratégias de proteção pulmonar, as infusões e/ou frequentes bólus IV de sedativos são elementos essenciais de cuidado. Para evitar a sedação excessiva, as recomendações atuais incluem uso de algoritmos de manejo e interrupções periódicas (em geral diárias) na sedação, para reavaliar o nível necessário. Já foi demonstrado que abordagens como essas diminuem o tempo de duração da sedação, bem como o tempo de uso da ventilação mecânica e a internação hospitalar.

BLOQUEIO NEUROMUSCULAR

O uso do bloqueio neuromuscular (BNM) na unidade de terapia intensiva costuma ser limitado a situações graves, nas quais o manejo agressivo de analgésicos e sedativos, além de manipulações dos parâmetros do ventilador, não são suficientes para garantir a sincronia do paciente-ventilador e a segurança do paciente. Nesses casos, os movimentos musculares do paciente contribuem para a instabilidade hemodinâmica e pulmonar. Conforme observado anteriormente, o BNM também pode ser necessário quando são utilizadas estratégias protetoras. As estratégias utilizadas no manejo de pacientes com SDRA e asma aguda, por exemplo, resultam em hipercapnia e acidose (hipercapnia permissiva), que podem ser mal toleradas (ver Cap. 20, Conceitos Respiratórios Avançados: Modos de Ventilação). Nesses casos, o uso de agentes de BNM pode salvar a vida do paciente, sendo uma parte importante dos cuidados. O emprego de agentes de BNM também está associado a neuropatias e miopatias prolongadas, em especial quando utilizado em associação com esteroides. Além disso, a avaliação do estado neurológico é difícil e pode impedir o uso dos agentes. Assim, os agentes de BNM devem ser utilizados com parcimônia e somente em situações mais graves, conforme descrito.

Agentes de bloqueio neuromuscular

Os bloqueadores neuromusculares mais utilizados em cuidados críticos são os agentes não despolarizantes (ver Cap. 7, Farmacologia, para uma discussão abrangente dos agentes químicos paralisantes). Os agentes bloqueiam a transmissão dos impulsos

TABELA 6.6 QUATRO DIFERENTES ESCALAS DE AVALIAÇÃO DA SEDAÇÃO, COM VALIDADE E CONFIABILIDADE EM PACIENTES ADULTOS

Escala Ramsay[a]	Escala sedação-agitação[b]	Escala de avaliação da atividade motora[c]	Escala agitação-sedação de Richmond[d]
6 Sem resposta	1 Não despertável (mínima ou nenhuma resposta a estímulos nocivos; não se comunica ou segue comandos)	0 Não responsivo (não se move por estímulos nocivos)	−5 Não responsivo (sem resposta a voz e estímulos físicos)
5 Paciente adormecido, com resposta lenta a um leve toque da glabela	2 Muito sedado (desperta a estímulos físicos, mas não se comunica nem segue comandos; pode mover-se espontaneamente)	1 Responsivo somente a estímulos nocivos (abre os olhos ou ergue as sobrancelhas, vira a cabeça na direção do estímulo ou move o membro em direção ao estímulo doloroso)	−4 Sedação profunda (sem resposta à voz, mas realiza movimentos quaisquer em resposta a estímulos físicos)
4 Paciente adormecido, com resposta rápida a um leve toque da glabela	3 Sedado (difícil de ser despertado, desperta a estímulos verbais ou agitação suave, mas adormece novamente; segue comandos simples)	2 Responsivo ao toque ou quando chamado pelo nome (abre os olhos, ergue as sobrancelhas ou vira a cabeça na direção do estímulo; move o membro quando tocado ou quando seu nome é dito em voz alta)	−3 Sedação moderada (movimentos quaisquer, mas sem contato visual à voz)
3 Paciente responde somente a comandos	4 Calmo e cooperativo (calmo, desperta facilmente; segue comandos)	3 Calmo e cooperativo (não é necessário estímulo externo para obter movimento proposital; segue comandos)	−2 Sedação leve (despertar breve, < 10 segundos, com contato visual à voz)
2 Paciente cooperativo, orientado e tranquilo	5 Inquieto (ansioso ou levemente agitado, tenta sentar-se; acalma-se com instruções verbais)	4 Agitado e cooperativo (não é necessário estímulo externo para obter movimento; agarra-se ao lençol ou a tubos ou autodescobre-se; segue comandos)	−1 Sonolento (não totalmente alerta, mas apresenta contato visual à voz sustentado por mais de 10 segundos)
1 Paciente ansioso, agitado, ou ambos	6 Muito agitado (não se acalma, apesar de frequentes lembretes verbais a respeito dos limites; exige restrição física, morde o tubo ET)	5 Agitado (não é necessário estímulo externo para provocar movimento; tenta sentar-se ou mover os membros para fora da cama; não segue comandos consistentemente)	0 Alerta e calmo
	7 Agitação perigosa (puxa o tubo ET, tenta remover cateteres, escala o trilho da cama, agride funcionários, agita-se de um lado para outro)	6 Perigosamente agitado, não cooperativo (não é necessário estímulo externo para obter movimento; puxa tubos ou cateteres, agita-se de um lado para outro, agride funcionários ou tenta sair da cama; não se acalma quando solicitado)	1 Inquieto (ansioso ou apreensivo, mas sem movimentos agressivos ou vigorosos)
			2 Agitado (movimentos não intencionais frequentes ou dessincronização paciente-ventilador)
			3 Muito agitado (puxa ou retira tubos ou cateteres; apresenta comportamento agressivo com funcionários)
			4 Combativo (excessivamente combativo ou violento; perigo imediato para a equipe)

Dados compilados de [a]Ramsay et al. (1974); [b]Riker et al. (1994); [c]Devlin et al. (1999); [d]Sessler et al. (2002).

nervosos ao bloquear os receptores colinérgicos, resultando em paralisia muscular. O grau de bloqueio varia de acordo com a dose e quantidade de bloqueio do receptor.

BNM de curta duração

O *mivacúrio* é de ação rápida e tem curta duração de ação (15 minutos). Pode ser administrado em bólus IV inicialmente, mas depois é fornecido por infusão. O mivacúrio é metabolizado pela pseudocolinesterase.

BNM de ação intermediária

Esses agentes podem ser administrados por bólus IV, ao menos inicialmente (i.e., intubação), mas depois são fornecidos por infusão, uma vez que são metabolizados de maneira rápida (20 a 50 minutos). O *vecurônio*, um agente esteroide, é metabolizado pelo fígado e excretado por via renal. A combinação de esteroides e vecurônio pode contribuir para o aparecimento de miopatias. O *atracúrio* (e o *cisatracúrio*) é metabolizado no plasma pela via de Hofmann. Há mínima ou nenhuma liberação de histamina com esse medicamento.

BNM de ação prolongada

O *pancurônio* também apresenta uma estrutura molecular semelhante a dos esteroides. Em geral, é administrado em bólus IV intermitente. Embora trabalhosa (muitas vezes, necessita-se de um bólus a cada hora), a dosagem intermitente permite a reavaliação frequente. O pancurônio é vagolítico e pode causar taquicardia; pode ser contraindicado em pacientes com doença cardiovascular; é metabolizado pelo fígado e excretado por via renal.

TABELA 6.7 PRÁTICA BASEADA EM EVIDÊNCIAS: MANEJO DA SEDAÇÃO

- Proporcionar a analgesia adequada e tratar distúrbios fisiológicos subjacentes, como hipoxemia, hipoglicemia e hipotensão, antes de administrar sedativos.[a,b]
- Utilizar uma escala de avaliação validada, como a Escala de agitação-sedação de Riker ou Escala de avaliação da atividade motora para avaliar regularmente a sedação e a resposta à modalidade.[a,b]
- Utilizar diretivas, algoritmos ou protocolos de sedação para ajudar a guiar a escolha e a titulação de um sedativo.[a]
- Para minimizar o efeito sedativo prolongado, titular doses de sedativos para um desfecho definido e diminuir sistematicamente a dose destes ao longo do tempo ou interromper a modalidade todos os dias. Reinstituir, conforme a necessidade.[a,c]
- Cuidado com a interrupção de opioides, benzodiazepínicos ou propofol se os pacientes receberam altas doses ou uso contínuo por mais de 7 dias; diminua sistematicamente as doses para impedir sintomas na interrupção.[a,c]
- Promova melhora no sono minimizando ruídos, modificando a luz do ambiente e utilizando intervenções não farmacológicas, como relaxamento, musicoterapia ou massagem, em combinação com sedativos.[a,c]
- Utilize o BNM para manejar a ventilação, lidar com o aumento da pressão intracraniana, tratar espasmos musculares e diminuir o consumo de oxigênio somente quando todos os outros meios tiverem sido tentados sem sucesso.[a,b]
- Antes de iniciar o BNM, medique o paciente com sedativos e analgésicos para promover sedação e analgesia adequadas, de acordo com as prescrições médicas.[b]
- Avalie o nível de BNM de seu paciente, tanto clinicamente quanto por monitoramento de sequência de quatro estímulos, a fim de ajustar o grau de BNM para atingir uma ou duas contrações musculares.[a,b]
- Para os pacientes que receberam bloqueadores neuromusculares e corticosteroides (ou medicamentos que afetam a transmissão neuromuscular), descontinue os agentes bloqueadores tão logo quanto possível, para impedir o prolongamento na recuperação ou complicações.[a,b]

Dados compilados de [a]Society of Critical Care Medicine, American Society of Health-System Pharmacists (2002); [b]DeJong MJ, Burns SM, Campbell ML. et al. (2005); [c]Jacobi J, Fraser G, Coursin D, et al. (2002).

Monitoramento e manejo

Realiza-se o monitoramento do BNM com o uso de um estimulador de nervo periférico ou por formas de ondas de monitoramento da pressão das vias aéreas. O objetivo consiste em fornecer a menor quantidade de medicamento para que a recuperação seja rápida quando seu uso for interrompido. O modo como se manejam esses e outros aspectos do cuidado é essencial para garantir bons resultados.

Estimulação dos nervos periféricos

Os estimuladores de nervos periféricos (ENPs) são aparelhos que oferecem uma série de estímulos elétricos a nervos sob a pele por meio de eletrodos (Fig. 6.8). O estímulo elétrico provoca contrações musculares se a junção neuromuscular estiver funcionando adequadamente. Em geral, a estimulação de nervos periféricos é realizada no nervo ulnar no punho; a área temporal da cabeça é outro local potencial para a estimulação nervosa. Quando são aplicados estímulos elétricos no nervo ulnar, o polegar abduz e os dígitos flexionam se a junção neuromuscular estiver intacta.

A técnica de estimulação mais utilizada para avaliar o BNM envolve a sequência de quatro estímulos. Nessa técnica, quatro pequenos estímulos elétricos são administrados a cada meio segundo. O grau de BNM pode ser avaliado pela observação ou palpação do número de contrações musculares provocadas durante a série de quatro estímulos elétricos (Fig. 6.8). Quando não há BNM, são observadas quatro contrações de intensidade ou altura semelhante. Após a administração de um bloqueador neuromuscular não despolarizante, muitas das junções neuromusculares são bloqueadas. Isso produz resposta mínima aos quatro estímulos administrados. Como o nível do BNM diminui ao longo do tempo, o número de contrações musculares observadas aumenta até que sejam detectadas quatro contrações musculares fortes e iguais, indicando que não há BNM presente.

O grau de BNM é de aproximadamente 90% quando uma pequena contração é palpável, 80% quando há duas pequenas contrações musculares e cerca de 75% com três pequenas contrações musculares. Normalmente, em pacientes sob terapia intensiva, um nível moderado de bloqueio de 75 a 80% costuma ser suficiente para alcançar o relaxamento dos músculos respiratórios e melhorar as trocas gasosas. A presença de duas ou três contrações em resposta à sequência de quatro estímulos indica um nível razoável de BNM para a maioria dos pacientes críticos. Nesse nível de bloqueio, a estimulação do nervo não resulta em contração muscular excessiva, mas a saturação (100% de bloqueio) não ocorre.

Embora o ENP seja útil a curto prazo, pode ser menos confiável em pacientes que necessitam de BNM durante dias. Isso é especialmente verdadeiro quando há anasarca, porque o aumento do edema diminui a transmissão do estímulo. Cabe lembrar que a técnica é um pouco desconfortável; assim, devem ser evitadas avaliações frequentes com o ENP, se possível.

Monitoramento das pressões das vias aéreas

Hoje, a maioria dos ventiladores apresenta as formas de ondas respiratórias mostradas em monitores gráficos. Mesmo que não tenham esse recurso, a mais simples das formas de onda, a de pressão das vias aéreas, pode ser facilmente adaptada para ser exibida em sistemas de monitoração existentes à beira do leito. Tal onda pode ser utilizada para monitorar a atividade respiratória gerada pelo paciente (Fig. 6.9). Por exemplo, independentemente do modo de ventilação, se a paralisia química for adequada, há ausência de esforço respiratório espontâneo. Se um esforço espontâneo for observado na forma de onda (um desvio negativo), os agentes de BNM são aumentados. A técnica de monitoramento da pressão das vias aéreas revela-se útil sobretudo quando se inicia o BNM e avalia-se a retirada de medicamentos.

Manejo

Os pacientes que estão paralisados ainda podem sentir dor, ansiedade e medo. Assim, é essencial que aqueles que estejam recebendo agentes de BNM recebam também analgésicos e sedativos. Em praticamente todos os casos, devem ser utilizadas sedação e analgesia em combinação com os agentes de BNM. A amnésia é um resultado desejado; nenhum paciente deve experimentar uma sensação de "estar preso no corpo".

Além disso, uma vez que os pacientes são incapazes de mover-se ou respirar por conta própria, o enfermeiro deve ser bastante vigilante a respeito das situações que podem afetar a segurança do paciente (ventilador desligado, danos causados por forças externas). As intervenções de cuidados físicos também são muito importantes; incluem o uso de lubrificantes oculares, mu-

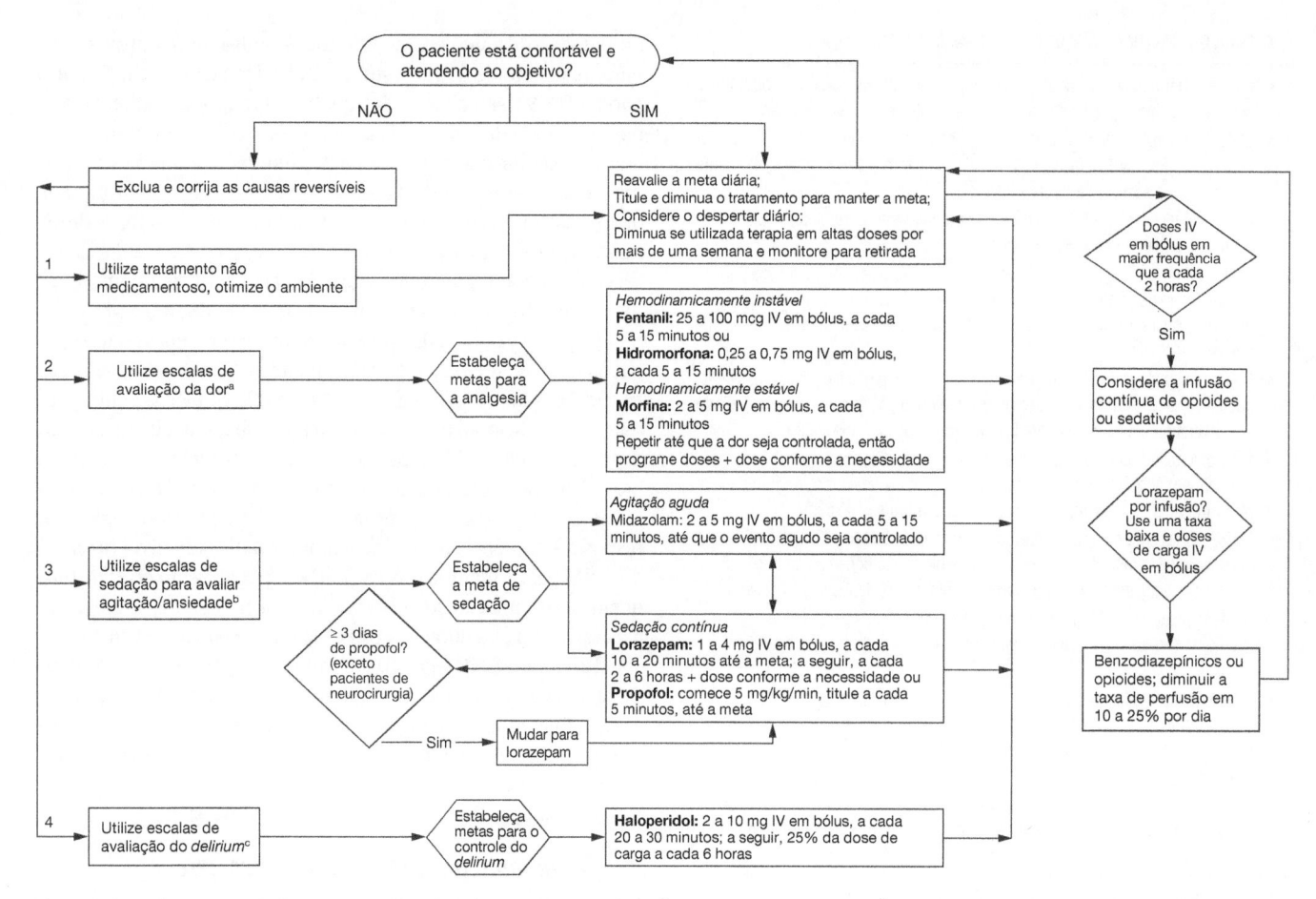

Figura 6.7 Algoritmo para sedação e analgesia de pacientes em ventilação mecânica. [a]EAN e outras escalas de dor. [b]Escala de agitação-sedação de Riker ou outra escala de sedação. [c]Método de avaliação de confusão para UTI. *(Retirada de Jacobi J, Frasel JL, Douglas B, et al. Clinical practice guidelines for the sustained use of sedatives and analgesics in the critically ill adult.* Crit Care Med. *2002;30:124; utilizada com permissão.)*

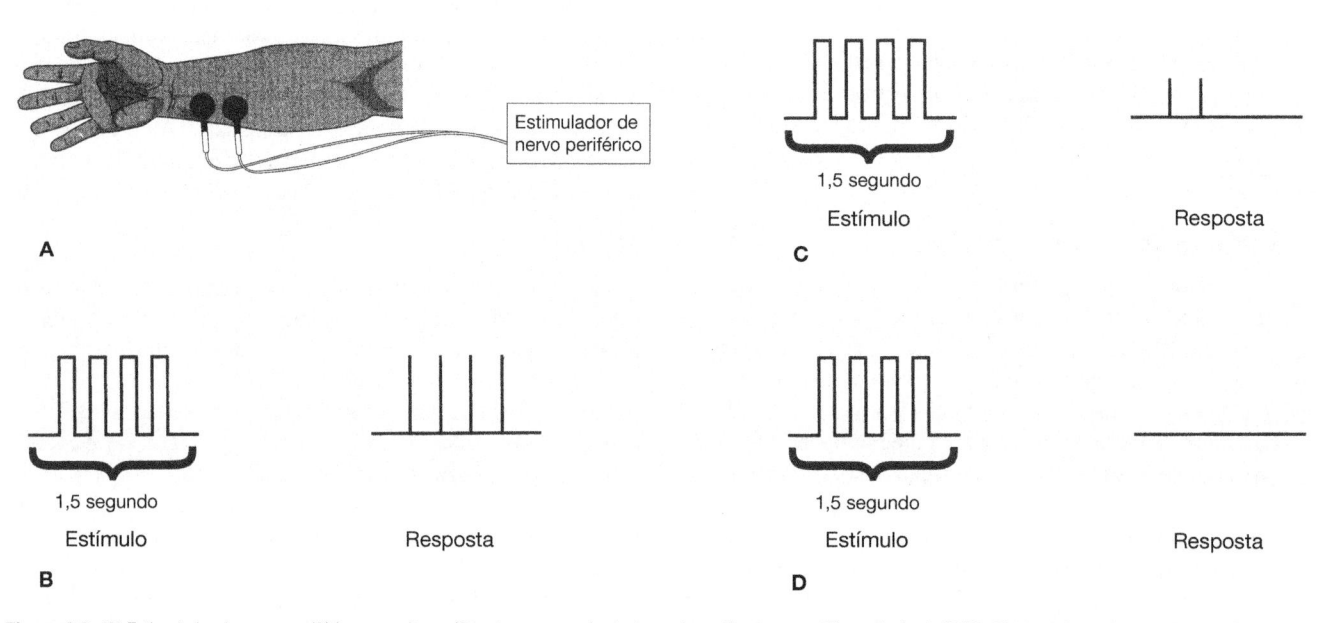

Figura 6.8 **(A)** Estimulador de nervo periférico e monitor gráfico de uma sequência de quatro estímulos para **(B)** ausência de BNM, **(C)** bloqueio moderado (80%) e **(D)** bloqueio completo.

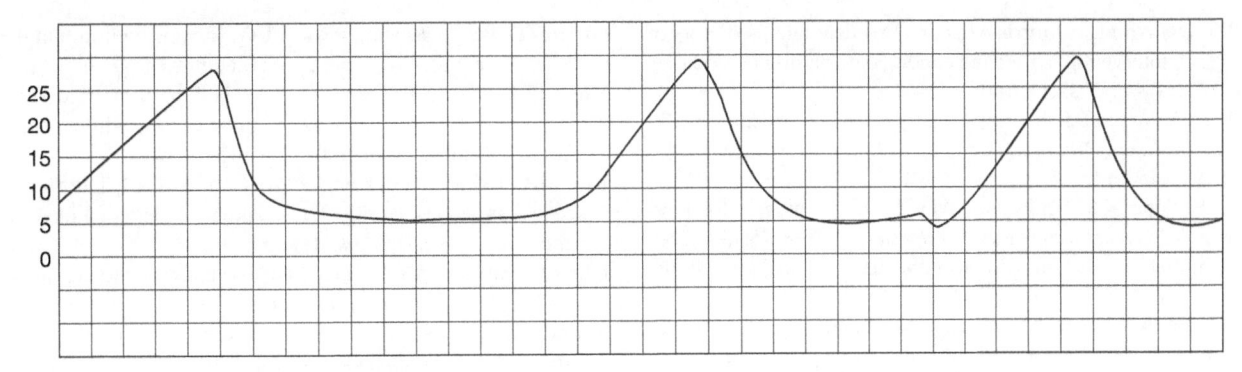

Figura 6.9 Exemplo de esforço espontâneo em ventilação a volume assistido-controlada. Observe a deflexão negativa antes da ventilação mandatória, indicando um nível inadequado de bloqueio neuromuscular. *(Retirada de Burns S. Continuous airway pressure monitoring. In: Chulay M, Burns S, eds.* AACN Protocols for Practice: Care of the Mechanically Ventilated Patient. *Aliso Viejo, CA: AACN; 1996, com permissão.)*

dança de decúbito frequente e uso de agentes profiláticos, como a heparina, para prevenir trombose venosa profunda. Já que o paciente não pode se comunicar, mas pode ouvir, é importante tranquilizá-lo de forma verbal e fornecer explicações frequentes a respeito do que está acontecendo ao longo do dia e da noite.

Pode ser muito difícil determinar se os agentes de BNM precisam ser mantidos. Um método prático consiste em interromper diariamente as infusões de agentes de BNM para avaliar a necessidade de sua manutenção. Então, se houver sinais de intolerância à intervenção, como dessaturação rápida, sedativos e narcóticos podem ser, a princípio, aumentados. A tolerância a analgésicos e sedativos é comum e esperada; pode ser necessário o aumento das doses dos medicamentos. Se ainda for observada intolerância, os agentes de BNM podem ser retomados. Outro método, o monitoramento do índice bispectral (BIS), é cada vez mais utilizado em unidades de terapia intensiva para controlar a profundidade da sedação, enquanto agentes bloqueadores neuromusculares são administrados concomitantemente. O monitor do BIS fornece um número, que varia de 0 a 100. Um valor de BIS de 0 corresponde a silêncio completo no EEG (eletroencefalograma); um número próximo de 100 indica um estado completamente desperto. O fabricante recomenda um índice entre 40 e 60 se for desejada anestesia geral. Até o momento, ainda não está claro se essa faixa de índice é uma meta apropriada em pacientes críticos que exigem sedativos e bloqueadores neuromusculares durante longos períodos de tempo.

Independentemente do método de monitoramento utilizado, fica evidente que o objetivo deve ser a utilização de agentes bloqueadores neuromusculares pelo período mais curto possível. A decisão de usá-los como primeira opção deve ser feita com cuidado.

BIBLIOGRAFIA SELECIONADA

Tratamento da dor

American Pain Society. *Principles of Analgesic Use in the Treatment of Acute Pain and Cancer Pain.* 6th ed. Glenview, IL: American Pain Society; 2008.

Burke DF, Dunwoody CJ. Naloxone. A word of caution. *Orthopaedic Nursing.* 1990;9(4):44-46.

Carr DB, Jacox AK, Chapman CR, et al, eds. Acute pain management. In: *Research TAfHCpa.* Rockville, MD: Department of Health and Human Services, Public Health Service; 1995.

Faucett J. Care of the critically ill patient in pain: the importance of nursing. In: Puntillo KA, ed. *Pain in the Critically Ill.* Gaithersburg, MD: Aspen; 1991.

Gardner DL. Presence. In: Bulechek GM, McCloskey JC, eds. *Nursing Interventions: Essential Nursing Treatments.* Philadelphia, PA: WB Saunders; 1992: 316-324.

Gordon DB, Dahl J, Phillips P, et al. The use of "as-needed" range orders for opioid analgesics in the management of acute pain: a consensus statement of the American Society for Pain Management Nursing and the American Pain Society. *Pain Manag Nurs.* 2004;5:53-58.

Julius D, Basbaum AI. Molecular mechanisms of nociception. *Nature.* 2001;413:203-210.

Maxam-Moore VA, Wilkie DJ, Woods SL. Analgesics for cardiac surgery patients in critical care: describing current practice. *Am J Crit Care.* 1994;3:31-39.

McCaffery M, Pasero C. *Pain: Clinical Manual.* 2nd ed. St. Louis, MO: Mosby; 1999.

Morrison RS, Ahronheim JC, Morrison GR, et al. Pain and discomfort associated with common hospital procedures and experiences. *J Pain Symptom Manage.* 1998,15:91-101.

Pettigrew J. Intensive nursing care: the ministry of presence. *Crit Care Nurs Clin North Am.* 1990;2(3):503-508.

Puntillo K. Advances in management of acute pain: great strides or tiny footsteps? Capsules comments. *Crit Care Nurs.* 1995;3:97-100.

Puntillo K. Pain experience in intensive care patients. *Heart Lung.* 1990;19:526-533.

Puntillo K, Weiss SJ. Pain: its mediators and associated morbidity in critically ill cardiovascular surgical patients. *Nurs Res.* 1994; 43:31-36.

Puntillo KA, Morris AB, Thompson CL, Stanik-Hutt J, White CA, Wild LR. Pain behaviors observed during six common procedures: results from Thunder Project II. *Crit Care Med.* 2004;32(2):421-427.

Puntillo KA, White C, Morris AB, et al. Patients' perceptions and responses to procedural pain: results from Thunder Project II. *Am J Crit Care.* 2001;10(4):238-251.

Puntillo KA, Wild LR, Morris AB, et al. Practices and predictors of analgesic interventions for adults undergoing painful procedures. *Am J Crit Care.* 2002;11(5):415-429.

Puntillo KA, Wilke DJ. Assessment of pain in the critically ill. In: Puntillo KA, ed. *Pain in the Critically Ill.* Gaithersburg, MD: Aspen; 1991:45-64.

Ready LB, Loper KA, Nessly M, Wild L. Postoperative epidural morphine is safe on surgical wards. *Anesthesiology.* 1991;75:452-456.

Schulz-Stübner S, Boezaart A, Hata JS. Regional analgesia in the critically ill. *Crit Care Med.* 2005;33:1400-1407.

Stanik-Hutt JA, Soeken KL, Belcher AE, Fontaine DK, Gift AG. Pain experiences of traumatically injured patients in a critical care setting. *Am J Crit Care.* 2001;10:252-259.

Summer G, Puntillo K. Management of surgical and procedural pain in the critical care setting. *Crit Care Clin North Am.* 2001;13:233-242.

Sun X, Weissman C. The use of analgesics and sedatives in critically ill patients: physicians' orders versus medications administered. *Heart Lung.* 1994;23:169-176.

Thompson C, White C, Wild L, et al. Translating research into practice. *Crit Care Nurs Clin North Am.* 2001;13:541-546.

Tittle M, McMillan SC. Pain and pain-related side effects in an ICU and on a surgical unit: nurses' management. *Am J Crit Care.* 1994;3:25-39.

US Department of Health and Human Services. Acute Pain Management. Operative or Medical Procedures and Trauma. Clinical Practice Guidelines. Rockville, MD: Agency for Health Care Policy and Research, Public Health Service, US Department of Health and Human Services; 1992.

Wong DL, Baker CM. Pain in children: comparison of assessment scales. *Pediatr Nurs.* 1988;14(1):9-17.

Wu CL, Cohen SR, Richman JM, et al. Efficacy of postoperative patient-controlled and continuous infusion epidural analgesia versus intravenous patient-controlled analgesia with opioids: a meta-analysis. *Anesthesiology.* 2005;103:1079-1088.

Sedação e bloqueio neuromuscular

Brook AD, Ahrens TS, Schaff R, et al. Effect of a nursingimplemented sedation protocol on the duration of mechanical ventilation. *Crit Care Med.* 1999;27:2609-2615.

DeJong MJ, Burns SM, Campbell ML, et al. Development of the American Association of Critical-Care Nurses' sedation assessment scale for critically ill patients. *Am J Crit Care.* 2005;14:531-544.

Devlin JW, Bolenski G, Miynarek M, et al. Motor activity assessment scale: a valid and reliable sedation scale for use with mechanically ventilated patients in an adult surgical intensive care unit. *Crit Care Med.* 1999;27:1271-1275.

Ely W, Truman B, Shintani A, et al. Monitoring sedation status over time in ICU patients: reliability and validity of the Richmond Agitation-Sedation Scale (RASS). *JAMA.* 2003;22(289):2983-2991.

Frenzel D, Greim C, Sommer C, Bauerle K, Roewer N. Is the bispectral index appropriate for monitoring the sedation level of mechanically ventilated surgical ICU patients? *Intensive Care Med.* 2002;28:178-183.

Girard TD, Pandharipande PP, Ely EW. Review: delirium in the intensive care unit. *Crit Care.* 2008;12(suppl 3):1-9.

Kress JP, Gehlbach B, Lacy M, et al. The long-term psychological effects of daily sedative interruption on critically ill patients. *Am J Respir Crit Care Med.* 2003;168:1457-1461.

Kress JP, Pohlman A, O'Connor MF, Hall JB. Daily interruption of sedative infusions in critically ill patients undergoing mechanical ventilation. *N Engl J Med.* 2000;342:1471-1477.

Kress JP, Pohlman AS, Hall JB. Sedation and analgesia in the Intensive Care Unit. *Am J Respir Crit Care Med.* 2002;166:1024-1028.

Ramsay MA, Savege TM, Simpson BR, et al. Controlled sedation with alphaxanone-alphadolone. *BMJ.* 1974;2:656-659.

Riker R, Frazer G, Cox P. Continuous infusion of haldoperidol controls agitation in critically ill patients. *Crit Care Med.* 1994;22:433-440.

Riker RR, Shehabi Y, Bokesch PM, Ceraso D, Wisemandle W. Dexmedetomidine vs midazolam for sedation of critically ill patients: a randomized trial. *JAMA.* 2009;301:489-499.

Sessler C, Gosnet M, Grap MJ. The Richmond agitation-sedation scale: validity and reliability in adult intensive care unit patients. *Am J Respir Crit Care Med.* 2002;166:1338-1344.

Prática baseada em evidências

American Psychiatric Association. Practice guideline for the treatment of patients with delirium. *Am J Psychiatry.* 1999;156:1-20.

Arbour RB. Pain management. In Molter NC, ed. *AACN's Protocols for Practice: Creating Healing Environments.* 2nd ed. Sudbury, MA: Jones and Bartlett Publishers; 2007.

Burns SM. Practice protocol: respiratory waveform monitoring. In: *Non-invasive Monitoring.* 2nd ed. Boston, MA: Jones and Bartlett Publishers; 2006. Burns SM, ed. *AACN Protocols for Practice Series.*

Jacobi J, Fraser G, Coursin D, et al. Clinical practice guidelines or the sustained use of sedatives and analgesics in the critically ill adult. *Crit Care Med.* 2002;30(1):119-141.

Luer J. Sedation and neuromuscular blockade. In: Burns SM. ed. *AACN Protocols for Practice: Caring for Mechanically Ventilated Patients.* 2nd ed. Boston, MA: Jones and Bartlett Publishers; 2007.

Medina J, Puntillo K. eds. *AACN's Protocols for Practice: Palliative Care and End-of-Life Issues in Critical Care.* Sudbury, MA: Jones and Bartlett Publishers; 2006.

Society of Critical Care Medicine, American Society of Health-System Pharmacists. Clinical practice guidelines for sustained neuromuscular blockade in the adult critically ill patient. *Crit Care Med.* 2002;30(1):142-156.

Society of Critical Care Medicine, American Society of Health-System Pharmacists. Sedation, analgesia, and neuromuscular blockade of the critically ill adult: revised clinical practice guidelines for 2002. *Crit Care Med.* 2002;30(1):117-118.

Woods S. Spiritual and complementary therapies to promote healing and reduce stress. In: Molter NC, ed. *AACN's Protocols for Practice: Creating Healing Environments.* 2nd ed. Sudbury, MA: Jones and Bartlett Publishers; 2007.

FARMACOLOGIA 7

Earnest Alexander

HABILIDADES DE CONHECIMENTO

1. Discutir as vantagens e as desvantagens das diversas vias de administração de medicamentos a pacientes críticos.
2. Identificar indicações, mecanismo de ação, diretrizes de administração, efeitos colaterais e contraindicações de medicamentos que costumam ser administrados a pacientes críticos.

Pacientes graves muitas vezes recebem múltiplos medicamentos durante sua internação em unidades de terapia intensiva. Podem apresentar aumento no risco de efeitos farmacológicos ou reações adversas a medicamentos, por alterações no metabolismo e na eliminação. Diminuição na função de órgãos ou interações medicamentosas podem produzir aumento da concentração sérica do medicamento, resultando em efeitos farmacológicos acentuados ou adversos. Portanto, é importante estar familiarizado com os medicamentos de cada paciente, incluindo perfil metabólico destes, interações medicamentosas e perfil de efeitos adversos. Este capítulo revisa os agentes comumente utilizados em unidades de terapia intensiva; discute seus mecanismos de ação, indicações de uso, efeitos adversos comuns, contraindicações e doses habituais. Um resumo das informações sobre medicamentos intravenosos (IV) é fornecido no Capítulo 23, Tabelas Farmacológicas.

SEGURANÇA DOS MEDICAMENTOS

No atendimento a pacientes com doenças agudas, o processo de uso de medicamentos é particularmente complexo. Cada etapa do processo apresenta diversas falhas em potencial para a segurança dos medicamentos (i.e., reações adversas, erros de medicação). A melhora nessa segurança exige enfoque e atenção interdisciplinares. O Institute for Safe Medication Practices (ISMP) destacou os elementos-chave que devem ser otimizados para manter a segurança do paciente durante a utilização de medicamentos:

- *Informações ao paciente*: O fato de se ter as informações essenciais ao paciente no momento da prescrição, da dispensação e da administração de medicamentos resulta em uma diminuição significativa nos eventos adversos a medicamentos (EAM).
- *Informação a respeito dos medicamentos*: O fornecimento de informações precisas e úteis sobre os medicamentos a todos os profissionais da saúde envolvidos no processo de utilização destes reduz a quantidade de EAM evitáveis.
- *Comunicação de informações sobre os medicamentos*: A falta de comunicação entre médicos, farmacêuticos e enfermeiros é uma causa comum de erros de medicação. Para minimizar a quantidade de erros provocados por falhas de comunicação, é sempre importante verificar as informações acerca dos medicamentos e eliminar as barreiras de comunicação.
- *Rotulagem, embalagem e nomenclatura dos medicamentos*: Os nomes de medicamentos que se parecem ou soam iguais, bem como produtos com rótulos confusos e embalagens comuns, contribuem significativamente para os erros de medicação. A incidência de erros é reduzida com a utilização de rótulos adequados e sistemas de dose única em hospitais.
- *Armazenamento, estoque, padronização e dispensação dos medicamentos*: O fato de padronizar o tempo de administração e concentração do medicamento e limitar a concentração da dose daqueles disponíveis nas áreas de cuidados de saúde reduz os riscos de erros de medicação ou minimizam suas consequências caso ocorra um erro.

- *Aquisição, uso e monitoramento dos dispositivos de entrega e administração*: Deve-se realizar uma avaliação adequada da segurança dos dispositivos de entrega e administração dos medicamentos antes de sua aquisição e durante seu uso. Além disso, é preciso usar um sistema de dupla checagem independente na instituição para evitar erros relacionados aos dispositivos. Tais erros podem envolver a seleção do medicamento errado ou em concentração errada, configuração indevida da taxa de infusão ou mistura com outro medicamento na linha de infusão.
- *Fatores ambientais*: Um sistema bem projetado oferece melhor chance de evitar erros de medicação; entretanto, algumas vezes o ambiente de trabalho contribui para isso. Os fatores ambientais que muitas vezes contribuem para os erros incluem: má iluminação, ruídos, interrupções e uma carga significativa de trabalho.
- *Competência e treinamento dos funcionários*: O treinamento da equipe deve centrar-se em temas prioritários, como novos medicamentos que estão sendo administrados no hospital, medicamentos de alto risco, erros de medicação que ocorreram tanto interna quanto externamente, protocolos, políticas e procedimentos relacionados ao uso de medicamentos. O treinamento da equipe pode ser uma estratégia para prevenir erros importantes, quando combinada a outros elementos-chave para a segurança dos medicamentos.
- *Educação do paciente*: Os pacientes devem receber educação continuada de médicos, farmacêuticos e equipe de enfermagem sobre marca e nomes genéricos dos medicamentos que estão recebendo, suas indicações, doses usuais e reais, efeitos adversos esperados e possíveis, interações medicamentosas ou com alimentos e como se proteger de erros. Eles podem desempenhar um papel vital na prevenção de erros de medicação ao serem encorajados a fazer perguntas e a buscar respostas a esse respeito, antes de comprá-los na farmácia ou de recebê-los no hospital.
- *Processos de qualidade e gestão de risco*: Uma forma de evitar erros é reprojetar os sistemas e processos que conduzem aos equívocos, em vez de se concentrar em corrigir os indivíduos que os cometem. Estratégias efetivas para reduzir erros incluem dificultar que um funcionário cometa um erro e, além disso, promover a detecção e a correção de erros antes que cheguem ao paciente e causem-no problemas.

MÉTODOS DE ADMINISTRAÇÃO DE MEDICAMENTOS

Intravenosa

A via intravenosa (IV) é a preferida para administrar medicamentos a pacientes críticos, pois permite a distribuição completa e confiável. Dependendo da indicação e do tratamento, o medicamento pode ser administrado em bólus por via IV, infusão intermitente ou infusão contínua. Em geral, o bólus IV refere-se à administração de um medicamento durante 3 a 5 minutos; já a infusão intermitente refere-se à administração de medicamentos de 15 minutos a 2 horas, várias vezes ao dia; a administração por infusão contínua ocorre durante um período prolongado de tempo.

Intramuscular ou subcutânea

A administração de medicamentos por via intramuscular (IM) ou subcutânea (SC) deve ser limitada em pacientes críticos, pois o início da ação do medicamento pode ser prolongado; a falta de tecido muscular ou gordura subcutânea adequada pode não permitir essas injeções; além disso, os pacientes hipotensos ou hipovolêmicos podem apresentar perfusão periférica alterada ou inadequada. Pode ocorrer, também, perfusão inadequada em áreas do corpo em que os medicamentos foram injetados, em pacientes sedados e comatosos. Essas vias de administração, por sua vez, podem resultar em absorção incompleta, imprevisível e errática do medicamento. Se não for absorvido no local da injeção, pode desenvolver-se um depósito de medicamento. Depois de restabelecida a perfusão, permitindo a absorção do fármaco, é possível que ocorra um efeito supraterapêutico ou tóxico pela absorção dos depósitos de medicamento acumulados. Os pacientes com trombocitopenia ou que estejam recebendo trombolíticos ou anticoagulantes podem desenvolver hematomas e complicações hemorrágicas. Por fim, a administração de injeções IM frequentes também pode ser inconveniente e dolorosa para o paciente.

Oral

A administração de medicamentos por via oral (VO) também pode resultar em absorção incompleta, imprevisível e errática, possivelmente devido à presença de absorção prejudicada do fármaco no íleo ou diarreia que diminua o tempo de trânsito digestivo e tempo de absorção do medicamento. A diarreia pode ter efeito pronunciado na absorção de preparações de liberação prolongada, como teofilina, procainamida ou agentes bloqueadores dos canais de cálcio, ocasionando uma concentração sérica de medicamentos ou resposta clínica abaixo do ideal. Foi demonstrado que diversos medicamentos, como fluconazol e fluoroquinolonas, apresentam excelente biodisponibilidade quando administrados por via oral em pacientes críticos. A disponibilidade de uma suspensão oral para alguns desses agentes torna a administração oral uma alternativa confiável e com boa relação custo-benefício para pacientes com acesso venoso limitado.

Para pacientes incapazes de deglutir, os comprimidos são, muitas vezes, esmagados, e, as cápsulas, abertas para serem administradas por sonda nasogástrica. Essa prática é demorada e, não raro, resulta em bloqueio da sonda, exigindo sua remoção e inserção de uma nova. Se a nutrição enteral estiver sendo administrada por meio de sonda, frequentemente é interrompida para a administração de medicamentos, provocando uma nutrição inadequada. Além disso, foi demonstrado que vários fármacos (p. ex., fenitoína, carbamazepina e varfarina) competem ou interagem com as soluções de nutrição enteral. Essa interação causa diminuição da absorção desses agentes ou formação de complexo, com a solução de nutrição levando a precipitação e obstrução da sonda de alimentação.

Os medicamentos líquidos podem eliminar a necessidade de esmagar comprimidos ou abrir cápsulas, mas têm suas limitações. Muitos fármacos na forma líquida contêm sorbitol como agente aromatizante ou como o principal veículo de distribuição. A hiperosmolaridade do sorbitol é uma causa frequente de diarreia em pacientes críticos, em especial nos que estão recebendo nutrição enteral. O elixir de cloreto de potássio é extremamente hiperosmolar e requer diluição em 120 a 160 mL de água antes de ser administrado. A administração do elixir de cloreto de potássio diluído pode ocasionar diarreia osmótica.

Por fim, as preparações de liberação prolongada ou com revestimento entérico são difíceis de administrar a pacientes críticos. Quando os compostos de liberação prolongada são esmagados, o paciente absorve a dose inteira de imediato, em vez de pouco a pouco, ao longo de um período de 6, 8, 12 ou 24 horas. Isso provoca efeitos tóxicos ou supraterapêuticos logo após a administração do medicamento, com efeitos subterapêuticos no final do intervalo de administração. As preparações de liberação lenta devem ser convertidas em doses diárias equivalentes às formas de liberação imediata e administradas em intervalos mais frequentes. As formas farmacêuticas com revestimento entérico que são trituradas podem ser inativadas pelo suco gástrico e causar irritação do estômago. Os comprimidos com revestimento entérico são especificamente desenvolvidos para passar intactos pelo estômago, para que possam entrar no intestino delgado antes que comecem a se dissolver.

Sublingual

Devido ao alto grau de vascularização da mucosa sublingual, a administração sublingual de medicamentos, muitas vezes, produz concentrações séricas equivalentes às da administração IV; o início de ação costuma ser mais rápido do que o de medicamentos administrados por via oral.

Tradicionalmente, a nitroglicerina tem sido um dos poucos agentes administrados por via sublingual (SL) para pacientes críticos. Porém, tem sido mostrado que diversos medicamentos orais e IV produzem efeitos terapêuticos após a administração sublingual. O captopril costuma diminuir a pressão arterial de modo confiável e previsível em pacientes com urgência hipertensiva. Comprimidos orais de lorazepam têm sido administrados por via SL para tratar pacientes com epilepsia; mostrou-se que os preparativos de triazolam oral e midazolam IV produzem sedação após a administração sublingual.

Intranasal

A administração intranasal vem se tornando uma forma popular para administrar sedativos e analgésicos com eficácia. O alto grau de vascularização da mucosa nasal resulta em rápida e completa absorção de fármacos. Os agentes administrados com sucesso via intranasal incluem meperidina, fentanil, sufentanil, butorfanol, quetamina e midazolam.

Transdérmica

A administração transdérmica de medicamentos é de valor limitado em pacientes críticos. A pomada de nitroglicerina é muito eficaz como medida de temporização antes que o acesso IV seja estabelecido no tratamento agudo de pacientes com angina, insuficiência cardíaca (IC), edema pulmonar ou hipertensão arterial; entretanto, os adesivos transdérmicos de nitroglicerina têm benefício restrito; são limitados por seu início de ação lento e por sua incapacidade de titulação da dose. Além disso, os pacientes com baixa perfusão periférica podem não absorver suficientemente os medicamentos administrados por via transdérmica a ponto de alcançar o efeito terapêutico desejado. As preparações transdérmicas de clonidina, nitroglicerina ou fentanil podem ser benéficas em pacientes que foram estabilizados com doses IV ou orais, mas que exigem a administração crônica desses agentes. O uso crônico de adesivos transdérmicos de nitroglicerina é também complicado pelo desenvolvimento da tolerância. Este, no entanto, pode ser evitado pela remoção do adesivo na hora de dormir, permitindo um período de 8 a 10 horas sem nitrato.

A mistura eutética de anestésicos locais (MEAL) é a combinação de lidocaína e prilocaína. Tal mistura pode ser empregada para anestesiar a pele antes da inserção de cateteres IV ou injeção de anestésicos locais, que podem ser necessários para produzir níveis mais profundos de anestesia tópica.

Embora a administração transdérmica de medicamentos seja poucas vezes utilizada em pacientes críticos, seu uso não deve ser ignorado como uma causa potencial de efeitos adversos nessa população de pacientes. A aplicação extensiva a peles queimadas, esfoladas ou descobertas pode resultar em absorção sistêmica significativa de medicamentos aplicados topicamente. O uso excessivo de lidocaína gel ou bochechos contendo lidocaína para propiciar anestesia local para a mucosite e esofagite também pode ocasionar absorção sistêmica significativa da lidocaína. A substância administrada topicamente na mucosa oral resulta em concentrações séricas capazes de produzir convulsões. A aplicação difusa de preparações de glicocorticoides tópicos também pode causar uma absorção capaz de produzir supressão adrenal. Isso é especialmente verdade com preparados esteroides fluorados de alta potência, como dipropionato de betametasona, propionato de clobetasol, desoximetasona ou fluocinonide.

FARMACOLOGIA DO SISTEMA NERVOSO CENTRAL

Sedativos

Os sedativos podem ser divididos em quatro categorias principais: benzodiazepínicos, barbitúricos, neurolépticos e agentes diversos. Os benzodiazepínicos são os sedativos mais administrados a pacientes críticos. Os neurolépticos, por sua vez, são geralmente usados em pacientes que manifestam um componente psicológico ou comportamental a suas necessidades de sedativos; já os barbitúricos são reservados a pacientes com traumatismo craniano e aumento da pressão intracraniana. O propofol é um anestésico geral IV de curta ação; é aprovado para ser empregado como sedativo a pacientes graves em uso de ventilação mecânica. A dosagem dos sedativos deve ser guiada pela avaliação frequente do nível de sedação, realizada com uma escala validada e confiável de avaliação da sedação (ver Cap. 6, Manejo da Dor, Sedação e Bloqueio Neuromuscular).

Benzodiazepínicos

Os benzodiazepínicos são os agentes mais frequentemente utilizados para sedação em pacientes críticos. Esses agentes proporcionam sedação, diminuem ansiedade, têm propriedades anticonvulsivantes e propriedades indiretas de relaxamento muscular e induzem a amnésia anterógrada. Os benzodiazepínicos ligam-se aos receptores do ácido gama-aminobutírico (GABA) localizados no sistema nervoso central, modulando esse neurotransmissor inibitório. Esses agentes têm uma ampla margem de segurança, bem como flexibilidade em suas vias de administração.

Os benzodiazepínicos são, muitas vezes, usados para promover sedação e amnésia de curto prazo durante exames de imagem, outros procedimentos de diagnóstico e procedimentos invasivos, como colocação de cateter venoso central ou broncoscopia. Indicações comuns para seu uso a longo prazo são a sedação e amnésia durante a ventilação mecânica.

Os benzodiazepínicos estão associados a efeitos adversos mínimos. Pode haver sedação excessiva e confusão com as doses iniciais, mas esses efeitos diminuem quando se desenvolve tolerância durante o tratamento. Os pacientes idosos e pediátricos podem apresentar um efeito paradoxal, que se manifesta como irritabilidade, agitação, agressividade, alucinações e ansiedade. Pode ser observada depressão respiratória em pacientes em uso de medicamentos concomitantes, bem como em pacientes idosos e com doença pulmonar obstrutiva crônica (DPOC).

Parâmetros de monitoramento

- Todos os pacientes que recebem um benzodiazepínico devem ter estado mental, nível de consciência, frequência respiratória e nível de conforto monitorados. Os sinais e sintomas de reações de abstinência devem ser acompanhados em pacientes que recebem agentes de curta duração (p. ex., midazolam).

Midazolam

O midazolam é um benzodiazepínico de curta ação, solúvel em água; pode ser administrado por via IV, IM, SL, VO ou retal. Foi demonstrado que sua depuração é muito variável em pacientes críticos, com doença hepática, choque ou recebendo simultaneamente medicamentos inibidores enzimáticos, como eritromicina ou fluconazol, e em pacientes com hipoalbuminemia, com aumento na meia-vida de eliminação em cerca de 6 a 12 horas. Mostrou-se que os dois principais metabólitos do midazolam, 1-hidroximidazolam e 1-hidroximidazolam-glicuronídeo, acumulam-se em pacientes críticos, contribuindo para o surgimento de efeitos farmacológicos adicionais. Os pacientes geriátricos demonstram meia-vida prolongada, secundária à redução da função hepática em função da idade.

Dose

- *Bólus IV*: 0,025 a 0,035 mg/kg
- *Infusão contínua:* 0,5 a 5 mcg/kg/min

Lorazepam

O lorazepam é um benzodiazepínico de ação intermediária, que oferece a vantagem de não ter seu metabolismo afetado por disfunção hepática, idade ou interação medicamentosa. A glucuronidação no fígado é a via de eliminação do lorazepam. Como ele se mostra insolúvel em água, deve ser diluído em propilenoglicol; este último é responsável por hipotensão observada após a administração em bólus IV. Recentemente, tem sido defendida a administração de lorazepam por infusão IV contínua. No entanto, esse método de administração é dificultado pela relativa insolubilidade à água do lorazepam. São necessários grandes volumes de fluidos para manter o fármaco em solução, de modo que apenas 20 a 40 mg podem ser dissolvidos com facilidade em 250 mL de glicose a 5% em água (G5%). São recomendados filtros em linha quando se administra lorazepam por infusão contínua, devido ao potencial de precipitação do medicamento. Por fim, a longa meia-vida de eliminação do lorazepam (de 10 a 20 horas) limita a flexibilidade de dosagem por infusão contínua. Pacientes que necessitam de infusões com doses elevadas podem apresentar risco de desenvolver toxicidade ao propilenoglicol, a qual se manifesta como um estado hiperosmolar com acidose metabólica.

Dose

- *Bólus IV*: 0,5 a 2 mg a cada 1 a 4 horas
- *Infusão contínua:* 0,06 mg/kg/h

Diazepam

O diazepam é um benzodiazepínico de ação prolongada, com um início de ação mais rápido que o do lorazepam ou o do midazolam. Embora a duração de sua ação seja de 1 a 2 horas após uma dose única, exibe efeitos cumulativos, porque seus metabólitos ativos contribuem para seu efeito farmacológico. O desmetildiazepam tem uma meia-vida de cerca de 150 a 200 horas; assim, acumula-se lentamente, sendo aos poucos eliminado do organismo após a interrupção do diazepam. O metabolismo do diazepam é reduzido naqueles com disfunção hepática e naqueles que recebem medicamentos que inibem enzimas microssomais hepáticas. Podem ser utilizadas uma ou duas doses de diazepam como ansiolítico e amnésico periprocedimento; entretanto, não deve ser usado para sedação de rotina de pacientes em ventilação mecânica.

Dose

- *Bólus IV*: 2,5 a 5 mg a cada 2 a 4 horas
- *Infusão contínua:* Não recomendada

Antagonista benzodiazepínico

Flumazenil

O flumazenil é um antagonista benzodiazepínico específico, indicado para reverter sedação moderada induzida por benzodiazepínicos, sedação recorrente e *overdose* de benzodiazepínicos. Deve ser utilizado com precaução em pacientes que receberam benzodiazepínicos por um período prolongado, para evitar o desencadeamento de reações de abstinência.

Dose

- *Reversão da sedação consciente*: 0,2 mg IV por 2 minutos; após 45 segundos, mais 0,2 mg – repetir a cada minuto, conforme a necessidade, até a dose máxima de 1 mg. A reversão da sedação recorrente é realizada do mesmo modo que na sedação consciente, exceto que as doses podem ser repetidas a cada 20 minutos, conforme a necessidade.
- *Overdose de benzodiazepínicos*: 0,2 mg durante 30 segundos, seguida de 0,3 mg durante 30 segundos; podem ser administradas doses repetidas de 0,5 mg durante 30 segundos, em intervalos de 1 minuto, até uma dose cumulativa de 3 mg. Com uma resposta parcial após 3 mg, podem ser administradas doses adicionais até a dose total de 5 mg. Em todos os cenários mencionados, não deve ser administrada mais do que 1 mg a cada vez e não mais do que 3 mg em 1 hora. *Infusão contínua*: de 0,1 a 0,5 mg/h (para a reversão dos benzodiazepínicos de longa ação ou *overdose* maciça).

Parâmetros de monitoramento

- Nível de consciência e sinais e sintomas de reações de abstinência

Neurolépticos

Haloperidol

O haloperidol é um tranquilizante importante, comumente administrado para o manejo de pacientes agitados ou delirantes, que não respondem de forma adequada às intervenções não farmacológicas ou a outros sedativos. Esse agente tem como vantagem a depressão respiratória limitada e pequeno potencial para desenvolvimento de tolerância ou dependência. Embora seu mecanismo de ação exato seja desconhecido, provavelmente envolve o bloqueio dos receptores dopaminérgicos no sistema nervoso central, ocasionando depressão do sistema nervoso central a nível subcortical do cérebro.

O haloperidol intravenoso é o neuroléptico mais usado para controlar a agitação em pacientes críticos. As doses iniciais de 2 a 5 mg podem ser duplicadas a cada 15 a 20 minutos, até que o paciente esteja sedado de forma adequada. Têm sido administradas doses IV únicas de até 150 mg com segurança, bem como doses diárias totais de cerca de 1.000 mg. Assim que os sintomas do paciente são controlados, a dose total necessária para acalmá-lo deve ser dividida em quatro doses iguais e administrada a cada 6 horas, em intervalos regulares. Quando os sintomas do paciente estiverem estáveis, a dose diária deve ser rapidamente reduzida para a menor dose capaz de controlar os sintomas do paciente. Também tem sido preconizada a infusão IV contínua, para permitir uma dosagem flexível para controlar os sintomas do paciente. Altas doses de haloperidol podem prolongar o intervalo QTc, sobretudo em pacientes que receberam haloperidol por infusão contínua; assim, nesses pacientes, o acompanhamento do intervalo QTc é obrigatório.

Os principais efeitos colaterais do haloperidol são reações extrapiramidais, como acatisia e distonia. Em geral, essas reações ocorrem no início do tratamento e podem ser resolvidas com a redução da dose ou interrupção do medicamento. No entanto, em casos mais graves, pode ser necessária a administração de 25 a 50 mg de difenidramina IV ou 1 a 2 mg de benztropina IV para aliviar os sintomas. As reações extrapiramidais parecem ser mais comuns após a administração de haloperidol oral do que IV. Também pode haver síndrome neuroléptica maligna com esse agente, manifestada por hipertermia, reações extrapiramidais, estado mental alterado e instabilidade autonômica. O tratamento envolve cuidados de suporte e administração de dantrolene. Os efeitos colaterais cardiovasculares incluem hipotensão.

Dose

- *Bólus IV*: 1 a 10 mg (titulada conforme indicação clínica)
- *Infusão contínua:* 10 mg/h (em geral, não recomendada)

Parâmetros de monitoramento

- Estado mental, pressão arterial, eletrocardiograma (ECG) e eletrólitos (em especial na infusão contínua)

Barbitúricos

Os barbitúricos são administrados principalmente para reduzir a pressão intracraniana em pacientes com traumatismo craniano, após falha no tratamento conservador. Esses fármacos diminuem consumo de oxigênio cerebral, fluxo sanguíneo cerebral e, potencialmente, radicais livres de oxigênio.

A depressão generalizada do sistema nervoso central associada ao uso de barbitúricos pode causar sedação excessiva, bem como depressão respiratória. Eles produzem depressão direta do miocárdio, reduzindo o débito cardíaco e aumentando a capacidade venosa. A administração IV rápida pode ocasionar arritmias e hipotensão.

Pentobarbital

As infusões contínuas de pentobarbital costumam ser usadas para induzir o coma barbitúrico. A infusão deve ser titulada para manter a pressão intracraniana menor do que 20 mmHg e a pressão de perfusão cerebral maior do que 60 mmHg. A pressão arterial média deve ser mantida em um intervalo que proporcione uma pressão de perfusão cerebral adequada. As concentrações terapêuticas séricas do pentobarbital são de 20 a 50 mg/L.

Dose

- *Bólus IV*: 5 a 10 mg/kg, infundida durante 2 horas
- *Infusão contínua:* 0,5 a 4 mg/kg/h

Parâmetros de monitoramento

- Nível de consciência, pressão intracraniana, pressão de perfusão cerebral, pressão arterial e concentração sérica de pentobarbital

Agentes diversos

Propofol

O propofol é um anestésico IV geral, que se tornou popular na sedação de pacientes em ventilação mecânica. Defende-se que seu uso seja limitado a menos de 3 dias, em razão do rápido desenvolvimento de tolerância. O agente é, muitas vezes, usado como sedativo primário em protocolos de despertar diários. As vantagens do propofol são início de ação rápido e ação de curta duração, em relação aos benzodiazepínicos. O propofol foi associado a hipotensão em pacientes críticos, em especial naqueles já hipotensos ou hipovolêmicos. A hipotensão arterial pode ser evitada limitando-se as doses em bólus para 0,25 a 0,50 mg/kg e taxa de infusão inicial de 5 mcg/kg/min. Mostrou-se que a emulsão lipídica do propofol favorece o crescimento de microrganismos. O fabricante recomenda trocar os equipos de infusões preparadas extemporaneamente a cada 6 horas; se forem utilizados frascos de infusão, recomendada-se que a troca seja feita a cada 12 horas. O propofol é veiculado em uma emulsão lipídica que fornece 1,1 calorias/mL; sua taxa de infusão deve ser contabilizada ao se determinar o suporte nutricional do paciente, pois a base de emulsão de gordura pode ser considerada como fonte de calorias. As taxas de infusão elevadas podem ser uma causa de hipertrigliceridemia. O propofol está disponível em frascos de infusão de 50 e 100 mL. Para reduzir o desperdício, devem ser empregados frascos de 50 mL em pacientes que têm previsão de troca do equipo IV, extubação da ventilação mecânica e taxas de infusão baixas.

Dose
- *Bólus IV*: 0,25 a 0,50 mg/kg
- *Infusão contínua*: 5 a 50 mcg/kg/min

Parâmetros de monitoramento
- Nível de consciência, pressão arterial e níveis de triglicerídeos séricos, sobretudo em altas taxas de infusão

Cetamina

A cetamina é um análogo da fenciclidina; costuma ser utilizada como anestésico geral IV. Trata-se de um agente que produz analgesia, anestesia e amnésia, sem perda de consciência. O início da anestesia após uma dose única em bólus de 0,5 a 1 mg/kg ocorre em 1 a 2 minutos e dura cerca de 5 a 10 minutos. A cetamina causa estimulação simpática, que normalmente aumenta a pressão arterial e a frequência cardíaca, enquanto mantém o débito cardíaco. Isso pode ser importante em pacientes com hipovolemia. A cetamina é útil em pacientes que necessitam de repetidos procedimentos dolorosos, como desbridamento de feridas. Os efeitos broncodilatadores da cetamina podem ser benéficos para pacientes em crise asmática. No entanto, a cetamina aumenta a pressão intracraniana e deve ser evitada em pacientes com lesões cranioencefálicos ou quaisquer outras condições que possam causar aumento na pressão intracraniana. As reações de emergência ou alucinações, comumente observadas após a anestesia com cetamina, podem ser prevenidas com o uso concomitante de benzodiazepínicos.

Dose
- *Bólus IV*: 1 a 4,5 mg/kg
- *Infusão contínua*: 5 a 45 mcg/kg/min
- *Oral*: 10 mg/kg diluída em 1 a 2 mL de suco
- *Intranasal*: 5 mg/kg

Parâmetros de monitoramento
- Níveis de sedação e analgesia, frequência cardíaca, pressão arterial e estado mental

Dexmedetomidina

A dexmedetomidina é um agonista alfa-2-adrenérgico relativamente seletivo, com propriedades sedativas; é indicada para a sedação de curta duração (< 24 horas) de pacientes intubados e em ventilação mecânica. A dexmedetomidina não está associada a depressão respiratória, mas tem sido associada a redução de frequência cardíaca e pressão arterial. Alguns pacientes podem queixar-se de maior sensibilidade ao receber o medicamento na unidade de terapia intensiva. Esse fármaco tem propriedades amnésicas mínimas; a maioria dos pacientes necessita de doses de analgésicos e sedativos ao recebê-lo. O agente tem sido estudado para a sedação a longo prazo, de até 7 dias, em um número limitado de pacientes em ventilação mecânica. Nesses casos, é recomendada a redução da dose de ataque de infusão para minimizar a depressão cardiovascular. No entanto, pode ser necessária uma infusão de manutenção mais elevada em comparação à sedação pós-operatória de curto prazo.

Dose
- *Bólus IV:* 1 mcg/kg em 10 minutos
- *Infusão contínua:* 0,2 a 0,7 mcg/kg/h

Parâmetros de monitoramento
- Níveis de sedação e analgesia, frequência cardíaca e pressão arterial

Analgésicos

Narcóticos

Os narcóticos produzem seus efeitos pela ligação reversível com os receptores opioides mu, delta, kappa e sigma, localizados no sistema nervoso central. Os receptores mu-1 estão associados a analgesia; os receptores mu-2 estão associados a depressão respiratória, bradicardia, euforia e dependência. Os receptores delta não têm nenhum agonista seletivo e modulam a atividade dos receptores mu. Os receptores kappa atuam em nível espinal e supraespinal; estão associados a sedação. Os receptores sigma estão associados a disforia e efeitos psicotomiméticos.

Parâmetros de monitoramento
- Nível de dor ou conforto, pressão arterial, função renal e respiratória

Morfina

A morfina é o analgésico narcótico mais usado. É hepaticamente metabolizada em diversos metabólitos, incluindo o morfina-6-glicuronídeo (M6G), cerca de 5 a 10 vezes mais potente do que a morfina. O M6G é eliminado por via renal; após doses repetidas, pode acumular-se em pacientes com função renal diminuída, produzindo efeitos farmacológicos exagerados. A depuração da morfina é reduzida em pacientes críticos, devido a maior ligação proteica, diminuição do fluxo sanguíneo hepático ou redução da função hepatocelular; além disso, apresenta propriedades vasodilatadoras em função dos efeitos diretos sobre a vasculatura ou liberação de histamina.

Dose
- *Bólus IV:* 2 a 5 mg
- *Infusão contínua:* 2 a 5 mg/h

Analgesia controlada pelo paciente (ACP)
- *Bólus IV:* 0,5 a 3 mg
- *Intervalo de bloqueio*: 5 a 20 minutos

Meperidina

A meperidina é um opioide de curta duração; tem um sétimo da potência da morfina. É hepaticamente metabolizada em normeperidina, a qual é eliminada por via renal, sendo ainda uma neurotoxina. A normeperidina pode acumular-se em pacientes com função renal diminuída, ocasionando convulsões. A meperidina deve ser evitada em pacientes em uso de inibidores da monoaminoxidase, devido ao potencial de desenvolvimento de crise hipertensiva quando esses agentes são administrados ao mesmo tempo. Seu papel como analgésico foi drasticamente reduzido devido ao potencial de convulsões. Em muitas instituições, o agente é limitado à terapia adjuvante para minimizar tremores em pacientes com hipotermia.

Dose
- *Bólus IV:* 25 a 100 mg
- *Infusão contínua:* 5 a 35 mg/h

ACP
- *Bólus IV:* 5 a 30 mg
- *Intervalo de bloqueio:* 5 a 15 minutos

Fentanil

O fentanil é um análogo da meperidina, 100 vezes mais potente que a morfina. Após doses únicas, sua duração de ação é limitada por sua rápida distribuição no tecido adiposo. No entanto, após doses repetidas ou administração em infusão contínua, os depósitos de gordura tornam-se saturados, prolongando, assim, sua meia-vida de eliminação terminal para mais de 24 horas. Ao contrário da morfina, o fentanil não causa liberação de histamina.

Dose
- *Bólus IV:* 25 a 75 mcg, a cada 1 a 2 horas
- *Infusão contínua:* 50 a 100 mcg/h
- *Transdérmica*: Pacientes não usuários prévios de opioides: 25 mcg/h
- *Pacientes com tolerância aos opioides*: 25 a 100 mcg/h

ACP
- *Bólus IV:* 25 a 100 mcg
- *Intervalo de bloqueio:* 5 a 10 minutos

Hidromorfona

A hidromorfona é um derivado da morfina, 5 a 7,5 vezes mais potente que a morfina, com duração de ação similar. Devido à potência relativamente alta em relação à morfina, deve-se ter cuidado com a conversão das doses. O agente tem, sobretudo, um papel importante no tratamento da dor refratária.

Dose
- *Bólus IV:* 0,4 a 2 mg
- *Infusão contínua:* 0,2 a 2 mg/h

ACP
- *Bólus IV:* 0,1 a 1 mg
- *Intervalo de bloqueio:* 5 a 20 minutos

Antagonistas opioides

Naloxona

A naloxona é um antagonista opioide puro, que desloca agonistas opioides dos locais de ligação dos receptores mu, delta e kappa. A naloxona reverte a depressão respiratória induzida por narcóticos, produzindo aumento na frequência respiratória e ventilação-minuto, diminuição na PCO_2 arterial e normalização da pressão arterial, se estiver reduzida. A sedação ou o sono induzidos por narcóticos também são revertidos pela naloxona. Esta reverte a analgesia, aumenta a atividade do sistema nervoso simpático e pode ocasionar taquicardia, hipertensão arterial, edema pulmonar e arritmias cardíacas. Devido ao fato de sua duração de ação ser geralmente mais curta do que a dos opioides, os efeitos destes podem retornar após a dissipação dos efeitos da naloxona. A administração desse agente produz sintomas de abstinência em pacientes em uso crônico de analgésicos narcóticos. Sua diluição e administração lenta em doses adicionais pode impedir a precipitação de reações de abstinência aguda, bem como evitar o aumento da estimulação simpática que pode acompanhar a reversão da analgesia. Uma ampola de 0,4 mg deve ser diluída em 10 mL de NaCl 0,9% (soro fisiológico) para produzir uma concentração de 0,04 mg/mL. Por sua vez, doses sequenciais de 0,04 a 0,08 mg devem ser administradas lentamente até que a resposta desejada seja obtida.

Dose
- *Depressão pós-operatória induzida por opioides: Dose inicial*: 0,1 a 0,2 mg, administrada em intervalos de 2 a 3 minutos, até que a resposta desejada seja obtida. Podem ser necessárias doses adicionais, dependendo da resposta do paciente e da dose e duração do opioide administrado.
- *Infusão contínua:* 3 a 5 mcg/kg/h.
- *Conhecimento ou suspeita de* overdose *de opioides: Dose inicial*: 0,4 a 2 mg, administrada em intervalos de 2 a 3 minutos, se necessário. Se não for observada nenhuma resposta depois de administrado um total de 10 mg, devem ser buscadas outras causas para o estado depressivo.

- *Infusão contínua: Dose de ataque*: 0,4 mg, seguida por 2,5 a 5 mcg/kg/h, titulada de acordo com a resposta do paciente.

Parâmetros de monitoramento
- Sinais e sintomas de reações de abstinência, frequência respiratória, pressão arterial, estado mental, nível de consciência e tamanho da pupila

Medicamentos anti-inflamatórios não esteroidais
Cetorolaco

O cetorolaco é um fármaco anti-inflamatório não esteroidal (AINE), indicado para o tratamento a curto prazo da dor aguda moderadamente grave, que necessita de analgesia com opioides. O medicamento exibe atividades anti-inflamatórias, analgésicas e antitérmicas. Acredita-se que seu mecanismo de ação seja decorrente da inibição da síntese de prostaglandinas; isso inibe a ciclo-oxigenase, uma enzima que catalisa a formação de endoperoxidases a partir do ácido araquidônico. Os AINEs são mais eficazes no tratamento da dor mediada pela prostaglandina. O cetorolaco é o único AINE disponível atualmente aprovado para a administração IM, IV e oral; muitas vezes, é utilizado em combinação com outros analgésicos, pois a dor costuma envolver múltiplos mecanismos. A terapia combinada pode ser mais eficaz do que os regimes de medicamento único; já as combinações com narcóticos podem diminuir as necessidades deste último medicamento, minimizando os efeitos colaterais dos primeiros.

O cetorolaco apresenta os mesmos efeitos adversos associados aos AINEs administrados por via oral, como efeitos plaquetários reversíveis, sangramento gastrintestinal e função renal reduzida. O cetorolaco é contraindicado em pacientes com disfunção renal grave e em risco de disfunção renal devido à depleção volumétrica. Portanto, a depleção volumétrica deve ser corrigida antes da administração de cetorolaco. Devido ao potencial de efeitos adversos significativos, a duração máxima do uso parenteral e oral combinado é limitada a 5 dias.

Dose
- *Dose de ataque*: < 65 anos: 60 mg; > 65 anos ou < 50 kg: 30 mg
- *Dose de manutenção*: < 65 anos: 30 mg a cada 6 horas; > 65 anos ou < 50 kg: 15 mg, a cada 6 horas

Parâmetros de monitoramento
- Função renal e estado volumétrico

Agentes de bloqueio neuromuscular

Os bloqueadores neuromusculares (BNMs; ver Tab. 23.2) são usados principalmente para obter, proteger e manter uma via aérea segura e protegida e para auxiliar na ventilação mecânica. Esses agentes não têm propriedades sedativas, amnésicas, anestésicas ou analgésicas. As indicações para utilização de BNMs em pacientes críticos podem ser divididas em indicações a curto e longo prazo. As indicações a curto prazo incluem intubação endotraqueal, estabilidade durante o transporte do paciente, monitoração hemodinâmica, procedimentos radiológicos, curativos e pequenas cirurgias. Já as principais indicações a longo prazo são otimizar a ventilação mecânica, diminuir o consumo de oxigênio, controlar a pressão intracraniana e tratar espasmos musculares associados ao tétano. Os bloqueadores neuromusculares são categorizados como agentes despolarizantes ou não despolarizantes.

Agentes despolarizantes
Succinilcolina

A succinilcolina é o único agente despolarizante disponível para uso clínico; é o agente de escolha para a intubação rápida da traqueia; liga-se a receptores de acetilcolina, causando uma despolarização persistente da placa motora muscular, resultando em paralisia.

A succinilcolina pode aumentar o potássio sérico em cerca de 0,5 mEq/L após a dose-padrão de intubação (de 1 a 2 mg/kg). Os pacientes críticos com queimaduras, lesões na medula espinal, trauma com lesão extensa de músculos esqueléticos, doença do neurônio motor superior e inferior e repouso prolongado são predispostos ao desenvolvimento de hiperpotassemia após uma dose de succinilcolina, devido ao desenvolvimento de receptores de acetilcolina extrajuncionais não funcionais. Esses receptores ligam-se à succinilcolina sem causar paralisia, mas despolarizam as células musculares, liberando potássio e aumentando a concentração de potássio sérico na faixa supraterapêutica ou tóxica. Embora a hipercalemia possa ocorrer nas primeiras 24 horas após a lesão, os pacientes estão em maior risco no período de 7 dias a 9 meses após a lesão. Portanto, a succinilcolina é contraindicada a esses pacientes. Como um agente despolarizante, a succinilcolina isolada ou em combinação com anestésicos inalatórios pode desencadear hipertermia maligna. O mecanismo parece estar relacionado ao aumento na concentração de cálcio intracelular no músculo normal. Devido à clara associação à hipertermia maligna, o agente deve ser evitado em pacientes com história familiar de hipertermia maligna. Em situações em que a succinilcolina é contraindicada, pode-se usar um agente não despolarizante de curta ou intermediária duração. A succinilcolina é rapidamente hidrolisada pela pseudocolinesterase; no entanto, pacientes com pseudocolinesterase atípica podem enfrentar bloqueios prolongados. Outras condições associadas ao bloqueio prolongado resultante da redução da atividade da colinesterase incluem gravidez, doenças do fígado, infecções agudas, carcinomas, uremia e queimaduras.

Dose
- Ver a Tabela 23.3.

Parâmetros de monitoramento
- Função renal, eletrólitos (principalmente potássio), condição acidobásica e nível de paralisia

Agentes não despolarizantes

Os agentes não despolarizantes são antagonistas competitivos ao receptor da acetilcolina. Subdividem-se de acordo com a classe química: aminoesteroides (pancurônio, rocurônio e vecurônio) ou benzilisoquinolinas (atracúrio, cisatracúrio, mivacúrio e doxacurium). Esses agentes são, ainda, classificados de acordo com a duração de sua ação: curta (mivacúrio), intermediária (atracúrio, cisatracúrio, rocurônio e vecurônio) e longa (pancurônio e doxacurium).

Podem ser empregados para indicações de curto e longo prazo em pacientes críticos. As indicações a curto prazo incluem intubação, estabilidade durante o transporte intra-hospitalar e imobilidade durante os procedimentos. As indicações a longo prazo incluem ventilação mecânica, depois de doses adequadas de analgésicos e sedativos não terem sido capazes de impedir o paciente de "competir com o respirador".

Seleção do agente

Vários fatores devem ser considerados quando se escolhe o agente mais apropriado para um paciente. O início e a duração da paralisação devem corresponder ao exigido pelo procedimento. Os procedimentos de curta duração (i.e., intubação endotraqueal) podem exigir um agente de curta duração de ação com início rápido, como a succinilcolina. As doses em bólus de agentes de duração de ação intermediária a longa podem ser utilizadas para procedimentos mais longos (i.e., curativos, exames radiológicos). As indicações a longo prazo, como ventilação mecânica, podem exigir doses intermitentes de agentes de ação prolongada ou infusão contínua de agentes de ação intermediária. Também deve ser considerada a fisiopatologia subjacente do paciente ao se selecionar um bloqueador neuromuscular. A succinilcolina deve ser evitada em pacientes com risco de desenvolvimento de hiperpotassemia. O efeito vagolítico do pancurônio pode aumentar a frequência cardíaca e a pressão arterial; deve ser usado com precaução em pacientes com doença coronariana instável. O vecurônio e o pancurônio são metabolizados em metabólitos 3-hidroxi, que têm 50% da atividade dos compostos de origem. Esses metabólitos são eliminados por via renal; mostrou-se que se acumulam em pacientes com disfunção renal, produzindo longos períodos de paralisação. Monitoramento dos pacientes e ajuste das doses, intervalos de administração ou taxas de infusão contínua com o auxílio de um estimulador de nervo periférico (manutenção de uma ou duas contrações a uma sequência de quatro estímulos) geralmente evitam que esse efeito adverso ocorra (ver Cap. 6, Manejo da Dor, Sedação e Bloqueio Neuromuscular). O atracúrio ou cisatracúrio devem ser considerados para pacientes em falência múltipla de órgãos, já que são independentes da função de órgãos para o metabolismo e a eliminação.

Os bloqueadores neuromusculares devem ser empregados para o manejo de um paciente adulto de UTI somente quando todos os outros meios para lidar com ele tenham sido tentados, sem sucesso. A maioria dos pacientes críticos pode ser controlada de maneira eficaz com brometo de pancurônio. Para os pacientes em que a vagólise é contraindicada (p. ex., doença cardiovascular), podem ser utilizados outros BNMs diferentes do pancurônio. Para pacientes com doença hepática ou renal significativa, recomenda-se cisatracúrio ou atracúrio. Os que receberam bloqueadores neuromusculares devem ser avaliados clinicamente e por monitoramento da sequência de quatro estímulos, com o objetivo de ajustar o bloqueador neuromuscular para obter uma ou duas contrações musculares. Os pacientes em uso de BNM também devem receber agentes sedativos e analgésicos adequados.

Efeitos colaterais

Embora os efeitos adversos sejam mínimos, diversos deles podem ser significativos. O atracúrio e o mivacúrio podem causar liberação de histamina após rápida injeção em bólus IV, resultando em hipotensão e rubor. Realizar a injeção de cada agente ao longo de, pelo menos, 60 segundos pode impedir esse efeito adverso. Foi evidenciado que a laudanosina, o metabólito primário do atracúrio, produz convulsões em cães após atingir altas concentrações no líquido cerebrospinal. No entanto, não há relatos de eventos adversos no sistema nervoso central decorrentes do acúmulo de laudanosina em pacientes críticos.

A complicação mais grave associada ao uso de agentes não despolarizantes é o desenvolvimento de uma síndrome de atrofia por desuso prolongado. Mostrou-se que essa síndrome ocorre após a administração prolongada de agentes de base corticosteroide e benzilisoquinolina; não pode ser prevenida com o monitoramento da estimulação de nervos periféricos. Os pacientes que recebem esteroides podem estar predispostos a desenvolver essa complicação; no entanto, tal associação ainda não foi conclusivamente comprovada.

A tolerância ou necessidade de aumentar as doses para manter um nível estável de paralisia é, muitas vezes, encontrada em pacientes que receberam esses agentes por um período prolongado. A tolerância pode ser atribuída a proliferação de receptores extrajuncionais não funcionais (que se ligam ao medicamento, mas não causam paralisia), aumento do volume de distribuição (resultando em menores concentrações séricas na junção neuromuscular) e ligação às proteínas reagentes de fase aguda (diminuindo a fração livre farmacologicamente ativa). Uma consideração adicional para pacientes que necessitam de BNM é o uso de cuidados oftalmológicos profiláticos para evitar abrasões da córnea. Para pacientes que recebem BNM e corticosteroides, deve ser feito esforço total para interromper o uso dos bloqueadores neuromusculares assim que possível.

Dose

- Ver a Tabela 23.2.

Parâmetros de monitoramento

- Nível de paralisia (estimulação de nervos periféricos), função renal e função hepática

Anticonvulsivantes

Hidantoínas

Fenitoína

A fenitoína é um anticonvulsivante primário, utilizado para o controle agudo de crises convulsivas tônico-clônicas, após a administração de benzodiazepínicos; é utilizada também na terapia de manutenção, uma vez controlada a crise convulsiva. A fenitoína estabiliza a membrana da célula neuronal e diminui a propagação da atividade convulsiva. A fenitoína pode inibir a despolarização neuronal (por bloqueio dos canais de sódio em vias excitatórias) e evitar o aumento das concentrações de potássio intracelular e diminuição das concentrações de cálcio intracelular.

A biodisponibilidade oral da fenitoína é de cerca de 90 a 100%. A dissolução revela-se o fator limitante na absorção de fenitoína, com as concentrações séricas máximas ocorrendo 3 a 12 horas após a dose. A taxa de absorção é dependente da dose; o tempo do pico de concentração aumenta com doses crescentes. Além disso, as taxas de dissolução e absorção dependem da formulação de fenitoína administrada. A marca Dilantin Kapseal® de cápsulas de fenitoína tem as características de dissolução de uma preparação de liberação prolongada, enquanto os produtos genéricos de fenitoína apresentam características de liberação rápida e são absorvidos mais rapidamente. Os compostos de liberação rápida e prolongada não são intercambiáveis; apenas os compostos de liberação prolongada podem ser administrados em dose única diária.

A fenitoína está 90 a 95% ligada à albumina. Em pacientes críticos, a fração farmacologicamente livre é bastante mutável e varia entre 10 e 27% da concentração sérica total. Mostrou-se que a fração livre aumenta em mais de 100% em relação ao basal na primeira semana da doença; em geral, está associada a uma redução significativa na concentração sérica de albumina. As alterações na ligação à albumina também podem ser encontradas em hipoalbuminemia (< 2,5 g/dL), trauma, sepse, queimaduras, desnutrição e cirurgia, bem como na doença hepática ou renal; podem resultar em aumento na concentração livre, com efeitos potencialmente tóxicos. Não costuma haver alterações significativas no metabolismo da fenitoína até que a albumina sérica seja inferior a 2,5 g/dL. As equações utilizadas para normalizar a concentração da fenitoína em pacientes com hipoalbuminemia são, geralmente, confiáveis; a medição direta da concentração de fenitoína livre deve ser usada para ajustar o tratamento.

A fenitoína é metabolizada pelo sistema enzimático do citocromo P-450 no seu metabólito inativo principal 5-(hidroxifenil)-5-fenilidantoína; este é glucoronidado e eliminado por via renal. A fenitoína sofre metabolismo dose-dependente, de modo que aumentos proporcionais na dose poderão ocasionar maior aumento proporcional na concentração sérica. É difícil prever a concentração em que o metabolismo de um paciente estará saturado; assim, qualquer alteração na dose acima de 400 a 500 mg/dia deve ser monitorada com cuidado. Uma vez que o metabolismo da fenitoína é não linear, a meia-vida revela-se uma variável imprópria para descrever a eliminação da fenitoína. O metabolismo da fenitoína costuma ser referido como o tempo necessário para eliminar 50% (t_{50}) de uma dose administrada todos os dias. Em pacientes normais recebendo 300 mg/dia, a t_{50} é de cerca de 22 horas. Conforme a dose é aumentada, o t_{50} aumenta, com o tempo para atingir o estado de equilíbrio tornando-se progressivamente mais longo. O tempo para atingir o estado de equilíbrio pode variar de alguns dias a várias semanas, dependendo da dose e da capacidade do paciente de metabolizar o medicamento. O metabolismo da fenitoína pode ser afetado por medicamentos que induzem ou inibem sua via metabólica. Os efeitos de indução enzimática podem ocorrer de 2 dias a 2 semanas após o início da administração de um agente. Em geral, a inibição ocorre dentro de 1 a 2 dias após o início da administração; seus efeitos duram até que o medicamento inibido seja eliminado do corpo. A depuração da fenitoína é aumentada em pacientes críticos, ocasionando concentrações séricas de menos de 10 mg/L. O mecanismo para o aumento da depuração é desconhecido, mas pode ser causado por alterações na ligação às proteínas, indução no metabolismo da fenitoína ou aumento transitório na função metabólica hepática relacionado ao estresse.

A dose de ataque recomendada para a fenitoína de 15 a 20 mg/kg produz concentrações séricas entre 20 e 30 mg/L. As doses de ataque de 18 a 20 mg/kg são recomendadas para o tratamento de crises convulsivas; as doses de ataque de 15 a 18 mg/kg são recomendadas para a profilaxia de crises após lesões cranioencefálicas ou neurocirurgia. A concentração sérica aumenta em cerca de 1,4 mg/L para cada 1 mg/kg de fenitoína administrada.

A dose de manutenção deve ser iniciada 8 a 12 horas após a dose de ataque. Essa dose, para adultos, é de 5 a 6 mg/kg/dia, embora os pacientes críticos ou com neurotrauma possam necessitar de doses de 6 a 7,5 mg/kg/dia. Já as doses de manutenção intravenosa devem ser administradas a cada 6 a 8 horas, a fim de manter as concentrações séricas terapêuticas.

A fenitoína precipita em soluções que contenham glicose e só deve ser misturada a soluções de cloreto de sódio a 0,9%. Para prevenir flebite, a concentração máxima para a administração periférica é de 10 mg/mL; se a dose estiver sendo administrada por um cateter venoso central, pode-se usar uma concentração final de 20 mg/mL. A solução de fenitoína deve ser administrada por meio de filtro em linha 1,2 ou 5µ, para evitar a administração de cristais de fenitoína para a circulação sistêmica. As doses de fenitoína não devem ser administradas em um ritmo mais rápido do que 50 mg/min, pois podem ocorrer hipotensão arterial e arritmias por causa de seu diluente, o propilenoglicol. A taxa de infusão deve ser diminuída em 50% em caso de hipotensão arterial ou arritmias.

A administração oral geralmente não é recomendada em pacientes críticos devido ao risco de absorção irregular ou incompleta. A fenitoína em suspensão oral pode aderir às paredes internas de sonda oro ou nasogástrica, reduzindo a dose administrada ao paciente. Se a fenitoína for administrada por uma sonda de alimentação, esta deve ser lavada com 30 a 60 mL de cloreto de sódio a 0,9% antes e após a administração da dose. Após a administração desta, a sonda de alimentação deve ser fechada por 1 hora antes de se reiniciar a solução de alimentação. A absorção oral pode ser prejudicada pela administração concomitante de soluções de nutrição enteral, reduzindo sua biodisponibilidade e resultando em concentrações séricas erráticas; em concentrações séricas subterapêuticas, pode haver crises convulsivas. A fenitoína em solução oral deve ser agitada antes do uso, para assegurar a uniformidade na distribuição das partículas da substância durante a suspensão. Se não for agitada antes de coletada a dose, o pó de fenitoína deposita-se no fundo do frasco, produzindo doses subterapêuticas quando se inicia o uso do frasco e doses tóxicas nas últimas administrações.

A hemodiálise e a hemofiltração não têm nenhum efeito na depuração da fenitoína. Os agentes que inibem ou melhoram essa via enzimática podem afetar a depuração da fenitoína. Os efeitos adversos precoces associados ao aumento das concentrações séricas são nistagmo (> 20 mg/L), ataxia (> 30 mg/L) e letargia, confusão e comprometimento da função cognitiva (> 40 mg/L).

A faixa terapêutica normal para as concentrações séricas totais de fenitoína são de 10 a 20 mg/L, com intervalo de fração livre terapêutica de 1 a 2 mg/L. Pode ser necessária uma concentração sérica de 20 a 30 mg/L em pacientes com convulsões. As concentrações séricas de fenitoína podem ser dosadas 30 a 60 minutos após a administração da dose, para avaliar sua adequação. As concentrações mínimas devem ser monitoradas 2 a 3 vezes por semana, principalmente após a primeira semana de tratamento. A mensuração das concentrações de fenitoína livre pode ser indicada em pacientes críticos, indivíduos com concentrações séricas de albumina inferiores a 2,5 g/dL, disfunção renal ou recebendo medicamentos conhecidos por deslocar a fenitoína dos sítios de ligação à albumina. Outros parâmetros de controle incluem atividade convulsiva do paciente e perfil farmacológico para os agentes conhecidos por alterar o metabolismo da fenitoína.

Dose
- *Dose de ataque*: 15 a 20 mg/kg IV
- *Dose de manutenção*: 5 mg/kg/dia IV ou VO

Parâmetros de monitoramento
- Atividade convulsiva, eletroencefalograma (EEG), concentração sérica de fenitoína (concentração de fenitoína livre, se for o caso), albumina, função hepática, velocidade de infusão, pressão arterial, ECG com administração IV e local da injeção IV

Fosfenitoína

A fosfenitoína é um pró-fármaco da fenitoína, com boa solubilidade em água; foi desenvolvida para ser uma alternativa solúvel em água da fenitoína. Nos pacientes incapazes de tolerar a fenitoína por via oral, mostrou-se que doses equimolares de fosfenitoína produzem concentrações plasmáticas iguais ou maiores de fenitoína. Embora 50 mg de fenitoína de sódio seja igual a 75 mg de fosfenitoína de sódio, a fenitoína deve ser convertida em fosfenitoína de miligrama por miligrama (p. ex., 300 mg de fenitoína deverão ser convertidas em 300 mg de fosfenitoína).

A fosfenitoína, administrada por via IM ou IV, é convertida rápida e completamente em fenitoína *in vivo*, resultando em biodisponibilidade de 100%. A conversão de meia-vida de fenitoína é de cerca de 33 minutos após a administração IM e cerca de 15 minutos após a infusão IV. Depois da administração IM, as concentrações plasmáticas máximas de fosfenitoína ocorrem cerca de 30 minutos após a dose, com pico de concentração de fenitoína ocorrendo em cerca de 3 horas. O pico de concentração da fosfenitoína após a administração IV ocorre no final da infusão, com as concentrações de pico da fenitoína ocorrendo por volta de 40 a 75 minutos. Em pacientes com disfunção renal ou hepática ou hipoalbuminemia, há um aumento na conversão à fenitoína, sem aumento na depuração. A fosfenitoína está 90 a 95% ligada às proteínas plasmáticas e é saturável com o percentual de fosfenitoína ligado diminuindo conforme a dose de fosfenitoína aumenta.

A concentração total máxima de fenitoína aumenta com a elevação das doses de fosfenitoína, embora a concentração de fenitoína total seja menos afetada pelo aumento das taxas de infusão de fosfenitoína. As concentrações máximas de fenitoína livre são quase constantes em taxas de infusão de até 50 mg de equivalentes de fenitoína (EF)/min; aumentam com taxas de infusão mais altas, secundárias ao deslocamento da fenitoína dos pontos de ligação de albumina, na presença de concentrações elevadas de fosfenitoína.

Para o tratamento de crises convulsivas, a dose IV recomendada de fosfenitoína é de 15 a 20 EF/kg; não deve ser administrada mais rapidamente do que 150 mg EF/min, devido ao risco de hipotensão. A fosfenitoína de 15 a 20 mg EF/kg infundida a 100 a 150 mg EF/min leva a uma concentração plasmática livre que, ao longo do tempo, aproxima-se da obtida quando uma dose equimolar de fenitoína IV é administrada a 50 mg/min. No tratamento de crises convulsivas, concentrações de fenitoína total superiores a 10 mg/L e de fenitoína livre superiores a 1 mg/mL são atingidas em 10 a 20 minutos após o início da infusão.

Em situações não emergenciais, recomenda-se a administração de doses de ataque de 10 a 20 EF/kg, IV ou IM. Nessas situações, a administração IV de taxas de infusão de 50 a 100 mg EF/min pode ser aceitável, mas resulta em concentrações máximas de fenitoína livre um pouco mais lentas e atrasadas, em comparação à administração em altas taxas de infusão. A dose de manutenção diária inicial é de 4 a 6 mg EF/kg/dia. Não são necessários ajustes na dosagem quando a fosfenitoína IM é substituída temporariamente por fenitoína oral. Entretanto, os pacientes que trocam as cápsulas de fenitoína de liberação prolongada uma vez por dia podem exigir a administração de fosfenitoína duas vezes ao dia ou em maior frequência para manter pico e concentrações mínimas semelhantes de fenitoína.

A incidência de efeitos colaterais tende a se elevar conforme a dose e a taxa de infusão são aumentadas. Em doses acima de 15 mg EF/kg e taxas de infusão superiores a 150 mg EF/min, pode haver prurido transitório, zumbido, nistagmo, sonolência e ataxia em maior frequência do que em doses ou taxas de infusão mais baixas. Ardor intenso, pruridos e parestesias na virilha estão comumente associados a taxas de infusão superiores a 150 mg EF/min. Retardar ou interromper temporariamente a infusão pode minimizar a frequência e a gravidade dessas reações. Deve-se monitorar continuamente frequência e ritmo cardíaco, pressão arterial e função respiratória durante a infusão de fosfenitoína e 10 a 20 minutos após o término da infusão.

Após a administração de fosfenitoína, as concentrações de fenitoína não devem ser mensuradas até que a conversão a esta esteja completa. Isso acontece dentro de 2 horas após o término de uma infusão IV e 5 horas após uma injeção IM. Antes de terminada a conversão, técnicas imunoanalíticas comumente utilizadas (como fluorescência polarizada e ensaios mediados por enzimas) podem superestimar significativamente as concentrações plasmáticas de fenitoína devido à reatividade cruzada com a fosfenitoína. As amostras de sangue retiradas antes da conversão completa à fenitoína devem ser coletadas em tubos contendo EDTA como anticoagulante para minimizar a conversão *ex vivo* de fosfenitoína em fenitoína. O monitoramento é similar ao da fenitoína. Em pacientes críticos com disfunção renal em uso de fosfenitoína, um ou mais metabólitos aduzidos da fosfenitoína acumulam-se e exibem reatividade cruzada significativa em vários métodos de imunoensaio da fenitoína. Os ensaios AxSYM, TDx fenitoína II, ACS:180 e Vitros mostram concentrações de fenitoína falsamente aumentadas, até 20 vezes superiores às do método de cromatografia líquida de alta eficiência (CLAE).

Barbitúricos

Pentobarbital

O pentobarbital é um barbitúrico utilizado sobretudo para controlar a pressão intracraniana em pacientes com lesões cranioencefálicas. Pode, ainda, ser empregado em pacientes com crises convulsivas, refratários a outros anticonvulsivantes. O efeito protetor do sistema nervoso central do pentobarbital pode ser atribuído à diminuição do consumo de oxigênio cerebral, que permite uma diminuição proporcional no fluxo sanguíneo cerebral e, potencialmente, o sequestro de radicais livres de oxigênio. Seus efeitos são semelhantes aos do anticonvulsivante fenobarbital. O pentobarbital produz uma depressão dose-dependente no sistema nervoso central, começando com sedação e terminando com coma e morte. Em concentrações séricas elevadas, o pentobarbital suprime os movimentos respiratórios; assim, exige-se ventilação mecânica durante o coma terapêutico induzido pelo pentobarbital.

O pentobarbital tem maior afinidade para o tecido adiposo do que o fenobarbital. A lipofilicidade possibilita que ele atravesse a barreira hematoencefálica mais depressa do que o fenobarbital, produzindo seus efeitos no sistema nervoso central. O pentobarbital é hepaticamente metabolizado, com uma meia-vida de 22 horas. Em pacientes com ferimentos na cabeça, a depuração do pentobarbital é mais rápida, com meia-vida média de 15 a 19 horas. Pode-se esperar que alterações nas enzimas microssomais hepáticas interfiram na sua depuração e meia-vida.

A dose usual necessária para induzir o coma por pentobarbital é de 5 a 10 mg/kg, administrada durante 2 horas. Cada 1 mg/kg aumenta a concentração sérica em cerca de 1 mg/L. A infusão de manutenção é iniciada a uma velocidade de 1 mg/kg/h; pode ser ajustada em incrementos de 0,5 a 1 mg/kg/h, a uma taxa de infusão final que alcance uma redução adequada na pressão intracraniana. As taxas de infusão de manutenção típicas estão na faixa de 0,5 a 4 mg/kg/h, produzindo concentrações séricas entre 20 e 50 mg/L. A dose habitual para o controle de crises convulsivas envolve uma dose inicial de 5 a 10 mg/kg, seguida por uma infusão de manutenção de 0,5 a 1 mg/kg/h. A rápida administração de pentobarbital pode resultar em hipotensão e arritmias, secundárias ao seu diluente propilenoglicol. Se a pressão arterial sistólica cair de 10 a 20 mmHg, a taxa de infusão deve ser reduzida em 50%; se a pressão arterial sistólica reduzir em mais de 20 mmHg, podem ser necessários reposição volêmica e vasopressores para o suporte da pressão arterial. A administração endovenosa de pentobarbital também pode causar depressão respiratória, apneia, laringoespasmo ou hipotensão, em especial se injetada com demasiada rapidez.

A infusão pode ser interrompida após 72 horas de controle da pressão intracraniana ou se houver deterioração do estado cardiovascular do paciente. A infusão deve ser reduzida ao longo de 48 a 72 horas, diminuindo-se a taxa de perfusão em 25% a cada 12 horas. O paciente deve ser monitorado durante esse período, buscando-se por aumento da pressão intracraniana ou desenvolvimento de convulsões.

As concentrações séricas devem ser mensuradas 1 a 2 horas após a infusão de ataque e, em seguida, diariamente. A concentração sérica nas 24 horas após o início da terapia não reflete as condições do estado de equilíbrio. Se a concentração de 24 horas alterou-se a partir da dose de pós-ataque em 33 a 50% e for inferior a 20 mg/L ou superior a 50 mg/L, a infusão deve ser aumentada ou diminuída em 0,5 a 1 mg/kg/h. As concentrações séricas devem ser monitoradas em conjunto com os parâmetros fisiológicos do paciente, como reflexos do tronco cerebral, pressão intracraniana, pressão arterial sistêmica, EEG e parâmetros hemodinâmicos. Os parâmetros terapêuticos aceitáveis incluem uma pressão arterial média de 70 a 80 mmHg, pressão de perfusão cerebral maior do que 60 mmHg, pressão intracraniana maior do que 20 mmHg, EEG mostrando um padrão de supressão de surto de 30 a 60 segundos e ausência de movimento muscular e reflexos do tronco cerebral no exame neurológico. No entanto, podem não ser necessários níveis mais profundos de sedação se as convulsões estiverem controladas ou se a pressão intracraniana for inferior a 20 mmHg.

Fenobarbital

O fenobarbital pode ser administrado para pacientes que não respondem a benzodiazepínicos e fenitoína IV. O fenobarbital deprime a descarga convulsiva excitatória pós-sináptica e aumenta o limiar convulsivo por estimulação elétrica e química. Isso decorre do efeito inibidor do GABA.

O fenobarbital tem biodisponibilidade de 90 a 100%, com concentrações máximas ocorrendo em 0,5 a 4 horas após uma dose oral ou IM. O pico de concentração cerebral ocorre em cerca de 20 a 40 minutos após a administração da dose. O fenobarbital é metabolizado principalmente por via hepática, pelo sistema enzimático microssomal do citocromo P-450, com cerca de 25% de uma dose sendo excretada na urina. A meia-vida do fenobarbital é de 96 horas, com o estado de equilíbrio sendo alcançado em cerca de 2 a 3 semanas.

A dose de ataque usual do fenobarbital é de 20 mg/kg; atinge uma concentração sérica de aproximadamente 20 mg/L.

Cada incremento de 1 mg/kg na dose aumenta a concentração sérica em cerca de 1,5 mg/L. A dose de ataque tem o potencial de diminuir a movimentação respiratória em pacientes que receberam outros depressores do sistema nervoso central. A taxa máxima de infusão IV é menor ou igual a 50 mg/min. Taxas de infusão superiores a 50 mg/min podem causar hipotensão por causa de seu diluente, o propilenoglicol. A pressão arterial deve ser monitorada durante a infusão de ataque; a taxa de infusão deve ser diminuída em 50% em caso de hipotensão.

A dose de manutenção deve ser iniciada dentro de 24 horas após a dose de ataque. A dose usual de manutenção para adultos de 2 a 4 mg/kg/dia produz concentrações plasmáticas na faixa de 10 a 30 mg/L. Cada aumento de 1 mg/kg/dia na dose de manutenção aumenta a concentração sérica em cerca de 10 mg/L. Devem ser utilizadas doses menores em idosos, pacientes com disfunção renal e hepática, devido à redução na capacidade de eliminar o medicamento. A dose de manutenção deve ser administrada em dose única diária, devido a sua meia-vida longa; essa dose costuma ser administrada ao deitar, em razão das propriedades sedativas do fenobarbital. Nos casos de sedação excessiva, a dose diária pode ser administrada em doses menores, 2 a 3 vezes por dia. Em geral, desenvolve-se tolerância à sedação com a administração a longo prazo.

A hemodiálise remove uma quantidade significativa de fenobarbital. As concentrações séricas pós-hemodiálise devem ser monitoradas; já as doses administradas têm de ser complementadas após a hemodiálise para manter a concentração sérica na faixa terapêutica.

As concentrações séricas de fenobarbital podem ser monitoradas 30 a 60 minutos após o término da infusão de ataque, para avaliar a adequação da dose. As doses de manutenção devem ser monitoradas a cada 3 a 4 dias em pacientes com alteração do estado hemodinâmico, pois podem apresentar alterações em sua capacidade de eliminar o medicamento, provocando concentrações séricas aumentadas ou diminuídas. Se as concentrações séricas são flutuantes, devem ser monitoradas todos os dias, para evitar aumentos excessivos nas concentrações séricas e toxicidade ou concentrações séricas subterapêuticas e convulsões. A concentração sérica pode ser monitorada uma vez por semana (se for estável). As concentrações mínimas costumam ser monitoradas, mas, por causa de sua meia-vida longa, há um pico pequeno e variação mínima na concentração sérica, de modo que o nível de medicamento pode ser mensurado a qualquer momento durante o intervalo entre as doses. Quando o paciente recupera a consciência, os níveis séricos podem não ser necessários se ele não estiver apresentando convulsões.

Dose

- *Dose de ataque*: 20 mg/kg IV (1 mg/kg aumenta a concentração sérica em 1 mg/L)
- *Dose de manutenção*: 3 a 5 mg/kg/dia IV ou VO

Parâmetros de monitoramento

- Atividade convulsiva, EEG, concentração sérica de fenobarbital, taxa de infusão, pressão arterial e ECG na administração IV

Benzodiazepínicos

Os benzodiazepínicos são os principais agentes no manejo das crises convulsivas. Esses agentes suprimem a propagação da atividade convulsiva, mas não abolem a descarga anormal de um foco de convulsão. Embora o diazepam IV tenha o mais rápido início de ação, o lorazepam ou midazolam também são eficazes no controle da atividade convulsiva. São os agentes de escolha para controlar temporariamente as convulsões e para ganhar tempo até que a fenitoína ou o fenobarbital exerça seus efeitos. A fenitoína também pode ser empregada de forma profilática em pacientes em risco de convulsões após lesões na cabeça ou depois de neurocirurgias.

Parâmetros de monitoramento

- Atividade convulsiva, EEG, frequência e qualidade respiratórias

FARMACOLOGIA DO SISTEMA CARDIOVASCULAR

Agentes diversos

Nesiritide

O nesiritide é um peptídeo natriurético humano do tipo B recombinante; trata-se de um hormônio cardíaco que regula a homeostase cardiovascular e o volume de líquidos em condições de sobrecarga de pressão e volume. O agente é eficaz na redução da pressão capilar pulmonar; além disso, melhora os sintomas de dispneia em pacientes com IC descompensada agudamente que apresentem dispneia ao repouso ou à atividade mínima. Os efeitos adversos mais comuns incluem hipotensão, taquicardia e/ou bradicardia.

Dose

- *Bólus IV:* 2 mcg/kg
- *Infusão contínua:* 0,01 mcg/kg/min

Parâmetros de monitoramento

- Pressão arterial, frequência cardíaca, diurese e parâmetros hemodinâmicos

Fenoldopam

O fenoldopam, um derivado da benzapina, é um agonista seletivo dos receptores dopaminérgicos DA-1, semelhante à dopamina. Essa estimulação dopaminérgica resulta em diminuição da pressão arterial sistêmica, com aumento da natriurese e diurese. O principal uso de fenoldopam está no controle de hipertensão grave, sobretudo em pacientes com disfunção renal.

Dose

- *Infusão contínua:* 0,1 a 1,6 mcg/kg/min

Parâmetros de monitoramento

- Pressão arterial, diurese e parâmetros hemodinâmicos

Vasodilatadores parenterais (ver Cap. 23)

Nitratos

Nitroprussiato de sódio

O nitroprussiato de sódio é um vasodilatador equilibrado, que afeta o sistema arterial e venoso. A redução da pressão arterial ocorre em poucos segundos após iniciada a infusão, com uma duração de ação de menos de 10 minutos após a interrupção da infusão. O nitroprussiato de sódio é considerado o agente de escolha em condições hipertensivas agudas (como encefalopatia hipertensiva, infarto intracerebral, hemorragia subaracnoide, endarterectomia carotídea, hipertensão maligna, anemia microangiopática e dissecção da aorta) e após procedimentos cirúrgicos gerais, procedimentos vasculares de grande porte ou transplante renal.

Se o nitroprussiato de sódio for usado por mais de 48 horas, há risco de toxicidade pelo tiocianato. No entanto, essa é uma preocupação apenas para pacientes com disfunção renal. Nesses casos, as concentrações séricas de tiocianato devem ser monitoradas para garantir que permaneçam abaixo de 10 mg/dL. Outros efeitos colaterais potenciais incluem toxicidade à metemoglobinemia e ao cianeto. O nitroprussiato deve ser administrado com cautela em caso de aumento da pressão intracraniana, como em caso de traumatismo craniano ou pós-craniotomia; nessas situações, pode causar aumento no fluxo sanguíneo cerebral. Os efeitos do nitroprussiato na pressão intracraniana podem ser atenuados por diminuição na $PaCO_2$ e aumento na PaO_2. Em mulheres grávidas, o nitroprussiato deve ser reservado apenas para a hipertensão refratária associada à eclâmpsia, devido ao risco potencial para o feto.

Dose
- *Infusão contínua:* 0,5 a 10 mcg/kg/min

Parâmetros de monitoramento
- Pressão arterial, função renal, concentração de tiocianato (infusões prolongadas), estado acidobásico e parâmetros hemodinâmicos

Nitroglicerina

A nitroglicerina é um dilatador venoso preferencial; afeta o sistema venoso em doses baixas, mas relaxa o músculo liso arterial em doses elevadas. O início da redução da pressão arterial após a infusão de nitroglicerina é similar ao do nitroprussiato de sódio, de cerca de 1 a 3 minutos; a duração de ação é de menos de 10 minutos. As cefaleias são efeitos adversos comuns no tratamento com nitroglicerina; podem ser tratadas com paracetamol. A taquifilaxia pode ser encontrada na infusão IV, assim como ocorre após o uso crônico de preparados de nitroglicerina tópica. Em pacientes que receberam heparina não fracionada, além de nitroglicerina, pode ser necessário o aumento das doses de heparina não fracionada para manter o tempo de tromboplastina parcial (TTPa) terapêutico. O mecanismo pelo qual a nitroglicerina causa resistência à heparina não fracionada é desconhecido. No entanto, o TTPa deve ser monitorado com cuidado em pacientes que receberam nitroglicerina e heparina não fracionada ao mesmo tempo.

A nitroglicerina é o agente preferido no caso de hipertensão associada a isquemia miocárdica ou infarto, pois seu efeito desejado é uma redução no consumo de oxigênio.

Dose
- *Infusão contínua:* 10 a 300 mcg/min

Parâmetros de monitoramento
- Pressão arterial, frequência cardíaca, sinais e sintomas de isquemia, parâmetros hemodinâmicos (se aplicável) e TTPa (em pacientes que receberam heparina não fracionada de modo simultâneo)

Agentes vasodilatadores arteriais

Hidralazina

A hidralazina reduz a resistência vascular periférica, relaxando diretamente o músculo liso arterial. A redução da pressão arterial ocorre dentro de 5 a 20 minutos após uma dose IV e dura cerca de 2 a 6 horas. Os efeitos adversos comuns incluem cefaleia, náuseas, vômitos, palpitações e taquicardia. A taquicardia reflexa pode precipitar crises de angina.

Dose
- 10 a 25 mg IV a cada 2 a 4 horas

Parâmetros de monitoramento
- Pressão arterial e frequência cardíaca

Diazóxido

O diazóxido é um não diurético que reduz a resistência vascular periférica, relaxando diretamente o músculo liso arterial. Os efeitos colaterais (como náuseas, hipotensão e vômitos, tonturas, fraqueza, hiperglicemia e taquicardia reflexa) têm sido associados ao uso de um regime de dosagem superior a 300 mg. O emprego de protocolos de menor dosagem produz efeitos secundários semelhantes, mas menos graves. Deve-se ter cuidado ao administrar o diazóxido com outros agentes anti-hipertensivos, pois pode provocar hipotensão excessiva.

A redução na pressão arterial ocorre em 1 a 2 minutos e dura de 3 a 12 horas após a dose. A pressão arterial deve ser monitorada frequentemente até que se estabilize; a seguir, deve ser monitorada a cada hora.

Dose
- *Bólus IV:* 50 a 150 mg a cada 5 minutos
- *Infusão contínua:* 7,5 a 30 mg/min

Parâmetros de monitoramento
- Pressão arterial, frequência cardíaca e glicemia

Agentes bloqueadores ganglionares

Trimetafano

O trimetafano é o único agente de bloqueio ganglionar IV disponível. O início da redução da pressão arterial ocorre poucos minutos após o início da infusão, com uma duração de ação de até 20 minutos após a interrupção da infusão. No entanto, a hipotensão pode persistir por várias horas após a administração de doses mais elevadas. Os efeitos adversos associados ao uso de trimetafano incluem íleo, retenção urinária e midríase.

Em caso de dissecção aguda da aorta, o trimetafano pode ser usado em combinação com um betabloqueador como uma alternativa ao nitroprussiato. O trimetafano deve ser evitado na hipertensão associada a eclâmpsia e distúrbios vasculares renais.

Dose
- *Infusão contínua:* 0,5 a 5 mg/min

Parâmetros de monitoramento
- Pressão arterial, frequência cardíaca, sons intestinais, função do sistema digestório e função da bexiga

Agentes bloqueadores alfa e beta-adrenérgicos
Labetalol

O labetalol é um agente bloqueador alfa e beta-adrenérgico, com uma especificidade de beta para alfa receptores de cerca de 7:1; pode ser administrado por via parenteral, em doses crescentes em bólus ou por infusão contínua. O início de ação ocorre após 5 minutos da administração de labetalol, com uma duração de efeito de 2 a 12 horas. Uma vez que esse agente apresenta propriedades betabloqueadoras, pode produzir broncoespasmo em indivíduos com asma ou doença reativa das vias aéreas. Pode, ainda, causar distúrbios no sistema de condução ou bradicardia em indivíduos suscetíveis; suas propriedades inotrópicas negativas podem exacerbar os sintomas de IC.

O labetalol pode ser considerado uma alternativa ao nitroprussiato de sódio em caso de hipertensão associada a traumatismo craniano ou pós-craniotomia, síndromes da medula espinal, lesões transversais desta, síndrome de Guillain-Barré ou hiper-reflexia autonômica, bem como hipertensão associada a simpaticomiméticos (p. ex., cocaína, anfetaminas, fenciclidina, descongestionantes nasais ou alguns comprimidos dietéticos) ou retirada de agentes anti-hipertensivos de ação central (p. ex., betabloqueadores, clonidina ou metildopa). Também pode ser usado como uma alternativa à fentolamina em caso de feocromocitoma, devido às suas propriedades alfa e betabloqueadoras.

Dose
- *Bólus IV:* 20 mg durante 2 minutos, seguido de 40 a 80 mg IV a cada 10 minutos, até um total de 300 mg
- *Infusão contínua:* 1 a 4 mg/min, titular até atingir o efeito

Parâmetros de monitoramento
- Pressão arterial, frequência cardíaca, ECG e sinais e sintomas de IC ou broncoespasmo (se aplicável)

Agentes bloqueadores alfa-adrenérgicos
Fentolamina

A fentolamina é um agente bloqueador alfa-adrenérgico que pode ser administrado por via parenteral, por injeção em bólus ou infusão contínua. O início da ação ocorre em 1 a 2 minutos, com uma duração de ação de 3 a 10 minutos. Os potenciais efeitos adversos que podem ocorrer com a fentolamina incluem taquicardia, estimulação digestiva e hipoglicemia.

A fentolamina é considerada o medicamento de escolha para o tratamento da hipertensão associada ao feocromocitoma, devido a sua capacidade de bloquear os receptores alfa-adrenérgicos. Além disso, é o principal agente empregado no tratamento de episódios agudos de hipertensão arterial em pacientes tratados com inibidores da monoaminoxidase.

Dose
- *Bólus IV:* 5 a 10 mg a cada 5 a 15 minutos
- *Infusão contínua:* 1 a 10 mg/min

Parâmetros de monitoramento
- Pressão arterial e frequência cardíaca

Agentes bloqueadores beta-adrenérgicos

Os agentes bloqueadores beta-adrenérgicos disponíveis para administração por via IV incluem propranolol, esmolol, metoprolol e atenolol. O propranolol e o metoprolol podem ser administrados por injeção em bólus ou infusão contínua. Já o atenolol normalmente é administrado por injeção em bólus; por sua vez, o esmolol é administrado por infusão contínua. A infusão contínua deste último pode ou não ser precedida por uma injeção de bólus inicial.

O esmolol tem um início de ação mais rápido e curta duração de ação, de cerca de 1 a 3 minutos e 20 a 30 minutos, respectivamente. O propranolol e o metoprolol apresentam latências semelhantes, mas a duração da ação varia entre 1 e 6 horas. A duração da ação após um bólus de atenolol é de cerca de 12 horas.

Todos os agentes podem produzir broncoespasmo em indivíduos com asma ou doença reativa das vias aéreas; podem causar distúrbios no sistema de condução ou bradicardia em indivíduos suscetíveis. Além disso, em razão de suas propriedades inotrópicas negativas, podem agravar os sintomas de IC.

Os betabloqueadores costumam ser utilizados como adjuntos a outros agentes no tratamento da hipertensão aguda. Podem ser usados com nitroprussiato de sódio ou trimetafano no tratamento da dissecção aguda da aorta. Em pacientes com hipertensão associada a feocromocitoma, devem ser usados somente após ter sido administrada fentolamina. Além disso, são os agentes de escolha em pacientes que foram mantidos com betabloqueadores para o tratamento crônico da hipertensão, mas que o interromperam de forma abrupta.

Os betabloqueadores devem ser evitados em pacientes com encefalopatia hipertensiva, infarto intracraniano ou hemorragia subaracnoide, devido a seus efeitos depressores do sistema nervoso central. Também devem ser evitados em pacientes com edema agudo de pulmão, em razão de suas propriedades inotrópicas negativas. Por fim, os agentes betabloqueadores devem ser evitados no tratamento da hipertensão associada a eclâmpsia e distúrbios vasculares renais.

Dose

- *Atenolol*: *Bólus IV*: 5 mg durante 5 minutos, seguido por 5 mg IV após 10 minutos
- *Esmolol*: *Bólus IV* de 500 mcg/kg; *infusão contínua*: 50 a 400 mcg/kg/min
- *Metoprolol*: *Bólus IV*: 5 mg IV a cada 2 minutos, por 3 doses
- *Propranolol*: *Bólus IV*: 0,5 a 1 mg a cada 5 a 15 minutos; *infusão contínua*: 1 a 4 mg/h

Parâmetros de monitoramento

- Pressão arterial, frequência cardíaca, ECG e sinais e sintomas de IC ou broncoespasmo (se aplicável)

Inibidores da enzima conversora da angiotensina

Os inibidores da enzima conversora da angiotensina (ECA) inibem competitivamente a enzima conversora de angiotensina, que é responsável pela conversão da angiotensina I em angiotensina II. Além disso, esses agentes inativam a bradicinina e outras prostaglandinas vasodilatadoras, ocasionando aumento na concentração plasmática de renina e redução nas concentrações plasmáticas de aldosterona. O efeito desejado é uma redução da pressão arterial em pacientes hipertensos e redução da pós-carga em pacientes com IC.

Os inibidores da ECA são indicados no tratamento de hipertensão arterial e insuficiência cardíaca. Os efeitos adversos associados aos inibidores da ECA incluem erupção cutânea, alterações no paladar e tosse. Pode haver hipotensão no início da administração em pacientes com hipovolemia, hiponatremia ou que tenham sido submetidos a diurese agressiva. A hipotensão pode ser evitada ou minimizada ao se iniciar com doses baixas ou com diuréticos de retenção por 24 a 48 horas. Além disso, pode ocorrer piora da função renal em pacientes com estenose da artéria renal bilateral.

Enalapril

O enalapril é um pró-fármaco convertido no fígado em sua forma ativa, o enalaprilato, um inibidor da ECA de longa duração. O enalapril está disponível em forma oral; o enalaprilato, sob a forma IV. Após uma dose de enalaprilato IV, a redução da pressão arterial ocorre em 15 minutos e dura de 4 a 6 horas.

Dose

- *Enalaprilato*: *Bólus IV*: 0,625 a 1,250 mg durante 5 minutos, a cada 6 horas; *infusão contínua*: não recomendada
- *Enalapril*: *Oral*: 2,5 a 40 mg por dia

Parâmetros de monitoramento

- Pressão arterial, frequência cardíaca, função renal e eletrólitos

Agentes bloqueadores dos canais de cálcio

Os agentes bloqueadores dos canais de cálcio podem ser usados como uma alternativa terapêutica no tratamento de hipertensão resultante de encefalopatia hipertensiva, isquemia do miocárdio, hipertensão maligna ou eclâmpsia, ou após o transplante renal.

Nicardipina

A nicardipina é um bloqueador dos canais de cálcio IV, indicada sobretudo para o tratamento da hipertensão. O início da ação dá-se em 5 minutos, com duração de cerca de 30 minutos. A nicardipina também está disponível na forma oral, para que os pacientes que iniciaram tratamento IV possam ser convertidos para terapia oral, quando indicado.

Dose

- *Infusão contínua:* 5 mg/h, aumentar a cada 15 minutos até um máximo de 15 mg/h
- *Oral*: 20 a 40 mg a cada 8 horas

Parâmetros de monitoramento

- Pressão arterial e frequência cardíaca

Clevidipina

A clevidipina é um bloqueador IV dos canais de cálcio indicado para o tratamento da hipertensão. Com início de ação de 2 minutos, é mais rápida do que a nicardipina, com uma duração de ação de 10 minutos. A clevidipina é distribuída como uma emulsão lipídica injetável (20%), semelhante aos intralipídios; não está disponível sob a forma oral.

Dose

- *Infusão contínua:* 1 a 2 mg/h, inicialmente aumentar por duplicação da dose a cada intervalo de 90 segundos, até atingir a redução da pressão arterial. Conforme a pressão sanguínea atinge o objetivo, aumentar a dose de forma menos agressiva, a cada 5 a 10 minutos. A dose máxima recomendada é de 16 mg/h.

Parâmetros de monitoramento

- Pressão arterial e frequência cardíaca

Agentes simpatolíticos centrais

Clonidina

A clonidina é um agente oral que estimula os receptores alfa-2-adrenérgicos no bulbo, provocando a inibição dos centros vasomotores simpáticos. Embora a clonidina normalmente seja empregada como terapia de manutenção anti-hipertensiva, pode ser utilizada em casos de urgências ou emergências hipertensivas. Seus efeitos anti-hipertensivos podem ser vistos dentro de 30 minutos e duram de 8 a 12 horas. Uma vez que a pressão arterial está controlada, pode ser iniciada terapia de manutenção com clonidina por via oral.

Os simpatolíticos de ação central raramente são apontados como agentes de primeira linha, exceto quando a hipertensão decorre da retirada abrupta de um desses agentes.

Dose

- *Urgência hipertensiva*: 0,2 mg VO, inicialmente; em seguida, 0,1 mg/h VO (até um máximo de 0,8 mg)
- *Transdérmica*: TTS-1 (0,1 mg/dia), TTS-3 (0,3 mg/dia), topicamente, a cada semana

Parâmetros de monitoramento
- Pressão arterial, frequência cardíaca e estado mental

Antiarrítmicos

Os antiarrítmicos são divididos em cinco classes. As informações de dosagem para cada um dos agentes antiarrítmicos são enumeradas no Capítulo 23 (ver Tab. 23.4).

Agentes de Classe I

Os agentes de Classe I são divididos em quatro subclasses: Ia (procainamida, quinidina, disopiramida), Ib (lidocaína, tocainida, mexiletina), Ic (flecainida, propafenona) e outros (moricizina). Todos os agentes de Classe I bloqueiam os canais de sódio no miocárdio e inibem a repolarização do potássio corrente para prolongar a repolarização.

Agentes de Classe Ia

Os agentes de Classe Ia inibem o canal rápido de sódio (Fase 0 do potencial de ação), diminuem a condução em concentrações séricas elevadas do medicamento e prolongam a duração do potencial de ação e repolarização. Esses agentes podem causar complicações pró-arrítmicas, pelo prolongamento do intervalo QT ou depressão da condução e promoção da reentrada.

Parâmetros de monitoramento
- ECG (QRS, intervalo QT, frequência de arritmia)

Agentes de Classe Ib

Os agentes de Classe Ib têm pouco efeito na Fase 0 da despolarização e na velocidade de condução, mas reduzem a duração do potencial de ação e repolarização. O prolongamento do intervalo QT normalmente não ocorre com os agentes dessa classe. Eles atuam de maneira seletiva nos tecidos doentes ou isquêmicos, nos quais bloqueiam a condução e interrompem os circuitos de reentrada.

Parâmetros de monitoramento
- ECG (intervalo QT, frequência de arritmia)

Agentes de Classe Ic

Os agentes de Classe Ic inibem o canal rápido de sódio e causam depressão acentuada da Fase 0 do potencial de ação; diminuem profundamente a condução, mas têm efeitos mínimos na repolarização. Os drásticos efeitos desses agentes na condução podem ser responsáveis por seus significativos efeitos pró-arrítmicos; isso limita seu uso a pacientes com arritmias supraventriculares e doença cardíaca estrutural.

Parâmetros de monitoramento
- ECG (intervalo PR e complexo QRS, frequência de arritmia)

Agentes de Classe Ib/Ic

A moricizina é um derivado da fenotiazina; tem efeitos eletrofisiológicos semelhantes aos dos agentes das Classes Ib e Ic. Retarda a condução nodal atrioventricular e intraventricular, sem prejuízo da duração do potencial de ação ou repolarização. Seu uso é limitado a pacientes com arritmias ventriculares que levem a risco de morte resistentes a outros agentes.

Parâmetros de monitoramento
- ECG (intervalo PR e complexo QRS, frequência de arritmia)

Agentes de Classe II

Os betabloqueadores inativam os canais de sódio, deprimem a despolarização da Fase 4 e aumentam o período refratário do nodo atrioventricular. Esses agentes não têm qualquer efeito na repolarização. Os betabloqueadores antagonizam competitivamente com a ligação das catecolaminas aos receptores beta-adrenérgicos.

Os betabloqueadores podem ser classificados em agentes seletivos ou não seletivos. Os não seletivos ligam-se a receptores beta-1 localizados nas células do miocárdio e a receptores beta-2 localizados em brônquios e no músculo esquelético liso. A estimulação de receptores beta-1 provoca aumento da frequência cardíaca e contratilidade, enquanto a estimulação dos receptores beta-2 resulta na broncodilatação e na vasodilatação. Os agentes betabloqueadores seletivos bloqueiam os receptores beta-1 no coração em doses baixas ou moderadas, mas tornam-se menos seletivos com doses crescentes.

Os agentes de Classe II são utilizados para profilaxia e tratamento das arritmias supraventriculares e arritmias associadas ao excesso de catecolaminas ou estímulos, diminuindo a resposta ventricular na fibrilação atrial, a pressão arterial, a frequência cardíaca e a isquemia. O esmolol é especialmente útil para o controle rápido e a curto prazo da resposta ventricular na fibrilação ou *flutter* atrial.

Os agentes betabloqueadores não seletivos devem ser evitados ou utilizados com precaução em pacientes com insuficiência cardíaca, bloqueio atrioventricular nodal, asma, DPOC, doença vascular periférica, fenômeno de Raynaud e diabetes. Os betabloqueadores beta-1 seletivos devem ser administrados com precaução em tais indivíduos.

Parâmetros de monitoramento
- ECG (frequência cardíaca, intervalo PR, frequência de arritmia)

Agentes de Classe III

Os agentes de Classe III (amiodarona, dofetilida, e sotalol) aumentam a duração do potencial de ação e período refratário efetivo e prolongam a repolarização. Além disso, a amiodarona apresenta efeitos alfa e betabloqueadores e propriedades de bloqueio dos canais de cálcio; inibe os canais rápidos de sódio. O sotalol tem propriedades betabloqueadoras não seletivas. Esses agentes normalmente são reservados para arritmias refratárias a outros antiarrítmicos. Apesar de a presença de *torsades de pointes* ser rara com a amiodarona, devem ser tomadas precauções para evitar arritmias induzidas pela hipocalemia ou toxicidade induzida por digitálicos. O sotalol pode estar associado a efeitos pró-arrítmicos em casos de hipocalemia, bradicardia, altas doses de sotalol e prolongamento do intervalo QT em pacientes com insuficiência cardíaca preexistente.

Amiodarona

A amiodarona é um agente antiarrítmico de Classe III, com algumas propriedades bloqueadoras dos canais de cálcio e betabloqueadoras. Seu efeito antiarrítmico deve-se ao prolongamento da duração do potencial de ação e período refratário e, secundariamente, por meio do bloqueio alfa e beta-adrenérgico. Em pacientes com fibrilação ou *flutter* atrial de início recente (< 48 horas), mostrou-se que a amiodarona IV restaura o ritmo sinusal normal dentro de 8 horas em cerca de 60 a 70% dos pacientes tratados. Embora a amiodarona IV tenha sido associada a efeitos inotrópicos negativos, efeitos colaterais mínimos têm sido associados com sua administração a curto prazo. A amiodarona é recomendada como uma opção para o tratamento da taquicardia de complexo amplo; taquicardia supraventricular estável de complexo estreito; taquicardia ventricular estável, monomórfica ou polimórfica; fibrilação e *flutter* atrial; fibrilação ventricular; e taquicardia ventricular sem pulso.

Parâmetros de monitoramento
- ECG (intervalos PR e QT, complexo QRS, frequência de arritmia)

Dofetilida

A dofetilida é um antiarrítmico (agente bloqueador dos canais de potássio) de Classe III, recentemente aprovado pela Food and Drug Administration (FDA) para a cardioconversão em pacientes com fibrilação atrial. O agente foi aprovado com restrições importantes, como o início da terapia medicamentosa somente em hospital, com monitoração contínua do ECG e dosagem utilizando um algoritmo de dosagem pré-definido. Eventos pró-arrítmicos e morte súbita são os fatores adversos mais significativos associados à administração de dofetilida, o que leva a essas restrições. A dose deve ser ajustada de acordo com prolongamento do intervalo QT e depuração de creatinina. Se o QTc for superior a 400 milissegundos, a dofetilida é contraindicada.

Dose
- Modificada com base na depuração da creatinina e no intervalo QT ou QTc. A dose oral habitualmente recomendada é de 250 mcg, duas vezes ao dia.

Ibutilida

A ibutilida é um agente antiarrítmico de Classe III, indicado para a conversão da fibrilação e *flutter* atrial de início recente ao ritmo sinusal normal. A ibutilida causa o prolongamento do período refratário e da duração do potencial de ação, com pouco ou nenhum efeito na velocidade de condução ou automatismo. Seus efeitos eletrofisiológicos são predominantemente derivados da ativação de um influxo lento de sódio. A ibutilida pode causar diminuição da frequência sinusal e condução atrioventricular, mas não tem efeito na frequência cardíaca, no intervalo PR ou intervalo QRS. O medicamento está associado a efeitos hemodinâmicos mínimos, com nenhum efeito significativo no débito cardíaco, na pressão arterial pulmonar média ou pressão de oclusão da artéria pulmonar. Não se sabe se a ibutilida reduz a pressão arterial ou agrava a IC.

A ibutilida tem se mostrado mais eficaz do que a procainamida e o sotalol em cessar a fibrilação ou *flutter* atrial. Além disso, mostrou-se que esse agente diminui a quantidade de joules necessários para tratar a fibrilação e o *flutter* atrial resistentes durante a cardioversão. Dependendo da duração da fibrilação ou do *flutter* atrial, a ibutilida tem uma taxa de eficácia de 22 a 43% e 37 a 76%, respectivamente, para cessar essas arritmias. A ibutilida só está disponível na forma IV e não pode ser utilizada para a manutenção do ritmo sinusal normal a longo prazo.

A taquicardia ventricular polimórfica sustentada e não sustentada consiste no efeito adverso mais significativo associado à ibutilida. A incidência global de taquicardia ventricular polimórfica diagnosticada como *torsades de pointes* foi de 4,3%, incluindo 1,7% de pacientes nos quais a arritmia foi sustentada, necessitando de cardioversão. A administração de ibutilida deve ser evitada em pacientes que receberam outros agentes que prolongam o intervalo QT, incluindo agentes antiarrítmicos de Classes Ia ou III, fenotiazinas, antidepressivos e alguns anti-histamínicos. Antes de administrar ibutilida, os pacientes devem ser selecionados com cuidado para excluir indivíduos de alto risco, como aqueles com intervalo QTc superior a 440 milissegundos ou com bradicardia. Os níveis séricos de potássio e magnésio devem ser mensurados e corrigidos antes de se administrar o medicamento. A infusão de ibutilida deve ser interrompida em caso de taquicardia ventricular não sustentada ou sustentada ou prolongamento marcado no intervalo QT. Os pacientes devem ser monitorados por, pelo menos, 4 horas, após a infusão ou até o retorno do QTc à linha basal, com monitoramento mais prolongado se for desenvolvida uma taquicardia ventricular não sustentada.

ADENOSINA

A adenosina deprime a automaticidade do nodo sinusal e a condução nodal atrioventricular. É indicada para cessação aguda da taquicardia atrioventricular reentrante e nodal e para taquicardias supraventriculares, incluindo síndrome de Wolff-Parkinson-White.

ATROPINA

A atropina aumenta a frequência sinusal e diminui o tempo de condução nodal atrioventricular e o período refratário efetivo, por diminuição no tônus vagal. As principais indicações para o uso de atropina incluem bradicardia sinusal sintomática, parada sinusal, bloqueio sinoatrial e bloqueio atrioventricular de segundo grau do tipo I.

DIGOXINA

A digoxina é indicada para o tratamento da taquicardia supraventricular e para o controle da resposta ventricular associada à taquicardia supraventricular.

Parâmetros de monitoramento
- ECG (frequência cardíaca, intervalo PR, segmento ST, onda T, frequência de arritmia)

Agentes de Classe IV

Os bloqueadores dos canais de cálcio inibem os canais de cálcio dentro do nodo atrioventricular e nodo sinusal, prolongam a condução por meio dos nodos atrioventricular e sinusal e prolongam o período refratário funcional dos nodos, bem como deprimem a despolarização da Fase 4. Os agentes de Classe IV são utilizados para a profilaxia e o tratamento das arritmias supraventriculares e para reduzir a resposta ventricular em fibrilação atrial, *flutter* atrial e taquicardia atrial multifocal.

Parâmetros de monitoramento

- ECG (intervalo PR, frequência de arritmia)

Agentes de Classe V

Adenosina, digoxina e atropina possuem propriedades farmacológicas diferentes, mas afetam o nodo sinusal ou atrioventricular. A adenosina diminui a condução por meio do nodo atrioventricular, aumentando a condutância ao potássio, provocando hiperpolarização e diminuição na condução dos canais de cálcio das células miocárdicas do nodo atrioventricular. A digoxina diminui a taxa de despolarização do nodo sinoatrial e a condução por meio do nodo atrioventricular, sobretudo por efeitos de estimulação vagal.

As principais arritmias encontradas em pacientes críticos incluem taquicardia atrial multifocal, taquicardia supraventricular (incluindo fibrilação e *flutter* atrial) e ectopia atrial e ventricular. A taquicardia atrial multifocal é geralmente atribuída à doença de base e raramente necessita de intervenção farmacológica. As ectopias atrial e ventricular, incluindo as taquiarritmias, podem estar associadas à doença subjacente, a anormalidades eletrolíticas ou medicamentos (catecolaminas); em geral, respondem à correção da causa subjacente e poucas vezes necessitam de intervenção farmacológica. A fibrilação e o *flutter* atrial hemodinamicamente estáveis podem ser tratados de modo farmacológico. Fibrilação e *flutter* atrial hemodinamicamente instáveis devem ser tratados com cardioversão elétrica. O controle da frequência ventricular tem sido alcançado com digoxina, diltiazem ou betabloqueador; a conversão para o ritmo sinusal normal tem sido tentada com um agente antiarrítmico de Classe Ia (quinidina, procainamida). Os agentes dessa classe são problemáticos em alguns pacientes (pós-infarto agudo do miocárdio [IAM]), e estão sendo substituídos como terapia de primeira linha por novos agentes, como ibutilida, sotalol, amiodarona e propafenona.

Agentes trombolíticos

Os agentes trombolíticos são benéficos para todos os tipos de infartos, inclusive em pacientes com infartos anteriores, independentemente da idade. Em 2004, as diretrizes da American College of Cardiology/American Heart Association para agentes trombolíticos no tratamento do infarto agudo do miocárdio incluíram as seguintes recomendações mais (Classe I) e menos (Classe III) evidentes pela literatura.

Recomendações de Classe I

- Tempo decorrido do início dos sintomas de infarto < 12 horas
- Elevação do segmento ST > 1 mm em duas derivações contíguas
- Novo bloqueio de ramo com uma história sugestiva de infarto agudo do miocárdio

Recomendações de Classe IIa

- Tempo decorrido do início dos sintomas de infarto < 12 horas e IAM posterior verdadeiro
- Tempo decorrido do início dos sintomas de infarto de 12 a 24 horas e elevação do segmento ST > 1 mm em duas derivações contíguas

Recomendações de Classe III

- Fibrinolíticos não administrados em pacientes assintomáticos, com tempo de aparecimento dos sintomas de infarto > 24 horas
- Fibrinolíticos não administrados na depressão do segmento ST, exceto se houver suspeita de um IAM posterior verdadeiro

As contraindicações absolutas para o uso de trombolíticos incluem qualquer sangramento ativo ou recente, suspeita de dissecção aórtica, neoplasia intracraniana ou medular, malformação arteriovenosa ou aneurisma, neurocirurgia ou traumatismo craniano fechado significativo, acidente vascular cerebral isquêmico nos 3 meses antecedentes (exceto em caso de acidente vascular cerebral isquêmico agudo nas últimas 3 horas) ou trauma facial também nos 3 meses antecedentes. As contraindicações relativas incluem hipertensão aguda ou crônica grave não controlada, acidente vascular cerebral isquêmico há mais de 3 meses, reanimação cardiopulmonar traumática ou prolongada de mais de 10 minutos de duração, cirurgias de grande porte nas 3 semanas precedentes, sangramento interno nas últimas 2 a 4 semanas, punções vasculares não compressíveis, reação alérgica prévia a trombolíticos, gravidez, úlcera péptica ativa e uso atual de anticoagulantes (risco crescente com o aumento do INR).

Os efeitos adversos incluem sangramento dos sistemas digestório ou geniturinário, bem como sangramento gengival e epistaxe. O sangramento superficial pode ocorrer a partir de locais de trauma, como acesso IV ou procedimentos invasivos. Injeções intramusculares e punções arteriais não compressíveis devem ser evitadas durante a terapia trombolítica.

Parâmetros de monitoramento

- *Para terapia trombolítica de curto prazo por IAM:* ECG, sinais e sintomas de isquemia e sinais e sintomas de hemorragia no local da injeção IV (o monitoramento laboratorial é de pouco valor)
- *Terapia de infusão contínua:* tempo de trombina, TTPa e fibrinogênio, além dos parâmetros de controle mencionados

Estreptoquinase

A estreptoquinase é indicada no tratamento de infarto agudo do miocárdio, trombose venosa profunda e embolia pulmonar. A estreptoquinase atua indiretamente formando um complexo ativador de plasminogênio-estreptoquinase, ativando, assim, outros plasminogênios e convertendo-os na enzima proteolítica plasmina. A plasmina hidrolisa fibrina, fibrinogênio, fatores II, V, VIII, complemento e calicreinogênio. A duração da ação é imediata após a administração IV e dura cerca de 6 a 8 horas após a infusão ser interrompida. Eventuais reações alérgicas podem ocorrer, incluindo febre, urticária, prurido, rubor e dor musculoesquelética. Embora a anafilaxia seja rara, pode haver hipotensão transitória.

Dose
- *Infarto agudo do miocárdio*: 1,5 milhão de U em infusão IV, durante 1 hora
- *Trombose venosa profunda*: 250.000 U em bólus IV durante 30 a 60 minutos, seguido por 100.000 U/hora durante 2 a 3 dias
- *Embolia pulmonar*: 250.000 U em bólus IV durante 30 a 60 minutos, seguido por 100.000 U/h por 12 a 24 horas

Alteplase

A alteplase (ativador do plasminogênio tecidual recombinante) tem alta afinidade pelo plasminogênio ligada à fibrina, permitindo sua ativação na superfície da fibrina. A maioria da plasmina formada permanece ligada ao coágulo de fibrina, minimizando os efeitos sistêmicos. A alteplase é não antigênica e deve ser considerada em pacientes que receberam estreptoquinase ou anistreplase nos últimos 6 a 9 meses. O risco de hemorragia intracerebral é de cerca de 0,5%.

Dose
- *Infarto agudo do miocárdio*: 100 mg IV durante 3 horas (10 mg IV durante 2 minutos; em seguida, 50 mg durante 1 hora; e depois 40 mg durante 2 horas)
- *Embolia pulmonar*: 100 mg IV durante 2 horas

Tenecteplase

A tenecteplase (ativador do plasminogênio tecidual recombinante-TNK) tem uma meia-vida de eliminação mais curta (20 a 24 minutos) e é mais resistente à inativação pelo inibidor do ativador do plasminogênio-1 do que a alteplase. A tenecteplase parece ser mais específica à fibrina do que a alteplase, o que pode contribuir para uma menor taxa de sangramento não cerebral, comparativamente. No entanto, há relatos de desenvolvimento de anticorpos para a tenecteplase. A tenecteplase e a alteplase têm eficácia clínica similar para trombólise pós-IAM.

Dose
- *Infarto agudo do miocárdio*: 30 a 50 mg (de acordo com o peso) IV, durante 5 segundos

Reteplase

A reteplase é um ativador do plasminogênio recombinante utilizado como um agente trombolítico em caso de infarto agudo do miocárdio e embolia pulmonar. A reteplase tem uma meia-vida mais longa (13 a 16 minutos) do que a da alteplase, permitindo a administração em bólus. O regime de dosagem requer o dobro de doses em bólus.

Dose
- *Infarto agudo do miocárdio e embolia pulmonar*: duas doses de 10 U em bólus IV, com infusão em mais de 2 minutos, por meio de uma linha exclusiva. A segunda dose é administrada 30 minutos após o início da primeira injeção.

Agentes vasoconstritores

A dopamina é recomendada como um agente de primeira linha para o aumento da pressão arterial em pacientes com sinais clínicos de choque séptico e hipotensão, inicialmente não responsivos à fluidoterapia. A dopamina e a noradrenalina são eficazes para aumentar a pressão arterial. A primeira aumenta mais o débito cardíaco do que a noradrenalina, mas seu uso pode ser limitado pelas taquiarritmias. Por sua vez, a noradrenalina pode ser um vasopressor mais eficaz em alguns pacientes. Já a fenilefrina é uma alternativa, em especial para pacientes com taquiarritmias. A adrenalina deve ser considerada para a hipotensão refratária. Seu uso tem sido associado a níveis séricos elevados de lactato. O emprego rotineiro de doses baixas de dopamina (< 5 mcg/kg/min) para manter a função renal não é recomendado, embora baixas doses de dopamina aumentem o fluxo sanguíneo renal em alguns pacientes, quando adicionadas à noradrenalina (ver Tab. 23.3).

A dobutamina é a primeira escolha para pacientes com baixo índice cardíaco (< 2,5 L/min/m^2) após fluidoterapia e adequada pressão arterial média. Em pacientes com evidência de hipoxia tecidual, a adição de dobutamina pode ser útil para aumentar o débito cardíaco e a perfusão orgânica. O aumento do índice cardíaco a níveis "supranormais" (> 4,4 L/min/m^2) não demonstrou melhora nos resultados. A noradrenalina e a dobutamina podem ser tituladas separadamente para manter a pressão arterial e o débito cardíaco. Já a adrenalina e a dopamina podem ser utilizadas para aumentar o débito cardíaco; entretanto, a perfusão mesentérica e da mucosa gástrica pode diminuir com o uso de adrenalina e dopamina, respectivamente.

A dopamina é um agente de ação direta e indireta. Atua de modo indireto ao causar a liberação de noradrenalina das vesículas de armazenamento das terminações nervosas, bem como diretamente ao estimular os receptores alfa e beta. A dopamina é única, pois produz respostas farmacológicas diferentes de acordo com a dose infundida. Em doses inferiores a 5 mcg/kg/min, estimula os receptores dopaminérgicos nos rins. Doses entre 5 e 10 mcg/kg/min estão associadas a um aumento no inotropismo, resultante da estimulação dos receptores beta do coração; e doses acima de 10 mcg/kg/min estimulam os receptores alfa-adrenérgicos periféricos, produzindo vasoconstrição e aumento da pressão arterial. Doses acima de 20 a 30 mcg/kg/min, em geral, não produzem nenhuma resposta adicional, de modo que se as doses nessa faixa não produzirem o aumento desejado na pressão sanguínea, devem ser instituídos agentes alternativos, como noradrenalina, fenilefrina ou adrenalina.

A dose renal de dopamina (doses inferiores a 5 mcg/kg/min) é comumente empregada com outros agentes vasoativos (i.e., noradrenalina, fenilefrina, dobutamina) para melhorar ou manter a produção de urina. O benefício dessa prática ainda precisa ser comprovado em seres humanos, e seu uso para essa finalidade deve ser questionado. A dopamina aumenta a diurese por meio de um efeito diurético, pelo aumento da excreção de sódio.

A noradrenalina é um agente vasoativo de ação direta. Tem propriedades agonistas alfa e beta-adrenérgicas, produzindo vasoconstrição mista e efeitos inotrópicos. Como vasoconstritora, é útil quando a dopamina produziu aumento inadequado da pressão arterial. Os efeitos da noradrenalina no coração incluem uma ação mais pronunciada no inotropismo do que na frequência cardíaca.

A fenilefrina é um agonista alfa-adrenérgico puro. Produz vasoconstrição, sem efeito direto sobre o coração, embora possa causar bradicardia reflexa. Pode ser útil quando dopamina, dobutamina, noradrenalina ou adrenalina causarem taquiarritmias e quando for necessário um vasoconstritor.

A adrenalina apresenta efeitos alfa e beta-adrenérgicos, aumentando a frequência cardíaca, a contratilidade e a vasoconstrição com doses mais elevadas. O uso da adrenalina é reservado para quando outros vasoconstritores menos potentes forem insuficientes. Os efeitos adversos incluem taquiarritmias; isquemia miocárdica, mesentérica, renal e de extremidade; e hiperglicemia.

A vasopressina é um agente terapêutico de emergência para o suporte hemodinâmico do choque séptico e vasodilatatório. O hormônio media a vasoconstrição pela ativação de receptores V1 do músculo liso vascular. Durante o choque séptico, os níveis de vasopressina são particularmente baixos. A administração exógena de vasopressina baseia-se na teoria de reposição hormonal. A infusão de vasopressina de 0,01 a 0,04 U/min é defendida em pacientes com choque séptico e/ou vasodilatatório para minimizar a vasoconstrição nociva da vasculatura intestinal. Atualmente, esse agente ainda é considerado como terapia de segunda linha para altas doses de dopamina ou noradrenalina.

Dose
- Ver a Tabela 23.3.

Parâmetros de monitoramento
- Pressão arterial, frequência cardíaca, ECG, diurese e parâmetros hemodinâmicos

Agentes inotrópicos (ver Tab. 23.3)

Catecolaminas

Dobutamina

A dobutamina produz efeitos beta-adrenérgicos pronunciados, como aumento no inotropismo e cronotropismo, bem como vasodilatação. A dobutamina é útil principalmente no manejo agudo de estados de baixo débito cardíaco. Os efeitos adversos associados ao uso de dobutamina incluem taquiarritmias e isquemia.

Dopamina

A dopamina em doses de 5 a 10 mcg/kg/min normalmente produz aumento no inotropismo e no cronotropismo. Doses acima de 10 mcg/kg/min costumam produzir efeitos alfa-adrenérgicos.

Isoproterenol

O isoproterenol é um potente agonista dos receptores beta puros. Tem potentes propriedades inotrópicas, cronotrópicas e vasodilatadoras. Em geral, seu uso é reservado para contemporizar a bradicardia com risco de vida. Os efeitos adversos associados ao isoproterenol incluem taquiarritmias, isquemia miocárdica e hipotensão.

Adrenalina

A adrenalina produz efeito pronunciado na frequência cardíaca e na contratilidade; é usada quando outros agentes inotrópicos não obtiveram resposta farmacológica desejada. Esse agente é associado a taquiarritmias; isquemia miocárdica, mesentérica, renal e de extremidades; e hiperglicemia.

Dose
- Ver a Tabela 23.3.

Parâmetros de monitoramento
- Pressão arterial, frequência cardíaca, ECG, diurese e parâmetros hemodinâmicos

Inibidores da fosfodiesterase

Inamrinona e milrinona

A inamrinona e a milrinona produzem aumento na contratilidade e na frequência cardíaca, bem como na vasodilatação. Acredita-se que o mecanismo de ação desses agentes provenha da inibição da atividade da fosfodiesterase adenosina monofosfato (AMPc) cíclica do miocárdio, resultando em aumento da concentração celular de AMP cíclica. O aumento da concentração tecidual de AMP cíclica pode resultar em alteração das concentrações de cálcio extracelular e intracelular, afetando a disponibilidade de cálcio para as proteínas contráteis, prolongando a liberação de cálcio no retículo sarcoplasmático e aumentando a taxa de sequestro de cálcio. Esses agentes são úteis em caso de IC e baixo débito cardíaco e podem ser combinados à dobutamina para aumentar o débito cardíaco. A inamrinona era anteriormente conhecida como amrinona. O composto foi rebatizado, pois havia o potencial de confusão com a amiodarona. A inamrinona tem sido associada com trombocitopenia, bem como a síndrome gripal. Tanto a inamrinona quanto a milrinona podem produzir taquiarritmias, isquemia e hipotensão.

Dose
- *Inamrinona*: *dose de ataque*: 0,75 mg/kg; *dose de manutenção*: 5 a 20 mcg/kg/min
- *Milrinona*: *dose de ataque*: 50 mcg/kg; *dose de manutenção*: 0,375 a 0,750 mcg/kg/min

Parâmetros de monitoramento
- Pressão arterial, frequência cardíaca, ECG, diurese, parâmetros hemodinâmicos e contagem de plaquetas (em especial para a inamrinona)

Proteína C ativada

Drotrecogina alfa

A drotrecogina alfa (ativada) é o primeiro agente que demonstrou diminuir a mortalidade em pacientes gravemente sépticos durante o estudo PROWESS. Seu componente ativo é a proteína C ativada, uma proteína produzida endogenamente e reprimida durante a sepse grave. A proteína C ativada tem três propriedades primárias no organismo: anti-inflamatória, antitrombótica e profibrinolítica. Acredita-se que essas propriedades ocasionem a redução de falência orgânica decorrente do prejuízo na formação de microtrombos em pacientes gravemente sépticos. Os efeitos adversos mais significativos associados ao uso da drotrecogina alfa são eventos hemorrágicos graves (p. ex., hemorragia intracraniana, hemorragia de procedimento).

Dose
- *Infusão contínua:* 24 mcg/kg/h por 96 horas, administrada por uma linha especial ou lúmen exclusivo de um cateter de múltiplos lúmens

Parâmetros de monitoramento
- Sinais e sintomas de hemorragia

FARMACOLOGIA ANTI-INFECCIOSA

Aminoglicosídeos

A gentamicina, a tobramicina e a amicacina são os antibióticos aminoglicosídeos mais utilizados em pacientes críticos. Esses agentes costumam ser associados com penicilinas antipseudomonas ou cefalosporinas de terceira ou quarta geração para cobertura adicional de bactérias Gram-negativas. Às vezes, são adicionados à vancomicina ou à penicilina para sinergia contra organismos estafilococos ou enterococos.

Os aminoglicosídeos não são metabolizados, mas depurados do organismo pelos rins por filtração glomerular, ocorrendo uma pequena reabsorção no túbulo proximal. A depuração dos aminoglicosídeos corresponde à filtração glomerular; uma redução na filtração glomerular provoca diminuição na depuração, com elevação das concentrações séricas. Os fatores adicionais que contam para a depuração reduzida dos aminoglicosídeos em pacientes críticos incluem nível de pressão expiratória final positiva e uso de medicamentos vasoativos para manter a pressão arterial e a perfusão. Os aminoglicosídeos são retirados do organismo por hemodiálise, diálise peritoneal, terapia de substituição renal contínua (TSRC), oxigenação por membrana extracorpórea, transfusão de troca e circulação extracorpórea.

Os principais fatores limitantes ao uso dos aminoglicosídeos são a ototoxicidade e a nefrotoxicidade induzida pelos medicamentos. A primeira resulta da perda de células sensoriais ciliadas da cóclea e do labirinto vestibular. A gentamicina é principalmente vestibulotóxica; já a amicacina causa lesão coclear; a tobramicina, por sua vez, também afeta as funções vestibular e coclear. Os sintomas da ototoxicidade costumam aparecer na primeira ou na segunda semana de tratamento; entretanto, podem ocorrer após 10 a 14 dias da interrupção do tratamento. Os danos precoces podem ser reversíveis, mas tornar-se permanentes se o agente for continuado. A toxicidade vestibular manifesta-se por vertigens, ataxia, nistagmo, náuseas e vômitos, embora esses sintomas possam não ser percebidos em um paciente sedado e paralisado, em estado grave. O dano coclear ocorre como a perda subclínica da audição de alta frequência, que geralmente é irreversível e pode progredir para surdez, mesmo se o medicamento for interrompido. É difícil diagnosticar a perda auditiva na ausência de audiogramas pré-tratamento. Os fatores de risco para a ototoxicidade incluem idade avançada, duração da terapia por mais de 10 dias, dose total, tratamento anterior com aminoglicosídeos e disfunção renal.

Estima-se que a nefrotoxicidade ocorra em até 30% dos pacientes graves; normalmente, desenvolve-se 2 a 5 dias após o início da terapia. Um aumento na creatinina sérica de 0,5 mg/dL acima do valor basal foi arbitrariamente definida como significativa e como possível evidência de nefrotoxicidade. Esta está associada com redução na taxa de filtração glomerular e da capacidade de concentração, aumento da creatinina sérica e da ureia. Na maioria dos casos, a insuficiência renal é não oligúrica e reversível. O mecanismo de nefrotoxicidade possivelmente está relacionado à inibição das fosfolipases intracelulares nos lisossomas das células tubulares no túbulo proximal, resultando em ruptura ou disfunção dos lisossomos; isso ocasiona necrose tubular proximal. Os fatores de risco para o desenvolvimento de nefrotoxicidade por aminoglicosídeos incluem idade avançada, terapia prolongada, doença renal, doença hepática preexistente, depleção de volume, choque e uso concomitante de nefrotoxinas, como anfotericina B, ciclosporina ou cisplatina.

Os aminoglicosídeos são removidos de modo efetivo durante a hemodiálise. No entanto, há um rebote na concentração sérica nas primeiras 2 horas após o término da hemodiálise, conforme o soro e os tecidos atingem um novo equilíbrio. Portanto, a concentração sérica deve ser mensurada ao menos 2 horas após um tratamento de diálise. Em geral, uma dose de 1 a 2 mg/kg de gentamicina ou tobramicina (amicacina 4 a 8 mg/kg) é suficiente para elevar o nível sérico à faixa terapêutica após a diálise. A hemofiltração contínua também é eficaz na remoção dos aminoglicosídeos. Até 35% de uma dose pode ser removida em um período de 24 horas de TSRC. Inicialmente, podem ser necessárias várias amostras de sangue para determinar o perfil farmacocinético do medicamento, para o ajuste na dosagem. Se a taxa de hemofiltração permanecer constante, a depuração do aminoglicosídeo deve permanecer estável, permitindo a administração de um regime de dosagem estável. Nesse caso, pode ser necessária a monitoração da concentração do medicamento somente 2 a 3 vezes por semana.

Vancomicina

A vancomicina é um antibiótico glicopeptídeo ativo contra bactérias Gram-positivas e alguns organismos anaeróbios. Exerce sua ação antimicrobiana pela ligação com peptideoglicanas e pela inibição da síntese da parede celular bacteriana. Além disso, os efeitos antibacterianos da vancomicina também incluem alteração da permeabilidade da parede celular bacteriana e inibição seletiva da síntese de RNA.

A vancomicina é minimamente absorvida após a administração oral. Após doses únicas ou múltiplas, concentrações terapêuticas de vancomicina podem ser encontradas nos fluidos ascítico, pericárdico, peritoneal, pleural e sinovial. A vancomicina penetra de forma precária no líquido cerebrospinal (LCS); essa penetração é diretamente proporcional à dose de vancomicina e ao grau de inflamação das meninges. A vancomicina é eliminada pelos rins, sobretudo pela filtração glomerular, com um grau limitado de secreção tubular. A eliminação não renal ocorre pelo fígado e representa cerca de 30% da depuração total. A meia-vida de eliminação desse agente é de 3 a 13 horas em pacientes com função renal normal e aumenta conforme diminui a depuração da creatinina. Em caso de insuficiência renal aguda, a depuração não renal é mantida, mas eventualmente diminui, aproximando-se da depuração não renal da insuficiência renal crônica. Em pacientes críticos com função renal diminuída, o aumento da meia-vida de eliminação pode se dever a uma redução na depuração, bem como a um aumento no volume de distribuição.

A vancomicina é minimamente removida durante a hemodiálise com filtros de membranas de cuprofane, de modo que a suplementação da dose após a hemodiálise não é necessária. A meia-vida média da vancomicina é de 150 horas em pacientes com insuficiência renal crônica. Com os novos filtros de hemodiálise de alto fluxo de polisulfona, a vancomicina é removida em maior grau, resultando em reduções significativas nas suas concentrações séricas. No entanto, há um período de redistribuição significativo que ocorre 12 horas após o procedimento de hemodiálise de alto fluxo; nesse período, as concentrações pós-diálise são semelhantes às pré-diálise. Portanto, a suplementação da dose deve basear-se em concentrações mensuradas ao menos 12 horas após a diálise.

A vancomicina é removida de forma muito eficaz por TSRC, resultando em uma redução da meia-vida de 24 a 48 horas. Até 33% de uma dose pode ser eliminada durante um período de hemofiltração de 24 horas. Podem ser necessárias doses suplementares de vancomicina a cada 2 a 5 dias em pacientes submetidos a TSRC.

O efeito adverso mais comum da vancomicina é a "síndrome do homem vermelho", que é uma reação à histamina, associada à rápida infusão da vancomicina; caracteriza-se por vermelhidão, formigamento, prurido, eritema e um *rash* macular papular. Em geral, começa 15 a 45 minutos após o início da infusão e diminui 10 a 60 minutos após a interrupção da infusão. Pode ser evitada ou minimizada utilizando-se uma infusão da dose ao longo de mais de 2 horas ou pelo pré-tratamento do paciente com 25 a 50 mg de difenidramina, 15 a 30 minutos antes da infusão de vancomicina. São relatados outros efeitos adversos raros, incluindo erupções, tromboflebites, calafrios, febre e neutropenia.

Outros antibióticos

Linezolida

A linezolida é um derivado da oxazolidinona aprovado para o tratamento de infecções por enterococos resistentes à vancomicina, infecções hospitalares e/ou pneumonia adquirida na comunidade secundária a organismos Gram-positivos resistentes (i.e., resistentes à meticilina), infecções complicadas da pele e da estrutura da pele, incluindo infecções do pé diabético (sem osteomielite concomitante), infecções não complicadas da pele e da estrutura da pele. Estudos farmacocinéticos têm mostrado que a linezolida tem excelente penetração nos fluidos epiteliais do pulmão e nos tecidos moles.

O efeito adverso mais problemático é a mielossupressão, incluindo anemia, leucopenia, trombocitopenia; em geral, ocorre com a administração prolongada, de mais de 14 dias de duração. A linezolida é um inibidor da monoaminoxidase. A monoaminoxidase é uma enzima que degrada os neurotransmissores amina (adrenalina, noradrenalina, dopamina e serotonina). Sua inibição ocasiona aumento da concentração de neurotransmissores amina e da atividade simpática. A capacidade da linezolida de inibir a degradação da monoaminoxidase da serotonina leva a um aumento nos níveis de serotonina e ao desenvolvimento da síndrome serotonérgica, que se manifesta por hipertensão, estado mental alterado (evidenciado por confusão, *delirium* e tremores) e fadiga. Tal interação revela-se importante porque os inibidores seletivos da recaptação da serotonina estão entre os antidepressivos mais prescritos nos Estados Unidos.

FARMACOLOGIA PULMONAR

Teofilina

A teofilina é um inibidor da fosfodiesterase; produz broncodilatação – possivelmente pela inibição da fosfodiesterase AMP cíclica –, inibição da translocação de cálcio celular, da produção de leucotrieno, redução na recaptação ou no metabolismo das catecolaminas e bloquear os receptores de adenosina. O uso da teofilina para a doença pulmonar ou broncoespástica tem diminuído ao longo da última década. A maioria dos profissionais não a utiliza mais como terapia-padrão para pacientes internados com broncoespasmo; no entanto, alguns pacientes podem beneficiar-se da terapia com teofilina. Ela deve ser usada com precaução em pacientes críticos, por várias razões. Em primeiro lugar, a teofilina é metabolizada no fígado; doenças como baixo débito cardíaco, insuficiência cardíaca ou insuficiência hepática podem prejudicar a capacidade do fígado de metabolizá-la, resultando em aumento das concentrações séricas. Em segundo lugar, antibióticos e anticonvulsivantes rotineiramente administrados em pacientes críticos são conhecidos por alterar o metabolismo da teofilina.

Em pacientes sem história recente de ingestão de teofilina, a administração parenteral de 6 mg/kg de aminofilina (teofilina, aminofilina 85%) produz uma concentração sérica de teofilina de cerca de 10 mg/L. Já naqueles com história recente de ingestão de teofilina, a concentração sérica desse agente deve ser mensurada antes de se administrar uma dose de ataque. Uma vez conhecida a concentração sérica, pode-se administrar uma dose de ataque parcial para aumentar a concentração ao nível desejado. Cada 1,2 mg/kg de aminofilina (1 mg/kg de teofilina) aumenta a concentração sérica de teofilina em aproximadamente 2 mg/L. A dose deve ser administrada durante 30 a 60 minutos para evitar o desenvolvimento de taquicardia ou arritmias.

A infusão de manutenção deve ser iniciada após a conclusão da dose de ataque; é preciso ajustá-la de acordo com o estado clínico subjacente do paciente (fumantes: 0,9 mg/kg/h; não fumantes: 0,6 mg/kg/h; insuficiência hepática ou insuficiência cardíaca: 0,3 mg/kg/h). Essas taxas de infusões são planejadas para atingir uma concentração sérica de cerca de 10 mg/L. Na maioria dos pacientes, concentrações acima de 10 mg/L são raramente indicadas e podem estar associadas a efeitos adversos.

Quando um esquema IV é convertido para um regime oral, a dose diária total de teofilina deve ser calculada e dividida em 2 a 4 doses iguais, dependendo da apresentação de teofilina selecionada para a administração crônica. Ao mudar para uma apresentação de liberação prolongada, a infusão IV deve ser interrompida, com administração da primeira dose de liberação prolongada para manter constantes as concentrações séricas de teofilina. A sobreposição de dose oral e infusão IV não é recomendada devido ao aumento nas concentrações séricas de teofilina e ao potencial desenvolvimento de toxicidade resultante da absorção do composto de liberação prolongada.

Os efeitos adversos ocorrem com mais frequência em concentrações séricas acima de 20 mg/L; incluem anorexia, náusea, vômito, dor epigástrica, diarreia, agitação, irritabilidade, insônia e cefaleia. Arritmias graves e convulsões geralmente surgem em concentrações séricas acima de 35 mg/L, mas também já ocorreram em baixas concentrações e podem não ser precedidas de toxicidade de menor gravidade.

As concentrações de teofilina devem ser mensuradas todos os dias até que estejam estáveis. Além disso, também devem ser mensuradas dessa forma em pacientes instáveis e para os quais foram iniciados ou interrompidos medicamentos com interação medicamentosa. Os níveis podem ser mensurados uma ou duas vezes por semana se o paciente, os níveis de teofilina e o regime medicamentoso estiverem estáveis.

Dose
- Dose de ataque: 6 mg/kg IV ou oral (cada 1,2 mg/kg de aminofilina aumenta a concentração sérica de teofilina em 2 mg/L)
- *Infusão contínua:* fumantes: 0,9 mg/kg/h; não fumantes: 0,6 mg/kg/h, insuficiência hepática, insuficiência cardíaca: 0,3 mg/kg/h

Parâmetros de monitoramento
- Concentração sérica de teofilina, sinais e sintomas de toxicidade, como taquicardia, arritmias, náuseas, vômitos e convulsões

Albuterol

O albuterol é um agonista beta-2 seletivo, usado para tratar ou prevenir o broncoespasmo reversível. Os efeitos adversos tendem a estar associados com estimulação beta-1 inadvertida, levando a eventos cardiovasculares, incluindo taquicardia, contrações ventriculares prematuras e palpitações.

Parâmetros de monitoramento
- Frequência cardíaca e testes de função pulmonar

Levalbuterol

O levalbuterol é o enantiômero ativo do salbutamol racêmico. Estudos com doses variáveis em asmáticos ambulatoriais estáveis e pacientes com DPOC documentaram que 0,63 mg de levalbuterol e 2,5 mg de salbutamol produzem aumentos equivalentes na magnitude e na duração do VEF_1. Não existem estudos avaliando a eficácia do levalbuterol em pacientes hospitalizados ou críticos. Um estudo que avaliou os efeitos taquicárdicos desses agentes em pacientes graves mostrou um aumento clinicamente insignificante na frequência cardíaca após a administração de um ou outro agente.

Parâmetros de monitoramento
- Frequência cardíaca e testes de função pulmonar

FARMACOLOGIA DIGESTÓRIA

Profilaxia das úlceras de estresse

As úlceras de estresse são lesões superficiais que, em geral, envolvem a camada mucosa do estômago; aparecem após eventos estressantes, como traumas, cirurgias, queimaduras, sepse ou falência de órgãos. Os fatores de risco para o desenvolvimento de úlceras de estresse incluem coagulopatias, pacientes que necessitam de ventilação mecânica por mais de 48 horas, pacientes com história de ulceração ou hemorragia gastrintestinal no último ano, sepse, internação na UTI por mais de uma semana, hemorragia oculta com duração de mais de 6 dias e uso de corticoides em altas doses (> 250 mg de hidrocortisona ou equivalente). Diversos estudos apoiam o uso de antiácidos, antagonistas dos receptores H2 e sucralfato. Há estudos comparativos prospectivos limitados apoiando o uso de inibidores da bomba de próton (IBPs) para prevenir a formação de úlceras de estresse em pacientes graves. Os IBPs não demonstraram ser capazes de impedir o desenvolvimento de úlceras de estresse, manter o pH gástrico acima de 4 ou impedir o sangramento gástrico. Suspensões simplificadas de omeprazol e lansoprazol foram combinadas a bicarbonato de sódio para administração por sondas de alimentação ou nasogástrica para a profilaxia de úlcera de estresse em pacientes críticos, impossibilitados de usar medicamentos por via oral. Tem sido documentado que a suspensão simplificada de omeprazol libera a dose diária total logo após a administração, em vez de em mais de 24 horas, resultando na supressão ácida limitada. O uso rotineiro do IBP oral ou IV para a profilaxia de úlcera de estresse deve ser limitado até que estudos prospectivos, comparativos com agentes padronizados estejam concluídos.

Antiácidos

Antigamente, os antiácidos eram considerados os principais agentes para a prevenção da gastrite de estresse. Seus principais atributos são eficácia e baixo custo. No entanto, isso era compensado pela necessidade de se administrarem doses de 30 a 120 mL a cada 1 a 2 horas. Grandes doses de antiácidos têm o potencial de produzir grandes volumes gástricos residuais, provocando distensão gástrica e abdominal; aumentam, ainda, o risco de aspiração. Os antiácidos que contêm magnésio estão associados a diarreia e podem produzir hipermagnesemia em pacientes com insuficiência renal. Já os que contêm alumínio estão associados a constipação e hipofosfatemia. Doses altas e frequentes desses agentes impedem a distribuição efetiva da nutrição enteral. Por fim, os antiácidos são conhecidos por diminuir a absorção de digoxina, ciprofloxacina e captopril. Além disso, a alcalinização do sistema digestório pode predispor ao aparecimento de pneumonias nosocomiais, com organismos Gram-negativos que se originam no próprio sistema.

Dose

- 30 a 120 mL VO, SNG a cada 1 a 4 horas

Parâmetros de monitoramento

- pH do aspirado nasogástrico, eletrólitos séricos, função intestinal (diarreia, constipação, flatulência), hemoglobina, hematócrito, aspirado nasogástrico e melena

Antagonistas H2

Ranitidina, cimetidina e famotidina substituíram os antiácidos como terapia para a prevenção da gastrite de estresse. Esses agentes têm a vantagem de exigir administração apenas a cada 6 a 12 horas; podem, ainda, ser fornecidos por infusão contínua. Quando assim administrados, podem ser adicionados a soluções de nutrição parenteral, diminuindo a necessidade de múltiplas doses diárias. Cada agente tem sido associado a alterações do estado mental e trombocitopenia. As alterações do estado mental costumam ocorrer em pacientes idosos ou com função renal reduzida, nos quais as doses não foram ajustadas para compensar a redução da função renal. Também se mostrou que a cimetidina inibe as enzimas microssomais hepáticas, prejudicando o metabolismo de agentes como teofilina e lidocaína. Além disso, assim como ocorre com os antiácidos, a alcalinização do sistema digestório com antagonistas H2 pode predispor a pneumonias nosocomiais com organismos Gram-negativos que se originam no sistema digestório.

Dose

- *Ranitidina*: Intermitente IV: 50 mg a cada 8 horas; infusão contínua: 6,25 mg/h
- *Cimetidina*: Intermitente IV: 300 mg a cada 6 horas; infusão contínua: 37,5 mg/h
- *Famotidina*: Intermitente IV: 20 mg a cada 12 horas; infusão contínua: não recomendada

Parâmetros de monitoramento

- pH do aspirado nasogástrico, contagem de plaquetas, hemoglobina, hematócrito, aspirado nasogástrico e melena

Outros agentes

Sucralfato

O sucralfato é um dissacarídeo composto de alumínio que tem se mostrado seguro e eficaz para a profilaxia de gastrites de estresse, podendo atuar por aumento de secreção de bicarbonato, secreção de muco ou síntese das prostaglandinas, evitando a formação de úlceras de estresse. O sucralfato não tem efeito no pH gástrico. Sua administração é possível em suspensão ou em comprimidos que podem ser parcialmente dissolvidos em 10 a 30 mL de água e administrados por via oral ou sonda nasogástrica. Embora esteja livre de efeitos colaterais sistêmicos, há relatos que o associam com hipofosfatemia, constipação e formação de bezoares. Uma vez que não aumenta o pH gástrico, não tem a capacidade de alcalinizar o ambiente gástrico e pode diminuir o desenvolvimento de pneumonias nosocomiais por bactérias Gram-negativas. O sucralfato é uma alternativa eficaz aos antagonistas H2 em pacientes com trombocitopenia ou alterações do estado mental. Além disso, pode ser uma alternativa útil em pacientes que recebem medicamentos cujo metabolismo pode ser inibido pela cimetidina.

Dose

- 1 g VO, SNG, a cada 6 horas

Parâmetros de monitoramento

- Hemoglobina, hematócrito, aspirado nasogástrico e melena

Sangramento de úlcera péptica aguda

Inibidores da bomba de prótons

Diversos estudos randomizados controlados demonstraram a eficácia dos inibidores da bomba de prótons na prevenção do ressangramento e na redução das transfusões. A justificativa para a terapia adjuvante supressora de ácido baseia-se em dados *in vitro*, que demonstraram estabilidade do coágulo e melhora da agregação plaquetária no pH gástrico alto (> 6). A abordagem de melhor custo-efetividade para o manejo de pacientes internados com sangramento de úlcera péptica aguda é o uso de altas doses de IBP IV, em conjunto com a endoscopia terapêutica.

O pantoprazol e o esomeprazol estão disponíveis em forma oral e injetável; e o omeprazol e o lansoprazol, apenas na forma oral. É aconselhável fazer a transição para terapia de IBP oral/enteral após 72 horas de terapia IV, se possível. O período de 72 horas de infusão contínua é a duração mais longa já estudada.

Dose

- *Pantoprazol e esomeprazol: Bólus IV*: 40 a 80 mg IV a cada 12 horas, por 72 horas; *infusão contínua*: 80 mg IV em bólus; a seguir, 8 mg/h por 72 horas

Sangramento de varizes

A hemorragia digestiva é um problema comumente encontrado na unidade de terapia intensiva. Sua mortalidade permanece em torno de 10%. O uso de medicamentos vasoativos para controlar o sangramento desempenha um papel importante no tratamento imediato do sangramento gastrintestinal superior agudo, associado à hemorragia por varizes.

Vasopressina

A vasopressina ainda é um dos agentes mais empregados para esse fim. Trata-se de um vasoconstritor inespecífico, que reduz a pressão portal pela constrição da veia esplâncnica e pela redução do fluxo sanguíneo no sistema portal. A vasopressina interrompe com sucesso o sangramento em cerca de 50% dos pacientes. Muitos de seus efeitos adversos são causados por seu efeito vasoconstritor não seletivo relativo. Há relatos de isquemia miocárdica, mesentérica e cutânea em associação com sua utilização. Efeitos adversos relacionados ao medicamento têm sido relatados em até 25% dos pacientes que receberam esse agente. O uso de nitratos transdérmicos ou IV em associação à vasopressina reduz a incidência desses efeitos adversos.

Dose
- 0,3 a 0,9 U/min

Parâmetros de monitoramento
- Hemoglobina, hematócrito, aspirado nasogástrico e pesquisa de sangue oculto nas fezes, ECG, sinais e sintomas de isquemia, pressão arterial e frequência cardíaca

Octreotida

A octreotida, o análogo sintético de longa ação da somatostatina, reduz o fluxo sanguíneo esplâncnico e tem efeito modesto no fluxo sanguíneo hepático e pressão venosa hepática, com pouca ação na circulação sistêmica. Embora a octreotida produza os mesmos resultados que a vasopressina no controle da hemorragia e necessidade de transfusão, produz um número significativamente menor de efeitos adversos. A infusão contínua de octreotida demonstrou ser tão eficaz quanto a escleroterapia no controle da hemorragia por varizes.

Dose
- Dose inicial em bólus: 100 mcg, seguida de 50 mcg/h em infusão contínua

Parâmetros de monitoramento
- Hemoglobina, hematócrito, aspirado nasogástrico e melena

Propranolol

Tem sido mostrado que o propranolol reduz a pressão portal aguda e crônica em pacientes com hipertensão portal, reduzindo o fluxo sanguíneo esplâncnico. O principal uso do propranolol tem sido na prevenção de hemorragia por varizes. O propranolol ou outros betabloqueadores devem ser evitados em pacientes com hemorragia digestiva aguda, pois os agentes betabloqueadores podem impedir a taquicardia compensatória, necessária para manter o débito cardíaco e a pressão arterial em caso de hemorragia.

Parâmetros de monitoramento
- Hemoglobina, hematócrito, frequência cardíaca e pressão arterial

FARMACOLOGIA RENAL

Diuréticos

Os diuréticos podem ser categorizados de diversos modos, incluindo local de ação, estrutura química e potência. Embora muitos diuréticos estejam disponíveis para administração por via oral e IV, a via intravenosa costuma ser a mais usada em pacientes em estado crítico, devido a absorção garantida e respostas mais previsíveis. Portanto, os principais agentes utilizados na unidade de terapia intensiva são diuréticos de alça administrados por via intravenosa, diuréticos tiazídicos e agentes osmóticos. No entanto, um agente oral tiazídico, a metolazona, é comumente empregado em combinação com os diuréticos de alça para manter a produção de urina em pacientes com resistência a diuréticos.

Parâmetros de monitoramento
- Produção de urina, pressão arterial, função renal, eletrólitos, peso, balanço hídrico e parâmetros hemodinâmicos (se aplicável)

Diuréticos de alça

Os diuréticos de alça (furosemida, bumetanida, torsemida) atuam inibindo o transporte ativo de cloreto e, possivelmente, de sódio, na porção espessa ascendente da alça de Henle. A administração de diuréticos de alça resulta em excreção aumentada de sódio, potássio, hidrogênio, magnésio, amônio e bicarbonato. A excreção de cloreto excede a de sódio. Já a perda máxima de eletrólitos é maior com os diuréticos de alça do que com os diuréticos tiazídicos. A furosemida, a bumetanida e a torsemida, por sua vez, têm algumas propriedades vasodilatadoras renais, que reduzem a resistência vascular renal e aumentam o fluxo sanguíneo renal. Além disso, esses três agentes diminuem a resistência vascular periférica e aumentam a capacidade venosa. Tais efeitos podem ser responsáveis pela diminuição da pressão de enchimento ventricular esquerdo, que ocorre antes do início da diurese em pacientes com IC.

Os diuréticos de alça costumam ser usados no tratamento de edema associado com insuficiência cardíaca, manejo da hipertensão arterial complicada por insuficiência cardíaca ou insuficiência renal, em combinação com agentes hipotensores no tratamento da crise hipertensiva (em especial quando associada a edema pulmonar agudo e insuficiência renal) e em combinação com o cloreto de sódio a 0,9% para aumentar a excreção de cálcio em pacientes com hipercalcemia.

Os efeitos adversos comumente associados à administração de diurético de alça incluem hipotensão por redução excessiva do volume plasmático, hipocalemia e hipocloremia, resultando em alcalose metabólica, e hipomagnesemia. A redução desses eletrólitos pode predispor ao desenvolvimento de ectopia supraventricular e ventricular. O zumbido, com deficiência auditiva reversível ou permanente, pode ocorrer com a administração rápida de altas doses IV. Em geral, as doses de furosemida em bólus IV não devem ser administradas mais rapidamente do que 40 mg/min.

Dose

- *Furosemida*: *Bólus IV*: 10 a 100 mg a cada 1 a 6 horas; infusão contínua: 1 a 15 mg/h
- *Bumetanida*: *Bólus IV*: 0,5 a 2,5 mg a cada 1 a 2 horas; infusão contínua: 0,08 a 0,30 mg/h
- *Torsemide:* *Bólus IV*: 5 a 20 mg por dia

Diuréticos tiazídicos

Os diuréticos tiazídicos (clorotiazida IV) e similares aos tiazídicos (metolazona VO) aumentam a excreção de sódio, cloreto e água, inibindo o transporte de sódio por meio do epitélio tubular renal no segmento cortical de diluição do néfron. As tiazidas também aumentam a excreção de potássio e bicarbonato.

Os diuréticos tiazídicos são usados no tratamento de edema e hipertensão arterial como monoterapia ou em combinação com outros agentes. Têm efeitos diuréticos e anti-hipertensivos menos potentes do que os diuréticos de alça. A clorotiazida administrada por via intravenosa e a metolazona oral são, muitas vezes, utilizadas em combinação com os diuréticos de alça em pacientes com resistência a diuréticos. Por atuar em locais diferentes no néfron, essa combinação de fármacos pode restaurar a resposta diurética. Os diuréticos tiazídicos diminuem a taxa de filtração glomerular; tal efeito pode contribuir para uma eficácia diminuída em pacientes com função renal diminuída (taxa de filtração glomerular < 20 mL/min). A metolazona, ao contrário dos diuréticos tiazídicos, não diminui substancialmente a taxa de filtração glomerular e o fluxo plasmático renal; muitas vezes, produz um efeito diurético mesmo em pacientes com taxas de filtração glomerular inferiores a 20 mL/min.

Os efeitos adversos que podem ocorrer com a administração de diuréticos tiazídicos incluem hipovolemia e hipotensão, hipocloremia e hipocalemia, resultando em alcalose metabólica, hipercalcemia, hiperuricemia e precipitação de crises agudas de gota.

Dose

- *Clorotiazida*: 500 a 1.000 mg IV a cada 12 horas
- *Metolazona*: 2,5 a 20 mg VO, por dia

Diuréticos osmóticos

Manitol

O manitol é um diurético osmótico muito utilizado em pacientes com aumento da pressão intracraniana; produz um efeito diurético, aumentando a pressão osmótica do filtrado glomerular e impedindo a reabsorção tubular de água e solutos. O manitol aumenta a excreção de sódio, água, potássio e cloro, bem como outros eletrólitos.

É usado para tratar insuficiência renal oligúrica aguda, reduzir a pressão intracraniana e a intraocular. O efeito protetor do manitol renal pode decorrer de sua capacidade de prevenir a concentração de nefrotoxinas no líquido tubular. No entanto, sua capacidade de prevenir ou reverter insuficiência renal aguda pode ser decorrente de restauração do fluxo sanguíneo renal, taxa de filtração glomerular, fluxo urinário e excreção de sódio. Para ser eficaz em prevenir ou reverter a insuficiência renal, esse agente deve ser administrado antes que reduções na taxa de filtração glomerular ou no fluxo sanguíneo renal resultem em dano tubular agudo. O manitol é útil no tratamento do edema cerebral, sobretudo quando há evidência de hérnia ou desenvolvimento de compressão medular.

Os efeitos adversos mais graves do manitol são a superexpansão do líquido extracelular e a sobrecarga circulatória, produzindo insuficiência cardíaca aguda e edema pulmonar. Isso normalmente ocorre em pacientes com insuficiência renal grave. Portanto, o manitol não deve ser administrado a indivíduos nos quais não foram estabelecidos a função renal e fluxo urinário adequados.

Dose

- 0,25 a 0,50 g/kg; a seguir, 0,25 a 0,50 g/kg, a cada 4 horas

Parâmetros de monitoramento

- Produção de urina, pressão arterial, função renal, eletrólitos, peso, balanço hídrico, parâmetros hemodinâmicos (se aplicável), osmolaridade sérica e pressão intracraniana (se aplicável)

FARMACOLOGIA HEMATOLÓGICA

Anticoagulantes

Heparina não fracionada

A heparina não fracionada é constituída por um grupo de mucopolissacarídeos derivados do mastócito do pulmão bovino ou de tecidos intestinais suínos. Liga-se à antitrombina III, acelerando o ritmo no qual neutraliza os fatores de coagulação II, VII, IX, X, XI e XII. Além disso, é usada para tratamento e profilaxia de trombose venosa e embolia pulmonar, fibrilação atrial com embolização e tratamento da coagulação intravascular disseminada aguda.

Administrada por via subcutânea, é absorvida lenta e completamente no intervalo entre as doses. A quantidade total necessária para atingir o mesmo grau de anticoagulação, em um mesmo período, não parece ser diferente se a heparina não fracionada for administrada por via subcutânea ou endovenosa. Seu volume de distribuição aparente é diretamente proporcional ao peso corporal; tem sido sugerido que a dose deve ser baseada no peso corporal ideal em pacientes obesos. Outros estudos sugerem que, em tais pacientes, a dose deve considerar o peso corporal total.

O metabolismo e a eliminação da heparina não fracionada envolvem o processo de despolimerização e dessulfatação. Relata-se que as enzimas envolvidas em seu metabolismo incluem a heparinase dessulfatase, que cliva a heparina não fracionada em oligossacarídeos. Sua meia-vida varia de 0,4 a 2,5 horas. Mostrou-se que os pacientes com doença tromboembólica subjacente têm meia-vida mais curta, depuração mais rápida e exigem doses maiores para manter a atividade trombótica adequada.

Tradicionalmente, a terapia com heparina não fracionada tem sido iniciada com uma dose de ataque padrão de 5.000 U, seguida por uma infusão contínua de 1.000 U/h. Mostrou-se que o uso de nomogramas com base no peso, utilizando uma dose de ataque de 85 U/kg, seguida por uma infusão contínua de 18 U/kg/h e monitoramento programado do TTPa leva a um TTP terapêutico mais precocemente do que os métodos tradicionais. No entanto, o uso de nomogramas com base no peso não demonstrou diminuir eventos trombóticos ou complicações hemorrágicas.

Os principais efeitos adversos podem ser atribuídos à anticoagulação excessiva. O sangramento ocorre em 3 a 20% dos pacientes que recebem terapia de curto prazo e com altas doses. O sangramento é triplicado quando o TTP é de 2 a 2,9 vezes acima do valor-controle; é 8 vezes maior quando o TTP é mais do que o triplo do valor-controle. A trombocitopenia induzida pela heparina não fracionada pode ocorrer em 1 a 5% dos pacientes que receberam o medicamento.

O TTP é o teste empregado para monitorar e ajustar as doses de heparina não fracionada. Embora seja normalmente administrada em infusão contínua, é importante que as amostras sejam coletadas o mais próximo possível do estado de equilíbrio. Depois de iniciar a terapia com esse agente ou ajustar as doses, os valores de TTP devem ser mensurados, pelo menos, 6 horas após a alteração. As amostras colhidas muito precocemente são enganosas e podem resultar em ajustes inadequados na dose. Uma vez determinada a dose de heparina não fracionada, indica-se o monitoramento diário do TTP para pequenos ajustes na dose. Grandes variações nos testes de coagulação subsequentes devem ser investigadas para garantir que não há alteração na condição do paciente e que este não está desenvolvendo trombocitopenia.

Enquanto o paciente está recebendo heparina não fracionada, a contagem de plaquetas deve ser monitorada a cada 2 ou 3 dias para avaliar a trombocitopenia induzida por heparina, trombose ou hemorragia. A hemoglobina e o hematócrito devem ser monitorados a cada 2 a 3 dias para avaliar a presença de sangramento. Além disso, escarro, urina e fezes devem ser avaliados, buscando-se pela presença de sangue. Os pacientes devem ser examinados para sinais de hemorragia nos locais de acesso IV e desenvolvimento de hematomas e equimoses. Além disso, as injeções IM devem ser evitadas em pacientes que receberam heparina não fracionada; os procedimentos invasivos eletivos devem ser evitados ou reagendados.

Dose
- *Terapia completa*: bólus-padrão de 5.000 U, seguido por uma infusão contínua de 1.000 U/h
- *Dosagem individual*: bólus: 80 U/kg, seguida por uma infusão contínua de 18 U/kg/h; as taxas de infusão devem ser ajustadas para manter um TTP entre 1,5 e 2 vezes o valor de controle

Parâmetros de monitoramento
- TTP, hematócrito, hemoglobina e sinais de sangramento ativo

Heparina não fracionada de baixo peso molecular

A heparina não fracionada de baixo peso molecular pode ser uma alternativa à heparina não fracionada no tratamento de trombose venosa profunda, embolia pulmonar e infarto agudo do miocárdio. A primeira pode custar menos tempo a enfermeiros e laboratórios e ser mais confortável para o paciente, permitindo-lhe uma alta hospitalar mais precoce. A utilização de um regime de dose fixa evita a necessidade de monitoramento de séries de TTP e de ajuste da dose de seguimento. A enoxaparina é a heparina de baixo peso molecular mais estudada. Sua dose para o tratamento de trombose venosa profunda, embolia pulmonar e infarto agudo do miocárdio é de 1 mg/kg a cada 12 horas. A dalteparina é outro agente que tem se mostrado tão eficaz quanto a heparina não fracionada no tratamento de doenças tromboembólicas e infarto agudo do miocárdio. A dose típica utilizada para o tratamento da doença tromboembólica é de 200 U/kg de dalteparina, uma vez ao dia; em pacientes com infarto agudo do miocárdio recebendo estreptoquinase, a dose é de 120 U/kg, seguida por 120 U/kg após 12 horas. A varfarina pode ser iniciada com a primeira dose de enoxaparina ou dalteparina. A enoxaparina ou a dalteparina devem ser continuadas até que sejam obtidos dois valores terapêuticos de INR (*International Normalized Ratio*) consecutivos, geralmente em cerca de 5 a 7 dias. A heparina não fracionada de baixo peso molecular tem se mostrado tão eficaz quanto a heparina não fracionada, com metade das complicações de sangramento.

Tanto a dalteparina quanto a enoxaparina são essencialmente eliminadas por via renal, com potencial de acúmulo do fármaco em pacientes com disfunção renal. O risco subsequente de supercoagulação nesses pacientes tem provocado uma série de estudos farmacocinéticos, que foram realizados em pacientes com disfunção renal, com e sem terapia de substituição renal. Esses estudos têm fornecido dados conflitantes a respeito da necessidade de se reduzir a dose, estender o intervalo de dosagem ou evitar a heparina não fracionada de baixo peso molecular nesse grupo de pacientes. Como esses agentes atuam inibindo a atividade do fator Xa, é possível acompanhar sua anticoagulação pela mensuração dos níveis de fator anti-Xa. Essa é uma ferramenta de monitoramento útil, sobretudo quando comparada aos níveis séricos de medicamentos. Com base na ausência de diretrizes claras sobre ajuste da dose na disfunção renal, a maioria dos profissionais o faz com base nos níveis do fator anti-Xa em pacientes com disfunção renal significativa (i.e., depuração da creatinina < 30 mL/min) ou simplesmente evitando o uso desses agentes. O ajuste da dose de enoxaparina em pacientes com depuração de creatinina inferior a 30 mL/min envolve estender o intervalo entre as doses de 12 horas para 24 horas no tratamento e na profilaxia da trombose. Essa diretriz de ajuste na dosagem não foi aprovada para a dalteparina.

Diversos estudos têm documentado que pacientes críticos apresentam níveis significativamente mais baixos de anti-Xa em resposta à dose única diária quando comparados a pacientes da enfermaria em geral. Pode ser necessário que a atividade do fator Xa seja monitorada em pacientes graves, para ajustar as doses e garantir a anticoagulação adequada, prevenindo o desenvolvimento de coágulos venosos profundos.

Varfarina

A varfarina previne a conversão da vitamina K de volta a sua forma ativa a partir da vitamina K epóxido, prejudicando a formação de fatores de coagulação VII, IX, X, protrombina e proteína C, dependentes da vitamina K. A varfarina é indicada no tratamento da trombose venosa ou embolia pulmonar, após a dose total da terapia com heparina não fracionada. Além disso, também é utilizada como tratamento crônico para reduzir o risco de episódios tromboembólicos em pacientes com fibrilação atrial crônica.

A varfarina é rápida e extensivamente absorvida no sistema digestório. As concentrações plasmáticas máximas ocorrem entre 60 e 90 minutos após uma dose oral, com biodisponibilidade variando entre 75 e 100%. A albumina é a principal proteína de ligação, estando ligada a 97,5 a 99,9% da varfarina.

O metabolismo da varfarina é estereoespecífico. O isômero-R é oxidado em 6-hidroxivarfarina; reduz-se, ainda, a 9S,11R-varfarina álcool. O isômero-S é oxidado a 7-hidroxivarfarina; reduz-se, ainda, a 9S,11R-varfarina álcool. Os metabólitos estereoespecíficos dos isômeros do álcool tem atividade anticoagulante em seres humanos. Os álcoois de varfarina são eliminados por via renal. A meia-vida dos dois isômeros da varfarina difere substancialmente. A meia-vida do isômero-S é de cerca de 33 horas; já a do isômero-R é de 45 horas.

A terapia com varfarina pode ser iniciada no primeiro dia da terapia com heparina não fracionada. Tradicionalmente, inicia-se com 5 mg de varfarina por dia nos primeiros 2 a 3 dias, ajustando-se, então, para manter o tempo de protrombina (TP) ou INR desejado. O tempo das medições do INR em relação às mudanças na dose diária é importante. Após a administração de uma dose de varfarina, o pico de redução da coagulação ocorre em cerca de 36 horas. É importante escolher um horário adequado durante um determinado intervalo de administração e realizar testes de coagulação consistentemente naquele momento. Após as primeiras 4 a 5 doses, a flutuação do INR ao longo de um intervalo de 24 horas de dosagem é mínima. O tempo de estabilização das concentrações de varfarina no plasma e da resposta de coagulação durante a administração contínua de doses de manutenção é pouco clara. Parece ser necessário um mínimo de 10 dias antes que a curva dose-resposta mostre estabilidade de intervalo para intervalo. Durante a primeira semana de terapia, devem ser realizadas duas mensurações do INR para avaliar o impacto do acúmulo de varfarina. Vários fatores devem ser considerados quando se avalia uma resposta inesperada à varfarina. Devem ser verificados os resultados laboratoriais para excluir resultados imprecisos ou falsos. O perfil de medicamentos deve ser revisto para excluir interações medicamentosas, incluindo alterações no composto da varfarina; além disso, o paciente deve ser avaliado buscando-se por interações doença-medicamento, interações medicamentosas, interações nutricionais e abandono do fármaco.

A hemorragia é a principal complicação associada ao uso da varfarina, ocorrendo em 6 a 29% dos pacientes que receberam o medicamento. As complicações hemorrágicas incluem equimoses, hemoptise e epistaxe, bem como hemorragia fatal ou com risco de vida.

Dose
- 10 mg VO, a cada 3 dias; ajustada para manter o INR entre 2 e 3
- Para evitar o tromboembolismo associado às próteses valvulares, a dose deve ser ajustada para manter um INR entre 2,5 e 3,5

Parâmetros de monitoramento
- INR, hematócrito, hemoglobina e sinais de sangramento ativo

Inibidores diretos da trombina

Bivalirudina

A bivalirudina é um anticoagulante, inibidor direto da trombina. Quando administrada com aspirina, a bivalirudina é indicada para uso como anticoagulante em pacientes com angina instável submetidos a angioplastia coronariana. Tem sido usada como um substituto para a heparina não fracionada; suas potenciais vantagens em relação à heparina não fracionada incluem atividade contra a trombina ligada ao coágulo, anticoagulação mais previsível e não inibição por componentes da reação de liberação plaquetária. Um estudo sugeriu a eficácia da bivalirudina SC na prevenção da trombose venosa profunda em pacientes submetidos a cirurgia ortopédica. O papel da bivalirudina no tratamento será determinado por comparações futuras com heparina, heparina não fracionada de baixo peso molecular e hirudina recombinante.

Dose
- *Bólus*: 1 mg/kg
- *Infusão contínua:* 2,5 mg/kg/h por 4 horas; se necessário, 0,2 mg/kg/h por até 20 horas

Parâmetros de monitoramento
- TTPa, tempo de coagulação ativado (TCA), hemoglobina, hematócrito e sinais de sangramento ativo

Lepirudina

A lepirudina é uma hirudina recombinante, um inibidor direto da trombina; é indicada para o tratamento da trombocitopenia do tipo II induzida pela heparina não fracionada. Também tem sido estudada no tratamento de síndromes coronarianas agudas, infartos e outras doenças tromboembólicas que exigem a terapia antitrombótica parenteral, tal como a coagulação intravascular disseminada.

Dose
- *Bólus*: 0,4 mg/kg
- *Infusão contínua:* 0,15 mg/kg/h por até 10 dias

Parâmetros de monitoramento
- TTPa, hematócrito, hemoglobina e sinais de sangramento ativo

Argatrobana

A argatrobana é um inibidor seletivo da trombina, indicada para tratamento ou prevenção da trombose na trombocitopenia induzida pela heparina não fracionada e para uso em intervenções coronarianas percutâneas (ICPs). Também tem demonstrado eficácia no acidente vascular encefálico (AVE) isquêmico e como adjuvante à trombólise em pacientes com infarto agudo do miocárdio. Mais estudos são necessários para estabelecer a eficácia de outras indicações. A argatrobana é administrada em infusão contínua, calculada com base no TTPa, semelhante à heparina não fracionada. Durante a ICP, o TCA pode ser utilizado. Observa-se uma importante interferência da terapia com argatrobana nos resultados laboratoriais; há um aumento nos valores de TP e INR, que podem complicar a monitoração do tratamento com varfarina, uma vez que sejam iniciados os anticoagulantes orais.

Dose
- *Bólus*: 350 mcg/kg
- *Infusão contínua:* 25 mcg/kg/min

Parâmetros de monitoramento
- TTPa, TCA, TP, INR, hematócrito, hemoglobina e sinais de sangramento ativo

Inibidor da glicoproteína IIb/IIIa

Os inibidores da glicoproteína IIb/IIIa são recomendados, além da aspirina e da heparina não fracionada, a pacientes com síndrome coronariana aguda aguardando ICP. Se o inibidor da glicoproteína IIb/IIIa for iniciado imediatamente antes da ICP, o abciximab é o agente de escolha.

Dose
- *Abciximab*: *Bólus*: 0,25 mg/kg, durante 10 a 60 minutos; *infusão contínua*: 0,125 mcg/kg/min durante 12 horas (infusão máxima de 10 mcg/kg/min)
- *Tirofiban*: *Infusão em bólus*: 0,4 mcg/kg/min durante 30 minutos; *infusão contínua*: de 0,1 mcg/kg/min por 12 a 24 horas após angioplastia ou artrectomia
- *Eptifibatide*: *Bólus*: 180 mcg/kg; *infusão contínua*: 2 mcg/kg/min até a alta ou revascularização do miocárdio (máximo de 72 horas)

Parâmetros de monitoramento
- Contagem de plaquetas, hemoglobina, hematócrito e sinais de sangramento ativo

AGENTES IMUNOSSUPRESSORES

Ciclosporina

A ciclosporina é usada para evitar rejeição do enxerto após transplante de órgãos sólidos e doença do enxerto contra o hospedeiro em pacientes submetidos a transplante de medula óssea. Ao contrário de outros agentes imunossupressores, a ciclosporina não suprime a função da medula óssea. O fármaco inibe a síntese de citocinas e expressão de receptores necessários para a ativação de linfócitos T por meio da interrupção do sinal de transdução. A ciclosporina liga-se à ciclofilina e à calcineurina, uma fosfatase cálcio-dependente. A calcineurina é necessária para a montagem adequada de um fator de transcrição, que se liga ao gene da interleucina-2 (IL-2) e aumenta sua síntese. O complexo de ciclosporina, ciclofilina e calcineurina inibe a ativação do fator de transcrição, resultando em diminuição na produção de IL-2. A falta de citocinas interrompe a ativação e a proliferação de células T auxiliares e citotóxicas, que são essenciais para a rejeição.

A ciclosporina é pouco absorvida pelo sistema digestório, com biodisponibilidade média de 30%. Sua absorção é influenciada pelo tipo de transplante de órgão, tempo de transplante, presença de drenagem biliar, função hepática, disfunção intestinal e uso de medicamentos que alteram a função intestinal. A ciclosporina é metabolizada pelo citocromo P-450 isoenzima 3A em diversos metabólitos, com mais de 90% da dose excretada na bile e eliminada nas fezes. Os rins eliminam menos de 1% da dose. Não há nenhuma evidência de que os metabólitos tenham atividade imunossupressora significativa, em comparação com a ciclosporina; nenhum dos metabólitos é conhecido por causar nefrotoxicidade.

A dose IV inicial é de 3 mg/kg/dia, administrada em 2 a 12 horas, e em 24 horas para minimizar os efeitos renais do medicamento. A ciclosporina intravenosa é diluída em Cremofor EL e deve ser diluída em 20 a 250 mL de glicose 5% ou cloreto de sódio a 0,9% antes da administração. O Cremofor está associado a efeitos colaterais como sopros, falta de ar, taquicardia e hipotensão.

A dose oral padrão de ciclosporina é de 10 mg/kg/dia, dividida em duas doses. Devido à baixa absorção oral, a dose oral corresponde ao triplo da dose IV. Na conversão da administração IV para oral, é importante triplicar a dose oral para manter a estabilidade das concentrações de ciclosporina. A solução oral pode ser administrada diluída em leite com achocolatado ou suco e administrada por sonda nasogástrica. A sonda deve ser enxaguada antes e depois da administração da ciclosporina para assegurar o fornecimento de toda a dose e absorção ótima.

A formulação mais recente da ciclosporina, em cápsulas e solução contendo microemulsão, aumentou a biodisponibilidade em comparação à formulação original. Essas formulações não são bioequivalentes e não podem ser utilizadas de modo alternado. A conversão da ciclosporina em cápsulas e solução contendo microemulsão por cápsulas e solução oral utilizando uma relação de 1:1 mg/kg/dia pode resultar em concentrações mais baixas de ciclosporina no sangue. A conversão entre as formulações deve ser feita utilizando-se um monitoramento mais atento para evitar a toxicidade ocasionada pelas altas concentrações ou possível rejeição de órgãos devido à baixa concentração.

A nefrotoxicidade é o maior efeito adverso da ciclosporina. Demonstrou-se que podem ocorrer três tipos de nefrotoxicidade. A primeira é uma redução aguda reversível da filtração glomerular; a segunda, toxicidade tubular com possível enzimúria e aminoacidúria; a terceira, fibrose intersticial irreversível e arteriopatia. O mecanismo exato da nefrotoxicidade da ciclosporina é incerto, mas parece envolver alterações em várias substâncias vasoativas do rim. Outros efeitos colaterais incluem um aumento dose-dependente nos níveis de bilirrubina, que ocorre nos primeiros 3 meses após o transplante. Hiperpotassemia, secundária à nefrotoxicidade da ciclosporina, pode se desenvolver. A hipomagnesemia induzida pela ciclosporina pode provocar convulsões. Os efeitos neurotóxicos, como tremores e parestesias, podem ocorrer em até 15% dos pacientes tratados. A hipertensão ocorre muitas vezes e pode ser decorrente dos efeitos nefrotóxicos ou efeito vasoconstritor renal do medicamento.

Tacrolimus (FK506)

O tacrolimus é um antibiótico macrolídeo produzido pela fermentação do caldo da *Streptomyces tsukubaensis*. Embora não tenha qualquer semelhança estrutural com a ciclosporina, seu modo de ação assemelha-se a ela. Exibe efeitos *in vitro* semelhantes aos da ciclosporina, mas em concentrações 100 vezes menores.

O tacrolimus é metabolizado no fígado pelo citocromo P-450 isoenzima 3A4 em pelo menos 15 metabólitos. Há, também, algumas evidências que sugerem que o tacrolimus pode ser metabolizado no intestino. O 13-O-desmetil-tacrolimus parece ser o principal metabólito no sangue do paciente. Menos de 1% da dose é excretada na urina de pacientes com transplante de fígado. A depuração renal responde por menos de 1% da depuração corporal total. A meia-vida média de eliminação terminal é de 12 horas, mas varia de 8 a 40 horas. Os pacientes com disfunção hepática têm meia-vida maior, depuração reduzida e concentrações mais altas de tacrolimus. As elevadas concentrações de tacrolimus estão associadas à nefrotoxicidade aumentada nesses pacientes. Como o tacrolimus é metabolizado principalmente pelo sistema enzimático do citocromo P-450, espera-se que os medicamentos conhecidos por interagirem com esse sistema enzimático possam afetar a eliminação do tacrolimus.

A dose IV inicial habitual é de 50 a 100 mcg/kg/dia; deve ser administrada antes de 6 horas após o transplante. Na maioria dos casos, a terapia IV pode ser transferida para oral dentro de 2 a 4 dias após o início da terapia. A dose oral deve ser iniciada 8 a 12 horas após a infusão ter sido interrompida. A dose inicial oral habitual é de 150 a 300 mcg/kg/dia, administrada em duas doses, a cada 12 horas.

A nefrotoxicidade é o efeito adverso mais comum associado ao uso de tacrolimus, ocorrendo em até 40% dos pacientes com transplante recebendo o fármaco. Outros efeitos secundários observados durante a terapia com tacrolimus incluem cefaleia, tremores, insônia, diarreia, hipertensão, hiperglicemia e hipercalemia.

Sirolimus (Rapamicina)

O sirolimus é um agente imunossupressor utilizado para a profilaxia da rejeição de órgãos em pacientes que receberam transplantes renais. É normalmente utilizado em regimes contendo ciclosporina e corticosteroides. Além disso, inibe a ativação e proliferação do linfócito T que ocorre em resposta à estimulação antigênica e citocinas, bem como a produção de anticorpos.

O sirolimus é administrado por via oral, uma vez ao dia. Sua dose inicial deve ser administrada o mais rapidamente possível após o transplante. Uma dose inicial de 6 mg costuma ser seguida por uma dose de manutenção de 2 mg/dia. As doses de manutenção devem ser reduzidas em cerca de um terço em pacientes com disfunção hepática. A dose de ataque não necessita de ajuste, e a dose não precisa ser reduzida em pacientes com disfunção renal. Recomenda-se que o sirolimus seja usado 4 horas após a ciclosporina em solução oral ou cápsulas modificadas.

Na maioria dos pacientes, o monitoramento de rotina do nível terapêutico do medicamento não é necessário. Os níveis de sirolimus devem ser monitorados naqueles com disfunção hepática durante a administração concomitante de indutores e inibidores de citocromo P-450 cyp3a4 ou quando a dosagem de ciclosporina for reduzida ou interrompida. A concentração média mínima de sirolimus no sangue total, medida por imunoensaio, é de cerca de 9 ng/mL para a dose de 2 mg/dia e de 17 ng/mL para a dose de 5 mg/dia. Os resultados de outros exames podem ser diferentes dos realizados com imunoensaio. Em média, os métodos cromatográficos, como CLAE ou espectroscopia de massa, geram resultados 20% inferiores às determinações por imunoensaio de sangue total.

CONSIDERAÇÕES ESPECIAIS DE DOSAGEM

Terapia de substituição renal contínua

As técnicas utilizadas para fornecer suporte renal para pacientes críticos mudaram consideravelmente nos últimos 15 anos. As terapias de substituição renal contínua, como a hemofiltração arteriovenosa contínua (HAVC) ou a hemofiltração venovenosa contínua (HFVVC), estão substituindo a hemodiálise convencional em pacientes graves. As recomendações para os ajustes na dosagem de medicamentos na diálise convencional não podem ser aplicadas a essas novas técnicas, devido ao seu caráter contínuo e a menores taxas de liberação. Estudos clínicos sobre influência da TSRC na eliminação de medicamentos são limitados.

Em geral, a hemofiltração realizada isoladamente produz uma taxa de filtração glomerular efetiva de aproximadamente 20 mL/min; a adição de diálise aumenta efetivamente a taxa de filtração glomerular para 30 a 40 mL/min. O aumento da taxa de fluxo de diálise de 1 para 2 L/h eleva ainda mais a taxa de filtração glomerular efetiva. Diversos pontos devem ser lembrados ao serem selecionadas as doses do medicamento para pacientes que recebem TSRC. Primeiro, medicamentos que são menos de 80% ligados às proteínas, fármacos com um volume de distribuição inferior a 1 L/kg e medicamentos com depuração renal maior do que 35% serão removidos durante a TSRC. Segundo, a remoção desses agentes é mais elevada na HFVVC com diálise, seguida da HFVVC, e menos elevada na HAVC. Intervalos de dosagem curtos devem ser selecionados para pacientes tratados com hemofiltração com diálise; já intervalos de dosagem maiores devem ser selecionados para aqueles que utilizam a hemofiltração isoladamente, sobretudo a HAVC. Terceiro, as recomendações a seguir podem ser utilizadas para os ajustes da dosagem durante a TSRC, na ausência de recomendações publicadas. As recomendações de dosagem do fabricante para a depuração da creatinina < 20 mL/min podem ser empregadas em pacientes que recebem a hemofiltração de forma isolada. Em pacientes recebendo hemofiltração com diálise, podem ser usadas as recomendações mínimas de dosagem do fabricante para a depuração da creatinina abaixo de 30 a 40 mL/min. Em quarto, a monitoração da concentração sérica deve ser usada para ajustar as doses de antibióticos aminoglicosídeos e vancomicina. Por fim, medicamentos como catecolaminas, narcóticos e sedativos são minimamente removidos durante a TSRC. As doses dessas classes de fármacos devem ser ajustadas de acordo com a resposta clínica do paciente.

Disposição de medicamentos no idoso

A população idosa é o segmento da população norte-americana que mais cresce. Os pacientes idosos consomem quase três vezes mais medicamentos do que os mais jovens; portanto, estão em risco muito maior de experimentar interações medicamentosas e reações adversas. Os fatores de risco mais comuns que contribuem para os eventos adversos incluem polifarmácia, baixa massa corporal, doenças preexistentes, doenças crônicas, tratamentos excessivamente longos, disfunção de órgãos e história prévia de reação a fármacos. Os profissionais da saúde devem dar especial atenção à dosagem dos medicamentos em pacientes com baixa massa corpórea e metabolismo potencialmente prejudicado; devem atentar, ainda, para a depuração de medicamentos secundária à disfunção de órgãos relacionados à idade (p. ex., disfunção renal ou hepática). Os agentes de especial interesse nessa população incluem sedativos, anti-hipertensivos, medicamentos com índice terapêutico estreito e anti-infecciosos. Esses agentes, muitas vezes, exigem diminuição da dose ou aumento do intervalo de administração para facilitar a liberação do medicamento e minimizar a probabilidade de toxicidade.

Monitoração terapêutica do fármaco

A monitoração terapêutica do fármaco é o processo de utilizar concentrações do medicamento, princípios de farmacocinética e farmacodinâmica para otimizar a terapia medicamentosa (ver Tab. 23.5). O objetivo da monitoração terapêutica é maximizar o efeito terapêutico, evitando a toxicidade. Os medicamentos que são tóxicos em concentrações séricas próximas às exigidas para o efeito terapêutico são os mais monitorados. As indicações para a monitoração terapêutica de fármacos incluem intervalo terapêutico estreito, ausência de parâmetros clinicamente observáveis, relação dose-resposta imprevisível, consequências graves de toxicidade ou falta de eficácia, correlação entre concentração sérica e eficácia ou toxicidade, e disponibilidade das concentrações séricas de medicamentos.

Há várias indicações para a mensuração das concentrações séricas de fármacos. A indicação específica é importante, pois afeta o momento em que se realiza a amostragem. O momento da coleta da amostra depende da questão a ser respondida. As indicações para a mensuração das concentrações séricas de medicamentos incluem confirmação terapêutica, parâmetros limitados de monitoração objetiva, resposta insignificante do paciente, suspeita de toxicidade, identificação de interações medicamentosas, determinação de cada um dos parâmetros farmacocinéticos e alterações na fisiopatologia do paciente ou estado da doença.

O momento da mensuração das concentrações séricas do medicamento é fundamental para a interpretação dos resultados. O tempo do pico de concentração sérica do medicamento depende da via de administração e do fármaco. O pico de concentração sérica ocorre logo após uma dose IV em bólus, enquanto é mais tardio após doses IM, SC ou orais. O medicamento oral pode ser administrado na forma líquida ou em formas farmacêuticas de liberação rápida ou lenta (p. ex., teofilina). Ao mensurar o pico de concentração sérica de um medicamento, considere as fases de absorção e distribuição. Esse pico pode ser muito maior e ocorrer mais precocemente após a administração de uma dose em forma líquida ou de liberação rápida quando comparado a uma forma de liberação prolongada. As concentrações mínimas são, em geral, obtidas imediatamente antes da dose seguinte. Os medicamentos com meias-vidas longas (p. ex., fenobarbital) ou formas de liberação prolongada (p. ex., teofilina) têm uma variação mínima entre seu pico e concentração mínima. O momento da determinação da concentração sérica pode ser menos crítico em pacientes que usam essas formas farmacêuticas. As concentrações séricas de medicamentos podem ser mensuradas a qualquer momento após atingir um estado de equilíbrio em um paciente que está recebendo um agente por infusão intravenosa contínua. No entanto, em pacientes que receberam um medicamento por infusão contínua, a amostra de soro deve ser coletada em um local distante de onde foi infundido. Se houver suspeita de toxicidade, as concentrações séricas podem ser mensuradas a qualquer momento do intervalo entre as doses.

A interpretação adequada das concentrações séricas exige compreensão de fatores relevantes ao paciente, farmacocinética do fármaco e regime de dosagem. A má interpretação das concentrações séricas de medicamentos pode resultar em ineficácia e, no pior dos casos, ajustes prejudiciais na dosagem. A interpretação das concentrações séricas inclui avaliar se a dose está adequada para o paciente; se este se encontra em estado de equilíbrio; o momento da coleta das amostras de sangue; se tal momento é adequado à indicação; e o método de administração para avaliar se o medicamento está sendo integralmente fornecido. As concentrações séricas do fármaco devem ser interpretadas considerando-se a condição individual do paciente. As faixas terapêuticas servem de orientação para cada indivíduo. As doses não devem ser ajustadas com base nos resultados laboratoriais isoladamente. Devem ser desenvolvidas faixas terapêuticas individuais para cada paciente; muitos podem experimentar eficácia, falha ou toxicidade terapêutica em um mesmo intervalo terapêutico.

À BEIRA DO LEITO

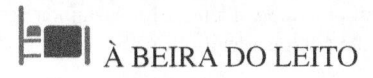

Dicas para cálculo das taxas de infusão de medicamentos

Informações necessárias para calcular as taxas de infusão IV para fornecer doses específicas de medicamento

- Dose a ser infundida (p. ex., mg/kg/min, mg/min, mg/h)
- Concentração da solução IV (p. ex., 400 mg de dopamina em 250 mL de glicose 5% = 1,6 mg/mL; 50 mg de nitroglicerina em 250 mL de glicose 5% = 200 mcg/mL)
- Peso do paciente

1. Calcular a taxa de infusão em mL por hora para um paciente de 70 kg que necessita de 5 mcg/kg/min de dobutamina, utilizando uma mistura de 500 mg de dobutamina em 250 mL de glicose 5%.

    - Dose a ser infundida: 5 mcg/kg/min
    - Concentração de dobutamina: 500 mg/250 mL = 2 mg/mL ou 2.000 mcg/mL
    - Peso do paciente: 70 kg

    Cálculo:

    5 mcg/kg/min × 70 kg = 350 mcg/min
    350 mcg/min × 60 min/h = 21.000 mcg/h
    21.000 mcg/h ÷ 2.000 mcg/mL = 10,5 mL/h

    Resposta: Ajustando a bomba de infusão em 10,5 mL/h, será fornecida dobutamina na dose de 5 mcg/kg/min.

2. Calcular a taxa de infusão IV em mL por hora para um paciente de 70 kg que necessita de 50 mcg/min de nitroglicerina, em uma mistura de 50 mg de nitroglicerina em 250 mL de glicose 5%.

    - Dose a ser infundida: 50 mcg/min
    - Concentração de nitroglicerina: 50 mg/250 mL = 0,2 mg/mL ou 200 mcg/mL
    - Peso do paciente: 70 kg

    Cálculo:

    50 mcg/min × 60 min/h = 3.000 mcg/h
    3.000 mcg/h ÷ 200 mcg/mL = 15 mL/h

    Resposta: Ajustando a bomba de infusão em 15 mL/h, será fornecida nitroglicerina na dose de 50 mcg/min.

3. Calcular a dose de ataque IV e a taxa de infusão em mL por hora para um paciente de 70 kg que necessita de 0,6 mg/kg/h de aminofilina, utilizando uma mistura de 1 g de aminofilina em 500 mL de glicose 5%. A dose de ataque deve ser diluída em 100 mL de glicose 5% e administrada durante 30 minutos.

    - Dose desejada: dose de ataque: 6 mg/kg
      Infusão de manutenção: 0,6 mg/kg/h
    - Concentração de aminofilina:
      Frasco de aminofilina de 500 mg/20 mL = 25 mg/mL
      Infusão de aminofilina: 1 g/500 mL = 2 mg/mL
    - Peso do paciente: 70 kg

    Cálculo:

    Dose de ataque: 6 mg/kg × 70 kg = 420 mg
    420 mg ÷ 25 mg/mL = 16,8 mL
    Velocidade de infusão: 16,8 mL de aminofilina + 100 mL de glicose 5% = 116,8 mL
    116,8 mL ÷ 0,5/h = 233,6 mL/h

    Resposta: Ajustando a bomba de infusão em 234 mL/h, será infundida uma dose de ataque de aminofilina durante meia hora.

    Dose de manutenção: 0,6 mg/kg/h × 70 kg = 42 mg/h
    42 mg/h ÷ 2 mg/mL = 21 mL/h

    Resposta: Ajustando a bomba de infusão em 21mL/h, será fornecida a dose de manutenção de aminofilina na dose de 42 mg/h ou 0,6 mg/kg/h.

BIBLIOGRAFIA SELECIONADA

Geral

Fink MP, Abraham E, MD, Vincent J, et al. *Textbook of Critical Care*. 5th ed. Philadelphia, PA: Elsevier; 2005.

Institute of Safe Medication Practices. Website: www.ismp.org. Accessed on November 30, 2009.

Martin SJ, Olsen KM, Susla GM. *The Injectable Drug Reference*. 2nd ed. Des Plaines, IL: Society of Critical Care Medicine; 2006.

Sulsa GM, Suffredini AF, McAreavey D, et al. *The Handbook of Critical Care Drug Therapy*. 3rd ed. Philadelphia, PA: Lippincott William and Wilkins; 2006.

Townsend P, ed. Applied pharmacokinetics. In: Rippe JM, Irwin RS, Alpert JS, Fink MP, eds. *Intensive Care Medicine*. 3rd ed. Boston: Little Brown; 2003.

Prática baseada em evidências

Abrani D. Oral drug administration in the intensive care unit. In: Chulay M, Susla G, eds. *AACN Protocols for Practice: Medication Administration Series*. Aliso Viejo, CA: AACN Critical Care Publications; 1999.

Dellinger RP, Levy MM, Carlet JM, et al. Surviving sepsis campaign: international guidelines for management of severe sepsis and septic shock. [published correction appears in *Crit Care Med*. 2008;36:1394-1396]. *Crit Care Med*. 2008;36:296-327.

Sedation and Analgesia Task Force. Clinical practice guidelines for the sustained use of sedatives and analgesics in the critically ill adult. *Am J Health Syst Pharm*. 2002;59:150-178.

Surviving Sepsis Campaign Management Guidelines Committee. Surviving sepsis campaign guidelines for management of severe sepsis and septic shock. *Crit Care Med*. 2004;32:858-873.

Susla G. Alternative routes of drug administration. In: Chulay M, Susla G, eds. *AACN Protocols for Practice: Medication Administration Series*. Aliso Viejo, CA: AACN Critical Care Publications; 1999.

Susla G. Intravenous drug delivery. In: Chulay M, Susla G, eds. *AACN Protocols for Practice: Medication Administration Series*. Aliso Viejo, CA: AACN Critical Care Publications; 1999.

Task Force of the American College of Critical Care Medicine (ACCM) of the Society of Critical Care Medicine (SCCM), American Society of Health-System Pharmacist, American College of Chest Physicians. Clinical practice guidelines for sustained neuromuscular blockage in the adult critically ill patient. *Crit Care Med*. 2002;30:142-156.

Considerações Éticas e Legais

8

Sarah Delgado

HABILIDADES DE CONHECIMENTO

1. Caracterizar o papel do enfermeiro como intercessor do paciente em defender a institucionalização do consentimento informado.
2. Descrever os elementos que determinam a capacidade de tomar decisões.
3. Identificar a finalidade e a utilização de diretivas antecipadas na orientação do cuidado ao paciente incapaz.

À medida que continuam surgindo novas questões éticas em terapia intensiva, os profissionais devem desenvolver a capacidade de tomar decisões éticas. Um dilema ético ocorre quando estão presentes dois (ou mais) cursos de ação eticamente aceitáveis, sendo que um exclui o outro. O dilema é ainda mais complicado quando ambas as opções de escolha são apoiadas por princípios éticos, havendo consequências em qualquer uma delas. O sofrimento moral, outro problema ético comum, ocorre quando o profissional conhece a ação eticamente aceitável a ser realizada, mas se sente incapaz de realizá-la. A competência na tomada de decisão moral evolui ao longo da carreira profissional. No entanto, há princípios e diretrizes morais gerais que direcionam o raciocínio ético e fornecem um padrão que guia os profissionais de enfermagem. Profissionais em começo de carreira e enfermeiros mais experientes devem estar familiarizados com as expectativas morais e éticas de responsabilidade inerentes à profissão. Este capítulo apresenta os elementos que servem como base para abordar os problemas éticos. São discutidos princípios e regras éticas, a ética no cuidado, o apoio ao paciente e outras questões de interesse ético para os enfermeiros de terapia intensiva.

A BASE PARA A TOMADA DE UMA DECISÃO ÉTICA

Códigos de ética e normas de conduta profissional

A finalidade dos códigos de ética profissional consiste em identificar as exigências morais de uma profissão e as relações com as quais estão comprometidas. O Código de Ética dos Profissionais de Enfermagem desenvolvido pela American Nurses Association (ANA)* articula valores, princípios e responsabilidades essenciais que orientam as ações de enfermagem. Esse código identifica temas morais comuns que surgem na prática de enfermagem e fornece uma estrutura para a investigação moral.

Além de um código de ética, os enfermeiros atuam em conformidade com normas de prática específicas. Os padrões da prática de enfermagem são delineados por organizações profissionais e órgãos reguladores que regem seu exercício em várias jurisdições. Derivadas do contrato de enfermagem com a sociedade, essas normas definem os critérios para a análise e a avaliação da prática de enfermagem. Os órgãos externos, como conselhos estaduais de enfermagem, impõem certas normas para o licenciamento, regulamentam a prática da enfermagem, avaliam e acompanham as ações de profissionais enfermeiros. Muitas organizações também delineiam os padrões da prática de enfermeiros atuando em determinada área de especialidade. A American Association of Critical-Care Nurses (AACN), por exemplo, estabeleceu normas e expectativas de desempenho para enfermeiros que atuam em cuidados críticos.**

As normas de conduta delineadas por órgãos reguladores e organizações de especialidades não se limitam a habilidades e conhecimentos clínicos. Espera-se que os enfermeiros atuem de

---

* N. de R. T.: No Brasil, o Conselho Federal de Enfermagem (COFEN) desenvolveu o Código de Ética de Enfemafem.

** N. de R. T.: No Brasil, a Associação Brasileira de Enfermagem em Terapia Intensiva (ABEN-TI), criada em novembro de 2010, tem esse objetivo.

acordo com o código de ética profissional; eles são responsabilizados moral e legalmente pela prática antiética. Quando surgem alegações de prática insegura, ilegal ou antiética, o órgão de regulamentação serve para proteger a população por meio de inquérito e disciplina do profissional responsável. Embora os órgãos de especialidades não tenham autoridade para retirar a licença profissional, os problemas de má conduta profissional são revisados e podem resultar na revogação do diploma e na notificação dos órgãos reguladores.*

Declaração e diretrizes de posicionamento

Em um esforço de abordar as questões específicas da prática clínica, muitas organizações profissionais desenvolvem declarações ou diretrizes de posicionamento. O propósito das declarações de posicionamento é aplicar valores, princípios e regras descritas no Código de Ética dos Profissionais de Enfermagem a questões éticas particulares contemporâneas. A familiaridade com a AACN e com as declarações de posicionamento da ANA ajuda o enfermeiro de terapia intensiva a esclarecer e articular uma estrutura coerente com os valores profissionais da enfermagem.

À BEIRA DO LEITO
Tomando a decisão correta

Uma senhora de 72 anos de idade permanece na unidade coronariana há quatro semanas, desde um extenso infarto anterolateral do miocárdio. Sofreu ICC, edema pulmonar e hipotensão; atualmente desenvolveu SDRA. Sua família é muito solidária e a visita com frequência. Os profissionais conversaram com os familiares; uma vez que a paciente não tem uma vontade antecipada, a família confiou aos profissionais tomar as "decisões corretas".

Hoje, ela necessita de suporte ventilatório máximo para manter uma oxigenação adequada. Seu débito cardíaco e sua pressão arterial são mantidos por vasopressores e inotrópicos IV. Algumas vezes, as tentativas de mantê-la livre de dor são frustradas por uma queda na pressão arterial quando, por exemplo, ela recebe morfina e outros medicamentos. Os enfermeiros acreditam que é inadequado continuar tratando-a de modo agressivo e que a paciente não deseja um tratamento tão intensivo. Acreditam que ela é capaz de tomar decisões a respeito de sua vida, mesmo não podendo falar. A paciente gesticula adequadamente para eles e mantém contato visual quando os enfermeiros falam com ela. Está fraca, e sua escrita é, muitas vezes, difícil de entender.

Quando o enfermeiro pede ao médico que pergunte à paciente o que quer antes de introduzir novos tratamentos, este responde que ela "não é competente por causa de sua doença e permanência prolongada na unidade coronariana". O médico afirma, ainda, que a família lhe disse para tomar as "decisões corretas", o que lhe dá autoridade para decidir o que é melhor para a paciente. O enfermeiro fica desconfortável em promover um tratamento agressivo baseado na perspectiva do médico, em vez de promover um entendimento claro dos valores e das metas da paciente a respeito da continuidade do tratamento.

À BEIRA DO LEITO
Recusando tratamentos adicionais

Um homem de 68 anos de idade é admitido na unidade coronariana após exacerbação da insuficiência cardíaca secundária à cardiomiopatia dilatada. Apesar do tratamento agressivo, o índice cardíaco permanece em 1,9, com uma RVS de 600. Sua gasometria arterial revela pH de 7,30, $PaCO_2$ de 56 mmHg e PaO_2 de 60 mmHg, em O_2 a 100% não reinalante. O paciente recusou-se a ser intubado e a receber eventuais tratamentos complementares. Discutiu abertamente seu temor de sofrimento prolongado e pediu ao enfermeiro para acelerar sua morte com uma dose letal de morfina.

No caso clínico "Recusando tratamentos adicionais", a seguir, o enfermeiro de terapia intensiva é convidado a apressar intencionalmente a morte de um paciente. O Código de Ética dos Profissionais de Enfermagem e o posicionamento da ANA a respeito do suicídio assistido e da eutanásia ativa esclarecem como deve atuar o enfermeiro quando esses pedidos são feitos. Além disso, a declaração de posicionamento da ANA a respeito do manejo da dor e dos sintomas angustiantes em pacientes terminais fornece orientação para atender às necessidades físicas e emocionais dos pacientes em fase terminal. Nesse caso, o enfermeiro e o médico devem explorar o pedido do paciente por uma morte acelerada e explicar os limites legais e morais de seu pedido. A opção de suspender o tratamento e prestar cuidados paliativos deve ser oferecida e analisada com o paciente. Por sua vez, as intervenções mantidas ou introduzidas recentemente têm de ser feitas com a autorização expressa do paciente, sempre com a intenção de aumentar seu conforto.

Políticas institucionais

Uma vez que os enfermeiros de terapia intensiva atuam em organizações, as políticas e os procedimentos institucionais afetam diretamente sua prática. As diretrizes institucionais de avaliação da capacidade de tomada de decisões ou políticas para a determinação de morte cerebral orientam os funcionários a respeito da instituição ou de como atuar nela. Essas políticas costumam refletir expectativas éticas consistentes com os códigos de ética profissional. No entanto, em algumas circunstâncias, as organizações podem assumir um posicionamento ou valor próprio e esperar que os funcionários defendam esse posicionamento. Alguns hospitais particulares, por exemplo, endossam posicionamentos religiosos particulares e podem proibir práticas profissionais que violem tais posicionamentos. Em condições ideais, o enfermeiro e a instituição têm valores e crenças complementares sobre as responsabilidades e obrigações profissionais.

As instituições costumam oferecer recursos internos para ajudar os profissionais a resolverem questões éticas. Os comitês de ética institucionais prestam consulta a respeito de dilemas éticos e políticas institucionais que definem os procedimentos de revisão de caso, que devem estar disponíveis para todos os funcionários. No exemplo de caso "Tomando a decisão correta",

---

* N de R.T.: No Brasil, o COFEN regulamenta e fiscaliza o exercício profissional dos profissionais de enfermagem.

o enfermeiro de terapia intensiva deve considerar quais recursos, como o comitê de ética ou um enfermeiro-gestor, podem ajudá-lo na defesa dos pacientes. Embora o código da ANA afirme que os enfermeiros são obrigados a defendê-los, encontrar apoio é um passo essencial neste processo.

Normas legais

As políticas públicas e as leis estaduais e federais dirigidas a cuidados de saúde influenciam a prática dos profissionais da área da saúde. As políticas de agências como o Centers for Disease Control and Prevention (CDC) ou Department of Health and Human Services (DHHS) geram mudanças na prática e nas ações dos profissionais da saúde. O DHHS, por exemplo, estabeleceu normas para os conselhos de revisão institucional a respeito da proteção dos indivíduos que participam de pesquisas. As leis estaduais e federais, muitas vezes, complementam as políticas públicas e reforçam o posicionamento estabelecido. Além disso, esboçam comportamentos ou ações esperadas, como as recomendações federais no Pacient Self-Determination Act (PSDA) e Health Information Portability and Accountability Act (HIPAA).

Os enfermeiros de terapia intensiva devem conhecer a legislação que influencia diretamente a prática clínica, como as leis estaduais que influenciam as vontades antecipadas. Além desta necessidade imediata, os profissionais também devem contar com recursos dentro da instituição e organizações profissionais para interpretar e esclarecer as políticas e leis relevantes que afetam a prática clínica.

Princípios de ética

Uma das perspectivas dominantes e mais influentes na ética biomédica é o princípio da ética. Inerente a esse ponto de vista está a crença de que alguns princípios morais básicos servem para definir, descrever e interpretar a essência das responsabilidades éticas na sociedade humana. Esses princípios básicos, bem como os imperativos ou regras derivadas, são considerados evidência aparente ou vinculada. Portanto, violar um princípio é errado, a menos que existam razões prevalecentes e convincentes que compensem a infração necessária. Os princípios e as regras são vinculados, mas não absolutos.

Uma vez que muitas abordagens éticas consideram as normas e os princípios delineados pela abordagem orientada a princípios (principialista), a compreensão dos conceitos fundamentais da ética principialista é útil para o enfermeiro de terapia intensiva. Os princípios básicos utilizados são não maleficência, beneficência, justiça e respeito pelas pessoas (ou autonomia). Os princípios ou regras derivados incluem privacidade, confidencialidade, veracidade e fidelidade.

Os princípios não são ordenados em uma hierarquia específica, mas sua aplicação e interpretação baseiam-se nas características específicas do dilema. Em outras palavras, uma vez identificados os princípios em conflito, os valores dos tomadores de descisão influenciam qual princípio tem precedência sobre outras reivindicações morais.

Não maleficência

O princípio da não maleficência impõe o dever de não causar dano. Essa determinação sugere que o enfermeiro não deve causar danos conscientemente; pressupõe, ainda, que ele é responsável se as ações negligentes resultarem em consequências prejudiciais. Em geral, um enfermeiro de terapia intensiva respeita o princípio da não maleficência, mantendo a competência e a prática dentro dos padrões aceitáveis de cuidado.

Embora o princípio da não maleficência pareça simples e fácil de ser respeitado, existem algumas situações em que o enfermeiro pode infligir dano com a intenção de promover um bem maior a ser realizado. O conceito que apoia esse raciocínio é chamado de princípio de duplo efeito. Por exemplo, algumas das consequências nefastas da medicação para dor, como depressão respiratória, podem ser compensadas pelo bem maior de aliviar a dor de um paciente terminal. Nesse caso, o uso de medicação para dor é justificado, pois um bem maior (conforto) é reconhecido pelo paciente e pelos cuidadores como mais desejável do que a prevenção da depressão respiratória. O paciente e decisores tomam essa decisão ao considerar as vantagens, as desvantagens dos tratamentos propostos e suas consequências.

Beneficência

O princípio ético da beneficência afirma a obrigação de prevenir e remover danos e promover o bem por ajudar ativamente os outros a progredir e realizar seus interesses. A ação é intrínseca a esse princípio. O enfermeiro atua além do conceito de não infligir dano (não maleficência), prevenindo e eliminando o dano de modo ativo, prestando cuidados seguros e competentes e promovendo o bem-estar dos outros.

Quando a segurança ou o bem-estar do paciente estão ameaçados por ações de outros, o enfermeiro é obrigado a remover e a prevenir os danos. O conhecimento da prática insegura, ilegal ou antiética por qualquer prestador de cuidados de saúde obriga o enfermeiro a intervir moral e legalmente. Ele deve remover o perigo iminente e comunicar a infração às fontes adequadas a fim de evitar novos danos. Deve, ainda, voltar-se à política institucional e aos atos estaduais de prática de enfermagem para obter orientação adequada no processo de denúncia.

A fim de otimizar ao paciente bem-estar e impedir danos, os enfermeiros devem realizar suas práticas com conhecimentos e habilidades essenciais exigidos pelo cenário clínico. Espera-se que os enfermeiros atuem de acordo com as normas de conduta estabelecidas, a fim de continuar a aprendizagem profissional para melhorar a prática clínica; espera-se, ainda, que não realizem medidas de tratamento nas quais não sejam proficientes.

Além da prestação de cuidados de enfermagem seguros, a promoção do bem-estar do paciente requer que seu ponto de vista seja conhecido e valorizado. Portanto, o enfermeiro deve compreender a estrutura dos valores fundamentais do paciente a fim de garantir que o atendimento seja consistente com os desejos deste. O dever de fazer o bem exige que a equipe de saúde compreenda o que o paciente interpreta como "bom".

Respeito às pessoas (autonomia)

O princípio do respeito às pessoas, ou autonomia, atesta a liberdade e o direito de um indivíduo de tomar decisões e fazer escolhas com base em seus valores e crenças pessoais. Em outras palavras, uma escolha autônoma é uma decisão informada, feita sem coação, que reflete os interesses e os valores fundamentais do indivíduo.

Respeitar a autonomia de uma pessoa é reconhecer que os pacientes podem apresentar certos pontos de vista e realizar ações específicas que são discordantes dos valores dos prestadores de cuidados de saúde. Muitas vezes, esse conceito é difícil de ser aceito e apoiado pelos prestadores de cuidados de saúde, sobretudo quando a escolha do paciente está em conflito com a opinião do cuidador sobre o que é melhor para a situação. Como intercessor, o enfermeiro valoriza essa diversidade e continua a prestar cuidados, desde que a escolha do paciente seja uma decisão informada e não infrinja as ações autônomas de outros.

Os pacientes em unidades de terapia intensiva frequentemente têm diferentes graus de autonomia. Sua capacidade de participar no processo de tomada de decisão, muitas vezes, é comprometida e condicionada a fatores internos, como efeitos de agentes farmacológicos, elementos emocionais associados à doença súbita e aguda e fatores fisiológicos relacionados à doença subjacente. Os fatores externos, como o ambiente hospitalar, também influenciam o potencial do paciente de fazer escolhas autônomas. Conforme demonstrado no exemplo "Tomando a decisão correta", os provedores podem diferir em sua avaliação sobre a capacidade do paciente. O enfermeiro de cuidados críticos intercede pelo paciente, removendo, tanto quanto possível, fatores que restringem sua liberdade para fazer escolhas autônomas. Dessa forma, o enfermeiro apoia o princípio do respeito à autonomia individual e defende o dever ético da beneficência.

Justiça

O princípio da justiça é complexo, inclui várias características e pode ser interpretado de formas divergentes e controversas. Um conceito fundamental do princípio da justiça importante para a enfermagem é a distribuição equitativa. Quando os recursos são limitados, benefícios e encargos dos cuidados de saúde devem ser distribuídos de forma justa dentro da sociedade. Essa teoria é evidente nos debates que envolvem as questões de transplante de órgãos. A forma pela qual os pacientes são colocados em listas de espera, a pouca disponibilidade de órgãos, o custo do transplante e a responsabilidade da sociedade para atender os requisitos de saúde de pacientes que necessitam de transplante constituem questões diversas que envolvem a distribuição justa.

O princípio da justiça humanitária exige que casos similares sejam tratados da mesma forma e que todas as pessoas devam ser tratadas de acordo com suas necessidades. Os pacientes têm de ser tratados de forma igual, independentemente de estado da doença, nível socioeconômico, sexo, idade, crenças religiosas ou convicções morais. Tratar pacientes de forma igual não significa tratar todos eles da mesma maneira. As necessidades de saúde do indivíduo, em vez de outros fatores menos importantes, determinam a quantidade de recursos de cuidados de saúde recebidos. Por exemplo, os indivíduos em uma comunidade podem ter acesso igual aos recursos de um hospital quando estão gravemente enfermos. No entanto, uma vez que os pacientes estão internados em UTIs, os recursos necessários são alocados para eles com base nas necessidades individuais. Por exemplo, um paciente com infecção pulmonar e insuficiência respiratória é tratado com oxigenoterapia e ventilação mecânica, se necessário.

Os enfermeiros de terapia intensiva alocam recursos a pacientes, outros membros da equipe de saúde e outras áreas dentro da instituição. As demandas complexas e competitivas por recursos de enfermagem podem levar a decisões caóticas e aleatórias. O princípio de justiça defende um plano abrangente e inteligente, que descreve um processo de tomada de decisões em casos de reivindicações contrárias.

Privacidade e confidencialidade

A privacidade e a confidencialidade estão associadas, mas são conceitos distintos que derivam dos princípios do respeito a autonomia, beneficência e não maleficência. A privacidade refere-se ao direito de um indivíduo de estar livre do acesso injustificado de outros.

Em ambientes de terapia intensiva, a privacidade do paciente, muitas vezes, é ignorada. A configuração de muitas unidades inclui uma fácil visualização aos pacientes do posto de enfermagem; a maioria dos cuidadores presume ter um acesso livre ao paciente. Isso sugere uma violação da privacidade individual. Os profissionais devem estar particularmente atentos a pedir a permissão do paciente para qualquer intrusão corporal ou exposição física. A violação casual à privacidade de um indivíduo corrói as bases para o estabelecimento de uma relação profissional-paciente de confiança e cuidado.

A confidencialidade é descrita em termos de proteção da informação. Quando o paciente compartilha informações com o enfermeiro ou um membro da equipe de saúde, as informações devem ser tratadas como confidenciais e discutidas apenas entre aqueles diretamente envolvidos no cuidado do paciente. As exceções ao sigilo incluem atividades de melhora da qualidade, divulgação obrigatória de informações para órgãos de saúde pública, denúncias de abuso ou divulgação judicial obrigatória. Quando existe uma exceção, o indivíduo deve ser informado de que será realizada a notificação exigida. A maioria das outras divulgações de informações obtidas de forma confidencial deve ser compartilhada com as pessoas interessadas somente quando houver razões fortes e convincentes para tal. Mais uma vez, o paciente deve ser informado a respeito da divulgação iminente e, em condições ideais, deverá autorizá-la.

A violação à confidencialidade do paciente ocorre de muitas formas sutis. A informatização dos prontuários dos pacientes e o uso da distribuição de informações médicas pessoais por fac-símile é uma prática comum em muitas instituições. Indivíduos não relacionados aos cuidados do paciente que têm acesso a computadores ou fac-símiles podem visualizar informações confidenciais sem a permissão do paciente. Outras formas nas quais a confidencialidade é desprotegida incluem: conversas informais nos corredores ou elevadores (nas quais a informação sobre o paciente é partilhada ao alcance de estranhos); liberação não autorizada de informações de pacientes para amigos ou mídia; e profissionais da saúde de dentro da instituição que tomam a liberdade de visualizar os prontuários.

Os enfermeiros podem sentir-se em conflito quando um paciente revela informações confidenciais. O profissional de enfermagem valoriza profundamente o princípio do respeito pelas pessoas e preza muito o conceito de proteção de informações confidenciais. Portanto, as decisões de quebra de sigilo do paciente devem ser analisadas com cuidado e exigem equilíbrio ao se considerarem o comprometimento e as reivindicações. Um enfermeiro, por exemplo, pode considerar a quebra do sigilo do paciente se houver uma clara indicação de que, sem fazê-lo, o dano pode reverter para um indivíduo ou outras pessoas. Definitivamente, essa decisão não deve ser tomada de modo isolado; o enfermeiro deve procurar aconselhar-se quando confrontado com essa difícil situação.

Veracidade

A regra de veracidade significa simplesmente que se deve dizer a verdade e não mentir ou enganar os outros. Derivado do princípio de respeito pelas pessoas e do conceito de fidelidade, a veracidade é fundamental para as relações em sociedade. A relação enfermeiro-paciente baseia-se na comunicação verdadeira e na expectativa de que cada parte vai respeitar as regras de veracidade. Decepção, informação errônea ou divulgação inadequada de informações minam e destroem a confiança do paciente nos prestadores de cuidados de saúde.

Os pacientes esperam que as informações a respeito de sua condição sejam retransmitidas de forma aberta, honesta e sensível. Sem comunicação verdadeira, os pacientes são incapazes de avaliar as opções disponíveis e tomar decisões totalmente cofiantes. No entanto, a natureza complexa da doença crítica nem sempre se manifesta como uma verdade única, com limites claros. A incerteza sobre o curso da doença, tratamento adequado ou plano de cuidados é comum em terapia intensiva; pode não existir uma "verdade" única. Conforme ressaltado em um modelo de tomada de decisão compartilhada, os pacientes ou os responsáveis substitutos devem ser mantidos informados sobre o plano de cuidados; as áreas de incerteza devem ser abertamente reconhecidas. A divulgação de incerteza permite que o paciente ou seu responsável analise de forma realista o plano de tratamento proposto, reduzindo a probabilidade de que a equipe de saúde proceda de forma paternalista.

Fidelidade

A fidelidade é o comprometimento em cumprir com compromissos e promessas e respeitar os compromissos implícitos e explícitos a pacientes, colegas e empregadores. O enfermeiro respeita esse conceito ao manter uma relação fiel com o paciente, comunicando-se honestamente e cumprindo suas obrigações consigo mesmo, com a profissão de enfermagem, com os outros profissionais da saúde e com o empregador.

O conceito de fidelidade é muito importante em cuidados críticos. A vulnerabilidade dos pacientes graves aumenta sua dependência na relação com o enfermeiro, o que torna a fidelidade do profissional essencial. Os enfermeiros demonstram fidelidade ao cumprir compromissos do relacionamento, que incluem prestação competente de cuidados e proteção do paciente.

Além disso, o enfermeiro é obrigado a demonstrar fidelidade nos relacionamentos com colegas e empregadores. Assim, o princípio da fidelidade pode ser difícil de sustentar, já que as instituições podem ter políticas (como as relacionadas à utilização de recursos) que o enfermeiro acredita estarem em conflito com a melhor opção para o paciente. Quando confrontado com tais situações, é aconselhável que o enfermeiro pese cuidadosamente os princípios éticos envolvidos, busque orientação se necessário e analise a possibilidade de ser um agente de mudança moral, se for o caso.

Cuidado

A ética do cuidado é vista como uma alternativa à abordagem baseada nos princípios da bioética. Em vez de distinguir o problema ético como um conflito de princípios, a ética do cuidado convida a analisar relações e obrigações associadas.

A ética do cuidado começa a partir de uma posição anexa, envolvida e interdependente. Desse ponto de vista, a moralidade é vista como cuidar dos outros, desenvolver relacionamentos e manter conexões. Os problemas morais resultam de distúrbios nas relações interpessoais e perturbações nas responsabilidades percebidas dentro dos relacionamentos. A resolução das questões morais surge quando as partes envolvidas analisam as características contextuais e incluem a relevância do relacionamento e responsabilidades relacionadas.

Uma abordagem orientada a princípios ou justiça, entretanto, geralmente se origina de uma posição de distanciamento e individualidade. Essa abordagem reconhece os conceitos de justiça, os direitos e a igualdade como o núcleo da moralidade. Assim, os dilemas surgem quando esses elementos são comprometidos. A partir dessa perspectiva, a abordagem para a resolução moral depende de lógica formal, raciocínio dedutivo e hierarquia de princípios.

Para a enfermagem, a ética do cuidado oferece uma abordagem útil para a análise moral. Tradicionalmente, a enfermagem é uma profissão que exige apego, carinho, atenção ao contexto e ao desenvolvimento dos relacionamentos. Para manter essa posição, o enfermeiro desenvolve proficiência em nutrir e manter relacionamentos com pacientes e familiares. A importância dos relacionamentos também é sugerida na primeira disposição do código de ética da ANA. A ética do cuidado legitima e valoriza a interpretação emocional, intuitiva e informal das questões morais. Essa perspectiva amplia a esfera de investigação e promove a compreensão e a resolução das questões morais.

Paternalismo

Na ética, o paternalismo refere-se a situações em que o princípio da beneficência substitui a autonomia. Nesses casos, os prestadores de cuidados de saúde escolhem e implementam as intervenções que acreditam que obterão os melhores resultados, sem o consentimento do paciente. Um exemplo de paternalismo em terapia intensiva é a utilização de restrições para evitar a autoextubação. A retenção prejudica a autonomia do paciente, mas se justifica pelo desejo de promover o bem (nesse caso, a segurança do paciente).

Os enfermeiros de terapia intensiva podem achar que o equilíbrio entre as crenças do paciente e o dever de promover o bem é difícil e confuso. No ambiente de terapia intensiva, nem sempre fica claro que ações ou evolução do tratamento irão beneficiar mais o paciente psicologicamente e que plano refletirá melhor os seus valores. Essa falta de segurança pode resultar em discussões fragmentadas com o paciente ou responsável; pode, ainda, levar a um plano de tratamento que reflete os valores da equipe de saúde, em vez dos valores do paciente. A obrigação moral do enfermeiro é continuar a promover os interesses do paciente, buscando uma representação precisa de suas crenças e valores; além disso, deve levantar preocupações de interpretações conflitantes para membros apropriados da equipe de saúde.

Defesa do paciente

Tanto a ética do cuidado quanto a abordagem baseada em princípios apoiam o papel do enfermeiro como intercessor do paciente. Embora existam muitos modelos para definir e interpretar o relacionamento enfermeiro-paciente e nenhum deles descreva minuciosamente sua complexidade e singularidade, o papel de intercessor do paciente oferece uma descrição familiar e típica da natureza moral dessa relação.

O papel de intercessor reflete um modelo em que o enfermeiro reconhece e incentiva uma relação de igualdade com o paciente. Valores, crenças e direitos do paciente são respeitados e endossados como significativos e essenciais para o processo de tomada de decisão. Essa interpretação é uma mistura do modelo de decisões baseadas em valores e do modelo de respeito às pessoas. No modelo de decisões baseadas em valores, o enfermeiro ajuda o paciente a obter as informações necessárias para fazer uma escolha informada. O enfermeiro pode orientar o paciente ou seu responsável a esclarecer os valores, identificar os interesses e o processo de comunicação das decisões. O enfermeiro não diz ou impõe ao paciente seus valores ou preferências pessoais. Em vez disso, delega ao paciente ou responsável que oriente e direcione o plano de cuidados de saúde.

O modelo de respeito à pessoa incrementa o modelo baseado em valores, incluindo a expectativa de que os enfermeiros defendam e protejam os direitos humanos fundamentais dos pacientes. Nesse modelo, o enfermeiro atua para manter o bem-estar do paciente, buscando informações ou apoio apropriado. Caso o paciente seja incapaz de falar por si próprio e não haja responsável disponível, o enfermeiro defende os melhores interesses deste. O princípio da fidelidade desempenha um papel importante nesse modelo, pois as ações do enfermeiro refletem o compromisso subjacente e a lealdade para com o avanço do bem-estar do paciente.

Assumir o papel de intercessor do paciente não é algo isento de risco. Os enfermeiros podem julgar que suas próprias obrigações, do paciente, da família do paciente, de outros membros da equipe de saúde ou da instituição estão em conflito e têm reivindicações concorrentes em relação aos recursos de enfermagem. Essas situações são muito preocupantes para os enfermeiros – o apoio dos colegas é essencial ao se empenhar na análise de problemas éticos difíceis. Em circunstâncias de conflito, o enfermeiro deve esclarecer a natureza e a importância do problema moral, empenhando-se em um processo sistemático de tomada de decisão moral, comunicando as preocupações de forma aberta e buscando resoluções mutuamente aceitáveis. Uma estrutura que permita identificar e comparar as opções fornece a base necessária para iniciar o processo de resolução moral.

O PROCESSO DE ANÁLISE ÉTICA

Quando confrontado com um problema ético, o enfermeiro deve implementar um processo intelectual e razoável que promova sua resolução. Uma abordagem estruturada a dilemas éticos fornece consistência, elimina os riscos de que características contextuais relevantes sejam negligenciadas e convida a uma reflexão cuidadosa sobre problemas morais. Embora haja diversos processos de tomada de decisão ética, o descrito aqui reflete o processo de enfermagem e fornece os elementos necessários para uma avaliação abrangente. Os passos a seguir estão envolvidos na análise do caso.

Avaliação

- Identifique o problema. Esclareça as questões éticas concorrentes, as obrigações em conflito e os valores pessoais e profissionais em disputa. Reconheça os componentes emocionais e os problemas de comunicação.
- Reúna os dados. Distinga os fatos moralmente relevantes. Identifique os fatores médicos, de enfermagem, jurídicos, sociais e psicológicos. Esclareça as crenças e os valores religiosos e filosóficos do paciente e de seus familiares.
- Identifique as pessoas envolvidas no problema. Esclareça quem está envolvido no desenvolvimento do problema e quem deve ser envolvido no processo de tomada de decisão. Identifique quem deve tomar a decisão final; distinga quais os fatores que podem impedir a capacidade do indivíduo para tomar a decisão.

Plano

- Considere todas as opções e evite restringir as escolhas para as mais óbvias.
- Identifique danos e benefícios que possam surgir a partir de cada opção.
- Analise cada plano de acordo com teorias e princípios éticos.
- Busque por procedimentos e orientações institucionais que abordem essa questão.

Implementação

- Escolha um plano e aja.
- Antecipe as objeções.

Avaliação dos resultados

- Destaque os resultados do plano. Identifique danos e benefícios que ocorreram como resultado da ação.
- Identifique as mudanças necessárias na política institucional ou outras estratégias para evitar conflitos semelhantes no futuro.

Esse processo gradual de análise ética incorpora princípios e normas éticas, fatos médicos e de enfermagem relevantes e recursos contextuais específicos; reflete um modelo de tomada de decisão compartilhada. Essa ideologia é essencial se as questões morais atuais e futuras tiverem que ser tratadas e negociadas.

QUESTÕES ÉTICAS CONTEMPORÂNEAS

Consentimento livre e esclarecido

Como intercessor do paciente, o enfermeiro de cuidados críticos reconhece o papel central do paciente ou de seu responsável no processo decisório. Os pacientes devem tomar decisões com base em informações precisas e adequadas. Conhecendo valores e crenças primários do paciente, o enfermeiro capacita este e seus responsáveis a enunciarem suas preferências. Portanto, o enfermeiro não fala pelo paciente, mas mantém um ambiente em que a autonomia e o direito à autodeterminação dele são respeitados e preservados.

A institucionalização do consentimento informado engloba quatro elementos: divulgação, compreensão, voluntariedade e competência. Os dois primeiros estão relacionados, já que a compreensão do paciente muitas vezes depende de como a informação é divulgada. As informações devem ser fornecidas de forma que promovam a compreensão do paciente sobre estado clínico, intervenções propostas (incluindo a natureza do tratamento e sua finalidade, seus riscos e benefícios) e alternativas razoáveis ao tratamento proposto. A exposição completa em linguagem clara é apoiada pelo princípio da veracidade.

Em vez de focar apenas no procedimento, deve ser discutido com o paciente e com seus familiares os objetivos primordiais do tratamento. Eles devem refletir os resultados desejáveis e prováveis para o indivíduo. O enfermeiro pode contribuir significativamente para a compreensão do processo de consentimento esclarecendo o paciente e seu responsável a respeito. Perguntas como "Que informações adicionais você precisa para ajudá-lo a tomar essa decisão?" ou "O que você entende por objetivos do tratamento?" ajudam a evidenciar os interesses do paciente e sua compreensão da situação.

As decisões devem ser tomadas de forma voluntária; qualquer ameaça de coerção, manipulação, coação ou engano é antiético. As decisões voluntárias apoiam o princípio do respeito à pessoa e reforçam o conceito de autodeterminação. Além disso, o paciente deve ser capaz de tomar decisões sobre os cuidados médicos. Competência é um termo jurídico e reflete a intervenção judicial na determinação da capacidade de um paciente para a tomada de decisão. Capacidade reflete uma decisão médica acerca da capacidade funcional do paciente para participar do processo decisório. A determinação da capacidade será discutida na próxima seção.

A intenção do processo de consentimento informado baseia-se no princípio da autonomia. Em teoria, o processo de consentimento fornece ao indivíduo as informações necessárias para comparar as opções e realizar uma escolha racional. Na verdade, o processo de consentimento é tratado mais como um evento do que um processo. O foco é "obter o consentimento", em vez de ajudar o paciente a compreender o tratamento proposto. O enfermeiro de terapia intensiva deve ser sensível ao momento de discussão; deve tentar otimizar o ambiente e melhorar a capacidade de participação do paciente e de seus familiares no processo de tomada de decisão. As interações devem ser ininterruptas, livres de distrações; devem ser realizadas durante os intervalos em que o paciente esteja totalmente desperto e, se desejado pelo paciente, na presença dos entes queridos.

Os enfermeiros têm uma obrigação moral e legal no processo de consentimento. As informações incorretas dadas com a intenção de enganar ou iludir o paciente ou seus familiares devem ser comunicadas, de acordo com as diretrizes institucionais; em alguns Estados norte-americanos, podem ser qualificadas como má conduta profissional e devem ser comunicadas ao conselho regional da profissão. O Código de Ética dos Profissionais de Enfermagem retrata o papel do enfermeiro durante o processo de consentimento como um intercessor do paciente, defendendo o seu direito de autodeterminação. Portanto, o enfermeiro deve respeitar a escolha do paciente e apoiar suas decisões, mesmo que a decisão seja contrária às da equipe de saúde, quando o paciente demonstrar condições para tal.

Determinação da capacidade

Presume-se que os pacientes tenham capacidade de decisão, a menos que existam indicações claras de que suas escolhas sejam prejudiciais ou incompatíveis com os desejos relatados anteriormente. O questionamento da capacidade moral de um indivíduo de participar no processo de tomada de decisão deve ser realizado com cautela. Os juízos de valor da competência de um indivíduo, como restringir sua participação com base em doença mental ou idade avançada, devem ser proibidos. Da mesma forma, as diferenças culturais ou éticas não devem ser interpretadas como evidência de incapacidade. Além disso, as avaliações de capacidade com base no resultado presumido da decisão também se revelam injustas. A capacidade de tomar decisões baseia-se na saúde física e mental do paciente e na capacidade de ser coerente em relação às questões. Esta não tem a ver com a capacidade de disputa com os prestadores de cuidados de saúde ou familiares. Em vez disso, recomenda-se que seja utilizado um padrão funcional para avaliar a capacidade.

O padrão de determinação da capacidade funcional concentra-se nas habilidades do paciente como um tomador de decisão, e não na condição do paciente ou nos resultados projetados da decisão. Os elementos necessários para um paciente atender a um padrão funcional são a capacidade de compreender, comunicar, formar e expressar uma preferência.

A capacidade de compreensão implica que o paciente entenda as informações relevantes para a decisão. Ele deve apresentar habilidades suficientes para compreender apenas os fatos pertinentes ao assunto preponderante. Portanto, a orientação da pessoa quanto ao lugar e ao tempo não garante nem impede a capacidade do paciente de entender e compreender as informações pertinentes.

A capacidade de tomada de decisão exige uma comunicação da decisão entre o paciente e a equipe de saúde. Muitas vezes, a comunicação com pacientes críticos é comprometida por intervenções farmacológicas e/ou tecnológicas. O enfermeiro de terapia intensiva deve tentar eliminar as barreiras à comunicação e propiciar a oportunidade do paciente de se engajar no processo de tomada de decisão.

O último componente essencial para a avaliação da capacidade funcional é prova da capacidade do paciente de raciocinar a respeito de suas escolhas. As escolhas de um indivíduo devem refletir suas próprias metas, valores e preferências. Para avaliar esse aspecto, comentários como "Fale-me sobre algumas das decisões mais difíceis referentes a cuidados de saúde que teve que tomar no passado", ou "Descreva como você chegou à decisão que você tomou", são úteis. O paciente deve relatar um padrão de raciocínio que seja consistente com os objetivos pessoais e que reflitam uma compreensão exata das consequências da decisão.

Quando o paciente não se mostra capaz de decidir, e as tentativas de controlar os fatos e de fazer o paciente retornar a um estado autônomo não forem bem-sucedidas, a equipe de cuidados de saúde deve recorrer a outras fontes, no sentido de se aproximar das preferências do paciente. As vontades antecipadas e os responsáveis são duas formas pelas quais as escolhas do paciente podem ser entendidas.

Vontades antecipadas

O PSDA, efetivado em 1º de dezembro de 1991, é uma lei federal norte-americana que obriga as instituições de saúde que recebem verbas do Medicare ou Medicaid* a informar os pacientes sobre seus direitos legais de tomarem decisões de saúde e de realizarem vontades antecipadas. O objetivo do PSDA é preservar e proteger os direitos dos pacientes adultos de fazerem escolhas relativas a seus cuidados médicos. O PSDA também obriga as instituições a informar os cidadãos sobre as leis estaduais pertinentes a preparação e execução de vontades antecipadas.

As vontades antecipadas são declarações feitas por um indivíduo com capacidade de decisão; descrevem os cuidados ou tratamentos que ele deseja receber quando deixar de ser competente. Na maioria dos Estados, são reconhecidas duas formas de vontades antecipadas: a diretiva de tratamento, ou "testamento em vida", e a procuração. A diretiva do tratamento permite que indivíduo especifique antecipadamente suas escolhas de tratamento, bem como as intervenções desejadas. Quase sempre, as diretivas de tratamento focam reanimação cardiopulmonar (RCP), ventilação mecânica, nutrição e hidratação e outras tecnologias de suporte à vida.

As procurações, também chamadas de procuração permanente de cuidados de saúde, ampliam a esfera de tomada de decisão ao identificar um indivíduo para tomar decisões sobre o tratamento, quando o paciente for incapaz de fazê-lo. O indivíduo apontado, um parente ou amigo próximo, assume a responsabilidade pelas decisões dos cuidados de saúde assim que o paciente perder a capacidade de participar no processo de tomada de decisão. As decisões de tratamento pelo procurador de cuidados de saúde baseiam-se em conhecimento e compreensão de valores e desejos do paciente em relação aos cuidados médicos. A maioria dos Estados apresenta disposições legais que reconhecem a autoridade legal do procurador de cuidados de saúde; dá-se a esse indivíduo toda a autoridade para aceitar ou recusar qualquer procedimento ou tratamento.

Embora a maioria dos adultos deva realizar tanto uma diretiva de tratamento quanto uma procuração, esta tem algumas vantagens importantes sobre as diretivas de tratamento. Muitas destas últimas são válidas somente sob certas condições. A doença terminal ou morte iminente são limitações comuns necessárias antes que as diretivas de tratamento do paciente sejam promulgadas. Tais limitações não são relevantes nas procurações; o único requisito antes que o procurador assuma a responsabilidade em nome do indivíduo é que o paciente não tenha capacidade de decisão. Além disso, a procuração permite que o representante autorizado considere o contexto e as características exclusivas da situação específica antes de chegar a uma decisão. A diretiva de tratamento pode indicar a recusa da ventilação mecânica, mas quando uma procuração permanente de cuidados de saúde responde pelo paciente com processo respiratório agudo reversível, pode concordar com uma tentativa de ventilação não invasiva. Dessa forma, são consideradas as vantagens e desvantagens das intervenções propostas, em conjunto com o conhecimento e a compreensão das preferências e dos valores do paciente.

Se um paciente não tem capacidade de decisão e não designou previamente um responsável por tomar decisões em uma vontade antecipada, a equipe de saúde deve identificar um representante adequado para tomá-las em nome do paciente. Em geral, os membros da família têm em mente os melhores interesses para o paciente; muitas leis estaduais norte-americanas identificam uma hierarquia entre os parentes para serem designados como representantes.

Independentemente se quem toma a decisão é um procurador designado ou membro da família, o processo de tomada de decisões em nome do paciente incapacitado é difícil e árduo. Se o paciente não deixou uma diretiva de tratamento por escrito, o representante e o procurador designado seguem as mesmas diretrizes para a tomada de decisões. Estas são tomadas com base tanto no modelo de julgamento substituto quando no melhor modelo de interesses.

Julgamento substituto

Quando um paciente manifestou previamente sua vontade em relação aos cuidados médicos, o decisor substituto invoca o modelo de julgamento substituto. Os objetivos, as crenças e os valores do paciente servem para guiar o substituto na construção e na elaboração de uma decisão que seja congruente com a vontade expressa do paciente. Uma interpretação ideal do julgamento

---

* N. de R. T.: Medicare = seguro social gerido pelo governo dos Estados Unidos, fornecido para pessoas com mais de 65 anos. Medicaid = programa de saúde para indivíduos e famílias de baixa renda e recursos, financiado pelos governos estadual e federal dos Estados Unidos.

substituto é que o paciente, se competente, chegaria à mesma decisão que o representante. Essa norma tem origem na crença de que, quando conhecemos alguém muito bem, muitas vezes, somos capazes de determinar como esse indivíduo teria reagido a uma situação específica; portanto, podemos tomar decisões em nome dessa pessoa.

Melhores interesses

O modelo dos melhores interesses é usado quando os valores, os ideais, as atitudes ou a filosofia do paciente não são conhecidos. Por exemplo, um paciente que nunca teve capacidade de decisão nem competência em toda a sua vida não teria a oportunidade de articular os desejos e as crenças a respeito de cuidados de saúde. Usando o modelo dos melhores interesses, o responsável determina o curso do tratamento com base no que seria de melhor interesse para o paciente, considerando as necessidades, os riscos e os benefícios da pessoa acometida. Tal análise de risco-benefício inclui consideração do alívio do sofrimento, restauração da função, probabilidade de recuperação da capacidade e qualidade de uma vida prolongada.

Embora nem o modelo de melhores interesses nem de o julgamento substituto estejam livres de problemas, o responsável de um paciente incapacitado deve seguir os princípios do julgamento substituto, sempre que possível. O conhecimento dos valores fundamentais do paciente deve guiar o responsável e terá como resultado mais provável uma decisão que reflita os interesses e o bem-estar do paciente. Os enfermeiros apoiam os responsáveis, fornecendo informações precisas e consistentes e fazendo perguntas para esclarecer os valores do paciente.

Questões de final de vida

Decisões de renunciar a tratamentos de prolongamento da vida

Decisões de renunciar a tratamentos de prolongamento da vida são tomadas quase todos os dias no hospital. A prevalência dessas decisões não diminui a dificuldade que pacientes, familiares, enfermeiros e médicos encontram ao considerar tal opção de tratamento. O modelo para esse processo de tomada de decisão deve refletir uma abordagem colaborativa e duradoura, que promova os interesses e o bem-estar do paciente.

Os interesses do paciente são mais bem servidos quando a informação é compartilhada de forma aberta e honesta entre cuidadores, paciente e familiares. Por meio desse processo, desenvolve-se um plano de cuidados que reflete objetivos, valores e interesses do paciente. A colaboração contínua é essencial para garantir que o plano estimule seu bem-estar e reflita suas preferências. Entretanto, o paciente pode entender que o plano atual impõe tratamentos que são mais onerosos do que benéficos; pode optar por renunciar a tratamentos novos ou continuados.

Fundamentado no direito à não interferência, os pacientes com capacidade têm o direito moral e legal de renunciar a tratamentos de prolongamento da vida. O direito de um paciente capaz, ao recusar um tratamento, mesmo que este seja benéfico, deve ser mantido se os elementos de consentimento informado estiverem preenchidos e inocentes, ou terceiros não forem pre-

---

À BEIRA DO LEITO
Desejos do paciente

Um viúvo de 86 anos de idade vive em um residencial de terceira idade. Ele tem uma filha adulta que vive fora da cidade e o visita duas vezes por mês. Certa manhã, os prestadores de cuidados da unidade de geriatria encontraram-no não responsivo, com respiração superficial e pulso bradicárdico. Um bilhete escrito pelo paciente estava próximo ao corpo; afirmava que ele havia tomado intencionalmente uma *overdose* letal e que não desejava ser reanimado. Frascos vazios de levodopa e amitriptilina foram encontrados em seu quarto, ao lado de um copo quase cheio de álcool. Os demais moradores disseram que o viúvo continuava a manifestar pesar pela perda de sua esposa, há dois anos, e que a progressão da doença de Parkinson também o preocupava. Os funcionários do lar de idosos chamaram a ambulância, e ele foi rapidamente transportado para o hospital.

O paciente está hipotenso e não responsivo ao ser admitido na unidade de terapia intensiva. Os exames laboratoriais indicam que suas funções renal e hepática estão completamente anormais. Foi realizada lavagem gástrica e usado carvão ativado para remover as substâncias.

A filha do paciente solicita que seja feito tudo para salvar seu pai. A equipe de saúde respeita os desejos da filha representante, mas teme que isso não seja o que o paciente quer. Os profissionais acreditam que a probabilidade de uma recuperação completa seja remota e que devem permitir ao paciente uma morte tranquila.

---

judicados por essa recusa. O diálogo contínuo entre equipe de saúde, familiares e paciente é apropriado para que sejam adotadas metas realistas mutuamente satisfatórias. Os pacientes devem entender que recusar o tratamento não vai levar a cuidados inadequados ou ao abandono pela equipe de saúde.

Em doentes sem capacidade de decisão, a determinação de retirar ou suspender tratamentos é feita pelo responsável. Se os desejos e os valores do paciente são conhecidos, o responsável toma as decisões de tratamento com base nesse cenário. Se, no entanto, os valores do paciente ou desejos são desconhecidos ou o paciente nunca teve a capacidade de expressar crenças subjacentes, o responsável deve considerar e pesar as vantagens e desvantagens impostas pelos tratamentos específicos. Qualquer tratamento que provoque uma sobrecarga desnecessária no paciente, sem benefícios em contrapartida, ou que não forneça nenhum benefício, pode ser justificadamente retirado ou interrompido. Se os benefícios superam os danos, a obrigação é fornecer-lhe o tratamento.

Nos casos em que o responsável não esteja agindo de acordo com o interesse do paciente, os profissionais da saúde têm a obrigação moral de negociar uma solução aceitável para o problema. Os enfermeiros de terapia intensiva devem intervir quando o melhor interesse do paciente estiver em jogo. Se as tentativas abrangentes de resolver as diferenças por meio do uso de recursos internos e externos não forem bem-sucedidas no sentido de facilitar uma solução aceitável, o profissional de saúde deve buscar a nomeação de um outro responsável. Muitas vezes, o ônus da prova recai sobre o profissional da saúde para justificar a necessidade de um responsável alternativo. Nas situações em que a vida do paciente é ameaçada e a recusa de tratamento por parte do responsável coloca em risco a segurança do paciente, a equipe de saúde deve procurar um representante alternativo, sem discutir prolongadamente com o representante designado. Tal situação surge quando os pais que são Testemunhas de Jeová recusam uma transfusão de sangue que salvará a vida de seu filho. A equipe de saúde pode adquirir rapidamente uma aprovação judicial para transfundir o menor. Em situações de menos emergência, tentar convencer o representante da necessidade de tratamento e alcançar uma solução satisfatória pode ser uma alternativa mais prolongada.

No caso " desejos do paciente", os membros da equipe de saúde interpretam as ações do paciente e a decisão tomada por uma pessoa competente. Percebem que, mesmo após um tratamento agressivo, é provável que o paciente seja dependente de hemodiálise e, portanto, sua independência e modo de vida iriam mudar. Entretanto, a filha viu o ato do pai como um reflexo da depressão por causa da doença de Parkinson e da perda da esposa. Sua filha acreditava que medicamentos antidepressivos adicionais e avaliações psiquiátricas mais frequentes renovariam o desejo de seu pai de viver. Nesse caso, ambas as partes acreditam que estão respeitando os interesses do paciente. A reflexão sobre vida, trabalho, ações, religião e crenças do paciente ajuda ambas as partes a esclarecer os valores do paciente, podendo ajudar no desenvolvimento de uma resolução aceitável.

Os conflitos a respeito da retirada de tratamentos conservadores, muitas vezes, refletem diferenças nos valores e nas crenças. Em geral, os profissionais da saúde valorizam a vida e a saúde. Assim, é difícil quando o paciente ou responsável opta por renunciar a tratamentos que tenham benefícios mínimos, abandonando a meta original de restaurar a saúde. Esse dilema é particularmente evidente no contexto de terapia intensiva, em que as ações e as intervenções são agressivas, dramáticas e, muitas vezes, salvadoras. Sair desse modelo para um paradigma que defenda uma morte tranquila requer que o enfermeiro de terapia intensiva e a equipe de saúde abandonem o controle e alterem as metas de tratamento para promover conforto e apoio ao processo de luto. Também deve ser avaliada e apreciada a intensidade de apoio necessário ao paciente e a seus familiares durante o processo de retirada de tratamentos pelos profissionais da saúde, em todos os contextos.

Em algumas circunstâncias, os representantes insistem em um tratamento que os membros da equipe de saúde acreditam que é complexo e não benéfico para o paciente. Com frequência, o pedido de tratamento fútil reflete o desejo do paciente ou representante de ter certeza de que "tudo" está sendo feito para erradicar a doença ou restaurar a saúde. Os receios de abandono, morte iminente, dor, desconforto e sofrimento podem motivar os indivíduos a perseguir tratamentos não benéficos e, até mesmo, prejudiciais. Se pacientes e responsáveis estiverem plenamente informados dos objetivos, dos sucessos e dos fracassos ao longo do tratamento, é menos provável que existam pedidos de tratamento fúteis. Se, após inúmeras discussões, o paciente ou representante continuam a requerer um tratamento fútil, pedir a ajuda de uma parte não envolvida, como um comitê de ética, pode facilitar as discussões. Muitas vezes, as instituições de saúde têm políticas que delineiam as responsabilidades do cuidador e os recursos dentro da instituição para resolver essas situações inusitadas. Em raras circunstâncias, é necessária intervenção judicial para determinar o desfecho do caso.

Nutrição e hidratação

Para muitos enfermeiros, o fornecimento de nutrição e hidratação representa compaixão e conforto, sendo fundamental para o cuidado do paciente. Assim, o enfermeiro pode ficar perturbado quando se estuda a retirada da alimentação e da hidratação. No entanto, qualquer tratamento ou terapia, incluindo o fornecimento de alimentação e hidratação, pode, em certas circunstâncias, ser considerado mais oneroso do que benéfico. Alimentação e hidratação médicas são administradas por acesso venoso, sondas de alimentação nasogástrica e duodenal ou por gastrostomia. A imagem de alimentar delicadamente um paciente terminal com uma colher é substituída pela realidade de satisfazer as necessidades nutricionais utilizando tecnologias invasivas e desconfortáveis.

O fornecimento de nutrição e hidratação médicas deve ocorrer após uma análise de custo-benefício. Se ajudarem e acelerarem o retorno do paciente a um nível aceitável de funcionamento (conforme definido pelo paciente ou representante), então o fornecimento da terapia é benéfico. Em caso de dúvida, alimentação e hidratação são fornecidas. Contudo, quando o fornecimento continuado destas for desnecessário ou incapaz de restaurar um estado nutricional adequado, o tratamento pode ser interrompido. Se as condições subjacentes do paciente não mudarem pelo fornecimento de alimentação e hidratação (como é o caso de pacientes em estados vegetativos persistentes ou em coma irreversível) ou o tratamento for mais oneroso do que benéfico para o paciente, o tratamento poderá ser suspenso ou retirado, justificadamente.

Uma vez que o fornecimento de alimentos e fluidos transmite importantes imagens simbólicas, as decisões de retirar ou suspender a alimentação e a hidratação são difíceis para cuidadores e familiares. No entanto, em algumas situações, esse fornecimento pode ser mais prejudicial do que benéfico.

Tratamento da dor

Quando surgem decisões de renunciar a tratamentos que prolongam a vida de pacientes, aparecem questões relativas ao manejo agressivo de dor e conforto. Embora os cuidados paliativos ou de alívio dos sintomas preocupantes sejam uma prioridade no atendimento de todos os pacientes críticos, uma vez que se toma a decisão de renunciar a medidas de prolongamento da vida, os cuidados paliativos tornam-se o principal foco de todos os cuidados. Em algumas circunstâncias, os pacientes experimentam sintomas angustiantes, apesar da disponibilidade de agentes farmacológicos para gerenciar os efeitos incômodos da doença crônica e terminal. Seja devido a falta de conhecimento, tempo ou vontade deliberada de prescrever a medicação necessária, a gestão inadequada dos sintomas é antiética. Os enfermeiros são obrigados a garantir que os pacientes recebam cuidados e tratamentos consistentes com suas escolhas. Há poucos pacientes nos quais a dor não pode ser adequadamente tratada. A Declaração de Posicionamento da ANA sobre o manejo da dor e o controle dos sintomas angustiantes em pacientes terminais delineia o papel do enfermeiro na avaliação e no manejo da dor.

Quando os pacientes necessitam de doses elevadas de medicamentos, como narcóticos, para aliviar efetivamente os sintomas, os provedores temem que os efeitos colaterais dessas doses possam apressar a morte do paciente. O Código de Ética dos Profissionais de Enfermagem da ANA ajuda a esclarecer essa preocupação ao afirmar que os enfermeiros "devem fornecer intervenções para aliviar a dor e outros sintomas do paciente terminal, mesmo quando as intervenções impliquem risco de acelerar sua morte". Nesse caso, o elemento essencial é a intenção do enfermeiro em fornecer o medicamento. Uma vez que a intenção é aliviar a dor e o sofrimento, e não apressar a morte de forma deliberada, a ação tem uma justificativa moral.

Decisões de reanimação

Pacientes críticos estão suscetíveis a mudanças súbitas e imprevisíveis na condição cardiopulmonar. A maioria dos pacientes internados presume que, exceto quando afirmado o contrário, os esforços de reanimação serão instituídos logo após a parada cardiorrespiratória. A reanimação intra-hospitalar é moderadamente bem-sucedida; o atraso nos esforços reduz muito a chance de sobrevivência da vítima. A natureza emergencial, a eficácia questionável e a presumida realização da RCP contribuem para os dilemas éticos que envolvem essa intervenção.

Ordens para não reanimar

A "ordem para não reanimar" (ONR), ou DNR – *Do not resuscitate*, é uma ordem para suspender a RCP. Outras intervenções médicas ou de enfermagem não são influenciadas de modo direto por uma ordem de não reanimar. Em outras palavras, a decisão de renunciar à RCP não é uma decisão de renunciar a quaisquer outras intervenções para prolongar a vida. A comunicação em torno dessa decisão é um dos elementos mais importantes na concepção de um plano de tratamento mutuamente aceitável para um paciente em particular.

Os debates com o paciente ou responsável devem ocorrer antes que seja tomada uma decisão de reanimação. Devem ocorrer conversas a respeito do uso da reanimação e dos objetivos gerais do tratamento com o paciente ou responsável, médico, enfermeiro e outros membros da equipe de saúde. A comunicação aberta e um entendimento compartilhado do plano de tratamento são essenciais para compreender e responder aos interesses e às preferências do paciente.

Uma vez que se toma a decisão em relação ao uso da reanimação, deve-se documentar a discussão e a decisão no prontuário, de acordo com a política da instituição. Quando a questão do uso da reanimação não for abordada com o paciente ou responsável ou a decisão não for documentada ou comunicada aos cuidadores, o resultado são códigos parciais ou lentos.

Código lento ou parcial

Muitas vezes, a falha em definir a ONR e outras decisões de realizar ou não determinado tratamento refletem a ausência de uma meta global de tratamento.

Os pacientes ou seus responsáveis devem ser envolvidos nas decisões em torno da reanimação. Embora alguns indivíduos acreditem que as decisões de suspender a RCP possam ser tomadas sem envolvê-los, tais decisões violam o princípio da autonomia do paciente. Assim como os pacientes devem consentir outras intervenções no plano de cuidados, incluindo as decisões de não receber determinados tratamentos, a concessão ou recusa de receber a RCP baseia-se em discussões com o paciente e os familiares.

Em alguns casos, os prestadores de cuidados de saúde utilizam códigos "lentos" ou "parciais". A mensagem subjacente de uma diretiva de código lento é que os cuidadores realizem uma intervenção com esforço, algo entre esforço máximo e nenhum esforço. Tal procedimento é aplicado quando a ONR não é determinada, mas acredita-se que a reanimação seja inútil. O código lento ou parcial é antiético. Se for desejada uma reanimação bem-sucedida, então deve-se instituir uma tentativa adequada. Se a reanimação não for apropriada, deve-se evitar uma nova tentativa. Realizá-la sem um real esforço só confunde a família e força os cuidadores a empregar intervenções agressivas que não são benéficas, sendo, até mesmo, prejudiciais.

As instituições devem desenvolver políticas que visem o procedimento de registrar por escrito e executar uma ONR. Além de documentar a decisão, os profissionais também devem registrar o processo de como se chegou a determinada decisão. O enfermeiro de terapia intensiva deve documentar sua participação no debate e sua percepção da compreensão do paciente ou responsável. Além disso, o enfermeiro deve prosseguir permanentemente em diálogo com o paciente ou responsável, respondendo a todas as perguntas que surgirem e comunicando quaisquer mal-entendidos com a equipe de saúde.

CONSTRUÇÃO DE UM AMBIENTE ÉTICO

Elucidar valores

Uma das habilidades mais úteis e essenciais oferecidas pelos enfermeiros é a de assistência ao paciente e a familiares na elucidação dos valores. Esse processo ajuda as famílias na avaliação dos custos e dos benefícios, proporcionando-lhes um cenário com as preferências e os interesses do paciente. Além disso, as famílias são menos sobrecarregadas durante o processo de luto se refletirem e sentirem que as decisões que tomaram pelo paciente refletiam os valores deste.

Fornecer informações e esclarecer pendências

Pacientes e familiares contam com os enfermeiros para esclarecer informações médicas e receber auxílio na investigação e no significado de diferentes decisões de tratamento. A relação de confiança que se desenvolve baseia-se nas habilidades do enfermeiro de comunicar e compreender as necessidades do paciente. As perguntas que ajudam a desvendar as percepções da família do paciente sobre a situação incluem: "Que informação você precisa para tomar essa decisão?"; "O que você entende da sua (ou da de seu ente querido) condição?"; e "Do que você tem medo em relação a sua doença?".

A informação fornecida a pacientes e familiares deve ser mais do que simplesmente uma revelação de fatos. O diálogo deve ser constante, aberto, honesto e expresso com preocupação. Uma vez que o entendimento de novos conhecimentos é, muitas vezes, fruto da aprendizagem passada, o enfermeiro começa avaliando as experiências anteriores do paciente ou representante com o sistema de saúde. Muitas vezes, pacientes e familiares tiram conclusões ou criam relações com base em interpretações incompletas ou incorretas da informação. Os enfermeiros desempenham um papel fundamental para facilitar a comunicação e traduzir discrepâncias nas percepções.

Reconhecer o sofrimento moral

O sofrimento moral refere-se ao sofrimento que ocorre quando os indivíduos sentem-se compelidos a agir de um modo que acreditam ser antiético. Os enfermeiros podem sentir-se presos entre limitações institucionais, diretrizes médicas, desejos e crenças do paciente e de familiares, direitos e valores pessoais. Embora todos os problemas éticos sejam desafiadores, as situações que resultam nestes são preocupantes, pois podem ter efeitos duradouros na vida pessoal e profissional do indivíduo. O fato de reconhecer as situações que contribuem para o sofrimento moral e de desenvolver estratégias para preservar a integridade moral é essencial para o enfermeiro de terapia intensiva.

Engajar-se no processo de tomada de decisão colaborativa

A enfermagem oferece uma perspectiva distinta, que se baseia em valores humanistas e solidários. Os enfermeiros reconhecem, interpretam e reagem a respostas do paciente e dos familiares aos problemas de saúde. Fatores como a capacidade do paciente de se adaptar às mudanças na saúde e lidar com um diagnóstico ou ajustar-se a um tratamento são contribuições valiosas para um modelo de decisão compartilhada. Uma vez que a enfermagem adota esse ponto de vista, o enfermeiro deve ser uma presença constante na equipe de saúde. Pacientes e familiares esperam e necessitam que os enfermeiros estejam ativamente envolvidos no planejamento e na execução do plano de cuidados.

Em um modelo colaborativo, as contribuições e as perspectivas do enfermeiro são valorizadas, buscadas e reconhecidas; em troca, o enfermeiro está aberto a contribuições de outros membros da equipe, ouvindo ativamente e incentivando sua participação. Quando os enfermeiros estão ausentes do círculo de tomada de decisão, problemas morais ocorrem, e a comunicação fragiliza-se. Cada enfermeiro de terapia intensiva deve continuar envolvido, ligado e comprometido com o processo de tomada de decisão compartilhada e interação colaborativa.

BIBLIOGRAFIA SELECIONADA

Ahronheim J, Moreno JC, Zuckerman C. *Ethics in Clinical Practice*. 2nd ed. Gaithersburg, MD: Aspen; 2000.

Beauchamp TL, Childress JF. *Principles of Biomedical Ethics*. 6th ed. Oxford, England: Oxford University Press; 2009.

Burkhardt MA, Nathaniel AK. *Ethics and Issues in Contemporary Nursing*. 2nd ed. Independence, KY: Delmar Thomson Learning; 2001.

Campbell GM, Delgado S, Heath JE, et al. *The 4A's to Rise Above Moral Distress*. Wavra T. ed. Aliso Viejo, CA: AACN; 2004.

Campbell ML. *Foregoing Life-Sustaining Therapy*. Aliso Viejo, CA: AACN; 1998.

Coughennower M. Physician assisted suicide. *Gastroenterol Nurs*. 2003;26(2):55-59.

Davis AJ, Aroskar MA, Liaschenko J, Drought TS. *Ethical Dilemmas and Nursing Practice*. 4th ed. Stamford, CT: Appleton & Lange; 1997.

Fry ST, Killen AR, Robinson EM. Care-based reasoning, caring, and the ethic of care: a need for clarity. *J Clin Ethics*. 1996;7(1): 41-47.

Fry ST, Veatch RM. *Case Studies in Nursing Ethics*. 2nd ed. Boston: Jones & Bartlett Publishers; 2000.

Georges J-J, Grypdonck M. Moral problems experienced by nurses when caring for terminally ill people: a literature review. *Nurs Ethics*. 2002;9:155-178.

Gordon EJ, Hamric AB. The courage to stand up: the cultural politics of nurses' access to ethics consultation. *J Clin Ethics*. 2006;17(3):231-254.

Grisso T, Applebaum PS. *Assessing Competence to Consent to Treatment: A Guide for Physicians and Other Health Professionals*. New York, NY: Oxford University Press; 1998.

Hamric AB, Davis WS, Childress MD. Moral distress in health care providers: what is it and what can we do about it? *The Pharos*. 2006; Winter:17-23.

Ivy SS. Ethical considerations in resuscitation decisions: a nursing ethics perspective. *J Cardiovasc Nurs*. 1996;10(4): 47-58.

Kuczewski MG. Ethics committees at work: the illegal alien who needs surgery. *Camb Q Healthc Ethics*. 2000;9:128-135.

Lo B. *Resolving Ethical Dilemmas: A Guide for Clinicians*. 2nd ed. Philadelphia, PA: Lippincott Williams & Wilkins; 2000.

Manojlovich M. Power and empowerment in nursing: looking backward to inform the future. *Online J Issues Nurs*. January 31, 2007:12(1). Manuscript 1. www.nursingworld.org/MainMenuCategories/ANAMarketplace/ANAPeriodicals/OJIN/TableofContents/Volume122007/No1Jan07/LookingBackwardtoInformtheFuture.aspx.

Matzo M, Sherman D, Penn B, Ferrell B. The End of Life Nursing Education Consortium (ELNEC) experience. *Nurse Educ*. 2003; 28(6):266-270.

Naden D, Eriksson K. Understanding the importance of values and moral attitudes in nursing care in preserving human dignity. *Nurs Sci Q.* 2004;17(1):86-91.

National Consensus Project for Quality Palliative Care. *Clinical Practice Guidelines for Quality Palliative Care.* Brooklyn, NY: National Consensus Project for Quality Palliative Care; 2004.

Oberle K, Hughes D. Doctors' and nurses' perceptions of ethical problems in end-of-life decisions. *J Advanced Nurs.* 2001;33(6): 707-715.

Rushton CH, Penticuff JH. A framework for analysis of ethical dilemmas in critical care nursing. *AACN Advanced Critical Care.* 2007;19(3):323-329.

Códigos de ética profissionais, normas e declarações de posicionamento

American Association of Critical-Care Nurses. *Mission, Values and Ethic of Care.* Aliso Viejo, CA: AACN.

American Nurses' Association. *Code for Nurses with Interpretive Statements.* Washington, DC: ANA; 2001.

American Nurses' Association. *Position Statement on Active Euthanasia.* Washington, DC: ANA; 1994.

American Nurses' Association. *Position Statement on Assisted Suicide.* Washington, DC: ANA; 1994.

American Nurses' Association. *Position Statement on Discrimination and Racism in Health Care.* Washington, DC: ANA; 1998.

American Nurses' Association. *Position Statement on Foregoing Nutrition and Hydration.* Washington, DC: ANA; 1992.

American Nurses' Association. *Position Statement on Privacy and Confidentiality.* Washington, DC: ANA; 1999.

American Nurses' Association. *Position Statement on Pain Management and Control of Distressing Symptoms in Dying Patients.* Washington, DC: ANA; 2003.

American Nurses' Association. *Position Statement on Nursing Care and Do-Not-Resuscitate (DNR) Decisions.* Washington, DC: ANA; 2003.

Prática baseada em evidências

Puntillo K, Medina J, Rushton C, et al. End-of-life and palliative care issues in critical care. In: Medina J, Puntillo K, eds. *Protocols for Practice: End of Life and Palliative Care Issues in Critical Care.* Aliso Viejo, CA: AACN; 2007.

Referências eletrônicas de interesse: relacionadas a considerações éticas e jurídicas

The ANA Center for Ethics and Human Rights. http://www.nursingworld.org/MainMenuCategories/ThePracticeofProfessionalNursing/EthicsStandards.aspx. Accessed January 10, 2010.

American Association of Critical-Care Nurses: AACN Ethics website: http://www.aacn.org/WD/AACNNews/Content/2008/oct-practice.pcms?menu=Practice. Accessed January 10, 2010.

NIH site for ethics resources: http://bioethics.od.nih.gov/. Accessed January 10, 2010.

The American Journal of Bioethics: http://www.bioethics.net/. Accessed January 10, 2010.

The Hastings Center: http://www.thehastingscenter.org/. Accessed January 10, 2010.

The Office for Human Research Protections http://www.hhs.gov/ohrp/. Accessed January 10, 2010.

Condições Patológicas

II

SISTEMA CARDIOVASCULAR

9

Barbara Leeper

HABILIDADES DE CONHECIMENTO

1. Identificar indicações, complicações e manejo de enfermagem de pacientes submetidos a angiografia coronariana e intervenção coronariana percutânea.
2. Descrever etiologia, fisiopatologia, manifestações clínicas, necessidades do paciente e princípios de manejo de pacientes com doença cardíaca isquêmica.
3. Discutir etiologia, fisiopatologia, manifestações clínicas, necessidades do paciente e princípios de manejo de pacientes com choque, insuficiência cardíaca e crise hipertensiva.

TÉCNICAS ESPECIAIS DE AVALIAÇÃO, EXAMES DIAGNÓSTICOS E SISTEMAS DE MONITORAMENTO

Avaliação da dor torácica

Para obter uma avaliação precisa da história de dor torácica, é importante diferenciar a dor torácica cardíaca de outras fontes de dor (p. ex., musculoesqueléticas, respiratórias, ansiedade). A dor torácica isquêmica, causada por falta de oxigênio ao miocárdio, deve ser rapidamente identificada para que intervenções terapêuticas sejam eficazes. Os descritores mais importantes da dor isquêmica incluem precursores do início da dor, qualidade, irradiação e intensidade da dor, fatores que a aliviam e data de início do episódio atual de dor que levou o paciente ao hospital. Cada um desses descritores pode ser avaliado pelo nomograma "PQRST" (Tab. 9.1). Esse nomograma pede ao médico para fazer perguntas que ajudam a esclarecer as características da dor cardíaca.

Angiografia coronariana

A angiografia coronariana é um método comum e eficaz para visualizar a anatomia e a permeabilidade das artérias coronarianas. Esse procedimento, também conhecido como cateterismo cardíaco, é utilizado para diagnosticar lesões ateroscleróticas ou trombos nas artérias coronarianas. O cateterismo cardíaco é, ainda, utilizado para avaliar doença valvular, incluindo estenose

TABELA 9.1 AVALIAÇÃO DA DOR TORÁCICA

	Questione	Exemplos
P (Provocar)	O que provoca ou precipita a dor?	Subir escadas, caminhar; ou pode ser imprevisível – ocorre em repouso
Q (Qualidade)	Qual é a qualidade da dor?	Pressão, aperto; pode ter sintomas associados, como náuseas, vômitos, sudorese
R Irradiação (*Radiation*)	A dor irradia para outros locais além do tórax?	Mandíbula, pescoço, região escapular ou braço esquerdo
S (Severidade)	Qual é a gravidade da dor (em uma escala de 1 a 10)?	Em uma escala de 1 a 10, sendo 10 a pior, o quão ruim é a sua dor?
T (Tempo)	Qual é o tempo de início do episódio de dor que causou sua vinda ao hospital?	Quando começou esse episódio de dor que o trouxe ao hospital? Esse episódio vai e volta ou é constante? Por quantos dias, meses ou anos você teve dor semelhante?

ou insuficiência, defeitos septais, anomalias congênitas e anomalias do movimento da parede cardíaca (Tab. 9.2).

Procedimento

Antes do cateterismo cardíaco, o paciente deve permanecer em jejum durante, pelo menos, 6 a 12 horas, caso seja necessária intubação de emergência durante o procedimento. O jejum é completo, exceto medicamentos. Normalmente, se o paciente está tomando metformina, a dose é reduzida pela metade no dia do procedimento. Pode-se administrar cloridrato de difenidramina antes do início do procedimento, como medida de precaução contra a reação alérgica ao corante. É possível administrar aspirina ou outros agentes inibidores de plaquetas, a fim de prevenir a agregação plaquetária induzida pelo cateter durante o procedimento. Os pacientes costumam permanecer acordados durante o procedimento, permitindo-lhes facilitar o processo de cateterismo, controlando o padrão respiratório (p. ex., segurando a respiração durante a injeção de corante radiopaco para melhorar a qualidade da imagem). Um agente ansiolítico, como o diazepam, é, muitas vezes, administrado durante o procedimento para diminuir a ansiedade ou o nervosismo.

Um cateter intracoronariano é inserido por uma "manga" ou introdutor vascular colocado em uma grande artéria, geralmente a artéria femoral (Fig. 9.1A). O cateter é, então, introduzido na aorta ascendente abdominal (pelo arco aórtico) e no orifício coronariano, localizado na base da aorta (Fig. 9.1B). O corante iônico, visível para o observador ou operador sob fluoroscopia (radiografia), é, então, injetado na árvore arterial coronariana, pelo cateter. Se as válvulas cardíacas, septos ou movimento da parede tiverem que ser avaliados, o cateter é introduzido diretamente no ventrículo esquerdo, após a injeção do corante (Fig. 9.1C). Em um cateterismo cardíaco direito, insere-se o cateter no sistema venoso pela veia cava inferior, passando pelo ventrículo direito e avançando para dentro da artéria pulmonar.

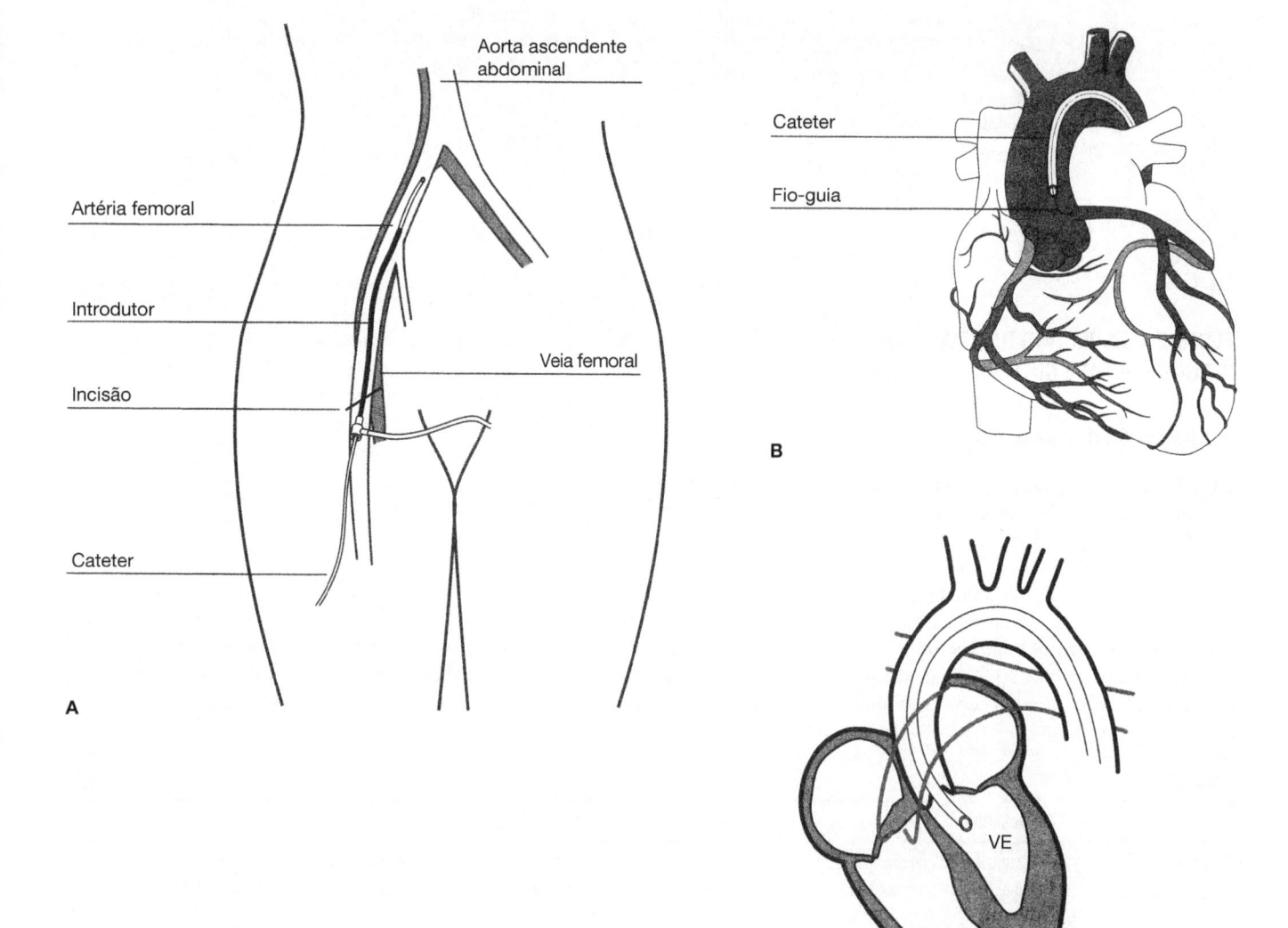

Figura 9.1 Angiografia coronariana. **(A)** Inserção do cateter coronariano na artéria femoral, por meio de um introdutor inserido por via percutânea. **(B)** Deslocamento do cateter coronariano para a artéria aorta e coronariana esquerda. **(C)** Deslocamento do cateter para o ventrículo esquerdo.

TABELA 9.2 INDICAÇÕES PARA O CATETERISMO CARDÍACO

Coração direito
- Mensuração de pressão cardíaca direita:
  Suspeita de tamponamento cardíaco
  Suspeita de hipertensão pulmonar
- Avaliação de doença valvular (tricúspide ou pulmonar)
- Avaliação de fibrilação atrial ou defeitos do septo ventricular
- Mensuração da diferença AVO_2

Coração esquerdo
- Diagnóstico de doença arterial coronariana obstrutiva
- Identificação da localização da lesão antes da cirurgia de revascularização do miocárdio
- Mensuração de pressões do coração esquerdo:
  Suspeita de insuficiência cardíaca esquerda ou cardiomiopatia
- Avaliação da doença valvular (mitral ou aórtica)
- Avaliação da fibrilação atrial ou defeitos do septo ventricular

Interpretação dos resultados

A árvore coronariana consiste em um sistema esquerdo e um direito (Fig. 9.2). O sistema da esquerda consiste em dois ramos principais, a artéria descendente anterior esquerda (DAE) e a artéria circunflexa esquerda (CXE). O sistema da direita tem um ramo principal, a artéria coronariana direita (ACD). Ambos os sistemas têm uma série de pequenos vasos que se ramificam nos três principais vasos arteriais. A estenose clinicamente significativa consiste em uma obstrução de 75% ou mais em uma artéria coronariana principal ou um dos seus ramos principais. Se há doença significativa em apenas uma das artérias principais, o paciente é dito uniarterial. Se dois grandes vasos são afetados, há uma doença biarterial; se houver doença significativa nas três principais artérias coronarianas, então o paciente é dito triarterial. Com frequência, a microvasculatura ou pequenos vasos que se ramificam da artéria coronariana principal também podem apresentar bloqueios. É comum, no entanto, referir-se a essas lesões múltiplas como doença uniarterial.

O cineventriculograma é obtido por meio do exame radiográfico durante a injeção de corante após avançar o cateter da aorta para o ventrículo esquerdo, pela válvula aórtica (Fig. 9.1C). O cineventriculograma fornece informações sobre movimento da parede ventricular, fração de ejeção e presença e gravidade da regurgitação mitral e regurgitação aórtica. A fração de ejeção, ou a percentagem do volume de sangue ejetado do ventrículo esquerdo a cada contração, é o padrão-ouro para determinar a função do ventrículo esquerdo; é útil na seleção de estratégias de tratamento. A fração de ejeção do ventrículo esquerdo (FEVE) inferior a 55 a 60% é considerada normal. A FEVE é um dos preditores mais importantes de resultado a longo prazo após infarto agudo do miocárdio (IAM). Os pacientes com fração de ejeção inferior a 20% têm mortalidade de aproximadamente 50% em 1 ano.

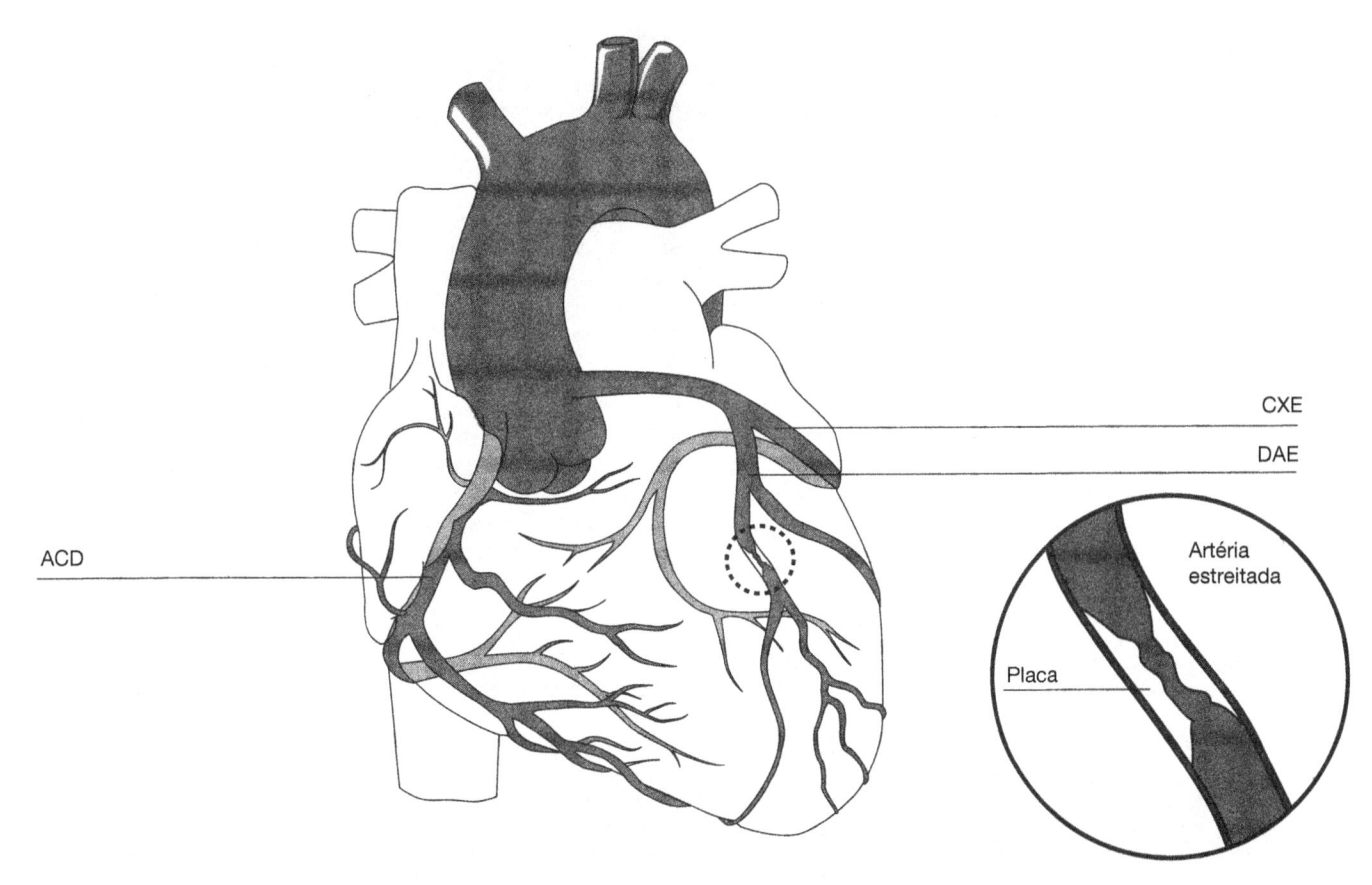

Figura 9.2 Circulação arterial coronariana em um vaso coronariano estreitado com formação de placa.

Complicações

Durante o cateterismo cardíaco, pode ocorrer uma série de complicações, incluindo arritmias; vasoespasmo coronariano; dissecção coronariana; reação alérgica ao contraste; perfuração atrial ou ventricular resultando em tamponamento cardíaco; embolia em uma das extremidades, um dos pulmões, ou, raramente, no cérebro; oclusão aguda da coronariana esquerda; infarto agudo do miocárdio (IAM); ou morte. As estratégias comuns de manejo e prevenção de complicações do cateterismo estão resumidas na Tabela 9.3.

Intervenção coronariana percutânea

A intervenção coronariana percutânea (ICP) inclui angioplastia coronariana transluminal percutânea (ACTP), inserção de um ou mais *stents* e aterectomia coronariana. A ACTP, também denominada *angioplastia* ou *angioplastia com balão*, é um cateterismo cardíaco com a adição de um dispositivo de balão na ponta do cateter para revascularizar o miocárdio (Fig. 9.3). A ponta do cateter é avançada, em geral, por um fio-guia para a artéria coronariana, até que o balão esteja posicionado no local da lesão aterosclerótica no vaso. Uma vez bem posicionado, o

TABELA 9.3 CATETERISMO CARDÍACO: COMPLICAÇÕES COMUNS E INTERVENÇÕES DE ENFERMAGEM

Complicação	Intervenção
Sangramento local, devido a danos arteriais no local do cateter (hematoma, hemorragia, pseudoaneurisma)	Manter o paciente deitado; cabeceira do leito < 30 graus. Suspender a infusão de heparina não fracionada, se houver. Comprimir a artéria acima da incisão (pulso pedial deve ser fraco). Monitorar hipotensão, taquicardia ou arritmia. Embolectomia ou reparo vascular podem ser considerados necessários após ultrassom na virilha.
Dissecção da artéria coronariana	Normalmente será colocado *stent* durante o procedimento. Monitorar arritmias ou tamponamento. Administrar heparina não fracionada.
Tamponamento devido à perfuração do coração ou sangramento devido à medicação antiplaquetária	Normalmente, isso ficará evidente no serviço de hemodinâmica no momento da perfuração. Monitorar o paciente para a equalização das pressões cardíacas. Pode ser necessária cirurgia de emergência para o reparo.
Tromboembolismo periférico	A extremidade apresentará dor, palidez, ausência de pulso, parestesia e paralisia; também pode ser fria ao toque. Deve-se continuar o uso da heparina não fracionada ou outro anticoagulante. A terapia trombolítica pode ser administrada diretamente no coágulo, por meio de um cateter de rastreamento. Pode ser necessária intervenção cirúrgica.
Tromboembolismo: AVE devido à embolia	Monitorar sinais e sintomas de comprometimento neurológico, incluindo padrões de fala, orientação, visão, força de preensão manual e de empurrar com o pé (simétrica e bilateral) e sensibilidade.
Embolia pulmonar	Fornecer O_2 suplementar. Monitorar a adequada saturação de oxigênio arterial e frequência respiratória. Continuar a administração de heparina não fracionada ou outros anticoagulantes IV. É possível administrar terapia trombolítica direta, por um cateter de rastreamento; também pode ser tentada a extração direta do coágulo. Pode-se realizar a varredura da ventilação-perfusão ou arteriografia pulmonar para verificar a localização do trombo.
Arritmia	A irritação direta da parede ventricular pela ponta do cateter representa maior risco; o risco pós-procedimento é muito baixo. Monitorar o paciente na derivação V_1.
Infecção	Empregar técnica asséptica para todas as trocas de curativos. Monitorar os locais de inserção de cateter buscando por eritema, inflamação, calor ou exsudato. Monitorar as tendências de temperatura do paciente.
Edema pulmonar devido a posição reclinada, estresse de contraste angiográfico ou má função ventricular esquerda	Elevar a cabeceira do leito 30 graus. Administrar diuréticos, se necessário. Considere o uso de bainha flexível ou acesso braquial.
Neurose tubular aguda e insuficiência renal	Hidratar bem o paciente antes e após o procedimento, com infusão contínua de solução salina (em geral, 8 horas antes e 8 horas após, a 100 mL/h). Monitorar possível elevação da creatinina sérica.
Reação vasovagal	Administrar medicamentos para dor antes da remoção da bainha. Monitorar pressão arterial e frequência cardíaca antes e após a remoção da bainha; a seguir, a cada 15 minutos após a remoção, por quatro vezes.

quemia miocárdica (TIMI), para quantificar essa taxa de fluxo coronariano (Tab. 9.4).

Outros procedimentos coronarianos percutâneos

Além da angioplastia com balão de rotina, diversos outros dispositivos são comumente utilizados para a revascularização coronariana percutânea. Os *stents* são tubos de malha metálica colocados em toda a área estenótica e expandidos com um balão de angioplastia (Fig. 9.4). Uma vez expandido, o tubo fica sempre ancorado na parede do vaso. Os *stents* são eficazes na diminuição da taxa de fechamento abrupto do vaso visto na ACTP tradicional. Alguns *stents* são revestidos com um medicamento que está ligado ao material do *stent*, fazendo o fármaco ser liberado ao longo de vários meses a anos, diretamente sobre a parede arterial. Mostrou-se que esses *stents* revestidos reduzem, de modo significativo, a taxa de reestenose associada aos *stents* metálicos. Os cateteres de aterectomia e *lasers* são usados com pouca frequência; porém, os resultados dos pacientes não são significativamente melhores do que os obtidos com cateter-balão e implantação de *stent* e podem resultar em maiores taxas de complicação, incluindo IAM. Cada um desses dispositivos pode oferecer vantagens sobre os tradicionais cateteres de angioplastia com balão em situações que envolvem anatomia vascular (p. ex., lesões ostiais) ou lesões morfológicas específicas (p. ex., alto grau de placa calcificada).

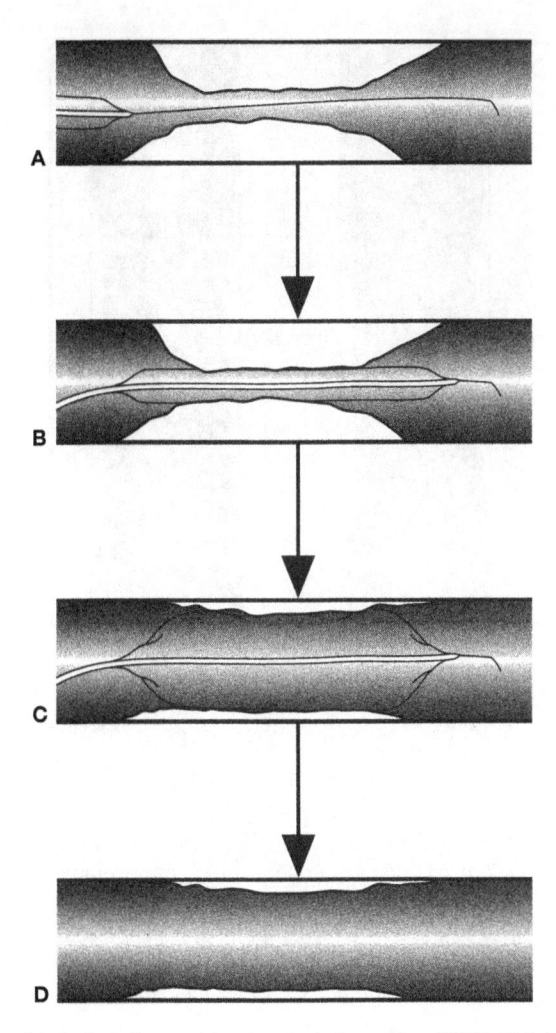

Figura 9.3 Angioplastia coronariana transluminal percutânea (ACTP). **(A)** Cateter de ACTP avançando para o estreitamento da artéria coronariana com um fio-guia. **(B)** Posição do cateter antes da insuflação do balão. **(C)** Insuflação do balão. **(D)** Vasos coronarianos após a remoção do cateter.

balão é insuflado para distender a parede do vaso, resultando em fratura e compressão da placa aterosclerótica e diminuição do grau de estenose. A luz alargada permite maior velocidade e volume de fluxo sanguíneo pelo vaso, o que se traduz clinicamente em menos sintomas de angina e melhor tolerância ao exercício.

Complicações

A angioplastia está associada às mesmas complicações encontradas durante o cateterismo cardíaco. Além disso, também podem ocorrer complicações relacionadas à manipulação da artéria coronariana em si. As complicações graves mais comuns incluem uma taxa de 2 a 10% de oclusão completa do vaso ("abrupta"), IAM (incidência de 1 a 5%) e a necessidade de cirurgia de revascularização do miocárdio de urgência (incidência de 1 a 2%). O preditor mais importante de complicações de infarto do miocárdio e oclusão abrupta do vaso é a redução do fluxo coronariano por meio da lesão antes do procedimento. Emprega-se uma escala universal, a escala de trombólise na is-

TABELA 9.4 ESCALA DE TIMI PARA A QUANTIFICAÇÃO DO FLUXO SANGUÍNEO CORONARIANO

Grau	Definição
0	Sem perfusão	Não há fluxo anterógrado além do ponto de oclusão.
1	Penetração sem perfusão	O material de contraste passa pela área de obstrução, mas "para" e não opacifica todo o leito coronariano distal à obstrução com duração suficiente para a sequência de gravação cineangiográfica.
2	Perfusão parcial	O material de contraste passa pela obstrução e opacifica o leito coronariano distal à obstrução, em um ritmo mais lento do que sua entrada ou eliminação em áreas comparáveis não perfundidas pelo vaso previamente obstruído (p. ex., a artéria coronariana oposta ou o leito coronariano proximal à obstrução).
3	Perfusão completa	O fluxo anterógrado para o leito distal à obstrução ocorre tão rapidamente quanto o fluxo anterógrado para o leito proximal à obstrução; a eliminação do material de contraste do leito envolvido é tão rápida quanto em um leito não envolvido no mesmo vaso ou artéria oposta.

Retirada de The TIMI Study Group. The thrombolysis in myocardial infarction (TIMI) trial: phase I findings. N Engl J Med. *1985;312:932.*

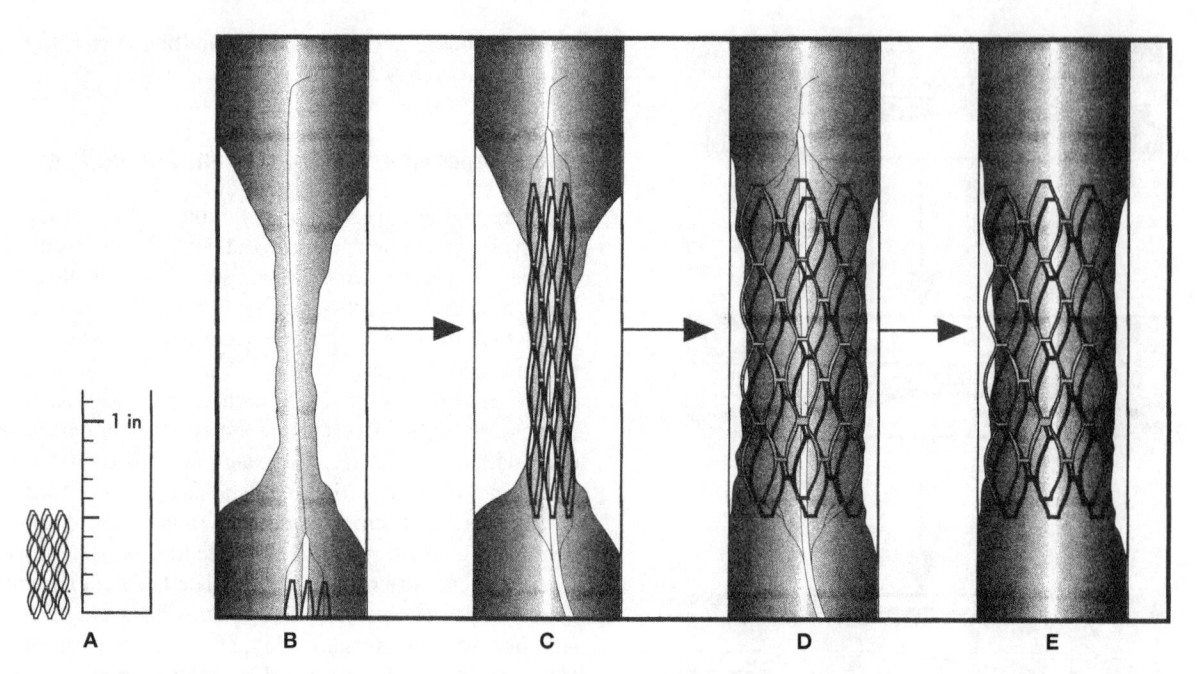

Figura 9.4 *Stent* intracoronariano. **(A)** Tamanho do dispositivo de *stent*, quando totalmente expandido. **(B)** Inserção de um *stent* em um espaço reduzido da artéria coronariana, por um cateter-balão inflável. **(C)** Insuflação do cateter-balão, para expandir o *stent*. **(D)** Insuflação completa com *stent* totalmente expandido. **(E)** *Stent* após a remoção do cateter-balão. 1 in = 2,54 cm.

CONDIÇÕES PATOLÓGICAS

Cardiopatia isquêmica aguda

A *isquemia do miocárdio* é a falta de suprimento sanguíneo adequado ao coração, resultando em um fornecimento insuficiente de oxigênio para atender as demandas do músculo cardíaco. Essa incompatibilidade de oferta e demanda, conhecida como *isquemia*, costuma ser causada pela formação de trombo no local de uma ruptura da placa aterosclerótica dentro de uma artéria coronariana. A diminuição da oferta de oxigênio aos tecidos do miocárdio pode causar uma série de sintomas, como desconforto no tórax (angina), falta de ar, sudorese e náuseas. A *angina instável* (definida como angina com início recente e que aumenta de frequência ou que ocorre ao repouso) e o IAM são chamados de *síndrome coronariana aguda* (SCA), que forma o espectro da doença cardíaca isquêmica aguda.

Etiologia e fisiopatologia

A formação de trombo intracoronariano e a subsequente obstrução do fluxo sanguíneo coronariano fazem parte do mecanismo fisiopatológico da doença cardíaca isquêmica aguda. Aterosclerose e espasmo da musculatura lisa das artérias coronarianas, denominados *obstáculos fixos*, também podem contribuir para a redução do fluxo. Em algumas situações, o espasmo da artéria coronariana pode desempenhar um papel importante, não relacionado à aterosclerose subjacente. Essas ocorrências são raras e, às vezes, associadas ao uso de cocaína visto no IAM em pacientes jovens.

A formação de um trombo nas artérias coronarianas é iniciada por fissura e ruptura da placa aterosclerótica na parede da artéria coronariana (Fig. 9.5). Em um processo contínuo e dinâmico, a placa pode tornar-se instável, por exemplo, durante os períodos de acumulação ativa de mais lipídeos no centro da placa. Em seguida, as placas rompem, dissipando seu conteúdo para dentro do lúmen da artéria coronariana, causando a ativação de fatores de coagulação no local da ruptura da placa. A ruptura da placa e a consequente formação de trombos podem ocluir a artéria coronariana.

Embora a maioria das pessoas tenha algum grau de formação de placas ateroscleróticas aos 30 anos de idade, a grande maioria dessas placas é considerada "estável". São cobertas por capas fibrosas lisas, permitindo o fluxo sanguíneo por meio das artérias coronarianas; não são propensas a eventos que levam a angina instável ou infarto do miocárdio. Em placas jovens, em crescimento, a cápsula pode tornar-se fina e romper, resultando em angina instável, isquemia ou infarto do miocárdio.

🛏 À BEIRA DO LEITO

Angina instável

Um homem de 62 anos deu entrada no pronto-socorro (PS) com queixa de dor torácica e na mandíbula. Inicialmente, a dor ocorria apenas aos esforços e cessava com o repouso, mas tornou-se cada vez mais persistente ao longo dos últimos 2 a 3 dias. Na noite de sua chegada, o paciente apresentou um episódio de 15 minutos de dor intensa, enquanto assistia à televisão. Ele caracterizou tal episódio como uma "sensação de aperto e queimação no tórax e uma dor no maxilar", que não variava com o esforço respiratório e era acompanhada de sudorese, náuseas e falta de ar.

Na chegada ao PS, as dores e as náuseas tinham cessado; a oximetria de pulso mostrava saturação de oxigênio de 98% em ar ambiente, e seus sinais vitais eram de:

PA	148/86 mmHg
FC	90 batimentos por minuto (bpm)
FR	18 respirações por minuto (rpm)
T	37,6 °C, oral

Ao exame físico, as bulhas cardíacas eram normais, sem S_3, S_4 ou sopros. Os exames de diagnóstico iniciais revelaram:

- ECG: ritmo sinusal normal, com alterações inespecíficas na onda ST-T
- Radiografia de tórax: área cardíaca normal, pulmões limpos

Uma avaliação mais pormenorizada de sua história revelou dispneia crescente aos esforços e fadiga nos 6 meses precedentes. Apesar desses sintomas, ele continuou sua rotina de caminhadas diárias de 4 km, às vezes enfrentando falta de ar durante o percurso. O paciente relatou fumar no passado, cerca de um maço por dia durante 20 anos, mas teria parado há 25 anos. Não relatou edema de tornozelo, dispneia noturna ou ortopneia; não relatou conhecer qualquer história familiar de problemas cardíacos, doença coronariana, diabetes ou hipertensão.

Iniciou tratamento com aspirina, com base em sua história e probabilidade de doença arterial coronariana subjacente. Foi, então, internado para observação e avaliação das enzimas cardíacas.

	CK Total	CK-MB	Troponina I
PS	169 mcg/L	5 ng/mL	0,4
4 horas depois	163 mcg/L	5 ng/mL	0,4

Seis horas após a entrada no PS, o paciente teve recorrência do aperto no tórax. Um eletrocardiograma (ECG) revelou inversão da onda T nas derivações anteriores. Foi administrado 0,4 mg de nitroglicerina sublingual a cada 5 minutos, com alívio completo do aperto após o segundo comprimido. Foi iniciada infusão de heparina não fracionada. Posteriormente, as enzimas cardíacas mostraram:

	CK Total	CK-MB	Troponina I
8 horas	159 mcg/L	4 ng/mL	0,4
12 horas	152 mcg/L	4 ng/mL	0,4

Outros exames laboratoriais tinham resultados normais, exceto elevação no colesterol e triglicerídeos no perfil lipídico. Após receber esses resultados, agendou-se um teste de tolerância ao exercício.

O ECG registrou uma frequência cardíaca de 118 bpm após 6 minutos de exercício. O início do aperto no tórax durante o último minuto de exercício foi descrito como semelhante ao que o levou ao hospital; correlacionou-se com uma depressão de 1,5 mm do segmento ST nas derivações V_4 a V_6. Agendou-se um cateterismo cardíaco.

A angiografia coronariana revelou obstrução de 75% da artéria DAE e de 90% de obstrução do ramo diagonal da mesma artéria. Por sua vez, a FEVE foi de 55%. Já a angioplastia coronariana (ACTP) foi realizada em ambas as lesões.

Muitos fatores predispõem a fissura e ruptura da placa. As características da placa que aumentam o risco de ruptura incluem:

- *Localização da lesão na árvore vascular*: Áreas de fluxo mais turbulento e maior atividade dinâmica durante o ciclo cardíaco têm maior risco.
- *Tamanho do acúmulo lipídico dentro da placa*: Uma grande quantidade de lipídeos no interior do centro da placa está associada com maior probabilidade de ruptura da placa.
- *Infiltração da placa por macrófagos*: Acredita-se que os macrófagos enfraquecem a integridade da capa fibrosa da placa, tornando-a mais suscetível a fissuras.

Embora essas características determinem a probabilidade de ruptura da placa, não são facilmente identificadas por avaliação clínica, testes de estresse ou cateterismo cardíaco. A placa pode fissurar-se ou romper-se por diversos fatores ambientais ou hormonais, conhecidos como gatilhos (Tab. 9.5). Esses gatilhos podem perturbar a placa e precipitar um evento coronariano agudo. Alguns dos gatilhos para a ruptura de placas ateroscleróticas podem ser manipulados ou controlados, como pressão arterial (PA), glicemia e estresse. Na prática clínica, o manejo dessas variáveis pode diminuir o risco de IAM, reinfarto e reoclusão; assim, devem ser cuidadosamente monitoradas.

Quando esses gatilhos se combinam para causar a ruptura da placa, o depósito de lipídeos é exposto, e aparece uma superfície rugosa na íntima da parede do vaso, estimulando os efeitos locais de fatores imunológicos e hormonais e iniciando a formação de trombos. Ao mesmo tempo, o sistema fibrinolítico é estimulado, criando um processo dinâmico de tentativas simultâneas de formar e dissolver o coágulo. Devido à natureza dinâmica do processo de coagulação, o trombo pode ser total ou parcialmente obstrutivo ou pode oscilar de forma intermitente entre as duas fases. Estando maduro ou não o coágulo, o processo de formação do trombo pode levar à obstrução do fluxo sanguíneo, diminuindo o fornecimento de oxigênio para o miocárdio distal e criando um descompasso entre a oferta e a demanda de oxigênio.

Como a doença subjacente aos diagnósticos relacionados à isquemia são os mesmos (ruptura da placa e formação de trombos), a doença isquêmica do coração abrange todo o espectro de eventos isquêmicos coronarianos, que são referidos como *síndrome coronariana aguda* (SCA). A SCA representa um *continuum* de eventos clínicos que podem resultar em incompatibili-

TABELA 9.5 GATILHOS HORMONAIS E AMBIENTAIS DE RUPTURA DA PLACA

Aguda	Crônica
Reatividade hemodinâmica	**Forças hemodinâmicas basais**
• Aumento matinal da PA	• Aumento da PA em repouso
• Aumento matinal da frequência cardíaca	• Aumento da frequência cardíaca em repouso
• Esforço físico	**Variáveis hemostáticas basais**
• Estresse emocional	• Localização da placa
• Exposição ao frio	• Tamanho do depósito de lipídeos no centro da placa
Reatividade hemostática	
• Aumento da velocidade do fluxo sanguíneo coronariano	• Grau de infiltração de macrófagos da placa
• Aumento da viscosidade do sangue	**Fatores de risco crônicos**
• Diminuição da atividade da tPA	• Sexo (masculino > feminino)
• Aumento da agregação plaquetária	• Aumento da idade
Vasorreatividade	• Diabetes melito
• Aumento da adrenalina plasmática	• Hipercolesterolemia
• Aumento do cortisol plasmático	• Tabagismo

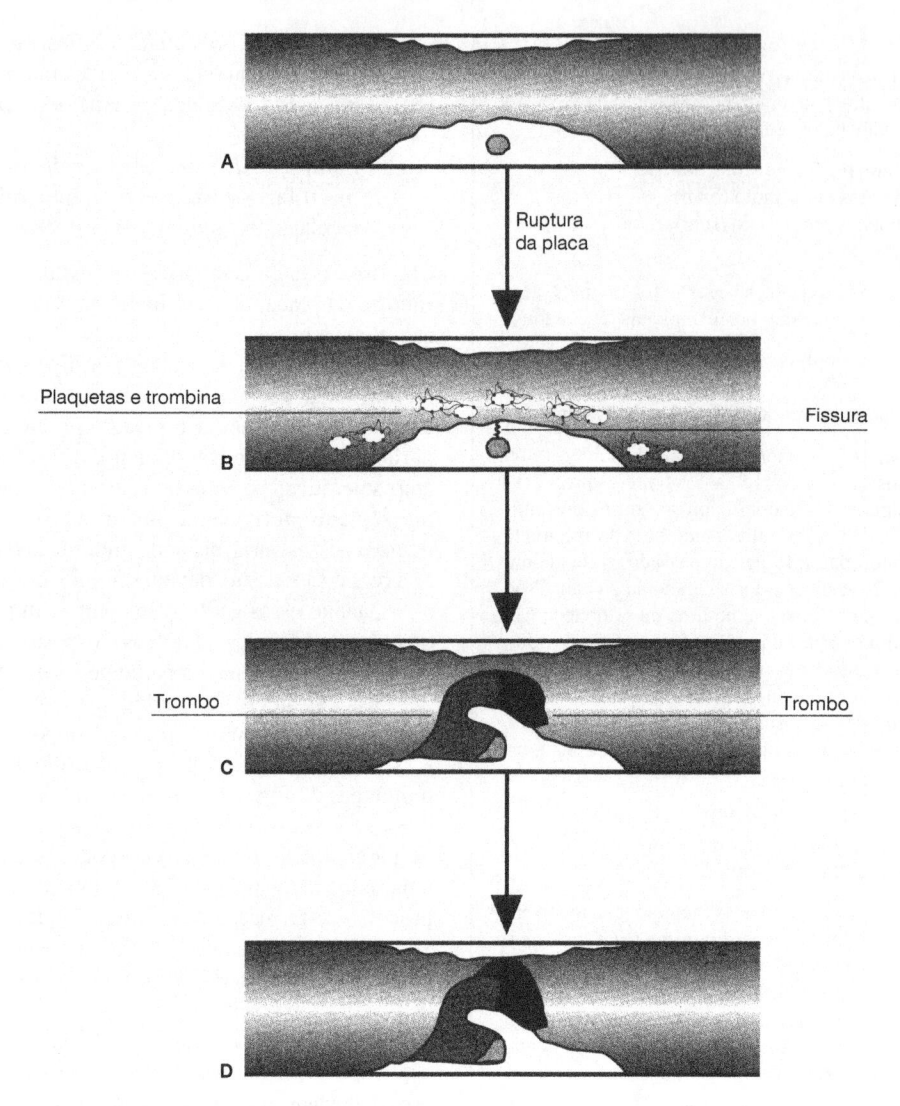

Figura 9.5 Formação de placa aterosclerótica. **(A)** Placa estável. **(B)** Placa com o rompimento da capa. **(C)** Quantidade moderada de trombo em camadas. **(D)** Trombo oclusivo.

dade de oferta e demanda, incluindo a angina instável, IAM de onda não Q ou IAM de onda Q (Fig. 9.6).

Após uma diminuição na oferta de oxigênio para o miocárdio, as membranas celulares de miócitos "hipóxicos" desenvolvem aumento da permeabilidade. A célula não é mais capaz de regular seu ambiente interno e externo e morre, liberando substâncias citotóxicas para a corrente sanguínea. Os miócitos cardíacos liberam quantidades significativas de mioglobina, troponina I e T e creatina quinase específica do músculo cardíaco (CK-MB) ao morrerem, causando elevação nos valores laboratoriais dessas enzimas e confirmando o diagnóstico de IAM.

Manifestações clínicas

As manifestações clínicas em todo o espectro da SCA são semelhantes. Variam ligeiramente dependendo dos vasos envolvidos (Tab. 9.6).

1. Dor ou desconforto, geralmente no tórax (ver Tab. 9.1)
   - Pressão ou aperto no tórax

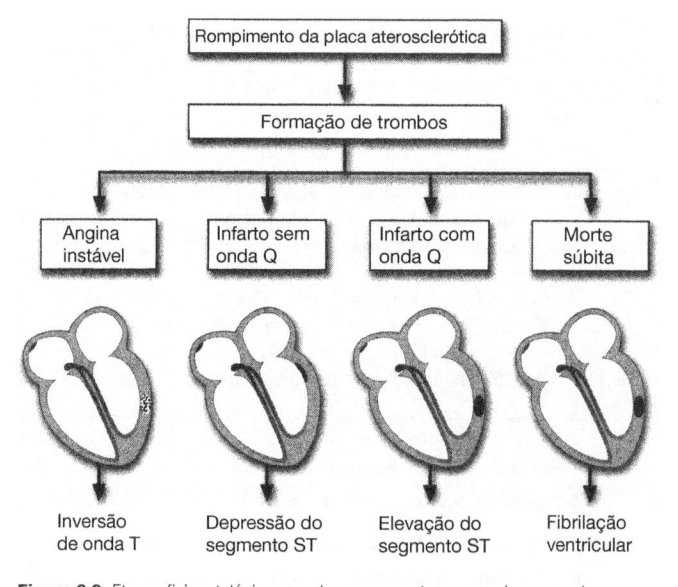

Figura 9.6 Etapas fisiopatológicas que levam a eventos coronarianos agudos.

- Dor na mandíbula ou garganta
- Dor ou desconforto no braço esquerdo
- Desconforto epigástrico
- Dor escapular

2. Náuseas/vômitos
3. Instabilidade hemodinâmica
   - Hipotensão (PA sistólica > 90 mmHg ou 20 mmHg abaixo da linha de base)
   - Índice cardíaco (IC) < 2 L/min/m^2
   - Elevação na pressão diastólica da artéria pulmonar (PDAP) e/ou pressão de oclusão da artéria pulmonar (POAP)
   - Pele fria, úmida, sudorese
4. Dispneia
5. Arritmia
   - Bloqueio de ramo esquerdo (BRE)
   - Taquicardia/bradicardia
   - Extrassístoles ventriculares frequentes
   - Fibrilação ventricular
6. Sentimento de ansiedade, de catástrofe iminente
7. Negação

Algumas populações de pacientes têm descrição previsivelmente diferente de sua dor torácica, como mulheres e diabéticos. As mulheres, muitas vezes, apresentam sintomas mais vagos do que os listados, como sensação de cansaço, falta de ar e falta de energia. Elas podem negar a dor torácica por períodos mais prolongados do que os homens, atrasando sua chegada ao pronto-socorro; muitas vezes, isso as torna inelegíveis para a terapia trombolítica. Além disso, as mulheres estão na pós-menopausa quando os sinais e sintomas da doença aterosclerótica se tornam aparentes. Essa população predominantemente idosa de pacientes pode apresentar problemas próprios, como ansiedade, medo da incapacidade de cuidar de si mesmo após o infarto do miocárdio e outras preocupações comuns de pacientes geriátricos, as quais devem ser consideradas.

Os diabéticos são outro grupo de pacientes com diferenças previsíveis na apresentação sintomática. Eles têm dor atípica, secundária a neuropatias e ao desenvolvimento precoce da doença aterosclerótica. A doença arterial coronariana nessa população de pacientes mostra-se difusa, sendo comum haver uma anatomia vascular distal pobre. A morfologia da lesão de pacientes diabéticos também faz com que seja mais difícil realizar a revascularização com métodos percutâneos ou cirúrgicos.

Exames diagnósticos

Angina instável

1. *Eletrocardiograma (ECG) de 12 derivações*: Alterações transitórias podem ocorrer e solucionar-se; mais comumente inversão de onda T ou depressão do segmento ST.
2. *Enzimas cardíacas* (troponina [I ou T], mioglobina e CK-MB): Normais (Fig. 9.7).
3. *Cateterismo cardíaco*: Esse procedimento não é recomendado no quadro agudo, exceto em caso de dor continuada, sem alívio com nitroglicerina. O resultado é normal ou com doença aterosclerótica visível, porém sem oclusão completa ou trombo.

Infarto do miocárdio

1. *ECG de 12 derivações*: 35% dos pacientes com IAM apresentam elevação do segmento ST (ver Cap. 18, Conceitos Eletrocardiográficos Avançados). Quase 65% dos pacientes com IAM não têm alterações no ECG ou em outros exames diagnósticos.

2. *Creatina quinase* (CK e CK-MB) (Fig. 9.7).
   - CK Total 150 a 180 mcg/L.
   - Banda MB 10 ng/mL ou 3% do total.
   - Picos em 12 horas após o início dos sintomas.
   - As isoformas CK-MB têm melhor sensibilidade e especificidade na detecção do IAM nas primeiras 6 horas.

3. *Troponina T*: > 0,1 a 0,2 ng/mL.
   - Começa a aumentar de 3 a 5 horas após o início dos sintomas
   - Continua elevada por 14 a 21 dias

4. *Troponina I*: > 0,4 ng/mL.
   - Começa a aumentar 3 horas após o início da isquemia miocárdica
   - Picos em 14 a 18 horas

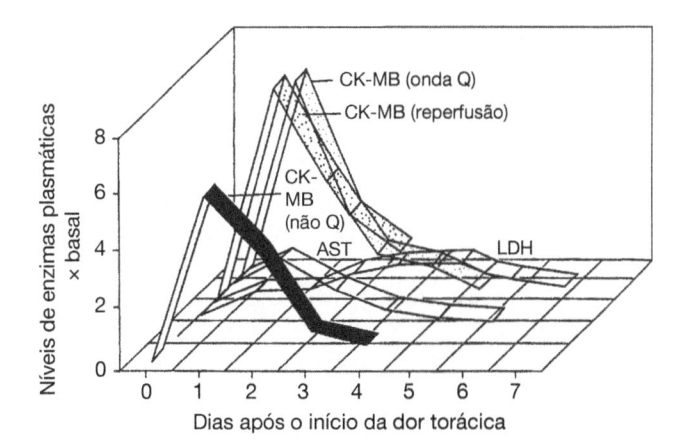

Figura 9.7 Perfis de plasma típicos das atividades das isoenzimas MB da creatina quinase (CK-MB), aspartato aminotransferase (AST) e lactato desidrogenase (LDH) após o início do infarto agudo do miocárdio. *(Utilizada com permissão de Alexander R, Pratt C. Diagnosis and management of acute myocardial infarction. In: Fuster V, Alexander R, O'Rouke R, eds. Hurst's The Heart. 10th ed. New York, NY: McGraw-Hill; 2001.)*

TABELA 9.6 MANIFESTAÇÕES CLÍNICAS DE ISQUEMIA E INFARTO MIOCÁRDICO

Tipo de IM	Envolvimento arterial	Área muscular suprida	Avaliação
Parede anterosseptal	DAE	Parede anterior do VE Septo anterior do VE Ápice do VE Feixe de His Ramos	↓ função do VE → ↓ DC, ↓ PA ↑ PDAP, ↑ POAP S_3 e S_4, com IC Estertores com edema pulmonar
Posterosseptal lateral	ACD, ramos circunflexo (direito e esquerdo)	Superfície posterior do VE 45% do nodo SA 10% do nodo AV Átrio esquerdo Parede lateral do VE	Sopros indicando comunicação interventricular (CIV) (septal) Cateter de AP para avaliar *shunt* D-E na CIV Sinais/sintomas de aneurisma do VE com infarto miocárdico perioperatório (IMP) lateral deslocado, levando a sinais e sintomas de insuficiência mitral
Inferior ou "diafragmático"	ACD	VD, AD 50% do nodo SA 90% do nodo AV AD, VD Inferior do VE Posterior do septo IV Posterior do BRE Posterior do VE	Bradicardia sintomática: ↓ PA, alterações no nível de consciência, sudorese ↓DC, ↑ PDAP, ↑ POAP Sopro meso/holossistólico associado a disfunção do músculo papilar, estertores, edema pulmonar, náuseas
Infarto do ventrículo direito	ACD	AD, VD, inferior do VE Nodo SA Nodo AV Posterior do septo IV	Sinal de Kussmaul Distensão jugular venosa Hipotensão ↑ RVS, ↓ POAP, ↑ PVC S_3 com VD não complacente Sons respiratórios inicialmente limpos Hepatomegalia; edema periférico; pele fria, úmida, pálida

- Continua elevada por 5 a 7 dias
5. *Mioglobina*: Presente no soro.
    - Liberada pelo miocárdio 2 horas antes da oclusão coronariana
    - Picos em 6 a 7 horas

- Melhor marcador para a detecção precoce do IAM; melhor indicador de exclusão, se ausente
6. *Cateterismo cardíaco*: Anormalidades do movimento da parede ventricular (também podem ser vistas pelo ecocardiograma); oclusão total de uma ou mais artérias coronarianas.

Alterações ECG	Arritmias mais prováveis	Possíveis complicações
Indicativo Elevação do segmento ST, com ou sem ondas Q anormais em V_{1-4} Perda de ondas R nas derivações precordiais **Recíproca** Depressão ST em II, III, aVF.	BRD, BRE Bloqueios AV Fibrilação ou *flutter* atrial Taquicardia ventricular (TV) Taquicardia (septal)	Choque cardiogênico CIV Ruptura miocárdica Bloqueios cardíacos podem tornar-se permanentes (BRE) Alta mortalidade associada ao IAM nesse local
Indicativo lateral Elevação ST I, aVL, $V_{5,6}$ Perda da onda R e ↑ ST em I, aVL, V_{5-6} **Indicativo posterior** Ondas R altas e largas (> 0,04 segundo) em V_{1-3} ↑ ST V_4R (do lado direito, 12 derivações, posição V_4) **Recíproca posterior** Depressão do segmento ST em $V_{1,2}$, onda T em posição vertical em $V_{1,2}$	Bradicardia Mobitz I (posterior)	Envolvimento do VD Desenvolvimento de aneurisma Disfunção dos músculos papilares Bloqueios cardíacos frequentemente se resolvem
Indicativos ↑ segmento ST em II, III, aVF Ondas Q em II, III, aVF **Recíproco** Depressão ST em I, aVL, V_{1-4}	Bloqueios AV; muitas vezes progride para bloqueio cardíaco completo, que pode ser transitório ou permanente; Wenckebach; bradiarritmias	Soluços Náuseas/vômitos Disfunção dos músculos papilares Regurgitação mitral Ruptura septal (0,5 – 1 %) Envolvimento do VD, associado a infarto atrial, especialmente nas arritmias atriais
Indicativo Elevação de 1 a 2 mm no segmento ST em V_4R Elevação da onda T e ST em II, III, aVF Ondas Q em II, III, aVF Elevação do segmento ST diminui em amplitude em V_{1-6}	Bloqueio AV de primeiro grau Bloqueio AV de segundo grau do tipo I BRD incompleto Bloqueio cardíaco completo transitório Fibrilação atrial TV/FV	Hipotensão, necessitando inicialmente de grandes volumes para manter a pressão arterial sistêmica. Uma vez que a contratilidade do VD melhora, os fluidos serão mobilizados, possivelmente exigindo excreção urinária

Princípios de gestão da doença cardíaca isquêmica aguda

Uma vez que a maioria das complicações da doença cardíaca isquêmica aguda é resultado direto do fluxo coronariano reduzido, um dos principais objetivos no manejo dos pacientes é otimizar o fluxo sanguíneo para o miocárdio. As metas adicionais incluem evitar complicações de isquemia e infarto, aliviar a angina e reduzir a ansiedade.

Otimizar o fluxo sanguíneo para o miocárdio

Independentemente de saber se um paciente apresenta angina instável ou IAM, é importante restaurar e manter o fluxo sanguíneo coronariano para melhorar os resultados do paciente. As intervenções para otimizar o fluxo sanguíneo ao miocárdio incluem medidas farmacológicas (como agentes antiplaquetários ou antitrombina) e medidas mecânicas, como a revascularização coronariana percutânea (p. ex., angioplastia, *stent* ou outros) ou cirurgia de revascularização do miocárdio (CRM). Consulte a Tabela 9.7 para obter orientações baseadas em evidências para o IAM. A intervenção selecionada e o momento ideal para sua realização dependem do tipo de oclusão da artéria: total ou parcial. Essa determinação deve ser feita com a maior precisão e rapidez possível, já que uma artéria totalmente obstruída em breve resultará em necrose do tecido ou infarto do miocárdio (Fig. 9.8). Todas as artérias instáveis beneficiam-se das intervenções a seguir, que as estabilizam, além de otimizar o fluxo coronariano arterial.

MANEJO CLÍNICO

1. Diminuir a atividade do sistema de coagulação com a terapia farmacológica (Fig. 9.9):
   - Agentes antiplaquetários: aspirina, agentes bloqueadores de receptores GP IIb/IIIa (p. ex., abciximab [Reopro], eptifibatide [Integrilin] e tirofiban [Aggrastat]), agentes tienopiridínicos (p. ex., clopidogrel [Plavix])
   - Agentes antitrombínicos: indiretos (p. ex., heparina não fracionada, heparina de baixo peso molecular), diretos (p. ex., bivalirudina [Angiomax])

2. Aumentar o tempo de enchimento ventricular (diminuição da frequência cardíaca):
   - Betabloqueadores
   - Repouso no leito por 24 horas

3. Reduzir a pré-carga.
   - Nitratos
   - Diuréticos
   - Sulfato de morfina

4. Diminuir a pós-carga.
   - Inibidores da enzima conversora da angiotensina (ECA)
   - Hidralazina

5. Diminuir o consumo de oxigênio pelo miocárdio (MVO_2).
   - Betabloqueadores
   - Repouso no leito por 24 horas

As artérias totalmente ocluídas exigem, além das intervenções farmacológicas citadas, terapias de reperfusão adicionais, como fibrinólise, angioplastia ou CRM, para restaurar, de modo efetivo, o fluxo sanguíneo na artéria coronariana. No caso de estenose da artéria coronariana esquerda ou triarterial, CRM aguda costuma ser considerada. No quadro agudo, para IAM com supradesnível do segmento ST (IAMSSST), a terapêutica fibrinolítica é, muitas vezes, o método mais rápido e mais disponível para a reperfusão se um serviço de hemodinâmica não estiver disponível ou operante 24 horas por dia. Indicações, contraindicações e complicações mais comuns da terapia fibrinolítica estão listadas nas Tabelas 9.8 e 9.9. Nos locais onde o laboratório de cateterismo está operante 24 horas por dia, é indicada a ICP primária. Estudos indicam que a ICP primária pode estar associada a melhores resultados e menos complicações do que o uso de agentes fibrinolíticos.

TABELA 9.7 PRÁTICA BASEADA EM EVIDÊNCIAS: SÍNDROME CORONARIANA AGUDA – IAM COM E SEM ELEVAÇÃO DO SEGMENTO ST

Diagnóstico
- O diagnóstico de IAM baseia-se em 2 de 3 resultados:[a,b]
1. História de sintomas isquêmicos
2. Alterações no ECG de série
3. Elevação e queda no nível sérico de biomarcadores cardíacos
- Dos pacientes com IAM, 50% não apresentam elevação do segmento ST. Outros indicadores:[a,b]
1. Depressão do segmento ST pode indicar um IAM sem supradesnível do segmento ST (IAMSSST).
2. Novo BRE.
3. Depressão do segmento ST, que se resolve com o alívio da dor torácica.
4. Inversão de onda T em todas as derivações torácicas pode indicar IAMSSST com estenose crítica na DAE proximal.

Manejo agudo
- O tempo ideal para a introdução da terapia é dentro de 1 hora a partir do início dos sintomas. Isso raramente ocorre, devido ao atraso ao buscar o tratamento.[a,b]
- O ECG inicial deve ser realizado em 10 minutos após a chegada no pronto-socorro.[a,b]
- Devem ser administrados oxigênio, nitroglicerina e aspirina, se não forem contraindicados.[a,b]
- Estratégia de reperfusão: somente IAM com SST.[a,b]
1. Agente fibrinolítico deve ser iniciado dentro de 30 minutos após a chegada, se não houver nenhuma contraindicação.
2. Se for realizada ICP primária, o vaso lesado tem de ser aberto em 90 minutos após a chegada.
- Estratégia de reperfusão para IAMSSST.[a,b]
1. Os fibrinolíticos não são recomendados
2. ICP realizada no prazo de 24 horas após a chegada
- Heparina de acordo com o peso ou heparina de baixo peso molecular.[a,b]
- Betabloqueador IV deve ser administrado no prazo de 12 horas da chegada.[a,b]
- Deve-se iniciar um agente redutor de lípideos.[a,b]

Dados compilados a partir de [a]Antman, et al. (2004); [b]Casey (2002).

TABELA 9.8 INDICAÇÕES E CONTRAINDICAÇÕES PARA TERAPIA TROMBOLÍTICA

Indicações
- Dor torácica > 20 minutos, mas normalmente < 12 horas
- Elevação do segmento ST ≥ 1 mm em duas derivações contíguas
- BRE
- Pacientes de alto risco com dor torácica > 12 horas de duração poderão ainda ser candidatos, caso a dor persista

Contraindicações absolutas
- Hemorragia interna ativa
- História de hemorragia intracraniana, neoplasia cerebral ou outra doença intracraniana
- AVE ou traumatismo craniano nos últimos 6 meses
- Alergia conhecida ao fármaco escolhido

Contraindicações relativas
- Cirurgia de grande porte ou hemorragia digestória nos últimos 2 meses
- Punção traumática de vaso incompressível
- Gravidez ou 1 mês de pós-parto
- Hipertensão não controlada (sistólica > 200 ou diastólica > 110)
- Trauma nas últimas 2 semanas, incluindo reanimação cardiopulmonar com fratura de costela

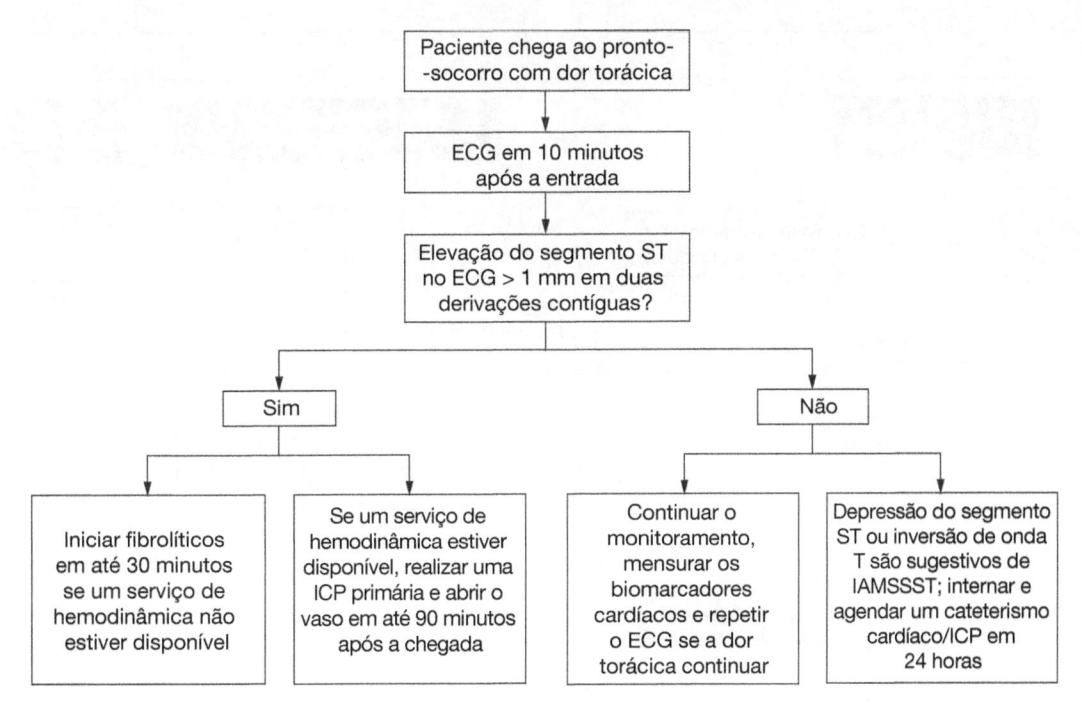

Figura 9.8 Algoritmo para manejo da dor torácica aguda.

```
Paciente chega ao pronto-
-socorro com dor torácica
        ↓
ECG em 10 minutos
após a entrada
        ↓
Elevação do segmento ST
no ECG > 1 mm em duas
derivações contíguas?
     /          \
   Sim          Não
```

Sim:
- Iniciar fibrolíticos em até 30 minutos se um serviço de hemodinâmica não estiver disponível
- Se um serviço de hemodinâmica estiver disponível, realizar uma ICP primária e abrir o vaso em até 90 minutos após a chegada

Não:
- Continuar o monitoramento, mensurar os biomarcadores cardíacos e repetir o ECG se a dor torácica continuar
- Depressão do segmento ST ou inversão de onda T são sugestivos de IAMSSST; internar e agendar um cateterismo cardíaco/ICP em 24 horas

TABELA 9.9 COMPLICAÇÕES DA TERAPIA FIBROLÍTICA

Complicação	Porcentagem de ocorrência
Sangramento na virilha, local (compressível, externa)	25-45
Hemorragia intracerebral	1,45
Hemorragia retroperitoneal (incompressível, interna)	1
Hemorragia digestória	4-10
Hemorragia geniturinária	1-5
Outros sangramentos	1-5

TRATAMENTO CIRÚRGICO

Cirurgia de revascularização do miocárdio é o método de revascularização em geral utilizado em pacientes com aterosclerose de três ou mais vasos coronarianos ou em caso de doença significativa da artéria coronariana esquerda principal. É realizada tanto eletiva quanto emergencialmente; pode ser utilizada antes ou após um infarto do miocárdio. O procedimento de revascularização do miocárdio requer "indução" com anestesia geral e eventual uso da circulação extracorpórea (o sangue é desviado para fora do corpo para uma bomba mecânica que oxigena o sangue antes que retorne para a circulação arterial); exige, ainda, a colocação de um enxerto na árvore arterial coronariana (Fig. 9.10). Os avanços tecnológicos resultaram no desenvolvimento de dispositivos de estabilização que permitem que a CRM seja realizada sem colocar o paciente em circulação extracorpórea. O coração continua a bater, enquanto o cirurgião coloca um dispositivo no local da artéria coronariana em que o enxerto será anastomosado, o que estabiliza a pequena área, permitindo que ocorra a sutura. Muitas vezes, essa técnica é chamada de *cirurgia com o coração batendo*. O enxerto, geralmente uma veia da perna (veia safena), artéria mamária interna esquerda ou artéria radial, é inserido após a extremidade distal da obstrução na artéria coronariana; no caso de um enxerto de uma veia da perna (safena) e artéria radial, é anastomosado à aorta. Podem ser inseridos enxertos múltiplos, de acordo com o número de bloqueios presentes e disponibilidade de locais de inserção viável na árvore coronariana de origem do paciente.

INDICAÇÕES

As indicações para CRM e a evolução a longo prazo do paciente após esse procedimento têm sido veementemente analisadas na última década. Em geral, os pacientes com doença triarterial, FEVE ruim (< 35%) ou doença significativa na artéria coronariana esquerda têm menor morbidade e mortalidade a longo prazo com a cirurgia de revascularização do miocárdio (CRM) em relação ao tratamento médico ou a intervenção percutânea, como a angioplastia ou *stent*. A CRM também pode ser indicada como um procedimento de "resgate" emergencial em pacientes com dissecção ou ruptura grave da artéria coronariana durante uma tentativa de procedimento percutâneo.

CONTRAINDICAÇÕES

Diversas populações de pacientes podem ser consideradas como candidatas ruins à revascularização, incluindo os pacientes muito idosos, debilitados, com doença vascular coronariana distal grave (p. ex., alguns diabéticos) e com FEVE muito baixa (p. ex., < 10 – 15%). Os pacientes com fração de ejeção baixa, muitas vezes, têm dificuldade no processo de desmame da circulação extracorpórea após o procedimento. Outras contraindicações são os riscos relacionados à anestesia geral, incluindo doença pulmonar obstrutiva crônica grave, edema pulmonar ou hipertensão pulmonar.

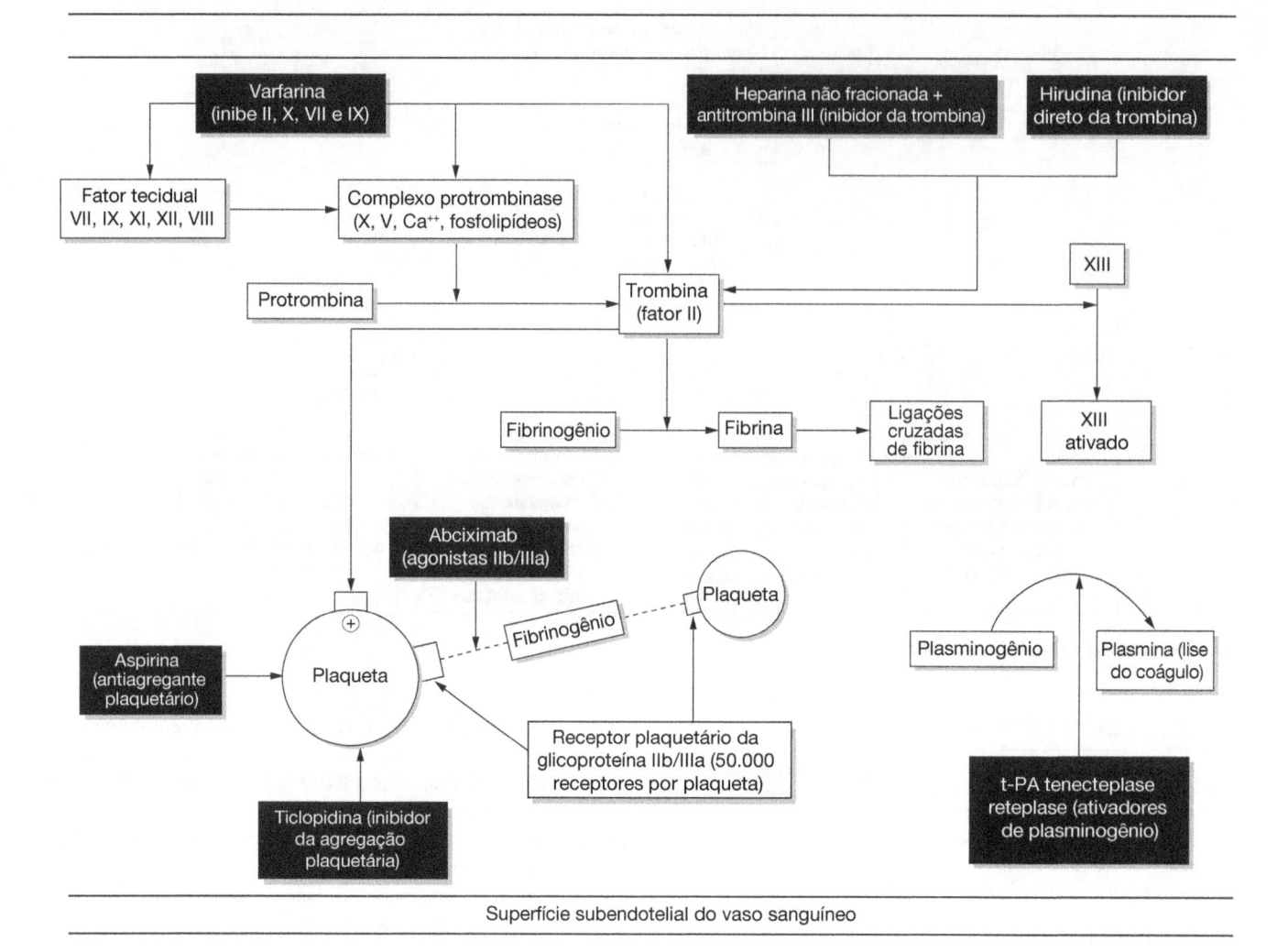

Figura 9.9 Sequência de coagulação e local de atividade de medicamentos antitrombóticos/antiplaquetários.

TRATAMENTO PÓS-OPERATÓRIO

A seguir, é descrita uma visão geral do tratamento pós-operatório imediato de pacientes submetidos a CRM.

1. *Manter a estabilidade hemodinâmica*: São administrados diversos medicamentos cardíacos para manter a estabilidade hemodinâmica nas primeiras 24 horas de pós-operatório. Os valores hemodinâmicos descritos a seguir podem servir como guias para a administração de vasopressores e fluidoterapia intravenosa. Em geral, valores maiores ou menores do que os descritos exigem as seguintes intervenções:
   - Média da pressão arterial: 70 a 80 mmHg
   - IC: 2 a 3,5 L/min/m^2
   - PDAP/POAP: 10 a 12 mmHg (utilizada sobretudo para avaliar a necessidade de reposição volêmica)
   - Pressão venosa central (PVC): 5 a 10 mmHg (usada principalmente para avaliar a necessidade de reposição volêmica)
   - FC: ritmo intrínseco ou acelerado na faixa de 80 a 100 bpm para manter o IC ≥ 2

2. *Manter a ventilação e a oxigenação*: A ventilação e a oxigenação são maximizadas no pós-operatório precoce com a ventilação mecânica. Dentro de 2 a 12 horas, a maioria dos pacientes recupera-se dos efeitos da anestesia e encontra-se estável o suficiente para permitir a interrupção da ventilação mecânica. Os indivíduos com problemas pulmonares preexistentes podem exigir períodos de intubação mais longos até que o desmame possa ser realizado com sucesso. Após o desmame e a extubação, costuma ser necessária a terapia de O$_2$ suplementar por 1 a 2 dias, a fim de manter a PaO$_2$ e SaO$_2$ em níveis normais. A atelectasia pós-operatória é uma ocorrência comum após a circulação extracorpórea; em geral, requer intervenções clínicas pulmonares frequentes (p. ex., tosse e respiração profunda, espirometria de incentivo, deambulação) para manter a ventilação e a oxigenação.

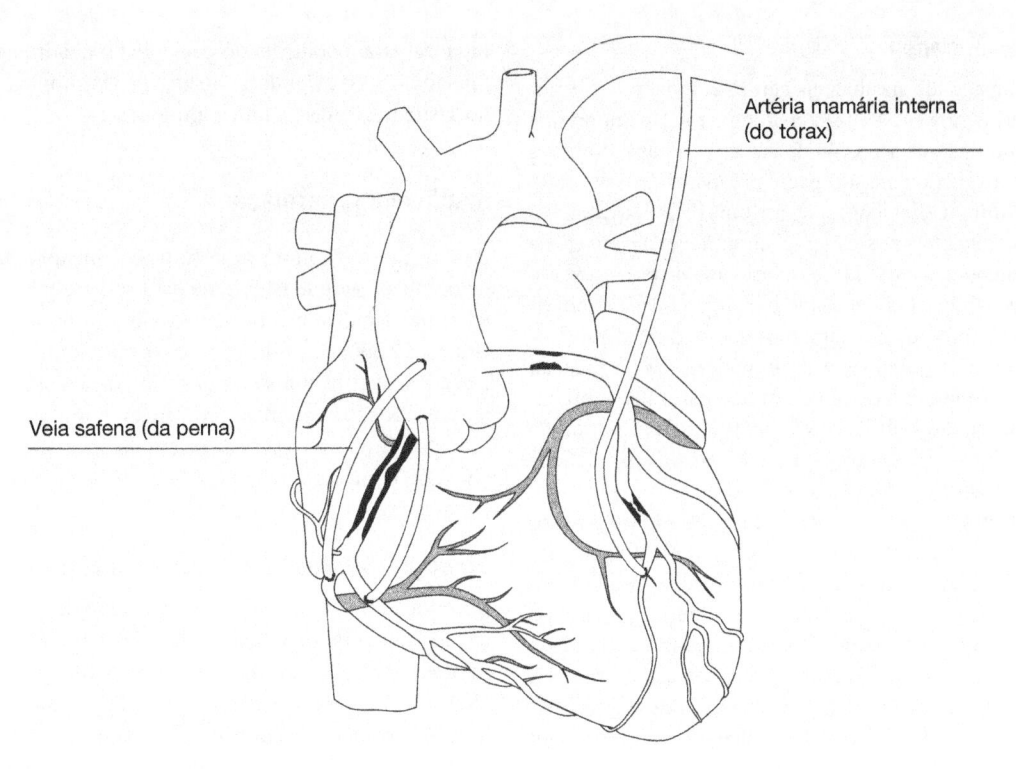

Figura 9.10 Cirurgia de revascularização do miocárdio (CRM).

3. Prevenção de complicações pós-operatórias
   A. *Sangramento no local do enxerto das anastomoses vasculares*: Monitoração frequente do dreno mediastinal, hematócrito e estado de coagulação; evitar períodos de hipertensão arterial, mesmo que breves.
   B. *Tamponamento cardíaco*: Avaliação frequente dos sinais e sintomas de tamponamento (pulso paradoxal; PVC aumentada e diminuição da drenagem mediastinal; aumento da PVC, PDAP e PAP [pressão da artéria pulmonar]; diminuição das bulhas cardíacas, pressão arterial e débito cardíaco).
   C. *Infecção*: Os antibióticos são administrados profilaticamente por 24 horas; picos de temperatura nas 24 horas de pós-operatório imediato não são anormais (em geral relacionados à atelectasia pulmonar).
   D. *Arritmias cardíacas*: Monitorar o ECG, tratar ritmos instáveis, manter K^+ e Mg^+ dentro dos limites de normalidade com a reposição IV.
   E. *Alívio da dor pós-operatória e ansiedade*: A administração de analgésicos costuma ser necessária para garantir o alívio da dor, em especial para facilitar deambulação, tosse e respiração profunda.

Prevenção de complicações associadas à obstrução coronariana

As complicações associadas às síndromes isquêmicas agudas recorrentes incluem isquemia, infarto ou reinfarto, início de insuficiência cardíaca (IC) e arritmias.

1. *Prevenir isquemia, infarto ou reinfarto recorrente*: Mantenha as intervenções farmacológicas para inibir os eventos trombóticos, incluindo isquemia e infarto (p. ex., antiagregantes plaquetários e agentes antitrombóticos). Busque por angina recorrente com a avaliação frequente da dor torácica e ECG de 12 derivações, além de monitoramento da isquemia pelo segmento ST.
2. *Monitore continuamente a arritmia*: Monitore, se possível, por 24 a 72 horas após um episódio isquêmico.
3. *Minimize o potencial para IC*: Diminua o consumo de oxigênio do miocárdio com a administração de beta-bloqueadores, limitando a atividade física (repouso) e evitando aumentos na taxa metabólica (p. ex., febre). Diminua a pós-carga ventricular esquerda com a administração de inibidores da ECA e hidralazina.

Alívio da dor

O alívio da dor melhora o fluxo coronariano, diminuindo o nível de catecolaminas circulantes, a pressão arterial (pós-carga) e a frequência cardíaca (consumo de oxigênio do miocárdio). Os nitratos costumam aliviar a dor anginosa dilatando as artérias coronarianas e aumentando o fluxo, melhorando, assim, a oxigenação do miocárdio e tratando diretamente a fonte da dor. Outra intervenção farmacológica comum utilizada para aliviar a dor na isquemia é o sulfato de morfina. Embora a morfina seja um narcótico potente que tem sido criticado por mascarar a dor cardíaca, também é um potente vasodilatador e vasodilata a coronariana de maneira eficaz, bem como as artérias periféricas, resultando em redução leve na pós-carga. Em geral, a dor intensa, incapaz de ser aliviada com nitratos ou uma combinação de nitratos e morfina, indica a necessidade de ICP imediata (se disponível) ou transferência para uma instituição de referência para realização da ICP de emergência.

Redução da ansiedade

A redução da ansiedade na doença cardíaca isquêmica é importante por várias razões. A razão fisiológica mais importante consiste na diminuição da secreção de catecolaminas e do tônus simpático após o relaxamento do paciente ansioso. Esse efeito tem mostrado diminuir a incidência de arritmias e promover a vasodilatação e a redução da pós-carga. A diminuição da ansiedade também deve aumentar a capacidade do paciente de processar novas informações sobre seu diagnóstico e compreender melhor as instruções para exames ou procedimentos que serão realizados.

O alívio da dor costuma ser o fator mais eficaz na redução da ansiedade do paciente. Nos casos em que a dor não é aliviada com nitroglicerina ou fibrinolíticos no tratamento inicial da isquemia, os analgésicos, como o sulfato de morfina, ou ansiolíticos, como o lorazepam, são, em geral, eficazes.

Diversas intervenções podem ser realizadas à beira do leito para promover relaxamento, incluindo o relaxamento propriamente dito e técnicas específicas de imaginação, meditação, musicoterapia e utilização de fitas de relaxamento. A sensação de segurança facilita o relaxamento, aumentando o nível de conforto do paciente com a situação. Essa sensação pode ser propiciada ao fornecer ao paciente e a seus familiares informações adequadas sobre o ambiente desconhecido em que estão; informar quando o médico estará disponível para conversar com eles; esclarecer a respeito de possíveis "incógnitas" (como exames ou procedimentos); proporcionar esclarecimento a respeito de expectativas importantes (como orientações de visitação). A ansiedade também pode ser diminuída ao se oferecerem oportunidades para o controle do paciente no quadro agudo. Os exemplos incluem o calendário de atividades simples, como presença do visitante, tomar banho e alimentar-se.

Insuficiência cardíaca

A IC é um termo amplo; refere-se à incapacidade do coração de bombear sangue suficiente para satisfazer as necessidades de oxigênio e nutrientes do corpo. Uma série de processos subjacentes da doença pode contribuir para a síndrome da "bomba fraca"; as causas mais comuns são doença aterosclerótica coronariana, doença valvular cardíaca, hipertensão arterial e miocardiopatia. Embora as causas sejam diversas, o processo progressivo que ocorre em resposta a um desses eventos precipitantes é o mesmo.

Etiologia, fatores de risco e fisiopatologia

Embora a IC possa resultar de uma série de etiologias subjacentes, as causas da disfunção sistólica ventricular esquerda são os fatores contribuintes mais comuns. A fisiopatologia da insuficiência cardíaca é um processo de três etapas; começa com uma injúria inicial ao miocárdio (Fase I), seguida por uma fase de resposta (Fase II) e resultando na síndrome clínica conhecida como IC, caracterizada pelo esgotamento dos mecanismos compensatórios (Fase III) (Fig. 9.11). Independentemente do evento de precipitação, a progressão fisiológica da síndrome, uma vez iniciada, é a mesma.

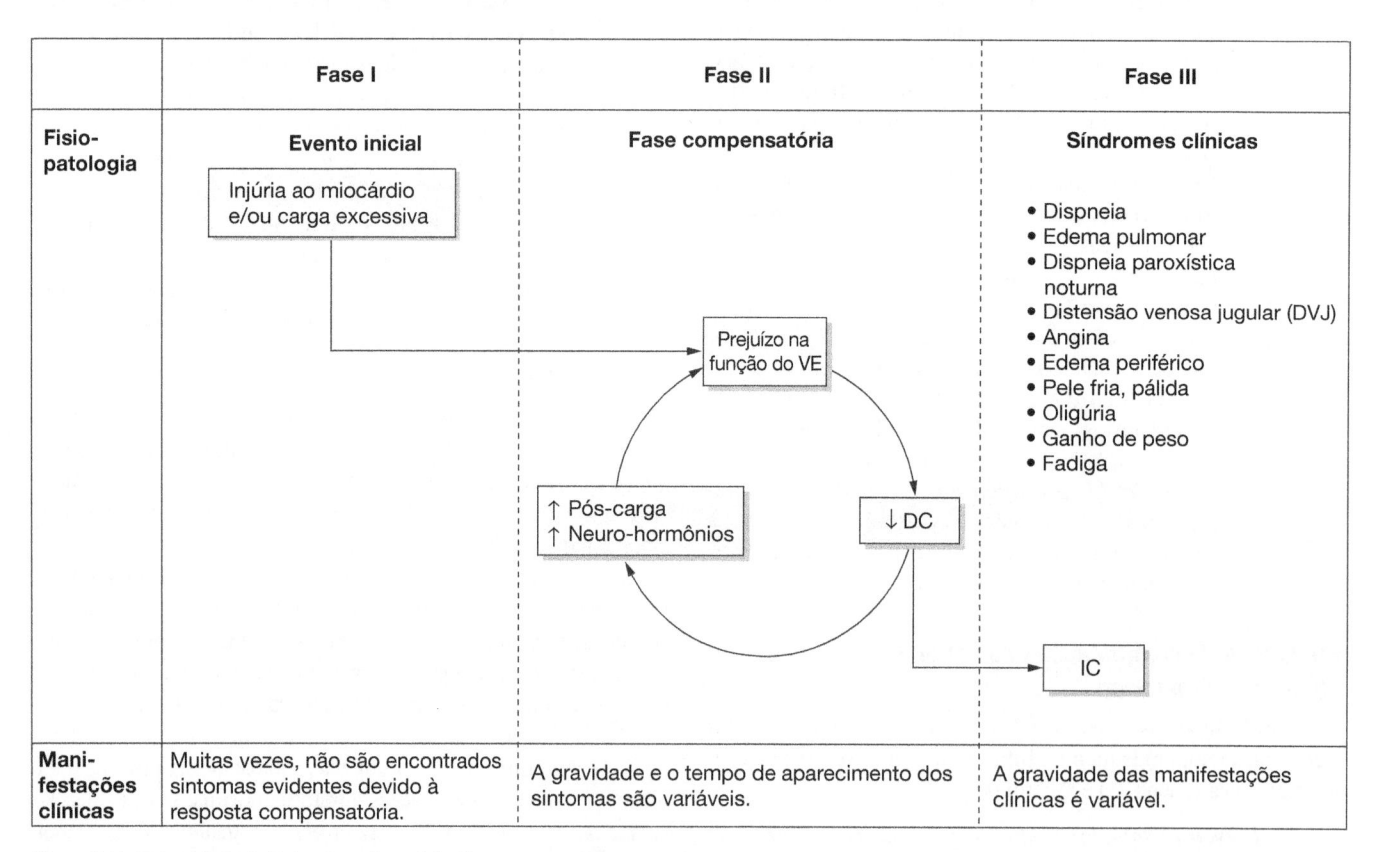

	Fase I	Fase II	Fase III
Fisiopatologia	Evento inicial Injúria ao miocárdio e/ou carga excessiva	Fase compensatória Prejuízo na função do VE ⟶ ↓ DC ↑ Pós-carga ← ↑ Neuro-hormônios	Síndromes clínicas • Dispneia • Edema pulmonar • Dispneia paroxística noturna • Distensão venosa jugular (DVJ) • Angina • Edema periférico • Pele fria, pálida • Oligúria • Ganho de peso • Fadiga IC
Manifestações clínicas	Muitas vezes, não são encontrados sintomas evidentes devido à resposta compensatória.	A gravidade e o tempo de aparecimento dos sintomas são variáveis.	A gravidade das manifestações clínicas é variável.

Figura 9.11 Fisiopatologia da IC durante as Fases I, II e III.

Fase I

A Fase I da insuficiência cardíaca caracteriza-se por um evento inicial (p. ex., IAM, infecção viral, agentes quimioterápicos, doença cardíaca valvular, hipertensão arterial, miocardiopatias), que provoca a perda de miócitos. Essa perda de células ou dano permanente aos cardiomiócitos pode ser localizada ou difusa, resultando no comprometimento da função ventricular. Até o momento, mais de 700 fatores de desencadeamento, como dano isquêmico agudo, vírus e toxinas, têm sido isolados como contribuintes para injúria do miocárdio e insuficiência cardíaca.

- *Resultado da Fase I*: Redução do volume sistólico, secundário a uma injúria inicial do miocárdio.

Fase II

Ocorre uma série de mecanismos adaptativos em resposta à injúria inicial, em um esforço para manter um débito cardíaco suficiente para satisfazer as necessidades do organismo. Essa fase é, muitas vezes, chamada de *fase compensatória* (Figs. 9.11 e 9.12). Esses mecanismos de compensação ou respostas incluem o mecanismo de Frank-Starling, a remodelação do miocárdio e a resposta neuro-hormonal.

MECANISMO DE FRANK-STARLING

Como o débito cardíaco diminui e o sistema nervoso simpático é ativado, são estimulados os receptores alfa-1, resultando em vasoconstrição arteriolar e venosa. Essa resposta adaptativa resulta inicialmente em aumento do retorno venoso ao ventrículo, aumento do volume diastólico final do ventrículo, distensão dos miócitos ventriculares e melhora do volume sistólico. Mais tarde, à medida que ocorre a hiperdistensão do ventrículo, esse mecanismo é perdido, provocando descompensação ventricular esquerda e hipertrofia miocárdica (Fig. 9.13). Além disso, há aumento da expressão de grânulos no ventrículo esquerdo, causando um aumento da liberação de peptídeo natriurético cerebral (PNC). Níveis elevados de PNC no soro são usados como marcadores da gravidade da insuficiência ventricular.

HIPERTROFIA MIOCÁRDICA (REMODELAÇÃO)

Em resposta ao aumento do volume vascular e à diminuição da função do miocárdio (perda do mecanismo de Frank-Starling), o ventrículo esquerdo dilata-se e hipertrofia. Essa distorção da anatomia normal do ventrículo esquerdo provoca insuficiência mitral e posterior dilatação do ventrículo esquerdo. A angiotensina II, um subproduto da ativação sistêmica do sistema renina-angiotensina, bem como das células endoteliais dos vasos sanguíneos em todo o corpo, também leva diretamente à hipertrofia dos miócitos. Esses fatores desencadeiam a diminuição na reserva do ventrículo esquerdo (distensão), o aumento da pré-carga (volume residual elevado no ventrículo após a sístole) e a regurgitação mitral.

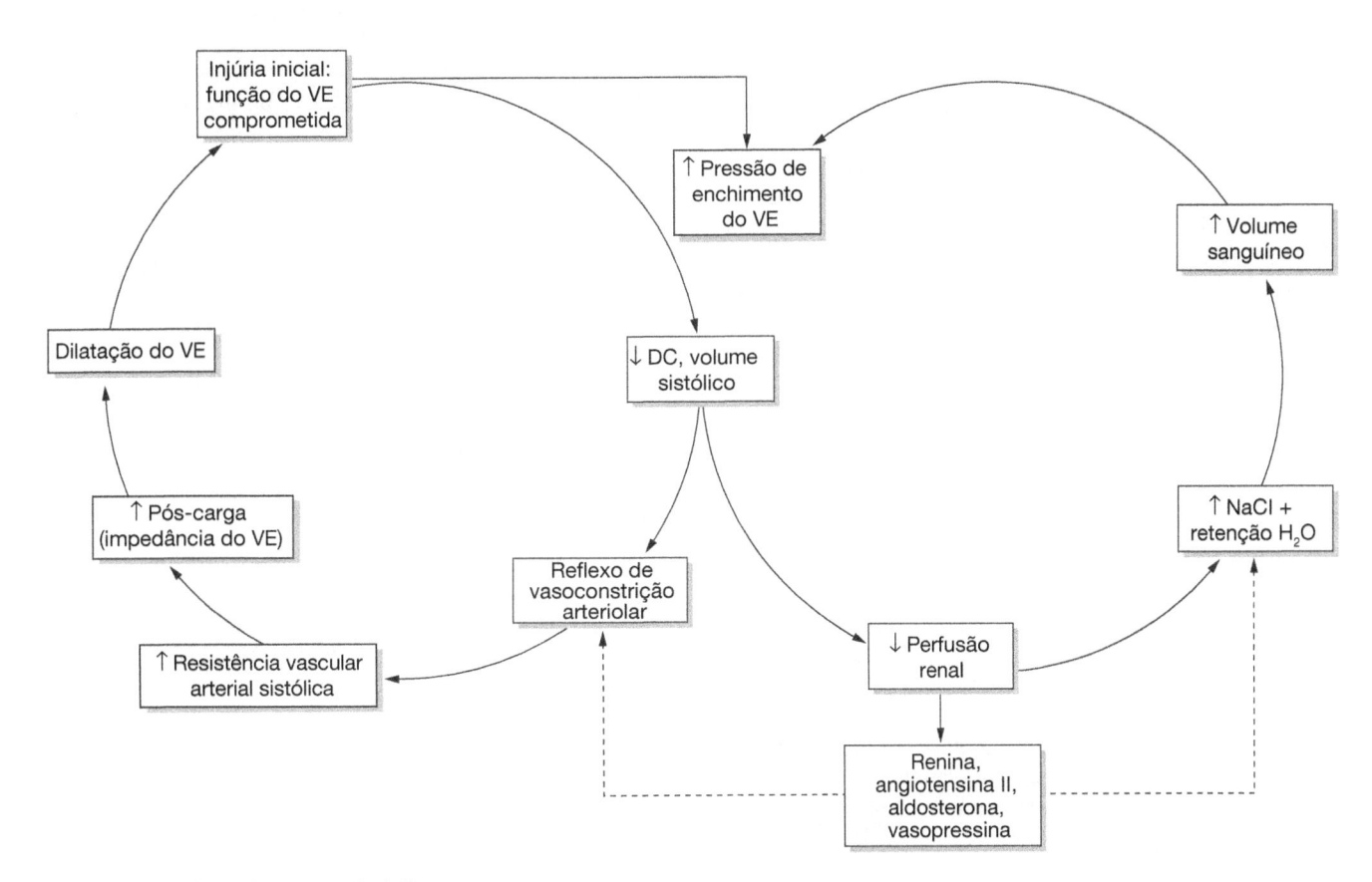

Figura 9.12 Mecanismos de compensação da IC.

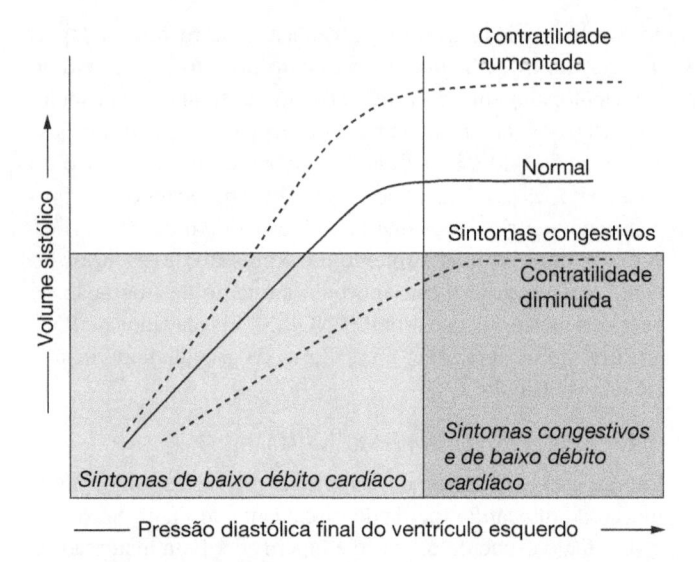

Figura 9.13 Curva de Frank-Starling.

RESPOSTA NEURO-HORMONAL

Em resposta à diminuição do volume sistólico e à diminuição da perfusão renal, são ativados diversos sistemas neuro-hormonais, cada qual agindo para compensar a diminuição no volume sistólico. Entre esses sistemas estão os seguintes:

1. *Sistema nervoso adrenérgico:* A atividade do sistema nervoso adrenérgico é intensificada no caso de função ventricular diminuída, como resultado direto da estimulação dos barorreceptores. Esses barorreceptores medeiam o sistema nervoso simpático, que, por sua vez, estimula os receptores beta-1. Isso ocasiona um aumento da frequência cardíaca e da contratilidade.
2. *Sistema renina-angiotensina-aldosterona*: A diminuição da perfusão renal estimula a liberação de renina, aumentando a produção de angiotensina I e II e a liberação de aldosterona. Isso provoca vasoconstrição arteriolar, diminuição do débito cardíaco, aumento da pressão arterial e da resistência periférica, aumento das pressões de enchimento ventricular, retenção de potássio e sódio (desequilíbrio), aumento da sobrecarga volêmica, aumento da tensão na parede ventricular esquerda, aumento da dilatação e hipertrofia ventricular e aumento da excitação do sistema nervoso simpático.
3. *Sistema arginina-vasopressina (AVP):* A AVP é um potente vasoconstritor, que costuma ser inibido por receptores de distensão nos átrios durante a distensão atrial. Na IC, esses receptores são menos sensíveis, causando diminuição na inibição da AVP. Isso ocasiona vasoconstrição sistêmica, aumentando ainda mais a pós-carga (pressão contra a qual o ventrículo esquerdo deve bombear para expulsar o sangue do ventrículo). Um aumento na disponibilidade de AVP também leva a incapacidade de excretar água livre, hiposmolaridade e, em geral, incapacidade de autorregular a produção posterior de AVP.
4. *Peptídeo natriurético atrial (PNA):* O PNA é um hormônio que se opõe a todos os três sistemas, resultando em vasodilatação e excreção de sódio; é produzido em resposta à distensão atrial e resulta em diminuição na formação de renina, diminuição do efeito da angiotensina II, diminuição da liberação de aldosterona e vasopressina e aumento na excreção renal de sódio e água. Na IC crônica, os níveis de PNA permanecem elevados, mas são menores do que na fase aguda (Fase II).

Os efeitos dos mecanismos compensatórios na Fase II provocam aumento do volume circulante e da perfusão de órgãos vitais. Eventualmente, esses mecanismos são autolimitados e resultam em um círculo vicioso de aumento da pós-carga e sobrecarga volêmica. A resposta neuro-hormonal não é mais benéfica no estado crônico. Conforme visto na Fase III, essa resposta torna-se prejudicial, levando a mudanças no DNA dos miócitos, morte celular programada (apoptose) e maior perda de miócitos.

- *Resultado da Fase II*: Hipertrofia ventricular, enfraquecimento dos miócitos, aumento da resistência arteriolar, aumento do volume vascular e aumento do estresse da parede ventricular, em um esforço para manter o débito cardíaco adequado.

Fase III

Quando os mecanismos adaptativos da Fase II falham, a síndrome clínica de IC progride. Essa terceira fase da IC é extremamente variável em início e apresentação. A manifestação clínica e o curso da doença são determinados por extensão da lesão inicial e lesão do miócito, gravidade da carga hemodinâmica (sobrecarga volêmica) e resposta individual do paciente a essas alterações neuro-hormonais. A Fase III é caracterizada por uma deterioração progressiva da função cardiovascular devido à relação entre o comprometimento da função ventricular esquerda e a pós-carga cardíaca excessiva (Fig. 9.14).

- *Resultado da Fase III*: Os sinais e sintomas clínicos de IC são evidentes, resultando em diminuição da capacidade funcional e intolerância ao exercício.

Manifestações clínicas

Independentemente da causa subjacente da fraqueza da bomba, os pacientes com IC apresentam sinais e sintomas clínicos de sobrecarga de volume intravascular e intersticial, bem como manifestações de perfusão tecidual inadequada. Os achados comuns na insuficiência cardíaca incluem:

- Dispneia (em especial aos esforços, comumente grave no quadro agudo)
- Dispneia postural noturna
- Edema pulmonar (estertores pronunciados)
- Distensão venosa jugular (DVJ)
- Desconforto ou aperto no tórax
- Edema periférico
- Pele pálida, fria, cianótica
- Oligúria
- Relato de ganho de peso
- Fadiga

À BEIRA DO LEITO

Insuficiência cardíaca

Um homem de 75 anos dá entrada no pronto-socorro com sudorese e dispneia grave. A avaliação inicial revelou o seguinte:

FR	32 rpm
PA	110/90 mmHg
FC	110 bpm, irregular
DVJ	Bilateral, de 7 mm de elevação
Pulmões	Estertores em ambas as bases pulmonares
Cardiovascular	S_1, S_2 com S_3

A oximetria de pulso revelou saturação de oxigênio de 83%. Foram realizados exames laboratoriais, incluindo uma amostra de gasometria arterial, com os seguintes resultados:

PaO_2	60 mmHg
$PaCO_2$	28 mmHg
pH	7,51
SaO_2	93%

Foi iniciado oxigênio a 40% com máscara e realizado um ECG, que revelou hipertrofia ventricular esquerda, bloqueio do ramo esquerdo e ondas Q. A radiografia de tórax revelou área cardíaca aumentada e infiltrado bilateral. Um cateter de artéria pulmonar foi colocado, encontrando-se os seguintes parâmetros:

PVC	10 mmHg
PA	41/35 mmHg
POAP	32 mmHg
DC	3,8 L/min
IC	1,9 L/min/m²

Iniciou-se uma infusão de dobutamina a 2,5 mcg/kg/min; foram administrados 40 mg de furosemida IV. O cateterismo cardíaco realizado na manhã seguinte chegou às seguintes conclusões:

DAE	95%
ACD	50%
CXE	75%
FE	28%
Hipocinesia grave	

Os sinais e sintomas físicos mais específicos podem variar nos indivíduos, dependendo do ventrículo que é primariamente envolvido. Um resumo dos achados clínicos específicos da insuficiência do ventrículo direito e esquerdo é apresentado na Tab. 9.10.

Tendo em vista que a avaliação subjetiva dos sintomas e de sua gravidade pode variar entre os profissionais, foram desenvolvidos sistemas de classificação para padronizar a intensidade dos sintomas, bem como a evolução e progressão da IC. A American College of Cardiology e a American Heart Association desenvolveram um sistema de estadiamento que aborda a evolução e progressão da IC. Um segundo sistema, conhecido como Sistema de Classificação Funcional da New York Heart Association (NYHA), é usado para fornecer uma avaliação sistemática do estado do paciente e para sinalizar melhora ou deterioração em relação à condição inicial (Tab. 9.11).

Uma série de condições, tanto cardíacas quanto não cardíacas, assemelham-se à IC em suas manifestações clínicas e devem ser descartadas como possíveis diagnósticos na avaliação inicial. Essas condições incluem IAM, doença pulmonar, arritmias, anemia, insuficiência renal, síndrome nefrótica e doença da tireoide.

Exames diagnósticos

- *ECG de 12 derivações*: Alterações agudas da onda ST-T, baixa tensão, hipertrofia do ventrículo esquerdo, fibrilação atrial ou outras taquiarritmias, bradiarritmias, ondas Q de IAM prévio, BRE
- *Radiografia de tórax*: Cardiomegalia, índice cardiotorácico > 0,5
- *Hemograma completo*: Baixa contagem de glóbulos vermelhos (anemia)
- *Exame de urina*: Proteinúria, glóbulos vermelhos ou cilindros
- *Creatinina*: Elevada
- *Albumina*: Diminuída
- *Sódio e potássio séricos*: Diminuídos
- *PAP*: Elevada

TABELA 9.10 SINAIS E SINTOMAS CLÍNICOS ESPECÍFICOS DA INSUFICIÊNCIA CARDÍACA DOS LADOS ESQUERDO E DIREITO

Insuficiência cardíaca direita	Insuficiência cardíaca esquerda
Sinais e sintomas de congestão hepática	**Sinais e sintomas de congestão pulmonar**
DVJ	DVJ
Aumento e sensibilidade do fígado	Edema pulmonar
Reflexo hepatojugular positivo (pressão no fígado aumenta a DVJ)	Estertores
Edema dependente	Fibrilação atrial ou outras arritmias atriais secundárias à distensão atrial
Ascite	Pulso alternante (qualquer outro batimento diminuído)
Perda do apetite, náuseas, vômitos	Dispneia
Pressões cardíacas	Tosse
Aumento na pressão do VD	Hiperventilação
Aumento na pressão do AD	Tontura, síncope, fadiga
Bulhas cardíacas	**Pressões cardíacas**
S_3 (sinal precoce)	Aumento da pressão do VE e AE
S_4 (pode também estar presente)	Aumento das pressões da artéria pulmonar
S_2 amplo, dividido	**Bulhas cardíacas**
Sopro pansistólico na borda esternal inferior esquerda, secundário à distensão do anel da válvula tricúspide	S_3 e (ocasionalmente) S_4
	Sopro pansistólico no ápice, secundário à insuficiência mitral

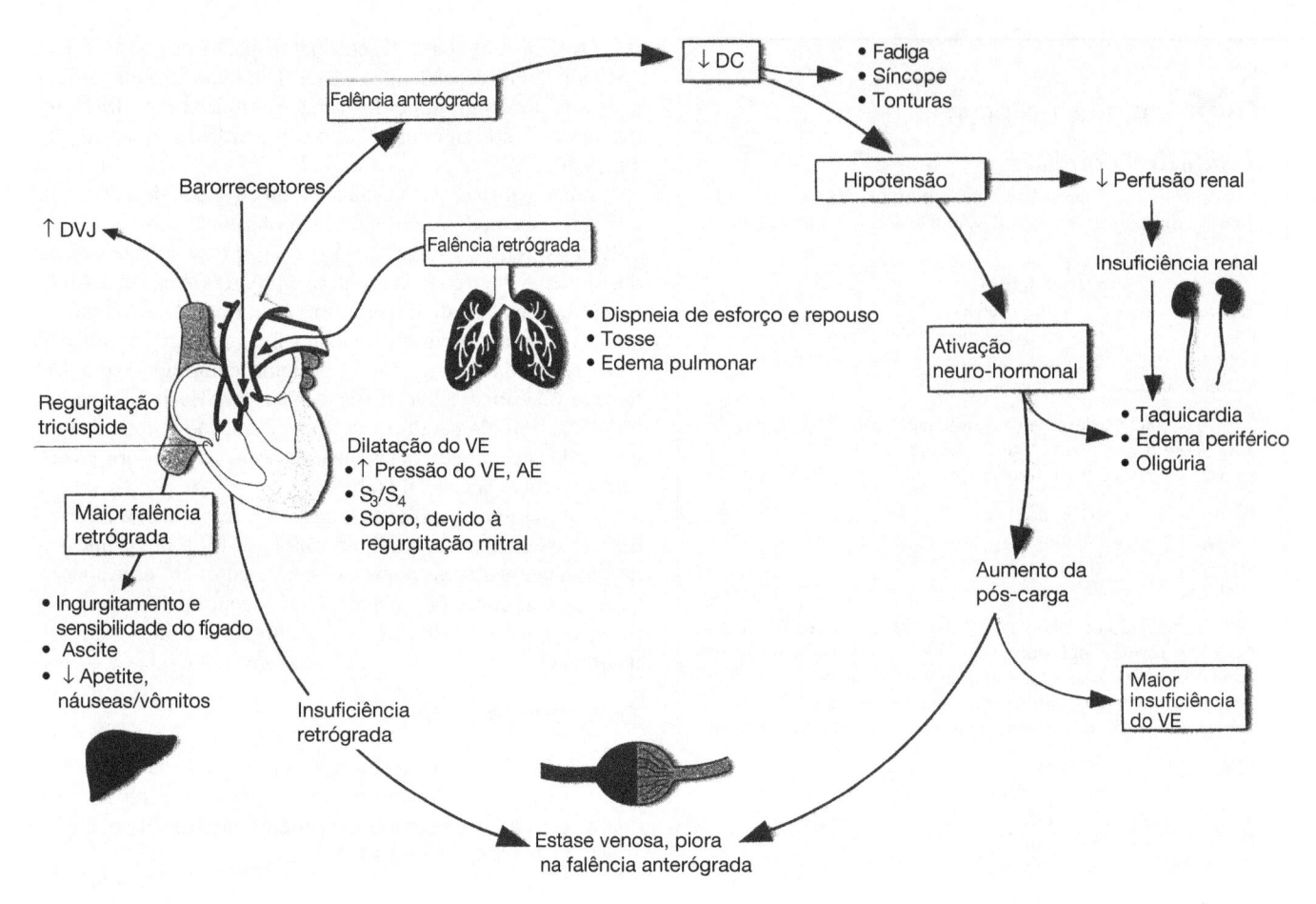

Figura 9.14 Características clínicas da IC.

- *IC*: < 2 L/min/m²
- *Ecocardiografia*: Ventrículo esquerdo, ventrículo direito ou átrio direito dilatado; ventrículo esquerdo hipertrofiado; incompetência da válvula AV; hipocontratilidade difusa ou segmentar; trombo atrial; derrame pericárdico; FEVE < 40%
- *Ventriculografia radioisotópica*: Medida mais precisa da disfunção ventricular direita e FEVE

Princípios de tratamento da insuficiência cardíaca

O tratamento agudo da IC tem mudado drasticamente na última década; abandonou-se a ênfase na microgestão dos parâmetros hemodinâmicos (utilizando principalmente inotrópicos positivos) para enfatizar a capacidade funcional e sobrevida em longo prazo com o uso de agentes bloqueadores neuro-hormonais. Essa mudança decorre do melhor entendimento da resposta neuro-hormonal e da dependência do corpo em relação a esses mecanismos de compensação em estados de baixo débito cardíaco. As metas do tratamento de doentes com IC giram em torno de quatro princípios gerais: (1) tratamento da causa subjacente (p. ex., isquemia, disfunção valvular), (2) tratamento da sobrecarga de volume de líquido, (3) melhora da função ventricular e (4) informação a pacientes e familiares.

Limitando a injúria inicial e tratando a causa subjacente

A estratégia de tratamento mais eficaz, mas muitas vezes a mais difícil, para a IC é limitar os danos causados pela agressão inicial. Essa limitação dos danos e a perda de células do miocárdio maximizam a quantidade de músculo ventricular viável, a contratilidade miocárdica e a função ventricular global.

- Deve-se administrar tratamento fibrinolítico o mais rápido possível para os pacientes elegíveis em caso de IAM ou providenciar a transferência imediata ao serviço de cateterismo cardíaco para ICP primária (consulte a seção anterior a respeito da doença cardíaca isquêmica aguda).
- A revascularização pode ser necessária em pacientes com isquemia persistente como medida preventiva contra eventuais necroses teciduais.
- A substituição ou o reparo da válvula ou outras correções cirúrgicas (cirurgia de reconstrução ventricular) deve(m) ser realizada(s) o mais depressa possível para evitar a hiperdistensão prolongada do miocárdio ventricular.

Manejo da sobrecarga volêmica

Reduza a pré-carga por meio de diuréticos, limitando o sódio na dieta e restringindo a água livre.

- Os diuréticos devem ser iniciados de acordo com a gravidade dos sinais e sintomas do paciente. Sintomas

TABELA 9.11 CLASSIFICAÇÃO DA INSUFICIÊNCIA CARDIOVASCULAR

Estágio	Estágios da insuficiência cardíaca da AHA/ACC
A	Pacientes com alto risco de insuficiência cardíaca, devido à presença de condições fortemente associadas ao desenvolvimento de IC. Assintomáticos.
B	Pacientes com doença estrutural, como infarto prévio, mas que nunca mostraram sinais ou sintomas de insuficiência cardíaca.
C	Pacientes com doença cardíaca estrutural; apresentam sintomas atuais ou prévios de IC.
D	Pacientes com doença cardíaca estrutural avançada; sintomas evidentes ao repouso, apesar de tratamento médico ótimo; necessitam de intervenções especializadas.

	Classificação funcional da New York Heart Association
Classe	
I	Pacientes com doença cardíaca, mas que não resulta em limitações à atividade física. A atividade física normal não causa fadiga excessiva, palpitação, dispneia ou dor anginosa.
II	Pacientes com doença cardíaca que resulta em limitação leve à atividade física. Permanecem confortáveis em repouso. Atividade física normal ocasiona fadiga, palpitação, dispneia ou dor anginosa.
III	Pacientes com doença cardíaca que resulta em limitação acentuada da atividade física. Permanecem confortáveis em repouso. Menos do que a atividade física normal causa palpitações, fadiga, dispneia ou dor anginosa.
IV	Pacientes com doença cardíaca que provoca incapacidade para realizar qualquer atividade física sem desconforto. Os sintomas de insuficiência cardíaca ou de síndrome anginosa podem estar presentes mesmo ao repouso. Se qualquer atividade física for realizada, o desconforto aumenta.

mais graves exigem terapia intravenosa e diuréticos de alça; sintomas menos graves podem ser administrados de modo adequado com diuréticos de alça. Os diuréticos tiazídicos podem ser adicionados posteriormente, caso o paciente não responda aos diuréticos de alça.

- A restrição de sódio e líquidos deve ser monitorada com cuidado, com ingestão de sódio não superior a 2 g ao dia e água livre não superior a 1.500 mL em um período de 24 horas.
- Sódio e potássio séricos devem ser monitorados com regularidade para impedir um desequilíbrio eletrolítico inadvertido (a cada 1 ou 2 dias no quadro agudo, dependendo da agressividade do tratamento).

Melhora da função ventricular esquerda

A melhora da função ventricular esquerda é obtida por meio da diminuição da carga de trabalho do coração, com redução da pré-carga e pós-carga e aumentando a contratilidade ventricular. A função ventricular é, com frequência, mensurada diretamente no quadro agudo pelo monitoramento do IC. Conforme demonstrado por uma série de grandes ensaios clínicos, a microgestão tradicional das variáveis hemodinâmicas, como o IC com fármacos inotrópicos, pode ser prejudicial para a evolução do paciente a longo prazo. As recomendações atuais não defendem esta como uma estratégia de manejo inicial.

- Diminuição da pré-carga (veja acima).
- Diminuição da pós-carga por administração de terapia farmacológica, incluindo inibidores da ECA e vasodilatadores. Os inibidores da ECA são recomendados para todos os pacientes com IC, salvo quando contraindicados. As contraindicações à terapia com ECA incluem intolerância prévia, potássio > 5,5 mEq/L, hipotensão arterial com pressão sistólica inferior a 90 mmHg e creatinina sérica maior do que 3 mg/dL. Pode ser considerado, ainda, o início cauteloso da terapia com doses baixas em pacientes com contraindicações. Os vasodilatadores também podem ser administrados em conjunto com diuréticos e inibidores da ECA se for necessário redução adicional da pós-carga. Sobretudo em caso de doença aterosclerótica subjacente (ainda o maior fator contribuinte individual para a IC), os nitratos são, muitas vezes, usados concomitantemente a inibidores da ECA e diuréticos para aprimorar a redução da pós-carga.
- Os inibidores da ECA e os betabloqueadores são considerados a terapia de base para a IC, em um esforço para reverter o remodelamento do ventrículo esquerdo. Os antagonistas da aldosterona podem ser utilizados como terapia adicional. Por fim, o dinitrato de isossorbida e a hidralazina são empregados para populações especiais. Mostrou-se que a digoxina melhora os sintomas, mas já não é considerada o tratamento de primeira linha, a menos que haja fibrilação atrial paroxística ou *flutter* atrial. Nesse caso, a digoxina é usada para controlar a frequência ventricular.
- Os betabloqueadores também são utilizados para reduzir a incidência de taquicardia ventricular e fibrilação ventricular, a causa mais comum de morte em pacientes com IC. Os betabloqueadores recomendados para o tratamento da IC incluem carvedilol, metoprolol e bisoprolol. Deve-se ter cuidado ao iniciar um betabloqueador em um paciente com doença reativa das vias aéreas.
- O BNP (peptídeo natriurético do tipo B)(nesiritide [Natrecor]) foi outra adição recente ao tratamento da IC descompensada. Os efeitos do nesiritide incluem promover diurese e vasodilatação, diminuindo a pré e a pós-carga ventricular. O agente também pode inibir a angiotensina II, bem como alguns dos outros mecanismos neuroendócrinos compensatórios associados à IC. Inicialmente recomendado para a insuficiência ventricular em descompensação aguda, o agente está sendo utilizado em infusão intermitente na IC tratada em regime ambulatorial.
- *Marca-passo de dupla câmara biventricular/cardioversor-desfibrilador implantável (CDI)*: Cerca de 60% dos pacientes com cardiomiopatia dilatada desenvolvem BRE. Na presença de BRE, os ventrículos direito e esquerdo não se contraem ao mesmo tempo, mas em série, fazendo o septo interventricular deslocar-se de forma inadequada, interferindo no funcionamento das válvulas aórtica e mitral. Há vários estudos demonstrando melhora significativa (qualidade de vida, taxas de sobrevivência, etc.) com o uso do marca-passo de dupla câmara biventricular. Esse aparelho estimula os dois ventrículos simultaneamente, causando contração si-

multânea de ambos, resultando em um estreitamento do complexo QRS e melhora da contratilidade miocárdica e débito cardíaco. Muitas vezes, o aparelho de estimulação é combinado a um CDI, pois a morte súbita cardíaca relacionada a taquicardia ventricular (TV) ou fibrilação atrial é a causa mais comum de morte nesses pacientes.

- Os dispositivos de assistência cardíaca (ventrículo esquerdo, ventrículo direito ou ambos) podem fornecer manutenção temporária ou preservação da função ventricular, em especial como uma ponte para recuperação, transplante cardíaco ou como terapia de destino (alta para o domicílio). Esses dispositivos são inseridos por via percutânea ou cirurgia, por meio de uma esternotomia mediana ou toracotomia (ver Cap. 19, Conceitos Cardiovasculares Avançados). A canulação apical do ventrículo esquerdo permite a deambulação e reabilitação física. A evolução tecnológica tem contribuído para o desenvolvimento de bombas de fluxo axial pequenas, que permitem a muitas serem implantadas com a linha de transmissão (fonte de energia) saindo da pele. Os riscos relacionados à inserção desses dispositivos incluem infecção, embolização periférica (incluindo o acidente vascular encefálico) e, em alguns, dificuldades no desmame de longo prazo se um doador de órgãos não estiver disponível. Os aparelhos aprovados para a terapia de destino (um substituto ao transplante cardíaco) incluem HeartMate, Thoratex e DeBakey.

1. *Balão intra-aórtico (BIA):* A canulação da artéria femoral ou braquial com o BIA permite a assistência ventricular, mas restringe o paciente ao leito (sobretudo se utilizada a artéria femoral) e compromete o fluxo arterial para o membro canulado.
2. *Reconstrução ventricular*: Muitos pacientes com IC em estágio terminal têm uma história prévia de doença arterial coronariana e IAM, resultando no desenvolvimento de um aneurisma ventricular na parede anterior do ventrículo esquerdo. Um procedimento cirúrgico (Procedimento de dor) pode ser realizado para remover o aneurisma, reduzindo o tamanho do ventrículo esquerdo; isso resulta em aumento da contratilidade e do débito cardíaco. Estudos têm mostrado que alguns pacientes experimentam melhora no aspecto físico e na Classe Funcional da NYHA após esse procedimento.
3. *Mioplastia*: Consiste na inserção de músculo esquelético autólogo (em geral, o grande dorsal) na parede do ventrículo esquerdo por meio da remoção da terceira costela. Esse procedimento exige 2 meses de "treinamento muscular" uma vez que o transplante tenha sido realizado; portanto, requer um candidato com IC relativamente estável. Além disso, sua realização é rara nos Estados Unidos, mas continua a ser pesquisado fora desse país.

Instrução ao paciente

Os pacientes que chegam à unidade de terapia intensiva com IC têm níveis de acuidade alta, necessitam de mais intervenções intensivas e têm maior necessidade de apoio emocional em torno da gravidade da internação. As internações prévias por IC tornam os pacientes mais conscientes da gravidade do episódio agudo. A instrução aos pacientes que deve ser abordada no quadro agudo inclui os seguintes tópicos:

1. A intervenção na crise é necessária, tanto com o paciente quanto com sua família. Incentive-os a verbalizar seus medos em relação ao papel das adaptações ou mudanças nas responsabilidades familiares, alterações e limitações no estilo de vida; incentive-os a falar da morte e do morrer. Devem-se completar as diretivas antecipadas e os testamentos em vida, se não tiverem sido abordados antes.
2. O envolvimento da família na fase de cuidados intensivos deve ser bastante incentivado, incluindo a assistência com as atividades da vida diária, como tomar banho; devem-se "padronizar" as atividades diárias para permitir períodos de descanso frequentes e afastar atividades de esforço. Além disso, o envolvimento da família na leitura ou em outras atividades de lazer com o paciente costuma ser tranquilo e relaxante e pode ser útil como uma atividade de recreação. Se possível, a família também deve estar presente para reforçar ao paciente as instruções sobre rotina médica, importância da restrição de líquidos e sódio e necessidade de pesagem diária.

Choque

Choque é a incapacidade do sistema circulatório de fornecer sangue suficiente para atender as necessidades de oxigênio e nutrientes dos tecidos do corpo. Essa síndrome clínica pode resultar do bombeamento ineficaz do coração (choque cardiogênico), de volume insuficiente de sangue circulante (choque hipovolêmico) ou de vasodilatação maciça do leito vascular, causando má distribuição de sangue (choque distributivo). Embora a definição específica de choque e as estratégias para o tratamento do paciente variem de acordo com a fisiopatologia subjacente, o princípio da oferta de oxigênio ineficaz ou insuficiente para satisfazer as necessidades dos tecidos do corpo permanece constante.

Etiologia, fatores de risco e fisiopatologia

O fornecimento ineficiente de oxigênio para os tecidos leva à disfunção celular, evoluindo rapidamente para falência de órgãos e, por fim, falência total dos sistemas do corpo. A causa do aparecimento inicial da síndrome do choque pode envolver um grande número de problemas subjacentes, incluindo problemas cardíacos, perda de fluidos e trauma. Como o corpo reage da mesma forma, as diferenças entre choque cardiogênico, hipovolêmico e distributivo são óbvias para o médico apenas depois que a avaliação inicial fornecer informações importantes a respeito da doença aguda do paciente. Dada a história, o médico pode classificar o choque em um dos três grupos patológicos principais e prosseguir na determinação das necessidades do paciente com a ajuda de exames de diagnóstico. Uma vez que as intervenções para o tratamento do paciente são direcionadas para a causa, é essencial que a fisiopatologia subjacente seja claramente desvendada.

Choque cardiogênico

No choque cardiogênico, o coração não consegue bombear sangue suficiente para atender as necessidades de oxigênio e nutrientes do organismo. A falha na bomba é causada por diversos fatores; o mais comum implica falha do ventrículo esquerdo. Entretanto, diversos outros fatores podem causar falência da bomba e costumam ser classificados como causas coronarianas ou não coronarianas (Tab. 9.12).

Em qualquer caso de choque cardiogênico, o coração deixa de funcionar normalmente como uma bomba, resultando em diminuição do volume sistólico e débito cardíaco. Isso ocasiona uma diminuição da pressão arterial e perfusão tecidual (Fig. 9.15). O esvaziamento inadequado do ventrículo aumenta a pressão atrial esquerda, que, então, aumenta a pressão venosa pulmonar. Como consequência, tem-se maior pressão capilar pulmonar, resultando em edema pulmonar.

Choque hipovolêmico

O choque hipovolêmico ocorre quando há um volume insuficiente no espaço vascular. Essa depleção volêmica pode ser causada por perda de sangue, seja interna ou externa, ou pelo deslocamento vascular do volume de fluido para fora do espaço vascular, indo para outros espaços de fluidos do corpo (Tab. 9.13). A perda de volume vascular resulta em sangue circulante insuficiente para manter a perfusão tecidual.

A fisiopatologia do choque hipovolêmico está diretamente relacionada à diminuição do volume sanguíneo circulante. Quando uma quantidade insuficiente de sangue está circulando, o sangue venoso que retorna ao coração é insuficiente. Como resultado, as pressões de enchimento ventricular direita e esquerda são insuficientes, diminuindo o volume de ejeção e o débito cardíaco. Como no choque cardiogênico, quando o débito cardíaco é reduzido, a PA mostra-se baixa, e a perfusão tecidual, pobre.

Choque distributivo

O choque distributivo caracteriza-se por posicionamento ou distribuição anormal do volume vascular; ocorre em três situações: (1) sepse, (2) lesão neurológica e (3) anafilaxia. Em cada uma dessas situações, a função de bombeamento do coração e o volume total de sangue são normais, mas o sangue não é adequadamente distribuído ao longo do leito vascular. Uma vasodilatação massiva ocorre em cada uma dessas situações, por razões diversas, fazendo o leito vascular ser muito maior do que o normal. Nesse leito vascular aumentado, o volume normal de sangue circulante (cerca de 5 L) já não é suficiente para preencher o espaço vascular, causando diminuição na pressão arterial e perfusão tecidual inadequada. Por essa razão, o choque distributivo também costuma ser chamado de *choque hipovolêmico relativo*.

Entre as síndromes de choque distributivo, o choque séptico é o mais encontrado em unidades de terapia intensiva. Em campo ou no pronto-socorro, anafilaxia e choque neurogênico também são comuns e, em geral, resultam de reações alérgicas e lesões da medula espinal relacionadas ao trauma.

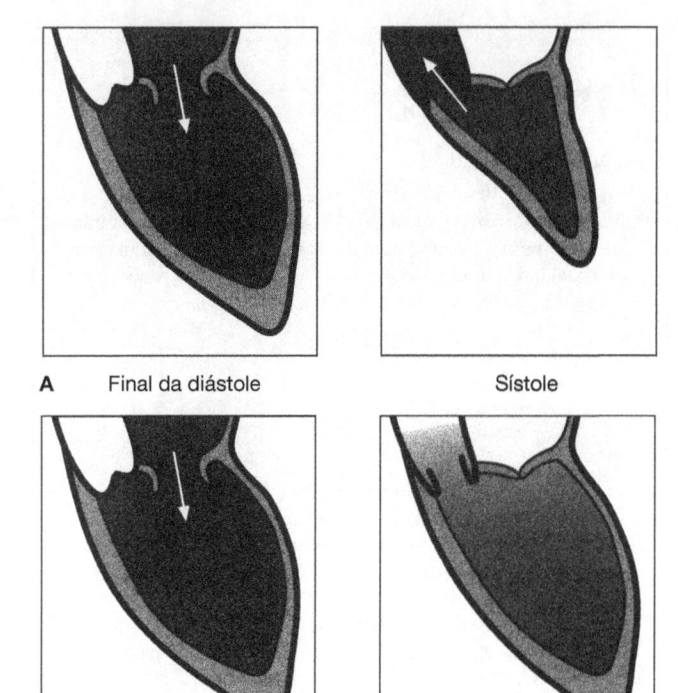

Figura 9.15 Choque cardiogênico. **(A)** Enchimento cardíaco normal. **(B)** Enchimento cardíaco durante o choque cardiogênico.

TABELA 9.12 CAUSAS DE CHOQUE CARDIOGÊNICO

Causas coronarianas
- IAM resultando em morte de células em uma porção significativa do ventrículo
- Ruptura do músculo papilar ou do ventrículo, secundária ao IAM
- Isquemia disfuncional – "choque do ventrículo" – que ocorre como resultado da isquemia miocárdica; não envolve morte celular, de modo que é transitória

Causas não coronarianas
- Contusão miocárdica
- Tamponamento pericárdico
- Ruptura ventricular
- Arritmia (AESP– atividade elétrica sem pulso – nova nomenclatura)
- Disfunção valvular resultando em congestão ventricular
- Cardiomiopatias
- IC em estágio terminal

TABELA 9.13 CAUSAS DE CHOQUE HIPOVOLÊMICO

Fontes de perda externa de fluido corporal
- Hemorragia (perda de sangue total)
- Sistema digestório (vômitos, diarreia, ostomias, fístulas, aspiração nasogástrica)
- Renal (administração de diuréticos, diabetes insípido, doença de Addison, diurese osmótica hiperglicêmica)

Fontes de perda interna de fluido corporal
- Hemorragia interna
- Movimento de fluidos corporais para os espaços intersticiais ("terceiro espaço", muitas vezes decorrente de toxina bacteriana, lesão térmica ou reação alérgica)

> ## 🛏 À BEIRA DO LEITO
> ### *Choque após IAM*
> Um senhor de 49 anos foi encontrado após ter caído da cadeira em sua sala de estar. Estava gelado e úmido, mas ainda respirando. Sua esposa telefonou para o serviço de emergência médica, que providenciou o transporte aéreo ao pronto-socorro local. Na chegada, seus sinais vitais foram os seguintes:
>
> | | |
> |---|---|
> | PA | 68/44 mmHg |
> | FC | 122 bpm |
> | FR | 33 rpm |
> | T | 36,1 °C, oral |
> | SaO_2 | 91% |
>
> Foi iniciado oxigênio a 60% por máscara facial ainda durante o voo, bem como solução salina intravenosa na maior taxa possível; já tinham sido administrados 450 mL. Iniciou-se a administração de dopamina a uma taxa de 5 mcg/kg/min. Um ECG imediato revelou a elevação do segmento ST em forma de "lápide" nas derivações anteriores, com alterações recíprocas nas derivações II, III e aVF. O paciente foi levado para CRM imediata. No laboratório, os resultados do cateterismo cardíaco foram os seguintes:
>
> | | |
> |---|---|
> | DAE | 99% lesão proximal |
> | ACD | 70% lesão mediana |
> | CXE | Normal |
> | FEVE | 13% |
> | Movimento da parede | Acinesia ventricular esquerda |
>
> No retorno à UTI, o enfermeiro mensurou os seguintes parâmetros hemodinâmicos:
>
> | | |
> |---|---|
> | PA | 45/25 mmHg |
> | PVC | 15 mmHg |
> | POAP | 22 mmHg |
> | DC | 4 L/min |
> | IC | 1,5 L/min/m^2 |

Estágios do choque

Independentemente da etiologia subjacente, todos os três tipos de choque (cardiogênico, hipovolêmico, distributivo) ativam o sistema nervoso simpático, que, por sua vez, inicia os mecanismos compensatórios neurais, hormonais e químicos na tentativa de melhorar a perfusão tecidual (Fig. 9.16). As alterações celulares que ocorrem como resultado desses mecanismos de compensação são semelhantes em todos os tipos de choque. A progressão dessas alterações celulares segue um curso previsível, de quatro estágios.

Estágio inicial

A fase inicial do choque representa as primeiras alterações celulares decorrentes da diminuição da oferta de oxigênio aos tecidos. Essas alterações incluem diminuição do metabolismo aeróbio e aumento do anaeróbio, conduzindo a aumento do ácido lático sérico. Não há sinais e sintomas clínicos evidentes durante essa fase de choque.

Estágio compensatório

A fase compensatória é composta por uma série de eventos fisiológicos que representam uma tentativa de compensar a diminuição do débito cardíaco e a restauração do fornecimento adequado de oxigênio e nutrientes para os tecidos (Fig. 9.17). Esses eventos podem ser organizados em respostas neurais, hormonais e químicas. As respostas neurais incluem receptores de pressão na aorta e nas artérias carótidas, os quais detectam mudanças na pressão arterial e respondem ativando o centro vasomotor na medula. Hipovolemia e hipotensão resultantes levam à ativação do sistema nervoso simpático. Este inicia mecanismos compensatórios neurais, hormonais e químicos, na tentativa de diminuir o espaço vascular e elevar a pressão arterial. A ativação do sistema nervoso simpático produz vasoconstrição da circulação periférica, desviando o sangue para os órgãos vitais (autorregulação). Como o sangue é desviado para os órgãos vitais, o fluxo sanguíneo renal diminui, estimulando a resposta hormonal.

As respostas hormonais incluem aumento da produção de catecolaminas e hormônio adrenocorticotrófico (ACTH), além da ativação do sistema renina-angiotensina-aldosterona. Como resultado direto da diminuição do fluxo sanguíneo renal, a renina é liberada a partir das células justaglomerulares; combinada ao angiotensinogênio do fígado, resulta na produção de angiotensina I. A angiotensina I, que circula no sangue, é convertida em angiotensina II nos pulmões. Conforme discutido em detalhes na seção relacionada à IC, essa resposta hormonal resulta em vasoconstrição direta, bem como em liberação de aldosterona pelo córtex adrenal e hormônio antidiurético (ADH) pela glândula hipófise. A retenção de sódio e potássio, em conjunto com o aumento do ADH, ACTH e de catecolaminas circulantes, aumenta efetivamente o volume intravascular, a frequência cardíaca e a pressão arterial e diminui a produção de urina.

As respostas químicas durante a fase compensatória estão relacionadas ao desequilíbrio de ventilação e perfusão respiratória, que ocorre como resultado de estimulação simpática, redistribuição do sangue e consequente diminuição da perfusão pulmonar. Segue-se uma alcalose respiratória, afetando de modo negativo o nível de consciência do paciente e causando inquietação e agitação.

Esses mecanismos compensatórios são eficazes por períodos limitados, que podem variar dependendo do indivíduo e da presença de comorbidades. Pacientes mais jovens e saudáveis antes do episódio de choque têm maior probabilidade de sobreviver a um episódio prolongado de choque. Na falta de reposição do volume vascular, esses vasopressores intrínsecos eventualmente falham como um mecanismo compensatório, e o paciente entra no estágio de choque progressivo e, por fim, na fase refratária, resultando, em geral, em morte.

Estágio progressivo

A fase progressiva é caracterizada por insuficiência terminal do órgão devido a danos celulares decorrentes de mudanças compensatórias prolongadas. As alterações compensatórias, que foram eficazes no apoio à PA e, portanto, à perfusão tecidual, não são mais eficazes; isso resulta em hipoperfusão gra-

```
┌─────────────────────┐   ┌─────────────────────┐   ┌─────────────────────┐
│ Choque cardiogênico │   │ Choque hipovolêmico │   │ Choque distributivo │
└─────────────────────┘   └─────────────────────┘   └─────────────────────┘
          │                         │                         │
┌─────────────────────┐   ┌─────────────────────┐   ┌─────────────────────┐
│• Diminuição da função│  │• Diminuição do volume│  │• Vasodilatação      │
│  do VE              │   │  intravascular      │   │  decorrente de:     │
│• Infarto do miocárdio│  │• Sangramento        │   │• Sepse              │
│• Cardiomiopatia     │   │• Deslocamento de fluidos│• Danos neurológicos │
│• Outras doenças     │   │• Desidratação       │   │• Anafilaxia         │
│  cardíacas          │   └─────────────────────┘   └─────────────────────┘
└─────────────────────┘
```

↓ Retorno venoso

↓ Volume sistólico

↓ Débito cardíaco

↓ Pressão arterial

↓ Perfusão tecidual

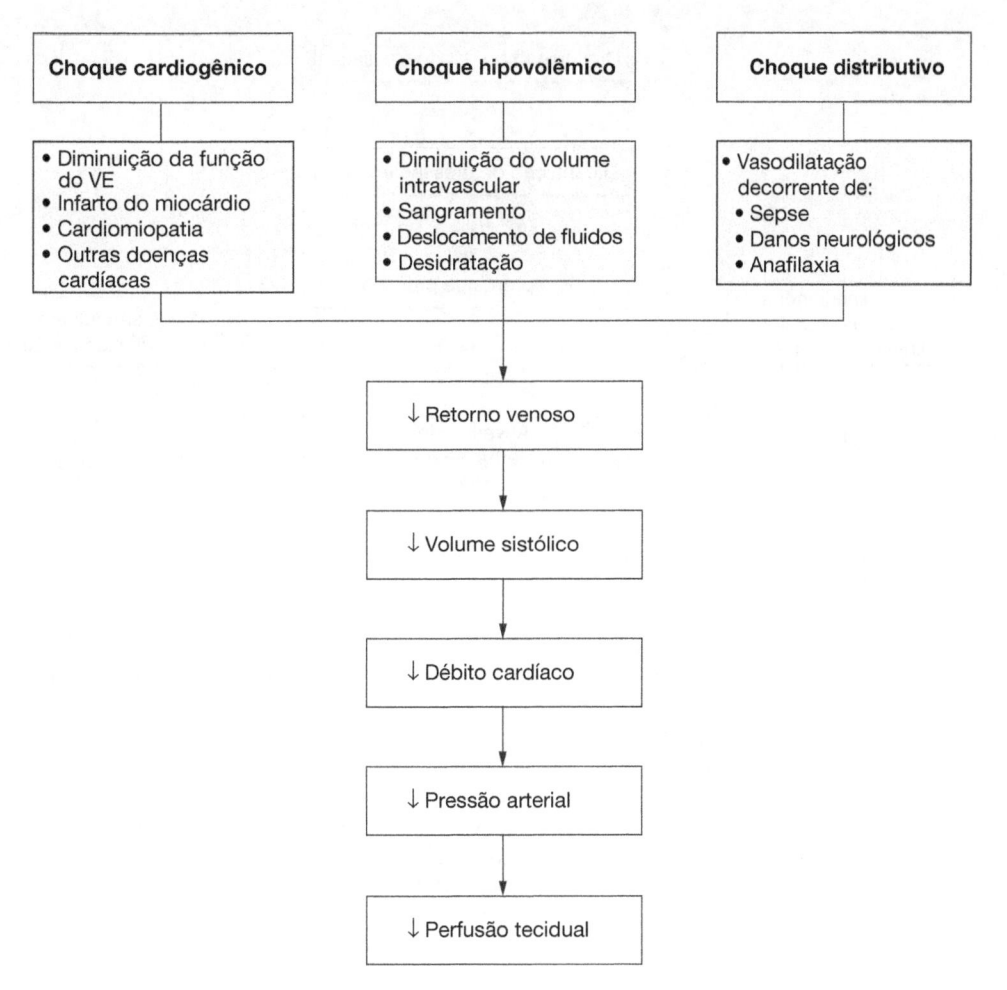

Figura 9.16 Fisiopatologia do choque.

ve. A falta de oxigênio e nutrientes resulta em falência múltipla de órgãos, que costuma começar com insuficiência renal e digestiva, seguidas de insuficiência cardíaca e perda da função hepática e cerebral.

Estágio refratário

A fase refratária, conforme o nome indica, é o estágio irreversível do choque. Nessa fase, o progresso da morte celular é tão expressivo que se apresenta irreparável, e a morte é iminente.

Manifestações clínicas

Os sinais e sintomas clínicos podem variar, dependendo da causa subjacente de choque e da fase deste em que se encontra o paciente.

- *Estágio inicial*: Não há sinais e sintomas evidentes de alterações celulares em curso.
- *Estágio compensatório*
  - Nível de consciência: Inquieto, agitado, confuso
  - Pressão arterial: Normal ou ligeiramente baixa
  - Frequência cardíaca: Aumentada
  - Frequência respiratória: Aumentada (> 20 rpm)
  - Pele: Fria, úmida, pode estar cianótica
  - Pulsos periféricos: Fracos e filiformes
  - Produção de urina: Concentrada e em pequena quantidade (< 30 mL/h)
  - Ruídos intestinais: Hipoativos, possível distensão abdominal
  - Resultados de exames laboratoriais
    - Glicose: Aumentada
    - Sódio: Aumentado
    - PaO_2: Diminuída
    - $PaCO_2$: Diminuída
    - pH: Aumentado
- *Estágio progressivo*
  - Nível de consciência: Não reage a estímulos verbais
  - Pressão arterial: Inadequada (< 90 mmHg)
  - Frequência cardíaca: Aumentada (> 90 bpm)
  - Frequência respiratória: Aumentada, superficial
  - Pele: Fria, cianótica, moteada
  - Pulsos periféricos: Fracos e filiformes, podem estar ausentes
  - Produção de urina: Limitada (< 20 h/mL)
  - Ruídos intestinais: Ausentes
- Resultados de exames laboratoriais
  - Amilase: Aumentada

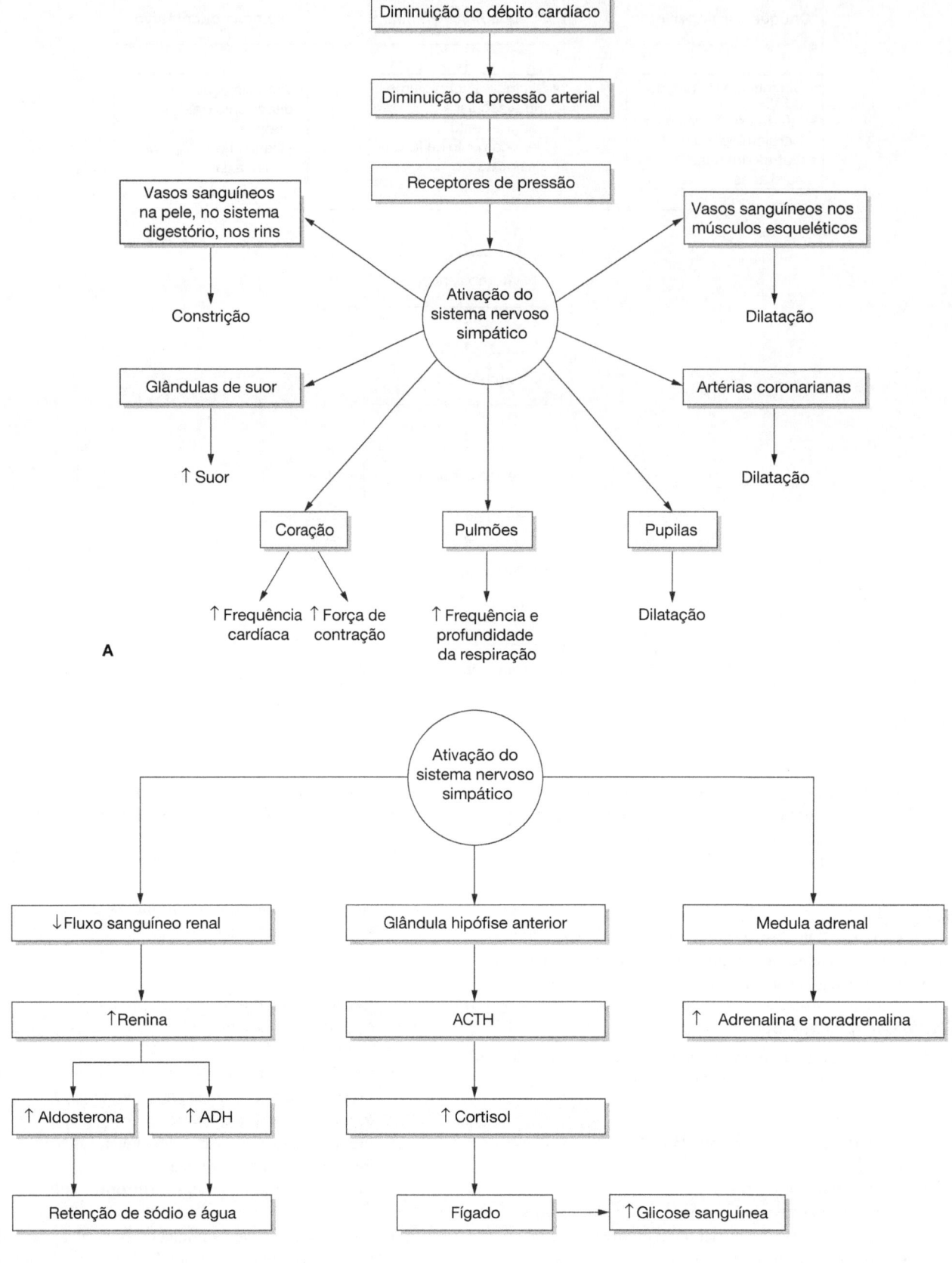

Figura 9.17 Resposta compensatória ao choque. **(A)** Compensação neural. **(B)** Compensação hormonal.

- Lipase: Aumentada
- TGP/TGO: Aumentados
- Lactato: Aumentado
- CPK: Aumentada
- Creatinina: Aumentada
- Nitrogênio da ureia sanguínea: Aumentado
- PaO_2: Aumentada
- $PaCO_2$: Aumentada
- pH: Diminuído
- HCO_3: Diminuído

Exames diagnósticos

- Cardiogênico
  - ECG: Taquicardia
  - Pressão arterial pulmonar: PDAP/POAP elevada (> 12 mmHg), PVC elevada (> 8 mmHg)
  - Ecocardiograma: Alterações da motilidade da parede ventricular, tamponamento cardíaco, ruptura ventricular
- Hipovolêmico
  - Pressão arterial pulmonar: PDAP/POAP baixa (< 8 mmHg), PVC baixa (< 5 mmHg), índice de volume diastólico final do ventrículo direito (IVDFVD) baixo
  - Ultrassonografia: Hemorragia retroperitoneal ou da virilha
- Distributivo
  - Séptico: Leucócitos totais ≥ 12.000 ou ≤ 4.000, neutrófilos > 10%, lactato sérico > 2 mmol/L, hemoculturas positivas (em 50% dos pacientes)
  - Anafilático: Gasometria arterial mostra oxigenação inadequada
  - Neurogênico: Tomografia computadorizada (TC) e ressonância magnética nuclear (RMN) mostram danos na medula espinal.

Princípios de tratamento do choque

As diferenças na causa subjacente do choque conduzem a algumas variações nos princípios do bom manejo. Entretanto, os objetivos básicos do tratamento para todas as formas de choque incluem a necessidade de corrigir sua causa subjacente, melhorar a oxigenação e restaurar a perfusão tecidual adequada.

Correção da causa subjacente do choque

- *Cardiogênico*: Remover a obstrução coronariana, se houver, e restaurar o fluxo sanguíneo.
- *Hipovolêmico*: Identificar a fonte e interromper o sangramento, se possível; corrigir o desvio de fluidos ou terceiro espaço com o manejo dos eletrólitos.
- *Distributivo*
  - *Anafilático*: Intubar para oxigenação e tratar a reação alérgica subjacente, utilizando antídoto ou tratamento com esteroides.
  - *Séptico*: Antibioticoterapia; implementar o protocolo de tratamento direcionado ao objetivo inicial; remover o tecido ou dispositivo infectado; consultar o alerta de prática da AACN, "Sepse grave", para as práticas baseadas em evidências no tratamento da sepse grave e choque séptico.
  - *Neurogênico*: A secção da medula pode ser irreversível; porém, a intubação fornece suporte respiratório enquanto a causa subjacente é identificada.

Melhorar a oxigenação

- Avaliar a permeabilidade das vias aéreas e intubar, se necessário.
- Administrar oxigênio a 100% ou conforme o necessário até que a PaO_2 seja adequada (> 60 a 70 mmHg).

Restaurar a perfusão tecidual adequada

- Administre expansores de volume de fluido (soro fisiológico, solução de Ringer lactato ou albumina humana) em grandes bólus rápidos. Avalie a tipagem sanguínea e prova cruzada e administre sangue para o choque hipovolêmico, conforme necessário.
- Inicie a terapia com fármacos vasoativos.

Hipertensão

Em geral, a hipertensão arterial é uma doença crônica caracterizada pela elevação da PA; muitas vezes, apresenta-se mascarada por falta de sinais ou sintomas, em especial nos primeiros anos de seu aparecimento. A crise hipertensiva consiste em um episódio agudo ou de exacerbação, ocorrendo raramente em uma pequena porcentagem de pacientes hipertensos; caracteriza-se por um efeito central. O episódio em particular e seu tratamento podem influenciar nos resultados a longo prazo do paciente. Na maioria dos casos, o valor numérico ou absoluto da pressão arterial é menos importante do que seu impacto no risco subjacente de danos em órgãos-alvo do indivíduo, especificamente em doenças cerebrovasculares, coronarianas e renais.

Etiologia, fatores de risco e fisiopatologia

Embora diversas síndromes clínicas estejam comumente associadas à hipertensão e muitas etiologias subjacentes possam contribuir para a progressão da doença hipertensiva, a fisiopatologia da hipertensão é semelhante, independentemente da doença de base.

Uma crise hipertensiva aguda inicia-se com a elevação da pressão arterial sistólica ou diastólica, causando uma ameaça direta ou indireta a um órgão ou sistema do corpo. O aumento agudo e grave na pressão pode causar comprometimentos cerebrovasculares e cardiovasculares graves, que causam ameaça à vida. A hipoperfusão prolongada dos órgãos de um sistema leva a isquemia, necrose e insuficiência desses órgãos.

Classificação

Devido ao aumento do risco desses eventos em todos os pacientes hipertensos, a morbidade e a mortalidade diretamente relacionadas à hipertensão arterial mostram-se elevadas. É necessário um tratamento consistente, de longo prazo, em todos os estágios da hipertensão.

- *Hipertensão em Estágio I*: A hipertensão benigna caracteriza-se por elevação ligeira da pressão arterial (sistólica

140-160/diastólica 90, em adultos) por longos períodos de tempo, com pouco ou nenhum dano ao órgão-alvo. A hipertensão em Estágio I não tende a causar problemas ou complicações graves, a menos que outras comorbidades estejam presentes, como a doença aterosclerótica. A pressão não costuma exacerbar ou precipitar um evento agudo de emergência (em geral não é maior do que sistólica 140-160/diastólica 90, em adultos).
- *Hipertensão acelerada*: Muitas vezes utilizado como sinônimo de hipertensão maligna, o estágio conhecido como hipertensão acelerada é geralmente considerado um precursor da hipertensão maligna. Caracteriza-se por aumento na pressão arterial basal.
- *Hipertensão maligna*: A hipertensão arterial é uma doença crônica em que a elevação da pressão arterial ocorre lentamente, durante um período de vários anos. Por causa de seu início gradual, o organismo adapta-se a pressões crescentes no leito vascular. O paciente é, com frequência, assintomático por vários anos; às vezes, é capaz de tolerar pressões de até 200/120 mmHg sem apresentar sintomas ou eventos clínicos significativos. Esse tipo de apresentação costuma ser identificada "acidentalmente", secundária a uma internação por outro problema. Em geral, os pacientes com hipertensão maligna estão em risco de dano significativo em órgão-alvo em razão da gravidade da elevação na pressão do leito vascular e da incapacidade do sistema circulatório de apresentar maior adaptação ou compensação em caso de estresse adicional.
- *Crise hipertensiva*: A crise hipertensiva caracteriza-se por elevação grave da PA em relação ao valor basal do indivíduo, o que provoca risco de danos em órgãos-alvo e resultados ruins a longo prazo devido ao dano permanente ao sistema de órgãos se o episódio imediato não for tratado de modo rápido e agressivo.
- *Populações especiais*: Em mulheres grávidas e crianças, uma elevação menos grave na PA pode resultar em dano significativo ao órgão-alvo; por isso, considera-se que há uma "crise hipertensiva" em valores muito mais baixos do que seria considerado um problema no adulto médio. O valor absoluto da PA varia de forma significativa, dependendo da situação e da pessoa envolvida. Por exemplo, na pré-eclâmpsia (crise de hipertensão na gravidez), a crise pode ocorrer a pressões tão baixas quanto 130/100 a 160/100 mmHg.

Manifestações clínicas

O diagnóstico de crise hipertensiva não se baseia no valor absoluto da PA, mas nos seguintes critérios combinados:

- Rapidez da elevação da PA
- Duração da hipertensão de base
- Determinação clínica da ameaça imediata à função de órgãos vitais
- Cefaleia
- Visão turva
- Sangramento nasal
- Tontura ou vertigem
- Ataque isquêmico transitório
- Diminuição dos pulsos periféricos ou sopros
- Sopro carotídeo ou abdominal
- Bulhas cardíacas com S_3 e/ou S_4
- Sopros sistólicos e/ou diastólicos
- Sangramento digestivo
- Edema pulmonar
- Falta de ar
- Fadiga
- Mal-estar
- Fraqueza
- Náuseas e vômitos
- Hematúria
- Disúria
- *Achados fundoscópicos*: Espessamento arteriovenoso, estreitamento arteriolar, hemorragia, edema papilar ou exsudatos

Exames diagnósticos

- *Radiografia de tórax*: Hipertrofia miocárdica, infiltrado pulmonar
- *TC*: Estreitamento arteriolar e espessamento arteriovenoso
- Exames específicos para lesões de órgãos-alvo
  – Angiografia renal
  – Angiografia coronariana
  – Angiografia carotídea/cerebral
- RMN: Má perfusão vascular cerebral

Princípios de tratamento da hipertensão

O tratamento do paciente com exacerbação aguda da hipertensão ou crise hipertensiva envolve três objetivos principais: reduzir a pressão arterial, avaliar e tratar lesões em órgãos-alvo e preparar e planejar o acompanhamento ambulatorial contínuo e consistente.

Redução da pressão arterial

Mensure a pressão arterial correta. Verifique a PA, tendo a certeza de conferir as medidas bilaterais com o tamanho do manguito correto se usar esfigmomanometria, bem como as pressões ortostáticas, se possível (deitado e sentado, se não for possível a avaliação em posição ortostática). Cada medida deve ser realizada com 2 minutos de intervalo; deve-se documentar tanto a mensuração realizada à direita quanto à esquerda. Se as diferenças entre as medidas da direita e da esquerda forem maiores do que 10 mmHg, deve-se empregar a leitura mais elevada para direcionar o tratamento. Na maioria das situações agudas, deve-se dar prioridade ao estabelecimento de um local de acesso arterial estável para monitoramento invasivo direto da PA.

Inicie a intervenção farmacológica. Para a pressão arterial aguda, a intervenção farmacológica é o meio mais rápido e eficaz de reduzir a pressão arterial. Diversos agentes são utilizados na condição aguda para manejo da crise hipertensiva (Tab. 9.14). A agressividade do tratamento farmacológico deve ser baseada em gravidade da elevação da PA (risco imediato de AVE), risco imediato de danos irreversíveis em órgãos-alvo (também devem ser consideradas a função renal e hepática relacionadas com metabolismo e depuração de medicamentos) e quaisquer

TABELA 9.14 MEDICAMENTOS COMUMENTE UTILIZADOS PARA TRATAR EPISÓDIOS HIPERTENSIVOS AGUDOS

Nitroprussiato	• Dilata arteríolas e veias. • Administração IV a 0,5 a 10 mg/kg/min (misturar somente com soro fisiológico; 100 mg em 500 mL). Cobrir o frasco com alumínio para evitar a exposição à luz. • Titular até a PA desejada, considerando que o efeito será evidente dentro de 1 minuto após a mudança na dose.
Nicardipina	• Bloqueador dos canais de cálcio. • Administrar 5 mg/h inicialmente; titular 2,5 mg/h em 5 a 15 minutos de intervalo, até a dose máxima de 15 mg/h.
Nitroglicerina	• Dilata as veias mais do que as arteríolas. • Administração IV em uma taxa de 5 a 100 mcg/min. Misturar 100 mg em 100 mL de soro fisiológico.
Diazóxido	• Dilata apenas o tônus arteriolar. • Não é necessária a titulação da dose individual. • Administrar doses de 50 a 150 mg rapidamente. Efeito observado em 1 a 5 minutos. Repita a mesma dose em 10 minutos, se não observar efeito; a dose total não deve exceder 600 mg/dia. • Não usar em caso de suspeita de IAM ou dissecção aórtica (o diazóxido é um inotrópico positivo).
Enalapril	• Inibidor da ECA. • Administração IV a 5 mg/min.
Labetalol	• Agonista do receptor beta (betabloqueador). • Particularmente indicado em pacientes com suspeita de IAM ou angina. • Administrar 5 mg em bólus durante 5 minutos; repetir três vezes. Iniciar a infusão IV.

condições de confusão ou fatores de risco que estejam presentes (p. ex., o feto na pré-eclâmpsia). Em geral, a hipertensão aguda grave (maligna, acelerada/Estágios 3 e 4) deve ser tratada tão rápida e agressivamente quanto for tolerado pelo paciente, a fim de evitar o risco imediato de encefalopatia hipertensiva, aneurisma dissecante da aorta, infarto do miocárdio ou hemorragia intracraniana. A manutenção da pressão de perfusão cerebral é indispensável durante o tratamento. O tratamento farmacológico muito agressivo representa uma ameaça de comprometimento vascular cerebral devido a queda súbita na pressão arterial e incapacidade de ajuste do mecanismo de autorregulação. Outros sistemas de órgãos dependentes de maior pressão de perfusão incluem os sistemas renal e coronariano. Uma queda súbita e intensa da pressão arterial sistêmica pode resultar em episódios isquêmicos ou insuficiência renal aguda.

Para a pressão arterial não aguda, podem ser realizadas alterações na dieta e técnicas de relaxamento ou *biofeedback* em complemento às medidas farmacológicas, a fim de reduzir a morbidade e a mortalidade da hipertensão. Embora essas medidas sejam mais eficazes quando utilizadas a longo prazo, como parte de um programa de acompanhamento ambulatorial coeso, iniciá-las no quadro agudo pode ajudar a realçar sua importância.

Avaliação e tratamento da doença de órgãos-alvo

Concomitantemente ao início do tratamento farmacológico, a avaliação e prevenção de doenças em órgãos-alvo é importante para evitar danos irreversíveis. Em geral, órgãos-alvo em situação de risco incluem cérebro, coração, rins e olhos. As estratégias para evitar danos a esses sistemas de órgãos durante a crise hipertensiva incluem:

- *Cérebro*: Reduzir a pressão diastólica em um terço (não atingir < 95 mmHg), utilizando medidas farmacológicas agressivas (Tab. 9.14).
- *Coração*: Reduzir as pressões sistólica e diastólica em um terço; administrar terapia combinada, se possível (vasodilatadores e betabloqueadores) ou inibidores da ECA para redução da pós-carga; monitorar as alterações isquêmicas no ECG.
- *Rins*: Reduzir a PA sistólica e diastólica utilizando tratamento farmacológico; monitorar a creatinina sérica e gravidade específica da urina, bem como a proteinúria e hematúria; em pacientes com insuficiência renal grave preexistente, o uso de inibidores da ECA pode agravar o comprometimento renal e está contraindicado em pacientes com estenose da artéria renal bilateral; administre diuréticos para manter o sódio sérico e a diurese adequada.
- *Olhos*: Reduza a PA sistólica e diastólica; observe a retina buscando por evidências de hemorragia, exsudato ou papiledema; instrua o paciente com visão turva a respeito do ambiente em que está, mostrando sobretudo a localização da campainha para solicitar atendimento.

Instrução ao paciente a respeito da modificação do estilo de vida e acompanhamento

Após controlar a fase aguda da hipertensão, o paciente deve ser informado sobre a natureza grave e crônica da doença. No estágio agudo, muitas vezes, o médico tem a oportunidade de conscientizar o paciente de modo impactante a respeito da gravidade da hipertensão não controlada e seus efeitos potencialmente

---

À BEIRA DO LEITO

Pensando de modo crítico

Você está cuidando de um paciente que teve um IAM há 4 dias. O paciente acabou de ser transferido de outro andar para a UTI, com falta de ar. Sua avaliação inicial revela o seguinte:

FC	128 bpm
PA	110/82 mmHg
FR	36 rpm
T	37,6 °C, oral
Ausculta pulmonar	Estertores bilaterais nos lobos inferiores; esforço respiratório precário
Bulhas cardíacas	S_1, S_2, S_3
Pele	Rubor, sudorese, edema pedal 12 (impulsos Doppler)
ECG	Ritmo sinusal, com repolarização ventricular prolongada (complexo QRS alto)

Qual é sua intervenção inicial? Qual é a causa subjacente mais provável para o comprometimento respiratório desse paciente? Que intervenções seriam provavelmente incluídas no tratamento dessa condição?

debilitantes. Antes de iniciar o processo educativo, a avaliação deve incluir:

1. História familiar de hipertensão, doença cardiovascular, doença arterial coronariana, acidente vascular encefálico, diabetes melito e hiperlipidemia
2. História do estilo de vida, incluindo ganho de peso, exercícios e tabagismo
3. Padrões alimentares, incluindo alto teor de sódio, álcool e ingestão de gorduras ou baixa quantidade de potássio
4. Conhecimentos sobre hipertensão e impacto do tratamento médico prévio para a doença (cumprimento, efeitos colaterais, resultados ou eficácia)

BIBLIOGRAFIA SELECIONADA

Cardiovascular geral

Libby P, Bonow RO, Mann DL, Zipes DP, eds. *Braunwald's Heart Disease: A Textbook of Cardiovascular Medicine*. 8th ed. Philadelphia, PA: WB Saunders; 2008.

Moser DK, Riegel B. *Cardiac Nursing: A Companion to Braunwald's Heart Disease*. Canada: Saunders; 2008.

Woods SL, Froelicher ESS, Motzer SA, Bridges EJ. *Cardiac Nursing*. 5th ed. Philadelphia, PA: Lippincott, Williams & Wilkins; 2005.

Revascularização coronariana

Finkelmeier BA. *Cardiothoracic Surgical Nursing*. 2d ed. Philadelphia, PA: Lippincott Williams and Wilkins; 2000.

Hardin S, Kaplow R. *Cardiac Surgery Essentials for Critical Care Nursing*. Sudbury, MA: Jones & Bartlett Publishing; in press, 2010.

Todd BA. *Cardiothoracic Surgical Nursing Secrets*. St Louis, MO: Mosby–Year Book, Inc; 2005.

Cardiopatia isquêmica aguda

Cahoon W, Flattery MP. ACC/AHA Non-ST elevation myocardial infarction guidelines revision: 2007: implications for nursing practice. *Prog Cardiovasc Nurs*. 2008;23(1):53-56.

Naples RM, Harris JW, Ghaemmaghami CA. Critical care aspects in the management of patients with acute coronary syndromes. *Emerg Med Clin N Am*. 2008;26:685-702.

Thygesen K, Alpert JS, White HD. On behalf of the Joint ESC/ACCF/AHA/WHF Task Force for the redefinition of myocardial infarction. Universal definition of myocardial infarction. *Circ*. 2007;116:2634-2653.

Insuficiência cardíaca

Albert NM. Heart failure with preserved systolic function: giving well-deserved attention to the "other" heart failure. *Crit Care Nurs Q*. 2007;30(4):287-296.

Daleiden-Burns A (issue editor). Heart failure. *Crit Care Nurs Q*. 2007;30(4):285-286.

English MA. Advanced concepts in heart failure. *Crit Care Nurs Q*. 1995;18(1):56 64.

Fara-Erny A. Heart failure: challenges and outcomes. *J Cardiovasc Nurs*. 2000;14(4):v-vii.

Choque

Bridges EJ, Dukes S. Cardiovascular aspects of septic shock. *Crit Care Nurs*. 2005;25(2):14-42.

Hochman JS. Cardiogenic shock complicating acute myocardial infarction. *Circ*. 2003;107:2998-3002.

Holmes DR. Cardiogenic shock: a lethal complication of acute myocardial infarction. *Rev in Cardiovasc Med*. 2003;4(3):131-135.

Kelley DM. Hypovolemic shock: an overview. *Crit Care Nurs Q*. 2005;28(1):2-19.

Reynolds HR, Hochman JS. Cardiogenic shock: current concepts and improving outcomes. *Circ*. 2008;117(5):686-697.

Rivers E, Nguyen B, Havstad S, et al. Early goal-directed therapy in the treatment of severe sepsis and septic shock. *N Eng J Med*. 2001;345(19):1368-1377.

Topalian S, Ginsberg F, Parillo JE. Cardiogenic shock. *Crit Care Med*. 2008;36(suppl 1):S66-S74.

Hipertensão

Schulenburg M. Management of hypertensive emergencies: implications for the critical care nurse. *Crit Care Nurs Q*. 2007;30(2):80-93.

Prática baseada em evidências

Adams KF, Lindenfeld J, Arnold JMO, et al. HFSA 2006 comprehensive heart practice guideline. *J Cardiac Fail*. 2006;12:e1-e119. www.heartfailureguideline.com/index.cfm?id=73. Accessed December 10, 2009.

American Association of Critical-Care Nurses. *AACN Practice Alert: Severe Sepsis*. Aliso Viejo, CA: American Association of Critical-Care Nurses; 2006, April.

American Association of Critical-Care Nurses. *AACN Practice Alert: Noninvasive Blood Pressure Monitoring*. Aliso Viejo, CA: American Association of Critical-Care Nurses; 2006, June.

American Association of Critical-Care Nurses. *AACN Practice Alert: ST-Segment Monitoring*. Aliso Viejo, CA: American Association of Critical-Care Nurses; 2008, April.

Anderson JL, Adams CD, Antman EM, et al. ACC/AHA 2007 guidelines for the management of patients with unstable angina/non-ST-elevation myocardial infarction. *Circ*. 2007;116:e148-e304.

Antman EM, Anbe DT, Armstrong PW, et al. ACC/AHA guidelines for the management of patients with ST-elevation myocardial infarction: a report of the American College of Cardiology/ American Heart Association Task Force on Practice Guidelines. *Circ*. 2004;110:e82-e293.

Casey P. Acute coronary syndromes. In Chulay M, Wingate S (eds): *AACN Protocols for Practice: Care of the Cardiovascular Patient Series*. Aliso Viejo, CA: AACN; 2002.

Dellinger RP, Carlet JM, Masur H, Gerlach H. The surviving sepsis guidelines for the management of severe sepsis and septic shock:

background, recommendations, and discussion from an evidenced-based review. *Crit Care Med.* 2004;32(suppl 11).

Dellinger RP, Levy MM, Carlet JM, et al. Surviving sepsis campaign: International guidelines for management of severe sepsis and septic shock: 2008. *Crit Care Med.* 2008;36(1): 296-327.

Drew BJ, Calif RM, Funk M, et al. Practice standards for electrocardiographic monitoring in hospital settings. *Circ.* 2004;110: 2721-2746.

Eagle KA, Guyton RA. ACC/AHA guideline update for coronary artery bypass surgery. A report of the American College of Cardiology/ American Heart Association Task Force on Practice Guidelines. (Committee to update the 1999 Guidelines for Coronary Artery Bypass Surgery). *Circ.* 2004;110(9):1168-1176.

Jessup M, Abraham WT, Casey DE, et al. Focused update: ACCF/AHA Guidelines for the diagnosis and management of heart failure in adults. A report of the American College of Cardiology Foundation/American Heart Association Task Force on Practice Guidelines. *Circ.* 2009;119:1977-2016.

Masoudi FA, Bonow RO, Brindis RG, et al. ACC/AHA 2008 statement on performance measurement and reperfusion therapy: a report of the ACC/AHA Task Force on Performance Measures. *Circ.* 2008;118:2649-2661.

National Institute of Health. The seventh report of the Joint National Committee on Prevention, Detection, Evaluation and Treatment of High Blood Pressure. U.S. Department of Health and Human Services. [NIH Publication No. 04-5230]. Bethesda, MD: NIH: August 2004.

SISTEMA RESPIRATÓRIO

10

Maureen Seckel

HABILIDADES DE CONHECIMENTO

1. Identificar diversas características anatômicas radiológicas e pulmonares relevantes para a interpretação das radiografias de tórax.
2. Descrever os diferentes sistemas e princípios de manejo dos drenos torácicos.
3. Descrever etiologia, fisiopatologia, manifestações clínicas, necessidades do paciente e princípios de tratamento da insuficiência respiratória aguda (IRpA).
4. Comparar e contrastar fisiopatologia, manifestações clínicas, necessidades dos pacientes e abordagens de tratamento de doenças comuns que levam à IRpA:
   - Síndrome do desconforto respiratório agudo (SDRA)
   - IRpA em pacientes com doença pulmonar obstrutiva crônica (asma brônquica, enfisema pulmonar, bronquite crônica)
   - Embolia pulmonar (EP)
   - Pneumonia
   - Hipertensão pulmonar

TÉCNICAS ESPECIAIS DE AVALIAÇÃO, EXAMES DIAGNÓSTICOS, SISTEMAS DE MONITORAMENTO

Radiografia de tórax

A radiografia de tórax é uma ferramenta importante na avaliação respiratória; proporciona a visualização do coração e dos pulmões. Trata-se de um complemento para a avaliação à beira do leito. Os enfermeiros de cuidados intensivos precisam conhecer os conceitos básicos da radiografia de tórax e a forma de otimizar a realização da radiografia à beira do leito; precisam, ainda, aprender uma forma sistemática para visualizá-la.

Tais radiografias são realizadas como parte dos procedimentos de rastreamento de rotina, quando há suspeita de doença respiratória, para avaliar o estado das alterações respiratórias (p. ex., pneumotórax, derrame pleural, tumores), para confirmar a colocação apropriada do tubo invasivo (p. ex., tubo endotraqueal [TET], traqueostomia ou drenos torácicos e cateteres de artéria pulmonar) ou após uma lesão traumática do tórax.

Conceitos básicos

Um raio X consiste em uma forma de energia radiante; a imagem radiográfica é realizada pelo aparelho de raios X. Apenas alguns raios são absorvidos pelo ar conforme os feixes passam pela atmosfera; todos os raios são absorvidos pelo metal, à proporção que os feixes tentam passar através de uma folha de metal. Quando não há nada além de ar entre o filme e a fonte de raios X, a imagem radiográfica é negra ou radiotransparente. Se a densidade aumenta, mais raios são absorvidos entre o filme ou detector e a fonte de raios X, de modo que a imagem radiográfica é branca ou radiopaca. Muitas instituições estão substituindo o filme de raios X tradicional por detectores que convertem a energia dos raios X em uma radiografia digital. Essas imagens podem, então, ser armazenadas e distribuídas em formato digital. Conforme o feixe de raios X passa através do paciente, os tecidos mais densos absorvem uma parcela maior do feixe; os menos densos absorvem menor quantidade do feixe.

Os pulmões são basicamente bolsas de ar ou gás, de modo que pulmões normais aparecem em preto nas radiografias de tórax. No entanto, os ossos do tórax aparecem em branco, pois o osso é muito denso e absorve mais os raios X (Tab. 10.1). O coração e o mediastino aparecem em cinza, já que essas estruturas são compostas sobretudo por água. Já o tecido mamário é composto principalmente de gordura, aparecendo em um tom cinza-esbranquiçado.

Incidências básicas do tórax

O método mais comum de obtenção de uma radiografia de tórax é a incidência posteroanterior (PA). As radiografias de tórax PA

TABELA 10.1 DENSIDADES RADIOGRÁFICAS BÁSICAS

Radiotransparente (preto)
Gás, ar (escuro ou preto)
- Pulmões, traqueia, brônquios, alvéolos

Água (preto ou cinza escuro)
- Coração, sangue, músculo, vasos sanguíneos, diafragma, baço, fígado

Gordura (mais clara ou cinza-esbranquiçado)
- Seios, medula, estrias hilares

Radiopaco (branco)
Metal, osso (mais claro ou branco)
- Costelas, escápulas, vértebras
- Projéteis, moedas, dentes, eletrodos de ECG

---

costumam ser feitas no departamento de radiologia com o tubo de raios X a cerca de 1,8 m de distância do filme; o paciente é posicionado em pé, com a parede anterior do tórax contra o filme e a parede torácica posterior voltada ao tubo de raios X. Orienta-se o paciente a respirar fundo e segurar a respiração à medida que o feixe de raios X é emitido através da parede torácica posterior em direção ao filme. A vista PA resulta em uma imagem muito precisa e nítida do tórax.

Pacientes críticos poucas vezes são capazes de tolerar as exigências de posicionamento de uma radiografia de tórax PA. A maioria das radiografias torácicas em cuidados intensivos é realizada em uma incidência anteroposterior (AP), com o paciente deitado no leito, com ou sem elevação da cabeceira. Nas radiografias AP à beira do leito, coloca-se o filme atrás do paciente, e o feixe de raios X é emitido através do tórax anterior em direção ao filme. A máquina de raios X está a apenas 90 cm de distância do paciente, o que resulta em maior distorção das imagens do tórax, tornando a radiografia AP menos precisa do que a PA. Um fato preocupante é que o tamanho do coração apresenta-se alargado na radiografia AP. Ao visualizar radiografias de tórax, é importante saber se foi utilizada uma incidência PA ou AP para evitar más interpretações do tamanho do coração, como cardiomegalia.

As distorções podem ser minimizadas colocando-se o paciente em posição de Fowler alta ou o mais ereto possível, com o tórax simetricamente disposto no filme. Deve-se explicar o procedimento ao paciente e a necessidade de evitar o movimento. Todos os objetos desnecessários têm de ser removidos da região anterior do tórax (tais como circuito do ventilador, alfinetes de segurança, joias, fios de ECG, sonda nasogástrica, etc.), se possível. Se o paciente estiver inconsciente, pode ser necessário prender sua testa em uma posição neutra, de preferência na posição de Fowler alta, a fim de evitar um incorreto posicionamento da cabeça. Todos os cuidadores que realizam o procedimento precisam proteger-se da exposição à radiação, posicionando-se atrás da máquina de raios X ou utilizando um avental de chumbo cobrindo pescoço, tórax e abdome.

Outras incidências de radiografia de tórax incluem (1) vista lateral, para identificar as estruturas normais e anormais por trás do coração, ao longo da coluna vertebral e na base do pulmão; (2) vista oblíqua, para localizar lesões sem a interferência dos ossos do tórax ou obter uma melhor imagem da traqueia, da carina, do coração e de grandes vasos; (3) vistas lordóticas, para visualizar melhor as regiões apical e média dos pulmões e diferenciar as lesões anteriores de posteriores; e (4) vista em decúbito lateral (*cross table*), feita com o paciente em decúbito dorsal ou lateral para avaliar os níveis hidroaéreos ou o fluxo livre do líquido pleural.

Abordagem sistemática para interpretação da radiografia de tórax

Deve-se utilizar uma abordagem sistemática ao se analisar uma radiografia de tórax. Em primeiro lugar, é importante certificar-se de que o filme foi devidamente etiquetado (nome e número do prontuário corretos) e identificar os lados direito e esquerdo antes de colocar o filme no negatoscópio. Se estiverem disponíveis radiografias prévias, coloque-as ao lado dos novos exames, para comparação. Visualize a radiografia de tórax a partir das margens laterais, movendo-se para os aspectos mediais do tórax e seguindo os passos dispostos na Tabela 10.2.

Inicie a análise da radiografia de tórax comparando o lado direito com o esquerdo, na seguinte sequência (Figs. 10.1 e 10.2): (1) tecidos moles – pescoço, ombros, seios e gordura subcutânea; (2) traqueia – coluna de radiotransparência facilmente visível acima das clavículas; (3) ossos do tórax – observe tamanho, forma e simetria; (4) espaços intercostais (EICs), observe a largura e o ângulo; (5) diafragma – forma de cúpula, com margens distintas; a cúpula direita encontra-se 1 a 3 cm superior à cúpula esquerda; (6) superfícies pleurais – pleuras visceral e parietal aparecem como uma linha fina, parecida com cabelo, ao longo do ápice e lateral do tórax; (7) mediastino – o tamanho varia com idade, sexo e altura; (8) hilo – grandes artérias e veias pulmonares; (9) área pulmonar – maior área e mais radiotransparente do tórax; e (10) cateteres, tubos, fios e linhas.

Variações da normalidade e anormalidades comuns

Quando os tecidos moles são examinados, os dois lados da lateral do tórax devem ser simétricos. A mastectomia torna a aparência de um pulmão mais radiotransparente do que a do outro, devido

---

TABELA 10.2 PASSOS PARA INTERPRETAÇÃO DE UMA RADIOGRAFIA TORÁCICA

Passo 1
Observe as diferentes densidades (preto, cinza e branco) e responda à pergunta: "Quais dessas densidades representam ar, líquido, tecido e osso?"

Passo 2
Observe o formato ou a forma de cada densidade e responda à pergunta: "Que estrutura anatômica normal é essa?"

Passo 3
Observe os lados direito e esquerdo e responda à pergunta: "Os achados são os mesmos em ambos os lados ou existem diferenças (tanto fisiológicas quanto fisiopatológicas)?"

Passo 4
Observe todas as estruturas (ossos, mediastino, diafragma, espaço pleural e tecido pulmonar) e responda à pergunta: "Existe algum distúrbio presente?"

Passo 5
Observe todos os tubos, fios e linhas e responda à pergunta: "Os tubos, fios e linhas estão em um local apropriado?"

Reproduzida de Urden L, Stacy KM, Lough M. Thelan's Critical Care Nursing: Diagnosis and Management. *5th ed. St Louis, MO: Mosby; 2006:612, com permissão da Elsevier.*

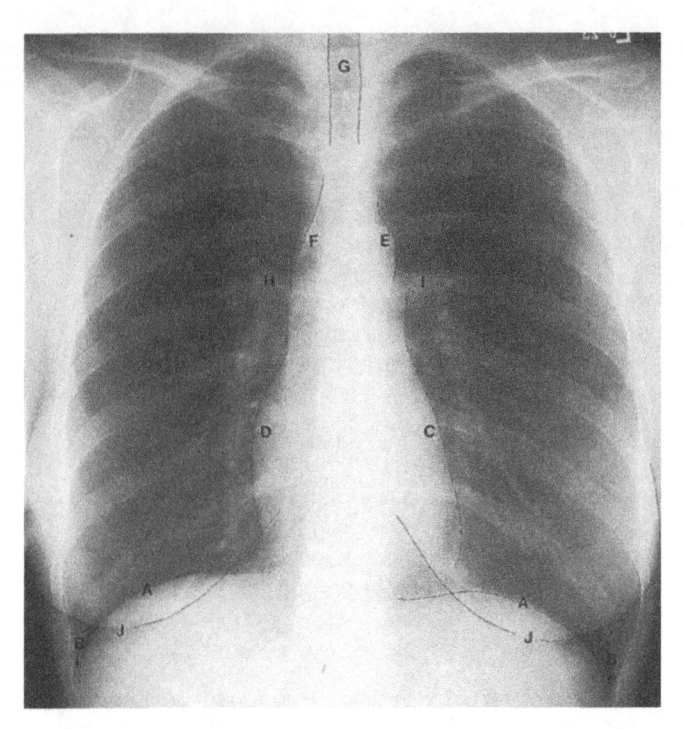

Figura 10.1 Radiografia de tórax normal. Radiografia normal de uma mulher de 28 anos, em uma incidência PA. Algumas estruturas anatômicas podem ser vistas na radiografia: **(A)** diafragma; **(B)** ângulo costofrênico; **(C)** ventrículo esquerdo; **(D)** átrio direito; **(E)** arco aórtico (chamado de botão aórtico); **(F)** veia cava superior; **(G)** traqueia; **(H)** brônquio direito (hilo direito); **(I)** brônquio esquerdo (hilo esquerdo) e **(J)** sombras das mamas.

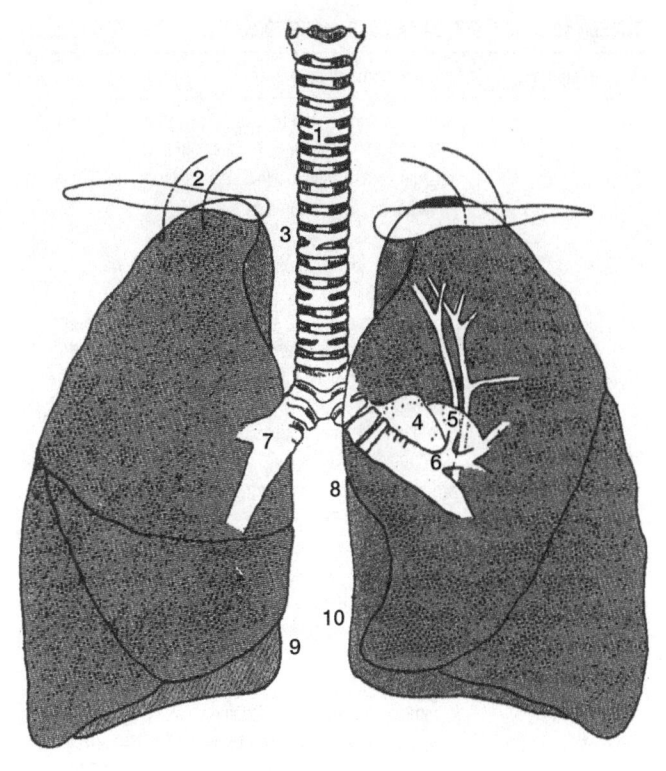

Figura 10.2 Estruturas mediastinais visíveis em uma radiografia de tórax. **(1)** Traqueia; **(2)** primeira costela; **(3)** veia cava superior; **(4)** botão aórtico; **(5)** artéria pulmonar; **(6)** brônquio principal esquerdo; **(7)** brônquio principal direito; **(8)** átrio esquerdo; **(9)** átrio direito; e **(10)** ventrículo esquerdo. *(Retirada de Sanchez F. Fundamentals of chest x-ray interpretation.* Crit Care Nurse. *1986;6[5]:53.)*

à ausência de tecido adiposo. A traqueia deve estar localizada na linha média, com a carina visível ao nível do botão aórtico ou segundo EIC (Fig. 10.1). A causa mais comum de desvio de traqueia é o pneumotórax, que provoca um deslocamento da traqueia e do mediastino para uma área oposta ao pneumotórax (Tab. 10.3).

A inspeção dos ossos do tórax revela a constituição corporal geral. As clavículas devem ser simétricas e podem apresentar um entalhe ou endentação irregular na sua face inferior medial, denominada fossa romboide; trata-se de uma variante da normalidade. Podem ser detectadas deformidades do tórax, como escoliose, tórax em funil ou peito de pombo. A diminuição na densidade (menos branca) da coluna vertebral, costelas e outros ossos pode indicar perda de cálcio dos ossos devido a osteoporose ou uso a longo prazo de esteroides. Um exame cuidadoso dos EICs e ângulos das costelas pode indicar uma enfermidade. Os pacientes com doença pulmonar obstrutiva crônica (DPOC) têm EICs ampliados e o ângulo das costelas com a coluna aumenta para 90 graus em vez dos 45 habituais, devido à hiperinsuflação grave (Fig. 10.3). Em contrapartida, EICs estreitados podem ser encontrados em pacientes com fibrose cística que apresentem fibrose intersticial grave. Se presentes, as fraturas de costelas são, em geral, visíveis ao longo das bordas laterais da caixa torácica.

A elevação do diafragma pode ser resultante de distensão abdominal, paralisia do nervo frênico ou colapso pulmonar. Depressão ou retificação do diafragma pode ocorrer quando 11 ou 12 costelas aparecem na radiografia do tórax, como resultado da DPOC. Podem ser vistos ângulos costofrênicos normais no local onde as extremidades cônicas do diafragma encontram-se

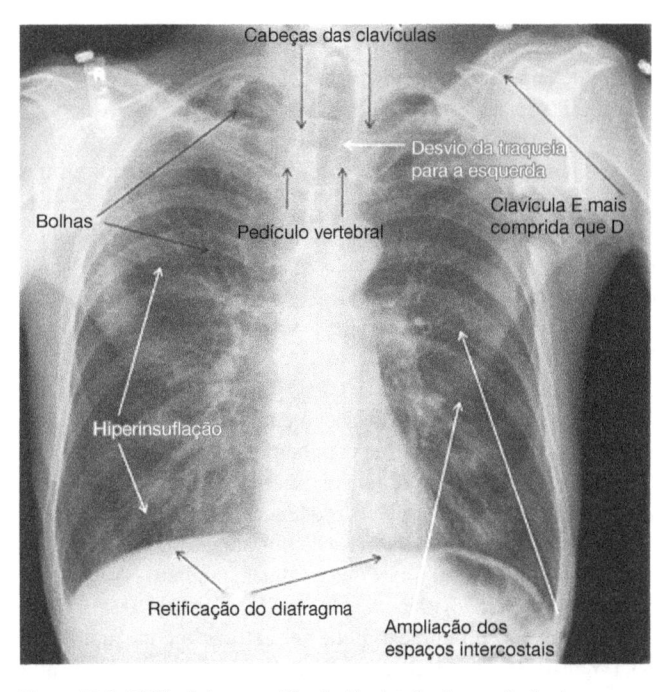

Figura 10.3 DPOC, diafragma retificado, hiperinsuflação, ampliação dos espaços intercostais, bolhas apicais e rotação do tórax. *(Reproduzida de Siela D. Chest radiograph evaluation and interpretation.* AACN Adv Crit Care. *2008; 19:444-473.)*

TABELA 10.3 ACHADOS DA RADIOGRAFIA DE TÓRAX

Área avaliada	Achados comuns no adulto	Observações
Traqueia	Linha média, transparente, estrutura em forma de tubo encontrada na cavidade mediastinal anterior	Desvio da linha média sugere tensão, pneumotórax, atelectasia, derrame pleural, massa ou pulmão colapsado
Clavículas	Presente no tórax superior; são equidistantes do esterno	Desalinhamento ou interrupção indica fratura
Costelas	Revestem a cavidade torácica	Alargamento dos espaços intercostais indica enfisema; desalinhamento ou interrupção indica fratura do esterno ou das costelas
Mediastino	Espaço com aparência de sombra entre os pulmões, que se alarga no hilo	Desvio para qualquer um dos lados pode indicar derrame pleural, fibrose ou pulmão colapsado
Coração	Estrutura com aparência sólida, com bordas claramente visíveis na cavidade anterior esquerda do mediastino; o coração deve ser inferior à metade da largura da parede torácica em uma radiografia PA	Deslocamento pode indicar atelectasia ou pneumotórax hipertensivo; se o coração for maior que a metade da largura da parede do tórax, pode haver insuficiência cardíaca ou líquido pericárdico
Carina	A cartilagem traqueal mais inferior, a partir da qual os brônquios se bifurcam	Se a extremidade do tubo endotraqueal for vista 3 cm acima da carina, está na posição correta
Tronco do brônquio principal	Estrutura translúcida, em forma de tubo, visível a cerca de 2,5 cm do hilo	Opacidades podem indicar cisto broncogênico
Hilo	Opacidades brancas bilaterais, pequenas, no local onde os brônquios se juntam aos pulmões; o hilo esquerdo deve estar 2 a 3 cm acima do hilo direito	Um deslocamento para um dos lados indica atelectasia; sombras acentuadas podem indicar, ainda, abscesso ou enfisema pulmonar
Brônquios (exceto tronco principal)	Em geral não são visíveis	Se visíveis, podem indicar broncopneumonia
Campos pulmonares	Não costumam ser completamente visíveis, exceto como áreas brancas estreitas do hilo; os campos devem ser claros, já que o tecido pulmonar normal é radiotransparente; "marcas pulmonares" normais devem estar presentes na periferia	Se visíveis, podem indicar atelectasia; densidades desiguais podem ser sinais de pneumonia em fase de resolução, silicose ou fibrose; sondas nasogástricas, cateteres de artéria pulmonar e drenos torácicos aparecerão como sombras; suas posições devem ser observadas
Diafragma	Estruturas arredondadas, visíveis na base dos campos pulmonares; o lado direito é de 1 a 2 cm maior que o esquerdo; os ângulos costofrênicos devem ser claros e nítidos	Um diafragma elevado pode indicar pneumonia, pleurisia, bronquite aguda ou atelectasia; um diafragma retificado sugere DPOC; uma elevação unilateral indica uma infecção pulmonar ou pneumotórax; a presença de cicatrizes ou líquidos causa velamento dos ângulos costofrênicos; devem estar presentes 300 a 500 mL de líquido pleural antes que o velamento seja visto na radiografia

Retirada de Talbot I, Meyers-Marquardt M. Pocket Guide to Critical Assessment. St. Louis, MO: CV Mosby; 1990.

com a parede torácica. Como o tecido mamário pode obscurecer os ângulos nas mulheres, eles são mais evidentes em homens. A obliteração ou "velamento" do ângulo costofrênico pode ocorrer em decorrência de derrame pleural ou atelectasia.

A identificação de um espaço pleural em uma radiografia de tórax é um achado anormal (Fig. 10.4). Tal espaço não é visível, a menos que seja ocupado por ar (pneumotórax) ou líquido (derrame pleural). Esses achados são comumente observados em pacientes internados na UTI.

Dois termos muito ouvidos a respeito do mediastino são "alargamento" e "deslocamento". As estruturas mediastinais, em geral traqueia, brônquios e coração, podem deslocar-se com a atelectasia, sendo que o deslocamento vai em direção ao colapso alveolar. O pneumotórax também pode deslocar o mediastino para o lado oposto do envolvimento. Um alargamento do mediastino pode indicar diversas doenças, como cardiomegalia, aneurisma ou ruptura da aorta. O sangramento do mediastino, após trauma torácico ou cirurgia cardíaca, também pode causar alargamento do mediastino.

O tamanho do coração pode ser estimado com facilidade pela mensuração do índice cardiotorácico em uma radiografia PA. O diâmetro do coração costuma representar 50% ou menos do diâmetro do tórax no interior das costelas na inspiração completa. Esse método para determinação do tamanho normal do coração não pode ser usado durante as radiografias AP do tórax, a incidência mais comumente realizada no paciente crítico.

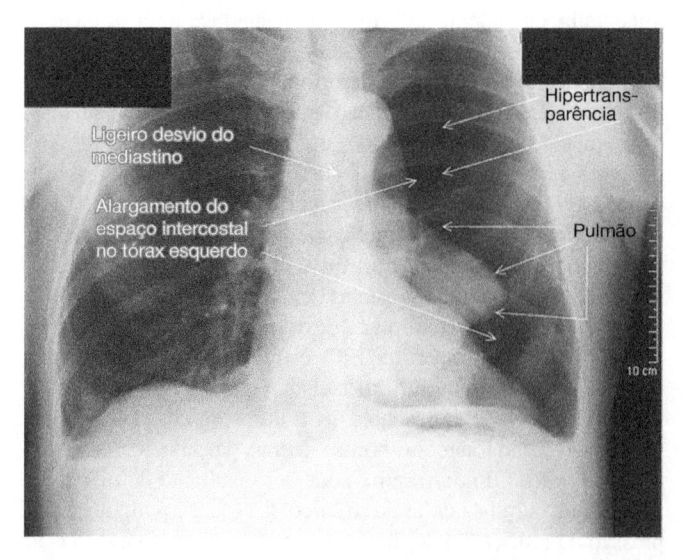

Figura 10.4 Pneumotórax à esquerda, hipertransparência e ampliação dos espaços intercostais. *(Reproduzida de Siela D. Chest radiograph evaluation and interpretation. AACN Adv Crit Care. 2008;19:444-473.)*

Os campos pulmonares devem ser avaliados procurando-se por quaisquer áreas de densidade aumentada (mais branca) ou maior radiotransparência (mais escura), o que pode indicar um distúrbio. A densidade aumenta quando se acumulam água, pus ou sangue nos pulmões, como em caso de pneumonia (Fig. 10.5). O aumento da radiotransparência é causado pelo aumento de ar nos pulmões, como pode ocorrer na DPOC. A linha fina presente no lado direito do pulmão, na altura da sexta costela (pulmão médio), é um achado normal; representa a fissura horizontal que separa os lobos superior e médio.

Linhas invasivas

As radiografias de tórax são, muitas vezes, realizadas em cuidados intensivos para confirmar a colocação correta dos equipamentos invasivos (tubos endotraqueais, cateteres centrais venosos e de artéria pulmonar, balão intra-aórtico, sonda nasogástrica, drenos torácicos). Todos os tubos invasivos apresentam linhas radiopacas ao longo de seu comprimento, sendo visíveis na radiografia. Quando na posição correta, um tubo endotraqueal deve estar 2 a 4 cm acima da carina (Figs. 10.6 e 10.7). Procure por uma fina linha branca na traqueia e siga-a até o nível das clavículas; mensure o espaço entre a extremidade do tubo e a carina. Em alguns pacientes, a ponta do tubo endotraqueal ficará a pelo menos 2 cm acima da carina, para garantir que o balão esteja abaixo das cordas vocais.

Identifique todas as linhas brancas e siga seus trajetos. A sonda nasogástrica deve seguir o comprimento do esôfago, com sua extremidade chegando ao estômago. O estômago pode ser identificado pela radiotransparência logo abaixo do diafragma, no lado esquerdo, que é chamado de bolha de ar gástrica. Os cateteres de artéria pulmonar devem ser vistos atravessando o átrio e o ventrículo direito em direção à artéria pulmonar. Estes podem ser difíceis de identificar no início, mas certifique-se de olhar para ambos os lados do hilo (as artérias pulmonares direita e esquerda são encontradas em ambos os lados do mediastino).

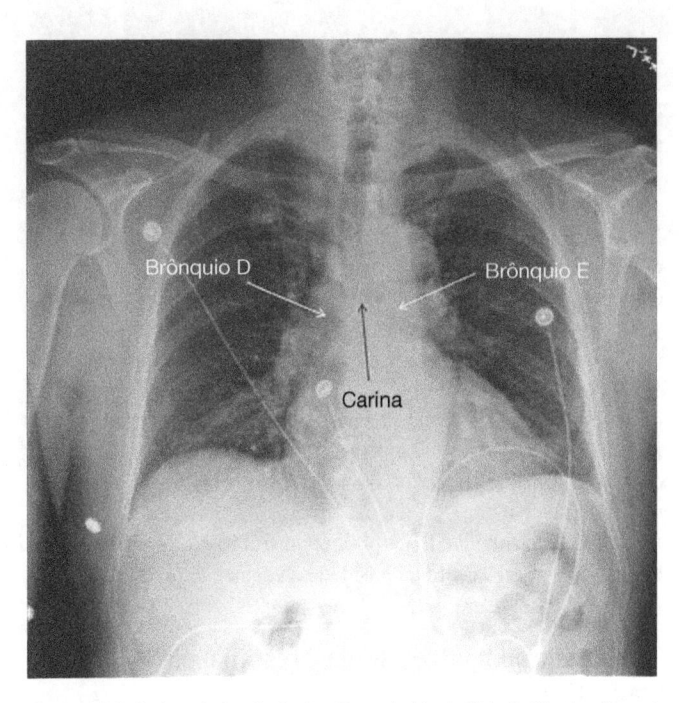

Figura 10.6 Carina e brônquio direito. *(Reproduzida de Siela D. Chest radiograph evaluation and interpretation.* AACN Adv Crit Care. *2008;19:444-473.)*

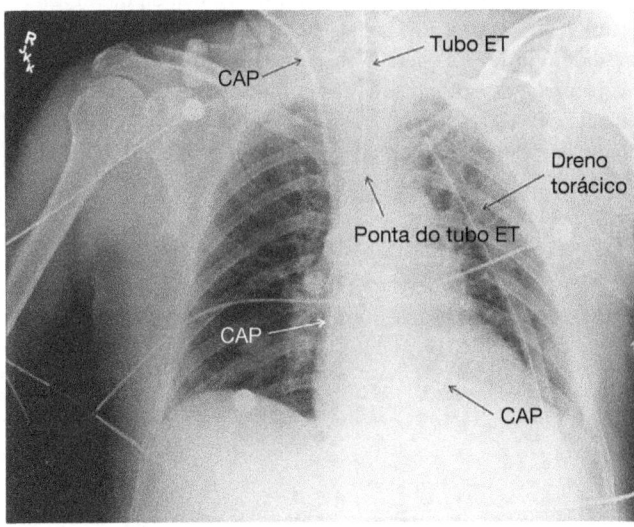

Figura 10.7 Cateter de artéria pulmonar, tubo endotraqueal, dreno torácico esquerdo. *(Reproduzida de Siela D. Chest radiograph evaluation and interpretation.* AACN Adv Crit Care. *2008;19:444-473.)*

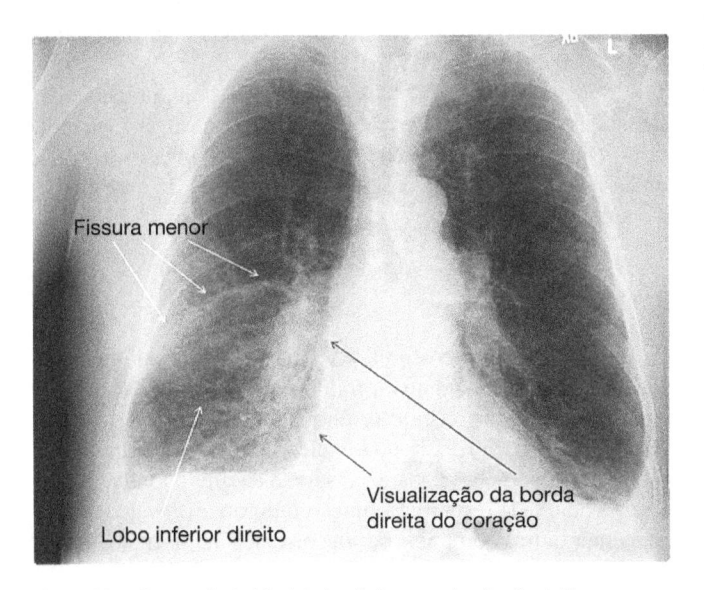

Figura 10.5 Pneumonia do lobo inferior direito, com visualização da fissura menor. *(Reproduzida de Siela D. Chest radiograph evaluation and interpretation.* AACN Adv Crit Care. *2008;19:444-473.)*

Identifique todos os itens do tórax, como fios de marca-passo temporários ou permanentes, geradores de marca-passo, desfibrilador automático implantável, drenos torácicos e fios ou grampos cirúrgicos (Fig.10.7).

Dicas úteis

A radiografia de tórax deve ser realizada após cada tentativa de inserir os cateteres venosos centrais, a fim de detectar a presença de um pneumotórax acidental. Um erro comum é confundir as escápulas com um pneumotórax, em especial na incidência AP.

Dois sinais radiográficos anormais comuns, muitas vezes discutidos, são o sinal da silhueta e o broncograma aéreo. Para que uma estrutura seja visível, a densidade de sua borda deve contrastar com a densidade circundante. A perda de contraste é chamada de sinal da silhueta. Isso significa que duas estruturas de mesma densidade entram em contato umas com as outras e os limites fronteiriços são perdidos. O coração, por exemplo, apresenta a densidade da água; por isso, se os alvéolos próximos da fronteira esquerda do coração se encherem de líquido, as duas densidades serão semelhantes, haverá uma perda do contraste e não será possível visualizar a borda cardíaca esquerda. Um broncograma aéreo ocorre quanto o ar se mostra com uma maior densidade, como a da água (Fig. 10.8). Os brônquios não são vistos em uma radiografia normal, exceto o seu tronco principal, pois eles têm paredes finas, contêm ar e estão rodeados por ar dos alvéolos (duas estruturas de mesma densidade). Se a água envolver os brônquios, como em caso de pneumonia e edema pulmonar, os brônquios preenchidos com ar contrastarão com a densidade da água e ficarão visíveis.

Tomografia computadorizada e ressonância magnética nuclear

A tomografia computadorizada (TC) e a ressonância magnética nuclear (RMN) permitem analisar o tórax tridimensionalmente, em situações nas quais a análise bidimensional da radiografia é insuficiente. A TC e RMN são, sobretudo, vantajosas em relação à radiografia de tórax para avaliar alterações mediastinais e derrame pleural, em especial aquelas com coleções. Derrames pleurais ou empiemas, drenos torácicos mal posicionados ou ocluídos, hematomas mediastinais e mediastinites são problemas nos quais a TC e a RMN são mais sensíveis do que as radiografias de tórax.

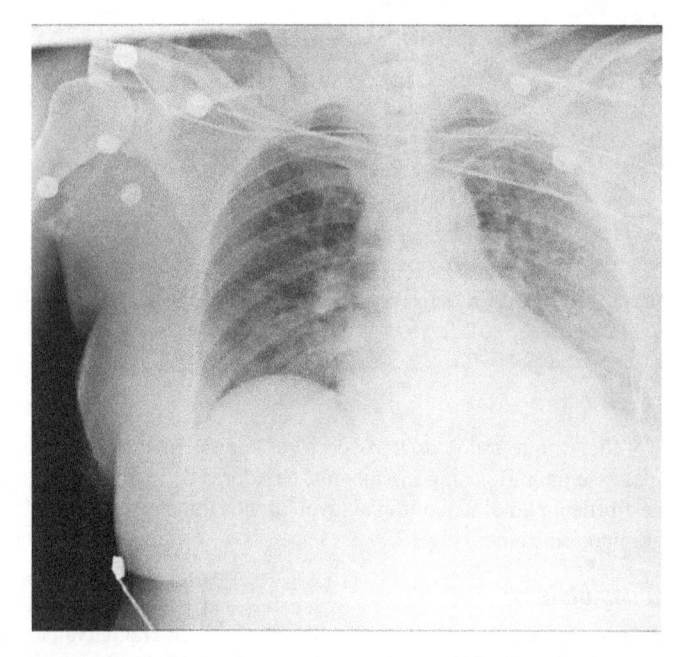

Figura 10.8 Sinal de broncograma aéreo, sonda nasogástrica, fios esternais e cateter de artéria pulmonar jugular. *(Reproduzida de Siela D. Chest radiograph evaluation and interpretation. AACN Adv Crit Care. 2008;19:444-473.)*

A necessidade de transporte ao departamento de radiologia e as restrições de posicionamento dentro dos dispositivos de digitalização representam alguns riscos para os pacientes graves. Preocupante é o movimento automático dos pacientes durante o procedimento de entrada e saída do dispositivo de digitalização. A desconexão acidental de aparatos invasivos pode ocorrer facilmente se não forem previstas as necessidades de comprimentos adicionais de tubos e potenciais obstruções. A diminuição da visualização dos pacientes durante os procedimentos exige um monitoramento atento dos parâmetros e aparelhos cardiovasculares e respiratórios, bem como o estabelecimento de um método para que o paciente consciente alerte os profissionais dos arredores em caso de dificuldades. O forte campo magnético da RMN pode interferir no desempenho do ventilador e exigir ventilação manual, levando a potenciais alterações nos valores da gasometria arterial.

Os exames de ressonância magnética nuclear podem ser uma experiência assustadora para o paciente. As reações relacionadas a ansiedade, que ocorrem em até cerca de um terço dos pacientes, variam de leve apreensão a ansiedade grave. Essas reações podem resultar em cancelamento do exame ou interferência nos resultados. Sugere-se que todos os pacientes recebam informações básicas a respeito do procedimento do exame de RMN, incluindo detalhes sobre a pequena câmara em que serão colocados, do ruído e da temperatura que irão experimentar e da duração do procedimento. Se possível, devem ser considerados a utilização do decúbito ventral, o uso de algum tipo de relaxamento ou de música e a presença de um familiar ou amigo. Além disso, devem ser administrados ansiolíticos de curta ação para os pacientes que necessitarem.

Angiogramas pulmonares*

A angiografia pulmonar é um dos instrumentos mais sensíveis para o diagnóstico de embolia pulmonar. Por meio de um cateter deslocado até a artéria pulmonar, injeta-se material de contraste durante a filmagem rápida. Os êmbolos aparecem como defeitos de enchimento ou áreas escuras circunscritas dentro das imagens vasculares brancas da artéria.

A natureza invasiva desse exame diagnóstico, junto com as potenciais reações ao material de contraste, restringem sua utilização a situações em que outros exames menos invasivos (p. ex., sinais ou sintomas clínicos, exames de ventilação e perfusão) são ambíguos.

Drenos torácicos

Os drenos torácicos costumam ser usados em pacientes graves para drenar ar, sangue ou fluido do espaço pleural (drenos pleurais) ou do mediastino (drenos mediastinais). As indicações para a inserção do dreno torácico são variadas (Tab. 10.4); não há contraindicações para a inserção de dreno torácico, pois a necessidade de restaurar a função pulmonar prevalece sobre quaisquer outras complicações decorrentes de inserção. Os lo-

---

* N. de R.T.: Atualmente, utiliza-se a angiotomografia de tórax para diagnóstico de embolia pulmonar.

TABELA 10.4 INDICAÇÕES PARA INSERÇÃO DE DRENO TORÁCICO
Pneumotórax
• Aberto: A parede torácica e o espaço pleural são penetrados.
• Fechado: O espaço pleural é penetrado com a parede torácica intacta, permitindo o vazamento de ar dos pulmões para o espaço pleural.
• Hipertensivo: Vazamentos de ar para o espaço pleural através de uma laceração nos pulmões, sem meios para que o ar saia do espaço pleural, levando a um colapso do pulmão.
Hemotórax
Hemopneumotórax
Toracostomia
Piotórax ou empiema
Quilotórax
Colotórax*
Hidrotórax
Derrame pleural

* N. de R.T.: Colotórax: bile na cavidade pleural.
Quilotórax: líquido linfático (quilo) na cavidade pleural.
Fonte: Stedman.
Reproduzida de Lawrence D. Performing chest tube placement. In: Lynn-McHale DJ, Carlson KK, eds. AACN Procedure Manual for Critical Care. 4th ed. Philadelphia, PA: WB Saunders; 2001:99, com permissão da Elsevier.

cais de inserção do dreno pleural variam em função do tipo de conteúdo a ser removido (ar: segundo EIC, linha hemiclavicular; líquido: quinto ou sexto EIC, linha axilar média). Os drenos mediastinais são colocados durante a cirurgia, saindo do mediastino abaixo do apêndice xifoide. Os tipos de inserção do dreno torácico incluem dreno de toracostomia (drenos rígidos tradicionais) ou pequenos cateteres inseridos percutaneamente (*pigtail*).

Após a inserção, os drenos torácicos são conectados a um sistema de drenagem fechado, que emprega a gravidade ou aspiração para restaurar a pressão negativa no espaço pleural e facilitar a drenagem de fluidos ou ar (Fig. 10.9).* A válvula de Heimlich é uma alternativa ao sistema de drenagem fechado; consiste em uma válvula unidirecional que permite que o ar ou o conteúdo drenado seja coletado em uma bolsa coletora (Fig. 10.10). As conexões ao sistema de drenagem devem ser herméticas e seguras para o funcionamento adequado e para impedir a entrada inadvertida de ar no espaço pleural (Fig. 10.11). A permeabilidade do sistema é garantida ao se evitar a torção do tubo do dreno, ao se inspecionar periodicamente os tubos buscando por formações de coágulo visíveis e ao se massagear de forma delicada o tubo entre o polegar e o dedo indicador.

A remoção do dreno ocorre quando for restaurada a expansão pulmonar e removido o líquido ou ar e quando forem resolvidos ou corrigidos os distúrbios subjacentes do pulmão. Um curativo oclusivo no local da remoção do dreno costuma ser usado para impedir a introdução de ar no espaço pleural, até que se forme um selo protetor na pele. A administração de analgésicos mostra-se apropriada antes da remoção; o desconforto associado à remoção revela-se, muitas vezes, tão grande quanto ou ainda maior do que durante a inserção.

---
* N. de R. T.: O sistema fica protegido pelo selo d'água.

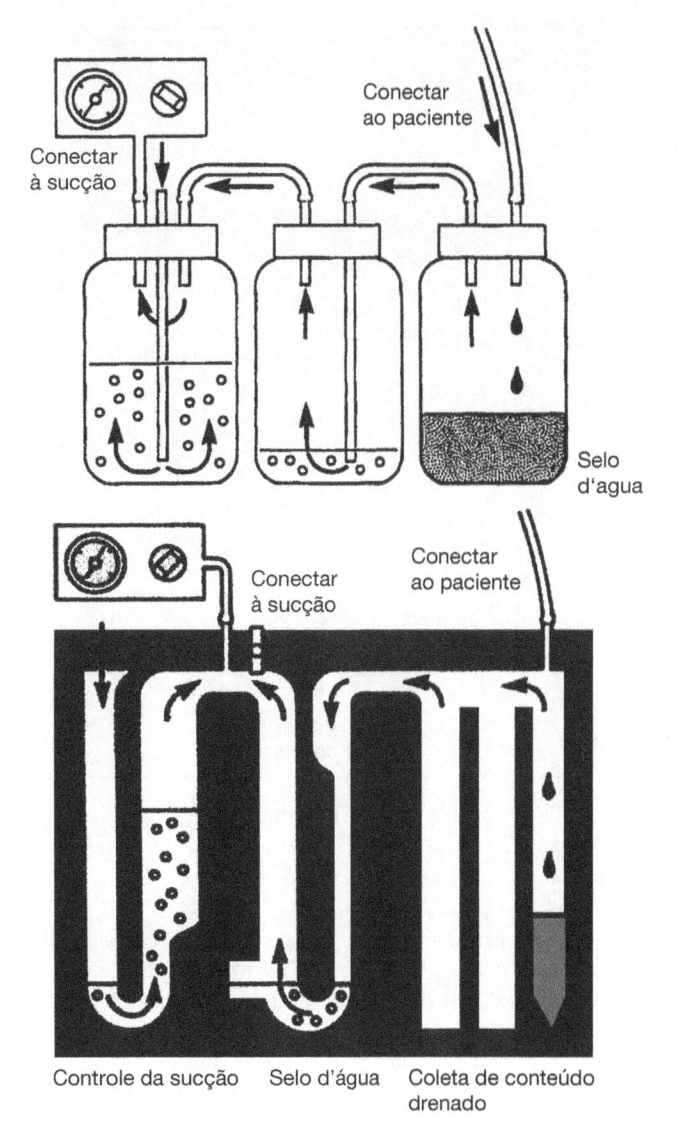

Figura 10.9 Frascos de vidro (topo) e sistemas de drenagem descartáveis para drenos torácicos. *(Reproduzida de Luce JM, Tyler ML, Peirson DJ. Intensive Respiratory Care. Philadelphia, PA: WB Saunders; 1984:164, com permissão da Elsevier.)*

CONDIÇÕES PATOLÓGICAS

Insuficiência respiratória aguda

Cada um dos estudos de caso representados a seguir apresenta uma situação comum nas unidades de cuidados intensivos – disfunção respiratória. Esse rápido início de insuficiência respiratória, que é grave o suficiente para causar morbidade ou mortalidade potencial ou real quando não tratada, é chamado de *insuficiência respiratória aguda* (IRpA). Embora a origem da insuficiência respiratória possa ser um problema médico ou cirúrgico, as abordagens de tratamento partilham características semelhantes.

A IRpA é uma alteração nas trocas gasosas (CO_2 e O_2) de tal natureza que compromete a função celular normal. A IRpA é definida como uma PaO_2 inferior a 60 mmHg e $PaCO_2$ maior que 50 mmHg, com pH inferior ou igual a 7,30. Os valores reais de PaO_2 e $PaCO_2$ que definem a IRpA variam, dependendo de uma série de fatores que influenciam os valores normais (ou

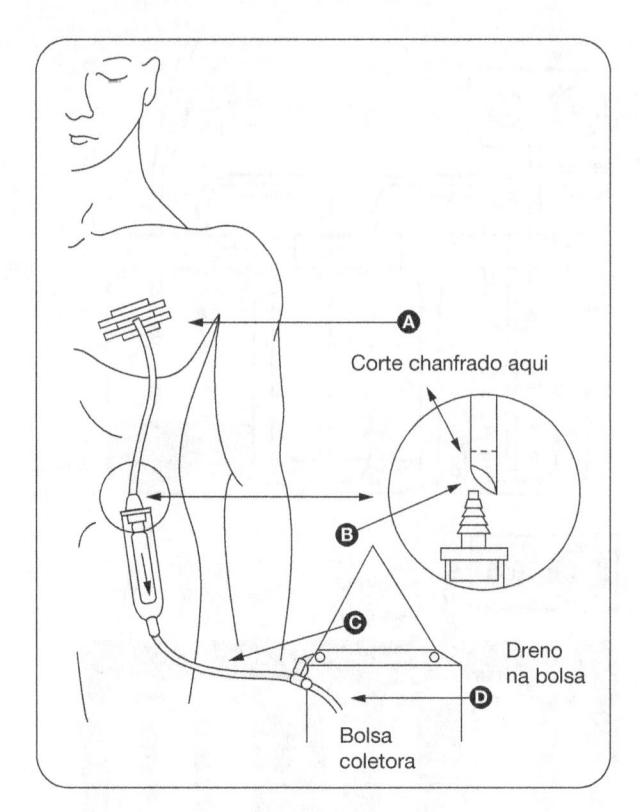

Figura 10.10 Válvula de dreno torácico de Heimlich, conectada a uma bolsa de drenagem. *(Retirada de BD Medical Systems, Franklin Lakes, NJ.)*

basais) da gasometria arterial do paciente. Fatores como idade, altura, doenças cardiopulmonares crônicas ou distúrbios metabólicos podem alterar os valores "normais" da gasometria de um indivíduo, exigindo uma adaptação da definição clássica de IRpA. Por exemplo, se os níveis normais de PaO_2 de um homem de 75 anos que vive em Denver são de 56 mmHg, a IRpA não seria diagnosticada até que os níveis de PaO_2 diminuíssem para 50 mmHg ou menos.

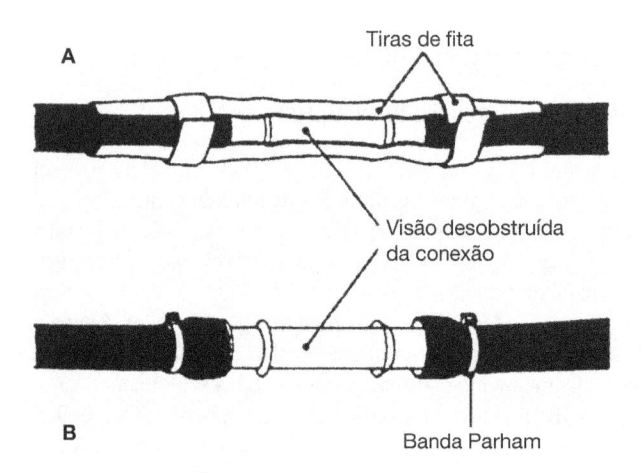

Figura 10.11 Métodos para proteger as conexões do dreno e sistema de drenagem. **(A)** Fita. **(B)** Bandas Parham. *(Reproduzida de Kersten LD. Comprehensive Respiratory Nursing: A Decision-Making Approach. Philadelphia, PA: WB Saunders; 1989:783, com permissão da Elsevier.)*

Etiologia, fatores de risco e fisiopatologia

Muitas anormalidades podem levar à IRpA (Tab. 10.5). Independentemente da causa subjacente específica, a fisiopatologia da IRpA pode ser organizada em quatro componentes principais: ventilação prejudicada, trocas gasosas prejudicadas, obstrução das vias aéreas e anomalias na ventilação-perfusão.

Ventilação prejudicada

As condições que comprometem os músculos respiratórios ou seu controle neurológico podem prejudicar a ventilação e levar à IRpA (Tab. 10.5). A diminuição ou ausência de movimento dos músculos respiratórios pode ser devida a fadiga por uso excessivo, atrofia de desuso, inflamação dos nervos, danos aos nervos (p. ex., lesão cirúrgica do nervo vago durante a cirurgia cardíaca), depressão neurológica, estados de doença progressiva, como Guillain-Barré ou esclerose lateral amiotrófica (ELA), ou após a administração de agentes bloqueadores neuromusculares. O prejuízo no movimento dos músculos respiratórios diminui o fluxo de gás para os pulmões, resultando em hipoventilação alveolar. Uma ventilação alveolar inadequada provoca retenção de CO_2 e hipoxemia.

Trocas gasosas prejudicadas

As condições que danificam a membrana alvéolo-capilar prejudicam as trocas gasosas. Os danos diretos às células que revestem os alvéolos podem ser causados pela inalação de substâncias tóxicas (gases ou conteúdo gástrico), levando a duas alterações nas trocas alveolares. A primeira é um aumento na permeabilidade alveolar, ampliando a possibilidade de que o líquido intersticial entre nos alvéolos e cause um edema pulmonar

TABELA 10.5 CAUSAS DE INSUFICIÊNCIA RESPIRATÓRIA AGUDA EM ADULTOS

Prejuízos na ventilação
- Lesão medular (C4 ou acima)
- Lesão do nervo frênico
- Bloqueio neuromuscular
- Síndrome de Guillain-Barré
- Depressão do SNC

Overdose de medicamentos (narcóticos, sedativos, drogas ilícitas)
Aumento da pressão intracraniana
Agentes anestésicos
- Fadiga da musculatura respiratória

Prejuízos nas trocas gasosas
- Edema pulmonar
- SDRA
- Pneumonia por aspiração

Obstrução das vias respiratórias
- Aspiração de corpo estranho
- Tumores torácicos
- Asma brônquica
- Bronquite crônica
- Pneumonia

Distúrbios da ventilação-perfusão
- Embolia pulmonar
- Enfisema pulmonar

À BEIRA DO LEITO
Acidente automobilístico

Um homem de 22 anos foi internado na UTI cirúrgica após um acidente automobilístico, no qual sofreu trauma fechado de tórax, fratura de fêmur bilateral e concussão. Durante seu segundo dia na unidade, sua gasometria arterial começou a se deteriorar (diminuição da PaO_2, aumento da $PaCO_2$) e ele precisou de quantidades crescentes de oxigênio suplementar para manter os níveis de PO_2 acima de 60 mmHg. Encontrava-se dispneico, inquieto e um pouco agitado. Referiu sentir medo da morte iminente.

	Admissão	Dia 2
Frequência respiratória	24 rpm	34 rpm
Radiografia de tórax	Sem alterações	Infiltrado pulmonar
Gasometria arterial	40%	100%
	(máscara facial)	(máscara facial)
PaO_2	120 mmHg	58 mmHg
$PaCO_2$	33 mmHg	50 mmHg
pH	7,42	7,35
HCO_3	24 mEq/L	27 mEq/L

não cardíaco (Fig. 10.12A). A segunda troca alveolar envolve uma diminuição na produção de surfactante pelas células alveolares do tipo II, aumentando a tensão superficial alveolar, que leva a um colapso alveolar (Fig. 10.12B).

Outra causa de trocas gasosas prejudicadas ocorre quando o líquido extravasa do espaço intravascular para o espaço intersticial pulmonar (Fig. 10.12C). O excesso de líquido aumenta a distância entre o alvéolo e o capilar, diminuindo a eficiência do processo de trocas gasosas. O edema intersticial também comprime as vias aéreas brônquicas, que são circundadas por tecido intersticial, causando broncoconstrição. O extravasamento ca-

À BEIRA DO LEITO
Pós-anestesia

Uma mulher foi internada na UTI cirúrgica após intervenção torácica para remoção de tumor maligno no lobo superior direito. Foi intubada e estava sendo ventilada pelo anestesista com um reanimador manual com fluxo de O_2 de 10 L/min. O dreno torácico direito drenava quantidades mínimas de sangue, sem evidência de vazamento de ar ou obstruções.

A paciente permaneceu não responsiva a estímulos verbais e dolorosos na admissão. Não foi observada respiração espontânea após um breve período de desconexão do reanimador manual. Quinze minutos após a colocação da paciente em ventilação mecânica (SIMV a 10 rpm, volume corrente de 10 mL/kg, PEEP de 5 cm H_2O, FiO_2 de 0,40), os resultados da gasometria arterial foram:

PaO_2	145 mmHg
$PaCO_2$	41 mmHg
pH	7,38
HCO_3	24 mEq/L

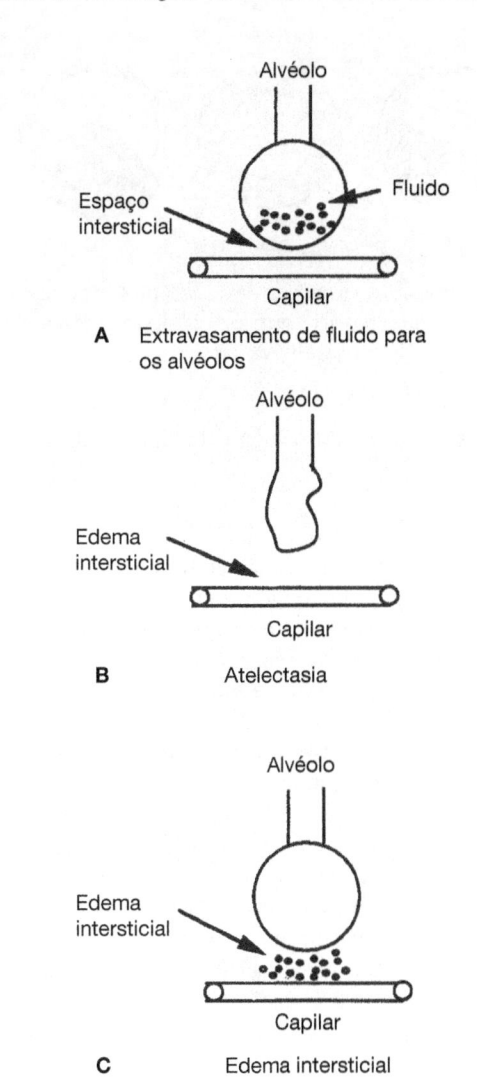

Figura 10.12 Processos fisiopatológicos na IRpA decorrentes das trocas gasosas prejudicadas. **(A)** Aumento da permeabilidade da membrana alveolar. **(B)** Colapso alveolar resultante da diminuição da produção de surfactante. **(C)** Aumento da permeabilidade da membrana capilar e edema intersticial.

pilar pode ocorrer quando as pressões dentro do sistema cardiovascular são muito elevadas (p. ex., na insuficiência cardíaca) ou quando condições patológicas em outras partes do corpo liberam substâncias bioquímicas (p. ex., serotonina, endotoxina) que aumentam a permeabilidade capilar.

Obstrução das vias respiratórias

As condições que obstruem as vias aéreas aumentam a resistência ao fluxo de ar para os pulmões, causando hipoventilação alveolar e diminuição das trocas gasosas (Fig. 10.13). As obstruções das vias aéreas podem ser decorrentes de condições que (1) bloqueiam o lúmen interno das vias aéreas (p. ex., secreções ou líquido em quantidade excessiva nas vias aéreas, inalação de corpos estranhos), (2) aumento na espessura da parede das vias aéreas (p. ex., edema ou fibrose) ou diminuição da circunferência da via aérea (p. ex., broncoespasmo), como ocorre na asma, ou (3) aumento da compressão peribrônquica das vias

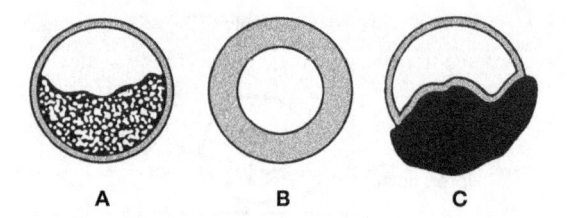

Figura 10.13 Mecanismo de obstrução das vias aéreas. **(A)** Secreção de fluidos dentro das vias aéreas. **(B)** Edema intraluminal com estreitamento do diâmetro da via aérea. **(C)** Compressão peribrônquica das vias aéreas.

aéreas (p. ex., aumento dos gânglios linfáticos, edema intersticial, tumores).

Anormalidades da ventilação-perfusão

As condições que interrompem a ventilação alveolar ou a perfusão capilar levam a desequilíbrio na relação ventilação-perfusão. Isso diminui a eficiência do processo de trocas gasosas respiratórias (Fig. 10.14A). Em um esforço para manter equilibradas as proporções entre ventilação e perfusão, ocorrem duas mudanças compensatórias: (1) para evitar o desperdício da ventilação alveolar quando a perfusão capilar está reduzida (p. ex., em caso de embolia pulmonar [EP]), ocorre uma constrição bronquiolar para limitar a ventilação para os alvéolos com pouco ou nenhuma perfusão capilar (Fig. 10.14B); (2) para evitar a perfusão capilar de alvéolos que não estão adequadamente ventilados (p. ex., com atelectasia), ocorre a constrição das arteríolas, que desviam o sangue dos alvéolos hipoventilados aos com ventilação normal (Fig. 10.14C). À medida que aumenta o número de unidades alvéolo-capilares afetadas por essas alterações compensatórias, as trocas gasosas podem ser afetadas de forma negativa.

Cada uma dessas alterações fisiopatológicas resulta em remoção inadequada de CO_2, absorção de O_2 ou ambos. A gravidade da IRpA pode aumentar, ainda, em caso de desenvolvimento de ansiedade e medo da morte iminente, uma consequência comum da dispneia grave e hipoxemia. Esses sintomas aumentam a demanda de oxigênio e o trabalho respiratório, comprometendo ainda mais a disponibilidade de O_2 para o funcionamento de órgãos vitais e depleção da força muscular respiratória.

Manifestações clínicas

Sinais e sintomas

- Hipoxemia (PaO_2 < 60 mmHg)
- Agitação
- Taquipneia
- Dispneia
- Taquicardia
- Confusão mental
- Sudorese
- Ansiedade
- Hipercapnia ($PaCO_2$ > 50 mmHg)
- Hipertensão arterial
- Irritabilidade
- Sonolência (tardia)
- Cianose (tardia)

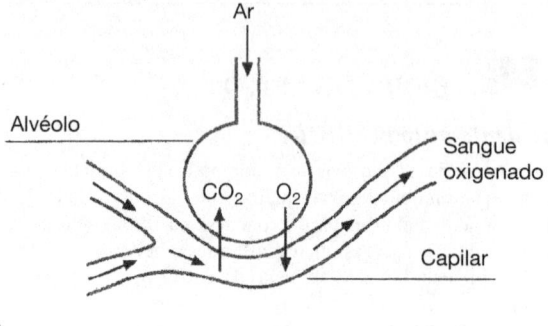

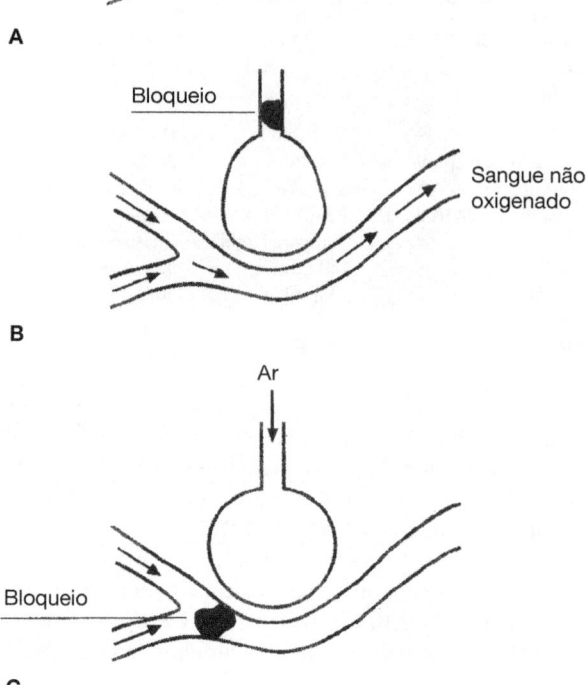

Figura 10.14 Processo fisiopatológico da IRpA decorrente de anormalidades na ventilação-perfusão. **(A)** Relação ventilação-perfusão normal. **(B)** Diminuição da ventilação e perfusão normal. **(C)** Ventilação normal e perfusão diminuída.

- Perda de consciência (final)
- Palidez ou cianose da pele
- Uso de musculatura acessória da respiração
- Sons respiratórios anormais (estertores, sibilos)
- Manifestações da doença primária (ver descrição de cada doença a seguir)

Exames diagnósticos

- Gasometria arterial – PaO_2 inferior a 60 mmHg e $PaCO_2$ superior a 50 mmHg; pH inferior ou igual a 7,30 ou PaO_2 e $PaCO_2$ fora da faixa normal para esse indivíduo
- Testes específicos da causa subjacente (ver descrição de cada doença a seguir)

Princípios de tratamento da insuficiência respiratória aguda

O tratamento do paciente com IRpA reúne quatro áreas principais: melhorar a oxigenação e a ventilação, tratar o estado da doença subjacente, reduzir a ansiedade e prevenir e tratar as complicações.

Melhorar a oxigenação e a ventilação

A maioria das causas da IRpA é tratável, com retorno da função respiratória normal após a resolução do quadro fisiopatológico. Entretanto, é necessário um suporte agressivo da função respiratória até que haja resolução da doença subjacente.

1. Fornecer O_2 suplementar para manter a PaO_2 acima de 60 mmHg. É preferível a utilização de métodos não invasivos para administrar O_2 (cateter nasal ou máscara facial), caso possam ser alcançados níveis aceitáveis de PaO_2. A continuidade da hipoxemia, apesar do uso de métodos não invasivos de suporte de O_2, requer intubação e ventilação mecânica.
2. Melhorar a ventilação com administração de broncodilatadores, agentes mucolíticos e outras modalidades de tratamento das vias aéreas (fisioterapia respiratória, aspiração, posicionamento no leito), conforme indicado.
3. Intubar e iniciar a ventilação mecânica se os métodos não invasivos não forem capazes de corrigir hipoxemia e hipercarbia ou em caso de desenvolvimento de instabilidade cardiovascular. Modo de ventilação mecânica, frequência e volume corrente variam dependendo da causa subjacente da insuficiência respiratória e de uma série de fatores clínicos. Os modos de ventilação que diminuem o trabalho respiratório (controlado, assistido-controlado, ventilação sincronizada mandatória intermitente [SIMV] com altas taxas de ventilação-minuto, pressão de suporte [PS]) costumam ser utilizados nas primeiras 24 horas, já que a fadiga da musculatura respiratória é comum. Pode ser imperativo o uso de níveis de pressão expiratória positiva final (PEEP) de mais de 5 cm H_2O se forem necessários níveis de FiO_2 acima de 0,6 para eliminar a hipoxemia. Acompanhe de perto a condição cardiovascular durante os aumentos da PEEP, já que pode diminuir o retorno venoso e o débito cardíaco. Promova analgesia e sedação para o conforto do paciente. Consulte o Capítulo 6 (Manejo da Dor, Sedação e Bloqueio Neuromuscular) para conhecer outras estratégias. O bloqueio neuromuscular pode ser necessário inicialmente para impedir esforços respiratórios ineficazes do paciente e para maximizar as trocas gasosas.
4. Durante a aspiração, observe atentamente sinais e sintomas de complicações: oxigenação (SPO_2, SvO_2), arritmias cardíacas, problemas respiratórios (broncoespasmo, aumento da frequência respiratória), aumento da pressão arterial ou pressão intracraniana, ansiedade, dor ou alteração no nível de consciência. Hiperoxigene com oxigênio a 100% utilizando um ressuscitador manual com reservatório que ofereça O_2 a 100%, bem como uma válvula de PEEP, quando os níveis de PEEP do ventilador estiverem acima de 5 cm H_2O ou use o botão para colocar a FiO_2 em 100%. A aspiração deve ser realizada somente quando clinicamente indicada, e nunca de modo rotineiro.
5. Antes do transporte intra-hospitalar, verifique a adequação dos equipamentos de suporte ventilatório para manter a estabilidade hemodinâmica. Verifique se é mantida a PEEP no equipamento de transporte. Alguns ventiladores utilizados para o transporte não têm a capacidade de fornecer modos ventilatórios mais avançados (p. ex., PS, relação I:E invertida).

Tratar a doença subjacente

A correção da causa subjacente da IRpA deve ser realizada o mais rapidamente possível. É possível conhecer abordagens específicas de tratamento para cada doença no final deste capítulo.

Reduzir a ansiedade

Mantenha um ambiente calmo e favorável para evitar o aumento desnecessário na ansiedade. Forneça explicações breves a respeito dos cuidados e tratamentos a serem utilizados para aliviar a IRpA. A monitoração e a presença da equipe de saúde durante os períodos de ansiedade são fundamentais para evitar o pânico do paciente e de familiares que o visitam.

Ensine a respiração diafragmática para diminuir a frequência e aumentar a profundidade da respiração. Coloque uma mão sobre o abdome do paciente. Instrua-o a inspirar profundamente, fazendo com que a mão no abdome suba. Durante a expiração, deixe o paciente sentir como a mão afunda na barriga em direção à coluna. Explique que o tórax não deve se mover. Após 1 ou 2 minutos, solicite ao paciente que coloque suas mãos sobre o abdome para continuar o exercício.

Administre pequenas doses de ansiolíticos (i.e., lorazepam ou diazepam) que não deprimam a respiração.

Prevenção e manejo de complicações

O ventilador e o bloqueio neuromuscular estão correlacionados; consulte o Capítulo 5, Manejo Ventilatório e das Vias Aéreas, para obter detalhes das estratégias de manejo.

- *Aspiração pulmonar*: Aspiração subglótica contínua, assegura a insuflação adequada do balonete do tubo endotraqueal durante todo o tempo. Consulte as estratégias adicionais de prevenção à pneumonia associada à ventilação mecânica, listadas a seguir.
- *Hemorragia digestiva*: Confira o aspirado gástrico buscando pela presença de sangue oculto a cada 4 a 8 horas. Proteja a mucosa gástrica em pacientes de alto risco com agentes de proteção gástrica não alcalinizante (p. ex., sucralfato).
- *Barotrauma*: Evite o aumento desnecessário das pressões das vias aéreas (p. ex., "competição" com ventilador, tosse excessiva) e avalie os sinais e sintomas de pneumotórax, pneumomediastino, barotrauma e outras complicações.
- *Volutrauma*: Previna o dano alveolar evitando volumes correntes excessivos.

Síndrome do desconforto respiratório agudo (SDRA)

O estudo de caso do paciente envolvido em um acidente automobilístico é típico de um indivíduo que desenvolve SDRA. Esta SDRA é uma síndrome fisiológica aguda, caracterizada por edema pulmonar não cardíaco causado pelo aumento da permeabilidade da membrana alvéolo-capilar. A SDRA é uma das doenças ou síndromes mais letais que levam à insuficiência respiratória.

Etiologia, fatores de risco e fisiopatologia

Os fatores de risco para o desenvolvimento da SDRA podem ser classificados em condições que levam ao dano direto à membrana alvéolo-capilar (causas primárias) e condições que se acredita que sejam mediadas por uma lesão celular ou humoral à parede do endotélio capilar (causas secundárias) (Tab. 10.6). Independentemente da causa ser primária ou secundária, os processos patológicos envolvidos na SDRA caracterizam-se por excessiva permeabilidade da membrana alvéolo-capilar, edema intersticial e lesão alveolar difusa (Fig. 10.12). Os prejuízos diretos à membrana alveolar podem ocorrer com facilidade quando substâncias tóxicas são inaladas, como durante incêndios ou vazamentos químicos.

O edema alveolar e intersticial, as microatelectasias e o descompasso na relação ventilação/perfusão na SDRA ocasionam hipoxemia grave e baixa complacência pulmonar ("pulmões duros"). Em caso de trauma e sepse, essa anomalia na permeabilidade microvascular ocorre nos leitos capilares de todo o organismo. Em geral, a falência múltipla dos órgãos não é clinicamente evidente, com manifestações clínicas restritas ao sistema respiratório. Quando a síndrome de disfunção múltipla dos órgãos e sistemas ocorre, é vista em pacientes que desenvolvem SDRA por infecções bacterianas e sepse (Cap. 11, Problemas Multissistêmicos).

O desenvolvimento de uma infecção pulmonar por bactérias Gram-negativas é uma sequela frequente da SDRA. O processo de SDRA interrompe a função normal dos macrófagos e aumenta o risco de infecção. A mortalidade por SDRA revela-se alta, muitas vezes ocorrendo vários dias ou semanas após o aparecimento da síndrome.

Manifestações clínicas

Sinais e sintomas

- Dispneia
- Taquipneia (em geral, FR > 40 rpm)
- Tiragem intercostal

TABELA 10.6 CAUSAS PRIMÁRIAS E SECUNDÁRIAS DE SDRA

Causas primárias (dano direto à membrana alveolar)
- Aspiração do conteúdo gástrico
- Contusão pulmonar
- Experiência de quase-afogamento
- Inalação de fumaça ou substâncias tóxicas
- Pneumonias difusas (virais e bacterianas)

Causas secundárias (mediadas por lesão celular ou humoral ao endotélio capilar)
- Sepse
- Choque hipovolêmico associado a trauma de tórax ou sepse
- Pancreatite aguda
- Êmbolos de gordura
- Trauma
- CIVD
- Transfusões massivas de sangue

- Secreções copiosas
- Pânico, medo da morte iminente
- Crepitações e/ou sibilos

Exames diagnósticos

- Radiografia de tórax mostra infiltrado pulmonar bilateral difuso, sem aumento da área cardíaca
- PaO_2/FiO_2 inferior a 0,2
- POAP < 18 mmHg
- Complacência estática (volume corrente/[pressão de platô inspiratório PEEP]) inferior a 40 mL/cm H_2O

Princípios de tratamento da SDRA

Grande parte do tratamento da SDRA depende dos cuidados de suporte e prevenção de complicações. Até o momento, não são conhecidas intervenções para limitar a progressão da doença ou reverter os defeitos estruturais subjacentes.

Melhorar a oxigenação e a ventilação

As intervenções específicas da SDRA para melhorar a oxigenação e a ventilação são:

1. Administração de altos níveis de FiO_2 com sistema de alto fluxo ou máscara de reinalação. A máscara com pressão positiva constante nas vias aéreas (CPAP) pode ser tolerada por pacientes acordados e cooperativos. É essencial que seja realizado monitoramento contínuo e atento das contraindicações da CPAP não invasiva (diminuição da perda de consciência, náuseas/vômitos, aumento da dispneia ou pânico).
2. Intubação e ventilação mecânica na presença de instabilidade cardiovascular, persistência de hipoxemia grave ou desenvolvimento de fadiga.
   - Suporte de oxigênio em níveis elevados de FiO_2 com PEEP costuma ser necessário para obter uma PaO_2 aceitável (> 50 mmHg), sem comprometimento hemodinâmico. O principal objetivo consiste na diminuição dos níveis de FiO_2 para menos de 0,6, com uma PaO_2 maior que 50 mmHg.
   - Diminuição do trabalho respiratório, inicialmente usando modos de ventilação e taxas de ventilação-minuto para diminuir o esforço respiratório do paciente.
   - Ajuste do volume corrente, taxas de fluxo inspiratório e níveis de PEEP para manter as pressões de platô inferiores a 30 cm H_2O, se possível. O volume corrente recomendado é de 6 mL/kg.
3. Sedação e bloqueio neuromuscular podem ser potencialmente necessários nas primeiras 24 a 48 horas após a intubação, para maximizar as trocas gasosas. A "competição" com o ventilador é uma complicação comum do suporte ventilatório no paciente gravemente dispneico e hipoxêmico.
4. Diminuição do consumo de oxigênio por minimização da febre, do nível de atividade e do esforço respiratório.
5. Melhorar a capacidade de transporte de oxigênio com transfusões para níveis de hemoglobina abaixo do normal.

6. Minimizar a aspiração das vias aéreas para evitar a dessaturação de oxigênio. O uso de sistema fechado de aspiração pode ser necessário se a dessaturação for grave durante a aspiração, sobretudo em pacientes com níveis elevados de PEEP* e FiO_2.

Redução da ansiedade

Igual ao descrito antes para o tratamento da IRpA.

Manter uma comunicação eficaz

Consulte o Capítulo 6, Manejo da Dor, Sedação e Bloqueio Neuromuscular, para uma discussão detalhada das técnicas de comunicação com pacientes intubados.

Manutenção da estabilidade hemodinâmica e perfusão adequada

1. Minimização da instabilidade cardiovascular pela monitoração hemodinâmica cuidadosa durante o tratamento com PEEP; administração de fluidos para corrigir a hipovolemia.
2. O uso de substâncias vasoativas pode ser necessário para manter a perfusão adequada.

Prevenção de complicações

Além das complicações listadas para a IRpA:

1. Os pacientes com SDRA apresentam mais risco de desenvolver pneumonias nosocomiais. Siga as estratégias de prevenção delineadas para as pneumonias nosocomiais descritas a seguir. Os antibióticos profiláticos não mostraram diminuir as taxas da doença em pacientes com SDRA. A atenção meticulosa a elevação da cabeceira do leito, lavagem das mãos e remoção de dispositivos invasivos o mais rapidamente possível é uma estratégia de prevenção fundamental.
2. A incidência de barotrauma, volutrauma, embolia pulmonar, hemorragia digestiva e distúrbios eletrolíticos é elevada sobretudo em pacientes com SDRA.

Insuficiência respiratória aguda no paciente com doença pulmonar obstrutiva crônica

Os indivíduos com DPOC (bronquite crônica, asma brônquica, enfisema pulmonar) apresentam alto risco de desenvolvimento de IRpA. As alterações na defesa imunológica, o aumento do volume e a viscosidade da secreção, a redução na eliminação da secreção e as alterações das vias aéreas, além das alterações fisiopatológicas comuns, predispõem o paciente com DPOC a episódios frequentes de IRpA. Etiologia, manifestações clínicas e tratamento da IRpA no paciente com DPOC variam um pouco da IRpA sem disfunção pulmonar crônica subjacente. Essa parte do capítulo destaca as diferenças no tratamento da IRpA no paciente com DPOC prévia.

---

* N. de R.T.: Recomenda-se o uso de sistema fechado para PEEP ≥ 7 cm H_2O.

Etiologia, fatores de risco e fisiopatologia

Qualquer doença sistêmica ou pulmonar pode precipitar a IRpA em pacientes com DPOC. Além das etiologias da IRpA listadas na Tabela 10.5, doenças ou situações que diminuam o movimento ventilatório, a força muscular, a elasticidade da parede torácica ou a capacidade de troca gasosa ou que aumentem a resistência das vias aéreas e as necessidades metabólicas de oxigênio podem facilmente causar IRpA em pacientes com DPOC (Tab. 10.7). Os eventos precipitantes mais comuns incluem:

- *Infecção das vias aéreas* (pneumonia, bronquite): Administração frequente de antibióticos, internação, tosse prejudicada e redução nas defesas do hospedeiro na DPOC aumentam as infecções agudas das vias aéreas. As infecções são geralmente causadas por bactérias Gram-negativas entéricas ou *Legionella*, com *Haemophilus influenzae* e *Streptococcus pneumoniae* causando bronquite aguda.
- *Embolia pulmonar*: A alta incidência de insuficiência ventricular direita em pacientes com DPOC aumenta o risco de embolia pulmonar por trombo mural do ventrículo direito.

TABELA 10.7 EVENTOS PRECIPITANTES DA INSUFICIÊNCIA RESPIRATÓRIA AGUDA NA DPOC

Diminuição do *drive* ventilatório
- Sedação profunda
- Hipotireoidismo
- Lesões do tronco cerebral

Diminuição da força muscular
- Desnutrição
- Choque
- Miopatias
- Hipofosfatemia
- Hipomagnesemia
- Hipocalcemia

Diminuição da elasticidade da parede torácica
- Fraturas de costelas
- Derrame pleural
- Íleo
- Ascite

Diminuição da capacidade pulmonar de trocas gasosas
- Atelectasia
- Edema pulmonar
- Pneumonia
- Embolia pulmonar
- Insuficiência cardíaca

Aumento da resistência das vias aéreas
- Broncoespasmo
- Aumento das secreções
- Obstrução das vias aéreas superiores
- Edema das vias aéreas

Aumento nas exigências metabólicas de oxigênio
- Infecção sistêmica
- Hipertireoidismo
- Febre

- *Insuficiência cardíaca*: Na presença de hipertensão pulmonar e insuficiência cardíaca direita, o tratamento da insuficiência cardíaca esquerda costuma ser adiado, devido a dificuldades no diagnóstico precoce.
- *Descumprimento de tratamento medicamentoso*: O complicado regime de tratamento para o manejo da DPOC, que inclui a administração repetida de agentes orais e inalatórios, com frequência leva à subutilização de medicamentos.

O desenvolvimento de IRpA em pacientes com DPOC provoca uma enorme sobrecarga no sistema pulmonar. O processo da doença crônica ocasiona comprometimento da ventilação, precariedade nas trocas gasosas e obstrução das vias aéreas. A carga adicional de um processo de doença aguda, mesmo que relativamente menor, prejudica ainda mais a ventilação e as trocas gasosas e aumenta a obstrução das vias aéreas. Os mecanismos de compensação podem ser facilmente ultrapassados, com consequências letais.

Manifestações clínicas

Os sinais e sintomas são semelhantes aos da IRpA, mas, em geral, mais pronunciados.

Exames diagnósticos

- *Radiografia de tórax*: Evidências de DPOC (retificação do diafragma, hiperinsuflação dos campos de ar), além de achados radiográficos específicos da causa da IRpA. (Fig. 10.3).
- *Gasometria arterial*: $PaCO_2$ maior que 45 mmHg e superior aos níveis basais dos períodos estáveis da doença crônica.

Princípios de tratamento da IRpA em pacientes com DPOC

A presença de disfunção respiratória crônica e problema respiratório agudo leva a algumas mudanças no tratamento típico da IRpA.

Tratamento da doença subjacente

O tratamento é direcionado tanto para o evento agudo precipitante quanto para os problemas de obstrução crônica do fluxo aéreo associados à DPOC.

1. Aumentar o diâmetro das vias aéreas com broncodilatadores e reduzir o edema das vias aéreas com corticosteroides. Os agentes beta-adrenérgicos ou anticolinérgicos são broncodilatadores mais eficazes do que a teofilina (Tab. 10.8). Podem ser necessárias doses superiores às habituais até que o evento precipitante seja resolvido. Nos casos de asma grave, o broncoespasmo refratário aos broncodilatadores, também chamado de estado de mal asmático, pode requerer a administração de adrenalina subcutânea. Esta é administrada somente a pacientes jovens, sem evidência de doença cardíaca.
2. Tratar as infecções pulmonares com antibióticos adequados.

TABELA 10.8 CATEGORIAS DE BRONCODILATADORES

Categoria	Exemplos
Beta-agonistas (curta duração) (objetivo é a especificidade beta$_2$)	Salbutamol, beta$_2$-específico (muitas vezes administrado como tratamento aerossol contínuo)
Beta-agonistas (longa duração)	Adrenalina (beta$_1$ e beta$_2$)
Anticolinérgicos	Salmeterol
	Brometo de ipratrópio
Combinação de beta-agonista (curta duração) e anticolinérgico	Glicopirrolato
	Salbutamol e brometo de ipratrópio
Metilxantinas	Aminofilina

3. Melhorar a remoção das secreções. As estratégias para esse procedimento incluem hidratação adequada, corticosteroides, tosse, inaloterapia úmida e aquecida e fisioterapia respiratória. As secreções são sobretudo espessas e tenazes em pacientes com asma brônquica. Monitore a resposta a esses tratamentos e interrompa-os se não forem observados benefícios adicionais.

Melhora da oxigenação e da ventilação

A correção da hipoxemia é feita por pequenos aumentos nos níveis de FiO_2, de preferência com um dispositivo de liberação controlada de O_2, como máscara de Venturi, pressão positiva intermitente bifásica (BIPAP) ou CPAP. A monitoração frequente da gasometria arterial é essencial para garantir a oxigenação arterial adequada (PaO_2 de 55 a 60 mmHg ou valores basais durante situações não agudas) sem aumentar significativamente os níveis de $PaCO_2$. Níveis de FiO_2 maiores do que o necessário podem aumentar a $PaCO_2$ ao suprimir o *drive* ventilatório hipóxico de alguns pacientes com DPOC ou aumentar a relação ventilação-perfusão. A monitoração de oxigênio e as considerações para a ventilação mecânica no paciente com DPOC com retenção de CO_2 ($PaCO_2 > 50$ mmHg) devem ser guiadas pelo pH e pela $PaCO_2$ (Fig. 10.15).

Posicione o paciente de modo a maximizar os esforços ventilatórios e o relaxamento/repouso durante a respiração espontânea. A posição de Fowler alta e em inclinação sobre uma mesinha de rodas para leito é, muitas vezes, a posição de maior conforto antes da intubação e da ventilação mecânica.

As técnicas de relaxamento e a respiração diafragmática com exalação de ar lentamente pela boca podem ser úteis para diminuir a ansiedade e melhorar os padrões ventilatórios. Os ansiolíticos e sedativos devem ser usados com cautela, para evitar a diminuição da ventilação-minuto.

A decisão de intubar e ventilar mecanicamente o paciente baseia-se, em especial, na deterioração do nível de consciência, junto com o conhecimento da função pulmonar basal e do estado funcional do paciente e a reversibilidade da causa subjacente. A sonolência e a incapacidade de cooperar com o tratamento são outros indicadores fortes para a intubação e a ventilação. O desmame da ventilação mecânica é, muitas vezes, mais difícil, e, em alguns casos, não é possível, na presença de DPOC. Devem ser realizadas discussões para informar o paciente e sua família a respeito das opções de intubação. A presença de uma diretiva antecipada pode ajudar a orientar as

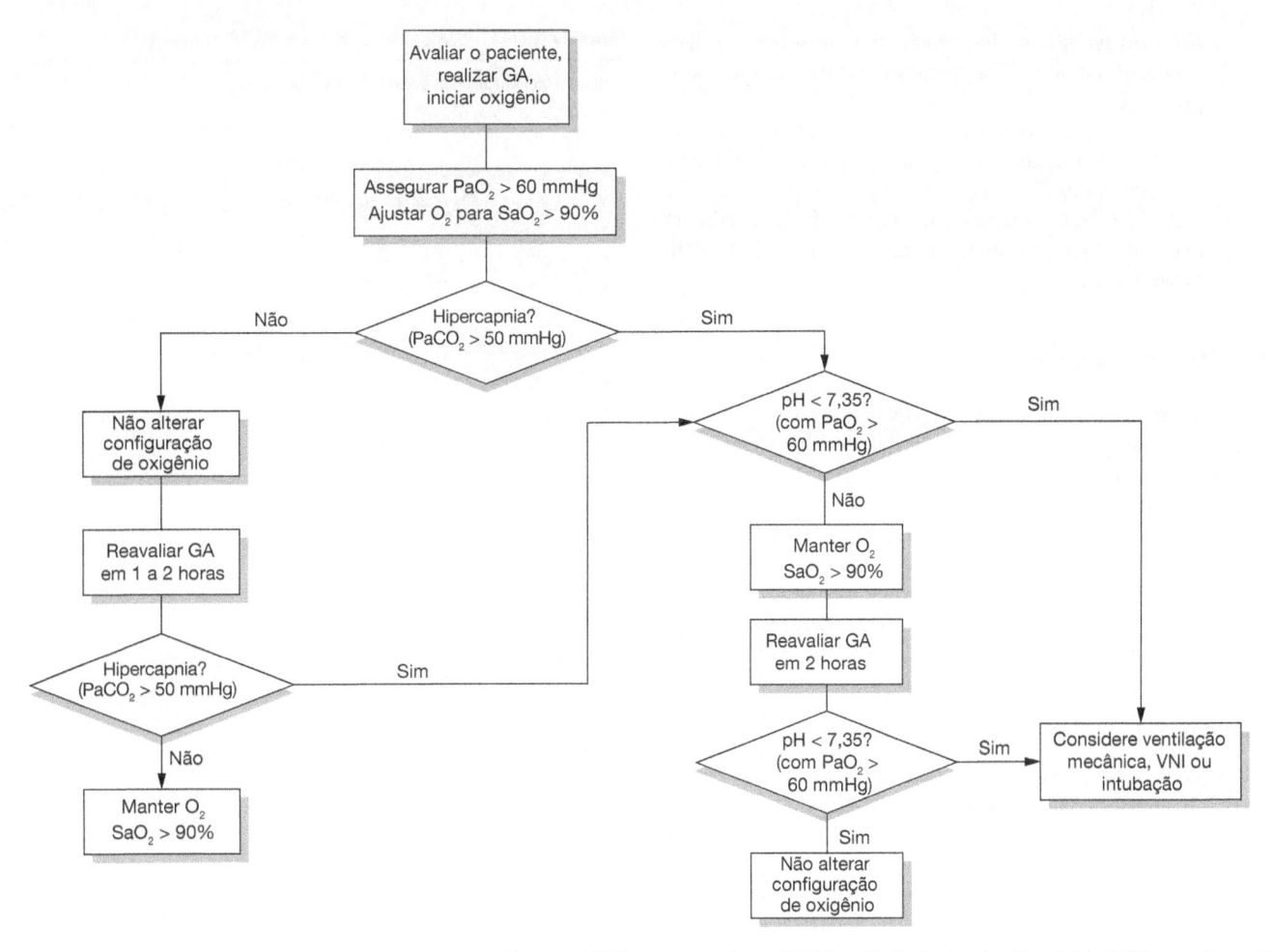

Figura 10.15 Algoritmo para corrigir a hipoxemia em um paciente crítico com DPOC. GA: gasometria arterial; VNI: ventilação não invasiva; O_2: oxigênio; $PaCO_2$: pressão parcial de dióxido de carbono do sangue arterial; PaO_2: pressão parcial de oxigênio do sangue arterial; SaO_2: saturação arterial de oxigênio. *(Retirada de American Thoracic Society and European Respiratory Society. Standards for the diagnosis and management of patients with COPD. 2004;183. Disponível: http:// www.thoracic.org/sections/ copd/resources. Acesso em 11 de dezembro, 2009.)*

ações profissionais quando o paciente é incapaz de tomar suas próprias decisões de tratamento.

O manejo ventilatório de pacientes com DPOC difere pouco do tratamento para a IRpA isolada. Podem ser realizadas pequenas correções da hipercapnia para evitar a alcalemia que ameace a vida, decorrente da compensação metabólica preexistente. O desenvolvimento de auto-PEEP e barotrauma é aumentado em pacientes com DPOC, assim o paciente necessita de menor volume corrente, maior frequência respiratória e tempo inspiratório curto e expiratório longo.

Suporte nutricional

Em geral, os pacientes com DPOC apresentam desnutrição proteico-calórica, bem como baixos níveis de fosfato, magnésio e cálcio. Esses déficits nutricionais crônicos provocam fraqueza muscular e podem interferir no processo de desmame. A alimentação enteral ou parenteral precoce desses pacientes é essencial para evitar maior deterioração do seu estado nutricional durante a doença aguda. A alimentação parenteral pode ser melhor inicialmente, pois a dispneia no paciente não intubado torna difícil a alimentação oral, e a aerofagia leva à diminuição da motilidade digestiva. A administração de calorias sob a forma de lipídeos deve responder por 50% do suporte nutricional durante a ventilação mecânica. Podem ser necessárias quantidades maiores durante as tentativas de desmame para minimizar os requisitos de ventilação-minuto relacionados à produção nutricional de CO_2.

Prevenção e tratamento das complicações

Além das complicações associadas à IRpA, as seguintes complicações costumam ser observadas em pacientes com DPOC com IRpA:

- *Arritmia*: A incidência de arritmias atriais e ventriculares em pacientes com DPOC é alta devido a hipoxemia, acidose, doença cardíaca, medicamentos e distúrbios eletrolíticos. O monitoramento cardíaco e a correção da causa subjacente são o objetivo; o tratamento farmacológico da arritmia é reservado apenas às situações que constituam risco de vida.

- *Embolia pulmonar*: Incidência alta. Observe os sinais e sintomas e siga o tratamento usual e as diretrizes de prevenção.
- *Distensão gastrintestinal e íleo*: A aerofagia é comum em pacientes com dispneia, aumentando a incidência dessa complicação.
- *Auto-PEEP e barotrauma*: Alta incidência, especialmente em idosos e em indivíduos com necessidade de ventilação pesada.

Hipertensão pulmonar

A hipertensão pulmonar é um distúrbio progressivo da circulação pulmonar que coloca a vida em risco. Caracteriza-se por altas pressões na artéria pulmonar (> 25 mmHg), induzidas pelo lado direito do coração aos pulmões. Essa alta pressão persistente da artéria pulmonar acaba por conduzir à falência ventricular direita. Os pacientes com hipertensão arterial pulmonar (HAP), muitas vezes, estão em tratamento crônico, que não deve ser interrompido durante a internação. A interrupção abrupta do tratamento pode ocasionar hipertensão pulmonar rebote, que pode ser fatal.

Etiologia, fatores de risco e fisiopatologia

A hipertensão pulmonar pode resultar de uma série de etiologias (Tab. 10.9). A fisiopatologia é multifatorial, com evidências de que a disfunção endotelial leve à remodelação da parede do vaso da artéria pulmonar, causando vasoconstrição exagerada e vasodilatação prejudicada. Isso resulta em diminuição do fluxo sanguíneo e retorno de sangue venoso para os pulmões.

Manifestações clínicas

Os sinais e sintomas incluem palidez, dispneia, fadiga, dor torácica e síncope. O *cor pulmonale* ou dilatação do ventrículo direito pode ser decorrente da hipertensão pulmonar e causar falência ventricular direita. A estratégia de diagnóstico está relacionada a estabelecer o diagnóstico de hipertensão pulmonar e, se possível, a causa subjacente.

Exames diagnósticos

- *Ecocardiograma*: Doença valvular cardíaca, disfunção ventricular esquerda e *shunts* intracardíacos.
- *Radiografia de tórax*: Sombras da artéria pulmonar e hilar ampliadas e dilatação do ventrículo direito.
- *ECG de 12 derivações*: Sobrecarga ventricular direita, hipertrofia ventricular direita e desvio do eixo para direita.
- *Cintilografia pulmonar*: V/Q normal exclui tromboembolismo; V/Q anormal exige outros exames de angiografia pulmonar.
- *TC de tórax*: Avalia a presença ou a ausência de doença do parênquima pulmonar.
- *Teste de caminhada de seis minutos*: A distância mensurada é utilizada para monitorar a tolerância ao exercício, a resposta ao tratamento e a progressão da doença.
- *Cateterismo cardíaco do coração direito*: Padrão-ouro para o diagnóstico com o teste do vasodilatador (adenosina, óxido nítrico, epoprostenol) para o benefício da terapia a longo prazo com bloqueadores dos canais de cálcio. A resposta positiva é uma diminuição de 10 a 40 mmHg na média da PAP com um DC aumentado ou inalterado em relação aos valores basais.
- *Exames sorológicos*: Anticorpos antinucleares.
- *Testes de função pulmonar*: Utilizados para excluir outras doenças que contribuem para falta de ar.
- *Estudo do sono*: Realizado para detectar uma apneia do sono, que também pode contribuir para a hipertensão pulmonar.

Princípios de tratamento

As opções de tratamento atuais podem retardar a progressão da doença.

- Terapia anticoagulante a longo prazo para prevenir a trombose.
- Evitar o uso de betabloqueadores, descongestionantes ou outros medicamentos que pioram a hipertensão pulmonar ou diminuem a função cardíaca direita.
- Sintomas limitados à atividade física.
- Oxigênio para evitar a vasoconstrição pulmonar adicional devido aos baixos níveis de oxigênio. Manter a SaO_2 acima de 90%, se possível.

TABELA 10.9 CLASSIFICAÇÃO DA HIPERTENSÃO PULMONAR

Hipertensão arterial pulmonar (HAP)
- Idiopática
- Familiar
- Doença do colágeno vascular
- *Shunts* congênitos sistêmico-pulmonares
- Hipertensão portal
- Infecção por HIV
- Drogas e toxinas
- Outras
- Associada a envolvimento venoso ou capilar significativo

Hipertensão venosa pulmonar
- Doença cardíaca esquerda
  - Ventricular, atrial ou valvular

Hipertensão pulmonar associada a hipoxia
- DPOC
- Doença pulmonar intersticial
- Distúrbios respiratórios do sono
- Hipoventilação alveolar
- Exposição crônica a altitude

Hipertensão pulmonar por doença trombótica e/ou embólica
- Obstrução tromboembólica em artérias pulmonares proximais ou distais
- Embolia pulmonar
  - Tumor
  - Parasitas
  - Corpo estranho

Diversos
- Sarcoidose, histiocitose X, linfangiomatose, compressão dos vasos pulmonares

Adaptada de Rubin LJ. Diagnosis and management of pulmonary arterial hypertension: ACCP evidence-based clinical practice guidelines. Chest. 2004;126(S):7S-10S.

- Diuréticos para controlar o edema e a ascite se houver insuficiência cardíaca direita.
- Bloqueadores dos canais de cálcio se houver resposta positiva ao vasodilatador durante o cateterismo cardíaco.

Opções mais recentes de tratamento médico

A prostaciclina é um potente vasodilatador, tanto do leito vascular arterial sistêmico quanto pulmonar. É um inibidor da agregação plaquetária. Os pacientes devem ser pré-aprovados por seus seguros antes de iniciar o uso desses medicamentos e devem ser capazes de autoadministrá-los.

- Remodulin (treprostinil de sódio) consiste em uma infusão subcutânea ou endovenosa.
- Flolan (epoprostenol de sódio) é uma infusão endovenosa contínua.
- Ventavis (iloprost de sódio) é um tratamento por inalação intermitente.

Os antagonistas dos receptores da endotelina bloqueiam o neuro-hormônio endotelina de sua ligação no endotélio e no músculo liso vascular.

- Tracleer (bosentana) e Letairis (ambrisentam) são agentes orais.

Os inibidores da fosfodiesterase bloqueiam a fosfodiesterase tipo 5, que é responsável pela degradação do monofosfato de guanosina cíclico (GMPc). O aumento na concentração de GMPc resulta em relaxamento vascular pulmonar; pode ocorrer vasodilatação do leito pulmonar e circulação sistêmica (em menor grau).

- Revatio (sildenafil) é um agente oral específico para o uso em pacientes com hipertensão pulmonar.

As opções cirúrgicas incluem:

- Atriosseptostomia, para criar um *shunt* direito-esquerdo para ajudar a descomprimir o ventrículo direito insuficiente em pacientes selecionados que não respondem ao tratamento médico. Isso também provoca hipoxemia significativa em um paciente já comprometido.
- Tromboendarterectomia pulmonar em pacientes com suspeita de hipertensão pulmonar tromboembólica crônica, para melhorar a condição hemodinâmica e funcional.
- Transplante pulmonar, indicado quando a hipertensão pulmonar progride apesar de tratamento médico e cirúrgico de excelência.

Pneumonia

A infecção respiratória é a causa mais comum de IRpA. As infecções desenvolvidas antes da internação (adquiridas na comunidade) e as adquiridas durante a internação hospitalar (nosocomiais) podem ocasionar morbidade e mortalidade significativas e requerem cuidados críticos. Diversas infecções respiratórias ocorrem em pacientes graves, incluindo bronquite, asma e pneumonia. Essa seção foca a pneumonia, a infecção respiratória mais comum e a causa mais comum de insuficiência respiratória em pacientes críticos.

Etiologia, fatores de risco e fisiopatologia

Jovens, idosos, indivíduos com doença cardiopulmonar crônica e imunocomprometidos apresentam alto risco para o desenvolvimento de pneumonia. Além disso, imobilidade, diminuição do nível de consciência e ventilação mecânica expõem os pacientes hospitalizados a um risco elevado de desenvolvimento de pneumonias nosocomiais. Estas últimas são mais comumente chamadas de *pneumonias associadas à ventilação mecânica*.

As principais vias de entrada de organismos causadores de pneumonia são a aspiração do conteúdo gástrico ou da orofaringe para os pulmões (nosocomiais), inalação de aerossóis ou partículas contaminadas (nosocomiais e adquiridas na comunidade) e disseminação hematogênica de outros locais do organismo para os pulmões (nosocomiais) (Fig. 10.16). A maioria das pneumonias nosocomiais é adquirida devido à aspiração de bactérias que colonizam a orofaringe ou o trato gastrintestinal superior. A pneumonia desenvolve-se quando o mecanismo de depuração broncomucociliar normal ou as células fagocíticas estão sobrecarregadas pelo número ou virulência dos organismos aspirados ou inalados pelas vias aéreas. A proliferação de organismos no parênquima pulmonar provoca resposta inflamatória, com grande afluxo de células fagocitárias para dentro dos alvéolos e das vias aéreas e produção de exsudatos ricos em proteínas. Essa resposta inflamatória dificulta a distribuição da ventilação e diminui a complacência pulmonar, provocando aumento do trabalho respiratório e sensação de dispneia. A hipoxemia resulta do desvio realizado pelo sangue nas áreas mal ventiladas de consolidação pulmonar. A resposta inflamatória provoca febre e leucocitose.

A pneumonia também pode desenvolver-se por disseminação hematogênica, quando os organismos distantes dos pulmões atingem o sangue, alojam-se e proliferam-se nos vasos pulmonares. As pneumonias de origem hematogênica, em geral, estão distribuídas difusamente em ambos os campos pulmonares, em vez de localizadas em um único pulmão ou lobo.

Vários fatores presentes em pacientes graves aumentam o risco de desenvolvimento de pneumonia nosocomial. A aspiração de secreções gástricas e da orofaringe é aumentada em presença de tubo endotraqueal, sonda nasogástrica, motilidade GI precária, distensão gástrica e imobilidade, que são condições comuns em pacientes críticos. Os tratamentos que neutralizam o conteúdo gástrico normalmente ácido, tais como os antiácidos, bloqueadores H_2 ou alimentação por sonda, permitem um maior crescimento das bactérias Gram-negativas do conteúdo gástrico. Isso aumenta o potencial de aspiração das bactérias Gram-negativas e/ou a disseminação hematogênica.

A alta frequência de intubação gástrica e pulmonar aumenta ainda mais o risco de pneumonia. Em 24 horas de internação em uma unidade de cuidados intensivos, há colonização da faringe com bactérias Gram-negativas. Cerca de 25% dos pacientes colonizados desenvolvem uma infecção clínica (traqueobronquite ou pneumonia). Os pacientes graves com elevado risco de desenvolvimento de pneumonias nosocomiais são os imunocomprometidos por câncer, aids e doença crônica cardíaca ou

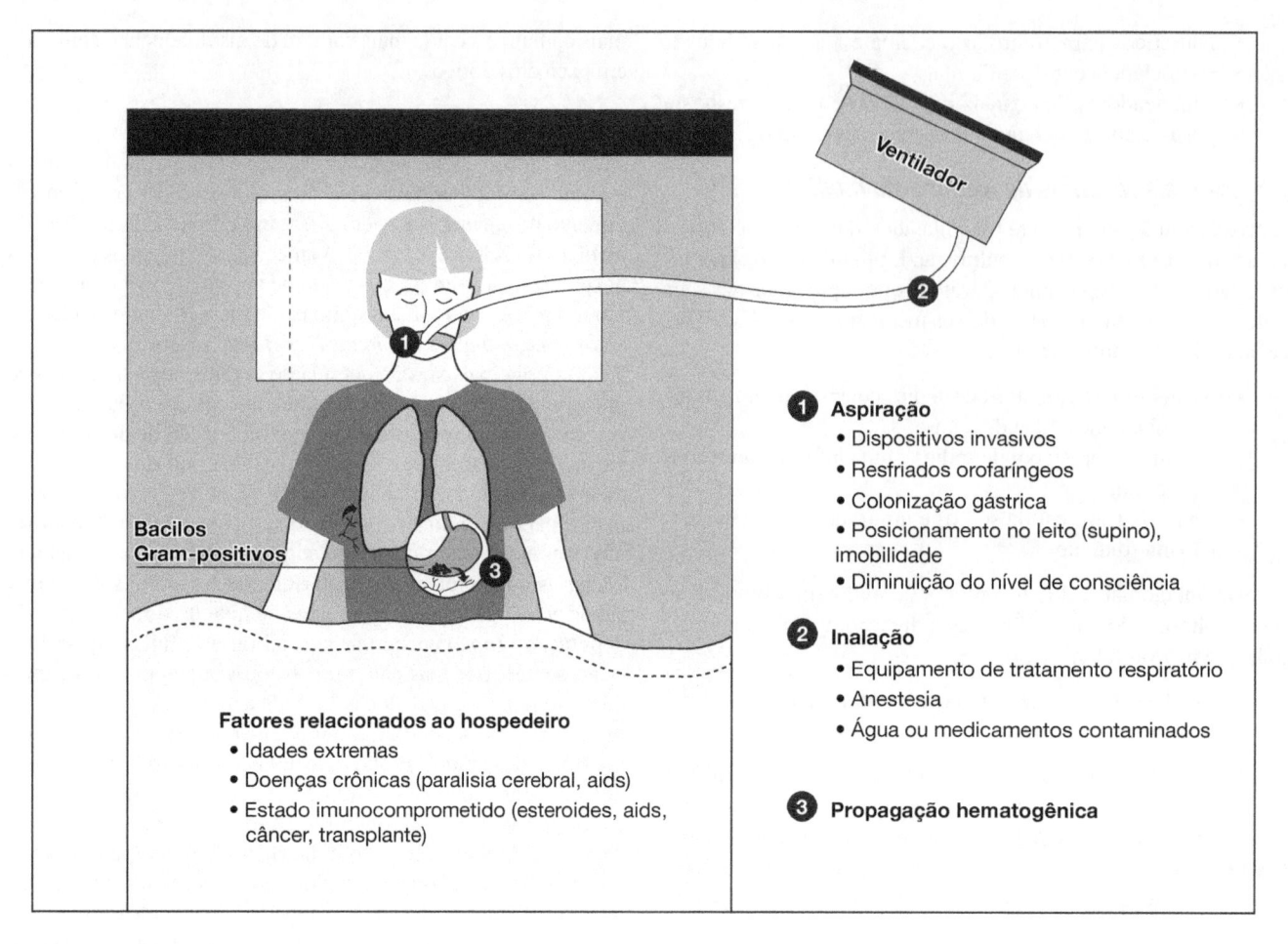

Figura 10.16 Patogênese da pneumonia.

respiratória; os idosos; ou aqueles com função dos macrófagos alveolares deprimida (oxigênio, corticosteroides). As frequentes mudanças nos equipamentos ventilatórios também aumentam o risco de desenvolvimento de pneumonias nosocomiais em pacientes em ventilação mecânica.

Embora diversos organismos semelhantes causem pneumonias nasocomiais e adquiridas na comunidade, sua distribuição de frequência é diferente (ver Tab. 10.10). Nas infecções nosocomiais, é interessante conhecer a origem polimicrobiana da pneumonia e o potencial dos agentes causadores de serem resistentes à terapia antimicrobiana.

O desenvolvimento de uma pneumonia nosocomial é uma complicação grave em pacientes críticos. O aumento da morbidade e da mortalidade, além do aumento do tempo de permanência e custos hospitalares e em cuidados intensivos, tornam as pneumonias nosocomiais uma das fontes mais importantes de resultados negativos em pacientes críticos.

Manifestações clínicas

Sinais e sintomas

- Febre
- Tosse, em geral produtiva
- Muco purulento ou hemoptise
- Dispneia

TABELA 10.10 AGENTES INFECCIOSOS ETIOLÓGICOS DE PNEUMONIA GRAVE ADQUIRIDA NA COMUNIDADE QUE EXIGE SUPORTE DE TERAPIA INTENSIVA E PNEUMONIA NOSOCOMIAL EM PACIENTE CRÍTICO

	Agente etiológico (classificação decrescente)
Pneumonias adquiridas na comunidade	*Streptococcus pneumoniae* *Staphylococcus aureus* *Legionella species* *Gram-negative bacilli* *Haemophilus influenzae*
Pneumonias adquiridas em ventilação mecânica	*Staphylococcus aureus* *Pseudomonas aeruginosa* *Enterobacter species* *Acinetobacter baumannii* *Klebsiella pneumoniae* *Escherichia coli* *Candida species* *Klebsiella oxytoca* *Coagulase-negative staphylococci* *Enterococcus species*

Adaptada de Mandell LA, Wunderink RG, Anzueto A, et al. Infections Diseases Society of America/American Thoracic Society consensus guidelines on the managmenet of community-acquired pneumonia in adults. Clin Infect Dis. 2007;44:(supple 2):S27-S72. Hidron AI, Edwards JR, Patel J, et al. Antimicrobial-resistant pathogens associated with healthcare-associated infections: annual summary of data reported to the national healthcare safety network at the centers for disease control and prevention, 2006-2007. Infect Control Hosp Epidemiol. 2008;29:996-1011.

- Dor pleurítica
- Taquipneia
- Sons respiratórios anormais (crepitação, sons de respiração brônquica)

Exames diagnósticos

- Coloração de Gram e cultura* de escarro para os organismos causadores. Pode exigir fibrobroncoscopia com o escovado do espécime ou recuperação de espécime do lavado broncoalveolar em situações em que a pneumonia responde mal ao tratamento.
- Infiltrado novo ou progressivo na radiografia de tórax. O infiltrado pode ser de natureza localizada ou difusa.
- Elevação nos glóbulos brancos.
- Gasometria arterial anormal (hipocapnia, hipoxemia).

Princípios de tratamento da pneumonia

Tratamento da doença subjacente

O tratamento antimicrobiano apropriado deve ser iniciado com base nos prováveis organismos causadores, até que sejam obtidos os resultados definitivos da cultura. Os líquidos devem ser administrados para corrigir hipovolemia e hipotensão, se houver. A hipotensão que não responde à fluidoterapia deve alertar o médico sobre a possibilidade de choque séptico.

Melhora da oxigenação e da ventilação

Semelhante ao tratamento da IRpA, com os seguintes acréscimos:

- PEEP e CPAP provavelmente não melhoram a oxigenação na presença de pneumonia e podem exacerbar as anormalidades da ventilação-perfusão associadas à pneumonia. Essas técnicas devem ser usadas com precaução na presença de pneumonia.
- Secreções respiratórias volumosas e tenazes podem requerer intubação traqueal para ajudar na eliminação. A fisioterapia respiratória pode ser útil para maximizar a eliminação da secreção, sobretudo na presença de atelectasia lobar. A fibrobroncoscopia também pode ser necessária para auxiliar no manejo da secreção.

Prevenção de pneumonias nosocomiais

Além da alta morbidade e mortalidade associadas à pneumonia em pacientes críticos, deve-se dar alta prioridade às estratégias para prevenir o desenvolvimento de pneumonias nosocomiais. O desenvolvimento de uma pneumonia nosocomial aumenta os requisitos de suporte ventilatório do paciente crítico (ventilação mecânica, oxigênio, duração do tratamento). Estima-se que esse tipo de pneumonia aumente a internação em 4 a 10 dias e os custos em US$ 20 a 40.000 por episódio. As estratégias de prevenção (Tab. 10.11) incluem:

- Diminuir o risco de contaminação cruzada ou colonização por meio das mãos dos indivíduos hospitalizados. A lavagem das mãos é a estratégia mais eficaz.
- Reduzir o risco de aspiração. Evite a posição supina e mantenha a cabeceira do leito elevada a 30 a 45 graus

---

* N. de R.T.: Recomenda-se que o exame da cultura seja quantitativo.

TABELA 10.11 ORIENTAÇÕES BASEADAS EM EVIDÊNCIAS PARA PREVENÇÃO DE PNEUMONIA ASSOCIADA À VENTILAÇÃO MECÂNICA

Prevenir o refluxo gástrico

1. Todos os pacientes submetidos à ventilação mecânica, bem como aqueles com alto risco de aspiração (p. ex., diminuição do nível de consciência, presença de sonda enteral), devem ter a cabeceira do leito elevada em um ângulo de 30 a 45 graus, exceto quando clinicamente contraindicado.[a,b]
2. Rotineiramente, verifique a adequação do posicionamento da sonda de alimentação.[a]

Manejo das vias aéreas

1. Se possível, utilize um tubo endotraqueal com lúmen dorsal acima do balão endotraqueal, para permitir a drenagem (por aspiração subglótica contínua ou intermitente) da secreção traqueal que se acumula na área subglótica do paciente.[a,b]
2. Exceto quando contraindicada pela condição apresentada pelo paciente, realize a intubação orotraqueal em vez da nasotraqueal.[a]
3. Monitoração da pressão do balonete do TET: Antes de desinsuflar o balonete de um tubo endotraqueal em preparação para sua remoção ou antes de movimentá-lo, garanta que as secreções foram retiradas da parte de cima do balão do tubo.*[a]
4. Utilize somente fluido estéril para remover as secreções do cateter de aspiração se ele for usado para a reentrada no trato respiratório inferior do paciente.[a]
5. Realize a traqueostomia em condições assépticas.[a]

Higiene bucal

1. Desenvolva e implemente um abrangente programa de higiene oral.[a]
2. Utilize um enxágue de gluconato de clorexidina oral (0,12%) durante o período perioperatório em pacientes submetidos a cirurgia cardíaca.**[a]

Contaminação cruzada

1. Lavagem das mãos: Descontamine as mãos com água e sabão ou um agente antisséptico (álcool gel) após o contato com mucosas, secreções respiratórias ou objetos contaminados com secreções respiratórias, tendo ou não utilizado luvas.[a]
2. Descontamine as mãos com água e sabão ou um agente antisséptico (álcool gel) antes e após o contato com um paciente que utilize um tubo endotraqueal ou traqueostomia e antes e após o contato com qualquer aparelho respiratório usado no paciente, tendo ou não utilizado luvas.[a]
3. Utilize luvas para o manuseio de secreções respiratórias ou objetos contaminados com secreções respiratórias de qualquer paciente.[a]
4. Quando estiver prevista contaminação com secreções respiratórias, vista um traje protetor e troque-o depois de sujá-lo e antes de atender outro paciente.[a]
5. Umidificadores de ar ambiente: Não empregue umidificadores de grandes volumes de ar ambiente que criem aerossóis (nebulizadores), exceto se puderem ser esterilizados ou submetidos a desinfecção de alto nível ao menos diariamente e preenchidos apenas com água estéril.[a]

Movimentação

1. Promova a deambulação no pós-operatório, tão logo seja clinicamente indicada.[a]

Mudanças de equipamentos

1. Não troque, de forma rotineira, o circuito do ventilador do paciente com base no tempo de uso. Troque-o quando estiver sujo ou com defeito mecânico. Drene ou descarte periodicamente qualquer condensado que se acumule nos tubos. Não permita que o condensando seja drenado em direção ao paciente.[a,b]
2. Entre o uso em diferentes pacientes, esterilize ou sujeite todos os ressuscitadores manuais com reservatório a desinfecção de alto nível.[a]

---

* N. de R.T.: A pressão deve ser verificada, no mínimo, de 6/6 horas, mantida de 18 a 25 mmHg ou 25 a 30 cm H_2O.
** N. de R.T.: Pacientes com ventilação mecânica.
Compilada a partir de [a]*Centers for Disease Control and Prevention (2004)* e [b]*AACN VAP Practice Alert (2008)*.

em todos os momentos, a menos que clinicamente contraindicado. Utilize um tubo endotraqueal com o lúmen

dorsal acima do balão endotraqueal para remover a drenagem por aspiração subglótica contínua. Aspire acima do balão do tubo endotraqueal antes de remover ou reposicionar o tubo. Avalie se há, e corrija, os problemas de refluxo gástrico. Promova a deambulação o mais depressa possível.
- Implementar um programa completo de higiene bucal.
- Manter o sistema fechado nos circuitos do ventilador/umidificador e evitar acúmulo de condensação ou secreções do tubo. Não trocar rotineiramente o circuito do ventilador, exceto quando estiver sujo ou com defeito.
- Utilizar técnica estéril para aspiração endotraqueal e aspirar somente quando necessário, para remover as secreções das vias aéreas de grosso calibre.
- Fornecer suporte nutricional para melhorar as defesas do hospedeiro.
- Retirar os dispositivos e equipamentos invasivos o mais rápido possível.

Embolia pulmonar

Etiologia, fatores de risco e fisiopatologia

A embolia pulmonar (EP) é uma complicação da trombose venosa profunda (TVP), fratura de ossos longos ou entrada de ar no sistema circulatório. Há muitos fatores de risco para a EP (Tab. 10.12); os pacientes críticos são os mais propensos devido à presença de cateteres venosos centrais e de linha arterial, imobilidade, uso de relaxantes musculares e insuficiência cardíaca.

Tromboembolismo venoso (TEV)

O trombo venoso forma-se no local da lesão vascular ou quando ocorre estase venosa, sobretudo em veias das pernas ou pélvicas. Os trombos que se desalojam percorrem a circulação venosa até ficarem presos em um ramo da circulação pulmonar. Dependendo do tamanho do trombo e da localização da oclusão, ocorre obstrução moderada a grave do fluxo sanguíneo além dos trombos.

A principal consequência, e grande contribuinte para a mortalidade, da obstrução pulmonar é o comprometimento circulatório. A obstrução física do leito capilar pulmonar direito aumenta a pós-carga ventricular, dilata o ventrículo direito e impede a perfusão coronária. Isso predispõe o ventrículo direito a isquemia e insuficiência ventricular direita (*cor pulmonale*).

Uma consequência secundária do tromboembolismo é uma incompatibilidade da ventilação-perfusão nas unidades de troca gasosa, além da obstrução (ver Fig. 10.14C), resultando em hipoxemia arterial. Esta compromete ainda mais a oferta de oxigênio para o ventrículo direito isquêmico.

Êmbolos de ar

O ar ou outros gases não absorvíveis que entram no sistema venoso também viajam para o coração direito, circulação pulmonar, arteríolas e capilares. Uma série de situações cirúrgicas e não cirúrgicas predispõe os pacientes ao desenvolvimento de

TABELA 10.12 FATORES DE RISCO PARA DESENVOLVIMENTO DE EMBOLIA PULMONAR

Tromboêmbolo
Obesidade
Antecedentes prévios de tromboembolismo
Idade avançada
Malignidade
Estrogênio
Imobilidade
Paralisia
Insuficiência cardíaca
Pós-parto
Pós-cirúrgico
Pós-trauma
Estados de hipercoagulabilidade
Cateteres venosos centrais e de artéria pulmonar

Êmbolos de ar
Neurocirurgia
Transplante hepático
Inserção da haste de Harrington
Cirurgia de coração aberto
Artroscopia
Inserção de um marca-passo
Reanimação cardiopulmonar
Gastroscopia
Ventilação com pressão positiva
Mergulho equipado
Infusão endovenosa
Inserção ou remoção de cateter venoso central

Êmbolos gordurosos
Fratura de osso longo
Trauma de fígado
Pancreatite
Infusões lipídicas
Crise de células falciformes
Queimaduras
Circulação extracorpórea
Administração de ciclosporina

embolização de ar (Tab. 10.12). Ocorrem danos ao endotélio pulmonar, decorrentes da interface ar-sangue anormais, levando a um aumento da permeabilidade capilar e inundação alveolar. Também ocorre broncoconstrição com a embolização de ar. Além da hipoxemia, a remoção da PCO_2 também é prejudicada.

A embolização arterial pode ocorrer se o ar passar para o coração esquerdo por meio de um forame oval patente, presente em cerca de 30% da população. A embolização periférica leva a manifestações isquêmicas para o cérebro, as extremidades e a perfusão coronária.

Êmbolos gordurosos

A gordura entra na circulação pulmonar mais comumente ao ser liberada da medula óssea após fraturas de ossos longos (Tab. 10.12). Também pode ocorrer embolização de gordura de origem não traumática; acredita-se que ocorram pela aglutinação das lipoproteínas de baixa densidade ou lipossomas de emulsões lipídicas nutricionais. A presença de gordura na circulação pulmonar fere o revestimento endotelial capilar, aumentando a permeabilidade e as inundações alveolares.

Manifestações clínicas

O diagnóstico de EP basea-se sobretudo em sinais e sintomas clínicos. Como muitos dos sinais e sintomas são inespecíficos, a EP, muitas vezes, é de difícil diagnóstico. Em pacientes críticos, o diagnóstico é particularmente difícil devido a alterações na comunicação e nível de consciência e à natureza não específica de outras alterações cardiorrespiratórias.

Sinais e sintomas

- Dispneia
- Dor pleurítica
- Ansiedade
- Sudorese
- Evidências de TVP
- Hemoptise
- Taquipneia
- Febre
- Taquicardia
- Síncope
- Hipoxia
- Hipotensão

Exames diagnósticos

- *Radiografia de tórax*: Buscar por atelectasia basilar, elevação do diafragma e derrame pleural, embora a maioria dos pacientes apresente achados inespecíficos na radiografia de tórax; preenchimento alveolar difuso na embolia aérea.
- *Gasometria arterial*: Hipoxemia com ou sem hipercapnia.

À BEIRA DO LEITO

Pensando criticamente

Você está atendendo um paciente com IRpA, com os seguintes parâmetros:

- Suporte ventilatório mecânico (modo assistido-controlado de 10 rpm, volume corrente de 800 mL, PEEP de 15 cm H_2O, FiO_2 de 0,85)
- PaO_2 de 63 mmHg
- PAM de 68 mmHg, com suporte de substâncias vasoativas (6 mcg/min de noradrenalina)
- Bloqueio neuromuscular (vecurônio)
- Sedação (lorazepam)

Como o nível de PEEP desse paciente pode estar sendo afetado pela aspiração? Que precauções você pode tomar para prevenir ou reagir às possíveis complicações?

- *ECG*: Sinais de sobrecarga ventricular direita (desvio do eixo para a direita, bloqueio de ramo direito) ou sobrecarga precordial; taquicardia sinusal.
- *Pressões da artéria pulmonar*: Elevadas, com queda do débito cardíaco.
- *Cintilografia pulmonar*: Diminuição da perfusão para áreas com êmbolos. A sensibilidade do exame é diminuída em pacientes intubados e na presença de DPOC.
- *Angiografia pulmonar*: Risco ligeiramente maior de complicações para esse procedimento, mas a sensibilidade e a especificidade são elevadas.

Princípios de tratamento da embolia pulmonar

A chave para a prevenção da morbidade e da mortalidade da EP consiste sobretudo em prevenção e, secundariamente, diagnóstico precoce e tratamento para evitar a reembolização. Os objetivos incluem melhora da oxigenação e da ventilação, melhora da função cardiovascular, prevenção da reembolização e da embolia pulmonar.

Melhora da oxigenação e da ventilação

Em geral, a oxigenoterapia é muito eficaz no alívio da hipoxemia associada à EP. Quando há comprometimento cardiopulmonar grave, pode ser necessário ventilação mecânica para alcançar a oxigenação ideal.

Melhora da função cardiovascular

Existem controvérsias quanto ao benefício da administração de medicamentos vasoativos (como a noradrenalina e/ou inotrópicos) para melhorar a perfusão miocárdica do ventrículo direito. Em eventos embólicos graves, nos quais a insuficiência cardíaca é profunda, justifica-se o uso de tratamento adicional para acelerar a resolução do coágulo, como o uso de agentes trombolíticos e/ou intervenção para remoção de êmbolos massivos.

Prevenção da reembolização

Diversas estratégias são empregadas para prevenir o risco de embolização futura e comprometimento cardiopulmonar:

- Limitar a atividade física para evitar o deslocamento de coágulos adicionais.
- Utilizar terapia anticoagulante com heparina não fracionada para manter um TTP 1,5 a 2,5 vezes o valor controle, quando não existirem contraindicações.
- Inserir filtros de veia cava para impedir que os êmbolos de pernas, pelve e veia cava inferior migrem para a circulação pulmonar, caso a terapia anticoagulante esteja contraindicada. Os filtros são colocados por via percutânea na veia cava inferior.

Prevenção do tromboembolismo venoso (TEV)

- Uma recomendação importante para prevenção do tromboembolismo venoso consiste em conscientização e acesso a uma política hospitalar de prevenção, incluindo a avaliação de risco da Tabela 10.13.

TABELA 10.13 FATORES DE RISCO, AVALIAÇÃO E TROMBOPROFILAXIA PARA O TROMBOEMBOLISMO VENOSO

Fatores de risco para o TEV	Avaliação de risco	Tromboprofilaxia sugerida
• Cirurgia • Trauma • Imobilidade • Câncer • Compressão venosa • TEV prévio • Idade • Gravidez e pós-parto • Contraceptivos orais e terapia de reposição hormonal • Agentes estimuladores da eritropoiese • Doença clínica aguda • Doença inflamatória intestinal • Síndrome nefrótica • Distúrbios mieloproliferativos • Hemoglobinúria paroxística noturna • Obesidade • Cateter venoso central • Trombofilia	**Baixo risco** Cirurgia de pequeno porte em pacientes com mobilidade completa Paciente da clínica médica com mobilidade completa **Risco moderado** A maioria dos pacientes submetidos a cirurgia geral, ginecológica aberta ou urológica Pacientes da clínica médica com imobilidade **Risco moderado acrescido de risco de sangramento** **Alto risco** Artroplastia de quadril ou joelho Cirurgia de fratura de quadril Traumas graves Lesão medular **Alto risco acrescido de risco de sangramento**	Deambulação precoce e agressiva Heparina de baixo peso molecular, heparina não fracionada ou fondaparinux Tromboprofilaxia mecânica, considerar a mudança para profilaxia farmacológica quando diminuir o risco de sangramento Heparina de baixo peso molecular, fondaparinux, antagonista da vitamina K oral Heparina de baixo peso molecular, heparina não fracionada ou fondaparinux

Adaptada de Geerts WH, Bergqvist D, Pineo GF, et al. Prevention of venous thromboembolism: American College of Chest Physicians practice guideline, 8th ed. Chest. 2008;133: 381S-453S.

- Deve ser realizada uma avaliação de risco na admissão à unidade, e discussões diárias devem ser promovidas nas visitas. As discussões devem, ainda, incluir intervenções atuais de prevenção do TEV, risco de sangramento e resposta ao tratamento.
- Se prescritas, as meias de compressão gradual ou compressão pneumática intermitente (Fig. 10.17; Tab.10.14) devem ser usadas em todos os momentos, exceto quando são removidas para reposicionamento correto ou avaliação da pele.
- Colocação de filtros profiláticos na veia cava em pacientes de alto risco.
- Fixação precoce das fraturas de ossos longos, para evitar a formação de êmbolos gordurosos.
- Mobilização precoce. Assim que é alcançada a estabilidade hemodinâmica e não existirem outras contraindicações para a mobilização, o nível de atividade deve começar a aumentar, incluindo sentar em uma cadeira várias vezes por dia e curtos períodos de deambulação.

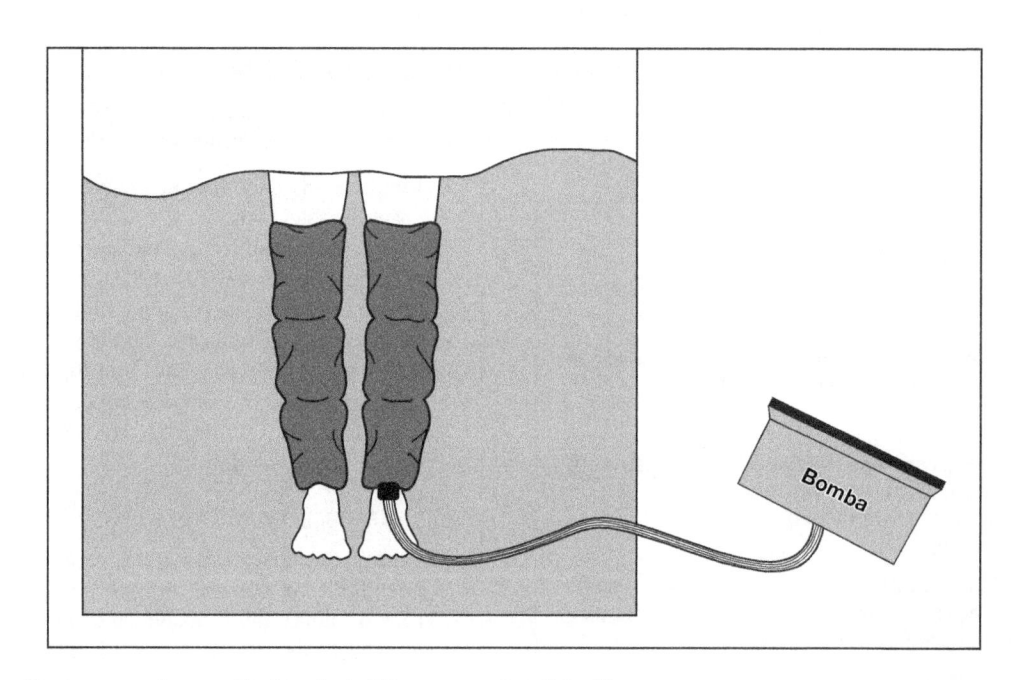

Figura 10.17 Dispositivo de compressão pneumática intermitente (CPI) para prevenção de TVP e EP.

TABELA 10.14 DICAS PARA A SEGURANÇA E A EFICÁCIA DOS DISPOSITIVOS DE COMPRESSÃO PNEUMÁTICA INTERMITENTE

- Siga as recomendações do fabricante para o ajuste correto, incluindo as medidas do paciente.
- Inclua a avaliação atual para promover os ajustes à medida que ocorrem variações no peso e mudanças nos fluidos.
- Monitore para que os dispositivos estejam sempre em uso e bem colocados.
- Promova orientações a paciente e familiares a respeito do TEV e do papel da profilaxia mecânica em DPOC.
- Certifique-se de que os dispositivos não impeçam a deambulação.

BIBLIOGRAFIA SELECIONADA

Manejo dos problemas respiratórios em cuidados intensivos

Bower R. Mechanical ventilation in acute lung injury and ARDS: tidal volume reduction. *Crit Care Clin.* 2002;18(1):1-13.

Burns S, ed. *Protocols for Practice: Care of the Mechanically Ventilated Patient.* Aliso Viejo, CA: AACN; 2006.

Burns SM. Mechanical ventilation of patients with acute respiratory distress syndrome and patients requiring weaning: the evidence guiding practice. *Crit Care Nurse.* 2005;25:14-23.

Carlson KK, ed. *Advanced Critical Care Nursing.* St Louis, MO: Saunders Elsevier; 2008.

Carrol P. Ask the experts chest tubes. *Crit Care Nurse.* 2003;23:73-74.

Epstein SK. Noninvasive ventilation to shorten the duration of mechanical ventilation. *Resp Care.* 2009;54:198-211.

Fiore MC, Jaen CR, Baker TB. Treating tobacco use and dependence: 2008 update. *Quick Reference Guide for Clinicians.* Rockville, MD: U.S. Department of Health and Human Services. Public Health Services. April 2009.

Geiger-Bronsky M, Wilson DJ, eds. *Respiratory Nursing: A Core Curriculum.* New York, NY: Springer Publishing Company; 2008.

Ginn MB, Cox G, Heath J. Evidence-based approach to an in patient tobacco cessation protocol. *AACN Adv Crit Care.* 2008;19:268-278.

Gold Executive Committee. Global strategy for the diagnosis, management, and prevention of chronic obstructive pulmonary disease (Updated 2007). http://www.goldcopd.org/. Accessed March 16, 2010.

Halm MA. Relaxation: a self-care healing modality reduces harmful effects of anxiety. *Am J Crit Care.* 2009;18:169-172.

Kirkwood P. Chest tubes: ask the experts. *Crit Care Nurse.* 2002;22(4):70-72.

Levy M. Optimal PEEP in ARDS: changing concepts and current controversies. *Crit Care Clin.* 2002;18(1):15-31.

Morrison RJ, Bidani A. Acute respiratory distress syndrome epidemiology and pathophysiology. *Chest Surgery Clin North Am.* 2002;12:301-323.

Raven CA, Makic MB, Bridges E. Evidence-based practice habits. Transforming research into bedside practice. *Crit Care Nurse.* 2009;29:46-159.

Shaughnessy K. Massive pulmonary embolism. *Crit Care Nurse.* 2007;27:39-50.

Widemann HP, Arroliga AC, Komara JJ: Emerging systemic pharmacologic approaches in acute respiratory distress syndrome. *Respir Care Clin North Am.* 2003;9:419-435.

Interpretação da radiografia torácica

Connolly MA. Black, white, and shades of gray: common abnormalities in chest radiographs. *AACN Clinical Issues.* 2001;12(2):259-269.

Sanchez F. Fundamentals of chest x-ray interpretation. *Crit Care Nurse.* 1986;6:41-52.

Siela D. Chest radiograph evaluation and interpretation. *AACN Adv Crit Care.* 2008;19:444-473.

Thelan L, Davie J, Urden L, Lough M. *Critical Care Nursing: Diagnosis and Management,* 4th ed. St Louis: Mosby; 2002.

Diversos

Lynn-McHale DJ, Carlson KK. *AACN Procedure Manual for Critical Care* 5th ed. Philadelphia: WB Saunders; 2005.

Prática baseada em evidências

AACN Deep Vein Thrombus Prevention Practice Alert. Aliso Viejo, CA: AACN; 2005. http://www.aacn.org. Accessed June 15, 2009.

AACN VAP Practice Alert. Aliso Viejo, CA: AACN; 2008. http://www.aacn.org. Accessed June 15, 2009.

American College of Chest Physician, Antithrombotic and thrombolytic therapy: American College of Chest Physicians evidencebased clinical practice guidelines (8th ed). 2008;133:67S-96S.

American Thoracic Society/European Respiratory Society Task Force. Standards for the Diagnosis and Management of Patients with COPD [Internet]. Version 1.2. New York, NY: American Thoracic Society; 2004 [updated 2005 September 8]. http://www.thoracic.org/go/copd. Accessed December 11, 2009.

American Thoracic Society and the Infectious Diseases Society of America. Guidelines to the management of patients with hospitalacquired, ventilator-associated, and healthcare-associated pneumonia. *Am J Resp Crit Care Med.* 2005;171:388-416.

Centers for Disease Control and Prevention: Guidelines for prevention of health-care-associated pneumonia, 2003: Recommendations of CDC and the Healthcare Infection Control Practices Advisory Committee. *MMWR.* 2004;53(No. RR-3):1-35.

Geerts WH, Bergqvist D, Pineo GF, et al. Prevention of venous thromboembolism: American College of Chest Physicians practice guideline (8th ed). *Chest.* 2008;133:381S-453S.

Mandell LA, Wunderink RG, Anzueto A, et al. Infectious Diseases Society of America/American Thoracic Society consensus guidelines on the management of community-acquired pneumonia in adults. *Clin Infect Dis.* 2007;44:(suppl 2):S27-S72.

McClave SA, Martindale RG, Vanek VW. Guidelines for the provision and assessment of nutrition support therapy in the adult critically ill patient: Society of Critical Care Medicine (SCCM) and the American Society for Parenteral and Enteral Nutrition (ASPEN). *J Parenter Enteral Nutr.* 2009;33:277-316.

PROBLEMAS MULTISSISTÊMICOS

Ruth M. Kleinpell e Suzanne M. Burns

HABILIDADES DE CONHECIMENTO

1. Identificar a relação entre os mediadores celulares e as manifestações clínicas da síndrome da resposta inflamatória sistêmica (SIRS).
2. Descrever etiologia, fisiopatologia, manifestações clínicas, necessidades do paciente e princípios de tratamento da SIRS, sepse e condições associadas que levam a problemas multissistêmicos.
3. Comparar e contrastar fisiopatologia, manifestações clínicas, necessidades dos pacientes e abordagens de tratamento para os problemas multissistêmicos decorrentes da SIRS, sepse, disfunção múltipla dos órgãos e *overdoses*.
4. Descrever sintomas e tratamento farmacológico do paciente que sofre de síndrome de abstinência alcoólica.

CONDIÇÕES PATOLÓGICAS

Sepse e síndrome da disfunção de múltiplos órgãos e sistemas

As doenças críticas podem predispor ao aparecimento de diversas doenças complexas, incluindo sepse e síndrome da disfunção de múltiplos órgãos e sistemas (DMOS) (Tab. 11.1). A sepse resulta de um processo infeccioso e representa uma resposta sistêmica à infecção. Por sua vez, a sepse com disfunção aguda de órgãos (sepse grave) costuma ocorrer em pacientes críticos. Estima-se que a cada ano ocorram mais de 750 mil casos e cerca de 215 mil mortes por sepse grave, a qual está associada a taxas de mortalidade de 28 a 50%, ou mais. Além disso, essa doença é uma das causas mais comuns de morte em unidade de terapia intensiva (UTI).

A síndrome da resposta inflamatória sistêmica (SIRS) consiste em uma resposta sistêmica a danos clínicos, tais como uma infecção ou queimadura (Fig. 11.1). Em alguns casos, a doença pode evoluir para sepse e DMOS. O estímulo para a SIRS pode ser único ou multifatorial. Alguns exemplos de situações que podem precipitar uma SIRS são queimaduras, traumas, transfusões, pancreatites ou infecções. Após o dano, inicia-se uma reação inflamatória na forma de resposta fisiológica normal. Tal ação consiste em vasodilatação, aumento da permeabilidade microvascular, ativação celular e liberação de mediadores, além de coagulação (Fig. 11.1). Na SIRS, há uma liberação excessiva desses mediadores, que podem levar a danos teciduais graves, com a hipoperfusão de órgãos.

A SIRS manifesta-se de várias formas: febre, taquicardia, taquipneia, alteração do nível de consciência e diminuição da produção de urina. Esses achados podem ou não resultar de uma infecção. Se a resposta avança sem controle, o resultado pode ser o desenvolvimento de sepse ou disfunção de um ou mais sistemas ou órgãos (DMOS). Síndrome da resposta inflamatória sistêmica, sepse e DMOS podem ser consideradas condições que pioram progressivamente ao longo do tempo. O ponto-chave envolve a identificação precoce de sinais e sintomas da SIRS e o desenvolvimento imediato de um plano de tratamento para evitar uma progressão adicional. Além disso, uma intervenção precoce é importante para garantir bons resultados nesses pacientes.

Etiologia, fatores de risco e fisiopatologia
Síndrome da resposta inflamatória sistêmica

A SIRS consiste em eventos sistêmicos que ocorrem em resposta a um dano ao organismo. Trata-se de uma reação celular que desencadeia uma série de respostas induzidas por mediadores, de natureza inflamatória e imunológica (Fig. 11.2).

Existem basicamente quatro diferentes tipos de células que são ativadas como parte da resposta a um dano ou estímulo: células polimorfonucleares (neutrófilos), macrófagos,

TABELA 11.1 RESPOSTAS INFLAMATÓRIAS: DEFINIÇÕES	
Termo	Definição
Bacteremia	Presença de bactérias viáveis no sangue.
Hipotensão	Pressão arterial sistólica < 90 mmHg ou uma redução > 40 mmHg do valor basal na ausência de outras causas para a hipotensão.
Infecção	Fenômeno microbiano caracterizado por uma resposta inflamatória à presença de microrganismos ou invasão do tecido hospedeiro normalmente estéril por tais organismos.
DMOS	Presença de alteração da função de órgãos em um paciente crítico, de tal forma que a homeostase não pode ser mantida sem uma intervenção.
SIRS	Resposta inflamatória sistêmica a uma variedade de danos clínicos graves. A resposta é manifestada por duas ou mais das seguintes condições: • Temperatura > 38 °C • Frequência cardíaca > 90 bpm • Frequência respiratória > 20 rpm ou $PaCO_2$ < 32 mmHg • Leucócitos totais > 12.000 células/mm^3, < 4.000 células/mm^3 ou > 10% formas imaturas (bastonetes)
Sepse	Resposta sistêmica à infecção. Essa resposta manifesta-se por duas ou mais das seguintes condições, como resultado da infecção: • Temperatura > 38 °C • Frequência cardíaca > 90 bpm • Frequência respiratória > 20 rpm ou $PaCO_2$ < 32 mmHg • Leucócitos totais > 12.000 células/mm^3, < 4.000 células/mm^3 ou > 10% formas imaturas (bastonetes)
Sepse grave	Sepse associada a disfunção de órgãos, hipoperfusão ou hipotensão. A hipoperfusão e as anormalidades de perfusão podem incluir acidose lática, oligúria ou alteração aguda no estado mental, embora não estejam limitadas a essas alterações.
Choque séptico	Sepse com hipotensão, apesar de reposição volêmica adequada, com presença de anormalidades de perfusão; esses distúrbios podem incluir acidose lática, oligúria ou alteração aguda no estado mental, embora não estejam limitadas a essas alterações. Os pacientes que estão em uso de agentes inotrópicos ou vasopressores podem não estar hipotensos no momento em que os distúrbios de perfusão forem detectados.

Dados retirados de ACCP/SCCM Consensus Committee: definitions for sepsis and organ failure and guidelines for the use of innovative therapies in sepsis. Crit Care Med. 1992;20:866.

À BEIRA DO LEITO

Sepse

Um homem de 67 anos de idade, com antecedentes pessoais de 6 anos de hipertensão arterial e tabagismo de 30 maços de cigarro por ano, foi internado na UTI com diagnóstico de cirrose secundária à obstrução biliar. Foi submetido a uma laparotomia exploradora e colecistectomia há 3 dias. No pós-operatório, estava relativamente estável; experimentou um episódio de hipotensão 12 horas após a cirurgia, o qual foi corrigido com administração de fluidos. O paciente permanece intubado, e as tentativas de desmame foram adiadas devido à hipoxemia periódica.

Atualmente, possui uma linha arterial, medida de pressão venosa central (PVC), cateter de artéria pulmonar, dreno em T (de Kehr) e sonda vesical de demora. Está lúcido, move-se no leito com pequeno auxílio. O exame físico revela que sua pele está rosa-pálido, quente ao toque; os pulmões apresentam estertores bibasais, e há presença de edema nos pés. Seu abdome não se encontra distendido, não há sons intestinais ativos. Sua ferida operatória é de 2,5 cm na linha abdominal média e requer a troca dos curativos três vezes ao dia; é aproximada com pontos de reforço. Os sinais vitais atuais são:

T central	38,6 °C
FC	122 bpm (taquicardia sinusal)
FR	34 rpm
PA	82/60 mmHg

Os resultados laboratoriais atuais são:

GA:	pH 7,30, PaO_2 62, $PaCO_2$ 46, HCO_3^- 18, SaO_2 94%
Leucograma completo:	22.000, 65 neutrófilos, 50 leucócitos polimorfonucleares, 12 bastonetes, 40.000 plaquetas
Glóbulos vermelhos:	4,5, Ht 39, Hb 13, bilirrubina 2,2 mg, LDH 220, Na 140, K 3,5, Cl 100, CO_2 20, ureia nitrogenada (BUN) 22, creatinina 1,1

Questões para discussão
1. Por que o paciente pode estar em risco de desenvolver sepse?
2. Que sinais e sintomas clínicos podem ser evidências de uma sepse precoce?
3. O paciente preenche os critérios para a SIRS?

Respostas
1. Os fatores de risco para a sepse nesse paciente são condição pós-operatória, intubação, presença de linhas e cateteres invasivos e ferida abdominal que exige trocas de curativo.
2. Os sintomas clínicos de sepse precoce são elevação da temperatura, elevada contagem de células brancas do sangue com aumento no número de bastonetes, taquicardia, aumento da frequência respiratória.
3. Sim.

plaquetas e células endoteliais. Tais células são ativadas para se envolverem diretamente na reação (i.e., na agregação plaquetária) ou para estimular a produção e a liberação de mediadores químicos na circulação, como as citocinas e as enzimas plasmáticas. Uma vez ativadas, é normalmente instalado um "sistema de restrição e equilíbrio" no local, para controlar a resposta inflamatória. Entretanto, em algumas situações, quando a resposta é extensa, ou a lesão difusa, perde-se o controle local da resposta, levando à liberação excessiva de mediadores, com consequente dano aos órgãos.

É importante que haja uma compreensão geral dos diversos mediadores responsáveis pela SIRS. Eles podem ser divididos em cinco grupos: citocinas, cascatas de enzimas plasmáticas, mediadores lipídicos, metabólitos tóxicos derivados do oxigênio e mediadores não classificados (como óxido nítrico e proteases). Esses mediadores são estimulados após a ativação celular em resposta a determinado estímulo (p. ex., infecção, trauma, pan-

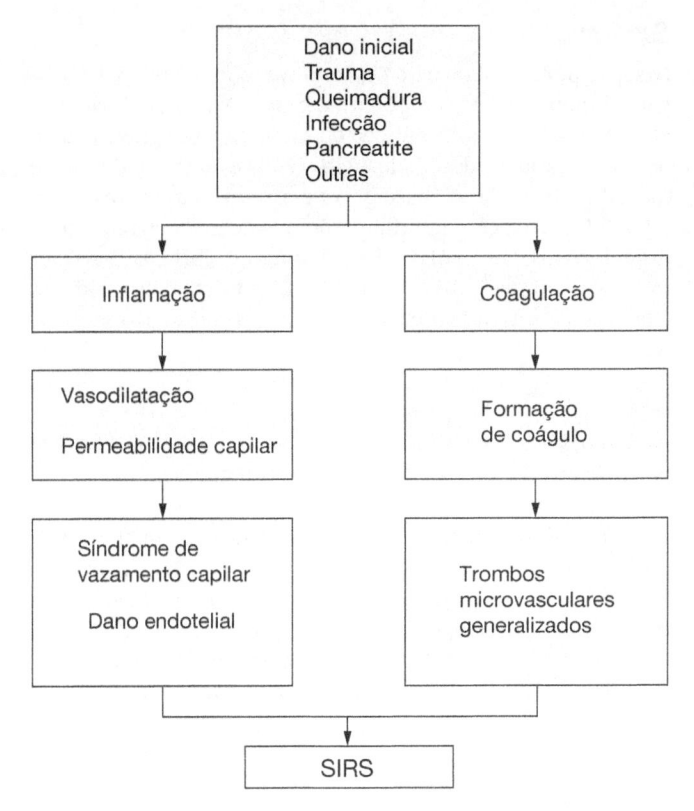

Figura 11.1 SIRS resultante da ativação das cascatas interativas de inflamação e coagulação.

creatite). As citocinas são substâncias químicas ativas, secretadas por células em resposta a um estímulo. Se secretadas pelos linfócitos, são chamadas linfocinas; já se secretadas por monócitos ou macrófagos, são chamadas monocinas. Exemplos de citocinas incluem fator de necrose tumoral, interleucina, interferon e fatores estimuladores de colônias, tais como fator estimulante de colônias de granulócitos.

Além das citocinas, há também a ativação de diferentes cascatas enzimáticas no plasma. Exemplos incluem a cascata do complemento e as diversas cascatas de coagulação. Além disso, existem vários mediadores lipídicos, que são estimulados ou produzidos como parte de um processo celular destrutivo. Esses mediadores lipídicos incluem metabólitos do ácido araquidônico, leucotrienos, prostaglandinas e fator de ativação plaquetária. Os radicais livres de oxigênio são outro grupo de mediadores que exercem um efeito negativo, como parte da SIRS (p. ex., o peróxido de hidrogênio e o radical hidroxila). O óxido nítrico e as proteases são outros mediadores que não estão agrupados em nenhuma das categorias anteriores, mas que ampliam a SIRS.

Além dos mediadores estimulados como parte da resposta inflamatória e imune, também são produzidos mediadores relacionados com estimulação e regulação hormonal. O componente de resposta hormonal da SIRS caracteriza-se por liberação de hormônios do estresse (catecolaminas, glucagon, cortisol e hormônio do crescimento), supressão de hormônio da tireoide e regulação hormonal do equilíbrio hidroeletrolítico. Os receptores *Toll-like*, ou proteínas transmembrana que se expressam em várias células do sistema imune, como neutrófilos e macrófagos, têm sido implicados na lesão por isquemia e reperfusão, que podem, ainda, alterar a perfusão e contribuir para a inflamação.

Sepse

A sepse consiste em uma manifestação da SIRS em resposta a um processo infeccioso (Tab 11.1). A fonte de infecção pode ser bacteriana, viral, fúngica ou, em raras ocasiões, ricketsiana ou protozoária.

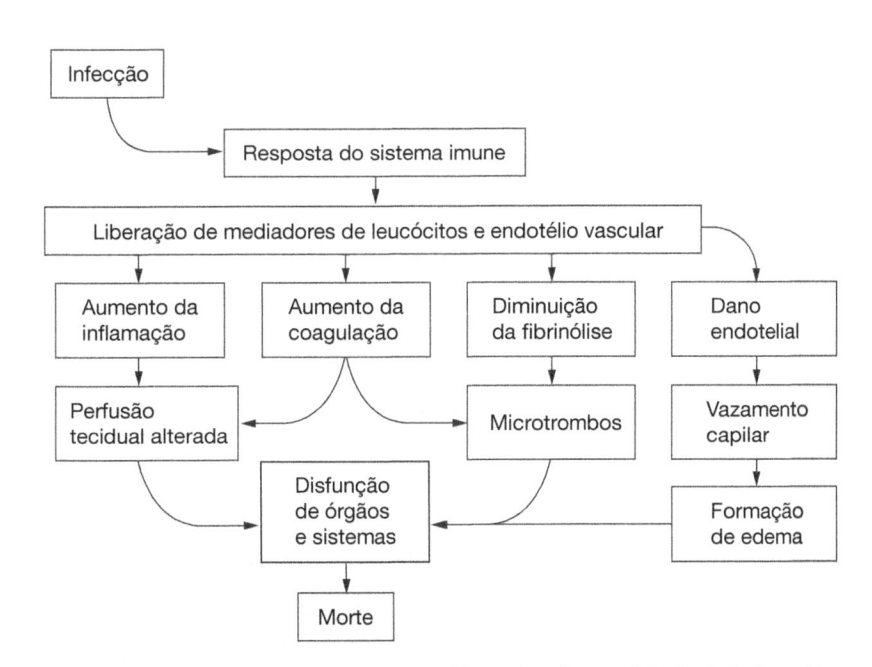

Figura 11.2 Cascata interativa de inflamação e coagulação levando a danos ao endotélio, trombos difusos e disfunção de órgãos e sistemas. *(Reproduzida com permissão, Kleinpell R. New initiatives focus on prevention and early recognition of sepsis. Nurs Spectrum. 2004;17[12]:24-26.)*

Os fatores de risco para o desenvolvimento de sepse são diversos; incluem desnutrição, imunossupressão, uso prolongado de antibiótico e presença de dispositivos invasivos (Tab. 11.2).

É importante lembrar que um grande número de infecções em pacientes críticos é adquirido no hospital, podendo levar à sepse. Muitas dessas infecções intra-hospitalares podem ser prevenidas com medidas simples. O papel do enfermeiro nos cuidados intensivos é contribuir na prevenção de infecções hospitalares. A lavagem das mãos continua sendo o método mais eficaz para preveni-las. Pesquisas recentes sugerem que medidas simples, como manter a elevação da cabeceira do leito, podem prevenir pneumonias associadas à ventilação mecânica, uma fonte comum de sepse em pacientes críticos. Portanto, as medidas de enfermagem objetivando prevenir a sepse, bem como o reconhecimento e tratamento precoces, são importantes para reduzir a alta mortalidade associada à sepse grave (Tab. 11.3).

TABELA 11.2 FATORES DE RISCO PARA O DESENVOLVIMENTO DE SEPSE

Fatores relacionados ao hospedeiro	Fatores relacionados ao tratamento
Desnutrição	Dispositivos de diagnóstico invasivo
Distúrbios do sistema imune	Dispositivos terapêuticos invasivos
Imunossupressão	Procedimentos cirúrgicos
Ruptura da pele	Hospitalização prolongada
Pele/membranas mucosas frágeis	Imunossupressão terapêutica
Lesões traumáticas	Quimioterapia
Queimaduras	Radioterapia
Úlceras de pressão	Esplenectomia
Uso de drogas injetáveis	Cateteres urinários
Abuso de álcool	Uso de antagonistas dos receptores H_2 (levando a crescimento bacteriano gástrico e pneumonia por aspiração)
Doença crônica	
Diabetes melito	
Doença neoplásica	
Cirrose	Ressuscitação hídrica agressiva
Disfunção renal	NPT (nutrição parental total) prolongada
Doença cardíaca	
Doença pulmonar	Antibioticoterapia prolongada
Gravidez associada a ruptura prolongada das membranas	Dor/estresse
Envelhecimento do sistema imune (idosos)	
Mobilidade precária	
Restrição ao leito	
Hiperplasia prostática benigna	
Diminuição nos mecanismos de transporte mucociliar	
Diminuição da tosse e remoção de secreção	
Resposta exacerbada à vacina da gripe	
ITU	
Colonização vaginal com *streptococcus* do grupo B	
Colonização perineal por *Escherichia coli*	
Ruptura prematura das membranas	

Adaptada com permissão de Klein DM, Witek-Janusek L. Advances in immunotherapy of sepsis. Dimensions Crit Care Nurs. 1992;11(2):75-81.

Sepse grave

A sepse pode evoluir para sepse grave, com disfunção de órgãos, hipoperfusão ou hipotensão grave. A hipoperfusão e as anormalidades de perfusão que ocorrem na sepse grave podem incluir oligúria, acidose lática, hipoxemia e alteração do estado mental (Tab. 11.4). A sepse grave é associada a três respostas integradas: ativação da inflamação, ativação da coagulação e diminuição da fibrinólise. Isso resulta em inflamação sistêmica, coagulopatia disseminada e trombose microvascular, condições que frequentemente levam à disfunção de múltiplos órgãos.

DMOS

A disfunção de múltiplos órgãos e sistemas é a progressão da deterioração da resposta inflamatória sistêmica. Se for permitido que a SIRS persista sem controle ou se torne irrefreável, o paciente desenvolve manifestações clínicas de disfunção de órgãos. Dependendo da causa subjacente, as taxas de mortalidade por DMOS variam entre 50 a 100%, conforme aumenta o número de órgãos envolvidos.

A DMOS pode ser classificada como primária ou secundária. Na DMOS primária, a disfunção de órgãos é o efeito direto de um dano ao órgão que foi comprometido. Por exemplo, a aspiração provoca insuficiência pulmonar; já a *overdose* de paracetamol provoca insuficiência hepática. Na DMOS primária, o início ocorre em relativamente pouco tempo após o dano. Por sua vez, na DMOS secundária, a disfunção dos órgãos ocorre como resultado da liberação persistente e prolongada do mediador após o dano, como uma queimadura térmica ou pancreatite. Em geral, o prazo para que ocorra a DMOS secundária é de 7 a 10 dias; esse início, no entanto, varia.

Manifestações clínicas

SIRS

A SIRS é a manifestação clínica de duas ou mais das seguintes condições:

- Temperatura > 38 °C ou < 36 °C
- Frequência cardíaca > 90 bpm
- Frequência respiratória > 20 rpm ou $PaCO_2$ < 32 mmHg
- Leucócitos totais > 12.000 células/mm^3, < 4.000 células/mm^3 ou > 10% formas imaturas (bastonetes)

Monitoramento e avaliação são essenciais para a detecção dos sinais precoces de SIRS.

Sepse grave

As manifestações clínicas da sepse grave resultam da perfusão alterada para os sistemas de órgãos vitais. A disfunção de sistemas e órgãos desenvolve-se devido a hipoperfusão e trombose microvascular. A Tabela 11.4 resume as manifestações mais comuns da sepse grave. Os sinais de disfunção de sistemas e órgãos incluem alterações cardiovasculares (taquicardia, hipotensão, arritmias), respiratórias (taquipneia, hipoxemia), renais (oligúria, creatinina elevada), hematológicas (trombocitopenia), gastrintestinais (mudanças nos sons intestinais, íleo), hepáticas (aumento das enzimas hepáticas, icterícia, coagulo-

TABELA 11.3 CUIDADOS DE ENFERMAGEM A PACIENTES COM SEPSE GRAVE

Identificação	Identificação precoce dos pacientes em risco de desenvolver sepse • Idosos • Imunocomprometidos • Pacientes submetidos a procedimentos cirúrgicos/invasivos • Pacientes com cateteres • Pacientes em ventilação mecânica
Monitoramento dos parâmetros de exame físico	Sinais vitais • Febre/hipotermia • Taquicardia • Taquipneia • Hipotensão Parâmetros hemodinâmicos • Frequência/ritmo cardíaco e presença de ectopia • Monitoramento das alterações nos parâmetros hemodinâmicos (DC elevado e baixa resistência vascular sistêmica) Parâmetros ventilatórios • Frequência respiratória • Ausculta pulmonar • Estado de oxigenação (oximetria de pulso, gasometria arterial, níveis de saturação venosa mista de oxigênio) Parâmetros renais • Monitoramento do débito urinário/hora • Observar diminuição súbita/progressiva da diurese • Monitorar os parâmetros laboratoriais da função renal (creatinina, níveis de ureia, excreção fracionada de sódio) Parâmetros de coagulação • Monitorar os índices de coagulação (plaquetopenia, tempo de protrombina, tempo de tromboplastina parcial ativada, INR) • Monitorar contusões, sangramentos Parâmetros metabólicos • Fornecer suporte nutricional • Reconhecer o papel da barreira intestinal intacta na prevenção da translocação de bactérias gram-negativas • Manter o balanço de nitrogênio em estado hipermetabólico • Proporcionar a normalização da hiperglicemia Parâmetros de estado mental • Observar alterações do estado mental (agitação, confusão) • Observar alterações na Escala de Coma de Glasgow
Fornecer tratamento global da sepse	• Implementar os pacotes de tratamento da sepse • Proporcionar suporte circulatório com fluidos, agentes inotrópicos e vasopressores • Dar tratamento de suporte com oxigenação e ventilação • Administrar antibióticos • Monitorar e notificar a resposta do paciente ao tratamento
Promover cuidados de conforto a paciente e familiares	Promover conforto, alívio da dor e sedação do paciente • Realizar mudança de decúbito/cuidados com a pele • Promover orientações ao paciente e aos familiares • Atender as necessidades dos familiares de pacientes críticos

Prevenção da sepse	A prevenção continua sendo o melhor tratamento
	• Lavagem das mãos
	• Precauções universais
	• Medidas para prevenir infecções intra-hospitalares e complicações iatrogênicas:
	   – Pneumonia associada à ventilação mecânica (ver orientações práticas no Cap. 10, Sistema Respiratório)
	   – Profilaxia da TVP e hemorragia digestiva
	   – Cuidados com o acesso venoso
	   – Tratamento de feridas
	   – Cuidados com o cateter urinário
	• Avaliação clínica perspicaz
	   – Manter a integridade da mucosa
	   – Prevenir a translocação
	• Formular um plano de prevenção da sepse
	• Instruir os membros da equipe de cuidados de saúde para a identificação e tratamento da sepse
	• Inspecionar diariamente os pacientes buscando por sinais de sepse
	• Monitorar casos de sepse e seus resultados
	• Acompanhar as mudanças nas taxas de incidência de sepse e seus resultados

Adaptada de Ely, Kleinpell e Goyette. Advances in the understanding of clinical manifestations and therapy of severe sepsis: An update of critical care nurses. Am J Crit Care. 2003. 12(2):120-133.

TABELA 11.4 SINAIS DE DISFUNÇÃO AGUDA DE SISTEMAS E ÓRGÃOS

Sistema	Sinais
Cardiovasculares	• Taquicardia • Arritmias • Hipotensão • Elevação da pressão venosa central e da pressão da artéria pulmonar
Respiratórios	• Taquipneia • Hipoxemia
Renais	• Oligúria • Anúria • Elevação da creatinina
Hematológicos	• Icterícia • Elevação das enzimas hepáticas • Diminuição da albumina • Coagulopatia
Gastrintestinais	• Íleo (ausência de sons intestinais)
Hepáticos	• Trombocitopenia • Coagulopatia • Diminuição nos níveis de proteína C • Aumento nos níveis de D-dímeros
Neurológicos	• Alteração da consciência • Confusão • Psicose

Adaptada de Balk R. Pathogenesis and management of multiple organ dysfunction or failure in severe sepsis and septic shock. Crit Care Clin. 2000;16(2):337-352.

patia) e neurológicas (agitação, confusão). O reconhecimento e o tratamento precoce têm extrema importância, uma vez que o prognóstico dos pacientes com sepse grave está relacionado ao número ou aos órgãos envolvidos e à gravidade da disfunção.

DMOS

As manifestações clínicas da DMOS primária e secundária são as mesmas da SIRS e dependem de quais órgãos são afetados. Em pacientes com sepse grave, a DMOS parece resultar de uma cascata de mediadores inflamatórios, lesão endotelial, alterações de perfusão e disfunção da microcirculação. A mortalidade na sepse grave está diretamente relacionada ao número de órgãos com disfunção e à gravidade da disfunção. A DMOS é considerada uma das causas mais comuns de morte em pacientes na UTI.

Exames diagnósticos

- Hemograma completo: Contagem de leucócitos > 12.000 células/mm^3 ou < 4.000 células/mm^3 ou > 10% células imaturas (bastonetes)
- Gasometria arterial: PaCO$_2$ < 32 mmHg
- Lactato sérico: > 4 mmol/L (36 mg/dL)
- Radiografia de tórax: Pode estar normal ou mostrar sinais de infiltrado
- Cultura e sensibilidade: Em geral, é positivo em uma fonte normalmente estéril
- Tomografia computadorizada axial: Pode ser negativa ou mostrar coleção de pus (abscesso)

Princípios de tratamento da sepse

O tratamento de um paciente com SIRS ou sepse é composto por vários objetivos: tratar a causa subjacente, maximizar a oferta de oxigênio e utilizar orientações práticas baseadas em evidências para assegurar que se forneçam reanimação precoce, suporte aos órgãos e intervenções focadas. Os componentes adicionais do plano de tratamento incluem o fornecimento de apoio psicológico e nutricional para o paciente e os familiares.

Tratar a causa subjacente

O plano de tratamento começa com reconhecimento e tratamento da origem ou estímulo da resposta. Até que isso seja feito, nenhum outro tratamento pode ser aplicado com êxito. Exemplos incluem drenagem de um abscesso ou remoção de uma linha invasiva infectada, enxerto vascular ou aparelho ortopédico. Depois de identificada (ou presumida) a origem, inicia-se a antibioticoterapia empírica, ajustada quando os resultados definitivos da cultura estiverem disponíveis.

Maximizar a oferta de oxigênio

Paralelamente à administração de antibióticos, são utilizadas medidas para maximizar a oferta de oxigênio. Os componentes dessa oferta incluem débito cardíaco (DC), saturação de oxigênio (SaO$_2$), hemoglobina (Hb) e, em menor grau, pressão parcial de oxigênio (PaO$_2$).

MAXIMIZAÇÃO DO DÉBITO CARDÍACO

Um número significativo de pacientes com SIRS aumenta seu DC como uma resposta compensatória para atender ao aumento da demanda de oxigênio celular. No entanto, um grande problema patológico da SIRS envolve o aumento da permeabilidade do leito capilar. Como resultado, é difícil manter o volume intravascular, e isso requer a administração liberal de fluidos. Normalmente, um paciente necessita de uma combinação de reposição de fluidos cristaloides e coloides. Também pode ser necessário suporte farmacológico para maximizar o DC. Os fluidos e os medicamentos escolhidos dependem tanto das preferências dos profissionais quanto das necessidades específicas do paciente.

MAXIMIZAÇÃO DA OXIGENAÇÃO

Manter SaO$_2$ acima de 90% e a PaO$_2$ acima de 60 mmHg são objetivos aceitáveis.

HEMOGLOBINA

É necessária uma quantidade suficiente de hemoglobina para garantir a capacidade de transporte de oxigênio adequada. Existe desacordo quanto aos níveis de hemoglobina e hematócrito adequados a esse tipo de paciente; no entanto, como regra, 9 g/dL de hemoglobina e hematócrito de 27% são aceitáveis.

REDUÇÃO DE DEMANDA DE OXIGÊNIO

Diminuir a demanda de oxigênio é um aspecto importante da maximização da oferta de oxigênio. Os métodos para tal redução incluem:

1. Reduzir a taquicardia e a taquipneia
2. Reduzir a hipertermia
3. Aliviar a dor
4. Prevenir a presença de tremores
5. Proporcionar medidas de conforto
6. Reavaliar a necessidade de cuidados de rotina

Ao abordar esses aspectos de oferta e demanda, o consumo desnecessário de oxigênio pode ser minimizado, melhorando o fornecimento a outros tecidos com maior necessidade de oxigênio.

Observe que não houve menção a se manter uma pressão arterial ótima. A razão para isso é que, embora a manutenção da pressão arterial seja fundamental, uma pressão arterial ideal não implica perfusão adequada. Por essa razão, são utilizadas medidas de fornecimento e consumo de oxigênio para avaliar a adequação da perfusão, e não os valores de pressão arterial de forma isolada. Há uma grande variabilidade na perfusão de pacientes com pressão arterial média (PAM) semelhantes. Um paciente com uma PAM de 100 mmHg pode não apresentar perfusão adequada dos tecidos. Em contraste, um paciente com PAM de 50 mmHg pode ter uma perfusão tecidual satisfatória. O importante é que a avaliação da perfusão não seja baseada isoladamente na avaliação da pressão arterial.

Sistemas de suporte às disfunções

Um objetivo importante no tratamento da SIRS e da DMOS é apoiar os sistemas e órgãos em disfunção. A disfunção renal, uma sequela comum da SIRS, é tratada de forma agressiva para evitar desequilíbrios hidroeletrolíticos que contribuem para o risco à vida. Consulte, neste livro, o capítulo específico de cada sistema e órgãos para abordagens utilizadas em apoio à falência.

Estratégias práticas baseadas em evidências

As orientações práticas baseadas em evidências para a abordagem de pacientes com sepse grave destacam o uso dos pacotes de tratamento da sepse (Tab. 11.5). As principais recomendações incluem reanimação precoce para restaurar perfusão, suporte aos sistemas e órgãos, exames diagnósticos apropriados, administração precoce de antibioticoterapia de amplo espectro, suporte inotrópico e vasopressor, estratégias ventilatórias de proteção ao pulmão, controle da glicose e tratamento dirigido ao objetivo para melhorar os resultados de pacientes com sepse grave (Tab. 11.6). Várias das recomendações para a prática baseada em evidências têm implicações diretas nos cuidados de enfermagem, pois exigem acompanhamento e supervisão. O controle da glicose (glicemia < 110 mg/dL) em pacientes críticos tem demonstrado diminuir a mortalidade e melhorar os resultados. O uso de insulina por via intravenosa para manter o controle glicêmico rígido requer acompanhamento frequente da glicemia (a cada hora), sendo uma intervenção incumbida à enfermagem.

Proporcionar suporte nutricional

O suporte nutricional pode ser fornecido por via enteral ou parenteral, embora o primeiro seja preferido. A maioria dos pacientes graves pode tolerar um tipo de alimentação-padrão por sonda ou fórmula parenteral, com raras situações que requerem modificações da alimentação (p. ex., sobrecarga de volume, disfunção do órgão ou perturbação gastrintestinal). As orientações gerais para o suporte nutricional incluem ingestão calórica total de 25 a 35 kcal/kg/dia e 1,5 a 2 g de proteína/kg/dia. É útil contar com um especialista em nutrição para auxiliar no planejamento nutricional. Consulte o Capítulo 14, Sistema Digestório, para obter mais informações a respeito de nutrição.

Prestar apoio psicológico

Os Capítulos 1 (Avaliação de Pacientes Críticos e seus Familiares) e 2 (Planejamento do Cuidado a Pacientes Críticos e seus Familiares) discutem vários aspectos do apoio psicossocial a pacientes graves e seus familiares. É especialmente importante a abordagem adequada e oportuna às decisões relacionadas ao fim de vida e medidas de conforto para pacientes com DMOS irreversível (consulte o Cap. 8, Considerações Éticas e Legais). A Tabela 11.3 apresenta considerações importantes para os cuidados de enfermagem a pacientes com sepse ou DMOS.

OVERDOSES

As *overdoses* de drogas ou álcool, bem como as intoxicações, podem resultar em disfunção de múltiplos órgãos; além disso, podem ser intencionais ou acidentais. A *overdose* acidental costuma envolver uma ou várias substâncias e pode ser aguda (p. ex., dosagem incorreta de medicamentos pediátricos) ou crônica (p. ex., dosagem inadvertida, desnecessária, de medicamentos para a asma ou medicamentos de venda livre). O nível de intoxicação ou *overdose* varia de acordo com o elemento e a quantidade ingerida, tempo até que o paciente seja tratado e condição física e emocional subjacente do paciente. A prioridade do atendimento, como em todas as situações de emergência, implica manutenção das vias aéreas, respiração e circulação do paciente.

TABELA 11.5 PACOTE DE REANIMAÇÃO DA SEPSE (SEIS HORAS INICIAIS)

- Mensurar o lactato sérico.
- Obter culturas de sangue antes da administração de antibióticos.
- Administrar antibiótico de amplo espectro em 3 horas após a entrada no pronto-socorro (PS) e em 1 hora de internação fora do PS.
- Em caso de hipotensão e/ou lactato sérico > 4 mmol/L:
  - Administrar um mínimo inicial de 20 mL/kg de cristaloide ou equivalente.
  - Introduzir terapia vasopressora para a hipotensão que não responde à reanimação volêmica inicial, para manter a PAM > 65 mmHg.
- Em caso de hipotensão persistente, apesar da reposição volêmica (choque séptico) e/ou lactato > 4 mmol/L:
  - Alcançar uma PVC ≥ 8 mmHg.
  - Alcançar uma saturação venosa central de oxigênio ($SvcO_2$) ≥ 70% ou saturação venosa mista de oxigênio (SvO_2) ≥ 65%.

Pacote de reanimação da sepse (24 horas):
- Administrar esteroides em baixas doses, de acordo com política-padrão.
- Administrar proteína C ativada recombinante humana (rhAPC),* em conformidade com a política-padrão da UTI. Se não for administrada, registre o motivo pelo qual o paciente não estava qualificado para a rhAPC.
- Manter o controle da glicose entre 70 e 150 mg/dL.
- Evitar pressão de platô inspiratório excessiva.

Adaptada de http://ssc.sccm.org/bundle.
* N. de R.T.: O laboratório Eli Lilly iniciou a retirada do produto rhAPC (Xigris) do mercado em outubro/2011 após resultados do estudo PROWESS-SHOCK, o qual não mostrou redução da mortalidade em pacientes com choque séptico. Portanto, seu uso não faz mais parte do pacote de reanimação da sepse (https://investor.lilly.com/releasedetail2.cfm?ReleaseID=617602)

TABELA 11.6 ORIENTAÇÕES PRÁTICAS BASEADAS EM EVIDÊNCIAS: DIRETRIZES DA CAMPANHA DE SOBREVIVÊNCIA À SEPSE PARA O TRATAMENTO DA SEPSE GRAVE

Reanimação inicial da hipoperfusão induzida pela sepse	Objetivo: • PVC de 8 a 12 mmHg • PAM ≥ 65 mmHg • Diurese ≥ 0,5 mL/kg/h • Saturação venosa central (na veia cava superior) ou venosa mista de oxigênio ≥ 70% Reposição volêmica com cristaloide e/ou coloides. Por exemplo, 500 a 1.000 mL de cristaloides ou 300 a 500 mL de coloides por 30 minutos; repetir com base na resposta (aumento da pressão arterial e diurese) e tolerância (evidência de sobrecarga de volume intravascular) Administração de vasopressores quando a reposição volêmica apropriada não conseguir restaurar a pressão arterial e perfusão de órgãos adequada (p. ex., noradrenalina) Transfusão de concentrado de hemácias para alcançar um hematócrito ≥ 30% Administração de inotrópicos (p. ex., dobutamina) para aumentar o DC
Diagnóstico	Realizar culturas: Ao menos duas hemoculturas, com uma coleta por via percutânea e outra em cada dispositivo de acesso vascular; obter culturas de outros locais, como urina, feridas e secreções respiratórias antes do início da antibioticoterapia Exames diagnósticos (p. ex., ultrassom, exames de imagem)
Antibioticoterapia	Antibióticos empíricos
Controle da origem	Remoção do dispositivo potencialmente infectado, drenagem do abscesso, desbridamento de tecido necrótico infectado
Melhorar a perfusão	Fluidoterapia Vasopressores Terapia inotrópica
Esteroides	Para pacientes com disfunção adrenal relativa
Administração de produtos hemoderivados	Objetivar hemoglobina-alvo de 7 a 9 g/dL
Ventilação mecânica	Ventilação mecânica protetora para lesão pulmonar aguda/síndrome do desconforto respiratório agudo (p. ex., volume corrente baixo, de 6 mL/kg de peso corporal ideal, com o objetivo de manter a pressão de platô inspiratório < 30 cm H_2O)
Sedação, analgesia e bloqueio neuromuscular	Proporcionar conforto; porém, evitar sedação prolongada
Controle da glicose	Manter a glicemia < 150 mg/dL
Substituição renal	Para disfunção renal aguda
Medidas profiláticas	Trombose venosa profunda Úlcera de estresse
Considerar a limitação do suporte	Discutir cuidados de final de vida para pacientes críticos Promover a comunicação com a família para discutir o uso de medidas de suporte de vida

Adaptada de Dellinger RP, Levy MM, Carlet JM, et al. Surviving Sepsis Campaign guidelines for management of severe sepsis and septic shock. Crit Care Med. 2008;36:296-327.

Etiologia, fatores de risco e fisiopatologia

Overdose de álcool

A *overdose* de álcool é mais frequentemente vista em alcoolistas, indivíduos jovens que ainda não atingiram a maioridade ou em combinação com outras drogas, como um gesto suicida. Existem quatro tipos de intoxicação alcoólica:

- Etanol (álcool etílico ou de grãos)
- Metanol (álcool de madeira)
- Etilenoglicol (anticongelante)
- Álcool isopropílico (álcool de limpeza)

O álcool dissolve-se com facilidade nos componentes lipídicos da membrana plasmática do organismo; assim, entra logo no cérebro, resultando em um rápido efeito sobre o sistema nervoso central.

Na intoxicação por etanol, os níveis séricos variam de 200 mg/dL (intoxicação leve) a mais do que 500 mg/dL (coma). Na maioria dos Estados dos Estados Unidos, um nível sérico de álcool de 100 mg/dL é o limite superior legal para conduzir um automóvel.

No caso de intoxicação por metanol, os níveis séricos variam de 50 mg/dL (intoxicação leve) a 100 mg/dL (intoxicação grave). A acidose metabólica manifesta-se à medida que diminui o nível de bicarbonato na gasometria arterial, indicando que a geração de íons de hidrogênio pelo fígado excede a capacidade do rim de excretá-los. Esse excesso de íons de hidrogênio sistêmicos resulta em hiperventilação compensatória, quando o organismo tenta tornar o pH mais alcalino. Consulte o Capítulo 5, Manejo Ventilatório e das Vias Aéreas, para obter mais informações a respeito do desequilíbrio ácido-base.

A intoxicação por etilenoglicol é caracterizada por depressão neurológica, complicações cardiopulmonares, edema pulmonar e degeneração tubular renal. A análise sérica laboratorial revela acidose metabólica, conforme descrito, e toxicidade renal. Uma agregação de íons de hidrogênio pode resultar em aumento da produção e acúmulo de ácido lático, que tende a prejudicar a função renal. Suspeita-se de toxicidade renal quando o pH sérico for menor do que 7,35, a creatinina sérica for maior do que 2 mg/dL e a ureia nitrogenada (BUN) for maior do que 100 mg/dL.

A intoxicação por álcool isopropílico diferencia-se dos outros tipos de intoxicação pela presença de cetoácidos na urina e no soro. A acidose metabólica é um reflexo do excesso de cetoácidos, exigindo tamponamento pelos íons bicarbonato.

Manifestações clínicas

A ingestão excessiva de qualquer tipo de álcool pode causar sintomas relacionados ao sistema nervoso central, como reflexos lentos, instabilidade emocional ou comportamento fora do comum. Pode haver amnésia para eventos que ocorreram durante o período de intoxicação. A inconsciência ocorre geralmente antes que a pessoa possa beber o suficiente para que ocorram consequências fatais, mas o rápido consumo de álcool pode causar morte por depressão respiratória ou aspiração do vômito. Há sinais e sintomas que são específicos para cada tipo de bebida alcoólica ingerida. A seguir, as descrições:

- *Intoxicação aguda por etanol:* Incoordenação muscular, fala arrastada, torpor, hipoglicemia, rubor, convulsões, coma, respiração deprimida e hiporreflexia
- *Intoxicação por metanol:* Depressão neurológica, acidose metabólica e distúrbios visuais
- *Intoxicação por etilenoglicol:* Depressão neurológica, complicações cardiopulmonares, edema pulmonar e degeneração tubular renal
- *Intoxicação por álcool isopropílico:* Depressão neurológica, arreflexia, depressão respiratória, hipotermia, hipotensão e distúrbios digestivos.

Exames diagnósticos

Um importante componente da avaliação inicial é realizar o diagnóstico diferencial para descartar outras condições médicas, como hipoglicemia ou hiperglicemia, que podem assemelhar-se a uma *overdose* ou intoxicação. Como a ingestão de álcool interfere na capacidade do fígado de produzir glicose, a hipoglicemia induzida pelo álcool no paciente intoxicado é muito comum.

Antes de realizar qualquer exame diagnóstico, é muito importante coletar a história do paciente com um familiar, amigo ou pessoa que o encontrou, para determinar a provável substância ingerida. Uma vez que esta foi potencialmente identificada, existem exames diagnósticos úteis para ajudar no tratamento de pacientes após a intoxicação por álcool. Estes incluem:

- *Níveis séricos de etanol e metanol*: São elevados, se tiverem sido ingeridos. A maioria dos laboratórios pode realizar esses testes. Os níveis séricos de álcool isopropílico não são mensurados tão comumente quanto os teores de etanol e metanol.
- *Níveis de creatinina sérica e ureia nitrogenada*: Podem estar elevados devido a uma insuficiência renal.
- *Exames da função hepática*: Os efeitos hepatotóxicos de alguns tipos de álcool resultam em níveis anormais.
- *Glicemia e eletrólitos*: Muitas vezes estão anormais, conforme já foi descrito.

Síndrome de abstinência alcoólica

Pacientes que sofrem de dependência de álcool podem ser internados em uma unidade de cuidados progressivos por uma condição não relacionada ao álcool ou para tratar os sintomas de abstinência. Os sintomas de abstinência de álcool variam, e estão relacionados na Tabela 11.7. O momento do surgimento dos sintomas também varia, e é influenciado por presença de enfermidades clínicas concomitantes, uso diário de grandes quantidades de álcool, idade e anormalidades na função hepática. Como resultado, é essencial obter uma anamnese completa do paciente e/ou familiares e determinar a quantidade e a frequência de ingestão de álcool (e a última ingestão realizada). A utilização de um formulário de avaliação dos sintomas de abstinência alcoólica revela-se uma forma prática de identificar a gravidade e os tratamentos necessários (Fig. 11.3).

A maioria dos esquemas de tratamento inclui uso de eletrólitos, fluidos e saciedade nutricional, bem como administração rotineira de tiamina (para evitar a encefalopatia de Wernicke), multivitamínicos, ácido fólico e, com frequência,

---

À BEIRA DO LEITO

Overdose *de álcool*

Um jovem de 19 anos de idade é trazido ao PS por seus colegas. Eles afirmam que o jovem tornou-se não responsivo depois de beber em uma festa. A avaliação inicial revela redução no nível de consciência, com diminuição da resposta a estímulos. Ao analisar seus exames laboratoriais, observa-se que o nível sérico de álcool é de 430 mg/dL. Os sinais vitais atuais são:

Temperatura retal	36,5 °C
FC	120 rpm
taquicardia sinusal	
FR	16 rpm
PA	92/70 mmHg
Oximetria de pulso	94%

Questões para discussão

1. Quais as prioridades no cuidado desse paciente?
2. Que informações ajudariam na orientação do tratamento?

Respostas

1. Manter a permeabilidade das vias aéreas, estabilizar o paciente, estabelecer um acesso IV, fornecer líquidos e proporcionar a desintoxicação.
2. Quantidade e tipo de álcool ingerido, período desde a ingestão (a lavagem gástrica tem mais efeitos se realizada no intervalo de 1 hora após a ingestão).

---

magnésio. Os benzodiazepínicos são administrados em um cronograma definido para controlar os sintomas de abstinência e *delirium tremens*, com doses adicionais utilizadas conforme a necessidade para diminuir os sintomas de hiperexcitabilidade, que podem ser fatais. Os benzodiazepínicos de ação intermediária são comumente preferidos na fase aguda e na UTI. Em alguns casos, podem ainda ser utilizados medica-

TABELA 11.7 SINTOMAS DA SÍNDROME DE ABSTINÊNCIA ALCOÓLICA

Sintomas	Tempo de aparecimento após a cessação do uso de álcool
Sintomas de abstinência menores: tremores, insônia, ansiedade leve, desconforto digestivo, cefaleia, sudorese, palpitações, anorexia	6 a 12 horas
Alucinose alcoólica: alucinações visuais, auditivas ou táteis	12 a 24 horas[a]
Convulsões de abstinência: convulsões tônico-clônicas generalizadas	24 a 48 horas[b]
Delirium de abstinência de álcool (*delirium tremens*): alucinações (predominantemente visuais), desorientação, taquicardia, hipertensão, febre baixa, agitação, sudorese	48 a 72 horas[c]

[a]Sintomas que geralmente se resolvem em um prazo de 48 horas.
[b]Sintomas relatados tão precocemente quanto 2 horas após a interrupção do uso.
[c]Pico dos sintomas em 5 dias.
Retirada de Bayard M, Mcintyre J, Hill KR, Woodside J Jr. Alcohol withdrawal syndrome. *Am Fam Physician*. 2004. Mar 15;69(6):1443-1450.

Avaliação da abstinência de álcool

Paciente: _____ Data: _____ Hora: _____ : _____
Frequência cardíaca ou de pulso (mensurar em um minuto): _____ Pressão arterial: _____/_____

Náuseas e vômitos. Pergunte: "Você sente mal-estar gástrico? Você vomitou?"
Observação:
0—Ausência de náuseas e vômitos
1—Náusea leve, sem vômitos
2—
3—
4—Náusea intermitente, com ânsia de vômito
5—
6—
7—Náusea constante, ânsia de vômito frequente e vômito

Tremor. Peça ao paciente para estender os braços e abrir os dedos
Observação:
0—Ausência de tremor
1—Tremor não visível, mas que pode ser sentido ao tocar na ponta do dedo do paciente
2—
3—
4—Tremor moderado com os braços estendidos
5—
6—
7—Tremor grave, mesmo com os braços não estendidos

Suor paroxístico
Observação:
0—Ausência de suor visível
1—Sudorese quase imperceptível: palmas úmidas
2—
3—
4—Gotas de suor visíveis na testa
5—
6—
7—Encharcamento de suor

Ansiedade. Pergunte: "Você se sente ansioso?"
Observação:
0—Sem ansiedade (à vontade)
1—Ligeiramente ansioso
2—
3—
4—Moderadamente ansioso ou receoso, de modo que a ansiedade pode ser inferida
5—
6—
7—Equivalente a estados de pânico agudo, como ocorre no *delirium* grave ou nas reações agudas de esquizofrenia

Agitação
Observação:
0—Atividade normal
1—Um pouco mais do que a atividade normal
2—
3—
4—Moderadamente agitado e inquieto
5—
6—
7—Dá passos para trás e para a frente durante a maior parte da entrevista ou movimenta-se constantemente

Distúrbios táteis. Pergunte: "Você sente coceira, sensação de picadas e agulhadas, ardor ou dormência? Sente como se bichos estivessem rastejando sobre ou sob sua pele?"
Observação:
0—Nenhum
1—Coceira, sensação de picadas e agulhadas, queimação ou dormência muito leve
2—Coceira, sensação de picadas e agulhadas, queimação ou dormência leve
3—Coceira, sensação de picadas e agulhadas, queimação ou dormência moderada
4—Alucinações moderadamente graves
5—Alucinações graves
6—Alucinações extremamente graves
7—Alucinações contínuas

Distúrbios auditivos. Pergunte: "Você está mais consciente dos sons ao seu redor? Eles são desagradáveis? Assustam você? Você está ouvindo algo que o incomoda? Você está ouvindo coisas que sabe que não existem?"
Observação:
0—Inexistentes
1—Caráter desagradável ou capacidade de assustar muito leve
2—Caráter desagradável ou capacidade de assustar leve
3—Caráter desagradável ou capacidade de assustar moderada
4—Alucinações moderadamente graves
5—Alucinações graves
6—Alucinações extramente graves
7—Alucinações contínuas

Distúrbios visuais. Pergunte: "A luz parece brilhar muito? Sua cor está diferente? Seus olhos doem? Você está vendo algo que o incomoda? Você está vendo coisas que sabe que não existem?"
Observação:
0—Ausente
1—Sensibilidade muito leve
2—Sensibilidade leve
3—Sensibilidade moderada
4—Alucinações moderadamente graves
5—Alucinações graves
6—Alucinações extremamente graves
7—Alucinações contínuas

Cefaleia, sensação de cabeça pesada. Pergunte: "Sua cabeça parece estar diferente? A sensação é como se houvesse uma faixa comprimindo-a?"
Não gradue a tontura ou atordoamento; gradue, porém, a gravidade.
0—Não está presente
1—Muito leve
2—Leve
3—Moderada
4—Moderadamente grave
5—Grave
6—Muito grave
7—Extremamente grave

Orientação e distúrbios de percepção. Pergunte: "Que dia é hoje? Onde você está? Quem sou eu?"
Observação:
0—Orientado e pode fazer adições em série
1—Não pode fazer adições em série e tem dúvidas a respeito da data
2—Desorientação quanto à data de, no máximo, dois dias
3—Desorientação quanto à data de mais de dois dias
4—Desorientado em relação a local e/ou pessoa

Pontuação total: _____ (máximo = 67)   Iniciais do pai _____

Figura 11.3 Escala CIWA-Ar (Clinical Institute Withdrawal Assessment for Alcohol) de Avaliação e Classificação da Gravidade dos Sintomas de Abstinência, revisada *(Adaptada de Sullivan JT, Sykora K, Schneiderman J, Naranjo CA, Sellers EM. Assessment of alcohol withdrawal: the revised Clinical Institute Withdrawal Assessment for Alcohol Scale (CIWA-AR). Br J Addict. 1989;84:1353-1357.)*

mentos adjuvantes para tratar a agitação (p. ex., haloperidol; é preciso ter cuidado, pois esse medicamento diminui o limiar convulsivo) e para diminuir os sintomas autonômicos (betabloqueadores e clonidina).

Overdose *de medicamentos*

A *overdose* de medicamentos pode envolver qualquer tipo de fármaco. A maioria das *overdoses* envolve analgésicos, antidepressivos, sedativos, opioides, medicamentos para tosse e resfriado e drogas ilícitas (p. ex., cocaína, *crack*, PCP, LSD). O acetaminofeno é a principal causa de *overdose*; pode levar a lesão hepatocelular e é a causa mais comum de transplante de fígado. As drogas ilícitas são usadas para induzir um estado relaxado, melhorar o humor ou para produzir estados incomuns de consciência. Muitas vezes, as drogas psicoativas são quimicamente semelhantes aos neurotransmissores como serotonina, dopamina e noradrenalina e atuam por interação direta ou indireta, alterando os receptores de neurotransmissores. Os neurônios medulares inspiratórios são muito sensíveis à depressão por drogas, sobretudo barbitúricos e morfina; a morte por uma *overdose* desses agentes é, muitas vezes, secundária à parada respiratória.

Manifestações clínicas

Os sinais e sintomas de *overdose* de droga dependem da substância ingerida. No entanto, há diversos sinais e sintomas que são comumente vistos na maioria dos pacientes. Estes incluem alterações do estado mental (em geral, diminuição do nível de consciência), alterações comportamentais e depressão respiratória.

Exames diagnósticos

Os exames de diagnóstico para pacientes em *overdose* de drogas incluem:

- Rastreamento toxicológico, que pode ser realizado com exames de amplo espectro, incluindo testes para detectar a presença de substâncias como anfetaminas, barbitúricos, benzodiazepínicos e narcóticos, ou rastreamentos específicos, se a substância for conhecida. Em geral, são exames de urina.
- Gasometria arterial, para determinar o estado acidobásico.
- Glicemia e eletrólitos séricos, que podem estar anormais.

Princípios de tratamento para a overdose

Os princípios de tratamento dos pacientes após uma intoxicação ou *overdose* são semelhantes. Realiza-se uma avaliação clínica inicial, priorizando a reanimação e a estabilização do paciente. Os princípios de tratamento incluem manutenção da função respiratória, prevenção de complicações, eliminação de substâncias ingeridas ou metabólitos tóxicos e manutenção da estabilidade hemodinâmica. O tratamento específico depende do agente, da via e da quantidade de exposição e da gravidade da *overdose*.

Manutenção da permeabilidade das vias aéreas

1. Mantenha uma frequência respiratória (FR) adequada. Estimule o paciente a respirar. Se o paciente não conseguir manter a FR espontaneamente, podem ser necessárias intubação e ventilação mecânica.
2. Monitore a oximetria de pulso e a gasometria.
3. Posicione o paciente de lado, com a cabeceira do leito elevada a 30 graus, se tolerada.
4. Aspire as vias aéreas do paciente, conforme necessário.

Circulação e manutenção da estabilidade hemodinâmica

1. Garanta o acesso venoso (acesso periférico ou central de grosso calibre).
2. Administre líquidos isotônicos para manter o volume de fluido intravascular. Se a hipotensão não responder à expansão de volume, o tratamento com vasopressores pode ser necessário.
3. Realize um ECG de 12 derivações e mantenha uma monitoração cardíaca contínua.
4. *Tratamento das arritmias*: A taquicardia supraventricular com hipertensão devido à resposta do sistema nervoso simpático pode ser controlada com uma combinação de betabloqueadores e terapia vasodilatadora (p. ex., esmolol e nitroprussiato), alfa e betabloqueadores combinados (labetalol) ou um bloqueador dos canais de cálcio (verapamil ou diltiazem). A lidocaína ou a amiodarona pode ser utilizada para as taquiarritmias ventriculares.

Depressão neurológica

1. Mensure a glicose para descartar a hipoglicemia e trate com glicose IV a 50%, se necessário.
2. Avalie se há envenenamento por monóxido de carbono (carboxi-hemoglobina); forneça oxigênio.
3. Administre tiamina (IV, para síndrome de Wernicke).
4. Naloxona IV ou IM.
5. Flumazenil para *overdose* por benzodiazepínicos (evite em pacientes com potencial para convulsões).

Catarse, medicamentos de depuração e antídotos

1. A ipeca não é mais recomendada para induzir o vômito. Esse medicamento não é mais usado como tratamento de primeira linha para a maioria dos venenos ingeridos, já que há pouca evidência de que melhore o desfecho em casos de envenenamento. Além disso, os efeitos colaterais da ipeca, como a letargia, podem complicar o diagnóstico e ser confundidos com o efeito de outros venenos. Há pouca evidência de que ela impeça a absorção da droga ou a toxicidade sistêmica.
2. *Lavagem gástrica*: Diminui a absorção do conteúdo ingerido; quanto mais precocemente se realizar a lavagem, mais significativa é a quantidade de droga ingerida que pode ser recuperada. A lavagem gástrica é contraindicada na ingestão de corrosivos devido ao risco de perfuração gastroesofágica e na ingestão de hidrocarbonetos devido ao risco de pneumonite induzida por aspiração de hidrocarbonetos.
3. *Carvão ativado*: Na maioria dos casos, o carvão vegetal absorve, no lúmen intestinal, outros produtos ingeridos, permitindo que o complexo toxina-carvão seja eliminado nas fezes. O carvão vegetal não é recomendado para pacientes que ingeriram ácidos cáusticos e álcalis, álcoois, lítio ou metais pesados.

4. *Hemodiálise e hemoperfusão para intoxicação grave por determinadas substâncias*: A hemodiálise pode ser utilizada no envenenamento grave por metanol, etilenoglicol, salicilatos e lítio. A hemoperfusão, que envolve a passagem do sangue por meio de um cartucho de conteúdo absorvente (em geral de carvão), pode ser indicada para a intoxicação com fenitoína, carbamazepina, fenobarbital e teofilina.
5. *Diálise renal*: A diálise pode ser indicada em casos de envenenamento grave por barbitúricos, brometo, hidrato de cloral, etanol, etilenoglicol, álcool isopropílico, lítio, metanol, procainamida, teofilina, salicilatos e, eventualmente, metais pesados. Consulte o Capítulo 15, Sistema Renal, para obter mais informações a respeito de terapias de substituição renal.
6. *Metanol*: Foram desenvolvidas orientações práticas pela American Academy of Clinical Toxicology para o tratamento da *overdose* por metanol. Sugere-se o uso de ácido folínico (leucovorina) no envenenamento por metanol (na dose de 1 mg/kg, com máximo de 50 mg, a cada 4 a 6 horas, por 24 horas), para fornecer o cofator para a eliminação de ácido fórmico. A lavagem gástrica pode ser realizada dentro de 1 hora após a ingestão. O carvão ativado não absorve o álcool, mas pode ser indicado se houver suspeita de uso de outras drogas. Para evitar que o álcool seja metabolizado em metabólitos tóxicos, pode-se administrar etanol por via oral ou intravenosa para manter a concentração sanguínea em 100 a 150 mg/dL. A hemodiálise é, muitas vezes, necessária para remover os metabólitos tóxicos e do álcool; é mantida até que a acidose tenha sido resolvida.

Antídotos

Os antídotos ajudam a neutralizar os efeitos dos venenos, minimizando-os ou antagonizando seus efeitos. Os envenenamentos ou condições com antídotos específicos incluem:

- *Paracetamol*: N-acetilcisteína
- *Opiáceos*: Naloxona
- *Benzodiazepínicos*: Flumazenil
- *Digoxina*: Digiband
- *Cianeto*: Kelocyanor
- *Antidepressivos tricíclicos*: Bicarbonato de sódio
- *Betabloqueadores ou bloqueadores dos canais de cálcio*: Glucagon e cálcio

Prevenção de complicações

1. Oriente o paciente quanto ao ambiente.
2. Insira uma sonda nasogástrica para descompressão do estômago e administre carvão ou outros antídotos.
3. Mantenha a cabeceira do leito elevada para impedir a aspiração.
4. Coloque travesseiros junto às grades do leito e restrinja o paciente, conforme necessário, para prevenir a autolesão.
5. Forneça apoio ao paciente e aos familiares.

BIBLIOGRAFIA SELECIONADA

SIRS, Sepse e DMOS

AACN practice alert: Sepsis 2006. www.aacn.org/WD/Practice/Docs/Sepsis-04.2006.pdf. Accessed June 27, 2009.

ACCP/SCCM. ACCP/SCCM consensus conference: definitions for sepsis and organ failure and guidelines for the use of innovative therapies in sepsis. *Crit Care Med.* 1992;20(6):864-874.

Ahrens T, Vollman K. Severe sepsis management: are we doing enough? *Crit Care Nurse.* 2003 Oct;23(suppl 5):2-15.

Angus DC, Linde-Zwirble WT, Lidicker J, et al. Epidemiology of severe sepsis in the United States: analysis of incidence, outcome, and associated costs of care. *Crit Care Med.* 2001;29: 1303-1310.

Arumugam TV, Okun E, Tang SC, et al. Toll-like receptors in ischemia-reperfusion injury. *Shock.* 2009; 32:4-16.

Balk RA. Pathogenesis and management of multiple organ dysfunction or failure in severe sepsis and septic shock. *Crit Care Clin.* 2000;16;337-352.

Balk RA, Goyette RE. The multiple organ dysfunction syndrome in patients with severe sepsis: more than just inflammation. In: BalkRA, ed. *Diagnosis and Management of the Patient With Severe Sepsis.* London: Royal Society of Medicine; 2003.

Bernard GR, Vincent JL, Laterre PF, et al. Efficacy and safety of recombinant human activated protein C for severe sepsis. *N Engl J Med.* 2001;344:699-709.

Cunneen J, Cartwright M. The puzzle of sepsis. *AACN Clinical Issues.* 2004;15:18-44.

Dellinger RP. Cardiovascular management of septic shock. *Crit Care Med.* 2003;31:946-955.

Dellinger RP, Levy MM, Carlet JM, et al. Surviving sepsis campaign: interventional guidelines for management of severe sepsis and septic shock. *Crit Care Med.* 2008;36:296-327.

Ely EW, Kleinpell RM, Goyette RE. Advances in the understanding of clinical manifestations and therapy of severe sepsis: an update for critical care nurses. *Am J Crit Care.* 2003;12(2):120-133.

Hotchkiss RS, Karl IE. The pathophysiology and treatment of sepsis. *N Engl J Med.* 2003;348:138-150.

Huddleston VB. *Multisystem Organ Failure. Pathophysiology and Clinical Implications.* St Louis, MO: Mosby; 1996.

Jakob SM. Septic shock resuscitation: what goals and how to achieve them. *Crit Care.* 2009;13:147-148.

Kleinpell R. The role of the critical care nurse in the assessment and management of the patient with severe sepsis. *Crit Care Nurs Clin North Am.* 2003;15(1):27-34.

Kleinpell RM, Graves BT, Ackerman MH. Incidence, pathogenesis and management of sepsis: an overview. *AACN Clinical Issues.* 2006;17:385-393.

Levy MM, Fink MP, Marshall JC, et al. 2001 SCCM/ESICM/ACCP/ATS/SIS International Sepsis Definitions Conference. *Crit Care Med.* 2003;31(4):1250-1256.

Nguyen HB, Corbett SW, Steele R, et al. Implementation of a bundle of quality indicators for the early management of severe sepsis and septic shock is associated with decreased mortality. *Crit Care Med.* 2007;35:1105-1112.

Pronovost P, Berenholtz S. *Improving Sepsis Care in the Intensive Care Unit: An Evidence-Based Approach.* 2004 VHA Research

Series. Available: https://www.vha.com/research/public/sepsis_icu.pdf/. Accessed March 16, 2010.

Wheeler AP, Bernard GR. Treating patients with severe sepsis. *N Engl J Med*. 1999;340:207-214.

Overdose

American Academy of Clinical Toxicology. American Academy of Clinical Toxicology practice guidelines on the treatment of methanol poisoning. *J Toxicol Clin Toxicol*. 2002;40:415-446.

Coughlin C. Poison control: patient assessment and management. *Emerg Med Services*. 2002;31(4):66-71.

Dargan PI, Wallace CI, Jones AL. An evidence based flowchart to guide the management of acute salicylate (aspirin) overdose. *Emerg Med J*. 2002;19(3):206-209.

Goldfrank LR, Flomenbaum NE, Lewin NA, et al, eds. *Goldfrank's Toxicologic Emergencies*. 7th ed. New York, NY: McGraw-Hill; 2002.

Haddad LM, Shannon MW, Winchester JF. *Clinical Management of Poisoning and Drug Overdose*. 3rd ed. New York, NY: WB Saunders; 2007.

Hamm J. Acute acetaminophen overdose in adolescents and adults. *Crit Care Nurse*. 2000;20(3):69-74.

Isbister GK, Downes F, Sibbritt D, et al. Aspiration pneumonitis in an overdose population: frequency, predictors, and outcomes. *Crit Care Med*. 2004;32(1):88-93.

Jenkins JL, Braen GR, eds. *Manual of Emergency Medicine*. Philadelphia, PA: Lippincott, Williams & Wilkins; 1999.

Karch AM. *Nursing 2009 Drug Handbook*. Philadelphia, PA: Lippincott, Williams & Wilkins; 2009.

Manoguerra AS, Cobaugh DJ. Guideline on the use of ipecac syrup in the out-of-hospital management of ingested poisons. *Clinical Toxicology*. 2005;43:1-10.

Manoguerra AS, Krenzelok EP, McGuigan M, Lheureux P. AACT/EAPCCT position paper: ipecac syrup. *Clinical Toxicology*. 2004;42:133-143.

Mokhlesi B, Leiken JB, Murray P, Corbridge TC. Adult toxicology in critical care: Part I: general approach to the intoxicated patient. *Chest*. 2003;123:577-592.

Mokhlesi B, Leikin JB, Murray P, Corbridge TC. Adult toxicology in critical care: Part II: specific poisonings. *Chest*. 2003;123; 897-922.

Newberry L, Sheehy SB, eds. *Sheehy's Emergency Nursing*, 3rd ed. St Louis, MO: Mosby; 2002.

Olson KR. *Poisoning and Drug Overdose*. New York, NY: McGraw-Hill; 2003.

Parsons PE. Respiratory failure as a result of drugs, overdoses, and poisonings. *Clin Chest Med*. 1994;15(1):93-102.

Soloway RAG. Street-smart advice on treating drug overdoses. *Am J Nurs*. 1993;93(4):65-71.

Sue YJ, Shannon M. Pharmacokinetics of drugs in overdose. *Clin Pharm*. 1992;23(2):93-105.

Tibbles PM, Perrotta PL. Treatment of carbon monoxide poisoning: a critical review of human outcome studies comparing normobaric oxygen with hyperbaric oxygen. *Ann Emerg Med*. 1994; 24(2):269-276.

Verdile VP, Dean BS, Krenzelok EP. Hyperbaric therapy for carbon monoxide poisoning. *Am J Emerg Med*. 1994;12(3):389-390.

Weinman SA. Emergency management of drug overdose. *Crit Care Nurse*. 1993;13(6):45-51.

Zimmerman JL. Poisonings and overdoses in the intensive care unit: general and specific management issues. *Crit Care Med*. 2003;31(12):2794-2801.

SISTEMA NEUROLÓGICO 12

Dea Mahanes

HABILIDADES DE CONHECIMENTO

1. Correlacionar a avaliação neurológica a problemas do paciente e achados diagnósticos.
2. Identificar indicações, complicações e tratamentos de enfermagem de exames diagnósticos neurológicos comumente utilizados.
3. Identificar causas de aumento da pressão intracraniana e descrever estratégias de tratamento.
4. Comparar e diferenciar etiologia, fisiopatologia, manifestações clínicas, necessidades dos pacientes e tratamentos de enfermagem para:
   - Acidente vascular encefálico isquêmico agudo
   - Acidente vascular encefálico hemorrágico
   - Transtornos convulsivos
   - Infecções do sistema nervoso central (SNC)
   - Doenças neuromusculares específicas

TÉCNICAS ESPECIAIS DE AVALIAÇÃO, EXAMES DIAGNÓSTICOS E SISTEMAS DE MONITORAMENTO

Embora não exista um único método de se realizar uma avaliação neurológica, uma abordagem sistemática e organizada propicia melhores resultados. Conhecer o desenvolvimento das doenças neurológicas e a neuroanatomia permite que o enfermeiro de terapia intensiva ajuste a avaliação a cada paciente. É essencial que se obtenha a história pregressa e da doença ou lesão atual, incluindo as condições neurológicas preexistentes. O tempo de início dos sintomas e o mecanismo de lesão têm implicações importantes para o diagnóstico e o tratamento. Também se observa a administração de quaisquer medicamentos que possam alterar potencialmente o exame neurológico, sobretudo sedativos ou bloqueadores musculares.

Uma série de avaliações repetidas, com um registro preciso, permite a detecção de mudanças sutis no estado neurológico. A detecção precoce das alterações permite uma intervenção rápida e melhora o prognóstico do paciente. A avaliação neurológica na unidade de terapia intensiva (UTI) pode ser dividida nos seguintes componentes: nível de consciência, estado mental, exame motor, exame sensitivo e exame dos nervos cranianos. Estabelece-se uma avaliação de base, que é comparada às avaliações subsequentes. Uma avaliação neurológica padrão inclui, no mínimo, nível de consciência, orientação, resposta motora, tamanho da pupila e reação à luz.

Nível de consciência

O nível de consciência apresenta dois componentes: perceptividade e reatividade. A *perceptividade* refere-se ao estado de vigília; já a *percepção* reflete o conteúdo e a qualidade das interações com o ambiente. A primeira reflete a função do sistema ativador reticular e do tronco encefálico, enquanto a segunda indica o funcionamento do córtex cerebral. O nível de consciência é avaliado em todos os pacientes, a menos que estejam farmacologicamente sedados e paralisados. Uma alteração no nível de consciência é o indicador mais importante de declínio neurológico, sendo imediatamente avaliada pela equipe de saúde.

O primeiro passo na avaliação do nível de consciência consiste na observação do comportamento, da aparência e da capacidade de comunicação do paciente. O paciente é descrito como alerta se responder de modo significativo ao examinador, sem a necessidade de estimulação. Se a estimulação for necessária, a primeira a ser utilizada é a estimulação auditiva. Se o paciente não despertar aos estímulos auditivos, são usados estímulos táteis, como um toque suave ou uma sacudidela, seguidos por estímulos dolorosos, se necessário, para obter uma resposta. Os métodos aceitos de estímulos dolorosos centrais incluem apertar o músculo trapézio ou o peitoral maior. A pressão supraorbitária também se mostra um estímulo doloroso aceitável, mas não é usada se houver qualquer suspeita de fratura facial. O uso do atrito esternal pode resultar em uma resposta motora de difícil interpretação (ver Escala de Coma de Glasgow [ECGl]) e, muitas vezes, provoca hematomas. A resposta ao estímulo central é mais indicativa da função cerebral do que um estímulo periférico. Por sua vez, pressão no leito ungueal é um estímulo doloroso periférico que costuma ser empregado. Algumas respostas à dor periférica, como a tríplice flexão (flexão de tornozelo, joelho e quadril), podem resultar de um arco reflexo medular e, portanto, permanecem presentes mesmo após a morte encefálica.

Escala de Coma de Glasgow

A ECGl (Tab. 12.1) é, muitas vezes, utilizada para monitorar o estado neurológico em pacientes críticos, pois fornece uma abordagem padronizada para avaliar e documentar o nível de consciência. A resposta é determinada em três categorias: abertura ocular, resposta motora e resposta verbal. Registra-se a melhor resposta em cada categoria, e os resultados são somados fornecendo um escore total. A pontuação varia de 3 a 15, com 15 indicando que o paciente está alerta, totalmente orientado e seguindo comandos.

A pontuação da abertura ocular reflete a quantidade de estímulo que deve ser aplicada para que o paciente abra seus olhos. A abertura ocular espontânea é a melhor resposta (4), seguida pela abertura ocular ao estímulo verbal e, depois, pela abertura ocular aos estímulos dolorosos. A pontuação do componente abertura ocular da escala pode ser complicada por um trauma orbital ou edema, o que deve ser registrado.

A parte motora da ECGl mostra-se a mais difícil de se avaliar. Testa-se a resposta em cada extremidade, mas apenas a melhor resposta motora é usada para calcular a pontuação total. Primeiro, pede-se ao paciente que siga um comando como "segure o meu polegar" ou "mexa os dedos". Se ele não comanda suas extremidades, solicita-se que olhe para cima e para baixo. Em alguns distúrbios neurológicos (como acidente vascular encefálico da artéria basilar ou lesão medular cervical alta), os pacientes podem ser incapazes de comandar suas extremidades, mas ainda estão acordados e conscientes; a avaliação da capacidade de olhar para cima e para baixo ajuda a identificá-los.

Se o paciente não segue comandos, avalie, então, as quatro extremidades quanto à resposta a estímulos dolorosos. A resposta da extremidade superior à dor é descrita conforme localização, retirada, postura decorticada (flexão) ou postura descerebrada (extensão). Uma tentativa do paciente de retirar o estímulo é, claramente, a localização, mas nem sempre se evidencia facilmente a resposta. A interpretação do movimento do paciente é complicada quando se emprega atrito esternal, pois os braços movem-se em direção ao estímulo, tanto em postura de localização e decorticação. É classificado como localização cruzar a linha média do corpo devido a um estímulo (p. ex., se o braço direito chega até o ombro esquerdo ao se estimular o trapézio esquerdo). Uma maneira fácil de memorizar a diferença entre postura decorticada e descerebrada é que a decorticada é "central" ou em flexão, e a descerebrada fica "longe do centro" ou em extensão (Fig. 12.1). A postura decorticada implica danos aos hemisférios cerebrais ou ao tálamo; já a postura descerebrada indica danos ao mesencéfalo ou à ponte. A presença de uma postura ou a mudança de uma postura decorticada para descerebrada deve ser logo comunicada ao médico. A resposta motora à dor em membros inferiores costuma ser classificada como em retirada ou tríplice flexão.

TABELA 12.1 ESCALA DE COMA DE GLASGOW

Comportamento	Pontuação[a]
Abertura ocular (O)	
Espontânea	4
Ao estímulo verbal	3
Ao estímulo doloroso	2
Ausente	1
Resposta motora (M)	
Obedece a comandos	6
Localiza a dor	5
Retirada à dor	4
Padrão flexor	3
Padrão extensor	2
Ausente	1
Resposta verbal (V)	
Orientado	5
Confuso	4
Palavras desconexas	3
Sons incompreensíveis	2
Ausente	1

[a]Pontuação do coma = O + M + V (pontuação varia de 3 a 15).

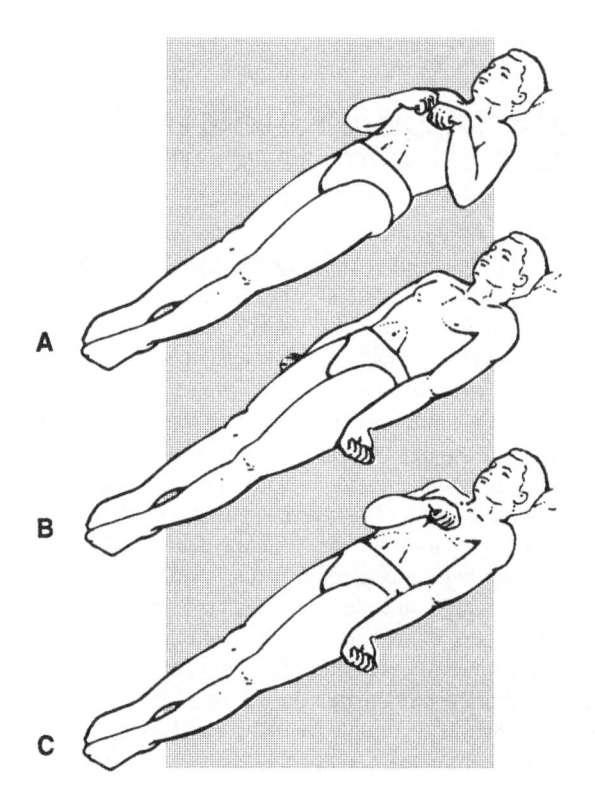

Figura 12.1 Respostas motoras anormais. **(A)** Postura decorticada. **(B)** Postura descerebrada. **(C)** Postura decorticada no lado direito e descerebrada no lado esquerdo do corpo. *(Reproduzida de Carlson BA. Neurologic clinical assessment. In: Urden LD, Stacy KM, Lough ME, eds.* Thelan's Critical Care Nursing: Diagnosis and Management. *St Louis, MO: Mosby; 2002:649.)*

Na tríplice flexão, o estímulo doloroso resulta em uma flexão estereotipada de tornozelo, joelho e quadril. Tal resposta pode ser diferenciada do reflexo de retirada pela aplicação de um estímulo doloroso em uma área diferente do membro inferior (p. ex., na parte interna do joelho). Se a resposta for de retirada, o paciente afasta-se do estímulo. Se a resposta for de tríplice flexão, a resposta ainda é a flexão estereotipada de tornozelo, joelho e quadril.

A categoria verbal da ECGl avalia a capacidade do paciente de falar de forma coerente e com conteúdo adequado. Avalia-se a orientação em relação a pessoa, lugar e tempo. À medida que o estado mental declina, a orientação temporal é a primeira a ser perdida, seguida da orientação espacial. A orientação pessoal é raramente perdida antes da perda da consciência. Os pacientes com tubo endotraqueal ou traqueostomia costumam receber uma pontuação verbal de *T*, e o total da ECGl é representado pela soma da abertura ocular e da resposta motora, seguido por *T*. O examinador pode, ainda, atribuir uma pontuação verbal com base na percepção das capacidades do paciente.

Embora a ECGl seja, muitas vezes, empregada para monitorar pacientes na UTI, é importante lembrar que ela fornece apenas uma quantidade limitada de informação. São necessárias avaliações adicionais para se detectar a situação real da função neurológica; tais avaliações baseiam-se no tipo de desenvolvimento da doença ou lesão e na parte do sistema nervoso central (SNC) afetada.

Escala de Coma Full Outline of UnResponsiveness (FOUR)

Embora a ECGl seja mais utilizada, a Escala de Coma Full Outline of UnResponsiveness (FOUR) é uma ferramenta desenvolvida recentemente e validada para avaliação de pacientes com alterações de consciência. A pontuação da escala FOUR atribui um valor de 0 a 4 em cada uma de suas quatro categorias: olhos, resposta motora, reflexos do tronco encefálico e respiração. As pontuações em cada categoria são somadas, gerando uma pontuação total de 0 a 16. A Tabela 12.2 apresenta uma visão geral da Escala de Coma FOUR, mas as instruções completas não estão incluídas; os enfermeiros de terapia intensiva que usam essa ferramenta devem procurar por informações adicionais. Devido à inclusão dos reflexos do tronco encefálico e padrão respiratório, a pontuação da escala FOUR permite que o médico identifique alterações em pacientes com respostas muito limitadas.

Estado mental

Embora existam métodos formais de avaliação do estado mental, muitos pacientes em terapia intensiva são incapazes de completar essas avaliações devido à capacidade limitada de se comunicar ou à diminuição do nível de consciência. A orientação é o componente do estado mental mais avaliado nessas unidades. Outros componentes da avaliação do estado mental incluem atenção/concentração, emoção, memória, raciocínio e linguagem. Atenção/concentração, emoção e raciocínio são informalmente avaliados pela simples observação durante os cuidados diários. A memória de curto prazo pode ser avaliada fornecendo-se ao paciente uma lista de três itens e pedindo-lhe para reproduzi-los mais tarde durante o dia. No entanto, muitas vezes, os déficits também são perceptíveis em interações informais. A dificuldade com a linguagem pode ser descrita como disartria (fraqueza ou falta de coordenação dos músculos da fala) ou afasia. Esta também pode ser expressiva (incapacidade de expressar pensamentos), receptiva (incapacidade de compreender) ou global (tanto receptiva quanto expressiva). Um indivíduo com afasia expressiva pode ser capaz de entender tudo o que é dito, mas incapaz de responder, ao passo que um indivíduo com afasia receptiva pode ter discurso fluente e sem sentido, mas não consegue compreender o que lhe é dito. Um paciente com disartria tem fala arrastada e de difícil compreensão, mas o conteúdo do discurso mostra-se apropriado.

O *delirium* é uma alteração do estado mental com especial importância em pacientes graves, pois o desenvolvimento do *delirium* está associado a piores resultados clínicos e aumento nos custos de internação. Caracteriza-se por alterações agudas ou variações no estado mental, desatenção e alterações cognitivas ou distúrbios perceptivos. O *delirium* geralmente tem início

TABELA 12.2 VISÃO GERAL DA ESCALA DE COMA FULL OUTLINE OF UNRESPONSIVENESS (FOUR)

Componente	0 ponto	1 ponto	2 pontos	3 pontos	4 pontos
Resposta ocular	Pálpebras permanecem fechadas ao estímulo doloroso	Pálpebras fechadas, mas se abrem ao estímulo doloroso	Pálpebras fechadas, mas se abrem ao ouvir vozes altas	Pálpebras abertas, mas não acompanham com o olhar	Pálpebras abrem-se ou estão abertas, acompanham com o olhar ou piscam aos comandos
Resposta motora (avaliar preferencialmente o membro superior)	Sem resposta à dor ou estado de mioclonia convulsiva generalizada	Extensão à dor	Flexão à dor	Localiza a dor	Polegares, punho para cima ou sinal de paz
Reflexos do tronco encefálico	Reflexos pupilar, corneal e de tosse ausentes	Reflexos pupilar e corneal ausentes	Reflexos pupilar ou corneal ausentes	Uma pupila dilatada e fixa	Reflexos pupilar e corneal presentes
Respiração	Respira na frequência do ventilador ou apneia	Respira acima da frequência do ventilador	Não intubado, respiração irregular	Não intubado, padrão respiratório de Cheyne-Stokes	Não intubado, padrão respiratório regular

(Adaptada de Wijdicks EFM, Bamlet WR, Maramattom BV, et al. Validation of a new coma scale: the FOUR score. Ann Neurol. 2005;58:585-593.)

rápido e é reversível. A demência, no entanto, desenvolve-se mais lentamente e consiste em uma perda progressiva e irreversível das habilidades intelectuais e cognitivas, como raciocínio, capacidade de realizar cálculos matemáticos ou pensamento abstrato. Ambos não excluem um ao outro; um paciente com demência leve a moderada pode apresentar *delirium* no ambiente desconhecido da unidade de terapia intensiva. O Método de Avaliação da Confusão Mental na UTI (*The Confusion Assessment Method for the Intensive Care Unit*, CAM-ICU) é um instrumento validado, desenvolvido especificamente para o uso em pacientes críticos; pode ser usado, ainda, em pacientes em ventilação mecânica. Para realizar a avaliação do *delirium* por meio do CAM-ICU, deve-se, em primeiro lugar, determinar o nível de sedação dos pacientes utilizando a Escala de Richmond de Agitação e Sedação (RASS; ver Cap. 6, Tab. 6.6). Se a RASS for -4 ou -5, não se realiza avaliação adicional. Para os pacientes com pontuações RASS de mais de -4, utilize a planilha do CAM-ICU (Fig. 12.2) para determinar se há ou não *delirium*.

Os fatores que contribuem para o desenvolvimento do *delirium* incluem doenças sistêmicas (infecção, febre ou disfunção metabólica), distúrbios eletrolíticos, administração de medicamentos, incluindo sedativos hipnóticos e analgésicos, privação de sono e retirada de álcool ou outras substâncias. É mais comum em pacientes idosos. O primeiro passo no tratamento do *delirium* é excluir as causas reversíveis. As estratégias de enfermagem para diminuir os efeitos do *delirium* incluem reorientação, diminuição dos estímulos, proporcionar atividades cognitivas adequadas, promover ciclos normais de sono/vigília, garantir que os dispositivos de apoio (como aparelhos auditivos e óculos) estejam disponíveis, tratar a dor e promover a presença da família. Os familiares são informados a respeito do *delirium* e de como interagir com o paciente (falar com clareza, fornecer reorientação frequente e evitar conversas desnecessárias). As restrições não são empregadas a menos que a segurança do paciente ou dos funcionários esteja comprometida, pois estas só contribuem para confusão e apreensão do paciente. Além do controle do meio, medicamentos também podem ser úteis no tratamento do *delirium*.

Os pacientes com doença no cérebro, muitas vezes, apresentam comportamentos desafiadores, independentemente do diagnóstico específico. Exemplos incluem agitação, instabilidade emocional e desinibição. Isso pode ser muito constrangedor para os membros da família, em especial quando o paciente não apresentava tais comportamentos anteriormente. Lidar com pacientes agitados e confusos também pode ser frustrante para os funcionários; embora medicá-los seja útil, muitos medicamentos alteram a avaliação neurológica. Estratégias ambientais, como diminuição do ruído e distrações, podem ser muito eficazes sendo usadas quando possível.

Avaliação motora

A avaliação motora inclui tamanho do músculo, tônus, força e movimentos involuntários, como tiques ou tremores. A função motora é avaliada em cada extremidade. Nos pacientes que são capazes de seguir comandos, o movimento de pronação é um excelente indicador da função motora no membro superior. Para avaliar a pronação, deve-se pedir que o paciente feche os olhos e levante os braços com as palmas das mãos voltadas para o teto. Uma resposta normal é considerada quando ele mantém essa posição até que seja pedido que relaxe. Os pacientes com fraqueza muscular focal apresentam vários graus de pronação. Dependendo da gravidade da fraqueza, o lado afetado pode afastar-se de sua posição inicial rápida ou lentamente, ou a palma da mão pode começar a pronar (Fig. 12.3). Além disso, a avaliação da força motora dos membros superiores envolve deltoide, bíceps, tríceps e punhos. A avaliação dos membros inferiores inclui os isquiotibiais, quadríceps, flexão dorsal e flexão plantar. A força é avaliada em uma escala de 5 pontos (Tab. 12.3). Em pacientes que não seguem comandos, a avaliação motora consiste em, antes de tudo, observar os movimentos espontâneos do paciente. Se necessário, aplica-se um estímulo doloroso e observa-se a resposta do paciente. A resposta é graduada numericamente pelas escalas ECGl ou FOUR, mas também pode ser descrita como intencional, não intencional ou ausência de resposta. Em um paciente alerta e desperto, a avaliação motora completa inclui testes de coordenação, que avaliam a função cerebelar.

Os testes que costumam ser aplicados no ambiente de terapia intensiva incluem avaliação de movimentos rápidos e alternados, teste dedo-nariz e teste calcanhar-joelho. Para testar movimentos rápidos e alternados, peça ao paciente para supinar e pronar suas mãos o mais rápido possível. No teste dedo-nariz, o paciente é instruído a tocar repetidamente seu nariz e, em seguida, o dedo do examinador. Para avaliar os membros inferiores, peça-lhe que deslize seu calcanhar para cima e para baixo na canela da perna aposta, o mais rápido possível. Nesses testes, os pacientes com disfunção cerebelar apresentam diminuição na velocidade e na precisão.

Sensibilidade

Existem, basicamente, três vias sensitivas: dor/temperatura, propriocepção/vibração e tato fino. Na UTI, a via avaliada com mais frequência é o tato fino, que pode estar preservado mesmo nas lesões da medula espinal, devido à sobreposição da inervação. Uma vez que a maioria dos pacientes com lesões intracranianas relata alteração de sensibilidade em toda uma extremidade ou em um dos lados do corpo, é provável que a avaliação do tato fino identifique esses pacientes. Peça ao paciente que feche os olhos e toque levemente cada extremidade, no sentido distal para proximal. A sensibilidade facial também é avaliada e inclui os três ramos do quinto nervo craniano (nervo trigêmeo). Os três ramos podem ser avaliados tocando-se a testa, as bochechas e a mandíbula.

TABELA 12.3 AVALIAÇÃO DA FORÇA MUSCULAR

Grau	Definição
0	Ausência de movimento
1	Somente contração muscular (palpável ou visível)
2	Movimento ativo dentro de um único plano (sem ação da gravidade)
3	Movimento ativo contra a gravidade
4	Movimento ativo contra resistência leve
5	Movimento ativo contra resistência completa (força normal)

CAM-ICU Worksheet

Característica 1: Início agudo ou curso flutuante Positivo se a resposta for "sim" para 1A ou 1B	Positivo	Negativo
1A: O estado mental do paciente está diferente de seu normal? ou **1B:** O paciente teve alguma flutuação no estado mental nas últimas 24 horas, conforme evidenciado por alteração em uma escala de sedação (p. ex., RASS), ECGl ou avaliação prévia do *delirium*?	Sim	Não
Característica 2: Falta de atenção Positivo se a pontuação de 2A ou 2B for menor do que 8. Realize primeiro o Teste de Atenção Letras. Se o paciente for capaz de realizar esse teste, e o resultado for claro, registre a pontuação e vá para a Característica 3. Se o paciente não for capaz de realizar esse teste ou se o resultado não for claro, então realize o Teste de Atenção Figuras. Se ambos os testes forem realizados, registre a pontuação do Teste de Atenção Figuras.	Positivo	Negativo
2A: Teste de Atenção Letras: registre a pontuação (coloque NT se não for testado) Instruções: Diga ao paciente: "Vou ler para você uma lista de 10 letras. Quando você ouvir 'A', levante a mão." Leia as letras da lista a seguir, em tom de voz normal. **S A V E A H A A R T** Pontuação: São considerados erros quando o paciente não se manifesta na letra "A" e quando se manifesta em qualquer outra letra.	Escore (máximo 10):_____	
2B: Teste de Atenção Figuras: registre a pontuação (coloque NT se não for testado) As instruções estão incluídas no maço de figuras.	Escore (máximo 10):_____	
Característica 3: Pensamento desorganizado Positivo se a pontuação for menor do que 4	Positivo	Negativo
3A: Questões de sim/não (Use o conjunto A ou B; alterne em dias consecutivos, se necessário): **Conjunto A** **Conjunto B** 1. Uma pedra pode flutuar na água? 1. Uma folha pode flutuar na água? 2. Existem peixes no mar? 2. Existem elefantes no mar? 3. Um quilo pesa mais do que dois quilos? 3. Dois quilos pesam mais do que um quilo? 4. Pode-se usar um martelo para pesar uma agulha? 4. Pode-se usar um martelo para cortar madeira? **Pontuação:____** (O paciente ganha 1 ponto para cada resposta correta, em um total de 4) **3B: Comando** Diga ao paciente: "Levante estes dedos" (O examinador mostra dois dedos diante do paciente). "Agora faça o mesmo com a outra mão" (Não repita o número de dedos). *Se o paciente for incapaz de mover os dois braços, na segunda parte do exame peça-lhe que "Acrescente mais um dedo". **Pontuação___** (O paciente ganha 1 ponto se for capaz de completar com sucesso todo o comando)	Escore combinado (3A + 3 B): _____ (máximo 5)	
Característica 4: Nível de consciência alterado Positivo se RASS atual for diferente de zero.	Positivo	Negativo
CAM-ICU Global (Características 1 e 2 e característica 3 ou 4):	Positivo	Negativo

Figura 12.2 Planilha do Método de Avaliação da Confusão Mental na UTI (CAM-ICU). O *delirium* é diagnosticado quando 1 e 2 são positivos, juntamente com 3 ou 4. *(Reproduzida com permissão de E. Wesley Ely, MD, MPH, Vanderbilt University, Nashville, TN, 2002; complete training manual is available at www.ICUdelirium.org.)*

A avaliação da dor e da propriocepção proporciona informações úteis quando se indica uma avaliação de enfermagem mais abrangente. Um cotonete com haste de madeira pode ser quebrado e utilizado; a extremidade com algodão revela-se um instrumento macio, e a extremidade quebrada atua como a ponta afiada. Toque levemente a pele do paciente em uma sequência aleatória e peça-o para identificar a sensação como sendo macia ou afiada. Deve-se respeitar um intervalo de 2 segundos entre os estímulos. Para avaliar o sentido de propriocepção, ou sensibilidade profunda, mova o dedo indicador ou o polegar do paciente para cima ou para baixo, segurando o dedo lateralmente sobre as articulações. Antes do teste, dê exemplo de duas posições "para

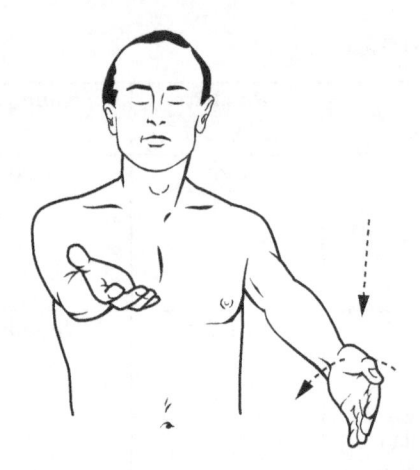

Figura 12.3 Avaliação da pronação. Solicita-se ao paciente que mantenha os braços estendidos com as palmas das mãos supinadas e os olhos fechados. Se houver fraqueza, o braço fraco prona gradualmente e desvia para baixo. *(Reproduzida de: Lindsay KW, Bone I, Callander R. Neurology and Neurosurgery Illustrated. New York, NY: Churchill Livingstone; 1997:19.)*

cima" e "para baixo". Repita esses movimentos em uma ordem aleatória, pedindo ao paciente para identificar se a articulação está para cima ou para baixo. Sempre retorne à posição neutra entre os movimentos e segure com cuidado o dedo para evitar dar dicas ao paciente.

A avaliação sensitiva é realizada com o paciente de olhos fechados. O registro da avaliação sensitiva completa é mais bem realizado com um mapa de dermátomos (Fig. 12.4). As áreas com alterações sensitivas podem ser marcadas e monitoradas ao longo do tempo.

Avaliação dos nervos cranianos e da função do tronco encefálico

A avaliação dos nervos cranianos indica a integridade dos nervos propriamente ditos e a função do tronco encefálico. Em todos os pacientes, é realizada uma triagem, com base na resposta pupilar e nos reflexos de proteção (corneal, vômito e tosse). Além disso,

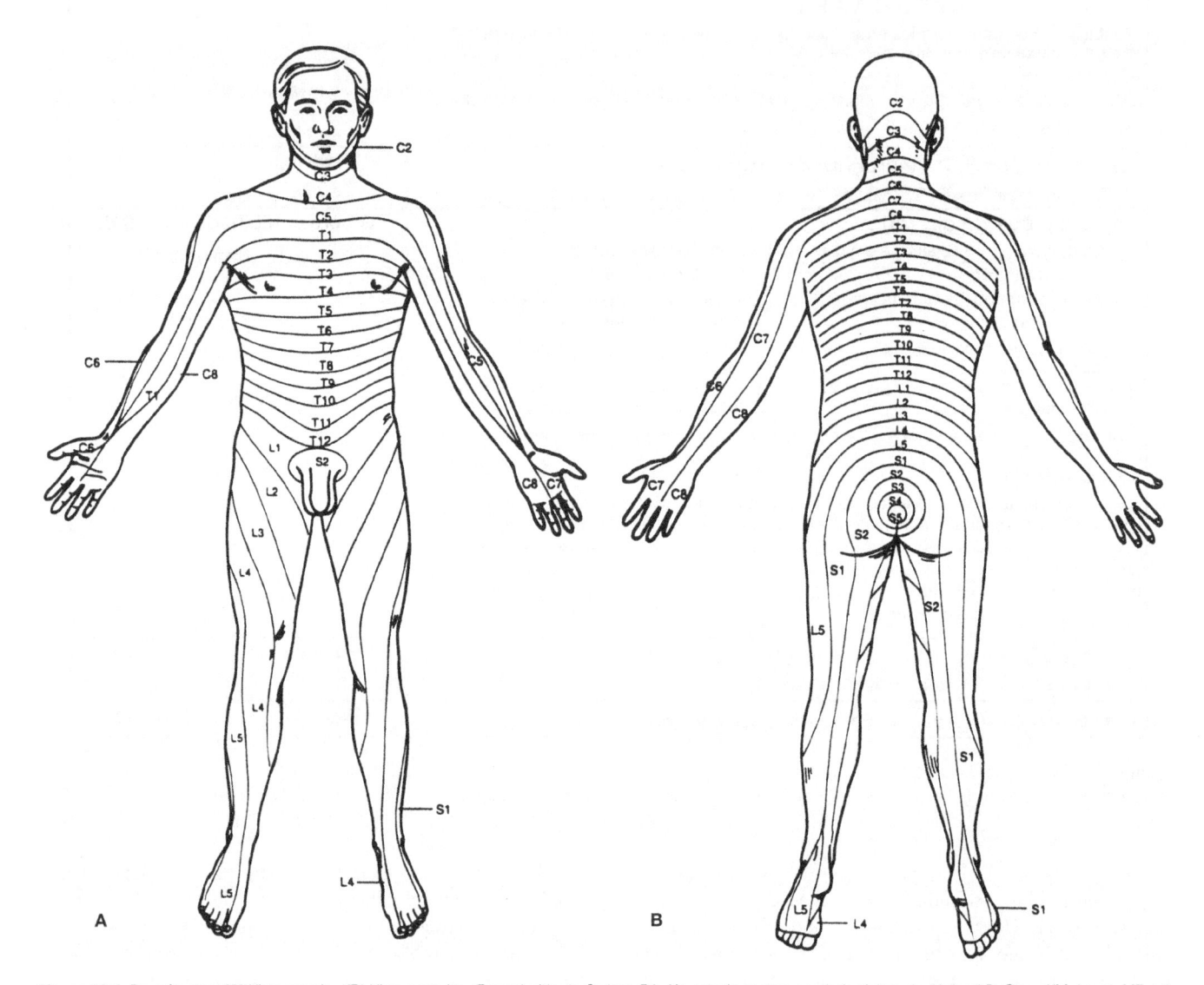

Figura 12.4 Dermátomos. **(A)** Vista anterior. **(B)** Vista posterior. *(Reproduzida de Carlson BA. Neurologic anatomy and physiology. In: Urden LD, Stacy KM, Lough ME, eds. Thelan's Critical Care Nursing: Diagnosis and Management. St Louis, MO: Mosby; 2002:641.)*

a avaliação pode ser personalizada com base na doença. Os pacientes com lesões no tronco encefálico, no cerebelo ou na glândula hipófise precisam de uma avaliação mais extensa, devido à proximidade dessas estruturas com os nervos cranianos. As avaliações descritas a seguir são os exames mais comuns realizados da função dos nervos cranianos na unidade de terapia intensiva. A Tabela 12.4 descreve a função dos 12 pares desses nervos.

Tamanho da pupila e reação à luz

As pupilas são avaliadas em relação a tamanho, forma e reação à luz. São medidas em milímetros, não sendo descritas por palavras como *grandes, pequenas, contraídas* ou *dilatadas*. Por sua vez, a reação à luz é descrita como *rápida, lenta* ou *fixa/não reativa*. São testados ambos os olhos para uma resposta direta e consensual. Para testar a resposta pupilar direta, aplica-se uma luz diretamente em um olho e observa-se a resposta da pupila nesse olho. Uma resposta normal consiste na constrição rápida da pupila, seguida por uma dilatação rápida quando se retira a luz. Para testar a resposta pupilar consensual, aplica-se uma luz em um olho e observa-se a pupila do outro. Ela deve contrair e dilatar da mesma forma. Alguns medicamentos podem afetar o tamanho e a reação da pupila. A atropina, por exemplo, pode dilatar as pupilas, e os narcóticos podem provocar sua contração. Os bloqueadores neuromusculares comumente utilizados não afetam a reação pupilar. As alterações na pupila são, muitas vezes, vistas no estágio final do declínio neurológico à medida que a pressão intracraniana (PIC) aumentada leva à compressão do terceiro nervo craniano.

Reflexo corneal

O reflexo corneal avalia o quinto (trigêmeo) e o sétimo (facial) nervos cranianos. Esse teste é classicamente realizado com um fio de algodão conduzido, de forma leve, pela córnea; uma resposta normal é piscar o olho. Uma gota de solução salina estéril também pode ser usada como um estímulo; apresenta menor probabilidade de causar escoriações corneais. Os pacientes com disfunção do sétimo nervo craniano são incapazes de fechar a pálpebra do lado afetado. As estratégias para prevenir lesão da córnea incluem uso de colírios e pomadas lubrificantes ou deixar as pálpebras fechadas.

Reflexo de tosse e vômito

A capacidade de deglutição e o reflexo de vômito são controlados pelo nono (glossofaríngeo) e décimo (vago) nervos cranianos. Para avaliar o reflexo de vômito em um paciente consciente, primeiro explique o procedimento e assegure-se de que o paciente não esteja de estômago cheio. Peça-lhe para abrir a boca e projetar a língua para fora (isso também fornece uma avaliação parcial do décimo segundo nervo craniano, o hipoglosso). Observe o palato e a elevação bilateral enquanto o paciente diz "ahhh". Se o palato não se elevar de modo simétrico, toque levemente a parte posterior da garganta com uma espátula de língua e observe a resposta. Ambos os lados, esquerdo e direito, devem ser testados. Para avaliar o reflexo de vômito em um paciente inconsciente, use um bloco de mordida para manter os dentes do paciente separados; em seguida, estimule a parte posterior da garganta com uma espátula de língua. Constata-se que o reflexo de vômito está intacto quando o paciente empurra a língua para a frente, algumas vezes anteriorizando também a cabeça. O reflexo de tosse é também controlado pelo nono e décimo par de nervos cranianos; pode ser avaliado observando-se a tosse espontânea ou provocada pela aspiração.

Movimentos extraoculares

Os movimentos extraoculares são controlados por músculos inervados pelos terceiro, quarto e sexto par de nervos cranianos. Para testar os movimentos extraoculares, pede-se ao paciente que siga um objeto (em geral, o dedo do examinador) por seis posições diferentes (Fig. 12.5). A resposta normal consiste de olhos que se movem na mesma direção, na mesma velocidade e em alinhamento constante (movimento ocular conjugado). Os movimentos oculares anormais incluem nistagmo (movimento rítmico e oscilatório de um ou ambos os olhos) ou paralisia extraocular (o movimento de um ou ambos os olhos é inibido em determinada direção). Um nistagmo leve com olhar lateral extremo pode ser normal. Um achado anormal é o olhar desconjugado, no qual os olhos se movem independentemente um do outro.

Em pacientes inconscientes, os reflexos oculocefálico e oculovestibular são usados para testar a porção do tronco encefálico que controla os movimentos dos olhos. Embora esses reflexos não sejam incluídos em uma avaliação típica de enfermagem em cuidados intensivos, é útil entender tais reflexos e como são avaliados.

Para testar o reflexo oculocefálico (olhos de boneca), as pálpebras do paciente são abertas pelo examinador, e a cabeça é girada rapidamente para os lados. Se os olhos se desviam na direção oposta à que a cabeça está sendo virada, a ponte está intacta. Um indicativo de disfunção pontina revela-se quando os olhos não se movem ou quando o movimento se mostra assi-

TABELA 12.4 FUNÇÃO DOS NERVOS CRANIANOS

Nervo	Função
I. Olfatório	Olfação
II. Óptico	Campos visuais, acuidade visual
III. Oculomotor	A maioria dos movimentos extraoculares dos olhos, capacidade de elevar a pálpebra, contração muscular da íris em resposta à luz
IV. Troclear	Movimento do olho para baixo e em direção ao nariz
V. Trigêmeo	Sensibilidade facial, incluindo córnea, mucosa nasal e mucosa oral; músculos da mordida e mastigação
VI. Abducente	Movimento ocular lateral
VII. Facial	Músculos faciais, incluindo o fechamento da pálpebra; paladar nos dois terços anteriores da língua; secreção de saliva e lágrimas
VIII. Vestibulococlear	Audição e equilíbrio
IX. Glossofaríngeo	Reflexo de vômito, músculos que controlam a deglutição e a fonação; paladar no terço posterior da língua
X. Vago (sobreposição de inervação)	Secreção das glândulas salivares; controle vagal dos pulmões, coração e sistema digestório
XI. Acessório	Força nos músculos esternocleidomastoideo e trapézio
XII. Hipoglosso	Movimento da língua

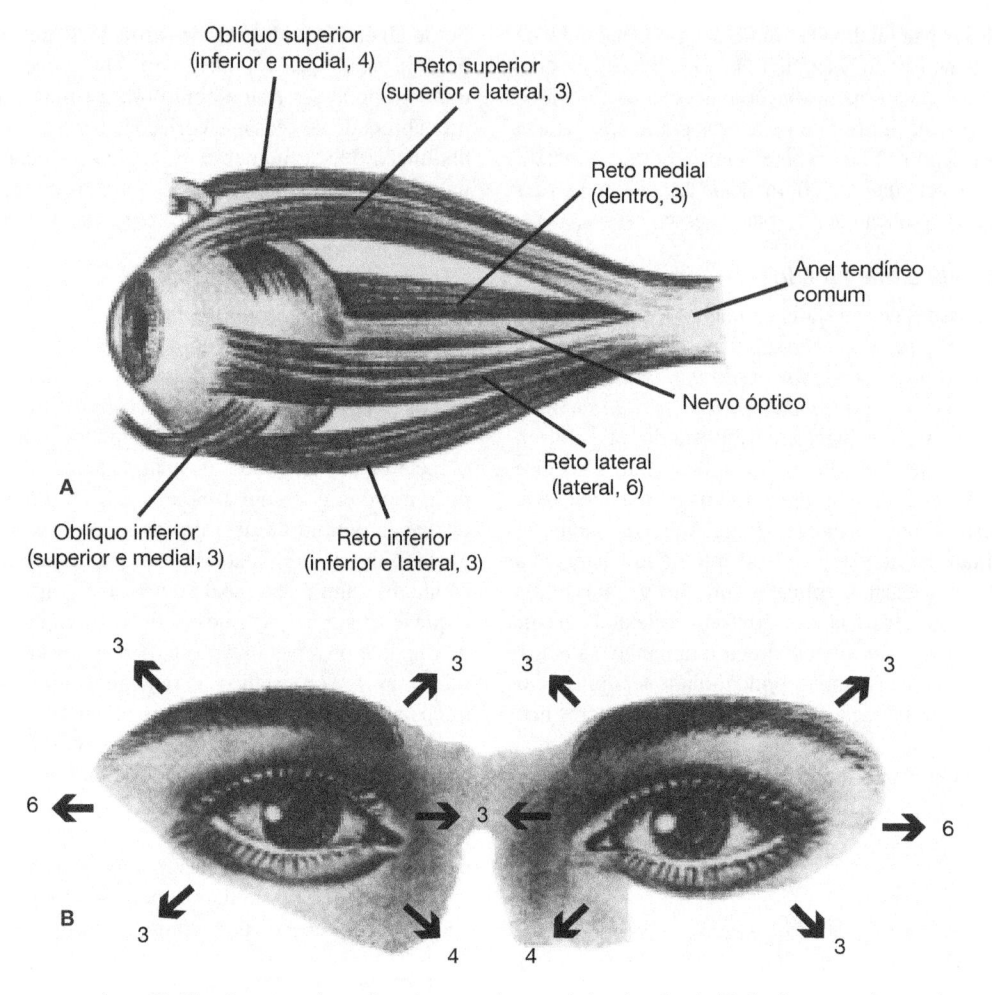

Figura 12.5 Movimentos extraoculares. **(A)** Músculos extraoculares. O movimento ocular controlado pelo músculo é indicado entre parênteses, junto com o nervo craniano associado. **(B)** Seis direções cardeais do olhar e nervos cranianos associados. (*Reproduzida de Carlson BA. Neurologic clinical assessment. In: Urden LD, Stacy KM, ME, eds. Thelan's Critical Care Nursing: Diagnosis and Management. St Louis, MO: Mosby, 2002:652.*)

métrico. O reflexo oculocefálico nunca é avaliado em pacientes com suspeita de lesões na coluna cervical.

A avaliação do reflexo oculovestibular (teste calórico com água gelada) também costuma ser empregada para determinar a função do tronco encefálico em pacientes inconscientes. Após examinar a presença de cerume ou perfuração da membrana timpânica no canal externo, instila-se um bólus de 50 a 100 mL de água fria (gelada) no ouvido. Em um paciente com função intacta do tronco encefálico, ocorre desvio conjugado do olhar para o lado irrigado. Pacientes com função do tronco encefálico prejudicada apresentam movimento ocular desconjugado ou ausência de resposta.

Alterações dos sinais vitais na disfunção neurológica

As alterações dos sinais vitais nas disfunções neurológicas ocorrem devido a lesão direta do tronco encefálico ou diminuição da perfusão cerebral. A perfusão diminuída leva a isquemia, e o corpo responde com aumento da pressão arterial, na tentativa de fornecer mais nutrientes para o cérebro. A hipotensão é poucas vezes encontrada, exceto nos estágios terminais de disfunção do tronco encefálico ou como resultado da perda do tônus simpático nos pacientes com lesão medular. Os distúrbios na frequência e no ritmo cardíaco são comuns, podendo causar declínio neurológico devido à formação de coágulos ou pelo débito cardíaco inadequado; podem, ainda, ser um sintoma de disfunção neurológica (como alterações do segmento ST após hemorragia subaracnoide). Os padrões respiratórios variam bastante. Alguns dos padrões mais comuns são mostrados na Figura 12.6. É mais importante determinar se o paciente está ventilando de modo adequado do que determinar o padrão específico. A temperatura é monitorada com cuidado em pacientes com disfunção neurológica, já que a hipertermia (independentemente da etiologia ser infecciosa ou não) provoca um aumento da demanda metabólica cerebral. A hipotermia pode resultar de lesão no tronco encefálico ou na medula espinal.

A *resposta de Cushing* refere-se a uma tríade de respostas observadas no estágio tardio de deterioração neurológica. A tríade clássica é marcada por pressão de pulso ampliada, bradicardia e padrão respiratório irregular. A resposta de Cushing tem pouco valor na identificação de alterações precoces e sig-

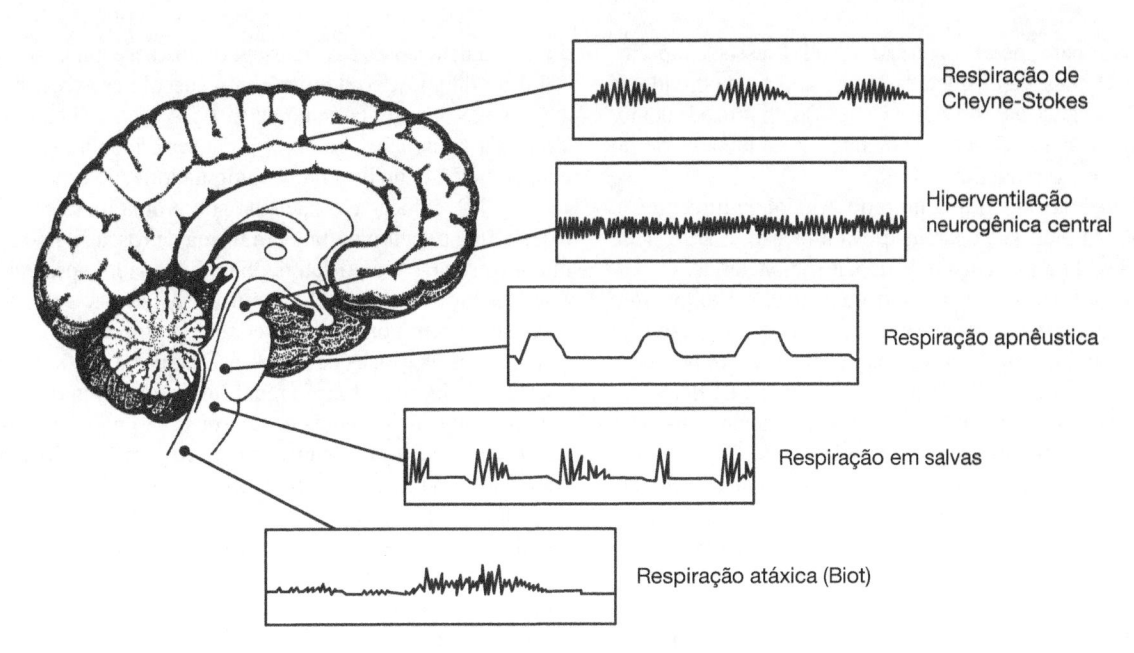

Figura 12.6 Padrões respiratórios anormais associados ao aumento da PIC. Respiração de Cheyne-Stokes, proveniente da parte profunda dos hemisférios cerebrais e gânglios basais; hiperventilação neurogênica central, da parte inferior do mesencéfalo à parte inferior da ponte; respiração apnêustica, da metade inferior da ponte e tronco encefálico; respiração em salvas, da medula superior, e respiração atáxica (Biot), da medula. *(Reproduzida de Barker E. Intracranial pressure and monitoring. In: Barker E, ed. Neuroscience Nursing: A Spectrum of Care. St Louis, MO: Mosby; 2002:389.)*

nificativas na condição do paciente; entretanto, é sempre bom estar alerta para os componentes da resposta de Cushing (p. ex., hipertensão sistólica ou mudança no padrão respiratório).

Morte encefálica

A morte encefálica (antes chamada de morte cerebral) indica uma perda irreversível tanto da atividade cortical quanto do tronco encefálico. O procedimento que os profissionais devem seguir para declarar morte encefálica de um paciente varia de acordo com as leis estaduais e a política da instituição. As condições que devem ser afastadas como causas do coma antes do exame de morte encefálica incluem efeitos de depressores da função neurológica, hipotermia e distúrbios metabólicos ou endócrinos graves. Além disso, a causa da condição do paciente deve ser estabelecida e ser consistente com a presença de lesões cerebrais irreversíveis. Observam-se algumas ações motoras reflexas (como a resposta de tríplice flexão) mesmo após a morte encefálica, pois são controladas pela medula espinal, de modo que podem estar presentes.

EXAMES DIAGNÓSTICOS

Punção lombar

A punção lombar (PL) pode ser realizada para fins diagnósticos ou terapêuticos. As indicações da PL diagnóstica incluem mensuração da pressão do líquido cerebrospinal (LCS) para estimar a PIC e amostragem do LCS para análise quando há suspeita de infecção do SNC, inflamação ou hemorragia subaracnoide. As indicações terapêuticas para a PL incluem drenagem do LCS e colocação de tubos para administração de medicamentos ou drenagem contínua de líquor. Exemplos de doenças nas quais se utiliza a PL para fins diagnósticos ou terapêuticos incluem meningite, esclerose múltipla, síndrome de Guillain-Barré, hidrocefalia e hemorragia subaracnoide. O aumento da PIC é uma contraindicação teórica para a PL devido ao risco de herniação. Quando há suspeita de aumento da PIC, pode-se realizar uma tomografia computadorizada (descrita mais adiante) antes de se prosseguir com a PL. Outras contraindicações incluem coagulopatias ou infecções na área de pele em que será introduzida a agulha. A heparina de baixo peso molecular é administrada por 12 a 24 horas antes da PL, a fim de diminuir o risco de formação de um hematoma epidural espinal. Outros medicamentos anticoagulantes e antiplaquetários também costumam ser interrompidos.

Ao realizar uma PL, o médico localiza o espaço intervertebral entre L3 e L4 ou L4 e L5 e injeta um anestésico local; em seguida, insere uma agulha oca com um estilete no espaço subaracnoide. O risco de lesar a medula espinal é mínimo, porque a medula propriamente dita termina em L1, e a partir daí só existem raízes nervosas. O posicionamento correto do paciente é muito importante; os pacientes precisam de sedação se forem incapazes de permanecer imóveis. A PL pode ser realizada com o paciente sentado e inclinado para a frente; entretanto, o decúbito lateral é empregado na maioria dos pacientes críticos. O paciente deita-se de lado, com o pescoço flexionado anteriormente e os joelhos em direção ao tórax. Essa posição aumenta o espaço intervertebral, permitindo que a agulha passe com mais facilidade. A agulha é inserida no espaço subaracnoide, e o estilete é removido. O fluxo de líquido cerebrospinal confirma que a agulha está no espaço subaracnoide. Um manômetro é preso à agulha, sendo utilizado para medir a pressão inicial. Pressões superiores a 200 mm H_2O são consideradas anormais. A quantidade de LCS drenada varia de acordo com a indicação do procedimento; é necessário um volume menor para análises de laboratório do que para o tratamento da hidrocefalia.

O LCS normal mostra-se límpido e incolor. Infecções e sangue podem alterar sua aparência. Na infecção, o LCS pode estar turvo devido à presença de leucócitos e bactérias. O sangue torna o LCS rosado, vermelho ou marrom. Embora um pouco de sangue possa estar presente se um pequeno vaso fora atingido durante a inserção da agulha, tal sangue é removido à medida que se drena o LCS. O sangue decorrente de hemorragia do SNC não é absorvido. Os exames comumente realizados com o LCS incluem contagem diferencial de células, glicose, proteína, lactato, coloração de Gram e cultura e sensibilidade. Podem ser solicitadas análises especiais para rastrear doenças inflamatórias específicas ou desmielinizantes. Uma vez que a agulha é removida, coloca-se um pequeno curativo sobre o local de inserção.

Os cuidados pós-procedimento variam de acordo com preferência do médico, protocolo do hospital e queixas de cefaleia por parte do paciente, mas sempre inclui o monitoramento do local de inserção para a presença de sangramento, secreções ou desenvolvimento de hematoma. Os pacientes podem queixar-se de cefaleia (devido à perda de LCS), dor no local da inserção ou dor que irradia para a coxa (se uma raiz nervosa foi atingida durante o procedimento). Recomenda-se, com frequência, colocar o paciente em decúbito dorsal e aumentar sua ingestão de líquidos após a PL, mas isso não tem mostrado reduzir a incidência de cefaleia pós-PL. Se houver cefaleia, essas estratégias são usadas em combinação com a administração de analgésicos. Se persistir, pode-se utilizar um adesivo autólogo para interromper a perda contínua de LCS.

Tomografia computadorizada

A tomografia computadorizada (TC) é uma ferramenta de diagnóstico que costuma ser usada quando há suspeita de disfunção neurológica. Feixes de raios X movem-se em um arco de 360 graus, e um detector mede a penetração dos feixes nos tecidos. A penetração do feixe de raios X varia de acordo com a densidade do tecido. O computador traduz os raios X coletados em imagens. O resultado é uma série de fotos refinadamente recortadas, mostrando estruturas ósseas, LCS e tecido cerebral. Visualiza-se o osso como branco, porque é o tecido mais denso. Já o LCS e o ar são negros, por causa de sua baixa densidade. O tecido cerebral é visto em vários tons de cinza. A aparência da hemorragia intracerebral recente mostra-se branca; ao longo do tempo, a cor escurece à medida que o sangue colapsa. As TCs são rápidas, não invasivas e de fácil realização; são capazes de identificar a maioria das causas de deterioração neurológica aguda, incluindo hemorragias, edema e hidrocefalia.

A tomografia computadorizada pode ser realizada com um meio de contraste, a fim de permitir uma melhor visualização de lesões como tumores, abscessos ou alterações vasculares. Por sua vez, a angiografia por TC (angio-TC) realiza a varredura durante a administração intravenosa (IV) de contraste, permitindo a visualização dos vasos sanguíneos cerebrais. Além disso, é útil no diagnóstico de distúrbios vasculares cerebrais, como aneurismas ou estreitamento de vasos. A reconstrução tridimensional da vasculatura cerebral pode ser criada a partir de imagens usando-se um programa computadorizado especial.

Na TC, coloca-se o paciente sobre uma mesa estreita, que é deslocada para um pórtico em forma de rosca. Como a mesa é muito estreita, ele é posicionado com cuidado e protegido com estofamento ou cintas. Os movimentos do paciente fazem as imagens saírem borradas. A sedação pode ser necessária para os pacientes incapazes de cooperar. Naqueles que recebem contraste, a avaliação da função renal (ureia, creatinina) é essencial, porque alguns dos agentes de contraste são nefrotóxicos. É necessário um acesso IV de grosso calibre para a administração do contraste. Devido ao aumento do risco de acidose lática induzida pela metformina após a administração do meio de contraste iodado, interrompe-se a metformina se houver previsão de administração do contraste. A interrupção é realizada, ao menos, a 48 horas após a administração de contraste. Já a função renal é verificada antes de se retomar a metformina.

Os principais riscos da TC resultam do uso de contraste. Os pacientes com história de reação alérgica a contraste ou iodo necessitam de pré-medicação. Se for administrado meio de contraste, a hidratação antes e após o exame revela-se importante para diminuir o risco de nefropatia induzida por contraste (NIC). Outras estratégias para diminuir a NIC, sobretudo em pacientes com comprometimento renal preexistente, incluem infusão de bicarbonato de sódio ou administração de N-acetilcisteína.

Ressonância magnética nuclear

A ressonância magnética nuclear (RMN) proporciona maior detalhamento anatômico que a TC, sem o uso de radiação ionizante. O paciente é colocado em um campo magnético forte, e são entregues rajadas controladas de ondas de rádio pulsadas, levando os prótons dentro do núcleo atômico a ressoar. Os sinais de radiofrequência emitidos pelos núcleos ressonantes são medidos e usados para construir imagens. As imagens transversais podem ser obtidas nos planos coronal, sagital e oblíquo. Algumas vezes, administra-se um agente de contraste, que destaca as áreas em que a barreira hematoencefálica está interrompida. A ressonância magnética nuclear é mais útil no diagnóstico de distúrbios de tronco encefálico, fossa posterior e medula espinal. Esse exame oferece uma vantagem sobre a TC na identificação de doenças desmielinizantes, como a esclerose múltipla, ou doenças neurodegenerativas. A RMN também pode ser empregada para detectar lesões suspeitas que não podem ser vistas na TC, como infarto cerebral precoce e tumores intramedulares. Por sua vez, a angiografia por ressonância magnética (angio-RMN) utiliza um programa de computador especializado para evidenciar a vasculatura cerebral. A angio-RMN é útil na avaliação de suspeita de malformações arteriovenosas, aneurismas e angiomas cavernosos. A hemorragia aguda e as anormalidades ósseas, como fraturas, podem ser mais bem visualizadas na TC. A quantidade de tempo necessária para realizar a RMN é tipicamente maior do que para a TC, o que pode ser uma desvantagem quando precisam ser tomadas decisões de tratamento com base nos resultados do exame. Além disso, o acesso ao paciente é significativamente limitado durante o exame.

Deve-se verificar, em todos os pacientes, a presença de metal implantado ou incorporado antes de se realizar a RMN. Os objetos metálicos dentro do corpo podem desalojar-se ou escorregar no grande tubo magnético e causar danos ao paciente. A maioria dos clipes de aneurisma é feita com material não ferroso e é segura para a RMN; é importante obter informações adicionais a respeito do grampo, inclusive quando e onde foi colocado. Os implantes ortopédicos também podem ser seguros, dependendo da parte do corpo a ser examinada e há quanto tempo o implante foi colocado. Deve-se realizar uma radiografia previamente ao exame em pacientes que são incapazes de completar a triagem para a RMN de modo confiável ou que têm história de penetração de fragmentos metálicos ou estilhaços. O magnetismo da RMN também pode danificar unidades internamente magnetizadas, como marca-passos cardíacos, levando-os a um funcionamento incorreto. Os dispositivos como bombas de baclofen e estimuladores da medula espinal também são contraindicações para a RMN. A maioria das bombas IV e ventiladores contém metal e não pode ser levada à sala onde se situa o aparelho de ressonância magnética. Equipos longos e equipamentos de monitoramento compatíveis com a ressonância magnética são úteis no exame de RMN do paciente crítico. Observe que as mesmas precauções de triagem aplicam-se ao funcionário que acompanha o paciente na RMN. Qualquer cartão com *chip* magnético, como um cartão de crédito ou mesmo um crachá de identificação de funcionário, será danificado pelo magnetismo da ressonância magnética e deve ser removido. É importante informar isso ao paciente antes do exame. Os pacientes devem ser selecionados cuidadosamente para detectar quaisquer contraindicações. Além disso, devem ser retirados todos os objetos metálicos, como joias, próteses dentárias não permanentes, próteses ortopédicas, grampos de cabelo, roupas com fechos ou zíperes e eletrodos de ECG com fechos de metal. Os adesivos de medicação transdérmica também podem precisar ser removidos. Os pacientes devem ser avisados sobre o ruído alto "ressoando" do aparelho. Informe ao paciente que o enfermeiro ou técnico o está vendo e que ele pode falar com eles caso se sinta desconfortável na mesa. Garanta a segurança e o conforto dos pacientes com cintos de segurança e cobertores para o posicionamento. Os pacientes que são claustrofóbicos podem necessitar de sedação. As máquinas de RMN com laterais abertas estão disponíveis em algumas instituições e diminuem a sensação de claustrofobia. Não há intervenções pós-procedimento associadas à RMN.

Angiografia cerebral

A angiografia cerebral é semelhante ao cateterismo cardíaco. Pode ser realizada tanto para fins diagnósticos quanto para intervenções terapêuticas. Os bloqueios ou alterações da circulação cerebral podem ser visualizados, auxiliando no diagnóstico de malformações vasculares (como aneurismas ou malformações arteriovenosas) e estenose arterial. A angioplastia (com ou sem *stent*) pode ser realizada em vasos cerebrais estreitados e para infundir medicamentos diretamente na vasculatura cerebral. Os vasos sanguíneos também podem ser embolizados de modo terapêutico; às vezes, isso é feito para diminuir o suprimento de sangue para um tumor antes da ressecção cirúrgica ou para tratar um aneurisma.

Durante a angiografia cerebral, coloca-se um cateter na artéria femoral ou braquial, o qual é introduzido nas artérias carótidas ou vertebrais; injeta-se material de contraste radiopaco pelo cateter. O fluxo do material de contraste é controlado utilizando-se filmes radiográficos e fluoroscopia. Os pacientes são mantidos em jejum durante 6 horas antes da angiografia eletiva; podem necessitar de sedação durante o procedimento. O paciente fica sob um campo estéril durante o exame, de modo que é importante garantir que os acessos IV estejam facilmente acessíveis para administração de medicamentos. A anestesia geral pode ser necessária em pacientes que não cooperam, pois o risco de lesão do vaso aumenta se o paciente mover sua cabeça durante o procedimento. Os pacientes podem apresentar uma sensação de calor ou queimação na cabeça quando o agente de contraste é injetado.

As potenciais complicações incluem déficit neurológico devido a lesão de um vaso intracraniano, reação alérgica ao contraste, formação de hematoma no local de inserção do cateter, dano extracraniano ao vaso (dissecção), hematoma retroperitoneal e espasmo dos vasos após a injeção de contraste. Todos os pacientes submetidos a uma angiografia cerebral recebem hidratação devido à grande quantidade de agente de contraste utilizado. Algumas vezes, utiliza-se uma infusão de bicarbonato de sódio ou a administração de N-acetilcisteína para reduzir o risco de nefropatia induzida por contraste, sobretudo em pacientes com disfunção renal preexistente.

Após a angiografia, os pacientes costumam ser mantidos em repouso por 4 a 6 horas, a fim de ajudar a prevenir a formação de hematoma no local da punção. Em alguns casos, emprega-se um dispositivo especial de oclusão arterial para promover a formação de coágulos e permitir a rápida mobilização; isso reflete nas prescrições pós-angiografia. O local da punção arterial é monitorado com frequência para o desenvolvimento de hematoma; o estado neurovascular do membro também é conferido. A monitoração cuidadosa dos sinais vitais e o exame neurológico auxiliam na detecção de êmbolos intra ou extracranianos ou hemorragia.

Doppler transcraniano

Coloca-se uma sonda sobre a pele. Essa sonda emite ondas de ultrassom. As estruturas são diferenciadas de acordo com a quantidade de onda que é refletida de volta para a sonda. O efeito Doppler é criado quando esta detecta estruturas móveis, como as células vermelhas do sangue em um vaso sanguíneo. O Doppler transcraniano (DTC) permite a visualização do fluxo sanguíneo nos principais vasos sanguíneos do cérebro, orientando as ondas ultrassônicas através das partes mais finas dos ossos do crânio. A velocidade do fluxo sanguíneo pode ser calculada. O DTC não é invasivo e pode ser realizado junto ao leito do paciente. É, muitas vezes, usado para auxiliar na detecção de vasoespasmo após a hemorragia subaracnoide aneurismática.

Eletroencefalografia

O eletroencefalograma (EEG) consiste na mensuração da atividade elétrica do cérebro. O EEG é realizado anexando-se uma série de eletrodos em locais-padrão no couro cabeludo. Esses eletrodos são conectados a um aparelho que amplifica e registra a atividade. O EEG mostra-se útil para avaliar causas de coma (estrutural vs. metabólica), identificar convulsões e determinar sua origem anatômica.

O EEG costuma durar de 40 a 60 minutos quando realizado em uma máquina portátil para uso à beira do leito. O paciente é instruído a permanecer deitado com os olhos fechados. Pode ser prescrito um sedativo leve para pacientes agitados ou não colaborativos, mas quem analisa o EEG deve estar ciente disso, já que o medicamento pode causar alterações no registro. Durante o exame, o técnico registra a documentação de alterações na pressão arterial, alterações no nível de consciência, medicamentos que o paciente esteja tomando ou tenha tomado nas últimas 48 horas, movimento ou postura do paciente e qualquer estímulo nocivo introduzido. O ideal é que os cuidados de enfermagem sejam planejados de modo que nenhuma intervenção tenha que ser realizada durante esse exame. Quando o EEG chega ao fim, os eletrodos são removidos, e qualquer medicamento que tenha sido interrompido antes do exame pode ser retomado.

No caso de estado epilético, o EEG contínuo pode ser usado para orientar o tratamento. O monitoramento contínuo também é empregado no diagnóstico e tratamento da epilepsia intratável ou de difícil controle, em geral em parceria com a vigilância por vídeo. O monitoramento contínuo também pode ser útil na identificação de convulsões psicogênicas.

Eletromiografia/Estudos de condução nervosa

A eletromiografia (EMG) é usada no diagnóstico de neuropatias e miopatias. O estudo da condução nervosa (ECN) mede a transmissão dos impulsos elétricos após a estimulação. As condições em que esses estudos podem auxiliar no diagnóstico incluem doença grave, miopatia/neuropatia, miastenia grave (na qual a junção neuromuscular é afetada) e síndrome de Guillain-Barré. O paciente pode sentir um pouco de dor relacionada à inserção dos eletrodos tipo agulha.

PRESSÃO INTRACRANIANA: CONCEITOS E MONITORAMENTO

Em adultos, o crânio é um compartimento fechado e não distensível, que contém três componentes: parênquima cerebral (80%), sangue (10%) e LCS (10%). A hipótese de Monro-Kellie estabelece que, para manter um volume intracraniano constante, um aumento em qualquer um dos três componentes deve ser acompanhado da diminuição em um ou em ambos os demais componentes. Se essa diminuição recíproca não ocorre, a pressão intracraniana (PIC) aumenta. O corpo é capaz de compensar uma quantidade limitada de aumento do volume intracraniano por meio de deslocamento do sangue venoso intracraniano, diminuição da produção de LCS ou deslocamento de LCS para espaço subaracnoide espinal. A PIC aumenta quando esses mecanismos compensatórios são excedidos (Fig. 12.7). A *complacência* refere-se à alteração no volume necessária para resultar em determinada alteração de pressão, e reflete a eficácia dos mecanismos compensatórios. Com a diminuição da complacência, um pequeno aumento no volume resulta em um grande aumento da PIC. A complacência baseia-se em diversos fatores, incluindo o montante do aumento de volume e o tempo durante o qual o aumento ocorreu. Um pequeno aumento no volume resulta em menor aumento na pressão. O aumento no volume que ocorre durante um período prolongado é mais bem tolerado do que o aumento rápido. Os idosos costumam ter uma complacência aumentada devido à atrofia cerebral. O aumento da PIC pode resultar em hipoperfusão cerebral, isquemia, hérnia e, eventualmente, morte.

Fluxo sanguíneo cerebral

O cérebro não pode armazenar oxigênio ou glicose em quantidades significativas. Portanto, é necessário um fluxo sanguíneo constante para manter o metabolismo cerebral. Se o fluxo sanguíneo cerebral (FSC) for insuficiente, as células do cérebro não recebem substratos suficientes para funcionar e acabarão morrendo. O FSC é determinado pela pressão arterial e pela resistência vascular cerebral.

A autorregulação refere-se à capacidade dos vasos sanguíneos cerebrais de manter um FSC consistente por meio da dilatação ou constrição, em resposta às mudanças na pressão

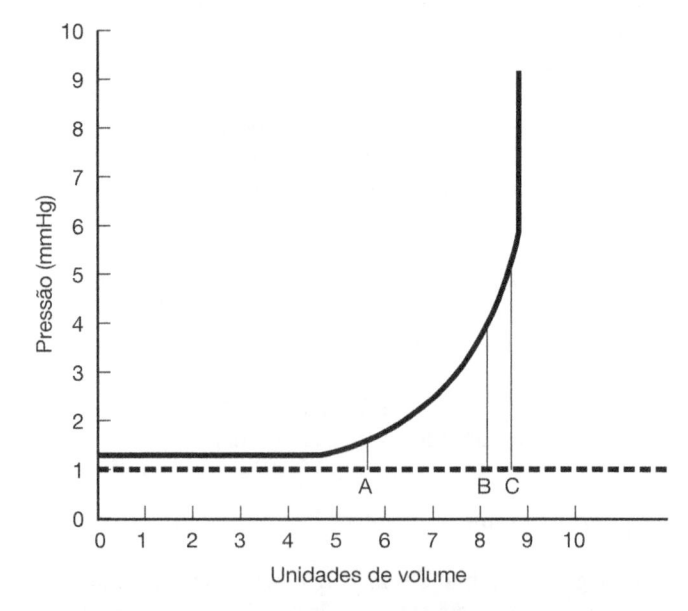

Figura 12.7 Curva pressão-volume intracraniano. **(A)** A pressão é normal, e o aumento no volume intracraniano, tolerado em decorrência dos mecanismos compensatórios. **(B)** O aumento no volume pode causar aumento da pressão. **(C)** Um pequeno aumento no volume pode causar grande aumento na pressão (os mecanismos compensatórios foram excedidos). (*Reproduzida de Mendez KA. Neurologic therapeutic management. In: Urden LD, Stacy KM, Lough ME, eds,* Thelan's Critical Care Nursing: Diagnosis and Management. *St Louis, MO: Mosby; 2002:702.*)

sanguínea. Já a vasodilatação ocorre em resposta à diminuição da pressão arterial; o aumento da pressão arterial resulta em vasoconstrição. Em indivíduos sem doença neurológica, a autorregulação permite uma perfusão cerebral consistente enquanto a pressão arterial média estiver entre 60 e 160 mmHg. No cérebro lesionado, a resposta autorregulatória torna-se menos previsível, e o FSC fica dependente da pressão arterial sistêmica.

A resistência vascular cerebral também pode ser alterada por meio de processos quimiorregulatórios. Um aumento na pressão arterial de dióxido de carbono ($PaCO_2$) produz um menor pH extracelular e provoca a dilatação dos vasos cerebrais. Inversamente, uma diminuição na $PaCO_2$ eleva o pH e resulta em vasoconstrição cerebral. A vasodilatação também resulta de níveis de PaO_2 inferiores a 50 ou acúmulo de subprodutos metabólicos, como o ácido lático. Outros fatores podem diminuir a resistência vascular cerebral e, assim, alterar o FSC, incluindo alguns agentes anestésicos (halotano, óxido nitroso), nitroprussiato de sódio e alguns histamínicos. Convulsões, febre, dor e agitação aumentam a demanda metabólica e produzem vasodilatação.

A pressão de perfusão cerebral (PPC) é a pressão necessária para que o sangue chegue ao cérebro. Além disso, a PPC é um reflexo indireto do FSC. É calculada subtraindo-se a PIC da PAM (PPC = PAM – PIC). A diminuição da PPC ocorre como resultado de um aumento da PIC, diminuição da PAM ou ambos. Deve-se ter uma PPC de, pelo menos, 50 a 60 mmHg para que a perfusão cerebral seja adequada. Uma PPC acima de 30 mmHg resulta em hipoxia neuronal irreversível. Alguns profissionais nivelam o transdutor com o ventrículo cerebral para calculá-la, a fim de comparar a PAM na vasculatura cerebral *versus* PAM sistêmica; é preciso seguir os procedimentos institucionais para assegurar a consistência.

Causas do aumento da pressão intracraniana

O aumento da PIC ocorre como resultado de edema cerebral, lesões de massa, aumento do volume sanguíneo intracraniano ou aumento da quantidade de LCS. Esses fatores ocorrem, com frequência, em combinação. Dor, sofrimento emocional, aspiração e ambiente com muitos estímulos também podem aumentar a PIC.

Edema cerebral

O edema cerebral é o acúmulo anormal de água ou líquido no espaço intra ou extracelular, resultando em aumento do volume do cérebro. O edema vasogênico resulta do aumento da permeabilidade capilar das paredes dos vasos, que permite que o plasma e as proteínas vazem para o espaço extracelular. Por sua vez, o edema citotóxico ocorre quando o líquido se acumula no interior das células devido a falha do metabolismo celular. Isso ocasiona colapso adicional da membrana celular. O edema citotóxico pode levar a danos capilares, que resultam em edema vasogênico.

Lesão de massa

As lesões de massa no parênquima cerebral incluem tumores cerebrais, hematomas e abscessos. Além de elevar a PIC, tais lesões contribuem para isquemia por compressão dos vasos cerebrais.

Aumento do volume sanguíneo

A obstrução do fluxo venoso pode resultar de compressão das veias jugulares (flexão, hiperextensão, rotação cervical), causando aumento no volume de sangue intracraniano. Aumento da pressão intratorácica ou intra-abdominal (posição de Trendelenburg, decúbito ventral, flexão extrema de quadril, manobra de Valsalva, tosse, altos níveis de PEEP, aspiração endotraqueal) também causa obstrução do fluxo venoso. Conforme discutido anteriormente, a vasodilatação cerebral ocorre como resultado de hipoxia, hipercapnia, aumento da demanda metabólica ou efeito de medicamentos; provoca um aumento global do volume sanguíneo cerebral.

Aumento do volume de LCS

Cerca de 500 mL de LCS são produzidos todos os dias. O LCS flui normalmente do sistema ventricular para o espaço subaracnoide, no qual é absorvido pelas granulações aracnoides (Fig. 12.8). Obstrução do fluxo de LCS, diminuição da reabsorção ou elevação da produção leva ao aumento do volume intracraniano de LCS (hidrocefalia). A hidrocefalia é referida como comunicante ou não comunicante (também chamada obstrutiva). Na meningite ou na hemorragia subaracnoide, as granulações aracnoides são entupidas por detritos celulares e não absorvem o LCS normalmente, o que ocasiona uma hidrocefalia comunicante. Um exemplo de hidrocefalia não comunicante é a obstrução do fluxo de LCS por um tumor ou cisto no terceiro ventrículo cerebral.

Manifestações clínicas

Os primeiros sinais do aumento da PIC incluem confusão, agitação, letargia, desorientação, cefaleias, náuseas ou vômitos e alterações visuais, como diplopia. O declínio na função motora começa com paresia (fraqueza) e progride para plegia e, a seguir, posturas anormais. A alteração no nível de consciência é um importante indicador da elevação na PIC. Podem ocorrer alterações nos sinais vitais. O aumento da pressão arterial sistólica é uma tentativa do corpo de manter a perfusão cerebral. Conforme a PIC piora, também podem surgir alterações no ritmo cardíaco ou padrão respiratório. As alterações pupilares costumam ser sinais tardios da PIC aumentada, mas podem ocorrer antes se a causa subjacente estiver criando pressão sobre o terceiro par de nervos cranianos. Qualquer um desses sinais e sintomas requer a notificação imediata do médico. Exceto quando a causa da PIC elevada é conhecida, prescreve-se TC para avaliar se há lesões de massa (tumor, coágulo sanguíneo) ou hidrocefalia.

Hérnia

A elevação prolongada da PIC pode provocar hérnia cerebral. Dobras na dura-máter dividem a cavidade intracraniana em vários compartimentos. A hérnia cerebral é a distorção e o deslo-

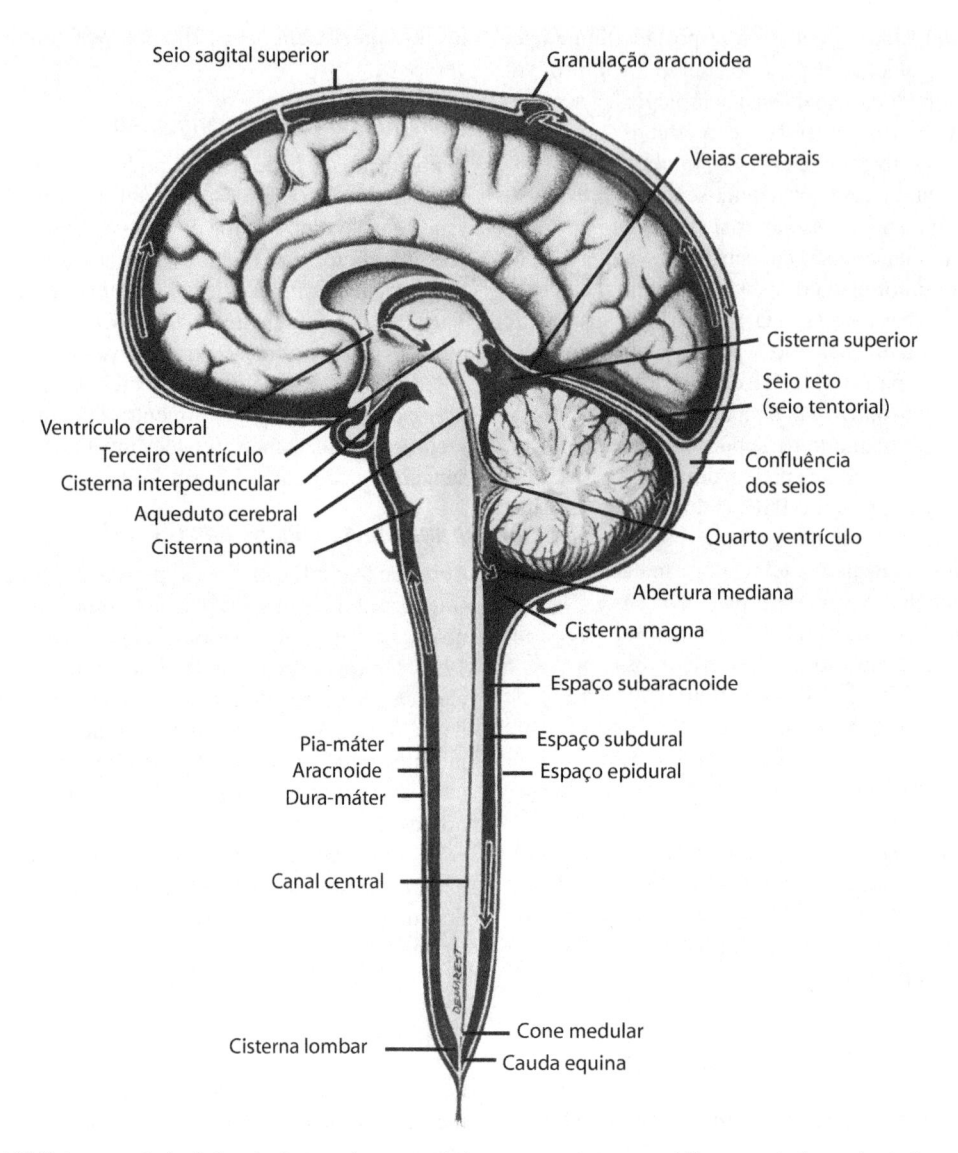

Figura 12.8 Fluxo de LCS/Sistema ventricular. O desenho ilustra o sistema ventricular e outras estruturas envolvidas na produção, na circulação e na reabsorção de LCS. As setas indicam a direção normal do fluxo de LCS. *(Reproduzida de Novack CR, Demarest RJ. Meninges, ventricles, and cerebrospinal fluid. In:* The Nervous System: Introduction and Review. *New York, NY: McGraw-Hill; 1986:46.)*

camento do cérebro de um compartimento para outro. Trata-se de um evento que envolve risco à vida. Os sinais clássicos de hérnia são:

- Deterioração do nível de consciência
- Anormalidade pupilar – pupila(s) fixa(s) e dilatada(s)
- Anormalidade motora – hemiplegia, postura decorticada ou descerebrada
- Disfunção do tronco encefálico – déficits de nervos cranianos
- Alteração dos sinais vitais: resposta de Cushing, padrão respiratório alterado

Monitoramento invasivo da PIC

A PIC pode ser medida nos ventrículos, no espaço subaracnoide, no espaço epidural, no espaço subdural ou no parênquima cerebral (Fig. 12.9). O uso de um cateter intraventricular continua sendo o padrão-ouro para mensuração da PIC. Existem vários sistemas, mas a configuração básica inclui um cateter, um transdutor externo e um dispositivo de coleta de LCS. O cateter é colocado por meio de um orifício de trépano no corno anterior do ventrículo lateral e conectado a um sistema de drenagem e transdutor. Já o transdutor é nivelado na referência externa do ventrículo cerebral e zerado à pressão atmosférica, de acordo com as especificações do fabricante. São relatados, na literatura, marcos externos ligeiramente diferentes para o ventrículo cerebral (tragus, ponto médio da linha imaginária traçada entre

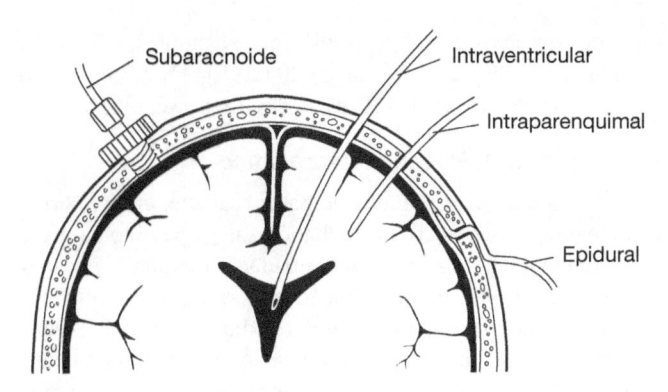

Figura 12.9 Locais para monitoramento da PIC. Ilustração de possíveis locais para tal monitoramento. O "padrão-ouro" continua sendo o cateter intraventricular. *(Reproduzida de Lee KRV, Hoff JT. Intracranial pressure. In: Youmans JR, ed.* Neurological Surgery, Vol 1. *Philadelphia, PA: WB Saunders; 1996:505.)*

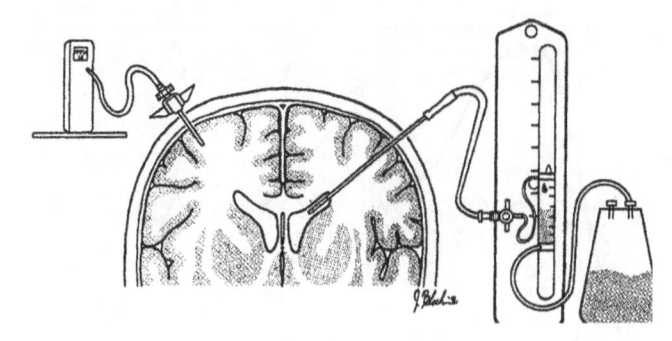

Figura 12.10 Sistemas de monitoramento da PIC. À direita, uma ventriculostomia conecta-se a um sistema de coleta de LCS. Uma torneira de três vias permite o monitoramento da pressão ou drenagem do LCS. À esquerda, um transdutor é inserido no parênquima cerebral e ancorado ao crânio por um mecanismo de parafuso. O transdutor é conectado a um dispositivo de monitoramento externo. *(Reproduzida de Bergsneider M, Becker DP. Intracranial pressure monitoring. In: Shoemaker WC, Ayres SM, Grenvik A, Holbrook PR, eds.* Textbook of Critical Care. *3rd ed. Philadelphia, PA: WB Saunders; 1995:313.)*

os condutos auditivos externos direito e esquerdo, ponto médio entre o canto externo do olho e o tragus, conduto auditivo externo); é preciso seguir protocolos institucionais para manter a consistência entre os cuidadores. O transdutor sente a pressão exercida pelo LCS nos ventrículos e converte-a em uma forma de onda no monitor de beira de leito. Tal sistema é conhecido por vários nomes, incluindo drenagem ventricular externa, ventriculostomia e cateter intraventricular. A vantagem de usar um cateter intraventricular para o monitoramento é que o LCS pode ser drenado, propiciando uma modalidade de tratamento para a PIC aumentada. A drenagem do LCS é controlada pelo ajuste da altura do sistema em relação ao ventrículo cerebral. A altura da coluna de fluido no sistema de drenagem cria uma pressão hidrostática que se opõe à PIC. Se o sistema de drenagem for elevado, a drenagem de LCS diminui; quando o sistema de drenagem é abaixado, aumenta-se a drenagem de LCS. A drenagem rápida do LCS pode resultar em colapso ventricular; portanto, o LCS é drenado de forma controlada, de acordo com uma PIC predeterminada. Obtém-se isso mantendo-se o sistema de drenagem em uma altura específica, como a 10 cm acima do ponto de referência externo do ventrículo cerebral, ou abrindo-se o sistema para permitir a drenagem do LCS somente quando a PIC exceder um determinado valor. Monitoram-se a quantidade e a cor do LCS drenado. Um curativo oclusivo é mantido sobre o local do cateter.

Os riscos associados ao cateter intraventricular incluem infecção e hemorragia, causadas pela introdução do cateter. O cateter intraventricular pode ser colocado no centro cirúrgico ou na UTI, com a adesão à técnica estéril. A colocação pode ser difícil em pacientes com diminuição do tamanho do ventrículo esquerdo devido ao desvio do LCS para fora do crânio para compensar a PIC aumentada (p. ex., pacientes com edema cerebral difuso decorrente de traumatismo cranioencefálico).

A PIC também pode ser monitorada usando um transdutor de fibra óptica ou um transdutor de pressão, como parte de um sistema de derivação ventricular externo ou isoladamente (Fig. 12.10). Se for colocado no ventrículo, esses dispositivos têm os mesmos riscos e benefícios que um cateter intraventricular. Ao serem colocados nos espaços subaracnoide, epidural, subdural ou no parênquima cerebral, esses monitores são mais fáceis de serem inseridos e apresentam menor taxa de infecção do que os monitores intraventriculares. O transdutor é zerado em pressão atmosférica antes da inserção, não podendo ser zerado novamente. O nivelamento em relação ao ventrículo cerebral não é necessário. O fibroscópio e transdutores de pressão são conectados diretamente a um monitor independente, que fornece uma leitura da PIC. Existem outras tecnologias para monitorar a PIC, incluindo alguns dispositivos que permitem zerar de novo após a inserção do monitor, mas esses não costumam ser utilizados na prática clínica. A PIC normal é de 0 a 15 mmHg em adultos. Em geral, o tratamento é iniciado quando a PIC é sustentadamente superior a 20 mmHg.

Formas de onda da PIC

Com o monitoramento contínuo da PIC, há flutuações na forma da onda que se correlacionam com eventos fisiológicos específicos. A análise dessas ondas pode ser útil para avaliar mudanças na condição do paciente.

A forma de onda da PIC em pulso é a visualização contínua e em tempo real da pressão, que corresponde a cada batimento cardíaco. A onda de pulso normal tem três ou mais picos definidos:

- P1 *Pico de percussão:* Pico agudo, consistente em amplitude; corresponde à sístole miocárdica.
- P2 *Pico ondulatório:* Variável em forma e magnitude; corresponde à diástole miocárdica.
- P3 *Pico dicrótico:* Ocorre após a incisura dicrótica e reflete as flutuações venosas.

A forma da onda de pulso em baixas pressões é um padrão decrescente em dentes de serra, com um P1 distinto (Fig. 12.11). Conforme a PIC média aumenta, ocorre uma elevação progressiva da P2, levando o pulso a parecer mais arredondado. Quando P2 é igual ou superior a P1, existe diminuição da complacência (Fig. 12.12).

O registro das tendências comprime os dados de PIC gravados continuamente em períodos de tempo, para refletir as tendências gerais da PIC por períodos prolongados de tempo (minutos a horas). Foram identificadas três ondas de pressão

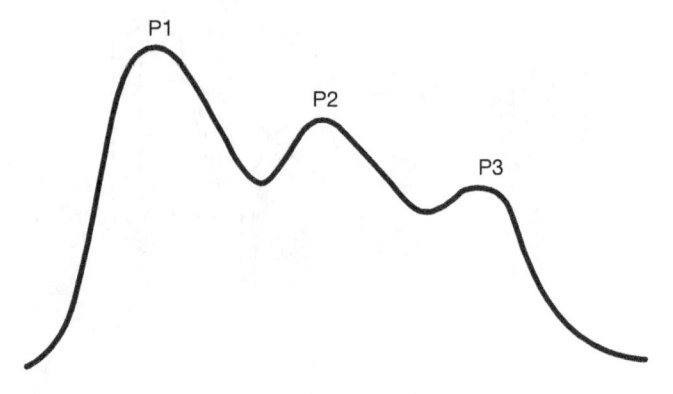

Figura 12.11 Componentes de uma onda normal da PIC.

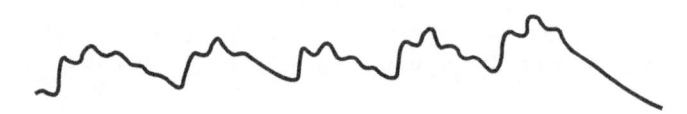

Figura 12.12 Onda de PIC mostrando a diminuição da complacência.

distintas (Fig. 12.13). As ondas A (ondas em platô) são aumentos repentinos na pressão com duração de 5 a 20 minutos; começam a partir de uma PIC com uma linha de base já elevada (> 20 mmHg) e refletem isquemia cerebral. As ondas B são oscilações rítmicas e agudas da pressão (até 50 mmHg); ocorrem a cada 0,5 a 2 minutos. Observa-se que estão relacionadas às flutuações do ciclo respiratório, como a respiração de Cheyne-Stokes. Não são clinicamente significativas, mas podem progredir para ondas A. As ondas C são pequenas ondas rítmicas, com pressões de até 20 mmHg ocorrendo 4 a 8 vezes por minuto. Estão relacionadas a alterações normais da pressão arterial sistêmica; seu significado clínico é desconhecido.

Manejo da PIC aumentada

O manejo centra-se na identificação precoce da PIC aumentada, evitando atividades conhecidas por elevar a PIC e realizando tratamento agressivo quando a PIC aumenta. O objetivo é evitar danos neurológicos posteriores. Em pacientes sob monitoramento invasivo da PIC, o tratamento costuma ser iniciado quando se mantém a PIC acima de 20 mmHg. Os princípios de tratamento do aumento da PIC estão descritos a seguir.

Monitoramento do estado neurológico

Avalie os sinais neurológicos de base; reavalie, então, periodicamente e compare com os achados anteriores. Inclua nível de consciência, escala de coma, tamanho da pupila e reação à luz, movimento dos olhos e função motora e sensitiva. Avalie os sinais vitais e compare com os resultados anteriores para identificar tendências. Em pacientes sedados para o tratamento da PIC, a frequência da avaliação neurológica pode ser reduzida por prescrição médica, a fim de evitar picos na PIC relacionados à estimulação. A avaliação do tamanho da pupila e a reação à luz continuam, mesmo se o paciente estiver recebendo sedativos.

Oxigenação e ventilação adequadas

A PaO_2 e $PaCO_2$ são mantidas em níveis normais, exceto se houver sinais de hérnia. Para pacientes com comprometimento da consciência, podem ser necessárias intubação e ventilação mecânica. Tanto a hipoxemia quanto a hipercarbia podem resultar em vasodilatação cerebral e aumento da PIC. A hiperventilação não costuma ser utilizada para diminuir a PIC, pois a queda resultante na $PaCO_2$ pode ocasionar vasoconstrição e isquemia cerebral. A hiperventilação controlada pode ser usada em caso de hérnia iminente para "ganhar tempo" até que outras medidas sejam implementadas e surtam efeito. As medidas da oxigenação cerebral são úteis para determinar o impacto da manipulação da $PaCO_2$ sobre o metabolismo cerebral (ver Cap. 21, Conceitos Neurológicos Avançados).

Aspiração e outras intervenções pulmonares podem aumentar a PIC, mas são realizadas conforme indicação clínica devido à importância da oxigenação para a perfusão cerebral. O paciente é colocado em 100% de oxigênio, e a duração da aspiração não é maior que do 10 segundos. A sedação pode ser utilizada para amenizar os efeitos da aspiração sobre a PIC.

Manejo da pressão arterial e fluidos

O manejo da pressão arterial é determinado pelo nível da PIC e PPC. A pressão arterial e a PPC-alvo variam ligeiramente, de

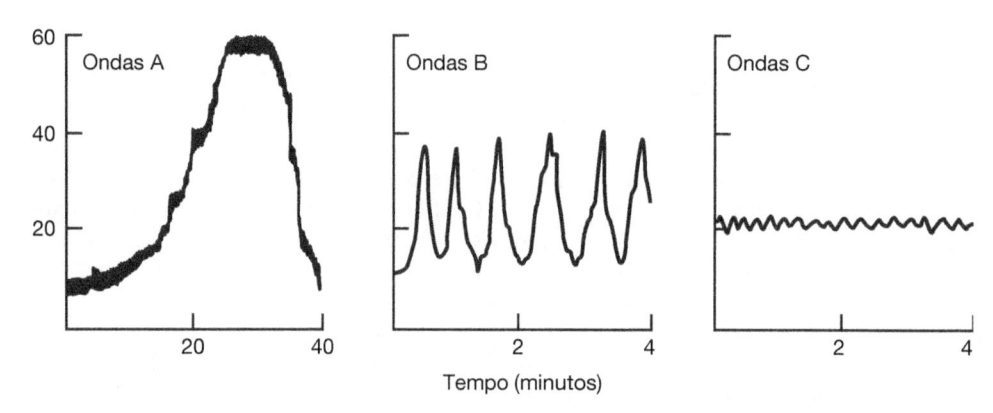

Figura 12.13 Registro da tendência da PIC.

acordo com o processo da doença; em geral, o objetivo consiste em manter uma PPC de, ao menos, 50 a 60 mmHg. Se o paciente está hipotenso, são infundidos fluidos sem glicose para garantir a euvolemia. O manejo dos fluidos é guiado por PVC, pressão capilar pulmonar ou ambos. Vasopressores podem ser necessários para manter a PPC.

Posicionamento

Uma vez que o sistema venoso do cérebro não apresenta válvulas, o aumento da pressão intratorácica ou intra-abdominal reduz o retorno venoso e aumenta a PIC. Em geral, elevar a cabeceira do leito em 30 graus otimiza a PIC e a PPC. Evita-se a flexão do quadril, especialmente superior a 90 graus. Emprega-se uma rotina intestinal para evitar a constipação.

O posicionamento do pescoço também tem efeitos na drenagem venosa e pode elevar a PIC. A cabeça e o pescoço são mantidos em posição neutra, evitando flexão, hiperextensão ou rotação. Os colares cervicais são aplicados com cuidado para evitar a diminuição do retorno venoso jugular.

Drenagem do LCS

A drenagem de pequenas quantidades de LCS pode ser utilizada para reduzir a PIC em pacientes com cateter intraventricular. O médico especifica a quantidade a ser drenada.

Minimizar os estímulos ambientais

Mantenha um ambiente calmo e tranquilo. Controle ruídos, temperatura e outros estímulos nocivos do ambiente. Evite conversas desnecessárias à beira do leito. Desligue a televisão. Os familiares são incentivados a visitar e falar baixo com os pacientes enquanto se observa a resposta da PIC. Evite agrupar as atividades de cuidados (aspiração, banho, mudança de decúbito).

Evitar o aumento da demanda metabólica cerebral

A atividade convulsiva aumenta a demanda metabólica cerebral e a PIC. O uso profilático de anticonvulsivantes é comum em pacientes neuropatas com risco de convulsões, embora essa prática esteja sendo questionada em algumas condições neurológicas devido à falta de apoio científico. Informações adicionais sobre o tratamento de convulsões estão incluídas mais adiante neste capítulo.

A febre aumenta a PIC, pelo aumento da demanda metabólica. Para cada elevação de 1 °C, a demanda metabólica cerebral aumenta em aproximadamente 6%. Os métodos para normalizar a temperatura incluem antipiréticos, mantas de refrigeração de ar ou água e aparelhos de refrigeração intravascular. Os tremores também aumentam a demanda metabólica e são evitados.

Sedação e analgesia

A sedação e a analgesia são usadas para impedir a elevação da PIC pela agitação e pela dor. Os agentes comumente utilizados incluem morfina ou fentanil para analgesia e midazolam ou lorazepam para sedação. O propofol (um sedativo hipnótico) costuma ser empregado porque sua meia-vida curta permite um despertar rápido para avaliação do estado mental. Um dos efeitos colaterais do propofol é a hipotensão, em especial quando administrado em bólus; é necessário o uso cuidadoso do medicamento a fim de evitar a diminuição da PPC.

Bloqueio neuromuscular

Os bloqueadores neuromusculares podem ser usados para impedir o aumento da pressão intratorácica e venosa que ocorre com a presença de tosse ou assincronia paciente-ventilador. A sedação e a analgesia são sempre utilizadas com agentes bloqueadores neuromusculares. A reação da pupila, geralmente, não é afetada pelo bloqueio neuromuscular.

Medicamentos para diminuir o edema cerebral

Os diuréticos osmóticos reduzem o edema cerebral, desviando o líquido extracelular do tecido cerebral para os vasos sanguíneos. O manitol é o agente mais empregado, sendo administrado em bólus de 0,25 a 1 g/kg de peso corporal; é administrado por meio de um filtro, pois cristaliza facilmente. A euvolemia é mantida, e os eletrólitos, monitorados com atenção. Alguns profissionais também utilizam solução hipertônica para aumentar a osmolalidade sérica e atrair a água para dentro do espaço vascular.

Tratamento cirúrgico

Os corticosteroides (p. ex., dexametasona) são úteis na redução do edema cerebral associado aos tumores intracranianos. Os esteroides não são úteis no tratamento do edema cerebral relacionado ao traumatismo cranioencefálico ou acidente vascular encefálico. As possíveis complicações do tratamento com esteroides incluem irritação gástrica ou hemorragia e hiperglicemia.

Barbitúricos

Eventualmente, utiliza-se o tratamento por coma barbitúrico para a hipertensão intracraniana não controlada que não responde a outras intervenções. Os barbitúricos diminuem metabolismo cerebral, FSC e PIC. Os medicamentos comumente administrados são o pentobarbital e o tiopental. Uma vez que o coma barbitúrico é induzido, perdem-se os parâmetros usuais de avaliação neurológica, como reflexos pupilares, de vômito e de deglutição. No entanto, podem ser encontradas pupilas assimétricas ou dilatadas em resposta à compressão do tronco encefálico; portanto, é essencial que a avaliação da pupila seja mantida. O paciente fica em ventilação mecânica com um tubo endotraqueal ou cânula de traqueostomia. As complicações associadas ao coma barbitúrico incluem hipotensão e depressão miocárdica.

Tratamento cirúrgico

O monitoramento atento do estado neurológico facilita a identificação e o tratamento de complicações, como o desenvolvimento de hematoma epidural ou subdural. Nesses casos, a remoção cirúrgica do hematoma é suscetível de reduzir a PIC. Nos casos de edema cerebral difuso, uma porção do crânio pode ser removida para aumentar a complacência e permitir que o cérebro edemaciado expanda-se para fora da área restringida pelo crânio. Esse procedimento é conhecido como craniectomia.

ACIDENTE VASCULAR ENCEFÁLICO ISQUÊMICO AGUDO

Etiologia, fatores de risco e fisiopatologia

O acidente vascular encefálico (AVE) é a terceira principal causa de morte nos Estados Unidos e a principal causa de incapacidade em adultos. O cérebro não pode armazenar oxigênio e glicose; portanto, exige um fluxo constante de sangue que forneça esses nutrientes. O suprimento de sangue ao cérebro pode ser afetado por diversos processos diferentes. Estes incluem embolia, trombose, hemorragia e compressão ou espasmo dos vasos. O AVE isquêmico, decorrente da formação de trombos ou êmbolos, responde por cerca de 85% de todos os AVEs. Ocorre edema na área do tecido isquêmico ou infarto, o que contribui para a morte celular neuronal.

Se a isquemia não for revertida, ocorre morte celular neuronal, levando a infarto do tecido cerebral. A penumbra é uma área do tecido que circunda a área central de isquemia. A área de penumbra recebe algum fluxo de sangue de vasos adjacentes, mas a perfusão mostra-se marginal. Se o FSC for melhorado, a área de penumbra pode se recuperar.

Os fatores de risco para AVE incluem hipertensão, doença cardíaca (fibrilação atrial, forame oval patente, doença da artéria carótida), diabetes, aumento da idade, raça (afro-americano), AVE prévio, história familiar, dislipidemia, hipercoagulabilidade (câncer, gravidez, quantidade elevada de hemácias, células falciformes), tabagismo, obesidade, sedentarismo e algumas formas de terapia hormonal. O ataque isquêmico transitório (AIT) é um importante sinal de alerta de AVE. No AIT, o paciente desenvolve sintomas de AVE que se resolvem sem infarto do tecido. Embora a maioria se resolva dentro de 10 minutos, uma coleta extensiva de informações para identificar causas tratáveis é justificável em qualquer AIT.

A fisiopatologia do AVE varia de acordo com o evento precipitante. A formação de trombos e êmbolos, descrita a seguir, resulta em AVE isquêmico agudo.

Trombose

A trombose é a causa mais comum de AVE isquêmico; em geral, decorre de aterosclerose e formação de placas em uma artéria. A redução no fluxo sanguíneo ocasiona isquemia do tecido cerebral ao longo do curso do vaso afetado, que causa infarto se não for revertido com rapidez. A trombose devido à aterosclerose de grandes vasos cerebrais resulta em grandes áreas de infarto. Muitas vezes, desenvolve-se edema considerável, o que aumenta ainda mais a isquemia por compressão das áreas ao redor do infarto. Déficits funcionais significativos são comuns. Se a formação do trombo ocorrer em uma pequena ramificação da artéria, desenvolve-se um infarto lacunar. Os infartos lacunares ocasionam áreas menores de morte celular neuronal. Os déficits são menos evidentes, exceto se o infarto ocorrer em uma área crucial, como a cápsula interna. Os pacientes com história de aterosclerose ou arterite apresentam maior risco de AVEs trombóticos. Os AVEs trombóticos tendem a se desenvolver durante os períodos de repouso ou inatividade, quando o fluxo sanguíneo é menos intenso.

Embolia

A embolia implica a oclusão de um vaso cerebral, na maioria das vezes por um coágulo de sangue, mas também por partículas infecciosas, ar, gordura ou fragmentos de tumor. A embolia é, muitas vezes, associada com doença cardíaca, resultando em colônias bacterianas ou coágulos de sangue que se destacam com facilidade da parede ou das válvulas do coração, deslocando-se, então, para o cérebro, onde se alojam em um vaso cerebral. Fibrilação atrial crônica, doença valvular, próteses valvulares, cardiomiopatia e lesões ateroscleróticas da aorta proximal são causas comuns de embolia. As causas menos comuns incluem mixomas atriais, forame oval patente e endocardite bacteriana. A substância fragmentada aloja-se facilmente na bifurcação da artéria cerebral média, algumas vezes rompendo-se e deslocando-se pelo sistema vascular cerebral. O início de uma oclusão embólica é rápido, com sintomas que se desenvolvem sem aviso prévio.

Manifestações clínicas

Os sintomas do AVE vão de muito leves a perda significativa da capacidade funcional. Os sinais e sintomas incluem fraqueza em uma extremidade ou em um lado do corpo, alterações sensitivas, dificuldades na fala ou compreensão da fala, inclinação da face e alterações visuais. A escala de AVE do National Institute of Health (NIHSS) é frequentemente utilizada para avaliar e acompanhar os pacientes após o AVE. A escala inclui avaliação do nível de consciência, capacidade de seguir coman-

---

À BEIRA DO LEITO

AVE isquêmico agudo

Uma professora de álgebra de 64 anos foi internada na UTI após tratamento trombolítico para AVE isquêmico agudo. Tem história de diabetes controlado com dieta. Nas três semanas precedentes, a paciente queixou-se ao marido de algumas palpitações cardíacas leves, mas não foi ao médico. Desenvolveu hemiplegia à esquerda (braço mais acometido que a perna), inclinação facial à esquerda e fala arrastada enquanto almoçava em sua sala na escola. Um estudante encontrou a paciente caída sobre sua mesa quando retornou para buscar um livro que havia esquecido. O estudante ligou para a emergência. Os paramédicos estabeleceram o tempo de início dos sintomas, descobrindo que um aluno vira a professora normal havia cerca de 20 minutos. Após a chegada ao pronto-socorro, a paciente foi rapidamente conduzida para realizar uma TC da cabeça; a avaliação pré-trombolítica necessária foi concluída pela equipe de AVE do hospital. Não havia presença de sangue na TC; foi administrado rt-PA. Na admissão à UTI, a paciente continuava com paresia no braço esquerdo (força 2/5), mas não havia paresia na perna e a fala estava normal. Ela foi monitorada na UTI por 24 horas e diagnosticada com fibrilação atrial. Após 24 horas na UTI, foi transferida para um leito de telemetria na unidade de AVE, onde iniciou tratamento com aspirina e, posteriormente, varfarina. A paciente recebeu alta após 7 dias no hospital, com acompanhamento ambulatorial de terapeuta ocupacional.

dos, orientação, preferência de olhar, campos visuais, paralisia facial, função motora bilateral de membros superiores e inferiores, ataxia, sensibilidade, fala e linguagem. Uma cópia da escala de AVE e informações a respeito do treinamento em seu uso podem ser baixadas do *site* do NIH (www.ninds.nih.gov.). As manifestações clínicas variam de acordo com a área da isquemia ou infarto.

AVE em um hemisfério cerebral

Os sinais e sintomas ocorrem no lado do corpo contralateral ao AVE. Paresia ou paralisia ocorrem em uma ou ambas as extremidades; também pode observar-se perda sensitiva. As deficiências no campo visual também são contralaterais à lesão. O paciente geralmente apresenta uma preferência de olhar ipsilateral, ou seja, "olhando para a lesão." O hemisfério esquerdo é dominante em indivíduos destros e em cerca de 75% dos pacientes canhotos. Como hemisfério dominante, controla as funções da linguagem e a memória dependente da linguagem. O AVE no hemisfério dominante, muitas vezes, produz afasia receptiva, expressiva ou global. O hemisfério não dominante (em geral o direito) controla a percepção visuoespacial e a memória visual.

AVE cerebelar ou de tronco encefálico

A função motora e sensitiva pode ser prejudicada em um ou ambos os lados do corpo. É comum haver perda do equilíbrio, diminuição da capacidade motora fina, náuseas e vômitos. Os déficits de nervos cranianos são comuns e incluem disartria, nistagmo, disfagia e diminuição do reflexo de tosse. A avaliação cuidadosa da proteção das vias aéreas e da capacidade de deglutição é essencial para determinar o risco de aspiração. Os pacientes com déficits graves, muitas vezes, precisam de uma sonda de alimentação e, potencialmente, uma traqueostomia. Uma vez que não há lesão cortical, os pacientes mantêm estado mental e nível de alerta normais, exceto se a pressão na fossa posterior ocasionar ruptura do sistema ativador reticular.

Em pacientes com AVE cerebelar, pode ocorrer hidrocefalia obstrutiva devido à oclusão do sistema de drenagem ventricular por edema. Pode haver necessidade de colocação de um dreno ventricular externo ou de descompressão cirúrgica da fossa posterior.

O AVE do tronco encefálico decorrente da oclusão da artéria basilar resulta em tetraplegia e perda dos movimentos faciais (síndrome do enclausuramento). A cognição está íntegra, mantendo-se a verticalização do olhar. Esses pacientes serão capazes de seguir comandos de olhar para cima ou para baixo. Recomenda-se consulta precoce com um fonoaudiólogo para auxiliar no desenvolvimento de estratégias alternativas de comunicação.

Exames diagnósticos

O objetivo do exame diagnóstico inicial no AVE agudo é descartar a presença de hemorragia intracerebral (HIC), já que os tratamentos para AVE hemorrágico e isquêmico diferem de modo significativo. Isso costuma ser feito por meio da realização de uma TC sem contraste do crânio, embora alguns grandes centros utilizem a RMN como exame inicial. A TC está disponível na maioria dos hospitais, podendo ser realizada com rapidez; trata-se de uma excelente ferramenta para a detecção de hemorragia intracerebral. No entanto, as evidências de isquemia podem não aparecer ou ser muito sutis na TC padrão por até 12 a 24 horas após o início dos sintomas. A RMN especializada (imagem ponderada em difusão, imagem ponderada em perfusão) pode detectar áreas de isquemia antes que sejam evidentes na TC.

A RMN detecta áreas de distúrbio vascular, que podem ser vistas como coágulos devido à dissecção arterial. Outros exames que podem ser feitos na forma aguda incluem angiografia cerebral e ultrassonografia da carótida. O ecocardiograma transesofágico ou transtorácico é utilizado para avaliar as causas cardíacas de AVE. Os estados de hipercoagulabilidade são detectados por meio de exames laboratoriais. Todos os pacientes que apresentam AVE precisam de ECG devido à correlação entre doenças cerebrovasculares e cardiovasculares. Além disso, as condições que simulam o AVE, como a hipoglicemia, devem ser descartadas.

Princípios de tratamento do AVE isquêmico agudo

O AVE é uma emergência médica, devendo ser tratado com a mesma urgência que um infarto agudo do miocárdio. Assim como o "tempo é músculo" quando o coração está isquêmico, "tempo é cérebro" quando ocorre isquemia cerebral. Os objetivos do tratamento consistem em restaurar a circulação no cérebro, quando possível, interromper o processo isquêmico em curso e prevenir complicações secundárias. Os princípios de tratamento incluem os parâmetros descritos a seguir.

Avaliação das condições que simulam o AVE isquêmico agudo

Outras condições podem simular um AVE isquêmico e devem ser descartadas. A hipoglicemia pode causar sintomas parecidos aos do AVE; é detectada com facilidade por um monitor de beira de leito que verifique a glicose sanguínea. Os exames radiológicos são realizados em todos os pacientes com sinais e sintomas de AVE a fim de descartar hemorragia intracerebral. Outras condições que podem simular um AVE isquêmico agudo incluem distúrbios metabólicos ou tóxicos, enxaquecas, tumores cerebrais e convulsões.

Tratamento trombolítico

O tratamento trombolítico é administrado na tentativa de restaurar a perfusão para a área afetada. Considera-se a administração IV do ativador do plasminogênio tissular recombinante (rt-PA) em todos os pacientes que preenchem os critérios de inclusão/exclusão (Tab. 12.5), a qual pode ser realizada dentro de 3 horas após o início dos sintomas. Recentemente, a American Heart Association/American Stroke Association publicou um alerta científico que indica que o rt-PA pode ser administrado entre 3 e 4,5 horas após o início dos sintomas, com vários critérios de exclusão adicionais.

A dose recomendada de rt-PA é de 0,9 mg/kg, com 10% da dose total administrada em bólus em 1 a 2 minutos, seguida pelo restante da dose em infusão por 1 hora. A dose máxima recomendada é de 90 mg. Em um estudo de grande escala, a administração

TABELA 12.5 CARACTERÍSTICAS DOS PACIENTES COM AVE ISQUÊMICO QUE PODEM SER TRATADOS COM rt-PA

Diagnóstico de AVE isquêmico causando um déficit neurológico mensurável.
Os sinais neurológicos não devem ser evidentes espontaneamente.
Os sinais neurológicos não devem ser mínimos ou isolados.
Deve-se ter cuidado ao tratar um paciente com déficit importante.
Os sintomas de AVE não devem ser sugestivos de hemorragia subaracnoide.
Início dos sintomas < 3 horas antes do início do tratamento.
Ausência de traumatismo cranioencefálico ou AVE prévio nos últimos 3 meses.
Ausência de infarto do miocárdio nos 3 meses antecedentes.
Ausência de hemorragia digestiva ou urinária nos 21 dias precedentes.
Ausência de cirurgia de grande porte nos últimos 14 dias.
Ausência de punção arterial em um local não compressível nos 7 dias precedentes.
Ausência de HIC prévia.
Pressão arterial não elevada (sistólica < 185 mmHg e diastólica < 110 mmHg).
Ausência de evidências de sangramento ativo ou trauma agudo (fratura) ao exame.
Paciente não deve estar utilizando anticoagulante oral ou, se estiver, INR ≤ 1,7.
Se estiver em uso de heparina não fracionada nas últimas 48 horas, o TTPa deve estar na faixa de normalidade.
Contagem de plaquetas ≥ 100.000 mm³.
Glicose sérica ≥ 50 mg/dL (2,7 mmol/L).
Ausência de convulsões com disfunção neurológica pós-ictal residual.
TC não mostra infarto multilobar (hipodensidade > 1/3 hemisfério cerebral).
O paciente ou os familiares compreendem os potenciais riscos e benefícios do tratamento.

INR = relação normalizada internacional; TTPa = tempo de tromboplastina parcial ativada.
(Utilizada com permissão, Adams HP, del Zoppo G, Alberts MJ, et al. Guidelines for the early management of patients with ischemic stroke. Stroke. 2007;38:1655-1711.)

de rt-PA resultou em melhores resultados 3 meses após o AVE. Existe maior risco de hemorragia cerebral após a administração de rt-PA, de modo que avaliações neurológicas de rotina frequentes são essenciais. A avaliação neurológica e dos sinais vitais é realizada a cada 15 minutos nas primeiras 2 horas, a seguir a cada 30 minutos por 6 horas e, então, de hora em hora por 24 horas após o tratamento inicial. Se ocorrer deterioração neurológica, o médico é avisado, realizando-se uma TC de crânio de emergência para avaliar se há hemorragia. Os medicamentos antiplaquetários ou anticoagulantes são evitados por 24 horas após a administração de rt-PA. A colocação de sonda nasogástrica, sondas vesicais e linhas invasivas é adiada para diminuir o risco de sangramento.

Tratamento endovascular

As opções de tratamento endovascular para o AVE isquêmico agudo incluem trombólise intra-arterial e extração ou ruptura mecânica do coágulo. Esses tratamentos, guiados por angiografia cerebral, devem ser realizados por um médico especialmente treinado em neurorradiologia intervencionista e não estão disponíveis em todos os centros. A trombólise intra-arterial é usada em pacientes com oclusão da artéria cerebral média que podem ser tratados dentro de 6 horas do início dos sintomas e não são capazes de receber rt-PA intravenoso. Uma vez que a trombólise intra-arterial permite que os medicamentos sejam infundidos diretamente no trombo, podem ser administradas doses menores, tornando-a uma opção de tratamento para alguns pacientes com critérios de exclusão para o rt-PA intravenoso (p. ex., cirurgia de grande porte nos últimos 14 dias). O rt-PA intra-arterial por oclusão da artéria basilar, algumas vezes, é administrado em até 12 a 24 horas após o início dos sintomas, no âmbito de "uso compassivo", já que o déficit criado pela oclusão da artéria basilar é tão devastador que o risco aumentado de hemorragia intracerebral é tolerado. A ruptura mecânica do coágulo pode melhorar as taxas de recanalização, quando utilizada em combinação com a trombólise. Recentemente, têm sido desenvolvidos dispositivos que permitem ao médico capturar o trombo e, em seguida, extraí-lo, oferecendo uma nova opção de tratamento para pacientes com AVE.

Manejo da pressão arterial

A administração cuidadosa da pressão arterial é essencial após o AVE isquêmico agudo, porque uma diminuição acentuada ou súbita da pressão arterial pode diminuir de modo significativo a perfusão cerebral. O médico pode optar por manter a medicação anti-hipertensiva de base do paciente, a fim de maximizar o FSC, sobretudo nas primeiras 24 horas após o AVE. Para os pacientes que não são elegíveis para tratamento trombolítico, a pressão arterial não é tratada de forma emergencial, a menos que a pressão arterial sistólica seja superior a 220 mmHg ou que a pressão arterial diastólica seja superior a 110 mmHg. Devido ao risco de hemorragia, o controle da pressão arterial é mais rigoroso em pacientes que são elegíveis para tratamento trombolítico ou que o tenham recebido (Tab. 12.6).

Manejo da PIC aumentada

O edema cerebral ocorre na área de infarto e ocasiona aumento da PIC. Para uma discussão mais aprofundada das opções de tratamento, pode-se consultar a seção sobre a PIC. A hemicraniectomia pode ser usada para aliviar o aumento da PIC em pacientes com grandes infartos, em particular na distribuição da artéria cerebral média.

Manejo da glicose

Embora a hiperglicemia não tenha sido identificada especificamente como causa de piores resultados após o AVE, existe uma correlação significativa. A hiperglicemia está associada a um risco aumentado de HIC após a administração de ativador do plasminogênio tecidual (t-PA). A hipoglicemia é prejudicial e deve ser evitada.

Prevenção e tratamento das complicações secundárias

Os pacientes estão em risco significativo de dificuldades de manutenção da permeabilidade da via aérea e aspiração após o AVE. Diminuição do nível de consciência, fraqueza facial e déficits dos nervos cranianos contribuem para isso. A intubação pode ser necessária durante a fase aguda. Alguns pacientes recuperam-se o suficiente para serem extubados, mas outros podem precisar de uma traqueostomia. A avaliação cuidadosa da capacidade de deglutição é indicada antes de qualquer ingestão oral. Pode-se indicar a colocação de uma sonda de alimentação.

A trombose venosa profunda é uma complicação comum em pacientes com AVE e pode causar embolia pulmonar. As

TABELA 12.6 RECOMENDAÇÕES DA AHA/ASA PARA O CONTROLE DA HIPERTENSÃO ARTERIAL NO AVE ISQUÊMICO AGUDO

Indicação de elegibilidade para o tratamento com rt-PA intravenoso ou outra intervenção de reperfusão aguda
  Nível de pressão sanguínea:
    Sistólica > 185 mmHg ou diastólica > 110 mmHg.
      Labetalol 10 a 20 mg IV em 1 a 2 minutos; pode-se repetir uma vez
      ou
      Nitropaste, 2,54 a 5,08 cm (1 a 2 polegadas)
      ou
      Nicardipina, infusão de 5 mg/h; titular até 2,5 mg/h em intervalos de 5 a 15 minutos; dose máxima de 15 mg/h; quando atingir a pressão arterial desejada, reduzir para 3 mg/h
    Se a pressão arterial não diminuir e permanecer > 185/110 mmHg, não administrar rt-PA.
Controle da pressão arterial durante e após o tratamento com rt-PA ou outra intervenção de reperfusão aguda
  Monitorar a pressão arterial a cada 15 minutos durante o tratamento e após 2 horas; a seguir, monitorar a cada 30 minutos por 6 horas e, depois, a cada hora por 16 horas.
  Nível de pressão sanguínea:
    Sistólica de 180 a 230 mmHg ou diastólica de 105 a 120 mmHg
      Labetalol 10 mg IV em 1 a 2 minutos; pode-se repetir a cada 10 a 20 minutos; dose máxima de 300 mg
      ou
      Labetalol 10 mg IV, seguido por infusão em 2 a 8 mg/min
    Sistólica > 230 mmHg ou diastólica de 121 a 140 mmHg
      Labetalol 10 mg IV em 1 a 2 minutos; pode-se repetir a cada 10 a 20 minutos; dose máxima de 300 mg
      ou
      Labetalol 10 mg IV, seguido por infusão em 2 a 8 mg/min
      ou
      Nicardipina, infusão de 5 mg/h; titular até ao efeito desejado, aumentando 2,5 mg/h a cada 5 minutos, até um máximo de 15 mg/h
    Se a pressão arterial não for controlada, considere o nitroprussiato de sódio.

(Retirada de Adams HP, del Zoppo G, Alberts MJ, et al. Guidelines for the early management of patients with ischemic stroke. Stroke. 2007;38:1655-1711.)

estratégias para diminuir o risco de TVP incluem meias de compressão elástica, dispositivos de compressão pneumática, medicamentos anticoagulantes e movimentação física precoce. Em casos de alto risco, pode ser colocado um filtro de veia cava inferior para diminuir o risco de embolia pulmonar.

Além da pneumonia e TVP, os pacientes com AVE correm o risco de infecção do trato urinário (ITU). Os cateteres permanentes são utilizados apenas quando o débito preciso é clinicamente necessário e não pode ser obtido por métodos alternativos.

Prevenir a recorrência do AVE

O uso de medicamentos anticoagulantes e antiagregantes plaquetários varia dependendo do tamanho do infarto, da etiologia presumida e se o paciente recebeu tratamento trombolítico. Os pacientes costumam receber aspirina logo após o evento inicial, e a decisão de utilizar outros medicamentos antiplaquetários varia de acordo com o caso. Se o AVE for muito extenso, os anticoagulantes normalmente não são administrados na fase aguda do tratamento, pois aumentam o risco de conversão hemorrágica (desenvolvimento de hemorragias no tecido infartado).

A endarterectomia carotídea é o procedimento cirúrgico mais comum para evitar AVEs adicionais, mas, em geral, não se realiza de imediato após um AVE devido ao risco de lesão de reperfusão e hemorragia. A estenose também pode ser tratada com angioplastia, com ou sem colocação de *stent*. Outras estratégias para prevenir a recorrência do AVE incluem estatinas para dislipidemia e modificação do comportamento para lidar com os fatores de risco.

ACIDENTE VASCULAR ENCEFÁLICO HEMORRÁGICO

Etiologia, fatores de risco e fisiopatologia

Cerca de 15% dos AVEs são hemorrágicos. Na hemorragia subaracnoide, ocorre sangramento do espaço subaracnoideo, geralmente como resultado da ruptura de um aneurisma. Embora a hemorragia subaracnoide seja um tipo de AVE, os problemas de manejo podem variar de modo significativo. A hemorragia subaracnoide é discutida no Capítulo 21, Conceitos Neurológicos Avançados. Neste capítulo, o AVE corresponde à hemorragia intraparenquimatosa (também chamada de hemorragia cerebral ou HC).

A hipertensão arterial é a causa mais comum de hemorragia cerebral. Outras causas incluem malformações vasculares (malformações arteriovenosas ou cavernosas), coagulopatia, angiopatia amiloide, tumor, vasculite, infarto venoso e abuso de drogas ilícitas. A angiopatia amiloide é mais comum em pacientes com idade acima de 70 anos. Trata-se de um diagnóstico presumido em pacientes idosos com HC repetida, mas só pode ser estabelecido quando forem encontrados depósitos de proteína beta-amiloide nas paredes do vaso (geralmente na autópsia). A malformação arteriovenosa (MAV) é uma causa comum de hemorragia cerebral em pacientes mais jovens (20 a 40 anos). As MAVs são distúrbios congênitos caracterizados pela presença de um emaranhado de vasos sanguíneos. Dentro da malformação arteriovenosa, as circulações arterial e venosa estão em contato, sem passar pelo sistema capilar. Após a resolução da HC aguda, as malformações arteriovenosas são tratadas com embolização endovascular, ressecção cirúrgica ou radiocirurgia estereotáxica.

Além da lesão tecidual direta, o hematoma formado pela HC desloca o tecido cerebral das proximidades e causa isquemia por compressão. O edema ocorre em torno do local da hemorragia. Se a HC ocorrer no fundo dos hemisférios cerebrais, pode romper-se no ventrículo (hemorragia intraventricular). A taxa de mortalidade é maior no AVE hemorrágico do que no isquêmico.

Manifestações clínicas

A HC apresenta um início súbito de déficits neurológicos focais (monoparesia, hemiparesia, monoplegia ou hemiplegia), muitas vezes associados a cefaleia intensa, náuseas/vômitos, diminuição da consciência e, eventualmente, convulsões. Os déficits neurológicos variam de acordo com a área afetada do cérebro e são semelhantes aos déficits focais experimentados pelos pacientes com AVE isquêmico agudo.

Exames diagnósticos

A HC é diagnosticada por meio da TC. Os exames que podem ser realizados para determinar a etiologia da hemorragia incluem angio-TC, RMN/Angio-RMN e angiografia cerebral.

Princípios de tratamento da hemorragia cerebral

O tratamento cirúrgico baseia-se no tamanho e na localização da hemorragia. A hemorragia cerebelar pode exigir uma craniectomia suboccipital para evacuar o coágulo e diminuir a pressão sobre estruturas vitais. O controle da pressão arterial e a correção da coagulopatia são primordiais. A meta da pressão arterial é baseada na etiologia da HC, pressão arterial de base do paciente e no estado clínico. A hemorragia intraventricular pode causar hidrocefalia, que é tratada pela colocação de um dreno ventricular externo. Pesquisa-se, atualmente, o papel da administração de trombolíticos intraventriculares na hemorragia intraventricular. Os medicamentos anticonvulsivos costumam ser administrados para prevenir convulsões. As considerações de enfermagem incluem manejo da PIC elevada e prevenção de complicações secundárias.

CONVULSÕES

Etiologia, fatores de risco e fisiopatologia

As convulsões são surtos rápidos e repetidos de atividade elétrica anormal no cérebro, que resultam de um desequilíbrio dos impulsos excitatórios e inibitórios. Os sinais e sintomas dependem da localização da atividade anormal. A convulsão pode ser um sintoma ou uma consequência de um problema neurológico subjacente, como tumor, hemorragia, trauma ou infecção. Os distúrbios sistêmicos – como hipoxia, hipoglicemia, *overdose* de medicamentos e abstinência de álcool ou drogas – também podem causar convulsões. Muitas convulsões são consideradas idiopáticas, mas devem ser descartadas causas tratáveis.

Durante a convulsão, a demanda metabólica cerebral por oxigênio e glicose aumenta drasticamente. O corpo tenta atender esses requisitos aumentados elevando o FSC. Se o FSC não acompanhar a demanda, os neurônios revertem para o metabolismo anaeróbio, o que provoca isquemia secundária e lesão cerebral.

Manifestações clínicas

A manifestação clínica varia de acordo com a origem e a extensão da atividade elétrica anormal do cérebro. Os tipos de convulsão podem ser identificados por meio da Classificação Internacional de Convulsões. Existem três categorias básicas de convulsões: epilepsia parcial, epilepsia generalizada e estado epilético.

Epilepsia parcial

As epilepsias parciais ocorrem quando há uma descarga focal em uma área do córtex cerebral. As epilepsias parciais são descritas como simples ou complexas. A principal diferença é que as parciais complexas causam alterações de consciência, enquanto as parciais simples, não. As parciais podem evoluir para epilepsias generalizadas.

EPILEPSIAS PARCIAIS SIMPLES (TAMBÉM CHAMADAS DE EPILEPSIAS MOTORAS PARCIAIS OU EPILEPSIAS SENSITIVAS PARCIAIS), PODEM MANIFESTAR-SE COMO:

- Atividade motora, como contrações ou movimentos espasmódicos em uma extremidade e um lado da face.
- Sintomas sensitivos, como um gosto ou odor incomum.
- Sensações autônomas, como sudorese e vômitos.

EPILEPSIAS PARCIAIS COMPLEXAS (TAMBÉM CHAMADAS DE EPILEPSIAS DO LOBO TEMPORAL) PODEM MANIFESTAR-SE COMO:

- Automatismos (lamber os lábios, movimentos de mastigação ou inquietação).
- Atividade sem propósito, como corridas ou movimentos espasmódicos do braço.
- Mudanças na condição psicológica, como euforia ou medo.

Epilepsia generalizada

A epilepsia generalizada ocorre quando a descarga elétrica anormal é bilateral. Os pacientes apresentam maior suscetibilidade de lesão durante uma epilepsia generalizada do que em uma parcial. Depois de algumas epilepsias generalizadas, o paciente pode queixar-se de dores musculares relacionadas aos movimentos violentos. Existem vários tipos de epilepsia generalizada:

- *Ausências*: Lapso repentino de consciência e de atividade, que dura de 3 a 30 segundos. Em geral, descritas como um olhar enfeitiçado.
- *Mioclônicas*: Espasmos musculares repentinos e breves de um ou mais grupos musculares. Comumente associada a causas metabólicas, degenerativas e hipoxia.
- *Atônicas* (também chamadas de acinéticas): Perda súbita do tônus muscular.
- *Clônicas*: Espasmos musculares rítmicos.
- *Tônicas*: Contração muscular sustentada.
- *Tônico-clônicas*: Atividade muscular varia entre contração sustentada e espasmos.

Estado epilético

O estado epilético indica convulsões prolongadas ou recorrentes, sem retorno ao estado mental de base. A convulsão ou série de convulsões com duração de 30 minutos é descrita como estado epilético, mas o tratamento costuma ser instituído muito mais cedo. O estado epilético é uma emergência médica, com uma taxa de mortalidade significativa, maior nos pacientes idosos ou quando a convulsão é um sintoma de um processo agudo subjacente. Existem dois tipos principais de estado epilético – estado epilético convulsivo generalizado e estado epilético não convulsivo. No estado epilético convulsivo generalizado, a atividade convulsiva pode ser percebida com facilidade pela observação clínica. No estado epilético não convulsivo, não podem ser observadas convulsões clinicamente, mas a consciência é danificada, e a atividade convulsiva, evidente no EEG.

> ### À BEIRA DO LEITO
> *Estado epilético*
>
> Um senhor de 52 anos foi admitido na UTI para tratamento de estado epilético. Apresenta história de convulsões frequentes após traumatismo cranioencefálico (TCE) há 4 anos. Não apresenta déficit residual evidente de lesão cerebral, exceto uma perda moderada da memória de curto prazo. Foi admitido no pronto-socorro no dia anterior devido ao aumento da frequência das convulsões. Nesta manhã, começou a apresentar epilepsia generalizada tônico-clônica durante o café da manhã. Embora esteja recebendo lorazepam, continua a apresentar atividade convulsiva. Seu nível de fenitoína nesta manhã era de 25 mcg/mL (valor normal 10 a 20 mcg/mL). Na chegada à UTI, foi intubado para controle das vias aéreas, sendo iniciada uma infusão de midazolam. Introduziu-se monitoramento contínuo do EEG. As evidências EEG e clínicas de convulsões cessaram dentro de 1 hora. A infusão de midazolam foi retirada durante vários dias, sem retorno da atividade convulsiva; o estado mental retornou à linha de base. O paciente foi transferido para a unidade de cuidado agudo para ajustes continuados em seus medicamentos anticonvulsivos; iniciou-se uma coleta de informações para avaliar a necessidade de intervenção cirúrgica.

Exames diagnósticos

No ambiente de terapia intensiva, o manejo das convulsões em um paciente sem história de epilepsia tem como objetivo interromper a convulsão e, em seguida, determinar a causa subjacente. Os exames diagnósticos podem incluir:

- *Exames laboratoriais* para identificar distúrbios de eletrólitos ou etiologia metabólica.
- *TC* para avaliar processos intracranianos, como HC ou tumor.
- *RMN* para procurar lesões estruturais que possam indicar o foco de convulsão.
- *PL* quando se suspeitar de um processo infeccioso (p. ex., meningite) como sendo a causa da atividade convulsiva.
- *EEG* para evidenciar atividade elétrica anormal. Um EEG normal não exclui a possibilidade de convulsão. Pode ser necessário o monitoramento EEG prolongado. Os pacientes em estado epilético exigem monitoramento EEG contínuo. A atividade epileptiforme pode estar presente no EEG mesmo depois que a convulsão cessou clinicamente.
- *Monitoramento contínuo por vídeo*, em conjunto com registro EEG contínuo, para correlacionar os fenômenos clínicos à atividade elétrica cerebral.
- *Eletrodos intracranianos* na avaliação de pacientes com epilepsia refratária, para identificar o(s) foco(s) antes da ressecção cirúrgica. Os eletrodos intracranianos são inseridos por meio de orifícios de trépano ou craniotomia.

Princípios de tratamento das convulsões

O tratamento do paciente com convulsões concentra-se no controle da convulsão o mais rapidamente possível, evitando reincidências, mantendo a segurança do paciente e identificando a causa subjacente. É essencial que se observe a duração, o tipo e todos os fatores precipitantes das convulsões. Após uma convulsão, os pacientes podem experimentar períodos de confusão e estado mental alterado, os quais se resolvem lentamente. Podem queixar-se de cefaleia ou dores musculares. A paralisia de Todd descreve sintomas focais contínuos, que podem persistir por até 24 horas após a convulsão. Devido ao risco de ignorar uma doença cerebral subjacente, os pacientes com déficits neurológicos focais após uma convulsão são diagnosticados com paralisia de Todd somente depois que as outras causas foram descartadas.

Manutenção da segurança do paciente e manejo das vias aéreas

De uma perspectiva de enfermagem, a primeira prioridade é evitar que o paciente experimente lesões adicionais. Garanta um ambiente seguro durante a convulsão, retirando objetos do local. Trilhos laterais acolchoados são indicados para pacientes com alto risco de convulsões. Durante a convulsão, a tentativa de restringir o movimento do paciente pode resultar em lesões, sendo, por isso, evitada.

O manejo das vias aéreas ajuda na manutenção da oxigenação cerebral adequada. Manter as vias aéreas pode depender de interromper a convulsão. Posicionar o paciente em decúbito lateral diminui a chance de aspiração; fornece-se oxigênio. Nada deve ser colocado na boca do paciente durante uma convulsão. Monitoramento ECG, oximetria de pulso contínua e monitoramento da pressão arterial são necessários em pacientes com convulsões prolongadas. A hipoglicemia pode induzir à atividade convulsiva, de modo que o nível de glicose é verificado imediatamente e tratado de modo adequado.

Administração de medicamentos para o estado epilético

A convulsão média termina após 2 minutos, sem a necessidade de medicação. Os pacientes com convulsões prolongadas ou estado epilético recebem um benzodiazepínico, como o lorazepam. A segunda medicação administrada costuma ser a fenitoína ou a fosfenitoína. A fosfenitoína é convertida em fenitoína no sangue. Pode ser administrada mais rapidamente do que a fenitoína e provoca menos lesão tecidual, se houver extravasamento. Ambos os agentes podem causar efeitos colaterais cardiovasculares, predominantemente hipotensão resistente ao tratamento, de modo que as funções cardíaca e respiratória devem ser monitoradas com cuidado. Se a atividade convulsiva continuar, podem ser utilizados barbitúricos, mas estes apresentam efeitos colaterais cardiovasculares significativos. O midazolam e o propofol são, muitas vezes, utilizados como medicamentos de terceira linha no estado epilético. É importante lembrar que os bloqueadores neuromusculares, incluindo os utilizados na intubação, interrompem as manifestações motoras da convulsão, mas não a atividade elétrica anormal no cérebro, de modo que a lesão neuronal continua.

A atividade muscular prolongada que ocorre no estado epilético pode causar ruptura tecidual e rabdomiólise. A creatina fosfoquinase é aumentada, e a mioglobina pode estar presente na urina. A hidratação é essencial para evitar a disfunção renal.

Opções de tratamento para pacientes com convulsões

Muitos pacientes necessitam de medicação contínua para o controle das convulsões. Alguns medicamentos comumente administrados incluem fenitoína, lamotrigina, topiramato, carbamazepina, oxcarbazepina, ácido valproico e levetiracetam. Cerca de dois terços dos pacientes tratados com medicamentos são capazes de alcançar um bom controle das convulsões.

Alguns pacientes com epilepsia de difícil controle por medicamentos podem beneficiar-se de uma cirurgia para remover o foco da convulsão. Esses pacientes costumam apresentar convulsões parciais complexas originárias do lobo temporal. Os critérios de seleção incluem convulsões intratáveis com impacto significativo na qualidade de vida e que não são controláveis com medicamentos; foco unilateral identificável de atividade convulsiva; e foco convulsivo em uma área cuja retirada não causará nenhum déficit neurológico grave. A craniotomia é usada para acessar e excisar o foco convulsivo. As principais complicações são hemorragia e infecção. Os pacientes são mantidos com seus medicamentos anticonvulsivos prévios durante o período pós-operatório. Cerca de 50% dos pacientes livram-se das convulsões após a cirurgia; outros 30% experimentam uma melhora significativa no controle das convulsões.

Para pacientes com epilepsia refratária que não têm um foco identificável, pode ser considerada a colocação de um estimulador de nervo vago. A estimulação do nervo vago reduz a duração, a frequência ou a intensidade das convulsões pela estimulação elétrica intermitente do nervo. O mecanismo de ação exato ainda não foi determinado.

INFECÇÕES DO SISTEMA NERVOSO CENTRAL

Meningite

A meningite é uma inflamação aguda das meninges do cérebro e da medula espinal. Pode ser causada por bactérias, vírus, fungos ou parasitas. Os fatores de risco incluem imunossupressão, trauma ou cirurgia que interrompe as meninges e condições de aglomerações. Os sinais e sintomas incluem febre, cefaleia, rigidez de nuca, irritabilidade, vômitos, fotofobia, alterações no nível de consciência, convulsões, fraqueza e déficits dos nervos cranianos. Os sinais clássicos da meningite incluem sinal de Kernig (dor intensa nos isquiotibiais quando o joelho é estendido com o quadril e flexionado a 90 graus) e sinal de Brudzinski (flexão involuntária do joelho e do quadril quando se flexiona o pescoço). Muitos pacientes com meningite meningocócica apresentam um *rash* cutâneo característico (*rash* petequial, que evolui para manchas roxas). Os exames diagnósticos incluem PL para liberar a pressão e analisar LCS, hemocultura e outros exames laboratoriais para rastrear infecções. A TC é realizada antes da PL em pacientes com papiledema ou achados neurológicos focais. As complicações incluem hidrocefalia, edema cerebral e vasculite. As prioridades de enfermagem incluem manejo da PIC elevada, implementação de prevenção às convulsões e administração rápida de tratamento antimicrobiano. Os atrasos no tratamento antimicrobiano estão associados a piores resultados.

Pode ser necessário isolamento até que o organismo causador seja identificado e tratado; notifique o responsável pelo controle de infecções e siga as orientações institucionais.

Encefalite

A encefalite é uma inflamação do parênquima cerebral. Existem muitos tipos de encefalite, incluindo arboviroses, como a do Nilo Ocidental; entretanto, o tipo mais comum visto na maioria das UTIs dos Estados Unidos é a encefalite por vírus herpes simples (HSV), a qual pode ser resultado de uma nova infecção ou representar uma reativação de uma infecção preexistente. Os sinais e sintomas incluem febre, alterações neurológicas focais ou difusas, cefaleias, convulsões e rigidez de nuca. A encefalite por HSV acomete predominantemente os lobos inferofrontal e temporal. Os exames diagnósticos incluem RMN, EEG e análise do LCS. O diagnóstico, muitas vezes, é presumido enquanto se aguardam exames especializados do LCS. Inicia-se o tratamento empírico com um agente antiviral.

Abscesso intracraniano

Um abscesso intracraniano consiste em uma coleção de pus no cérebro; pode ser extradural, subdural ou intracerebral. O agente infeccioso entra no cérebro pela corrente sanguínea, por uma abertura na dura-máter (como pode ocorrer em uma fratura craniana basilar ou aberta ou após um procedimento neurocirúrgico) ou por migração direta de uma otite média crônica, dentição precária, sinusite frontal ou mastoidite. Em geral, os sinais e sintomas desenvolvem-se ao longo de algumas semanas e podem incluir cefaleias, convulsões, febre, dor no pescoço, sinais neurológicos focais (como hemiparesia), déficits de nervos cranianos e alteração no nível de consciência. Os exames diagnósticos incluem TC com contraste, RMN, EEG e, potencialmente, aspiração da lesão para cultura.

DOENÇAS NEUROMUSCULARES

Embora haja uma série de doenças neuromusculares que podem resultar em hospitalização, apenas um pequeno número desses pacientes necessita de internação em unidades de terapia intensiva. A miastenia grave e a síndrome de Guillain-Barré, muitas vezes, causam fraqueza muscular respiratória, necessitando de ventilação mecânica. Ambas as doenças serão apresentadas, a seguir, de modo resumido.

Miastenia grave

Na miastenia grave, a destruição autoimune mediada por receptores de acetilcolina resulta em redução da transmissão neuromuscular e fraqueza muscular. Trata-se de uma doença crônica com exacerbações periódicas. Os exames diagnósticos incluem exames laboratoriais para detecção de anticorpos do receptor de acetilcolina, EMG, TC de tórax para avaliar anormalidades do timo e "testes Tensilon". O cloreto de edrofônio (Tensilon) é um inibidor da acetilcolinesterase de curta ação, que pode ser administrado por via intravenosa. A melhora dos sintomas após a injeção de cloreto de edrofônio é muito sugestiva de miastenia grave. Os efeitos adversos do cloreto de edrofônio incluem bradicardia, assistolia, aumento das secreções orais e brônquicas e broncoconstrição.

Pacientes com miastenia grave são internados na UTI para intubação e ventilação mecânica durante a exacerbação aguda. O tratamento inclui imunoglobulina IV ou troca de plasma, além de cuidados de suporte. O tratamento a longo prazo pode incluir administração de medicamentos anticolinesterásicos, timectomia ou imunossupressão. As prioridades do tratamento de enfermagem durante uma exacerbação aguda incluem acompanhamento rigoroso do quadro respiratório e prevenção de complicações secundárias.

Síndrome de Guillain-Barré

A síndrome de Guillain-Barré provoca fraqueza muscular progressiva, perda sensitiva e arreflexia, devido à desmielinização dos nervos periféricos. Os sintomas começam geralmente nas extremidades inferiores e ascendem. Os exames diagnósticos incluem PL e estudos de condução nervosa. Cerca de 25 a 40% dos pacientes necessitam de ventilação mecânica. Alguns apresentam instabilidade autonômica, caracterizada por variações da frequência cardíaca e pressão arterial. Observa-se a presença de dor neuropática relacionada com inflamação e desmielinização, que requer tratamento farmacológico e não farmacológico. Além do tratamento de suporte, os pacientes podem receber plasmaférese ou imunoglobulina IV. A maioria dos pacientes recupera-se completamente ou com déficit mínimo, mas pode precisar de algumas semanas ou meses de internação. As prioridades de enfermagem incluem acompanhamento rigoroso do quadro respiratório e prevenção de complicações relacionadas à imobilidade prolongada.

BIBLIOGRAFIA SELECIONADA

Avaliação e exames diagnósticos

Alexander E. Ask the experts: delirium in the intensive care unit: medications as risk factors. *Crit Care Nurse.* 2009;29:85-87.

Bleck TP. Levels of consciousness and attention. In: Goetz CG, ed. *Textbook of Clinical Neurology* [electronic version]. 3rd ed. Philadelphia, PA: Saunders; 2007.

Davis AE, Park S, Darwich H, et al. Neurodiagnostic tests. In: Bader MK, Littlejohns LR, eds. *AANN Core Curriculum for Neuroscience Nursing.* 4th ed. St Louis, MO: Saunders; 2004.

Ely EW, Shintai A, Truman B, et al. Delirium as a predictor of mortality in mechanically ventilated patients in the intensive care unit. *JAMA.* 2004;291:1753-1762.

Fletcher JJ, Nathan BR. Cerebrospinal fluid and intracranial pressure. In: Goetz CG, ed. *Textbook of Clinical Neurology* [electronic version]. 3rd ed. Philadelphia, PA: Saunders; 2007.

Haymore J. A neuron in a haystack: advanced neurologic assessment. *AACN Clin Issues.* 2004;15:568-581.

Hobdell EF, Stewart-Amidei C, McNair N, et al. Assessment. In: Bader MK, Littlejohns LR, eds. *AANN Core Curriculum for Neuroscience Nursing.* 4th ed. St Louis, MO: Saunders; 2004.

Kanal E, Barkovich AJ, Bell C, et al. ACR guidance document for safe MR practices: 2007. *AJR.* 2007;188:1-27.

Koenigsberg RA, Bianco BA, Faro SH, et al. Neurodiagnostic tools. In: Goetz CG, ed. *Textbook of Clinical Neurology* [electronic version]. 3rd ed. Philadelphia, PA: Saunders; 2007.

Lindsay KW, Bone I. *Neurology and Neurosurgery Illustrated.* Edinburgh, UK: Churchill Livingstone; 1997.

Milbrandt EB, Deppen S, Harrison PL, et al. Costs associated with delirium in mechanically ventilated patients. *Crit Care Med.* 2004;32:955-962.

Vollmer C, Rich C, Robinson S. How to prevent delirium: a practical protocol. *Nursing.* 2007;37(8):26-28.

Website for information on delirium and assessment methods: www.icudelirium.org (ICU Delirium and Cognitive Impairment Study Group; Vanderbilt University Medical Center, Veterans Affairs TN Valley Geriatric Research Education and Clinical Center). Accessed June 7, 2009.

Wijdicks EFM, Bamlet WR, Maramottom BV, Manno EM, McClelland RL. Validation of a new coma score: the FOUR score. *Ann Neurol.* 2005;58:585-593.

Wolf CA, Wijdicks EFM, Bamlet WR, McClelland RL. Further validation of the FOUR score coma scale by intensive care nurses. *Mayo Clin Proc.* 2007;82:435-438.

Ziai WC. Coma and altered consciousness. In: Bhardwaj A, Mirski MA, Ulatowski JA, eds. *Handbook of Neurocritical Care.* Totawa, NJ: Humana Press; 2004.

Pressão intracraniana

Blissitt PA. Hemodynamic monitoring in the care of the critically ill neuroscience patient. *AACN Adv Crit Care.* 2006;17:327-340.

Czosnyka M, Pickard JD. Monitoring and interpretation of intracranial pressure. *J Neurol Neurosurg Psychiatry.* 2004;75:813-821.

Kirkness C, March K. Intracranial pressure management. In: Bader MK, Littlejohns LR, eds. *AANN Core Curriculum for Neuroscience Nursing.* 4th ed. St Louis: Saunders; 2004.

March K. Intracranial pressure: Why monitor? *AACN Clin Issues.* 2005;16:456-475.

March K, Wellwood J. Intracranial pressure concepts and cerebral blood flow. In: Bader MK, Littlejohns LR. eds. *AANN Core Curriculum for Neuroscience Nursing.* 4th ed. St Louis; Saunders; 2004.

March K, Wellwood J, Arbour R. Technology. In: Bader MK, Littlejohns LR, eds. *AANN Core Curriculum for Neuroscience Nursing.* 4th ed. St Louis: Saunders; 2004.

AVE isquêmico e hemorrágico

Frizzell JP. Acute stroke: pathophysiology, diagnosis, and treatment. *AACN Clin Issues.* 2005;16:421-440.

Hinkle JL, Guanci MM, Bowman L, Hermann L, McGinty LB, Rose J. Cerebrovascular events of the nervous system. In: Bader MK, Littlejohns LR, eds. *AANN Core Curriculum for Neuroscience Nursing.* 4th ed. St Louis, MO: Saunders; 2004.

Lloyd-Jones D, Adams R, Carnethon M, et al. Heart disease and stroke statistics 2009 update. *Circ.* 2009;119:e21-e181.

Convulsões

Arif H, Hirsch LJ. Treatment of status epilepticus. *Semin Neurol.* 2008;28:342-354.

Buelow JM, Long L, Rossi AM, Gilbert KL. Epilepsy. In: Bader MK, Littlejohns LR, eds. *AANN Core Curriculum for Neuroscience Nursing.* 4th ed. St Louis, MO: Saunders; 2004.

Engel J, Jr, Weibe S, French J, et al. Practice parameter: temporal lobe and localized neocortical resections for epilepsy: report of the Quality Standards Subcommittee of the American Academy of Neurology, in association with the American Epilepsy Society and the AANS. *Neurology.* 2003;60:538-547.

Varelas PN, Spanaki M. Management of seizures in the critically ill. *Neurologist.* 2006;12:127-139.

Ziai WC, Kaplan PW. Seizures and status epilepticus in the intensive care unit. *Semin Neurol.* 2008;28:668-681.

Infecções do sistema nervoso central

Kennedy PGE. Viral encephalitis. *J Neurol.* 2005;252:268-272.

Pass M. Central nervous system infections. In: Barker E, ed. *Neuroscience Nursing: A Spectrum of Care.* 3rd ed. St Louis, MO: Mosby, Inc; 2008.

Vandemark MV, Lovasik DA, Neatherlin JS, Omert T. Infectious and autoimmune processes. In: Bader MK, Littlejohns LR, eds. *AANN Core Curriculum for Neuroscience Nursing.* 4th ed. St Louis, MO: Saunders; 2004.

Doenças neuromusculares

Burns TM. Guillain-Barré syndrome. *Semin Neurol.* 2008;28:152-167.

Chiò A, Cocito D, Leone M, et al, and the Piedmonte and Valle d'Aosta Register for Guillain-Barré Syndrome. Guillain-Barré syndrome: a prospective, population-based incidence and outcome survey. *Neurology.* 2003;60(7):1146-1150.

Hughes RAC, Wijdicks EFM, Benson E, et al. Supportive care for patients with Guillain-Barré syndrome. *Arch Neurol.* 2005;62:1194-1198.

Polak M, Richman J, Lorimer M, et al. Neuromuscular disorders of the nervous system. In: Bader MK, Littlejohns LR, eds. *AANN Core Curriculum for Neuroscience Nursing.* 4th ed. St Louis, MO: Saunders; 2004.

Sharshar T, Chevret S, Bourdain F, Raphaël J, for the French Cooperative Group on Plasma Exchange in Guillain-Barré Syndrome: early predictors of mechanical ventilation in Guillain-Barré syndrome. *Crit Care Med.* 2003;31(1):278-283.

Thomas CE, Mayer SA, Gungor Y, et al. Myasthenic crisis: clinical features, mortality, complications, and risk factors for prolonged intubation. *Neurology.* 1997;48(5):1253-1260.

Prática baseada em evidências

Adams HP, del Zoppo G, Alberts MJ, et al. Guidelines for the early management of adults with ischemic stroke. *Stroke.* 2007;38:1655-1711.

Broderick J, Connolly S, Feldman E, et al. Guidelines for the management of spontaneous intracerebral hemorrhage in adults: 2007 update. *Stroke.* 2007;38:2001-2023.

del Zoppo GJ, Saver JL, Jauch EC, Adams HP. Expansion of the time window for treatment of acute ischemic stroke with intravenous tissue plasminogen activator. *Stroke.* 2009;40: published on-line ahead of print, May 28, 2009.

Eaton JD, Saver JL, Albers GW, et al. Definition and evaluation of transient ischemic attack. *Stroke.* 2009;40:2276-2293.

Fisher RE, Long L. *Care of the Patient with Seizures: AANN Clinical Practice Guideline Series.* 2nd ed. Glenview, IL: American Association of Neuroscience Nurses; 2007.

March K, Madden L. Intracranial pressure management. In: Littlejohns LR, Bader MK, eds. *AACN-AANN Protocols for Practice: Monitoring Technologies in Critically Ill Neuroscience Patients.* Sudbury, MA: Jones and Bartlett Publishers; 2009.

Pugh S, Mathiesen C, Meighan M, Summers D, Zrelak P. *Guide to the Care of the Hospitalized Patient With Ischemic Stroke: AANN Clinical Practice Guideline.* 2nd ed. Glenview, IL: American Association of Neuroscience Nurses; 2008.

Summers D, Leonard A, Wentworth D, et al. Comprehensive overview of nursing and interdisciplinary care of the acute ischemic stroke patient. *Stroke.* 2009;40: published on-line ahead of print, May 28, 2009.

Tunkel AR, Glaser CA, Bloch KC, et al. The management of encephalitis: clinical practice guidelines by the Infectious Diseases Society of America. *Clin Infect Dis.* 2008;47: 303-327.

Tunkel AR, Hartman BJ, Kaplan, SL, et al. Practice guidelines for the management of bacterial meningitis. *Clin Infect Dis.* 2004;39:1267-1284.

SISTEMAS HEMATOLÓGICO E IMUNE

13

Diane K. Dressler

HABILIDADES DE CONHECIMENTO

1. Analisar os resultados dos exames laboratoriais básicos utilizados para avaliar a presença de distúrbios nos sistemas imune e hematológico:
   - Hemograma completo
   - Contagem diferencial das células brancas
   - Velocidade de hemossedimentação
   - Tempo de protrombina/Razão normalizada internacional
   - Tempo de tromboplastina parcial
   - Fibrinogênio
   - Produtos de degradação da fibrina/D-dímero

2. Descrever etiologia, fisiopatologia, manifestações clínicas, necessidades dos pacientes e abordagens de tratamento de problemas hematológicos comuns em pacientes críticos:
   - Anemia
   - Trombocitopenia
   - Coagulação intravascular disseminada

3. Contrastar as manifestações clínicas, as necessidades do paciente e os princípios de tratamento do paciente imunocomprometido com os de pacientes com uma resposta imune intacta.

TÉCNICAS ESPECIAIS DE AVALIAÇÃO, EXAMES DIAGNÓSTICOS E SISTEMAS DE MONITORAMENTO

Uma avaliação completa do paciente orienta a seleção de exames de rastreamento de problemas hematológicos e imunes. A história de saúde do paciente é particularmente importante e deve incluir história familiar, exposição ocupacional, hábitos do estilo de vida, dieta, alergias, problemas de saúde prévios, cirurgias, transfusão de sangue ou de hemoderivados e medicamentos atualmente em uso. Os dados anormais da avaliação física de cada sistema identificam os fatores de risco ou distúrbios agudos pertinentes à função hematológica ou imune. Além disso, diversos exames laboratoriais ajudam o médico a avaliar os problemas nesses sistemas (Tab. 13.1).

Hemograma completo

O hemograma completo é uma ferramenta de avaliação preliminar do estado hematológico e imune. A contagem de eritrócitos e os índices hematimétricos, junto com os níveis de hemoglobina e hematócrito, fornecem valiosas informações a respeito da capacidade de transporte de oxigênio do sangue.

A contagem de leucócitos e a contagem diferencial de leucócitos revelam a habilidade do corpo de produzir uma resposta imune contra substâncias estranhas e participar no processo inflamatório normal exigido para a restauração de tecidos. Informações parciais relativas à hemostasia são obtidas a partir da contagem de plaquetas, com a necessidade de estudos adicionais para avaliar o processo de coagulação.

Contagem de eritrócitos

A contagem de eritrócitos baseia-se no número de hemácias por milímetro cúbico de sangue. Os valores normais para os homens são superiores aos das mulheres. A diminuição no número de eritrócitos ou na quantidade de hemoglobina indica anemia. A anemia pode ser causada pela diminuição da produção ou por aumento da destruição dos eritrócitos ou perda de hemácias por hemorragia. Um aumento no número total de hemácias ocorre como um mecanismo compensatório em pessoas com hipoxia crônica ou em adaptação a grandes altitudes. Uma avaliação adicional da capacidade da medula óssea de produzir eritrócitos é obtida pela contagem de reticulócitos.

TABELA 13.1 VALORES NORMAIS DE EXAMES HEMATOLÓGICOS E IMUNES

Exame laboratorial	Valor normal[a]
Eritrócitos	Homens: 4,7-6,1 milhões/mm^3 (milhões/ μL)
	Mulheres: 4,2-5,4 milhões/mm^3
Hb	Homens: 14-18 g/dL
	Mulheres: 12-16 g/dL
Ht	Homens: 42-52%
	Mulheres: 37-47%
Índices hematimétricos	
VCM	80-95 μm^3
HCM	27-31 pg/célula
CHCM	32-36%
Leucócitos	5.000-10.000/mm^2 (5.000-10.000/μL)
Contagem diferencial (% total)	
Neutrófilos	55-70%
Segmentados	56%
Bastonetes	3-6%
Eosinófilos	1-4%
Basófilos	0,5-1%
Monócitos	2-8%
Linfócitos	20-40%
Contagem de plaquetas	150.000-400.000/mm^3
Velocidade de hemossedimentação (VHS)	Homens: 0-15 mm/h
	Mulheres: 0-20 mm/h
Tempo de sangramento	1-9 minutos
Tempo de protrombina	11-12,5 segundos
Terapêutica anticoagulante	1,5-2 vezes o valor normal
INR	1-1,2
Terapêutica anticoagulante	2-3
TTPa	30-40 segundos
Terapêutica anticoagulante	1,5-2,5 vezes o normal
TCA	70-120 segundos
Terapêutica anticoagulante	150-210 segundos
Fibrinogênio	200-400 mg/dL
PDF	< 10 mcg/mL
D-dímero	< 250 ng/mL

TCA, tempo de coagulação ativado; TTPa, tempo de tromboplastina parcial ativada; PDF, produtos de degradação da fibrina; Ht, hematócrito; Hb, hemoglobina; INR, Razão Normalizada Internacional; HCM, hemoglobina corpuscular média; CHCM, concentração/contagem de hemoglobina corpuscular média; VCM, volume corpuscular médio. [a] Valores normais variam entre os laboratórios. Utilize os valores padronizados pelo laboratório local para interpretação dos resultados.

Hemoglobina (Hb)

A hemoglobina é o transportador primário de oxigênio aos tecidos do corpo. À medida que a contagem de eritrócitos se altera, muda também o conteúdo de hemoglobina. A hemoglobina pode ser calculada multiplicando-se a contagem total de eritrócitos por três. A diminuição da hemoglobina para um nível tão baixo quanto 7 g/dL pode ser bem tolerada, desde que a queda ocorra de forma gradual. Pacientes com perturbações cardíacas ou pulmonares podem tornar-se sintomáticos mesmo com pequenas mudanças no conteúdo de hemoglobina do sangue.

Hematócrito (Ht)

O hematócrito mede a massa de eritrócitos em relação a um volume de sangue. Em geral, é expresso como a porcentagem de células por 100 mL de sangue. Multiplicando o valor da hemoglobina por três, tem-se uma estimativa do hematócrito. Este é particularmente sensível a mudanças no estado volumétrico do paciente, aumentando com as perdas de fluidos (hemoconcentração) e diminuindo com o aumento do volume plasmático (hemodiluição). A interpretação dos resultados de hemoglobina e hematócrito também deve levar em conta o momento em que foram obtidos os valores em relação à perda de volume sanguíneo ou à administração de fluidos. Valores obtidos logo após uma hemorragia aguda, por exemplo, podem parecer normais, pois os mecanismos de compensação não tiveram tempo de restaurar o volume plasmático. A restauração desse volume por compensação ou reposição de cristaloides reduz a hemoglobina e o hematócrito.

Índices hematimétricos (VCM) (HCM) (CHCM)

Os índices hematimétricos (volume corpuscular médio [VCM], hemoglobina corpuscular média [HCM], concentração de hemoglobina corpuscular média [CHCM]) são cálculos matemáticos baseados na contagem de eritrócitos, hemoglobina e hematócrito; descrevem o tamanho, o peso e a concentração de hemoglobina de cada eritrócito. Esses índices são úteis para determinar a etiologia da anemia.

Contagem total de leucócitos

Os leucócitos, ou glóbulos brancos da circulação sanguínea, são mensurados como um indicador da quantidade total de glóbulos brancos no organismo. A maioria dos leucócitos não é contada em uma contagem total destes, já que ficam marginalizados ao longo das paredes capilares, circulando no sistema linfático ou sequestrados nos linfonodos e em outros tecidos do corpo.

O aumento dos leucócitos (ou leucocitose) é, em geral, causado por uma elevação em um tipo de linhagem de leucócitos. A leucocitose está mais frequentemente associada a uma resposta normal do sistema imune a infecção aguda, mas também resulta de um processo inflamatório normal. Os leucócitos são conhecidos por apresentar efeitos tanto positivos (como a fagocitose de microrganismos) quanto negativos. Os efeitos potencialmente destrutivos incluem a liberação de radicais livres de oxigênio dos neutrófilos e citocinas dos macrófagos. Durante a leucemia, há uma superprodução de leucócitos anormais na medula óssea.

A leucopenia refere-se a uma diminuição no número total de leucócitos. Isso ocorre quando a produção da medula óssea é inibida durante a infecção ou quando ocorre o consumo rápido de leucócitos. A vida de um leucócito circulante é de apenas horas ou dias; portanto, é necessário um processo de constante reposição para prevenir a leucopenia.

Contagem diferencial de leucócitos

Cinco categorias diferentes de leucócitos são mensuradas na contagem diferencial; são relatadas como uma porcentagem da contagem de leucócitos totais. A contagem absoluta é calculada multiplicando-se o percentual de cada tipo de célula pela contagem total de leucócitos. O aumento ou diminuição em uma linhagem de células ajuda a determinar uma resposta imune normal ou prever uma imunidade comprometida.

Os neutrófilos são os primeiros a responder a uma infecção e inflamação do organismo. Esse tipo de leucócito é liberado da medula óssea em uma forma imatura, chamado bastonete. Os bastonetes amadurecem rapidamente em neutrófilos segmentados, com maior número de propriedades fagocíticas para responder à infecção. Na maioria das vezes, a leucocitose é causada por aumento do número de neutrófilos segmentados (neutrofilia). O desvio à esquerda refere-se à leucocitose, com aumento no percentual de bastonetes. A neutropenia, ou diminuição do número de neutrófilos circulantes, coloca o organismo em maior risco de infecção. A contagem absoluta de neutrófilos (CAN = leucócitos x [% neutrófilos +% bastonetes]) de menos de 1.500 células/µL compromete gravemente a resposta do sistema imune, em especial às infecções bacterianas.

Os monócitos são células fagocíticas que circulam brevemente na corrente sanguínea antes de deixarem o sistema cardiovascular para se transformar em macrófagos nos tecidos do organismo. Os monócitos circulantes são importantes leucócitos varredores. À medida que realizam a fagocitose, enviam produtos químicos chamados citocinas, que ativam os outros componentes do sistema imunológico.

Os linfócitos são os glóbulos brancos responsáveis pelas respostas imunes específicas do organismo. Existem subconjuntos desses linfócitos, que são avaliados por outros exames laboratoriais. A falta de funcionamento adequado dos linfócitos ou presença de número insuficiente dessas células coloca o corpo em risco particular para algumas malignidades virais e fúngicas. As células CD4 são um subconjunto dos linfócitos. Além disso, são o alvo da infecção pelo HIV, levando ao desenvolvimento da síndrome da imunodeficiência adquirida.

O número e a atividade dos eosinófilos aumentam durante as infecções parasitárias e reações alérgicas. Eles se ligam aos parasitas e usam enzimas para matá-los. O aumento na porcentagem dessas células também ocorre durante uma resposta alérgica. Os basófilos são outro tipo de leucócito associado às alergias. Acredita-se que se rompam durante uma reação alérgica, liberando seu conteúdo intracelular de heparina e histamina. Essa destruição diminui a porcentagem de basófilos após uma reação alérgica.

Contagem de plaquetas

As plaquetas são fragmentos de megacariócitos em forma de disco e não são células verdadeiras. São chamadas de trombócitos devido a seu papel no início da coagulação sanguínea no local danificado das paredes dos vasos sanguíneos. Dois terços das plaquetas do corpo estão circulando no sangue; o terço restante está sequestrado no baço. A trombocitopenia (diminuição do número de plaquetas) está associada a maior risco de desenvolvimento de hemorragias espontâneas; é causada por diminuição na produção, aumento do consumo, aumento da destruição ou aumento do sequestro das plaquetas. A hipercoagulabilidade do sangue pode resultar de aumento das plaquetas circulantes, causado por distúrbios de proliferação e inflamação. A avaliação qualitativa da função plaquetária é determinada pelo tempo de sangramento.

Velocidade de hemossedimentação (VHS)

A velocidade de hemossedimentação (VHS) é um teste inespecífico, mas útil no controle da inflamação e infecção no organismo. Mede a taxa na qual os eritrócitos precipitam em sangue não coagulado. Essa taxa é afetada por elementos inflamatórios no sangue. Normalmente, as mulheres apresentam uma taxa mais elevada do que os homens. Diferentes técnicas laboratoriais têm diferentes valores normais. O VHS elevado é visto em caso de gravidez, infecções, doenças inflamatórias e câncer. Diminuição no VHS ocorre diante de anemia falciforme, policitemia ou hipofibrinogenemia.

Estudos de coagulação

Tempo de protrombina e Razão Normalizada Internacional (INR)

O tempo de protrombina (TP) avalia a via extrínseca da formação do coágulo de fibrina, estimulado por um trauma tecidual. O TP prolongado pode ser causado por alterações em fatores de coagulação V, VII e X, protrombina, fibrinogênio e vitamina K e, ainda, por doença do fígado ou coagulação intravascular disseminada (CIVD). Trata-se de um teste utilizado para avaliar a terapia anticoagulante com varfarina. Os resultados do TP são relatados em segundos.

Devido aos diferentes reagentes usados nos testes, os valores de TP dos laboratórios não são padronizados; desse modo, a comparação dos resultados pode levar a discrepâncias. A Razão Normalizada Internacional (INR) é um cálculo desenvolvido para padronizar a interpretação dos resultados do TP. O TP e a INR podem ser relatados em conjunto, mas o último é, hoje, o parâmetro recomendado para estabelecer a faixa terapêutica para a terapia anticoagulante oral.

Tempo de tromboplastina parcial e tempo de tromboplastina parcial ativada

O tempo de tromboplastina parcial (TTP) e o tempo de tromboplastina parcial ativada (TTPa) são expressos em segundos e utilizados para avaliar a formação do coágulo de fibrina estimulado pela via intrínseca da coagulação. O TTPa revela-se um teste mais sensível do que o TTP; além disso, seu uso é mais frequente. Serve para rastrear os distúrbios congênitos da coagulação e para monitorar a anticoagulação com heparina não fracionada. Doença hepática, deficiência de vitamina K e CIVD prolongam o TTPa.

Tempo de coagulação ativado (TCA)

O tempo de coagulação ativado (TCA) é realizado em poucos segundos. Trata-se do teste usado para monitorar os efeitos da heparina não fracionada durante e após os procedimentos cardiovasculares, como circulação extracorpórea e intervenção coronariana percutânea. Muitas vezes, é realizado na forma de testes rápidos.

Fibrinogênio

O fibrinogênio, também conhecido como fator de coagulação I, é a proteína plasmática que se torna o coágulo de fibrina. Os níveis plasmáticos podem estar aumentados durante resposta inflamatória, gravidez ou infecção aguda. A diminuição dos níveis ocorre na presença de doença hepática e CIVD. Se o nível de fibrinogênio estiver elevado, uma tendência descendente, embora dentro da faixa normal, pode indicar coagulopatia de consumo. Outros ensaios específicos dos fatores de coagulação podem ser realizados em caso de suspeita de tendência a sangramento ou coagulopatia hereditária.

Produtos de degradação da fibrina e produtos de decomposição da fibrina

A ruptura normal de um coágulo de fibrina libera fragmentos com propriedades anticoagulantes leves, chamados de *produtos de decomposição da fibrina* (PDeF) ou *produtos de degradação da fibrina* (PDF). A ruptura excessiva de coágulos resulta em quantidades elevadas de PDF, contribuindo para tendência a sangramento. Um aumento no PDF é observado em CIVD, complicações obstétricas envolvendo hemorragia e distúrbios trombóticos, como embolia pulmonar. Os medicamentos fibrinolíticos, como alteplase e reteplase recombinante, administrados terapeuticamente no tratamento do infarto do miocárdio e outros eventos trombóticos, aumentam os níveis de PDF.

D-dímero

Os fragmentos individuais do PDF podem ser identificados. Um fragmento, o D-dímero, é um indicador muito específico da fibrinólise. Os níveis de D-dímero são elevados durante tratamento medicamentoso com fibrinolíticos, em condições trombóticas e na CIVD.

Exames complementares e procedimentos

Após a realização dos exames laboratoriais básicos de rastreamento, são necessários exames laboratoriais e de diagnóstico adicionais para identificar as etiologias específicas da função hematológica e imune. Para pacientes com doenças hematológicas, é possível realizar esfregaço de sangue periférico, aspiração da medula óssea ou exames de ensaios específicos dos fatores de coagulação.

Amostras microbiológicas para coloração de Gram e cultura ajudam a identificar as fontes de infecção. Técnicas moleculares de diagnóstico, como reação em cadeia da polimerase, detectam agentes infecciosos não facilmente cultivados, como os vírus. Por sua vez, exames não invasivos, como ultrassonografia, podem determinar distúrbios no fígado, no baço ou nos linfonodos. Podem ser necessários procedimentos radiológicos (radiografias, tomografias computadorizadas, arteriogramas) para identificar áreas de infecção ou hemorragia.

À BEIRA DO LEITO
Sepse e coagulação intravascular disseminada

Um homem de 72 anos, branco, foi admitido na UTI geral com hipotensão, alteração do estado mental e febre de 38,9 °C. Apresenta história de artrite reumatoide, artroplastia total do quadril direito e úlcera péptica. Está desorientado quanto a tempo e lugar. Os dados hemodinâmicos revelaram valores compatíveis com choque séptico. Os curativos cobrindo suas linhas intravasculares mostram evidências de exsudação dos locais de inserção. O aspirado gástrico tem aparência de borra de café. Seus exames laboratoriais iniciais revelam:

Eritrócitos	3,3 milhões/mm^3
Hemoglobina	10,8 g/dL
Hematócrito	31%
Leucócitos	13.000/mm^3, com 52% de neutrófilos segmentados e 20% de bastonetes
Plaquetas	120.000/mm^3
Fibrinogênio	175 mg/dL
INR	2
TTP	60 segundos
PDF	40 mcg/mL
D-dímero	320 ng/mL

CONDIÇÕES PATOLÓGICAS

Os pacientes críticos, muitas vezes, apresentam distúrbios combinados envolvendo os sistemas hematológico e imune. O paciente com sepse e subsequente CIVD, como no caso estudado, exemplifica essa situação. Anemia, imunossupressão e coagulopatia são três problemas distintos enfrentados no tratamento de tal paciente. Cada um desses problemas é explorado separadamente.

Anemia

Etiologia, fatores de risco e fisiopatologia

A anemia é definida como uma contagem de hemoglobina inferior a 12 g/dL; trata-se do distúrbio hematológico mais comum. Sua etiologia pode ser classificada em distúrbios da produção de eritrócitos, aumento da destruição dos eritrócitos ou perda aguda de sangue.

A história do paciente fornece dados importantes para a etiologia da anemia. A diminuição da produção pode resultar de deficiências nutricionais em substratos para a produção de eritrócitos – ferro, ácido fólico ou vitamina B12. Os pacientes com alto risco de anemia por deficiência de ferro incluem crianças, adolescentes, gestantes e pacientes com síndromes de má absorção. A perda crônica de sangue do sistema digestório ou por menstruação intensa é uma causa comum. A realização de exames de sangue diários em pacientes hospitalizados também leva à anemia, pois a medula óssea do paciente com doença aguda pode não acompanhar a perda. A deficiência de ácido fólico pode ser encontrada em alcoolistas. Já a deficiência dietética de vitamina B12 pode ocorrer em vegetarianos estritos e ser decorrente da falta de fator intrínseco (pós-gastrectomia ou na anemia perniciosa) ou doença de Crohn.

A anemia pode estar associada a doenças crônicas, como inflamação crônica, infecção, câncer, doenças hepáticas ou insuficiência renal. O tempo de vida das hemácias está diminuído nesses estados de doença crônica, e a medula óssea não compensa de forma adequada com aumento da produção. O câncer envolvendo especificamente a medula óssea substitui a medula óssea normal e diminui a produção de novos glóbulos vermelhos. A anemia associada à insuficiência renal crônica é mais grave e implica diminuição da produção de eritropoetina, resultando em estimulação reduzida da produção de glóbulos vermelhos da medula óssea.

Em pacientes críticos, a anemia pode ocorrer como resultado da supressão da medula óssea. Nesse caso, a medula óssea não consegue produzir células, algumas vezes provocando uma queda em todos os três tipos de eritrócitos, conhecida como pancitopenia. A coleta da história completa dos medicamentos utilizados pode revelar o uso de medicamentos cujos efeitos colaterais envolvem uma potencial supressão da medula óssea. Os agentes quimioterápicos para câncer representam umas dessas categorias de medicamentos. Outras causas de anemia incluem radiação, toxinas e certas infecções.

A anemia hemolítica resulta da destruição excessiva dos glóbulos vermelhos. Isso pode ocorrer episódica ou cronicamente. Distúrbios intrínsecos aos eritrócitos são, em geral, causas hereditárias da anemia hemolítica, como anemia falciforme e deficiência de G6PD. Fontes extrínsecas de hemólise incluem destruição do sistema imune como em uma reação transfusional, danos causados por válvulas cardíacas artificiais, circulação extracorpórea ou bomba do balão intra-aórtico.

A anemia falciforme é um distúrbio hereditário da hemoglobina, que resulta em anemia hemolítica crônica e oclusão de vasos sanguíneos. O problema afeta a população afro-americana e pode manifestar-se como um traço falciforme ou uma doença de células falciformes mais grave, com início na primeira infância. Durante os episódios de baixa tensão de oxigênio, os glóbulos vermelhos alteram sua forma e aderem ao revestimento endotelial dos vasos sanguíneos, onde ativam a coagulação. Isso resulta em anemia hemolítica, oclusão dos vasos sanguíneos e dor nos órgãos e tecidos. Estresse, infecção e doença podem precipitar uma exacerbação aguda. O tratamento dos pacientes inclui hidratação e controle da dor durante os episódios agudos.

A hemorragia aguda também causa anemia. Trauma, perda cirúrgica de sangue, coagulopatia, hemorragia digestiva e sangramento por anticoagulação excessiva são causas comuns de anemia na população de pacientes sob cuidados intensivos. Na hemorragia aguda, ambos os componentes celulares e plasmáticos são perdidos ao mesmo tempo. Até que ocorra a reposição de volume por fluidoterapia ou mobilização de fluidos a partir de fontes extracelulares, não será observada queda no hematócrito.

Independentemente da etiologia da anemia, o efeito crítico da diminuição dos glóbulos vermelhos e da hemoglobina é a diminuição na capacidade de transporte de oxigênio do sangue. Isso pode ser bem tolerado se a anemia se desenvolver lentamente, mas pode ser fatal se ocorrer perda súbita de sangue. A perda rápida de volume sanguíneo resulta em estado de choque hipovolêmico e instabilidade cardiovascular, reduzindo ainda mais o fornecimento de oxigênio aos tecidos do organismo.

Sinais e sintomas clínicos

As manifestações clínicas estão relacionadas aos mecanismos compensatórios do organismo, os quais objetivam tentar manter a perfusão de oxigênio aos tecidos vitais. As manifestações clínicas podem não ser óbvias até que o nível de hemoglobina seja inferior a 7 g/dL. À medida que os mecanismos compensatórios são oprimidos, surgem sinais e sintomas graves. Os pacientes com doença subjacente envolvendo o sistema pulmonar e cardiovascular não toleram os efeitos da anemia e tornam-se sintomáticos mais rapidamente.

Cardiovasculares
- Taquicardia, palpitações
- Angina
- Aumento do débito cardíaco
- Diminuição do enchimento capilar
- Hipotensão ortostática
- Alterações eletrocardiográficas (arritmia, alterações isquêmicas)
- Choque hipovolêmico (hipotensão, taquicardia, diminuição do débito cardíaco, aumento da resistência vascular sistêmica)

Respiratórios
- Aumento da frequência respiratória
- Dispneia aos esforços, evoluindo com dispneia ao repouso

Pele/Musculoesqueléticos
- Palidez da pele e das mucosas
- Leito ungueal escurecido
- Claudicação intermitente
- Cãibras musculares
- Diminuição da temperatura da pele

Neurológicos
- Cefaleia
- Tontura
- Desmaio
- Irritabilidade
- Inquietação
- Fadiga

Abdominais
- Aumento do fígado e/ou baço

Princípios de tratamento da anemia

O tratamento do paciente anêmico deve ser guiado pela gravidade dos sintomas. O nível de preocupação com a diminuição de hemoglobina e hematócrito é determinado pelos sinais e sintomas do paciente e diante de suspeita de sangramento ativo. A restauração da oferta adequada de oxigênio aos tecidos é uma prioridade no paciente crítico. A identificação da etiologia da anemia e a resolução da causa subjacente são realizadas de modo simultâneo.

Melhorar o fornecimento de oxigênio

O fornecimento de oxigênio depende da quantidade de hemoglobina no sangue, da saturação da hemoglobina com o oxigênio e do débito cardíaco. As estratégias de tratamento focam na otimização de cada um desses componentes.

1. A administração suplementar de oxigênio pode aumentar sua saturação. O uso de oxigênio, em especial durante a atividade, pode minimizar a dessaturação e dispneia.
2. A hemoglobina adequada pode ser substituída em situações agudas apenas pela transfusão de hemácias. A transfusão de 1 U de concentrado de hemácias deve aumentar a hemoglobina em 1 g/dL e o hematócrito em 2 a 3%.
3. O débito cardíaco pode ser otimizado com a reposição volêmica, incluindo concentrados de hemácias, em situações de sangramento e hipovolemia. Outras manipulações do débito cardíaco podem ser guiadas por monitoração hemodinâmica e cálculos para avaliar a oferta de oxigênio e seu consumo.
4. Monitoramento dos sinais vitais, saturação de oxigênio e dados subjetivos do paciente antes, durante e depois de uma alteração no tratamento ou atividade identificam a capacidade do paciente de tolerar a anemia.
5. Minimizar a atividade e incluir períodos de repouso são intervenções de enfermagem importantes no paciente anêmico.

Identificar e tratar a doença subjacente

São indicados exames diagnósticos adicionais para determinar a etiologia da anemia. Podem ser necessários exames radiológicos e endoscópicos para localizar os sítios de sangramento, sobretudo no sistema digestório. O tratamento da causa subjacente da anemia inclui:

1. Administrar eritropoetina recombinante humana para restaurar a produção da medula óssea na anemia crônica. A resposta pode demorar várias semanas; assim, não é adequada em situações em que se necessita da correção aguda da anemia. Os pacientes com insuficiência renal crônica e em tratamento com quimioterapia podem beneficiar-se desse tratamento.
2. A suplementação de sulfato ferroso por via oral ou ferro-dextrano IV pode ser indicada se houver anemia por deficiência de ferro.
3. Anemias relacionadas com vitamina B12 e ácido fólico também podem requerer suplementação.
4. Uma consulta nutricional pode ser necessária antes da alta para ajudar pacientes e familiares a planejarem as refeições com alimentos ricos em ferro.

Minimizar a perda de sangue e reduzir as necessidades de transfusão

1. Use tubos de coleta de pequeno volume e técnicas de microanálise.
2. Avalie diariamente a necessidade de exames de sangue de rotina e complementares.
3. Use *cell savers** e sistemas de autotransfusão em pacientes cirúrgicos.
4. Controle a hipertensão no pós-operatório dos pacientes para evitar pressão nas linhas de sutura dos vasos.
5. Use agentes profiláticos para reduzir risco de hemorragia digestiva.
6. Rastreie todos os pacientes com anticoagulantes e risco de sangramento antes dos procedimentos.
7. Aceite a anemia normovolêmica em pacientes estáveis.

Imunossupressão

Etiologia, fatores de risco e fisiopatologia

Todos os pacientes críticos podem ser considerados como hospedeiros comprometidos, pois seus mecanismos de defesa são insuficientes devido a uma combinação de fatores, como doença subjacente, tratamento médico, estado nutricional, idade ou estresse. Os pacientes na unidade de terapia intensiva estão mais propensos a desenvolver uma infecção intra-hospitalar do que outros pacientes hospitalizados. O termo *imunocomprometido* é aplicado a pacientes cujos mecanismos imunológicos estão com defeito. Os pacientes imunocomprometidos também podem desenvolver infecções oportunistas. Uma vez que a infecção desenvolve-se em um paciente crítico, pode evoluir rapidamente para uma síndrome de resposta inflamatória sistêmica ou sepse.

A proteção do sistema imune contra infecção é classificada em três níveis: defesas naturais, respostas inespecíficas e respostas específicas. As defesas naturais incluem ter as superfícies epiteliais intactas (pele e mucosas), com presença de barreiras químicas normais (pH, secreções) e todos os reflexos de proteção (piscar, deglutição, tosse, vômito, espirro) intactos. Cateteres e tubos invasivos utilizados em terapia intensiva ignoram essas barreiras de proteção.

A resposta não específica à infecção inclui a ativação de leucócitos fagocíticos (neutrófilos e monócitos) para atacar os microrganismos estranhos (antígenos) que entraram no organismo ao transpassar ou oprimir as defesas naturais. Os monócitos desempenham um papel fundamental no processamento do antígeno invasor e apresentando-o aos linfócitos envolvidos na resposta imune específica.

Os linfócitos (células B e T) são responsáveis pela orquestração de uma resposta imune específica ao antígeno. Os linfócitos B criam anticorpos específicos ao antígeno ou imunoglobulinas para ajudar na destruição deste e na proteção do organismo de futuros encontros com o antígeno. Esta é a chamada *imunidade humoral*. Os linfócitos T possuem diferentes subgrupos de célu-

---

* N. de R.T.: *Cell savers* é a recuperação celular e reinfusão do sangue perdido durante uma cirurgia. O sangue perdido durante o ato cirúrgico é coletado, processado em uma máquina e reinfundido no paciente.

las criadas para modular a resposta do sistema imune (T4 ou linfócitos CD4 T *helper*) ou de células com propriedades citotóxicas (T8 ou células CD8 citotóxicas) contra o antígeno. A resposta imune dos linfócitos T é chamada de *imunidade mediada por células*. Ambos os tipos de linfócitos trabalham em conjunto em uma resposta imune específica. No entanto, a imunidade humoral é a proteção primária contra a invasão bacteriana; a imunidade celular é dirigida sobretudo contra a infecção por organismos fúngicos e virais, além de algumas malignidades. Além disso, as células T são responsáveis pela rejeição de tecidos estranhos e reações de hipersensibilidade retardada.

As deficiências no funcionamento do sistema imune podem ser classificadas em defeitos primários (ou congênitos) e defeitos secundários (ou adquiridos). As deficiências imunes podem ser identificadas em um tipo específico de célula ou envolver alterações em vários componentes do sistema imune. As imunodeficiências secundárias ou adquiridas são as mais suscetíveis de ser encontradas na população de pacientes críticos. A imunodeficiência adquirida pode ser secundária a idade, desnutrição, estresse, estados de doença crônica, neoplasia, medicamentos com efeitos imunossupressores ou infecção pelo HIV.

Atualmente, mais pacientes são submetidos a transplantes de órgãos e recebem agentes imunossupressores. O tratamento quimioterápico mais agressivo do câncer vem gerando um maior número de pacientes com supressão da medula óssea. O crescimento do número de pessoas infectadas com HIV também aumentou o número de pacientes imunossuprimidos. Todos esses pacientes apresentam alto risco para o desenvolvimento de neutropenia e outras manifestações de imunossupressão.

A neutropenia, uma contagem absoluta de neutrófilos inferior a 1.500 células/μL, aumenta a suscetibilidade à infecção. A causa e a duração da neutropenia, a capacidade funcional dos neutrófilos, o estado das barreiras naturais do paciente e das floras endógena e exógena também contribuem para a suscetibilidade individual de cada paciente à infecção. Quanto mais cedo se detecta a infecção, maior é a probabilidade de que o tratamento seja eficaz.

A detecção da infecção no paciente imunocomprometido pode ser difícil. Devido à falta de neutrófilos, ele pode não ser capaz de preparar uma resposta inflamatória intensa, e, portanto, sinais e sintomas clássicos da infecção podem estar diminuídos ou ausentes. A drenagem purulenta, por exemplo, resulta em grande parte da morte de neutrófilos no local da infecção. O paciente neutropênico pode apresentar uma infecção sem evidências de drenagem purulenta. A dor pode ser a única queixa do paciente. Qualquer queixa de dor na população de pacientes imunocomprometidos deve ser investigada com cuidado. A febre nessa população é outro sinal-chave de infecção e exige uma investigação agressiva.

Sinais e sintomas clínicos

Evidência local de inflamação e infecção
- Hiperemia
- Edema
- Calor
- Dor
- Drenagem purulenta

Evidência geral de infecção
- Febre ou hipotermia
- Calafrios ou arrepios
- Fadiga e mal-estar
- Alterações no nível de consciência
- Linfadenopatia
- Taquicardia
- Taquipneia

Evidências específicas em cada sistema

Neurológicas
- Cefaleia
- Rigidez de nuca

Respiratórias
- Tosse
- Mudança na quantidade e cor do escarro
- Dispneia, ortopneia

Geniturinárias
- Disúria
- Urgência
- Frequência
- Dor nos flancos
- Dor abdominal
- Urina turva e/ou com sangue

Digestórias
- Náuseas
- Vômitos
- Diarreia
- Dor abdominal em cólicas
- Distensão do fígado ou baço

Princípios de tratamento de pacientes imunocomprometidos

Na admissão à unidade de terapia intensiva, devem ser identificados os pacientes com alto risco para o desenvolvimento de infecção. No plano de cuidados, devem ser incluídas medidas para proteger e fortalecer a função do sistema imune. Todos os membros da equipe de saúde devem empregar medidas para prevenir o desenvolvimento de infecções hospitalares. A monitoração cuidadosa de sinais e sintomas de uma eventual resposta inflamatória local ou sistêmica à infecção é especialmente importante para a detecção precoce da infecção. A identificação da provável origem e de organismos causadores permite a introdução de cobertura antimicrobiana empírica de amplo espectro. Os resultados de cultura e sensibilidade orientam a escolha de medicamento(s) específico(s) para os organismos isolados no paciente.

Identificação de pacientes com alto risco de infecção

Os fatores de risco para imunossupressão são:

1. Recém-nascidos e idosos
2. Desnutrição
3. Medicamentos com efeitos imunossupressores conhecidos, como corticoides, agentes quimioterápicos para câncer e agentes imunossupressores para transplantes.

4. Radioterapia recente
5. Doenças crônicas sistêmicas, como insuficiência renal ou hepática ou diabetes melito
6. Doenças conhecidas envolvendo o sistema imune, como infecção pelo HIV
7. Perda da proteção das barreiras epiteliais
   - Intubação oral ou nasogástrica
   - Presença de úlceras de decúbito
   - Queimaduras
   - Feridas cirúrgicas
   - Pele e trauma dos tecidos moles
8. Cateteres invasivos ou presença de dispositivos protéticos, como:
   - Cateteres intravasculares
   - Cateteres vesicais
   - Substituição de válvula cardíaca
   - Implantes ortopédicos, como articulações artificiais, pinos, placas ou parafusos
   - Dispositivos cardiovasculares, como dispositivos de assistência ventricular, marca-passo ou desfibrilador implantável
   - Enxertos vasculares sintéticos
   - *Shunts* ventriculares

Implementação de medidas de proteção e fortalecimento da função imune

1. Tome cuidado minucioso com a pele e as mucosas para evitar a perda da barreira de proteção.
2. Utilize a via enteral para alimentação sempre que possível, a fim de manter a ingestão calórica e função intestinal normal.
3. Evite o uso de cateteres vesicais.
4. Minimize o estresse do paciente e a liberação de glicocorticoides endógenos aliviando a dor ou utilizando métodos alternativos, como relaxamento guiado por imagem ou música e outras medidas de conforto (posicionamento, massagem).
5. Administre fatores estimuladores de colônias (G-CSF ou GM-CSF) para estimular a produção de neutrófilos e monócitos pela medula óssea.

Implementação de medidas para prevenir as infecções nosocomiais

1. Toda a equipe de saúde e visitantes devem lavar as mãos antes e após o contato com o paciente. A lavagem das mãos continua sendo o principal método de prevenção da infecção hospitalar.
2. Institua o uso de placas indicando "higiene respiratória/tosse" em pacientes com sinais de infecção respiratória e promova isolamento adequado para pacientes com presença ou suspeita de infecção.
3. Empregue uma técnica asséptica rigorosa para todos os cuidados relacionados a cateteres e qualquer procedimento invasivo realizado à beira do leito do paciente.
4. Elimine as possíveis fontes ambientais de infecção (p. ex., restos de soros). Limpe as superfícies com frequência, com os desinfetantes recomendados.
5. Controle o tempo em que soros, tubos e cateteres estão em uso na administração de infusões IV para o paciente; troque-os nos prazos previstos.
6. Reveja o protocolo da instituição sobre a utilização de água filtrada, restrição de frutas frescas e vegetais e assim por diante, em pacientes imunocomprometidos.
7. Estimule a tosse e a respiração profunda a cada hora; estimule, ainda, a deambulação, conforme tolerado.

Detecção precoce da resposta inflamatória sistêmica ou local à infecção

1. Monitore o paciente de perto para sinais e sintomas compatíveis com infecção e sepse; comunique os achados anormais ao médico.
2. Inicie o protocolo de sepse quando estiverem presentes os sinais da síndrome de resposta inflamatória sistêmica (SIRS).
3. Recolha amostras para cultura e sensibilidade de potenciais fontes de infecção hospitalar (p. ex., pontas de cateteres IV, urina, escarro, sangue, fezes, drenagem da ferida).
4. Institua a antibioticoterapia, conforme indicado. Consulte o Capítulo 11, Problemas Multissistêmicos, para obter mais informações a respeito do tratamento da sepse.

Coagulopatias

Etiologia, fatores de risco e fisiopatologia

Os pacientes críticos com coagulopatia podem apresentar um problema envolvendo plaquetas, hemostasia, fibrinólise ou uma combinação dessas anomalias. Os distúrbios de coagulação adquiridos, ao contrário das doenças hereditárias, são vistos com mais frequência em terapia intensiva.

Trombocitopenia

As plaquetas iniciam o processo de coagulação no local da lesão dos vasos sanguíneos. Os distúrbios quantitativos das plaquetas podem causar hemorragia traumática quando a contagem de plaquetas cair para menos de 50.000/mm^3. O sangramento espontâneo é possível com contagem de 10.000 a 50.000/mm^3. As contagens que alcançam 5.000 a 10.000/mm^3 predizem alto risco de hemorragia espontânea. Quatro mecanismos gerais são responsáveis pela trombocitopenia: diminuição da produção de plaquetas pela medula óssea, menor sobrevida das plaquetas devido a sua utilização e destruição, sequestro de plaquetas no baço e diluição intravascular durante a transfusão maciça.

A trombocitopenia também pode estar relacionada a mecanismos imunes. A trombocitopenia induzida por medicamentos, por sua vez, ocorre quando um fármaco induz uma reação antígeno-anticorpo, que resulta na formação de complexos imunes que destroem as plaquetas por lise mediada pelo complemento. Diversos tipos de trombocitopenia relacionadas ao sistema imune são encontradas em cuidados críticos. A trombocitopenia induzida por heparina é uma reação à heparina mediada pelo sistema imune, que resulta em formação de anticorpos antiplaquetários e queda drástica no número de plaquetas. O paciente pode desenvolver um coágulo intravascular, que resulta clinicamente em trombose. A trombose venosa é mais comum e pode provocar isquemia de membros e embolia pulmonar. Diante da suspeita dessa síndrome, toda heparina é interrompida, sendo realizados testes confirmatórios para detecção de anticorpos plaquetários. As opções de tratamento incluem a administração de inibidores diretos da trombina.

A púrpura trombocitopênica (idiopática) (PTI) é outra doença autoimune que resulta em destruição das plaquetas no baço e contagem de plaquetas inferior a 20.000/mm³. Nos adultos, a PTI pode ocorrer como uma doença primária ou ser secundária a aids, lúpus eritematoso sistêmico e efeito colateral de alguns medicamentos. Os pacientes desenvolvem petéquias, púrpuras e epistaxe. As opções de tratamento incluem esteroides, imunoglobulina intravenosa e esplenectomia.

A púrpura trombocitopênica trombótica (PTT) é uma síndrome caracterizada por trombocitopenia, anemia hemolítica, insuficiência renal, febre e alterações neurológicas. Acredita-se ser de origem viral, mas também está associada à toxina *Escherichia coli 0157:H7*. Os pacientes podem desenvolver oclusão vascular generalizada de órgãos, bem como icterícia, púrpuras, petéquias e sangramento. Os indivíduos com doença aguda podem ser tratados com plasmaférese.

A síndrome hemolítico-urêmica caracteriza-se por trombocitopenia, anemia hemolítica e insuficiência renal. Na maioria das vezes, resulta de colite infecciosa e liberação da toxina *E. coli 0157:H7*. As crianças são mais afetadas por essa síndrome; necessitam de hospitalização para tratamento de suporte, incluindo diálise.

Os pacientes podem apresentar um número adequado de plaquetas, mas ainda assim ter tendência ao sangramento, devido a distúrbios plaquetários qualitativos. A supressão da função plaquetária induzida por medicamentos é comumente associada ao uso da aspirina e de anti-inflamatórios não esteroides (AINEs). Os pacientes críticos podem estar recebendo vários medicamentos com potencial de comprometimento da função plaquetária. Os pacientes com insuficiência renal e uremia também podem sofrer de disfunção plaquetária.

Distúrbios da hemostasia

Os distúrbios da hemostasia podem ser causados por distúrbios hereditários dos fatores de coagulação. A hemofilia dos tipos A e B consiste em deficiências congênitas dos fatores VIII e IX. A doença de Von Willebrand representa uma deficiência ou disfunção da proteína plasmática de mesmo nome. A substituição do fator deficiente mantém essas doenças crônicas sob controle. Os pacientes com esses distúrbios podem ser monitorados em unidades de terapia intensiva quando submetidos a procedimentos cirúrgicos de rotina ou quando internados por outros problemas médicos.

Os distúrbios da coagulação adquiridos podem estar associados a deficiente produção do fator de coagulação. Isso pode ser causado por uma diminuição da quantidade de vitamina K, a vitamina essencial para a formação dos fatores de coagulação II, VII, IX e X. Os pacientes críticos são mais suscetíveis à deficiência de vitamina K, como resultado de deficiência alimentar, má absorção intestinal, doença hepática, uso de varfarina ou antibióticos. A deficiência de vitamina K prolonga o TP/INR. Os pacientes com doença hepática têm deficiências de fibrinogênio e outros fatores, além dos fatores dependentes da vitamina K.

Muitos dos medicamentos utilizados rotineiramente em terapia intensiva têm efeitos anticoagulantes e antiplaquetários (Tab. 13.2). A terapia de anticoagulação com heparina, varfarina e outros agentes interfere de forma direta no processo de coagulação. A via intrínseca e a via final comum são afetadas pela administração de heparina. Se o sangramento pela heparina for mínimo, pode ser controlado pela diminuição da dose ou pela interrupção temporária de sua administração, mas se o sangramento for grave, pode ser administrado o antídoto para reverter a heparina (sulfato de protamina), por via intravenosa. A heparina de baixo peso molecular está associada a menos sangramento e complicações imunológicas.

A varfarina age inibindo a produção de fatores de coagulação dependentes de vitamina K. Seus efeitos levam vários dias para serem observados após o início do uso do medicamento, mas podem persistir por muitos dias após sua administração. Se ocorrer hemorragia significativa quando em uso de varfarina, pode ser necessária a reposição dos fatores dependentes de vitamina K pelo uso de plasma fresco congelado. A reposição de vitamina K também pode ser útil, mas sua eficácia depende do tempo gasto pelo fígado para sintetizar novos fatores de coagulação.

O uso de agentes trombolíticos (alteplase, reteplase) para dissolver os coágulos patológicos de fibrina pode resultar em sangramento em locais do paciente onde um coágulo protetor se formou. Esses agentes são usados em combinação com outros anticoagulantes e podem precipitar um sangramento evidente ou oculto.

A CIVD é uma coagulopatia complexa, que pode desenvolver-se em pacientes críticos a partir de uma ampla variedade de distúrbios (Tab. 13.3). A condição subjacente desencadeia a liberação de citocinas pró-inflamatórias, que ativam a cascata da coagulação, resultando na formação de microcoágulos. Os microcoágulos obstruem os capilares de órgãos e tecidos. Isso inicia uma série de eventos que resultam em sangramento e trombose (Fig. 13.1).

TABELA 13.2 ANTICOAGULANTES COMUMENTE UTILIZADOS EM CUIDADOS CRÍTICOS

Heparina não fracionada	Heparina de sódio
Heparina de baixo peso molecular	Dalteparina sódica (Fragmin)
	Enoxaparina (Clexane)
	Varfarina (Coumadin)
Inibidores da glicoproteína IIb/IIIa	Abciximab (Reopro)
	Eptifibatida (Integrilin)
	Cloridrato de tirofiban (Aggrastat)
Inibidores diretos da trombina	Argatroban (Acova, Novastan)
	Bivalirudina (Angiomax)
	Lepirudina (Refludan)
Inibidor do fator Xa	Fondaparinux (Arixtra)
Agentes trombolíticos	Alteplase (Activase)
	Reteplase recombinante (Retavase)
	Drotrecogina alfa (Xigris)
Agentes antiplaquetários	Aspirina
	Clopidogrel (Plavix)
	Dipiridamol (Persantine)
	Ticlopidina (Ticlid)

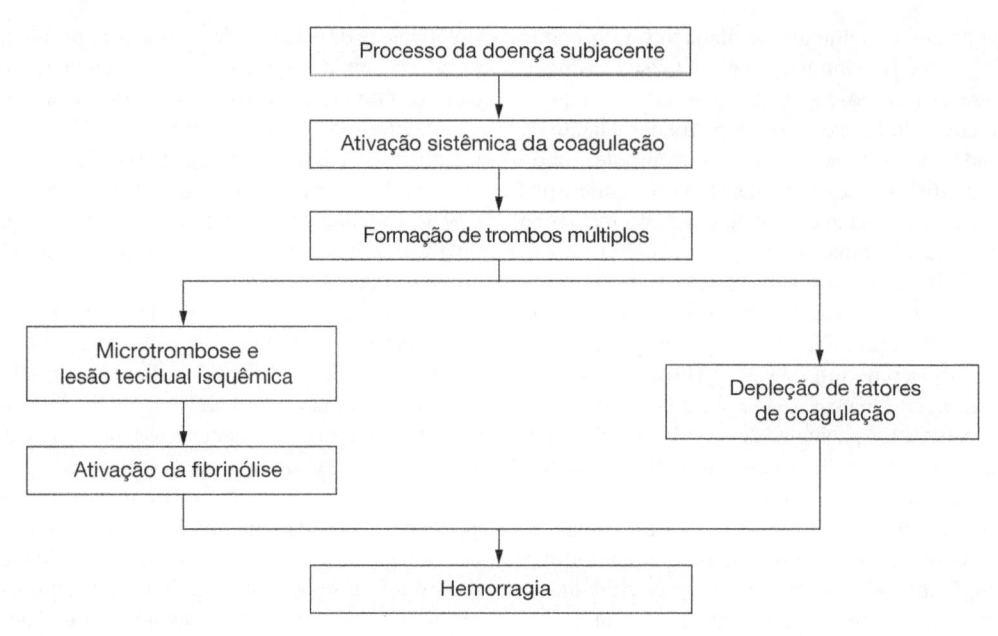

Figura 13.1 Consequências clínicas da CIVD.

A forma aguda da CIVD está associada com doença crítica. Já a forma crônica da síndrome indica malignidade.

Durante o processo de CIVD, a estimulação da cascata de coagulação esgota rapidamente as plaquetas e os fatores de coagulação existentes, consumindo-os mais depressa do que o corpo pode substituí-los. O processo de esgotamento dos substratos da coagulação deixa o organismo em risco de sangramento espontâneo ou hemorragia do sítio cirúrgico ou, até mesmo, um trauma mínimo.

São formados múltiplos pequenos coágulos dentro do sangue, os quais fluem para pequenos vasos, onde são aprisionados. A trombose microcirculatória ocasiona isquemia tecidual, infarto e disfunção do órgão. Pode ocorrer, ainda, disfunção de um único ou de vários órgãos.

A ativação simultânea da fibrinólise libera a enzima plasmina. A plasmina degrada um pouco da fibrina, em uma tentativa fisiológica de desobstruir a microcirculação; isso produz os PDFs. Esses produtos finais da degradação de fibrina têm propriedades anticoagulantes. A superprodução de PDF destrói a capacidade do organismo de tirá-los da circulação, resultando em aumento do nível de anticoagulantes circulantes. Não é possível formar novos coágulos em locais de lesão, e os coágulos existentes são dissolvidos, causando sangramento em ambos os locais, antigos e novos.

O diagnóstico laboratorial da CIVD requer uma interpretação cuidadosa dos resultados (Tab. 13.4). Em muitos casos, pode não se ter uma certeza absoluta a respeito de um diagnóstico de CIVD. Com ou sem um diagnóstico claro da CIVD, a meta principal do tratamento consiste em tratar a doença subjacente. Além disso, são fornecidos cuidados de suporte com reposição volêmica e supor-

TABELA 13.3 ETIOLOGIAS DA CIVD

Cardiovasculares
- Choque
- Aneurisma arterial

Trauma tecidual
- Queimaduras
- Lesão por esmagamento
- Lesão na cabeça
- Veneno de cobra

Infecções
- Bacteriana
- Viral
- Fúngica

Obstétricas
- Eclâmpsia
- Embolia por líquido amniótico
- Descolamento prematuro da placenta
- Placenta prévia
- Aborto
- Feto morto retido

Doenças neoplásicas
- Leucemia aguda
- Adenocarcinoma

Reação imune
- Transfusão incompatível

TABELA 13.4 DADOS LABORATORIAIS SUGESTIVOS DE CIVD

Exame	Distúrbio
Contagem de plaquetas	Diminuída
TP/INR	Prolongado
TTP/TTPa	Prolongado
Fibrinogênio	Diminuído
PDeF/PDF	Aumentado
D-dímero	Aumentado

> ### À BEIRA DO LEITO
> *Pensando criticamente*
> À medida que o estado do paciente se estabiliza, seu plano de cuidados é revisado. Sua história de múltiplos problemas médicos é levada em consideração. Seus medicamentos são:
> - Prednisona
> - Metotrexato
> - Omeprazol
> - Sulfato ferroso
> - Ácido fólico
>
> Quais os fatores de risco deste paciente para potenciais problemas hematológicos e imunológicos, enquanto hospitalizado?
> Liste as intervenções que diminuirão o risco de anemia, coagulopatias e infecções hospitalares.

te aos sistemas de órgãos vitais, incluindo assistência ventilatória. O sangramento significativo é tratado com transfusão de sangue e produtos derivados do sangue.

Sinais e sintomas clínicos

A coagulopatia pode ser um processo oculto e sutil ou uma emergência evidente e maciça. A avaliação deve abranger cada sistema do organismo, procurando evidências de distúrbio em um ou em vários componentes do processo de coagulação.

Contagem de plaquetas ou função anormal
- Petéquias na pele ou mucosas
- Sangramento espontâneo de gengivas e nariz
- Trombocitopenia
- Tempo de sangramento prolongado

Fatores de coagulação anormais
- Hemorragia no tecido subcutâneo, em músculos e articulações
- Equimose, púrpura
- Sangramento com resposta lenta à pressão local
- TP/INR, TTPa prolongado
- Diminuição do fibrinogênio
- Diminuição nos níveis de fatores de coagulação específicos

Avaliação geral do sangramento ou perfusão diminuída dos órgãos, como resultado da microtrombose

Pele/Músculos esqueléticos
- Extravasamento de sangue de vários locais, incluindo incisões, cateteres intravasculares
- Petéquias
- Púrpura
- Equimose
- Cianose acral dos dedos do pé e da mão, nariz, lábios, orelhas
- Dor, edema e limitação na mobilidade articular
- Aumento do tamanho de uma parte do corpo, aumento da circunferência

Neurológicos
- Qualquer alteração no nível de consciência, pupilas, movimento ou sensibilidade pode indicar hemorragia intracraniana.
- Deficiência visual com hemorragia retiniana.

Digestórios
- Secreção gástrica Guaiac positiva
- Êmese ou aspirado gástrico em forma de borra de café
- Melena ou sangramento nas fezes
- Dor abdominal
- Fígado ou baço distendido

Geniturinários
- Hematúria
- Diminuição da produção de urina
- Sangramento vaginal

Cardiovasculares
- Pressão arterial lábil
- Hipovolemia e/ou choque (com perda rápida de grande volume de sangue)

Princípios de tratamento das coagulopatias

O tratamento das coagulopatias varia com o tipo e gravidade da doença. O objetivo geral do tratamento consiste em restaurar a hemostasia normal. O tratamento de suporte centra-se no controle e na prevenção de hemorragias adicionais associadas às atividades da vida diária e intervenções terapêuticas.

Restauração da hemostasia normal

1. O tratamento dos distúrbios quantitativos das plaquetas pode envolver a transfusão de plaquetas, a qual é recomendada para pacientes com sangramento ativo ou antes de procedimentos invasivos ou cirurgias.
2. A destruição de plaquetas por mecanismos imunes pode ser tratada com corticosteroides ou infusão de imunoglobulina IV. Se relacionada ao uso de heparina, então esta deve ser interrompida. A esplenectomia pode ser realizada para problemas graves persistentes.
3. As plaquetas disfuncionais podem ser tratadas barrando-se o agente agressor, como aspirina ou AINEs. A diálise melhora a função plaquetária em pacientes com insuficiência renal.
4. A reposição aguda dos fatores de coagulação pode ser realizada com transfusão de plasma fresco congelado. O crioprecipitado substitui o fibrinogênio, o fator VIII e o fator de von Willebrand. Para pacientes hemofílicos, concentrados de fator VIII ou IX são usados para substituir a deficiência do fator específico.
5. A vitamina K IV pode ser usada para tratar o sangramento relacionado com varfarina ou deficiência de vitamina K.
6. O tratamento com heparina pode ser interrompido, ou a dose reduzida ou anulada com sulfato de protamina IV.

Controle e prevenção do sangramento

1. Modifique os cuidados de enfermagem para minimizar o trauma e evitar a presença de rupturas de pele e mucosas:
   - Preste cuidados orais suaves.
   - Utilize barbeador elétrico ou abstenha-se de fazer a barba.
   - Minimize o uso de medidores de pressão arterial automáticos.
   - Minimize a coleta de sangue periférico.
   - Evite injeções IM.
   - Utilize colchões especiais, grades laterais no leito; evite o uso de restrição.
   - Manuseie com cuidado os pacientes ao mudá-los de decúbito ou movimentá-los.
   - Remova os curativos adesivos com cuidado.
   - Utilize uma sucção de menor potência para aspirar o tubo endotraqueal e a faringe.
2. Modifique os procedimentos de enfermagem para controlar o sangramento:
   - Minimize os procedimentos traumáticos, aplique pressão direta por ao menos 5 a 10 minutos ou até que o sangramento seja interrompido.
   - Use compressas de gelo em hematomas ou hemartroses.
   - Não desloque ou tente remover coágulos de sangue.
   - Controle o ambiente para evitar a hipotermia.

BIBLIOGRAFIA SELECIONADA

Anemia

Coyer SM, Lash AA. Pathophysiology of anemia and nursing care implications. *MEDSURG Nursing*. 2008;17(2):77-91.

Gaspard KJ. Disorders of red blood cells. In: Porth CM, Matfin G, eds. *Pathophysiology: Concepts of Altered Health States*. 8th ed. Philadelphia, PA: Wolters Kluwer Health; 2009.

Gould S, Cimino MJ, Gerger DR. Packed red blood cell transfusion in the intensive care unit: limitations and consequences. *Am J Crit Care*. 2007;16(1):39-49.

Kyles DM. Blood conservation and blood component replacement. In: Carlson KK, ed. *Advanced Critical Care Nursing*. St Louis, MO: Saunders Elsevier; 2009.

Munro N. Hematologic complications of critical illness, anemia, neutropenia, thrombocytopenia and more. *AACN Adv Crit Care*. 2009;20(2):145-154.

Pagana KD, Pagana TJ. *Mosby's Diagnostic and Laboratory Test Reference*. 7th ed. St Louis, MO: Elsevier Mosby; 2005.

Schrier SL. Approach to the adult patient with anemia. In: Mentzer WC, ed. *Up-To-Date*. www.uptodate.com. Accessed May 13, 2009.

Paciente imunocomprometido

American Association of Critical Care Nurses. *AACN practice alert: severe sepsis*. www.aacn.org/WD/Practice/Docs/Severe_Sepsis_04-2006.pdf. Accessed May 26, 2009.

Centers for Disease Control and Prevention. Guideline for isolation precautions: preventing transmission of infectious agents in healthcare settings. 2007. www.guidelines.gov. Accessed December 15, 2009.

Dellinger RP, Levy MM, Carlet JM, et al. Surviving sepsis campaign: international guidelines for management of severe sepsis and septic shock 2008. *Crit Care Med*. 2008;36(1):296-327.

Fishman JA. Approach to the immunocompromised patient with fever and pulmonary infiltrates. In: Marr KA, ed. *Up-To-Date*. www.uptodate.com. Accessed May 13, 2009.

Hoffman FM, Nelson BJ, Drangstveit MB, Flynn BM, Watercott EA, Zirbes JM. Caring for transplant recipients in a nontransplant setting. *Crit Care Nurs*. 2006;26(2):53-73.

Picard KM, O'Donoghue SC, Young-Kershaw DA, Russell KJ. Development and implementation of a multidisciplinary sepsis protocol. *Crit Care Nurs*. 2006;26(3):43-54.

Shelton BK. Caring for the immunocompromised patient. In: Carlson KK, ed. *Advanced Critical Care Nursing*. St Louis, MO: Saunders Elsevier; 2009.

Wolff PB. Hematological and immune disorders. In: Sole ML, Klein DG, Moseley MJ, eds. *Introduction to Critical Care Nursing*. 5th ed. St Louis, MO: Saunders Elsevier; 2009.

Coagulopatias

Cooney MF. Heparin-induced thrombocytopenia: advances in diagnosis and treatment. *Crit Care Nurs*. 2006;26(6):30-36.

Ferraris VA, Ferraris SP, Saha SP, et al. Perioperative blood transfusion and blood conservation in cardiac surgery: the Society of Thoracic Surgeons and the Society of Cardiovascular Anesthesiologists clinical practice guidelines. *Ann Thorac Surg*. 2007;83(suppl 5):S27-S86.

Hirsh J, Guyatt G, Albers GW, Harrington R, Schunemann HJ. Antithrombotic and thrombolytic therapy. 8th ed. ACCP Guidelines. *Chest*. 2008;133:71S-105S.

Institute for Clinical Systems Improvement. *Antithrombotic therapy supplement*. 2007. www.guidelines.gov. Accessed December 15, 2008.

Levi M. The coagulant response in sepsis. *Clin Chest Med*. 2008;29(4):627-642.

McCraw B, Lyon DE. Diagnosing disseminated intravascular coagulopathy in acute promyelocytic leukemia. *Clin J Oncol Nurs*. 2008;12(5):717-720.

Rote NS, McCance KL. Structure and function of the hematologic system. In: Huether SE, McCance KL, eds. *Understanding Pathophysiology*. 4th ed. St Louis, MO: Saunders Elsevier; 2008.

Selleng K, Warkentin TE, Greinacher A. Heparin-induced thrombocytopenia in the intensive care patient. *Crit Care Med*. 2007;35(4):1165-1176.

Urden LD, Stacy KM, Lough ME, eds. Hematologic disorders and oncologic emergencies. In: *Thelan's Critical Care Nursing*. 5th ed. St Louis, MO: Mosby Elsevier; 2006.

SISTEMA DIGESTÓRIO

14

Deborah Andris, Elizabeth Krzywda, Carol Parrish e Joe Krenitsky

HABILIDADES DE CONHECIMENTO

1. Descrever etiologia, fisiopatologia, manifestações clínicas, necessidades do paciente e princípios de tratamento para:
   - Hemorragia digestiva alta aguda
   - Insuficiência hepática
   - Pancreatite aguda
   - Isquemia intestinal
   - Obstrução intestinal
   - Cirurgia bariátrica (cirurgia de desvio gástrico)

2. Identificar as necessidades nutricionais de alimentação enteral de pacientes críticos.

3. Listar as intervenções importantes para diminuir o risco de pneumonia por aspiração durante a alimentação enteral.

CONDIÇÕES PATOLÓGICAS

Hemorragia digestiva alta aguda

A hemorragia digestiva com risco à vida origina-se mais comumente no trato digestivo superior e requer tratamento imediato para evitar complicações. Embora a hemorragia pare de modo espontâneo em 80 a 90% dos casos, os pacientes com perda súbita de sangue estão em risco de diminuição da perfusão tecidual e capacidade de transporte de oxigênio, o que pode afetar todos os sistemas e órgãos do corpo. O sangramento que se origina distalmente ao ligamento de Treitz é chamado de hemorragia digestiva baixa, que não está associada à mesma morbidade da hemorragia digestiva alta. Em geral, a hemorragia digestiva baixa é uma doença do paciente idoso, com frequência associada a diverticulose ou câncer.

Etiologia, fatores de risco e fisiopatologia

Inúmeros distúrbios no trato digestivo podem ser fontes de hemorragia (Tab. 14.1). A causa mais comum é a úlcera péptica. Sua patogênese está relacionada à hipersecreção de ácido gástrico, associada à secreção prejudicada de muco pelo trato digestivo. Normalmente, o muco protege a parede gástrica dos efeitos erosivos do ácido. As úlceras pépticas ocorrem no estômago e duodeno; caracterizam-se por uma ruptura na camada mucosa que penetra a mucosa muscular (camada muscular mais interna), resultando em sangramento. A infecção da mucosa pelo *Helicobacter pylori*, um organismo naturalmente encontrado no trato digestivo, também tem sido implicada na patogênese da úlcera péptica.

As varizes gastroesofágicas desenvolvem-se quando há aumento da pressão no sistema venoso do fígado. Se o sangue não pode fluir com facilidade através do fígado por causa da doença obstrutiva, é desviado para canais colaterais. Esses canais costumam ser vasos de baixa pressão encontrados no esôfago distal (varizes esofágicas), nas veias do estômago proximal (gástricas) e no abaulamento do reto (hemorroidas) (Fig. 14.1). A hemorragia digestiva alta aguda ocorre quando as varizes gástricas e/ou esofágicas se rompem por aumento da pressão venosa portal (hipertensão portal). As varizes esofagogástricas não sangram até que a pressão portal exceda 12 mmHg. A hipertensão portal costuma ser causada por doença hepática primária (ver próxima seção), trauma hepático ou trombose das veias esplênica ou portal. A hemorragia digestiva alta maciça está associada ao sangramento dessas varizes.

A *síndrome de Mallory-Weiss* consiste em uma laceração linear, não perfurante da mucosa gástrica, próxima da junção gastroesofágica. A laceração é o resultado das mudanças de pressão no estômago que ocorrem com o vômito. O abuso de álcool e as doenças inflamatórias do estômago e do esôfago também estão associados a esse distúrbio. Classicamente, essas lacerações ocorrem em pacientes alcoolistas, após náuseas e vômitos intensos, associados à embriaguez; entretanto, podem manifestar-se em qualquer paciente com história de vômitos repetidos.

À BEIRA DO LEITO

Hemorragia digestiva alta

Um homem de 45 anos de idade é internado com relato de 8 horas de náuseas e vômitos com grande quantidade de secreções com aspecto de borra de café e fezes frequentes "de cor marrom". Relata história prévia de úlcera péptica, diagnosticada aos 35 anos. Foi internado duas vezes no passado por hemorragia digestiva ativa. A endoscopia diagnosticou uma úlcera duodenal próxima ao piloro, na parede posterior do estômago. Os resultados significativos em seu perfil de admissão foram:

Sinais vitais

Pressão arterial:	96/60 mmHg, deitado; 82/50 mmHg, sentado
Frequência cardíaca:	120 bpm; taquicardia sinusal com elevação de 2 mm do segmento ST
Frequência respiratória:	32 rpm, profunda
Temperatura oral:	37,3 °C

Sistema respiratório

Murmúrio vesicular presente globalmente, sem ruídos adventícios.

Sistema cardiovascular

B_1/B_2 sem sopros

Extremidades frias, sudoréticas; pulso presente, mas fraco

Abdome

Distendido, com ruídos intestinais hiperativos nos quatro quadrantes

Área sensível no quadrante superior direito, sem sensibilidade de rebote

Sistema neurológico

Alerta, orientado
Ansioso

Sistema geniturinário

50 mL de urina turva e âmbar, após inserção do cateter de Foley
Fezes líquidas marrons, Guaiac positivo

Gasometria arterial

pH	7,49
$PaCO_2$	28 mmHg
HCO_3^-	19 mEq/L
PaO_2	61 mmHg em ar ambiente
SaO_2	89%
Hematócrito	25%
Hemoglobina	7 g/dL
Contagem de glóbulos brancos	17.000/mm^3
TP	11 segundos
TTPa	30 segundos
Contagem de plaquetas	110.000/mm^3
Potássio sérico	3,5 mEq/L (diminuição)
Sódio sérico	150 mEq/L
Glicemia	210 mg/dL
Ureia nitrogenada sérica	40
Creatinina sérica	0,9
Função hepática	Dentro dos limites normais

A *gastrite hemorrágica* descreve lesões gástricas que não penetram na camada muscular da mucosa; também são chamadas de úlceras de estresse. O início da hemorragia é súbito e

TABELA 14.1 FONTES COMUNS DE HEMORRAGIA DIGESTIVA ALTA

Úlcera péptica
- Úlcera gástrica
- Úlcera duodenal

Varizes
- Esofágicas
- Gástricas

Doenças do esôfago
- Tumores
- Síndrome de Mallory-Weiss
- Inflamação
- Úlceras

Doenças do estômago
- Câncer
- Gastrite erosiva
- Úlcera de estresse
- Tumores

Doenças do intestino delgado
- Úlcera péptica
- Angiodisplasia

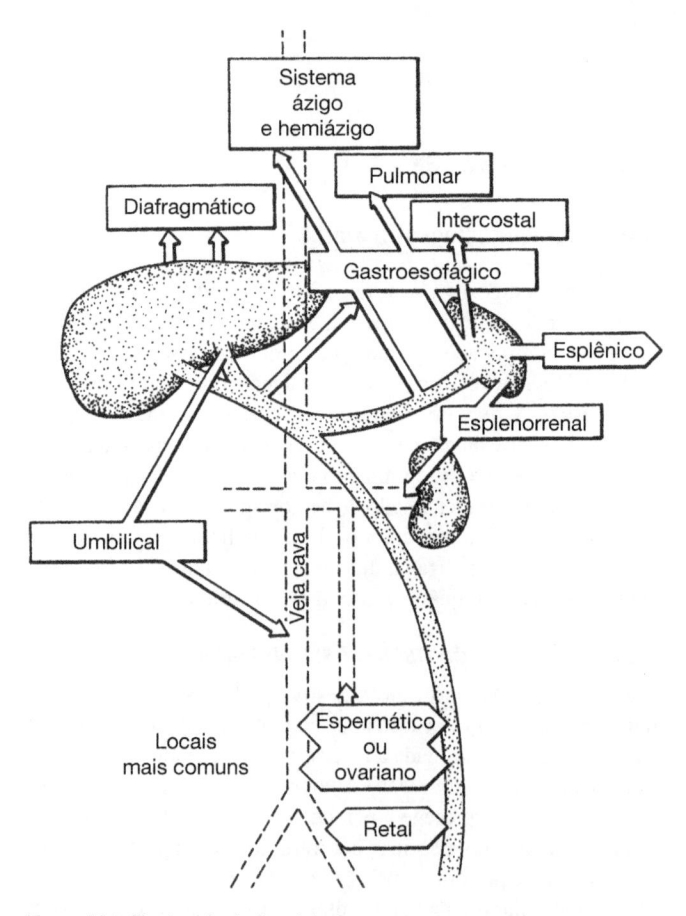

Figura 14.1 Fígado e circulação colateral.

costuma ser o primeiro sintoma. As causas da gastrite são multifatoriais (Tab. 14.2), mais comumente associadas ao uso de medicamentos anti-inflamatórios não esteroides (AINEs), abuso de álcool e condições fisiológicas que causam estresse grave (p. ex., trauma, cirurgia, queimaduras, problemas graves de saúde). O álcool e os AINEs são conhecidos por prejudicar diretamente os mecanismos de defesa da mucosa do estômago (Fig. 14.2). O uso de AINEs é problemático, sobretudo em idosos, e contribui para o aumento da incidência de hemorragia digestiva alta aguda sintomática nessa população.

Independentemente da etiologia, hemorragia digestiva alta que resulta em súbita perda de volume sanguíneo diminui o retorno venoso para o coração, com uma redução correspondente no débito cardíaco (DC). A diminuição no DC desencadeia a liberação de adrenalina e noradrenalina, causando intensa vasoconstrição e isquemia tecidual (Fig. 14.3). Os sinais e sintomas clínicos da hemorragia digestiva alta estão diretamente relacionados aos efeitos da diminuição do DC e dessa resposta vasoconstritora, típica do choque hipovolêmico. Além disso, são liberados os hormônios aldosterona e antidiurético, resultando em retenção de sódio e água.

Manifestações clínicas

História

Os indivíduos apresentam antecedentes de úlcera péptica, tabagismo, alcoolismo, doenças hepáticas, estresse fisiológico grave, uso de AINEs, tratamento com anticoagulantes ou antiplaquetários ou outras causas de hemorragia digestiva.

Sinais e sintomas

A resposta de um indivíduo à perda de sangue depende da frequência e da quantidade de sangue perdido, da idade do pacien-

TABELA 14.2 CAUSAS DA GASTRITE

Abuso de álcool
Uso de AINEs
Aspirina
Ascriptin*
Ecotrin**
Ibuprofeno
Naprosyn
Estresse fisiológico grave
Queimaduras (úlcera de Curling)
Doenças do sistema nervoso central (SNC) (úlcera de Cushing)
Trauma
Cirurgia
Complicações médicas
Sepse
Insuficiência renal aguda
Insuficiência hepática
Ventilação mecânica de longo prazo

* N. de R.T.: aspirina protegida.
** N. de R.T.: aspirina protegida que inibe a agregação plaquetária.

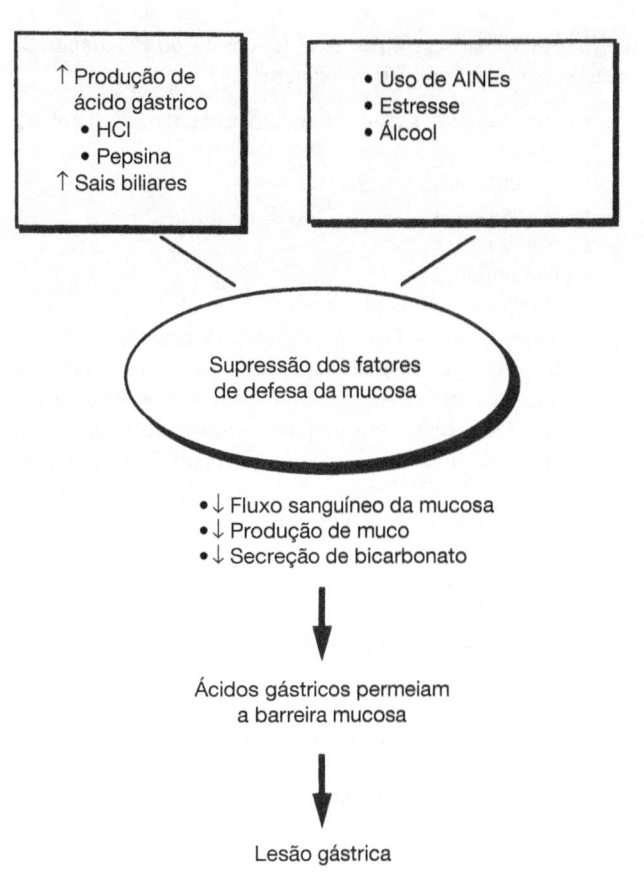

Figura 14.2 Patogênese da gastrite.

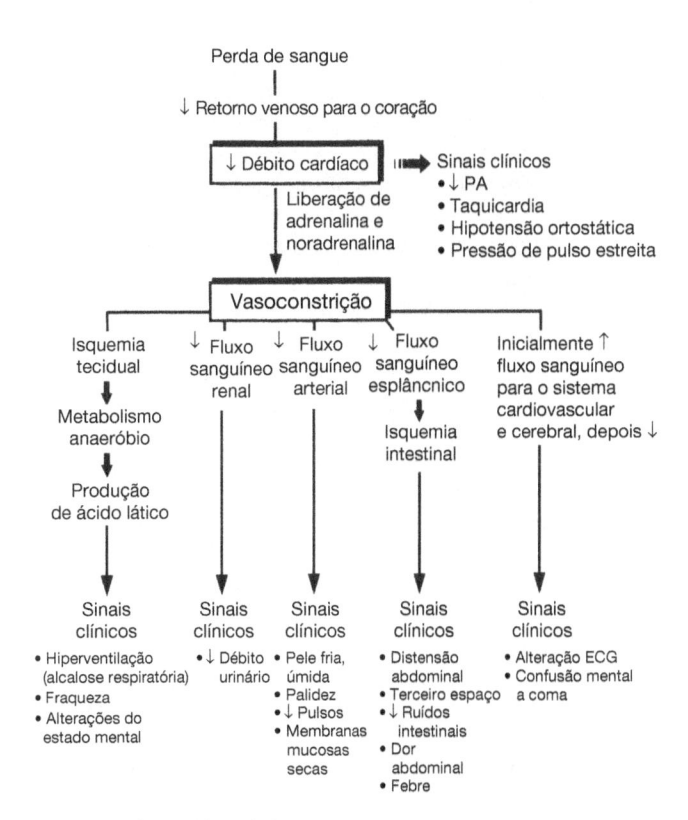

Figura 14.3 Choque hipovolêmico.

te, do estado fisiológico prévio e da rapidez do tratamento. Os sinais e sintomas específicos incluem:

- Hematêmese: sangue vermelho brilhante ou em borra de café
- Melena ou fezes de cor marrom
- Hematocresia
- Náuseas
- Dor epigástrica
- Distensão abdominal
- Ruídos intestinais aumentados ou diminuídos
- Se a perda de sangue for superior a 25% do volume sanguíneo total, presença de hipotensão (ortostática), alteração dos valores hemodinâmicos (diminuição da pressão venosa central [PVC], pressão de oclusão da artéria pulmonar [POAP] e pressão arterial média [PAM], DC)
- Respirações rápidas e profundas
- Taquicardia
- Febre
- Pele úmida, fria
- Membranas mucosas secas
- Pulsos diminuídos
- Fraqueza
- Diminuição da produção de urina
- Ansiedade
- Estado mental alterado
- Agitação
- Alterações eletrocardiográficas (ECG) compatíveis com isquemia (i.e., elevação do segmento ST, arritmias)

Exames diagnósticos

- Inicialmente, o hematócrito pode ser normal; em seguida, diminui com soroterapia e perda de sangue. É importante observar que o hematócrito pode não refletir com precisão a real situação da perda sanguínea, pois o equilíbrio com o líquido extravascular e a subsequente hemodiluição requer várias horas. O hematócrito diminui à medida que o líquido extravascular entra no espaço vascular para restaurar o volume. Esse processo completa-se em 24 a 72 horas.
- No início, a hemoglobina pode estar normal e, em seguida, diminuir com soroterapia e perda de sangue.
- A contagem de leucócitos do sangue está elevada.
- A contagem de plaquetas está diminuída, dependendo da quantidade de perda sanguínea.
- O sódio sérico está inicialmente elevado devido à hemoconcentração.
- Em geral, o potássio sérico está reduzido devido ao vômito.
- A ureia nitrogenada sérica (BUN) está levemente elevada.
- A creatinina sérica está elevada.
- O lactato sérico está elevado em caso de hemorragia grave.
- O tempo de protrombina (TP) costuma estar diminuído.
- O tempo de tromboplastina parcial ativada (TTPa) está geralmente diminuído.
- A gasometria arterial mostra alcalose respiratória (de modo precoce), acidose metabólica com choque grave e hipoxemia.
- O aspirado gástrico apresenta pH normal ou acidótico e Guaiac positivo.

Princípios de tratamento da hemorragia digestiva alta

O manejo do paciente com hemorragia digestiva alta aguda consiste em três áreas principais: estabilização hemodinâmica, identificação do local do sangramento e início do tratamento médico ou cirúrgico definitivo para controlar ou interromper o sangramento. Também são adotadas medidas alternativas para diminuir a ansiedade nessa população de pacientes devido à gravidade e ao início abrupto da hemorragia.

Estabilização hemodinâmica

A avaliação inicial da hemorragia digestiva é focada nos sinais vitais, que são os sinais mais confiáveis da quantidade de sangue perdida. Diante de instabilidade hemodinâmica, a reposição volêmica começa imediatamente. Os critérios de risco para pacientes com sangramento digestivo agudo incluem sangramento contínuo, hemoglobina inferior a 8 g/dL, necessidade de transfusão, pressão arterial sistólica inferior a 100 mmHg no momento da mensuração, tempo de protrombina elevado, estado mental alterado, idade acima de 60 anos e comorbidades associadas, como doenças cardiovasculares, renais, hepáticas e respiratórias, e início de sangramento durante a internação.

1. Monitore e registre os sinais cardiovasculares (pressão arterial, frequência cardíaca incluindo alterações ortostáticas), hemodinâmicos (PVC, POAP, DC, PAM) e pulsos periféricos.
2. Insira, ao menos, dois cateteres de grosso calibre por via intravenosa (IV) e inicie a soroterapia com solução cristaloide (p. ex., soro fisiológico ou solução de Ringer lactato). Administre líquidos para manter a PAM em 60 mmHg ou acima.
3. Colete sangue para exames de hematócrito, hemoglobina e coagulação, bem como para a tipagem e prova cruzada de concentrado de glóbulos vermelhos (CHAD). Em geral, solicita-se ao menos 6 U. O hematócrito obtido na reposição volêmica inicial raramente será útil se houver necessidade de transfusão. As estimativas da quantidade de sangue perdida são mais confiáveis se guiadas pelos sinais vitais (Tab. 14.3).
4. Administre coloides, cristaloides e produtos derivados do sangue IV conforme prescritos, até que o paciente esteja estabilizado. Os produtos derivados do sangue podem ser considerados na reposição volêmica inicial, caso a resposta hemodinâmica seja pobre após a administração de 2 a 3 L de líquidos cristaloides. O CHAD é usado para aumentar rapidamente o hematócrito, possibilitando menor aporte de volume que o sangue total. Cada unidade de CHAD aumenta o hematócrito em 2 a 3%, melhorando as trocas gasosas. Pode ser necessário mais de 24 horas até que o sangue administrado exerça efeito nos valores do hematócrito, de modo a refletir com precisão a contagem de células vermelhas do sangue, em especial se foram administradas grandes quantidades de soluções cristaloides durante a reposição volêmica.

TABELA 14.3 ESTIMATIVA DA PERDA SANGUÍNEA NA HEMORRAGIA DIGESTIVA AGUDA

Sinais clínicos	Estimativa da perda sanguínea
PA sistólica > 90 mmHg Hipotensão ortostática Frequência cardíaca < 110 bpm	20-25% do volume sanguíneo total (cerca de 1.000 mL)

PA sistólica entre 70 a 90 mmHg
Frequência cardíaca entre 110 a 130 bpm
Sinais de diminuição moderada da perfusão tecidual:
  Ansiedade
  Pele úmida, fria
  Diminuição da produção de urina
  Hiperventilação
  Pulsos diminuídos
	25-40% do volume sanguíneo total (cerca de 1.500-2.000 mL)

Pressão arterial sistólica < 70 mmHg
Pressão arterial média < 60 mmHg
Sinais de diminuição significativa da perfusão tecidual:
  Estado mental alterado
  Pele úmida, fria, sudorética
  Pulsos filiformes
  Diminuição da produção de urina
  Acidose metabólica
  Alterações ECG
  Insuficiência cardíaca
  Insuficiência respiratória
	> 40% do volume sanguíneo total

5. Monitore o coagulograma (p. ex., contagem de plaquetas, TP/TTP).
6. Monitore o equilíbrio hídrico e a função renal (ingestão e débito, pesagem diária, BUN, creatinina e produção de urina horária).
7. Insira uma sonda nasogástrica se o sangramento for maciço (> 40% do volume sanguíneo), a fim de avaliar a taxa de sangramento. A colocação de um tubo gástrico na presença de varizes é um pouco controversa, e as práticas variam entre as instituições. O uso da lavagem gástrica também é controverso. Os proponentes acreditam que a remoção dos coágulos sanguíneos pela lavagem gástrica seja útil, já que permite que o estômago contraia e tampone os vasos sangrantes. A remoção do sangue pode propiciar uma ideia da taxa de sangramento e minimizar as chances de aspiração pulmonar. Se a lavagem for prescrita, costuma-se usar uma solução fisiológica em temperatura ambiente.
8. Posicione o paciente em decúbito lateral esquerdo, pois essa posição minimiza a aspiração associada à hematêmese.
9. Monitore a temperatura e mantenha a normotermia. A rápida reposição de fluidos, em particular com produtos derivados do sangue, pode causar hipotermia, interferindo, assim, na coagulação normal. Pode ser necessário o aquecimento dos fluidos para prevenir a hipotermia se as medidas tradicionais forem insuficientes.
10. Prepare-se para uma endoscopia de urgência caso a perda sanguínea estimada seja superior a 3 U de sangue, se for encontrado sangue vermelho vivo na êmese ou no aspirado nasogástrico ou em caso de suspeita de sangramento de varizes.
11. Administre oxigênio suplementar. Monitore a função respiratória. A proteção das vias aéreas com intubação endotraqueal, a fim de prevenir a aspiração, é indicada em pacientes com hematêmese em curso ou estado mental alterado.

Identificação do local de sangramento

Embora a história e o exame físico sejam utilizados para diferenciar as hemorragias digestivas altas das baixas, a endoscopia é necessária para determinar o local exato do sangramento, o que futuramente irá guiar o tratamento. A visualização endoscópica à beira do leito é a preferida, por permitir a visualização direta e precoce do trato digestivo superior durante as medidas de reposição volêmica.

1. Administre a sedação prescrita (p. ex., midazolam) e introduza o protocolo de monitoração.
2. Posicione o paciente em decúbito lateral esquerdo para prevenir a aspiração do conteúdo digestivo durante a endoscopia. Tenha disponível a aspiração orotraqueal à beira do leito antes de iniciar o procedimento.
3. Monitore a isquemia cardíaca durante o exame (p. ex., alterações do segmento ST [ver Cap. 18, Conceitos Eletrocardiográficos Avançados], arritmias.)

Instituição de tratamento para controle ou interrupção de sangramento

Os tratamentos definitivos para a hemorragia variam de acordo com sua causa. Uma abordagem geral de tratamento está resumida na Figura 14.4. Na hemorragia digestiva alta sem varizes, o tratamento endoscópico é amplamente aceito como o método mais eficaz para controlar a hemorragia aguda da úlcera; tornou-se o tratamento-padrão para a prevenção de recidivas dessas hemorragias. Embora haja poucos estudos isolados mostrando vantagens significativas do tratamento endoscópico na redução da mortalidade, uma metanálise indica que a terapia endoscópica não apenas impede a recidiva de sangramento, mas também a morte. Diversas intervenções terapêuticas estão disponíveis e incluem tratamento por ablação (*laser*, eletrocoagulação mono, bi ou multipolar e termocoagulação por *heater probe*), com injeção (também conhecida como *escleroterapia*), mecânico e combinado. A escleroterapia é fácil de usar, de preço acessível e encontra-se disponível na maioria das instituições. Seu objetivo consiste em controlar o sangramento por meio do tamponamento, vasoconstrição e/ou reação inflamatória. A adrenalina (1:10.000-1:20.000) fornece tamponamento local, vasoconstrição e melhora a agregação plaquetária para promover a hemostasia. Trata-se do agente de escolha nos Estados Unidos. A solução salina utilizada isoladamente comprimirá os vasos. Os esclerosantes, como álcool, etanolamina e polidocanol, causam trombos vasculares maiores, podendo resultar em lesão e necrose tecidual; por isso, são utilizados com menos frequência. A eletrocauterização e a coagulação com plasma de argônio são exemplos de tratamentos por ablação, sendo de igual modo eficazes. O sangramento também pode ser comprimido de modo mecânico com o uso de grampos metálicos, *endoloops* ou ligadura elástica. Os grampos metálicos são o tra-

```
                    ┌─────────────────────────┐
                    │  Avaliar a gravidade    │
                    │   da perda sanguínea    │
                    └───────────┬─────────────┘
                                │
                    ┌───────────▼─────────────┐
                    │ Estabilização hemodinâmica │
                    └───────────┬─────────────┘
                                │
                    ┌───────────▼─────────────┐
                    │ Endoscopia de emergência │
                    └───────────┬─────────────┘
              ┌─────────────────┴─────────────────┐
     Úlcera péptica ou gastrite           Sangramento de varizes
```

Úlcera péptica ou gastrite:
- Tratamento com endoscópio hemostático
- Tratamento cirúrgico
  - Ressecção
  - Billroth I
  - Billroth II
- Tratamento farmacológico

Métodos por ablação
- Fotocoagulação com *laser*
- *Heater probe*
- Coagulação com plasma de argônio

Tratamento com injeções
- Adrenalina
- Agentes esclerosantes
- Solução salina

Métodos mecânicos
- Grampos metálicos
- *Endoloops*
- Ligaduras elásticas

Métodos combinados
- Eletrocauterização e adrenalina
- Grampos metálicos e adrenalina

Supressores de ácido
- Antiácidos
- Bloqueadores da histamina
- Potencializadores da barreira mucosa
- Inibidores da bomba de prótons
- Octreotida

Erradicação do *H. pylori*
- Amoxacilina
- Claritromicina
- Lansoprazol

Sangramento de varizes:
- Tamponamento com balão
  - Sonda de Sengstaken-Blakemore
- Tratamento de injeção endoscópica
  - Agentes esclerosantes
  - Bandagem das varizes
  - Ligadura das varizes
- Tratamento farmacológico
  - Somatostatina
  - Octreotida
- Tratamento cirúrgico
  - Desvio de emergência
- Radiologia intervencionista
  - TIPS
  - Embolização arterial seletiva

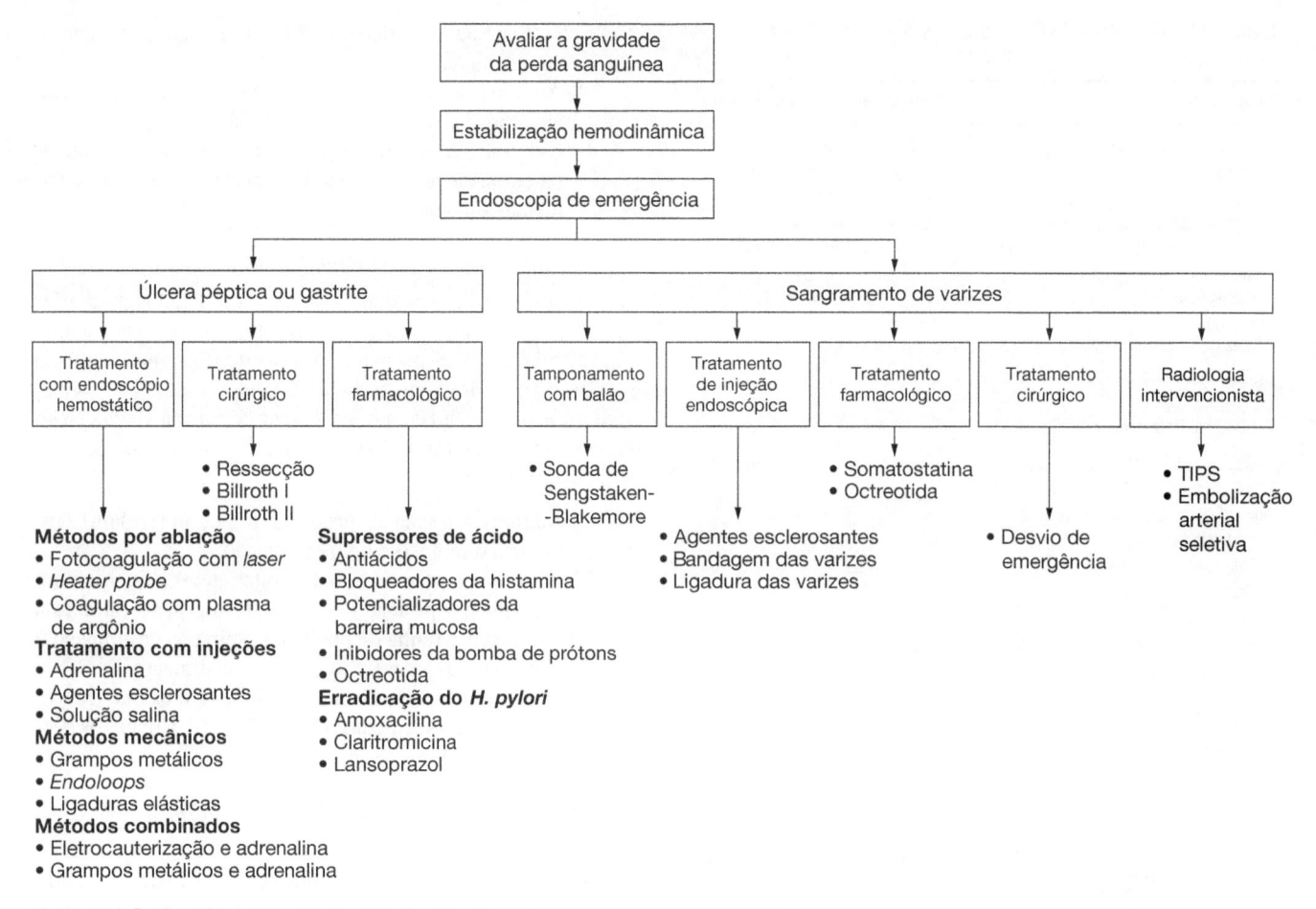

Figura 14.4 Roteiro de tratamento da hemorragia digestiva alta.

tamento mecânico de escolha; mostraram-se, aliás, tão eficazes quanto outras técnicas endoscópicas. A terapia combinada com a injeção de adrenalina tornou-se o tratamento-padrão em caso de úlceras ativas. Ao adicionar um segundo tratamento endoscópico, a terapia por ablação ou *hemoclips*, há uma redução significativa na taxa de recidivas, na necessidade de cirurgia e na mortalidade. Se o paciente sangrar novamente, preconiza-se uma segunda tentativa com controle endoscópico antes da intervenção cirúrgica.

A endoscopia raramente provoca complicações graves. Os riscos incluem perfuração digestiva, precipitação de hemorragia, aspiração, comprometimento respiratório ou cardíaco e lesões ocultas.

O tratamento da laceração de Mallory-Weiss envolve um tratamento de suporte. Os episódios hemorrágicos são autolimitados, e as mucosas curam em 72 horas em 90% dos pacientes.

Hoje, é raro haver sangramentos significativos por gastrite de estresse. Isso se deve à melhora no tratamento do choque e sepse e ao uso profilático de tratamento com supressão ácida.

O tratamento farmacológico reduz a hipertensão portal e pode ser considerado à medida que se realizam os preparativos para uma endoscopia digestiva alta de emergência no paciente internado com hemorragia digestiva por varizes. Antes, a vasopressina era utilizada em combinação com a nitroglicerina. Somatostatina e seu análogo octreotida são, agora, os agentes vasoativos de escolha. Podem induzir à vasoconstrição esplâncnica sem os efeitos colaterais cardíacos da vasopressina. A infusão intravenosa contínua desses agentes resulta no controle temporário da hemorragia, de modo que as medidas de reposição volêmica, diagnóstico e tratamento possam ser concluídas. Os tratamentos farmacológicos estão resumidos na Tabela 14.4. No momento da endoscopia, tanto a escleroterapia quanto a bandagem ou ligadura das varizes mostraram-se capazes de controlar o sangramento. Atualmente, o tamponamento com balão (sonda de Sengstaken-Blakemore) é reservado a pacientes com hemorragia grave. Uma vez controlada a hemorragia, podem ser utilizados tratamentos mais definitivos. O tratamento das varizes esofagogástricas também deve incluir antibióticos profiláticos para a peritonite bacteriana espontânea; utilize uma cefalosporina de terceira geração, já que a bacteremia está, com frequência, presente em pacientes admitidos por hemorragia de varizes.

1. Monitore as complicações da terapia endoscópica e/ou agentes esclerosantes utilizados no tratamento de úlcera ou varizes. As complicações podem incluir febre e dor causada por espasmo esofágico, distúrbios de motilidade do esfíncter esofágico e perfuração. Também podem ocorrer complicações sistêmicas do tratamento endoscópico e/ou agentes esclerosantes; afetam predominantemente os sistemas cardiovascular e respiratório. Os efeitos cardiovasculares incluem insuficiência cardíaca, bloqueio car-

TABELA 14.4 TRATAMENTO FARMACOLÓGICO DE ÚLCERAS/GASTRITE

Agente	Ação
Antiácidos	Neutralizadores de ácidos

Bloqueadores da histamina
  Cimetidina
  Ranitidina
  Famotidina
  Nizatidina
	Bloqueiam a produção de ácido gástrico (pepsina, HCl), por inibição da ação da histamina

Agente citoprotetor Sucralfato	Forma barreira protetora no local da úlcera

Inibidores da bomba de prótons
  Omeprazol (Prilosec)
  Lansoprazol (Prevacid)
  Rabeprazol (Aciphex)
  Pantoprazol (Protonix) – IV
	Suprimem a secreção de ácido gástrico

Potenciadores da barreira mucosa
  Bismuto coloidal
  Prostaglandinas
	Protegem a mucosa de substâncias prejudiciais

díaco, mediastinites e pericardites. Os efeitos respiratórios incluem pneumonia aspirativa, atelectasia, pneumotórax, embolia e síndrome da angústia respiratória aguda.

2. Institua o tratamento farmacológico conforme prescrito para tratar a úlcera péptica ou gastrite (úlceras de estresse). Os agentes farmacológicos mais utilizados e suas ações estão descritos na Tabela 14.4.
3. Administre tratamento farmacológico conforme prescrito para tratar o sangramento de varizes (Tab. 14.5). Os agentes farmacológicos exercem seus efeitos pela constrição do fluxo sanguíneo esplâncnico, reduzindo, assim, a pressão portal.
4. O tratamento com bomba de balão intra-aórtico pode ser instituído para alcançar o controle vascular temporário em pacientes em estado de choque. Esse tratamento otimiza a pressão arterial, aumenta a pressão diastólica aórtica e o fluxo coronariano e permite tempo para a reposição volêmica rápida.
5. O balão de tamponamento, em geral a sonda de Sengstaken-Blakemore (Fig. 14.5), pode ser utilizada para di-

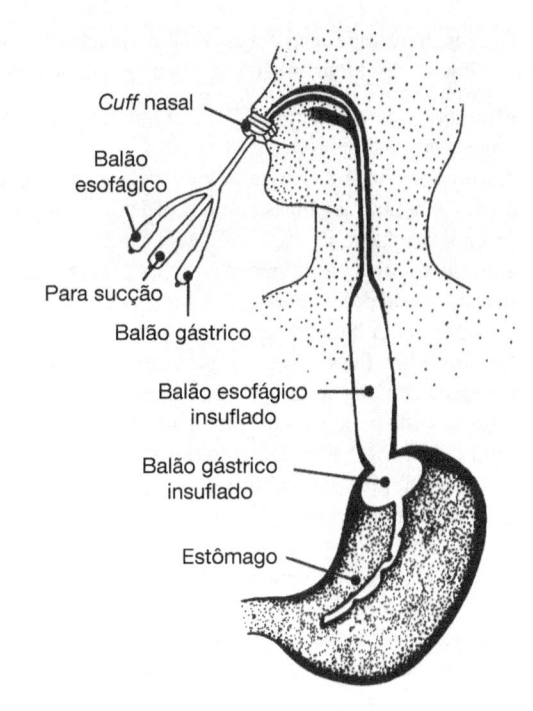

Figura 14.5 Colocação de sonda de Sengstaken-Blakemore.

TABELA 14.5 TRATAMENTO FARMACOLÓGICO PARA HEMORRAGIA DIGESTIVA ALTA POR VARIZES

Medicamento	Ação	Administração
Somatostatina	Inibe o fluxo sanguíneo esplâncnico	Administrado por infusão IV contínua a 250 mcg/h
Octreotida	Vasodilata os vasos esplâncnicos para diminuir o fluxo sanguíneo	Infusão IV a 25 mcg/h
Bloqueadores beta-adrenérgicos não seletivos: propranolol, nadolol	Diminuem o débito cardíaco e reduzem o fluxo esplâncnico (diminuem a hipertensão portal)	Administrado por via oral para reduzir o pulso em repouso em 20% ou a 55-60 bpm

minuir emergencialmente o fluxo sanguíneo através da variz e controlar o sangramento, a fim de que a endoscopia possa ser realizada. O ressangramento é comum após a desinsuflação ou remoção. Monitore as complicações dessa sonda, que incluem aspiração pulmonar, ruptura de esôfago, asfixia e erosão da parede esofágica ou gástrica. Mantenha a sucção esofágica a fim de prevenir a aspiração. Além disso, mantenha uma tesoura à beira do leito para cortar e remover a sonda se ela ficar mal posicionada e se o balão de tamponamento obstruir as vias respiratórias. A intubação endotraqueal costuma ser recomendada para prevenir complicações pulmonares. Libere a pressão dos balões esofágico e/ou estomacal em intervalos regulares a fim de evitar lesões. Administre cuidados bucais frequentes e monitore a pele ao redor da sonda para evitar a necrose por tração desta.

Técnica de radiologia intervencionista para controlar o sangramento

Quando a hemorragia varicosa for grave e não puder ser controlada por via endoscópica, a descompressão portal de emergência é conseguida pelo *shunt* percutâneo portossistêmico intra-hepático transjugular (TIPS).

No procedimento de TIPS, insere-se uma agulha longa da veia jugular direita para a veia hepática, em um ramo da veia portal. Coloca-se um *stent* na veia. Isso diminui a pressão na veia porta (diminui a pressão portal) e, em seguida, a pressão sobre as varizes, impedindo ruptura e sangramento.

A vantagem do procedimento de TIPS é que ele pode ser realizado no serviço de radiologia. As complicações desse procedimento incluem punção do sistema biliar, sangramento, infecção e coagulação do *stent*. A falência sistêmica pós-procedimento (choque séptico, insuficiência renal) e a encefalopatia hepática (consultar a próxima seção) também são complicações associadas.

1. Monitore pressão arterial, ECG e oximetria de pulso durante o procedimento.
2. Administre antibióticos antes do procedimento para bactérias Gram-negativas como profilaxia da sepse.
3. Promova sedação IV moderada para tratar a ansiedade.
4. Administre medicação para dor (p. ex., fentanil). Algumas partes do procedimento podem ser dolorosas, como a dilatação por balão do trato intra-hepático.
5. Disponibilize lidocaína e atropina para tratar possíveis complicações durante o procedimento. A infusão de vasopressina pode causar bradiarritmias. Devido à proximidade da veia hepática com o ventrículo direito cardíaco, a ectopia ventricular pode ser induzida durante o procedimento.
6. Disponibilize cristaloides, vasopressores, CHAD e plasma fresco congelado para administrar imediatamente em casos de hipotensão por sepse, hemorragia ou sedação.
7. Mantenha preparada a aspiração contínua e intermitente a fim de controlar sangramentos e manter a permeabilidade das vias aéreas.

Tratamento cirúrgico para controlar a hemorragia

A cirurgia é indicada para pacientes com hemorragia maciça que cause ameaça imediata à vida e para pacientes que continuam apresentando sangramentos apesar de tratamento médico agressivo. O tratamento cirúrgico para a úlcera péptica e úlcera de estresse inclui ressecções gástricas, como antrectomia, gastrectomia, vagotomia, ou uma combinação de procedimentos. Antrectomia ou gastrectomia podem ser realizadas para diminuir a acidez do duodeno ou estômago, removendo-se as células secretoras do ácido gástrico. A vagotomia diminui a secreção de ácido no estômago, seccionando o nervo vago ao longo do esôfago. A combinação dos procedimentos é comum e inclui a técnica de Billroth I, a qual consiste em uma vagotomia e antrectomia associadas à anastomose do estômago com o duodeno. A técnica de Billroth II consiste em vagotomia, ressecção do antro e anastomose do estômago com o jejuno (Fig. 14.6). Essa última é preferível em relação à técnica de Billroth I, pois previne a síndrome de Dumping (síndrome do esvaziamento gástrico rápido). Cabe ressaltar que perfurações gástricas podem ser tratadas pela sutura simples.

A descompressão cirúrgica da hipertensão portal pode ser realizada por um procedimento chamado de *shunt* porto-cava. Tal procedimento conecta a veia porta à veia cava inferior, desviando o sangue do fígado para a veia cava, diminuindo, assim, a pressão na veia porta. O transplante de fígado também pode aliviar a hipertensão portal, mas deve ser considerado o risco-benefício nessa população de pacientes.

1. Monitore o desequilíbrio hidroeletrolítico no pós-operatório, devido à perda intraoperatória de fluidos e aos drenos inseridos para descomprimir o estômago ou drenar o local da cirurgia.
2. Forneça nutrição adequada para promover a cicatrização da ferida.
3. Monitore a aparência da incisão e do tecido circundante.
4. Documente e relate qualquer conteúdo drenado pela ferida (cor, quantidade e odor) e queixas de dores ou sensibilidade.
5. Realize culturas de qualquer conteúdo drenado suspeito.
6. Monitore a contagem de células brancas do sangue e alterações de temperatura.

Técnica de radiologia intervencionista para controlar a hemorragia

Quando o sangramento das varizes for grave e não puder ser controlado endoscopicamente, realiza-se uma descompressão portal de emergência com um *shunt* portossistêmico intra-hepático transjugular (TIPS) percutâneo.

Redução da ansiedade

1. Incentive a comunicação com uma abordagem calma, interessada e centrada; por exemplo, "Sr. B, o senhor me parece nervoso (preocupado). Pode me dizer o que o está incomodando?".

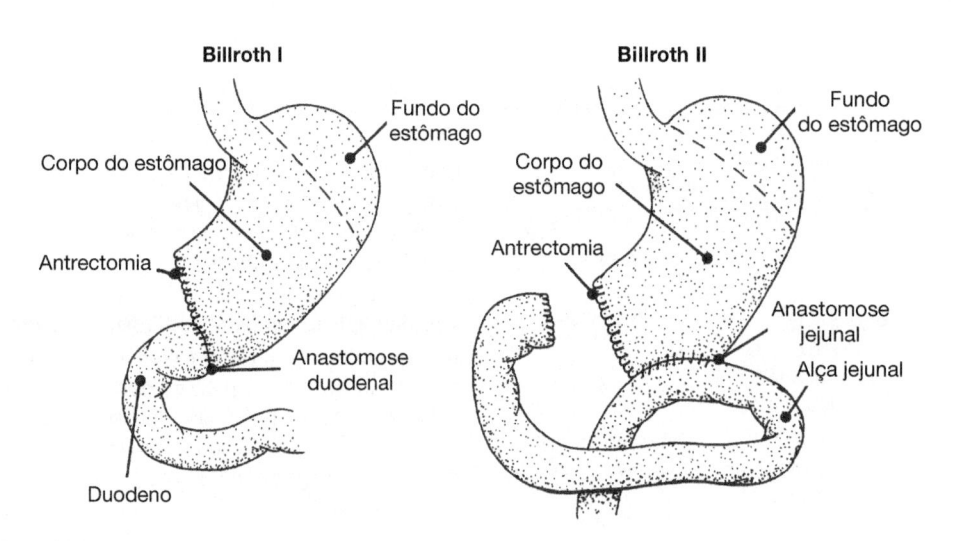

Figura 14.6 Procedimentos de Billroth I e II.

2. Avalie a habilidade prévia do paciente em lidar com situações difíceis (p. ex., o paciente se beneficia com a presença da família, assistindo à TV, ouvindo música ou usando técnicas de relaxamento?).
3. Ofereça segurança, fatos e informações adequados, conforme solicitado pelo paciente. Explique a rotina e os procedimentos da UTI. Apresente as informações em termos que o paciente possa compreender. Quando necessário, repita e reformule-as.
4. Ajude o paciente a estabelecer uma sensação de controle. Auxilie-o a diferenciar o que pode (e deve) controlar (p. ex., hora do banho, trabalhar na redução do nível de ansiedade) e aquilo que não pode (p. ex., necessidade de vasopressores e equipamento de monitoração).
5. Oriente o paciente a descobrir que tem algum controle sobre a ansiedade e o medo. Incentive-o a realizar exercícios respiratórios e de relaxamento como uma estratégia para controlar a situação atual.

Insuficiência hepática

Patogênese

O fígado desempenha um papel central no metabolismo do corpo. As funções metabólicas incluem síntese de carboidratos, gorduras, proteínas e vitaminas para nutrição, energia e vias metabólicas principais. Outros processos realizados pelo fígado incluem formação da bile e metabolismo da bilirrubina, síntese de fatores de coagulação e desintoxicação de drogas e toxinas. Independentemente da causa da lesão do fígado, a inflamação resulta em danos aos hepatócitos, o que é conhecido como "hepatite". As áreas lesadas são circundadas por tecido cicatricial, ocasionando fibrose; após um certo período, a fibrose progressiva resulta em cirrose ou substituição do tecido hepático normal por tecido fibrótico. Na insuficiência aguda, há dano celular, o que suprime a resposta normal de regeneração do fígado, provocando necrose celular maciça. O fígado costuma apresentar uma capacidade regenerativa notável. A disfunção hepática pode ser potencialmente revertida. O fígado tem capacidade regenerativa se o processo da doença não causar danos à estrutura das células. Se a regeneração do tecido hepático não ocorrer de forma normal (p. ex., na cirrose do fígado), o tecido fibroso permanecerá ao longo do tempo. Essas mudanças fibróticas são irreversíveis, resultando em disfunção crônica do fígado e possível insuficiência hepática terminal.

A insuficiência hepática aguda mostra-se rara; é definida pela evidência de distúrbios de coagulação (geralmente um INR > 1,5) com alteração no estado mental em pacientes sem doença hepática prévia. A insuficiência hepática crônica é diferenciada da aguda pela presença de alterações funcionais associadas à insuficiência hepática por mais de 6 meses.

Etiologia e fatores de risco

A principal causa da insuficiência hepática aguda é a *overdose* de paracetamol; outras causas incluem hepatite viral, doença autoimune e choque (ver Tab. 14.6). As causas mais comuns de doença hepática crônica incluem doença hepática gordurosa não alcoólica, esteatose hepática não alcoólica, doença hepática alcoólica, hepatites crônicas B e C e hemocromatose.

TABELA 14.6 CAUSAS COMUNS DE INSUFICIÊNCIA HEPÁTICA

Doença inflamatória do fígado
Viroses
Hepatites A, B, C, D e E
Herpes simples
Epstein-Barr
Citomegalovírus
Adenovírus
Parasitas
Tumores hepáticos
Ingestão tóxica de medicamentos
Acetaminofeno
Halotano
Metildopa
Ingestão tóxica de químicos e venenos
Hidrocarbonetos clorados
Fósforo
Cirrose hepática
Doença hepática gordurosa não alcoólica
Ingestão de álcool
Doença biliar
Doença cardíaca
Hepatite

A doença hepática gordurosa não alcoólica é uma das causas mais comuns de doença hepática crônica no mundo ocidental; está associada a obesidade, diabetes tipo 2 e síndrome metabólica. O espectro da doença do fígado associada a essa síndrome pode variar de simples esteatose a fibrose avançada e cirrose. A doença hepática alcoólica resulta do efeito tóxico do etanol nos hepatócitos. O grau de lesão hepática está diretamente relacionado à quantidade de álcool ingerida.

A classificação de Child-Pugh há muito tempo tem servido como instrumento de avaliação para classificar a função hepática. Essa classificação baseia-se em duas variáveis clínicas e três exames bioquímicos (ver Tab. 14.7). As classes de A a C são usadas para classificar os pacientes com doença bem compensada (Classe A) a doença avançada descompensada (Classe C).

As manifestações clínicas estão diretamente relacionadas à insuficiência do fígado em realizar importantes processos metabólicos (Tab. 14.8). As complicações da insuficiência hepática incluem ascite, encefalopatia hepática, síndrome da angústia respiratória aguda, desequilíbrio eletrolítico, síndrome hepatorrenal e peritonite bacteriana espontânea.

Icterícia

A icterícia é secundária à deposição excessiva de bilirrubina nos tecidos, em especial na pele, nas membranas mucosas e na esclera, resultando em coloração amarela característica. Essa deposição de bilirrubina representa a insuficiência do fígado em captar, conjugar e excretar a bilirrubina de modo adequado. O prurido é um sintoma comumente associado, que pode causar muito desconforto aos pacientes.

TABELA 14.7 CRITÉRIO DE CHILD-PUGH PARA FUNÇÃO HEPÁTICA

Dados clínicos e laboratoriais	Pontuação crescente para a disfunção		
	1	2	3
Encefalopatia (grau)	Ausente	1 ou 2	3 ou 4
Ascite	Ausente	Leve	Moderada
Bilirrubina (mg/dL)	–1 a 2	2,1 a 3	≥ 3,1
Albumina (g/dL)	≥ 3,5	2,8 a 3,4	≤ 2,7
Tempo de protrombina (aumento em segundos)	1 a 4	4,1 a 6	≥ 6,1

Grau A, 5-6; grau B, 7-9; grau C, 10-15.

Ascite

A ascite é o acúmulo anormal de líquido dentro da cavidade peritoneal, sendo a cirrose sua causa mais comum. Acredita-se que a ascite resulte da hipertensão portal. O aumento da pressão no sistema portal ocorre de forma secundária à fibrose do fígado, causando uma obstrução ao fluxo venoso. Isso provoca aumento do óxido nítrico, vasodilatação e comprometimento da função renal, acarretando em retenção de sódio e água. O fluido desloca-se do espaço intravascular para o peritoneal.

Encefalopatia hepática

A encefalopatia hepática define um espectro de transtornos neuropsiquiátricos que ocorrem com a insuficiência hepática. A maioria das teorias apoia a patogênese de que a diminuição da depuração hepática provenha de certas toxinas cerebrais, ocasionando manifestações psiquiátricas. A amônia sérica é muitas vezes implicada. Em geral, o fígado desintoxica a amônia, que é produzida por bactérias no intestino, convertendo-a em ureia a ser excretada. Na insuficiência hepática, a função do fígado é deficiente, o que permite a entrada da amônia diretamente no sistema nervoso central. A amônia é neurotóxica, e o aumento de seus níveis séricos costuma causar sintomas nos pacientes, os quais apresentam função cerebral prejudicada ou encefalopatia. Esses sinais podem variar de pequenas alterações sensório-perceptivas (como tremores e fala arrastada) ou ligeiras alterações do estado mental a confusão mental importante ou coma profundo. Têm sido utilizadas classificações da deterioração da função cerebral, que vão do grau I (sonolência leve ou episódica, prejuízo na concentração/intelectual, mas capaz de permanecer desperto e coerente), grau II (aumento da sonolência, confusão e desorientação, mas capaz de despertar), grau III (muito sonolento, agitado e desorientado, mas capaz de responder a comandos verbais) ao grau IV (não responsivo, exceto a estímulos dolorosos). Com cuidado, devem ser avaliadas outras causas da encefalopatia hepática, como sepse, uremia, acidose, abstinência alcoólica, hipoxia e hemorragia intracerebral.

Síndrome da angústia respiratória aguda

A principal complicação respiratória da insuficiência hepática é a hipoxemia arterial. A causa tem sido associada com dilatação vascular no pulmão e síndrome da angústia respiratória aguda. Além disso, o edema pulmonar revela-se um achado comum.

Desequilíbrio eletrolítico

Uma série de desequilíbrios eletrolíticos ocorre diante de insuficiência hepática. A hipoglicemia desenvolve-se devido à necrose maciça das células hepáticas, levando a perda dos estoques de glicogênio e diminuição na liberação de glicose. Pode ocorrer hipocalemia, decorrente de ingestão oral inadequada, aumento das perdas de potássio, vômitos ou intervenções médicas (p. ex., aspiração nasogástrica ou tratamento com diuréticos). A hipomagnesemia costuma ocorrer em associação com a hipocalemia, pois existe uma forte relação entre o movimento desses eletrólitos. A hipocalcemia é uma complicação das transfusões de sangue, pois o citrato utilizado como anticoagulante no sangue armazenado causa depleção de cálcio. A hipofosfatemia também é comumente associada à insuficiência hepática aguda. Os mecanismos exatos permanecem desconhecidos. Pode haver tanto alcalose como acidose.

Síndrome hepatorrenal

A síndrome hepatorrenal é a única forma de insuficiência renal associada à doença hepática grave. Tal síndrome representa a complicação fatal mais frequente da insuficiência hepática. Sua provável patogênese está relacionada com hipertensão portal e eventual vasoconstrição renal contínua, resultando em diminuição da perfusão renal.

Varizes esofágicas e gástricas

As varizes esofágicas e gástricas ocorrem devido à hipertensão portal e desenvolvem-se na maioria dos pacientes com cirrose

TABELA 14.8 SEQUELAS DA INSUFICIÊNCIA HEPÁTICA

Sequela	Consequência	Manifestações clínicas
Hemodinâmica esplênica prejudicada	Hipertensão portal Circulação hiperdinâmica	Varizes, hemorragia digestiva alta aguda Aumento do DC, diminuição da RVS, diminuição da perfusão
Redução dos processos metabólicos do fígado	Alteração do metabolismo de gorduras, proteínas e carboidratos Diminuição da função fagocítica das células de Kupffer Diminuição da síntese de componentes da coagulação sanguínea Diminuição da remoção de fatores de coagulação ativados Diminuição do metabolismo de vitaminas e ferro Desintoxicação prejudicada	Desnutrição, prejuízo na cicatrização Inflamação Hemorragia Embolia Integridade da pele prejudicada Aumento da amônia, alterações no estado mental, aumento dos níveis de drogas
Prejuízo na formação e no fluxo da bile	Prejuízo no metabolismo da bilirrubina	Icterícia

À BEIRA DO LEITO

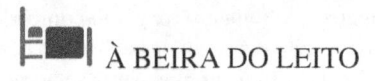

Insuficiência hepática

Um homem de 54 anos de idade está internado com falta de ar há 3 dias, aumento da confusão mental, vômito e fraqueza. Foi hospitalizado no ano anterior com hemorragia digestiva alta por varizes no esôfago e no estômago. Na época, diagnosticou-se cirrose de Laennec e insuficiência hepática, devido ao consumo abusivo de álcool. Os achados significativos no perfil de admissão foram:

História

Queixas de diminuição no apetite nos últimos 2 meses, além de náuseas e fraqueza.

Sinais vitais

Pressão arterial: 98/50 mmHg, deitado; 90/54 mmHg, sentado
Frequência cardíaca: Taquicardia sinusal com frequente ESV
Frequência respiratória: 28 rpm, superficial
Temperatura oral: 37,7 °C

Sistema cardiopulmonar

Estertores e roncos grosseiros por todos os campos pulmonares
Dispneico; usando musculatura acessória
B_3/B_4; sem sopro
Extremidades frias, pulso débil
Edema de extremidades

Sistema neurológico

Alerta, porém, desorientado em relação a tempo e lugar
Irritado

Abdome

Ascite acentuada, maciça à percussão
Sons intestinais hiperativos nos quatro quadrantes

Sistema geniturinário

Urina escura, âmbar e turva
Grandes hemorroidas protusando do reto
Fezes líquidas; negra; Guaiac positivo

Exames laboratoriais

Gasometria arterial; uso de 2 L de O_2 por cateter nasal

pH	7,49
$PaCO_2$	30 mmHg
PaO_2	54 mmHg
SaO_2	87%
HCO_3^-	28 mEq/L
Hematócrito	30%
AST (TGO)	80 UI/L
ALT (TGP)	84 UI/L
Bilirrubina	Total de 10 mg/dL
TP	18 segundos
TTPa	> 45 segundos
Fibrinogênio	158 mg/dL
Albumina	3
Potássio	3,2 mEq/L
Sódio	130 mEq/L
Creatinina	2,8 mg/dL
BUN	40 mg/dL
Glicose	80 mg/dL

Eletrólitos urinários
Sódio 5 mEq/L/dia
Potássio 10 mEq/L/dia

---

avançada. A mortalidade revela-se significativa, sendo a prevenção feita com o uso de betabloqueadores; utiliza-se, ainda, a ligadura elástica endoscópica (ver seção anterior abordando a hemorragia digestiva). Também podem se desenvolver veias proeminentes similares na parede abdominal e ao redor do umbigo (cabeça de medusa).

Peritonite bacteriana espontânea

A peritonite bacteriana espontânea é definida como uma coleção de líquido ascítico sem uma fonte intra-abdominal evidente. Representa a infecção bacteriana mais comum e ocorre em cerca de um quarto dos pacientes internados com insuficiência hepática crônica e ascite. Um único microrganismo, como *Escherichia coli*, é geralmente o responsável; acredita-se que seja causada por translocação de organismos capazes de colonizar o líquido ascítico.

Desnutrição

O fígado apresenta muitas funções metabólicas, incluindo o metabolismo de carboidratos, gorduras e proteínas. Também armazena minerais essenciais, como ferro, cobre, vitaminas A, B_{12}, D e K.

A desnutrição ocorre, muitas vezes, em pacientes com insuficiência hepática devido à diminuição da ingestão oral e às alterações no metabolismo e no armazenamento de nutrientes. Na insuficiência hepática avançada, a diminuição da capacidade de sintetizar e armazenar o glicogênio resulta em rápidas perdas musculares, mesmo durante curtos períodos de diminuição de ingestão de nutrientes. Com frequência, os pacientes necessitam de vitamina K para normalizar o TP e o TTP; indivíduos com consumo recente de etanol devem receber tiamina intravenosa.

Manifestações clínicas

História

- Exposição a alimentos ou água contaminada
- Exposição a sangue ou fluidos corporais
- Consumo abusivo de álcool

Sinais e sintomas

Prejuízo nos processos cognitivos

- Alteração do estado mental (confusão, letargia)
- Mudanças de comportamento
- *Delirium*
- Convulsões
- Coma

Prejuízo nas trocas gasosas

- Hipoxemia
- Edema pulmonar

Déficit ou excesso de volume de fluidos

- Hipotensão
- Pele fria, pálida e seca
- Diurese < 30 mL/h
- Taquicardia
- Membranas mucosas secas

Circulação hiperdinâmica

- Arritmias

- Febre
- Eritema palmar (rubor palmar)
- Distensão da veia jugular
- Estertores
- Sopros
- Aumento do DC
- Diminuição da resistência vascular sistêmica

Alteração nutricional
- Diminuição do apetite
- Perda de massa muscular
- Náuseas e vômitos

Prejuízo do metabolismo do fígado
- Icterícia
- Pele seca
- Ascite

Exames diagnósticos
- Bilirrubina total > 1 mg/dL
- AST > 36 UI/L
- ALT > 24 UI/L
- TP > 13 segundos
- TTPa > 45 segundos
- Fibrinogênio < 200 mg/dL
- Albumina > 3,2 d/dL
- Amônia > 45 mg/dL
- Ultrassom, endoscopia, colangiopancreatografia retrógrada endoscópica (CPRE), angiografia e biópsia do fígado

Princípios de tratamento da insuficiência hepática

O tratamento do paciente com insuficiência hepática concentra-se na diminuição das necessidades metabólicas do fígado, auxiliando na condição cardiopulmonar e nas funções hematológica e nutricional do fígado e prevenindo e tratando as complicações.

Diminuição das necessidades metabólicas do fígado
1. Coloque o paciente em repouso no leito para diminuir as necessidades metabólicas do fígado. Posicione a cabeceira do leito em 45 graus todo o tempo, a fim de minimizar as complicações relacionadas à ascite. Estabeleça medidas para prevenir lesões cutâneas.
2. Monitore os medicamentos metabolizados pelo fígado, em especial os narcóticos e sedativos.

Auxílio à condição cardiopulmonar
1. Monitore o equilíbrio hídrico. O paciente pode apresentar um déficit de volume de líquidos relacionado a hipertensão portal, ascite, hemorragia digestiva ou distúrbios da coagulação. A sobrecarga hídrica pode estar relacionada a excesso de sódio e hipoalbunemia.
2. A assistência com paracentese pode ser realizada para reduzir a ascite. A rápida remoção de líquido pela paracentese requer a reposição coloidal IV para evitar a desidratação. Administre diuréticos, como furosemida e espironolactona, conforme prescrito. Pese o paciente diariamente. Monitore a circunferência abdominal quando houver ascite.
3. Monitore a condição respiratória e correlacione aos resultados da gasometria. Administre oxigênio conforme prescrito. Administre sedativos e analgésicos com cautela. Auxilie o paciente com manobras para melhorar a oxigenação.

Auxílio hematológico, nutricional e às funções metabólicas do fígado
1. Monitore os sinais de hemorragia (p. ex., conteúdo gástrico, fezes, urina) e pesquise por sangue oculto. Observe o desenvolvimento de petéquias e hematomas. Monitore o perfil hematológico.
2. Administre sangue e produtos derivados do sangue, conforme prescrito.
3. Estabeleça medidas para o sangramento das varizes, conforme necessário, incluindo o uso de betabloqueadores.
4. Estabeleça medidas para garantir a segurança e minimizar o trauma tecidual. Forneça tratamento bucal frequente. Evite o uso de tubos retais.
5. Ofereça pequenas refeições frequentes e um lanche ao deitar contendo carboidratos, para prevenir a perda de massa muscular. Os pacientes que receberam medicação adequada para encefalopatia toleram quantidades normais de proteínas. Considere o uso da nutrição enteral (NE) se a ingestão oral for insuficiente.
6. Monitore os sinais e sintomas de infecção. Monitore a esterilização de linhas e tubos invasivos. Mantenha técnica asséptica ao realizar procedimentos.

Prevenção e tratamento de complicações

As complicações mais comuns da insuficiência hepática são encefalopatia hepática, desequilíbrio hidroeletrolítico, síndrome hepatorrenal e hemorragia de varizes.

1. Observe alterações mentais. Institua medidas de segurança durante os períodos de alterações do estado mental. Descarte outras causas de encefalopatia. Trate as causas precipitantes.
2. Administre enemas de limpeza e catárticos para manter o intestino vazio. Administre antibióticos orais não absorventes (metronidazol, neomicina ou vancomicina) para diminuir as bactérias do colo. Administre lactulose para diminuir o pH intestinal e aumentar a excreção de amônia. Monitore a resposta do paciente ao tratamento por meio de avaliações neurológicas e pelo monitoramento do nível sérico de amônia. Monitore o uso de medicamentos metabolizados pelo fígado.
3. Institua protocolos para hemorragia digestiva alta aguda devido à ruptura de varizes (ver seção anterior).

Sistemas de suporte artificial ao fígado

Estão sendo feitos esforços para encontrar formas de ajudar os pacientes com insuficiência hepática aguda até que se realize o transplante do órgão; as pesquisas têm sido conduzidas para dispositivos que auxiliam o fígado até que um órgão esteja disponível ou o sistema de regeneração do fígado recupere-se. Todos os sistemas de suporte artificial do fígado incluem a circulação extracorpórea do sangue do paciente; o sangue passa através de filtros que removem os resíduos normalmente filtrados pelo fígado. Os sistemas de suporte ao fígado hoje disponíveis não são recomendados para uso fora de ensaios clínicos.

Transplante de fígado

O transplante de fígado tem mudado a sobrevida de pacientes com insuficiência hepática. A decisão de prosseguir com o transplante exige uma avaliação detalhada e análise multidisciplinar. Um paciente é aprovado para a lista de espera e priorizado de acordo com a pontuação no MELD (*Model of End-Stage Liver Disease* = Modelo para Doença Hepática Terminal). Tal pontuação é calculada utilizando-se creatinina sérica, bilirrubina e INR.

Pancreatite aguda

A pancreatite aguda é a inflamação do pâncreas, decorrente de ativação precoce das enzimas exócrinas pancreáticas, como tripsina, fosfolipase A e elastase dentro do pâncreas. A doença varia em gravidade, desde uma forma leve autolimitada a um processo grave, no qual predomina a necrose de células pancreáticas e a liberação de substratos. Os substratos liberados não apenas causam uma doença local dentro e ao redor do pâncreas, mas também podem provocar complicações sistêmicas, quando liberados para a circulação. Na forma aguda grave, a pancreatite aguda resulta em disfunção multissistêmica (ver Cap. 11, Problemas Multissistêmicos).

O diagnóstico de pancreatite aguda baseia-se em, pelo menos, dois dos três critérios: dor abdominal característica ou dor epigástrica que pode irradiar para as costas; valores de amilase ou lipase de cerca do triplo do valor normal; e achados tomográficos característicos. Em geral, acredita-se que a lipase seja mais sensível do que a amilase como marcador da pancreatite. Insuficiência do órgão e necrose pancreática são dois dos marcadores de gravidade mais importantes. O sistema de pontuação de gravidade APACHE II (*Acute Physiology and Chronic Health Evaluation*) é útil na predição da gravidade de uma crise de pancreatite.

Etiologias, fatores de risco e fisiopatologia

As causas mais comuns de pancreatite aguda são doença relacionada ao álcool e doença das vias biliares (cálculos). Alguns medicamentos também estão associados à pancreatite aguda, como metronidazol, tetraciclina, azatioprina e estrógenos. A pancreatite também tem sido associada a estados de choque e após transplante de órgãos.

A patogênese da pancreatite aguda não é completamente clara. O pâncreas tem um mecanismo de proteção, uma enzima chamada inibidora da tripsina, para evitar a ativação das enzimas antes de chegarem ao duodeno, impedindo a inflamação das células pancreáticas. Independentemente da etiologia, o processo de ativação precoce das enzimas pancreáticas é característico da pancreatite, causando inflamação local e potencial necrose do pâncreas. As enzimas ativadas também podem entrar na circulação sistêmica pela veia porta e pelos vasos linfáticos. Acredita-se que isso estimule o fator de ativação plaquetária e sistemas humorais (cinina, complemento, fibrinólise), o que resulta em disfunção multissistêmica, com uma variedade de complicações (Tab. 14.9; ver também Cap. 11, Problemas Multissistêmicos). As complicações sépticas, em particular do pâncreas, também

TABELA 14.9 COMPLICAÇÕES MULTISSISTÊMICAS COMUNS DA PANCREATITE AGUDA

Pulmonares
Atelectasia
Síndrome da angústia respiratória aguda
Derrame pleural

Cardiovasculares
Choque cardiogênico

Neurológicas
Encefalopatia pancreática

Metabólicas
Acidose metabólica
Hipocalcemia
Alteração no metabolismo da glicose

Hematológicas
Coagulação intravascular disseminada
Hemorragia digestiva

Renais
Insuficiência pré-renal

podem ocorrer. Abscesso pancreático, pseudocisto e necrose não são incomuns em formas fulminantes da doença.

Manifestações clínicas

Sinais e sintomas

Inflamação do pâncreas

- *Dor aguda*: Dor de 6 a 10, em uma escala de 1 a 10 (grave, intratável, em pontada; médio-epigástrica ou periumbilical)
- Posição defensiva do abdome
- Náuseas
- Sensibilidade rebote
- Vômitos
- Distensão abdominal
- Ruídos abdominais hipoativos

Déficit de volume hídrico

- Hipotensão
- Taquicardia
- Alteração do estado mental
- Pele fria, pegajosa
- Diminuição da produção de urina

Prejuízo nas trocas gasosas

- Redução da PaO_2 (< 60 mmHg) e SaO_2 (< 90%)

Exames diagnósticos

- Amilase sérica > 100 UI/L
- Isoamilase pancreática sérica > 50%
- Lipase sérica > 24 UI/dL
- Triglicerídeos séricos > 150 mg/dL
- Amilase urinária > 14 UI/h

- Cálcio sérico < 8,5 mg/dL
- Sódio sérico < 135 mEq/L
- Potássio sérico < 3,5 mEq/L
- Magnésio sérico < 1,5 mg/dL
- Aumento da ALT > 120 U/L, na pancreatite biliar
- Proteína C reativa > 120 mg/L

Estudos de imagens
- Tomografia computadorizada (TC)
- CPRE
- Ressonância magnética nuclear (RMN)

Princípios de tratamento da pancreatite aguda

O tratamento do paciente com pancreatite aguda centra-se em interromper o ciclo de liberação de enzimas do pâncreas e tratar as complicações que podem ocorrer na doença multissistêmica. Os princípios de tratamento incluem prevenção da hipoxemia, reposição volêmica, repouso do pâncreas, manejo da dor e suporte a outros sistemas e órgãos que possam falhar por causa de mediadores liberados durante o processo inflamatório.

Reposição volêmica

Os pacientes com pancreatite aguda experimentam hipovolemia significativa como resultado das perdas para o terceiro espaço, vômitos e permeabilidade vascular relacionada aos mediadores inflamatórios. A hipovolemia pode comprometer a circulação pancreática e tem sido associada à necrose pancreática. A reposição agressiva de líquidos e eletrólitos é vista como o elemento-chave do tratamento inicial. Na pancreatite aguda grave, os vasos sanguíneos no pâncreas e em torno dele também podem estar com ruptura, resultando em hemorragia.

1. Reponha os líquidos com coloides, cristaloides ou produtos derivados do sangue. O uso de altas doses de plasma fresco congelado é indicado para substituir proteínas circulantes perdidas. Monitore os resultados da terapia de reposição volêmica, incluindo pressão arterial, frequência cardíaca, balanço hídrico, indicadores da pré-carga (PVC, POAP), turgor da pele, enchimento capilar, membranas mucosas e produção de urina.
2. Monitore os sinais e sintomas de hemorragia (hematócrito e hemoglobina). O sinal de Cullen é uma coloração azulada em torno da área do cordão umbilical, e o sinal de Grey Turner é uma coloração azulada em torno dos flancos, indicando sangue no peritônio. Monitore o aumento do perímetro abdominal.
3. Monitore os eletrólitos buscando por desequilíbrios relacionados a vômitos prolongados ou sequestro de fluidos. Os eletrólitos mais afetados são cálcio, magnésio, sódio e potássio. Monitore os intervalos QT no eletrocardiograma e previna as convulsões na hipocalcemia grave. A hiperglicemia também pode estar presente devido à resposta ao estresse e pela secreção deficiente de insulina pelas ilhotas do pâncreas inflamado. Administre infusão de insulina e depois escalone-a para obter um estado normoglicêmico.

Tratamento da dor

A dor aguda é o único sinal universal da pancreatite aguda; é causada por irritação peritoneal (por enzimas pancreáticas exócrinas ativadas, edema ou distensão do pâncreas) ou interrupção do fornecimento de sangue para o pâncreas. O tratamento da dor é uma prioridade, pois causa aumento da liberação de enzimas exócrinas pelo pâncreas, o que pode agravar o processo patológico.

1. Avalie o grau da dor, fazendo o paciente usar uma escala de avaliação da dor.
2. Administre analgésicos para a dor. Há controvérsias a respeito do uso de analgésicos opioides (p. ex., morfina), pois eles podem causar espasmo do esfíncter de Oddi, o que pode agravar a dor. Utilize uma escala de avaliação da dor para determinar a evolução do paciente, independentemente do que for prescrito. Considere o uso de doses regulares ou uma infusão contínua de analgésicos para a dor grave. Considere o uso da analgesia epidural para a dor aguda não tratada.
3. Avalie a ansiedade do paciente e administre sedativos com analgésicos.
4. Ajude o paciente a encontrar uma posição que favoreça o conforto. A posição com o joelho no tórax, muitas vezes, diminui a intensidade da dor.

Descanso do pâncreas

Prevenir a estimulação da secreção pancreática é uma prioridade para interromper o ciclo de inflamação da glândula.

1. Mantenha o paciente sem ingestão oral. Recomenda-se evitar o uso do trato digestivo superior para alimentação por via oral ou nasogástrica até que o paciente não relate mais dor abdominal e a amilase tenha retornado ao valor normal.
2. A nutrição enteral, utilizando um tubo jejunal, é a preferida para impedir a secreção de enzimas pancreáticas. Se for utilizado o tratamento parenteral, a solução consiste, em geral, em uma mistura de glicose hipertônica e aminoácidos.
3. Incentive o repouso no leito, uma vez que diminui a secreção pancreática exócrina.
4. Administre agentes farmacológicos prescritos para bloquear a secreção de enzimas pancreáticas. Podem ser usados agentes anticolinérgicos, cimetidina e somatostatina.

Tratamento das complicações locais do pâncreas

As complicações locais do pâncreas incluem necrose infectada, pseudocisto do pâncreas e abscesso pancreático. Pode ser necessário o uso de tratamento percutâneo ou *stent* para drenar os fluidos dentro e ao redor do pâncreas e/ou ressecção cirúrgica ou desbridamento, em especial se o pâncreas infectar-se. A CPRE biliar e a colecistectomia laparoscópica são indicadas para a pancreatite por cálculo biliar.

Tratamento da disfunção multissistêmica

As complicações cardiopulmonares são os problemas multissistêmicos mais comuns. Conforme mencionado, acredita-se que sejam decorrentes de mediadores induzidos por enzimas pancreáticas. A isquemia do pâncreas também é conhecida por promover a liberação de fator depressor do miocárdio. Isso causa diminuição da contratilidade miocárdica e do DC. O tratamento cirúrgico, como a ressecção pancreática, pode ser realizado para prevenir complicações sistêmicas da pancreatite necrotizante aguda, pela remoção de tecidos necróticos ou infectados. Em alguns casos, a pancreatectomia pode ser realizada, embora esteja associada a uma mortalidade considerável.

1. Administre oxigênio para manter a tensão arterial de oxigênio e a saturação de oxigênio. Muitas vezes, utiliza-se a ventilação mecânica com tratamentos adjuvantes para promover a troca gasosa alveolar máxima, a fim de controlar a insuficiência respiratória aguda (ver Cap. 10, Sistema Respiratório).
2. Administre dopamina em doses baixas para auxiliar na contratilidade miocárdica. A dobutamina também pode ser considerada se a sepse não for uma complicação. Evite os agentes alfaconstritores.
3. Institua medidas para prevenir a infecção. Monitore os sinais e sintomas de sepses e inicie um tratamento adequado, se indicado.
4. Trate as coagulopatias (ver Cap. 13, Sistemas Hematológico e Imune).
5. Trate a necrose tubular aguda, se for um fator complicador (ver Cap. 15, Sistema Renal).

Isquemia intestinal

As principais doenças do intestino incluem isquemia intestinal, que pode levar a infarto e necrose intestinal. A oclusão vascular dos vasos mesentéricos é rara, mas catastrófica; resultará em lesão profunda.

A isquemia pode ser aguda ou crônica. A oclusão gradual é mais bem tolerada, pois há tempo para que a circulação colateral se forme. A isquemia súbita ou aguda revela-se pouco tolerada: o intestino não é protegido por circulação colateral. Há uma extensa circulação mesentérica colateral, que protege contra os insultos isquêmicos.

Etiologia, fatores de risco e fisiopatologia

A isquemia intestinal desenvolve-se a partir de um comprometimento do fluxo sanguíneo para o intestino, que é insuficiente para atender as demandas metabólicas. Tanto o intestino delgado quanto o grosso podem ser afetados. Três grandes troncos arteriais – o eixo celíaco, a artéria mesentérica superior e a artéria mesentérica inferior – compõem a circulação esplâncnica (intestinal). A colite isquêmica é a forma mais comum de isquemia intestinal. O colo é perfundido pelas artérias mesentérica superior, inferior e pelos ramos das artérias ilíacas internas.

Uma oclusão aguda costuma ser o resultado de uma embolia cardiogênica, sendo a artéria mesentérica superior a mais frequentemente afetada. A lesão tecidual que ocorre resultará na liberação do conteúdo celular e dos subprodutos do metabolismo anaeróbio para a circulação geral. O intestino isquêmico perde proteínas, eletrólitos e fluidos para o lúmen e a parede do intestino. A perda de fluido extracelular para o terceiro espaço diminui o volume de sangue circulante. A necrose de toda a espessura leva a perfuração intestinal e peritonite.

As causas subjacentes da isquemia intestinal são diversas, como diminuição do DC, hipovolemia, arritmias, estados de hipercoagulabilidade, obstrução mecânica, doença vascular e trauma. Os medicamentos predisponentes incluem cocaína, glicosídeos cardíacos e aminas simpatomiméticas alfaestimulantes (adrenalina, noradrenalina).

Manifestações clínicas

Os sinais e sintomas podem variar, dependendo da gravidade da isquemia, área e comprimento afetado do intestino.

História

- Obstrução
- Insuficiência cardíaca
- Cirurgia aórtica ou de revascularização coronariana
- Choque
- Fibrilação atrial

Sinais e sintomas

- Anorexia
- Leucocitose
- Acidose metabólica
- Aumento do lactato
- Elevação da lactato desidrogenase (LDH)
- Sinais peritoneais (posição de defesa do abdome e sensibilidade rebote)
- Início agudo, dor em cólica no meio do abdome
- Diarreia
- Cólicas
- Distensão abdominal
- Diminuição dos ruídos intestinais
- Hematoquezia (sangue nas fezes)
- Sensibilidade abdominal
- Íleo paralítico
- Náuseas e vômitos
- Rigidez muscular
- Déficit de volume de fluidos

Exames diagnósticos

O enema opaco não é mais empregado no diagnóstico de isquemia aguda do colo. A colonoscopia mostra-se como a modalidade diagnóstica de escolha. Os achados dependerão do estágio e da gravidade da isquemia. É típico encontrar uma mucosa hemorrágica, escura, com manchas de inflamação.

Indica-se a arteriografia diante de suspeita de isquemia mesentérica aguda envolvendo o intestino delgado. A arteriografia pode identificar o local da oclusão e, além disso, facilitar o tratamento.

Princípios de tratamento da isquemia intestinal

As prioridades em relação ao paciente consistem em tratar o déficit de volume de fluidos intravasculares, maximizando e evitando o uso de vasopressores.

O tratamento médico para a isquemia intestinal dependerá da apresentação e da gravidade da lesão. Tratamento de suporte é fornecido colocando-se os pacientes em repouso intestinal, administrando-se antibióticos e fluidos intravenosos. O estado hemodinâmico é otimizado, e são evitados os medicamentos vasoconstritores. O paciente é monitorado para sinais de necrose intestinal, como febre persistente, leucocitose, irritação peritoneal ou dor prolongada ou sangramento.

Em caso de insuficiência mesentérica não oclusiva, uma infusão contínua de um vasodilatador, como a papaverina, na artéria mesentérica superior pode ser administrada no momento da arteriografia.

Se o diagnóstico for de oclusão mesentérica aguda devido a um coágulo ou placa aterosclerótica, pode-se realizar a laparotomia exploratória com tromboembolectomia ou desvio da oclusão. A cirurgia é indicada também para a peritonite ou deterioração clínica, sendo que 20% dos pacientes necessitam de intervenção cirúrgica para ressecção do intestino envolvido.

Obstrução intestinal

A obstrução intestinal é uma causa comum de internação e resulta em 15% das internações de emergência por dor abdominal. O trânsito intestinal pode ser afetado por uma obstrução mecânica ou funcional. As obstruções mecânicas podem ser decorrentes de lesões que bloqueiam o lúmen interno (luminal ou intrínsecas) ou de lesões que comprimem o lúmen intestinal do lado de fora do intestino (extrínsecas). A obstrução mecânica pode ser classificada como uma obstrução do intestino delgado (OID) ou uma obstrução do intestino grosso (OIG); pode ser completa ou parcial. O íleo paralítico ou uma pseudo-obstrução do colo é categorizada como obstrução funcional.

Etiologia, fatores de risco e fisiopatologia da obstrução do intestino delgado

As aderências decorrentes de cirurgia anterior são a causa mais comum de OID, seguidas pelos tumores malignos (implantes peritoneais), hérnias e doença de Crohn.

Obstrução do intestino grosso

O câncer colorretal é a causa mais comum de OIG nos Estados Unidos, sendo o colo descendente e o retossigmoide os locais mais afetados. Outras causas de obstrução mecânica decorrentes de causas intrínsecas incluem impactação fecal e corpos estranhos. Inflamação (diverticulite ou Crohn), isquemia, intussuscepção ou estenose da anastomose também são etiologias intrínsecas. As causas extrínsecas incluem hérnias, abscessos, volvo ou tumores em órgãos adjacentes.

No início do curso da obstrução, a motilidade intestinal e as contrações aumentam à medida que o intestino tenta empurrar o conteúdo após o ponto de obstrução. Isso pode explicar a diarreia nas manifestações iniciais. O intestino fica cansado, dilata-se, e as contrações tornam-se menos frequentes e intensas. A água e os eletrólitos acumulam-se no lúmen intestinal causando desidratação e hipovolemia. Hipocloremia, hipocalemia e alcalose metabólica não são incomuns, em especial se o paciente está vomitando ou apresenta grandes perdas pela sonda nasogástrica. A distensão abdominal pode comprometer a função respiratória. Em geral, tanto na OID quanto na OIG, um segmento do intestino pode ser aprisionado, e o fornecimento de sangue pode ser comprometido ou estrangulado. O suprimento sanguíneo também pode ser comprometido pela crescente tensão relacionada à distensão abdominal. Isso pode resultar em isquemia, que, se não for tratada, pode provocar necrose intestinal. O ceco é o local mais comum de isquemia ou perfuração do colo.

Íleo paralítico

O íleo paralítico é a distensão intestinal associada com desaceleração ou ausência de passagem do conteúdo intestinal. Trata-se de uma obstrução funcional, de modo que não se pode identificar uma causa mecânica. As causas mais comuns de íleo paralítico são as induzidas por medicamentos (anticolinérgicos, psicotrópicos ou opioides), distúrbios metabólicos, neurogênicos e infecções. O íleo paralítico é mais comum após cirurgias abdominais; persiste por mais tempo após a cirurgia de colo.

Pseudo-obstrução aguda do colo

A pseudo-obstrução, também chamada de síndrome de Ogilvie, é uma condição de distensão do colo, com sinais e sintomas de obstrução sem a presença de uma causa física ou mecânica. A pseudo-obstrução aguda do colo (POAC) caracteriza-se pela ausência de contratilidade intestinal. A causa exata ainda é desconhecida. Costuma ocorrer em pacientes hospitalizados ou institucionalizados, idosos e pacientes com insuficiência renal crônica ou doença respiratória, cerebral ou cardiovascular. Como o próprio nome indica, afeta sobretudo o colo. É diagnosticada somente após a exclusão de obstrução mecânica do intestino grosso.

Manifestações clínicas

Os sinais e sintomas podem variar conforme a causa e a localização da obstrução.

História

- Cirurgia abdominal prévia
- Isquemia
- Hérnia
- Câncer abdominal
- Radiação abdominal
- Doença inflamatória intestinal

Sinais e sintomas

- Ausência de passagem de fezes ou flatos
- Diarreia
- Cólicas ou dor abdominal com cólicas
- Distensão abdominal
- Sensibilidade generalizada
- Náuseas e vômitos
- Ruídos intestinais podem ser hiperativos com agitações ou podem estar ausentes
- Peristaltismo visível
- Timpanismo
- Taquicardia
- Hipotensão
- Febre
- Sensibilidade localizada, rebote, reação de defesa (sugere peritonite)

Exames diagnósticos

Radiografias do abdome podem fornecer informações a respeito da localização da obstrução, sendo suficientes para estabelecer o diagnóstico. A presença de alças intestinais dilatadas com nível hidroaéreo é característica no intestino proximal; o intestino distal encontra-se colapsado. Podem ser necessários exames adicionais, como TC, trânsito do intestino delgado ou enema com contraste solúvel em água.

Princípios de tratamento da obstrução intestinal

As opções de tratamento variam de acordo com o diagnóstico. No início, coloca-se uma sonda nasogástrica para descomprimir o intestino; o déficit de volume intravascular de líquidos é tratado com fluidos isotônicos; os distúrbios eletrolíticos são corrigidos; inicia-se o repouso do intestino; são administrados antieméticos e antibióticos. Os tubos intestinais longos não são mais indicados e estão associados com maior tempo de internação e íleo paralítico prolongado. É possível usar um tubo retal para descomprimir o colo distal em pacientes com OIG.

O tratamento de um íleo é totalmente voltado à terapia de suporte. O tratamento mais eficaz consiste em tratar a causa subjacente. Os distúrbios metabólicos ou eletrolíticos são corrigidos, e os medicamentos que possam estar produzindo o íleo paralítico, interrompidos.

A POAC é tratada com a administração de neostigmina, um agente parassimpaticomimético. É importante que sejam excluídas as causas mecânicas de obstrução antes de se administrar o medicamento. No tratamento da POAC, são administrados 2,5 mg de neostigmina por via intravenosa, durante 3 minutos. A pseudo-obstrução resolve-se em menos de 10 minutos, com a passagem de fezes e flatos. Se não houver resposta, a dose pode ser repetida 4 horas mais tarde. Os efeitos colaterais da neostigmina são bradicardia, broncoespasmo e hipotensão arterial; os pacientes devem ser monitorados com telemetria. A atropina deve estar prontamente disponível. Os pacientes com doença cardíaca não são candidatos a esse tratamento. Os pacientes que não respondem à neostigmina devem ser submetidos a uma colonoscopia para descompressão. A cirurgia é reservada somente aos pacientes com sinais de isquemia, perfuração ou com deterioração do estado clínico.

Cerca de 90% de todas as OIDs resolvem-se espontaneamente, com tratamento de suporte. O tratamento cirúrgico é necessário para tratar uma OIG e pode ser necessário para tratar uma OID. Os procedimentos indicados podem incluir lise de aderências, redução de hérnias, desvio de obstruções e ressecção do intestino afetado. Os *stents* metálicos autoexpansíveis do colo podem ser colocados no momento da colonoscopia para descomprimir o colo; podem ser uma alternativa até que seja realizada a cirurgia eletiva. Pode-se realizar ileostomia ou colostomia de desvio, permanente ou temporária. No início, pode ser empregado um sigmoidoscópio flexível para descomprimir um volvo de sigmoide; a cirurgia definitiva é realizada a seguir.

1. Administre coloides e cristaloides para tratar o déficit de volume de líquidos. Monitore a resposta do paciente à reposição volêmica – parâmetros hemodinâmicos (PAM, frequência cardíaca), peso corporal e balanço hídrico.
2. Administre antimicrobianos para tratar a infecção intra-abdominal.
3. Posicione o paciente com a cabeceira do leito elevada para promover a expansão pulmonar e aliviar a pressão do abdome distendido. Solicite que auxilie com exercícios de respiração profunda para promover expansão pulmonar, mobilização de secreção e relaxamento.
4. Administre analgésicos e sedativos para manejo da dor. Evite o uso excessivo de opiáceos para promover o retorno do peristaltismo.
5. Insira uma sonda nasogástrica, aplique e mantenha sucção para drenagem e descompressão do sistema digestório superior.
6. Monitore e informe sinais e sintomas de infecção, peritoneais ou deterioração no estado.
7. Forneça a nutrição conforme prescrito. A nutrição parenteral total pode ser necessária no início do tratamento. A terapia enteral deve ser iniciada do modo mais precoce possível, pois promove o retorno do peristaltismo e pode auxiliar na manutenção do funcionamento da barreira mucosa do intestino. A nutrição enteral, entretanto, deve ser usada com cuidado se houver suspeita de isquemia intestinal.

Cirurgia bariátrica (para perda de peso)

A cirurgia bariátrica é cada vez mais empregada para a redução de peso em indivíduos obesos que não obtiveram sucesso com as estratégias conservadoras de perda de peso, como dieta, exercícios e tratamento farmacológico. Os candidatos à cirurgia bariátrica incluem os pacientes com índice de massa corpórea (IMC) > 40 ou entre 35 e 40 diante de determinadas comorbidades, como diabetes, hipertensão, apneia obstrutiva do sono e doenças cardiovasculares.

Uma vez que todos os pacientes submetidos à cirurgia bariátrica são obesos e muitos apresentam comorbidades, a recuperação cirúrgica pode ser particularmente difícil. Obesidade, diabetes melito, doença arterial coronariana, apneia do sono e outras condições que são mais frequentes entre os pacientes obesos necessitam de monitoração cuidadosa no pós-operatório.

Procedimento cirúrgico

Existem três tipos principais de cirurgia para perda de peso: restritiva, dissabsortiva e a combinação de ambas. Esses procedimentos podem ser realizados tanto por via laparoscópica quanto aberta. A maioria é realizada por laparoscopia, pois há menos dor, menos complicações da ferida, menor tempo de permanência hospitalar e recuperação mais rápida. Todos os procedimentos limitam o volume de alimentos ingeridos e alteram o esvaziamento gástrico. O risco de deficiências nutricionais varia, dependendo da cirurgia realizada. Os procedimentos restritivos incluem gastroplastia vertical com bandagem (GVB) e banda gástrica ajustável laparoscópica (BGAL). A GVB é pouco realizada atualmente, mas era popular nos anos de 1980. A parte superior do estômago, próxima ao esôfago, é grampeada de modo vertical para criar uma pequena bolsa. Coloca-se um anel para restringir a saída da bolsa. Na BGAL, a restrição é feita pela colocação de um anel de silicone inflável em todo o antro do estômago, criando, assim, uma pequena bolsa. O anel é ligado a um reservatório implantado sob a pele, em geral, logo abaixo da caixa torácica. A abertura da bolsa pode ser diminuída ou aumentada ao insuflar ou desinsuflar o anel através do reservatório.

A derivação biliopancreática (DBP), a derivação biliopancreática com *switch* duodenal (DBPSD) e o *switch* duodenal (SD) são procedimentos de má absorção. Essas cirurgias apresentam maior risco de deficiências nutricionais, já que resultam em alteração significativa na digestão e na absorção de proteínas, vitaminas e minerais. Em geral, existem três componentes principais dessas cirurgias: a gastrectomia parcial, a alça comum ou de nutrientes e a alça biliopancreática.

A alça comum é uma porção 50 a 100 cm do intestino delgado distal, em que ocorrem digestão e absorção limitadas; a alça biliopancreática é criada a partir do restante do intestino delgado proximal e atua desviando os sucos digestivos para a alça de nutrientes ou comum.

O *bypass* gástrico em Y de Roux (BGYR) é, hoje, o procedimento mais realizado nos Estados Unidos; resulta tanto em restrição quanto dissabsorção. O estômago é separado com um grampeador, sendo criada uma bolsa de 15 mL. O intestino delgado é dividido, e o estômago distal, o duodeno e a primeira parte do jejuno são ignorados. A extremidade distal do jejuno é anastomosada à bolsa (gastrojejunostomia) para permitir o esvaziamento, enquanto se conecta a extremidade proximal lateroteralmente ao jejuno (jejunojejunostomia), criando uma alça em Y de Roux de 75 a 150 cm.

Princípios de tratamento do pós-operatório de cirurgia bariátrica

Os cuidados de enfermagem padrão do paciente em pós-operatório incluem avaliação dos sinais vitais, avaliação das incisões, tratamento da dor, exercício pulmonar e profilaxia para trombose venosa profunda (TVP), sendo sempre aplicados. Além dos cuidados-padrão no pós-operatório, é essencial realizar a avaliação e prevenção das complicações inerentes à cirurgia bariátrica.

Insuficiência respiratória

Os problemas de obstrução das vias aéreas e oxigenação são importantes preocupações no pós-operatório de cirurgia bariátrica. Um grande número desses pacientes tem registro de apneia obstrutiva do sono no pré-operatório, o que os coloca em maior risco de problemas respiratórios no pós-operatório. Os pacientes com apneia do sono usarão dispositivo de CPAP ou BIPAP durante a internação, para ajudar a minimizar esse risco. O aumento do risco de problemas de oxigenação pós-operatória decorrentes da anestesia e analgesia pós-operatória nesse grupo vulnerável requer cuidadosa monitoração respiratória por 24 a 48 horas após a cirurgia.

Avaliação para fístulas de anastomose

O vazamento de conteúdo gástrico no local da anastomose é uma complicação potencialmente fatal e, se não reconhecida cedo, pode levar à sepse. Os sinais e sintomas de uma fístula incluem febre, dor no ombro esquerdo, taquipneia e taquicardia. Sede e hipotensão costumam surgir na sepse progressiva. Além disso, pode ocorrer dor abdominal, mas sua ausência não exclui a possibilidade de uma fístula. O único sinal de um vazamento pode ser uma taquicardia inexplicável.

O vazamento é diagnosticado com uma radiografia ou TC digestiva alta. O vazamento constante pode ser tratado com drenagem percutânea; se não for contido, o paciente é levado ao centro cirúrgico para um tratamento definitivo. O vazamento pode resultar em abscesso intra-abdominal. A chave para seu tratamento é a identificação precoce.

Náuseas e vômitos

Náuseas e vômitos não devem ser considerados como consequências esperadas da cirurgia bariátrica. A causa pode ser mecânica ou comportamental. Os vômitos devem ser de duração muito curta, à medida que os pacientes se ajustam a comer e beber. As causas comportamentais incluem comer rápido demais, comer demais, não mastigar bem os alimentos, beber durante as refeições ou escolher alimentos inadequados. A desidratação pode manifestar-se como náuseas. Deve-se descartar estenose da anastomose ou outra causa mecânica de obstrução. Os antieméticos geralmente não são úteis. Se a náusea for decorrente da desidratação, os sintomas serão resolvidos com a administração de fluidos intravenosos. O aconselhamento ao paciente possibilita abordagem à etiologia comportamental.

Prevenção da tromboembolia pulmonar

Os pacientes submetidos à cirurgia bariátrica apresentam alto risco de tromboembolia pulmonar (TEP). A deambulação no pós-operatório, em particular difícil nessa população de pacientes, é importante em termos de redução do risco de TVP e TEP. A prevenção da TVP e TEP requer combinação de profilaxia farmacológica, uso de dispositivos de compressão sequencial e programa de locomoção para o paciente. O tratamento eficaz da dor é importante não apenas para o conforto, mas para promover a mobilidade. Em pacientes com história prévia de TVP ou TEP ou história de distúrbio de coagulação, pode ser colocado um filtro de veia cava inferior no pré-operatório.

Cuidados com a pele

Após a cirurgia, o paciente apresenta alto risco de ruptura da pele e cicatrização precária das feridas cutâneas. As dobras cutâneas abrigam umidade, bactérias e leveduras, enquanto o suprimento sanguíneo para o tecido adiposo é pobre. O melhor cuidado com a pele é a prevenção; inclui inspeção diária, mudanças de decúbito frequentes, deambulação precoce e atenção especial ao posicionamento de cateteres e tubos de drenagem, para que não sejam escondidos pelas dobras da pele. Os cuidados com a pele precisam ser aprofundados com especial atenção às dobras sob os seios, costas, abdome e períneo.

Alterações na medicação pós-operatória

Outra consideração importante no cuidado de pacientes após cirurgia bariátrica é a administração de medicamentos. Como uma parcela significativa do intestino delgado foi contornada, há impacto na absorção de medicamentos. Os medicamentos previamente administrados em formulações de liberação prolongada devem ser administrados na forma de liberação normal, para compensar as mudanças na absorção. Pode ser alterada a tolerância aos efeitos digestivos de alguns medicamentos, e os pacientes devem ser monitorados com cuidado para um perfil de efeitos colaterais novo ou em mudança.

A retomada dos medicamentos pré-operatórios para diabéticos, como insulina e antidiabéticos orais, também deve ser monitorada com atenção. As necessidades de controle da glicose mudam de modo drástico no pós-operatório imediato, e a retomada das doses pré-operatórias pode ocasionar hipoglicemia significativa. No pós-operatório, o controle da glicose deve ser feito com escalonamento de insulina de curta duração de ação. Muitos pacientes serão capazes de interromper completamente o uso de medicamentos para diabetes após a cirurgia, inclusive a insulina.

Informação aos pacientes

A recuperação da cirurgia bariátrica é um processo demorado e enredado, estendendo-se além da cura cirúrgica. A educação do paciente é uma parte essencial dos cuidados agudos de enfermagem. Uma vez que podem ocorrer fístulas e TEP até 2 semanas após a cirurgia, os pacientes devem compreender os sinais e sintomas para estarem vigilantes em casa. A instrução nutricional e progressão da dieta revela-se uma parte importante do processo; a progressão adequada da dieta é um componente significativo para redução de náuseas, vômitos e outros desconfortos durante as semanas e os meses após a cirurgia. Os pacientes submetidos a procedimentos dissabsortivos permanecem em risco de desenvolver deficiências de vitaminas e minerais a longo prazo; são mais bem cobertos por uma clara compreensão do acompanhamento a longo prazo e suplementação da dieta.

SUPORTE NUTRICIONAL PARA PACIENTES CRÍTICOS

As consequências negativas da desnutrição já são conhecidas há séculos; há provas substanciais de que os pacientes desnutridos hospitalizados apresentam aumento da morbidade, comprometimento dos resultados da cirurgia, desmame mais lento do ventilador e maiores taxas de mortalidade. No entanto, o conhecimento sobre o apoio nutricional ao paciente crítico está apenas começando. Resultados de pesquisas prospectivas revelaram descobertas surpreendentes em outras áreas do conhecimento relacionado aos cuidados intensivos; isso levou à conclusão de que algumas das questões mais básicas e importantes da nutrição em cuidados intensivos permanecem sem resposta. Questões como momento da alimentação, necessidades nutricionais e nutrientes específicos que mais afetam os resultados permanecem como temas ativos de pesquisas.

Há evidências de que a via de suporte nutricional pode afetar a morbidade no paciente crítico. Além disso, os protocolos de pacotes de cuidados para a iniciação adequada e o monitoramento dos pacientes em suporte nutricional podem reduzir as complicações.

Necessidades nutricionais

O advento do uso rotineiro de nutrição parenteral total na década de 1970 permitiu a provisão de grandes quantidades de calorias e proteínas, em uma tentativa de manter e melhorar o estado nutricional. Essa noção errônea de fornecer níveis suprafisiológicos de alimentação ou "hiperalimentação" levou a relatos de casos amplamente divulgados de insuficiência respiratória e comprometimento hepático associado à superalimentação. Ensaios clínicos randomizados têm demonstrado que a superalimentação não provê o aumento dos benefícios nutricionais; na verdade, apresenta efeitos negativos (Tab. 14.10).

As recomendações atuais para a alimentação de pacientes críticos sugerem o fornecimento de cerca de 25 calorias totais/kg/dia com base no peso corporal ideal do paciente ou 27,5 calorias totais/kg/dia em caso de síndrome da resposta inflamatória sistêmica. Também se recomenda um total de 1,2 a 1,5 g/kg/dia de proteína.

Processo nutricional: populações especiais

Cirurgia bariátrica

O manejo nutricional pós-operatório inicia no pré-operatório, com uma avaliação global do estado nutricional, identificação de barreiras psicossociais e um forte componente educativo e um planejamento consistente de acompanhamento para reforçar os princípios e mensurar o sucesso. Oitenta por cento dos procedimentos de desvio gástrico atualmente realizados são de natureza dissabsortivas. Com o aumento do número de cirurgias e a experiência de profissionais, outras deficiências menos conhecidas estão sendo identificadas. A suplementação nutricional revela-se a terapia-padrão para todas as cirurgias de desvio gástrico. É essencial que se realize o acompanhamento permanente e se reforce a importância da colaboração. Além disso, é importante observar que a absorção do medicamento também se altera nesses pacientes. A absorção do álcool etílico (EtOH) é maior, enquanto os comprimidos de liberação prolongada e com revestimento entérico podem passar sem se dissolver ou ser inutilizados. A eficácia dos medicamentos que exigem um grande volume de alimentos ou uma refeição rica em gordura pode ser comprometida (antifúngicos, antipsicóticos). Além disso, aumentaram os relatos de casos de gravidez quando em uso de contraceptivos.

Síndromes pós-gastrectomia

A ressecção gástrica pode predispor ao aparecimento de intolerâncias e deficiências nutricionais. As intolerâncias incluem síndrome de *dumping*, má digestão de gordura, estase gástrica e intolerância

TABELA 14.10 POTENCIAIS CONSEQUÊNCIAS DA SUPERALIMENTAÇÃO DE MACRONUTRIENTES[a]

Carboidrato	Gordura
Hiperglicemia	Prejuízo na resposta imune
Síntese e armazenamento de gordura	Síndrome de excesso de gordura, com disfunção neurológica, cardíaca, pulmonar, hepática e renal
Esteatose hepática	
Aumento da produção de dióxido de carbono, aumentando a ventilação-minuto	Adesividade de trombócitos
	Acúmulo de lipídeos no sistema reticuloendotelial (SRE), causando disfunção do SRE

[a]Lembre-se de considerar fontes adicionais de glicose e gordura, como o propofol, fluidos intravenosos, hemodiálise venovenosa contínua (HDVVC), diálise peritoneal.
Reproduzida de Nutrition Support Traineeship Syllabus. Charlottesville: University of Virginia Health System; 2007, com permissão da University of Virginia Health Systems.

à lactose. A combinação desses fatores provavelmente é responsável pela perda de peso aguda no pós-operatório, a complicação mais frequente dos pacientes gastrectomizados. As deficiências nutricionais podem ocorrer meses ou anos após a ressecção gástrica e resultar em consequências clínicas deletérias. Os pacientes apresentam maior risco de desenvolver osteoporose e anemia por deficiência de ferro e vitamina B_{12}. A diminuição da produção de ácido e o supercrescimento bacteriano no intestino delgado podem ter uma parcela de responsabilidade nos dois últimos. O permanente acompanhamento nutricional desses pacientes previne deficiências e identifica aqueles que necessitam de intervenção.

Nutrição parenteral total

A nutrição parenteral total (NPT) é indicada para pacientes desnutridos, pacientes em risco de se tornarem desnutridos e aqueles incapazes de receber nutrição enteral (Tabs. 14.11 e 14.12). Em alguns casos, a NPT pode salvar a vida, mas não é ausente de complicações e deve ser usada somente quando necessário. Estudos prospectivos têm demonstrado que as complicações metabólicas e infecciosas da NPT superam os benefícios em pacientes que não apresentam desnutrição significativa. A necessidade de NPT é avaliada diariamente no ambiente hospitalar; os pacientes que recuperam a função GI são encaminhados para a alimentação enteral.

Nutrição enteral

Evidências atuais sugerem que a nutrição enteral seja o método preferido de alimentação do paciente crítico. Está associada a menos complicações infecciosas, custos menores e confere alguma proteção do intestino em termos de imunidade, atrofia e atenuação da resposta sistêmica (Tab. 14.13).

Infelizmente, o fornecimento de NE é impedido por diversas situações que ocorrem nas UTIs. A NE pode ser interrompida, por exemplo, por procedimentos diagnósticos ou terapêuticos, em pacientes instáveis ou devido a obstrução ou desalojamento dos tubos enterais (Tab. 14.14).

A NE de sucesso é comumente frustrada por percepções equivocadas e crenças relacionadas à definição de "intolerância" GI. Muitas técnicas baseiam-se em práticas e hipóteses experimentais, bem como em crenças a respeito do funcionamento do trato gastrintestinal em pacientes críticos. As seções seguintes mostram os mitos e apresentam os aspectos fisiológicos, bem como onde terminam as evidências em relação à tolerância ou à intolerância GI da NE.

Volume residual gástrico

Existem poucas evidências que apoiam a mensuração do volume residual gástrico (VRG), ou seja, o volume de líquido no estômago como um indicador da tolerância GI e de potenciais resultados clínicos em pacientes alimentados por via enteral. Em geral, espera-se encontrar um VRG no estômago, pois sua função fisiológica é agir como um reservatório e controlar a entrega de nutrientes ao intestino delgado. Isso permite a assimilação máxima do conteúdo gástrico pelos sais biliares e enzimas pancreáticas. Uma série de fatores contribui para o VRG: secreções endógenas, esvaziamento gástrico normal, fluidos exógenos e, possivelmente, o efeito cascata (Tab. 14.15).

TABELA 14.11 INDICAÇÕES PARA A NUTRIÇÃO PARENTERAL TOTAL

A nutrição parenteral total é geralmente indicada nas seguintes situações:

- Incapacidade comprovada de absorver nutrientes adequados através do trato digestório. Isso pode ser devido a:

    Ressecção maciça do intestino delgado/síndrome do intestino curto (pelo menos, inicialmente)

    Enterite por radiação

    Diarreia grave

    Esteatorreia

- Obstrução intestinal completa ou pseudo-obstrução intestinal
- Íleo paralítico persistente
- Catabolismo grave com ou sem desnutrição, quando o trato gastrintestinal não pode ser usado dentro de 5 a 7 dias
- Impossibilidade de obtenção de acesso enteral
- Impossibilidade de fornecer suficiente quantidade de nutrientes ou fluidos por via enteral
- Pancreatite acompanhada de dor abdominal, com fornecimento jejunal de nutrientes
- Hemorragia digestiva persistente
- Abdome agudo
- Lentidão no trabalho digestivo, requerendo a interrupção da ingestão oral
- Fístula enterocutânea de drenagem elevada (> 500 mL) se a saída de alimentação não puder ser colocada distalmente
- Trauma exigindo a repetição de procedimentos cirúrgicos

A nutrição parenteral total pode ser indicada nas seguintes situações:

- Fístulas enterocutâneas (< 500 mL)
- Doença inflamatória intestinal que não responde ao tratamento médico
- Hiperemese gravídica, quando náuseas e vômitos persistem por mais de 5 a 7 dias e a nutrição enteral não é possível
- Obstrução parcial do intestino delgado
- Quimioterapia intensiva/mucosite grave
- Cirurgias de grande porte/estresse, quando não se espera que a nutrição enteral seja retomada nos próximos 7 a 10 dias
- Vômitos intratáveis, quando a alimentação jejunal não é possível
- Ascite quilosa ou quilotórax

Reproduzida de Nutrition Support Traineeship Syllabus. Charlottesville: University of Virginia Health System; 2007, com permissão da University of Virginia Health Systems.

TABELA 14.12 CONTRAINDICAÇÕES PARA A NUTRIÇÃO PARENTERAL TOTAL

- Funcionamento do trato gastrintestinal
- Tratamento com uso previsto de menos de 5 dias em pacientes sem desnutrição grave
- Incapacidade de obtenção de acesso venoso
- Prognóstico que não justifica suporte nutricional agressivo
- Quando se acredita que os riscos da NPT excedam os potenciais benefícios

Reproduzida de Nutrition Support Traineeship Syllabus. Charlottesville: University of Virginia Health System; 2007, com permissão da University of Virginia Health Systems.

TABELA 14.13 BENEFÍCIOS DA ALIMENTAÇÃO ENTERAL

- Estimulação do funcionamento da barreira imune
- Apresentação fisiológica dos nutrientes
- Manutenção da mucosa intestinal
- Atenuação da resposta hipermetabólica
- Simplificação do manejo de fluidos/eletrólitos
- Nutrição mais "completa" do que a parenteral
- Menos complicações infecciosas (e custos associados a essas complicações)
- Estimulação do retorno da função intestinal
- Menos dispendiosa

Reproduzida de Nutrition Support Traineeship Syllabus. Charlottesville: University of Virginia Health System; 2007, com permissão da University of Virginia Health Systems.

TABELA 14.14 BARREIRAS COMUNS À OTIMIZAÇÃO DO FORNECIMENTO DE NUTRIÇÃO ENTERAL

- Procedimentos de diagnóstico (a alimentação é interrompida)
- Propofol (Diprivan) (calorias provenientes da preparação lipídica devem ser calculadas como parte das kcal totais previstas, a fim de evitar a superalimentação – 1,1 cal/mL infundido)
- Problemas de acesso enteral (tubo obstruído/desalojado ou obtenção de acesso pós-pilórico, se necessário)
- Alimentação retida devido a interações fármaco-nutriente
- Episódios hipotensivos (o paciente geralmente se encontra deitado no leito, necessitando que a alimentação seja interrompida)
- Erro no cálculo dos requisitos de NE
- Jejum por via oral à meia-noite para exames, cirurgias ou procedimentos
- Regimes de emagrecimento e/ou terapias que exigem que a alimentação seja interrompida
- Transporte para fora da unidade
- Hemodiálise (a NE, com frequência, é interrompida durante a hemodiálise se o paciente é considerado instável pelo enfermeiro, muitas vezes após o paciente experimentar hipotensão)
- "Intolerância ou disfunção gastrintestinal" relatada ou real
    - Náuseas/vômitos
    - Queixas de plenitude
    - Distensão abdominal
    - Ausência de ruídos intestinais (ver Ruídos intestinais)
    - Diarreia (ver Diarreia, a seguir)
    - Risco de aspiração/sem reflexo faríngeo (ver Aspiração)
    - Volume residual gástrico – VRG (ver Volume residual gástrico)

Uma observação a respeito da verificação do VRG com tubo jejunal: Não há necessidade de verificar o VRG com tubo jejunal; não há "reservatório" para manter a NE, de modo que o fluxo distal da NE começa imediatamente.

Reproduzida de Nutrition Support Traineeship Syllabus. Charlottesville: University of Virginia Health System; 2007, com permissão da University of Virginia Health Systems.

Secreções endógenas e adições exógenas

São produzidos de 2 a 4 litros por dia de saliva e secreções gástricas acima do piloro. De modo conservador, isso se traduz em 3 L de fluido passando pelo piloro a cada 24 horas (uma média

TABELA 14.15 ABSORÇÃO E SECREÇÃO DE FLUIDOS NO SISTEMA DIGESTÓRIO

MOVIMENTO DE FLUIDOS GASTRINTESTINAIS	
Adições	mL
Dieta	2.000
Saliva	1.500
Estômago	2.500
Pâncreas/Bile	2.000
Intestino	1.000
Subtrações	
Colointestinal	8.900
PERDA LÍQUIDA DE FEZES	**100**

de 125 mL/h). Quando se obtém o acesso gástrico, são adicionados medicamentos, água e NE ao VRG.

Efeito cascata

A posição predominante dos pacientes de UTI é deitada, de preferência com a cabeceira elevada em 30 graus ou mais. Nessa posição, o estômago está sobre a coluna vertebral e é mecanicamente dividido em duas partes, o fundo e o antro. Uma vez que o fundo é a porção não contrátil do estômago, o conteúdo preenche-o, até que caia "em forma de cascata" sobre a coluna até o antro e, por fim, saia através do piloro. Assim, se a saída do tubo gástrico do paciente estiver no estômago proximal ou fundo quando o VRG for checado, o VRG aspirado pode ser enganoso. Nesse caso, o VRG depende do posicionamento do paciente em supino, e não da diminuição da motilidade gastrintestinal.

Além do efeito do posicionamento do paciente no leito sobre o VRG, outro equívoco dos profissionais é esperar que o estômago esteja vazio. Um estudo mostrou que 40% dos voluntários saudáveis apresenta um VRG médio superior a 100 mL. É claro que as hipóteses tradicionais sobre o que constitui um volume residual significativo durante a NE podem estar erradas.

Verificação do volume residual

Por fim, a prática de checagem de rotina do VRG não foi validada. Alguns dos fatores que tornam questionável a avaliação de rotina do VRG estão listados a seguir.

1. Tipo de tubo (*Salem sump* versus tubo de alimentação do tipo Dobbhoff *versus* gastrostomia)
2. Localização da saída de alimentação do paciente (fundo, antro ou gastrostomia)
3. Posição do paciente (decúbito dorsal, decúbito lateral direito ou esquerdo, decúbito ventral)
4. Método de aspiração (seringa de 20, 35, 50 ou 60 mL *versus* drenagem por gravidade *versus* aspiração lenta constante)
5. Volume de aspirado obtido
6. Disposição do aspirado (i.e., reinfundido ou descartado)
7. Efeitos da profilaxia medicamentosa para o estresse GI na produção e no volume das secreções gástricas

8. Ausência de dados que liguem o VRG à aspiração pulmonar

A declaração do consenso sobre a aspiração no paciente crítico sugeriu que a prática de mensuração do VRG é pouco padronizada. Além disso, há poucos dados demonstrando que o VRG é uma medida válida da tolerância GI à NE; também há poucas evidências para atestar se a quantidade de VRG está ligada ao risco de pneumonia por aspiração. Até que mais evidências estejam disponíveis, um bom julgamento clínico é importante na avaliação do VRG (Tab. 14.16).

Aspiração

A aspiração é a passagem de materiais à via aérea abaixo das cordas vocais. O material aspirado, pode ser saliva, secreções nasofaríngeas, bactérias, alimentos, bebidas, conteúdo gástrico, bile ou qualquer outra substância ingerida. A incidência de pneumonia por aspiração da NE não é clara, pois fica difícil identificar um caso de aspiração, e as definições de aspiração variam. Entretanto, as taxas de pneumonia por aspiração, frequentemente citadas em pacientes com NE variam entre 5 e 36%.

Detecção

Vários métodos de avaliação dos riscos de aspiração dos pacientes foram popularizados pela "sabedoria popular". Estes incluem monitoração de rotina do volume residual gástrico (discutido anteriormente), avaliação do reflexo de vômito, exame da secreção traqueal para a presença de glicose e adição de corante alimentar azul às fórmulas de alimentação.

O reflexo de vômito é o reflexo de proteção menos confiável para garantir que não ocorra aspiração. O mais importante para a proteção das vias aéreas consiste em tosse viável e reflexo de deglutição.

A presença de glicose na secreção traqueal não é um método específico ou sensível para detectar a aspiração da NE. A glicose traqueal pode ser positiva em pacientes que não estão recebendo alimentação. Por fim, algumas fórmulas de NE apresentam baixas concentrações de glicose e não resultam em um teste positivo quando aspiradas.

Vários estudos têm demonstrado que a adição de corante azul às fórmulas de alimentação não é um método sensível para detectar a aspiração e não deve ser usado para indicar a aspiração do conteúdo gástrico. Além disso, alguns corantes alimentares são toxinas mitocondriais, o que levou a Food and Drug Administration (FDA) a emitir um Relatório de Saúde Pública relatando a toxicidade associada ao FD&C Azul N° 1 adicionado às soluções de alimentação enteral.

Redução do risco de aspiração

Posição no leito

A posição do paciente é um dos principais fatores que influenciam o risco de aspiração (Tab.14.17). Estudos confirmam que a aspiração e a pneumonia são significativamente mais prováveis quando os pacientes estão em decúbito dorsal com a cabeceira

TABELA 14.16 ABORDAGENS SUGERIDAS PARA AVALIAR O VOLUME RESIDUAL GÁSTRICO

- Confirme se a cabeceira do leito está elevada acima de 30 a 40 graus. Mantenha uma posição semirreclinada, com a cabeceira (ombros) do paciente elevada a mais de 30 a 45 graus; outra opção é colocar o paciente em posição de Trendelemburg reverso a 30 a 45 graus se não houver contraindicação para essa posição. Os pacientes com linhas femorais podem ter suas cabeceiras elevadas em até 30 graus.

- Não considere a interrupção automática da NE até que seja demonstrado um segundo VRG alto, ao menos 4 horas após o primeiro.

    Avalie o paciente clinicamente para:

    Distensão abdominal/desconforto

    Sensação de plenitude

    Náuseas/vômitos

- Coloque o paciente em seu lado direito por 15 a 20 minutos antes de verificar novamente o VRG (para aproveitar o efeito da gravidade e evitar o efeito cascata).

- Considere desviar inferiormente o nível da infusão da NE no trato gastrintestinal (pós-pilouro).

- Mude para um produto mais calórico para diminuir o volume total infundido.

- Evite a constipação.

- Revise e minimize todos os fluidos administrados por via enteral, inclusive medicamentos e enxágues de água.

- Minimize o uso de entorpecentes ou considere o uso de um antagonista narcótico para promover a contratilidade intestinal.

- Verifique a colocação adequada do tubo de alimentação.

- Mude de bólus alimentar para infusão contínua.

- Inicie a terapia procinética (ou deixe prescrições para permitir que o enfermeiro inicie o tratamento conforme necessário). Doses típicas para procinéticos disponíveis:

    Metoclopramida – 5 a 20 mg, 4 vezes ao dia (pode ser necessário administração IV inicialmente)

    Eritromicina – 125 a 250 mg, 4 vezes ao dia

    Domperidona – 10 a 30 mg, 4 vezes ao dia (medicamento não aprovado pela FDA; adquirir no Canadá)

- Considere aumentar o nível limiar ou valor de corte para o VRG em um paciente em particular.

- Considere interromper a verificação do VRG se o paciente estiver clinicamente estável, não apresentar problemas aparentes de tolerância e mostrar VRG relativamente baixo por 48 horas. Caso haja alteração no quadro clínico, a verificação do VRG pode ser retomada.

- Se for considerado aumentar o intervalo de tempo entre as verificações do VRG para mais de 6 a 8 horas, a situação clínica pode determinar a interrupção da mensuração do VRG.

- Considere a utilização de um inibidor da bomba de prótons (IBP), a fim de diminuir o volume das secreções gástricas endógenas (p. ex., omeprazol, lansoprazol, esomeprazol, pantoprazol, rabeprazol).

- Introduza um regime de higiene bucal.

Reproduzida de Nutrition Support Traineeship Syllabus. Charlottesville: University of Virginia Health System; 2007, com permissão da University of Virginia Health Systems.

TABELA 14.17 REDUÇÃO DO RISCO DE PNEUMONIA ASPIRATIVA

- Mantenha uma posição semirreclinada, com a cabeça (ombros) elevada acima de 30 a 45 graus ou coloque o paciente em posição de Trendelemburg reverso a 30 a 45 graus se não houver contraindicação para essa posição. Os pacientes com linhas femorais podem ter suas cabeceiras elevadas em até 30 graus.
- Forneça boa higiene bucal.
- Minimize o uso de entorpecentes.
- Verifique a colocação adequada do tubo de alimentação.
- Avalie clinicamente a tolerância GI:
    Distensão abdominal
    Plenitude/Desconforto
    Vômitos
    Volume residual excessivo (ver seção Volume residual gástrico)
- Utilize a colocação guiada do tubo de alimentação (monitoração de CO_2).
- Utilize medicamentos procinéticos ou coloque um tubo jejunal se houver persistência de um volume residual gástrico elevado ou se o paciente apresentar maior risco de refluxo e aspiração.
- A mensuração da glicose traqueal ou do corante azul *não* é útil.
- Avalie a utilização de tubos de alimentação orogástrica em pacientes em uso de ventilação mecânica.
- Remova os tubos de alimentação nasoentéricos ou oroentéricos o mais rápido possível.

Reproduzida de Nutrition Support Traineeship Syllabus. Charlottesville: University of Virginia Health System; 2007, com permissão da University of Virginia Health Systems.

do leito elevada a menos de 30 graus. Embora a posição semirreclinada com a cabeceira do leito elevada a mais de 30 graus não possa garantir a proteção absoluta contra a aspiração, é um método barato e relativamente fácil de realizar e controlar. O uso obrigatório da posição semirreclinada é o meio mais consistente e potente de reduzir a probabilidade de aspiração.

Tamanho do tubo e questões a respeito da colocação

A incidência de aspiração e a subsequente pneumonia não são afetadas pelo tamanho do tubo de alimentação ou se este é colocado pelo nariz, pela boca ou pelo estoma de gastrostomia. No entanto, independentemente do local, a confirmação da colocação exata revela-se essencial.

Em geral, acredita-se que colocar a ponta do tubo de alimentação fora do piloro diminui a incidência de eventos de aspiração. No entanto, apesar de existirem diversos estudos e uma metanálise a respeito do tema, ainda não está claro se um tubo jejunal corretamente posicionado pode reduzir o risco de aspiração.

A maioria dos pacientes críticos desses estudos recebeu alimentação por tubo gástrico de forma segura e eficaz. Em estudos que utilizaram protocolos para a prevenção da aspiração, foram encontradas taxas muito baixas de pneumonia aspirativa. Do ponto de vista baseado exclusivamente em evidências, a questão da colocação de tubos de alimentação jejunal e do risco de aspiração continua sem resposta.

Considerando o tempo e os custos associados à colocação de tubos de alimentação jejunal, é razoável utilizar a via gástrica, a menos que a intolerância seja evidente. As exceções a essa abordagem incluem os pacientes conhecidos por apresentar um risco aumentado de aspiração devido a alterações anatômicas (p. ex., esofagectomia) ou de mobilidade (p. ex., esclerodermia, gastroparesia grave). Esses pacientes podem beneficiar-se de tubos colocados jejunalmente.

Taxa de alimentação

A taxa de fornecimento da fórmula de alimentação pode influenciar a aspiração e a pneumonia. A administração em bólus de 350 mL reduz a pressão do esfíncter esofágico inferior, o que pode precipitar o refluxo. A NE contínua (alimentação transpilórica) tem sido associada a um alcance mais rápido na tolerância da alimentação, mas não muda de modo significativo a incidência de aspiração. Um estudo relatou uma redução nos eventos de aspiração com o uso da infusão cíclica de alimentação (ciclo de 16 horas), em comparação à alimentação contínua. Os autores postulam que a alimentação enteral cíclica resulta em uma redução do pH gástrico e, subsequentemente, impede a colonização do conteúdo gástrico. No entanto, estudos randomizados não conseguiram demonstrar associação entre o pH gástrico, colonização gástrica ou incidência de pneumonia em pacientes alimentados com alimentação cíclica *versus* contínua.

Intervenções farmacológicas

Os medicamentos procinéticos têm sido avaliados para determinar se melhoram a tolerância à NE. Em pacientes críticos, a metoclopramida e a eritromicina melhoraram o esvaziamento gástrico, mas há poucos dados a respeito do papel desses agentes na redução da incidência de pneumonia aspirativa.

Ruídos intestinais

Auscultar o abdome para determinar a presença de ruídos intestinais e, assim, a função do trato gastrintestinal, é uma prática bem arraigada. Curiosamente, não existe nenhum estudo bem desenhado que correlacione os ruídos intestinais ao peristaltismo ou à tolerância à NE. Do ponto de vista teórico, se os ruídos intestinais estão relacionados ao peristaltismo, a ausência dos ruídos significaria que existe um íleo paralítico funcional. Se não há nada se movendo no trato GI (improvável, pois são produzidos 7 L de secreções diariamente; ver Tab. 14.15), o paciente necessitaria de descompressão gástrica.

Na verdade, iniciar a NE em pacientes sem ruídos intestinais pode estimular o intestino a funcionar normalmente, e os ruídos intestinais podem surgir em alguns pacientes. Além disso, a ausculta dos ruídos intestinais varia na prática clínica. A prática de avaliação clínica difere e inclui como os quadrantes são auscultados, a frequência de ausculta, o tempo despendido para ouvir os ruídos e a interpretação dos ruídos. Os ruídos intestinais são inespecíficos; portanto, são mais bem empregados junto com a avaliação clínica global do paciente. As abordagens sugeridas para a avaliação da função GI quando os ruídos intestinais estão ausentes podem ser encontradas na Tabela 14.18.

TABELA 14.18 ABORDAGENS SUGERIDAS PARA A AVALIAÇÃO DA FUNÇÃO GASTRINTESTINAL QUANDO OS RUÍDOS INTESTINAIS ESTÃO AUSENTES

- Avalie a necessidade e o volume da descompressão gástrica (i.e., compare o volume aspirado com as secreções normais acima do piloro esperadas ao longo do tempo entre as aspirações).
- Distinga o significado diferenciando os pacientes que necessitam de:
    Baixa sucção constante
    Drenagem por gravidade
    Uma verificação ocasional do resíduo gástrico a cada 4 a 6 horas (o aspirado do intestino delgado não deve ser checado)
- Exame do abdome – firme, distendido, timpânico.
- Presença de náuseas, distensão, sensação de plenitude e vômitos.
- Avalie se o paciente apresenta passagem de gases ou fezes.
- Compare o exame clínico com o diagnóstico diferencial; suspeite sobretudo de um processo abdominal.
- Por fim, depois de determinar baixo risco dos fatores descritos, considere uma tentativa de NE em uma taxa baixa, de 10 a 20 mL/h, e atente para o aparecimento de qualquer um dos sintomas listados anteriormente.

Reproduzida de Nutrition Support Traineeship Syllabus. Charlottesville: University of Virginia Health System; 2007, com permissão da University of Virginia Health Systems.

Náuseas e vômitos

Muitos fatores contribuem para as náuseas e os vômitos no ambiente de terapia intensiva, como medicamentos, processo de doença, cirurgias, procedimentos e intervenções de beira de leito (p. ex., colocação de uma sonda nasogástrica ou aspiração). Após uma avaliação cuidadosa e o tratamento da causa subjacente (se possível) (Tab. 14.19), a cobertura antiemética pode permitir a continuidade da NE, enquanto proporciona mais conforto ao paciente. Como as prescrições de uso "conforme a necessidade" muitas vezes não são administradas por uma série de razões (p. ex., o paciente não pode solicitar ou não sabe que os medicamentos podem ser solicitados), os antieméticos programados podem apresentar maior eficácia e sucesso total. No entanto, é importante que a medicação seja interrompida quando não for mais necessária, a fim de evitar efeitos colaterais indesejáveis.

Fórmulas de osmolalidade ou hipertonicidade

Frequentemente se acredita que as fórmulas GI precisam ser isotônicas (300 mOsm) para serem toleradas. Como resultado, muitos acreditam que diluir a fórmula é um passo essencial. Se a fórmula for diluída, os nutrientes serão distribuídos, e não há evidências de que isso seja benéfico.

O sistema digestório "autodilui" todos os alimentos e líquidos (incluindo frutas, vegetais, grãos, açúcares naturais, refrigerantes, picolés e fórmulas de NE) pela secreção de saliva e sucos pancreatobiliar e gástrico (incluindo bicarbonato), para garantir a isotonicidade. Na verdade, isso ocorre se a substância for entregue por via gástrica ou jejunal. Uma dieta de líquidos claros ou completos é muito mais hipertônica/hiperosmolar do que qualquer produto de NE disponível comercialmente (Tab. 14.20); no entanto, essas dietas não são prescritas em metade ou 25% dos casos. Pode-se argumentar que a alimentação jejunal contorna o primeiro passo no processamento de alimentos, desviando do estômago; como resultado, deveria ser administrada de forma diferente da alimentação gástrica. Entretanto, os pacientes submetidos a gastrectomias totais apresentam jejunostomias "funcionais", pois todos os alimentos são entregues diretamente do esôfago ao jejuno. Esses pacientes consomem uma dieta regular (embora com pequenas refeições). Não existem evidências que apoiem a diluição da NE para pacientes alimentados pelo intestino delgado.

Para pacientes que, muitas vezes, precisam de bólus adicionais de água, a diluição da fórmula pode ajudar, mas a taxa de NE terá de ser aumentada para que a mesma quantidade de nutrientes seja fornecida. Exceto nesse caso, a diluição da NE é

TABELA 14.19 ABORDAGENS SUGERIDAS PARA REDUZIR NÁUSEAS E VÔMITO EM PACIENTES COM ALIMENTAÇÃO ENTERAL

1. Revise o perfil da medicação; troque agentes suspeitos por alternativos.
2. Tente um agente pró-cinético ou antiemético – revise as prescrições para doses regulares ou "conforme a necessidade", bem como os métodos de administração.
3. Mude para um produto mais calórico para diminuir o volume total infundido.
4. Busque acesso transpilórico para o tubo de alimentação.
5. Controle a glicose em < 200 mg%, a fim de evitar a gastroparesia por hiperglicemia.
6. Considere analgésicos alternativos aos opioides.
7. Em caso de alimentação pelo intestino delgado, desafogue a saída gástrica (se houver).
8. Considere o uso de um inibidor da bomba de prótons a fim de diminuir o volume total das secreções gástricas endógenas (p. ex., omeprazol, lansoprazol, esomeprazol, pantoprazol, rabeprazol).
9. Se o supercrescimento bacteriano for uma possibilidade, trate com antibióticos por via enteral.
10. Desafogue a saída gástrica, se houver.

Reproduzida de Nutrition Support Traineeship Syllabus. Charlottesville: University of Virginia Health System; 2007, com permissão da University of Virginia Health Systems.

TABELA 14.20 OSMOLALIDADE DE DETERMINADOS LÍQUIDOS E MEDICAMENTOS

Líquidos comuns	(mOsm/kg)	Medicamento	(mOsm/kg)
Fórmulas de NE	250- 710	Acetaminofeno em elixir	5.400
Leite/Gemadas	275 /695	Difenoxilato em suspensão	8.800
Gelatinas	535	KCl (sem açúcar) em elixir	3.000
Caldos	445	Sulfato ferroso líquido	4.700
Refrigerantes	695	Furosemida (oral)	3.938
Picolés	720	Metoclopramida	8.350
Sucos	~990	Multivitamina líquida	5.700
Sorvetes	1.150	Fosfato de sódio	7.250
Limonadas	1.225	Docusato de sódio em xarope	3.900

Reproduzida de Nutrition Support Traineeship Syllabus. Charlottesville: University of Virginia Health System; 2007, com permissão da University of Virginia Health Systems.

evitada porque atrasa que se alcancem as metas de nutrição, aumenta o tempo dos cuidados de enfermagem e potencial de erro e aumenta a possibilidade de introdução de organismos intra-hospitalares.

Diarreia

Pode ocorrer diarreia em pacientes que estão ingerindo alimentos sólidos, pacientes que não estão recebendo nutrição enteral ou oral ou naqueles que estão apenas recebendo pedaços de gelo. A suposição de que a NE seja uma das principais causas de diarreia é provavelmente um mito. Embora uma prova definitiva seja necessária para pôr fim a essa noção, estudos na área sugerem outras razões convincentes para a diarreia, como medicamentos, em especial aqueles contendo sorbitol, e agentes infecciosos (*Clostridium difficile*, em particular). Outras suposições infundadas citadas para a origem da diarreia incluem baixos níveis de albumina sérica, potência ou osmolalidade da fórmula, composição da fórmula, taxa de infusão, nutrição enteral sem fibras e desuso do sistema digestório. Após os agentes infecciosos terem sido descartados (Tab.14.21), podem ser administrados medicamentos para diminuir a motilidade GI.

Taxas de fluxo e horas de infusão

As taxas de infusão típicas para o início da NE variam entre 10 e 50 mL/h, com incrementos de 10 a 25 mL a cada 4 horas em 24 horas. Infelizmente, assim como em outras práticas de nutrição, existe pouco conhecimento científico para confirmar ou refutar a eficácia de tais regimes. O modo como se administra a NE (de modo contínuo ou em bólus, durante a noite ou o dia), muitas vezes, é intrínseco a determinada instituição. No entanto, com o aumento do uso de infusões de insulina para garantir "o controle exato da glicemia" e, desse modo, melhorar os resultados de pacientes críticos, as infusões contínuas de NE podem ser utilizadas para proteger os pacientes de episódios de hipoglicemia.

É difícil (até mesmo raro) atingir o volume-alvo de infusão da NE. As interrupções frequentes da NE são comuns (Tab. 14.14), e, algumas vezes, a alimentação chega a ser fornecida por períodos de somente seis em 24 horas. Como resultado, é razoável considerar taxas de fluxo maiores, calculando a taxa de fluxo esperada em menos de 24 horas, a fim de alcançar uma melhor distribuição da dose desejada. Um exemplo de um protocolo de iniciação e progressão da NE por tubo é descrito na Tabela 14.22.

Escolha da fórmula

Um vasto conjunto de fórmulas de NE está disponível, incluindo fórmulas especiais comercializadas para pacientes com diabetes, insuficiência respiratória, síndrome do desconforto respiratório agudo (SDRA), insuficiência renal e hepática. Outras fórmulas contêm nutrientes que podem modular a resposta imune ou nutrientes na sua forma mais básica (elementar) para pacientes com síndromes de absorção. É importante lembrar que os produtos de nutrição médica não são obrigados a satisfazer o mesmo escrutínio científico que os medicamentos antes de serem

TABELA 14.21 ABORDAGEM SISTEMÁTICA NO TRATAMENTO DA DIARREIA EM PACIENTES ALIMENTADOS POR VIA ENTERAL

- Quantifique o volume das fezes – determine se realmente há diarreia (> 250 mL/dia).
- Revise a lista de medicamentos – procure por elixires ou suspensões com sorbitol (nem sempre descritos na lista de ingredientes do produto – se necessário, entre em contato com o fabricante).
- Tente e correlacione o episódio de diarreia com a introdução de novos medicamentos ou interrompa os medicamentos de via enteral quando for obtido o acesso enteral; substâncias que costumam causar diarreia incluem:
    Elixir de acetaminofeno e teofilina
    Neutra-Phos
    Lactulose
    Prescrições permanentes de amaciantes de fezes/laxantes
- Verifique a presença de *Clostridium difficile* ou outras etiologias infecciosas.
- Tente uma fórmula contendo fibras ou adicione fibras em pó (não utilizar em intestinos com perfusão ou motilidade prejudicada):
- Uma vez que as causas infecciosas são descartadas:
    Tente um agente antidiarreico (pode ser necessário o uso de prescrições fixas em vez de uso "conforme a necessidade")
- Verifique se há impactação fecal.
- Verifique o tempo total de interrupção da NE (não deve ultrapassar 8 horas) (apenas em caso de sistemas abertos).
- Considere o fornecimento de proteína em pó em bólus em vez de aderir diretamente às fórmulas, a fim de reduzir o risco de contaminação.
- Como último recurso, verifique se há presença de gordura fecal; se não houver, não significa que o paciente não esteja com má absorção; porém, se houver, há necessidade de avaliação adicional.
- Continue a alimentação.

Reproduzida de Nutrition Support Traineeship Syllabus. Charlottesville: University of Virginia Health System; 2007, com permissão da University of Virginia Health Systems.

TABELA 14.22 EXEMPLO DE PROGRESSÃO DO REGIME DE NUTRIÇÃO ENTERAL

Contínuo

Início: Potência total de 50 mL/h e aumento de 20 mL a cada 4 horas até a taxa-alvo (todos os produtos, exceto produtos com 2 cal/mL). Um produto com 2 cal/mL é iniciado a 25 mL/h (já que poucos pacientes precisam de um fluxo ≥ 50 mL/h para atender às suas necessidades). A taxa-alvo final depende das necessidades calóricas do paciente e do conforto GI.

Pacientes em pós-operatório: alguns cirurgiões podem querer começar de forma mais lenta, a 20 a 25 mL/h, e progredir à medida que for atingida a tolerância.

Intermitente/Bólus

Início: 125 mL, potência total (independentemente do produto) a cada 3 horas por 2 refeições; aumentar 125 mL a cada 2 refeições para atingir o volume-alvo final de refeição durante as horas de vigília.

Reproduzida de Nutrition Support Traineeship Syllabus. Charlottesville: University of Virginia Health System; 2007, com permissão da University of Virginia Health Systems.

comercializados. O uso de muitos desses produtos caros não é autorizado, pois os dados a respeito dos resultados obtidos ainda não estão disponíveis. Ensaios clínicos randomizados prospectivos não demonstraram vantagens nas fórmulas de alimentação

> ### À BEIRA DO LEITO
> *Pensando criticamente*
>
> Você está cuidando de um paciente com hemorragia digestiva alta aguda com as seguintes prescrições:
>
> - Monitorar os sinais vitais a cada 15 minutos até que estejam estáveis; em seguida, monitorar a cada hora.
> - Analisar hemoglobina e hematócrito imediatos.
> - Administrar SF 0,9% o mais rápido possível até que a PAM esteja acima de 60; em seguida, chamar o médico.
>
> Qual das intervenções anteriores indica, de modo mais adequado, a quantidade perdida de sangue? O que você espera que ocorra com os valores séricos laboratoriais com a administração de líquidos?

especializadas no controle "glicêmico ou pulmonar". A maioria dos pacientes críticos pode ser alimentada com fórmulas poliméricas "padrão" por sonda. Grande parte das fórmulas fornece entre 1 e 2 cal/mL.

BIBLIOGRAFIA SELECIONADA

Hemorragia digestiva alta

Cappell MS, Friedel D. Acute nonvariceal upper gastrointestinal bleeding: endoscopic diagnosis and therapy. *Med Clin N Am.* 2008;92:511-550.

Cappell MS, Friedel D. Initial management of acute upper gastrointestinal bleeding: from initial evaluation up to gastrointestinal endoscopy. *Med Clin N Am.* 2008;92:491-509.

Conrad SA. Acute upper gastrointestinal bleeding in critically ill patients: Causes and modalities. *Crit Care Med.* 2002;30(suppl 6):S365-S368.

D'Amico G, Pietrosi G, Tarantino I, et al. Emergency sclerotherapy versus vasoactive drugs for variceal bleeding in cirrhosis: a Cochrane meta-analysis. Gastroenterology. 2003;124(5):1277-1291.

Green BT, Rockey DC. Acute gastrointestinal bleeding. *Semin Gastrointest Dis.* 2003;14:44-65.

Peter A, Wilcox M. Modern endoscopic therapy of peptic ulcer bleeding. *Dig Dis.* 2008;26:291-299.

Proctor DD. Critical issues in digestive diseases. *Clin Chest Med.* 2003;24:623-632.

Rossle M. When endoscopic therapy or pharmacology fails to control variceal bleeding: What should be done? Immediate control of bleeding by TIPS? *Langenbecks Arch Surg.* 2003;388:155-162.

Schuetz A, Jauch KW. Lower gastrointestinal bleeding: therapeutic strategies, surgical techniques and results. *Curr Concepts Clin Surg.* 2001;386:17-15.

Sorbi D, Gostout CJ, Peura D, et al. An assessment of the management of acute bleeding varices: a multicenter prospective member-based study. *Am J Gastroenterol.* 2003;98:2424-2434.

Targownik L, Gralnek IM. A risk score to predict the need for treatment of upper GI hemorrhage. *Gastrointest Endoscopy.* 2001;54:797-799.

Toubia N, Sanyal A. Portal hypertension and variceal hemorrhage. *Med Clin N Am.* 2008;92:551-574.

Zuckier L. Acute gastrointestinal bleeding. *Semin Nuclear Med.* 2003;33:297-311.

Insuficiência hepática

Arora G, Keeffe EB. Management of chronic liver failure until liver transplantation. *Med Clin N Am.* 2008;92:839-860.

Boeker K. Treatment of acute liver failure. *Metab Brain Dis.* 2001;16:103-117.

Campli CD, Gaspari R, Mignani V, et al. MARS treatment in severe cholestatic patients with acute on chronic liver failure. *Artif Organs.* 2003;27:565-569.

Córdoba J, López-Hellín J, Planas M, et al. Normal protein diet for episodic hepatic encephalopathy: results of a randomized study. *J Hepatol.* July 2004;41(1):38-43.

Fontanta RJ. Acute liver failure including acetaminophen overdose. *Med Clin N Am.* 2008;92:761-794.

Kelly DA. Managing liver failure. *Postgrad Med J.* 2002;78:660-667.

Koffron A, Stein JA. Liver transplantation: indications, pretransplant evaluation, surgery, and posttransplant complications. *Med Clin N Am.* 2008;92:861-888.

Krumberger J. Acute liver failure. *RN.* 2002;2:46-54.

Lee L, Grap MJ. Care and management of the patient with ascites. *Medsurg Nursing.* 2008;17:376-381.

Mitzner SR, Stange J, Peszynski P, et al. Extracorporeal support of the failing liver. *Curr Opin Crit Care.* 2002;8:171-177.

Munoz SJ. Hepatic encephalopathy. *Med Clin N Am.* 2008;92:795-812.

Munoz SJ. The hepatorenal syndrome. *Med Clin N Am.* 2008;92:813-837.

Polson J, Lee WM. AASLD position paper: the management of acute liver failure. *Hepatology.* 2005;41:1179-1197.

Rikkers LF. Surgical complications of cirrhosis and portal hypertension. In: Townsend CM, Beauchamp RD, Evers BM, Mattox KL, eds. *Sabiston Textbook of Surgery.* Philadelphia, PA: Saunders Elsevier; 2008:1524-1546.

Stockmann HB, Ijzermans JN. Prospects for the temporary treatment of acute liver failure. *Eur J Gastroenterol Hepatol.* 2002;14:195-203.

Vuppalanchi R, Chalasani N. Nonalcoholic fatty liver disease and nonalcoholic steatohepatitis: selected practical issues in their evaluation and management. *Hepatology.* 2009;49:306-317.

Pancreatite aguda

AGA Institute. AGA institute medical position statement on acute pancreatitis. *Gastroenterology.* 2007;132:2019-2021.

Banks PA, Freeman ML. Practice guidelines in acute pancreatitis. *Am J Gastroenterol.* 2006;101:2379-2400.

Bradley EL. A primer on guidelines in general and pancreatitis in particular. *Pancreatology.* 2003;3:139-143.

Cappell MS. Acute pancreatitis: etiology, clinical presentation, diagnosis, and therapy. *Med Clin N Am.* 2008;92:889-923.

Carroll JK, Herrick B, Gipson T, Lee SP. Acute pancreatitis: diagnosis, prognosis, and treatment. *Am Fam Phys.* 2007;75:1513-1520.

Hughes E. Understanding the care of patients with acute pancreatitis. *Nurs Standard*. 2004;18:45-52.

Kahl S, Zimmerman S, Malfertheiner P. Acute pancreatitis: treatment strategies. *Dig Dis*. 2003;21:30-37.

Mao EQ, Tang YQ, Zhang SD. Formalized therapeutic guideline for hyperlipidemic severe acute pancreatitis. *World J Gastroenterol*. 2003;9:2622-2626.

Matull WR, Pereira SP, O'Donohue JW. Biochemical markers of acute pancreatitis. *J Clin Pathol*. 2006;59:340-344.

Nam JH, Murthy S. Acute pancreatitis. the current status in management. *Expert Opin Pharmacother*. 2003;4:235-241.

Shi D, Zhang CW, Jiang JS, et al. Enteral nutrition in treatment of severe acute pancreatitis. *Hepatobiliary Pancreatic Dis Int*. 2002;1:146-149.

Zyromski N, Murr MM. Evolving concepts in the pathophysiology of acute pancreatitis. *Surgery*. 2003;133:235-237.

Isquemia intestinal/Obstrução intestinal

Batke M, Cappell MS. Adynamic ileus and acute colonic pseudoobstruction. *Med Clin N Am*. 2008;92:649-670.

Berland T, Oldenburg A. Acute mesenteric ischemia. *Curr Gastroenterol Reports*. 2008;10:341-346.

Cappell MS, Batke M. Mechanical obstruction of the small bowel and colon. *Med Clin N Am*. 2008;92:575-597.

De Giorgio R, Knowles CH. Acute colonic pseudo-obstruction. *Br J Surg*. 2009;96:229-239.

Diaz JJ, Bokhari F, Mowery, NT, et al. Guidelines for management of small bowel obstruction. *J Trauma*. 2008;64:1651-1664.

Edwards MS, Cherr GS, Craven TE, et al. Acute occlusive mesenteric ischemia: Surgical management and outcomes. *Ann Vasc Surg*. 2003;17:72-79.

Green BT, Tendler DA. Ischemic colitis:a clinical review. *Southern Med J*. 2005;98:217-222.

McConnell EA. What's behind intestinal obstruction? *Nursing*. 2001;31(10):58-63.

McNamara I, Tremelling M, Dunkley I, et al. Management of intestinal obstruction in malignant disease. *Clin Med*. 2003;3:311-314.

Potluri V, Zhukovsky DS. Recent advances in malignant bowel obstruction: an interface of old and new. *Curr Pain Headache Rep*. 2003;7:270-278.

Nutrição

ACOG Practice Bulletin No. 105. Bariatric surgery and pregnancy. *Obstet Gynecol*. 2009;113:1405-1413.

Aills L, Blankenship J, Buffington C, Furtado M, Parrot J. ASMBS allied health nutritional guidelines for the surgical weight loss patient. *Surg Obes Relat Dis*. 2008;4:S73-S108.

Barr J, Hecht M, Flavin KE, Khorana A, Michael K, Gould MK. Outcomes in critically ill patients before and after the implementation of an evidence-based nutritional management protocol. *Chest*. April 2004;124(4):1446-1457.

Booth CM, Heyland DK, Paterson WG. Gastrointestinal promotility drugs in the critical care setting: a systematic review of the evidence. *Crit Care Med*. 2002;30:1429-1435.

Braunschweig CL, Levy P, Sheean PM, Wang X. Enteral compared with parenteral nutrition: a meta analysis. *Am J Clin Nutr*. 2001;74:534-542.

Brozovich M, Read T, Andujar J, et al. Bowel sounds, flatus, and bowel movement do not correlate with tolerance of oral intake following major abdominal surgery: a prospective study (abstract). *Dis Colon Rectum*. 2005; 48(3):625.

Burns SM, Carpenter R, Blevins C, et al. Detection of inadvertent airway intubation during gastric tube insertion: capnography versus a colorimetric carbon dioxide detector. *Am J Crit Care*. 2006;15(2):188-195.

Cerra FB, Benitez MR, Blackburn GL, et al. Applied nutrition in ICU patients. A consensus statement of the American College of Chest Physicians. *Chest*. 1997;111:769-778.

Dark DS, Pingleton SK, Kerby GR. Hypercapnia during weaning. A complication of nutritional support. *Chest*. 1985;88: 141-143.

de Aguilar-Nascimento JE, Kudsk KA. Clinical costs of feeding tube placement. *JPEN J Parenter Enteral Nutr*. 2007; 31(4):269-273.

Desachy A, Clavel M, Vuagnat A, et al. Initial efficacy and tolerability of early enteral nutrition with immediate or gradual introduction in intubated patients. *Intensive Care Med*. 2008; 34(6):1054-1059.

Drover JW, Dhaliwal R, Heyland DK. Small bowel versus gastric feeding in the critically ill patient: results of a meta-analysis. *Crit Care Med*. 2003;30:A44.

FDA Public Health Advisory FDA/Center for Food Safety & Applied Nutrition. Reports of blue discoloration and death in patients receiving enteral feedings tinted with the dye, FD&C blue NO. September 29, 2003.

Grap MJ, Munro CL, Hummel RS, et al. Effect of backrest elevation on the development of ventilator-associated pneumonia. *Am J Crit Care*. 2005;14(4):325-332.

Heymsfield SB, Head CA, McManus CB, 3rd, Seitz S, Staton GW, Grossman GD. Respiratory, cardiovascular, and metabolic effects of enteral hyperalimentation: influence of formula dose and composition. *Am J Clin Nutr*. 1984;40:116-130.

Holzapfel L, Chevret S, Madinier G, et al. Influence of long-term oro- or nasotracheal intubation on nosocomial maxillary sinusitis and pneumonia: results of a prospective, randomized, clinical trial. *Crit Care Med*. 1993;21(8):1132-1138.

Kostadima E, Kaditis AG, Alexopoulos EI, et al. Early gastrostomy reduces the rate of ventilator-associated pneumonia in stroke or head injury patients. *Eur Respir J*. 2005;26(1):106-111.

Krenitsky J. Gastric versus jejunal feeding: evidence or emotion? *Prac Gastroenter*. 2006;30(9):46.

Krenitsky J. Immunonutrition—fact, fancy or folly? *Prac Gastroenterol*. 2006;30(5):47.

Lansford T, Moncure M, Carlton E, et al. Efficacy of a pneumonia prevention protocol in the reduction of ventilator-associated pneumonia in trauma patients. *Surg Infect (Larchmt)*. 2007; 8(5):505-510.

Mackenzie SL, Zygun DA, Whitmore BL, et al. Implementation of a nutrition support protocol increases the proportion of mechanically ventilated patients reaching enteral nutrition targets in the adult intensive care unit. *J Parenter Enteral Nutr*. 2005;29:74-80.

Madsen D, Sebolt T, Cullen L, et al. Listening to bowel sounds: an evidence-based practice project. *Am J Nurs*. 2005;105(12):40-49.

Marik PE, Zaloga GP. Gastric versus post-pyloric feeding: a systematic review. *Crit Care*. 2003;7:R46-R51.

Martindale RG, McClave, SA, Vanek VW, et al. Guidelines for the provision and assessment of nutrition support therapy in the adult critically ill patient: Society of Critical Care Medicine and

American Society for Parenteral and Enteral Nutrition: Executive Summary. *Crit Care Med.* 2009;37(5):1757-1761.

McClave SA, DeMeo MT, DeLegge MH, et al. North American Summit on Aspiration in the Critically Ill Patient: consensus statement. *J Parenter Enteral Nutr.* 2002;26(6 Suppl):S80-S85.

McClave SA, Sexton LK, Spain DA, et al. Enteral tube feeding in the intensive care unit: factors impeding adequate delivery. *Crit Care Med.* 1999; 27:1252-1256.

Metheny NA, Clouse RE. Bedside methods for detecting aspiration in tube fed patients. *Chest.* 1997;111:724-731.

Miller AD, Smith KM. Medication and nutrient administration considerations after bariatric surgery. *Am J Health Syst Pharm.* 2006;63(19):1852-1857.

Munera-Seeley V, Ochoa JB, Brown N, et al. Use of a colorimetric carbon dioxide sensor for nasoenteric feeding tube placement in critical care patients compared with clinical methods and radiography. *Nutr Clin Prac.* Jun-Jul 2008; 23(3):318-321.

Nguyen NQ, Chapman M, Fraser RJ, et al. Prokinetic therapy for feed intolerance in critical illness: one drug or two? *Crit Care Med.* 2007;35(11):2561-2567.

O'Donnell K. Small but mighty: selected micronutrient issues in gastric bypass patients. *Prac Gastroenterol.* 2008;XXXII (5):37.

O'Keefe-McCarthy, Santiago C, Lau G. Ventilator-associated pneumonia bundled strategies: an evidence-based practice. *Worldviews Evid Based Nurs.* 2008;193-204. Published Online: December 5, 2008.

Parrish CR. Enteral feeding: the art and the science. *Nutr Clin Pract.* 2003;18:76.

Parrish CR, Krenitsky J, McCray S. University of Virginia Health System Nutrition Support Traineeship Syllabus. Charlottesville, VA: University of Virginia Medical Center Nutrition Services Department; 2003.

Parrish CR, Krenitsky J, Willcutts K. Protocol on nutrition in the mechanically ventilated patient. In: Chulay M, Burns S, eds. *AACN Research Based Practice Protocols on Care of the Mechanically Ventilated Patient.* Viejo, CA: AACN; 2004.

Parrish CR, McClave S. Checking gastric residual volumes: a practice in search of science? *Prac. Gastroenterol.* 2008;32(10):33.

Rassias AJ, Ball PA, Corwin HL. A prospective study of tracheopulmonary complications associated with the placement of narrow-bore enteral feeding tubes. *Crit Care.* 1998; 2(1):25-28.

Rice TW, Swope T, Bozeman S, et al. Variation in enteral nutrition delivery in mechanically ventilated patients. *Nutrition.* 2005;21(7-8):786-792.

Saalwachter Schulman A, Sawyer RG. Have you passed gas yet? Time for a new approach to feeding patients postoperatively. *Prac Gastroenterol.* 2005;32(10):82.

Sacks G. Drug–Nutrient Considerations in Patients Receiving Parenteral and Enteral Nutrition Practical Gastroenterology. Accessed July 2004 from http://www.healthsystem.virginia.edu/internet/digestive-health/nutrition.cfm#ginutlinks.

Salord F, Gaussorgues P, Marti-Flich J, et al. Nosocomial maxillary sinusitis during mechanical ventilation: a prospective comparison of orotracheal versus the nasotracheal route for intubation. *Intensive Care Med.* 1990;16(6):390-393.

Sorokin R, Gottlieb JE. Enhancing patient safety during feeding-tube insertion: a review of more than 2,000 insertions. *JPEN J Parenter Enteral Nutr.* 2006; 30(5):440-445.

Talpers SS, Romberger DJ, Bunce SB, Pingleton SK. Nutritionally associated increased carbon dioxide production. Excess total calories vs high proportion of carbohydrate calories. *Chest.* 1992;102:551-555.

van den Berghe G, Wouters P, Weekers F, et al. Intensive insulin therapy in critically ill patients. *N Engl J Med.* 2001; 345:1359-1367.

van den Broek PWJH, Rasmussen-Conrad EL, Naber AHJ, et al. What you think is not what they get: significant discrepancies between prescribed andadministered doses of tube feeding. *Brit J Nutr.* 2009;101(1):68-71.

van Nieuwenhoven CA, Vandenbroucke-Grauls C, van Tiel FH, et al. Feasibility and effects of the semirecumbent position to prevent ventilator-associated pneumonia: a randomized study. *Crit Care Med.* 2006; 34:396-402.

van Zanten AR, Dixon JM, Nipshagen MD, et al. Hospital-acquired sinusitis is a common cause of fever of unknown origin in orotracheally intubated critically ill patients. *Crit Care.* 2005;9(5):R583-R590.

Yavagal DR, Karnad DR, Oak JL. Metoclopramide for preventing pneumonia in critically ill patients receiving enteral tube feeding: a randomized controlled trial. *Crit Care Med.* 2000;28(5):1408-1411.

Referências *on-line* de interesse: acesso livre

http://www.healthsystem.virginia.edu/internet/digestive-health/nutrition/resources.cfm.

da Silva L, McCray S. Vitamin B_{12}: no one should be without it. *Practic Gastroenterol.* 2008;XXXIII(1):34.

DiBaise JK. Small intestinal bacterial overgrowth: nutritional consequences and patients at risk. *Prac Gastroenterol.* 2008; XXII(12):15.

McCray S. Lactose intolerance: considerations for the clinician. *Prac Gastroenterol.* 2003;XXVII(2):21.

Parrish CR, Yoshida C. Nutrition intervention for the patient with gastroparesis: an update. *Prac Gastroenterol.* 2005;XXIX(8):29.

Radigan A. Post-gastrectomy: managing the nutrition fall-out. *Prac Gastroenterol.* 2004;XXVIII(6):63.

Ukleja A. Dumping syndrome. *Prac Gastroenterol.* 2006; XXX(2):32.

Cirurgia bariátrica

Andris DA. Surgical treatment for obesity—ensuring success. *J WOCN.* 2005;32:393-401.

Buchwalk H. Overview of bariatric surgery. *J Am Coll Surg.* 2002; 194(3):367-375.

Doolen JL, Miller, SK. Primary care management of patients following bariatric surgery. *J Am Acad Nurse Pract.* 2005; 17(11):446-450.

Mitka M. Surgery for obesity. *JAMA.* 2003;289(14):1761-1762.

National Institute of Diabetes, Digestive, and Kidney Diseases (NIDDK) of the National Institutes of Health. *Gastric surgery for severe obesity.* Retreived March 20, 2004, from http://win.niddk.nih.gov/publications/PDFs/gasurg12.04bw.pdf.

Still CD. Before and after surgery: the team approach to management. *J Fam Pract.* 2005;54(3). Retreived March 18, 2005, from http://www.findarticles.com/p/articles/ mi_m0689/is_3_54/ai_n13783681

Watkins BM, Montgomery KF, Ahroni JH, Erlitz MD, Abrams RE, Scurlock J E. Adjustable gastric banding in an ambulatory surgery center. *Obes Surg.* 2005;15(7):1045-1049.

SISTEMA RENAL

Carol Hinkle

HABILIDADES DE CONHECIMENTO

1. Descrever etiologia, fisiopatologia, manifestações clínicas, necessidades do paciente e princípios de tratamento da insuficiência renal aguda (IRA).

2. Diferenciar os três tipos de IRA:
   - Pré-renal
   - Intrínseca
   - Pós-renal

3. Comparar e contrastar fisiopatologia, manifestações clínicas, necessidades dos pacientes e abordagens de tratamento dos desequilíbrios eletrolíticos que ameaçam a vida:

   - Sódio (Na^+)
   - Potássio (K^+)
   - Cálcio (Ca^{++})
   - Magnésio (Mg^{++})
   - Fósforo (PO_4)

4. Diferenciar indicações e eficácia dos diferentes tipos de terapias de substituição renal.

5. Descrever intervenções de enfermagem para pacientes submetidos a terapia de substituição renal.

TÉCNICAS ESPECIAIS DE AVALIAÇÃO, EXAMES DIAGNÓSTICOS E SISTEMAS DE MONITORAMENTO

Há uma grande variedade de exames diagnósticos disponíveis para uso na determinação da causa e da localização da disfunção renal. Os níveis da creatinina e ureia nitrogenada sérica (BUN) são monitorados de perto, pois esses níveis e as relações entre eles (relação BUN: creatinina) fornecem informações valiosas a respeito da capacidade de filtração dos rins. O nível de BUN fornece informações importantes sobre o estado da perfusão renal, enquanto o nível de creatinina é mais preciso na avaliação da função tubular real. Os valores de Na^+ na urina variam conforme os rins tentam reter ou excretar água. Volume de urina, peso específico (PE) e osmolalidade são úteis na identificação da capacidade do rim de excretar e concentrar líquidos. A comparação dos resultados desses exames, conforme encontrados na insuficiência pré-renal e intrínseca, é apresentada na Tabela 15.1. Tais exames ajudam a estabelecer um diagnóstico seguro.

CONDIÇÕES PATOLÓGICAS

Insuficiência renal aguda

O problema renal mais observado em pacientes críticos é o desenvolvimento da insuficiência renal aguda (IRA). A IRA consiste em uma redução abrupta da função renal, com retenção progressiva de produtos metabólicos (p. ex., creatinina e ureia). A oligúria, débito urinário inferior a 400 mL/dia, é um achado comum na IRA. O desenvolvimento de IRA em pacientes críticos apresenta uma mortalidade estimada de 65%. A história de insuficiência renal crônica (IRC) complica o curso clínico de qualquer doença grave.

Um sistema de classificação (Fig. 15.1) para a IRA é o RIFLE (*Risk of renal dysfunction, Injury to the kidney, Failure of kidney function, Loss of kidney function, and End-stage kidney disease* = Risco de disfunção renal, lesão renal, insuficiência da função renal, perda da função renal e doença renal em estágio terminal). Esse sistema permite que os pacientes sejam classificados de acordo com as alterações da creatinina sérica e/ou diurese.

TABELA 15.1 EXAMES DIAGNÓSTICOS UTILIZADOS NO DIAGNÓSTICO DIFERENCIAL DA INSUFICIÊNCIA RENAL AGUDA

Exame	Valores normais	Pré-renal	Intrínseca
Urina			
Volume	1-1,5 L/dia	< 400 mL/dia	< 400 mL/dia
Gravidade específica	1,10-1,20	> 1,020	< 1,010
Osmolalidade	500-1.200 mOsm/kg	> 500 mOsm/kg	< 350 mOsm/kg
Sódio	40-220 mEq/L/24 horas	< 20 mEq/L	> 30 mEq/L
Fe Na	1-2%	< 1%	> 2-3%
Soro			
BUN	7-18 mg/dL	> 25 mg/dL	> 25 mg/dL
Creatinina	0,5-1,5 mg/dL	Normal	> 1,2 mg/dL
Relação BUN: creatinina	10-20:1	> 20:1	10:1[a]

[a] Ambos os valores elevados, mas relação constante.

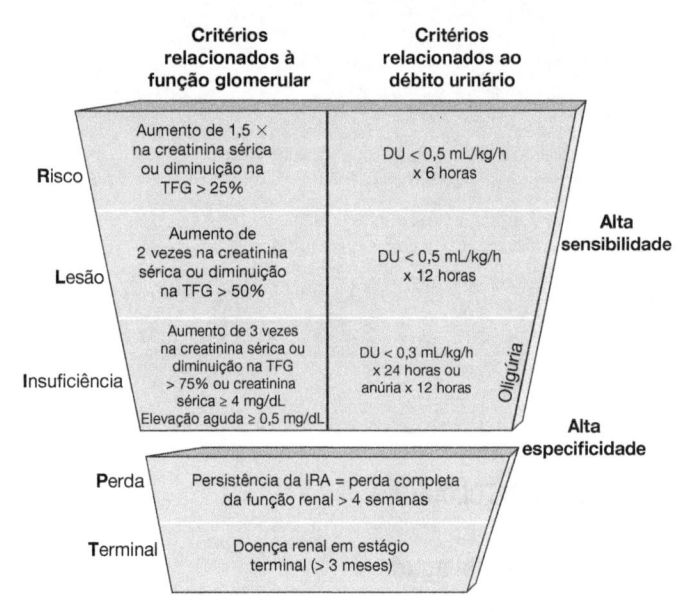

Figura 15.1 Parâmetros de definição da classificação RIFLE. *(Retirada de Bellomo R, Ronco C, et al. Acute Renal Failure-Definition, outcome measures, animal models, fluid therapy and information technology needs. http://ccforum.com/content/8/4/R206. Page R206.)*

Etiologia, fatores de risco e fisiopatologia

A IRA é mais bem entendida quando a condição é considerada em termos da localização dos danos ao sistema renal: causas pré, intra ou pós-renais de insuficiência. Cada tipo de IRA apresenta diferentes etiologia, fisiopatologia, exames laboratoriais e quadro clínico.

Insuficiência pré-renal

As condições fisiológicas que levam à diminuição da perfusão dos rins, sem lesões intrínsecas aos túbulos renais, são identificadas como insuficiência pré-renal (Tab. 15.2). A diminuição da perfusão da artéria renal provoca uma diminuição na taxa de filtração do sangue pelos glomérulos. Quando a pressão de perfusão cai para menos de 70 mmHg, perde-se a proteção da autorregulação, diminuindo ainda mais a filtração glomerular.

À BEIRA DO LEITO
Insuficiência renal aguda

Uma mulher de 62 anos deu entrada no pronto-socorro relatando dor abdominal intensa e continuada, associada a náuseas e vômitos. Após ultrassom, foi levada ao centro cirúrgico; uma exploração cirúrgica revelou 1,5 m de intestino necrosado, ascite hemorrágica e peritonite grave. O intestino foi retirado e drenados 460 mL de líquido ascítico.

Após internação na unidade de terapia intensiva, a paciente foi intubada e ventilada, recebeu um cateter de artéria pulmonar, cateter de Foley e sonda nasogástrica para aspiração intermitente. A avaliação revelou o seguinte:

Pele	Fria e úmida
Neurológica	Desperta facilmente à estimulação, move todas as extremidades ao comando
Cardiovascular	Bulhas cardíacas normais, sem edema ou aumento das veias do pescoço
Respiratória	Murmúrio vesicular diminuído, com presença de estertores bilateralmente
Abdome	Distendido, ausência de sons intestinais, drenagem nasogástrica mínima (líquido escuro, sanguinolento)
Geniturinária	20 mL/h de urina, de cor dourada escura
Sinais vitais	
Frequência cardíaca	130 bpm (taquicardia sinusal com extrassístoles ventriculares ocasionais)
Pressão arterial	90/60 mmHg, lábil
FR	16 rpm
Temperatura	39,5 °C (retal)

Durante as primeiras 8 horas após a cirurgia, recebeu 5 L de solução de Ringer lactato, em um esforço para estabilizar a pressão arterial e aumentar a produção de urina.

A reanimação agressiva com fluidos foi continuada durante seu primeiro dia pós-operatório, para manejar a pressão arterial continuamente instável e diurese pobre. Os exames revelaram:

BUN	33 mg/dL
Creatinina	2,8 mg/dL
K^+	6,2 mEq/L
Gasometria arterial	
pH	7,25
$PaCO_2$	39 mmHg
HCO_3^-	14 mEq/L
PaO_2	94 mmHg

Foi iniciada dobutamina a 7,5 mcg/kg por minuto. Foram feitas mudanças no ventilador e administrados 88 mEq de $NaHCO_3^-$ IV.

No segundo dia de pós-operatório, foi iniciada hemodiálise venosa contínua (HDVVC) para corrigir a crescente insuficiência renal e o desequilíbrio eletrolítico (BUN 50 mg/dL; creatinina 2,8 mg/dL; K^+ 5,8 mEq/L; pH arterial 7,26). No dia seguinte, a pressão arterial começou a se estabilizar, com diminuição dos níveis de BUN, creatinina e K^+ e aumento do pH para níveis normais.

Nesse momento, a função renal tubular ainda é completamente normal. Como resultado da diminuição da taxa de filtração glomerular (TFG), os rins são incapazes de filtrar os resíduos do sangue. Assim, mais Na^+ e água são reabsorvidos, resultando em oligúria. Se o estado de perfusão diminuída per-

TABELA 15.2 CAUSAS DA INSUFICIÊNCIA RENAL AGUDA

INSUFICIÊNCIA PRÉ-RENAL
Hipovolemia
- Queimaduras
- Uso excessivo de diuréticos
- Perdas gastrintestinais (GI)
- Hemorragia
- Terceiro espaço
- Choque

Resistência vascular periférica alterada
- Reação anafilática
- Medicamentos anti-hipertensivos
- Choque neurogênico
- Choque séptico

Diminuição do débito cardíaco
- Arritmias
- Tamponamento cardíaco
- Choque cardiogênico
- Insuficiência cardíaca
- Infarto do miocárdio
- Tromboembolia pulmonar

INSUFICIÊNCIA INTRÍNSECA
Isquêmica
- Perfusão renal prolongadamente diminuída
- Choque séptico
- Reação transfusional
- Trauma/lesão por esmagamento

Nefrotóxica
- Antibióticos
- Fungicidas
- Toxinas Gram-negativas
- Pesticidas
- Corantes radiográficos

Inflamatória
- Glomerulonefrite aguda
- Vasculopatia aguda
- Nefrite intersticial aguda

INSUFICIÊNCIA PÓS-RENAL
Mecânica
- Coágulos
- Cálculos
- Estenoses
- Tumores

Funcional
- Medicamentos
- Doenças neurológicas

---

sistir, podem ocorrer danos irreversíveis nos túbulos renais, resultando em insuficiência intrínseca. A maioria das formas de insuficiência pré-renal é revertida com facilidade ao se tratar a causa e ao se aumentar a perfusão renal.

Insuficiência intrínseca

As condições fisiológicas que causam danos ao túbulo renal, aos néfrons ou aos vasos sanguíneos renais são identificadas como insuficiências intrínsecas (Tab. 15.2). Após diminuição prolongada na perfusão renal, os rins sofrem danos progressivos, que não são revertidos facilmente com a restauração da perfusão renal. A necrose tubular aguda é a forma mais comum de insuficiência intrínseca.

Quando o dano ao rim é nefrotóxico (por medicamentos ou substâncias que causam problema direto ao rim), o dano ao néfron ocorre sobretudo na camada epitelial. Como essa camada tem a capacidade de se regenerar, muitas vezes ocorre uma rápida cura após as lesões nefrotóxicas. Quando a lesão é isquêmica ou inflamatória, a membrana basal do néfron também fica danificada, e a regeneração não é possível. As lesões isquêmicas e inflamatórias são mais propensas a causar IRC do que as nefrotóxicas.

O distúrbio fisiopatológico subjacente da insuficiência celular intrínseca é o dano celular renal. Nos rins saudáveis, o glomérulo normalmente atua como um filtro, impedindo a passagem de moléculas de grande dimensão para o filtrado glomerular. Os danos ao glomérulo permitem que proteínas e restos celulares entrem nos túbulos renais, causando obstrução intraluminal.

Insuficiência pós-renal

As condições fisiológicas que obstruem parcial ou completamente o fluxo de urina do rim para o meato uretral podem causar insuficiência pós-renal (Tab. 15.2). A obstrução parcial aumenta a pressão intersticial renal, que eleva a pressão da cápsula de Bowman e opõe-se à filtração glomerular. A obstrução completa leva a urina a retornar ao rim, podendo comprimi-lo. Nesse tipo de obstrução, não há débito urinário do rim afetado. A insuficiência pós-renal é uma causa rara de IRA em pacientes críticos. O tratamento para a insuficiência pós-renal é focado na remoção da obstrução.

Fases clínicas

Existem três fases clínicas na IRA, vistas principalmente na insuficiência intrínseca. A primeira, a fase oligúrica, inicia-se dentro de 48 horas após a lesão aos rins. Na insuficiência intrínseca, essa fase é acompanhada por aumento significativo das taxas de BUN e creatinina. O grau de elevação desses resíduos é menos pronunciado na insuficiência pré-renal. As complicações mais observadas nessa fase de insuficiência renal são sobrecarga de fluidos e hipercalemia aguda. A fase oligúrica pode durar de poucos dias a várias semanas. Quanto mais tempo durar, pior o prognóstico do paciente.

A fase diurética segue a fase oligúrica. Durante essa fase, há um retorno gradual da função renal. Embora a BUN e a creatinina continuem a subir, há um aumento na produção de urina. O estado de hidratação do paciente antes da fase diurética determina a quantidade de débito urinário. Um paciente com sobrecarga de líquidos pode excretar até 5 L de urina por dia e apresentar uma perda marcante de Na^+. O tempo médio dessa fase é de 7 a 10 dias. Os pacientes devem ser cuidadosamente observados em relação ao risco de complicações decorrentes dos déficits de líquidos e eletrólitos.

Já a fase de recuperação marca a estabilização dos resultados laboratoriais, podendo durar de 3 a 12 meses. É comum haver algum grau de insuficiência renal residual após a IRA.

Alguns pacientes não recuperam a função renal e evoluem para IRC.

Manifestações clínicas

As diversas causas de insuficiência renal determinam as manifestações clínicas do paciente. A insuficiência renal pode causar disfunção de múltiplos órgãos e, portanto, manifestar-se de diversas maneiras. A *uremia* descreve a síndrome clínica que acompanha os efeitos deletérios da disfunção renal sobre outros sistemas e órgãos. As manifestações clínicas do paciente com uremia refletem o grau de perda de néfrons e, correspondentemente, a perda da função renal.

Sinais e sintomas

- Oligúria (< 400 mL/dia) ou anúria (< 100 mL/dia)
- Taquicardia
- Hipotensão arterial (pré-renal)
- Hipertensão (intrínseca)
- Achatamento das veias do pescoço (pré-renal)
- Distensão das veias do pescoço (intrínseca)
- Membranas mucosas secas
- Pele fria, pegajosa
- Letargia
- Respiração rápida, profunda
- Vômitos
- Náuseas
- Confusão mental

Exames diagnósticos

Os exames laboratoriais são muito importantes para diagnosticar e avaliar a eficácia das intervenções em pacientes com IRA. A Tabela 15.1 apresenta os valores laboratoriais comumente encontrados na insuficiência pré-renal e intrínseca.

Princípios de tratamento da insuficiência renal

Uma abordagem colaborativa para o tratamento de pacientes com insuficiência renal começa com o reconhecimento precoce dos pacientes em risco de desenvolver a doença. O foco está na manutenção da perfusão renal adequada e em evitar o comprometimento renal.

Houve significativas mudanças na prevenção e no tratamento da IRA durante as últimas décadas. Esses avanços têm-se centrado na rápida correção da hipotensão e no uso precoce de terapias de substituição renal (TSRs), antes do desenvolvimento de uremia. Uma vez que o paciente desenvolve a IRA, o objetivo é restabelecer rapidamente a homeostase, por meio da eliminação da causa subjacente. O tratamento da IRA também inclui correção do desequilíbrio de fluidos, prevenção e correção dos desequilíbrios eletrolíticos que ameacem a vida, tratamento da acidose, prevenção de novos danos renais, prevenção e tratamento da infecção e melhora do estado nutricional.

Correção do desequilíbrio hídrico

A manutenção do equilíbrio hídrico no paciente com insuficiência renal é um desafio. Deve ser alcançado um delicado equilíbrio, por um lado fornecendo a quantidade de líquido necessária para a perfusão renal adequada e, por outro, evitando a sobrecarga hídrica. Muitas vezes, é difícil avaliar se o paciente apresenta depleção ou sobrecarga de volume. Um cateter de artéria pulmonar pode ser inserido para auxiliar na avaliação do estado hídrico.

1. Calcule as necessidades diárias de líquidos. Na doença pré-renal, a reposição hídrica depende da perda de fluidos, tanto em quantidade como em composição. Devem ser consideradas as perdas insensíveis de fluidos nesse cálculo (Tab. 15.3). A reposição de volume com soro fisiológico (antes de uma potencial lesão) em um paciente em risco de disfunção renal é uma prática amplamente aceita. Além disso, a expansão de volume é certamente benéfica na prevenção de que uma depleção de volume progrida de insuficiência pré-renal para intrínseca. Estando oligúricos, os pacientes raras vezes podem tolerar mais de 1.000 mL de líquido por dia. Muitas vezes, é necessário colocar restrições em outras intervenções (p. ex., administração de medicamentos IV, suporte nutricional) durante essa fase. Na fase diurética, o paciente pode necessitar de 1 a 4 L de líquido por dia para evitar a hipovolemia. Com frequência, permite-se que o paciente perca mais líquido do que é substituído, em um esforço para facilitar a circulação de fluidos dos espaços interstícial e intracelular para o espaço vascular.
2. Realize uma mensuração precisa do balanço hídrico. Todas as perdas insensíveis devem ser incluídas no cálculo. As decisões relacionadas à fluidoterapia, muitas vezes, baseiam-se no débito do paciente.
3. Realize a pesagem diariamente. Deve-se permitir que o peso corporal reduza de 0,2 a 0,3 kg/dia, como resultado do catabolismo. Se o peso do paciente estiver estável ou aumentar, suspeita-se de expansão de volume. Se a perda de peso for superior a essas recomendações, é preciso investigar uma depleção de volume ou hipercatabolismo.
4. Administre diuréticos* para avaliar a resposta do paciente quando a sua condição hídrica for incerta. São utilizadas doses crescentes na tentativa de determinar a dose ideal. Isso costuma ser realizado dobrando-se a dose (p. ex., primeira dose, 20 mg; segunda dose, 40 mg; terceira dose, 80 mg) a cada 30 a 60 minutos, até que a diurese seja alcançada ou a dose máxima seja atingida. Uma vez determinada a insuficiência renal, podem ser usados diuréticos para evitar a sobrecarga de líquidos e para potencializar os efeitos dos medicamentos anti-hipertensivos. Os diuréticos poupadores de potás-

---

*Conforme prescrição médica.

TABELA 15.3 VOLUMES MÍNIMOS DE LÍQUIDOS ASSOCIADOS ÀS PERDAS INSENSÍVEIS DE FLUIDOS

Situação/Condição	Volume
Perdas respiratórias	500-850 mL/dia (dependendo da ventilação-minuto)
Febre (perda/°C de elevação > 38)	200 mL
Diaforese	500 mL
Diarreia	50-200 mL/fezes

sio costumam ser evitados, pois a eliminação do K⁺ está diminuída na insuficiência renal. Dois diuréticos administrados são o manitol e a furosemida. O primeiro, um diurético osmótico, é usado na tentativa de prevenir a IRA. Provoca a vasodilatação dos vasos renais e amplia o volume vascular, aumentando o movimento de líquido do espaço intersticial. Os benefícios do uso do manitol após a IRA não foram claramente estabelecidos; ele pode contribuir para a sobrecarga de líquido sem a função excretora renal, devendo ser usado com cautela. A furosemida, um diurético de alça, é o diurético mais utilizado na IRA. Funciona pelo bloqueio da reabsorção de Na⁺ nos túbulos renais, aumentando, assim, a excreção de Na⁺ e água. É frequentemente empregado para reduzir a sobrecarga de fluidos e a frequência de diálise na IRA. Além disso, é utilizada com precaução em pacientes que recebem antibióticos aminoglicosídeos, pois potencializa o efeito nefrotóxico desses medicamentos.

5. Introduza a TSR conforme necessário. Até pouco tempo, os pacientes com insuficiência renal recebiam diálise peritoneal ou hemodiálise para a assistência na manutenção do equilíbrio hídrico. Diversos novos dispositivos de filtração contínua estão disponíveis para aumentar a remoção de resíduos líquidos e metabólicos durante a IRA. Esses tratamentos mais recentes podem ser mais bem tolerados em pacientes hemodinamicamente instáveis do que a diálise peritoneal ou hemodiálise.

Prevenindo e tratando desequilíbrios eletrolíticos que ameaçam a vida

Existe uma série de desequilíbrios eletrolíticos que pode ocorrer na insuficiência renal. Os mais comuns são hipercalemia, hipocalcemia, hipermagnesemia e hiperfosfatemia. Na IRA, a condição eletrolítica orienta as decisões sobre o tipo de reposição volêmica e TSR. O tratamento desses distúrbios eletrolíticos é detalhado mais adiante neste capítulo.

Tratando a acidose

Os pacientes com insuficiência renal, muitas vezes, desenvolvem acidose metabólica, com uma leve alcalose respiratória compensatória.

1. Administre bicarbonato de sódio (NaHCO₃) conforme indicado. O tratamento não costuma ser instituído até que o nível sérico de bicarbonato caia para menos de 15 mEq/L. Mesmo assim, realiza-se a reposição de apenas metade do déficit basal para evitar a hipercorreção do pH. A administração excessiva de NaHCO₃ pode causar alcalose metabólica, tetania e edema pulmonar.
2. Se um paciente está sendo dialisado, a utilização de um dialisado contendo bicarbonato facilitará o tamponamento do estado acidótico do paciente.

Prevenção de danos renais adicionais

Na IRA, os fármacos metabolizados ou excretados pelo rim exigem ajustes para evitar níveis séricos sanguíneos excessivos e potencial nefrotoxicidade. Uma atenção especial deve ser dada no aprazamento dos medicamentos de acordo com o calendário da TSR. Os medicamentos podem ser eliminados ou ter suas ações potencializadas por essas terapias. Como resultado, certos medicamentos, como os antibióticos, são, com frequência, monitorados com os níveis máximos e mínimos. Um farmacêutico clínico é uma fonte que pode auxiliar na escolha de medicação apropriada, dosagem e monitoramento durante a IRA.

1. Modifique a dosagem da medicação. Como muitos medicamentos são eliminados pelos rins, sua administração (dose e horário) deve ser alterada no paciente com insuficiência renal. As decisões sobre dose e horários de administração da medicação baseiam-se no medicamento e no grau de disfunção renal do paciente. A fase de insuficiência renal e de outros tratamentos concomitantes ajuda a determinar a dose adequada da medicação.
2. Administre agentes anti-hipertensivos conforme necessário. A hipertensão é um grave problema para muitos pacientes com insuficiência renal, muitas vezes exigindo o uso concomitante de vários fármacos anti-hipertensivos. A maioria dos agentes anti-hipertensivos não é removida por TSR. Durante a hemodiálise, é importante ajustar a posologia dos fármacos anti-hipertensivos para evitar episódios de hipotensão durante a diálise. Porém, alguns desses agentes são eliminados pelos rins. Portanto, os pacientes em diálise que recebem esses medicamentos necessitam de alterações na dose ou no horário de administração.

Prevenção e tratamento da infecção

Os pacientes com insuficiência renal estão em alto risco de desenvolver infecção e costumam ser tratados com agentes antimicrobianos. Esses agentes devem ser cuidadosamente selecionados e monitorados; muitas vezes exigem ajuste das doses. A monitoração cuidadosa da função renal e dos níveis do medicamento durante a terapia antimicrobiana é imperativa para evitar mais danos renais.

Melhora do estado nutricional

O desafio no tratamento do estado nutricional do paciente com insuficiência renal é proporcionar um equilíbrio entre o fornecimento de quantidade suficiente de calorias e proteínas a fim de evitar o catabolismo, mas sem criar problemas como desequilíbrios hidroeletrolíticos ou aumentar a exigência de TSR. O típico paciente com insuficiência renal é hipermetabólico; apresenta necessidade calórica potencialmente dobrada em relação ao normal. Estresses adicionais, relacionados à condição de paciente crítico, podem elevar ainda mais as necessidades calóricas. Náuseas e vômitos, comuns na uremia, diminuem ainda mais a ingestão calórica oral. Uma nutrição adequada também é importante na prevenção da infecção, ajudando a manter a integridade do sistema imune.

1. Restrinja a ingestão de fluidos, K⁺, Na⁺ e proteínas pelo paciente. Como este não consegue eliminar resíduos, fluidos ou eletrólitos, a ingestão dessas substâncias costuma ser restrita para ele. O grau de restrição depende da causa e da gravidade de sua doença. Por exemplo, o nível de restrição de Na⁺ é determinado pela causa da insuficiência renal e pelo nível sérico de Na⁺. Algumas

causas levam a desperdiçar, e, outras, a reter Na⁺. Pode ser necessário restringir fósforo e suplementar Ca⁺⁺ (se o nível deste último estiver baixo), junto com níveis normais de PO_4^-.

2. Administre a suplementação necessária de vitaminas. A suplementação mais frequentemente necessária é a de ácido fólico, piridoxina e vitaminas solúveis em água.
3. Consulte um nutricionista para obter um plano de dieta. As necessidades dietéticas mudam em função do estado renal do paciente e da gravidade de sua doença subjacente. Embora a função exata da nutrição na IRA seja controversa, acredita-se que a desnutrição aumente a morbidade e a mortalidade. A nutrição, enteral ou parenteral, junto com a TSR diária, melhora a sobrevivência e promove a cicatrização das células tubulares renais.

A abordagem usual para os estados de hipercatabolismo é fornecer proteínas e carboidratos suficientes para promover a ressíntese dos elementos teciduais danificados ou perdidos. As necessidades de proteínas podem variar, no início, de 0,5 a 1 g/kg/dia e aumentar com a TSR para 1 a 1,5 g/kg/dia. São administradas calorias não proteicas, em geral na forma de gordura, para necessidades metabólicas não anabólicas.

Desequilíbrio eletrolítico que ameaça a vida

Os rins desempenham um papel importante na regulação do equilíbrio hidroeletrolítico no organismo. A regulação de fluidos corporais e eletrólitos ajuda a garantir um ambiente interno estável, resultando em função intracelular máxima. Qualquer disfunção renal resulta em alterações no equilíbrio hidroeletrolítico.

Em todos os distúrbios eletrolíticos, as indicações para o tratamento variam de acordo com cada paciente. Os sinais e sintomas de desequilíbrio eletrolítico não são, necessariamente, determinados pelo grau de anormalidade; pelo contrário, são determinados pela causa da condição, bem como pela magnitude e pela rapidez da instalação. Para muitos dos desequilíbrios eletrolíticos, é difícil determinar, com precisão, o nível de sinais ou sintomas que podem ocorrer.

Desequilíbrio de sódio: distúrbios hiperosmolares

Etiologia, fatores de risco e fisiopatologia

A osmolalidade sérica, a medida do número de partículas em uma unidade de volume de sangue, é um indicador importante do estado hídrico. Uma vez que a osmolalidade sérica é determinada principalmente pelo nível sérico de Na⁺, a avaliação dos níveis de Na⁺ fornecem informações valiosas sobre a osmolalidade sérica e eventuais excessos ou déficits de água corporal total. Uma rápida estimativa da osmolalidade sérica pode ser calculada duplicando-se o valor do Na⁺ sérico. Os valores de osmolalidade sérica normal são de 285 a 295 mOsm/kg. Os níveis séricos anormais de Na⁺ são classificados como distúrbios de osmolalidade; a hiperosmolalidade refere-se a níveis elevados de Na⁺, que podem ser indicativos de déficit hídrico; a hipo-osmolalidade refere-se a baixos níveis de sódio, que podem ser indicativos de excesso de água.

Pacientes críticos têm risco de apresentar distúrbios de osmolalidade, estando crianças e idosos em maior risco. À medida que um indivíduo envelhece, o hipotálamo torna-se menos sensível a alterações na pressão osmótica; portanto, é menos capaz de alertar o organismo sobre alterações por meio de mecanismos normais. Além disso, os sinais neurológicos indicativos de distúrbios de osmolalidade são, muitas vezes, ignorados ou avaliados como relacionados à idade, em vez de decorrentes de distúrbios fisiológicos.

Os distúrbios hiperosmolares são resultado de um déficit de água. As causas da hiperosmolalidade incluem ingestão inadequada ou perda excessiva de água ou condições que causam uma inibição do hormônio antidiurético (ADH). No paciente em estado crítico, os distúrbios hiperosmolares desenvolvem-se em decorrência de uma ingestão inadequada, geralmente relacionada a perda de consciência ou intubação endotraqueal e inibição do ADH, como manifestada pelo diabetes insípido em um paciente com lesão na cabeça. Os sinais e sintomas observados decorrem da desidratação cerebral resultante. A água é retirada do espaço intracelular para aumentar o volume intravascular, deixando as células desidratadas.

Manifestações clínicas

Sinais e sintomas

- Letargia
- Inquietação
- Desorientação
- Delírios
- Convulsões
- Oligúria
- Hipotensão
- Sede
- Taquicardia
- Membranas mucosas secas
- Coma

Exames diagnósticos

- Na⁺ sérico > 145 mEq/L
- Osmolalidade sérica > 295 mOsm/kg
- PE urina > 1,030

Desequilíbrio de sódio: distúrbios hipo-osmolares

Etiologia, fatores de risco e fisiopatologia

Os distúrbios hipo-osmolares são o resultado de um excesso de água. As causas da hipo-osmolalidade incluem ingestão excessiva ou secreção deficiente de água, excesso de ADH (como na síndrome da secreção inapropriada de ADH), reposição de perda de volume com água pura e distúrbios perdedores de sal. Os distúrbios hipo-osmolares são muito comuns em pacientes críticos, na maioria das vezes relacionados ao uso de soluções de soro glicosado 5% IV. Como esses pacientes, em geral, perderam algum volume, é extremamente importante que se realize uma hidratação equilibrada. Os sinais e sintomas observados com os distúrbios hipo-osmolares estão relacionados a edema cerebral intracelular, à medida que a água se move dos espaços intravasculares para os intracelulares.

Manifestações clínicas

Sinais e sintomas

- Confusão
- *Delirium*
- Convulsões
- Contrações musculares
- Náuseas
- Ganho de peso
- Cefaleia
- Alterações da personalidade
- Coma
- Anorexia
- Vômitos

Exames diagnósticos

- Na^+ sérico < 135 mEq/L
- Osmolalidade sérica < 280 mOsm/kg
- PE urina < 1,010

Desequilíbrio de potássio: hipercalemia

Etiologia, fatores de risco e fisiopatologia

Existem três causas principais de hipercalemia: aumento da ingestão, diminuição da excreção e redistribuição do K^+ do fluido intracelular para o extracelular. O aumento da ingestão raramente é a única causa da hipercalemia, mas tal ingestão é comumente encontrada em associação à diminuição da excreção de K^+. As causas mais comuns de hipercalemia em estados críticos são a destruição celular (p. ex., por lesões por esmagamento) e a suplementação em excesso. Uma vez que o tecido cardíaco é sensível aos níveis de K^+, a hipercalemia muitas vezes se manifesta, em primeiro lugar, como alterações na condução elétrica, demonstradas por alterações no traçado do ECG. Os níveis séricos elevados de K^+ alteram a condução dos impulsos elétricos, em particular nos tecidos cardíaco e muscular. Esses distúrbios de condução podem levar a arritmias cardíacas e morte.

Manifestações clínicas

Uma vez que o K^+ exerce impacto na função neuromuscular e cardíaca normais, esses sistemas são avaliados com cuidado diante de suspeita de hipercalemia. É importante observar que um paciente pode estar enfrentando hipercalemia e não apresentar qualquer alteração do ECG ou no ritmo cardíaco.

Sinais e sintomas

- Fraqueza muscular vaga
- Diminuição dos reflexos tendinosos profundos
- Paralisia flácida
- Confusão mental
- Náuseas
- Diarreia
- Cólicas

Alterações do ECG

- Ondas T altas ou apiculadas
- Intervalo QT pode estar encurtado
- Condução intraventricular é desacelerada
- QRS alargado
- Ondas P largas
- Bradicardia
- Bloqueio atrioventricular (AV) de primeiro grau
- Bloqueio AV com ritmos de escape ventricular, fibrilação ventricular ou assistolia

Exames diagnósticos

- K^+ sérico > 5,5 mEq/L

Desequilíbrio de potássio: hipocalemia

Etiologia, fatores de risco e fisiopatologia

As causas da hipocalemia incluem diminuição da ingestão, aumento da excreção ou conservação deficiente de potássio, perda excessiva ou anormal e influxo aumentado de K^+ para dentro das células. No paciente em estado crítico, a hipocalemia costuma estar relacionada a uso de diuréticos e perdas excessivas pelo trato gastrintestinal. A fraqueza muscular, incluindo a do músculo cardíaco, é o sinal típico da hipocalemia. Pode ocorrer assistolia, decorrente da hipocalemia severa. O decréscimo nos níveis séricos de K^+ provoca aumento da irritabilidade do músculo cardíaco e de células neuromusculares. A hipocalemia pode resultar em arritmias cardíacas graves e morte.

Manifestações clínicas

Sinais e sintomas

- Fraqueza muscular
- Fraqueza muscular respiratória, hipoventilação
- Íleo paralítico
- Distensão abdominal
- Cólicas
- Confusão, irritabilidade
- Letargia

Alterações do ECG

- Ectopia ventricular e ondas T invertidas e planas
- Prolongamento do intervalo QT
- Desenvolvimento de onda U
- Encurtamento e depressão do segmento ST

Exames diagnósticos

- K^+ sérico < 3,5 mEq/L

Desequilíbrio de cálcio: hipercalcemia

Etiologia, fatores de risco e fisiopatologia

Existem três causas de hipercalcemia: liberação de Ca^{++} do osso, aumento da absorção de Ca^{++} do trato gastrintestinal e menor excreção de Ca^{++}.

Manifestações clínicas

Sinais e sintomas

- Sonolência
- Estupor
- Náuseas
- Anorexia

- Poliúria
- Letargia
- Coma
- Vômitos
- Constipação
- Cálculos renais

Alterações do ECG

- Arritmias
- Prolongamento do intervalo QT
- Prolongamento do segmento ST
- Ondas T invertidas e planas

Exames diagnósticos

- Ca^{++} sérico > 10,5 mg/dL

Desequilíbrio de cálcio: hipocalcemia

Etiologia, fatores de risco e fisiopatologia

A hipocalcemia verdadeira é rara. Suas causas são classificadas em três categorias: diminuição da absorção de Ca^{++}, aumento da perda de Ca^{++} e menores quantidades fisiologicamente ativas de Ca^{++}. Os pacientes críticos raramente desenvolvem hipocalcemia; quando desenvolvem, na maioria das vezes, é relacionada a perdas gastrintestinais ou má absorção. Os baixos níveis de Ca^{++} resultam em contração muscular, vistas como tetanias, e broncoespasmo.

Manifestações clínicas

Sinais e sintomas

- Sinal de Chvostek positivo (espasmos do lábio superior em resposta ao estímulo do nervo facial)
- Sinal de Trousseau positivo (espasmo carpopedal em resposta à oclusão da circulação na extremidade por 3 minutos)
- Tetania
- Convulsões
- Parada respiratória
- Broncoespasmo
- Estridor
- Sibilos
- Íleo paralítico
- Diarreia

Alterações do ECG

- Arritmias
- Encurtamento do intervalo QT
- Encurtamento ou depressão do segmento ST
- Inversão da onda T

Exames diagnósticos

- Ca^{++} sérico < 8,5 mg/dL

Desequilíbrio de magnésio: hipermagnesemia

Etiologia, fatores de risco e fisiopatologia

A hipermagnesemia é mais comumente vista em pacientes com insuficiência renal, com incapacidade de excretar Mg^{++} ou com aumento da ingestão de Mg^{++} pelo uso de antiácidos. A IRA é a causa mais comum de hipermagnesemia em pacientes críticos. Observa-se depressão neuromuscular e cardíaca. A hipermagnesemia também pode se desenvolver em outras situações além da insuficiência renal: quando se aumenta a ingestão de Mg^{++}, quando a excreção é reduzida ou quando a insuficiência adrenal ou o hiperparatireoidismo causa aumento do Mg^{++}.

Manifestações clínicas

Sinais e sintomas

- Depressão respiratória
- Diminuição dos reflexos tendinosos profundos
- Paralisia flácida
- Sonolência
- Letargia

Alterações do ECG

- Parada cardíaca
- Prolongamento dos intervalos PR e QT
- QRS alargado
- Aumento da amplitude de onda T
- Bradicardia

Exames diagnósticos

- Mg^{++} sérico > 2,1 mEq/L

Desequilíbrio de magnésio: hipomagnesemia

Etiologia, fatores de risco e fisiopatologia

A hipomagnesemia ocorre com frequência em alcoolistas e pacientes críticos; está, muitas vezes, associada com hipocalcemia e hipocalemia. Pode ser causada pela ingestão diminuída, excreção aumentada, como no tratamento com diuréticos, e perda excessiva de fluidos corporais. Na maioria das vezes, a hipomagnesemia vista no paciente crítico é a manifestação de um comprometimento do estado nutricional, secundária a inanição e má absorção.

Manifestações clínicas

Sinais e sintomas

- Hiper-reflexia
- Sinais de Chvostek e Trousseau positivos
- Nistagmo
- Convulsões
- Tetania

Alterações do ECG

- Prolongamento nos intervalos PR e QT
- Ondas T amplas, achatadas
- Arritmias ventriculares

Exames diagnósticos

- Mg^{++} sérico < 1,3 mEq/L

Desequilíbrio de fosfato: hiperfosfatemia

Etiologia, fatores de risco e fisiopatologia

A causa mais comum de hiperfosfatemia em todos os pacientes, incluindo os críticos, é a insuficiência renal; a regulação do fosfato no organismo dá-se por meio dos rins. A hiperfosfatemia também é vista diante de hipoparatireoidismo, ingestão excessiva de álcalis ou vitamina D, doença de Addison e na presença de tumores ósseos ou fraturas; além disso, é, muitas vezes, associada a hipocalcemia.

Manifestações clínicas

Sinais e sintomas
- Cãibras
- Dores articulares
- Convulsões

Exames diagnósticos
- Fosfato sérico > 4,5 mg/dL

Desequilíbrio de fosfato: hipofosfatemia

Etiologia, fatores de risco e fisiopatologia

A hipofosfatemia é causada por hiperparatireoidismo, hiperinsulinismo, administração de glicose IV e condições que causam a deterioração dos ossos, como a osteomalacia. Essa condição não costuma ser vista em pacientes críticos. Quando ocorre, está, muitas vezes, associada a hipercalcemia.

Manifestações clínicas

Sinais e sintomas
- Fraqueza muscular e hipotrofia
- Fadiga
- Confusão mental
- Oligúria
- Taquicardia
- Anorexia
- Dispneia
- Pele fria

Exames diagnósticos
- Fosfato sérico < 3 mg/dL

Princípios de tratamento dos desequilíbrios eletrolíticos

Distúrbios hiperosmolares

1. Administre água livre. A reposição de fluidos pode ser feita por via oral, se possível, ou por administração intravenosa de soro glicosado 5%. O objetivo é normalizar o nível sérico de Na$^+$ em um período de 48 a 72 horas. Um retorno gradual ao normal evita o excesso de hidratação celular.
2. Monitore frequentemente o Na$^+$ e a osmolalidade sérica. Deve-se ter o cuidado de corrigir, de modo gradual, o nível de Na$^+$ e a osmolalidade. A correção muito rápida desses níveis pode precipitar condições hipo-osmolares e convulsões.
3. Administre desmopressina (nasal) ou vasopressina (IV, IM, subcutânea) no diabetes insípido. Esses medicamentos inibem a ação do ADH.

Distúrbios hipo-osmolares

1. Restrinja a ingestão de água. Hiponatremia leve e assintomática geralmente não é tratada ou tratada apenas com restrição de ingestão de água.
2. Institua a TSR. A TSR é indicada para a sobrecarga grave de líquidos diante de insuficiência renal.
3. Administre solução hipertônica. A solução salina hipertônica pode ser necessária para corrigir os níveis de Na$^+$ inferiores a 115 mEq/L, quando o paciente é sintomático. A administração lenta e cuidadosa da solução hipertônica mostra-se importante para evitar mudanças bruscas na osmolalidade sérica e subsequente hiperosmolalidade.
4. Monitore os níveis de Na$^+$ e osmolalidade sérica com frequência. Deve-se ter o cuidado de corrigir aos poucos o nível de Na$^+$ e a osmolalidade. A correção muito rápida desses níveis pode precipitar condições hipo-osmolares e convulsões.

Hipercalemia

De todos os possíveis desequilíbrios eletrolíticos, a hipercalemia é considerada a mais potencialmente letal, pois o potássio apresenta impacto profundo na eletrofisiologia do coração. Além disso, essa condição é, também, a razão mais comum para o início da diálise no paciente com IRA.

1. Inicie o monitoramento cardíaco. Uma vez que a hipercalemia afeta o tecido cardíaco, a monitoração contínua do ECG auxilia no reconhecimento de manifestações cardíacas decorrentes da alteração nos níveis de K$^+$.
2. Restrinja a ingestão dietética de K$^+$ a 40 mEq/dia. A restrição dietética é considerada o tratamento conservador, sendo, em geral, utilizada com outros tratamentos que visam a remoção do K$^+$ do organismo.
3. Administre resinas de troca catiônica. O poliestireno sulfonato de sódio (Kayexalate) é usado para aumentar a excreção de K$^+$, sendo administrado por via oral ou enemas com sorbitol. O sorbitol atua atraindo o líquido para dentro do intestino, onde o poliestireno causa uma troca entre os íons Na$^+$ e K$^+$. O K$^+$ é, então, eliminado do organismo pelas fezes.
4. Administre glicose hipertônica (50%) e insulina comum. A insulina conduz o K$^+$ para dentro das células temporariamente, protegendo o coração contra os efeitos dos níveis séricos (extracelular) elevados de K$^+$.
5. Administre NaHCO$_3$. Sua administração causa o movimento de K$^+$ para o interior das células, estimulando o intercâmbio do íon hidrogênio (H$^+$) intracelular com o excesso de íons K$^+$ extracelular.
6. Administre sais de cálcio, como o gluconato de cálcio. O cálcio eleva o limiar de estimulação, protegendo o paciente dos efeitos miocárdicos negativos da hipercalemia. A administração de cálcio não altera o nível de K$^+$ no líquido extracelular.
7. Institua a TSR. A hemodiálise pode ser necessária para eliminar rapidamente o K$^+$ quando seus níveis não puderem ser controlados por outros métodos.

Hipocalemia

1. Administre suplementação de K⁺. Dependendo da gravidade do déficit, pode-se usar suplementação oral ou IV. De modo ideal, a suplementação de K⁺ é administrada por meio de uma linha central devido à natureza irritante do K⁺ aos tecidos. A reposição de potássio é realizada com, ao menos, 50 mL de líquido, com substituição de não mais de 20 mEq por hora. É comum que os pacientes sejam incapazes de tolerar mais de 10 mEq/hora se a suplementação for administrada perifericamente. Uma vez que o K⁺ é primariamente um cátion intracelular, aguarde, pelo menos, 1 hora após a administração para que o K⁺ se mova para dentro das células antes de avaliar seu nível sérico. A mensuração muito apressada do nível sérico após o término da suplementação pode refletir um valor artificialmente elevado.
2. Avalie o tratamento diurético do paciente.

Hipercalcemia

1. Administre soro fisiológico IV e diuréticos. Diante de função renal normal, a infusão de soro fisiológico administrada com diuréticos aumenta a TFG e melhora a excreção de Ca^{++} pelos rins.
2. Administre corticosteroides. Eles diminuem a absorção de Ca^{++} do trato gastrintestinal.
3. Administre plicamicina. Ela aumenta a absorção e o armazenamento ósseo de Ca^{++}.
4. Administre suplementação de fosfato PO_4^{--} por via oral. O PO_4^{--} liga-se ao Ca^{++}, de modo que o Ca^{++} é excretado nas fezes.

Hipocalcemia

1. Administre suplementação de Ca^{++}. Podem ser usados antiácidos que contenham cálcio. Muitas vezes, a suplementação de Ca^{++} é feita simultaneamente à administração de ligantes de PO_4^{--}, como o hidróxido de alumínio. Existe uma relação recíproca entre o Ca^{++} e os níveis de PO_4^{--} no organismo. O cálcio pode ser administrado por via oral, sob a forma de antiácidos, ou por via intravenosa, como o gluconato de cálcio ou o cloreto de cálcio, quando os sintomas são graves.
2. Administre suplementação de vitamina D. A vitamina D é necessária para que o Ca^{++} seja absorvido pelo trato gastrintestinal.
3. Previna convulsões. Os pacientes com hipocalcemia estão em risco de desenvolvimento de tetania e convulsões.

Hipermagnesemia

1. Institua a TSR. Consulte *Hiperfosfatemia* a seguir.
2. Interrompa o uso de antiácidos contendo Mg^{++}.
3. Administre soro fisiológico e diuréticos. Se o paciente tiver função renal normal, a administração de soro fisiológico e diuréticos aumenta a TFG e melhora a excreção de Mg^{++}.
4. Administre gluconato de cálcio por via intravenosa.

Hipomagnesemia

1. Administre suplementação de Mg^{++}. É possível usar a administração oral ou de sulfato de Mg^{++} IM ou IV. O Mg^{++} IV não deve ser administrado mais rápido do que 150 mg/min. A reposição diária total não deve exceder 30 a 40 g.
2. Reduza estímulos auditivos, pressóricos e visuais.

Hiperfosfatemia

1. Administre géis de hidróxido de alumínio, que se ligam ao fosfato no intestino, limitando a absorção, promovendo a excreção e diminuindo o nível sérico.
2. Introduza a TSR. Se o paciente for sintomático, a hemodiálise é a escolha mais eficaz para diminuir rapidamente os níveis séricos.
3. Administre acetazolamida. Ela aumenta a excreção urinária de fosfato.

Hipofosfatemia

1. Administre a suplementação de fosfato, que pode ser realizada por via oral ou IV.
2. Interrompa o uso de géis de fosfato ligantes.

TERAPIA DE SUBSTITUIÇÃO RENAL

Por muitos anos, a hemodiálise e a diálise peritoneal foram os únicos tratamentos disponíveis para controlar a insuficiência renal ou situações em que o paciente apresente sobrecarga de volume. Muitos pacientes críticos não toleram as trocas hidroeletrolíticas rápidas associadas à hemodiálise tradicional devido a instabilidade hemodinâmica e arritmias cardíacas. A diálise peritoneal, uma opção para os pacientes que não toleram alterações hemodinâmicas associadas à hemodiálise, é limitada a pacientes sem incisões abdominais recentes, desconforto respiratório ou perfurações intestinais.

Vários tratamentos alternativos para manejo agudo dos distúrbios hidroeletrolíticos foram introduzidos nos últimos 25 anos, começando com a hemofiltração arteriovenosa contínua (HAVC). Diversas terapias de substituição renal contínuas (TSRCs) adicionais foram introduzidas, oferecendo mais opções de tratamento para o paciente em estado crítico com insuficiência renal ou sobrecarga de fluidos. Tais tratamentos incluem o uso de um acesso venoso de duplo lúmen e uma bomba para hemofiltração venovenosa contínua (HFVVC) e a adição de dialisado para hemodiálise venovenosa contínua (HDVVC). A hemodiafiltração venovenosa contínua (HDFVVC) combina os princípios da HFVVC e HDVVC. Alguns pacientes podem beneficiar-se da hemofiltração de alto volume para promover uma depuração ainda maior das substâncias da corrente sanguínea. Ao utilizar a TSRC, podem ser alcançados muitos dos resultados desejáveis da hemodiálise sem a instabilidade hemodinâmica associada.

O objetivo de qualquer tipo de suporte renal consiste na remoção do excesso de líquido e toxinas urêmicas e na correção dos desequilíbrios de eletrólitos. Todos os métodos de TSR são capazes de alcançar esse objetivo, com níveis variados de sucesso. Tais correções homeostáticas são realizadas pelos processos de difusão, osmose, filtração ou convecção. A difusão, processo pelo qual os substratos se movem de uma área de alta concentração para uma de menor concentração, prevê a circulação hidroeletrolítica do corpo para o filtrado. Por osmose, a água passa de uma área de menor concentração de soluto para uma área de maior concentração de soluto, tornando-se parte do filtrado. A filtração também ocorre, permitindo o movimento de água e solutos, como resultado de uma diferença de pressão hidrostática. A convecção envolve o movimento de fluidos e solutos sendo empurrados através de uma membrana por pressão e criando um arrasto, que puxa as partículas maiores, junto com o fluido.

As TSRs são agrupadas em três categorias gerais: as que exigem acesso arteriovenoso, as que exigem apenas o acesso venoso ou as que exigem acesso peritoneal (Tab. 15.4). A TSR é aplicada por períodos de 4 horas ou mais, com algumas exigindo o uso contínuo. Exceto para a diálise peritoneal, todos os dispositivos de TSR exigem o fluxo sanguíneo extracorpóreo. Esse fluxo é realizado pela utilização de dois cateteres,* um arterial e um venoso, ou por um cateter venoso com duplo lúmen. A filtração e a diálise ocorrem à medida que o sangue se move através de um dialisador ou hemofiltro.

Acesso

Antes que qualquer tipo de TSR possa ser realizada, é necessário que haja acesso para a corrente sanguínea ou o peritônio. O tipo de acesso é determinado pela razão do início e pelo método de substituição renal. Pode ser temporário ou permanente.

---

* N. de R.T.: A utilização de dois cateteres (arterial e venoso) está em desuso; foi substituída por cateter de duplo lúmen em veia jugular ou femoral.

Acesso vascular permanente

O acesso permanente é necessário somente para pacientes que precisam de diálise crônica. Obtém-se o acesso permanente pela colocação de uma fístula arteriovenosa ou enxerto. Uma fístula é uma anastomose criada de modo cirúrgico entre uma artéria, geralmente a radial, braquial ou femoral, e uma veia adjacente. Essa anastomose permite o fluxo arterial através da veia, causando a ampliação e o ingurgitamento venoso.

Os enxertos arteriovenosos são colocados em pacientes que não apresentam vasos suficientes para criar uma fístula. Um enxerto protético é implantado subcutaneamente e usado para anastomosar uma artéria a uma veia. É necessário um período de maturação, em geral de 2 a 3 semanas, antes que o acesso possa ser usado. Esse tempo de maturação permite que o lado venoso se dilate e que a parede do vaso engrosse, permitindo a inserção repetida de agulhas de diálise.

Acesso vascular temporário

O acesso temporário à corrente sanguínea é obtido pela punção de uma artéria e/ou de uma veia de grosso calibre, com um cateter de diâmetro largo, com lúmen simples ou duplo, projetado especificamente para a diálise. Esses cateteres são introduzidos e mantidos de modo semelhante a outros dispositivos arteriais e venosos centrais, sendo utilizados sobretudo para o tratamento de diálise. Um cateter único de duplo lúmen é mais usado do que um cateter de um só lúmen para um só vaso, a fim de maximizar a capacidade de filtração e diálise dos dispositivos de substituição renal. Podem ser usados por longos períodos, com atenção meticulosa à técnica estéril. O local para a colocação do cateter é escolhido de modo a maximizar o fluxo sanguíneo e evitar a torção do cateter com o movimento do paciente. Para iniciar a HFVVC, hemodiálise (HDFVVC) ou hemodiafiltração (HDFVVC), coloca-se um

TABELA 15.4 RESUMO DAS TERAPIAS DE SUBSTITUIÇÃO RENAL

Tipo	Indicações	Contraindicações	Complicações
Hemodiálise	Desequilíbrio hidroeletrolítico com risco de vida Insuficiência renal Intoxicação/*overdose* de drogas	Instabilidade hemodinâmica Hipovolemia Distúrbios de coagulação	Perda sanguínea
Diálise peritoneal	Desequilíbrio hidroeletrolítico Insuficiência renal	Cirurgia abdominal recente Aderências abdominais Peritonite Problemas respiratórios Gravidez	Peritonite
Terapia de substituição renal contínua HAVC HDAVC HDFAVC HFVVC HDVVC HDFVVC UFCL	Desequilíbrio hidroeletrolítico Insuficiência renal Sobrecarga hídrica	Pressão arterial inadequada para HAVC, HDAVC ou HDFAVC	Filtração de coágulo Agravamento na uremia por UFCL

Abreviaturas: HAVC, hemofiltração arteriovenosa contínua; HDAVC, hemodiálise arteriovenosa contínua; HDFAVC, hemodiafiltração arteriovenosa contínua; HFVVC, hemofiltração venovenosa contínua; HDVVC, hemodiálise venovenosa contínua; HDFVVC, hemodiafiltração venovenosa contínua; UFCL, ultrafiltração contínua lenta.

cateter de duplo lúmen de calibre 14 a 16 na veia jugular, femoral ou subclávia.

Acesso peritoneal

Os cateteres peritoneais são feitos de tubos de silástico, com múltiplas perfurações para permitir a troca de fluidos, e um ou dois *cuffs*, disco macio ou balão para ancorar o cateter. Quando a diálise peritoneal precisar ser iniciada de imediato, insere-se um estilete rígido, projetado para uso agudo único. Ambos os tipos de cateteres são inseridos por meio de pequenas incisões no abdome e introduzidos no peritônio.

Dialisador/Hemofiltros/Dialisado

Existem diversos dialisadores e hemofiltros disponíveis para uso. O tipo de dialisador ou hemofiltro escolhido é determinado pela condição apresentada pelo paciente e pelos resultados desejados com a TSR. Todos os dialisadores têm um compartimento de sangue e dialisado, separados por uma membrana semipermeável. O dialisador possui duas portas de entrada e duas de saída, uma para o sangue e outra para o dialisado. Durante a diálise, o sangue e o dialisado são bombeados através do dialisador em direções opostas.

Os hemofiltros são feitos de fibras ocas altamente permeáveis.* Essas fibras são circundadas por um espaço ultrafiltrado e apresentam portas de sangue arterial e venoso. A água do plasma e alguns solutos são separados do sangue pelo hemofiltro e drenados em um dispositivo de coleta.

A solução de dialisado, usada em qualquer tratamento que tenha a diálise como um componente, é especificamente projetada para criar gradientes de concentração de modo que se possa alcançar remoção ideal dos resíduos, equilíbrio ácido-base e de eletrólitos e manutenção do equilíbrio hídrico extracelular. A solução específica é determinada pela condição apresentada pelo paciente e pelos resultados desejados. Embora inicialmente seja possível usar as soluções-padrão, as soluções podem ser adaptadas para atender às necessidades individuais do paciente e conter diversas concentrações de Na^+, K^+, Mg^{++}, Ca^{++}, Cl^-, glicose e tampões.

Procedimentos

Hemodiálise

A hemodiálise é iniciada por meio de um acesso temporário, utilizando-se um procedimento chamado de conexão. Durante a conexão, o cateter de diálise e os circuitos de diálise são conectados, utilizando-se uma técnica estéril. Para iniciar a diálise por um acesso permanente, são introduzidas agulhas de calibre 14 ou 16 na veia dilatada da fístula ou na porção de enxerto do enxerto sintético.** Uma agulha é considerada arterial, usada para a saída de sangue, e a outra é considerada venosa, utilizada para o retorno do sangue.

Os componentes básicos de um sistema de hemodiálise são mostrados na Figura 15.2. O sangue, que deixa o paciente pela agulha arterial, é bombeado através do circuito e volta para o paciente pela agulha venosa. Uma bomba de sangue movimenta-o através do circuito de diálise e dialisador, permitindo diferentes taxas de fluxo. Ambas as pressões, arteriais e venosas, são monitoradas no circuito.

Diálise peritoneal

A diálise peritoneal é realizada por uma série de ciclos ou trocas. O dialisado, administrado na cavidade peritoneal, permanece na cavidade por um período de tempo predeterminado (tempo de espera), sendo, depois, drenado. Cada conjunto dessas atividades é chamado de ciclo ou troca. O dialisado flui para a cavidade peritoneal por gravidade, levando cerca de 10 minutos para infundir 2 L de fluido. Durante o tempo de espera, ocorre difusão, osmose e ultrafiltração. O tempo de espera baseia-se nas necessidades do paciente. Com um cateter funcionando de modo ideal, leva-se 10 minutos para que 2 L de líquido sejam drenados da cavidade abdominal.***

Terapia de substituição renal contínua

Na TSRC, as linhas de sangue são preparadas com uma solução salina com ou sem heparina não fracionada como anticoagulante e, em seguida, conectadas ao ramo adequado do cateter de acesso vascular (afluxo arterial ou venoso e influxo venoso). O sangue é bombeado do lado do afluxo, passando pelo hemofiltro. O uso de anticoagulação (i.e., heparina não fracionada ou citrato) auxilia a circulação sanguínea e prolonga a vida útil do filtro. O sangue retorna ao organismo por meio dos equipos de influxo ou venosos, depois de líquidos e eletrólitos terem sido movidos para o ultrafiltrado. Este é coletado em uma bolsa após a remoção. Na HDVVC, o sangue deixa o paciente através do ramo arterial do cateter, sendo bombeado através de um dialisador, em vez de um hemofiltro. Resíduos e líquidos são removidos e drenados para uma bolsa de ultrafiltrado. O sangue é, então, devolvido ao organismo pelo ramo venoso do cateter. O dialisado é bombeado pelo dialisador em contracorrente ao fluxo sanguíneo. A Figura 15.3 mostra a configuração básica da HDVVC. Na HDFVVC, os líquidos de diálise e de reposição são usados para tornar o sistema mais eficiente.

Indicações e eficácia dos modos de terapia de substituição renal

Cada tipo de TSR é indicado para diferentes situações clínicas e atinge diferentes objetivos. Os objetivos do tratamento são claramente delineados antes da escolha do tipo de terapia.

Hemodiálise

Implementa-se a hemodiálise quando se indica terapia agressiva em situações agudas. A hemodiálise é contraindicada em pacientes com instabilidade hemodinâmica (embora a hipotensão possa ser uma contraindicação relativa), hipovolemia, distúrbios de coagulação ou problemas de acesso vascular.

Considerada o padrão-ouro para o tratamento da IRA e IRC, a hemodiálise é considerada a mais eficaz de todas as

---

* N. de R.T.: Placas paralelas estão em desuso.
** N. de R.T.: Somente para pacientes renais crônicos (IRC).
*** N. de R.T.: O volume de solução a ser infundida depende das necessidades do paciente.

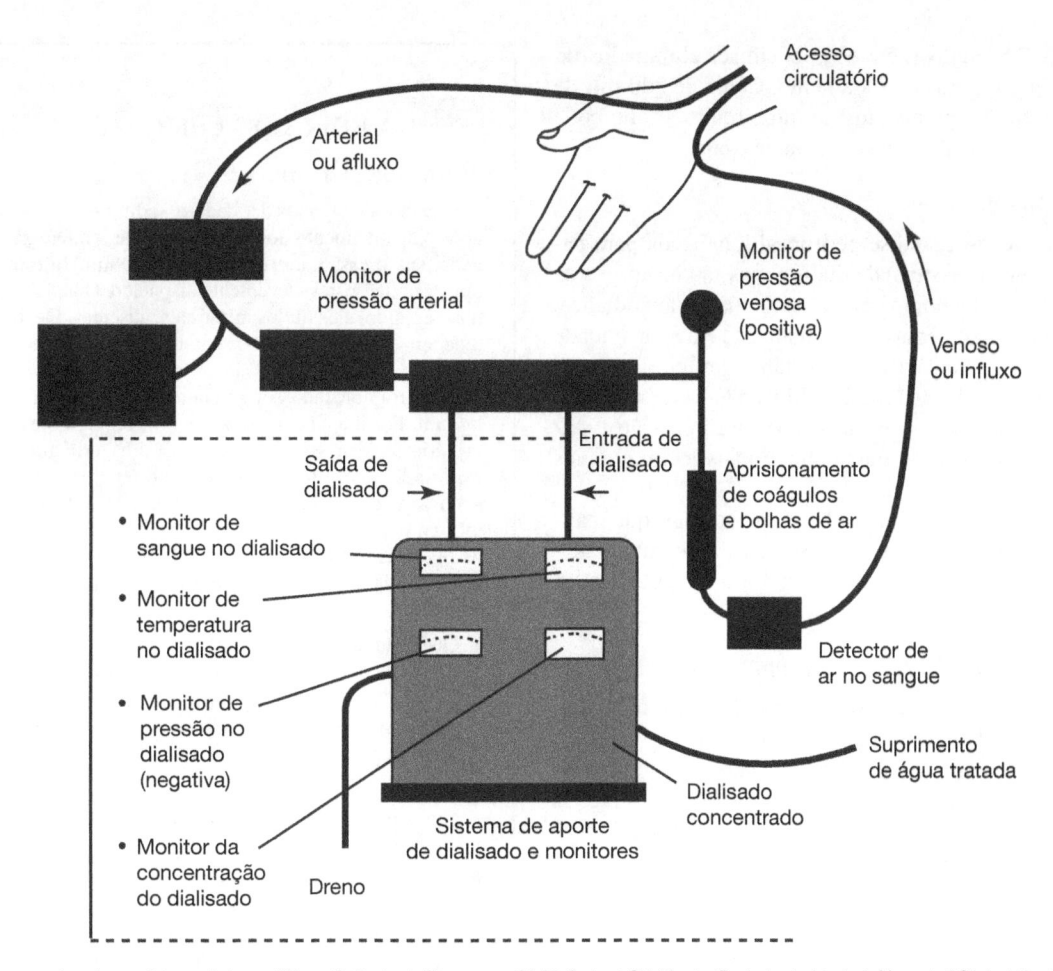

Figura 15.2 Componentes de um sistema de hemodiálise. *(Retirada de Thompson JM, McFarland GK, Hirsch JE, et al, eds.* Mosby's Manual of Clinical Nursing. *St Louis, MO: Mosby, 1989:592.)*

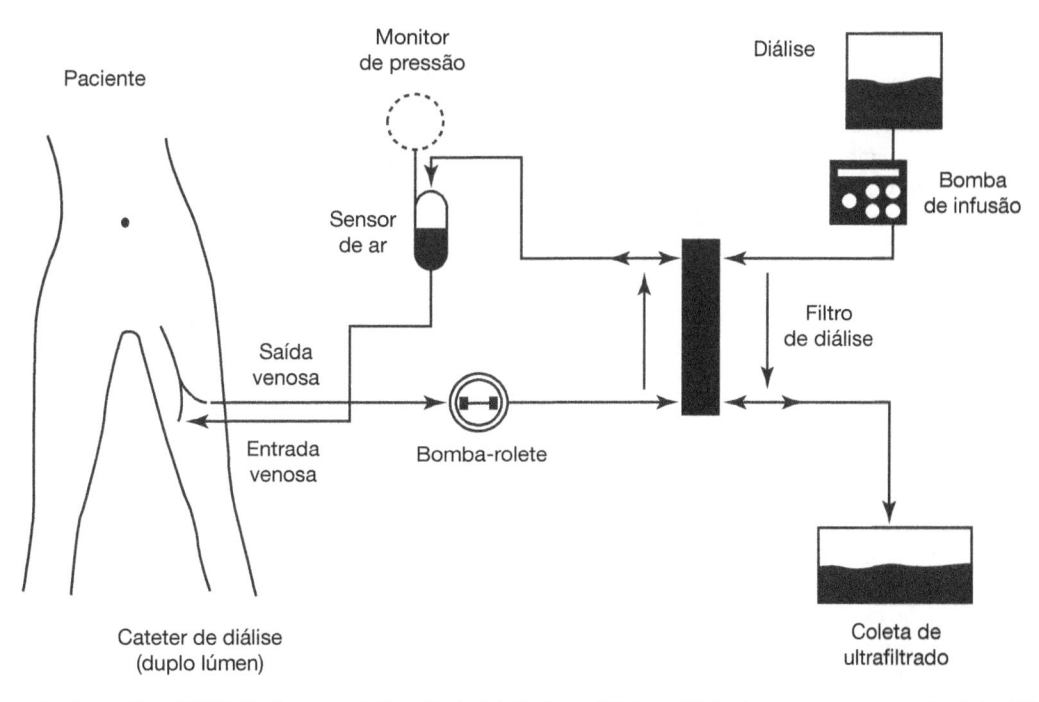

Figura 15.3 Componentes de um sistema HDVVC. *(Usada com permissão de Strohschein BL, Caruso DM, Greene KA.* Continuous venovenous hemodialysis. Am J Crit Care. *1994;3:95.)*

TSRs. Fluidos e resíduos urêmicos podem ser eliminados do corpo durante 4 a 6 horas de tratamento. Cerca de 200 mL de sangue são usados no preenchimento do circuito, o que pode contribuir para a condição instável de um paciente.

Diálise peritoneal

Na maioria das vezes, a diálise peritoneal é indicada para pacientes graves que necessitam de diálise, mas são incapazes de tolerar as alterações hemodinâmicas associadas à hemodiálise. A diálise peritoneal também pode ser realizada em uma unidade de terapia intensiva para pacientes em diálise peritoneal crônica e hospitalizados com doença aguda. Utilizando-se a membrana peritoneal como dialisador, pode-se alcançar a eliminação eficaz de líquidos e resíduos. Esse tratamento é mais lento e menos eficaz do que a hemodiálise.

A diálise peritoneal é contraindicada a pacientes que realizaram cirurgia abdominal recente ou extensa, apresentam aderências abdominais, peritonite ou desconforto respiratório ou estejam em estado gravídico.

Terapia de substituição renal contínua

Pacientes apropriados para a TSRC são escolhidos após avaliação de diagnóstico clínico, parâmetros hemodinâmicos e estado metabólico. O tipo específico de TSRC é selecionado após se considerarem a condição hídrica e eletrolítica do paciente, as necessidades metabólicas e a gravidade da uremia. As formas mais usadas de TSRC são HDVVC e HDFVVC.

Ultrafiltração contínua lenta

Quando se deseja uma ultrafiltração contínua, a ultrafiltração contínua lenta (UFCL) é a terapia de escolha principalmente em pacientes com excesso de volume de líquido e algum grau de função renal. Como a remoção de fluidos é a principal meta, realiza-se esse procedimento sem a reposição concomitante de líquidos. Há um impacto mínimo sobre os níveis de ureia e creatinina.

Hemofiltração venovenosa contínua

O principal objetivo da HFVVC é a remoção do fluido. Apesar de não serem esperadas grandes mudanças na química do sangue, é possível que um paciente atinja e mantenha estáveis volume e composição de eletrólitos no seu fluido extracelular. Uma vez que grandes volumes de líquido podem ser removidos, a equipe de saúde tem mais flexibilidade no tratamento dos pacientes. A nutrição, um problema em muitos pacientes críticos, pode ser reforçada nesses pacientes, pois (até mesmo a nutrição parenteral total, quando a enteral não puder ser tolerada) pode ser fornecida sem receio de sobrecarga de fluidos.

Em algumas instituições, a HFVVC tornou-se o tratamento de escolha quando o paciente tem contraindicações para a hemodiálise ou diálise peritoneal. Os deslocamentos de fluidos na HFVVC são menos rápidos do que na hemodiálise, tornando a terapia atraente quando há instabilidade hemodinâmica persistente, em especial hipotensão. Outros pacientes que podem beneficiar-se da HFVVC são os com insuficiência cardíaca descompensada, edema pulmonar ou síndrome hepatorrenal. Os pacientes podem ser mantidos em HFVVC por várias semanas, até que hemodiálise a longo prazo possa ser iniciada ou haja retorno da função renal. Não existem contraindicações absolutas para a HFVVC. Uma grande vantagem da HFVVC sobre a HAVC é uma diminuição das complicações relacionadas ao acesso, pois não há necessidade de um acesso arterial. Infelizmente, a terapia deve ser interrompida para o transporte para fora da unidade, como para alguns exames de diagnóstico (p. ex., tomografia computadorizada); a natureza contínua da terapia limita a mobilidade, sobretudo se for utilizado um acesso femoral (p. ex., sair do leito para a cadeira).

À BEIRA DO LEITO

Pensando criticamente

Um senhor de 60 anos de idade foi admitido no pronto-socorro após o aparecimento de dor abdominal e lombar grave. Na chegada, sua pressão arterial era de 80/60 mmHg e pulso de 120 bpm, regular. Estava levemente dispneico. O abdome estava globoso e rígido, e os ruídos intestinais, ausentes. Dentro de 1 hora, recebeu 1.200 mL de albumina e 1.500 mL de solução salina normal. Quando sua pressão arterial não respondeu à reposição hídrica, foi colocado em gotejamento com dopamina a 5 mcg/kg/min. Foi-lhe, ainda, colocada uma sonda Foley, com débito urinário de apenas 35 mL. Depois de uma tomografia, o paciente foi levado ao centro cirúrgico para o reparo de uma ruptura de aneurisma da aorta. A perda de sangue foi estimada em 12.000 mL, com a substituição de 11.000 mL de sangue total, 600 mL de plasma fresco congelado e 1.250 mL de albumina. Foi admitido na unidade de terapia intensiva após a cirurgia, sem débito urinário.

- Que tratamentos você proporia ao paciente?
- Seria adequado iniciar o uso de um diurético?

Sua PA continuou baixa (80/60). Um cateter de artéria pulmonar foi colocado para auxiliar na avaliação de seu estado hídrico. A pressão na artéria pulmonar era de 20/7 mmHg, com uma POAP de 8 mmHg.

- Que tipo de fluidoterapia deve ser administrada a este paciente?

Embora sua pressão arterial tenha aumentado de modo progressivo com o uso de fluidos e dopamina, continuou a apresentar um curso penoso. No terceiro dia de pós-operatório, ainda tinha um baixo débito urinário. Sua creatinina subiu rapidamente para 7,5 mg/dL, e a ureia para 90 mg/dL. O potássio era de 5,8 mEq/L. Foi introduzida hemodiálise.

- Que considerações especiais devem ser feitas em relação ao tratamento medicamentoso enquanto o paciente está sendo tratado com diálise?
- O que a equipe deve considerar para satisfazer a crescente demanda calórica?

Após duas semanas em tratamento com diálise, seu débito urinário começou a aumentar aos poucos. O sangramento da ferida parou, e o paciente tornou-se mais estável hemodinamicamente. Havia sido iniciada a nutrição parenteral total, que foi interrompida assim que ele começou a ingerir uma dieta adequada. Sete semanas após a ruptura, o paciente estava pronto para a alta. A diurese era de 1.200 mL/dia, em média; BUN e creatinina eram de 28 e 1,9 mg/dL, respectivamente.

Hemodiálise venovenosa contínua

A HDVVC combina os princípios da hemofiltração com uma forma lenta de diálise (Fig. 15.3). É possível uma remoção mais agressiva de fluidos e solutos do que com a HFVVC. O dialisado é infundido através de um dialisador, contracorrente ao fluxo de sangue do paciente.

As indicações para HDVVC são semelhantes àquelas para hemodiálise. A escolha da HDVVC é, em geral, realizada porque o paciente está instável e incapaz de tolerar as trocas rápidas de líquidos e eletrólitos que ocorrem na hemodiálise. A HDVVC fornece uma opção para que esses doentes hemodinamicamente instáveis atinjam um equilíbrio hidroeletrolítico estável, sem comprometer ainda mais seu estado. Não existem contraindicações absolutas para a HDVVC. Manter a permeabilidade do dialisador é a chave para o sucesso da HDVVC. Pacientes com coagulopatias requerem acompanhamento especial.

Intervenções gerais da terapia de substituição renal

A frequência do uso da TSR na unidade de terapia intensiva está em ascensão. Alguns profissionais sentem que a TSRC irá substituir a hemodiálise como tratamento de escolha no paciente crítico com IRA.

Apesar de cada terapia apresentar características únicas, todas requerem intervenções semelhantes. Observações e intervenções cuidadosas são essenciais, bem como gerenciamento preciso dos fluidos. Monitoração cuidadosa da pressão arterial média, débito urinário, débito cardíaco, pressão venosa central, pressão de oclusão da artéria pulmonar, pesagem diária e estado de anticoagulação são essenciais. É obrigatório que seja realizada a monitoração acidobásica e bioquímica cuidadosa. O enfermeiro de terapia intensiva assume uma responsabilidade primária no reconhecimento precoce e na intervenção inicial para os problemas do paciente e do sistema de diálise ou extracorpóreo.

BIBLIOGRAFIA SELECIONADA

Renal geral

Alspach JG, ed. *Core Curriculum for Critical Care Nursing*. 6th ed. Philadelphia, PA: Saunders; 2006.

Candela L, Yucha C. Renal regulation of extracellular fluid volume and osmolality. *Nephrol Nurs J*. 2004;31(4):397-406.

Melander SD. *Case Studies in Critical Care Nursing*. 3rd ed. Philadelphia, PA: Saunders; 2004.

Molzhan A, Butera E, eds. *Contemporary Nephrology Nursing: Principles and Practice*. 2nd ed. Pittman, NJ: American Nephrology Nursing Association; 2007.

Urden LD, Stacy KM, Lough ME, ed. *Thelan's Critical Care Nursing: Diagnosis and Management*. 5th ed. St Louis, MO: Mosby; 2006.

Yucha C. Renal regulation of acid-base balance. *Nephrol Nurs J*. 2004;31(2):201-208.

Insuficiência renal

Bellomo R, Ronco C, Kellum JA, Mehta RL, Palevsky P; Acute Dialysis Quality Initiative Work Group. Acute renal failure—definition, outcome measures, animal models, fluid therapy and information technology needs: the Second International Consensus Conference of the Acute Dialysis Quality Initiative (ADQI) Group. *Crit Care*. 2004;8:R204-R212.

Broden CC. Acute renal failure and mechanical ventilation: reality or myth? *Crit Care Nurse*. 2009;29(2):62-76.

Cotton AB. Medical nutrition therapy in acute kidney injury. *Nephrol Nurs J*. 2007;34(4):444-445.

Dirkes S, Hodge K. Continuous renal replacement therapy in the adult intensive care unit: history and current trends. *Crit Care Nurse*. 2007;27(2):61-81.

Druml W. Nutritional management of acute renal failure. *J Ren Nutr*. 2005;15(1):63-70.

Russell T. Acute renal failure related to rhabdomyolysis: pathophysiology, diagnosis and collaborative management. *Nephrol Nurs J*. 2005;32(4):409-417.

Schrier R, Wang W, Poole B, Mitra A. Acute renal failure: definitions, diagnosis, pathogenesis and injury. *J Clin Invest*. 2004;114(1):5-14.

Siegel N, Shah S. Acute renal failure: directions for the next decade. *J Am Soc Nephrol*. 2003;14:2176-2177.

Uchino S, Kellum JA, Bellomo R, et al. Beginning and ending supportive therapy for the kidney investigators. Acute renal failure in critically ill patients: a multinational, multicenter study. *JAMA*. 2005;294(7):813-838.

Terapia de substituição renal

Acute Dialysis Quality Initiative. Guidelines for Practice. *Crit Care*. 2004; 8:204-212. www.adqi.net. 2004.

ANNA. *Continuous Renal Replacement Therapy: Nephrology Nursing Guidelines for Care*. Pittman: NJ:Anthony Janeppi, Inc.;2005.

Bernardini J. Peritoneal dialysis: myths, barriers and achieving optimal outcomes. *Nephrol Nurs J*. 2004;31(5):494-498.

Kelman E, Watson D. Preventing and managing complications of peritoneal dialysis. *Nephrol Nurs J*. 2006;33(6):647-657.

Metnitz P, Krenn C, Steltzer H, et al. Effect of acute renal failure requiring renal replacement therapy on outcome in critically ill patients. *Crit Care Med*. 2002;30(9):2051-2058.

Oudemans-van Straaten HM, Wester JP, de Pont AC, et al. Anticoagulation strategies in continuous renal replacement therapy: Can the choice be evidence based? *Intensive Care Med*. 2006;32:188-202.

Palevsky PM, Baldwin I, Davenport A, Goldstein S, Paganini E. Renal replacement therapy and the kidney: minimizing the impact of renal replacement therapy on the recovery of acute renal failure. *Curr Opin Crit Care*. 2005;11:548-554.

Wooley JA, Btaiche I, Good KL. Metabolic and nutritional aspects of acute renal failure in critically ill patients requiring continuous renal replacement therapy. *Nut Clin Practice*. 2005;20(2):176-191.

SISTEMA ENDÓCRINO

16

Christine Kessler

HABILIDADES DE CONHECIMENTO

1. Delinear o tratamento de enfermagem de pacientes em monitoramento da glicose sanguínea.
2. Descrever etiologia, fisiopatologia, manifestações clínicas, necessidades do paciente e princípios de tratamento no:
   - Estado hiperglicêmico
   - Cetoacidose diabética
   - Estado hiperglicêmico hiperosmolar
   - Hipoglicemia aguda
   - Síndrome da secreção inapropriada de hormônio antidiurético
   - Diabetes insípido

TÉCNICAS ESPECIAIS DE AVALIAÇÃO, EXAMES DIAGNÓSTICOS E SISTEMAS DE MONITORAMENTO

Monitoramento da glicemia

O bom controle glicêmico é fundamental para diminuir a morbidade e a mortalidade em pacientes em estado crítico agudo. A avaliação frequente dos níveis glicêmicos desses pacientes é comumente realizada à beira do leito; são empregadas pequenas quantidades de sangue, obtidas por lancetas ou acessos arteriais ou cateteres venosos centrais. Uma gota de sangue é colocada sobre uma tira com reagente químico, sendo inserida em um glicosímetro portátil (Fig. 16.1). Essa análise remota dos níveis de glicose permite intervenções mais rápidas nos distúrbios de glicemia do que seria possível pela análise da glicose em laboratório. Novas tecnologias melhoraram bastante a utilização e a precisão de glicosímetros à beira de leito.

Apesar dos benefícios evidentes da análise remota da glicose e dos avanços na tecnologia, podem ocorrer imprecisões nas medições remotas da glicose. Qualquer grande discrepância entre os resultados da análise laboratorial e remota nos níveis de glicose deve ser investigada. Estudos recentes revelam discrepâncias de 10 a 36% entre as análises glicêmica remota e laboratorial. Enquanto o erro-padrão aceito nos Estados Unidos para os glicosímetros for de ± 20%, uma amplitude de variação tão grande pode ser prejudicial no campo dos cuidados intensivos. Isso é particularmente verdadeiro quando os valores de glicose no sangue estão nas faixas mais baixas. Nesse caso, uma leitura de glicose no sangue de 80 mg/dL pode estar mais próxima de 64 mg/dL, um intervalo que pode exigir uma intervenção imediata. Existem muitas razões para essas discrepâncias, mas um motivo importante é que esses glicosímetros não foram originalmente desenvolvidos ou planejados para o uso em pacientes em estado crítico e/ou instável.

Equipamentos e discrepâncias relacionadas ao procedimento

Uma vez que os glicosímetros remotos não foram especificamente concebidos para o atendimento ao paciente crítico, não fornecem monitoramento rápido e preciso da glicose. Uma fonte comum de erros no teste remoto de glicose é o mau funcionamento do dispositivo de monitoramento. Outras causas incluem o uso de tiras reagentes de glicose expiradas ou a colocação de quantidade insuficiente de sangue na tira. A contaminação exógena das amostras de glicose também pode prejudicar a precisão do teste. Isso pode ocorrer como resultado de uma amostra sanguínea retirada de forma incorreta de um acesso arterial ou venoso central. Alguns pesquisadores descobriram que a amostragem do sangue arterial total pode superestimar os níveis de glicose. Também deve ser salientado que os erros da análise laboratorial da glicose podem ocorrer se a amostragem venosa for obtida em um local acima de uma infusão intravenosa (IV) de uma solução contendo glicose. Havendo dúvidas sobre a exatidão da glicemia mensurada por via remota, deve-se repetir a mensuração ou realizar uma análise laboratorial. A Tabela 16.1 descreve dicas para o monitoramento remoto da glicemia.

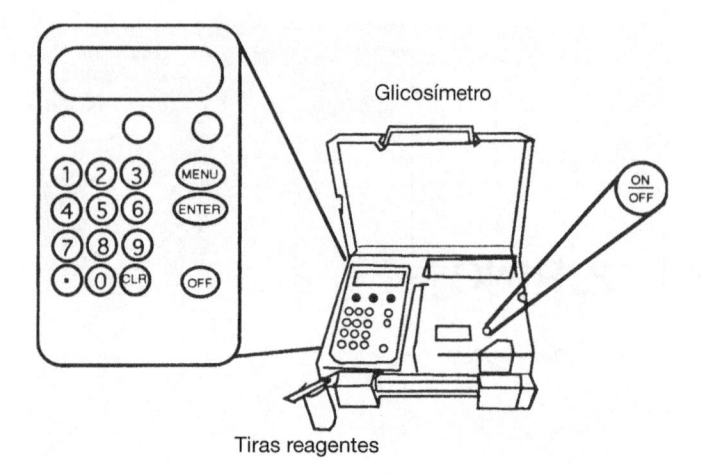

Figura 16.1 Tiras reagentes e glicosímetro para exame dos níveis glicêmicos à beira de leito.

Discrepâncias relacionadas ao paciente

Diversas condições clínicas podem influenciar a mensuração remota da glicose. Estados de choque ou hipotensivos, junto com o uso de vasopressores, podem levar à perfusão tecidual inadequada nos dedos; isso aumenta as imprecisões da análise remota quando o sangue é retirado do dedo (geralmente uma superestimação da glicose sanguínea). Os valores anormais de hematócrito também são conhecidos por leituras distorcidas da glicose. Um valor de hematócrito inferior a 34% pode resultar em superestimação da glicose sanguínea, enquanto valores superiores a 55% podem levar a uma subestimação. Por fim, os pacientes que recebem grandes doses de paracetamol podem apresentar erros nos resultados, pois o medicamento pode atingir quimicamente as tiras reagentes. As situações clínicas que podem afetar a precisão da monitoração remota da glicose estão listadas na Tabela 16.2.

Informações ao paciente

Antes da alta hospitalar, os pacientes que necessitam de monitoramento contínuo de glicose devem ter avaliada a sua competência na utilização do glicosímetro. É importante determinar, em primeiro lugar, a glicemia-alvo de jejum do paciente. Morbidades subjacentes, habilidades cognitivas, fragilidade e idade

TABELA 16.1 DICAS PARA UTILIZAÇÃO DO GLICOSÍMETRO

- Rever as orientações do fabricante para procedimentos específicos relacionados à utilização do glicosímetro. O erro de manuseio é o motivo mais comum para leituras imprecisas.
- Verifique se o glicosímetro está calibrado e limpo antes de usar.
- Não utilize álcool para limpar a máquina.
- Para os pacientes com mãos frias, deixe a mão suspensa abaixo do nível do coração para que o sangue possa fluir para as pontas dos dedos.
- Retire uma gota de sangue e deixe que esta preencha completamente o bloco de reagente. Não esfregue o sangue.
- Retire o sangue da lateral do dedo em vez da face ventral, pois a primeira apresenta menos terminações nervosas (portanto, o procedimento é menos doloroso) e mais capilares (a gota de sangue será maior).
- Correlacione a leitura do glicosímetro com a avaliação clínica do paciente.
- Utilize precauções universais durante todo o procedimento.

TABELA 16.2 SITUAÇÕES CLÍNICAS QUE PODEM AFETAR A PRECISÃO DO MONITORAMENTO REMOTO DA GLICEMIA

Níveis de glicose no sangue > 500 mg/dL
Ht < 30 ou > 55%
Perfusão tecidual inadequada
    Hipovolemia e choque
Níveis elevados de paracetamol
Uso de medicamentos vasoativos
Pacientes que necessitam de controle de estados hipo ou hiperglicêmicos
Neonatos
Uso de acesso central arterial para amostragem

do paciente afetam a glicemia-alvo de jejum. Em um paciente ambulatorial, relativamente saudável, uma glicemia de jejum entre 85 e 130 mg/dL costuma ser razoável. Em duas horas pós-prandial, os níveis de glicose no sangue devem ser mantidos inferiores a 180 mg/dL, sempre que possível. Esses objetivos são alcançados com o uso de hipoglicemiantes orais e insulina. As mensurações precisas do glicosímetro são essenciais para alcançar as metas glicêmicas com segurança.

É ideal que os pacientes testem seus níveis de glicose sanguínea antes de cada refeição e ao deitar, para avaliar a eficácia de seu tratamento, em especial se estiverem em uso de insulina. A mensuração também pode melhorar a segurança se forem necessários ajustes das doses contínuas de insulina. No entanto, esse esquema de frequência de monitoramento da glicose pode não ser viável; alguns pacientes podem apresentar dificuldades de adesão a horários rígidos de automonitoramento. Nesses casos, eles devem ser estimulados a realizar o teste pelo menos uma vez por dia, em horários alternados, a fim de rastrear os padrões de glicose. São recomendadas mensurações dos níveis de glicose de jejum e pré-prandial, bem como da glicemia ao deitar, no período pós-exercício e 2 horas pós-prandial.

Atualmente, estão disponíveis dispositivos de monitoramento contínuo da glicose (MCG), com sensores subcutâneos de glicose para pacientes com diabetes. Tais dispositivos já provaram ser valiosos para ajudar a otimizar o tratamento com insulina e o controle metabólico em caráter ambulatorial. Os dados do MCG podem ser transferidos para um computador, para uma exibição visual dos níveis de glicose contínuos do paciente, bem como das tendências diárias e semanais de glicose. Esses dispositivos também oferecem benefícios de segurança, já que são equipados com alarmes de hipo e hiperglicemia.

CONDIÇÕES PATOLÓGICAS

Estados hiperglicêmicos

O diabetes é a quarta comorbidade que mais afeta os pacientes hospitalizados. Essa doença, junto com o espectro da hiperglicemia, traz um legado de comprometimento vascular e está associada a um aumento de 3 a 4 vezes na morbidade e na mortalidade hospitalar. Um fato bastante preocupante é que 12% dos pacientes sem história de diabetes irão desenvolver hiperglicemia durante a internação. Infelizmente, eles apresentam um risco quase 18 vezes maior de mortalidade intra-hospitalar, muito maior do que aqueles com diabetes conhecido.

A hiperglicemia ocorre em pacientes hospitalizados devido a resposta metabólica natural à lesão aguda e estresse. Sob estresse, o fígado produz e libera glicose em resposta a glicocorticoides, catecolaminas, hormônio do crescimento e várias citocinas (interleucina-6 [IL-6], interleucina-1 [IL-1] e fator de necrose tumoral alfa [TNFα]). Como resultado, as gorduras e proteínas são metabolizadas, e a glicose sanguínea, aumentada. Condições como infarto do miocárdio, acidente vascular encefálico, cirurgia, trauma, dor e infecção podem causar a liberação de mediadores biológicos e hormônios contrarreguladores. Em essência, quanto maior a resposta ao estresse, maior será a glicose sanguínea. Para ajudar a minimizar os resultados adversos associados à hiperglicemia, é essencial que haja um monitoramento rigoroso da glicose e uma gestão eficaz da glicemia. Em geral, isso é realizado em pacientes críticos com uma infusão contínua de insulina. Os protocolos de infusão padrão, ou conjunto de prescrições permanentes, muitas vezes são usados para manter os valores de glicose no intervalo-alvo.

Infusões de insulina

Existe uma grande controvérsia em relação a quão estrito deve ser o controle da glicose em pacientes hospitalizados. Alguns estudos têm mostrado que o controle glicêmico rigoroso, com a utilização de infusões de insulina (glicose pré e pós-prandial alvo próximo de 110 mg/dL), pode diminuir a morbidade e a mortalidade e reduzir as infecções em pacientes pós-cirúrgicos, pacientes críticos, apesar de um aumento no risco de hipoglicemia. Infelizmente, esse benefício de redução da mortalidade não tem sido demonstrado em pacientes clínicos internados em unidade de terapia intensiva (UTI), enfermarias gerais ou unidades de cuidados progressivos. Na verdade, encontrou-se que a insulinoterapia intensiva na população clínica de UTI aumenta ligeiramente a mortalidade devido ao aumento associado de hipoglicemia. Com base nessas descobertas recentes, a American Diabetes Association e a American Association of Clinical Endocrinologists (AACE) recomendaram uma glicemia-alvo de 140 a 180 mg/dL no ambiente de UTI e entre 100 e 180 mg/dL para a maior parte dos pacientes internados em unidades médico-cirúrgicas gerais. Nessa última população, é aconselhável que a glicemia pré-prandial seja inferior a 140 mg/dL, e a aleatória ou pós-prandial, inferior a 180 mg/dL.

A infusão de insulina é preferível em todos os pacientes hiperglicêmicos graves, não apenas naqueles que experimentam cetoacidose diabética (CAD) e estado hiperglicêmico hiperosmolar (EHH). Os pacientes em maior risco são aqueles submetidos a cirurgias cardiovasculares de grande porte e transplante de órgãos, com diabetes descompensada (como CAD e EHH), em choque cardiogênico ou disfunção renal e aqueles que recebem altas doses de esteroides (Tab. 16.3). Esses pacientes, muitas vezes, apresentam prejuízo no metabolismo da insulina e necessidades flutuantes dela. As infusões IV de insulina também são preferidas em relação às injeções subcutâneas devido à absorção tecidual errática na presença de hipotensão, edema generalizado e uso de vasopressores.

Muitos hospitais adotaram protocolos de infusão de insulina. Um protocolo eficaz deve incorporar um algoritmo que se adapte com facilidade à resposta individual do paciente, alcan-

TABELA 16.3 INDICAÇÕES COMUNS PARA INFUSÕES DE INSULINA INTRAVENOSA

CAD e estado hiperosmolar não cetótico
Doenças que exigem cuidados intensivos
Infarto do miocárdio, choque cardiogênico e acidente vascular encefálico
Pós-operatório de cirurgia cardíaca
Cuidados perioperatórios gerais, cirurgia intra-abdominal e transplante de órgãos
Estado de jejum prolongado em pacientes com diabetes tipo 1
Nutrição parenteral total
Hiperglicemia durante o tratamento com altas doses de corticosteroides
Trabalho de parto e parto
Determinar a necessidade de insulina antes do início do tratamento com insulina subcutânea

çar a meta glicêmica rapidamente com risco mínimo de hipoglicemia e poder ser usado em todo o hospital. As taxas de infusão devem ser aumentadas, diminuídas ou interrompidas de tempos em tempos, com base nas leituras da glicose sanguínea e no algoritmo prescrito (Fig. 16.2). Independentemente do protocolo utilizado, é importante considerar o grau de resistência à insulina. Os pacientes que são muito resistentes à insulina podem exigir uma taxa de infusão horária muito maior.

Junto com uma infusão de insulina, os pacientes hiperglicêmicos exigirão uma infusão de soro fisiológico 0,9% ou soro glicosado 5% antes da infusão de soro fisiológico 0,45%, em taxa compatível com as exigências de fluidos do paciente. Uma solução de glicose é sempre preferível em pacientes com diabetes tipo 1. A maioria dos pacientes também exige a administração em sequência de potássio, já que a insulina é conhecida por direcionar o potássio para dentro das células, sobretudo as células hepáticas e musculares.

Quando a infusão é interrompida, muitas vezes se introduz a insulina subcutânea, utilizando uma insulina basal para cobrir a glicose produzida endogenamente pelo fígado e um bólus de insulina para cobrir a ingestão de alimentos e os picos intermitentes de glicose no sangue. É essencial que todos os diabéticos tipo 1 recebam a insulina basal, ou desenvolverão CAD. Se o paciente estiver recebendo insulina subcutânea após a infusão, então a basal e a em bólus devem ser fornecidas, no mínimo, 30 minutos antes da interrupção da infusão IV, já que a insulina IV desaparece da corrente sanguínea dentro de 5 minutos após a interrupção da infusão IV. As ações da insulina de acordo com o seu tipo estão descritas na Tabela 16.4.

Emergências hiperglicêmicas

A CAD e o EHH são dois extremos no espectro das descompensações acentuadas do diabetes. A primeira é definida como hiperglicemia aguda com acidose, e o segundo, classificado como hiperglicemia aguda sem acidose (não cetótica).

O diabetes é uma doença metabólica que resulta na absorção inadequada de glicose pelas células, resultando em hiperglicemia. Existem 13 formas de diabetes melito (DM), que se englobam em uma ou ambas classificações principais: diabetes tipos 1 e 2. O DM tipo 1 é um distúrbio autoimune e, muitas vezes, tem início na fase juvenil ou adulto jovem, embora possa ocorrer em qualquer idade. Quando ocorre na meia-idade ou

PROVIDENCE PORTLAND MEDICAL CENTER

PRONTUÁRIO

Protocolo de Infusão de Insulina Pré-operatório/Perioperatório/Pós-operatório
Meta glicêmica = 90 a 140 mg/dL

1. Na admissão:
    A. Contatar Dr. _____ para questões relativas ao protocolo de insulina.
       - **Enviar por fax uma cópia do presente despacho ao médico apropriado.**
    B. Mensurar altura e peso – determinar o IMC (ver tabela de IMC no verso). IMC = _____.
    C. Mensurar HbA1c e painel metabólico sanguíneo (BMP) (se não constar no prontuário).
    D. Verificar e registrar a glicemia capilar.
    E. Documentação de medicação importante:
       - Regime de insulina pré-admissão, incluindo tipo/dose/frequência
       - Outros medicamentos diabéticos
       - Esteroides orais ou administração de esteroides IV nas últimas 24 horas
    F. Manutenção IV:
       ☐ SG 5% com SF 0,9%* a _____ mL/h
       ☐ Aditivos e/ou fluidos IV adicionais e/ou bólus IV : _____
2. Continuar a monitorar e registrar a glicemia capilar a cada hora para verificar se está dentro do intervalo de 90 a 140 mg/dL.
    - Verificar a glicemia capilar cerca de 30 minutos antes da cirurgia.
3. Preparar a infusão de insulina: 1 U = 1 mL (250 U de insulina regular em 250 mL de SF).
4. Ao administrar uma infusão de insulina com bomba, desprezar 50 mL da solução de insulina pelo equipo.
5. Se a glicemia capilar for superior a 140, iniciar infusão de insulina de acordo com a Tabela de Taxa de Início de Infusão de Insulina, descrita a seguir:

Glicemia	Paciente não insulinorresistente	Paciente insulinorresistente - Atende a um dos seguintes critérios: IMC > 35 ou dose de insulina pré-admissão > 70 U em um total de 24 horas ou em uso atual de esteroides
Glicemia capilar 140-170	0,5 U/h	2 U/h
Glicemia capilar 171-225	1 U/h	4 U/h
Glicemia capilar 226-275	1,5 U/h	5 U/h
Glicemia capilar 276-325	2 U/h	5 U/h
Glicemia capilar acima de 325	3 U/h	6 U/h

6. Após o início da insulinoterapia, verificar novamente a glicemia capilar em 30 minutos; em seguida, ajustar a taxa de infusão de insulina pela Tabela de Infusão de Insulina no Adulto. Todos os ajustes futuros da taxa terão por base esta tabela.
7. Se a infusão de insulina não exigir alteração das taxas em 3 horas, realizar, então, a análise da glicemia capilar a cada 2 horas, EXCETO ENTRE 24 e 6h. (período durante o qual a checagem deve ser realizada a cada hora).
8. Controlar e registrar a nutrição diariamente enquanto houver uso de infusão de insulina. Chamar o médico para a reposição de potássio, caso este esteja abaixo de 3,8 mmol/dL.
9. Contatar o Dr. _____ para converter para insulina subcutânea de manutenção.
    - Interromper a insulina IV 2 horas após a administração de insulina subcutânea.
    - Realizar a troca somente na hora das refeições.
    - Verificar a glicemia capilar antes de cada refeição e na hora de deitar.
    - Uma vez que a insulina IV é interrompida, ( ) continue ou ( ) interrompa a manutenção de fluidos IV.
10. Contatar o Dr. _____ para suspender os medicamentos para diabetes.
11. Assinatura do médico: _____ Data/Hora:

_____

* N. de T.: Lembre que, ao associar SG 5% e SF 0,9% em partes iguais, ao final teremos SF 0,45%.

Figura 16.2 Exemplo de um protocolo de insulina para o tratamento da hiperglicemia no paciente agudo. *(Reproduzida com permissão da Providence Portland Medical Center, em Portland, OR.)*

PRONTUÁRIO

PROVIDENCE PORTLAND MEDICAL CENTER

Protocolo de Infusão de Insulina Pré-operatório/Perioperatório/Pós-operatório

Tabela de Infusão de Insulina no Adulto

Se a glicemia capilar atual estiver abaixo de 70:		Se a glicemia capilar atual estiver entre 70 e 90:	
• Interromper a infusão de insulina e continuar a manutenção IV • Fornecer 230 mL de suco ou leite desnatado • Se estiver em jejum ou não puder engolir, fornecer 12,5 g (25 mL) de glicose a 50% por bólus IV lento • Se não houver acesso IV, administrar 1 mg de glucagon IM (0,5 mg se o peso do paciente < 75 kg) • Chamar o médico se a glicemia capilar permanecer < 70 em três exames e repetir as medidas de emergência	Verificar a glicemia capilar a cada 15 minutos, até que esteja > 90; retomar, então, o gotejamento a 50% da taxa anterior e continuar ajustando de acordo com a Tabela de Infusão de Insulina no Adulto	• Interromper a infusão de insulina e continuar a manutenção IV • Se, em dois episódios, a glicemia capilar for < 90 em um período de 6 horas, chamar o médico para reavaliar a necessidade de infusão contínua de insulina	Verificar a glicemia capilar a cada 30 minutos, até que seja > 90; retomar, então, o gotejamento a 50% da taxa anterior e continuar ajustando de acordo com a Tabela de Infusão de Insulina no Adulto
Se a glicemia capilar atual estiver entre 91 e 140:		**Mudança na taxa de insulina:**	**Verificar a glicemia capilar em:**
E se a glicemia capilar prévia estava abaixo de 181		Manter a taxa atual	1 hora
E se a glicemia capilar prévia estava entre 181 e 250		↓ Diminuir a taxa em 0,5 U	1 hora
E se a glicemia capilar prévia estava entre 251 e 400		↓ Diminuir a taxa em 1 U	1 hora
E se a glicemia capilar prévia estava acima de 400		↓ Diminuir a taxa em 2 U	1 hora
Se a glicemia capilar atual estiver entre 141 e 180:		**Mudança na taxa de insulina:**	**Verificar a glicemia capilar em:**
E se a glicemia capilar prévia estava abaixo de 180		Manter a taxa atual	1 hora
E se a glicemia capilar prévia estava entre 181 e 250		↑ Aumentar a taxa em 0,5 U	1 hora
E se a glicemia capilar prévia estava entre 251 e 400		↓ Diminuir a taxa em 0,5 U	1 hora
E se a glicemia capilar prévia estava acima de 400		↓ Diminuir a taxa em 1 U	1 hora
Se a glicemia capilar atual estiver entre 181 e 225:		**Mudança na taxa de insulina:**	**Verificar a glicemia capilar em:**
E se a glicemia capilar prévia estava abaixo de 225		↑ Aumentar a taxa em 1 U	1 hora
E se a glicemia capilar prévia estava entre 226 e 325		↓ Diminuir a taxa em 0,5 U	1 hora
E se a glicemia capilar prévia estava entre 326 e 400		↓ Diminuir a taxa em 1 U	1 hora
E se a glicemia capilar prévia estava acima de 400		↓ Diminuir a taxa em 2 U	1 hora
Se a glicemia capilar atual for maior que 225:		**Mudança na taxa de insulina:**	**Verificar a glicemia capilar em:**
E se a glicemia capilar atual diminuiu mais de 100 mg/dL em relação à glicemia capilar anterior		↓ Diminuir a taxa em 0,5 U	1 hora
E se a glicemia capilar atual diminuiu 30 a 100 mg/dL em relação à glicemia capilar anterior		Manter a taxa atual	1 hora
E se a glicemia capilar atual diminuiu < 30 ou aumentou < 30, comparativamente à glicemia capilar anterior		↑ Aumentar a taxa em 1 U	1 hora
E se a glicemia capilar atual aumentou de 30 a 100 mg/dL em relação à glicemia capilar anterior		Aumentar a taxa em 1,5 U	1 hora
E se a glicemia capilar atual aumentou > 100 mg/dL em relação à glicemia capilar anterior		Aumentar a taxa em 2 U	1 hora
E se a glicemia capilar atual não diminuiu abaixo de 250 mg/dL, após 3 ajustes na infusão		↑Aumentar a taxa em 1 U e chamar o médico	1 hora

Quando o paciente está se alimentando:
- Se o paciente consegue comer 25 a 50% de sua refeição, aumentar a insulina em 50% por 1 hora; em seguida, retornar à taxa pré-refeição.
- Se o paciente consegue comer 51 a 100% de sua refeição, aumentar a insulina em 100% (dobrar a taxa) por uma hora; em seguida, retornar à taxa pré-refeição.

Assinatura do médico: _____ Data/Hora:

Figura 16.2 Continuação

TABELA 16.4 QUADRO DE AÇÃO DA INSULINA, DE ACORDO COM O TIPO

Tipo	Início	Pico	Duração
Ação rápida (bólus)			
Humalog (lispro)	< 15 minutos	30-90 minutos	< 5 horas
Novolog (aspart)	10-20 minutos	1-2 horas	3-5 horas
Apidra (glulisina)	10-15 minutos	30-90 minutos	< 3 horas
Humulin R (regular)	40-60 minutos	2-3 horas	4-6 horas
Novolin R (regular)	30 minutos	2-5 horas	8 horas
Duração intermediária (basal)			
Humulin N (NPH)	2-4 horas	4-10 horas	14-18 horas
Novolin N (NPH)	90 minutos	4-12 horas	até 24 horas
Longa duração, sem picos (basal)			
Lantus (glargina)	3-5 horas	Mínimo	22-26 horas
Levemir (detemir)	2-4 horas	Mínimo	13-20+ horas

velhice, o DM tipo 1 é referido como diabetes latente autoimune do adulto (DLAA). O distúrbio fundamental no DM tipo 1 é a secreção mínima ou ausente de insulina pelas células beta das ilhotas pancreáticas. Em geral, o diabetes tipo 2 ocorre em adultos mais velhos, mas pode ser visto na juventude; está associado à alteração da sensibilidade do receptor à insulina. A produção de insulina no diabetes tipo 2 pode ser alta ou normal; em seguida, cai drasticamente à medida que a doença progride. Embora a hiperglicemia seja uma característica comum, etiologia, fatores de risco, fisiopatologia e prioridades de tratamento variam de modo considerável em cada classificação do diabetes.

Etiologia, fatores de risco e fisiopatologia

A insulina é normalmente liberada pelo pâncreas pelas células beta das ilhotas de Langerhans em resposta ao aumento da glicose no sangue. É necessária para a captação celular de glicose na maioria das células do organismo (exceto as células do cérebro e do fígado). Sem ela, a glicose não consegue entrar nas células e se acumula no sangue, resultando em hiperglicemia e estado inflamatório vascular. As células privadas de glicose começam a passar fome. A inanição celular desencadeia uma mobilização da glicose armazenada, pela quebra de proteínas e gordura (gliconeogênese) e liberação da glicose armazenada no fígado (glicogenólise). Isso desencadeia uma série complexa de processos fisiológicos, que são responsáveis pelos principais sinais e sintomas associados à CAD e ao EHH.

Cetoacidose diabética

Os cenários mais associados à CAD são infecção subjacente ou concomitante (40%), falha nos tratamentos com insulina (25%) e diabetes recém-diagnosticado, anteriormente desconhecido (15%). Outras causas associadas representam cerca de 20% nas diferentes amostragens. Entre outras causas estão infarto do miocárdio, acidente vascular encefálico, trauma e pancreatite. Embora a CAD seja primariamente uma complicação do diabetes tipo 1, pode ocorrer (raramente) em algumas formas de diabetes tipo 2, sob condições de estresse extremo (Tab. 16.5).

Em geral, a CAD consiste na tríade bioquímica de hiperglicemia, cetonemia e acidose metabólica (com um grande

TABELA 16.5 CAUSAS DA CETOACIDOSE DIABÉTICA

Infecções (em especial infecções na bexiga)
Doses falhas ou inadequadas de insulina (principalmente no diabetes tipo 1)
Apresentação inicial do diabetes tipo 1
Fatores estressantes diversos
- Trauma
- Cirurgia
- Gravidez
- Doença aguda
- Insuficiência renal
- Infarto do miocárdio/isquemia

Medicamentos que prejudicam o metabolismo da glicose
- Diuréticos tiazídicos
- Fenitoína
- Betabloqueadores
- Bloqueadores dos canais de cálcio
- Esteroides
- Adrenalina
- Psicotrópicos
- Intoxicação por salicilato

ânion gap*). Carateriza-se por hiperglicemia (> 300 mg/dL), baixos níveis de bicarbonato (< 15 mEq/L) e acidez (pH < 7,30), com cetonemia e cetonúria. Embora as definições variem, a CAD moderada pode ser categorizada por um pH inferior a 7,2 e bicarbonato sérico menor que 10 mEq/L, enquanto a cetoacidose diabética grave representa um pH inferior a 7,1 e bicarbonato inferior a 5 mEq/L.

A CAD pode desenvolver-se em menos de 24 horas. O evento precipitante da CAD é um nível insuficiente ou ausente de insulina circulante. Essa deficiência de insulina resulta em aumento no metabolismo de ácidos graxos, aumento da gliconeogênese hepática (formação de glicose a partir de aminoácidos e proteínas) e aumento da secreção de hormônios contrarregulatórios, incluindo glucagon e hormônios do estresse (catecolaminas, cortisol e hormônio do crescimento). Tais hormônios neutralizam os efeitos da insulina de redução da glicose e são liberados

---

* N. de R.T.: Ânion gap = intervalo gap.

> ### 🛏 À BEIRA DO LEITO
> #### Cetoacidose diabética
> Uma mulher de 18 anos foi admitida na UTI geral com diagnóstico de CAD. A paciente refere estar passando por situação de estresse, com diversos exames escolares; deixou de utilizar sua insulina basal (glargina) e só usa aquela de curta duração, aleatoriamente, para cobrir o que ingere nas refeições, já que nunca controla sua ingestão de açúcar. Durante os últimos dois dias, refere ter apresentado sintomas de gripe, vômitos e cólicas abdominais. À chegada ao pronto-socorro (PS), estava ruborizada e um pouco confusa, segurando um copo de refrigerante dietético extragrande. Os resultados significativos em seu perfil de admissão foram:
>
> | | |
> |---|---|
> | Frequência respiratória | 38 profunda (hálito "frutado") |
> | Pressão arterial | 98/50 mmHg |
> | Frequência cardíaca | 110 bpm; taquicardia sinusal |
> | Pele | Quente e ruborizada |
> | Gasometria arterial | pH 7,12 |
> | | $PaCO_2$ 24 mmHg |
> | | PaO_2 80 mmHg |
> | | HCO_3^- 11 mEq/L |
> | | SaO_2 94% |
> | Glicemia | 440 mg/dL |
> | Acetona sérica | 3 |
> | Cetonas séricas | 3+ |
> | Osmolalidade sérica | 310 mOsm/kg |
> | Ânion gap | 22 mEq/L |
> | Potássio sérico | 5,2 mEq/L |
> | Ureia nitrogenada sérica (BUN) | 28 mg/dL |
> | Creatinina sérica | 1,5 mg/dL |
> | Sódio sérico | 130 mEq/L |
> | Magnésio sérico | 1,1 mg/dL |
> | Fosfato sérico | 2,2 mg/dL |
> | Cloro sérico | 94 mEq/L |
> | Leucócitos | 14.000/mm^3 |
> | Glicose na urina | 2+ (forte) |
> | Cetonas na urina | 3+ (forte) |

> ### 🛏 À BEIRA DO LEITO
> #### Estado hiperglicêmico hiperosmolar
> Um homem de 72 anos foi admitido na UTI geral com diagnóstico de crise de hiperglicemia. Ele vive com seu cão de pequeno porte. Sua filha ligou para a emergência depois de encontrar seu pai desacordado em casa. Relatou que ele se queixava de sintomas semelhantes aos da gripe nas 3 semanas anteriores. Sua história revela insuficiência cardíaca e DM tipo 2. Seus medicamentos diários incluem 6,25 mg de carvedilol por VO duas vezes ao dia, 20 mg de lisinopril por VO uma vez ao dia, 20 mg de furosemida (Lasix) por VO duas vezes ao dia, 20 mEq/dia de KCl por VO e 10 mg de glipizida por VO duas vezes ao dia. Na chegada ao PS, o paciente estava em coma. Os resultados significativos de seu perfil de admissão foram:
>
> | | |
> |---|---|
> | Pressão arterial | 82/44 mmHg; PAM de 56 mmHg |
> | Frequência cardíaca | 121 rpm |
> | Frequência respiratória | 14 rpm, superficiais |
> | Pele | Seca, turgor diminuído; membranas mucosas secas |
> | Oxigênio por cateter | 2 L/min, via nasal |
> | Gasometria arterial | pH 7,34 |
> | | $PaCO_2$ 49 mmHg |
> | | PaO_2 56 mmHg |
> | | HCO_3^- 22 mEq/L |
> | | SaO_2 88% |
> | Glicemia | 1.100 mg/dL |
> | Osmolalidade sérica | 362 mOsm/kg |
> | Potássio sérico | 3,6 mEq/L |
> | Ureia nitrogenada sérica (BUN) | 41 mg/dL |
> | Creatinina sérica | 2,2 mg/dL |
> | Sódio sérico | 152 mEq/L |
> | Fosfato sérico | 2 mg/dL |
> | Cloro sérico | 121 mEq/L |

em resposta ao estresse e a outros estímulos. A fisiopatologia da CAD pode ser organizada em dois componentes principais: déficit de volume de líquidos e desequilíbrio ácido-base (Fig. 16.3).

Déficit de volume de líquidos associado a desequilíbrio eletrolítico

Devido à deficiência de insulina, há tanto hiperglicemia quanto aumento na liberação de aminoácidos das células. A resposta ao estresse no organismo leva a uma descompensação metabólica; os hormônios de estresse desencadeiam, ainda, um aumento de glicose e cetonas no plasma. A hiperglicemia causa diurese osmótica e perdas hipotônicas, levando a déficit de volume de líquidos (intra e extracelular) e perda de eletrólitos. Conforme a glicemia ultrapassa o limiar renal, ocorre glicosúria. Na ausência de insulina, os estoques de proteínas também são quebrados pelo fígado em aminoácidos e, em seguida, em glicose, para produzir energia. Isso aumenta ainda mais a glicemia sérica e a glicose na urina; agrava a diurese osmótica e a cetonemia. As perdas urinárias de água, sódio, magnésio, cálcio e fósforo causam aumento na osmolalidade sérica e diminuição dos níveis de eletrólitos. Os níveis de potássio podem estar aumentados ou diminuídos, dependendo da quantidade de náuseas e vômitos, equilíbrio ácido-base e condição hídrica do paciente. Essa hiperosmolalidade causa desvios adicionais do líquido do espaço intracelular para o extracelular, aumentando a desidratação. Pode ocorrer choque hipovolêmico, decorrente das grandes perdas de fluidos na CAD. A depleção de volume diminui a filtração glomerular de glicose e cria um ciclo de hiperglicemia progressiva. Acredita-se, ainda, que o aumento da osmolaridade sérica prejudique ainda mais a secreção de insulina e promova a resistência a ela. O estado neurológico alterado, muitas vezes encontrado nesses pacientes, decorre sobretudo de desidratação celular e hiperosmolaridade sérica.

Desequilíbrio ácido-base

As células sem glicose têm fome e começam a utilizar os depósitos já existentes de gorduras e proteínas para fornecer energia para os processos do organismo (gliconeogênese). As gorduras são quebradas mais rápido do que são metabolizadas pelo fígado, o que resulta em um acúmulo de ácidos cetônicos. Esses ácidos cetônicos são, em geral, depurados em tecidos periféricos. Se a via cetogênica estiver destruída, os ácidos cetônicos acumulam-se na corrente sanguínea, onde os íons de hidrogênio

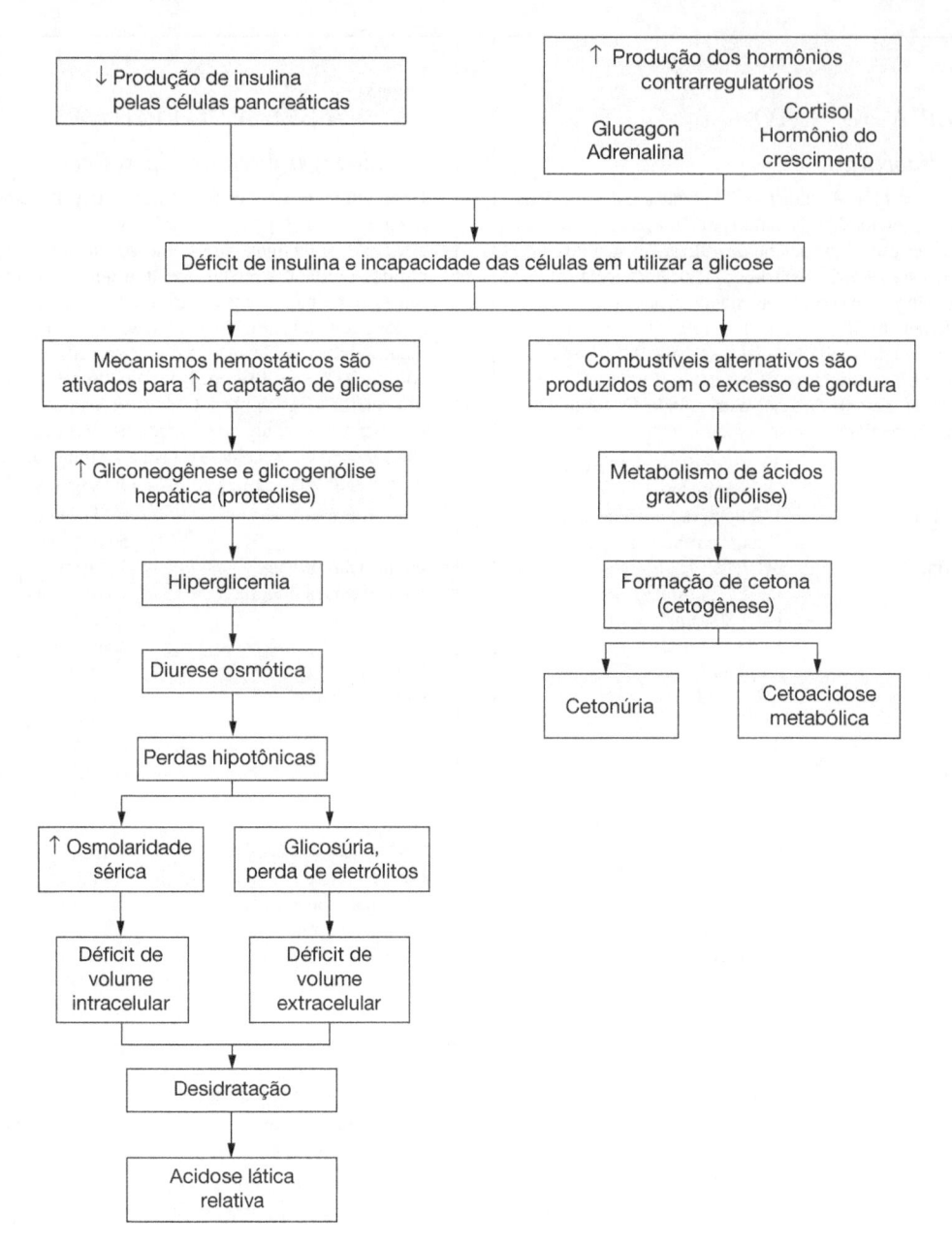

Figura 16.3 Patogênese da CAD.

(H^+) se dissociam, causando uma acidose metabólica. A acetona é formada durante esse processo, sendo responsável pelo hálito "frutado" encontrado nesses pacientes.

A acidose metabólica pode ser agravada por déficits graves de volume de líquidos, pois a hipovolemia resulta em hipoperfusão e produção de ácido lático pelo metabolismo anaeróbio. O excesso de ácido lático resulta no que é chamado de ânion gap aumentado (aumento de corpos ácidos). Sódio, cloro, potássio e bicarbonato são responsáveis pela manutenção de um ânion gap normal no organismo, que é normalmente inferior a 12 a 14 mEq/L (Tab. 16.6). A lacuna aniônica representa a diferença entre os cátions (Na^+, K^+) e ânions (Cl^-, HCO_3^-). O acúmulo de cetona, um subproduto da gliconeogênese, provoca aumento no ânion gap de mais de 14 mEq/L.

A resposta fisiológica normal à acidose metabólica é a produção de bicarbonato, de modo a atenuar as cetonas e os íons H^+. O paciente com CAD, muitas vezes, apresenta níveis diminuídos de bicarbonato devido à diurese osmótica. O sistema respiratório tenta compensar exalando dióxido de carbono para restaurar o pH normal do sangue. Isso explica a respiração rápida e profunda, chamada de respiração de Kussmaul, muitas vezes presente nesses pacientes.

A acidose metabólica também provoca desequilíbrios eletrolíticos com potencial risco de vida. Os níveis séricos de potássio são, no início, elevados na CAD, provavelmente devido às trocas de potássio do meio intracelular para o extracelular decorrente da acidose. Mais tarde, é comum a ocorrência de hipocalemia, devido ao aumento da excreção urinária de potássio com a diurese osmótica.

TABELA 16.6 CÁLCULO DA LACUNA ANIÔNICA (NORMAL < 12 mEq/L)[a]

$Na^+ - (Cl^- + HCO_3^-)$ = ânion gap

Exemplo de estudo de caso de CAD:
   130 − (94 + 11) = 25 mEq/L (acidose, ânion gap)

Exemplo de estudo de caso de EHH:
   152 − (121 + 22) = 9 mEq/L (sem ânion gap)

[a]Observação: O potássio é, muitas vezes, adicionado ao sódio; entretanto, já que é geralmente um número pequeno, com frequência é excluído do cálculo.

Estado hiperglicêmico hiperosmolar

A patogênese do EHH é semelhante à patogênese da CAD, com as diferenças descritas a seguir. O EHH é classificado como a hiperglicemia com desidratação profunda e sem cetose. O aparecimento da hiperglicemia no EHH é progressivo. Muitos desses pacientes apresentam uma história de DM tipo 2 com algum nível de insulina circulante. A hiperglicemia muito elevada do EHH resulta em redução profunda do volume do fluido extracelular, desidratação intracelular importante e perda excessiva de eletrólitos. Além disso, já que há uma pequena secreção de insulina, a lipólise é suprimida. Portanto, não há superprodução de cetonas nem sinais e sintomas físicos específicos de cetose (ausência de respiração de Kussmaul, excreção renal de cetonas, dor abdominal, náuseas, vômitos ou anorexia). A ausência desses sinais e sintomas de emergência pode levar esses pacientes a não procurarem tratamento precoce. Isso leva à diurese osmótica sustentada, ocasionando perda maciça de volume, desequilíbrio eletrolítico e disfunção do sistema nervoso central (SNC). Portanto, as taxas de mortalidade são maiores no EHH, por causa da perda acentuada de volume e porque ocorre mais frequentemente em pacientes com doença crônica. A morte ocorre em decorrência de depressão das funções vitais do organismo pelo SNC (os centros cardíaco e respiratório do cérebro são deprimidos), edema cerebral, colapso cardiovascular, colapso renal e embolia vascular.

Manifestações clínicas

CAD	EHH
História	
Jovens com história de DM tipo 1 ou previamente não diagnosticada; infecção comum preexistente	Idosos com história de DM tipo 2 e doenças crônicas preexistentes associadas à diminuição da excreção renal de glicose; doenças concomitantes frequentemente precipitando infecções virais ou pneumonia
Sinais e sintomas	
Inespecíficos: poliúria, polidipsia, cólicas abdominais, fraqueza, estupor, coma	Inespecíficos: poliúria, polidipsia, fraqueza, confusão, coma
Específicos: náuseas, vômitos, anorexia, respiração de Kussmaul, hálito frutado	Específicos: nenhum

Exames diagnósticos

Glicemia: 250-800 mg/dL	Glicemia: ao menos 600 mg/dL, muitas vezes > 1.000 mg/dL
Osmolalidade sérica: < 330 mOsm/kg/H_2O	Osmolalidade sérica: > 350 mOsm/kg/H_2O

Cetoacidose
↓ pH
  Leve: pH 7,20-7,30
  Moderada: pH 7,10-7,19
  Grave: pH < 7,09
HCO_3^- < 15 mEq/L
	Cetoacidose
	Não é uma característica
	pH > 7,30 (acidose lática)
	
	HCO_3^- > 15 mEq/L

Cetonas séricas > 2+	Cetonas séricas abaixo de 2+
Presença de cetonas na urina Presença de ânion gap > 12	Quantidade mínima de cetonas na urina Ânion gap variável
Desidratação Hipovolemia (diminuição intracelular e extracelular)	Desidratação Depleção grave de volume (intra e extracelular)
Função renal Aumento da relação ureia nitrogenada: creatinina Cetonas na urina 2+	Função renal Aumento importante da relação ureia nitrogenada: creatinina ↓ TFG
Depleção de eletrólitos Potássio, magnésio, fosfato	Depleção de eletrólitos Potássio, fosfato, magnésio, sódio

Princípios de tratamento de emergências hiperglicêmicas

O tratamento do paciente em CAD e EHH agudo reúne seis áreas principais: reposição de líquidos, tratamento da hiperglicemia, reposição de eletrólitos, tratamento de eventuais doenças subjacentes, prevenção e tratamento de complicações e orientações ao paciente/família.

Reposição hídrica

O tratamento de déficits de volume hídrico intra e extracelular é uma prioridade tanto na CAD como no EHH, para restaurar o volume intravascular e evitar o colapso cardiovascular. A reposição volêmica inicial baseia-se na avaliação do estado vascular.

1. Administre soro fisiológico (0,9%). A escolha do fluido IV depende das leituras iniciais de pressão arterial e do nível sérico de sódio. A presença de hiperglicemia e desidratação mascara o real nível de sódio sérico, exigindo sua correção antes da escolha do fluido IV (Tab. 16.7). Os líquidos IV geralmente são infundidos em taxas rápidas (1.000 a 2.000 mL na primeira hora, 1.000 mL na segunda hora e, em seguida, 500 mL/h) até que o volume de líquido seja restaurado, ou em uma taxa inicial em torno de 15 a 20 mL/kg/h.

TABELA 16.7 CORREÇÃO DOS NÍVEIS SÉRICOS DE SÓDIO NA PRESENÇA DE HIPERGLICEMIA

$$\text{Sódio corrigido} = (\text{sódio sérico}) + 1,6 \times \left[\frac{\text{glicose (mg/dL)} - 100}{100}\right]$$

2. Titule a taxa de infusão de acordo com a produção de urina, pressão arterial média e medida da pressão venosa central. Normalmente, o paciente com EHH apresenta déficit de volume hídrico mais profundo; entretanto, já que o paciente é mais idoso e, muitas vezes, apresenta outros problemas médicos subjacentes, a taxa de reposição de líquidos deve ser titulada com cuidado. A glicemia cai com a introdução isolada de líquidos. É fundamental que a insulinoterapia não seja iniciada sem que seja realizada simultaneamente a correção do déficit hídrico. Caso contrário, ocorrem perda aguda do volume vascular, agravamento da hipernatremia, choque e aumento do risco de mortalidade.
3. Troque o fluido IV para dextrose 5% com NaCl 0,45 a 150 a 200 mL/h quando a glicose sérica atingir 250 mg/dL. Mantenha a insulinoterapia.

Tratamento da hiperglicemia

Tanto na CAD quanto no EHH é necessário algum grau de reposição de insulina, embora os requisitos do EHH em geral sejam baixos.

1. Administre 0,15 U/kg de insulina regular em bólus IV.
2. Introduza baixas doses de insulina IV, a uma taxa de 0,1 U/kg/h. Se a glicose não cair 50 a 70 mg/dL na primeira hora, dobre a infusão de insulina a cada hora, até que a glicemia caia 50 a 70 mg/dL em 1 hora.
3. Monitore atentamente os níveis séricos de glicose e titule a infusão de insulina de acordo com os resultados. Uma vez que a glicemia atingir 250 mg/dL, a infusão de insulina deve ser reduzida a uma taxa de 2 a 4 U/h, e os fluidos IV trocados para 50% de soro fisiológico com 50% de glicose (SG5% + SF0,9%). Isso garante que não ocorra hipoglicemia durante o tratamento contínuo da doença aguda. É essencial que a insulinoterapia seja mantida no paciente com CAD até que o pH sérico tenha sido corrigido, a fim de evitar hipocalemia intracelular. Pode ser necessário glicose adicional para alcançar esse resultado. A solução contendo glicose também deve ser iniciada no paciente com EHH quando a glicemia atingir 250 a 300 mg/dL, a fim de proteger contra o edema cerebral.

Reposição de eletrólitos

Os déficits eletrolíticos estão, geralmente, presentes tanto na CAD quanto no EHH, devido à diurese osmótica. A hipocalemia pode ser mascarada pela acidose. Os níveis de potássio aumentam 0,6 mEq/L a cada queda de 0,1 no pH.

1. Administre suplemento de potássio, de acordo com os níveis séricos:
   - Se o K^+ sérico for < 3,3 mEq/L, mantenha a insulina e administre 40 mEq K^+/h (2/3 KCl e 1/3 KPO_4^-) até que o K^+ seja > 3,3 mEq/L.
   - Se o K^+ sérico for > 5, não administre K^+ e remensure o K^+ a cada 2 horas.
   - Se o K^+ sérico for > 3,3 mEq/L ou < 5 mEq/L, administre 20 a 30 mEq K^+ em cada litro de reposição de volume.

   A reposição do potássio é uma prioridade durante a correção da hiperglicemia, a fim de evitar a hipocalemia durante a reidratação, quando o potássio move-se para dentro da célula junto com a glicose. Para evitar arritmias cardíacas associadas à hipocalemia, adie a administração de insulina até que os níveis séricos de potássio sejam maiores que 3,3 mEq/L. A taxa de infusão de cloreto de potássio deve ser ajustada de acordo com os níveis séricos de potássio monitorados frequentemente e o débito urinário.

2. Monitore magnésio, cálcio e fosfato a cada 2 horas durante a reidratação. A hemodiluição pode, ainda, diminuir os níveis séricos desses eletrólitos. A reposição de magnésio e cálcio é administrada com base nos níveis séricos. Os níveis séricos totais de fósforo do organismo estão deprimidos devido à diurese osmótica. Isso pode resultar em comprometimento da função cardíaca e respiratória. As deficiências de fosfato costumam ser corrigidas com a reposição volêmica. Se necessária, a administração de 20 mEq/L de fosfato de potássio é o melhor método de reposição do fosfato, já que repõe o potássio e o fosfato ao mesmo tempo. As reposições de fosfato não devem ser administradas em pacientes com insuficiência renal. Se a hipocalemia for refratária à reposição de potássio, deve ser considerada a reposição de magnésio.

3. Avalie a necessidade de bicarbonato:
   - Se o pH for < 6,9, dilua o $NaHCO_3^-$ (100 mmol) em 400 mL de H_2O. Infunda 200 mL/h.
   - Se o pH for entre 6,9 e 7, dilua o $NaHCO_3^-$ (50 mmol) em 200 mL de H_2O. Infunda 200 mL/h.
   - Se o pH for > 7, não administre $NaHCO_3^-$.

   Repita a administração de $NaHCO_3^-$ a cada 2 horas, até que o pH seja > 7. Monitore atentamente o K^+ sérico.

Tratamento das doenças subjacentes

Precisa ser determinada a causa precipitante da hiperglicemia de emergência. Uma infecção subjacente é um fator precipitante comum tanto na CAD quanto no EHH.

1. Investigue os fatores precipitantes com os seguintes exames: urina, hemograma completo, eletrocardiograma, radiografia de tórax e culturas apropriadas. Administre os antibióticos adequados se houver suspeita de infecção.
2. Colete a história do paciente e dos familiares quanto à possibilidade de doses de insulina não atendidas.

Prevenção e tratamento de complicações

1. Monitore glicemia, eletrólitos (sódio e potássio) e gasometria arterial a cada 1 a 2 horas, até que sejam atingidos níveis normais.
2. Mensure o fosfato e o magnésio séricos inicialmente e repita o exame conforme necessário.
3. Monitore temperatura, pressão arterial, pulso, frequência respiratória, oximetria de pulso, débito urinário e pressão venosa central em intervalos frequentes.
4. Avalie o estado neurológico em intervalos frequentes. Institua precauções para convulsões diante de suspeita de edema cerebral. Institua medidas para evitar a aspiração em pacientes com estado mental alterado. Administre dexametasona e manitol, se for o caso.
5. Titule a reposição de fluidos com cuidado para evitar a insuficiência cardíaca. Ausculte os sons respiratórios frequentemente durante a reposição de líquidos.
6. Administre anticoagulantes conforme necessário. Os pacientes hiperosmolares estão em grande risco de trombose.

Orientações ao paciente e aos familiares

Particularmente no DM tipo I, a chave para a prevenção da CAD recorrente é a orientação adequada do paciente quanto ao tratamento do diabetes. Contate o conselheiro do diabetes (se disponível) para ajudar a ensinar as habilidades necessárias para controlá-lo. A Tabela 16.8 descreve as habilidades necessárias para o manejo do diabético. O reforço das informações ao paciente ou cuidador designado é essencial. Instruções sobre a necessidade de acompanhamento médico de rotina e a disponibilidade de recursos do hospital e da comunidade também são componentes importantes do plano de tratamento do diabetes.

Hipoglicemia aguda

A hipoglicemia consiste em um nível de glicose no sangue inferior a 60 mg/dL; trata-se de uma emergência comum do sistema endócrino. A hipoglicemia resulta do desequilíbrio entre a produção e a utilização da glicose. Dentre as complicações agudas, a hipoglicemia é mais comum em diabéticos insulino-dependentes (tipos 1 e 2). Também pode ocorrer em diabéticos tipo 2 que são tratados com hipoglicemiantes orais, em especial sulfonilureias, como a glipizida.

Etiologia, fatores de risco e fisiopatologia

A hipoglicemia pode ser dividida em duas categorias: hipoglicemia de jejum (> 5 horas após a refeição) e hipoglicemia pós-prandial (1 a 2 horas após a refeição) (Tab. 16.9). A *hipoglicemia de jejum* ocorre quando a resposta fisiológica normal a um nível de glicose em queda está alterada e há um desequilíbrio na produção e utilização de glicose. Em um diabético, a hipoglicemia é mais comumente causada por excesso de insulina ou hipoglicemiante oral, excesso de exercício físico ou quantidade insuficiente de comida.

O exercício pode causar aumento da sensibilidade à insulina horas mais tarde, já que o açúcar move-se com mais facilidade para os músculos. Uma das causas da hipoglicemia pós-prandial é a cirurgia de desvio gástrico; após a cirurgia, os alimentos passam mais rapidamente pelo intestino delgado, causando a queda da glicemia.

A glicose é o combustível obrigatório para o cérebro e o sistema nervoso central. O cérebro é incapaz de sintetizar ou armazenar glicose e precisa dos níveis circulantes dela no plasma sanguíneo para sobreviver. Uma vez que a glicose no sangue diminui rapidamente, são liberados adrenalina, glucagon, glicocorticoides e hormônios do crescimento. Os pacientes apresentam sintomas adrenérgicos: taquicardia, ansiedade, sudorese, tremores e fome. Esses sintomas podem ocorrer quando há uma queda súbita e aguda no nível de glicose no sangue mesmo que a glicemia esteja normal (p. ex., diminuição para 80 a 90 mg/dL). Nas reações moderadas a graves da hipoglicemia, o SNC é afetado, o que significa que o cérebro está sendo privado da glicose necessária.

A *inconsciência por hipoglicemia* é uma neuropatia autonômica, com consequências potencialmente graves. É definida como a perda dos sintomas adrenérgicos da hipoglicemia que orientam o paciente a agir para impedir a progressão para uma hi-

---

TABELA 16.8 HABILIDADES PARA O TRATAMENTO DO DIABÉTICO

Monitoramento da glicemia
Administração de insulina
Dietoterapia
Planejamento das refeições
Terapia por exercícios
Exame de cetona da urina
Monitoramento do diabético quando está doente
Reconhecimento dos sinais e sintomas da hipo e da hiperglicemia
Tratamentos adequados para a hipoglicemia e a hiperglicemia

Resultados esperados

1. O paciente ou cuidador será capaz de verbalizar aspectos essenciais de alimentação terapêutica, planejamento da refeição, terapia por exercícios, monitoramento do diabético quando está doente, sinais e sintomas de hipo e hiperglicemia e tratamentos adequados para a hipo e hiperglicemia.
2. O paciente ou cuidador será capaz de demonstrar monitoramento da glicemia, administração de insulina e teste de cetona na urina.

TABELA 16.9 CAUSAS DE HIPOGLICEMIA (LISTA PARCIAL)

Hipoglicemia de jejum
Dose excessiva de insulina
Diminuição da necessidade de insulina
   Redução da ingestão alimentar
   Maior quantidade de exercícios
   Insuficiência renal/diálise
   Insuficiência hepática
   Insuficiência cardíaca
Medicamentos
   Hipoglicemiantes orais
   Álcool e embriaguez
   Salicilatos
   Bloqueadores beta-adrenérgicos
Hipoglicemia pós-prandial
Efeito excessivo da insulina
Cirurgia de desvio gástrico

poglicemia grave. Resulta da alteração nos sistemas de contrarregulação, conforme descrito. Tanto diabéticos tipo 1 quanto tipo 2 podem apresentar deficiências nos sistemas de contrarregulação.

Manifestações clínicas

Sinais e sintomas

- Sintomas hipoglicemiantes leves (resposta adrenérgica)
  - Diaforese (mais comum)
  - Estremecimentos
  - Tremores
  - Taquicardia
  - Parestesias
  - Palidez
  - Fome excessiva
  - Ansiedade
- Sintomas hipoglicemiantes moderados a graves (sintomas do SNC ou neuroglicopênicos)
  - Cefaleia
  - Incapacidade de concentração
  - Alterações de humor
  - Sonolência
  - Irritabilidade
  - Confusão mental
  - Prejuízo na capacidade de decisão
  - Fala arrastada
  - Marcha cambaleante
  - Visão dupla ou embaçada
  - Cefaleias matinais
  - Pesadelos
  - Psicose (final)
  - Convulsões
  - Coma

Exames diagnósticos

- Nível sérico de glicose na mensuração com a fita < 60 mg/dL

Princípios de tratamento da hipoglicemia aguda

O tratamento do paciente com hipoglicemia aguda depende da gravidade da reação. Os princípios de tratamento incluem normalização da glicemia e promoção de orientações ao paciente.

Normalização da glicemia

O tratamento da hipoglicemia depende de sua gravidade.

Reação leve

1. Administre 10 a 15 g de carboidratos (Tab. 16.10). Após 10 minutos, administre outras 10 a 15 g se a condição não melhorar.
2. Realize a mensuração da glicemia.
3. Se a próxima refeição for a mais de 2 horas, administre ao paciente um carboidrato complexo (p. ex., 115 mL de leite).
4. Se o paciente não estiver suficientemente atento para engolir ou não puder fazê-lo, injete 1 a 2 mg de glucagon. Se ele não conseguir engolir e contar com uma sonda de alimentação, administre uma fonte líquida de glicose (soda).

TABELA 16.10 EXEMPLOS DE ALIMENTOS COM O EQUIVALENTE A 10 A 15 G DE CARBOIDRATOS PARA TRATAMENTO DE REAÇÕES HIPOGLICÊMICAS LEVES

115 mL de suco de laranja
170 mL de refrigerante normal (não dietético)
3 tabletes de glicose
170 a 230 mL de leite desnatado ou leite com 2% de gordura
3 bolachas de água e sal
6 a 8 balas
6 jujubas
2 colheres de sopa de uvas passas
1 pedaço pequeno (55 mL) de bolo gelado

Reações moderadas a graves

1. Administre glicose IV. O bólus inicial é de 50 mL de glicose a 50% (equivalente a 25 g de glicose), seguido por uma infusão IV contínua, até que a reposição oral seja possível.
2. Podem ser administrados 1 a 2 mg de glucagon IV/IM/SC no hospital ou em casa, com repetição depois de algumas horas.
3. Propicie descanso ao paciente.
4. Monitore com frequência os níveis de glicose, por diversas horas.

Orientações ao paciente

O melhor tratamento para a hipoglicemia é a prevenção.

1. Ensine ao paciente os primeiros sinais e sintomas da hipoglicemia. Instrua-o a ter sempre à mão uma fonte de carboidratos de ação rápida (ver Tab. 16.10).
2. Aconselhe o paciente a não pular ou atrasar mais de 30 minutos refeições e lanches; limite a quantidade de álcool a não mais de 50 mL de licor, 230 mL de vinho ou 680 mL de cerveja por semana; e a nunca beber de estômago vazio.
3. Avalie o padrão de automonitoração de glicose do paciente.
4. Ensine o paciente e seus familiares ou amigos a administrar glucagon em caso de reações graves.
5. Enfatize a importância do paciente utilizar identificação visível.
6. Avalie o padrão de exercícios do paciente.

Síndrome de secreção inadequada de hormônio antidiurético

O hormônio antidiurético (ADH), também conhecido como arginina vasopressina, é produzido pelo hipotálamo e armazenado na glândula hipófise. Os osmorreceptores no hipotálamo monitoram as mudanças da osmolaridade sanguínea. Um aumento de 2% na osmolaridade leva à liberação de ADH pela hipófise posterior. O ADH exerce seu efeito sobre os rins, levando a concentração da urina e conservação da água corporal. A síndrome de secreção inadequada de hormônio antidiurético (SIADH) e o diabetes insípido (DI) são os distúrbios que mais afetam a secreção de ADH no paciente crítico.

Etiologia, fatores de risco e fisiopatologia

A SIADH caracteriza-se pela liberação excessiva de ADH não relacionada com osmolalidade do plasma ou concentração de eletrólitos e outras partículas osmoticamente ativas. Os mecanismos normais que controlam a secreção de ADH falham, provocando prejuízo na excreção de água e hiponatremia profunda. A SIADH é uma síndrome de intoxicação por água.

Existem muitas causas de SIADH (Tab. 16.11). A vasopressina pode ser produzida por uma série de neoplasias, mais comumente o carcinoma de pequenas células de pulmão. Portanto, os pacientes que desenvolvem SIADH "idiopática" são pesquisados para a presença de tumores malignos. A SIADH também costuma ser associada a doenças ou condições pulmonares, distúrbios do SNC e uso de medicamentos, sobretudo clorpropamida, diuréticos tiazídicos, narcóticos e barbitúricos.

Os pacientes cirúrgicos também estão em risco, pois muitos procedimentos cirúrgicos são seguidos por aumento da secreção de vasopressina, geralmente durante os primeiros 3 a 4 dias após a cirurgia.

Clinicamente, a SIADH caracteriza-se por hiponatremia e retenção de água, que evolui para intoxicação por água. A gravidade dos sinais e sintomas do paciente depende de quão rápida é a queda do sódio sérico. Conforme a intoxicação por água progride e o soro fica mais hipotônico, as células do cérebro incham, causando comprometimento neurológico. Sem tratamento, podem ocorrer lesão cerebral irreversível e morte.

Manifestações clínicas

Sinais e sintomas

Precoces
- Diminuição e concentração do volume de urina
- Náuseas
- Vômitos
- Cefaleia
- Distúrbio gustativo
- Entorpecimento sensitivo
- Fraqueza muscular e cãibras
- Anorexia
- Ganho de peso
- Crepitações
- Dispneia
- Aumento da PVC, POAP
- Fraqueza/fadiga

Tardios
- Confusão mental
- Hostilidade
- Padrões respiratórios anormais
- Hipotermia
- Coma
- Convulsões

Exames diagnósticos

- Na^+ sérico < 130 mEq/L
- Osmolalidade sérica < 280 mOsm/kg
- Osmolalidade urinária aumentada > 500 mOsm/kg
- Sódio na urina > 20 mEq/L
- Ureia nitrogenada e creatinina sérica diminuídas (hemodiluição)

Princípios de tratamento da SIADH

Os princípios de tratamento dependem da gravidade e da duração da hiponatremia. O reconhecimento precoce das manifestações clínicas da SIADH é fundamental para prevenir as complicações potencialmente fatais. A avaliação contínua dos sistemas neuromuscular, cardíaco, digestório e renal é importante. Em geral, o tratamento centra-se em restrição de líquidos, reposição nos déficits de sódio e, em casos graves de hiponatremia, inibição das ações antidiuréticas. O tratamento do distúrbio subjacente também é uma prioridade.

Restrição hídrica e tratamento da hiponatremia

A restrição hídrica é a base do tratamento; para ser eficaz, deve ser atingido um balanço hídrico negativo.

1. O tratamento da hiponatremia leve (nível de sódio > 125 mEq/L) inclui a restrição hídrica de 800 a 1.000 mL/dia. Isso permite que os níveis de sódio sejam corrigidos em 3 a 10 dias. Se a restrição de líquidos por si só não for eficaz, pode ser administrada demeclociclina

---

TABELA 16.11 ETIOLOGIAS DA SÍNDROME DE SECREÇÃO INADEQUADA DE HORMÔNIO ANTIDIURÉTICO (LISTA PARCIAL)

Tumores malignos
Pulmão
Linfoma
Gastrintestinal

Doenças/Condições pulmonares
Ventilação com pressão positiva
Asma brônquica
Pneumonia
Doença pulmonar obstrutiva crônica
Insuficiência respiratória aguda
Tuberculose

Distúrbios do SNC
Traumatismo craniano
Meningite, encefalite
Acidente vascular encefálico
Tumores cerebrais
Síndrome de Guillain-Barré

Medicamentos
Vasopressina
Desmopressina
Diuréticos tiazídicos
Narcóticos
Barbitúricos
Nicotina
Medicamentos antineoplásicos
Antidepressivos tricíclicos

Outros
Aids
Atrofia senil

(Declomycin). A demeclociclina permite a excreção de água, pois inibe o efeito do ADH nos túbulos renais.
2. Se estiverem presentes sintomas neurológicos graves da SIADH com hiponatremia grave (< 120 mEq/L), administre infusão de soro fisiológico a 3% por 2 a 3 horas. A furosemida também é administrada para aumentar a excreção urinária de água.
3. Avalie as funções cardiovasculares e respiratórias atentamente a fim de verificar os efeitos do excesso de volume nesses sistemas. Os volumes ventricular direito e esquerdo podem aumentar, causando insuficiência cardíaca. A presença de taquipneia, relatos de falta de ar e crepitações finas indica sobrecarga hídrica e insuficiência cardíaca iminente.
4. Proporcione conforto ao paciente, com a limitação na ingestão de líquidos. Forneça tratamento bucal frequente. Explique por que os líquidos estão sendo restringidos e permita que o paciente programe como quer distribuir sua ingestão. Se ele se queixar de náuseas, administre um antiemético antes das refeições.

Reposição dos déficits de sódio

1. Na hiponatremia sintomática grave, infunda solução salina a 3% a uma taxa de 0,1 mL/min/kg por 2 horas a fim de aumentar o sódio plasmático. Monitore atentamente sinais de hipernatremia, sobrecarga de líquidos e insuficiência cardíaca, pois esse tratamento provoca aumento transitório no sódio sérico.
2. Monitore a condição neurológica com atenção e proteja o paciente de danos. Institua medidas para prevenir convulsões, se necessário. Monitore também o estado respiratório.

Inibição da ação dos hormônios antidiuréticos

Nos casos em que a SIADH não se resolva em 1 a 2 semanas, podem ser prescritos medicamentos que interferem no efeito renal do hormônio antidiurético, como a demeclociclina. O efeito total desses medicamentos torna-os inadequados para o tratamento agudo da síndrome.

Diabetes insípido

Etiologia, fatores de risco e fisiopatologia

O diabetes insípido (DI) resulta de um grupo de doenças em que há uma deficiência absoluta ou relativa de ADH (chamado DI central) ou uma insensibilidade a seus efeitos nos túbulos renais (chamado DI nefrogênico) (Fig. 16.4). O DI pode complicar a evolução do paciente grave e resultar em distúrbios hidroeletrolíticos agudos.

Existem muitas causas de DI (Tab. 16.12). O DI neurogênico resulta de danos ao sistema hipotálamo-hipofisário. Uma deficiência absoluta de ADH provoca prejuízo na capacidade de concentrar urina, poliúria e tendência à desidratação subsequente. Os pacientes com traumatismo craniano ou que foram submetidos a neurocirurgia devem ser atentamente observados por, no mínimo, 7 a 10 dias após a lesão, a fim de evidenciar o DI. O DI nefrogênico caracteriza-se por insensibilidade dos túbulos renais ao ADH; desenvolve-se em decorrência de mudanças estruturais e funcionais no rim. Isso resulta em prejuízo na capacidade de concentrar urina e conservação de água livre. O DI nefrogênico é menos grave do que o DI central em sua aparência.

Independentemente da etiologia, o DI prejudica a capacidade do organismo de aumentar a secreção de ADH ou responder ao ADH. O débito persistente de urina diluída, apesar do aumento da hemoconcentração, é a característica marcante do DI. Os sinais e sintomas de desidratação estão presentes em pacientes nos quais está prejudicado o mecanismo da sede (DI neurogênico) ou nos quais há reposição inadequada de líquidos. Além disso, se há um estado hiperosmolar, a depleção de volume intracelular cerebral ocorre à medida que a água se move do interior das células cerebrais para o plasma.

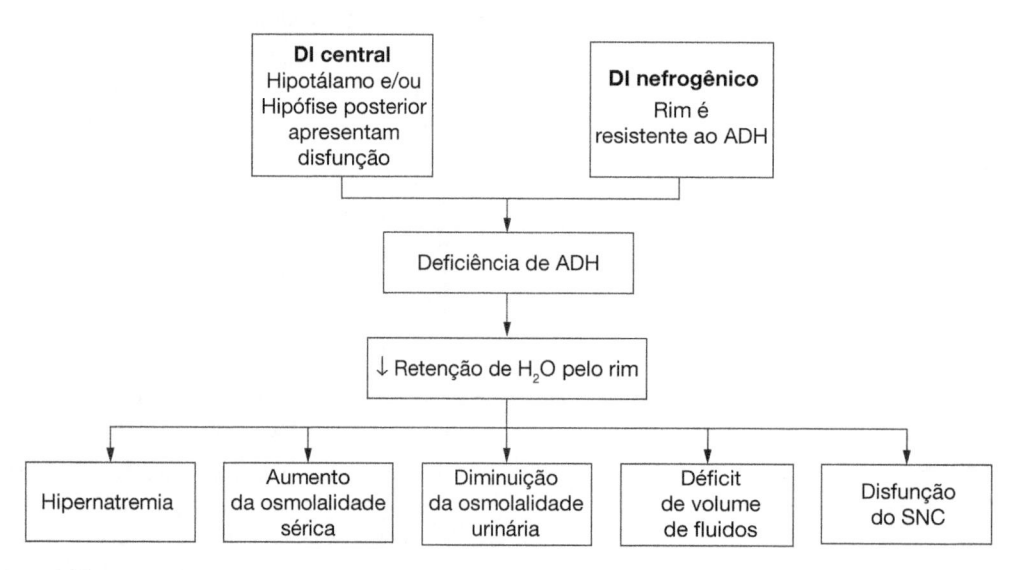

Figura 16.4 Patogênese do DI.

TABELA 16.12 CAUSAS DO DIABETES INSÍPIDO

Insuficiência de ADH (DI neurogênico)
Familiar (hereditária)
Trauma
Neoplasias
Infecções
    Tuberculose
    Criptococose
    Sífilis
    Infecções do SNC
Vasculares
    Hemorragia cerebrovascular
    Aneurisma (polígono de Willis)
    Trombose cerebral

Insensibilidade ao ADH (DI nefrogênico)
Familiar (hereditária)
Induzida por medicamentos
    Lítio
    Demeclociclina
    Gliburida
    Colchicina
    Anfotericina B
    Gentamicina
    Furosemida
Distúrbios eletrolíticos
    Hipocalemia
    Hipercalcemia
Doença renal

Ingestão excessiva de água (DI secundário)
Excesso de administração de fluidos intravenosos
Polidipsia psicogênica (lesão no centro da sede)

Manifestações clínicas

Sinais e sintomas

Deficiência de ADH

- Polidipsia (se o paciente estiver alerta)
- Poliúria (5 a 20 L em 24 horas)

Déficit de volume de fluidos

- Hipotensão ortostática
- Perda de peso
- Taquicardia
- Diminuição de PVC, POAP
- Turgor da pele diminuído
- Membranas mucosas secas

Depleção do volume intracelular das células cerebrais

- Confusão mental
- Agitação
- Letargia
- Irritabilidade
- Convulsões
- Coma

Exames diagnósticos

- Sódio sérico > 145 mEq/L
- Osmolalidade sérica > 295 mOsm/kg/H_2O
- Osmolalidade da urina inapropriadamente baixa, com osmolalidade sérica alta
- Densidade urinária diminuída
- BUN e creatinina aumentadas (hemoconcentração)

Princípios de tratamento do diabetes insípido

O tratamento do paciente com DI é direcionado a corrigir o profundo déficit de volume de fluidos e desequilíbrio eletrolítico associado a essa condição. Se as perdas de fluidos não são repostas, o choque hipovolêmico pode desenvolver-se rapidamente (ver Cap. 9, Sistema Cardiovascular). Em alguns casos de DI, prescreve-se vasopressina ou agentes que simulam a liberação de ADH e resposta renal ao ADH a fim de tratar o distúrbio. Tal como acontece com outras doenças, a prioridade consiste em localizar e tratar a causa do DI.

Reposição volêmica de fluidos

Se o paciente está alerta, e o mecanismo da sede não está prejudicado, permita que ele beba água para manter a osmolalidade sérica normal. Em muitos pacientes críticos, isso não é possível.

1. Administre glicose em água por via IV, conforme prescrito, para restaurar o volume de fluidos. A administração de soro fisiológico para reposição volêmica é, em geral, contraindicada, pois leva a uma sobrecarga renal extra, promovendo diurese osmótica e piorando a desidratação. No DI grave, no qual são necessárias grandes quantidades de reposição de fluidos, a infusão IV costuma ser ajustada de acordo com o débito urinário. Por exemplo, um débito urinário de 400 mL durante 1 hora é substituído por 400 mL de fluido IV na próxima hora. São normalmente utilizadas soluções salinas (SF) a 0,22 ou 0,45%, pelo fato de serem hipotônicas.
2. Monitore a condição hídrica: consumo e produção, peso diário e densidade urinária. Monitore os sinais de déficit contínuo de volume hídrico. Os resultados esperados para o paciente com DI estão listados na Tabela 16.13.
3. Monitore permanentemente a condição neurológica. Um nível de consciência alterado indica desidratação intracelular e hipovolemia.

TABELA 16.13 RESULTADOS ESPERADOS PARA O PACIENTE COM DIABETES INSÍPIDO

Balanço hídrico adequado, mantido/restaurado conforme evidenciado por:
    Pressão arterial dentro de 10 mmHg do valor de base do paciente
    Frequência cardíaca de 60 a 100 bpm
    Turgor da pele normal
    Regresso dos pulsos periféricos aos valores iniciais
    PVC e POAP dentro dos limites de normalidade do paciente
    Osmolalidade sérica de 275 a 295 mOsm/kg
    Sódio sérico de 135 a 145 mEq/L
    Osmolalidade da urina adequada à osmolalidade sérica

> ## À BEIRA DO LEITO
> ### Pensando criticamente
>
> Você está cuidando de um paciente em CAD aguda com as seguintes intervenções e resultados laboratoriais:
>
> - SF 0,9, com 20 mEq de KCl a 150 mL/h
> - Gotejamento de insulina (regular) a 20 U/h
> - 6 L/min de oxigênio, por cateter nasal
> - Gasometria arterial
>
> | | |
> |---|---|
> | pH | 7,16 |
> | $PaCO_2$ | 24 mmHg |
> | PaO_2 | 59 mmHg |
> | SaO_2 | 89% |
> | HCO_3^- | 14 mEq/L |
>
> Que intervenção é mais importante na correção da acidose nesse caso? Por que não se prescreveu bicarbonato de sódio para corrigir a acidose?

Administração de vasopressina

A vasopressina exógena (Pitressin), que substitui o ADH reduzido ou ausente, pode ser usada para restaurar os níveis normais de ADH sérico. A carbamazepina ou a clorpropamida pode ser utilizada para melhorar a liberação de ADH e aumentar a resposta renal ao ADH.

1. Administre 5 a 10 U de Pitressin por via subcutânea ou intramuscular. Os principais efeitos colaterais a serem monitorados incluem cefaleias, cólicas abdominais, efeitos vasoconstritores ou reações alérgicas. Monitore a automedicação, que pode precipitar hipervolemia. Os sinais e sintomas do excesso de volume de líquidos incluem dispneia, hipertensão, ganho de peso e angina.
2. Em caso de DI central, administre vasopressina e carbamazepina, conforme prescrito, e monitore a sobrecarga de fluidos.
3. Em caso de DI nefrogênico, administre clorpropamida. Devido às propriedades antidiabéticas desse agente, monitore a hipoglicemia.

BIBLIOGRAFIA SELECIONADA

Monitoramento da glicose sanguínea

American College of Endocrinology. Position Statement on Inpatient Diabetes and Metabolic Control. Endocrine Prac. 2004; 10:78-82.

Cefalu W, Weir G. New technologies in diabetes care. Patient Care Nurse Practition. 2003;37:1-11.

Corstjens A, Ligtenberg J, van der Horst I. Accuracy and feasibility of point of care and continuous blood glucose analysis in critically ill patients. Crit Care. 2006;10(5):R135.

Heinemann L, Koschinsky T. Continuous glucose monitoring: an overview of today's technologies and their clinical applications. Int J Clin Pract Suppl. 2002;129:75-79.

Meldrum M. Home blood glucose monitoring: a guide for nurses and pharmacists. J Diabetes Nurs. 2003;7(4):125-127.

Vineze G, Barner J, Lopez D. Factors associated with adherence to self-monitoring of blood glucose among persons with diabetes. Diabetes Ed. 2004;30(1):112-125.

Hiperglicemia, CAD e EHH

American Association of Clinical Endocrinologists. www.aace.org. Accessed March 17, 2010.

American Diabetes Association at www.diabetes.org. Accessed March 17, 2010.

Furnary AP, Gao G, Grunkemeier GL, et al. Continuous insulin infusion reduces mortality in patients with diabetes undergoing coronary artery bypass grafting. J Thorac Cardiovasc Surg. 2003;125:1007-1021.

Gaglia JL, Wyckoff J, Abrahamson MJ. Acute hyperglycemic crisis in the elderly. Med Clin North Am. Jul 2004;88(4):1063-1084.

Inzucchi SE, Siegel MD. Glycemic control in the ICU—how tight is too tight? N Engl J Med. 2009; 360:1346-1349.

Kitabchi AE, Nyenwe EA. Hyperglycemic crises in diabetes mellitus: diabetic ketoacidosis and hyperglycemic hyperosmolar state. Endocrinol Metab Clin North Am. Dec 2006;35(4):725-751.

Newton C, Umpierrez G. Obtaining positive outcomes with insulin therapy in hospitalized patients. Insulin J. 2007;2(suppl B):47-56.

The NICE-SUGAR Study Investigators. Intensive versus conventional glucose control in critically ill patients. N Engl J Med. 2009;360:1283-1297.

Umpierrez G, Isaacs SD, Bazargan N, et al. Hyperglycemia: an independent marker of in-hospital mortality in patients with undiagnosed diabetes. J Clin Endocrinol MeTabela 2002;87:978-982.

Umpierrez GE, Smiley D, Kitabchi AE. Narrative review: ketosisprone type 2 diabetes mellitus. Ann Intern Med. Mar 7, 2006; 144(5):350-357.

Van den Berghe G, Wouters P, Weekers F, et al. Intensive insulin therapy in the critically ill patients. N Engl J Med. 2001;345:1359-1367.

Hipoglicemia

American Diabetes Association. Standards of medical care in diabetes. Diabetes Care. 2008;31:S3-S78.

Briscoe VJ, Davis SN. Hypoglycemia in type 1 and type 2 diabetes: physiology, pathophysiology and management. Clin Diabetes. 2006;24:115-121.

Clement S, Braithwaite SS, Magee MF, American Diabetes Association Diabetes in Hospitals Writing Committee. Management of diabetes and hyperglycemia in hospitals. Diabetes Care. 2004;27:553-591.

Tomky D. Detection, prevention, and treatment of hypoglycemia in the hospital. Diabetes Spectr. 2005;18(1):39-44.

Distúrbios da secreção do hormônio antidiurético (SIADH e DI)

Balasubramanian A. Syndrome of inappropriate antidiuretic hormone. Hospital Practice. 2007;39:33-36.

Ellison D, Berl T. The Syndrome of inappropriate antidiuresis. N Engl J Med. 2007;356:2064-2072.

Holcomb SS. Diabetes insipidus. Dimen Crit Care Nurs. 2002; 21(3):94-97.

Moore K, Thompson C, Trainer P. Disorders of water balance. Clin Med. 2003;3:28-33.

TRAUMA

Allen Wolfe e Carol A. Rauen

HABILIDADES DE CONHECIMENTO

1. Descrever os mecanismos de lesões traumáticas e relacioná-los a uma avaliação precisa de lesões abertas e fechadas.
2. Discutir os efeitos fisiológicos e psicossociais decorrentes de lesões traumáticas graves comuns em paciente e familiares.
3. Identificar as necessidades específicas do paciente traumatizado na unidade de terapia intensiva.
4. Aplicar os princípios de tratamento específicos a pacientes com lesões torácicas, abdominais e musculoesqueléticas.

TÉCNICAS ESPECIAIS DE AVALIAÇÃO, EXAMES DIAGNÓSTICOS E SISTEMAS DE MONITORAMENTO

O trauma é um problema de saúde crescente nos Estados Unidos. O custo de seu tratamento excede 400 bilhões de dólares anuais. Para os norte-americanos com idades entre 1 e 44 anos, o trauma é a principal causa de morte, ultrapassando o câncer e a aterosclerose. Embora a taxa de mortalidade seja elevada nessa população, a taxa de deficiência é ainda maior. Este capítulo concentra-se em traumatismo torácico, abdominal, musculoesquelético e pélvico. Embora lesão cerebral traumática e lesão medular respondam por cerca de 50% de todas as mortes por traumas, esses temas são abordados no Capítulo 21, Conceitos Neurológicos Avançados.

Pacientes traumatizados em estado crítico são diferentes de outros pacientes hospitalizados e necessitam de avaliação e monitoramento especializados. No paciente traumatizado, a internação na unidade de terapia intensiva é repentina e não planejada, sem tempo para preparação psicológica ou estabilização das condições crônicas. Os pacientes traumatizados são jovens; porém, o traumatismo entre idosos é um problema crescente devido ao prolongamento da vida da população. As lesões traumáticas podem ser sutis, e as complicações, comuns (Tab. 17.1). O abuso de álcool ou drogas desempenha um papel importante na causa do traumatismo e no tratamento subsequente. A reabilitação é, muitas vezes, necessária após a lesão, e a qualidade de vida da vítima pode nunca retornar ao estado pré-lesão. Isso é sobretudo verdadeiro para casos de lesão cerebral traumática e lesões da medula espinal; no entanto, mesmo em casos de trauma de membros inferiores, pode levar um ano inteiro para um indivíduo retornar ao trabalho. O trauma gera um dispêndio emocional e financeiro significativo para paciente, familiares e sociedade.

Nas fases iniciais de cuidado, o tratamento da lesão traumática é realizado em paralelo com a avaliação. Por exemplo, o controle e a inserção de uma via aérea e a administração de fluidos e medicamentos para dor podem ocorrer antes que o local do sangramento seja identificado e controlado. Um dos aspectos mais importantes da avaliação do paciente lesado por trauma é determinar o mecanismo de lesão, se o trauma foi contundente ou penetrante. Com base nessas informações, desenvolve-se uma lista com lesões específicas que são suspeitadas, a fim de garantir que não haja lesões negligenciadas; desenvolve-se um plano de cuidados ao paciente traumatizado.

Exame primário e secundário do trauma

A natureza potencialmente fatal do trauma exige uma reorganização das prioridades tradicionais de avaliação (Tabs. 17.2 e 17.3). Os exames primário e secundário revelam lesões imediatas potencialmente fatais e orientam a equipe de trauma em direção a uma reanimação individualizada. Essa abordagem garante que as causas mais comuns de lesão tecidual sejam logo identificadas, de modo que possam ser introduzidas intervenções terapêuticas adequadas. Se o estado do paciente mudar a qualquer

TABELA 17.1 PRINCIPAIS COMPLICAÇÕES DO TRAUMA

Complicação	Condições associadas	O que procurar		Intervenções de enfermagem	
Hipovolemia	Hemorragia interna Lesões multissistêmicas Fraturas de grandes ossos Coagulopatias	Diminuição da pressão arterial Taquicardia, taquipneia Pele fria, pegajosa Palidez Diminuição da produção de urina	Hemorragia franca Ansiedade Sensibilidade enfraquecida	Notifique o médico imediatamente. Tipagem e reação cruzada do sangue do paciente. Verifique a quantidade de sangue disponível no banco de sangue. Administre a transfusão conforme prescrito.	Eleve as pernas do paciente enquanto ele estiver deitado; eleve a cabeceira do leito o necessário para facilitar a respiração. Administre os medicamentos conforme prescrito. Monitore os sinais vitais a cada 15 minutos.
Sepse	Infecção sistêmica Peritonite	Aumento no leucograma Temperatura aumentada ou diminuída Taquicardia Hipotensão súbita	Aumento da glicose sérica Diminuição das plaquetas, diminuição da PaO_2 Confusão/desorientação Sudorese/face corada	Monitore a gasometria arterial. Notifique o médico. Monitore os sinais vitais a cada 15 minutos.	Administre a reposição de líquidos e medicamentos conforme prescrito. Monitore gasometria arterial, eletrólitos e hemograma. Mantenha a normotermia.
Choque neurogênico	Lesão medular	Hipotensão Hipotermia com ausência de suor abaixo do nível da lesão	Paralisia flácida abaixo do nível da lesão Bradicardia	Notifique o médico. Administre medicamentos e fluidos IV conforme prescrito.	Monitore os sinais vitais a cada 15 minutos. Insira uma sonda de Foley e uma sonda nasogástrica, conforme prescrito.
Embolia pulmonar	Imobilidade Fratura de ossos longos, pelve ou costelas Manuseio inadequado das fraturas antes e durante a internação	Dor torácica Falta de ar Desorientação súbita Petéquias nas axilas ou no tórax (gordura)	Diminuição da PaO_2 Taquicardia	Notifique o médico. Auxilie no transporte para tomografia de pulmão. Monitore o ECG. Administre O_2.	Realize uma gasometria arterial imediata e periodicamente. Auxilie a ventilação conforme prescrito.
SDRA	Traumatismo torácico Sepse Múltiplas transfusões Lesões cerebrais Lesões multissistêmicas	Diminuição de $PaCO_2$ e PaO_2 Diminuição da complacência pulmonar Diminuição do volume corrente	Aumento da pressão das vias aéreas Aumento do leucograma	Avalie o tórax, monitore os volumes e a complacência pulmonar. Realize uma gasometria arterial periodicamente. Administre O_2 ou ventilação mecânica conforme prescrito.	Aspire, conforme necessário. Administre medicamentos conforme prescrito. Monitore o ECG.
Pneumonia	Traumatismo torácico contuso Imobilidade Atelectasia Intubação endotraqueal	Aumento da temperatura Aumento do leucograma Sons respiratórios diminuídos	Estertores, alguns roncos na ausculta Alterações radiológicas Culturas de escarro positivas	Avalie o tórax. Utilize técnica de aspiração estéril e fisioterapia respiratória para higiene pulmonar, conforme necessário.	Use O_2 suplementar conforme necessário. Realize radiografias periodicamente, conforme prescrito.
Deiscência da ferida	Cirurgia abdominal Infecção da ferida Estado nutricional precário	Ferida com exsudado seroso, rosado	Aproximação precária das bordas da ferida	Notifique o médico. Tenha solução salina estéril e curativos à mão.	Previna/corrija a distensão abdominal.
Fístulas gastrintestinais	Traumas abdominais penetrantes Sepse	Drenado de bile, fezes ou pancreático de feridas ou locais de drenos		Monitore quantidade, odor e cor do conteúdo drenado. Realize cuidados meticulosos na pele em torno dos locais de drenagem.	Realize curativos, quando necessário.
Úlceras de estresse	Traumas multissistêmicos Paciente mantido em jejum por longos períodos Lesão na cabeça Sepse Ventilação mecânica contínua Permanência prolongada na UTI	Aspirado NG hemopositivo Diminuição do pH do aspirado NG	Fezes hemopositivas Redução do hematócrito Melena	Administre medicamentos conforme prescrito. Enxágue com solução salina gelada até que o local esteja limpo.	Administre transfusões, medicamentos e reposição de líquidos conforme prescrito.
Pneumotórax (simples)	Ventilação mecânica	Diminuição ou ausência de sons respiratórios Evidência radiológica Diminuição da PaO_2, cianose	Expansibilidade torácica desigual Hipersonoridade sobre a área afetada	Notifique o médico. Administre O_2 suplementar. Auxilie na inserção do dreno ou toracocentese.	

Complicação	Causa	Sinais/Sintomas	Intervenções de Enfermagem
Pneumotórax (hipertensivo)	PEEP Colocação inadequada da linha de PVC	Diminuição da PaO$_2$, cianose Diminuição do volume corrente, expansibilidade torácica desigual Diminuição da complacência pulmonar Sons respiratórios ausentes Desvio da traqueia Aumento das pressões das vias aéreas Inquietação Hipersonoridade sobre a área afetada Instabilidade hemodinâmica	Notifique o médico imediatamente. Insira uma agulha calibre 18 no segundo espaço intercostal lateralmente, se estiver seguro. Auxilie na inserção de dreno torácico. Se houver drenos torácicos no local, verifique a permeabilidade e a sucção. Monitore os sinais vitais a cada 15 minutos.
Insuficiência renal	Hipotensão prolongada Sepse Ruptura da aorta Toxicidade em reação a medicamentos SDRA	Aumento da ureia nitrogenada e creatinina séricas Diminuição da diurese, diminuição da gravidade específica Aumento do potássio sérico Aumento da confusão mental Deposição de cristais de ureia na pele	Administre hemodiálise ou diálise peritoneal conforme prescrito. Registre a cada hora o balanço hídrico. Promova cuidados diários com a sonda de Foley. Monitore os exames laboratoriais. Pese o paciente diariamente.
Fístula broncoesofágica	Traqueostomia prolongada Hiperinsuflação do manguito do balão Necessidade prolongada de sonda NG	Conteúdo gástrico aspirado por meio de traqueostomia	Confirmação radiológica Sofrimento respiratório Mantenha o jejum. Mantenha o posicionamento adequado do tubo endotraqueal para manter a ventilação. Administre a alimentação conforme prescrito, por gastrostomia ou jejunostomia.
Diabetes insípido	Lesão cerebral	Aumento da produção de urina Diminuição da gravidade específica da urina Diminuição da osmolalidade urinária Sede intensa	Registre a cada hora o balanço hídrico, verifique a gravidade específica da urina a cada 4 horas. Mantenha o equilíbrio de fluidos. Reponha a urina produzida conforme prescrito. Administre vasopressina (Pitressin) conforme prescrito.
Rompimento do tronco braquiocefálico	Traqueostomia Tubo traqueal demasiadamente longo Tração inadvertida do tubo traqueal, ao mover o paciente Insuflação prolongada do balão do tubo traqueal	Pulsação visível da traqueia Sangramento intenso da traqueia	Eleve a borda traqueal com compressa de gaze 10 x 10 cm, se pulsações arteriais estiverem presentes. Se houver ruptura, deslize a ponta do dedo do lado de fora da cânula externa e tente tamponar o tronco braquiocefálico contra a clavícula.
Atelectasia	Imobilidade Anestesia prolongada Traumatismo torácico contuso Dor Intubação endotraqueal	Alterações radiológicas Diminuição da PaO$_2$ Incapacidade de tossir Diminuição dos sons respiratórios	Proporcione higiene pulmonar e fisioterapia respiratória. Mude de decúbito e posicione a cada 1 a 2 horas. Fisioterapia ortopédica. Estimule tosse e respiração profunda. Realize gasometria arterial periodicamente. Administre O$_2$, conforme necessário. Auxilie na espirometria.
Empiema	Traumatismo torácico contuso Pneumonia Atelectasia prolongada Derrame pleural Ferida aberta no tórax	Drenagem torácica de conteúdo purulento Aumento da temperatura Leucograma aumentado Mal-estar generalizado Confirmação radiológica Sepse	Monitore a quantidade e a consistência do conteúdo drenado conforme prescrito. Realize cultura no conteúdo drenado pelo dreno torácico conforme prescrito. Mantenha a permeabilidade do dreno torácico. Proporcione higiene pulmonar e fisioterapia respiratória.
Aspiração	Pacientes inconscientes Lesão medular Vômitos súbitos Mau funcionamento da sonda NG Diminuição do reflexo de vômito Intubação endotraqueal prolongada	Aspiração do conteúdo gástrico pelo tubo traqueal ou endotraqueal	Confirmação radiológica Aumento de temperatura e leucograma Diminuição da PaO$_2$ Notifique imediatamente o médico. Realize radiografias de tórax de imediato. Coloque o paciente em decúbito lateral ou aspire se houver vômito. Eleve a cabeceira do leito ao administrar a alimentação enteral.
Meningite	Lesão cerebral Fratura do crânio Trauma maxilofacial Colocação de cateter intraventricular	Aumento da temperatura Aumento do leucograma Cultura positiva do líquido espinal Mudanças no estado neurológico	Administre os medicamentos, conforme prescrito. Monitore a cada hora. Realize exame neurológico a cada hora. Auxilie na punção lombar. Realize leucogramas periodicamente.
Privação sensorial/psicose de UTI	Permanência prolongada na UTI Privação de sono	Confusão mental Desorientação Alucinações Inquietação, agitação Combatividade	Agende uma consultoria psiquiátrica, se necessário. Proporcione um ambiente calmo. Planeje os cuidados de enfermagem em blocos, a fim de promover o sono. Administre os medicamentos conforme prescrito. Utilize uma abordagem consistente para orientar à realidade.

De Cardona VD, Hurn PD, Mason PJB, Scanlon AM, Veise-Berry SW, eds: Trauma Nursing From Resuscitation Through Rehabilitation. Philadelphia, PA: WB Saunders; 1994:840-841.

TABELA 17.2 AVALIAÇÃO PRIMÁRIA E REANIMAÇÃO

Vias aéreas com proteção da coluna cervical	Avaliação • Verificar a permeabilidade. • Avaliar rapidamente se há obstrução das vias aéreas. Tratamento – estabelecer uma via aérea permeável • Realizar elevação do queixo ou manobra de elevação da mandíbula. • Livrar as vias aéreas de corpos estranhos. • Inserir uma cânula orofaríngea ou nasofaríngea. • Estabelecer uma via aérea definitiva. Manter a coluna cervical em posição neutra com imobilização manual, se necessário, ao estabelecer uma via aérea. Reintegrar a imobilização da coluna cervical com dispositivos adequados, depois de estabelecer uma via aérea.
Respiração: ventilação e oxigenação	Avaliação • Expor o pescoço e o tórax: garantir a imobilização da cabeça e do pescoço. • Determinar a frequência e a profundidade das respirações. • Inspecionar e palpar o pescoço e o tórax, buscando por desvio da traqueia, movimento unilateral e bilateral do tórax, utilização de musculatura acessória e quaisquer sinais de ferimentos. • Percutir o tórax buscando pela presença de macicez ou hipersonoridade. • Auscultar o tórax bilateralmente. Tratamento • Administrar concentrações elevadas de oxigênio. • Ventilar com um respirador manual. • Aliviar o pneumotórax hipertensivo. • Selar o pneumotórax aberto. • Conectar um dispositivo de monitoramento do CO_2 ao tubo endotraqueal. • Colocar o paciente em um oxímetro de pulso.
Circulação e controle da hemorragia	Avaliação • Identificar a fonte externa da hemorragia. • Identificar a(s) potencial(is) fonte(s) de hemorragia interna. • Pulso: qualidade, frequência, regularidade, paradoxal. • Cor da pele. • Pressão arterial, se o tempo permitir. Tratamento • Aplicar pressão direta no local da hemorragia externa. • Considerar a presença de hemorragia interna e eventual necessidade de intervenção cirúrgica; solicitar uma consulta à cirurgia. • Inserir dois cateteres IV de grosso calibre. • Simultaneamente, coletar sangue para análises hematológicas e químicas, teste de gravidez, tipagem e reação cruzada e gasometria arterial. • Iniciar fluidoterapia IV aquecida, com solução de Ringer lactato e reposição de sangue. • Aplicar roupa pneumática antichoque ou talas pneumáticas, conforme indicado, a fim de controlar a hemorragia. • Prevenir a hipotermia.
Deficiência: exame neurológico breve	• Determinar o nível de consciência. • Avaliar tamanho, uniformidade e reação das pupilas.
Exposição/Ambiente	• Despir completamente o paciente, mas evitar a hipotermia.

Modificada com permissão da American College of Surgeons' Committee on Trauma: Advanced Trauma Life Support ® for Doctors (ATLS®) Student Manual. 6th ed. Chicago, IL: American College of Surgeons; 1997:51-53.

momento durante o exame secundário, o avaliador deve retornar ao exame primário para nova avaliação de vias aéreas, respiração, circulação, deficiências e ambiente/exposição, a fim de determinar se houve descompensação.

Exames diagnósticos

Lavagem peritoneal diagnóstica, ultrassonografia e tomografia computadorizada axial

A hemorragia é uma grande preocupação durante o exame primário do paciente traumatizado. Deve ser considerado tanto o sangramento externo quanto o oculto. Os exames diagnósticos da avaliação secundária podem incluir lavagem peritoneal diagnóstica (LPD), ultrassonografia e tomografia computadorizada axial (TCA) para o diagnóstico de hemorragias ocultas.

A LPD é um procedimento rápido e barato, realizado para detectar o sangue livre na cavidade peritoneal. O exame é particularmente importante no paciente com politraumatismo contuso que esteja inconsciente ou naqueles incapazes de verbalizar dor abdominal à palpação.

Sob anestesia local, um cateter de lavagem é inserido no abdome por via percutânea. O médico instila e, então, remove o líquido estéril da cavidade peritoneal do paciente.

Uma drenagem positiva é definida como a aspiração de mais de 10 mL de sangue. Se essa drenagem inicial for negativa, infunde-se 1 L de solução salina, e o abdome é drenado por gravidade. É necessário que retorne um mínimo de 250 mL de

TABELA 17.3 AVALIAÇÃO SECUNDÁRIA

Item de avaliação	Estabelecer/Identificar	Avaliar	Encontrar	Confirmar por
Nível de consciência	• Gravidade da lesão encefálica	• Pontuação da Escala de Coma de Glasgow	• ≤ 8, traumatismo craniano grave • 9 a 12, traumatismo craniano moderado • 13 a 15, trauma craniano leve	• TC • Repetir sem agentes paralisantes
Pupilas	• Tipo de lesão encefálica • Presença de lesão ocular	• Tamanho • Forma • Reatividade	• Efeito de massa • Lesão axonal difusa • Lesão oftalmológica	• TC
Cabeça	• Lesão do couro cabeludo • Lesão do crânio	• Inspecionar se há laceração e fraturas de crânio • Defeitos palpáveis	• Laceração do couro cabeludo • Fratura com afundamento de crânio • Fratura craniana basilar	• TC
Maxilofacial	• Lesão de tecidos moles • Lesão óssea • Lesão nervosa • Lesão de dentes/boca	• Deformidade visual • Má oclusão • Palpar buscando por crepitação	• Fratura de face • Lesão de tecidos moles e ósseos	• Radiografia dos ossos faciais • TC dos ossos faciais
Pescoço	• Lesão da laringe • Lesão da coluna cervical • Lesão vascular • Lesão esofágica • Lesão neurológica	• Inspeção visual • Palpação • Ausculta	• Deformidade da laringe • Enfisema subcutâneo • Hematoma • Ruído • Penetração do platisma • Dor, sensibilidade da coluna cervical	• Radiografia da coluna cervical • Angiografia/Eco-Doppler • Esofagoscopia • Laringoscopia
Tórax	• Lesão da parede torácica • Enfisema subcutâneo • Pneumo-hemotórax • Lesão brônquica • Contusão pulmonar • Rompimento da aorta torácica	• Inspeção visual • Palpação • Ausculta • DVJ • SpO_2	• Hematomas, deformidade ou movimento paradoxal • Sensibilidade da parede torácica, crepitação • Sons respiratórios diminuídos • Batimentos cardíacos abafados • Crepitação mediastinal • Dor lombar intensa	• Radiografia de tórax • TC • Angiografia • Broncoscopia • Toracostomia • Pericardiocentese • Ultrassonografia transesofágica
Abdome/Flancos	• Lesão da parede abdominal • Lesão intraperitoneal • Lesão retroperitoneal	• Inspeção visual • Palpação • Ausculta • Determinar o caminho da penetração	• Dor/sensibilidade da parede abdominal • Irritação peritoneal • Ferimento visceral • Lesões de órgãos retroperitoneais	• LPD/Ultrassom FAST • TC • Laparotomia • Estudo radiográfico com contraste • Angiografia
Pelve	• Lesões do trato geniturinário • Fratura(s) pélvica(s)	• Palpar a sínfise púbica, buscando por alargamento • Palpar a pelve óssea, buscando por área sensível • Determinar a estabilidade pélvica somente uma vez • Inspecionar o períneo • Examinar o reto e a vagina	• Lesão do trato geniturinário (hematúria) • Fratura pélvica • Lesão retal, vaginal, perineal	• Radiografia pélvica • Exame geniturinário com contraste • Uretrografia • Cistorradiografia • Pielografia intravenosa • TC com contraste
Medula espinal	• Lesão craniana • Lesão medular • Lesão de nervo(s) periférico(s)	• Resposta motora • Resposta à dor • Sensibilidade	• Efeito de massa craniano unilateral • Quadriplegia • Paraplegia • Lesão de raiz nervosa	• Radiografia comum da coluna • RMN
Coluna vertebral	• Lesões da coluna • Instabilidade vertebral • Lesão de nervo	• Resposta verbal à dor, sinais de lateralização • Palpar por área sensível • Deformidade	• Fratura vs. deslocamento	• Radiografia comum • TC
Extremidades	• Lesão de tecidos moles • Deformidades ósseas • Anormalidades articulares • Déficit neurovascular • Pressão compartimental	• Inspeção visual • Palpação	• Edema, palidez, hematomas • Mau alinhamento • Dor, sensibilidade, crepitação • Pulsos ausentes/diminuídos • Déficits neurológicos	• Radiografias específicas • Exames Doppler • Pressões compartimentais • Angiografia

líquidos para que se obtenha uma amostra laboratorial suficiente. Assim, apenas 25 mL de sangue devem acumular-se para que a LPD seja positiva. A lavagem é considerada positiva se houver 100.000 hemácias ou mais dentro de 1 L de solução salina. No entanto, as lesões retroperitoneais, como a lesão pancreática, não são positivas à lavagem, de modo que é necessário que o enfermeiro observe atentamente a presença de distensão abdominal.

O ultrassom é cada vez mais empregado para diagnosticar hemorragias no paciente traumatizado. Vulgarmente conhecido como FAST (*Focused Assessment for Sonography in Trauma*), pode ser concluído em menos de 3 minutos. Essa técnica não invasiva pode evidenciar rapidamente lesões em pacientes hemodinamicamente instáveis. No entanto, a utilidade da ultrassonografia depende da experiência e dos conhecimentos do indivíduo que realiza o exame; pode ser necessária uma LPD para confirmar o hemoperitônio observado na ultrassonografia. De forma isolada, a FAST não é aceitável em caso de resultados questionáveis ou limítrofes. Para essas situações, recomendam-se exames periódicos associados com a FAST, a fim de melhor avaliar as lesões abdominais.

A TCA é uma boa alternativa à LPD no paciente traumatizado estável. A varredura por TCA continua sendo o padrão-ouro para diagnóstico de lesão se o paciente estiver hemodinamicamente estável. Para uma comparação entre LPD, ultrassonografia e TCA, consulte a Tabela 17.4.

Radiografia da coluna cervical

A radiografia da coluna cervical é uma das primeiras prioridades da avaliação após o exame primário. Presume-se que todos os pacientes traumatizados apresentem lesão na coluna cervical até que todas as sete vértebras cervicais sejam evidenciadas ou visualizadas como intactas na radiografia. Coloca-se um colar cervical para imobilizar o pescoço até que a coluna cervical seja visualizada e não sejam encontradas lesões.

Estudos radiográficos

Os estudos radiográficos são realizados após o exame primário. Esses estudos não devem atrasar a reanimação, mas podem ser essenciais na determinação da extensão da lesão. Dependendo do mecanismo de lesão, as radiografias comuns podem incluir estudo torácico, pélvico e musculoesquelético.

Exames padronizados

Os pacientes traumatizados exigem reexames frequentes para garantir que todas as lesões sejam identificadas e que o estado do paciente não esteja deteriorando-se. Lesões despercebidas podem provocar incapacidade, dor e aumento da mortalidade do paciente. Exemplos de trauma nos quais se recomenda a repetição das avaliações pelo mesmo examinador incluem traumatismo craniencefálico e lesões abdominais. Hemorragias intracranianas ou abdominais ocultas podem não ser evidentes inicialmente. A forte suspeita de lesões traumáticas vem do conhecimento do mecanismo de trauma e de lesões específicas criadas por forças destrutivas contusas ou penetrantes.

Mecanismo de lesão

Os princípios do mecanismo de lesão dão à equipe de trauma o discernimento das possíveis lesões sofridas pelo paciente. Os aspectos importantes do mecanismo de lesão incluem como a lesão ocorreu, a natureza das forças envolvidas e os tecidos e órgãos com suspeita de lesão. Esse conhecimento é necessário para avaliar um paciente traumatizado no local do acontecimento e no pronto-socorro, bem como na unidade de cuidados intensivos. O conhecimento dessa informação ajuda a prever as possíveis complicações.

As lesões ocorrem quando um corpo é exposto a uma fonte externa de energia descontrolada, que perturba a integridade do corpo ou a capacidade funcional. Essa energia pode vir de uma variedade de fontes e ser cinética, penetrante, química, térmica, elétrica ou de energia radioativa. A gravidade da lesão resultante é determinada por vários fatores: força ou velocidade de impacto, tamanho do impacto ou da exposição, área total da superfície exposta e fatores de risco associados, como idade, sexo, saúde pré-lesão e ingestão de álcool/drogas.

Os mecanismos de lesão costumam ser divididos em duas categorias principais: contusos e penetrantes. O *traumatismo contuso* é definido como lesões sem comunicação com o ambiente; por sua vez, o *traumatismo penetrante* envolve lesões nas quais o tecido é perfurado. O primeiro geralmente resulta de acidentes de automóveis ou motos, agressões, quedas, lesões de esportes de contato, atropelamentos/colisões automobilísticas ou ferimentos de explosão. As estratégias de avaliação úteis no diagnóstico de ferimentos traumáticos incluem avaliação física, ultrassonografia, LPD, TC, estudos radiográficos, angiografia, hemograma e análise bioquímica do sangue. Já o segundo costuma ser causado por projéteis ou armas brancas nas áreas urbanas e por equipamentos agrícolas ou industriais nas áreas rurais.

TABELA 17.4 INDICAÇÕES, VANTAGENS E DESVANTAGENS DE EXAMES DIAGNÓSTICOS COMUNS PARA TRAUMATISMO ABDOMINAL CONTUSO

Procedimento	Indicações	Vantagens	Desvantagens
LPD	Diminuição da PA com suspeita de hemorragia interna	Fácil, rápida, barata	Invasiva, incapaz de identificar a localização do ferimento, não é possível avaliar o retroperitônio
Ultrassonografia (FAST)	Diminuição da PA com suspeita de hemorragia interna	Fácil, rápida, barata, não invasiva, pode ser repetida	Sensível à experiência do examinador, incapaz de apontar a localização da lesão, não é capaz de avaliar o retroperitônio
TCA	PA normal com suspeita de hemorragia interna	Pode identificar qual órgão está danificado, incluindo o retroperitônio	Tempo de realização, custo, paciente deve permanecer imóvel

O conhecimento do mecanismo de lesão fornece aos profissionais informações para determinar os padrões de lesão. Esses padrões comuns são úteis para avaliar os pacientes traumatizados que não podem falar para indicar as áreas de dor. Os padrões de lesão possibilitam à equipe de trauma uma lista de suspeitas e direcionam o foco dos exames primários e secundários. Tais padrões de lesão ajudam a determinar quais exames e a sequência dos testes diagnósticos necessários para identificar cada uma das lesões do paciente. Em acidentes automobilísticos, por exemplo, o padrão comum de ferimento para o motorista sem cinto de segurança inclui cabeça, pelve, tórax e áreas musculoesqueléticas (p. ex., traumas de quadril, tornozelo e pé) (Fig. 17.1A). O traumatismo torácico geralmente é decorrente do impacto contra o volante. Outros padrões de lesões de passageiros sem cinto de segurança demonstram aumento da incidência de traumas craniofaciais resultantes de impacto da cabeça no para-brisa (Fig. 17.1B). As fraturas de clavícula e úmero são mais frequentes entre os passageiros, possivelmente devido à ação reflexa defensiva de levantar os braços antes do impacto. Padrões similares de lesão foram identificados por vítimas de quedas e pedestres atingidos por automóveis (Fig. 17.2). O conhecimento desses padrões de lesão também ajuda a prevenir novos danos ou complicações durante os esforços de reanimação. Por exemplo, se um paciente sofreu um traumatismo craniencefálico com alta suspeita de fratura craniana basilar, não deve ser colocada sonda nasogástrica, porque poderia passar através da fratura diretamente para o cérebro. A sonda deve ser inserida por via oral, de modo alternativo. Uma sonda de Foley não deve ser inserida se o mecanismo de lesão sugere ruptura ou trauma da bexiga. Justifica-se a realização de um exame mais definitivo, como uma uretrografia ou uma cistorradiografia.

Consequências fisiológicas do trauma

A lesão traumática desencadeia uma cascata de mediadores vasoativos, como vários hormônios, prostaglandinas e citocinas, que apresentam uma função protetora por meio da resposta ao estresse. No entanto, em casos de trauma multissistêmico grave, esses mesmos mediadores que ajudam o paciente traumatizado a sobreviver à lesão inicial podem prolongar a resposta ao estresse e contribuir para complicações e até para a morte. Essa

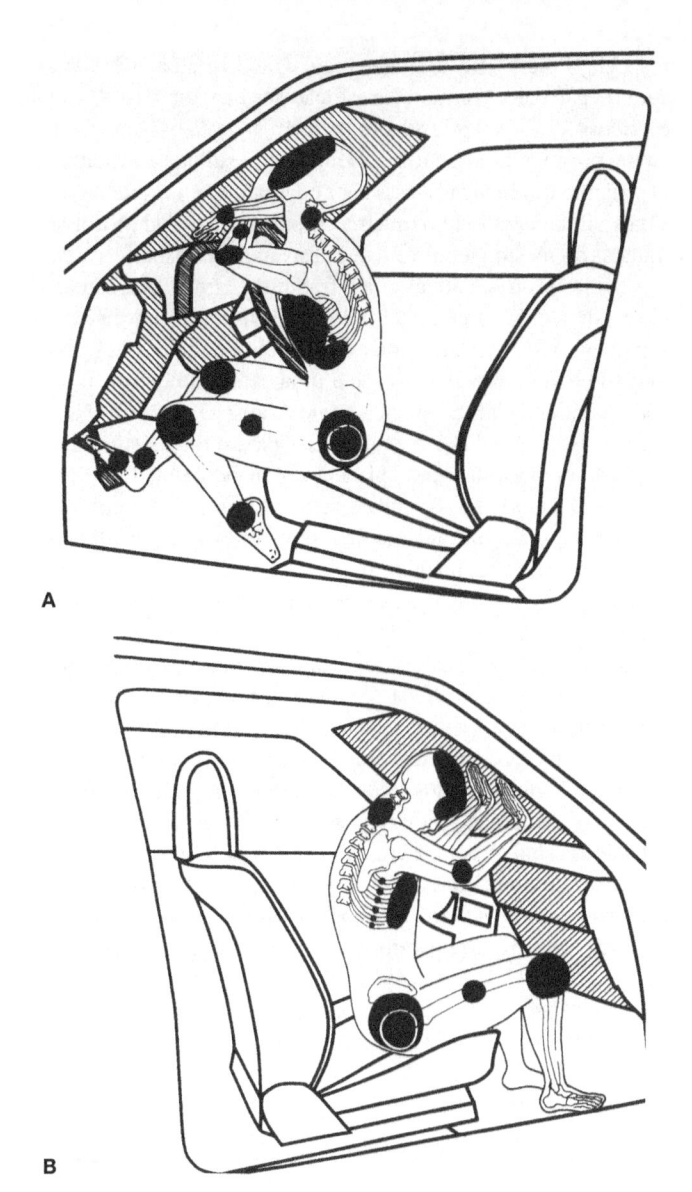

Figura 17.1 Principais áreas de incidência de lesões (áreas pretas). As áreas "hostis" de contato apresentam-se listradas (para-brisa, coluna de direção, painel e pedais). **(A)** Motorista sem cinto de segurança. **(B)** Passageiro do banco dianteiro sem cinto de segurança. *(Retirada de Daffner R, Deeb Z, Lupetin A, Rothfus W. Patterns of high speed impact injuries in motor vehicle occupants. J Trauma. 1988;28:499-500.)*

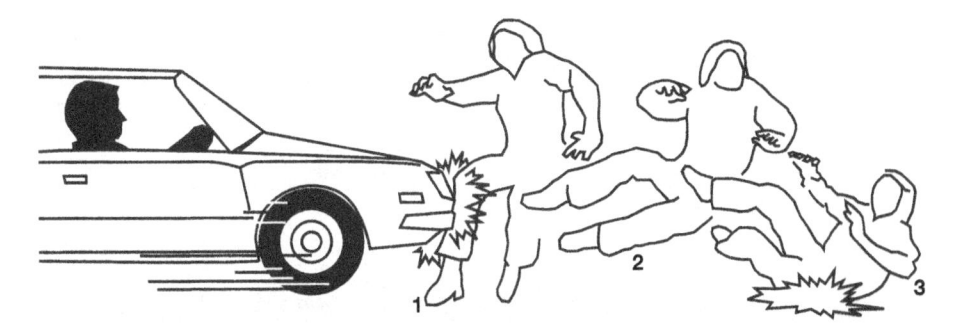

Figura 17.2 Tríade de atropelamento em pedestre adulto. Impacto (1) com o para-choque ou capô e rotação lateral (2) produz lesão na perna esquerda ou direita (3). *(Reproduzida de Weigelt, J, Brasel, KJ, Klein J. Mechanism of injury. In: McQuillan KA, Makic MBF, Whalen E, eds. Trauma Nursing: From Resuscitation through Rehabilitation, 4th ed. St Louis, MO: Saunders Elsevier; 2009:180.)*

resposta é mais bem limitada aumentando-se a capacidade de cura do paciente, por meio da atenção aos cuidados fisiológicos e psicossociais. As prioridades incluem apoio à oxigenação tecidual por monitoramento hemodinâmico e suporte ventilatório. O paciente traumatizado passa por contínuo monitoramento dos sinais vitais, incluindo oximetria de pulso. Ansiedade e dor são tratadas ao mesmo tempo em que se avaliam as lesões.

As lesões traumáticas criam fraturas, ferimentos e esmagamento de tecidos, que podem não ser facilmente visíveis. Uma vez que o ABC do trauma ou exame preliminar foi concluído e iniciado o tratamento, passa-se a uma avaliação em profundidade, cefalocaudal, conhecida como exame secundário. Nesse exame, as evidências são acumuladas para o diagnóstico detalhado do politrauma, sendo planejado o atendimento definitivo. É necessário um elevado índice de suposição para vincular padrões de trauma, mecanismo de lesão e consequências fisiológicas das lesões traumáticas. O enfermeiro de cuidados intensivos auxilia na estabilização do paciente com suporte de fluidos, ventilatório e circulatório, além de oferecer suporte emocional durante os exames diagnósticos. Muitas vezes, ele é responsável pelo manejo do controle da dor do paciente e das suas necessidades psicossociais e de seus familiares.

As consequências da lesão traumática incluem perda de sangue, destruição tecidual, dor intensa devido aos tecidos danificados e alteração na oxigenação e na ventilação. As prioridades são balanço hídrico, manejo das vias aéreas, controle agressivo da dor e cuidado com as feridas. A estabilização das fraturas e a correção cirúrgica dos órgãos lesados são realizadas no início do período operatório. A prioridade dos cuidados nas fases iniciais do trauma consiste em otimizar a oxigenação dos tecidos (ver Cap. 19, Conceitos Cardiovasculares Avançados). Embora os pacientes em ambientes de cuidados críticos, muitas vezes, apresentem ferimentos em mais de um sistema, o foco em um sistema do corpo de cada vez ajuda a fornecer um plano de tratamento organizado.

LESÕES COMUNS NO PACIENTE TRAUMATIZADO

Traumatismo torácico

Etiologia e fisiopatologia

O traumatismo torácico responde por aproximadamente 25% de todas as mortes por trauma; pode incluir lesões geradas por fraturas nas costelas, lesão cardíaca contusa, lesão vascular e contusão ou perfuração do tecido pulmonar. Os mecanismos mais comuns de lesão no tórax incluem trauma contuso (relacionado a lesões automobilísticas) e traumatismo penetrante por projéteis e arma branca. As lesões mais associadas ao trauma de tórax incluem pneumotórax hipertensivo, hemotórax, pneumotórax aberto, contusão pulmonar, fraturas instáveis de costelas/tórax, tamponamento cardíaco ou ruptura da aorta (Fig. 17.3).

A lesão do parênquima pulmonar pode causar um pneumotórax hipertensivo, que pode resultar em colapso hemodinâmico; trata-se, portanto, de uma emergência médica. O ar acumula-se sob pressão positiva no espaço pleural, colapsa o pulmão e empurra o coração e grandes vasos para o lado do tórax oposto

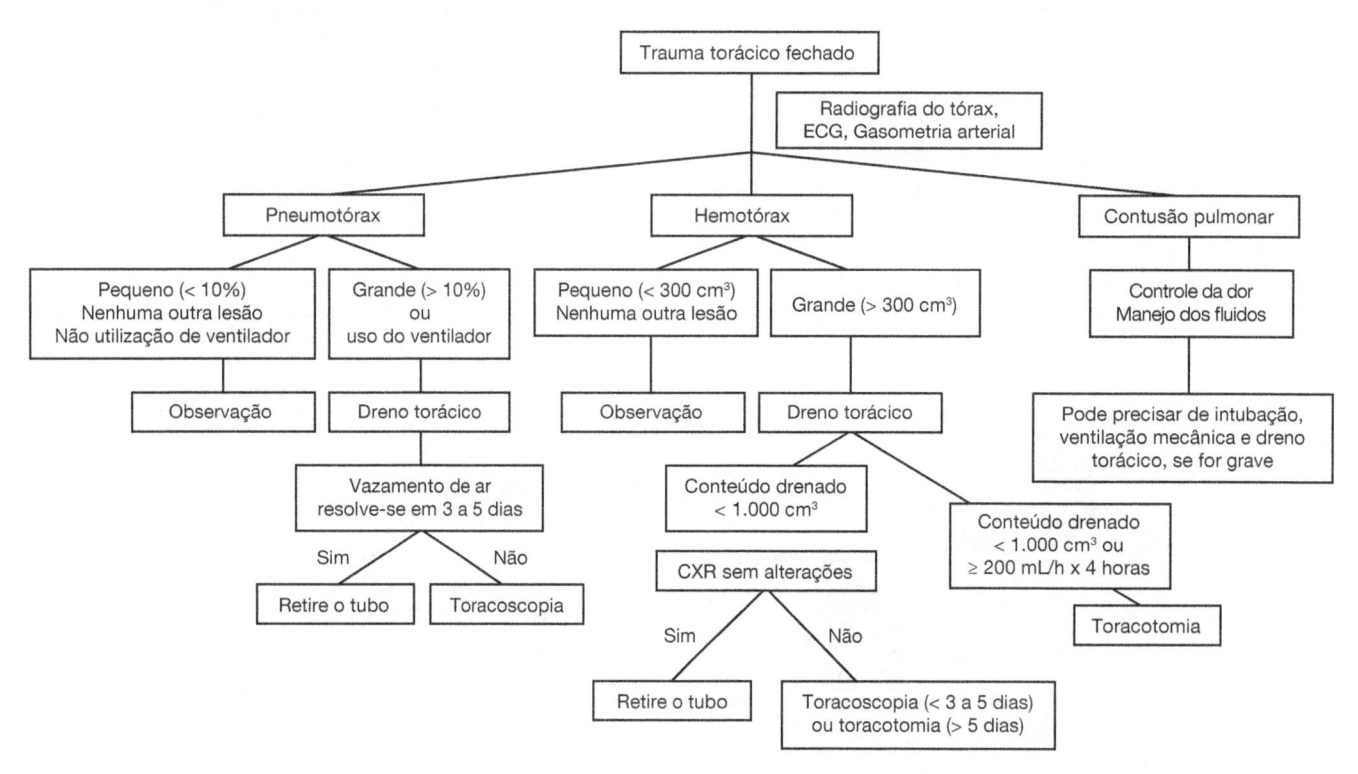

Figura 17.3 Algoritmo: abordagem terapêutica do paciente com trauma torácico fechado. *(Retirada de Mattox K, Feliciano D, Moore F, eds.* Trauma. *4th ed. New York, NY. MCGram Hill; 2000: 525.)*

à lesão, causando colapso hemodinâmico. O tratamento consiste em detecção precoce do pneumotórax hipertensivo e inserção de um dreno torácico. Em situações de emergência, se não for possível a inserção do dreno, pode ser inserida uma agulha na parede torácica na linha hemiclavicular, no segundo espaço intercostal, a fim de aliviar pressão e tensão.

Um *hemotórax* é definido como a presença de sangue no espaço pleural. As fraturas da primeira e segunda costelas são consideradas mais graves. Se essas costelas forem fraturadas, pode-se supor que uma força significativa foi imposta no evento traumático, de modo que é possível que tenha havido danos aos vasos subjacentes. Em geral, uma radiografia inicial do tórax demonstrando um mediastino alargado confirma essa suspeita de hemotórax. Se o hemotórax for suficientemente grande e o paciente apresentar dificuldade respiratória, coloca-se um dreno torácico para drenar o hemotórax. Se o paciente estiver hemodinamicamente instável, o médico pode precisar realizar uma toracotomia para controlar o sangramento.

Um *pneumotórax aberto* está presente quando há passagem de ar para dentro e fora do espaço pleural. Isso costuma ocorrer quando há ferimento penetrante na parede torácica, causado por projétil ou arma branca. Pode-se aplicar curativo no tórax succionando a ferida aberta, com especial atenção para ocluir apenas três lados do curativo. Se for realizado um curativo oclusivo, pode ocorrer um pneumotórax hipertensivo. O paciente precisa receber um dreno no lado afetado.

A *contusão pulmonar* é a lesão do parênquima pulmonar, que normalmente ocorre após o traumatismo torácico contuso. Essa contusão pode levar à ruptura da membrana alvéolo-capilar. Dependendo de sua gravidade, ocorre uma hipoxemia, que pode piorar vários dias após a lesão, evoluindo para uma insuficiência respiratória e síndrome do desconforto respiratório agudo (SDRA). Contusões pulmonares são difíceis de identificar e diagnosticar durante a reanimação inicial, pois os achados clínicos podem não ocorrer até várias horas após a lesão. Essa lesão é um exemplo de quando uma lista de suspeitas e o conhecimento do mecanismo de lesão auxiliam o enfermeiro de cuidados intensivos a prever complicações pulmonares, como hipoxemia evoluindo para insuficiência respiratória e SDRA.

As *costelas fraturadas* também são comuns no traumatismo contuso. As fraturas das costelas inferiores podem danificar o fígado ou o baço; já as superiores podem perfurar o parênquima pulmonar. Todos os pacientes com fraturas de costelas são suspeitos de apresentar contusão pulmonar. Pode ocorrer uma instabilidade torácica quando três ou mais costelas adjacentes são fraturadas em dois segmentos, criando um "segmento flutuante", que pode perfurar o pulmão e comprometer os esforços ventilatórios efetivos. O diagnóstico de uma caixa torácica instável é realizado observando-se o movimento para dentro do tórax durante a inspiração e o movimento para fora durante a expiração. Essa lesão é mais bem avaliada quando o paciente está respirando de modo espontâneo. Por causa da dor, há um movimento paradoxal da parede torácica, criando uma hipoxemia por diminuição do volume corrente e atelectasias. Devido à dor intensa, a caixa torácica move-se paradoxalmente ou o paciente é incapaz de respirar de forma profunda e expandir por completo o pulmão. Isso ocasiona diminuição da oxigenação, ventilação e colapso alveolar, com o potencial de desenvolvimento de pneumonia e/ou insuficiência respiratória.

Pode ocorrer *lesão cardíaca fechada*, resultante de danos ao miocárdio, às artérias coronarianas ou às estruturas cardíacas (septos ou válvulas), como resultado de forças contundentes ao tórax. Essas lesões podem ser leves e difíceis de diagnosticar, mas devem ser sempre um motivo de preocupação quando o paciente sofre traumatismo torácico. Utilizam-se o ecocardiograma transtorácico, ECG de 12 derivações e marcadores bioquímicos (níveis de troponina) para auxiliar na identificação de lesões do miocárdio. As arritmias são comuns nesses pacientes. Taquicardia sinusal, fibrilação atrial e extrassístoles ventriculares são mais comuns; taquicardia e fibrilação ventricular são mais comuns se a área de lesão miocárdica for grande.

O *tamponamento cardíaco* é uma complicação potencialmente fatal, tanto do trauma torácico contuso quanto penetrante. A membrana pericárdica (saco) costuma apresentar-se rígida e não aderente. O sangramento dentro do saco pericárdico (derrame) causa compressão do coração, comprometendo a função cardíaca e o débito cardíaco. A taxa na qual o líquido se acumula no saco pericárdico em torno do coração determina se o derrame vai causar compressão do coração ou compensação (estiramento do saco pericárdico e acomodação). O rápido acúmulo do sangue não permite que o saco pericárdico se distenda, e o tamponamento pode ocasionar atividade elétrica sem pulso e/ou choque cardiogênico.

A *ruptura traumática da aorta* é uma emergência cirúrgica; trata-se da causa mais comum de morte imediata nos pacientes submetidos a traumatismo torácico. Um médico que tenha suspeita elevada e conhecimento do mecanismo de lesão (tal como um acidente automobilístico de alta velocidade) identificará essa lesão cedo, podendo melhorar os resultados. Historicamente, o padrão-ouro de diagnóstico era a angiografia. Mas, com a modernização no ecocardiograma à beira do leito e a maior rapidez da TC e da ressonância magnética nuclear (RMN), esses exames com frequência permitem um diagnóstico seguro sem a necessidade de angiografia. Em geral, o mediastino alargado é visto na radiografia de tórax. A taxa de sobrevida do paciente está diretamente relacionada à rapidez com que essa lesão é diagnosticada e o paciente é levado para o centro cirúrgico.

Princípios de tratamento do trauma torácico

O tratamento do paciente traumatizado de tórax deve ser individualizado e incluir vários princípios básicos: proporcionar suporte ventilatório para evitar hipoxemia, monitorar o conteúdo dos drenos torácicos, proporcionar melhor controle da dor, posicionar para promover oxigenação e ventilação adequada e diminuir as complicações da imobilidade, promover a cicatrização e reduzir o risco de infecção.

Suporte ventilatório

Os objetivos do suporte ventilatório ao paciente traumatizado são os mesmos que as metas ventilatórias a qualquer paciente na unidade de cuidados intensivos. O tratamento visa melhorar a oxigenação, corrigir a acidose e o trabalho respiratório e diminuir o risco de pneumonia adquirida em ventilação mecânica (PAVM). Esta pode ser definitiva ou de suporte, dependendo das lesões e das necessidades do paciente. Os cuidados definitivos do tórax instável podem incluir o uso do suporte ventilatório para estabilizar a parede torácica. O suporte ventilatório é imperativo no paciente com contusão pulmonar que apresenta sinais de SDRA. Os cuidados de enfermagem ao paciente traumatizado envolvem conhecer os modos de ventilação mecânica convencional e algumas das técnicas ventilatórias não convencionais (ver Cap. 5, Manejo Ventilatório e das Vias Aéreas, e Cap. 20, Conceitos Respiratórios Avançados: Modos de Ventilação).

Monitoramento dos drenos torácicos

Os drenos torácicos são inseridos em pacientes com lesões da parede torácica e tecidos pulmonares perfurados e naqueles que requerem toracotomia. Os cuidados do paciente com dreno torácico incluem observação de características do conteúdo drenado, sinais e resolução de vazamentos de ar e prevenção de infecção com atenção meticulosa em técnica de inserção estéril, cuidados locais e sistema de drenagem. Os pacientes traumatizados podem apresentar feridas drenando e linhas de sutura adjacentes ao local do dreno, o que pode tornar as trocas de curativos mais complicadas. O monitoramento, a prevenção e a avaliação das infecções são funções essenciais da enfermagem a todos os pacientes traumatizados.

Manejo da dor

O manejo da dor, tanto local quanto sistêmica, é necessário e pode até mesmo antecipar a necessidade de ventilação mecânica em pacientes com graus mais brandos de trauma torácico. Quando eles são capazes de respirar profundamente e produzir tosse eficaz, por exemplo, as vias aéreas de pequeno calibre permanecem abertas, a atelectasia é evitada e pode haver cura. É possível empregar analgesia controlada pelo paciente (ACP), infusões de narcóticos por via peridural ou anestésicos locais para o controle agressivo da dor no paciente traumatizado a fim de permitir os exercícios para melhorar a função pulmonar e evitar a necessidade de ventilação mecânica.

Os pacientes relatam que drenos torácicos, aspiração e mudanças de decúbito são procedimentos extremamente dolorosos. O tratamento agressivo da dor não é apenas uma preocupação sentimental, mas também permite que o paciente concentre sua energia mental e física na cura. A dor pode ser controlada com o uso de entorpecentes que atuam central, local ou regionalmente e por meio de medicamentos que agem de modo periférico, interrompendo o estímulo doloroso (ver Cap. 7, Farmacologia). As abordagens não farmacológicas também podem atuar em nível central, por distração cognitiva ou relaxamento, e perifericamente, utilizando posicionamento ou aplicação de calor e frio.

A ACP fornece ao paciente o controle para solicitar medicamentos para dor em determinado intervalo de tempo. A ACP epidural é utilizada com sucesso em pacientes com fraturas de costela e pode diminuir a necessidade de ventilação mecânica, um benefício importante em pacientes traumatizados mais idosos. O monitoramento de enfermagem é essencial, pois o cateter peridural pode migrar e não prestar o alívio adequado da dor. O enfermeiro deve solicitar ao paciente que relate como está sua dor a cada hora; inicialmente, essa é a única medida confiável para mensurá-la. Muitos pacientes com traumas graves são incapazes de comunicar suas necessidades. O enfermeiro de cuidados intensivos terá que confiar nos dados da avaliação para determinar a necessidade de ansiolíticos e a administração de medicamentos analgésicos. Se o enfermeiro percebe que um ferimento é doloroso e que o paciente é incapaz de se comunicar ou responder fisiologicamente aos estímulos dolorosos devido ao uso de medicamentos (betabloqueadores, etc.), deve-se incentivar o uso de medicação para dor com base nessa percepção.

Diversas estratégias não farmacológicas para redução de dor são úteis para pacientes traumatizados; o enfermeiro precisa combiná-las com o tratamento medicamentoso para obter um benefício máximo. Uma vez que os narcóticos apresentam efeitos colaterais, combiná-los com um agente anti-inflamatório não esteroide e uma intervenção cognitiva pode oferecer ao paciente a melhor redução possível da dor. As intervenções cognitivas para esta incluem relaxamento, imaginação guiada, musicoterapia e hipnose. É necessária a documentação clara de quais estratégias ou combinações funcionam melhor para um indivíduo. Essa abordagem requer o estabelecimento de um sistema de comunicação entre paciente e enfermeiro. Ansiedade e insônia contribuem para a resposta à dor; devem ser tratadas solicitando-se aos pacientes como normalmente eles tentam relaxar e eliminando o ruído do ambiente o máximo possível. O fato de incentivar o descanso e o sono e limitar as interrupções do paciente proporciona um melhor manejo da dor.

Posicionamento

A mobilização precoce do paciente traumatizado auxilia na promoção da oxigenação, ventilação e prevenção de outras complicações da imobilidade. Isso inclui o posicionamento do paciente dentro e fora do leito. As informações obtidas com radiografias torácicas diárias são essenciais para o posicionamento preciso do paciente. As posições a serem consideradas são: sentado, decúbito ventral e decúbito lateral. O posicionamento em decúbito lateral com o pulmão saudável para baixo é especialmente importante para maximizar a oxigenação, se houver doença pulmonar unilateral ou prejuízo em um dos lados do tórax. Um exemplo de como o conceito de posicionamento terapêutico pode ser utilizado pelo enfermeiro é posicionar o paciente e observar expansão torácica, frequência respiratória, oximetria de pulso, pressão de pico inspiratório e, se aplicável, dados de hemodinâmica para a melhora e, naturalmente, para o conforto. Um leito de rotação lateral contínua e/ou Proner pode ser útil para determinados pacientes.

Traumatismo abdominal

Etiologia e fisiopatologia

O traumatismo abdominal pode ocorrer nos órgãos em três regiões abdominais distintas: cavidade peritoneal, retroperitônio e pelve. O trauma será diretamente relacionado ao mecanismo de lesão e ao local anatômico que foi afetado. Os órgãos mais afetados pelo trauma abdominal fechado são o baço, o fígado e os rins. O fígado e os intestinos são lesados com mais frequência por mecanismos penetrantes (a maioria dos traumas penetrantes é anterior). Os tipos de lesões sofridas podem ser contusões, lacerações, fraturas, rupturas vasculares e hemorragias de órgãos e dano tecidual do tipo esmagamento. O traumatismo abdominal muitas vezes não é tão evidente nas avaliações primárias e secundárias como outras lesões, mas frequentemente leva a maiores riscos à vida.

A avaliação da vítima de traumatismo abdominal é multifatorial. A dor e o exame físico do paciente acordado auxiliam no diagnóstico do trauma de baço, fígado e órgãos retroperitoneais. A FAST e a TC abdominal são dois exames diagnósticos utilizados na avaliação do trauma convencional. Historicamente, se o paciente for incapaz de confirmar ou negar, com segurança, a presença de dor abdominal, a LPD deve ser realizada. Para realizá-la, um cateter é inserido logo abaixo do umbigo, sendo infundida solução salina normal. A bolsa coletora é, então, colocada abaixo do abdome, e o líquido, drenado. Se o líquido não sair ou for sanguinolento ou turvo, há uma alta probabilidade de trauma abdominal. A LPD não consegue detectar sangramento retroperitoneal. O exame físico, a presença de dor, a FAST e a TC abdominal são os pontos importantes do diagnóstico das possíveis lesões; são as principais ferramentas utilizadas para determinar se o paciente precisa ir diretamente para o centro cirúrgico ou ser monitorado com cuidado. A vigilância de mudanças evidentes na avaliação de enfermagem é a chave para identificar lesões abdominais. A RMN, a LPD e a angiografia também podem ser usadas na avaliação.

O dano ao baço é uma das lesões fechadas mais encontradas no trauma abdominal. Dependendo da gravidade da lesão esplênica, as observações vão de intervenções não cirúrgicas e repouso absoluto por lacerações leves a remoção do baço maciçamente rompido. O espectro do trauma hepático vai de lesões menores a lacerações graves, necessitando de correção cirúrgica e curativos. Intestino, pâncreas e rins podem ser diretamente prejudicados ou nutrir uma lesão secundária, como resultado da má perfusão e/ou inflamação durante o trauma, a reanimação ou a fase de recuperação em cuidados intensivos.

Em geral, os sinais e sintomas presentes no trauma abdominal incluem dor e hipovolemia. As complicações decorrentes estão diretamente ligadas ao funcionamento do trato gastrintestinal e envolvem alterações metabólicas/nutricionais, infecções (como a peritonite) e pancreatite. Os pacientes podem necessitar de extensas trocas de curativos se a ferida estiver aberta ou exigir cirurgias frequentes para o reparo em partes dos órgãos abdominais.

Princípios de tratamento do trauma abdominal

Os princípios escolhidos para tratar o paciente com trauma abdominal incluem controle de hemorragias, prevenção e manejo da infecção e introdução precoce (24 a 48 horas) do suporte nutricional.

Monitoramento de sangramentos

A hemorragia aguda costuma ser abordada durante o exame primário e, muitas vezes, requer tratamento cirúrgico. A hemorragia oculta pode não ser evidente inicialmente e depois ser descoberta pelo enfermeiro de cuidados intensivos. As lesões abdominais comuns que podem não apresentar sinais e sintomas de sangramento incluem laceração do fígado, fraturas do baço e sangramentos retroperitoneais lentos.

As lesões do baço eram historicamente submetidas à esplenectomia. A sabedoria convencional envolve preservar o baço, se possível. Esplenorrafia, reparo do baço e espera vigilante estão aumentando em popularidade. O objetivo consiste em permitir que o baço se cure e preservar a valiosa função imunoprotetora. Se a esplenectomia for indicada devido a uma lesão maciça, os pacientes recebem vacina pneumocócica polivalente dentro de 72 horas após a cirurgia, a fim de prevenir infecção por pneumococos. Esses pacientes apresentam comprometimento imunológico pelo resto de suas vidas. O procedimento também inclui o monitoramento de novos sangramentos durante os três dias de repouso e a prevenção das complicações da imobilidade.

Prevenção e tratamento das infecções

As vítimas de trauma abdominal apresentam alto risco de infecção. O risco é alto mesmo quando não se realiza cirurgia. As principais prioridades do cuidado de enfermagem (depois da permeabilidade das vias aéreas e hemorragia) em todos os pacientes traumatizados são prevenção, avaliação e tratamento de infecções. Os ferimentos traumáticos podem ser lacerações ou abrasões simples, decorrentes de acidente automobilístico, ou feridas abdominais abertas complexas, que necessitam de curativos e passagens frequentes pelo centro cirúrgico. Os cuidados ao paciente com uma ferida abdominal extensa são determinados pelo tipo de ferida (aberta ou fechada) e pelo grau de contaminação intracompartimental decorrente de lesão e cirurgia. A terapêutica antimicrobiana cuidadosa também é considerada em caso de feridas contaminadas. As trocas de curativos são realizadas com frequência pela equipe de enfermagem de cuidados intensivos, de modo que a avaliação dos sinais de infecção e a cura da ferida são essenciais durante essas trocas de curativos. Pré-medicar o paciente ou agendar as mudanças de decúbito em torno da administração da medicação para dor é outro papel importante do enfermeiro na prestação de cuidados holísticos. Esses pacientes podem apresentar, com frequência, múltiplas fontes de infecção. Linha central, sonda de Foley, tubo endotraqueal, sonda nasogástrica, dreno torácico e acesso IV periférico aumentam o risco de infecção nosocomial. A sepse é sempre um risco para qualquer paciente traumatizado; o risco é maior para vítimas de trauma abdominal.

Suporte nutricional

O suporte nutricional no paciente traumatizado revela-se multifatorial, sendo parte integrante do cuidado ao trauma. O tratamento foca na via e no momento de cuidado do suporte nutricional. Outras considerações incluem composição da formulação de nutrientes, avaliação dos exames laboratoriais que mensuram a nutrição e alimentação enteral *versus* parenteral total. Os pacientes traumatizados apresentam aumento nas necessidades metabólicas devido a uma resposta hipermetabólica ao estresse causada por lesões graves, cicatrização da ferida e sepse.

Sempre que possível, a nutrição enteral é estimulada o mais rapidamente possível após a lesão. Acredita-se que mesmo uma pequena quantidade de alimentação fornecida via sonda nasogástrica ao estômago seja benéfica. Diversas alterações metabólicas no paciente traumatizado hipermetabólico tornam imprescindível o suporte nutricional precoce. Muitas vezes, são necessárias a inserção e a manutenção de um tubo de alimentação no intestino delgado, um tubo percutâneo de gastrostomia ou tubo de jejunostomia após uma lesão até que o paciente possa ser alimentado por via oral. A nutrição parenteral total é recomendada somente se o trato gastrintestinal for incapaz de tolerar nutrientes adequados. Uma avaliação nutricional correta, realizada em colaboração com o nutricionista, é essencial para pacientes traumatizados que estejam em risco de complicações decorrentes da superalimentação, bem como de desnutrição. Diarreia, retenção inadequada da alimentação por tubo e potencial aumentado de aspiração são questões que precisam ser abordadas entre pacientes vítimas de trauma (ver Cap. 14, Sistema Digestório).

Traumatismo musculoesquelético

Etiologia e fisiopatologia

O trauma ao sistema musculoesquelético responde por aproximadamente 70 a 85% das lesões politraumáticas. Os pacientes em unidade de terapia intensiva com fraturas de membros ou pelve geralmente apresentam outros ferimentos, decorrentes do impacto físico ao organismo. Atropelamento por automóveis, quedas, lesões desportivas e traumas em indústrias são causas frequentes de trauma musculoesquelético. As vítimas de acidentes de moto, muitas vezes, apresentam fraturas graves, com danos extensos aos tecidos moles. Perda maciça de sangue, edema de tecidos, destruição tecidual e dor acompanham as lesões musculoesqueléticas.

A síndrome compartimental é uma complicação grave do trauma de extremidades, como resultado do edema dos tecidos contundidos em um compartimento muscular específico (Fig. 17.4). Isso pode provocar ausência de perfusão e compressão do nervo na área. Os compartimentos musculares estão localizados em: antebraço, perna, mão, pé, coxa, abdome e tórax. O enfermeiro deve avaliar os sinais da síndrome compartimental, realizando um exame neurovascular precoce e consistente. Entretanto, a avaliação neurovascular dos cinco Ps (*pain* = dor; palidez; ausência de pulso; parestesia; paralisia) pode não fornecer uma avaliação precisa e precoce das pressões compartimentais crescentes. O tratamento de enfermagem consiste em imobilização e manutenção do nível da extremidade abaixo do coração. A elevação da extremidade pode piorar a situação. A avaliação ótima das pressões compartimentais é realizada com uma agulha especializada inserida diretamente no compartimento tecidual. A agulha/cateter está ligada ao transdutor, e as pressões do compartimento são, então, avaliadas e monitoradas. Mesmo fraturas expostas podem apresentar pressões compartimentais significativamente aumentadas (pressão normal: 0-8 mmHg). Se as pressões compartimentais são consideradas altas, realiza-se uma fasciotomia para aliviar a pressão. A fasciotomia implica abertura cirúrgica da pele e da fáscia para aliviar a pressão em um compartimento muscular; é o tratamento de escolha para tratar a síndrome compartimental. O principal objetivo da fasciotomia é melhorar a perfusão e minimizar os danos teciduais distais decorrentes da isquemia.

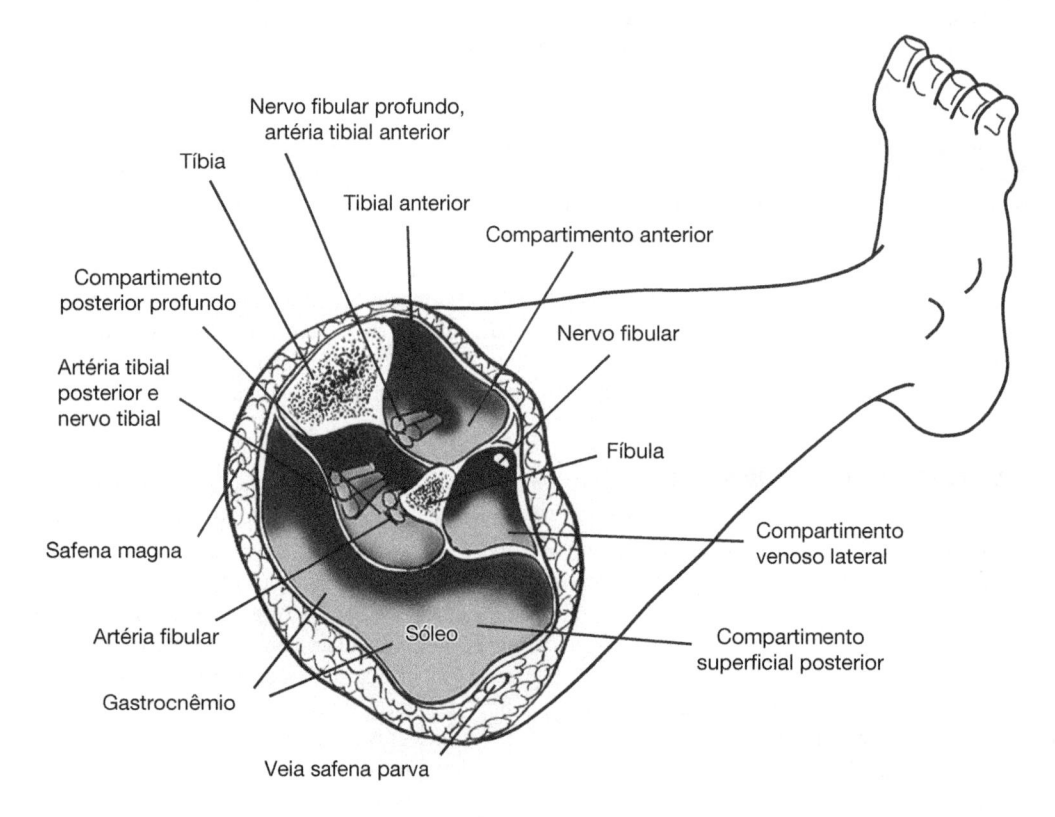

Figura 17.4 Compartimentos da perna. (*Ilustrada e utilizada com permissão de David Hayes, Fulton, MD, 2009.*)

Princípios de tratamento do trauma musculoesquelético

O tratamento do trauma é focado na estabilização precoce das fraturas a fim de prevenir danos adicionais aos tecidos, infecção, hemorragia e deficiências. As complicações decorrentes do trauma musculoesquelético incluem imobilidade, que pode levar ao aumento da incidência de embolia pulmonar, embolia gordurosa, trombose venosa profunda e úlceras de pressão. O manejo da dor, para promover mobilidade e avaliação do estado neurovascular, é um componente fundamental do tratamento desses pacientes (Tab. 17.5).

As fraturas são reparadas logo após uma lesão traumática para diminuir sangramentos adicionais e limitar a presença de imobilidade e suas complicações (p. ex., embolia pulmonar). As diretrizes para o manejo da tromboembolia venosa em pacientes traumatizados incluem tromboprofilaxia e dispositivos mecânicos profiláticos, como os dispositivos de compressão sequencial (Tab. 17.6 e 17.7).

Estabilização de fraturas

As fraturas são reparadas precocemente após uma lesão traumática, a fim de diminuir sangramentos adicionais e complicações de embolia pulmonar. A fixação externa é utilizada em casos de fraturas pélvicas e fraturas de membros inferiores. Verificações frequentes de sensibilidade, motricidade e condição vascular das extremidades afetadas são essenciais. Se houver dúvida sobre a presença de pulsos, deve-se empregar a ultrassonografia Doppler à beira do leito.

Manejo da dor

O manejo da dor é mais bem atingido com uma estratégia individualizada de medicamentos e tratamentos não farmacológicos. Os pacientes respondem melhor quando se dá atenção estrita ao manejo da dor e se utiliza um estilo próprio de enfrentamento. Espera-se que os pacientes se movimentem no leito e saiam dele o mais precocemente possível após uma lesão. É necessário administrar medicação para dor a fim de atingir esse objetivo utilizando ACP ou infusão contínua. Os enfermeiros precisam determinar as ansiedades do paciente a respeito do trauma e promover sono e descanso adequados. A privação de sono decorrente de ambiente ruidoso, preocupação constante e dor desnecessária só leva o paciente a ter uma percepção mais intensa da dor.

COMPLICAÇÕES DAS LESÕES TRAUMÁTICAS NO POLITRAUMATISMO GRAVE

A chave para a sobrevivência de pacientes com politraumatismos consiste em limitar a extensão das complicações experimentadas e aumentar a oferta de oxigênio aos tecidos durante a fase inicial da reanimação. Na história do trauma como uma especialidade médica, esta tem sido denominada a "hora de ouro". O objetivo da reanimação é interromper a privação de oxigênio (hipoperfusão) e identificar e eliminar o que causou o problema. O choque, por definição, ocorre quando o fornecimento de oxigênio celular não atende às demandas de oxigênio, o que leva à hipoxia celular. Quando se fornecem oxigênio e fluxo sanguíneo adequados durante a fase de reanimação do trauma, a probabilidade de complicações do choque e da hipoperfusão diminui. A frequência cardíaca e a pressão arterial não são consideradas parâmetros adequados para avaliar a eficácia da reanimação, pois indicam apenas a compensação do organismo ao estresse do trauma, e não a oxigenação dos tecidos em tempo real. Os parâmetros adequados para avaliar a reanimação devem centrar-se na mensuração do fornecimento de oxigênio aos tecidos, incluindo transporte, fornecimento e utilização do oxigênio. A avaliação do déficit de base como um indicador de fornecimento de oxigênio em nível celular não é válido. O déficit de base é um bom indicador de prognóstico dos efeitos dos esforços gerais de reanimação, mas não ao nível celular. Portanto, à medida que o déficit de base aumenta, também deve ser feito o exame do ácido lático para avaliar a perfusão ao nível celular (ver Cap. 19, Conceitos Cardiovasculares Avançados). O lactato sérico aumenta com a oxigenação insuficiente e é um indicador diagnóstico complementar da adequação da reperfusão e do fornecimento de oxigênio.

As complicações comuns do trauma são infecção/sepse, SDRA e síndrome da resposta inflamatória sistêmica (SIRS) (ver Cap. 10, Sistema Respiratório, e Cap. 11, Problemas Multissistêmicos). Os pacientes com sepse e SIRS experimentam uma resposta inflamatória persistente, que pode causar lesão pulmonar aguda e síndrome de disfunção múltipla de órgãos e sistemas (DMOS). A disfunção ou falência de múltiplos órgãos começa durante a fase de choque e hipoperfusão; se a reperfusão não for suficientemente rápida ou adequada, os órgãos sofrem isquemia, inflamação, lesão e, possivelmente, infarto. A manifestação clínica da disfunção orgânica pode ter um início rápido ou tardar dias ou semanas. Pode ser avaliada pelo enfermeiro de cuidados críticos como lesão pulmonar aguda (LPA), pancreatite, insuficiência renal aguda, insuficiência hepática ou de qualquer órgão que não esteja funcionando de modo adequado. Acredita-se que a oferta de oxigênio aos tecidos, mantendo a circulação sanguínea aumentada durante a reanimação e em fases precoces de cuidados intensivos, diminua a extensão da hipoperfusão e o metabolismo anaeróbio e complicações frequentemente letais.

Alcançar a oferta adequada de oxigênio aos tecidos requer oxigênio, hemoglobina e débito cardíaco suficiente para entregá-los aos órgãos e às células. Isso normalmente é feito com reposição maciça de líquidos ou sangue. A transfusão maciça é definida como a administração de mais de 10 unidades de sangue (sangue total ou concentrados de glóbulos vermelhos) no prazo de 24 horas, substituindo o volume total de sangue do paciente. Os pacientes traumatizados estão em risco de apresentar complicações significativas após a administração maciça de fluidos/sangue. Esse mesmo tratamento, que se acredita que evite as complicações da oferta diminuída de oxigênio, tem consequências específicas que o médico precisa monitorar. Coagulopatias, acidose, desequilíbrios eletrolíticos, lesão pulmonar aguda associada à transfusão (TRALI), sobrecarga circulatória associada à transfusão (TACO), imunomodulação associada à transfusão (TRIM) (uma queda da função imunológica ou imunossupressão) e a causa das infecções pós-transfusão têm sido atribuídas à reposição maciça de fluidos ou sangue. O monitora-

TABELA 17.5 COMPLICAÇÕES FÍSICAS RELACIONADAS À IMOBILIDADE, COMUMENTE ENCONTRADAS EM PACIENTES TRAUMATIZADOS

Sistema corpóreo	Complicações	Fisiopatologia	Prevenção
Neurológico	Afeta potencialmente todos os sistemas do corpo	Causadas por diminuição do nível de consciência; lesão ao córtex, sistema motor ou sensitivo.	• Avaliação neurológica. • Foco específico nos efeitos observados em outros sistemas do corpo. • Entendimento da base neurológica da complicação.
Respiratório	Fadiga, diminuição da produtividade; infecção, pneumonia, acidose respiratória	Diminuição dos movimentos respiratórios, incapacidade de mobilizar secreções, alterações nos gases sanguíneos.	• Avaliação do estado respiratório e de alterações no nível de consciência. • Mobilização de secreções por mudança de decúbito, tosse e respiração profunda; drenagem postural, percussão, vibração, deambulação precoce, umidificação e hidratação.
Cardiovascular	Hipotensão ortostática, fadiga, aumento do trabalho cardíaco, trombose, embolia	Aumento de frequência cardíaca, PVC, débito cardíaco, volume sistólico em decúbito dorsal; perda do tônus muscular postural, resultando em estase venosa; os receptores ortostáticos neurovasculares não conseguem ajustar-se a mudanças de posição; hipercoagulabilidade e pressão externa aos vasos.	• Avaliação cardiovascular. • Incentivo a mobilização, exercício, amplitude de movimento, posicionamento. • Dispositivos antiembólicos. • Fornecimento de hidratação adequada. • Evitar a manobra de Valsalva.
Gastrintestinal	Anorexia, fadiga, desnutrição, constipação, impactação fecal, obstrução intestinal, diarreia, desidratação	Balanço nitrogenado negativo e deficiência proteica; estresse; diminuição do apetite cria intolerância intestinal; fraqueza muscular; diminuição da capacidade de aplicar a pressão abdominal necessária à evacuação; fatores psicológicos e posicionamento da defecação podem aumentar a dificuldade.	• Avaliação do funcionamento gastrintestinal, incluindo hábitos nutricionais, de exercícios e intestinais prévios. • Coordenação de um plano de manejo do intestino com especialista em nutrição. • Hidratação adequada. • Posicionamento e privacidade. • Sincronismo com reflexo gastrocólico; estimulação digital. • Laxantes e supositórios como estimulantes do intestino. • Ajuste da alimentação por tubo para evitar constipação ou diarreia. • Refeições pequenas e frequentes, para aumentar a tolerância e diminuir a anorexia. • Incentivo ao consumo de proteínas, líquidos e grãos.
Urinário	Refluxo urinário, incontinência, estase urinária, cálculo renal, infecção do trato urinário	Perda do efeito da gravidade, estase urinária na pelve renal; aumento na formação de cálculos por sedimentos de urina na pelve renal; diminuição da sincronia dos esfíncteres e músculos na posição supina; distensão da bexiga, incontinência por transbordamento.	• Avaliação da função do trato urinário. • Promoção de movimento e exercício físico. • Manutenção da ingestão de líquidos. • Diminuição da ingestão de cálcio e aumento da retirada de cálcio dos ossos. • Monitoramento dos padrões de distensão e micção. • Prevenção da incontinência. • Posição vertical ou sentada para a micção, se possível. • Os cateteres intermitentes são preferíveis aos permanentes.
Musculoesquelético	Atrofia muscular, contraturas	Músculos encurtam-se e atrofiam; perda da ADM conforme ligamentos, tendões e cápsula perdem a mobilidade; a perda da ADM torna-se permanente; espasticidade do músculo antagonista, com fraqueza da musculatura agonista, gera contraturas.	• Avaliação contínua. • Exercícios de ADM passiva, ativa e ativo-assistida. • Posicionamento e alinhamento adequado do corpo, tanto no leito quanto na cadeira.
	Osteoporose, fraturas por estresse, ossificação heterotópica	A deposição óssea normal depende de atividades envolvendo descarga de peso e movimento; aumento na destruição óssea, liberação de cálcio; osso torna-se poroso e frágil; também pode ocorrer calcificação anormal sobre as grandes articulações.	• A suplementação de cálcio na dieta não é recomendada. • Promoção da descarga de peso.
Tegumentar	Rupturas da pele; úlceras cutâneas fases I-IV, infecção secundária das úlceras cutâneas, sepse	A pressão prolongada sobre a pele diminui a oferta de sangue capilar e interrompe o fluxo de nutrientes para as células; a necrose das células resulta em ruptura da pele, permitindo que a infecção entre no organismo.	• Avaliação da integridade da pele, do estado nutricional e de fatores de risco para rupturas. • Reposicionamento; mudança das áreas de pressão e deslocamento do peso do paciente com frequência. • Verificação de alterações na palidez, áreas permanentemente avermelhadas. • Manutenção de todas as áreas avermelhadas livres de pressão. • Massagem nas áreas de risco para promover a circulação. • Ensinar o paciente a inspecionar a própria pele e deslocar o peso. • Aumento da quantidade de proteína na dieta, controle do estado de hidratação. • Tomar uma atitude imediata e consistente em todas as áreas de ruptura.

ADM – amplitude de movimento.

TABELA 17.6 PRÁTICA CLÍNICA BASEADA EM EVIDÊNCIAS: TRATAMENTO DA TROMBOEMBOLIA VENOSA EM PACIENTES TRAUMATIZADOS[a, b]

Fatores de risco
- Pacientes com traumas graves, lesão da medula espinal ou fraturas da coluna vertebral apresentam alto risco de tromboembolia venosa (TEV) após o trauma.
- A idade avançada é o fator que mais contribui para o tromboembolia venosa, mas não está claro a partir de qual idade o risco aumenta substancialmente.

Função da heparina de baixo peso molecular (HBPM)
- Não existem dados suficientes para fazer recomendações para o uso geral da HBPM como profilaxia do TEV em pacientes traumatizados.
- A HBPM pode ser usada para profilaxia do TEV em pacientes traumatizados com os seguintes padrões: (1) fratura pélvica requerendo fixação cirúrgica ou repouso prolongado no leito (> 5 dias); (2) fraturas complexas de membros inferiores (definidas como fraturas abertas ou múltiplas em uma extremidade), requerendo a fixação cirúrgica ou repouso prolongado no leito (> 5 dias); (3) lesão da medula espinal com paralisia motora completa ou incompleta. O uso da HBPM é previsto para esses pacientes caso não apresentem outras lesões que os coloquem em situação de alto risco de sangramento.
- O uso da HBPM ou de anticoagulantes orais várias semanas após a lesão deve ser considerado em pacientes que permanecem com alto risco de TEV (i.e., idosos com fratura pélvica, pacientes com lesão medular, pacientes que permanecem em repouso prolongado no leito [> 5 dias] e pacientes que necessitem de hospitalização ou reabilitação prolongada).

Uso de baixas doses de heparina
- Há poucas evidências que sustentam o benefício do uso isolado de baixas doses de heparina na profilaxia do paciente traumatizado com alto risco de TEV.
- Para pacientes nos quais o sangramento poderia agravar sua lesão, não foi estabelecida a segurança de baixas doses de heparina; deve-se tomar uma decisão individual em relação à profilaxia anticoagulante.

Uso de dispositivos de compressão sequencial (DCS)
- Não existem dados suficientes que apoiem uma norma sobre o tema.
- No subgrupo de pacientes com lesão na coluna vertebral e lesão na cabeça, o DCS pode apresentar algum benefício.
- Em pacientes nos quais o membro inferior é inacessível para colocação do DCS ao nível da panturrilha, as bombas de compressão intermitente para o pé podem funcionar como uma alternativa eficaz para diminuir a taxa de TVP.

Função das bombas de compressão intermitente para o pé
- Não existem dados suficientes para sugerir recomendações a respeito desse tópico.
- As bombas de compressão intermitente para o pé são menos eficazes que o DCS para prevenção da TVP.
- As bombas de compressão intermitente para o pé podem ser usadas como um substituto para o DCS nos pacientes traumatizados de alto risco que não podem utilizar o DCS devido a fixadores externos ou gessos.

Função do filtro de veia cava
Um filtro na veia cava deve ser inserido em pacientes com:
- EP recorrente, apesar de terapia anticoagulante máxima
- TVP proximal e contraindicações para terapia anticoagulante máxima
- TVP proximal e sangramento importante quando em terapia anticoagulante máxima
- Progressão de coágulo iliofemoral, apesar de terapia anticoagulante (raro)

As indicações adicionais para colocação do filtro de veia cava profilático em um paciente com TVP ou EP estabelecida incluem:
- Grande trombo flutuante na veia ilíaca ou veia cava inferior
- Após TEP maciço, no qual os êmbolos recorrentes podem ser fatais
- Durante e após embolectomia cirúrgica

Dados compilados de [a]Eastern Association for the Surgery of Trauma: Practice Management Guidelines for Venous Thromboembolism in Trauma Patients. Disponível em: www.east.org or www.guidelines.gov. Acessado em 29 de junho, 2004; e [b]Geerts W, Bergquist D, Pineo G, et al (2008).

---

mento e o tratamento dessas complicações é essencial durante a fase crítica de cuidados ao paciente traumatizado.

Síndrome do desconforto respiratório agudo

As complicações da SDRA, as infecções e a SIRS estão interligadas no paciente traumatizado; requerem acompanhamento e tratamento específicos. Os pacientes traumatizados apresentam maior incidência da disfunção respiratória grave, conhecida como SDRA (ver Cap. 10, Sistema Respiratório). Os fatores precipitantes da LPA no paciente traumatizado incluem lesão direta ou indireta dos pulmões. Os exemplos de lesão direta envolvem inalação de fumaça, fraturas de costelas ou grandes contusões pulmonares. As indiretas podem ser por sepse, reposição volêmica maciça e estados de hipoperfusão prolongada (choque), que podem resultar em uma agressão inflamatória e infiltração alveolar.

O tratamento-padrão para a LPA inclui ventilação mecânica, oxigênio titulado para manter a PaO_2 acima de 60 mmHg,

---

TABELA 17.7 ORIENTAÇÕES PRÁTICAS DE ALERTA DA AACN PARA PREVENÇÃO DA TROMBOSE VENOSA PROFUNDA

Práticas esperadas:
- Avaliar os fatores de risco para trombose venosa profunda (TVP) na admissão à UTI de todos os pacientes e antecipar as prescrições para a profilaxia da TVP, com base na avaliação do risco. A elegibilidade e os regimes clínicos para a profilaxia da TVP incluem:
  - Pacientes com risco moderado, incluindo aqueles com enfermidades médicas e em pós-operatório, em uso de doses baixas de heparina não fracionada ou heparina de baixo peso molecular (HBPM).
  - A profilaxia mecânica também pode ser antecipada em associação com os regimes profiláticos baseados em anticoagulantes.
  - Pacientes de alto risco, incluindo pacientes com traumas graves ou submetidos a cirurgia ortopédica – em uso de HBPM.
  - Pacientes com alto risco de sangramento, em uso de profilaxia mecânica, incluindo meias de compressão gradual e/ou dispositivos de compressão pneumática intermitente.
- A profilaxia mecânica também pode ser antecipada em associação com os regimes profiláticos baseados em anticoagulantes.
- Revise com o médico e durante as visitas multidisciplinares os fatores de risco de TVP de cada paciente, incluindo estado clínico atual, necessidade de cateter venoso central, estado atual de profilaxia da TVP, risco de hemorragia e resposta ao tratamento diário.
- Maximize a mobilidade dos pacientes, sempre que possível; tome medidas para reduzir a quantidade de tempo que o paciente permanece imobilizado devido aos efeitos do tratamento (i.e., dor, sedação, bloqueio neuromuscular, ventilação mecânica).
- Assegure que os dispositivos mecânicos de profilaxia estejam devidamente colocados e em uso em todos os momentos, exceto quando são removidos para limpeza e/ou inspeção da pele.

Consulte o alerta na íntegra em aacn.org

Consulte www.aacn.org/clinical practice/practice alerts para obter informações adicionais.

modos ventilatórios à pressão para recrutar os alvéolos fechados e diminuir a lesão pulmonar. Além da ventilação mecânica, outro tratamento comum para melhorar a oxigenação é o posicionamento ideal para a ventilação e a perfusão. Trata-se de um desafio único para o paciente traumatizado grave, porque os ferimentos traumáticos podem impedir muitas posições. Por exemplo, pode ser difícil ou impossível mudar de decúbito o paciente com fratura instável da bacia, lesão da medula espinal ou fraturas de membros inferiores. Os cuidados meticulosos de enfermagem para prevenção da pneumonia adquirida em ventilação mecânica são uma prioridade em todos os pacientes com traumas graves em uso de ventilação mecânica.

Infecção/Sepse

Os pacientes traumatizados apresentam alto risco de desenvolver uma infecção e, possivelmente, sepse. Isso decorre da natureza da lesão, do ambiente em que esta ocorreu, das condições não estéreis em que os dispositivos invasivos podem ter sido inicialmente colocados e dos vários procedimentos invasivos, incluindo cirurgia necessária para reanimação e tratamento do trauma. Os procedimentos realizados durante a reanimação são, na melhor das hipóteses, feitos em condições limpas.

Algumas vezes, os sinais e sintomas clássicos de infecção são difíceis de isolar em um paciente traumatizado em estado crítico de recuperação. Febre, taquicardia, aumento da contagem de células brancas do sangue, hiperglicemia, inflamação, dor e estado hiperdinâmico são indicadores clássicos de infecção e sepse. Esses parâmetros de avaliação também são comuns após lesão, reanimação e durante o processo de cicatrização, devido à resposta do sistema imunológico ao estresse. A regra clássica no atendimento ao trauma crítico é que há uma infecção: ela só precisa ser encontrada e tratada. Na ausência de identificação da infecção com presença de inflamação significativa no sangue, devem ser considerados os níveis de proteína C reativa e procalcitonina para diferenciar mais claramente entre sepse e SIRS como sendo a causa da inflamação. Atenção meticulosa a técnica estéril e lavagem das mãos é essencial nessa população de pacientes vulneráveis.

Síndrome da resposta inflamatória sistêmica

A identificação e o tratamento da SIRS requerem o conhecimento do processo inflamatório subjacente (ver Cap. 11, Problemas Multissistêmicos). Os critérios de avaliação para a SIRS incluem dois ou mais dos seguintes indicadores: temperatura superior a 38 ou inferior a 36 °C, frequência cardíaca superior a 90 bpm, frequência respiratória maior que 20 rpm, $PaCO_2$ menor que 32 mmHg e contagem de leucócitos do sangue superior a 12.000/mm^3 ou menor que 4.000/mm^3. A resposta inflamatória sistêmica ocorre em decorrência de lesão direta a tecidos/órgãos e pela falta de fornecimento de oxigênio (hipoperfusão) durante o estado de choque. Essas circunstâncias levam à liberação de mediadores biológicos de lesão tecidual/celular, que provocam uma inflamação sistêmica intensa, vasodilatação e aumento da permeabilidade da membrana (edema, exsudação tecidual). As alterações cardiopulmonares típicas da SIRS incluem débito cardíaco elevado, diminuição da resistência vascular sistêmica e necessidade e consumo de oxigênio elevados.

As metas para o tratamento do paciente com SIRS consistem em fornecer os elementos essenciais (como oxigenação e nutrição), limitar os fatores estressores conhecidos (como dor e febre) e apoiar a função dos sistemas e órgãos. O fornecimento de oxigênio e de nutrientes necessita de débito cardíaco forte, hemoglobina saturada de oxigênio e um ambiente (pH) no qual as células possam extrair e utilizar o oxigênio fornecido. Podem ser necessárias a reposição volêmica e a administração de medicamentos vasoativos e inotrópicos para maximizar o fornecimento de oxigênio durante a fase de SIRS.

A resposta do indivíduo à SIRS pode ser prolongada e destrutiva, levando à DMOS. Conforme os órgãos começam a falhar e entrar em disfunção, podem ser necessários tratamentos como suporte ventilatório máximo e terapia de reposição renal contínua. A mortalidade permanece alta por DMOS após o trauma, exigindo maior atenção à prevenção da hipoperfusão precoce. Limitar o estado de choque inicial (hipoperfusão) diminui a probabilidade de SIRS e, portanto, de DMOS. Nos cuidados pós-trauma, as intervenções da equipe de cuidados intensivos realizadas nas primeiras 24 horas pós-lesão, muitas vezes, determinam a sobrevivência.

CONSEQUÊNCIAS PSICOLÓGICAS DO TRAUMA

As doenças graves geram muito estresse a pacientes e familiares. Já as doenças graves em decorrência de traumas originam implicações psicossociais únicas. A lesão traumática é, por natureza, inesperada. Geralmente afeta indivíduos jovens e saudáveis e pode lançar tanto o paciente como os seus familiares em um ciclo de caos e crise. As respostas mais comuns ao trauma incluem ansiedade, medo, tristeza, perda, culpa, depressão, negação, desespero e insônia.

O medo começa logo que o paciente acordado é transportado do local do trauma. Tal medo está relacionado com o desconhecido, com a especificidade das lesões e com o impacto no futuro do paciente, incluindo imagem corporal, família e carreira profissional. A perda tipifica a experiência do trauma e pode ser caracterizada como perda da função física, perda da qualidade de vida ou, mesmo, perda de pessoas significativas devido ao evento traumático. Pode haver culpa se o paciente perceber responsabilidade pelo evento (direta ou indiretamente); isso pode ser avassalador. A depressão e a negação são os mecanismos de enfrentamento utilizados durante as crises pessoais e podem ser exibidas sob diversas formas pelas vítimas de trauma. Deve-se notar que, embora as lesões sejam sustentadas pelo paciente, os familiares e a estrutura familiar, muitas vezes, também são expostos ao trauma.

O monitoramento da resposta do paciente à lesão é de responsabilidade do enfermeiro, tanto como o da pressão arterial. Assim como há efeitos fisiológicos a longo prazo de uma baixa pressão arterial (choque), também há efeitos psicológicos a longo prazo de necessidades emocionais não atendidas ou não identificadas. Há, também, respostas psiconeuroimunológicas que podem impactar na recuperação física. A resposta emocional à lesão deve ser avaliada. Converse com o paciente e ouça atentamente suas respostas e percepções. Ajude-o a identificar e articular seus medos e preocupações.

O medo gera ansiedade no paciente traumatizado, e a dor não tratada pode piorar a ansiedade. Devido ao monitoramento intenso e às frequentes interrupções para procedimentos no ambiente de cuidados intensivos, o sono pode ser impraticável. Inicia-se, assim, um círculo vicioso, no qual insônia leva a aumento da percepção da dor, que, por sua vez, provoca ansiedade desnecessária e inibe o sono. A importância de visualizar essas respostas como cíclicas enfatiza que o enfermeiro de cuidados intensivos pode intervir em qualquer parte do ciclo de respostas e promover um grande impacto em todos os três fatores. Por exemplo, ao fornecer estratégias que aliviem a dor e permitam o sono, automaticamente diminui-se a ansiedade. Um foco no compartilhamento de informações pode relaxar a mente do paciente para que o sono possa ocorrer, diminuindo a percepção da dor. O enfermeiro desempenha um papel significativo em intervir para interromper esse círculo vicioso, utilizando uma variedade de estratégias holísticas.

Todas as famílias de pacientes traumatizados experimentam uma crise. Os familiares podem não ter ideia de como agir ou o que a equipe de saúde espera deles. Os médicos desempenham um papel fundamental no fornecimento da quantidade certa de apoio e informações para atender às necessidades da família; auxiliam, também, na identificação dos mecanismos de enfrentamento da família. É útil conhecer as fases de resposta emocional da família e as intervenções sugeridas (Tab. 17.8). A determinação precoce do sistema de estrutura familiar, o processo de relacionamento e o funcionamento da família são as chaves para uma gestão eficaz das necessidades psicossociais do paciente e de seus familiares. Conhecer e trabalhar com os membros da família no cuidado ao trauma é essencial; isso pode ser facilitado com políticas flexíveis de visitação, presença da família durante visitas médicas, procedimentos e códigos quando for o caso, e nos locais onde os membros da família são esperados pelo paciente, pelos enfermeiros e por toda a equipe de saúde.

BIBLIOGRAFIA SELECIONADA

Trauma geral

AACP-SCCM Consensus Conference Committee. Definitions for sepsis and organ failure and guidelines for the use of innovative therapies in sepsis. *Chest*. 1992;101:1644-1655.

American College of Surgeons Committee on Trauma. *Advanced Trauma Life Support for Doctors*. 8th ed. Chicago, IL: ACS; 2008.

Aresco C. Trauma. In: Morton P, Fontaine D, eds. *Critical Care Nursing: A Holistic Approach*, 9th ed. New York, NY: Lippincott Williams & Wilkins; 2008.

Boswell S, Scalea T. Initial management of traumatic shock. In: McQuillan K, Makic M, Whalen E. *Trauma Nursing: From Resuscitation Through Rehabilitation*. 4th ed. St Louis, MO: Saunders Elsevier; 2009.

Branney SW, Wolfe RE, Moore EE, et al. Quantitative sensitivity of ultrasound in detecting free intraperitoneal fluid. *J Trauma*. 1995;39:375.

Cunnenn J, Cartwright M. The puzzle of sepsis: fitting the pieces of inflammatory response with treatment. *AACN Clin Iss*. 2004;15:18-44.

Emergency Nurses Association. *Trauma Nursing Core Course-Provider Manual*. 6th ed. Chicago, IL: ENA; 2007.

Feliciano DV, Mattox KL, Moore, EE. *Trauma*. 6th ed. New York, NY: McGraw-Hill Co; 2008.

Frawley P. Thoracic trauma. In: McQuillan K, Makic M, Whalen E. *Trauma Nursing: From Resuscitation Through Rehabilitation*. 4th ed. St Louis, MO: Saunders Elsevier; 2009.

Goldstein AS, Scalfani SJA, Kupterstein NH, et al. The diagnostic superiority of computed tomography. *J Trauma*. 1985;25:939.

Jones K, Abdominal injuries. In: McQuillan K, Makic M, Whalen E, eds. *Trauma Nursing: From Resuscitation Through Rehabilitation*. 4th ed. St Louis, MO: Saunders Elsevier; 2009.

Levy M, Fink M, Marshall J, Abraham E, Angus D, Cook D, et al. 2001 SCCM/ESICM/ATS/SIS International sepsis definitions conference. *CCM*. 2003;31:1250-1256.

Mattox K, Feliciano D, Moore E, ed. *Trauma*. 4th ed. New York, NY: McGraw Hill; 2000.

McKinney MG, Lentz K, Nunez D, et al. Can ultrasound replace diagnostic peritoneal lavage in the assessment of blunt trauma? *J Trauma*. 1994;37:439.

McQuillan K, Makic M, Whalen E. *Trauma Nursing: From Resuscitation Through Rehabilitation*. 4th ed. St Louis, MO: Saunders Elsevier; 2009.

TABELA 17.8 FASES E MANIFESTAÇÕES DE ESTRESSE E INTERVENÇÕES DE ENFERMAGEM PARA FAMILIARES DE PACIENTES TRAUMATIZADOS

Fase	Manifestações	Intervenções
Ansiedade elevada	Inquietação Desmaio Náuseas Voz em tom elevado	Incentivar a exposição dos sentimentos Fornecer informações precisas
Negação	As famílias comumente declaram "Vai dar tudo certo"	Reiterar os fatos da situação
Raiva	Agressão verbal dirigida à equipe de saúde	Escutar ativamente Permitir a exposição dos sentimentos de raiva Ajuda a focar na real causa da raiva
Remorso	Elementos de culpa e tristeza Fase do "e se"	Ouvir as expressões de remorso da família Expor a realidade
Dor	Período de tristeza intensa Choro	Incentivar o choro Proporcionar gestos de empatia, como proximidade física em silêncio, segurar a mão trêmula, abraçar os ombros hesitantes

Retirada de Hopkins AG. The trauma nurse's role with families in crisis. Critical Care Nurse. 1994;14(2):37; and Epperson M. Families in sudden crisis: process and intervention in a critical care center. Social Work in Health Care. 1977;2:265-273.

Otomo Y, Henmi H, Mashiko K, et al. New diagnostic peritoneal lavage criteria for diagnosis of intestinal injury. *J Trauma.* 1998;44:991.

Ruggiero M. Effects of vasopressin in septic shock. *AACN Advance Crit Care.* 2008;19:281-290.

Rushton C, Reina M, Reina D. Building trustworthy relationships with critically ill patients and families. *AACN Adv Crit Care.* 2007;18:19-30.

Saunders CJ, Battistella FD, Whetzel TP, Stokes RB. Percutaneous diagnostic peritoneal lavage using a Veress needle versus an open technique: a prospective randomized trial. *J Trauma.* 1998;44:883.

VonRueden K, Bolton P, Vary T. Shock and multiple organ dysfunction syndrome. In: McQuillan K, Makic M, Whalen E, eds. *Trauma Nursing: From Resuscitation Through Rehabilitation.* 4th ed. St Louis, MO: Saunders Elsevier; 2009.

Wiegand D, Carlson K. *AACN Procedure Manual for Critical Care.* 5th ed. St Louis, MO: Elsevier Saunders; 2005.

Sites

http//:www.aacn.org
http//:www.east.org
http//:www.trauma.org
http//:www.facs.org
http//:www.sccm.org
http//:www.ena.org

Prática baseada em evidências

Dellinger P, Levy, MM, Carlet, JM, Bion J, Parker M, Jaeschke R, et al. Surviving sepsis campaign guidelines: international guidelines for management of severe sepsis and septic shock. *Crit Care Med.* 2008;36(1):296-327.

Geerts W, Bergqvist D, Pineo G, et al. Prevention of venous thromboembolism. *Chest.* 2008;133:381S-453S.

Conceitos Avançados no Cuidado do Paciente Crítico

CONCEITOS ELETROCARDIOGRÁFICOS AVANÇADOS

18

Carol Jacobson

HABILIDADES DE CONHECIMENTO

1. Identificar as características do eletrocardiograma (ECG) e as abordagens de tratamento avançadas para cada uma das seguintes arritmias:
   - Taquicardias supraventriculares
   - Batimentos e ritmos com QRS largo
2. Utilizar o ECG de 12 derivações para determinar:
   - Bloqueios de ramos
   - Eixo do coração
   - Padrões de isquemia, lesões e infarto do miocárdio
3. Identificar as características ECG de marca-passos de câmara simples e dupla durante funcionamentos normal e anormal.

ELETROCARDIOGRAMA DE 12 DERIVAÇÕES

O ECG de 12 derivações registra a atividade elétrica à medida que ela se propaga pelo coração a partir de 12 derivações diferentes; essas derivações são registradas por eletrodos colocados nos braços e nas pernas e em pontos específicos do tórax. Cada derivação representa uma "visão" diferente do coração e consiste de dois eletrodos. Uma derivação bipolar tem dois polos, um positivo e outro negativo. Uma derivação unipolar tem um polo positivo e um polo de referência, que é um ponto no centro do tórax matematicamente determinado pelo aparelho de ECG. O ECG de 12 derivações padrão é composto por seis derivações de membros no plano frontal, que registram a atividade elétrica que percorre o coração de cima/baixo e pela direita/esquerda e seis derivações precordiais que registram a atividade elétrica no plano horizontal, percorrendo o sentido anterior/posterior e direito/esquerdo. As derivações de membros são registradas por eletrodos colocados nos braços e nas pernas; já as derivações precordiais são registradas por eletrodos colocados no tórax (Fig. 18.1).

Uma analogia com uma câmera torna as 12 derivações do ECG mais fáceis de entender. Cada derivação do ECG representa uma foto da atividade elétrica do coração, tirada pela câmera. Em toda derivação, o eletrodo positivo é o eletrodo de gravação ou a lente da câmera. O eletrodo negativo indica à câmera como "tirar" a foto e determina a direção na qual o eletrodo positivo registra. Quando esse eletrodo positivo observa a atividade elétrica dirigindo-se a ele, registra uma deflexão positiva no ECG. E, quando observa a atividade elétrica distanciando-se dele, registra uma deflexão negativa (Fig. 18.2). Se a atividade elétrica viaja perpendicularmente ao eletrodo positivo, não se registra qualquer atividade. O ECG registra três derivações bipolares no plano frontal (derivações I, II e III) e três derivações unipolares no plano frontal (aVR, aVL e aVF). Além disso, existem seis derivações unipolares precordiais: V_1, V_2, V_3, V_4, V_5 e V_6.

As três derivações bipolares do plano frontal estão ilustradas na Figura 18.3A. Em cada derivação, a câmara representa o polo positivo da derivação. Na derivação I, o eletrodo positivo está no braço esquerdo, e o negativo, no braço direito. Qualquer atividade elétrica do coração que vá em direção ao eletrodo positivo (lente da câmera) no braço esquerdo é registrada como uma deflexão positiva, e qualquer atividade que se afaste dele é registrada como uma deflexão negativa. Na derivação II, o eletrodo positivo está na perna esquerda, e o negativo, no braço direito. Qualquer atividade elétrica indo em direção ao eletrodo da perna esquerda (lente da câmera) é registrada como uma deflexão positiva; por sua vez, qualquer atividade distanciando-se dele, em direção ao eletrodo do braço direito, é registrada como uma deflexão negativa. Na derivação III, o eletrodo positivo está na perna esquerda, e o negativo, no braço esquerdo. Qualquer atividade elétrica que venha em direção ao eletrodo da perna esquerda (lente da câmera) é registrada como positiva; e qualquer atividade distanciando-se do braço esquerdo é registrada como negativa. A visualização do coração pelas derivações bipolares pode ser comparada a uma lente grande-angular.

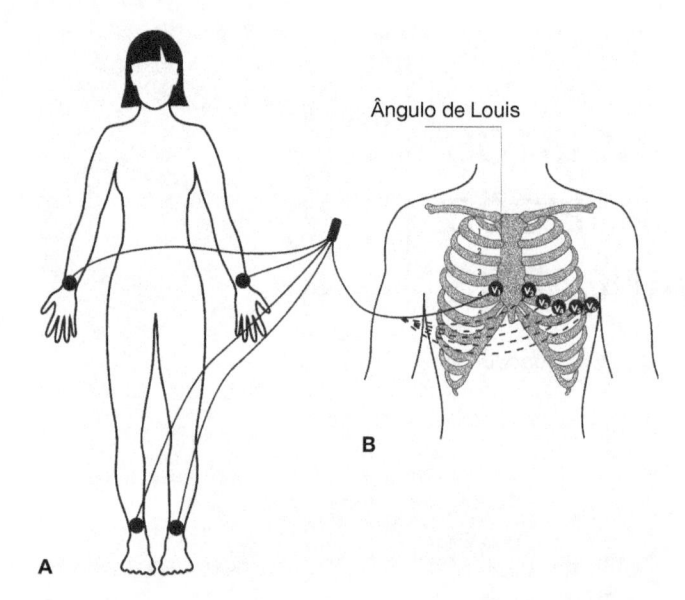

Figura 18.1 (A) Eletrodos de membros podem ser colocados em qualquer lugar nos braços e pernas. A colocação-padrão é mostrada aqui nos pulsos e nos tornozelos. **(B)** Colocação dos eletrodos do tórax. V_1 = quarto espaço intercostal, à direita do esterno; V_2 = quarto espaço intercostal, à esquerda do esterno; V_3 = meio entre V_2 e V_4, em linha reta; V_4 = quinto espaço intercostal, na linha hemiclavicular; V_5 = ao mesmo nível de V_4, na linha axilar anterior; V_6 = ao mesmo nível de V_4, na linha axilar média.

As três derivações do plano frontal, aVR, aVL e aVF, estão ilustradas na Figura 18.3B. A câmara fotográfica representa a localização do eletrodo positivo: no ombro direito para aVR, no ombro esquerdo para aVL e no pé para aVF. O "terminal negativo" do eletrodo unipolar é um ponto de referência no centro do tórax, matematicamente determinado pelo aparelho de ECG. Os mesmos princípios se aplicam às derivações unipolares: qualquer atividade elétrica viajando em direção ao eletrodo positivo é registrada como uma deflexão positiva, e qualquer atividade distanciando-se é registrada como uma deflexão negativa. As seis derivações unipolares precordiais são registradas a partir de suas posições no tórax, como mostrado na Figura 18.3C. A visão do coração pelas derivações unipolares pode ser comparada a uma lente teleobjetiva de uma câmera fotográfica, registrando a atividade elétrica do coração com *zoom*.

O sistema de referência hexaxial (direção do eixo) é formado quando as seis derivações do plano frontal são movidas em conjunto, de modo que suas bissetrizes se cruzem no centro (Fig. 18.4A). Cada derivação é rotulada em sua terminação positiva, de modo a tornar mais fácil de lembrar qual o eletrodo positivo. Na Figura 18.4B, o sistema de referência hexaxial está sobreposto a um desenho do coração, para ilustrar como cada derivação observa o coração.

A sequência normal de despolarização através do coração começa com um impulso elétrico proveniente do nodo sinusal, no alto do átrio direito, e propaga-se na direção esquerda através do átrio esquerdo e para baixo em direção ao nodo AV na parte inferior do átrio direito (Fig. 18.5A). As derivações I e aVL, com seus eletrodos positivos (lente da câmera) do lado esquerdo do corpo, registram essa atividade elétrica para a esquerda como uma onda P positiva; as derivações II, III e aVF, com seus eletrodos positivos na base do coração, registram a propagação da atividade para baixo como ondas P positivas. A derivação aVR, com o seu eletrodo positivo no ombro direito, observa a atividade elétrica distanciando-se dele e registra uma onda P negativa.

Quando o impulso se propaga através do nodo AV, não se registra atividade elétrica alguma, pois o nodo AV é muito pequeno para ser registrado pelas derivações de superfície. Quando o impulso deixa o nodo AV, move-se através do feixe de His e entra nos ramos direito e esquerdo. O ramo esquerdo germina algumas fibras de Purkinje altas no lado esquerdo do septo; essas fibras transmitem o impulso para o septo e provocam sua despolarização primeiramente em uma direção da esquerda para a direita. O impulso elétrico entra no sistema de Purkinje de ambas as paredes livres ventriculares simultaneamente e as despolariza do endocárdio ao epicárdio (conforme mostrado pelas setas pequenas pela parede ventricular na Fig. 18.5A). Milhões de impulsos elétricos movimentam-se através do coração em três dimensões simultaneamente; entretanto, se determinarmos uma média, movem-se para baixo, para a esquerda, e, depois, em direção ao grande ventrículo esquerdo, conforme indicado pela flecha grande na mesma figura. Essa flecha grande representa o eixo médio, que é a

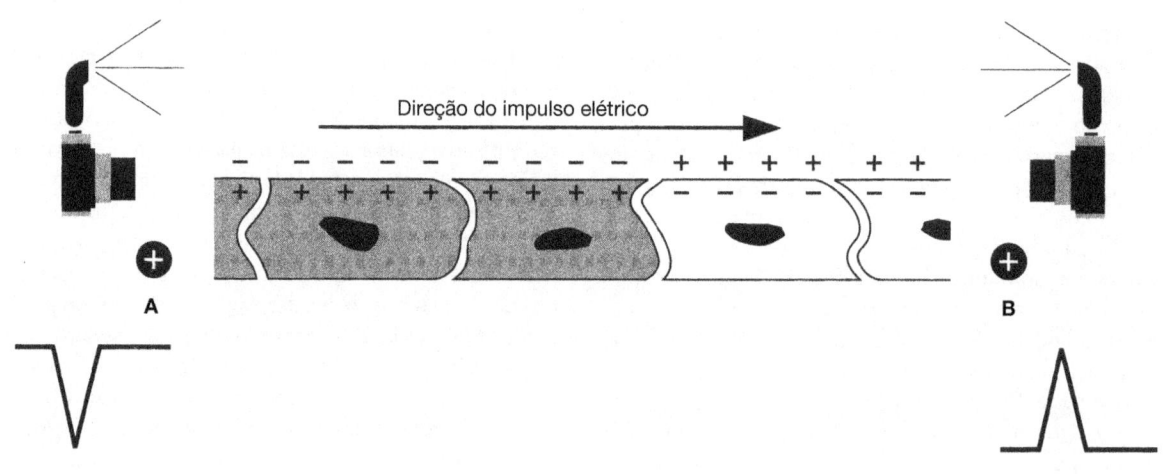

Figura 18.2 Um feixe de músculo cardíaco despolarizando-se na direção da flecha. Um eletrodo positivo em **B** observa a despolarização vindo em direção a ele e registra uma deflexão para cima. Um eletrodo positivo em **A** observa a despolarização afastando-se dele e registra uma deflexão negativa.

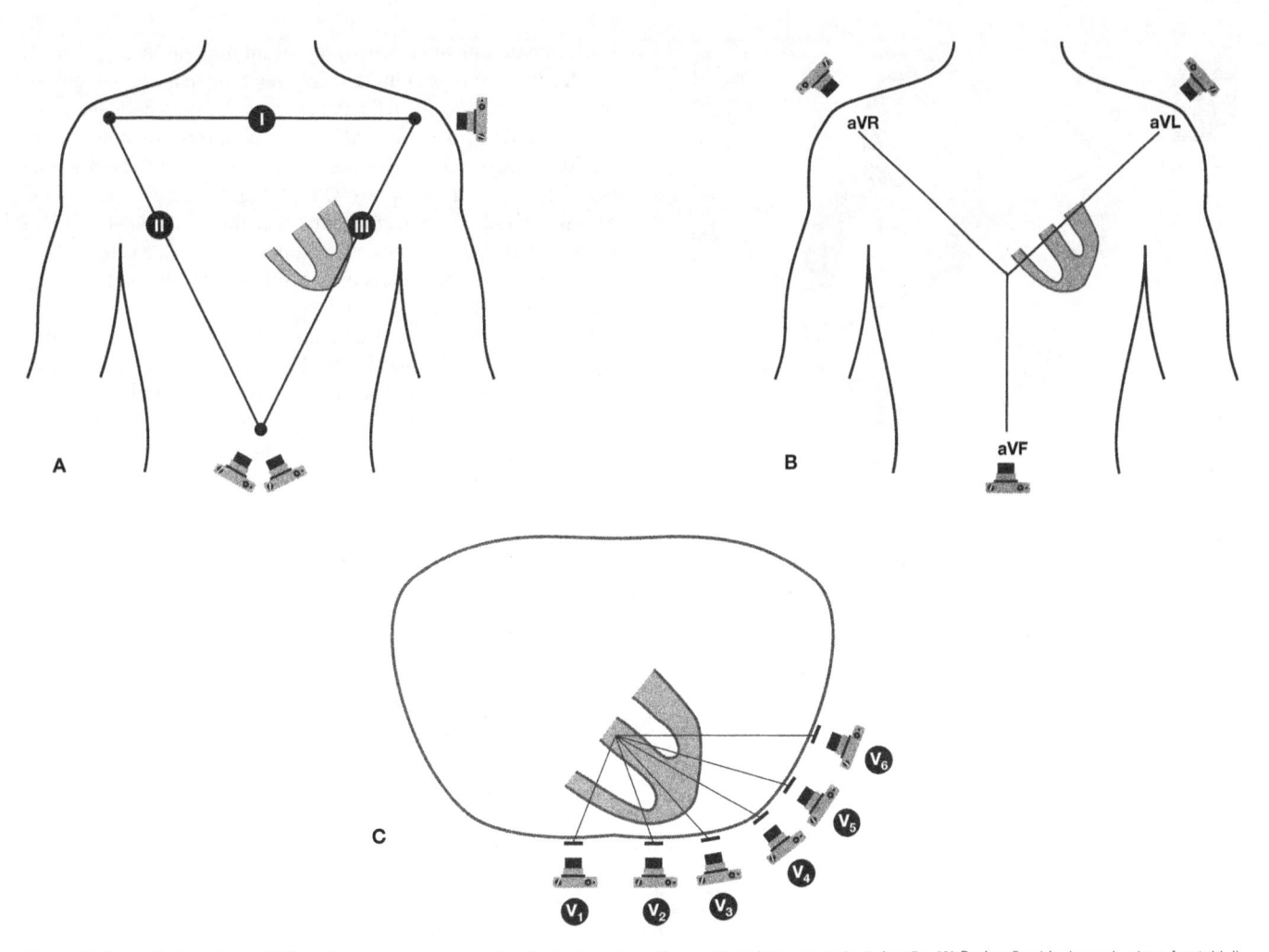

Fundamentos de Enfermagem em Cuidados Críticos da AACN **433**

Figura 18.3 As 12 derivações do ECG. A câmara representa a localização do eletrodo positivo, ou de registro, em cada derivação. **(A)** Derivações bipolares do plano frontal I, II e III. **(B)** Derivações unipolares do plano frontal aVR, aVL e aVF. **(C)** Derivações unipolares precordiais V_1 a V_6.

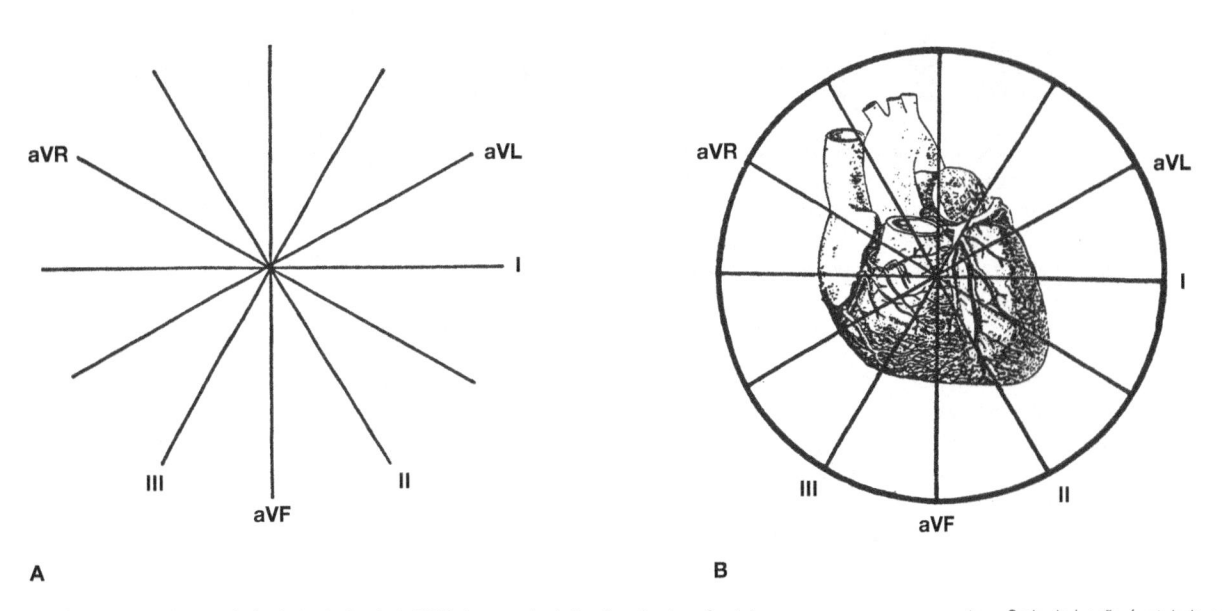

Figura 18.4 Sistema hexaxial de referência (roda do eixo). **(A)** Todas as seis derivações do plano frontal cruzam-se umas com as outras. Cada derivação é rotulada em seu terminal positivo. **(B)** A direção do eixo sobreposta ao coração para demonstrar a visão que cada derivação tem do coração. As derivações I e aVL estão voltadas à parede lateral esquerda; já as derivações II, III e aVF estão voltadas à parede inferior.

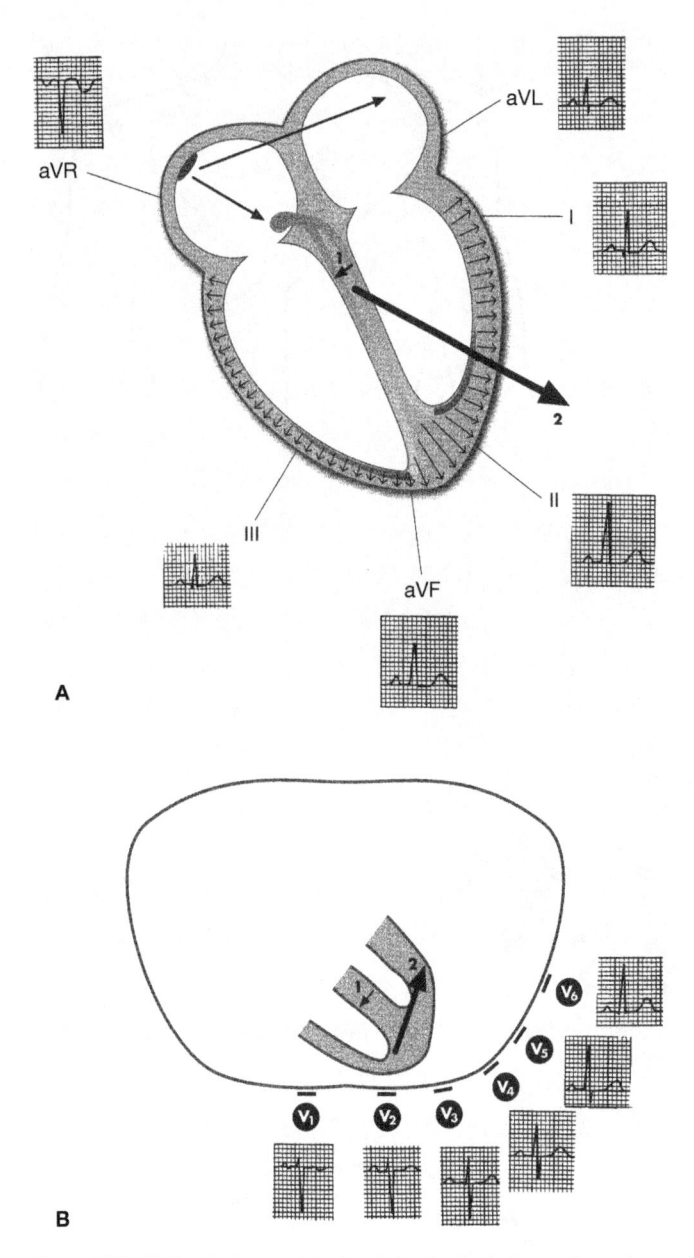

Figura 18.5 (A) Sequência normal de despolarização através do coração, conforme registrado por cada uma das derivações do plano frontal. **(B)** Seção transversa do tórax, ilustrando como as seis derivações precordiais registram a atividade elétrica normal nos ventrículos. A pequena flecha (1) mostra a direção inicial da despolarização através do septo, seguida pela direção da despolarização ventricular, indicada pela flecha maior (2).

direção resultante da despolarização elétrica pelos ventrículos, quando se considera a média de todas as flechas menores juntas.

O complexo QRS é registrado quando os ventrículos se despolarizam. As derivações I e aVL, com seus eletrodos positivos no lado esquerdo do corpo, observam a despolarização do septo para fora deles e registram uma pequena deflexão negativa (onda Q). Tais derivações observam, então, a grande parede livre do ventrículo esquerdo despolarizando em direção a elas e registram uma deflexão positiva (onda R). As derivações II, III e aVF, com seus eletrodos positivos na base do coração, podem não observar a atividade do septo e não registrar qualquer deflexão. No entanto, se essas derivações observam a atividade septal vindo ligeiramente em sua direção, registram uma deflexão positiva. Conforme as forças continuam movendo-se para baixo, em direção às derivações II, III e aVF, registra-se uma deflexão positiva (onda R). A derivação aVR, com o polo positivo no ombro direito, detecta toda a atividade afastando-se dela e registra uma deflexão negativa (complexo QS). A Figura 18.5A ilustra como as seis derivações do plano frontal registram a atividade elétrica normal conforme ela se espalha através dos átrios e ventrículos.

As seis derivações precordiais registram a atividade elétrica que percorre o plano horizontal. A Figura 18.5B ilustra a posição das derivações precordiais e como registram a atividade elétrica conforme ela se propaga através dos ventrículos. A derivação V_1 está localizada na parte frontal do tórax e registra uma pequena onda R quando o septo despolariza no sentido da esquerda para a direita. Em seguida, registra uma onda S profunda, conforme a despolarização se propaga para fora dela, através do espesso ventrículo esquerdo. Quando se move o eletrodo positivo através do precórdio da posição V_1 para a V_6, ele registra progressivamente mais as forças do ventrículo esquerdo, e a onda R torna-se progressivamente maior. A derivação V_6 está localizada no lado esquerdo do tórax e, em geral, registra uma onda Q pequena quando o septo se despolariza da esquerda para a direita, afastando-se do eletrodo positivo; registra, ainda, uma onda R grande, conforme a atividade elétrica se propaga em direção ao eletrodo positivo, pelo espesso ventrículo esquerdo.

Além de ondas P e complexos QRS, o ECG registra ondas T conforme os ventrículos se repolarizam. As ondas T normais são um pouco assimétricas, com um ramo ascendente, mais gradual do que o ramo descendente. As ondas T costumam ser positivas nas derivações I, II e V_{3-6} e negativas na derivação aVR; podem variar em outras derivações. Uma onda T normal não é maior do que 5 mm em uma derivação de membro ou 10 mm em uma derivação de tórax. Ondas T altas podem indicar hipercalemia ou isquemia ou infarto miocárdico.

O segmento ST começa no final do complexo QRS (ponto J) e termina no início da onda T. Normalmente, está na linha de base (o segmento isoelétrico entre a onda T e a onda P ao lado) e não deve permanecer nela por mais de 0,12 segundo (Fig. 18.6). O segmento ST deve apresentar uma ligeira curva para cima na onda T, sem formar um ângulo agudo. Elevação e depressão normal do segmento ST são discutidas na seção "Monitoração do segmento ST", mais adiante neste capítulo.

A onda U às vezes é vista após a onda T; quando presente, deve ser menor do que a onda T e apontar na mesma direção desta. Acredita-se que a onda U represente a repolarização das células médio-miocárdicas (células M) dos ventrículos. Grandes ondas U podem ser vistas diante de hipocalemia e do uso de certos medicamentos, como a quinidina. As ondas U invertidas podem indicar isquemia miocárdica.

A Figura 18.7 mostra um ECG de 12 derivações normal. O ritmo sinusal está presente, e o eixo é +45°. As ondas P são normais (são planas em V_2, mas isso não se mostra necessariamente anormal), e as T, normais. O complexo QRS é normal (0,08 segundos de largura), não há ondas Q anormais, e a progressão da onda R mostra-se normal em todo o precórdio. O segmento ST está na linha de base em todas as derivações. Esse ECG é utilizado para comparação conforme os distúrbios são discutidos ao longo deste capítulo.

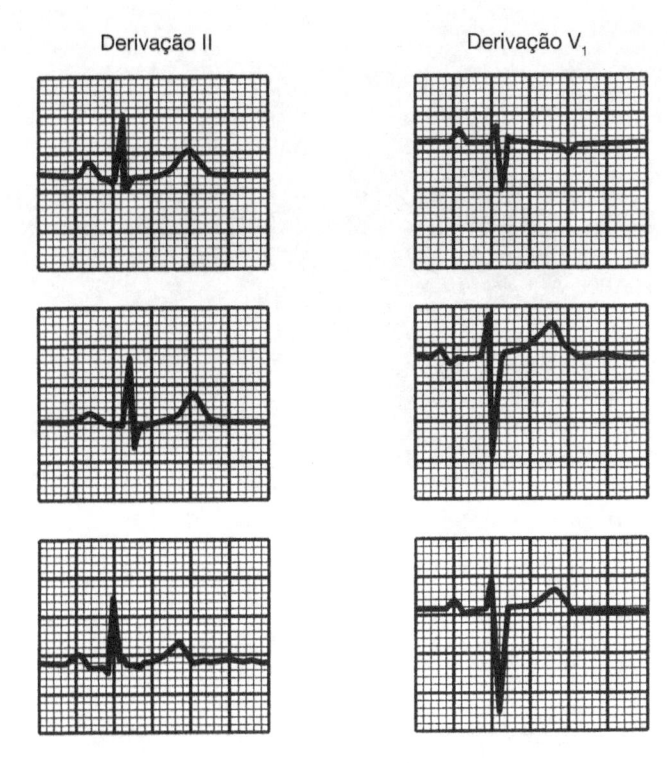

Figura 18.6 Segmento ST e ondas T normais.

Determinação do eixo

O *sistema de referência hexaxial* (roda do eixo) forma um círculo de 360° em torno do coração, que, por convenção, é dividido em 180° positivos (+180°) e 180° negativos (–180°) (Fig. 18.8). O eixo QRS normal é definido como –30° a +90°, pois a maior parte das forças elétricas em um coração normal está orientada para baixo e para a esquerda, em direção ao grande ventrículo esquerdo. O desvio do eixo para a esquerda é definido como um eixo de –30° a –90°; ocorre quando a maior parte das forças se move em uma direção à esquerda e para cima, como pode acontecer em uma série de condições, como hipertrofia do ventrículo esquerdo, bloqueio fascicular anterior esquerdo, infarto agudo do miocárdio (IAM) inferior ou bloqueio do ramo esquerdo (BRE) (Tab. 18.1). O desvio do eixo para a direita é definido como +90° a +180°; ocorre quando a maior parte das forças se move para a direita, como pode acontecer em condições como hipertrofia ventricular direita, bloqueio fascicular posterior esquerdo e bloqueio do ramo direito (BRD) (Tab. 18.1). Quando a maioria das forças é orientada à direita e superiormente entre –90° e –180°, utiliza-se o termo *eixo indeterminado*. Esse eixo pode ocorrer na taquicardia ventricular e, ocasionalmente, no bloqueio bifascicular.

O eixo QRS no plano frontal médio pode ser determinado de várias formas. O método mais preciso consiste em calcular a média das forças que se movem da direita para a esquerda com as que se movem para cima e para baixo. Uma vez que esse método representa o plano frontal, a derivação I é a derivação direita/esquerda, e aVF é a derivação superior/inferior, é mais fácil utilizar essas duas derivações perpendiculares para calcular o eixo médio. A Figura 18.9A mostra as derivações do plano frontal de um ECG de

TABELA 18.1 RESUMO DAS CAUSAS DE DESVIOS DE EIXO

Eixo: –30° a +90°
- Normal

Desvio do eixo à esquerda: –31° a –90°
- Hipertrofia ventricular esquerda
- Bloqueio do fascículo anterior esquerdo
- Infarto do miocárdio inferior
- Bloqueio do ramo esquerdo
- Defeitos congênitos
- Taquicardia ventricular
- Síndrome de Wolff-Parkinson-White

Desvio do eixo à direita: +91° a +180°
- Hipertrofia do ventrículo direito
- Bloqueio do fascículo posterior esquerdo
- Bloqueio do ramo direito
- Dextrocardia
- Taquicardia ventricular
- Síndrome de Wolff-Parkinson-White

Eixo indeterminado: –90° a –180°
- Taquicardia ventricular
- Bloqueio bifascicular

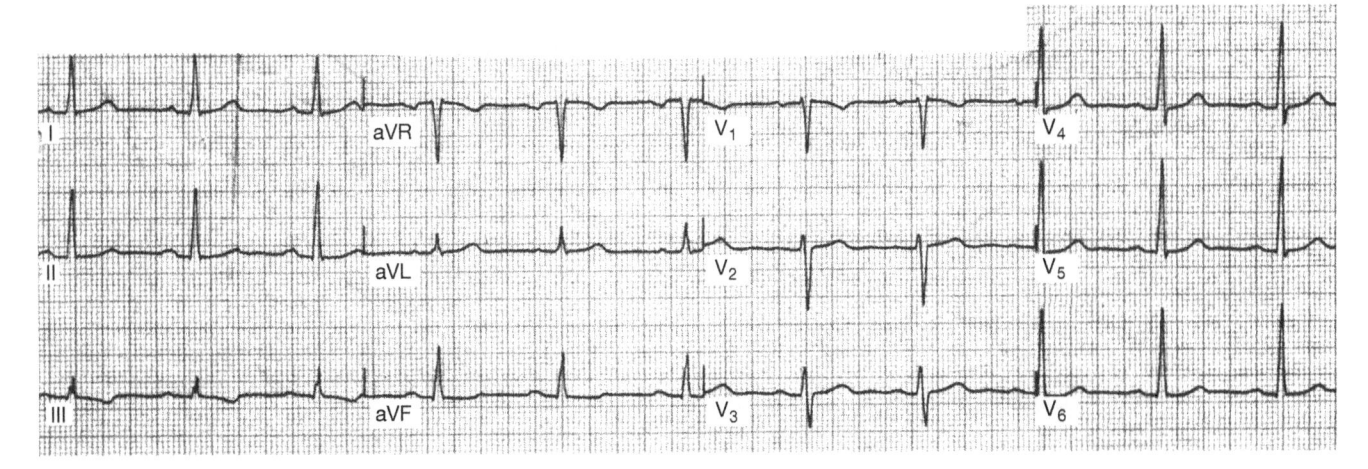

Figura 18.7 ECG normal de 12 derivações.

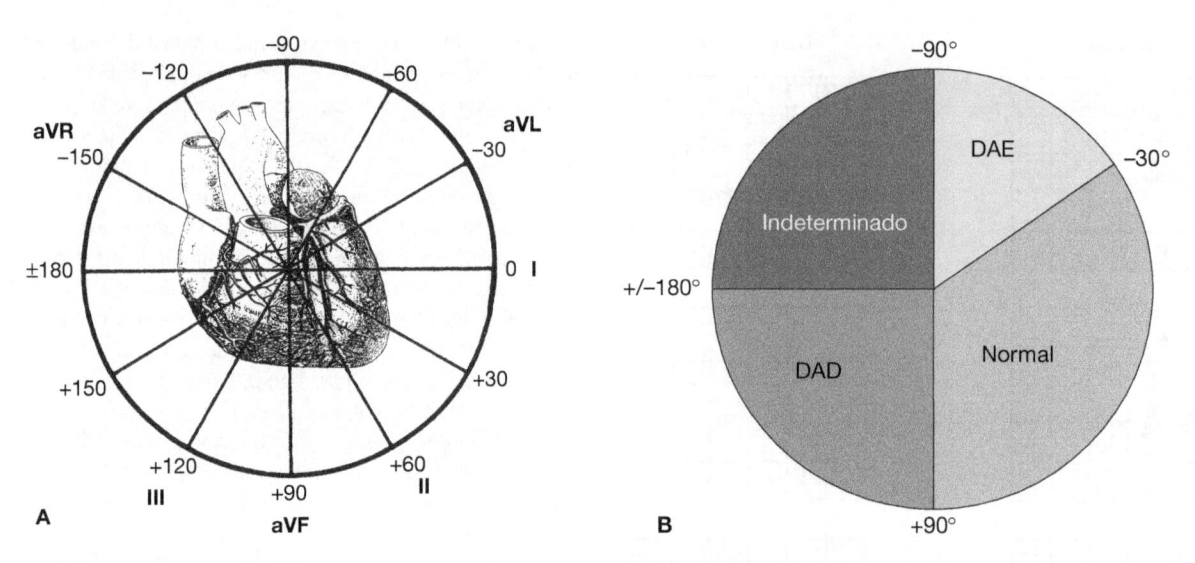

Figura 18.8 (A) Graus da direção do eixo. **(B)** Eixo normal = −30° a + 90°; desvio do eixo à esquerda (DAE) = −30° a −90°; desvio do eixo à direita (DAD) = + 90° a +180°; eixo indeterminado = −90° a −180°.

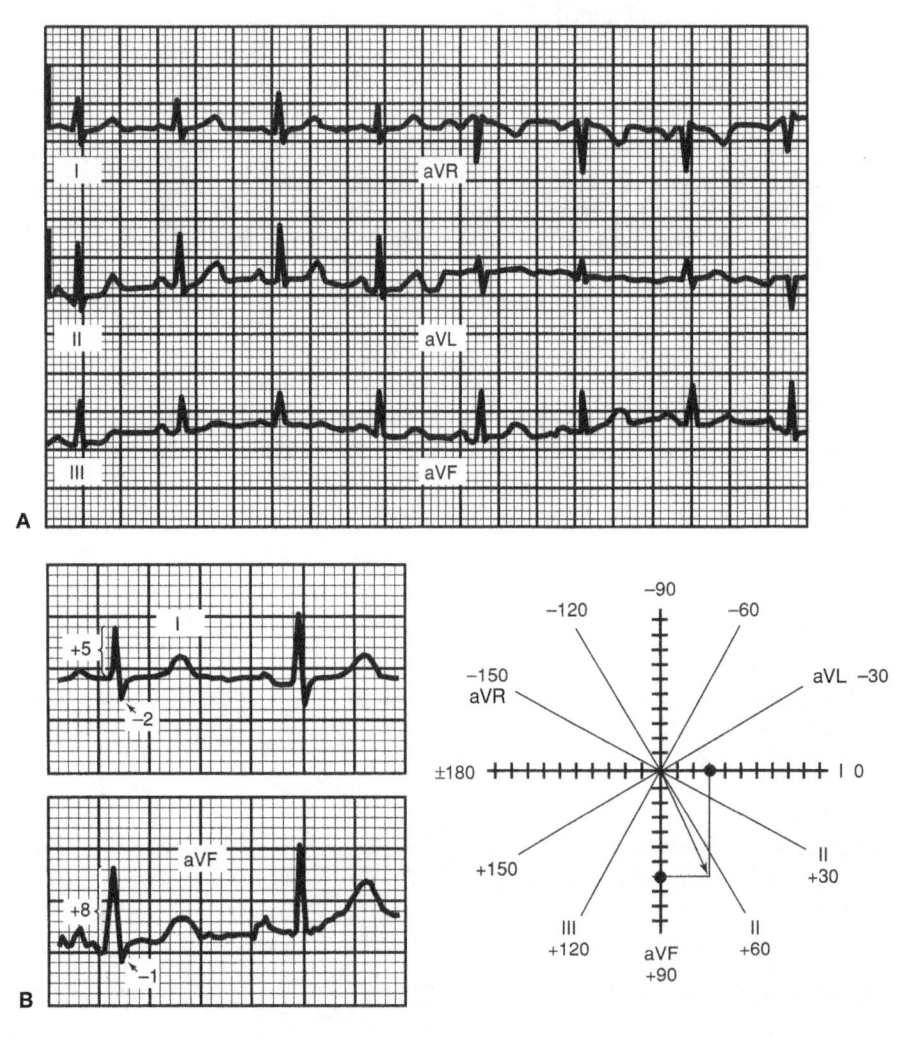

Figura 18.9 Calculando o eixo QRS médio. **(A)** As seis derivações do plano frontal de um ECG. **(B)** As derivações I e aVF alargadas. Leia o texto para obter instruções a respeito de como calcular o eixo utilizando as derivações I e aVF na direção do eixo.

12 derivações. As derivações I e aVF são mostradas aumentadas junto com a direção do eixo, com pequenas marcas tracejadas ao longo dos eixos das derivações I e aVF (Fig. 18.9B). Essas marcas representam os quadrados pequenos de 1 mV no papel de ECG. Para determinar o eixo QRS médio, siga os seguintes passos:

1. Observe o complexo QRS na derivação I e conte o número de quadrados positivos e negativos. Marque o vetor resultante ao longo do terminal apropriado da derivação I na direção do eixo. Na Figura 18.9B, o complexo QRS na derivação I apresenta cinco quadrados positivos e dois quadrados negativos, resultando em um vetor resultante de três quadros positivos, ou +3. Conte três marcas em direção ao terminal positivo de derivação I e coloque na direção do eixo nesse ponto.
2. Observe o complexo QRS em aVF e siga o mesmo procedimento anterior. Nesse exemplo, o complexo QRS em aVF é de oito quadrados positivos e duas deflexões negativas muito pequenas, que equivalem a cerca de um quadrado quando combinadas, resultando em um vetor resultante de +7. Conte sete marcas ao longo do terminal positivo do eixo aVF e coloque uma marca nesse ponto.
3. Trace uma linha perpendicular para baixo da marca do eixo da derivação I e uma linha perpendicular através da marca no eixo aVF.
4. Desenhe uma linha do centro da direção do eixo ao ponto onde as duas linhas perpendiculares se encontram. Essa linha representa o eixo médio do QRS. No exemplo da Figura 18.9B, o eixo está próximo de +65°.

Um método rápido, mas menos preciso, de determinar o eixo consiste em colocá-lo em seu próprio quadrante na direção do eixo, observando as derivações I e aVF, pois essas derivações dividem a roda em quatro quadrantes. Como ilustrado na Figura 18.10, se ambas as derivações forem positivas, o eixo cai no quadrante normal, 0° a +90°. Se a derivação I for positiva e a aVF for negativa, o eixo cai no quadrante esquerdo, 0° a –90°. Se a derivação I for negativa e a aVF positiva, o eixo cai no quadrante direito, +90° a +180°. Se ambas as derivações forem negativas, o eixo cai no quadrante indeterminado ou "terra de ninguém", –90° a –180°. Localizar o quadrante correto é, muitas vezes, adequado, mas uma vez que 30° do quadrante esquerdo são considerados normais, é necessário ser mais preciso na descrição do eixo quando cair no quadrante esquerdo. Para ajustar mais precisamente o eixo que está no quadrante esquerdo, observe a derivação II. Se esta apresentar um QRS positivo, o eixo é parte normal do quadrante esquerdo (0 a –30°); se apresentar um QRS negativo, o eixo está desviado para a esquerda (–30 a –90°).

Utilizando o ECG da Figura 18.11A, coloque primeiro o eixo no quadrante apropriado, usando as derivações I e aVF. A derivação I é positiva, e aVF, negativa, colocando o eixo no quadrante esquerdo. No entanto, como 30° do quadrante esquerdo são considerados normais, é preciso ajustar mais precisamente o eixo para determinar onde, de fato, cai no quadrante esquerdo. Já que a derivação II é majoritariamente negativa, o eixo está desviado para a esquerda. A direção do eixo mostra como contar os quadrados nesse exemplo. O eixo é –60°.

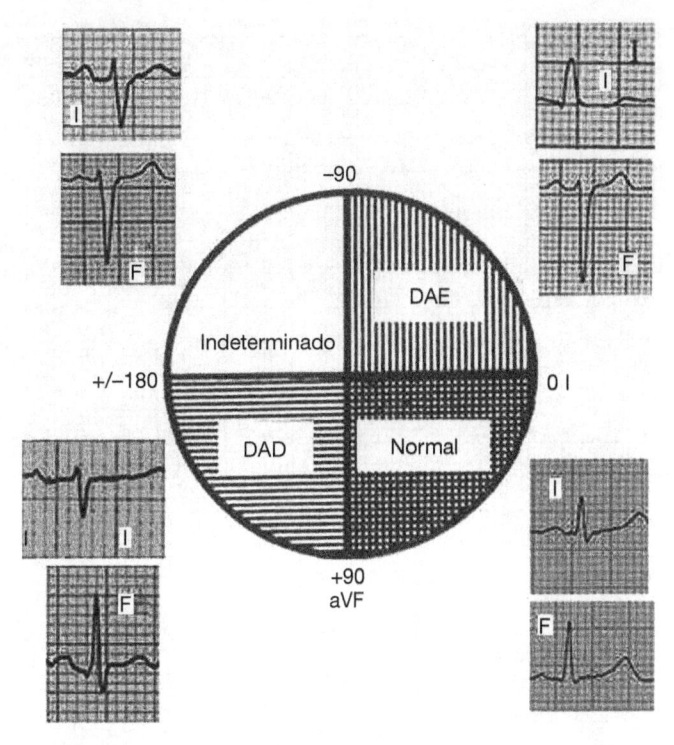

Figura 18.10 Os quatro quadrantes da direção do eixo: quadrante de desvio do eixo à esquerda (DAE); derivação I é positiva, e derivação aVF, negativa. Quadrante de eixo normal; derivações I e aVF são positivas. Quadrante de desvio do eixo à direita (DAD); derivação I é negativa, e derivação aVF, positiva. Quadrante indeterminado; derivações I e aVF são ambas negativas. *(Com permissão de Marriott HJL:* Practical Electrocardiography. *8th ed. Baltimore, MD: Williams & Wilkins; 1988:35.)*

Utilizando o ECG da Figura 18.11B, coloque o eixo no quadrante apropriado. Já que a derivação I é negativa, e a aVF, positiva, o eixo está no quadrante inferior direito. A direção do eixo mostra como os quadrados são contados nesse exemplo. O eixo é +130°.

Bloqueio de ramo

Quando um dos ramos está bloqueado, os ventrículos despolarizam-se de forma assíncrona. O bloqueio de ramo é caracterizado por uma demora da excitação a um ventrículo e uma propagação anormal da atividade elétrica através do ventrículo, cujo ramo está bloqueado. Essa condução retardada resulta no alargamento do complexo QRS de 0,12 segundo ou mais e um padrão característico mais bem reconhecido nas derivações precordiais V_1 e V_6 e derivações de membros I e aVL.

A despolarização ventricular normal, conforme registrada pelas derivações V_1 e V_6, é ilustrada na Figura 18.12. O eletrodo positivo para V_1 está localizado na frente do tórax, no quarto espaço intercostal à direita do esterno, próximo ao ventrículo direito. O eletrodo positivo para V_6 está localizado na linha média axilar esquerda, no quinto espaço intercostal, próximo ao ventrículo esquerdo. A derivação V_1 registra uma onda R pequena quando o septo despolariza da esquerda para a direita, em direção ao eletrodo positivo. Em seguida, registra

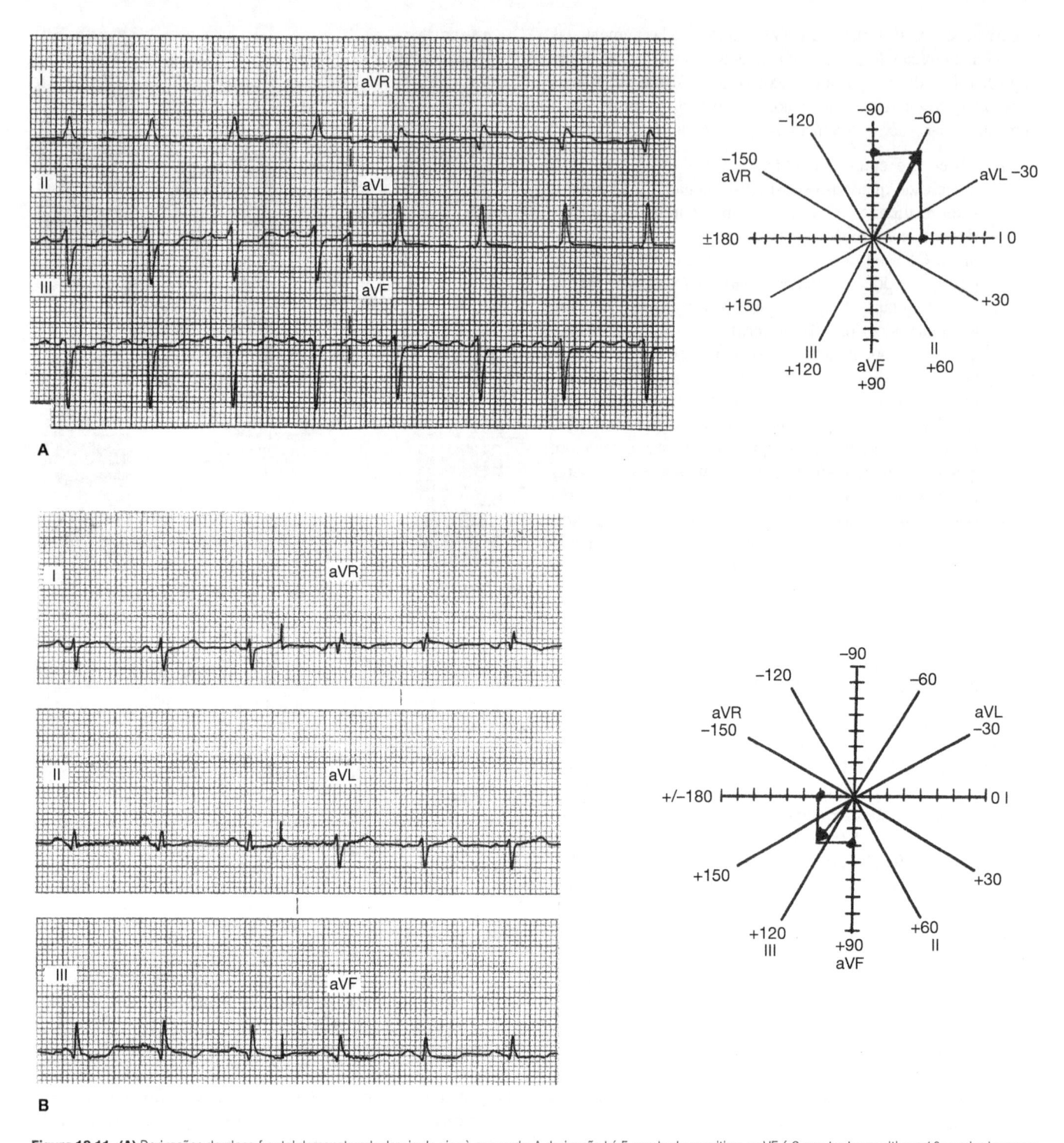

Figura 18.11 **(A)** Derivações do plano frontal demonstrando desvio do eixo à esquerda. A derivação I é 5 quadrados positiva; a aVF é 2 quadrados positiva e 10 quadrados negativa, em um vetor resultante de −8. O eixo é −60°. **(B)** Derivações do plano frontal demonstrando desvio do eixo à direita. A derivação I é de 2 quadrados positivos e 5 quadrados negativos, em um vetor resultante de −3; a derivação aVF é 2 quadrados positiva. O eixo é +130°.

uma deflexão negativa (onda S) quando as principais forças se afastam do eletrodo positivo em direção ao ventrículo esquerdo, resultando no complexo rS normal em V_1. A derivação V_6 pode registrar uma onda Q pequena conforme o septo despolariza da esquerda para a direita para fora do eletrodo positivo.

Registra, então, uma onda R alta à medida que as principais forças se movimentam em direção ao ventrículo esquerdo, resultando no complexo qR normal em V_6. Quando ambos os ventrículos despolarizam juntos, a largura do QRS mostra-se inferior a 0,12 segundo.

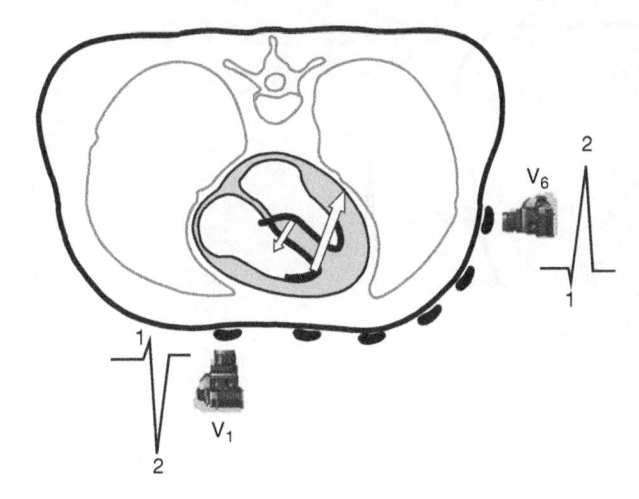

Figura 18.12 Despolarização ventricular normal, conforme registrado pelas derivações V_1 e V_6. Leia o texto para discussão.

Bloqueio do ramo direito

A presença de um bloqueio no ramo direito causa uma propagação diferente das forças elétricas nos ventrículos e, portanto, um padrão diferente de complexo QRS. Três forças separadas ocorrem, conforme visto na Figura 18.13A.

1. A ativação septal ocorre primeiramente da esquerda para a direita (*flecha 1*), resultando na onda R pequena normal em V_1 e onda Q pequena em V_6.
2. O ventrículo esquerdo é ativado em seguida, pelo ramo esquerdo funcionando normalmente. A despolarização propaga-se normalmente através das fibras de Purkinje no ventrículo esquerdo (*flecha 2*), provocando uma onda S em V_1 à medida que o impulso se distancia de seu eletrodo positivo e uma onda R em V_6 conforme o impulso se movimenta para o eletrodo positivo em V_6.
3. O ventrículo direito despolariza tardiamente e de forma anormal quando o impulso se propaga por condução célula a célula através do ventrículo direito (*flecha 3*). Essa ativação anormal provoca uma segunda onda R larga (chamado R *prime* [R´]) em V_1 quando se movimenta em direção ao eletrodo positivo em V_1 e uma larga onda S em V_6 quando se afasta do eletrodo positivo em V_6. Uma vez que a condução muscular célula a célula revela-se muito mais lenta do que a condução através do sistema de Purkinje, o complexo QRS alarga-se para 0,12 segundo ou mais.

O BRD pode ser reconhecido por um padrão rSR´ largo em V_1 e um padrão de qRs largo em V_6, I e aVL, porque o eletrodo positivo nessas duas derivações de membros está localizado no lado esquerdo do corpo. O ECG da Figura 18.13B ilustra o BRD.

Bloqueio do ramo esquerdo

A Figura 18.14 ilustra a propagação das forças elétricas através dos ventrículos quando o ramo esquerdo está bloqueado. No BRE, o septo não despolariza no seu sentido normal da esquerda para a direita, pois o bloqueio ocorre acima das fibras de Purkinje, que normalmente ativam o lado esquerdo do septo. Isso resulta em perda da onda R pequena normal em V_1 e perda da onda Q em V_6, I e aVL. Duas forças principais ocorrem no BRE:

1. O ventrículo direito é ativado primeiramente através das fibras de Purkinje (*flecha 1*). Como a parede livre do ventrículo direito é muito mais fina do que a do ventrículo esquerdo, as forças passam por ela e, muitas vezes, não são registradas em V_1. Às vezes, uma pequena onda R estreita é registrada em V_1 durante o BRE, provavelmente decorrente de forças que atravessam a parede livre do ventrículo direito.
2. O ventrículo esquerdo despolariza tardiamente e de forma anormal, à medida que o impulso se propaga pela condução célula a célula através do ventrículo esquerdo espesso (*flecha 2*). Isso leva V_1 a registrar um complexo QS largo negativo conforme o impulso se afasta de seu eletrodo positivo. As derivações laterais V_6, I e aVL registram uma onda R larga conforme o impulso se movimenta através do grande ventrículo esquerdo a seus eletrodos positivos. O QRS alarga-se para 0,12 segundo ou mais devido à condução célula a célula lenta no ventrículo esquerdo.

O BRE pode ser reconhecido por um complexo QS largo em V_1 e ondas R largas sem ondas Q em V_6, I e aVL. O ECG da Figura 18.14B ilustra o BRE.

Síndrome coronariana aguda

O termo *síndrome coronariana aguda* (SCA) é usado para se referir à fisiopatologia contínua que começa com a ruptura da placa em uma artéria coronariana e, por fim, resulta em necrose celular (infarto), caso o processo não seja contido. A SCA abrange três fases distintas: (1) angina instável (AI), (2) IAM sem elevação do segmento ST IAMSSST e (3) IAM com elevação do segmento ST. Os termos IAM c/ SST e IAMSSST referem-se à presença ou à ausência de elevação do segmento ST no ingresso no ECG em um paciente que está tendo um infarto do miocárdio, diagnosticado pela elevação dos marcadores bioquímicos do sangue. Depois do infarto, os termos IAM Q ou IAM não Q indicam a presença ou ausência definitiva de ondas Q no ECG.

O infarto do miocárdio pode ocorrer devido à obstrução de uma artéria coronariana por um trombo ou em decorrência de

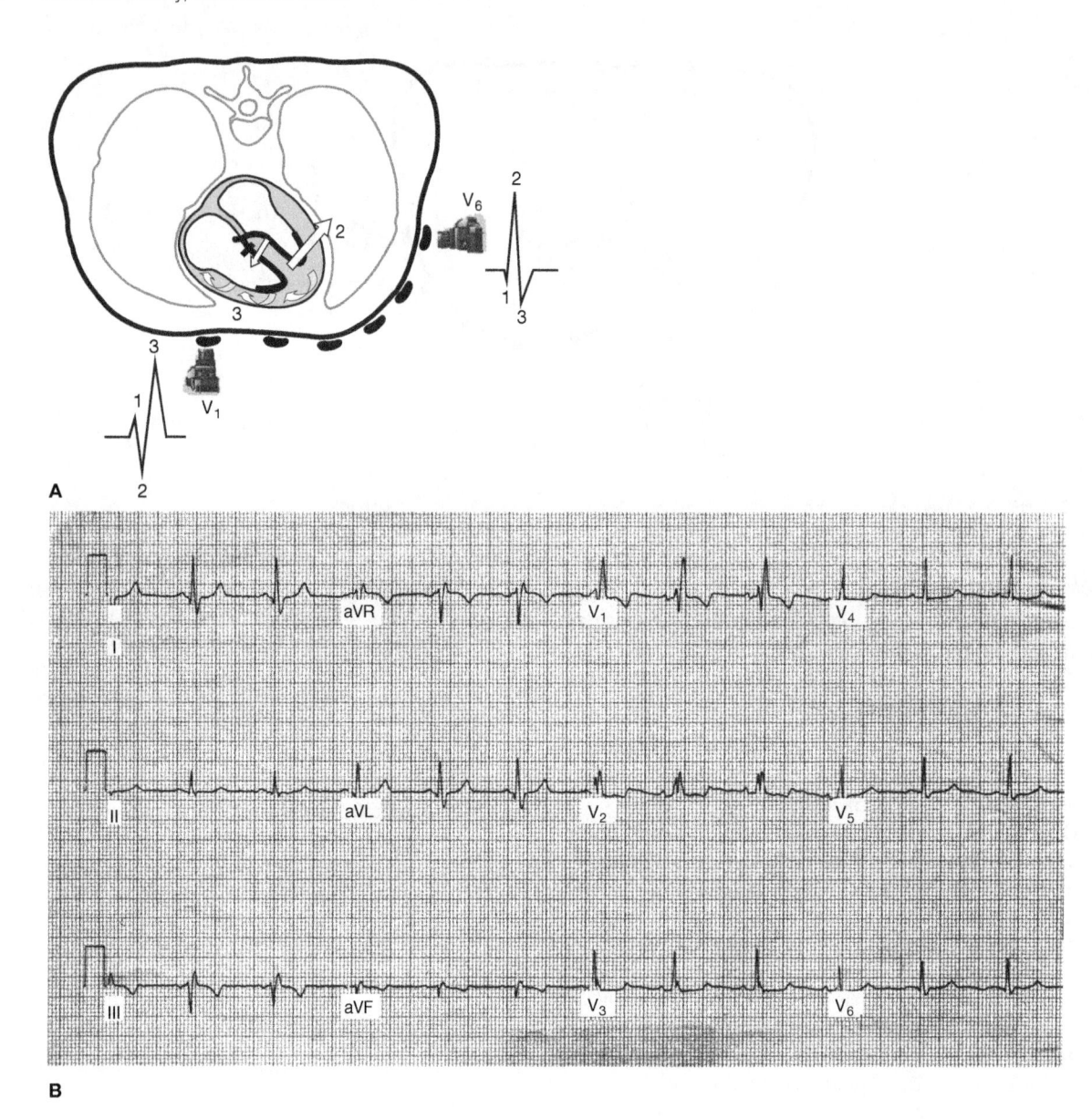

Figura 18.13 (A) Despolarização ventricular com BRD, conforme registrado pelas derivações V_1 e V_6. Leia o texto para obter mais detalhes. **(B)** ECG de 12 derivações ilustrando um BRD.

isquemia grave e prolongada, devido a espasmos das artérias coronarianas ou obstrução não tratada de uma artéria coronariana. Quando há infarto, existem três "zonas" de dano tecidual, cada uma produzindo alterações características no ECG (Fig. 18.15).

A *isquemia miocárdica* pode resultar em diversas alterações no ECG (Fig. 18.16). Os padrões mais conhecidos de isquemia são depressão horizontal ou descendente do segmento ST de 0,5 mm ou mais e inversão da onda T. Outros indicadores da isquemia incluem um segmento ST que permanece na linha de base por mais de 0,12 segundo; um segmento ST que forma um ângulo agudo com as ondas T positivas; ondas T altas de base larga; e ondas U invertidas.

A *lesão miocárdica* é mais frequentemente indicada pela elevação do segmento ST de 1 mm ou mais acima da linha de base nas derivações voltadas à área infartada (Fig. 18.17). Outros sinais de lesão aguda incluem endireitamento do segmento ST que se inclina até o pico da onda T sem passar nenhum período na linha de base; ondas T altas, em pico; e inversão simétrica da onda T.

A *necrose* ou morte tecidual do miocárdio é indicada no ECG pelo desenvolvimento de ondas Q maiores do que 0,03 segundo de largura ou 25% da amplitude da onda R seguinte (ver Figs. 18.5A e 18.9 para as ondas Q normais e Figs. 18.18 e 18.19 para as ondas Q anormais). As ondas Q podem desenvolver-se transitoriamente na isquemia grave e no IAM subendocárdico; o infarto transmural pode ocorrer sem o desenvolvimento de ondas Q. Portanto, os termos mais recentes *IAM Q* e *IAM não Q* têm preferência sobre os termos mais antigos, infarto *transmural* e *subendocárdico*. Em qualquer caso, a presença de ondas Q anormais ainda é considerada indicativa de necrose miocárdica.

O ECG reflete a evolução do infarto do miocárdio do estágio agudo até o estágio completamente desenvolvido. O IAM recente, muitas vezes, causa ondas T em pico e largas; dentro

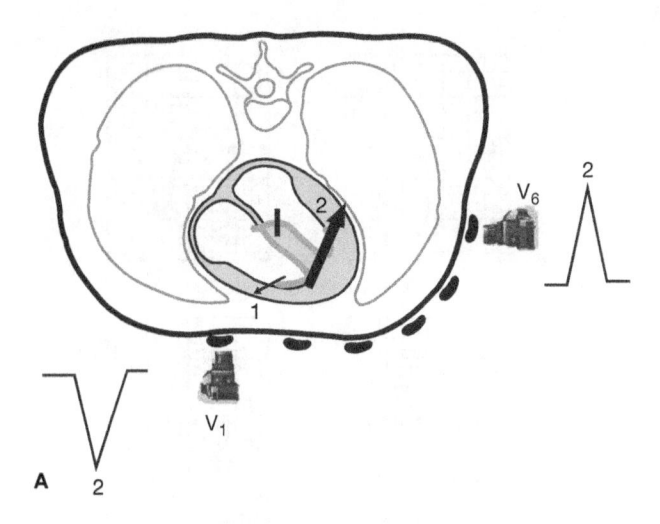

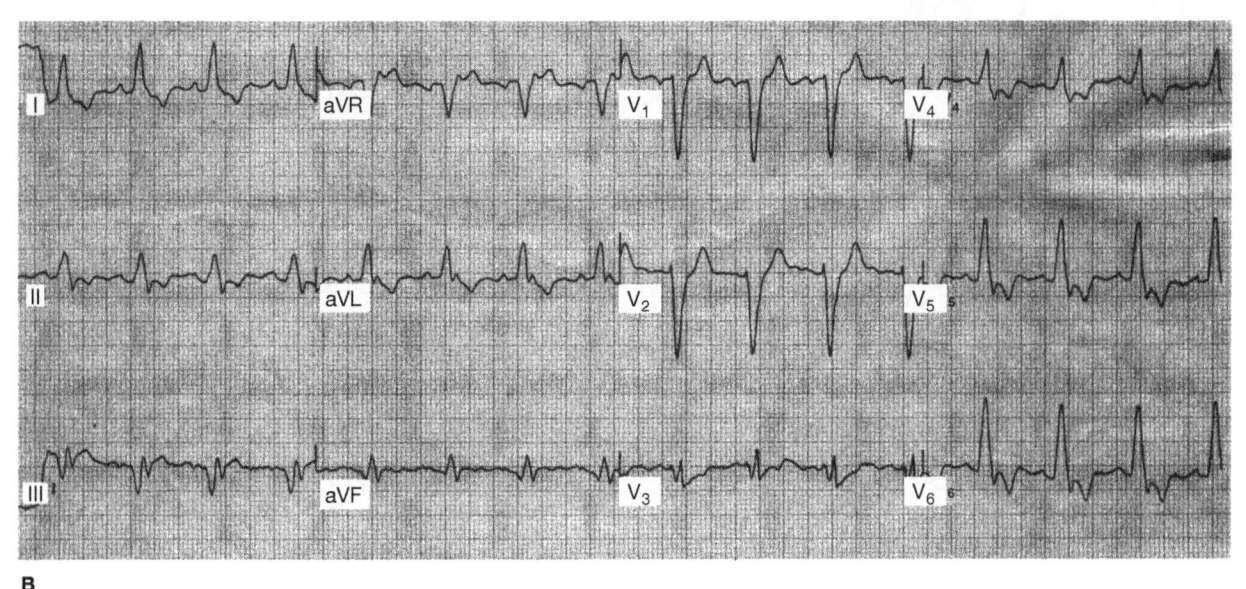

Figura 18.14 (A) Despolarização ventricular com BRE, conforme registrado pelas derivações V_1 e V_6. Leia o texto para obter mais detalhes. **(B)** ECG de 12 derivações ilustrando um BRE.

de minutos, observa-se a elevação do segmento ST. A elevação do segmento ST pode persistir por horas a vários dias, mas se resolve com rapidez por meio de uma reperfusão eficiente. Uma vez que o segmento ST tenha retornado à linha de base, perde-se a evidência de ECG do estágio agudo. As ondas Q aparecem dentro de horas após o início da dor e, em geral, permanecem para sempre, embora às vezes as ondas Q desapareçam ao longo dos anos após o infarto. A inversão da onda T ocorre poucas horas após o infarto, podendo durar meses. As ondas T frequentemente retornam a sua posição positiva anterior dentro de alguns meses após o infarto agudo do miocárdio. Assim, um *infarto em desenvolvimento* é aquele no qual ECGs periódicos mostram segmentos ST retornando para a linha de base, desenvolvimento de ondas Q e inversão da onda T. Os termos *infarto antigo* ou *infarto de idade indeterminada* são usados quando o primeiro ECG registrado mostra ondas Q, segmento ST na linha de base e ondas T invertidas ou verticais, indicando a ocorrência de um infarto em algum momento no passado.

Localização do infarto no ECG

Elevação do segmento ST, ondas Q e inversão da onda T são registradas nas derivações voltadas para o miocárdio danificado e chamadas de *alterações indicativas de infarto*. As derivações não voltadas para o tecido envolvido, muitas vezes, apresentam alterações relacionadas à perda da força elétrica (despolarização e repolarização) no tecido danificado. Tais derivações registram alterações de imagem em espelho, chamadas de *alterações recíprocas*. A Figura 18.15 ilustra alterações indicativas e recíprocas associadas ao infarto do miocárdio. A Tabela 18.2 lista as derivações em que são encontradas alterações indicativas e recíprocas em cada um dos principais tipos de infarto do miocárdio.

O IAM de parede anterior é reconhecido pelas alterações indicativas nas derivações voltadas para a parede anterior, as derivações precordiais de V_1 a V_4 (Fig. 18.18). As alterações recíprocas são, com frequência, registradas nas derivações laterais I e aVL, bem como nas derivações inferiores II, III e aVF. O IAM

TABELA 18.2 ALTERAÇÕES ELETROCARDIOGRÁFICAS ASSOCIADAS AO INFARTO AGUDO DO MIOCÁRDIO

Localização do IAM	Alterações indicativas	Alterações recíprocas
Anterior	V_1-V_4	I, aVL, II, III, aVF
Septal	V_1, V_2	I, aVL
Inferior	II, III, aVF	I, aVL, V_1-V_4
Posterior	Nenhuma	V_1-V_4
Lateral	I, aVL, V_5, V_6	II, III, aVF, V_1, V_2
Ventrículo direito	V_3R-V_6R	

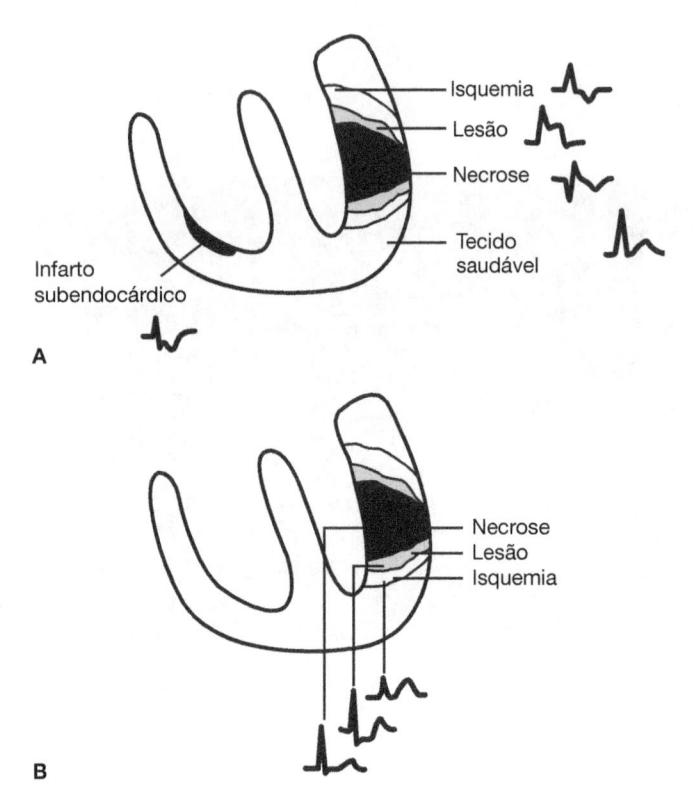

Figura 18.15 Localização de isquemia, lesão e infarto do miocárdio com alterações eletrocardiográficas associadas. **(A)** Alterações indicativas de isquemia, lesão e necrose, observadas em derivações voltadas para a área lesada. **(B)** Alterações recíprocas, frequentemente vistas em derivações não diretamente voltadas para a área envolvida.

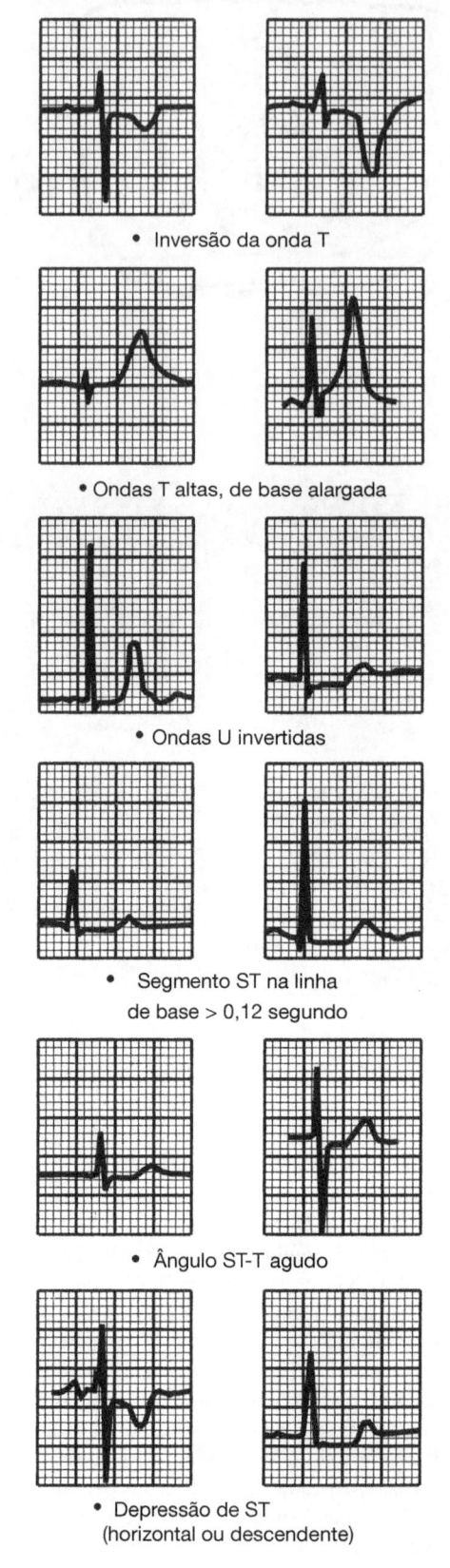

- Inversão da onda T
- Ondas T altas, de base alargada
- Ondas U invertidas
- Segmento ST na linha de base > 0,12 segundo
- Ângulo ST-T agudo
- Depressão de ST (horizontal ou descendente)

Figura 18.16 Padrões ECG associados a isquemia miocárdica.

da parede inferior é diagnosticado por alterações indicativas nas derivações II, III e aVF (Fig. 18.19). As alterações recíprocas são frequentemente vistas nas derivações I e aVL e/ou derivações V. O IAM de parede lateral apresenta alterações indicativas nas derivações I, aVL e, algumas vezes, V_5 e V_6, com alterações recíprocas nas derivações inferior ou anterior (Fig. 18.20). O IAM de parede posterior é menos óbvio, pois no ECG padrão de 12 derivações não há derivações voltadas à parede posterior; assim, não há registro de alterações indicativas (Fig. 18.21). O diagnóstico é feito pela observação de alterações recíprocas nas derivações anteriores, em especial V_1 e V_2, mas, muitas vezes, até V_4. As mudanças recíprocas vistas nessas derivações incluem onda R mais alta do que o normal (imagem em espelho da onda Q que seria registrada sobre a parede posterior), depressão

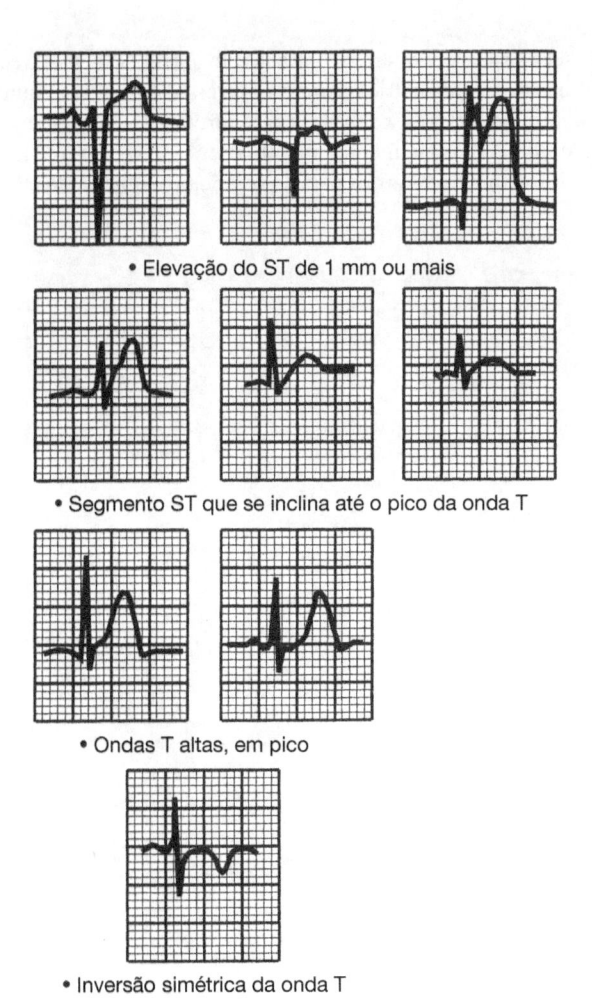

- Elevação do ST de 1 mm ou mais
- Segmento ST que se inclina até o pico da onda T
- Ondas T altas, em pico
- Inversão simétrica da onda T

Figura 18.17 Padrões ECG associados a lesão aguda do miocárdio.

do segmento ST (imagem em espelho da elevação do segmento ST da parede posterior) e ondas T altas e positivas (espelho da inversão de onda T da parede posterior).

O IAM ventricular direito ocorre em até 45% dos infartos inferiores; por isso, costuma estar associado a alterações indicativas nas derivações inferiores II, III e aVF (Fig. 18.22). Além disso, não é incomum encontrar também uma elevação do segmento ST em V_1, pois V_1 é a derivação do tórax que está mais próxima do ventrículo direito. A elevação do segmento ST em V_1, junto com a elevação do segmento ST nas derivações inferiores, indica IAM ventricular direito. Outra dica é a discordância entre o segmento ST em V_1 e o segmento ST em V_2. Normalmente, quando o segmento ST em V_1 está elevado, relaciona-se com IAM anterior e septal; nesse caso, o ST em V_2 também estará elevado. A *discordância* significa que os segmentos ST não apontam na mesma direção – V_1 mostra elevação do segmento ST, enquanto V_2 está normal ou mostra depressão do segmento ST. Esse achado faz suspeitar de IAM ventricular direito. Quando se suspeita de IAM ventricular direito, devem ser obtidas as derivações do lado direito do tórax (Fig. 18.23A). A derivação V_3R através de V_6R desenvolve a elevação do segmento ST quando o IAM ventricular direito está presente. A derivação V_4R revela-se a mais sensível e específica para o reconhecimento do IAM ventricular direito. A Figura 18.23A mostra a localização das derivações do lado direito do tórax, e a Figura 18.23B, a localização das derivações posteriores.

Síndromes de pré-excitação

A *pré-excitação* refere-se à ativação precoce do ventrículo por impulsos supraventriculares que chegam ao ventrículo por uma via de condução acessória, mais rápida do que o deslocamento

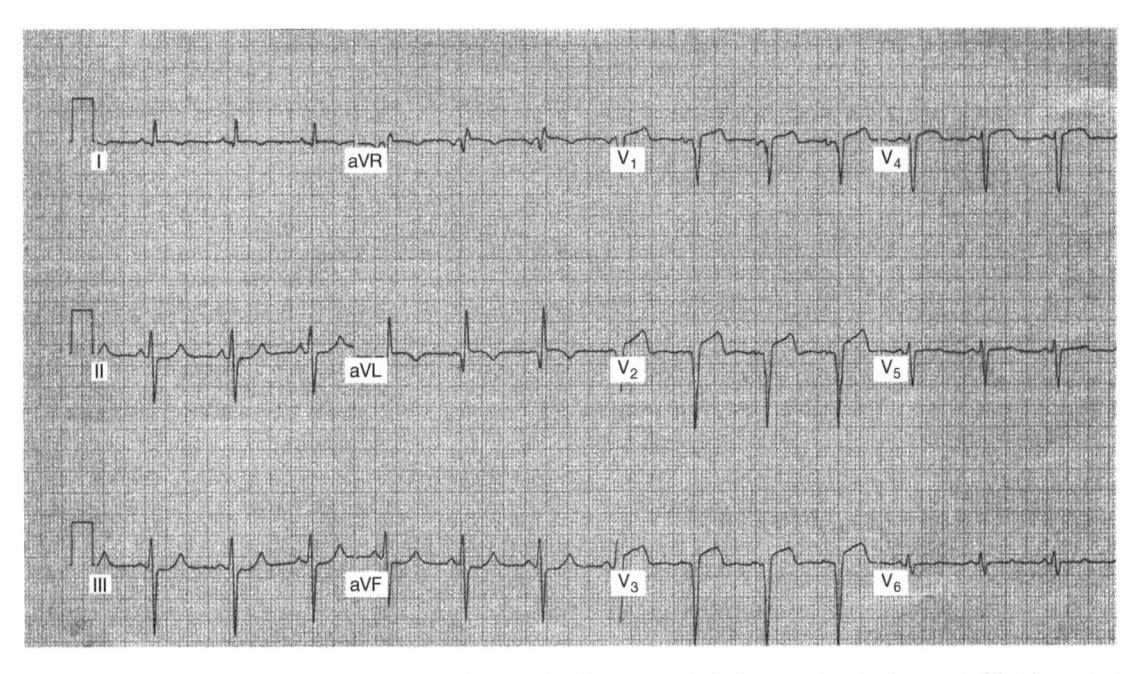

Figura 18.18 ECG de 12 derivações demonstrando IAM da parede anterior. Ondas Q estão presentes de V_1 a V_3, e uma elevação do segmento ST está presente de V_1 a V_4. Uma onda Q anormal também está presente em aVL.

dos impulsos através do nodo AV. Muitas pessoas têm tratos de tecidos, frequentemente chamados de "tratos de *bypass*" ou "vias acessórias", que podem carregar impulsos elétricos diretamente do átrio para os ventrículos, evitando o atraso do nodo AV e causando a despolarização precoce e anormal dos ventrículos. Essas vias acessórias podem ser encontradas em qualquer local ao redor dos anéis das valvas tricúspide ou mitral. O tipo mais comum de síndrome de pré-excitação é a síndrome de Wolff-Parkinson-White (WPW), em que o impulso percorre o caminho acessório diretamente dos átrios para os ventrículos, ignorando o atra-

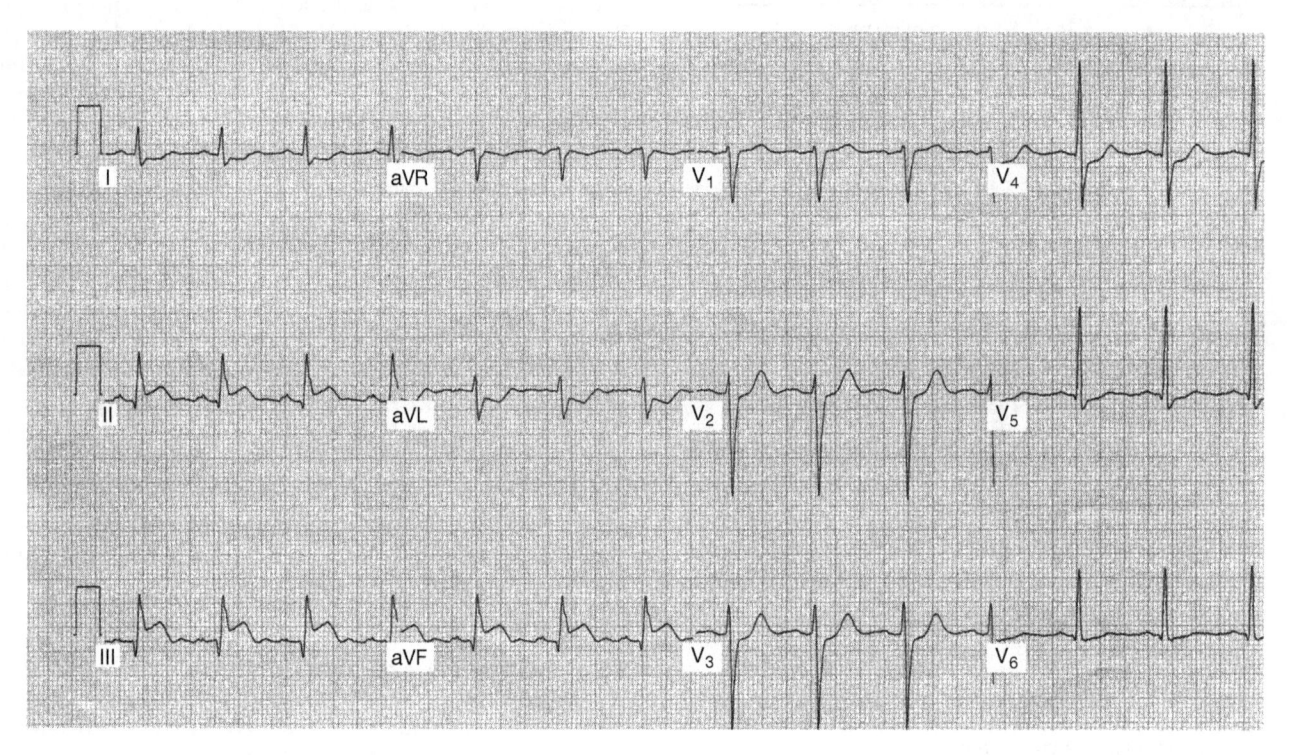

Figura 18.19 ECG de 12 derivações demonstrando IAM da parede inferior. A elevação do segmento ST está presente em II, III e aVF; já a depressão recíproca do ST está presente em I, aVL, e V_2 a V_4. Ondas Q podem ser vistas em III e aVF.

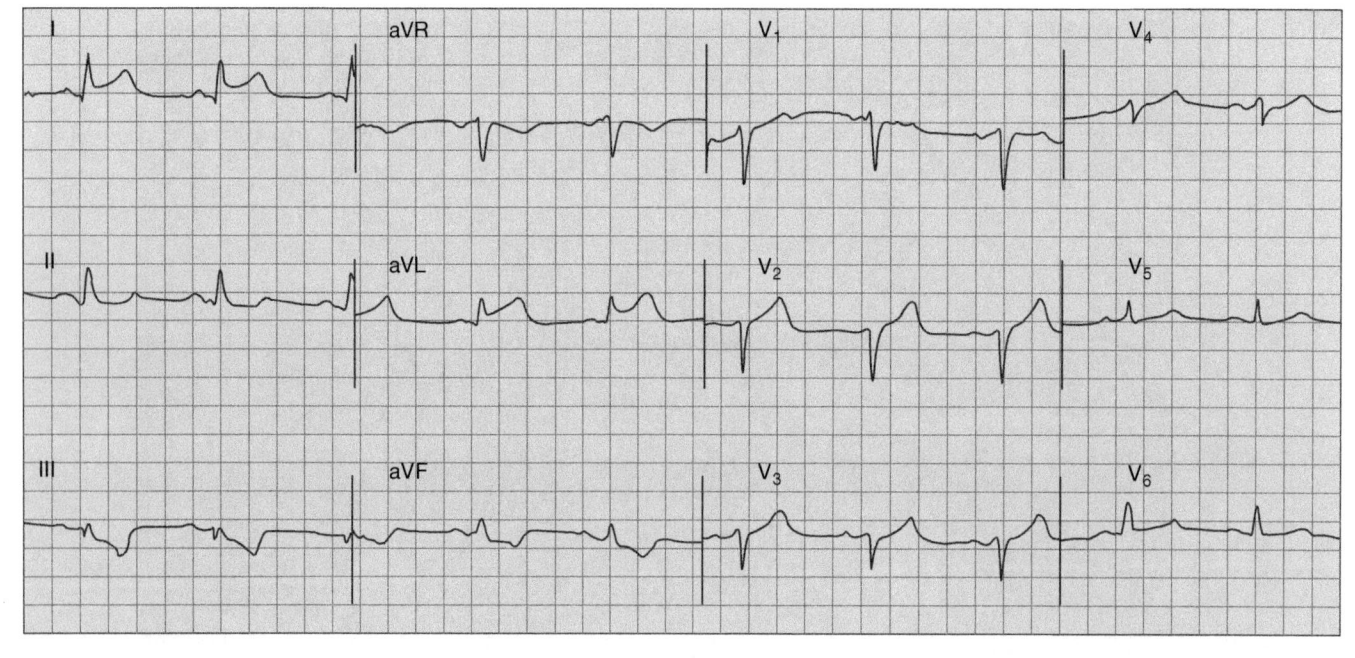

Figura 18.20 ECG de 12 derivações mostrando IAM da parede lateral. A elevação do segmento ST está presente nas derivações I e aVL; já a depressão recíproca do segmento ST é vista nas derivações II, III e aVF.

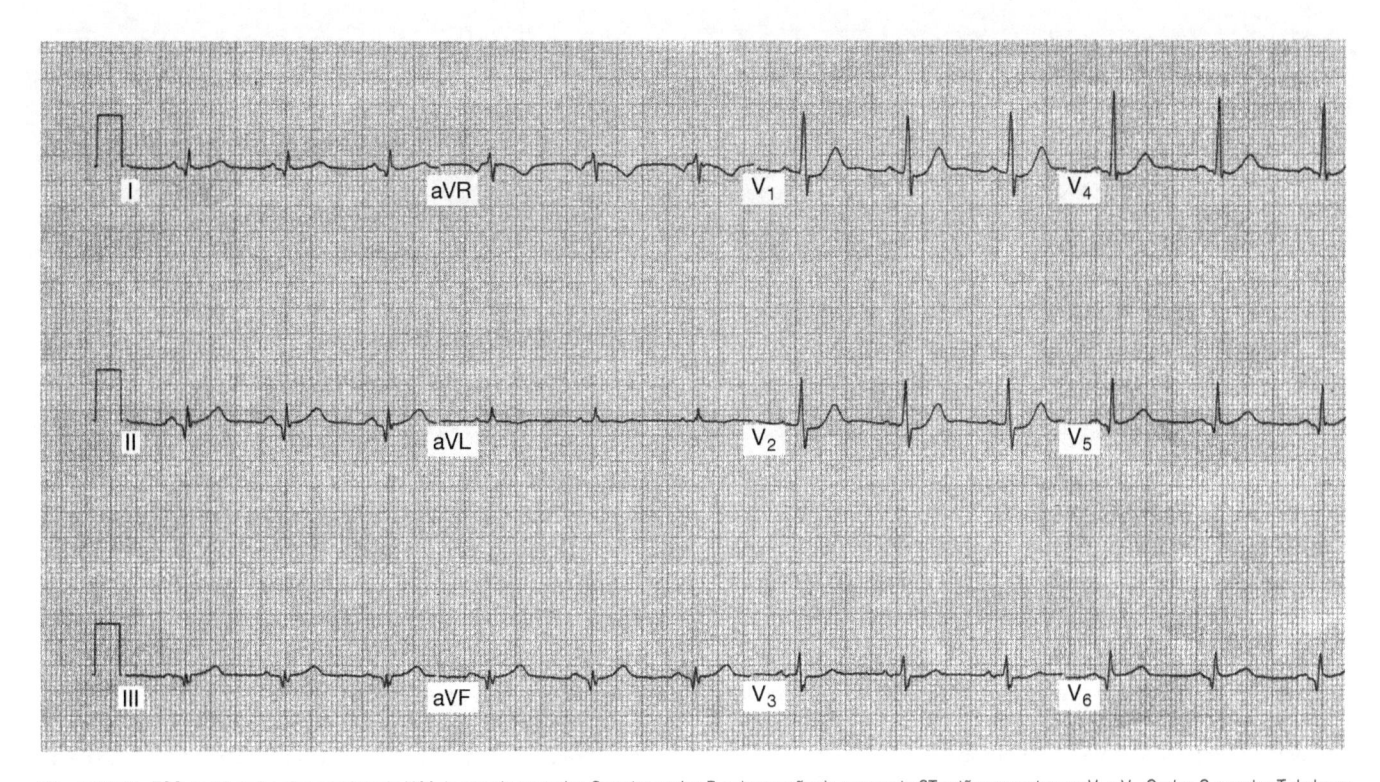

Figura 18.21 ECG de 12 derivações mostrando IAM da parede posterior. Grandes ondas R e depressão do segmento ST estão presentes em V_1 e V_2. Ondas Q e ondas T de base alargada em II, III e aVF indicam infarto inferior de idade indeterminada, já que o segmento ST está na linha de base.

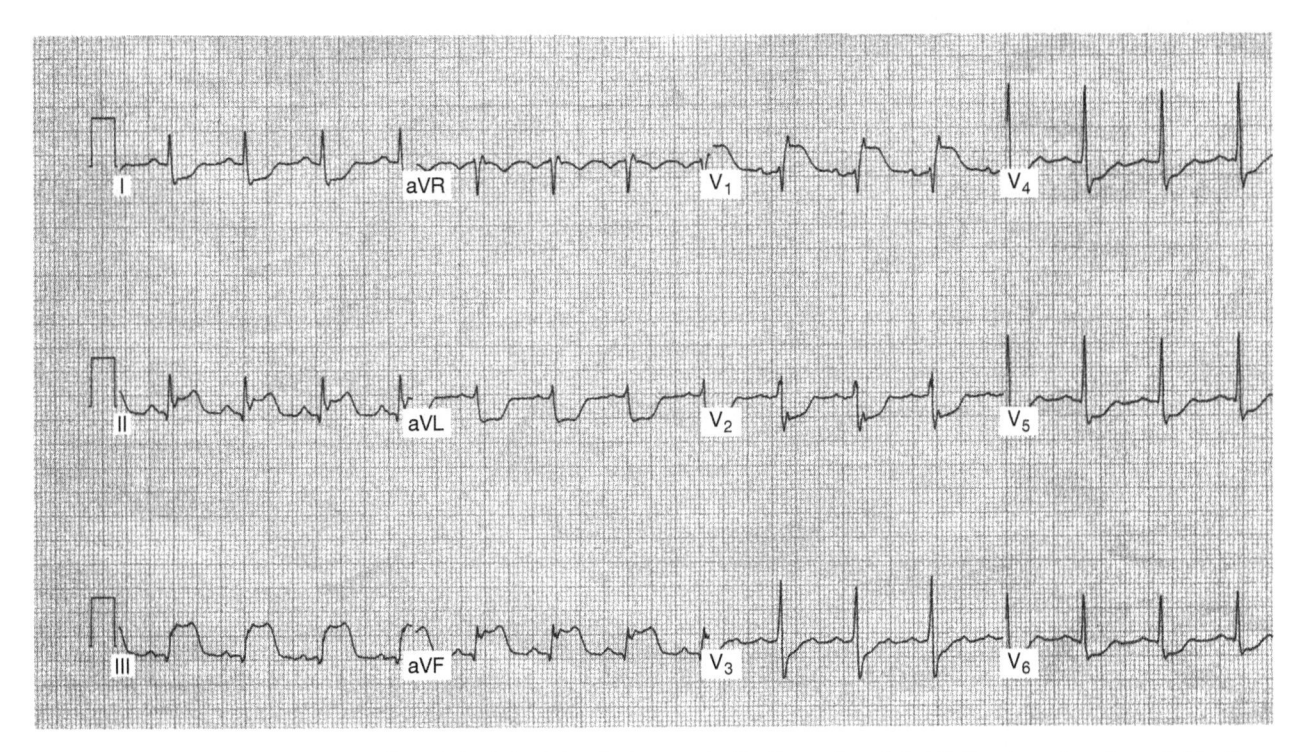

Figura 18.22 ECG de 12 derivações mostrando IAM ventricular direito. A elevação do segmento ST está presente em II, III, aVF e V_1; a depressão recíproca do ST está presente em todas as outras derivações. Observe a discordante elevação do segmento ST em V_1 e depressão em V_2.

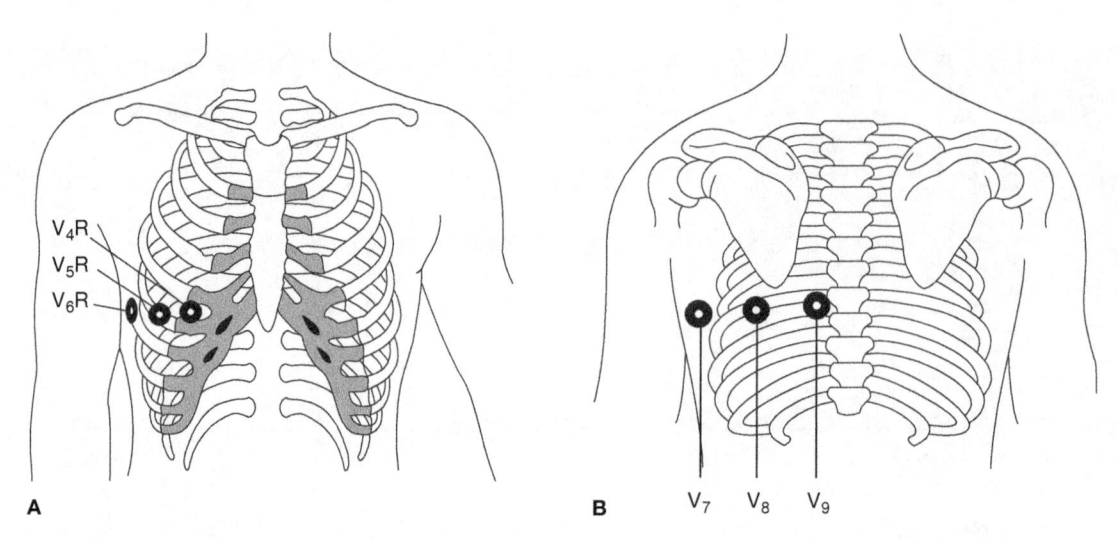

Figura 18.23 **(A)** Derivações do lado direito do tórax. V_4R no quinto espaço intercostal direito, linha hemiclavicular; V_5R no quinto espaço intercostal direito, linha axilar anterior; V_6R no quinto espaço intercostal direito, linha axilar média. **(B)** Derivações posteriores: V_6 é mostrada em sua posição normal no quinto espaço intercostal esquerdo, linha axilar média; V7 na linha axilar posterior; V8 na ponta da escápula; V9 próxima à coluna vertebral.

so do nodo AV. Existem outras conexões anatômicas que podem ignorar o atraso normal do nodo AV ou criar conexões entre as diferentes partes do sistema de condução e os ventrículos e causar variações no padrão de pré-excitação. Foram evidenciadas anatomicamente fibras originárias nos átrios e inseridas no feixe de His; podem resultar em um intervalo PR curto e complexos QRS normais (antes, chamada de síndrome de Lown-Ganong-Levine).

Síndrome de Wolff-Parkinson-White

Na síndrome de Wolff-Parkinson-White, o ventrículo é estimulado de forma prematura por impulsos elétricos que se deslocam através da via acessória enquanto o impulso simultâneo desce normalmente através do nodo AV (Fig. 18.24A). Os impulsos deslocam-se de modo mais rápido pela via acessória, porque ignoram o atraso normal do nodo AV. Parte do ventrículo recebe o impulso precoce através da via acessória e começa a despolarizar antes que o resto do ventrículo seja ativado através do sistema de His-Purkinje. A estimulação precoce do ventrículo resulta em intervalo PR curto e complexo QRS alargado à medida que o impulso começa a despolarizar o ventrículo pela condução de célula a célula. A estimulação precoce do ventrículo provoca espessamento característico da parte inicial do complexo QRS, chamado onda delta. O restante do complexo QRS é normal, pois o resto do ventrículo despolariza-se normalmente pelo sistema de Purkinje. Essa pré-excitação ventricular ocasiona batimentos de fusão nos ventrículos quando são despolarizados ao mesmo tempo por um impulso vindo pela via acessória e por meio do nodo AV normal. O grau de pré-excitação varia, dependendo das frequências relativas de condução para baixo pela via acessória e através do nodo AV, e determina a duração do intervalo PR e o tamanho da onda delta (Figs. 18.24A a 18.24C).

A síndrome de Wolff-Parkinson-White é reconhecida no ECG pela presença de um intervalo PR curto (< 0,12 segundo) e de ondas delta em muitas derivações. As Figuras 18.25A,B mostram dois exemplos desse tipo de padrão. As síndromes de pré-excitação são clinicamente significativas, pois a presença de duas vias para o ventrículo possibilita taquicardias por reentrada, que ocorrem muitas vezes em indivíduos com vias acessórias e fazem parte da "síndrome" de Wolff-Parkinson-White. Ver a seção de taquicardias supraventriculares mais adiante neste capítulo para obter mais informações sobre arritmias associadas às vias acessórias.

Tratamento

A síndrome de Wolff-Parkinson-White não requer tratamento, a menos que esteja associada a taquicardia sintomática. O tratamento específico depende do mecanismo da taquiarritmia, do efeito dos medicamentos na condução através do nodo AV e da via acessória e da tolerância do paciente à arritmia. A seção sobre taquicardias supraventriculares (mais adiante neste capítulo) aborda o tratamento medicamentoso de taquicardias associadas às vias acessórias.

A ablação por cateter de radiofrequência (RF) da via acessória proporciona cura para as taquiarritmias associadas às vias acessórias em muitos pacientes. A ablação por RF consiste em um procedimento invasivo que requer a introdução de vários cateteres no coração através do sistema venoso e, às vezes, arterial. Um estudo eletrofisiológico é feito inicialmente para registrar os sinais cardíacos e determinar o mecanismo da taquicardia. O estudo eletrofisiológico confirma a presença e a localização da via acessória, a participação da via na manutenção da taquicardia e as características de condução da via acessória. O cateter especial de ablação é, então, posicionado próximo à via acessória, e a energia de RF é liberada através do cateter para a via, destruindo os tecidos e impedindo que sejam capazes de conduzir. O objetivo da ablação por RF é produzir danos permanentes no tecido da via acessória; quando eficaz, impede novos episódios de taquicardia.

INTERPRETAÇÃO AVANÇADA DAS ARRITMIAS

O estudo dos ritmos cardíacos constitui um desafio sem fim para os interessados em aprender sobre arritmias. Na maioria

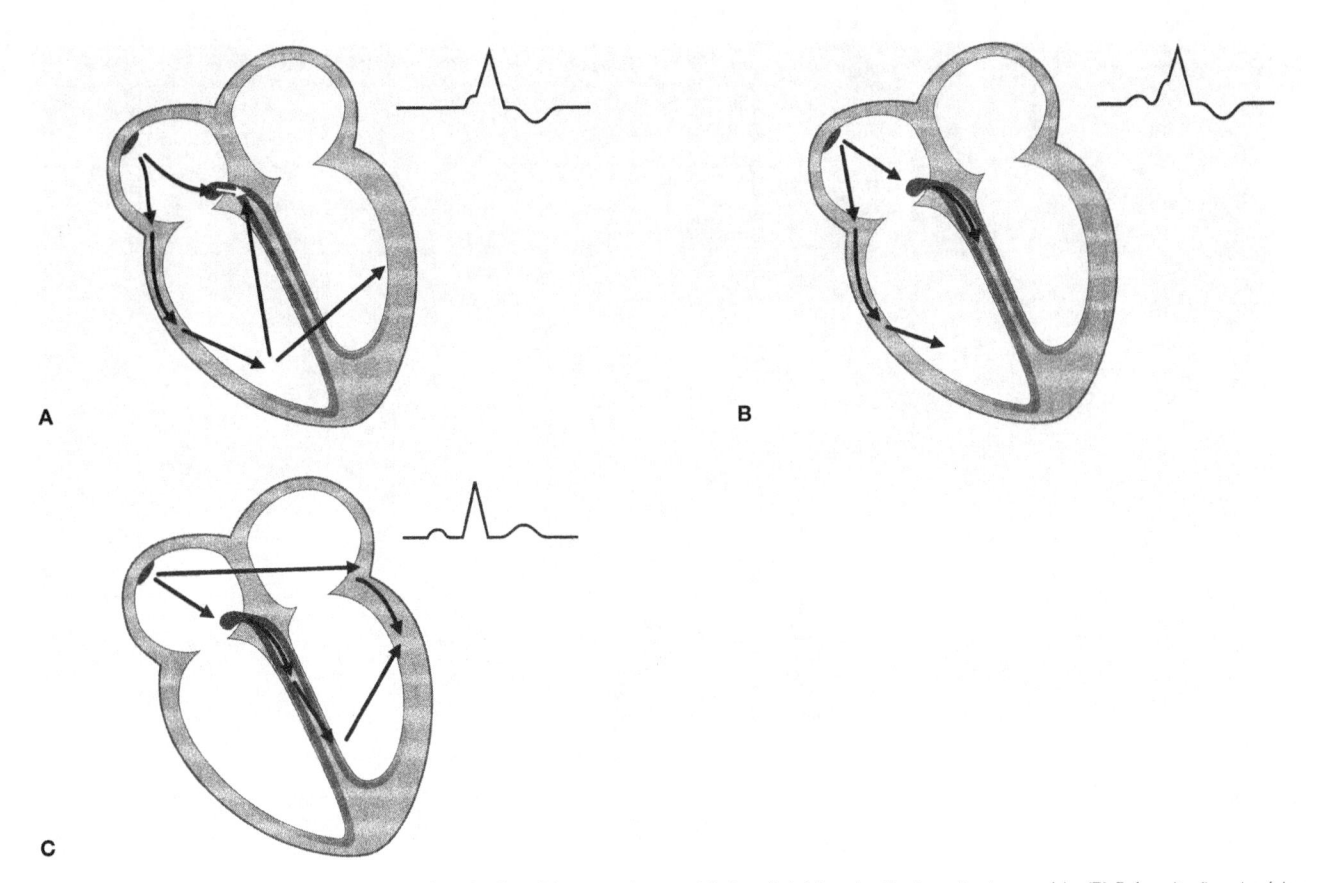

Figura 18.24 Diferentes graus de pré-excitação. **(A)** Pré-excitação máxima quando os ventrículos são totalmente ativados pela via acessória. **(B)** Pré-excitação submáxima quando os ventrículos são ativados pelo impulso que atravessa tanto a via acessória quanto o sistema de condução AV normal. **(C)** Via acessória oculta. Os ventrículos são ativados através do sistema de condução AV normal, sem a participação da via acessória, resultando em intervalo PR normal e complexo QRS normal.

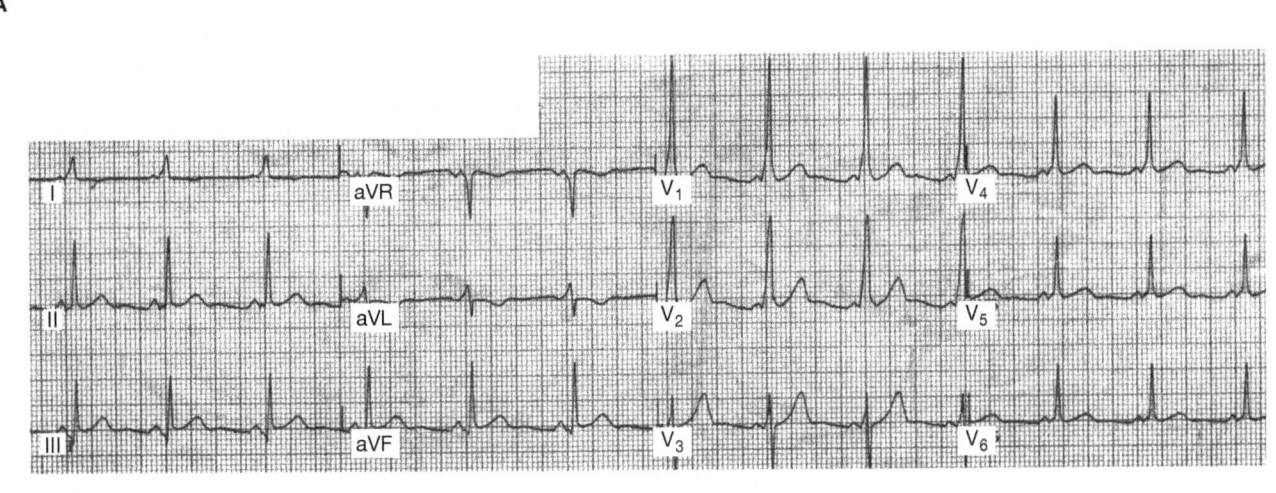

Figura 18.25 (A) ECG de 12 derivações mostrando a síndrome de Wolff-Parkinson-White, com intervalo PR curto e ondas delta. A derivação V_1 é positiva, indicando uma via acessória posterior. (*Continua*)

das aulas básicas de ECG, o conteúdo apresentado limita-se a ritmos básicos originários de nodo sinusal, átrio, junção AV e ventrículos, e distúrbios básicos da condução AV. Raramente o tempo permite a inclusão de conceitos mais avançados. Esta seção discute alguns dos conceitos mais avançados de interpretação das arritmias e fornece dicas para ajudar no reconhecimento de arritmias específicas, em geral não discutidas em um curso básico.

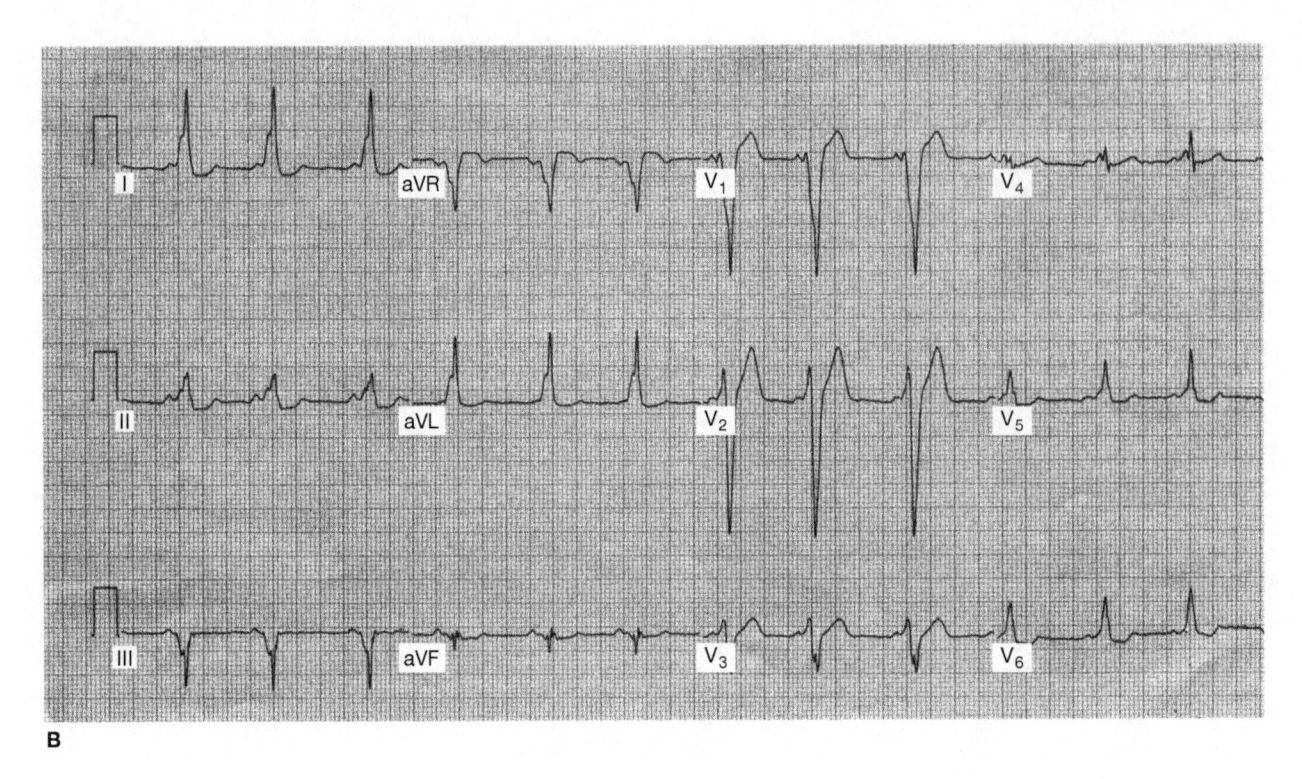

Figura 18.25 (*Continuação*) **(B)** Síndrome de Wolff-Parkinson-White com PR curto e ondas delta, com uma derivação V₁ negativa, indicando uma via acessória anterior ou do lado direito.

Taquicardias supraventriculares

A *taquicardia supraventricular* (TSV) descreve um ritmo acelerado que se origina acima dos ventrículos (átrios ou junção AV), mas cuja etiologia exata não é conhecida. Normalmente, a TSV é usada para descrever uma taquicardia de QRS estreito, em que a atividade atrial (ondas P) não pode ser identificada; portanto, a etiologia da taquicardia não pode ser determinada a partir do ECG de superfície. A presença do QRS estreito indica a etiologia supraventricular do ritmo e a condução através do sistema normal de His-Purkinje aos ventrículos. Às vezes, a TSV conduz com bloqueio de ramo, o que resulta em um QRS largo, mas isso não muda o fato de que o ritmo é de etiologia supraventricular. Assim, a TSV pode ser usada para taquicardias de QRS estreito cujo mecanismo é incerto ou para taquicardias de QRS largo, que são conhecidas por serem provenientes de um local acima dos ventrículos.

As TSVs podem ser classificadas em nodal AV passivas e nodal AV ativas. A *TSV nodal passiva* é aquela em que o nodo AV não se mostra necessário para a manutenção da taquicardia, mas serve apenas para conduzir, de modo passivo, o impulso supraventricular aos ventrículos. Os exemplos de arritmias nodal AV passiva incluem taquicardia atrial, *flutter* atrial e fibrilação atrial, que se originam dentro dos átrios e não precisam do nodo AV para sustentar a arritmia atrial. Nesses ritmos, o nodo AV conduz passivamente os impulsos atriais aos ventrículos, mas não participa na manutenção da arritmia. As *taquicardias nodal AV ativas* requerem a participação ativa do nodo AV na manutenção da taquicardia. As duas causas mais comuns de taquicardia regular com QRS estreito são a taquicardia reentrante nodal AV e a taquicardia de movimento em círculo utilizando uma via acessória, sendo que ambas requerem a participação ativa do nodo AV na manutenção da taquicardia.

A fibrilação atrial é um ritmo supraventricular que costuma ser facilmente reconhecido por causa de sua irregularidade; entretanto, taquicardia atrial, *flutter* atrial, taquicardia juncional, taquicardia por reentrada nodal AV e taquicardia de movimento em círculo podem apresentar-se como taquicardias regulares de QRS estreito, cujo mecanismo, muitas vezes, não pode ser determinado pelo ECG. Como a taquicardia por reentrada nodal AV e a taquicardia de movimento em círculo são as causas mais comuns de taquicardia regular de QRS estreito, são discutidas aqui em detalhes.

Taquicardia por reentrada nodal AV

Em indivíduos com taquicardia por reentrada nodal AV (TRNAV), o nodo AV apresenta duas vias capazes de conduzir o impulso para os ventrículos. Uma via conduz mais rapidamente e tem um período refratário mais longo que a outra (Fig. 18.26A). Na TRNAV, estabelece-se um circuito de reentrada no nodo AV, em geral utilizando a via lenta como o ramo anterógrado para o ventrículo e a via mais rápida como o ramo retrógrado de volta ao átrio (Fig. 18.26C).

O impulso sinusal costuma propagar-se pela via rápida aos ventrículos, resultando em um intervalo PR normal dos 0,12 a 0,20 segundo. Se houver um complexo atrial prematuro (CAP), que entra no nodo AV antes que a via rápida (com seu longo período refratário) tenha recuperado sua capacidade de conduzir, o impulso é conduzido ao ventrículo pela via lenta, em razão de

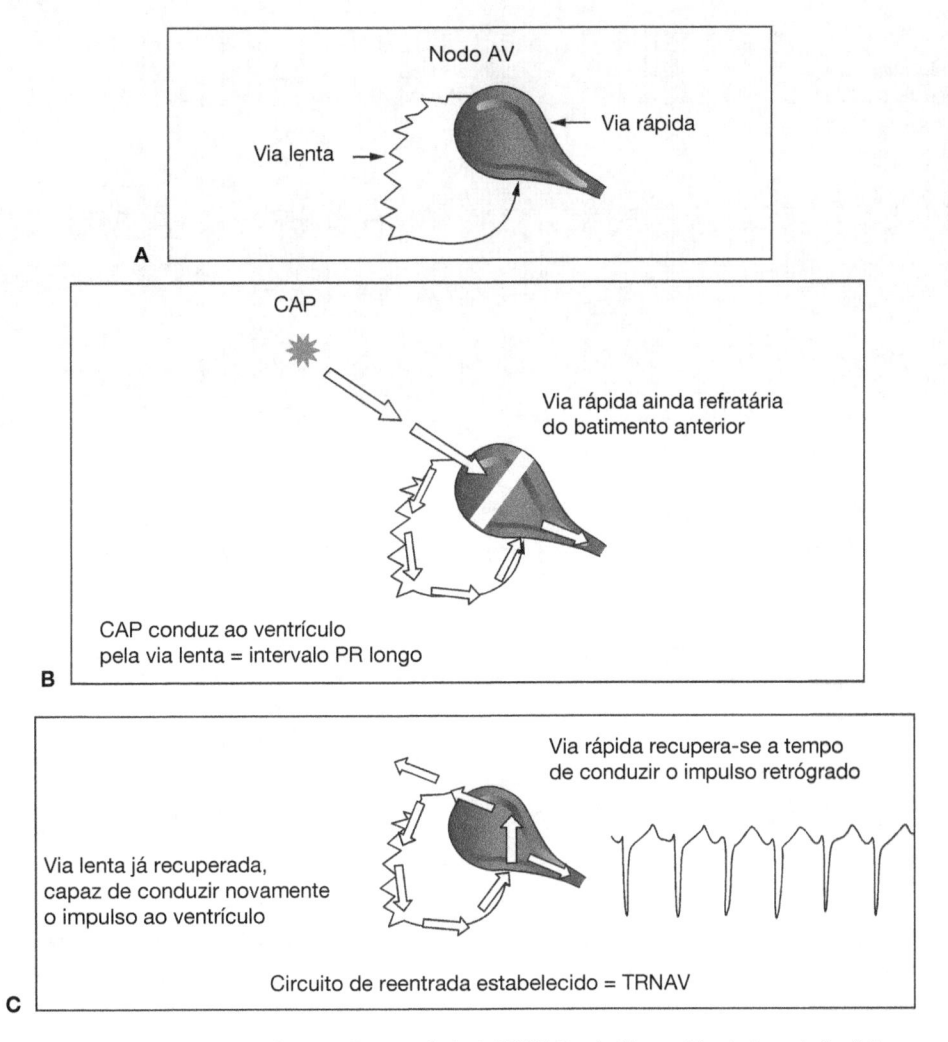

Figura 18.26 Mecanismo da TRNAV. **(A)** Ilustração da dupla via nodal AV, responsável pela TRNAV. O nodo AV normal é a via de condução rápida, com um longo período refratário; a via de condução lenta está fora do nodo AV e tem um período refratário curto. **(B)** O CAP encontra a via rápida ainda refratária, mas é capaz de conduzir através da via lenta. **(C)** Quando o impulso chega ao final da via lenta, encontra o nodo AV recuperado e pronto para realizar o ramo retrógrado para os átrios. A via lenta já se recuperou devido ao seu período refratário curto e está apta a conduzir o mesmo impulso de volta para o ventrículo. Isso configura o circuito de reentrada e causa TRNAV.

seu curto período refratário (Fig. 18.26B). Essa condução lenta torna o intervalo PR do CAP maior do que o intervalo PR do batimento sinusal. O longo tempo de condução através da via lenta permite que a via rápida tenha tempo para se recuperar, tornando possível que o impulso seja conduzido de volta para o átrio pela via rápida. Ao retornar, esse impulso pode, então, reentrar pela via lenta, que está outra vez pronta para conduzir anterogradamente por causa de seu período refratário curto, criando, assim, um circuito de reentrada no nodo AV, resultando na TRNAV. A Figura 18.26C ilustra o mecanismo do tipo mais comum de TRNAV, no qual a condução anterógrada ocorre ao longo da via lenta, e a condução retrógrada, pela via rápida. O ritmo resultante envolve geralmente uma taquicardia de QRS estreito, pois os ventrículos são ativados pelo sistema normal de His-Purkinje. As ondas P mostram-se pouco ou não visíveis ao final do complexo QRS, pois os átrios e os ventrículos despolarizam-se quase ao mesmo tempo (Figs. 18.27A e B). Na presença de bloqueio de ramo preexistente ou bloqueio de ramo dependente de frequência, o QRS na TRNAV é largo.

Em cerca de 4% dos casos de TRNAV, o impulso é conduzido ao ventrículo pelo ramo anterógrado através da via rápida, e o ramo retrógrado, para os átrios através da via lenta, revertendo o circuito dentro do nodo AV. Essa inversão do circuito no nodo AV resulta em ondas P que aparecem logo na frente do QRS, pois a ativação atrial é atrasada pela condução lenta retrógrada através da via lenta. Essas ondas P são invertidas nas derivações inferiores, uma vez que os átrios despolarizam em sentido retrógrado.

Tratamento

A TRNAV mostra-se uma TSV nodal AV ativa, pois o nodo AV é necessário para a manutenção da taquicardia. Portanto, tudo o que bloqueie o nodo AV (como a estimulação vagal ou medicamentos como adenosina, betabloqueadores, bloqueadores dos canais de cálcio) pode cessar o ritmo. A TRNAV costuma ser bem tolerada, a menos que a frequência seja muito rápida. Os episódios podem tornar-se frequentes e, se não são controlados com medicamentos, interferem no estilo de vida do paciente. Muitas pessoas aprendem a interromper o ritmo com tosse ou

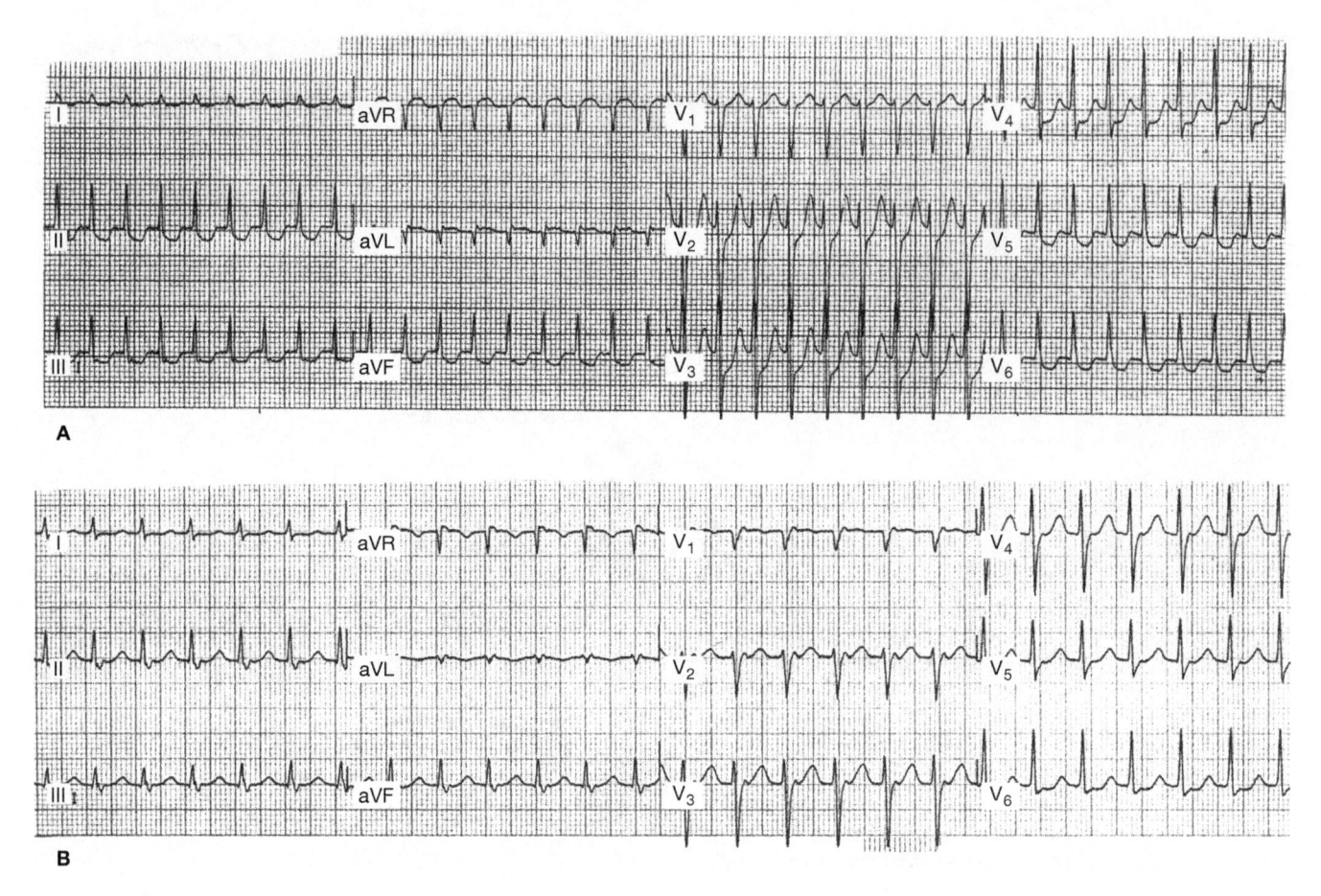

Figura 18.27 (A) TRNAV, frequência de 214. Não há ondas P visíveis. **(B)** TRNAV, frequência de 150. As ondas P distorcem o final do complexo QRS nas derivações II, III, aVF e V_1 a V_3. (Retirada de Jacobson C. Arrhythmias and conduction disturbances. In: Woods SL, Froelicher ES, Motzer SA, Bridges EJ, eds. Cardiac Nursing. 3rd ed. Philadelphia, PA: JB Lippincott; 1995:341.)

prendendo a respiração, o que estimula o nervo vago. O tratamento clínico agudo envolve a administração de qualquer medicamento que bloqueie a condução pelo nodo AV; em geral, adenosina é o medicamento de escolha devido a seu efeito rápido, curta duração de ação e ausência de efeitos colaterais significativos. A ablação por RF pode destruir a via lenta e prevenir a recorrência da arritmia. A Tabela 18.3 resume as recomendações atuais para tratamento das arritmias supraventriculares.

Taquicardia de movimento em círculo

A taquicardia de movimento em círculo (TMC) é uma TSV que ocorre em pessoas que apresentam vias acessórias (ver Síndromes de pré-excitação, na seção anterior). O termo *taquicardia por reentrada AV* (TRAV) também é usado para descrever essa arritmia. Entretanto, para evitar confusão entre TRAV e TRNAV, será usado o termo *taquicardia de movimento em círculo*.

Na taquicardia de movimento em círculo, um impulso percorre um circuito de reentrada que envolve átrios, nodo AV, ventrículos e via acessória. O termo *ortodrômico* serve para descrever o tipo mais comum de taquicardia de movimento em círculo, na qual o impulso se desloca pelo ramo anterógrado através do nodo AV para os ventrículos, e o ramo retrógrado volta para o átrio através da via acessória (Fig. 18.28A). Isso resulta em uma taquicardia regular de QRS estreito, uma vez que os ventrículos são ativados pelo sistema normal de His-Purkinje. Diante de bloqueio de ramo, um padrão de QRS largo está presente. Como os átrios e ventrículos se despolarizam separadamente, as ondas P, se visíveis, são vistas após o complexo QRS no segmento ST ou entre dois complexos QRS, em geral mais próximo do primeiro QRS.

O termo *antidrômico* descreve a forma rara de taquicardia de movimento em círculo em que a via acessória conduz o impulso dos átrios para os ventrículos, e o nodo AV conduz o ramo retrógrado para os átrios (ver Fig. 18.28B). A taquicardia de movimento em círculo antidrômico revela-se uma taquicardia regular de QRS largo, pois os ventrículos despolarizam anormalmente através da via acessória. Essa forma de TSV mostra-se, muitas vezes, indistinguível da taquicardia ventricular no ECG.

Tratamento

A taquicardia de movimento em círculo consiste em uma taquicardia nodal AV ativa, pois o nodo AV é necessário para a manutenção da arritmia. Manobras vagais e medicamentos que bloqueiam a condução AV podem ser usados para cessar um episódio de taquicardia. O tratamento agudo visa retardar a condução através do nodo AV (com o uso de adenosina, betabloqueadores, bloqueadores dos canais de cálcio) ou retardar a condução da via acessória com medicamentos como procainamida ou amiodarona. O tratamento crônico com medicamentos de classe

TABELA 18.3 ORIENTAÇÕES PARA O TRATAMENTO DAS ARRITMIAS SUPRAVENTRICULARES (RECOMENDAÇÕES SOMENTE PARA A CLASSE I)

Tratamento agudo da taquicardia regular e hemodinamicamente estável

QRS estreito (TSV) e TSV com BR:
1. Manobras vagais (Valsalva, MSC [manobra do seio carotídeo]) (Nível B)
2. Adenosina (Nível A)
3. Verapamil, diltiazem (Nível A)

TSV pré-excitação/FA:
1. Flecainida (Nível B)
2. Ibutilida (Nível B)
3. Procainamida (Nível B)
4. Cardioversão elétrica (Nível C)

Taquicardia de QRS largo de etiologia desconhecida:
1. Procainamida (Nível B)
2. Sotalol (Nível B)
3. Amiodarona (Nível B)
4. Cardioversão elétrica (Nível B)

Taquicardia de QRS largo de etiologia desconhecida em pacientes com função precária do VE:
1. Amiodarona (Nível B)
2. Lidocaína (Nível B)
3. Cardioversão elétrica (Nível B)

Tratamento a longo prazo da TRNAV recorrente

1. Ablação por cateter (Nível B)
2. Verapamil para TRNAV recorrente sintomática (Nível B)
3. Diltiazem ou betabloqueadores para TRNAV recorrente sintomática (Nível C)

Episódios infrequentes, bem tolerados de TRNAV:
1. Manobras vagais (Nível B)
2. Pílula de bolso (dose única de diltiazem oral acrescido de propranolol) (Nível B)
3. Verapamil, diltiazem, betabloqueadores, ablação por cateter (Nível B)

Síndromes de taquicardia juncional focal e não paroxística

Taquicardia juncional não paroxística:
1. Reversão da toxicidade de digitálicos (Nível C)
2. Corrigir a hipocalemia (Nível C)
3. Tratar a isquemia miocárdica (Nível C)

Tratamento a longo prazo de arritmias mediadas por vias acessórias

1. Ablação por cateter para síndrome de WPW (arritmias de pré-excitação e sintomáticas) que são bem toleradas; ou com FA e condução rápida ou TMC mal tolerada (Nível B)
2. Manobras vagais para episódios únicos ou raros (Nível B)
3. Pílula de bolso (verapamil, diltiazem, betabloqueadores) para episódios únicos ou raros (Nível B)
Contraindicações: Verapamil, diltiazem, digoxina

Tratamento da taquicardia atrial focal

Tratamento agudo:
1. Cardioversão elétrica, se estiver hemodinamicamente instável (Nível B)
2. Betabloqueadores, verapamil, diltiazem para controle da frequência (na ausência de tratamento com digitálicos) (Nível C)

Tratamento profilático:
1. Ablação por cateter para a TA recorrente sintomática ou incessante (Nível B)
2. Betabloqueadores, verapamil, diltiazem (Nível C)

Definição dos níveis de evidência:
Nível A: Dados obtidos a partir de vários ensaios clínicos randomizados ou metanálises
Nível B: Dados obtidos a partir de um único ensaio randomizado ou estudos não randomizados
Nível C: Somente a opinião consensual de especialistas, estudos de caso ou padrão de prestação de cuidados

Blomstrom-Lundqvist C, Scheinman MM, Aliot EM, et al. ACC/AHA/ESC Guidelines for the Management of Patients with Supraventricular Arrhythmias—executive summary. a report of the American College of Cardiology/American Heart Association Task Force on Practice Guidelines and the European Society of Cardiology Committee for Practice Guidelines (Writing Committee to Develop Guidelines for the Management of Patients With Supraventricular Arrhythmias). Circulation. 2003;108:1871-1909.

Abreviaturas: FA, fibrilação atrial; TRNAV, taquicardia por reentrada nodal atrioventricular; BR, bloqueio de ramo; TMC, taquicardia de movimento em círculo; VE, ventrículo esquerdo; TSV taquicardia supraventricular; WPW: Wolff-Parkinson-White.

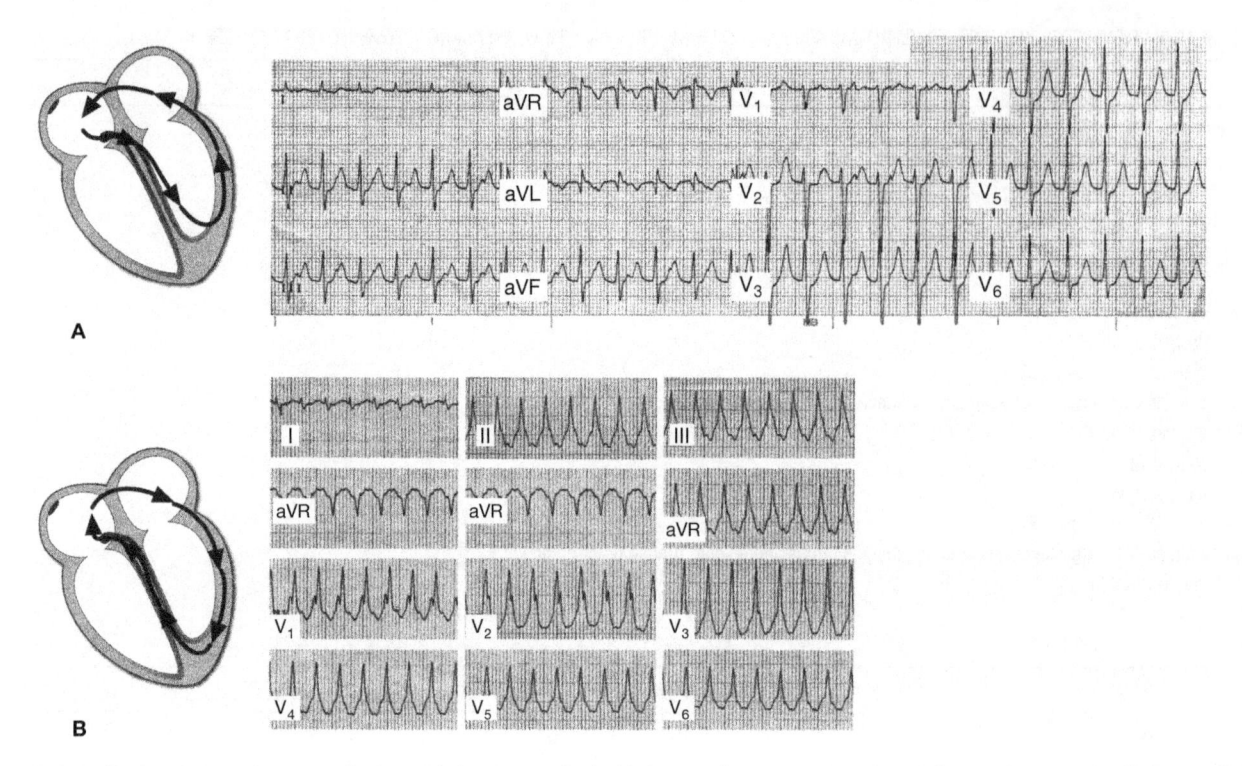

Figura 18.28 **(A)** Taquicardia de movimento em círculo ortodrômico. As ondas P são visíveis no movimento ascendente da onda T nas derivações II, III, aVF e V_1 a V_3. *(Retirada de Jacobson C. Arrhythmias and conduction disturbances. In: Woods SL, Froelicher ES, Motzer, SA, Bridges, EJ, eds. Cardiac Nursing. 3rd ed. Philadelphia, PA: JB Lippincott; 1995:342.)* **(B)** Taquicardia de movimento em círculo antidrômico.

IC (moricizina, flecainida, propafenona) ou amiodarona pode ser usado para retardar a condução através da via acessória e do nodo AV, além de suprimir os CAPs e CVPs que iniciam a taquicardia. A ablação da via acessória tornou-se o tratamento de escolha para a taquicardia de movimento em círculo.

Fibrilação atrial na síndrome de Wolff-Parkinson-White

A fibrilação atrial (FA) ocorre com mais frequência em indivíduos com vias acessórias do que na população em geral e pode ser fatal. O *flutter* e a fibrilação atrial são perigosos sobretudo diante de uma via acessória, pois a via pode conduzir impulsos rapidamente e sem demora aos ventrículos, resultando em frequências ventriculares perigosamente rápidas (Fig. 18.29). Essas frequências ventriculares rápidas podem degenerar em fibrilação ventricular e resultar em morte súbita. Quando a fibrilação atrial é o mecanismo da taquicardia na síndrome de Wolff-Parkinson-White, o complexo QRS é largo e bizarro, devido à condução dos impulsos para o ventrículo através da via acessória. A resposta ventricular da fibrilação atrial é irregular e muito rápida; as frequências, muitas vezes, aproximam-se de 300 bpm ou mais

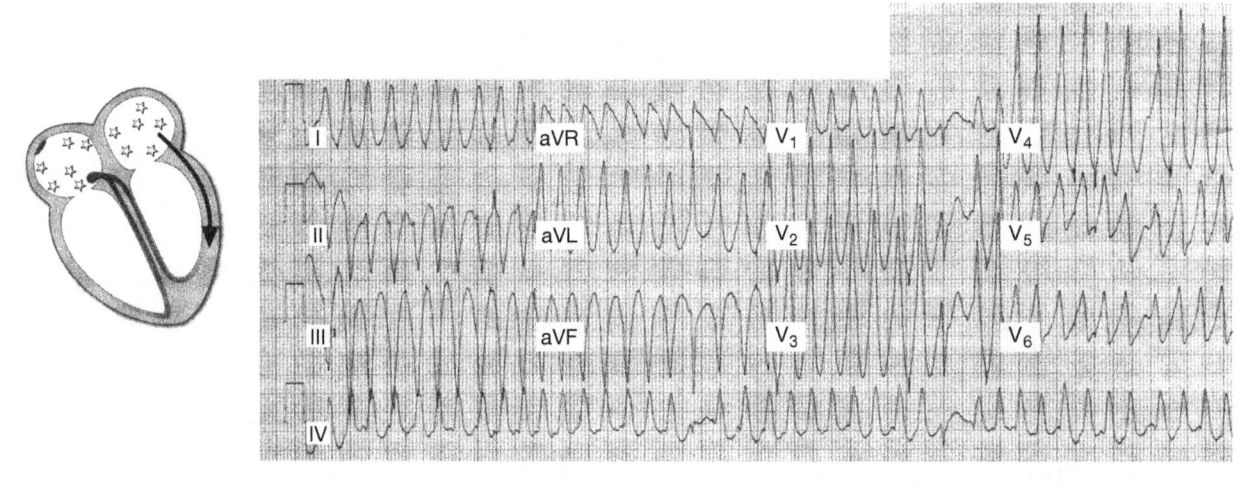

Figura 18.29 Fibrilação atrial conduzida ao ventrículo pela via acessória. Observe os intervalos RR extremamente curtos nas derivações V. O QRS é rápido, largo e irregular.

devido à ausência do atraso na condução pela via acessória. A fibrilação atrial com condução por via acessória deve ser reconhecida e diferenciada da fibrilação atrial com condução através do nodo AV, pois o tratamento difere em ambas as situações. Quando a condução por via acessória é conhecida ou suspeitada, recomenda-se o uso de flecainida, ibutilida ou procainamida; esses medicamentos prolongam o período refratário da via acessória e desaceleram a frequência ventricular, podendo converter a fibrilação atrial ao ritmo sinusal. O verapamil é, muitas vezes, utilizado para retardar a condução AV em pacientes com fibrilação atrial com condução para os ventrículos através do nodo AV, mas pode ser muito perigoso e até letal quando usado na presença de uma via acessória. Digitálicos, verapamil e diltiazem podem encurtar o período refratário da via acessória, resultando em frequências ainda mais rápidas do ventrículo esquerdo e degeneração para fibrilação ventricular. Além disso, os efeitos hipotensores desses medicamentos podem intensificar hipotensão relacionada à frequência rápida da arritmia ventricular.

Taquicardia ventricular polimórfica

A *taquicardia ventricular polimórfica* (TVP) refere-se à TV de morfologia de QRS instável variando continuamente, muitas vezes ocorrendo em frequências de cerca de 200 bpm. Pode ocorrer em curtos períodos de repetição, períodos mais sustentados ou degenerar em FV e causar morte súbita cardíaca. A TVP pode ser classificada com base no fato de estar associada a intervalos QT normais ou prolongados.

A TV polimórfica com um intervalo QT normal pode ocorrer na presença de isquemia miocárdica durante a síndrome coronariana aguda ou após o IAM, embora não seja uma arritmia comum. A Figura 18.30 mostra uma TVP durante a fase aguda do IAM de parede anterior. O tratamento da TVP associada a isquemia deve ser dirigido a aliviar a isquemia por cirurgia ou angioplastia. Os betabloqueadores são recomendados para TVP diante de suspeita de isquemia. Em TVP recorrente e na ausência de um intervalo QT longo, a amiodarona IV mostra-se útil, e a lidocaína, benéfica. A cardioversão elétrica é necessária para a TVP sustentada com comprometimento hemodinâmico; se o ritmo se degenera em fibrilação ventricular, necessita-se de desfibrilação. A Tabela 3.5, no Capítulo 3, resume as recomendações para o tratamento da taquicardia ventricular polimórfica.

Torsades de pointes (TdP) significa "torcer das pontas"; descreve a TV polimórfica que ocorre com a repolarização ventricular anormal. Tal repolarização apresenta-se no ECG como um QT anormalmente prolongado ou intervalo QTU. O prolongamento do intervalo QT pode ser adquirido ou congênito. A forma adquirida decorre com mais frequência de distúrbios na repolarização induzidos por medicamentos ou distúrbios eletrolíticos (em especial hipocalemia ou hipomagnesemia). O tipo congênito de síndrome de QT longo (SQTL) é uma condição hereditária associada com TdP e morte cardíaca súbita.

Os achados ECG característicos do TdP incluem (1) intervalo QT marcadamente prolongado, com ondas TU largas; (2) iniciação da arritmia por um complexo ventricular prematuro (CVP) com fenômeno R-sobre-T, com um intervalo de acoplamento longo; e (3) complexos QRS largos, bizarros, multiformes, que mudam muitas vezes de direção, parecendo contorcer ao redor da linha isoelétrica (Fig. 18.31). O tipo adquirido de TdP está, em geral, associado à bradicardia e é "pausa dependente", significando que tende a ocorrer após pausas produzidas por um CVP ou desaceleração brusca da frequência cardíaca. O TdP do tipo congênito ocorre com frequência com um súbito aumento no tônus simpático, como em caso de ruídos intensos, estresse emocional ou atividade física. Nesse caso, o TdP manifesta-se sem uma mudança na duração do ciclo anterior, e não é pausa dependente ou bradicardia dependente. A frequência ventricular durante o TdP é de 200 a 250 bpm normalmente. O TdP quase sempre é autodeterminante e ocorre em episódios repetidos, podendo degenerar em fibrilação ventricular.

Diferenciação de batimentos e ritmos de QRS largo

A determinação da etiologia de um batimento com QRS largo ou uma taquicardia de QRS largo é um dos problemas mais comumente encontrados ao se cuidar de pacientes monitorados. Um batimento supraventricular com condução anormal ou aberrante através dos ventrículos pode parecer quase idêntico a um batimento que se origina no ventrículo. O problema com a aberrância é que ela pode imitar arritmias ventriculares que requerem tratamentos diferentes e que apresentam um prognóstico diferente do que aberrância. A aberrância é sempre secundária a algum outro distúrbio primário e não requer tratamento. Os enfermeiros devem ser capazes de identificar com precisão o mecanismo responsável pelo ritmo QRS largo observado sempre que possível, iniciando um tratamento adequado quando necessário e evitando um inadequado.

Mecanismos de aberrância

A aberrância é a condução intraventricular anormal temporária de impulsos supraventriculares. Ocorre sempre que o sistema

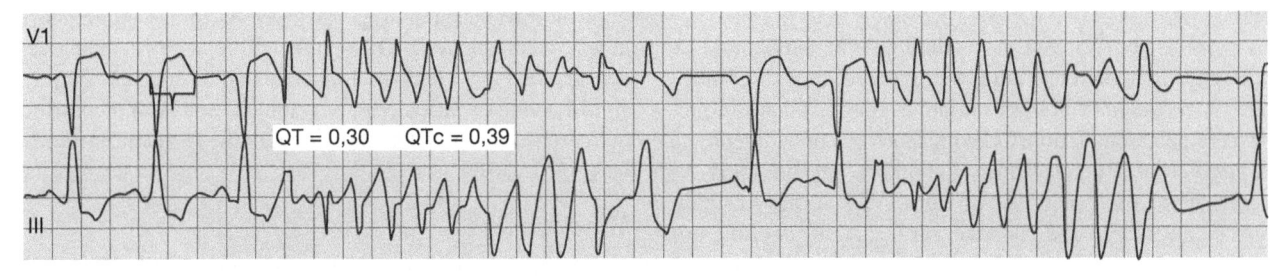

Figura 18.30 TV polimórfica com intervalo QT normal. O paciente estava tendo um infarto agudo do miocárdio (observe a elevação do ST na derivação V₁).

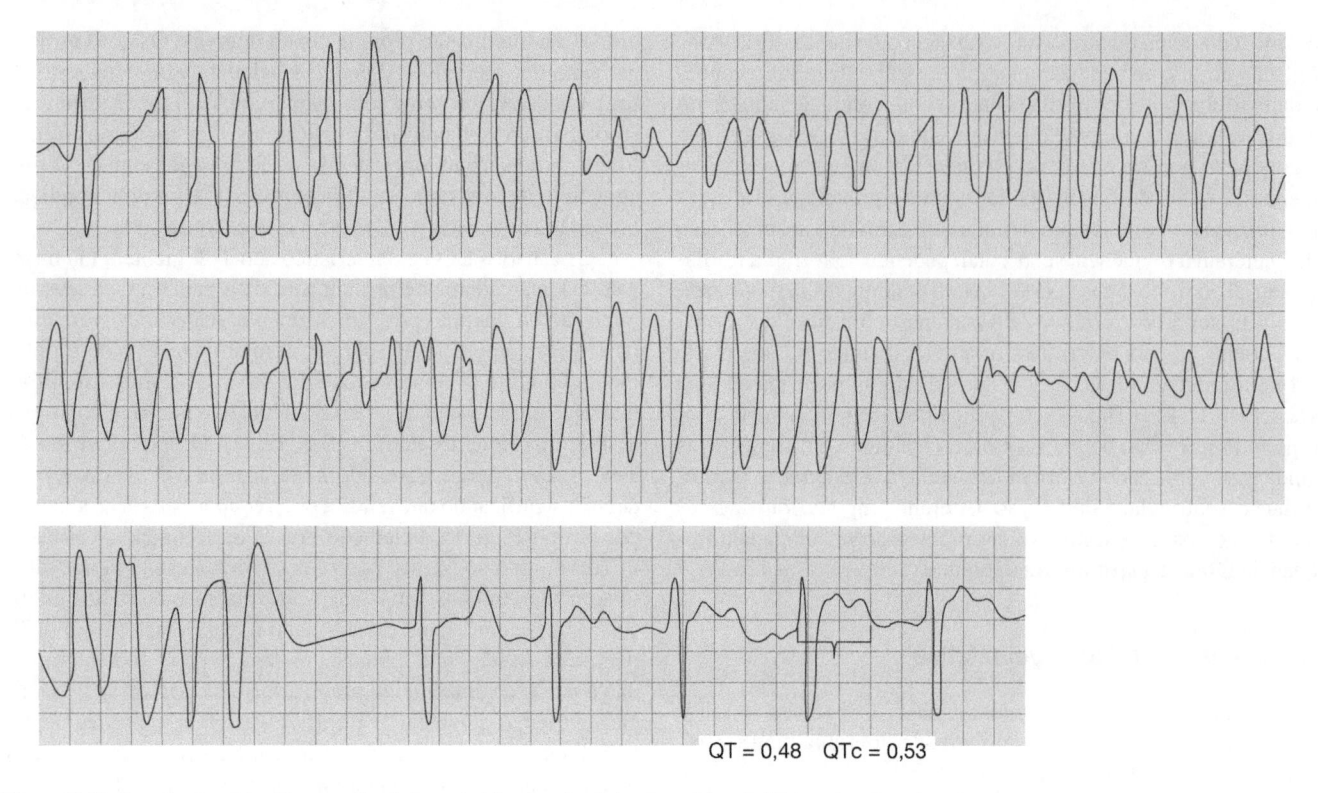

Figura 18.31 *Torsades de pointes.* Observe a "torção" característica durante o TV e o longo intervalo QT durante o ritmo sinusal.

His-Purkinje ou o ventrículo ainda está parcialmente refratário quando um impulso supraventricular tenta atravessá-lo. O período refratário do sistema de condução é diretamente proporcional à duração do ciclo anterior. Ciclos longos são seguidos por longos períodos refratários; ciclos curtos são seguidos por períodos refratários curtos. Um batimento supraventricular prematuro, como um CAP, pode entrar no sistema de condução durante uma parte de seu período refratário, forçando a condução anormal através dos ventrículos. Os batimentos que seguem um prolongamento súbito do ciclo podem ser conduzidos de modo aberrante, por causa do aumento do comprimento do período refratário que ocorre quando o ciclo se alonga (Fig. 18.32). O ramo direito tem um período refratário mais longo do que o esquerdo; portanto, os batimentos aberrantes tendem a conduzir mais frequentemente a um padrão de BRD, embora a aberrância no BRE seja comum em pacientes com doença cardíaca.

Indícios eletrocardiográficos para a etiologia dos batimentos e ritmos de QRS largo

Ondas P

Se as ondas P puderem ser vistas durante uma taquicardia de QRS largo, são muito úteis para fazer o diagnóstico diferencial de aberrância *versus* ectopia ventricular. A atividade atrial, representada pela onda P no ECG e precedendo um batimento de QRS largo ou período de taquicardia, indica uma etiologia supraventricular para a arritmia. A Figura 18.33 mostra três batimentos de QRS largo que poderiam ser facilmente confundidos com CVPs, se não fosse a presença evidente da onda P precoce iniciando o período.

Uma exceção à regra da onda P precedente é o caso do CVP diastólico final; ocorre no final da diástole, após a onda P sinusal, mas antes que esta tenha tido a chance de ser conduzida através do nodo AV ao ventrículo. A Figura 18.34 mostra o ritmo sinusal com um CVP diastólico final, que ocorre logo após a onda P sinusal. Nesse exemplo, a onda P que precede o QRS largo é apenas uma coincidência e não indica uma condução aberrante. O intervalo PR revela-se muito curto para ter conduzido aquele complexo QRS. Além disso, a onda P que precede o QRS largo não é precoce; trata-se do batimento sinusal regularmente programado, vindo no momento certo. Assim, as ondas P precoces que precedem os complexos QRS largos costumam estar relacionadas com aqueles QRSs e indicam condução aberrante, enquanto as ondas P "no momento certo" na frente do CVP diastólico final não são precoces e nem causam QRS largo.

As ondas P vistas durante uma taquicardia de QRS largo também podem ser muito úteis no diagnóstico diferencial entre uma TSV com aberrância e a taquicardia ventricular. Se as ondas P são vistas associadas a cada QRS, o ritmo é de etiologia supraventricular (Fig. 18.35A). As ondas P que ocorrem independentemente do QRS e não têm relação coerente com os complexos QRS sugerem a presença de dissociação AV, o que significa que os átrios e os ventrículos estão sob o controle de marca-passos separados; isso sugere uma taquicardia ventricular (Fig. 18.35B).

Morfologia QRS

A forma do complexo QRS mostra-se muito útil na determinação da etiologia de um ritmo QRS largo. Ao utilizar pistas da

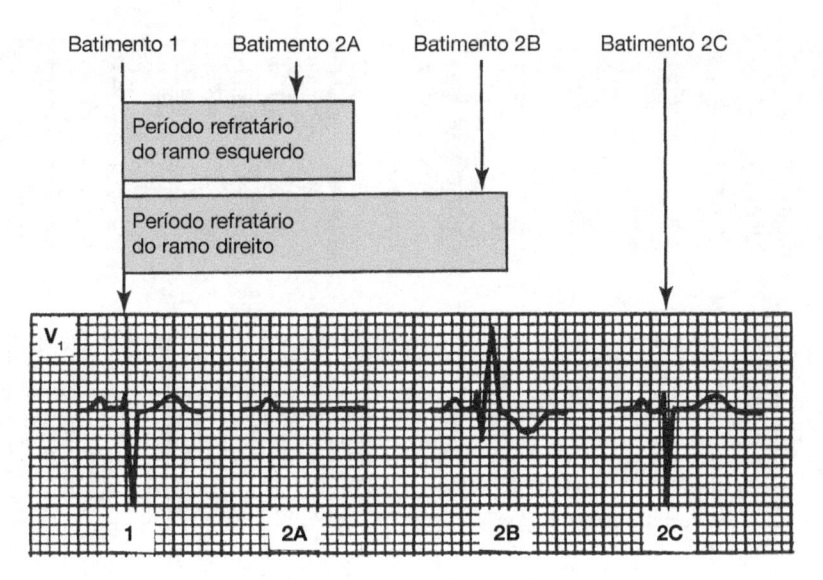

Figura 18.32 Diagrama dos períodos refratários nos ramos e efeitos da duração do ciclo na condução. O ramo direito tem um período refratário mais longo do que o esquerdo. O batimento 2A ocorre tão precocemente que não se pode conduzir através de nenhum ramo. O batimento 2B encontra um ramo direito refratário e conduz com BRD. O batimento 2C cai fora do período refratário de ambos os ramos e é capaz de conduzir normalmente.

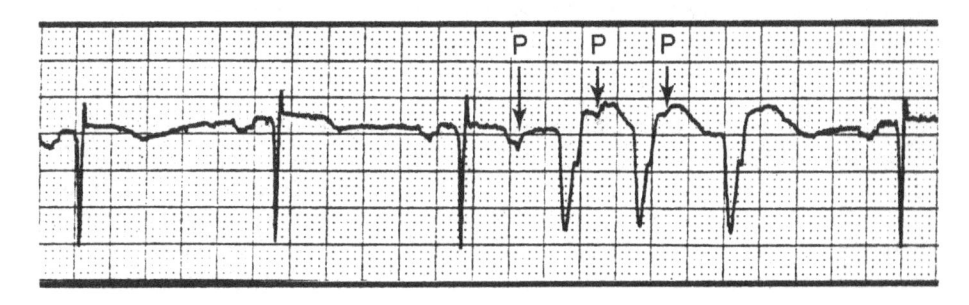

Figura 18.33 Ritmo sinusal com CAPs e três batimentos com QRS largo que poderiam ser confundidos com taquicardia ventricular. Observe as ondas P que precedem os complexos QRS largos, indicando condução aberrante. *(Retirada de Jacobson C. Arrhythmias and conduction disturbances. In: Woods SL, Froelicher ES, Motzer, SA, Bridges EJ, eds. Cardiac Nursing. 3rd ed. Philadelphia, PA: JB Lippincott; 1995:346.)*

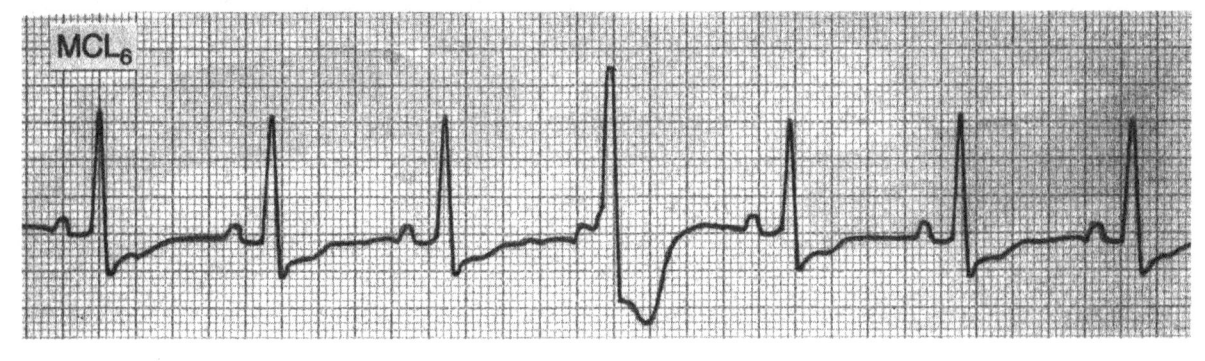

Figura 18.34 Ritmo sinusal com CVP diastólico final. A onda P que precede o CVP é uma onda P sinusal que, coincidentemente, ocorre pouco antes do CVP. *(Retirada de Jacobson C. Arrhythmias and conduction disturbances. In: Woods SL, Froelicher ES, Motzer SA, Bridges EJ, eds. Cardiac Nursing. 3rd ed. Philadelphia, PA: JB Lippincott; 1995:347.)*

morfologia QRS, é muito importante analisar a derivação correta e aplicar os critérios apenas para as derivações que provaram ser úteis. Muitos profissionais preferem monitorar a derivação II, pois costuma mostrar um complexo QRS positivo e ondas P claras. Entretanto, a derivação II não apresenta qualquer valor para determinar a etiologia de um ritmo QRS largo. A única derivação que melhor monitora a arritmia é a V_1, seguida por V_2 e V_6 em determinadas situações.

Ao aplicar critérios da morfologia do QRS para ritmos QRS largos, é importante decidir inicialmente se os complexos QRS

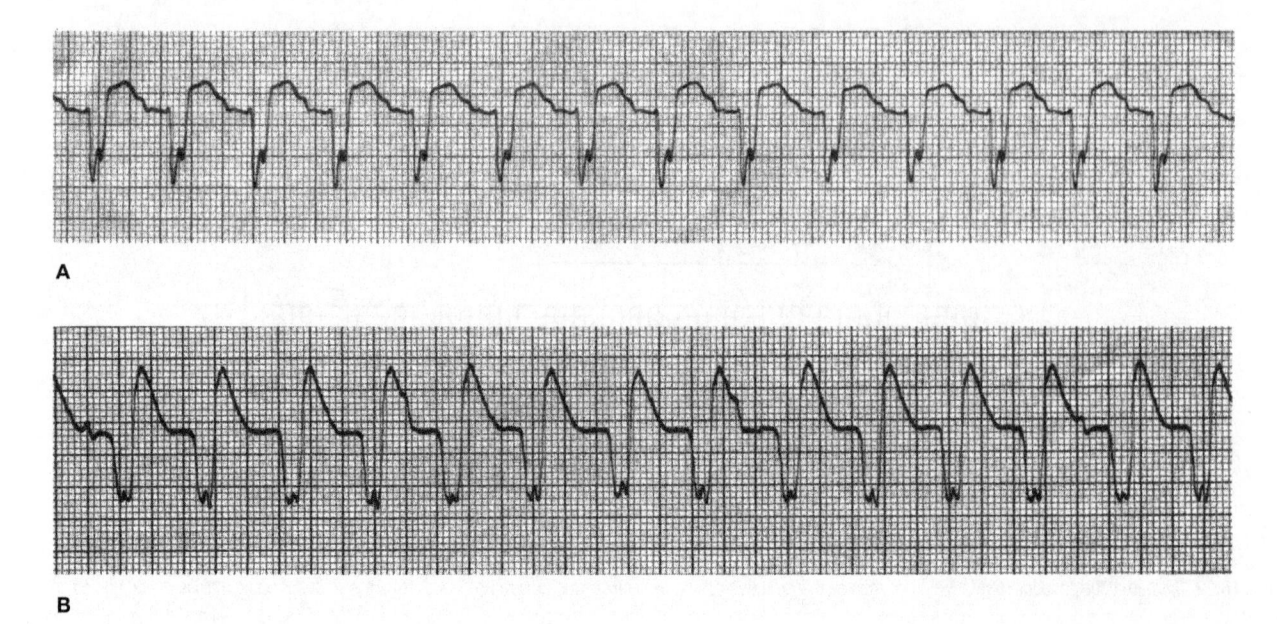

Figura 18.35 Duas taquicardias muito semelhantes com QRS largo. **(A)** Taquicardia sinusal, frequência de 115. Ondas P podem ser vistas na curva descendente da onda T que antecede cada QRS, indicando uma etiologia supraventricular à taquicardia. **(B)** Ondas P são independentes dos complexos QRS, indicando dissociação AV, o que sugere uma taquicardia ventricular. *(Retirada de Jacobson C. Arrhythmias and conduction disturbances. In: Woods SL, Froelicher ES, Motzer SA, Bridges EJ, eds.* Cardiac Nursing. *3rd ed. Philadelphia, PA: JB Lippincott; 1995:347.)*

apresentam uma morfologia de BRD ou de BRE. A morfologia dos ritmos de BRD apresenta um QRS positivo em V_1, enquanto os ritmos de BRE têm uma morfologia de complexo QRS negativo em V_1.

Ao lidar com um ritmo QRS largo de morfologia BRD (positivo em V_1), siga os seguintes passos para avaliar a morfologia QRS (Figs. 18.36 e 18.37A):

1. Observe V_1 e determine se o complexo QRS positivo é monofásico (onda R), bifásico (qR) ou trifásico (rsR´). Os complexos monofásicos e bifásicos sugerem uma etiologia ventricular se o pico da esquerda ("orelha de coelho") for mais alto. Uma orelha de coelho mais alta à direita não sugere diagnóstico algum. Um trifásico rsR´ é típico de aberrância de BRD em V_1.
2. Observe V_6 e determine se o QRS é monofásico (todos os QS negativos), bifásico (rS) ou trifásico (qRs). Um complexo monofásico ou bifásico em V_6 privilegia uma etiologia ventricular, ao passo que o complexo QRS trifásico é típico de aberrância de BRD em V_6.

Se o QRS apresenta uma morfologia de BRE (negativo em V_1), siga os seguintes passos para avaliar a morfologia (Figs. 18.36 e 18.37B):

1. Observe V_1 ou V_2 (ambos são úteis nesse caso) e determine se a onda R (se houver) é larga ou estreita. Uma onda R larga de mais de 0,03 segundo sugere ritmo ventricular; já uma onda R estreita indica etiologia supraventricular com aberrância de BRE.
2. Em seguida, observe a descendente da onda S em V_1 e V_2. Se esta se apresentar pouco nítida ou com entolhos, sugere etiologia ventricular. Nas aberrâncias características de BRE, as alterações ocorrem na porção ascendente ou não surgem no ECG.
3. Mensure a partir do início do complexo QRS até a parte mais profunda da onda S em V_1 ou V_2. Uma medida de mais de 0,06 segundo indica ritmo ventricular, ao passo que uma medida mais estreita sugere aberrância de BRE. Observe que essa medida pode ser prolongada devido à onda R larga ou à pouca nitidez da porção descendente da onda S, ambas sugerindo uma etiologia ventricular ao ritmo.
4. Observe V_6 e determine se uma onda Q está presente. Toda onda Q (QS ou um complexos qR) indica uma etiologia ventricular.

Concordância

Concordância significa que todos os complexos QRS de todo o precórdio de V_1 a V_6 apontam na mesma direção; a concordância positiva significa que todos são positivos, e a negativa, que todos são negativos (Fig. 18.38A). A concordância negativa indica um diagnóstico de taquicardia ventricular quando ocorre na taquicardia de QRS largo; já a positiva sugere uma taquicardia ventricular quando a síndrome de Wolff-Parkinson-White puder ser descartada.

BATIMENTOS DE FUSÃO E CAPTURA

Os batimentos de fusão ventricular ocorrem quando os ventrículos se despolarizam por duas frentes diferentes de atividade elétrica ao mesmo tempo. A fusão, muitas vezes, ocorre quando um impulso supraventricular se desloca através do nodo AV e começa a despolarizar os ventrículos ao mesmo tempo em que um impulso de um foco ventricular despolariza os ventrículos. Quando dois impulsos diferentes contribuem para a despolarização ventricular, a forma resultante e a largura do QRS são determinadas pelas contribuições relativas de ambos os impulsos supraventricular e ventricular. Diante de uma taquicardia de QRS largo, a presença de batimentos de fusão indica a dissociação AV, o que significa que os átrios e os ventrículos estão sob o controle de marca-passos separados. Os batimentos de captura ocorrem quando o impulso supraventricular consegue realizar todo o caminho para dentro e através do ventrículo, despolarizando ("capturando") o ventrículo e resultando em um QRS normal no meio da taquicardia de QRS largo. A presença de batimentos de fusão e captura em uma taquicardia de QRS largo é uma forte evidência apoiando o diagnóstico de taquicardia ventricular, mas ocorre raramente e não pode ser considerada para que se estabeleça o diagnóstico. A Figura 18.38B mostra os batimentos de fusão em uma taquicardia de QRS largo. As dicas úteis para a diferenciação ECG de aberrância e ectopia ventricular estão resumidas na Tabela 18.4.

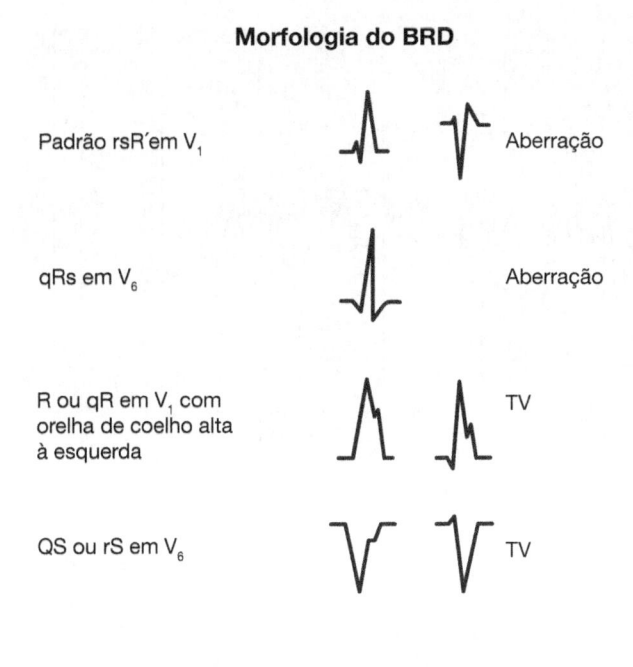

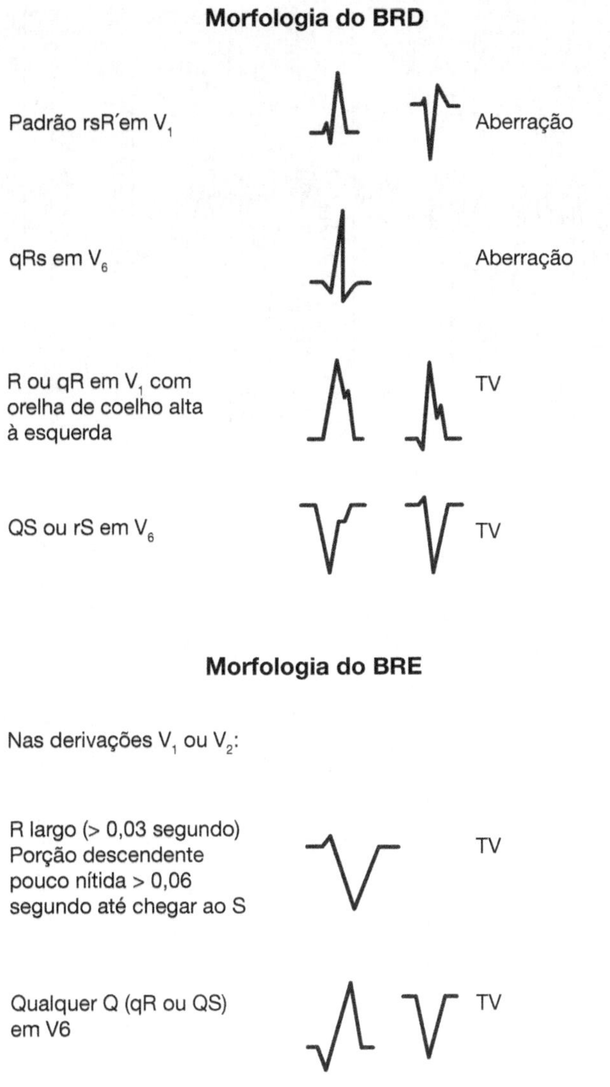

MONITORAMENTO DO SEGMENTO ST

Muitos monitores de beira do leito têm programas que permitem a monitoração contínua do segmento ST, além do monitoramento de rotina das arritmias. A monitoração contínua do segmento ST pode detectar isquemias relacionadas à reoclusão da artéria em pacientes com IAM que receberam tratamento trombolítico, angioplastia ou outros procedimentos cardiológicos de intervenção que visam a abertura de artérias coronarianas ocluídas. A monitoração do segmento ST também é útil na detecção de isquemias silenciosas (episódios isquêmicos que ocorrem na ausência de dor torácica ou outros sintomas) que poderiam passar despercebidas com a monitoração isolada de sintomas e arritmias. A detecção precoce de alterações isquêmicas é fundamental na identificação de pacientes que necessitam de intervenções para restabelecer o fluxo de sangue ao miocárdio, antes que ocorram danos permanentes.

A elevação do segmento ST nas derivações voltadas ao miocárdio danificado é o sinal ECG de lesão miocárdica. A depressão do segmento ST é, muitas vezes, registrada como uma mudança recíproca nas derivações que não estejam diretamente voltadas

Figura 18.36 Pistas morfológicas para batimentos e ritmos de QRS largo com padrões de BRD e BRE. *(Retirada de Jacobson C. Arrhythmias and conduction disturbances. In: Woods SL, Froelicher ES, Motzer SA, Bridges EJ, eds. Cardiac Nursing. 3rd ed. Philadelphia, PA: JB Lippincott; 1995:348.)*

TABELA 18.4 DICAS DE ECG PARA DIFERENCIAR A ABERRÂNCIA DA ECTOPIA VENTRICULAR

	Aberrância	Ectopia ventricular
Ondas P	Precedem complexos QRS	Dissociadas do QRS ou que ocorrem em ritmo mais lento do que o QRS; se a condução AV 1:1 estiver presente, as ondas P retrógradas acompanham cada QRS
Concordância QRS precordial	Concordância positiva pode ocorrer na WPW	Concordância negativa sugere TV; concordância positiva sugere TV se WPW for descartada
Batimentos de fusão ou captura		Fortes evidências sugerindo uma TV
Eixo QRS	Com frequência normal; pode ser desviado à direita ou à esquerda	Eixo indeterminado sugere TV; frequentemente desviado à esquerda ou à direita
QRS com morfologia de BRD	rsR' trifásico em V_1; qRs trifásico em V_6	Onda R monofásica ou complexos qR difásicos em V_1; "orelha de coelho" esquerda mais alta em V_1; QS monofásico ou rS bifásico em V_6
QRS com morfologia de BRE	Onda R estreita (< 0,04 segundo) em V_1; porção descendente da onda S em linha reta em V_1 (muitas vezes, a porção ascendente é pouco nítida ou com entolhos); em geral, sem onda Q em V_6	Onda R ampla (> 0,03 segundo) em V_1 e V_2; porção descendente da onda S pouco nítida ou com entolhos em V_1; demora superior a 0,06 segundo para chegar à onda S em V_1 e V_2; qualquer onda Q em V_6

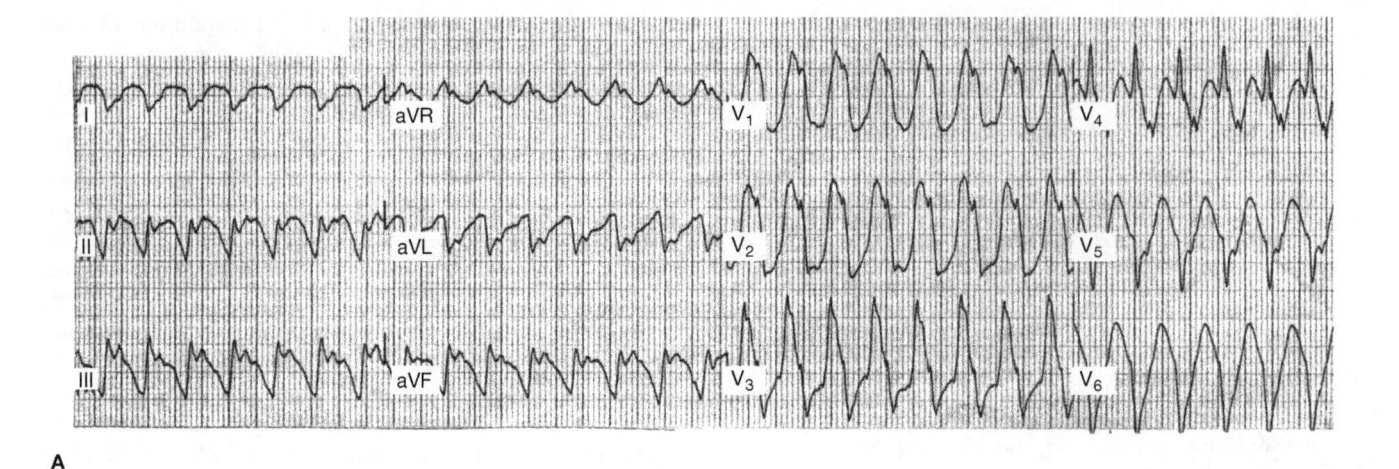

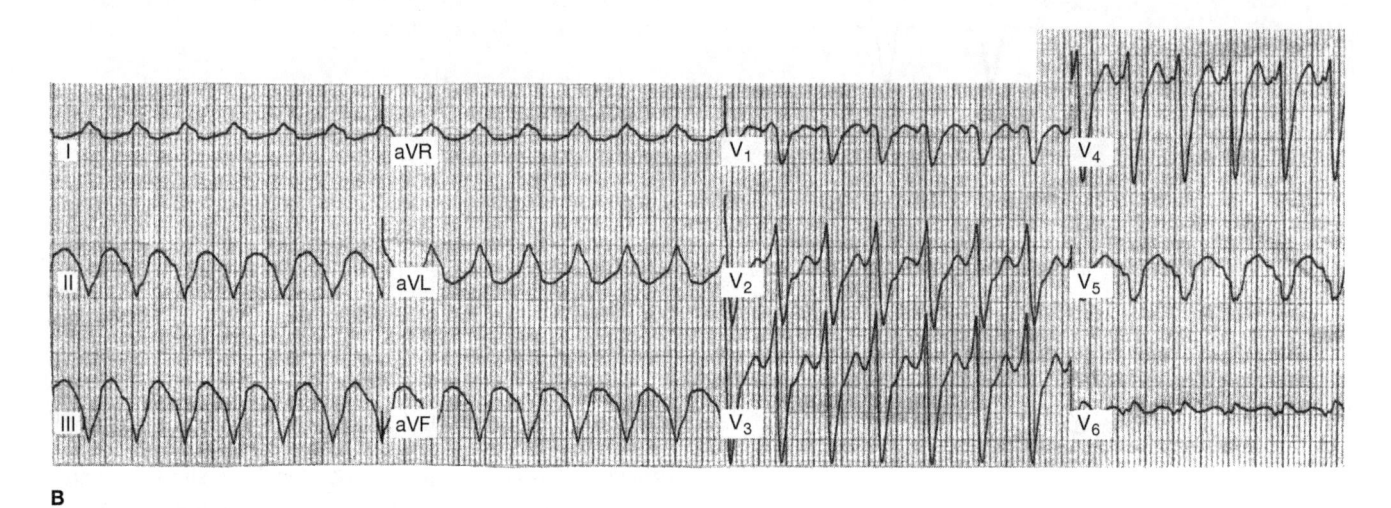

Figura 18.37 ECG de 12 derivações da taquicardia ventricular **(A)** com morfologia de BRD. Observe a onda R monofásica com a "orelha de coelho" mais alta à esquerda em V_1 e complexos QS em V_6. **(B)** Taquicardia ventricular com morfologia de BRE. Observe a onda R larga em V_1 e V_2 e padrão qR em V_6.

ao miocárdio envolvido. Além disso, a depressão do ST pode ser registrada nas derivações voltadas ao tecido isquêmico. Portanto, qualquer elevação ou depressão do segmento ST indica um miocárdio em risco de infarto e um paciente potencialmente em risco de complicações relacionadas ao infarto. Quanto mais cedo a artéria for aberta e o fluxo sanguíneo for restabelecido para o tecido isquêmico ou lesado, mais tecido miocárdico será preservado e menor será o número de complicações e mortes.

Mensuração do segmento ST

Um desvio clinicamente significativo do segmento ST é definido como uma elevação ou depressão do segmento ST de 1 mm ou mais a partir da linha de base ou linha isoelétrica, medida 80 ms (0,08 segundo) após o ponto J. O ponto J é o ponto em que termina o segmento QRS e começa o ST. Algumas fontes recomendam a mensuração do segmento ST 60 ms (0,06 segundo) após o ponto J, mas isso pode levar a mudanças do ST mais falso-positivas quando não há isquemia miocárdica. A Figura 18.39 ilustra um segmento ST normal e elevação e depressão do segmento ST.

O programa de monitoramento do segmento ST nos monitores de beira de leito mais recentes define a linha de base e o ponto de mensuração do segmento ST. Também configura os parâmetros de alarme padrão, de modo que o equipamento pode avisar de forma audível o enfermeiro quando o segmento ST do paciente está fora dos parâmetros definidos. A maioria dos monitores permite ao usuário redefinir a linha de base e o ponto J, escolher onde o segmento ST é medido e alterar os parâmetros de alarme para considerar as variações individuais do paciente. O monitor exibe a medida do segmento ST em milímetros; a maioria dos monitores também permite exibir a tendência do segmento ST em intervalos de tempo especificados.

Escolhendo a melhor derivação para monitoramento do segmento ST

Alguns sistemas de monitoramento oferecem a monitoração contínua das 12 derivações do ECG, o que elimina a necessidade de selecionar a "melhor" derivação para monitorar determinada condição clínica. A maioria dos monitores de beira de leito mais

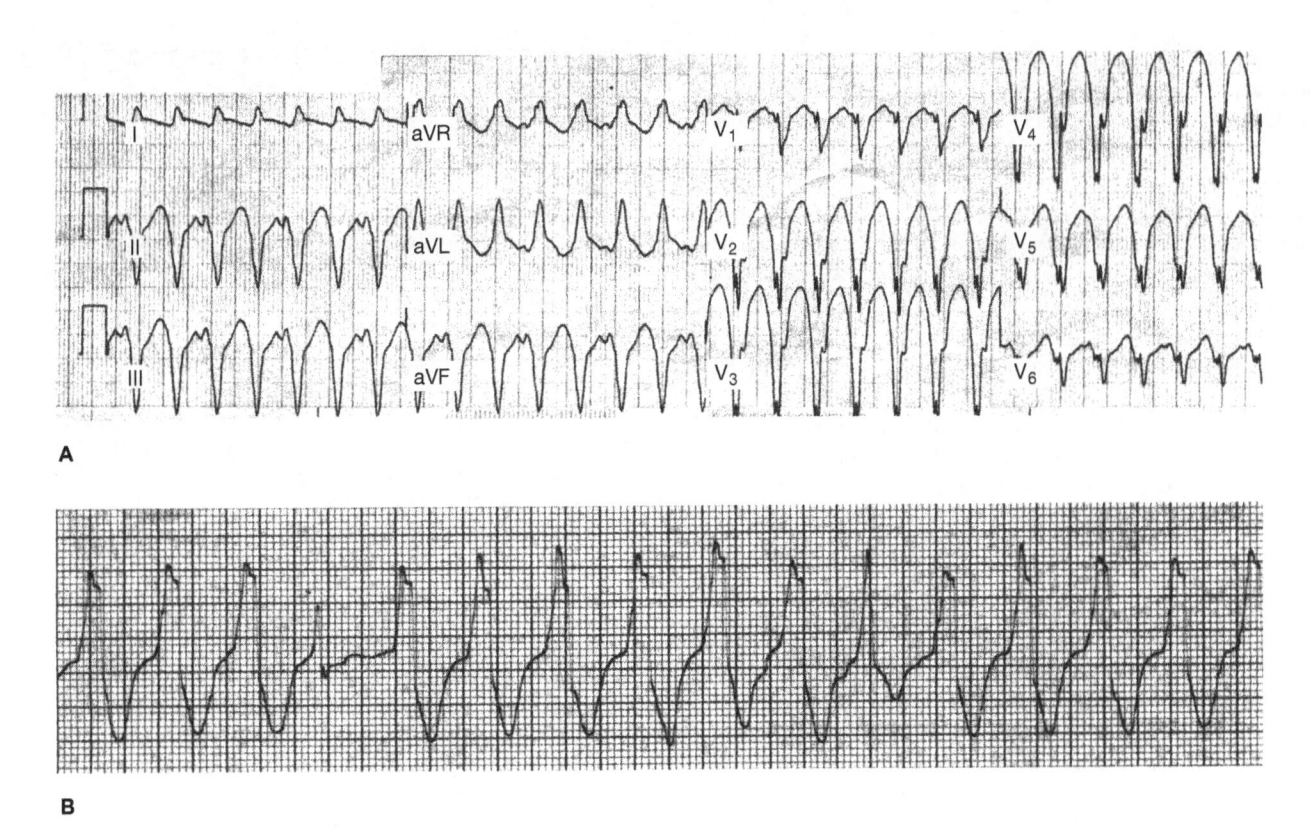

Figura 18.38 **(A)** ECG de 12 derivações da taquicardia ventricular com concordância negativa. **(B)** Tira de ritmo da taquicardia ventricular com batimentos de fusão.

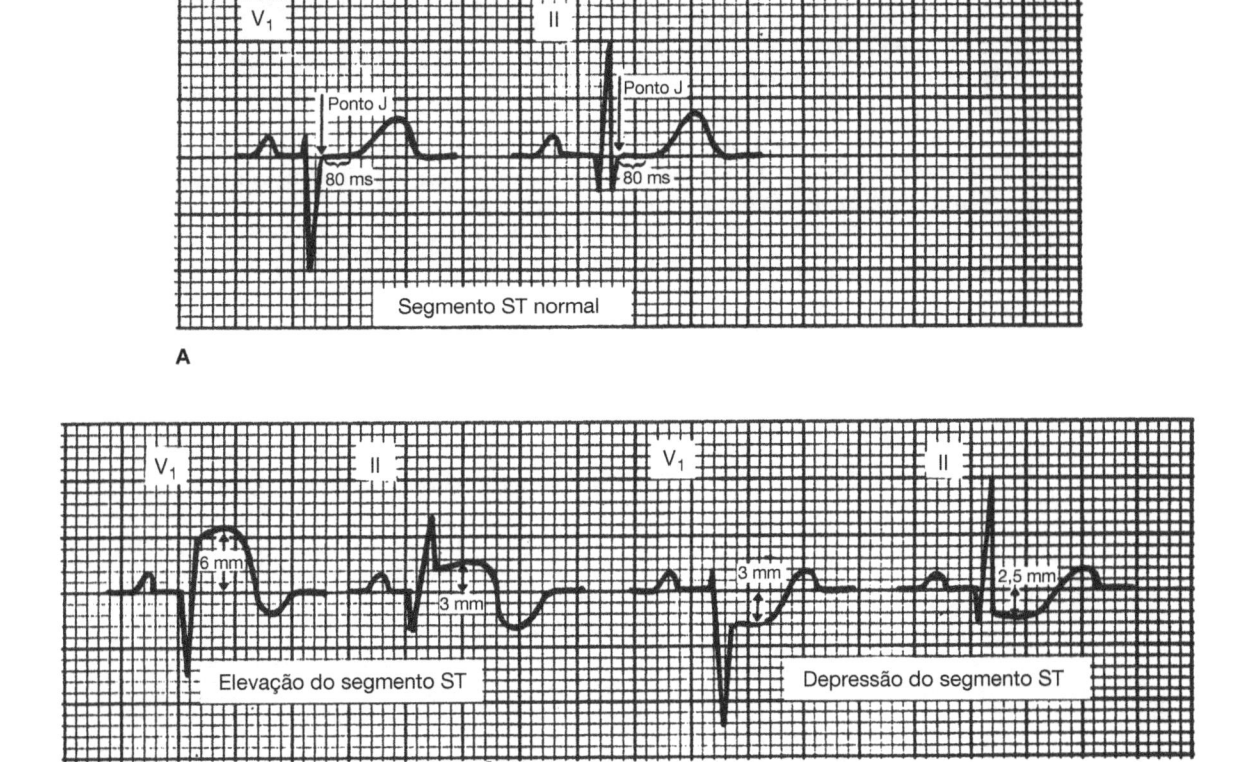

Figura 18.39 **(A)** Segmento ST normal na linha de base nas derivações V₁ e II. **(B)** Elevação e depressão do segmento ST.

recentes permite a monitoração simultânea de, pelo menos, duas derivações; alguns possibilitam a monitoração de três derivações. A única derivação melhor para o monitoramento de arritmias é V_1, sendo V_6 a segunda melhor. Utilizar duas ou três derivações para a monitoração do segmento ST é o ideal, pois uma única derivação pode perder desvios significativos do segmento ST. Já que os monitores de cabeceira atuais permitem a utilização de uma única derivação V ao mesmo tempo, utilizar V_1 como a derivação de monitoramento da arritmia (ou V_6, se V_1 não estiver disponível em decorrência de curativos, etc.) significa que precisarão ser utilizadas derivações de membros para o monitoramento do segmento ST. A melhor derivação de membros será discutida a seguir.

A maneira mais correta de escolher as derivações para a monitoração do segmento ST consiste em conhecer o perfil isquêmico do paciente. Para isso, realize um ECG de 12 derivações durante um episódio de dor ou com o balão inflado durante a angioplastia e observe qual derivação mostra o maior deslocamento do segmento ST (elevação ou depressão) durante o evento isquêmico agudo. Escolha a derivação ou derivações com o maior deslocamento do segmento ST, de acordo com o monitoramento à beira de leito.

Se não estiver disponível nenhum perfil isquêmico, utilize uma derivação ou derivações que tenham sido determinadas por meio de pesquisas como as melhores para o tratamento da artéria em questão (Tab. 18.5). As derivações dos membros inferiores mostram melhor a isquemia detectada relacionada às três principais artérias coronarianas (coronariana direita, descendente anterior esquerda e circunflexa) são as derivações III e aVF. No caso da artéria coronariana direita (ACD), as derivações III e aVF estão voltadas diretamente à parede inferior, suprida por essa artéria, e registram elevação do segmento ST na lesão da parede inferior. As artérias descendente anterior (ADA) e circunflexa (CX) suprem as paredes anterior e lateral, respectivamente. Como essas paredes não estão diretamente voltadas às derivações III e aVF, a depressão do segmento ST é registrada como uma mudança recíproca quando ocorre lesão da parede anterior ou lateral. A Tabela 18.6 resume os elementos essenciais do controle do segmento ST.

MARCA-PASSOS CARDÍACOS

O Capítulo 3, Interpretação e Manejo dos Ritmos Cardíacos Básicos, descreve os componentes de um sistema de estimulação temporária e o funcionamento básico de um marca-passo. Esta seção discute a função dos marca-passos monocameral e bica-

TABELA 18.5 DERIVAÇÕES RECOMENDADAS PARA O MONITORAMENTO CONTÍNUO DO ELETROCARDIOGRAMA

Finalidade	Melhores derivações
Detecção de arritmia	V_1 (V_6 é a segunda melhor)
Isquemia da ACD, IAM inferior	III, aVF
Isquemia da DAE, IAM anterior	V_3 (III, aVF é a melhor derivação de membro)
Isquemia circunflexa, IAM lateral	I, aVL (III, aVF é uma boa derivação recíproca)
Infarto do VD	V_4R
Troca de eixo	I e aVF juntas

TABELA 18.6 PRÁTICA BASEADA EM EVIDÊNCIAS: MONITORAMENTO DO SEGMENTO ST

Escolha dos pacientes

Classe I: monitoração do segmento ST recomendada para os seguintes tipos de pacientes:

- Pacientes na fase inicial de síndromes coronarianas agudas (angina instável, descartar IAM, IAM com elevação do segmento ST, IAM sem elevação do segmento).[a,c]
- Pacientes que ingressam no pronto-socorro com dor torácica ou sintomas anginosos equivalentes.[a,c]
- Pacientes submetidos a intervenção coronariana percutânea eletiva e que têm resultados angiográficos subótimos.[a,c]
- Pacientes com possível angina variante devido a vasoespasmo coronariano.[a,c]

Classe II: monitoração do segmento ST pode ser benéfica em alguns pacientes, mas não é considerada essencial para todos:

- Pacientes pós-IAM (após 24 a 48 horas).[a]
- Pacientes submetidos a intervenção coronariana percutânea eletiva, sem complicações.[a]
- Pacientes com alto risco de isquemia após cirurgia cardíaca ou não cardíaca.[a]
- Pacientes pediátricos com risco de isquemia ou infarto devido a condições congênitas ou adquiridas.[a]

Colocação do eletrodo

- Assegure-se de que a pele esteja limpa e seca antes de colocar os eletrodos de monitoramento.[a,b,c]
- Coloque os eletrodos de acordo com as recomendações do fabricante ao usar um sistema de ECG de 12 derivações.[a]
- Ao utilizar um sistema de monitoramento de 3 ou 5 fios, coloque os eletrodos da seguinte maneira:
  - Coloque os eletrodos do braço próximos da fossa infraclavicular do ombro[a] ou superiores ou posteriores ao ombro, o mais próximo possível de onde o braço se une ao tronco.
  - Coloque os eletrodos da perna no ponto mais baixo da caixa torácica ou sobre os quadris.[a,b]
  - Coloque o eletrodo V_1 no quarto espaço intercostal, na borda esternal direita.[b]
  - Coloque o eletrodo V_6 no quinto espaço intercostal, na linha médio-axilar esquerda.[b]
- Marque o local de colocação dos eletrodos com tinta indelével.[a,c]
- Substitua os eletrodos a cada 48 horas ou com mais frequência se houver irritação da pele.[b]

Escolha da derivação

- Monitore todas as 12 derivações continuamente se estiver usando um sistema de monitoramento de 12 derivações.[b]
- Utilize V_1 (ou V_6 se V_1 não estiver disponível devido a curativos, etc.) para o monitoramento da arritmia em todas as combinações multiderivações.[b]
- Escolha a derivação de monitoração do segmento ST de acordo com o perfil isquêmico do paciente, obtida durante um evento isquêmico, sempre que possível.[b,c] Utilize a derivação com o maior desvio do segmento ST (elevação ou depressão).[b]
- Se não houver nenhum perfil isquêmico disponível, utilize a derivação III[b,c] ou aVF (a que tiver o complexo QRS mais alto)[b] para a monitoração do segmento ST.
- A derivação V_3 é a melhor para detectar desvio do segmento ST da parede anterior,[c] mas só pode ser utilizada se a derivação de tórax não estiver sendo usada para o monitoramento de arritmias em V_1.

Limites de alarme

- Estabeleça o nível da linha de base do ST com o paciente em decúbito dorsal.[a,c]
- Defina os parâmetros de alarme do segmento ST em 1 mm acima ou abaixo do nível basal ST do paciente em indivíduos com alto risco de isquemia.[a]
- Defina parâmetros de alarme do segmento ST de 2 mm acima ou abaixo do nível basal ST do paciente em indivíduos mais estáveis.[a]

Dados compilados a partir de [a]Drew (2004); [b]Jacobson (2007); e [c]AACN (2004).

meral e a avaliação das tiras de ritmo de marca-passos para a captura e a sensibilidade apropriadas.

Os marca-passos cardíacos são classificados por um código padronizado de cinco letras, o qual descreve a localização do(s) fio(s) de estimulação(s) e a função deles esperada. A Tabela 18.7 ilustra o código de cinco letras. A primeira letra descreve a câmara estimulada (A = átrio, V = ventrículo, D = dupla [átrio e ventrículo], 0 = nenhuma). A letra na segunda posição descreve a câmara na qual se sente a atividade elétrica intrínseca (A = átrio, V = ventrículo, D = dupla, 0 = nenhuma). A letra da terceira posição descreve a resposta do marca-passo ao sentir a atividade elétrica intrínseca (I = inibida, T = ativada, D = dupla [inibida ou ativada], 0 = nenhuma). Por sua vez, a quarta letra indica a presença ou ausência de modulação da frequência; já a quinta letra descreve as funções de estimulação em múltiplos locais. Para saber como um marca-passo deve funcionar, é necessário saber, pelo menos, as três primeiras letras do código, que descrevem o local onde se supõe que o marca-passo deve estimular, onde deve sentir e o que deve fazer ao sentir. As duas últimas letras descrevem funções adicionais do marca-passo, que não são abordadas nesta seção; veja as referências recomendadas no final do capítulo.

Três tipos de estimulação temporária costumam ser utilizados na configuração da telemetria. A primeira é a estimulação transvenosa por meio de um fio introduzido no ápice do ventrículo direito (através de uma veia periférica ou central) e configurado no modo demanda (sensível à atividade intrínseca do ventrículo). A estimulação ventricular é sempre feita no modo demanda para evitar a liberação de estímulos pelo marca-passo no período vulnerável do ciclo cardíaco, o que poderia provocar taquicardia ou fibrilação ventricular (ver Cap. 3, Interpretação e Manejo dos Ritmos Cardíacos Básicos). Esse tipo de estimulação é descrito pelo código como um marca-passo VVI – estimula o ventrículo, sente a atividade elétrica ventricular intrínseca e inibe sua descarga quando detecta atividade intrínseca.

O segundo tipo de estimulação feito em telemetria é a estimulação epicárdica temporária (câmara atrial, ventricular ou dupla), por meio de eletrodos ligados aos átrios e/ou ventrículos durante a cirurgia cardíaca. Se a estimulação atrial é realizada sem detecção da atividade elétrica atrial, também chamado de modo assíncrono, o marca-passo opera em A00 – estimula os átrios, não sente e, portanto, não responde à atividade elétrica intrínseca. Se a estimulação atrial detecta atividade elétrica atrial, também chamado de modo demanda, o marca-passo funciona como um AAI – estimula os átrios, sente atividade atrial e inibe sua descarga ao sentir atividade. A estimulação bicameral pode ser feita em diversas modalidades que envolvem funções de estimulação e sensibilidade em uma ou ambas as câmaras e descrita pelo código de marca-passo de acordo com a modalidade escolhida. As duas modalidades bicamerais mais usadas na estimulação epicárdica temporária (e, por vezes, na estimulação transvenosa temporária) são DVI (estimula átrios e ventrículos, sente apenas o ventrículo e inibe a descarga em resposta à detecção) e DDD (estimula ambas as câmaras, sente em ambas as câmaras, nem dispara nem inibe a descarga em resposta à detecção). Os modos comuns de estimulação bicamerais estão listados na Tabela 18.8.

O terceiro tipo de estimulação temporária é a estimulação externa (transcutânea), realizada em situações de emergência, que necessitam de estimulação imediata quando a colocação de um fio transvenoso de estimulação temporária não se mostra viável. A estimulação externa não se apresenta tão confiável quanto a transvenosa ou a epicárdica; é usada como uma medida temporária até que a transvenosa possa ser instituída. A estimulação externa é brevemente descrita no Capítulo 3, Interpretação e Manejo dos Ritmos Cardíacos Básicos.

Avaliação do funcionamento do marca-passo

Avaliar o funcionamento de um marca-passo exige o conhecimento de modo de estimulação esperado (VVI, AAI, etc.); frequência mínima ou intervalo de estimulação; e quaisquer outros parâmetros programados no marca-passo. Suas funções básicas

TABELA 18.7 CÓDIGOS DE MARCA-PASSO

Primeira letra: câmara estimulada	Segunda letra: câmara sentida	Terceira letra: modo de resposta	Quarta letra: modulação da frequência	Quinta letra: estimulação multilocal[a]
0 = Nenhuma	0 = Nenhuma	0 = Nenhum	0 = Nenhuma	0 = Nenhuma
A = Átrio	A = Átrio	I = Inibido	R = Modulação da frequência	A = Atrial
V = Ventrículo	V = Ventrículo	T = Ativado		V = Ventricular
D = Dupla (A e V)	D = Dupla (A e V)	D = Duplo (I e T)		D = Dupla

[a] Multilocal indica uma estimulação em ambos os átrios ou ambos os ventrículos ou locais múltiplos de estimulação dentro de uma câmara.

TABELA 18.8 MODOS DE ESTIMULAÇÃO BICAMERAL

Modo	Câmara(s) estimulada(s)	Câmara(s) sentida(s)	Resposta à sensibilidade
DVI	Átrio e ventrículo	Ventrículo	Inibida
VDD	Ventrículo	Átrio e ventrículo	Sensibilidade atrial provoca estimulação ventricular
			Sensibilidade ventricular inibe a estimulação ventricular
DDI	Átrio e ventrículo	Átrio e ventrículo	Inibida
DDD	Átrio e ventrículo	Átrio e ventrículo	Sensibilidade atrial inibe a estimulação atrial, provoca estimulação ventricular
			Detecção ventricular inibe a estimulação atrial e ventricular

incluem liberação de estímulo, captura e sensibilidade. A liberação de estímulo refere-se à descarga do marca-passo ou a sua capacidade de gerar e liberar um impulso de estimulação. Por sua vez, a captura é a capacidade do estímulo do marca-passo resultar em despolarização da câmara que está sendo estimulada. Já a detecção é a capacidade do marca-passo de reconhecer e responder à atividade elétrica intrínseca do coração. O funcionamento do marca-passo é avaliado de acordo com essas três funções. A avaliação do marca-passo monocameral é muito menos complicada do que a do bicameral. Já que a estimulação ventricular unicameral é um tipo muito comum de estimulação temporária em unidades de terapia intensiva e telemetria, será discutida, a seguir, a avaliação do marca-passo VVI.

Avaliação do marca-passo VVI

A liberação do estímulo, a captura e a sensibilidade devem ser avaliadas ao se analisar um marca-passo VVI. Espera-se que este estimule o ventrículo na frequência definida, a menos que a atividade ventricular espontânea iniba a estimulação. O conjunto de frequências, ou o *intervalo de estimulação*, é medido a partir de um estímulo do marca-passo ao próximo estímulo consecutivo. Os marca-passos têm um *período refratário*, aquele que se segue à estimulação ou à sensibilidade na câmara, durante o qual são incapazes de responder à atividade intrínseca. Durante o período refratário, na verdade, estão de "olhos fechados", sendo incapazes de ver uma atividade espontânea. Em um marca-passo VVI funcionando normalmente, os picos de estimulação ocorrem no intervalo de estimulação configurado, e cada pico resulta em uma despolarização ventricular (captura). Se houver atividade espontânea ventricular (um QRS ou CVP conduzido normalmente), essa atividade é sentida, e o próximo estímulo do marca-passo, inibido. A Figura 18.40 mostra o funcionamento normal de um marca-passo VVI.

Liberação do estímulo

A liberação do estímulo depende de um marca-passo com bateria suficiente para gerar o impulso elétrico e de seu sistema de derivações intacto para liberar o estímulo elétrico ao coração. A presença de um pico de estímulo na tira de ritmo ou no monitor indica que o estímulo foi liberado do gerador e entrou no corpo. A presença do pico não indica onde o estímulo foi liberado (p. ex., átrios ou ventrículos), somente que entrou em algum lugar do corpo. A total ausência de estímulos

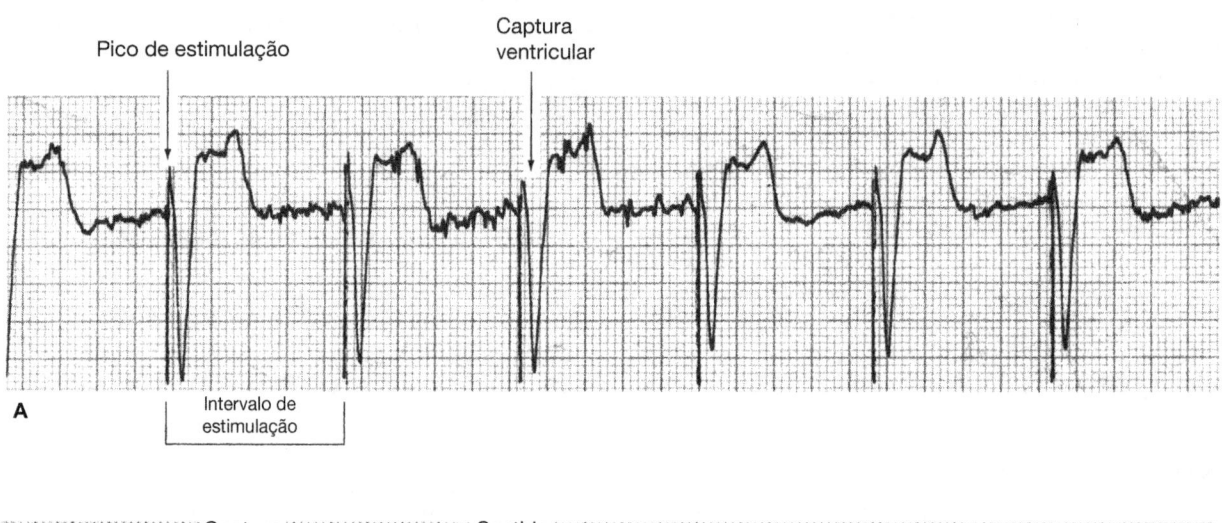

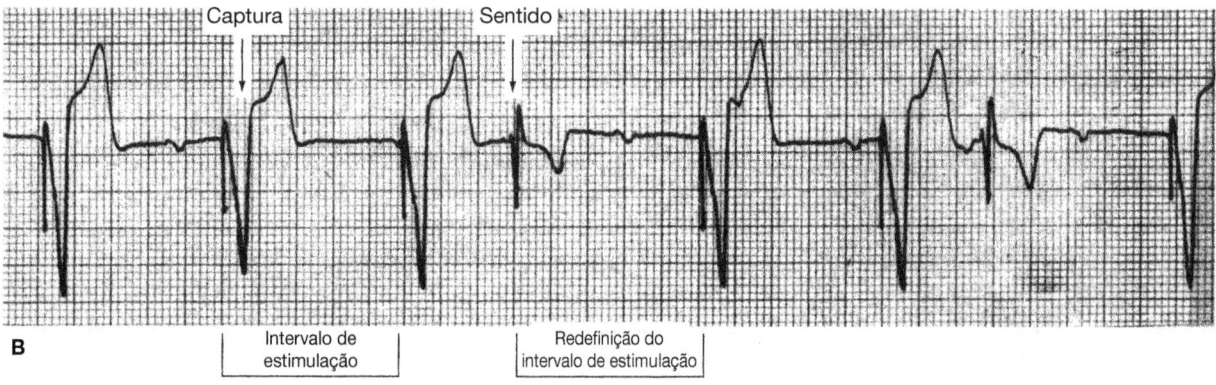

Figura 18.40 Funcionamento normal do marca-passo VVI. **(A)** Estimulação da atividade elétrica ("pico de estimulação"), seguida por um complexo QRS largo, indicando captura ventricular. A sensibilidade do marca-passo não pode ser avaliada porque não há presença de complexos QRS intrínsecos. **(B)** A captura e a sensibilidade do marca-passo estão normais. Complexos QRS intrínsecos são sentidos, inibindo a descarga de estimulação ventricular e redefinindo o intervalo de estimulação. A ausência de atividade elétrica ventricular intrínseca leva a estimulação a ocorrer com captura.

do marca-passo, quando deveriam estar presentes, pode indicar defeito no gerador ou na bateria ou ruptura ou desconexão no sistema de derivações. Os estímulos do marca-passo também podem estar ausentes quando a estimulação é inibida pela detecção de atividade elétrica intrínseca. A Figura 18.41 ilustra a perda total de liberação de estímulo em um paciente cujo marca-passo estava com a bateria esgotada.

Captura

A captura é indicada por um complexo QRS largo imediatamente após o pico do marca-passo e representa a capacidade do estímulo deste de despolarizar o ventrículo. A perda da captura é reconhecida pela presença de picos de marca-passo que não são seguidos por complexos ventriculares estimulados (Fig. 18.42). As causas da perda de captura incluem:

- Força inadequada do estímulo, a qual pode ser corrigida aumentando a descarga elétrica do marca-passo (aumentando-se o nível de miliamperes).
- Eletrodo fora de posição e sem contato com miocárdio, que pode ser corrigido pelo reposicionamento do eletrodo e, às vezes, pelo reposicionamento do paciente.
- Eletrodo de marca-passo posicionado no tecido infartado, que pode ser corrigido pelo reposicionamento do fio para um local em que o miocárdio não esteja lesionado e seja capaz de responder ao estímulo.
- Desequilíbrios eletrolíticos ou uso de medicamentos que alteram a capacidade do coração de responder ao estímulo de marca-passo.
- Liberação de um estímulo de marca-passo durante o período refratário do ventrículo, quando o coração é fisiologicamente incapaz de responder ao estímulo. Esse problema ocorre com a perda de sensibilidade (subsensibilidade) e pode ser evitado corrigindo-se o problema de sensibilidade (Fig. 18.43A).

Sensibilidade

A sensibilidade da atividade ventricular intrínseca inibe o estímulo seguinte do marca-passo e redefine o intervalo de estimulação. Não ocorre a menos que o marca-passo tenha a oportunidade de captar. Ele deve estar no modo demanda e deve haver atividade ventricular intrínseca para que tenha a oportunidade de captar. Na Figura 18.40A, a sensibilidade não pode ser avaliada porque não existe atividade ventricular intrínseca; portan-

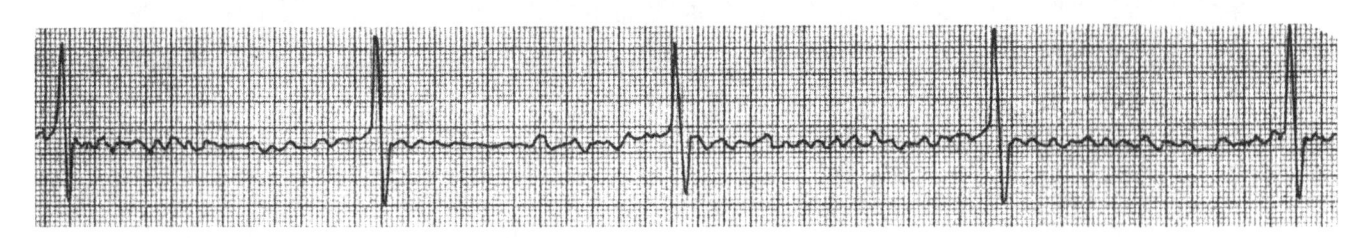

Figura 18.41 Ausência de liberação de estímulo em um paciente com marca-passo definitivo. O ritmo subjacente é a fibrilação atrial, com bloqueio AV total e ritmo ventricular muito lento. A bateria do gerador de marca-passo estava esgotada.

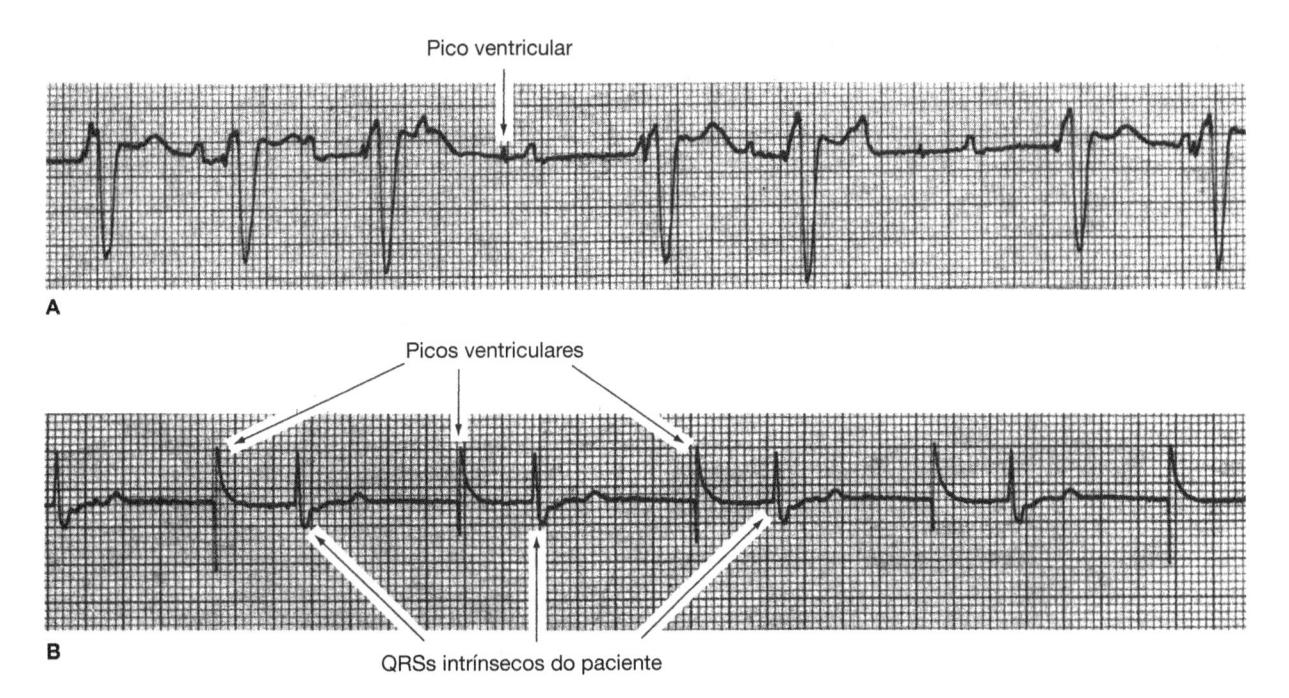

Figura 18.42 (A) Marca-passo VVI com perda intermitente da captura. (B) Marca-passo VVI com perda total da captura.

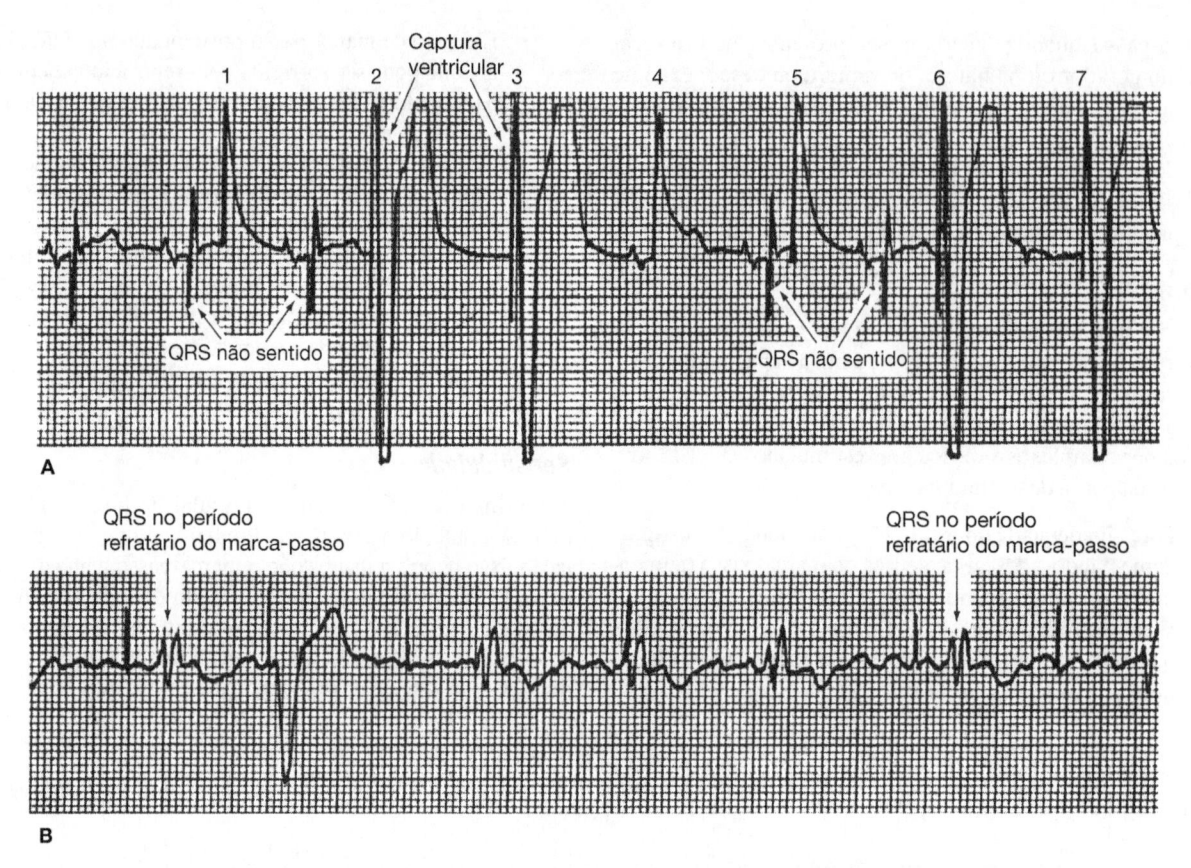

Figura 18.43 **(A)** Perda intermitente da sensibilidade de um marca-passo VVI. Transmissão do estímulo durante o período refratário do coração faz parecer que a captura também está perdida. Uma vez que o coração é fisiologicamente incapaz de responder ao estímulo do marca-passo quando ele cai no período refratário, esse não é um problema de captura. Os picos de estimulação 1, 2, 5 e 6 não deveriam ter ocorrido; sua presença decorre da perda da sensibilidade. O pico de estimulação 4 ocorreu coincidindo com o complexo QRS normal, resultando em batimento "pseudofundido", e não representa perda de sensibilidade. **(B)** Perda de sensibilidade em um marca-passo VVI. Apenas um pico de estimulação sente o ventrículo. Dois complexos QRS ocorreram durante o período refratário do marca-passo; portanto, não foram sentidos. Isso não representa perda de sensibilidade, pois o marca-passo estava com os "olhos fechados" durante o momento em que a atividade ventricular intrínseca ocorreu.

to, o marca-passo não tem oportunidade de captar. Já na Figura 18.40B, a ocorrência de dois complexos QRS espontâneos fornece ao marca-passo uma oportunidade de captar. Nesse exemplo, a sensibilidade ocorreu normalmente, como indicado pela ausência do próximo estímulo esperado do marca-passo e pela redefinição do intervalo de estimulação do complexo QRS intrínseco.

Dois problemas de sensibilidade podem ocorrer: subsensibilidade (Figs. 18.43A e 18.44A) e supersensibilidade (Fig.18.44B). A subsensibilidade, também chamada de "falta de sensibilidade" ou "perda de sensibilidade", pode ser causada por:

- Modo assíncrono (frequência fixa), no qual o circuito de sensibilidade está desligado. Esse problema pode ser corrigido girando-se o controle de sensibilidade para o modo demanda.
- Cateter de marca-passo fora de posição ou colocado em tecido infartado, o que pode ser corrigido pelo reposicionamento do fio. O reposicionamento do fio de estimulação deve ser feito por um médico; no entanto, virar o paciente de lado, às vezes, funciona temporariamente quando o fio perde o contato com o ventrículo.
- Voltagem do QRS intrínseco demasiadamente baixa para ser detectada pelo marca-passo. Girando-se o controle de sensibilidade ou diminuindo-se o número de sensibilidade aumenta-se a sensibilidade do marca-passo, o que o torna capaz de "ver" sinais elétricos intrínsecos menores. Às vezes, reposicionar o fio também ajuda.
- Ruptura nas conexões, esgotamento da bateria ou gerador de pulsos defeituoso. Verifique e reaperte todas as conexões ao longo do sistema de estimulação e substitua a bateria se estiver com carga baixa. A radiografia de tórax pode detectar a ruptura do fio. Troque o gerador de pulsos se os problemas não forem corrigidos de outra maneira.
- Queda na atividade ventricular intrínseca no período refratário do marca-passo. Se um complexo QRS espontâneo ocorre durante o tempo em que o marca-passo está de "olhos fechados", este não pode "vê-lo". Esse evento ocorre quando o marca-passo não capta, o que pode permitir que ocorra um QRS intrínseco durante o período refratário do primeiro. Esse problema é decorrente da perda de captura e não reflete falha de sensibilidade (Fig. 18.43B).

A *supersensibilidade* significa que o marca-passo é tão sensível que sente erroneamente sinais internos e externos como sendo complexos QRS e inibe sua descarga. As fontes comuns

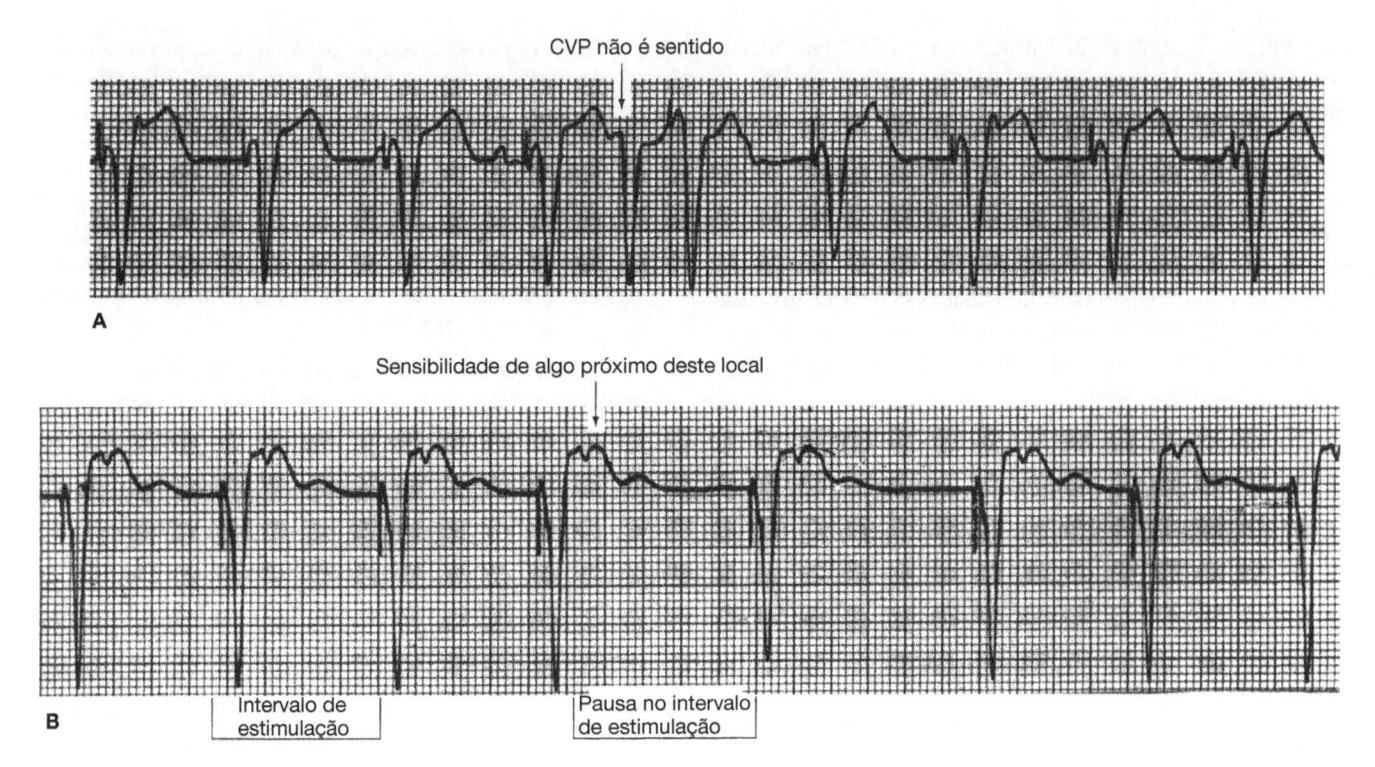

Figura 18.44 **(A)** Subsensibilidade em um marca-passo VVI. O CVP não é sentido, e a estimulação ocorre no intervalo de estimulação programado, resultando em um pico do marca-passo na onda T do CVP sem captura. **(B)** Supersensibilidade em um marca-passo VVI. A frequência de estimulação diminui para dois intervalos, provavelmente devido à detecção de algo próximo à onda T, que redefine o intervalo de estimulação a partir do ponto em que ocorreu a detecção.

de sinais externos que podem interferir na função do marca-passo incluem sinais eletromagnéticos ou de radiofrequência, ou de equipamentos eletrônicos em uso próximo ao marca-passo. Fontes internas de interferência podem incluir ondas P de grande voltagem, miopotenciais locais no coração ou potenciais de músculos esqueléticos (Fig. 18.42B). Uma vez que um marca-passo VVI está programado para inibir sua descarga quando sente atividade intrínseca, a supersensibilidade pode ser uma situação perigosa em um paciente dependente dele, resultando em assistolia ventricular. A supersensibilidade geralmente é decorrente de uma configuração muito alta do controle de sensibilidade, o que pode ser corrigido girando-se o controle de sensibilidade e reduzindo-se a sensibilidade do marca-passo. Recomenda-se que o controle de sensibilidade seja definido entre as posições 1 e 3 horas do relógio (cerca de 2 mV) em vez de todo para a direita, a menos que maior sensibilidade seja necessária para fazer o marca-passo detectar complexos QRS.

Teste do limiar de estimulação

O limiar de estimulação é a mínima descarga do marca-passo necessária para capturar o coração de forma consistente. Os limiares de estimulação mudam ao longo do tempo; quando o eletrodo de estimulação é inicialmente colocado, o limiar é geralmente muito baixo. Com o tempo, aumenta, e é necessária mais descarga para resultar em captura. Ao cuidar de um paciente com um marca-passo provisório, o teste do limiar de estimulação deve ser feito a cada turno, até que se atinja um limite estável. Uma vez que o limiar foi determinado, ajuste uma descarga 2 a 3 vezes superior ao limite para garantir uma margem de segurança adequada para a captura. A fim de determinar o limiar de estimulação, siga os seguintes passos:

- Verifique se o paciente está em um ritmo acelerado. Pode ser necessário aumentar temporariamente a frequência de estimulação para substituir um ritmo intrínseco.
- Vigie o monitor continuamente enquanto diminui devagar a descarga girando o controle de descarga.
- Observe quando o estímulo do marca-passo não captura mais o coração (um pico de estimulação não seguido por um batimento estimulado).
- Aumente lentamente a descarga até retomar a captura de 1:1. Esse é o limiar de estimulação.
- Defina a descarga em 2 a 3 vezes o limiar superior (i.e., se o limiar é de 2 mA, defina a descarga entre 4 e 6 mA).

Avaliação do marca-passo DDD

Os marca-passos bicamerais tornaram-se muito complicados, com vários parâmetros programáveis e funções variadas, dependendo do fabricante. É impossível apresentar o funcionamento de um marca-passo bicameral em detalhes em um único capítulo. Para entender o funcionamento de um, é necessário dominar os ciclos de tempo envolvidos na estimulação bicameral. Essa informação é mais bem obtida em um curso patrocinado por um fabricante de marca-passos ou um manual técnico. Nesta seção, são definidos os ciclos de tempo mais importantes, e a avaliação básica do marca-passo DDD é realizada de modo muito genérico, pois cada aparelho é diferente, dependendo do fabricante. Os marca-passos bicamerais podem funcionar de diversos modos (ver Tab. 18.8). Uma vez que o DDD é o mais utilizado, seu funcionamento básico é descrito a seguir.

De acordo com o código de marca-passo, DDD significa que ambas as câmaras (átrios e ventrículos) são estimuladas e sentidas, e o modo de resposta aos eventos sentidos é inibido ou ativado, dependendo de qual câmara é sentida. Quando se percebe atividade atrial, a estimulação é ativada no ventrículo após o intervalo AV programado. Quando se detecta atividade ventricular, são inibidas todas as descargas do marca-passo.

Os ciclos de tempo a seguir determinam o funcionamento do marca-passo bicameral:

- *Intervalo de estimulação* (ou limite inferior de frequência): Frequência de base do marca-passo, medida entre dois estímulos consecutivos de estimulação atrial. O intervalo de estimulação é um parâmetro programado.
- *Intervalo AV* (ou *delay* AV): Quantidade de tempo entre a estimulação atrial e ventricular, ou "intervalo PR eletrônico". Mensura-se a partir do ponto de estimulação atrial até o ponto de estimulação ventricular, sendo um parâmetro programado.
- *Intervalo de escape atrial (ou intervalo AV)*: O intervalo entre um evento ventricular sentido ou estimulado e a descarga da próxima estimulação atrial. O intervalo AV representa a quantidade de tempo que o marca-passo espera depois de estimular o ventrículo ou sentir uma atividade ventricular antes de estimular o átrio. O intervalo de escape atrial não é um parâmetro programado, mas derivado da subtração entre o intervalo AV e o intervalo de estimulação. Seu comprimento pode ser estimado pela mensuração da distância de um pico ventricular até o próximo pico de estimulação atrial.
- *Período refratário atrial total* (PRAT): Período após sentir uma onda P ou um evento de estimulação atrial durante o qual o canal atrial não irá responder a eventos sentidos (i.e., "tem os olhos fechados"). O PRAT consiste no atraso AV e no PRAPV (veja a seguir).
- *Período refratário atrial pós-ventricular* (PRAPV): Período após um QRS intrínseco ou um batimento ventricular estimulado durante o qual o canal atrial é refratário e não responde à atividade atrial sentida. O PRAPV é um parâmetro programável, mas não evidente em uma tira de ritmo.
- *Período de blanking*: Período refratário ventricular (PRV) muito curto, que ocorre a cada descarga atrial do marca-passo. O canal ventricular "pisca os olhos", de modo que não sente a descarga atrial e inibe inapropriadamente a estimulação ventricular. O período de *blanking* é um parâmetro programável, mas não evidente em uma tira de ritmo.
- *Período refratário ventricular (PRV)*: Período de tempo após um batimento ventricular estimulado ou um QRS detectado, durante o qual o canal ventricular ignora a atividade ventricular intrínseca (i.e., "tem os olhos fechados"). O PRV é um parâmetro programável, mas não evidente em uma tira de ritmo.
- *Intervalo de estimulação máxima* (ou *upper rate limit*): Frequência máxima na qual o canal ventricular estimulará a atividade atrial. O intervalo de estimulação máxima impede a estimulação ventricular rápida em resposta a uma atividade atrial muito rápida, como na taquicardia atrial ou no *flutter* atrial. O intervalo de estimulação máxima é um parâmetro programável, sendo geralmente definido de acordo com quão ativo se espera que o paciente esteja e com quão rápido o ritmo ventricular é suscetível de ser tolerado.

Uma vez que um marca-passo bicameral tem a função de estimulação atrial e ventricular e sensibilidade atrial e ventricular, a avaliação inclui análise de captura atrial, sensibilidade atrial, captura ventricular e sensibilidade ventricular. Para avaliar com precisão o funcionamento do marca-passo bicameral, é necessário conhecer as seguintes informações: modo de função (DDD, DVI, etc.), frequência mínima, intervalo de estimulação máximo, intervalo AV, PRAPV e PRV. No mundo real da enfermagem de beira de leito, tais informações nem sempre estão disponíveis, de modo que se faz o melhor possível com aquilo que se tem. As seções a seguir discutem brevemente as questões de avaliação das capturas atrial e ventricular e sensibilidades atrial e ventricular em um sistema de estimulação bicameral.

Captura atrial

A captura atrial, ao contrário da captura ventricular, nem sempre é fácil de ser visualizada. Muitas vezes, a resposta à estimulação atrial mostra-se tão pequena que não pode ser vista no monitoramento de muitas derivações; por isso, não se pode contar com a presença de uma onda P após cada pico de estimulação atrial como uma evidência de captura atrial. Se uma onda P clara está presente após cada pico de estimulação atrial, a captura atrial pode ser presumida. Na ausência de uma onda P clara, a captura atrial só pode ser admitida quando um pico de estimulação atrial é seguido por um QRS complexo conduzido normalmente em um intervalo AV programado. Se o pico atrial captura o átrio e há condução AV intacta, a presença do QRS normal indica que o átrio deve ter sido capturado para que a condução tenha ocorrido aos ventrículos antes que o estímulo ventricular do marca-passo tenha sido entregue. Já que um marca-passo DDD estimula o ventrículo em um intervalo AV programado após a estimulação atrial, a presença de um batimento ventricular estimulado pelo marca-passo após um batimento atrial estimulado não indica uma captura, já que o ventrículo estimula no final do intervalo AV, quer a captura atrial ocorra ou não. Portanto, a captura atrial só pode ser assumida quando existir uma onda P óbvia depois de cada pico de estimulação atrial ou quando um pico de estimulação atrial for seguido por um QRS normal dentro do intervalo AV programado.

Sensibilidade atrial

A sensibilidade atrial é verificada pela presença de uma onda P espontânea que é seguida por um batimento ventricular estimulado ao final do intervalo AV programado. Se uma onda P é detectada, ela inicia o atraso AV, e a estimulação ventricular é desencadeada no final do intervalo AV, exceto se a condução AV estiver intacta e resultar em um QRS normal. A presença de uma onda P normal seguida por um QRS normal prova somente que a condução AV está intacta, e não que a onda P foi detectada pelo marca-passo. Portanto, a sensibilidade atrial é verificada por uma onda P espontânea seguida por um QRS estimulado.

Captura ventricular

A captura ventricular é reconhecida por um QRS largo logo após um pico de estimulação ventricular. A captura ventricular é muito mais fácil de se reconhecer do que a captura atrial e não se mostra diferente da estimulação ventricular monocameral.

Sensibilidade ventricular

A sensibilidade ventricular só pode ser verificada diante da presença de atividade ventricular espontânea para o marca-passo sentir. Além disso, é verificada por um pico de estimulação atrial seguido por um QRS normal que inibe o pico de estimulação ventricular, que consiste no mesmo evento que comprova a captura atrial. Se o QRS for sentido antes do momento do próximo pico de estimulação atrial, tanto os estímulos atriais quanto os ventriculares do marca-passo são inibidos, sendo redefinido o intervalo AV (intervalo de escape atrial).

Os marca-passos bicamerais são capazes de operar em quatro estados de estimulação: estimulação atrial e ventricular, estimulação atrial com sensibilidade ventricular, sensibilidade atrial com estimulação ventricular e sensibilidade atrial e ventricular. Todos os quatro estados podem ocorrer dentro de um curto período, e os ciclos de tempo determinam qual estado de estimulação está sendo realizado. A Figura 18.45 mostra os quatro estados da estimulação bicameral, e a Figura 18.46 ilustra os princípios básicos da avaliação do marca-passo bicameral.

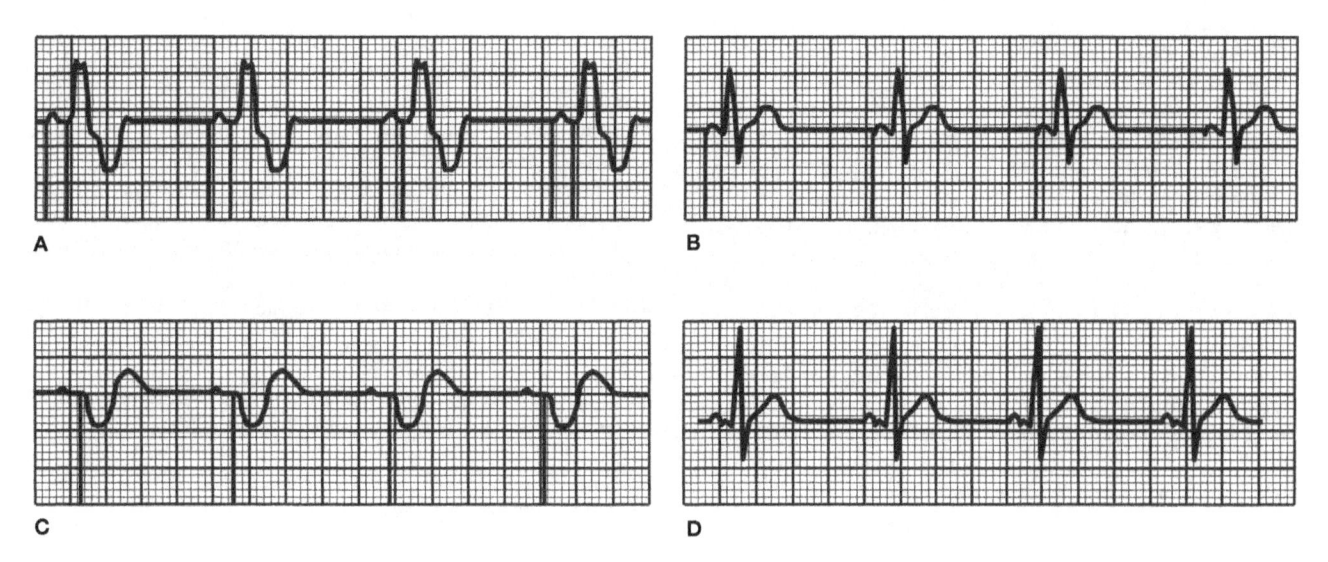

Figura 18.45 Quatro estados de estimulação DDD. **(A)** Estimulação atrial e ventricular (estado de estimulação AV sequencial). **(B)** Estimulação atrial, sensibilidade ventricular. **(C)** Sensibilidade atrial, estimulação ventricular (estado de monitoração atrial). **(D)** Sensibilidade atrial e ventricular (estado de inibição da estimulação).

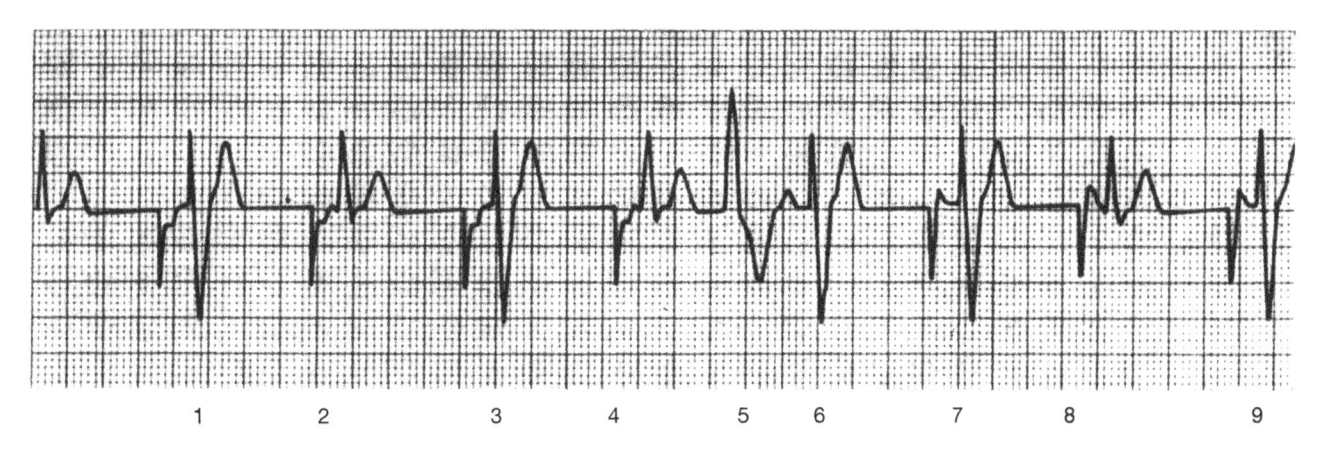

Figura 18.46 Funcionamento do marca-passo DDD em todos os quatro estados de estimulação. Batimento 1 = estimulação AV sequencial; batimento 2 = estimulação atrial, sensibilidade ventricular; batimento 3 = estimulação AV sequencial; batimento 4 = estimulação atrial, sensibilidade ventricular; batimento 5 = CVP; batimento 6 = sensibilidade atrial, estimulação ventricular; batimento 7 = estimulação AV sequencial; batimento 8 = estimulação atrial, sensibilidade ventricular; batimento 9 = estimulação AV sequencial. A captura atrial é comprovada nos batimentos 2, 4 e 8 (pico atrial seguido de QRS normal dentro do intervalo AV programado). A sensibilidade atrial é comprovada no batimento 6 (onda P normal seguida de estimulação ventricular no final do intervalo AV). Já a captura ventricular é verificada nos batimentos 1, 3, 6, 7 e 9 (QRS estimulado largo após pico de estimulação ventricular). Por fim, a sensibilidade ventricular é comprovada nos batimentos 2, 4 e 8 (pico atrial seguido por QRS normal que inibiu o pico de estimulação ventricular).

BIBLIOGRAFIA SELECIONADA

Eletrocardiografia geral

Anderson JL, Adams CD, Antman EM, et al. ACC/AHA 2007 guidelines for the management of patients with unstable angina/non-ST-elevation myocardial infarction—executive summary: a report of the American College of Cardiology/American Heart Association Task Force on practice guidelines (Writing Committee to Revise the 2002 Guidelines for the Management of Patients With Unstable Angina/Non-ST-Elevation Myocardial Infarction). *Circulation.* 2007;116:803-877.

Antman EM, Anbe DT, Armstrong PW, et al. ACC/AHA guidelines for the management of patients with ST-elevation myocardial infarction—executive summary: a report of the American College of Cardiology/American Heart Association Task Force on Practice Guidelines (Writing Committee to Revise the 1999 Guidelines for the Management of Patients With Acute Myocardial Infarction). *J Am Coll Cardiol.* 2004;44:671-719.

Chan TC, Brady WJ, Harrigan RA, Ornato JP, Rosen P. *ECG in Emergency Medicine and Acute Care.* Philadelphia, PA: Elsevier/Mosby; 2005.

Conover MB. *Understanding Electrocardiography.* 8th ed. St. Louis, MO: Mosby; 2003.

Fuster V, O'Rourke RA, Walsh RA, Poole-Wilson P, eds. *Hurst's the Heart.* 12th ed. New York, NY: McGraw Hill; 2008.

Gorgels AP. Electrocardiography. In: Willerson JT, Cohn JN, Wellens HJJ, et al, eds. *Cardiovascular Medicine.* London: Springer; 2007:43-77.

Jacobson C. Electrocardiography. In: Woods SL, Froelicher ES, Motzer SU, Bridges EJ, eds. *Cardiac Nursing.* 6th ed. Philadelphia, PA: Lippincott Williams & Wilkins; (in press) 2010.

Jacobson C, Marzlin K, Webner C. *Cardiovascular Nursing Practice: A Comprehensive Resource Manual and Study Guide for Clinical Nurses.* Burien, WA: Cardiovascular Nursing Education Associates; 2007.

Libby P, Bonow RO, Mann DL, et al, eds. *Braunwald's Heart Disease.* 8th ed. Philadelphia, PA: Saunders Elsevier; 2008.

Nelson WP, Marriott HJL, Schocken DD. *Concepts and Cautions in Electrocardiography.* Northglen, CO: MedInfo; 2007.

Sgarbossa EB, Wagner GS. Electrocardiography. In: Topol EJ, ed. *Textbook of Cardiovascular Medicine.* Philadelphia, PA: Lippincott Williams & Wilkins; 2007:977-1011.

Wagner GS. *Marriott's Practical Electrocardiography.* 10th ed. Philadelphia, PA: Lippincott Williams & Wilkins; 2001.

Wellens HJJ, Conover MB. *The ECG in Emergency Decision Making.* 2nd ed. St. Louis, MO: Saunders; 2006.

Estimulação cardíaca

Barold SS, Stroobandt RX, Sinnaeve AF. *Cardiac Pacemakers Step by Step.* Malden, MA: Blackwell Futura; 2004.

Goldenberg I, Moss AJ. Implantable Device Therapy. *Progress in Cardiovascular Diseases.* 2008;50(6):449-474.

Jacobson C, Gerity D. Pacemakers and implantable defibrillators. In: Woods SL, Froelicher ES, Motzer SU, Bridges EJ, eds. *Cardiac Nursing.* 6th ed, in press. Philadelphia, PA: Lippincott Williams & Wilkins; (in press) 2010.

Jacobson C, Marzlin K, Webner C. *Cardiovascular Nursing Practice: A Comprehensive Resource Manual and Study Guide for Clinical Nurses.* Burien, WA: Cardiovascular Nursing Education Associates; 2007.

Kenny T. *The Nuts and Bolts of Cardiac Pacing.* Malden, MA: Blackwell Futura; 2005.

Vijayaraman P, Ellenbogen KA. Bradyarrhythmias and pacemakers. In: Fuster V, O'Rourke RA, Walsh, RA, et al, eds. *Hurst's the Heart.* 12th ed. New York, NY: McGraw Hill; 2008.

Interpretação avançada de arritmias

Jacobson C. Arrhythmias and conduction disturbances. In: Woods SL, Froelicher ES, Motzer SU, Bridges EJ, eds. *Cardiac Nursing.* 6th ed. Philadelphia, PA: Lippincott Williams & Wilkins; (in press) 2010.

Marriott HJL, Conover MB. *Advanced Concepts in Arrhythmias.* 3rd ed. St. Louis: Mosby: 1998.

Olin JE, Zipes DP. Specific arrhythmias: diagnosis and treatment. In: Libby P, Bonow RO, Mann DL, et al, eds. *Braunwald's Heart Disease: A Textbook of Cardiovascular Medicine.* 8th ed. Philadelphia, PA: Saunders; 2008.

Rho RW, Page RL. Ventricular arrhythmias. In: Fuster V, O'Rourke RA, Walsh RA, et al, eds. *Hurst's the Heart.* 12th ed. New York, NY: McGraw Hill; 2008.

Zipes DP, Jalife J, eds. *Cardiac Electrophysiology: From Cell to Bedside.* 5th ed. Philadelphia, PA: Saunders; 2009.

Prática baseada em evidências

American Association of Critical Care Nurses (AACN): *Practice Alert: ST Segment Monitoring.* Aliso Viejo, CA: AACN; 2004.

Blomstrom-Lundqvist C, Scheinman MM, Aliot EM, et al. ACC/AHA/ESC Guidelines for the Management of Patients with Supraventricular Arrhythmias—Executive Summary. A Report of the American College of Cardiology/American Heart Association Task Force on Practice Guidelines and the European Society of Cardiology Committee for Practice Guidelines (Writing Committee to Develop Guidelines for the Management of Patients With Supraventricular Arrhythmias). *Circulation.* 2003;108:1871-1909.

Drew BJ, Califf RM, Funk M, Kaufman ES, et al. Practice Standards for Electrocardiographic Monitoring in Hospital Settings. An American Heart Association Scientific Statement from the Councils on Cardiovascular Nursing, Clinical Cardiology and Cardiovascular Disease in the Young. *Circulation.* 2004;110;2721-2746.

Jacobson C: Bedside cardiac monitoring. In Chulay M, Burns S, eds: *AACN's Protocols for Practice: Technology Series.* 2nd ed. Aliso Viejo, CA: AACN; 2004.

CONCEITOS CARDIOVASCULARES AVANÇADOS

Barbara Leeper

HABILIDADES DE CONHECIMENTO

1. Descrever etiologia, fisiopatologia, manifestações clínicas, necessidades do paciente e princípios de tratamento de:
   - Cardiomiopatia
   - Doença valvular
   - Pericardite
   - Aneurisma aórtico
   - Transplante cardíaco

2. Comparar e contrastar fisiopatologia, manifestações clínicas, necessidades dos pacientes e abordagens de tratamento de:
   - Cardiomiopatia
   - Doença valvular
   - Pericardite
   - Aneurisma aórtico
   - Transplante cardíaco

3. Identificar indicações, complicações e tratamento de enfermagem de pacientes que receberam tratamento com balão intra-aórtico e dispositivo de assistência ventricular.

CONDIÇÕES PATOLÓGICAS

Cardiomiopatia

A cardiomiopatia é uma doença que envolve a destruição das fibras do músculo cardíaco, levando à insuficiência cardíaca, sendo sua causa muitas vezes desconhecida. É geralmente classificada em três tipos: dilatada, hipertrófica e restritiva (Fig. 19.1).

Os dois casos estudados envolvem pacientes com cardiomiopatia dilatada. Como é típico nesse tipo de cardiomiopatia, a contratilidade miocárdica está prejudicada, e as pressões de enchimento ventriculares, aumentadas. A dilatada é o tipo mais comum de cardiomiopatia; acomete homens na meia-idade, revelando-se uma causa relativamente comum de insuficiência cardíaca.

A cardiomiopatia hipertrófica pode manifestar-se tanto em jovens como em idosos. É frequentemente classificada como obstrutiva ou não obstrutiva. A hipertrofia ventricular ocorre em ambos os tipos. O diagnóstico de cardiomiopatia hipertrófica obstrutiva é realizado se também houver hipertrofia do septo interventricular. O septo hipertrofiado obstrui a ejeção ventricular esquerda.

A cardiomiopatia restritiva revela-se o tipo menos comum. Um achado clássico desse tipo de cardiomiopatia é a fibrose ventricular. A fibrose torna os ventrículos rígidos, limitando, assim, sua complacência ou capacidade de distender-se.

Etiologia e fisiopatologia

A etiologia da cardiomiopatia não é clara. Acredita-se que diversas condições possam causar ou contribuir para o desenvolvimento de cardiomiopatias (Tab. 19.1).

Fisiopatologia da cardiomiopatia dilatada

A cardiomiopatia dilatada começa com destruição progressiva das fibras miocárdicas, limitando a capacidade do músculo cardíaco de contrair-se de modo vigoroso. Conforme a doença progride, há uma dilatação do ventrículo esquerdo, com aumento do volume sanguíneo nele. Isso provoca aumento das pressões de enchimento e diminuição do débito cardíaco (DC). O volume e a pressão do átrio esquerdo eventualmente aumentam à medida que o átrio se esforça para ejetar o sangue para o ventrículo esquerdo com sobrecarga de líquido. A pressão aumentada do átrio esquerdo pode ocasionar aumento da pressão vascular pulmonar conforme o sangue retorna para o sistema

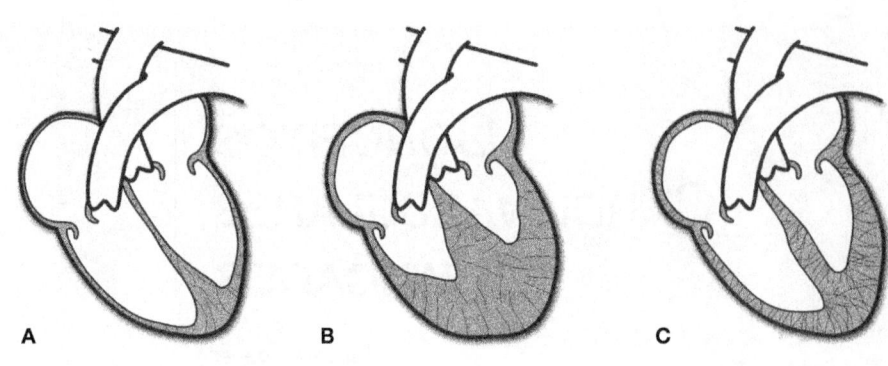

Figura 19.1 Tipos de cardiomiopatias. **(A)** Dilatada (dilatação cardíaca e prejuízo na contratilidade). **(B)** Hipertrófica (diminuição do tamanho das cavidades ventriculares e aumento da massa muscular ventricular). **(C)** Restritiva (diminuição da complacência ventricular).

pulmonar. A insuficiência cardíaca direita pode resultar do aumento da pressão vascular pulmonar ou da destruição das fibras miocárdicas do átrio e do ventrículo direitos. Por fim, as válvulas atrioventriculares (mitral e tricúspide) podem desenvolver insuficiência devido a pressões ventriculares aumentadas e câmaras dilatadas.

TABELA 19.1 ETIOLOGIAS DA CARDIOMIOPATIA

Cardiomiopatia dilatada
- Idiopática
- Toxinas, como álcool, chumbo, cocaína
- Distrofia muscular
- Distrofia miotônica
- Hipofosfatemia
- Hipocalcemia
- Hipocalemia
- Infecções virais, bacterianas ou fúngicas
- Lúpus eritematoso sistêmico
- Condição intraparto ou pós-parto
- Doença reumatoide
- Esclerodermia
- Hipertensão arterial
- Deficiência de tiamina
- Espasmo microvascular

Cardiomiopatia hipertrófica
- Idiopática
- Transmissão genética
- Ataxia de Friedreich
- Hipoparatireoidismo
- Amiloidose

Cardiomiopatia restritiva
- Idiopática
- Fibrose miocárdica
- Infiltração
- Hipertrofia
- Amiloidose
- Hemocromatose
- Deposição de glicogênio
- Esclerodermia

Fisiopatologia da cardiomiopatia hipertrófica

Os pacientes com cardiomiopatia hipertrófica apresentam uma parede ventricular muito espessa (Fig. 19.1). Não é incomum que o tamanho da câmara ventricular seja drasticamente reduzido pela hipertrofia. Na cardiomiopatia obstrutiva, o septo interventricular também está envolvido no processo de hipertrofia; na cardiomiopatia não obstrutiva, o septo mostra-se relativamente normal. Esse desenvolvimento muscular excessivo faz o miocárdio do ventrículo esquerdo tornar-se rígido, causando diminuição da complacência ventricular e distensibilidade. Isso provoca diminuição na força de cada contração miocárdica. Conforme a força das contrações miocárdicas diminui, a fração de ejeção do ventrículo esquerdo para a aorta e o débito cardíaco também diminuem. A ejeção sistólica do ventrículo esquerdo pode ser ainda mais comprometida por uma obstrução da via de saída à medida que o folheto anterior da válvula mitral exerce pressão contra um septo intraventricular espesso (cardiomiopatia obstrutiva).

O átrio esquerdo é submetido a estresse conforme tenta impulsionar o sangue para o ventrículo esquerdo rígido. Não é incomum que ocorra espessamento do átrio esquerdo conforme é obrigado a contrair contra uma resistência alta do ventrículo esquerdo.

Pode haver alterações similares no lado direito do coração. Tais alterações podem produzir mudanças no átrio e no ventrículo direitos.

À BEIRA DO LEITO

Cardiomiopatia

Um homem de 56 anos de idade foi admitido no pronto-socorro apresentando falta de ar. A radiografia de tórax revelou cardiomegalia e congestão pulmonar. O ECG de 12 derivações foi consistente com hipertrofia ventricular esquerda. Seu ritmo sinusal revelava FA com frequência ventricular de 102. Os achados clínicos incluíam estertores bilaterais, auscultados no terço superior das bases, edema depressível 4I bilateral nos membros inferiores até o calcanhar médio, distensão venosa jugular, um S_3 e um sopro sistólico mais audível no ápice. O ecocardiograma de emergência revelou contração limitada do ventrículo esquerdo dilatado.

> **À BEIRA DO LEITO**
>
> ### Cardiomiopatia
>
> Uma mulher de 32 anos de idade foi admitida na unidade de alto risco perinatal, gestante de 31 semanas, com dispneia e fadiga. Apresentava estertores basilares bilateralmente, e a saturação de oxigênio mensurada por oxímetro de pulso era de 88%. O ecocardiograma mostrou um ventrículo esquerdo bastante dilatado, com hipocinesia difusa e fração de ejeção de 20 a 25%. Colocou-se um cateter de artéria pulmonar, que revelou os seguintes parâmetros:
>
> | | |
> |---|---|
> | PVC | 12 mmHg |
> | PA | 48/26 mmHg |
> | POAP | 24 mmHg |
> | DC | 3,7 L/min |
> | IC | 1,8 L/min/m² |
>
> Iniciou-se uma infusão de dobutamina a 5 mcg/kg/min; aplicou-se oxigênio a 6 L/min, por cateter nasal.

Fisiopatologia da cardiomiopatia restritiva

Os ventrículos de pacientes com cardiomiopatia restritiva tornam-se rígidos conforme o tecido fibroso se infiltra no miocárdio. Tal rigidez diminui a complacência, ou distensibilidade reduzindo o enchimento ventricular e aumentando a pressão diastólica final. A força da contração do miocárdio é diminuída, provocando redução do débito cardíaco. Tal como ocorre nos outros tipos de cardiomiopatia, a carga atrial aumenta conforme o átrio tenta impulsionar o sangue em direção aos ventrículos rígidos. Não é incomum que se desenvolva insuficiência da válvula atrioventricular e que o líquido retorne para os sistemas pulmonar e venoso.

Manifestações clínicas

Pacientes podem ser assintomáticos por longos períodos (meses ou anos) antes que a cardiomiopatia seja diagnosticada. Quando desenvolvem sintomas, já pode ter havido uma disfunção cardíaca importante.

No início, pode ocorrer aumento na frequência cardíaca conforme o coração tenta manter um débito cardíaco adequado. À medida que a doença progride e/ou durante o esforço físico, o miocárdio disfuncional, em geral, é incapaz de manter um aumento na frequência cardíaca, e o débito cardíaco começa a diminuir.

Cardiomiopatia dilatada

1. Incapacidade de manter um débito cardíaco adequado
   - Fadiga
   - Fraqueza muscular
   - Taquicardia sinusal
   - Pulso alternante
   - Pressão de pulso estreita
   - Diminuição do DC
2. Aumento da pressão de enchimento do ventrículo esquerdo
   - Dispneia
   - Ortopneia
   - Dispneia paroxística noturna
   - Estertores
   - S_3/S_4
   - Arritmias (fibrilação atrial, taquicardia ou fibrilação ventricular)
   - Sopro sistólico com insuficiência mitral
   - Perfil hemodinâmico anormal:
     – Pressões sistólica e diastólica da artéria pulmonar (PSAP, PDAP) aumentadas
     – Pressão de oclusão da artéria pulmonar (POAP) elevada
     – Aumento da resistência vascular sistêmica (RVS)
     – Onda V elevada na forma de onda da POAP com insuficiência mitral
3. Aumento das pressões de enchimento do ventrículo direito
   - Edema periférico
   - Distensão da veia jugular (DVJ)
   - Hepatomegalia
   - Configuração da onda V elevada no átrio direito (AD) e sopro sistólico com insuficiência da válvula tricúspide
4. Aumento da pressão atrial
   - Palpitações
   - Pode haver um S_4, decorrente da tentativa do átrio de ejetar o sangue nos ventrículos rígidos
   - Podem ocorrer arritmias atriais, como complexos atriais prematuros (CAP) ou fibrilação atrial (FA) devido ao aumento da pressão atrial
   - Onda A elevada na onda da POAP
   - Pressões elevadas no AD
   - Onda A elevada na configuração de onda do AD

Cardiomiopatia hipertrófica

1. Incapacidade de manter um débito cardíaco adequado
   - Angina
   - Síncope
   - Fadiga
   - Taquicardia sinusal
   - Fibrilação ventricular
   - O débito cardíaco é inicialmente normal, depois diminui
2. Aumento das pressões de enchimento ventricular
   - Dispneia
   - Ortopneia
   - Arritmias, como extrassístoles ventriculares ou taquicardia ventricular
   - Perfil hemodinâmico anormal:
   - Elevação da PDAP e PSAP
   - Elevação da POAP
   - Aumento da RVS
3. Aumento da pressão atrial
   - Pode haver um S_4, decorrente da tentativa do átrio de ejetar o sangue aos ventrículos rígidos.
   - Podem ocorrer arritmias atriais (p. ex., CAP, FA) devido ao aumento da pressão atrial

- Palpitações
- Onda A elevada na configuração da onda da POAP
- Elevação da pressão no AD
4. Obstrução da via de saída
   - Sopro sistólico à medida que o sangue flui por uma via de saída estreitada devido à hipertrofia septal; ouvido no ápice

Cardiomiopatia restritiva

Os sinais e sintomas da cardiomiopatia restritiva e da pericardite são semelhantes. O diagnóstico costuma ser feito depois de um ecocardiograma.

1. Incapacidade para manter um débito cardíaco adequado
   - Intolerância à atividade física
   - Fraqueza muscular
   - Taquicardia sinusal
   - Arritmias
   - Diminuição do DC/índice cardíaco (IC)
2. Aumento das pressões de enchimento do ventrículo esquerdo
   - Dispneia
   - DVJ
   - S_3
   - Pressão de pulso estreita
   - Sopro sistólico com insuficiência mitral
   - Perfil hemodinâmico anormal:
     – PDAP, PSAP e POAP elevadas
     – RVS elevada
     – Onda V elevada na configuração de onda da POAP, com insuficiência mitral
3. Aumento das pressões do ventrículo direito
   - Edema periférico
   - Hepatomegalia
   - Icterícia
   - DVJ
   - Sopro sistólico com insuficiência da válvula tricúspide
   - Sinal de Kussmaul (aumento da distensão da veia do pescoço com a inspiração)
   - Onda V elevada na configuração de onda do AD em caso de insuficiência da válvula tricúspide
4. Aumento das pressões atriais
   - Palpitações
   - Pode haver um S_4, decorrente da tentativa do átrio de ejetar o sangue aos ventrículos rígidos
   - Podem ocorrer arritmias atriais (p. ex., CAP, FA), devido ao aumento da pressão atrial
   - Onda A elevada na configuração de onda da POAP.
   - Elevação das pressões do AD
   - Onda A elevada na configuração de onda do AD

Exames diagnósticos

Cardiomiopatia dilatada

- Radiografia de tórax: Dilatação do ventrículo esquerdo, com possível espessamento e dilatação das quatro câmaras cardíacas
- ECG de 12 derivações: Alterações do segmento ST e da onda T; desvio do eixo para a esquerda; bloqueio do ramo esquerdo e hipertrofia ventricular esquerda
- Ecocardiograma: Dilatação do ventrículo esquerdo, com aumento no tamanho da câmara (as outras câmaras também podem estar espessadas); diminuição da contratilidade ventricular; diminuição da movimentação septal; volumes ventriculares elevados e fração de ejeção diminuída
- Biópsia endomiocárdica: Normalmente não é realizada

Cardiomiopatia hipertrófica

- Radiografia de tórax: Normal ou dilatação atrial e ventricular (potencial espessamento das câmaras cardíacas direitas)
- ECG de 12 derivações: Alterações do segmento ST e da onda T; ondas Q septais, decorrentes da hipertrofia septal; hipertrofia ventricular esquerda
- Ecocardiografia: Espessamento das paredes ventriculares, com diminuição no tamanho da câmara; obstrução ventricular esquerda, criada por espessamento do septo ventricular e movimento dos folhetos da válvula mitral
- Biópsia endomiocárdica: Fibras miocárdicas anormais, em desordem.

Cardiomiopatia restritiva

- Radiografia de tórax: Normal ou espessamento leve do átrio e do ventrículo esquerdo
- ECG de 12 derivações: Alterações no segmento ST e na onda T; baixa amplitude do QRS
- Ecocardiografia: Paredes ventriculares espessadas; átrios espessados; contratilidade ventricular diminuída; diminuição dos volumes ventriculares; pressão diastólica final ventricular elevada
- Biópsia endomiocárdica: Normalmente não é realizada

Princípios de tratamento da cardiomiopatia

Os principais objetivos no tratamento da cardiomiopatia são tratar a causa subjacente (se conhecida); maximizar a função cardíaca; ajudar paciente e familiares a lidar com uma doença crônica debilitante; e prevenir as complicações associadas à cardiomiopatia.

Melhora da função cardíaca

Cardiomiopatia dilatada

1. *Melhora da oxigenação miocárdica:* Conforme ocorre dilatação ventricular, a tensão da parede ventricular eleva-se, aumentando a carga de trabalho do miocárdio e o consumo de oxigênio. Deve-se iniciar a oxigenoterapia para aumentar a saturação de oxigênio, conforme necessário. Oximetria de pulso, saturação de oxigênio no sangue venoso misto (SvO_2) e gasometria arterial são úteis para orientar a quantidade suficiente de oxigenoterapia.
2. *Aumento da contratilidade miocárdica:* Os agentes inotrópicos (p. ex., dobutamina) fortalecem as contrações miocárdicas; os inibidores da fosfodiesterase (p. ex., milrinona) causam vasodilatação e produzem um efeito inotrópico positivo, diminuindo a carga de trabalho do ventrículo com insuficiência.

3. *Redução da pré e pós-carga:* Os diuréticos diminuem o excesso de líquidos e o volume diastólico final dos ventrículos; também pode ser necessária a restrição de líquidos e sódio. Os vasodilatadores (p. ex., dinitrato de isossorbida, hidralazina) dilatam os vasos arteriais e venosos, diminuindo o retorno venoso e a resistência à ejeção sistólica ventricular.
4. *Os dispositivos mecânicos de assistência cardíaca* (p. ex., tratamento com balão intra-aórtico, uso de dispositivo de assistência ventricular) podem ser instituídos para ajudar no aumento adequado do DC/IC.
5. *Marca-passo biventricular de câmara dupla/cardioversor-desfibrilador implantável:* Consulte, no Capítulo 9, a seção Melhora da função ventricular esquerda.
6. *Procedimento de reconstrução ventricular:* Trata-se de um procedimento cirúrgico que envolve a remoção de aneurisma ventricular e tecido cicatricial do ventrículo esquerdo, geralmente resultado de um infarto do miocárdio. O ventrículo esquerdo é devolvido a sua forma normal, sendo capaz de bombear de modo mais eficiente.
7. *O transplante cardíaco* pode ser necessário se o tratamento médico não aliviar os sintomas do paciente.

Cardiomiopatia hipertrófica

O tratamento do paciente com cardiomiopatia hipertrófica centra-se na promoção do relaxamento miocárdico e na diminuição da obstrução ventricular esquerda.

1. *Diminuição da contratilidade miocárdica:* Utilize beta-bloqueadores para diminuir a frequência cardíaca, a contratilidade e o consumo de oxigênio do miocárdio. Os bloqueadores dos canais de cálcio (verapamil) são recomendados apenas para pacientes com obstrução leve.
2. *Os medicamentos* a seguir costumam ser contraindicados em pacientes com cardiomiopatia hipertrófica:
   - *Diuréticos*, pois a diminuição no volume de líquidos diminui a pressão de enchimento ventricular e o DC.
   - *Inotrópicos* (p. ex., digoxina, dobutamina), porque o aumento da contratilidade contribui para maior obstrução da saída do ventrículo esquerdo.
   - *Vasodilatadores* (p. ex., nitroglicerina, nitroprussiato), pois diminuem o volume diastólico final, provocando aumento da obstrução da via de saída do ventrículo esquerdo.
3. *Reduzir o estresse físico e psicológico:* Os pacientes com cardiomiopatia hipertrófica têm maior risco de morte cardíaca súbita, que pode ocorrer em períodos de estresse. É importante que se limite a prática de atividade física extenuante. Além disso, devem ser evitadas mudanças de posicionamento bruscas, pois o coração pode não responder aos desvios de líquidos ocasionados por alterações repentinas no posicionamento. A manobra de Valsalva deve ser evitada, e o estresse psicológico, diminuído. Ensine estratégias para melhorar o autorrelaxamento dos pacientes. As terapias de relaxamento podem incluir respiração rítmica, *biofeedback* e técnica de imaginação.
4. *Cirurgia cardíaca:* A miectomia pode ser indicada para indivíduos que não respondem ao tratamento conservador e apresentam obstrução grave do fluxo do ventrículo esquerdo. A miectomia envolve a remoção de uma porção do septo intraventricular espessado, na tentativa de diminuir a obstrução do fluxo de saída do ventrículo esquerdo e melhorar o funcionamento do miocárdio.
5. *Ablação com etanol:* Nos últimos anos, surgiu um novo tratamento para a cardiomiopatia hipertrófica obstrutiva. É instilado álcool absoluto (etanol 98%) em determinados ramos septais perfurantes da artéria coronariana descendente anterior esquerda, ocasionando infarto terapêutico do miocárdio. Como resultado, têm-se a redução da obstrução do fluxo do ventrículo esquerdo e a melhora do DC. O procedimento é realizado no serviço de cateterismo cardíaco por cardiologistas intervencionistas. Detectou-se que esse procedimento está associado a menor risco do que o apresentado pela miectomia, uma vez que se mostra menos invasivo. Seus resultados a longo prazo ainda não foram determinados.

Cardiomiopatia restritiva

1. *Redução da pré-carga:* Restrições de diuréticos, sódio e líquidos e vasodilatadores diminuem o volume diastólico final ventricular. O ventrículo rígido é muito sensível a pequenas mudanças de fluidos, aumentando, de modo significativo, a pressão diastólica final ventricular.

Facilitação do enfrentamento

Na maioria dos casos, a cardiomiopatia é uma doença crônica, potencialmente fatal. Os pacientes e suas famílias frequentemente se deparam com um prognóstico incerto a longo prazo. As emoções podem oscilar à medida que a família luta para lidar com as implicações da doença e seus efeitos no estilo de vida. A ênfase está em ajudar o paciente a permanecer ativo e lidar com a doença progressiva. O envolvimento da unidade familiar no manejo dos sintomas também é importante. A terapia de relaxamento pode beneficiar não só o paciente, mas também a família.

Prevenção e manejo das complicações

1. *Arritmias:* Monitoração contínua do ECG; observe potenciais efeitos colaterais das medicações cardíacas e incentive a família a aprender a reanimação cardiopulmonar (RCP).
2. *Instabilidade hemodinâmica:* Monitoração da pressão da artéria pulmonar; trate o paciente com base nas tendências dos parâmetros hemodinâmicos (ou seja, pressões AD, PSAP, PDAP, POAP; DC; IC; RVS e RVP).
3. *Eventos tromboembólicos:* O tratamento com anticoagulantes é necessário para pacientes com comprometimento grave da função ventricular esquerda e para doentes com FA. Em ambas as circunstâncias, podem ser desenvolvidos trombos devido ao aumento do volume dos fluidos e estase.
4. *Endocardite:* A profilaxia antibiótica é recomendada para pacientes com comprometimento valvular. A profilaxia deve ser administrada antes de tratamento dentário, cirurgia ou outros procedimentos invasivos.

Doença valvular

Os distúrbios valvulares resultam de causas congênitas e adquiridas. As válvulas do lado esquerdo do coração são mais afetadas, pois estão constantemente expostas a pressões mais elevadas. Em geral, quando uma válvula se abre, não há gradientes (ou diferenças) de pressão entre as estruturas (câmara ou vaso) acima e abaixo da válvula. À medida que a doença valvular progride, desenvolvem-se gradientes de pressão entre as duas estruturas.

As valvulopatias são comumente classificadas em estenose ou insuficiência valvular. Uma válvula estenótica apresenta uma abertura estreita, permitindo que menos sangue avance por ela. Por sua vez, uma válvula insuficiente não se fecha de modo adequado, permitindo que um pouco de sangue regurgite, em vez de avançar. A insuficiência valvular também é conhecida como regurgitação valvular. A disfunção da válvula pode afetar uma ou mais válvulas.

O desenvolvimento da doença valvular costuma apresentar-se como um processo gradual. Conforme ilustra o estudo de caso, os problemas valvulares do paciente começam com uma endocardite bacteriana 15 anos antes do aparecimento dos sintomas de insuficiência mitral.

Etiologia e fisiopatologia

As valvulopatias são causadas por doenças congênitas ou adquiridas (Tab. 19.2). As valvulopatias congênitas podem afetar qualquer uma das quatro válvulas, resultando em estenose ou insuficiência da válvula. Um exemplo de distúrbio congênito da válvula é uma válvula aórtica com apenas duas cúspides, em vez de três. A válvula bicúspide provoca aumento na turbulência à medida que o sangue flui pelo orifício estreitado. O indivíduo pode, posteriormente, tornar-se assintomático conforme o tecido fibroso e o cálcio se depositam na válvula anormal, provocando estenose.

Existem três tipos de valvulopatias adquiridas: doença degenerativa, doença reumática ou endocardite infecciosa. A doença degenerativa pode ocorrer à medida que a válvula é danificada ao longo do tempo, devido ao estresse mecânico constante. Isso pode ocorrer com o envelhecimento ou ser agravado por doenças como hipertensão. Muitas vezes, a hipertensão coloca uma pressão significativa sobre a válvula aórtica, causando insuficiência.

Os indivíduos que desenvolvem febre reumática, muitas vezes, experimentam doença valvular mais tarde. A doença reumática contribui para alterações fibróticas graduais na válvula, além de calcificação dos folhetos da válvula. Além disso, pode haver o encurtamento das cordas tendíneas. A febre reumática costuma afetar a válvula mitral.

A endocardite infecciosa pode ocorrer como uma infecção primária ou secundária. O tecido da válvula é destruído pelo organismo infeccioso. A Tabela 19.2 enumera outras condições que causam a doença valvular.

Fisiopatologia da estenose mitral

Ocorrem vários processos que, juntos, causam estenose ou estreitamento do orifício da válvula mitral (Fig. 19.2). A fusão gradual das comissuras (bordas do folheto da válvula) e a fibrose dos folhetos da válvula são comuns. Além disso, os depósitos de cálcio podem invadir os folhetos da válvula, impedindo seu movimento. Conforme a válvula mitral se torna cada vez mais estenótica, o átrio esquerdo precisa gerar quantidades significativas de pressão para impulsionar o sangue através da válvula mitral em direção ao ventrículo esquerdo. A pressão atrial esquerda geralmente é aumentada, com a dilatação atrial esquerda ocorrendo à medida que a estenose piora. O aumento da pressão atrial esquerda pode resultar em aumento da pressão vascular pulmonar conforme os fluidos retornam ao sistema pulmonar, ocasionando insuficiência cardíaca direita.

Fisiopatologia da insuficiência mitral

O fechamento adequado da válvula mitral é importante para que o sangue seja ejetado para a frente, e não para trás, durante a sís-

TABELA 19.2 ETIOLOGIA DOS TRANSTORNOS VALVULARES

Estenose mitral
- Doença reumática
- Endocardite
- Processo degenerativo

Insuficiência mitral
- Doença reumática
- Congênita
- Endocardite
- Prolapso da válvula mitral
- Disfunção dos músculos papilares
- Disfunção das cordas tendíneas

Estenose aórtica
- Doença reumática
- Congênita
- Processo degenerativo

Insuficiência aórtica
- Doença reumática
- Congênita
- Hipertensão
- Endocardite
- Síndrome de Marfan

Estenose tricúspide
- Doença reumática
- Congênita
- Endocardite

Insuficiência tricúspide
- Doença reumática
- Síndrome de Marfan
- Endocardite
- Anomalia de Ebstein
- Congênita
- Secundária à doença da válvula do lado esquerdo
- Uso de drogas intravenosas

Estenose pulmonar
- Doença reumática
- Congênita
- Endocardite

Insuficiência pulmonar
- Hipertensão arterial pulmonar primária
- Secundária à doença da válvula esquerda
- Síndrome de Marfan
- Endocardite

> ### À BEIRA DO LEITO
> #### *Distúrbio valvular*
> Uma mulher de 48 anos de idade foi admitida na unidade coronariana com falta de ar e fadiga progressiva. Relata endocardite bacteriana há 15 anos, que resultou em insuficiência mitral. Na admissão, apresentava ritmo sinusal normal, com contrações atriais prematuras frequentes, com uma pressão arterial de 150/94 mmHg. A ausculta revelava estertores na área de base esquerda. As variáveis hemodinâmicas eram:
>
> | | |
> |---|---|
> | PVC | 12 mmHg |
> | PAP | 35/25 mmHg |
> | POAP | 24 mmHg |
> | DC | 4,8 L/min |
> | IC | 1,9 L/min/m^2 |
> | RVS | 2.100 dinas/s/cm^5 |

tole ventricular. Os danos à válvula mitral podem afetar a capacidade de esta se fechar de forma adequada (Fig. 19.3). Durante a sístole ventricular, conforme o sangue é ejetado para a frente em direção à aorta, ele também é regurgitado para trás pela válvula mitral insuficiente. Esse fluxo sanguíneo anormal contribui para aumento no volume, na pressão e, eventualmente, para dilatação do átrio esquerdo. O aumento da pressão atrial esquerda pode resultar em aumento da pressão vascular pulmonar e insuficiência cardíaca direita. O ventrículo esquerdo normalmente se dilata e hipertrofia ao longo do tempo, conforme o volume diastólico final aumenta e o débito cardíaco diminui.

A insuficiência mitral aguda pode manifestar-se devido a disfunção ou ruptura dos músculos papilares. A contração desses músculos é um importante componente do fechamento adequado dos folhetos mitrais. Os músculos papilares podem romper-se durante o infarto agudo do miocárdio caso o suprimento sanguíneo seja reduzido ou interrompido pela doença arterial coronariana. A perda de um músculo papilar causa insuficiência súbita e grave da válvula mitral, provocando aumento rápido nos volumes e nas pressões ventriculares e atriais esquerdas. O sistema vascular pulmonar é rapidamente afetado pelas altas pressões do lado esquerdo, com desenvolvimento de edema agudo de pulmão. Na insuficiência mitral aguda, não há tempo para que o coração compense o aumento repentino de volume e pressão, como no caso da insuficiência mitral de longa duração.

Fisiopatologia da estenose aórtica

Na estenose aórtica, há um processo semelhante ao que acontece na estenose mitral (Fig. 19.4). Pode ocorrer fusão das comissuras, fibrose dos folhetos da válvula e depósito de cálcio nos folhetos da válvula aórtica, o que dificulta seu movimento. Na estenose aórtica, o ventrículo esquerdo precisa gerar uma quantidade significativa de pressão para impulsionar o sangue pela válvula aórtica até a aorta. O aumento na pressão do ventrículo esquerdo causa sua dilatação e hipertrofia, bem como diminuição do débito cardíaco. O volume e a pressão atrial esquerda podem aumentar conforme a pressão retorna do ventrículo esquerdo. Pode haver dilatação atrial esquerda, e o fluido pode continuar a retornar ao sistema vascular pulmonar e ao lado direito do coração, causando insuficiência cardíaca direita.

Fisiopatologia da insuficiência aórtica

Na insuficiência aórtica, ocorre um processo semelhante ao que acontece na insuficiência mitral (Fig. 19.5). O fechamento adequado da válvula aórtica é ainda mais importante do que o fechamento adequado da válvula mitral. Se a válvula aórtica não se fecha de modo correto, o sangue flui de forma retrógrada da aorta para o

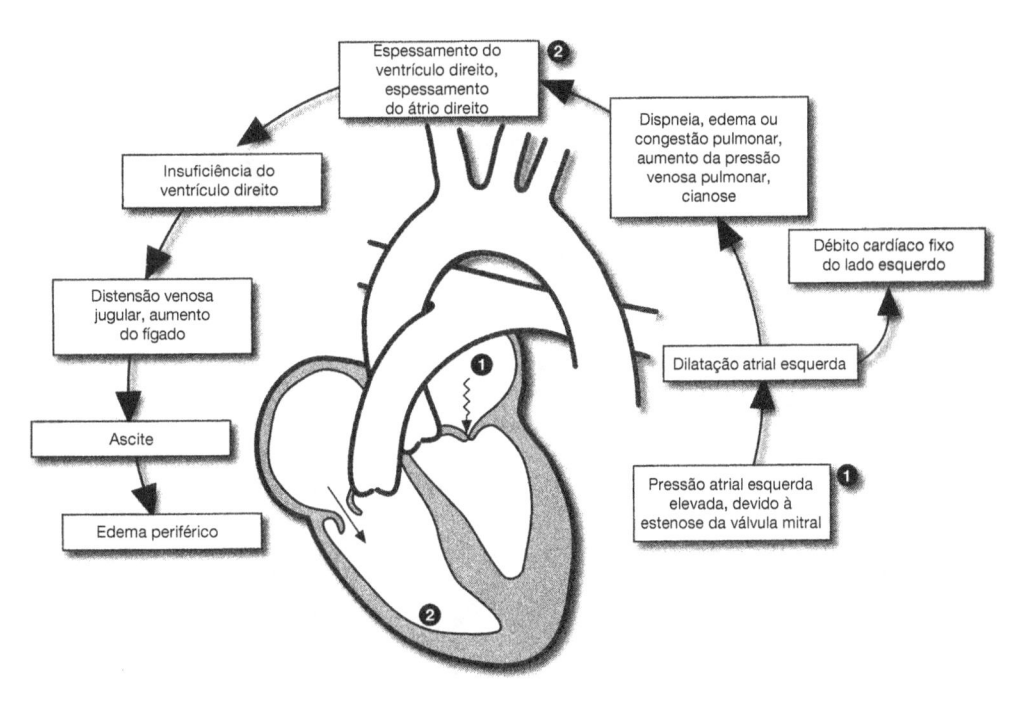

Figura 19.2 Efeitos cardiovasculares da estenose mitral.

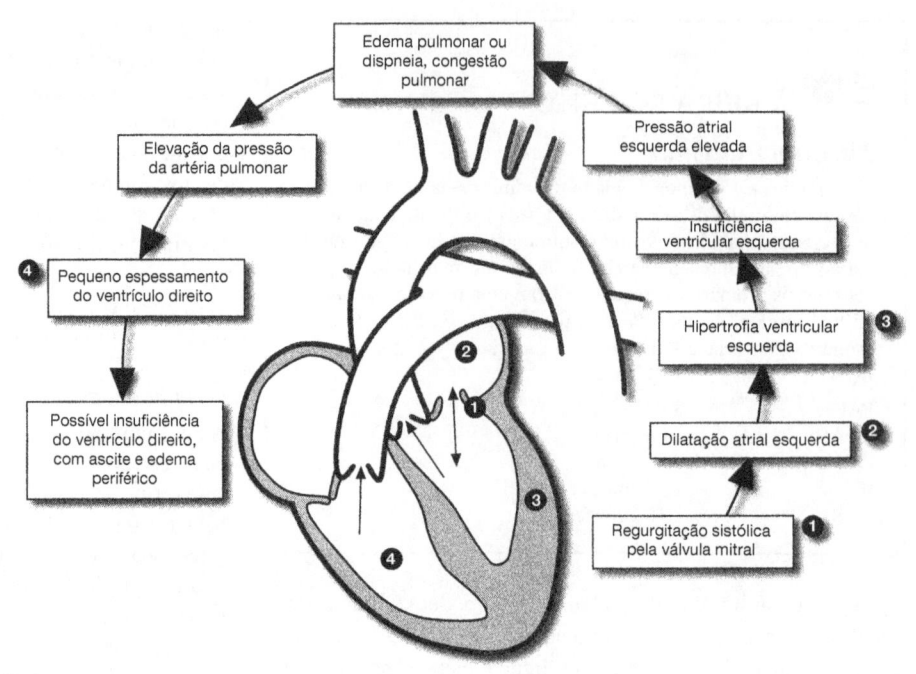

Figura 19.3 Efeitos cardiovasculares da insuficiência mitral.

ventrículo esquerdo durante a diástole. Isso pode afetar o fluxo sanguíneo para a aorta e, portanto, o débito cardíaco. Isso causa um aumento significativo nos volumes e nas pressões do ventrículo esquerdo, com o desenvolvimento gradual de dilatação e hipertrofia do ventrículo esquerdo. Tal como ocorre com outras disfunções valvulares do lado esquerdo, também pode haver a disfunção do sistema vascular pulmonar e insuficiência do lado direito.

Fisiopatologia da estenose tricúspide

Comissuras fundidas ou fibrose dos folhetos da válvula também podem limitar o orifício da valva tricúspide. As pressões atriais direitas aumentam à medida que o átrio direito tenta impulsionar o sangue ao ventrículo direito. Às vezes, ocorre a dilatação do átrio direito, e o fluido pode retornar ao sistema venoso.

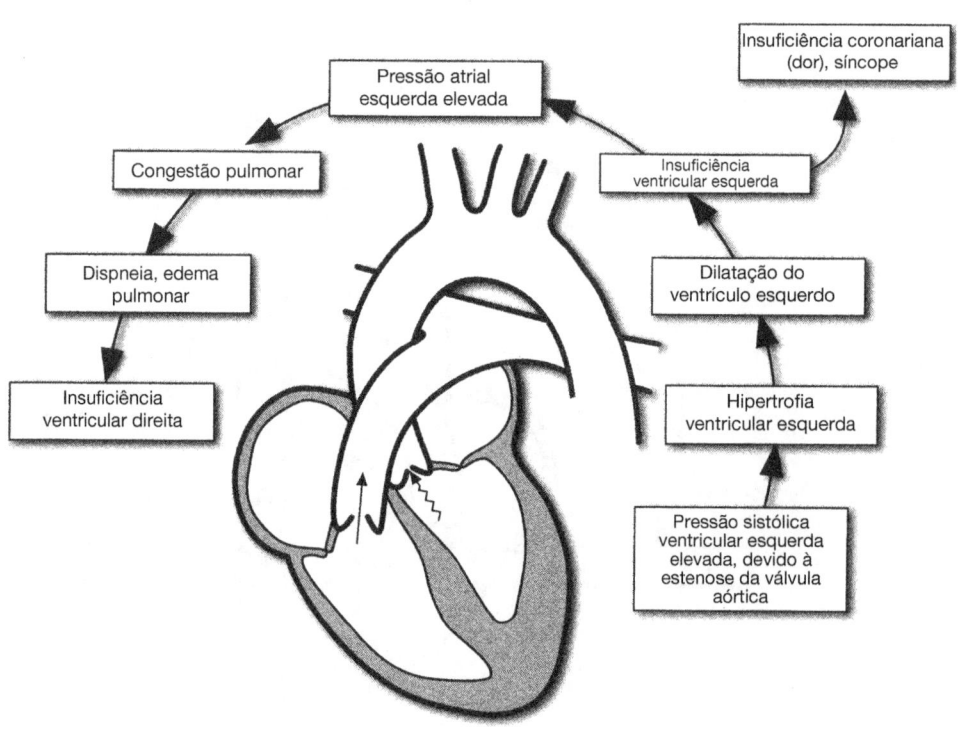

Figura 19.4 Efeitos cardiovasculares da estenose aórtica.

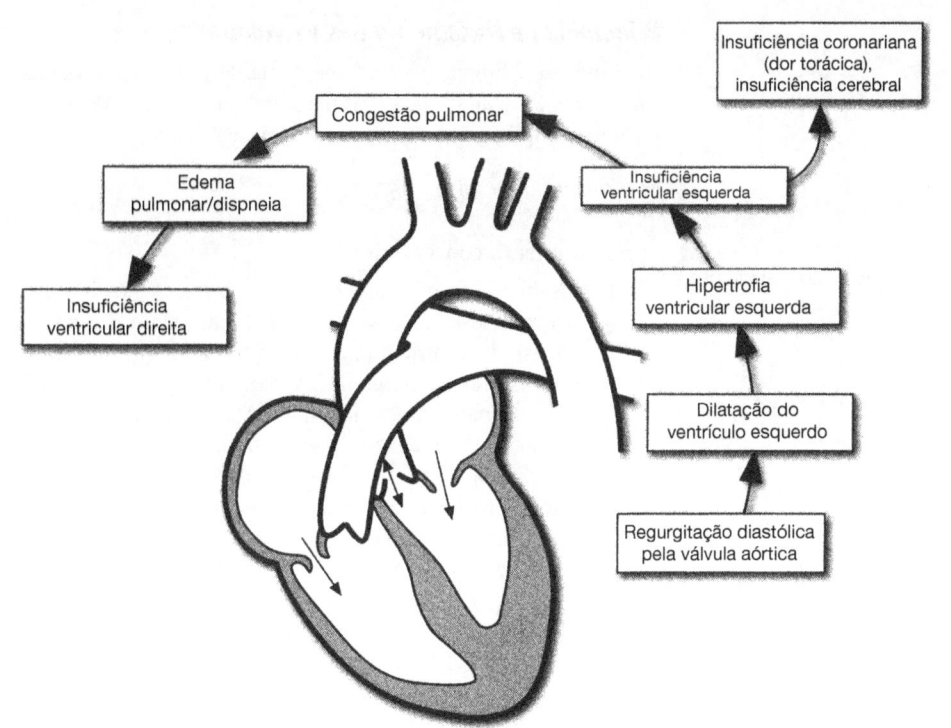

Figura 19.5 Efeitos cardiovasculares da insuficiência aórtica.

Fisiopatologia da insuficiência tricúspide

Os danos à válvula tricúspide que impedem seu fechamento total durante a sístole ventricular provocam a ejeção anormal do sangue pela valva tricúspide ao átrio direito. Volume e pressão atrial direita aumentam, levando, por vezes, à dilatação e à possível diminuição do débito cardíaco.

Fisiopatologia da estenose pulmonar

A estenose pulmonar desenvolve-se conforme o orifício da válvula pulmonar se estreita. A pressão do ventrículo direito aumenta, em uma tentativa deste de ejetar o sangue à artéria pulmonar. Ao longo do tempo, pode haver dilatação do ventrículo direito, com diminuição do débito cardíaco no lado direito. A pressão aumentada pode retornar ao átrio direito, causando aumento no volume e na pressão e, eventualmente, ocasionando dilatação. Isso pode provocar aumento na pressão e no volume do sistema venoso.

Fisiopatologia da insuficiência pulmonar

O fechamento da válvula pulmonar impede que o sangue retorne da artéria pulmonar ao ventrículo direito durante a diástole. Uma válvula pulmonar insuficiente permite que o sangue regurgite ao ventrículo direito durante a diástole. O débito cardíaco do lado direito diminui conforme o sangue regurgita em vez de avançar. Ocorre um aumento no volume e na pressão do ventrículo direito, o que pode, eventualmente, levar à dilatação. A pressão retrógrada pode continuar ao átrio direito e, então, ao sistema venoso.

Manifestações clínicas

Doença mitral e aórtica

Os sinais e sintomas a seguir são encontrados em todas as valvulopatias do lado esquerdo do coração:

- Dispneia
- Fadiga
- Aumento das pressões da artéria pulmonar (PSAP, PDAP, POAP)
- Diminuição do DC

Estenose mitral

- Palpitações
- Hemoptise
- Rouquidão
- Disfagia
- DVJ
- Ortopneia
- Tosse
- Sopro diastólico
- Arritmias atriais (CAP, FA)
- Onda A elevada na forma de onda da POAP

Insuficiência mitral

- Dispneia paroxística noturna
- Ortopneia
- Palpitações
- S_3 e/ou S_4
- Estertores
- Sopro sistólico
- Arritmias atriais
- Onda V elevada na forma de onda da POAP

Estenose aórtica

- Angina
- Síncope
- Diminuição da RVS
- S_3 e/ou S_4

- Sopro sistólico
- Pressão de pulso estreito

Insuficiência aórtica
- Angina
- S_3
- Sopro diastólico
- Pressão de pulso alargado
- Sinal de Musset (movimentos involuntários com a cabeça, para a frente e para trás)

Doença da válvula pulmonar e tricúspide

Os seguintes sinais e sintomas são encontrados em todas as valvulopatias do lado direito do coração:

- Dispneia
- Fadiga
- Aumento das pressões do AD
- Edema periférico
- Hepatomegalia
- DVJ

Estenose tricúspide
- Arritmias atriais
- Sopro diastólico
- Diminuição do DC
- Onda A elevada na onda de pressão do AD

Insuficiência tricúspide
- Atrasos na condução
- Taquicardia supraventricular
- Sopro sistólico
- Onda V elevada na onda de pressão do AD

Estenose pulmonar
- Cianose
- Sopro sistólico
- Onda A elevada na onda de pressão do AD

Insuficiência pulmonar
- Sopro diastólico
- Onda V elevada na onda de pressão do AD

Exames diagnósticos

- *Radiografia de tórax:* Mostra aumento de câmaras cardíacas específicas, congestão pulmonar, presença de calcificação da válvula
- *ECG de 12 derivações:* Útil no diagnóstico de hipertrofia do ventrículo direito, do ventrículo esquerdo e do átrio esquerdo
- *Ecocardiograma:* Revela dimensão das quatro câmaras cardíacas, presença de hipertrofia, disfunção valvular específica, fração de ejeção e quantidade de fluxo regurgitante, se presente
- *Estudos com radionuclídeos:* Identificam a fração de ejeção anormal durante a inatividade e atividade
- *Cateterismo cardíaco:* Determina gradientes de pressão nas câmaras cardíacas, fração de ejeção, regurgitação e gradientes de pressão, se presente

Princípios de tratamento das valvulopatias

Os principais objetivos no tratamento das valvulopatias consistem em maximizar a função cardíaca, reduzir a ansiedade e prevenir as complicações associadas à doença valvular.

Maximizar a função cardíaca

Tratamento conservador

1. *Melhora na oxigenação do miocárdio:* À medida que ocorre a dilatação ventricular, há aumento da tensão da parede ventricular, carga de trabalho do miocárdio e consumo de oxigênio. A oxigenioterapia deve ser iniciada para aumentar a saturação de oxigênio, se necessário. Oximetria de pulso, saturação venosa mista de oxigênio (SvO_2) e gasometria arterial são úteis para orientar a quantidade suficiente de oxigenioterapia.
2. *Redução da pré-carga:* Os diuréticos diminuem o excesso de líquidos e o volume diastólico final ventricular. Também pode ser necessária a restrição de fluidos e sódio. (Exceção: a pré-carga geralmente não é diminuída em pacientes com insuficiência aórtica, pois a diminuição no volume diastólico final do ventrículo esquerdo pode acentuar a queda no DC.)
3. *Diminuição da pós-carga:* A redução na pós-carga pode ser indicada para pacientes com aumento na RVS e diminuição da função ventricular esquerda (p. ex., estenose aórtica ou insuficiência mitral).
4. *Melhora na contratilidade:* Os agentes inotrópicos (p. ex., dobutamina, milrinona) fortalecem as contrações miocárdicas e melhoram o DC.
5. *Modificação da atividade:* Limitar a atividade física ajuda a diminuir o consumo de oxigênio do miocárdio. Ensine aos pacientes a importância de descansar entre as atividades.
6. A *valvuloplastia* por balão pode ser uma opção para a estenose valvular mitral ou aórtica. Insere-se um cateter percutâneo pela artéria femoral, sob orientação fluoroscópica; o balão é insuflado na lesão estenótica, em uma tentativa de forçar a abertura das comissuras fundidas e melhorar a mobilidade dos folhetos da válvula.

Tratamento cirúrgico

Recomenda-se a cirurgia cardíaca quando o tratamento conservador não alivia os sintomas do paciente. Os pacientes podem apresentar melhores resultados cirúrgicos se a intervenção for realizada antes da disfunção do ventrículo esquerdo.

1. *Reparo valvular:* Uma tendência em crescimento hoje consiste em reparar as válvulas com disfunção, em vez de substituí-las. A função hemodinâmica intrínseca da válvula original é superior a qualquer válvula protética. Além disso, evitam-se os riscos associados à substituição da válvula. Uma comissurotomia a céu aberto pode ser realizada para aliviar a estenose de qualquer uma das quatro válvulas cardíacas. Durante esse procedimento, as comissuras fundidas são incisadas, mobilizando, então, os folhetos da válvula. Também pode ser realizada a reconstrução dos folhetos da válvula a fim

de reparar as lacerações dos folhetos utilizando retalhos de pericárdio para o reparo. Pode-se realizar, ainda, a reconstrução das cordas tendíneas para alongar cordas fibróticas ou encurtar cordas muito tensionadas. Além disso, é possível inserir um anel de anuloplastia para corrigir a dilatação do anel valvular.
2. *Substituição por válvula protética:* A substituição da válvula original por uma protética ou artificial é feita em caso de válvulas gravemente danificadas ou quando o reparo se revela impossível. Toda a válvula original é removida e substituída por uma protética mecânica ou biológica (bovina, suína ou aloenxerto).
3. O tratamento pós-operatório da cirurgia cardíaca coronariana é semelhante ao tratamento da revascularização (ver Cap. 9, Sistema Cardiovascular). As considerações especiais aos pacientes com reparo ou substituição valvular incluem os seguintes passos:
   - *Manter pré-carga adequada:* Em geral, pacientes com doença valvular estão acostumados a um volume diastólico final aumentado. Embora a válvula seja reparada, o coração precisa de tempo para adaptar-se às alterações hemodinâmicas. A maioria dos pacientes mantém-se melhor no pós-operatório se os fluidos forem ajustados com base na PVC e na POAP pré-cirúrgicas.
   - *Monitorar os distúrbios de condução:* As válvulas mitral, tricúspide e aórtica encontram-se bastante próximas das vias de condução. Os distúrbios de condução podem ser tratados por estimulação cardíaca artificial temporária ou permanente.
   - *Iniciar tratamento anticoagulante:* Em geral, inicia-se o tratamento com anticoagulantes em pacientes pós-substituição valvular.

Redução da ansiedade

Ensine técnicas de relaxamento ao paciente. A respiração profunda ou a técnica de imaginação podem ajudar a aliviar a ansiedade, em especial diante de sintomas de disfunção valvular.

Prevenção e tratamento das complicações

1. *Arritmias:* Monitoração contínua do ECG; ECG de 12 derivações diariamente; observe os efeitos colaterais de determinados medicamentos cardíacos.
2. *Instabilidade hemodinâmica:* Monitoramento da pressão da artéria pulmonar (PAP); trate o paciente em função da evolução da monitoração hemodinâmica.
3. *Evento tromboembólico:* Os anticoagulantes são necessários para pacientes com comprometimento grave da função ventricular esquerda ou FA e após a cirurgia valvular. Recomenda-se o tratamento vitalício com anticoagulantes para pacientes após substituição mecânica da válvula. A terapia anticoagulante de curto prazo costuma ser iniciada em pacientes submetidos a colocação de válvula biológica.
4. *Endocardite:* A profilaxia antibiótica é recomendada para pacientes com doenças valvulares e para indivíduos com próteses valvulares. Deve ser administrada antes de tratamento dentário, cirurgia ou outros procedimentos invasivos. Antes da alta, instrua o paciente e os familiares sobre a importância da profilaxia.
5. *Disfunção das válvulas protéticas:* A disfunção valvular biológica geralmente se desenvolve lentamente, com sinais e sintomas progressivos (p. ex., presença de um novo sopro, dispneia, síncope). A disfunção mecânica da válvula pode ocorrer lentamente ou de modo súbito. A disfunção valvular exige uma intervenção de emergência, já que o paciente apresenta sinais e sintomas de insuficiência cardíaca aguda (hipotensão, taquicardia, baixo DC/IC, insuficiência cardíaca, parada cardíaca).

Pericardite

A *pericardite* é uma inflamação aguda ou crônica da mucosa do pericárdio do coração. A pericardite aguda ocorre geralmente de forma secundária a outro processo de doença e costuma desaparecer dentro de 6 semanas; a crônica, porém, pode perdurar por meses.

A pericardite pode causar derrame pericárdico ou tamponamento cardíaco. O derrame pericárdico ocorre à medida que o fluido se acumula dentro do saco pericárdico. O tamponamento cardíaco pode ocorrer conforme o líquido pericárdico comprime o coração, restringe o enchimento ventricular ao final da diástole e compromete a função cardíaca.

O estudo de caso é um exemplo da importância do diagnóstico preciso dos pacientes com dor torácica. A dor da pericardite pode ser semelhante à dor anginosa, mas o tratamento se mostra muito diferente.

Etiologia e fisiopatologia

Diversas condições e situações podem causar pericardite (Tab. 19.3). As causas comuns incluem IAM, infecções, neoplasias, radioterapia e uremia.

Em geral, o saco pericárdico contém uma pequena quantidade de líquido seroso claro, normalmente menos de 50 mL. Esse líquido situa-se entre a pleura visceral e a parietal e contribui para a facilidade com que o coração se expande e se contrai. Uma inflamação do pericárdio provoca atrito entre a pleura visceral e a parietal.

A inflamação do pericárdio provoca elevação na produção de líquido pericárdico, com aumentos de até 1 L ou mais. Um

TABELA 19.3 ETIOLOGIA DA PERICARDITE

Idiopática
Infecções (viral/bacteriana)
Infarto do miocárdio
Cirurgia cardíaca
Neoplasma
Radioterapia
Doença reumática
Lúpus eritematoso
Esclerodermia
Uremia
Induzida por medicação

> **À BEIRA DO LEITO**
>
> *Pericardite*
>
> Uma mulher apresentou infarto agudo anterior do miocárdio há 7 dias. Foi readmitida na UTI cardíaca com dor torácica subesternal vaga, falta de ar e elevação do segmento ST nas derivações precordiais I e II. A dor torácica não melhorou com nitroglicerina; diminuiu com 4 mg de morfina intravenosa (IV). Foi completamente aliviada quando o enfermeiro fez a paciente sentar-se e inclinar-se para a frente, enquanto auscultava a parte posterior dos pulmões.

acúmulo gradual de fluido pode ter pouco efeito comprometedor sobre o coração, já que o pericárdio se expande e o funcionamento hemodinâmico não é alterado. Porém, um aumento repentino no líquido pericárdico tem efeitos drásticos no funcionamento hemodinâmico.

A pericardite crônica causa alterações fibróticas dentro do revestimento do pericárdio. As pleuras visceral e parietal, por vezes, aderem uma à outra, restringindo o enchimento do coração. Essa condição pode ser referida como *pericardite constritiva*. A pressão criada pelo pericárdio constrito afeta a habilidade do coração de se distender de modo adequado, causando diminuição do volume diastólico final e débito cardíaco. Essas alterações podem contribuir para o aumento da pressão atrial, causando elevação das pressões do sistema vascular pulmonar e venoso.

Manifestações clínicas

Pericardite aguda

- Dor bem definida, cortante, em queimação ou incômoda na região subesternal ou precordial, que aumenta com movimento, inspiração ou tosse, ou quando o paciente está em posição reclinada
- Atrito pericárdico
- Febre
- Taquicardia sinusal
- Dispneia, ortopneia
- Tosse
- Fadiga
- Pressão de pulso estreito
- Hipotensão
- Arritmias
- Pressões cardíacas elevadas (PAP, POAP, PVC)
- Diminuição do DC
- Edema periférico
- DVJ

Pericardite crônica

- Dispneia
- Anorexia
- Fadiga
- Desconforto abdominal
- Ganho de peso
- Intolerância a atividade
- DVJ
- Edema periférico
- Hepatomegalia
- Sinal de Kussmaul (aumento de pressão no AD durante a inspiração)

Exames diagnósticos

- *Radiografia de tórax:* Coração normal ou aumentado; a pericardite crônica pode revelar diminuição no tamanho do coração.
- *ECG:* Elevação do segmento ST nas derivações precordiais (derivação V) e derivações I, II ou III; inversão da onda T, que retorna à linha isoelétrica depois do segmento ST; diminuição da voltagem do QRS.
- *Ecocardiograma:* Aumento na presença de líquido no saco pericárdico; pericardite constritiva crônica pode revelar pericárdio espessado e menor contratilidade ventricular.
- *Exames laboratoriais:* Aumento da taxa de sedimentação e contagem de leucócitos elevada; os organismos causadores podem ser identificados por culturas de sangue.
- *Tomografia computadorizada (TC)/Ressonância magnética nuclear:* Detectam pericárdio espessado em pacientes com pericardite crônica.

Princípios de tratamento da pericardite

Os princípios básicos do tratamento da pericardite consistem em corrigir a causa subjacente, aliviar a dor, promover o conforto, aliviar o derrame pericárdico e prevenir e controlar as complicações associadas à pericardite.

Promovendo o conforto e aliviando a dor

1. *Diminuição da dor:* Ensine ao paciente que a dor torácica pode ser diminuída ou cessada ao sentar-se e/ou reclinar-se para a frente. Analgésicos (p. ex., aspirina) e anti-inflamatórios não esteroides (AINEs) administrados continuamente auxiliam em seu alívio.
2. *Promoção do relaxamento:* Ensine técnicas para que o paciente relaxe, como o relaxamento muscular progressivo e a visualização. Isso pode ajudar no enfrentamento do paciente. As técnicas de relaxamento que incluem respiração profunda devem ser evitadas, pois a dor pericárdica costuma aumentar com a inspiração profunda.
3. *Limitação da atividade física:* Importante sobretudo durante o período de inflamação aguda. A atividade pode ser aumentada de modo gradual conforme a febre e a dor torácica diminuem. Auxilie os pacientes a encontrar uma posição de conforto; eles, muitas vezes, ficam mais confortáveis quando sentados e reclinados para a frente.

Correção da causa subjacente

1. *Diminuição da inflamação do pericárdio:* Os AINEs (p. ex., indometacina, ibuprofeno) ajudam a diminuir a inflamação do pericárdio e a dor associada. A pericardite crônica e recorrente pode requerer tratamento com corticosteroides.
2. *Eliminação da infecção:* Se a causa da pericardite for um processo infeccioso, são necessários medicamentos adequados, incluindo o tratamento com antibióticos.

Alívio do derrame pericárdico

1. *Pericardiocentese:* Coloca-se uma agulha no saco pericárdico, através da qual se retira líquido. A agulha pode ser ligada a um cateter, e o líquido, recolhido em um frasco. Esse procedimento é realizado para diminuir os fluidos no pericárdio, em um esforço para melhorar a função miocárdica. Deve-se realizar a cultura dos espécimes do líquido drenado e enviá-la ao laboratório para análise. O dreno pode ser deixado por vários dias, até que o volume drenado seja mínimo.
2. *Pericardiotomia/Janela pericárdica:* Trata-se de um procedimento cirúrgico no qual se remove uma seção do pericárdio, em um esforço para diminuir a pressão pericárdica sobre o coração e para permitir a drenagem do líquido pericárdico com mais facilidade. Pode ser realizada em caso de derrame pericárdico recorrente.
3. *Pericardiectomia:* Esse procedimento envolve a remoção cirúrgica de todo o pericárdio. Isso pode ser necessário em caso de pericardite crônica refratária a outras intervenções.

Prevenção e tratamento das complicações

1. *Monitoramento dos sinais e sintomas de insuficiência cardíaca aguda:* Estes incluem hipotensão, taquicardia, respiração aumentada, dispneia extrema, expectoração espumante rosa, diminuição da saturação de oxigênio, diminuição dos pulsos periféricos e diminuição do débito urinário. A oxigenoterapia e os inotrópicos ajudam na melhora da contratilidade miocárdica. Pode-se indicar a avaliação da necessidade de intervenção cirúrgica para a pericardite.
2. *Tamponamento cardíaco:* Monitore os sinais e sintomas de tamponamento cardíaco. Estes incluem hipotensão, taquicardia, taquipneia, dispneia, pulso paradoxal, pressão de pulso estreito, bulhas cardíacas abafadas e veias do pescoço distendidas. A pericardiocentese de emergência é necessária para evitar maior comprometimento hemodinâmico.

Aneurisma da aorta

Um *aneurisma de aorta* é uma área de dilatação da parede aórtica. Os aneurismas são mais prevalentes em homens, ocorrendo mais durante os 50 aos 60 anos. Sem tratamento, a mortalidade do aneurisma revela-se alta.

Os aneurismas, muitas vezes, são classificados por tipos (Fig. 19.6). Um *aneurisma fusiforme* caracteriza-se por distensão de toda a circunferência da porção afetada da aorta. Por sua vez, um *aneurisma sacular* apresenta distensão de um lado da aorta. A distensão de um aneurisma sacular assemelha-se a um saco abaulado. Os aneurismas também podem ser classificados de acordo com sua localização (Fig. 19.7):

- *Ascendente:* Entre a válvula aórtica e a artéria inominada
- *Transversal:* Entre a artéria inominada e a artéria subclávia esquerda

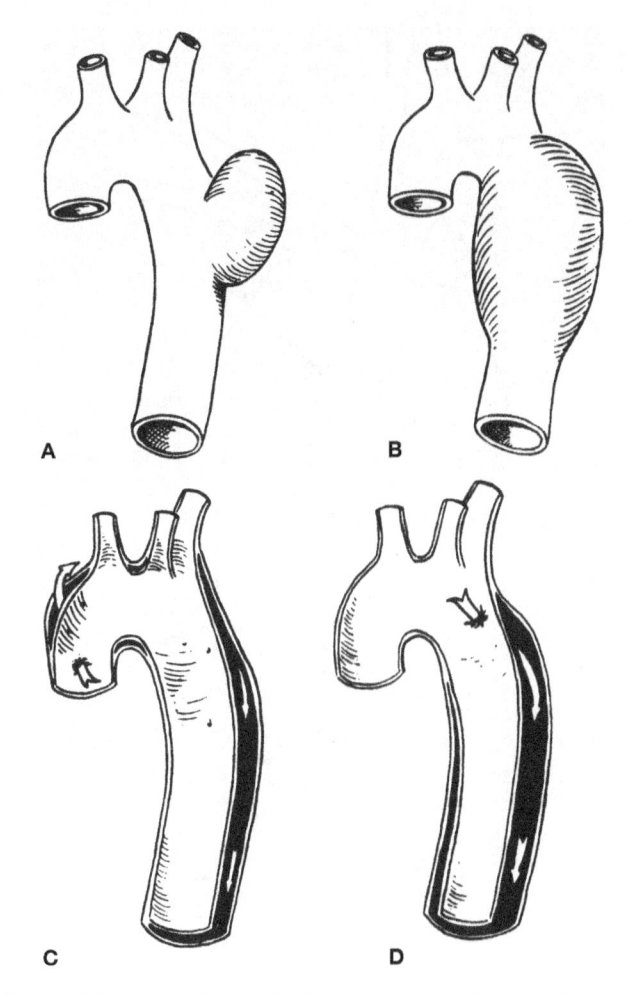

Figura 19.6 Diagrama dos diferentes tipos de aneurisma aórticos. **(A)** Aneurisma fusiforme. **(B)** Aneurisma sacular. **(C, D)** Duas dissecções de aorta. *(Retirada de Underhill SL, Woods SL, Sivarajan ES, Halpenny CJ. Cardiac Nursing. Philadelphia, PA: JB Lippincott; 1982:680.)*

- *Descendente:* Da artéria subclávia esquerda ao diafragma
- *Toracoabdominal:* Da parte de cima do diafragma até a bifurcação da aorta.

Os aneurismas têm o potencial de dissecar ou romper. A *dissecção* ocorre quando a camada íntima da aorta é interrompida e o sangue estende-se até as camadas aórticas do vaso (Figs. 19.6C e 19.6D). Há *ruptura* quando as três camadas da aorta são rompidas e ocorre hemorragia maciça. Tanto a dissecção quanto a ruptura são potencialmente fatais. O estudo de caso demonstra o aparecimento súbito de sinais e sintomas associados à ruptura da aorta e a necessidade de intervenções de emergência para salvar a vida.

Etiologia e fisiopatologia

Os aneurismas aórticos são causados por uma variedade de condições, incluindo aterosclerose, necrose cística medial, ligação genética, anomalias congênitas, hipertensão, síndrome de Marfan e trauma torácico.

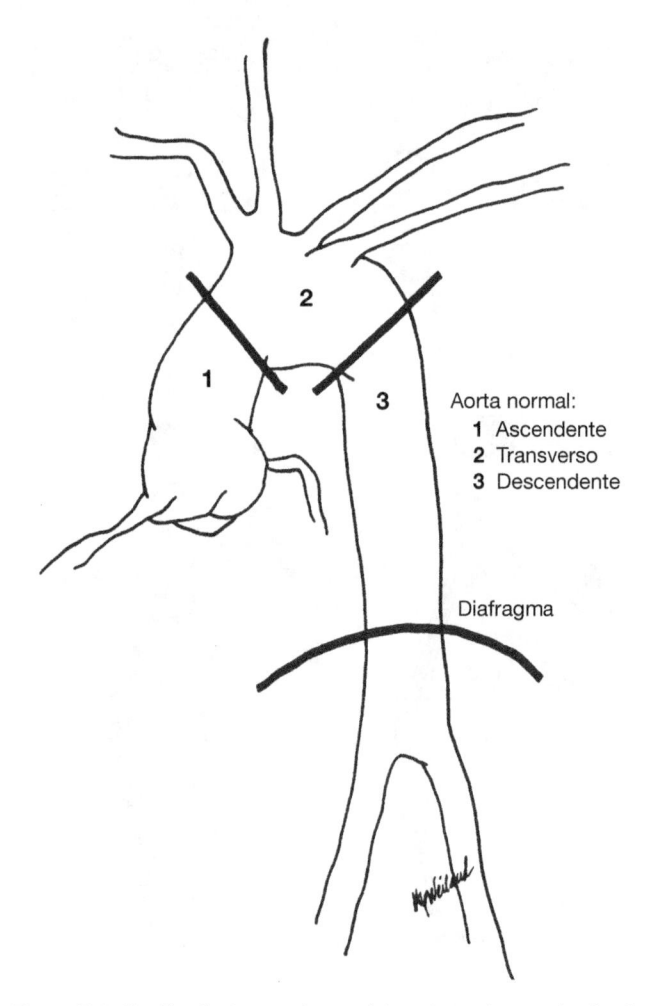

Figura 19.7 Classificação dos aneurismas aórticos de acordo com a localização. *(Retirada de Seifert PC. Cardiac Surgery. St Louis, MO: Mosby Yearbook; 1994:321.)*

Aorta normal:
1 Ascendente
2 Transverso
3 Descendente

Diafragma

envolvendo a aorta descendente (distal à artéria subclávia esquerda). Outro sistema de classificação para a dissecção aórtica apresenta três categorias de dissecção: Tipo I, a laceração original da íntima começa na aorta ascendente, e a dissecção estende-se até a aorta descendente; Tipo II, a laceração original da íntima começa e está contida na aorta ascendente; e Tipo III, a laceração original da íntima começa e está contida na aorta descendente.

Manifestações clínicas

Os pacientes raramente demonstram sinais precoces de um aneurisma da aorta. O diagnóstico costuma ser feito durante um exame físico de rotina ou radiografia de tórax. Os sinais e sintomas de um aneurisma da aorta ocorrem quando o aneurisma aumenta e comprime órgãos, estruturas e/ou vias nervosas adjacentes.

Aneurisma torácico

- Dor intensa, dilacerante ou rasgante, localizada no tórax anterior ou tórax posterior entre as escápulas, de natureza intensa e torturante
- Disfagia
- Rouquidão, tosse
- Dispneia
- Diferença na pressão arterial ao comparar os braços direito e esquerdo
- Pulsos diferentes ao comparar os pulsos periféricos direito e esquerdo

Aneurisma abdominal

- Dor abdominal difusa e constante ou dor lombar
- Massa abdominal
- Pulsação no abdome

A aorta é composta por três camadas: íntima, média e adventícia. O desenvolvimento do aneurisma inicia-se com uma degeneração das células musculares lisas e do tecido elástico na camada média da aorta. Isso enfraquece a parede dos vasos, levando à dilatação de todas as camadas da aorta. A parede da aorta pode ainda ser mais enfraquecida pela idade, bem como pela hipertensão.

Conforme o aneurisma aórtico se expande aos poucos, há um aumento no risco de dissecção aórtica. Esta é causada por um rasgo na camada íntima. O sangue sai da aorta central através da laceração intimal e flui pela camada média da aorta (Figs. 19.6C e 19.6D). Isso cria um falso lúmen. Conforme aumenta a quantidade de sangue na camada média, a pressão no falso lúmen aumenta, comprimindo a aorta central (Fig. 19.6D). Tal compressão pode diminuir ou obstruir totalmente o fluxo sanguíneo através da artéria aorta e/ou seus ramos arteriais. As dissecções são consideradas agudas se ocorreram há menos de 2 semanas desde o início dos sintomas. São chamadas crônicas se aconteceram há mais de 2 semanas desde o início dos sintomas.

Existem duas classificações adicionais para identificar o local da dissecção aórtica (Fig. 19.8). O primeiro classifica a dissecção como tipo A, envolvendo a aorta ascendente, ou tipo B,

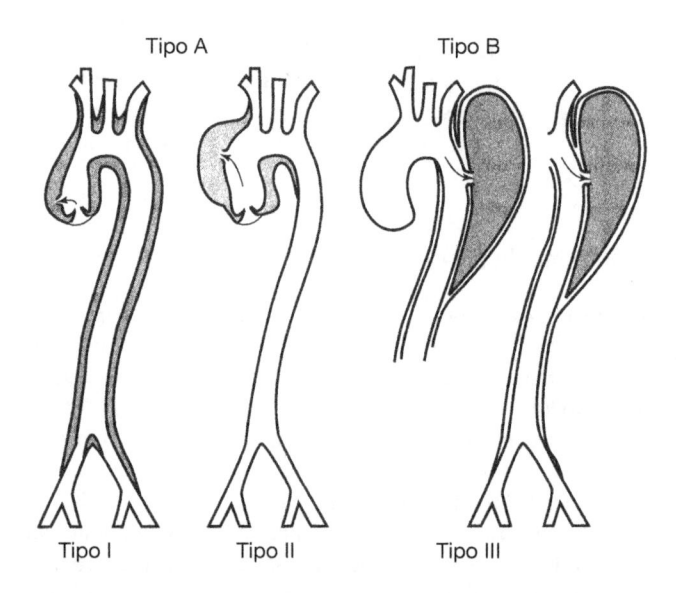

Figura 19.8 Classificação em relação à localização da dissecção aórtica. O sistema de Stanford classifica as dissecções aórticas de acordo com o envolvimento (Tipo A) ou não (Tipo B) da aorta ascendente. O sistema de DeBakey classifica as dissecções em Tipos I, II ou III. *(Retirada de DeBakey ME, Surgical management of dissecting aneurysms of the aorta. J Thorac Cardiovasc Surg. 1965;49:131; adaptada por Seifert PC. Cardiac Surgery. St Louis, MO: Mosby Yearbook; 1994:321.)*

> ### À BEIRA DO LEITO
>
> #### Aneurisma de aorta
>
> Um homem de 62 anos foi internado na UTI com dor torácica subesternal. Esta não melhorou com nitroglicerina; diminuiu com 8 mg de sulfato de morfina. O ECG de admissão era normal. Sua radiografia de tórax revelou um mediastino espessado. O aortograma demonstrou um aneurisma torácico. Recebe infusão de nitroprussiato de 1 mcg/kg/min para manter a pressão arterial sistólica abaixo de 100 mmHg. De repente, o paciente grita: "A dor, a dor... voltou... é ainda pior do que a de antes". Uma avaliação rápida revela:
>
> | | |
> |---|---|
> | PA | 190/100 mmHg |
> | FC | 110 bpm |
> | FR | 30 rpm |
> | Cor | Cinza |
> | Pele | Úmida e fria |
> | Dor ras- | 10, em uma escala de 0 a 10, descrita como gante no meio do tórax e entre as escápulas |

- Redução nos pulsos de membros inferiores
- Náuseas e/ou vômitos

Dissecção aórtica

- Dor súbita, intensa no tórax ou nas costas (ou aumento súbito na intensidade da dor)
- Dispneia
- Síncope
- Desconforto abdominal ou edema
- Fraqueza de extremidades
- Oligúria ou hematúria
- Hemiparesia, hemiplegia ou paraplegia
- Distúrbios visuais ou na fala
- Diminuição da hemoglobina e do hematócrito

Ruptura da aorta

- Cessação súbita da dor
- Recorrência da dor
- Sinais e sintomas de choque, com exceção da pressão arterial (alta em caso de ruptura), incluindo taquicardia, aumento da frequência respiratória, palidez, pele úmida e agitação

Exames diagnósticos

- *Radiografia de tórax:* Mostra aorta dilatada, espessamento do mediastino e massa mediastinal
- *Aortografia:* Determina origem, tamanho e localização do aneurisma e envolvimento de outros ramos arteriais
- *TC/RMN:* Determina tamanho da aorta, tamanho do aneurisma, extensão da dissecção, envolvimento de outros ramos arteriais, diâmetro do lúmen e espessura da parede

Princípios de tratamento do aneurisma aórtico

Os principais objetivos no tratamento do aneurisma aórtico consistem em aliviar a dor e a ansiedade, reduzir a PA (diminuindo, assim, o estresse no aneurisma), promover o reparo cirúrgico (se necessário), instruir o paciente e prevenir as complicações.

Aliviar a dor e a ansiedade

Administre narcóticos (p. ex., morfina) conforme necessário. A dor não tratada é suscetível de aumentar ansiedade, taquicardia e hipertensão, que podem agravar a condição. A terapia de relaxamento, com exercícios de respiração profunda ou imaginação, pode ser de extrema utilidade.

Diminuir o estresse na parede do aneurisma

1. *Diminuição da pós-carga:* Os vasodilatadores (p. ex., nitroprussiato, nicardipina) podem ser prescritos para reduzir a pressão arterial e, consequentemente, a pressão sobre o aneurisma. A pressão sanguínea deve ser mantida tão baixa quanto possível (pressão arterial sistólica de 90-120 mmHg), sem comprometer a perfusão dos órgãos vitais.
2. *Redução da pré-carga:* Limite os fluidos orais e IV, diminua a ingestão de sódio e administre diuréticos, conforme indicado. A redução da pré-carga diminui o volume de sangue circulante, diminuindo a pressão sobre o aneurisma.
3. *Diminuição da contratilidade do miocárdio* com beta-bloqueadores (p. ex., esmolol, labetalol). A diminuição na força de cada contração cardíaca diminui a pressão pulsátil sobre o aneurisma.

Instruções ao paciente

1. *Acompanhamento:* Se o paciente for tratado de modo conservador, serão necessárias radiografias de tórax, tomografia computadorizada, ressonância magnética nuclear e/ou ultrassonografias em intervalos de 6 meses, a fim de avaliar o estado do aneurisma. Deve-se enfatizar a importância desses exames.
2. *Modificação da dieta:* Instrua o paciente e a família a respeito da importância de seguir uma dieta com baixa quantidade de sódio. Consulte um nutricionista para orientar sobre receitas e dicas acerca da preparação de alimentos.
3. *Interrupção do tabagismo:* Auxilie o paciente com os programas disponíveis para ajudar a parar de fumar.
4. *Modificação do estresse físico/psicológico:* Instrua o paciente e os familiares sobre os malefícios do estresse, bem como sobre a importância da modificação da condição atual. Discuta sobre limitações a atividades e terapia de relaxamento.
5. *Medicamentos:* Instrua o paciente e a família a respeito da importância do cumprimento do regime medicamentoso. Saliente que os medicamentos são essenciais mesmo que o paciente esteja assintomático.

Tratamento cirúrgico

A cirurgia é indicada para casos de ruptura aguda do aneurisma, dissecção da aorta ascendente, dissecção aórtica refratária ao tratamento conservador e pacientes assintomáticos com aneurismas fusiformes de 6 cm ou mais de diâmetro (o diâmetro normal é de 2,5 a 3 cm).

1. Durante a cirurgia, o aneurisma aórtico é ressecado, sendo suturada uma prótese no lugar. A parede aórtica original pode ser enrolada em volta do enxerto protético para proporcionar suporte adicional.
2. Se houver uma dissecção ou ruptura aguda e o paciente estiver no centro cirúrgico aguardando a equipe médica chegar,
   - Administre narcóticos para a dor.
   - Titule vasodilatadores para manter a pressão arterial do paciente o mais baixo possível (90 a 120 mmHg, se tolerado). Isso diminui a pressão sobre o aneurisma.
   - Administre líquidos para evitar a hipovolemia.
   - Administre produtos de substituição do sangue para manter níveis de hematócrito e hemoglobina adequados.
3. Tratamento pós-operatório:
   - Realize as mesmas intervenções descritas para aliviar a dor e a ansiedade e diminuir o estresse sobre a parede da aorta. É importante diminuir a pressão sobre a aorta reparada para que as linhas de sutura possam cicatrizar e para que o sangramento seja reduzido ao mínimo.
   - ECG e monitoração hemodinâmica contínua.
   - Monitoração contínua da pressão espinal (para correção cirúrgica de dissecção da aorta torácica descendente), drenando o líquido espinal conforme necessário, a fim de manter a pressão em 10 mmHg ou menos.
   - Avaliação completa a cada 1 a 2 horas.
   - O aquecimento gradual do paciente é importante. Previna tremores pós-operatórios, o que aumenta a pressão arterial e impõe um estresse adicional às linhas de sutura.
   - Controle o ventilador para maximizar a oxigenação.
   - A atividade pode ser progredida de acordo com as normas da instituição e a preferência do cirurgião.
   - Monitore a função renal (débito urinário, ureia no sangue) e a creatinina, em especial se aorta foi submetida a pinçamento cruzado acima das artérias renais.
   - Inicie o tratamento com anticoagulantes. O tratamento é iniciado em pacientes que receberam próteses valvulares.

Prevenção e tratamento das complicações

1. *Hemorragia:* Avaliação de hora em hora dos sinais vitais e parâmetros hemodinâmicos. Realize exame da hemoglobina e hematócrito diariamente.
2. *Arritmias:* Monitoração contínua do ECG.
3. *Instabilidade hemodinâmica:* Monitoração da pressão arterial e da artéria pulmonar; gerenciamento dos parâmetros hemodinâmicos com base nas tendências.
4. *Alterações na perfusão:* As artérias provenientes da aorta podem estar comprometidas, levando a IAM, insuficiência cerebral/acidente vascular encefálico, necrose intestinal, insuficiência renal, paraplegia e isquemia de membros. Avalie e monitore o paciente para essas condições.
5. *Insuficiência aórtica:* A insuficiência aórtica pode desenvolver-se se o aneurisma estiver localizado na aorta ascendente. O espessamento ou a dissecção do aneurisma podem dilatar ou causar danos à válvula aórtica, provocando sinais de insuficiência cardíaca aguda e edema pulmonar.

Transplante cardíaco

Desde os primeiros trabalhos do Dr. Christian Barnard, em 1967, o transplante cardíaco tem evoluído ao longo de quase quatro décadas a uma modalidade padrão para o tratamento do estágio terminal da doença cardíaca. Quando as intervenções conservadoras, cirúrgicas ou farmacológicas não conseguiram melhorar a qualidade de vida e a capacidade funcional, o transplante cardíaco ofereceu aos pacientes uma melhor sobrevida. A taxa de sobrevivência internacional é de 80 a 90% em 1 ano e 72% em 10 anos. As principais indicações de transplante cardíaco incluem cardiomiopatias ou doença isquêmica do coração. Outras indicações incluem doença valvular cardíaca, doença cardíaca congênita e miocardite.

Seleção de candidatos

Os pacientes, em geral, apresentam uma sobrevida inferior a 1 ano sem o transplante cardíaco e estão na classe funcional III ou IV da New York Heart Association (NYHA). Devido à escassez de órgãos disponíveis, o paciente deve passar por um extensivo processo de triagem para verificar se é apropriado para a lista de candidatos (Tab. 19.4). Os pacientes devem ser emocionalmente estáveis e livres de vícios de álcool ou drogas. Devem demonstrar um compromisso com os rigores de ser um candidato e eventual beneficiário pelo cumprimento de seus regimes de tratamento médico.

O período de espera pela disponibilidade de um doador pode ser muito estressante para os pacientes e suas famílias. É importante explorar suas percepções do processo de transplante, os resultados esperados e os métodos de enfrentamento utilizados no passado. Pode ser benéfico incentivar a participação em grupos de apoio ou reuniões com um enfermeiro especialista em clínica psiquiátrica. Medo da morte e doença grave podem aumentar a ansiedade do paciente. Os membros da família podem precisar de proximidade com o paciente, o que ajuda a aliviar a ansiedade. Incorporar o envolvimento da família no cuidado direto ao paciente pode melhorar suas habilidades de enfrentamento.

Procedimentos pré-transplante

A razão do grande tempo de espera para o transplante cardíaco está na falta de doadores. Quando se identifica um doador com morte cerebral, ele deve ser tratado com cuidado para manter a estabilidade cardiovascular e evitar complicações eletrolíticas e renais. Nos Estados Unidos, a United Network for Organ Sharing (UNOS) coordena a atribuição de órgãos com base em uma lista de espera nacional. O doador deve ser de um tipo de sangue ABO compatível ao do receptor, e o tamanho do corpo e o peso devem ser semelhantes. Testa-se a compatibilidade imune do destinatário em relação aos doadores a fim de evitar a rejeição hiperaguda. A pesquisa de anticorpos reativos é rea-

TABELA 19.4 INDICAÇÕES GERAIS PARA O TRANSPLANTE CARDÍACO

Critérios de indicação ao transplante cardíaco na insuficiência cardíaca avançada
- Limitação funcional significativa (insuficiência cardíaca classe III-IV segundo os critérios da NYHA) apesar de tratamento conservador máximo, que inclui digitálicos, diuréticos e vasodilatadores (de preferência inibidores da enzima conversora da angiotensina) em doses máximas toleradas
- Angina refratária ou arritmia refratária potencialmente fatal
- Exclusão de todas as alternativas cirúrgicas ao transplante, como:
  1. Revascularização por isquemia reversível significativa
  2. Reposição de válvula para a doença grave da válvula aórtica
  3. Substituição ou reparo de válvula em caso de insuficiência mitral grave
  4. Procedimentos de remodelação ventricular adequados

Indicação para transplante cardíaco determinada pela gravidade da insuficiência cardíaca apesar de tratamento otimizado
- Indicações definitivas
  1. VO_2 máx < 10 mL/kg/min
  2. NYHA classe III-IV
  3. História de hospitalizações recorrentes por insuficiência cardíaca
  4. Isquemia refratária com doença arterial coronariana inoperável
  5. Arritmias ventriculares sintomáticas recorrentes
- Prováveis indicações
  1. VO_2 máx < 14 mg/kg/min
  2. NYHA classe III-IV
  3. Internações recentes por insuficiência cardíaca
  4. Angina instável, não passível de revascularização do miocárdio, angioplastia coronariana com fração de ejeção ventricular esquerda < 0,25

Retirada de White-Williams C, Grady KL. Care of patients undergoing cardiac transplantation. In: Moser DK, Riegel B, eds. Cardiac Nursing: A Companion to Braunwald's Heart Disease. St Louis, MO: Saunders Elsevier; 2008:1000.

À BEIRA DO LEITO

Transplante cardíaco

Um paciente de 54 anos, sexo masculino, branco, casado, desempregado é internado na UTI cirúrgica por cardiomiopatia idiopática após um transplante cardíaco ortotópico (TCO). Foi intubado por via oral com um dreno torácico mediastinal, que drenou 60 mL de líquido sanguinolento por hora. Estão sendo utilizados fios epicárdicos atriais e ventriculares, uma linha arterial radial esquerda e um cateter de Swan-Ganz na subclávia direita.

Temperatura	35,8 °C
PA	140/82 mmHg
FC	90 bpm, ritmo sinusal sem ectopia; apresenta onda P remanescente
FR	18 rpm
Configurações do ventilador	FiO_2 0,50
	VC de 700 mL
	Modo assistido-controlado, frequência de 14/min
	PEEP de 5 cm H_2O
DC	3,80 L/min
Urina	60 mL/h
IC	2 L/min/m^2
Dreno mediastinal 60 mL/h	
RVS	1.800 dinas/s/cm^5
SvO_2	58%
SpO_2	96%
Neurológico	Move todas as extremidades ao comando; neurologicamente intacto

---

lizada com o soro do receptor, com um acumulado aleatório de linfócitos. Se não houver a destruição dos linfócitos, a reação cruzada é negativa, e o transplante pode ser realizado. A função cardíaca do doador deve ser normal, avaliada por ecocardiograma, estudos nucleares ou cateterismo cardíaco. O doador deve apresentar perfil hemodinâmico estável, com suporte inotrópico mínimo.

Esse procedimento pode levar várias horas; é imperativo que o paciente e a família sejam frequentemente atualizados e informados sobre o plano de tratamento. As instruções pré-transplante devem ser revistas para esclarecer equívocos e corrigir lacunas de informação. Se o débito cardíaco estiver comprometido, a diminuição da perfusão cerebral pode comprometer a capacidade de atenção. Durante esse tempo, o destinatário precisa de monitoração rigorosa para manter a estabilidade cardiovascular. O destinatário pode exigir tratamento com antiarrítmicos, inotrópicos, diuréticos ou agentes de redução da pós-carga para atingir uma perfusão dos órgãos principais adequada à função celular. Podem ser instituídos anticoagulantes para diminuir o risco de embolização secundária à FA, redução da função ventricular esquerda ou estase venosa periférica.

O paciente mais instável pode ser mantido por um dispositivo de assistência cardíaca, como um balão intra-aórtico (BIA) ou dispositivo de assistência ventricular (DAV), a fim de promover a estabilização ou "mantê-lo" até o transplante.

Técnicas de transplante cirúrgico

No passado, havia duas opções cirúrgicas para o transplante cardíaco. Hoje, quase todos os transplantes são ortotópicos, em que o coração do receptor é retirado e substituído pelo coração do doador na posição normal, anatômica (Fig. 19.9). A abordagem cirúrgica é uma esternotomia mediana. É feita uma incisão na veia cava superior e inferior, na artéria pulmonar e na aorta do coração do receptor. A veia cava, a aorta e a artéria pulmonar do doador e do receptor são alinhadas e anastomosadas. Chama-se essa técnica de bicaval. Outra técnica que pouco se utiliza atualmente é a biatrial. Tal método envolve a remoção do coração original deixando os aspectos superior/posterior de ambos os átrios. Isso deixará o nodo sinoatrial original intacto, o que pode resultar em ondas P duplas no traçado do ECG (Fig. 19.9). O fato de o coração do doador ser desnervado resulta em ausência de influência simpática ou parassimpática, de modo que o coração do doador deve contar com mediadores não cardíacos para aumentar o débito cardíaco.

Outra opção cirúrgica é a abordagem heterotópica, que se mostra interessante sob uma perspectiva histórica. Em dado momento, era utilizada em cerca de 5% dos transplantes cardíacos; também era conhecida como uma abordagem *piggyback*. Coloca-se o coração do doador do lado direito da cavidade pleural, onde atua como uma bomba auxiliar para o coração original (Fig. 19.10). Esse método era utilizado como uma opção quando havia um desencontro de tamanho entre o doador e o receptor

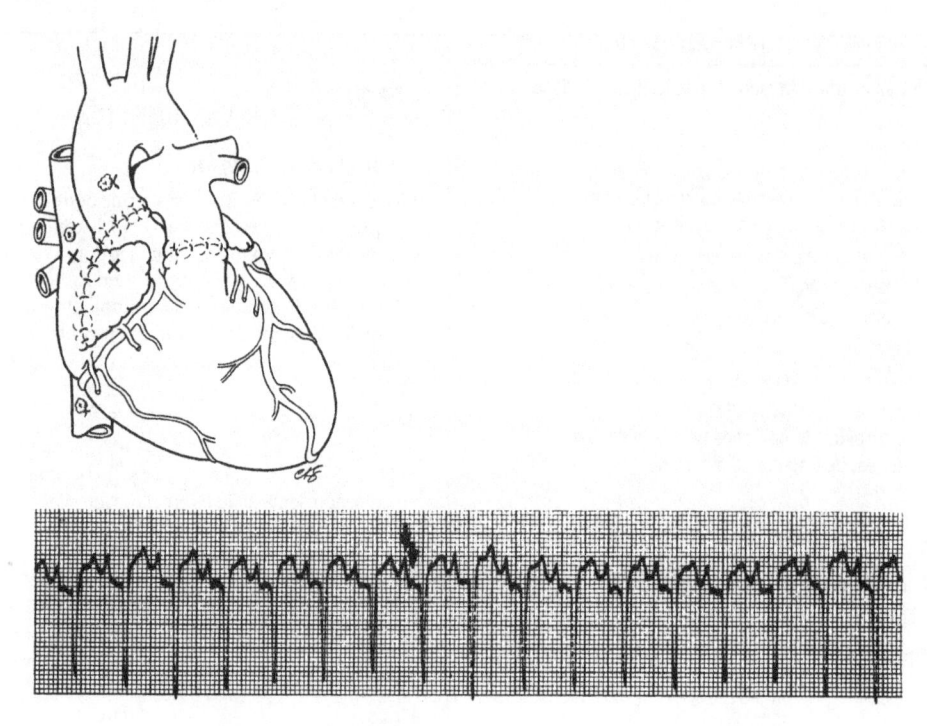

Figura 19.9 Método ortotópico de transplante utilizando uma abordagem biatrial. Os nodos SA do doador e do receptor estão intactos (x). Isso resulta em um traçado ECG conforme mostrado. Observe a dupla onda P em frequências independentes. *(Retirada de Weber BL. Cardiac surgery and heart transplantation. In: Hudak CM, Gallo BM, eds.* Critical Care Nursing: A Holistic Approach. *Philadelphia, PA: JB Lippincott; 1994.)*

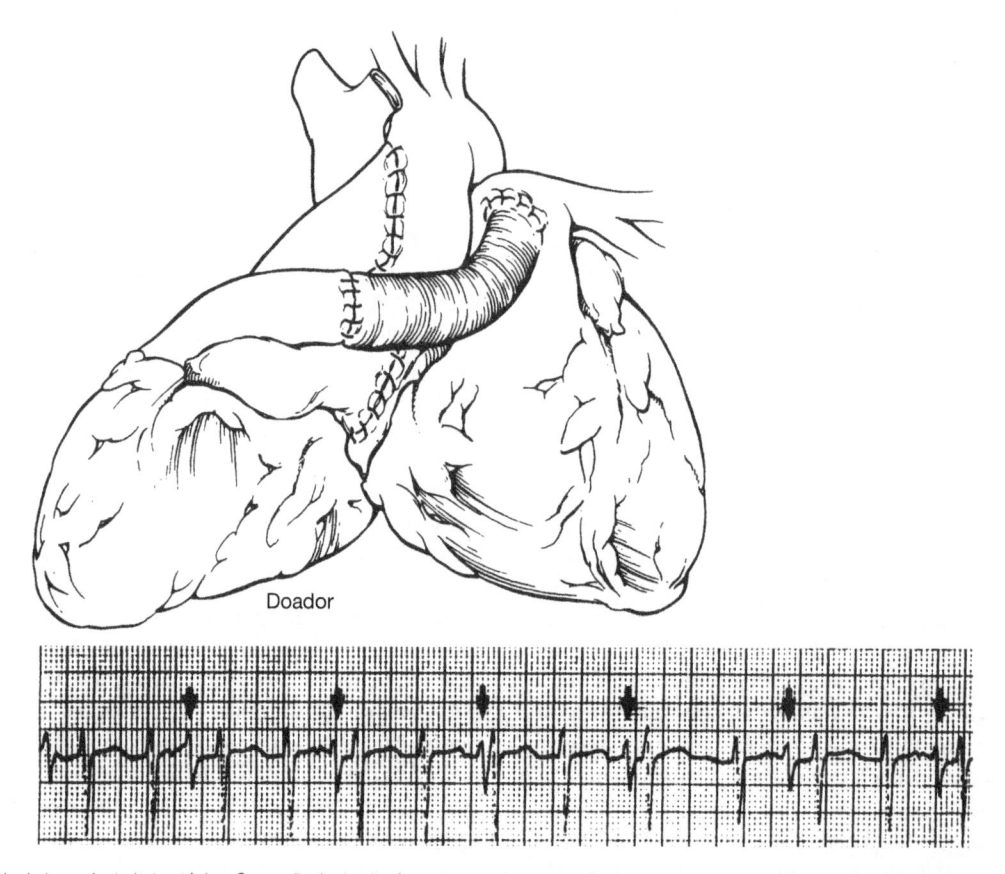

Figura 19.10 Método de transplante heterotópico. O coração do doador é anastomosado no coração do receptor com um enxerto de Dacron. Isso resulta em um traçado ECG conforme mostrado. Observe o QRS "extra", em uma frequência independente. *(Retirada de Weber BL. Cardiac surgery and heart transplantation. In: Hudak CM, Gallo BM, eds.* Critical Care Nursing: A Holistic Approach. *Philadelphia, PA: JB Lippincott; 1994.)*

ou em caso de hipertensão pulmonar grave. Tal abordagem é raramente utilizada hoje.

Princípios de tratamento para o transplante cardíaco

Os cuidados pós-cirúrgicos são similares aos cuidados após uma cirurgia cardíaca aberta convencional (ver Cap. 9, Sistema Cardiovascular). Os principais objetivos no início do período pós-operatório incluem estabilizar a função cardiovascular, monitorar a resposta imune alterada e proteger o enxerto, além de fornecer ajuste psicológico após o transplante.

Estabilização da função cardiovascular

1. *Desnervação cardíaca:* No pós-operatório, há perda da influência vagal, e o paciente costuma apresentar uma frequência cardíaca de repouso mais alta do que o normal.
   - Após o transplante, o paciente requer maior estabilização antes da prática de exercícios físicos ou alterações no posicionamento a fim de evitar a hipotensão ortostática devido a esses efeitos da desnervação. Com a perda do tônus vagal, se o ritmo sinusal diminuir, há um forte potencial para que resulte em um ritmo juncional.
   - *A manipulação cirúrgica e o edema pós-operatório* podem diminuir o automatismo do nodo SA do doador; assim, o paciente pode necessitar de estimulação temporária ou isoproterenol (Isuprel) para aumentar a frequência cardíaca.
   - Se ocorrerem *arritmias* como a TSV, o coração desnervado não responde a digitálicos, manobra de Valsalva ou pressão no seio carotídeo. Nesses casos, são utilizados betabloqueadores ou bloqueadores dos canais de cálcio para diminuir a frequência cardíaca. É importante avaliar a resposta do paciente ao isoproterenol, pois o medicamento pode elevar o consumo de oxigênio pelo miocárdio.
   - *A desnervação* cria uma preocupação a longo prazo nesses pacientes, pois já não experimentam angina se o miocárdio tornar-se isquêmico. Os impulsos da dor não são transmitidos ao cérebro, de modo que os pacientes devem ser ensinados a relatar outros sinais do declínio da função cardíaca (i.e., diminuição da tolerância ao exercício físico). Isso é visto na rejeição crônica; nesse caso, mesmo com doença coronariana difusa, o paciente não experimenta angina. O paciente que sofreu transplante por doença cardíaca isquêmica pode ter dificuldade em compreender isso.
2. *Insuficiência ventricular:* Qualquer elemento de hipertensão pulmonar pode resultar em disfunção ventricular direita e, eventualmente, também pode comprometer a função ventricular esquerda. Podem ser necessários inotrópicos e vasodilatadores para melhorar a função cardíaca. É essencial descartar qualquer lesão cardíaca durante a retirada e a inserção de medicamentos que possa ter impacto sobre a função cardíaca. Ao analisar o procedimento cirúrgico, descarte lesões de reperfusão ou problemas pós-desvio.
3. *Sangramento:* Os fatores de risco incluem a circulação extracorpórea (CEC), alteração nos fatores de coagulação (se a insuficiência do ventrículo direito comprometer a função hepática) e tratamento anticoagulante pré-operatório. O pericárdio do destinatário pode estar espessado por cardiomegalia pré-transplante. Com um menor coração do doador, há mais espaço para que o sangue se acumule sem que seja detectado de modo precoce. Se o sangramento for superior a 100 a 200 mL/h por 2 horas, o paciente pode necessitar de outra itervenção. Todos os medicamentos devem ser revistos para um potencial efeito na função plaquetária e nos fatores de coagulação.

Monitoramento da resposta imune alterada e proteção ao enxerto

Após o transplante cardíaco, o paciente é manejado farmacologicamente com tratamento imunossupressor para proteger o enxerto, titulado para o melhor funcionamento deste, com um mínimo de efeitos adversos. Em virtude desses agentes, a sobrevida dos pacientes tem sido muito aprimorada, com uma redução na necessidade de retransplante.

1. *Imunossupressão:* A maioria dos pacientes é mantida em tratamento imunossupressor triplo: ciclosporina, micofenolato mofetil (CellCept) e corticosteroides.
   - A ciclosporina cria uma "imunossupressão seletiva" ao inibir seletivamente as células T. As células T dependentes da imunidade humoral continuam intactas, e não há supressão da medula óssea. Os linfócitos T tornam-se não responsivos à interleucina (IL)-1, impedindo a maturação das células T auxiliares e citotóxicas. Os efeitos adversos incluem hipertensão, nefrotoxicidade, hepatotoxicidade, hirsutismo, tremores e hiperplasia gengival. Quando se administra a primeira dose IV, é importante avaliar rigorosamente o paciente para possíveis reações histamínicas com colapso cardiovascular. Isso está relacionado à preparação da solução IV, e não se vê na preparação oral. Mensura-se o nível mínimo diário para avaliar a dosagem terapêutica e evitar a toxicidade.
   - O basiliximab (Simulect) é um agente imunossupressor, antagonista da IL-2. É indicado para pacientes com insuficiência renal, com baixo DC, pois protege os rins. Administra-se esse medicamento no pré-operatório e, em seguida, 2 a 4 dias após a cirurgia.
   - O micofenolato de mofetil tem potente efeito citotóxico nos linfócitos. Inibe a resposta proliferativa dos linfócitos T e B aos estímulos mitogênicos e aloespecíficos. Também suprime a formação de anticorpos contra os linfócitos B. É administrado em doses de 1,5 g, duas vezes ao dia. Os efeitos colaterais incluem ulceração do trato gastrintestinal, náusea, vômitos e diarreias. Apresenta graves efeitos neutropênicos e pode causar anemia, leucopenia e trombocitopenia.
   - Os corticosteroides são administrados para prevenir e tratar a rejeição. São capazes de diminuir a produção de anticorpos e inibir a produção de antígeno-anticorpo, bem como interferir na produção de mediadores IL-1 e IL-2. Tanto suas propriedades anti-inflamatórias quanto imunossupressoras ofere-

cem benefícios ao paciente. Imediatamente após a cirurgia, são administrados em altas doses, que são, então, reduzidas ao longo dos 6 meses seguintes. No entanto, se o paciente apresentar dois ou mais episódios de rejeição aguda, permanece com a dose de manutenção. Em situações de rejeição aguda ou crônica, o paciente pode receber terapia pulsada com esteroides. Essas doses são de 500 a 1.000 mg IV por dia, durante 3 dias, durante os quais são interrompidos quaisquer outros esteroides. Em seguida, o paciente recomeça outro processo de desmame, diminuindo as doses de esteroides até a dose de manutenção. As complicações do tratamento com esteroides são numerosas e incluem infecção, hiperlipidemia, diabetes, hipertensão, osteoporose, retenção de sódio e água, alcalose metabólica, úlcera péptica, pancreatite, aumento do apetite, supressão adreno-hipofisária, linfocitopenia, infecções oportunistas e necrose asséptica das cabeças femoral e umeral. O paciente, muitas vezes, recebe um bloqueador de histamina ou antiácidos como profilaxia para úlceras. Deve-se manter o equilíbrio hidroeletrolítico rigoroso e é preciso manter uma avaliação cuidadosa para intolerância à glicose. A resposta aos anti-inflamatórios pode mascarar uma infecção; portanto, deve-se relatar a identificação de mal-estar, anorexia, mialgias, alterações na aparência da ferida, tosse ou dor de garganta. Com todos esses agentes imunossupressores, o paciente apresenta um risco intrínseco de neoplasias malignas e precisa de instruções abrangentes sobre esse risco e de todos os tratamentos preventivos que deve realizar.

- Os tratamentos mais recentes oferecem melhora nos resultados do transplante. O Muromonab-CD3 (Orthoclone OKT3), um anticorpo monoclonal, pode ser administrado para reverter a rejeição aguda, embora seja poucas vezes utilizado. São produzidos anticorpos que reagem com antígenos de superfície das células T3, interferindo no reconhecimento do antígeno das células T e tornando mais difícil que as células T ativadas reconheçam o órgão-alvo. O Muromonab-CD3 é administrado por 10 a 14 dias, em uma dose diária em bólus de 5 a 10 mg IV. Existe o perigo de edema pulmonar instantâneo; assim, o paciente é pré-medicado com esteroides, acetaminofeno e difenidramina. Os sinais vitais são monitorados a cada 15 minutos por 1 hora após a administração da dose; devem estar disponíveis os equipamentos de intubação de emergência e reanimação. Durante o tratamento com Muromonab-CD3, a ciclosporina costuma ser suspensa e volta a ser administrada em doses progressivas nos últimos 3 dias de tratamento. Os níveis de CD3 são monitorados em laboratório nos dias 4 e 10 do tratamento para avaliar sua eficácia. Alguns centros utilizam um anticorpo monoclonal ou policlonal para a terapia de indução no pós-operatório imediato. Outros reservam os medicamentos como o Muromonab-CD3 para tratamento de resgate.

2. *Risco de infecção:* As substâncias imunossupressoras diminuem a resposta imune normal, aumentando o risco de infecções nosocomiais ou suprainfecções (Tab. 19.5). No período pós-transplante imediato, quando as doses de esteroides são mais elevadas, o paciente está mais vulnerável a essas infecções. As infecções são as principais causas de morbidade e mortalidade, de modo que prevenção e detecção precoce se mostram fundamentais.

- O aspecto mais desafiador da determinação de uma infecção envolve manifestações clínicas, que muitas vezes são mascaradas pelo tratamento imunossupressor. A temperatura do paciente não pode se elevar tanto quanto no paciente não imunossuprimido, e a contagem de leucócitos não pode se elevar de modo tão rápido. É imperativo avaliar a tendência individual de cada pessoa e suspeitar se o paciente parecer mais cansado, queixar-se de dor de garganta, desenvolver uma nova tosse ou apresentar temperaturas baixas. As infecções bacteria-

TABELA 19.5 INFECÇÕES FREQUENTES EM RECEPTORES CARDÍACOS

Infecções bacterianas
Imediatas
   Escherichia coli
   Enterococos
   Organismos *Klebsiella*
   Organismos *Pseudomonas*
   Organismos *Serratia*
   Organismos *Staphylococcus*
   Organismos *Streptococcus*
Tardias
   Organismos *Legionella*
   Organismos *Listeria*
   Organismos *Mycobacterium*
   Organismos *Nocardia*
   Organismos *Salmonella*

Infecções virais
CMV
Herpes simples
Vírus Epstein-Barr
Vírus varicela-zóster

Infecções fúngicas
Organismos *Aspergillus*
Organismos *Cryptococcus*
Histoplasmose
Coccidioidomicose
Blastomicose
Organismos *Candida*

Infecções parasitárias
Organismos *Pneumocystis*
Toxoplasmose

Retirada de Dressler DK. The patient undergoing cardiac transplant surgery. In: Guzzetta CE, Dossey BM, eds. Cardiovascular Nursing Holistic Practice. St Louis, MO: Mosby-Year Book; 1992.

nas, fúngicas, virais ou protozoárias podem comprometer o receptor pós-transplante.
- Cuidados agressivos com a pele para diminuir lesões dérmicas, alimentação e hidratação adequadas, remoção de todos os dispositivos invasivos o mais rápido possível e limitação de procedimentos desnecessários podem ajudar na redução dos riscos de sepse. Pacientes e familiares devem receber instrução completa sobre a transmissão de infecções. A terapia antimicrobiana é instituída no pós-operatório enquanto há presença de dispositivos invasivos, mas deve ser utilizada de modo apropriado para evitar o crescimento de organismos resistentes a antibióticos. A minuciosa avaliação oral e da pele deve ser incorporada na avaliação diária, a fim de afastar infecções virais ou fúngicas.

3. *Avaliação da rejeição:* Rotineiramente, o paciente passa por uma biópsia endomiocárdica pós-transplante para afastar a rejeição (Fig. 19.11). Sob orientação fluoroscópica, introduz-se um biótomo cardíaco pela veia jugular interna direita até o ventrículo direito; são retiradas múltiplas amostras (3 a 5) do miocárdio, para afastar a presença de rejeição. O paciente é tratado com o protocolo apropriado (terapia pulsada com esteroides ou anticorpos monoclonais). Essas biópsias são realizadas após o transplante, durante as visitas médicas, para monitorar a rejeição. Podem ser realizados outros procedimentos diagnósticos, como o ecocardiograma transesofágico e a radiografia de tórax, a cada 6 meses. Os níveis de ciclosporina são medidos a cada mês. Esses dados fornecem orientações adicionais para a detecção precoce da rejeição.

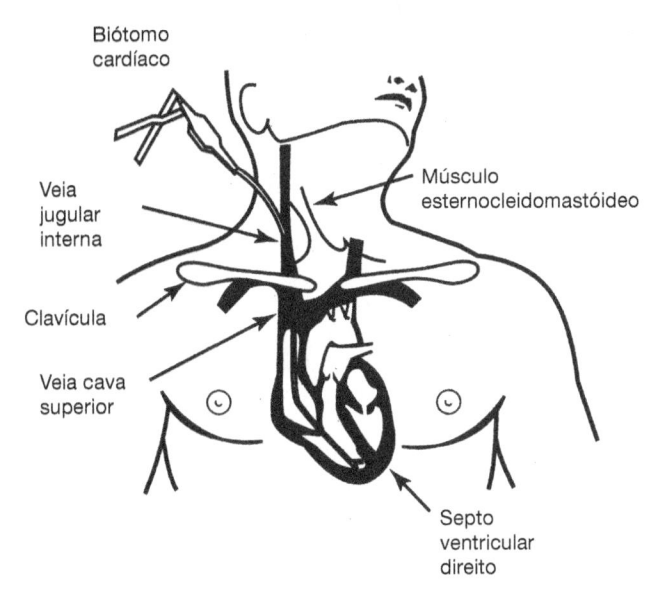

Figura 19.11 Técnica de biópsia endomiocárdica. *(Retirada de Macdonald SN. Heart transplantation. In: Smith SL, ed. Tissue and Organ Transplantation: Implications for Professional Nursing Practice. St Louis, MO: Mosby-Year Book; 1990, utilizada com permissão da AACN.)*

Fornecimento de ajuste psicológico após o transplante

Muitas emoções impactam o paciente após o transplante. Muitas vezes, ele e a família alteram seus papéis e responsabilidades durante a doença. O objetivo pós-transplante consiste em incentivar o reajuste dos papéis e a retomada das atividades da vida diária pré-doença. O retorno à independência pode assustá-los depois da "segurança" do ambiente hospitalar.

1. Os pacientes devem ser apoiados e auxiliados em seu regresso para casa e no plano de cuidados.
2. A participação em um grupo de apoio de transplante pode beneficiar o paciente e os familiares, reduzindo ansiedades e esclarecendo equívocos. O fato de encontrar outros destinatários pode validar seus sentimentos e facilitar o ajustamento do paciente.
3. Alguns destinatários experimentam preocupações com a imagem corporal relacionadas com hirsutismo e aumento de peso. A revisão dos métodos estéticos para lidar com essas mudanças pode diminuir suas preocupações.
4. A perda de peso pode ser melhorada com aconselhamento dietético e participação em atividades de reabilitação cardíaca.
5. As questões relativas à qualidade de vida devem ser exploradas com os pacientes a fim de ressaltar o lado positivo da transplantação e o futuro que os espera.
6. Os esteroides podem provocar flutuação nos períodos de humor, com episódios que vão de depressão a euforia. O aconselhamento ao paciente e aos familiares pode reduzir a confusão sobre as causas das mudanças de personalidade. Durante a terapia pulsada com esteroides, é muito importante avaliar a psicose esteroide. O monitoramento rigoroso e a tranquilidade durante esse tratamento podem ajudar a diminuir esse efeito colateral.

Tratamento com balão intra-aórtico (BIA)

O BIA presta assistência cardíaca, melhorando a oferta de oxigênio do miocárdio e reduzindo a carga de trabalho do coração. Insere-se o cateter do BIA por via percutânea ou por uma incisão cirúrgica na artéria femoral. É avançado para a aorta e, quando posicionado de forma correta, fica abaixo da artéria subclávia e acima das artérias renais.

O BIA atua no princípio da contrapulsação. O gás (hélio ou CO_2) move-se para trás e para a frente, do console do BIA ao cateter do BIA, fazendo o balão insuflar e desinsuflar (Fig. 19.12). O balão é insuflado durante a diástole ventricular, aumentando a pressão intra-aórtica e o fluxo sanguíneo para as artérias coronarianas. O balão esvazia pouco antes da sístole ventricular, diminuindo a pressão intra-aórtica. Essa diminuição da pressão reduz a resistência à ejeção ventricular esquerda, ou pós-carga.

Indicações e contraindicações

As indicações comuns para o tratamento com BIA incluem angina refratária ao tratamento conservador, insuficiência ventricular esquerda, choque cardiogênico e falha no desmame da CEC, após cirurgia cardíaca. Os sintomas dos pacientes que ne-

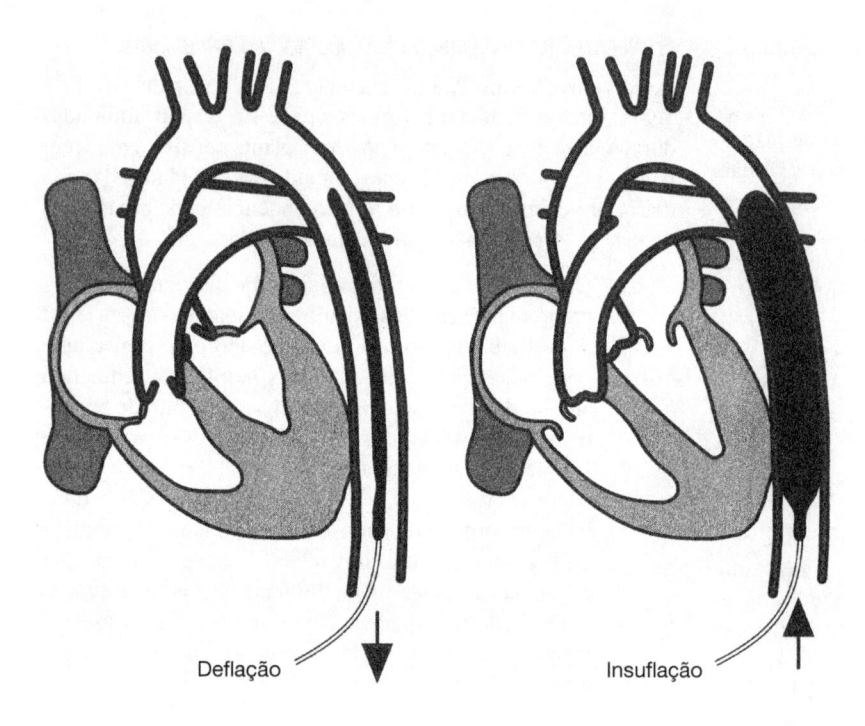

Figura 19.12 Contrapulsação. Insuflação e deflação do BIA na aorta.

cessitam de tratamento com BIA incluem os sintomas de choque cardiogênico (taquicardia, pressão arterial sistólica < 90 mmHg, pressão arterial média < 70 mmHg, IC < 2,2 a 2,5 L/min/m^2, POAP < 18 mmHg), diminuição da oxigenação, angina instável, má perfusão periférica e diminuição da diurese. O estudo Thrombolysis and Counter-pulsation to Improve Cardiogenic Shock Survival demonstrou que o aumento da pressão arterial diastólica por contrapulsação com BIA aumenta a trombólise e leva a uma reperfusão mais rápida. As contraindicações ao tratamento com BIA incluem insuficiência aórtica moderada a grave e aneurisma aórtico.

Sincronização do balão intra-aórtico

A insuflação e a deflação do balão são sincronizadas com a sístole e a diástole ventricular esquerda, a partir do sinal ECG e da forma de onda de pressão arterial. A sincronização exata do BIA é essencial para evitar a obstrução da ejeção ventricular esquerda e comprometimento da função cardíaca. Deve ser selecionada uma derivação ECG que otimize a onda R. Isso é importante, pois o BIA geralmente é configurado para esvaziar quando encontra uma onda R, que representa o início da despolarização ventricular, pouco antes da sístole ventricular. Sincroniza-se a insuflação do balão observando-se a incisura dicrótica na onda de pressão arterial, indicativa do fechamento da válvula aórtica no início da diástole. A sincronização adequada do BIA requer amplos conhecimentos e o desenvolvimento de habilidades que vão além do escopo deste livro. Consulte as recomendações dos fabricantes de BIA específicos para obter informações a respeito da sincronização. Todavia, na seção seguinte, é descrita uma visão geral do procedimento.

Antes de avaliar a sincronização do BIA, defina sua frequência em 1:2 (Fig. 19.13). Desse modo, o BIA auxiliará qualquer batimento.

Insuflação

- Identifique a incisura dicrótica da onda sistólica não assistida.
- Ajuste para que a insuflação aconteça ligeiramente após a incisura dicrótica da onda sistólica não assistida.
- Ajuste para que a insuflação ocorra um pouco antes de serem formadas uma incisura dicrótica e uma onda V fina. A incisura dicrótica não será mais visível.
- O aumento diastólico deve ser igual ou superior à sístole não assistida.

Deflação

- Configure para que o balão esvazie, de modo que a pressão aórtica diastólica final assistida por balão seja

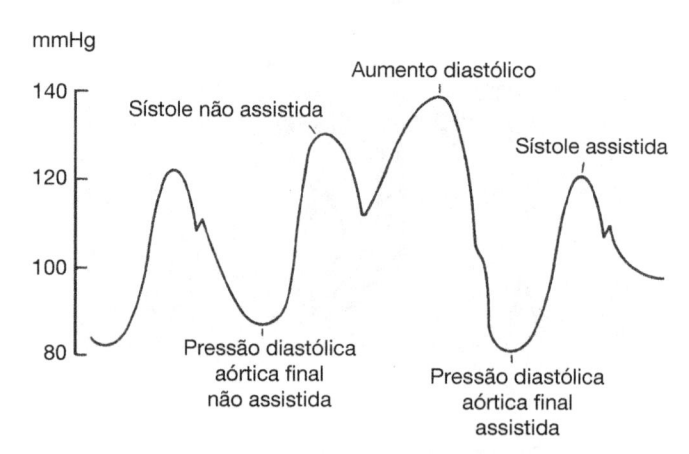

Figura 19.13 BIA de frequência 1:2. *(Datascope Corporation: Mechanics of intraaortic balloon counterpulsation. Montvale, NJ: Datascope, 1989.)*

o mais baixa possível, mantendo o aumento diastólico otimizado e não impedindo a sístole seguinte.
- Resuma o bombeamento 1:1 e busque na forma de onda arterial as características do sincronismo adequado (Fig. 19.14). Muitos dos consoles de BIA realizam o sincronismo de modo automático. Mesmo que essa modalidade seja utilizada, é essencial que se realize a avaliação da precisão do sincronismo de hora em hora.

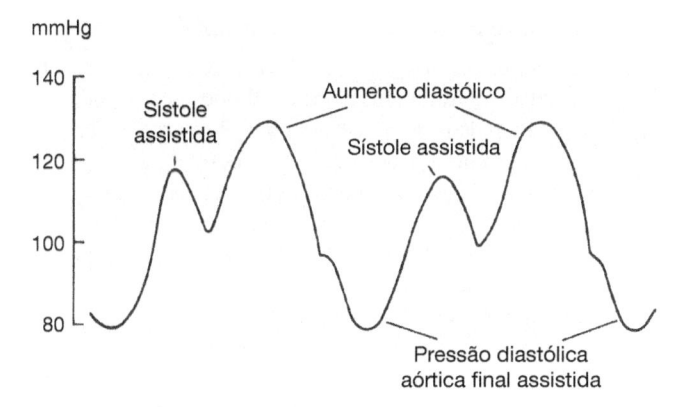

Figura 19.14 BIA de frequência 1:1. *(Datascope Corporation: Mechanics of intraaortic balloon counterpulsation. Montvale, NJ: Datascope, 1989.)*

Sincronização imprecisa do balão intra-aórtico

A sincronização imprecisa do BIA diminui, em vez de aumentar, o desempenho do miocárdio. Os erros comuns na sincronização do BIA incluem insuflação precoce e tardia, bem como deflação precoce e tardia.

Insuflação precoce

A insuflação precoce ocorre quando o BIA insufla muito cedo, impedindo a ejeção sistólica ou a pressão sistólica não assistida (Fig. 19.15A). Esse erro de sincronização pode causar insuficiência aórtica, fechamento prematuro da válvula aórtica e aumento no volume diastólico final do ventrículo esquerdo.

Inflação tardia

Se o BIA insuflar tarde demais, o efeito do aumento diastólico do BIA é diminuído (Fig. 19.15B). Isso diminui a perfusão das artérias coronarianas.

Deflação precoce

Há deflação precoce quando o BIA não permanece insuflado por tempo suficiente, resultando em redução do aumento diastólico (Fig. 19.15C). Isso pode resultar em aumento, em vez de redução, na pressão sistólica assistida. A deflação precoce tam-

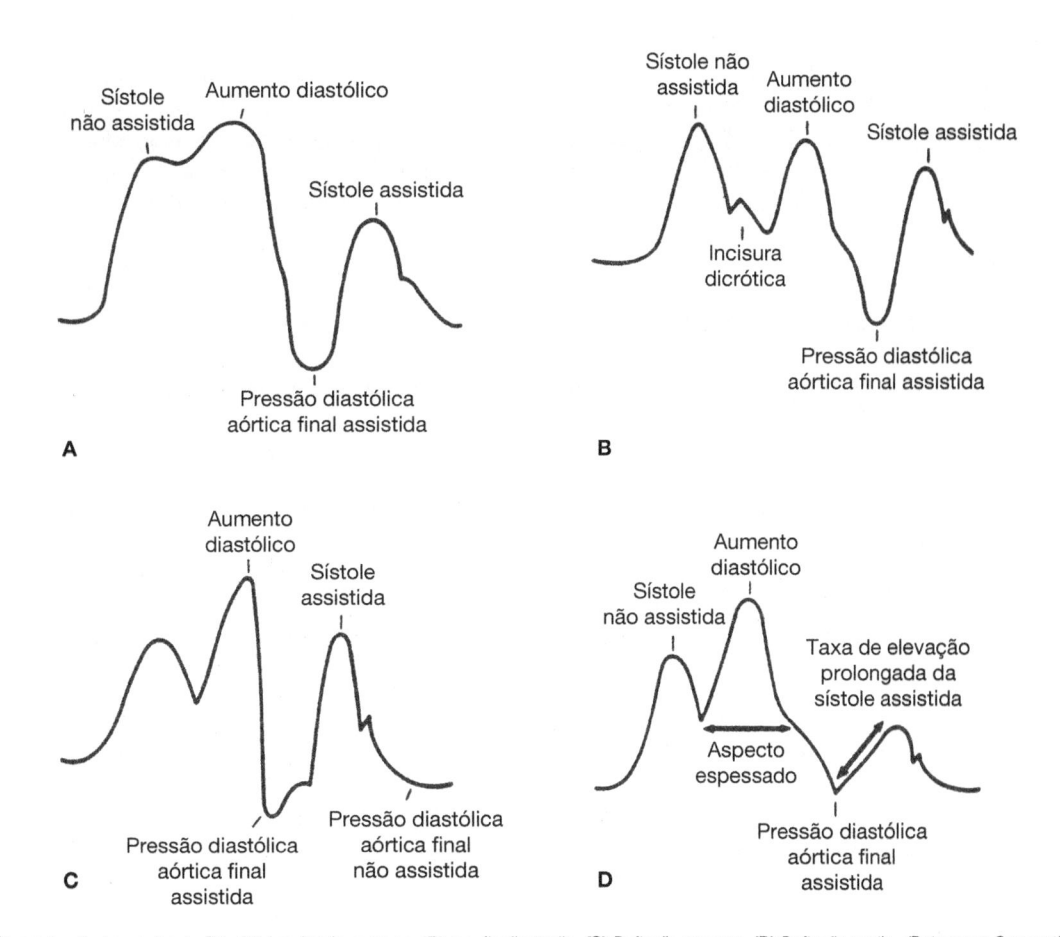

Figura 19.15 Sincronização imprecisa do BIA. **(A)** Insuflação precoce. **(B)** Insuflação tardia. **(C)** Deflação precoce. **(D)** Deflação tardia. *(Datascope Corporation: Mechanics of intraaortic balloon counterpulsation. Montvale, NJ: Datascope, 1989.)*

bém diminui a perfusão da artéria coronariana e inibe a redução ideal da pós-carga.

Deflação tardia

A deflação tardia ocorre quando o BIA permanece insuflado por muito tempo, impedindo a ejeção sistólica seguinte ou a pressão sistólica assistida (Fig. 19.15D). Isso resulta em uma diminuição na ejeção do ventrículo esquerdo e aumento da pós-carga.

Desmame do BIA

O desmame pode ser feito de forma gradual, diminuindo a relação da frequência do BIA (1:1 para 1:8, dependendo do console do balão) ou o volume do BIA. Os pacientes estão prontos para desmamar do BIA diante de:

- Frequência e ritmo cardíaco normais
- Pressão arterial média maior do que 70 mmHg, com suporte vasopressor mínimo
- IC maior do que 2,2 a 2,5 L/min/m^2
- POAP inferior a 18 mmHg
- Saturação de oxigenação adequada
- Débito urinário adequado

Princípios do tratamento com BIA

Manutenção do BIA

1. Monitore os parâmetros hemodinâmicos para avaliar a eficácia do tratamento com BIA e identificar a necessidade de ajustes nos medicamentos vasoativos prescritos.
2. Monitore frequentemente (de hora em hora) a condição neurológica e a circulação da extremidade distal ao cateter-balão.
3. Limite a atividade física para salvaguardar a posição adequada do cateter.
   - Mantenha repouso no leito.
   - Imobilize a perna afetada, de modo que o cateter do BIA não seja desalojado ou torcido.
   - Mantenha a cabeceira do leito inferior a 45°, a fim de evitar a torção do cateter.
   - Mude o paciente de decúbito a cada 2 horas e mobilize de modo a manter a amplitude de movimento do membro envolvido.
4. Verifique o local de inserção a cada 2 horas, buscando por sangramentos ou formação de hematoma.
5. Troque o curativo do local de inserção todos os dias, utilizando uma técnica asséptica.

Remoção do BIA

1. Interrompa a terapia anticoagulante 4 a 6 horas antes da remoção do BIA.
2. Desligue o BIA somente antes da remoção.
3. Auxilie o médico na remoção do balão.
4. Certifique-se de que seja obtida a hemostasia após manter a pressão no local de inserção por 30 a 45 minutos depois da remoção do cateter-balão.
5. Aplique um curativo de pressão no local de inserção por até 4 horas.
6. Monitore os sinais vitais e os parâmetros hemodinâmicos a cada 15 minutos na primeira hora, a cada 30 minutos na segunda hora e depois de hora em hora.
7. Avalie a perfusão periférica à extremidade afetada após a remoção do cateter de hora em hora por 2 horas e depois a cada 2 horas.
8. Restrinja a atividade da extremidade decanulada e mantenha repouso no leito com a cabeceira do leito não superior a 45°, por 24 horas.

Prevenção e tratamento das complicações

1. *Desalinhamento do cateter do BIA:* Se o cateter do BIA avançar muito, a artéria braquial pode ser ocluída; assim, os pulsos do braço esquerdo (braquial, radial) estarão diminuídos ou ausentes e ocorrerão sinais de isquemia. Se o cateter não avançar o suficiente, as artérias mesentérica e/ou renais podem ser ocluídas. Os sinais disso incluem diminuição ou ausência de ruídos intestinais, aumento da circunferência e firmeza abdominal e diminuição do débito urinário.
2. *Tromboembolismo:* Recomenda-se o tratamento anticoagulante para diminuir o desenvolvimento de tromboembolismo relacionado à presença do cateter-balão. Deve-se evitar realizar o teste de lavagem e retirar amostras de sangue pelo lúmen da aorta central do cateter-balão. Se isso precisar ser realizado, certifique-se de que o BIA esteja em espera e que seja tomado cuidado extremo para garantir que não sejam introduzidas bolhas de ar no sistema. Se o paciente apresentar assistolia, gire o console do BIA para o modo interno. Nesse sentido, o cateter irá agitar-se dentro da aorta para evitar a formação de trombos. Consulte as recomendações específicas do fabricante do BIA.
3. *Hemorragia:* Monitore a pressão aórtica central no cateter-balão. Este deve ser conectado a um transdutor, um sistema pressurizado de enxágue e um sistema de alarme. A desconexão acidental do lúmen aórtico central pode causar exsanguinação rápida.
4. *Ruptura do balão intra-aórtico:* Os sinais de ruptura incluem:
   - Perda da insuflação do balão
   - Presença óbvia de sangue ou partículas de cor marrom no tubo do cateter-balão
   - Dependendo do modelo do console do BIA, pode ser ativado um alarme relacionado a "um problema no cateter"
   - Instabilidade hemodinâmica súbita

Se o balão intra-aórtico romper, desligue o console do BIA, grampeie o cateter-balão, notifique o médico e prepare-se para a remoção ou a substituição do BIA. Observe o estado hemodinâmico do paciente e ajuste a medicação vasoativa, conforme necessário.

Dispositivos de assistência ventricular

Os pacientes em choque cardiogênico após um IAM, saindo da CEC ou com cardiomiopatia podem precisar de assistência adicional quando o débito cardíaco continuar baixo apesar de tratamento conservador máximo. O auxílio do BIA oferece de 8 a 12% de aumento no débito cardíaco; entretanto, isso pode ser insuficiente, requerendo a colocação de um DAV. Um maior apoio ao(s) ventrículo(s) insuficiente(s) pode ser fornecido com um DAV. Os objetivos da utilização de um DAV incluem reduzir a isquemia do miocárdio e a carga de trabalho, limitar o dano cardíaco permanente e restaurar a perfusão dos órgãos.

Indicações

Os candidatos adequados ao DAV incluem os pacientes em estágio final da doença cardíaca, com cardiomiopatias, em pós-CEC e com infarto agudo do miocárdio com choque cardiogênico. Outra indicação para a inserção é fazer a "ponte" do paciente até o transplante cardíaco até que seja localizado um doador compatível. Após o IAM, o paciente pode ser "mantido" com a esperança de recuperação miocárdica e o eventual desmame do dispositivo. Mais recentemente, os DAVs (ventrículo esquerdo) foram aprovados para a "terapia do destino"; por exemplo, uma vez que o DAV está inserido e o paciente se recupera, ele recebe alta para casa. O paciente também é retirado da lista de transplantes ou movido para uma prioridade mais baixa de necessidade. Recentemente, tem havido relatos de recuperação do miocárdio, permitindo o explante cirúrgico do DAV.

A seleção de um candidato apropriado a esses dispositivos baseia-se em critérios hemodinâmicos. Se a pré-carga foi maximizada, a pós-carga reduzida e o tratamento medicamentoso instituído em níveis máximos, e, ainda assim, o paciente apresenta comprometimento cardiovascular, um DAV pode ser essencial para garantir a sobrevivência. Os parâmetros adequados a se considerar para a colocação do DAV incluem:

- IC < 2 L/min/m^2
- RVS > 2.100 dinas/s/cm^5
- Pressão arterial média < 60 mmHg
- Pressão do átrio direito ou esquerdo > 20 mmHg
- Produção de urina < 30 mL/h
- POAP > 15 a 20 mmHg

Os critérios de exclusão para o uso de um DAV incluem:

- Choque > 12 a 18 horas, no qual a reversibilidade é improvável
- Lesão vascular cerebral aguda
- Câncer com metástase
- Insuficiência renal (não relacionada à insuficiência cardíaca)
- Doença hepática grave
- Coagulopatia
- Sepse sistêmica grave, resistente ao tratamento
- Doença pulmonar grave
- Doença vascular periférica grave
- Instabilidade psicológica
- Álcool ou toxicodependência

Descrição geral dos princípios do DAV

O DAV "descarrega" o ventrículo ou ventrículos originais por meio de ventrículos artificiais ou uma bomba de sangue. O débito cardíaco é melhorado pelo sangue que circula em uma frequência fisiológica e pelo aumento da circulação sistêmica e coronariana.

O suporte do DAV é predominantemente utilizado para o ventrículo esquerdo. No entanto, se o ventrículo direito estiver comprometido, o apoio pode ser fornecido para ambos os ventrículos. Isso exigiria DAVs separados, mas cujos sistemas funcionassem em conjunto.

O DAV pode ser usado para auxílio pós-cardiotomia, como uma ponte para a recuperação, uma ponte para o transplante ou como terapia de destino. Os DAVs podem ser bombas não pulsáteis (rolete, centrífuga ou fluxo axial) ou pulsáteis (controle pneumático ou eletromagnético). A maioria dos DAVs é inserida no centro cirúrgico. Existem várias abordagens para a inserção da cânula, dependendo do tipo de dispositivo a ser utilizado e, também, se o DAV está sendo empregado como um dispositivo biventricular ou em somente um dos lados do coração.

Os exemplos de DAVs utilizados como ponte para a recuperação pós-cirurgia cardíaca incluem o sistema Abiomed 5.000 BVS e o sistema Biomedicus. O Biomedicus consiste em uma bomba centrífuga de fluxo contínuo que, em geral, requer um perfusionista à beira do leito para monitorar e resolver os problemas na bomba. O sistema Abiomed 5.000 BVS é facilmente manejado nos cuidados de enfermagem ao paciente. Estão surgindo DAVs menores, que podem ser inseridos no serviço de cateterismo cardíaco utilizando-se uma abordagem percutânea pela veia e/ou artéria femoral. Estes incluem os dispositivos Tandem Heart e Abiomed Impella. O Tandem Heart envolve a inserção de uma cânula no átrio direito pela veia femoral. A cânula é introduzida no átrio esquerdo pela fossa oval. O sangue arterializado é removido do átrio esquerdo, circula por um dispositivo de fluxo axial e é reintroduzido na circulação arterial por uma cânula inserida na aorta pela artéria femoral. O Abiomed Impella é inserido por via percutânea, pela artéria femoral, e introduzido pela válvula aórtica. O dispositivo foi projetado para aumentar o débito cardíaco do paciente. O sangue é retirado do ventrículo esquerdo e entregue na aorta ascendente.

Os DAVs comumente empregados como ponte para o transplante incluem HeartMate XVE (Fig. 19.16), Heart Mate II, Thoratec e SAVA Novacor. O Heart Mate II é um dispositivo de fluxo axial, e os demais são dispositivos de fluxo pulsátil. Os dispositivos de fluxo pulsátil produzem um pulso palpável, enquanto os de fluxo axial não costumam estar inicialmente associados a um pulso palpável. Muitas vezes, à medida que o coração recupera sua contratilidade em um período de várias semanas, o pulso retorna.

Os dispositivos que foram aprovados para a terapia de destino incluem o HeartMate XVE e o sistema de fluxo axial DeBakey. A terapia de destino significa que o paciente não é um candidato a transplante e não será colocado na lista de espera.

Todos os dispositivos utilizados como ponte para transplante ou para terapia de destino são dispositivos de assistência ventricular esquerda (DAVEs), com exceção do Thoratec, que também pode ser usado como um dispositivo de assistência ventricular direita. Todos os dispositivos requerem uma incisão da fúrcula esternal ao umbigo. Uma cânula grande é inserida no ápice do ventrículo esquerdo e conectada à porta de entrada do DAVE, com uma cânula de saída inserida na aorta. Implanta-se o DAVE fora do peritônio, logo abaixo do diafragma. A linha de transmissão (cabo de energia) é trazida através da pele e conectada a uma fonte de energia. O local de saída do cabo de energia representa uma importante fonte de ocorrência de infecção.

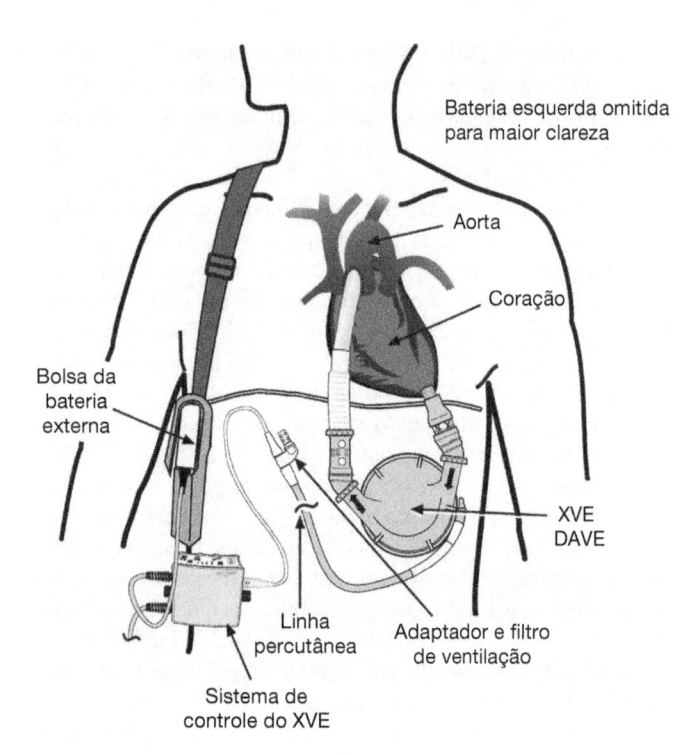

Figura 19.16 Sistema HeartMate XVE de assistência ventricular esquerda. *(Usada com permissão da Thoratec Corporation Pleasanton, CA.)*

O DAVE apresenta um monitor que fornece a taxa de fluxo (semelhante ao débito cardíaco) e outras informações pertinentes ao dispositivo. Esses dispositivos podem alcançar taxas de fluxo que auxiliam na adequada oferta de oxigênio aos tecidos, reduzindo a carga de trabalho cardíaco.

Desmame e recuperação

O plano para o desmame deve girar em torno da estabilidade hemodinâmica e da resposta dos outros sistemas fisiológicos do paciente. Os sistemas neurológico, pulmonar, renal e hematológico devem ser recuperados de lesões a múltiplos órgãos. A avaliação de débito cardíaco, IC, RVS, POAP, pressão arterial média e SvO_2 orienta as decisões de se iniciar o desmame. O suporte farmacológico deve estar em um nível estável, com boa perfusão dos órgãos principais.

Avalia-se o aparecimento da incisura dicrótica na configuração da onda da linha arterial, prova de que existe uma pressão ventricular esquerda adequada para a abertura da aorta. O DAV é desligado aos poucos, a fim de avaliar a tolerância ao longo do processo de desmame. Antes do desmame, deve-se introduzir heparina não fracionada; o dispositivo nunca deve ser configurado em um fluxo de menos de 2 L/min, para evitar a formação de coágulos. Ao final do desmame, o paciente retorna ao centro cirúrgico para a remoção cirúrgica.

Princípios de manejo do dispositivo de assistência ventricular

Os principais objetivos no manejo do paciente com um DAV são otimizar o débito cardíaco, maximizar o enfrentamento e prevenir complicações.

Otimização do débito cardíaco

1. Inicialmente, o risco de falência biventricular ainda é proeminente após a inserção do dispositivo, e o paciente deve ser avaliado com cuidado. O perfil cardiovascular deve ser mensurado a cada 2 a 4 horas, e as mudanças no DC e IC devem ser comunicadas ao médico. O suporte farmacológico deve ser ajustado de modo a atingir a pressão arterial média mais estável e SvO_2 adequada.
2. Deve-se avaliar o funcionamento adequado do DAV a fim de se alcançar melhor perfil cardiovascular. É preciso considerar a quantidade de auxílio do DAV ao mensurar o DC para avaliar o DC natural intrínseco do coração. À medida que o miocárdio se recupera, o coração exerce mais suporte, e o DAV, menos. O paciente pode, então, manter o DC sem muito auxílio mecânico.

Maximização do enfrentamento

O paciente e a família podem estar perturbados por doença inesperada, ambiente de UTI, equipamentos relacionados ao DAV e ameaça de morte. O transplante, se for o caso, pode aumentar significativamente seu estresse. O paciente e a família podem necessitar de compartilhamento de informações detalhadas e esclarecimento de mal-entendidos.

1. Promova a adaptação emocional e psicológica e avalie os sinais não verbais de medo ou ansiedade. Atualize com frequência as metas para o dia; o plano atual de cuidados precisa ser prestado de forma interdisciplinar. O enfermeiro de cuidados críticos e o enfermeiro direto do paciente podem coordenar esse processo.
2. Devem ser prestadas informações realistas ao paciente e aos familiares em relação ao prognóstico. Muitas vezes, 20 a 40% dos pacientes com DAV morrem à espera de um doador de coração, e as famílias precisam de apoio para lidar com essa possibilidade. O envolvimento precoce com assistência social e representantes religiosos também pode ajudar pacientes e familiares. Avalie com atenção outros fatores estressantes situacionais e revise previamente as estratégias de enfrentamento que pacientes ou familiares considerarem úteis.

Prevenção de complicações

1. *Tromboembolismo:* Os anticoagulantes podem incluir heparina não fracionada, dextran ou aspirina para reduzir o risco de tromboembolismo. Pode haver comprometimento vascular periférico, secundário à presença de cateteres vasculares. Devem ser realizadas verificações neurovasculares frequentes, e qualquer alteração deve ser imediatamente comunicada. Avalie as cinco características das complicações vasculares:
   - Palidez
   - Dor
   - Parestesia
   - Paralisia
   - Ausência de pulso

2. *Sangramento:* Monitore com frequência hemoglobina, hematócrito e fatores de coagulação. Avalie todos os locais de inserção de cateteres e feridas, buscando por exsudação. Precisa ser avaliada a ocorrência de sangramento espontâneo ou oculto no paciente. O paciente necessita de acompanhamento rigoroso do tratamento farmacológico para que esteja anticoagulado de modo seguro, mas não em uma faixa de perigo caso seja encontrado um doador compatível para o transplante cardíaco. De modo ideal, o tempo de tromboplastina parcial (TTP) deve ser de 1,5 vezes o normal, ou os níveis de coagulação ativada devem ser adequados ao dispositivo. A terapia anticoagulante pode aumentar a propensão para a ocorrência de tamponamento cardíaco. Esta é uma emergência cirúrgica e pode exigir uma nova intervenção para a estabilização. Os fatores que indicam a ocorrência dessa complicação incluem:
   - Pressão atrial elevada
   - DC reduzido, já que a bomba não pode preencher de forma adequada
   - Pressão pulmonar elevada
   - Equalização diastólica
   - Redução da pressão arterial média
   - Declínio do MvO_2
3. *Arritmias:* Pode ser necessário um possível tratamento com medicamentos ou cardioversão elétrica. O suporte biventricular pode manter a hemodinâmica quase normal durante as arritmias. Avalie o efeito das arritmias no DC e aumente o DAV conforme necessário. Trate todos os distúrbios eletrolíticos de forma agressiva a fim de aumentar a contratilidade. Confirme com os médicos se a RCP pode ser realizada em caso de assistolia, dependendo do DAV em questão.
4. *Diminuição da função renal:* Possíveis etiologias para a diminuição na função renal no paciente com DAV incluem hipoperfusão antes da inserção do DAV, tempo prolongado de CEC, transfusão maciça e hemólise com liberação de hemoglobina. Avalie diariamente a ureia nitrogenada sérica e a creatinina para detectar um declínio adicional da função renal. É imperativo que se avalie a nefrotoxicidade de todos os medicamentos e que as doses sejam baseadas na depuração da creatinina. O tratamento vasopressor adequado, na faixa dopaminérgica, é benéfico para melhorar a perfusão renal. Mantenha um equilíbrio hídrico adequado, de modo que a pré-carga esteja dentro dos limites normais. Monitore a urina para distúrbios em potencial e evite qualquer período de hipotensão arterial, que pode prejudicar ainda mais os rins.
5. *Infecção:* As grandes cânulas saindo da pele criam grandes portais de entrada para organismos patológicos. Os pacientes com suporte de DAV estão tão estressados metabolicamente que estão mais propensos a infecções; assim, devem ser seguidas precauções rigorosas. É imperativo que não sejam colonizados, sobretudo se estiverem aguardando transplante, pois a sepse poderia impedi-los de receber um coração. O melhor plano de ação é a prevenção e inclui:
   - Lavagem de mãos rigorosa antes e depois de todos os procedimentos de atendimento ao paciente.
   - Técnica asséptica rigorosa.
   - Cultura completa para a temperatura > (38,3 °C).
   - Monitoramento de feridas buscando por eritema, exsudato ou edema.
   - Avaliação de possível desvio para a esquerda na contagem diferencial.
6. *Imobilidade:* Podem surgir lesões cutâneas, dependendo do grau de imobilidade durante a fase crítica da doença do paciente. O cuidado meticuloso com a pele e as mudanças de decúbito frequentes ajudam a reduzir os problemas. O suporte nutricional agressivo auxilia na diminuição do grau de catabolismo. A imobilidade pode resultar em perda significativa de massa muscular e balanço negativo de nitrogênio. A fisioterapia de beira de leito é essencial até que o paciente esteja mais estável e possa começar a deambular. Podem ser aplicadas talas no pé para diminuir o risco de desenvolvimento de pé caído.
7. *Desempenho fraco do dispositivo:* Os perigos relacionados aos problemas mecânicos do DAV incluem formação de trombos, obstruções de entrada ou falhas do dispositivo. A avaliação frequente do dispositivo é necessária, sobretudo em caso de qualquer alteração no estado clínico do paciente. A falha do dispositivo pode resultar em perfusão sistêmica inadequada ou ausente, de modo que as medidas de emergência devem ser rapidamente implementadas (Tab. 19.6).

À BEIRA DO LEITO

Pensando criticamente

Você está cuidando de um paciente que acabou de retornar da cirurgia cardíaca para a UTI cirúrgica. O paciente estava internado com insuficiência mitral e hoje recebeu uma válvula mecânica de St. Jude na posição mitral. Sua avaliação revela:

Temperatura	36,2 °C
FC	Temporariamente em ritmo atrial de 80 bpm
PA	86/60 mmHg
FR	Assistido-controlado a 12 rpm, por meio do ventilador Bear
PDAP	15 mmHg
PSAP	8 mmHg
POAP	4 mmHg
PVC	3 mmHg
DC	4,9 L/min
IC	1,9 L/min/m^2
RVS	2.200 dinas/s/cm^5

Qual a provável razão para a hipotensão e baixo DC/IC? Que intervenções devem ser iniciadas imediatamente para melhorar sua condição cardíaca?

TABELA 19.6 MEDIDAS DE EMERGÊNCIA PARA FALHA NO DISPOSITIVO DE ASSISTÊNCIA VENTRICULAR OU PARADA CARDÍACA

- Recoloque o DAV e prepare para a cirurgia, em caso de falha mecânica.
- A RCP geralmente não é recomendada.
- Avalie a disponibilidade de produtos derivados de sangue se forem necessárias transfusões de emergência.
- Disponha de pinças vasculares para desconexões da cânula.
- Instrua todos os membros da equipe a respeito das medidas de emergência se ocorrer um problema com o DAV.
- Os pacientes podem ser cardiovertidos e desfibrilados com segurança na presença do DAV.
- Conecte a tomadas de energia de emergência em caso de pane elétrica.

BIBLIOGRAFIA SELECIONADA

Cardiovascular geral

Carlson KK, ed. *Advanced Critical Care Nursing*. St Louis, MO: Saunders Elsevier; 2008.

Finkelmeier BA, ed. *Cardiothoracic Surgical Nursing*. 3rd ed. Philadelphia, PA: JB Lippincott; 2004.

Hardin S, Kaplow R. *Cardiac Surgery Essentials for Critical Care Nursing*. Sudbury, MA: Jones & Bartlett Publishing; 2010.

Libby P, Bonow RO, Mann DL, Zipes DP, eds. *Braunwald's Heart Disease: A Textbook of Cardiovascular Medicine*. 8th ed. Philadelphia, PA: WB Saunders; 2008.

Moser DK, Riegel B. *Cardiac Nursing: A Companion to Braunwald's Heart Disease*. Canada: Saunders; 2008.

Woods SL, Froelicher ESS, Motzer SA, Bridges EJ. *Cardiac Nursing*. 5th ed. Philadelphia, PA: Lippincott, Williams & Wilkins; 2005.

Cardiomiopatia

Albert NM. Surgical management of heart failure. *Crit Care Nurs Clin N Am*. 2003;15(4):477-486.

Barkman A, Pooler C. Carvedilol: a countermeasure to heart failure. *DCCN*. 2001;20(5):11-16.

Bristow MR, Lowes BD. Management of heart failure. In: Libby P, Bonow RO, Mann DL, Zipes DP eds. *Braunwald's Heart Disease*. 8th ed. Philadelphia, PA: WB Saunders; 2008:635-651.

Cheever KH, Kitzes B, Genthner D. Epoprostenol therapy for primary pulmonary hypertension. *Crit Care Nurse*. 1999;19(4):20-27.

Colucci WS, Braunwald E. Pathophysiology of heart failure. In: Libby P, Bonow RO, Mann DL, Zipes DP, eds. *Braunwald's Heart Disease*. 8th ed. Philadelphia, PA: WB Saunders; 2008:503-533.

Dimengo JM. Surgical alternatives in the treatment of heart failure. *AACN Clin Issu Crit Care*. 1998;9(2):192-207.

Lee CS, Tkacs NC. Current concepts of neurohormonal activation in heart failure. *AACN Adv Crit Care*. 2008;19(4):364-385.

Leeper B, Legge D. Resynchronization therapy for management of heart failure. *Crit Care Nurs Clin N Am*. 2003;15(4):467-476.

Lewis PS, Boyd CM, Hubert NE, Steele MC. Ethanol-induced therapeutic myocardial infarction to treat hypertrophic obstructive cardiomyopathy. *Crit Care Nurse*. 2001;21(2):20-34.

MacKlin M. Managing heart failure: a case study approach. *Crit Care Nurse*. 2001;21(2):36-48.

Paul S. Diastolic dysfunction. *Crit Care Nurs Clin N Am*. 2003;15(4): 495-500.

Paul S. Ventricular remodeling. *Crit Care Nurs Clin N Am*. 2003;15(4):407-412.

Piano MR, Prasun M. Neuorhormone activation. *Crit Care Nurs Clin N Am*. 2003;15(4):413-422.

Quinn B. Pharmacologic treatment of heart failure. *Crit Care Nurs Q*. 2007;30(4):299-306.

Rogers JM, Reeder SJ. Current therapies in the management of systolic and diastolic dysfunction. *DCCN*. 2001;20(6):2-10.

Rudisill PT, Kennedy C, Paul S. The use of beta-blockers in the treatment of chronic heart failure. *Crit Care Nurs Clin N Am*. 2003;15(4):439-446.

Starling RC, McCarthy PM, Yamani MH. Surgical treatment of chronic CHF. In: Mann DL, ed. *Heart Failure: A Companion to Braunwald's Heat Disease*. Philadelphia, PA: Elsevier, Inc.; 2004:717-736.

Tarolli KA. Left ventricular systolic dysfunction and nonischemic cardiomyopathy. *Crit Care Nurs Q*. 2003;26(1):16-21.

Wynne J, Braunwald E. The cardiomyopathies. In: Libby P, Bonow RO, Mann DL, Zipes DP, eds. *Braunwald's Heart Disease*. 8th ed. Philadelphia, PA: WB Saunders; 2008: 1751-1806.

Young J. Congestive heart failure. In: Fuster V, Alexander RW, O'Rourke RA, eds. *Hurst's The Heart*. 10th ed. New York, NY: McGraw Hill; 2001:663-665.

Transplante cardíaco

Augustine SM. Heart transplantation: long term management related to immunosuppression, complications, and psychosocial adjustments. *Crit Care Nurs Clin N Am*. 2000;12(1):69-78.

Bush WW. Overview of transplantation immunology and the pharmacotherapy of adult solid organ transplant recipients: focus on immunosuppression. *AACN Clin Issues Crit Care*. 1998;9(2):253-269.

Collins EG, White-Williams C, Jalowiec A. Spouse quality of life before and 1 year after heart transplantation. *Crit Care Nurs Clin N Am*. 2000;12(1):103-110.

Cupples SA, Sprull LC. Evaluation criteria for the pretransplant patient. *Crit Care Nurs Clin N Am*. 2000;12(1):35-48.

Guido GW. Heart transplantation from an ethical perspective. *Crit Care Nurs Clin N Am*. 2000;12(1):111-121.

Hardin S, Kaplow R. *Cardiac Surgery Essentials for Critical Care Nursing*. Sudbury, MA: Jones & Bartlett Publishing; 2010.

Hunt SA, Kouretas PC, Balsam LB, Robbins RC. Heart transplantation. In: Libby P, Bonow RO, Mann DL, Zipes DP, eds. *Braunwald's Heart Disease*. 8th ed. Philadelphia, PA: WB Saunders; 2008.

Klein DG. Current trends in cardiac transplantation. *Crit Care Nurs Clin N Am*. 2007;19(4):445-460.

Krau SD. The evolution of heart transplantation. *Crit Care Nurs Clin N Am*. 2000;12(1):1-10.

McCalmont V, Ohler L. Cardiac transplantation: candidate identification, evaluation and management. *Crit Care Nurs Q*. 2008;31(3): 216-229.

Smith L, Farroni J, Baillie BR, Haynes H. Heart transplantation: an answer for end-stage heart failure. *Crit Care Nurs Clin N Am*. 2003;15(4):489-494.

Tokarczyk TR. Cardiac transplantation as a treatment option for the heart failure patient. *Crit Care Nurs Q*. 2003;26(1):61-68.

Torre-Amiobe G, Koerner MM, Lisman KA, Thohan V. Cardiac transplantation. In: Mann DL, ed. *Heart Failure: A Companion to Braunwald's Heat Disease*. Philadelphia, PA: Elsevier, Inc.; 2004: 706-736.

Trupp RJ, Abraham WT, Lamba S. Future therapies for heart failure. *Crit Care Nurs Clin N Am*. 2003;15(4):525-530.

Walton J, St. Clair K. "A beacon of light": spirituality in the heart transplant patient. *Crit Care Nurs Clin N Am*. 2000;12(1):87-102.

Distúrbios valvulares

Blaisdell MW, Good L, Gentzler RD. Percutaneous transluminal valvuloplasty. *Crit Care Nurse*. 1989;9(3):62-68.

Bonow RO, Braunwald E. Valvular heart disease. In: Libby P, Bonow RO, Mann DL, Zipes DP, eds. *Braunwald's Heart Disease*. 8th ed. Philadelphia, PA: WB Saunders; 2008: 1643-1713.

Hardin S, Kaplow R. *Cardiac Surgery Essentials for Critical Care Nursing*. Sudbury, MA: Jones & Bartlett Publishing; 2010.

Hill KM. Surgical repair of cardiac valves. *Crit Care Nurs Clin N Am*. 2007;19(4):353-360.

Holloway S, Feldman T. An alternative to valvular surgery in the treatment of mitral stenosis: balloon mitral valvotomy. *Crit Care Nurse*. 1997;17(3):27-36.

Leeper B. Valvular disease and surgery. In: Carlson KK, ed. *Advanced Critical Care Nursing*. St Louis, MO: Saunders Elsevier; 2008: 322-346.

Nauer KA, Schouchoff B, Demitras K. Minimally invasive aortic valve surgery. *Crit Care Q*. 2000;23(1):66-71.

Pericardite

Dziadulewicz L, Shannon-Stone M. Postpericardiotomy syndrome: a complication of cardiac surgery. *AACN Clin Issues in Crit Care*. 1998;9(2):464-470.

Hamel W. Care of patients with an indwelling pericardial catheter. *Crit Care Nurse*. 1998;18(5):40-45.

Aneurismas toracoabdominais

Anderson LA. Abdominal aortic aneurysm. *J Cardiovasc Nurs*. 2001;15(4):1-14.

Cronewett JL. Arterial aneurysms. In: Rutherford RB, ed. *Vascular Surgery*. 5th ed. Philadelphia, PA: WB Saunders; 2000:1241-1344.

Fahey V. *Vascular Nursing*. 3rd ed. Philadelphia, PA: WB Saunders; 2003.

Finkelmeier BA, Marolda D. Aortic dissection. *J Cardiovasc Nurs*. 2001;15(1):15-24.

House-Fanchier MA. Aortic dissection: pathophysiology, diagnosis, and acute care management. *AACN Clin Issues Crit Care*. 1995;6(4):602-613.

Iacono LA. Naloxone infusion and drainage of cerebrospinal fluid as adjuncts to postoperative care after repair of thoracoabdominal aneurysms. *Crit Care Nurse*. 1999;19(5):37-47.

Leeper B, Lovasik D. Cerebrospinal drainage systems: external ventricular and lumbar drains. In: Littlejohns LR, Bader MK, eds. *AACN-AANN Protocols for Practice: Monitoring Technologies in Critically Ill Neuroscience Patients*. Sudbury, MA: Jones and Bartlett Publishers; 2009:71-102.

McClarren-Curry C, Shaughnessy K. Acute thoracic aortic dissection: how to diffuse a time bomb. *DCCN*. 1999;18(4):26-29.

Morresey NJ, Hamilton IN, Holier LH. Thoracoabdominal aortic aneurysms. In: Moore WS, ed. *Vascular Surgery: A Comprehensive Review*. 6th ed. Philadelphia, PA: WB Saunders; 2002:437-456.

Tratamento com BIA

Goran S. Vascular complications of the patient undergoing intraaortic balloon pumping. *Crit Care Clin N Am*. 1989;1(3):459-467.

Quaal S. Intraaortic balloon pump management. In: Weigand D, Carlson K, eds. *AACN Procedure Manual*. 5th ed. Philadelphia, PA: Elsevier; 2005: 362-380.

Quaal SJ. Care of the patient with an intra-aortic balloon pump. In: Chulay M, Wingate S, eds. *Care of the Cardiovascular Patient Series*. Aliso Viejo, CA: American Association of Critical Care Nurses; 2002.

Quall SJ. *Comprehensive Intraaortic Balloon Pumping*. St Louis, MO: CV Mosby; 1984.

Dispositivos de assistência ventricular (DAV)

Bond AE, Bolton B, Nelson K. Nursing education and implications for left ventricular assist device destination therapy. *Prog Cardiovasc Nurs*. 2004;29(3):95-101.

Bond AE, Nelson K, Germany CL, et al. The left ventricular assist device. *Am J Nurs*. 2003;103(1):32-41.

Camp D. The left ventricular assist device (LVAD): a bridge to heart transplantation. *Crit Care Nurs Clin N Am*. 2000;12(1):61-68.

Cianci P, Lonergan-Thomas H, Slaughter M, Silver MA. Current and potential applications of left ventricular assist devices. *J Cardiovasc Nurs*. 2003;18(1):17-22.

Delgado RM, Frazier OH, Razeghi P, Taegtmeyer H. Mechanical circulatory support in patients with heart failure. In: Mann DL, ed. *Heart Failure: A Companion to Braunwald's Heat Disease*. Philadelphia, PA: Elsevier, Inc.; 2004.

Duke T, Perna J. The ventricular assist device as a bridge to cardiac transplantation. *AACN Clin Issues Crit Care*. 1998;9(2):217-228.

Fleck D, Hargraves J. Ventricular assist devices. In: Weigand D, Carlson K, eds. *AACN Procedure Manual*. 5th ed. Philadelphia, PA: Elsevier; 2005:387-409.

Frazier OH, Myers TJ. Left ventricular assist system as a bridge to myocardial recovery. *Ann Thorac Surg*. 1999;68:734-741.

Hagan K, Casanova-Ghosh E. Postcardiotomy cardiogenic shock: the role of ventricular assist devices. *Crit Care Nurs Clin N Am*. 2007;19(4):427-444.

Hardin S, Kaplow R. *Cardiac Surgery Essentials for Critical Care Nursing*. Sudbury, MA: Jones & Bartlett Publishing; 2010.

Holmes EC. AbioCor totally implantable replacement heart. *J Cardioavsc Nurs.* 2003;18(1):23-29.

Richards NM, Stahl MA. Ventricular assist devices in the adult. *Crit Care Nurs* Q. 2007;30(2):104-118.

Rose EA, Gelijns AC, Moskowitz AJ. Long term mechanical therapy left ventricular assistance for end-stage heart failure. *N Eng J Med.* 2001;345(20):1435-1443.

Rose EA, Moskowitz AJ, Packer M, et al. The REMATCH trial: rationale, design and end points. *Ann Thoracic Surgery.* 1999;67:723-730.

Savage L. Quality of life among patients with a left ventricular assist device: what is new? *AACN Clin Issues.* 2003;14:64-72.

Stahovich M, Chillcott S, Dembitsky WP. The nest treatment option: using ventricular assist devices for heart failure. *Crit Care Nurs Q.* 2007;30(4):337-346.

Prática baseada em evidências

Moser DK, Frazier SK. Care of the patient with heart failure. In: Chulay M, Wingate S, eds. *Care of the Cardiovascular Patient Series*. Aliso Viejo, CA: American Association of Critical Care Nurses; 2001.

Quaal SJ. Care of the patient with an intra-aortic balloon pump. In: Chulay M, Wingate S, eds. *Protocols for Practice: Care of the Cardiovascular Patient Series*. Aliso Viejo, CA: American Association of Critical Care Nurses; 2002.

Schakenbach L. Care of the patient with a ventricular assist device. In: Chulay M, Wingate S, eds. *Protocols for Practice: Care of the Cardiovascular Patient Series*. Aliso Viejo, CA: American Association of Critical Care Nurses: 2002.

Conceitos Respiratórios Avançados: Modos de Ventilação

20

Suzanne M. Burns

HABILIDADES DE CONHECIMENTO

Discutir definição, processo de seleção dos pacientes, avaliação, aplicação e complicações da ventilação com pressão de suporte, pressão positiva em vias aéreas com dois níveis de pressão, ventilação de relação inversa com pressão controlada, modos de ventilação, pressão controlada com volume garantido, ventilação com liberação de pressão de vias aéreas, ventilação bifásica, ventilação de suporte adaptativa, ventilação proporcional assistida e ventilação de alta frequência em pacientes críticos.

MODOS AVANÇADOS DE VENTILAÇÃO MECÂNICA

Ventilação mecânica: novos conceitos

Durante anos, a ventilação a volume foi a forma predominante de ventilação. Recentemente, surgiram inúmeros modos pressão-controlada, que costumam ser usados em unidades de cuidados intensivos para ventilar pacientes das fases agudas da doença à fase de desmame. Embora certas características dos modos de pressão sejam atraentes, alguns dos modos não são bem compreendidos, e os resultados associados a sua utilização ainda não estão determinados. Resultados de estudos da síndrome do desconforto respiratório agudo (SDRA) sugerem que os métodos tradicionais de ventilação mecânica (VM) são prejudiciais ao pulmão. Assim, as aplicações clínicas da ventilação e a utilização de modos específicos durante a fase aguda da doença focam na "proteção do pulmão" e na melhora dos resultados do paciente.

Ventilação mecânica na lesão pulmonar aguda e síndrome do desconforto respiratório agudo

A SDRA, a forma mais grave de lesão pulmonar aguda (LPA), resulta de uma lesão aguda ao organismo; pode ser direta (como em uma doença específica do pulmão, como uma pneumonia) ou indireta (uma condição externa ao pulmão, como sepse). A liberação de mediadores e uma série de outras substâncias tóxicas afetam negativamente a permeabilidade alvéolo-capilar e resultam em edema pulmonar não cardíaco. A doença inclui redução da complacência, *shunt* e hipoxemia refratária. A mortalidade pode chegar a 50%. Até o momento, não há tratamento definitivo para a SDRA. O tratamento foca o controle da doença subjacente, bem como a ventilação mecânica de suporte.

Os resultados de estudos em animais e pacientes com SDRA mostram que a ventilação com grande volume corrente resulta em maior dano pulmonar e maior mortalidade do que a ventilação a baixos volumes. Embora esse tipo de ventilação leve a uma hipoventilação do paciente com SDRA e hipercapnia, a mortalidade é menor com essa abordagem. Além disso, estudos mostram que o uso da pressão positiva expiratória final (PEEP) reduz a mortalidade na SDRA, pela abertura de unidades pulmonares colapsadas. Tal efeito é chamado de recrutamento pulmonar.

Embora os resultados de estudos recentes tenham mudado a forma como os pacientes com SDRA são tratados na fase aguda, não se sabe se a ventilação com pressão-alvo é equivalente à ventilação com baixos volumes nem se é a melhor forma de determinar o nível ideal de PEEP. Sabe-se que, para "proteger o pulmão", não devem mais ser usados grandes volumes correntes e pressões de platô elevadas para ventilar pacientes com SDRA. Eles devem ser ventilados a um volume corrente baixo, que pode resultar em hipercapnia (chamada de hipercapnia permissiva), a fim de evitar volutrauma e morte. Desfechos clínicos terapêuticos tradicionais, como realização da gasometria arterial, já não são suficientes para orientar estratégias de manejo ventilatório.

Ventilação *versus* pressão

A ventilação a volume oferece um volume prescrito a uma frequência fixa, independentemente da pressão necessária (ver

> ## 🛏 À BEIRA DO LEITO
> ### Modos complexos de ventilação: PC/IRV
> Uma paciente foi internada na UTI respiratória com sofrimento respiratório. Sua história inclui uma doença semelhante à gripe que piorou de forma progressiva, exigindo a entrada no pronto-socorro (PS). Sua radiografia de tórax revelou infiltrado bilateral difuso em um padrão de favo de mel, consistente com SDRA. Uma vez intubada, foi colocada no modo assistido-controlado em uma frequência de 20/min. Sua pressão de platô estava muito alta (60 cm H_2O), e ela precisou de uma FiO_2 de 1 e 10 cm H_2O de PEEP. A gasometria arterial revelou pH 7,23, $PaCO_2$ 38 mmHg e PaO_2 52 mmHg. A paciente estava agitada, debatendo-se e em assincronia com o ventilador, apesar de uma sensibilidade de 21 cm H_2O, um tempo inspiratório curto e uma alta frequência do aparelho.
>
> Decidiu-se sedá-la e curarizá-la, colocando-a no modo PC/IRV. Os parâmetros foram:
>
> | | |
> |---|---|
> | Pressão controlada | 30 cm H_2O |
> | VC | 6 mL/kg |
> | Frequência | 20 mpm |
> | I:E | 2:1 |
> | FiO_2 | 0,6 |
> | PEEP | 10 cm H_2O |
>
> A gasometria arterial após 30 minutos revelou:
>
> | | |
> |---|---|
> | pH | 7,34 |
> | $PaCO_2$ | 55 mmHg |
> | PaO_2 | 66 mmHg |
>
> A equipe considerou que os resultados positivos foram reflexos da melhor distribuição do gás, associados à ventilação com pressão e ao uso de sedativos e agentes bloqueadores neuromusculares. Além disso, ao diminuir ou controlar a pressão de platô, que resultou em menor volume corrente, o risco de volutrauma foi diminuído.

Cap. 5, Manejo Ventilatório e das Vias Aéreas). No entanto, na ventilação pressão-controlada, a pressão é estável, e o volume corrente varia com o nível de pressão selecionado, resistência das vias aéreas e complacência pulmonar e da parede torácica.

O padrão característico de desaceleração do fluxo associado à ventilação com pressão de suporte (PSV) (Fig. 20.1A) é uma das características positivas da PSV: melhor distribuição dos gases. Em contrapartida, esse tipo ventilação fornece um fluxo de gás constante durante toda a inspiração. Isso é referido como um padrão de fluxo quadrado (Fig. 20.1B).

Os padrões de fluxo são importantes porque afetam o enchimento do pulmão. O gás descendo pelas vias aéreas toma o caminho de menor resistência e tende a preencher, de preferência, os alvéolos que estão abertos e complacentes. Os alvéolos fechados ou parcialmente abertos são menos complacentes e não se enchem com facilidade. Na ventilação volume, o fluxo de gás pode ser bastante turbulento (sobretudo quando se usa um tempo inspiratório curto), e a distribuição de gás não é uniforme; os alvéolos permanecem fechados, enquanto os complacentes recebem a maior parte dos gases frescos. Na ventilação pressão-controlada, o fluxo é inicialmente alto, mas desacelera no final da respiração; o gás distribui-se de modo mais uniforme. Acredita-se que isso ocorra porque a taxa de fluxo mais lenta ao final da inspiração resulta em menor fluxo turbulento de gás (ocorre o chamado fluxo laminar). Diversos modos de ventilação pressão-controlada estão disponíveis para aplicação na fase aguda da doença e no desmame; as descrições são fornecidas a seguir.

Ventilação com pressão de suporte

A PSV, descrita pela primeira vez no início dos anos de 1980 como uma forma de ventilação para o paciente estável, respirando espontaneamente durante o desmame, é, agora, um modo popular de ventilação na maioria das unidades de cuidados intensivos. O sucesso clínico da pressão de suporte resultou no surgimento de muitos outros modos ventilação a pressão.

A PSV é projetada para o paciente em respiração espontânea, mas exige que o nível de pressão seja selecionado pelo médico. Assim, quando o paciente inicia uma respiração, o ventilador detecta a pressão negativa (o "gatilho" da sensibilidade é geralmente definido em −1 a 2 cm H_2O) e proporciona-lhe um alto fluxo de gás até que o nível de pressão selecionado seja

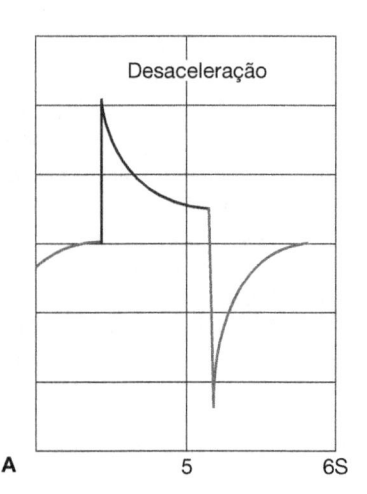

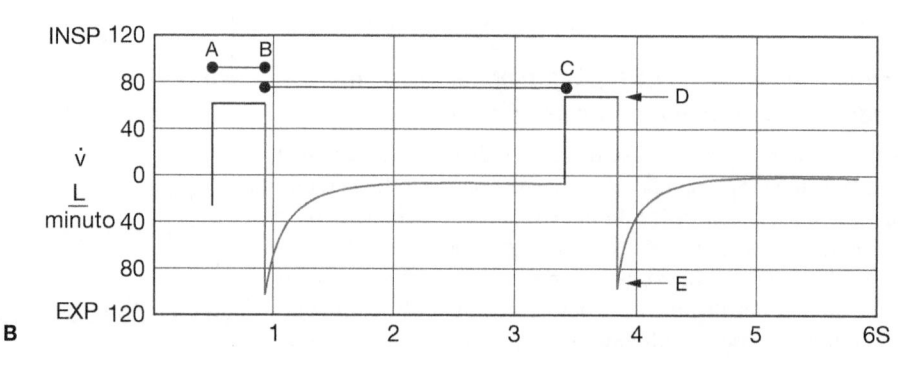

Figura 20.1 (A) Forma de onda de fluxo em desaceleração: respiração a pressão. **(B)** Fluxo de onda quadrada: respiração a volume. *(Reproduzida com permissão da Nellcor Puritan Bennett LLC (now Covidien), Boulder, Colorado.)*

atingido no início de inspiração. Esse nível de pressão é, então, mantido durante toda a fase inspiratória. O ventilador desliga-se, e a expiração começa quando o fluxo diminui para cerca de um quarto do fluxo original (o mecanismo de desligamento varia de acordo com ventiladores diferentes). Isso ocorre quando os pulmões se enchem ao final da inspiração. Uma característica importante da PSV é que ela permite ao paciente determinar tempo inspiratório, volume e frequência respiratória. Acredita-se que isso explique por que a pressão de suporte é um modo "confortável" para pacientes com respiração espontânea. Além disso, a PSV diminui o trabalho respiratório associado a circuitos, altas frequências respiratórias e pequenos tubos endotraqueais. Já que o nível de apoio pode ser reduzido aos poucos, o modo é especialmente útil para o desmame. Esse método também pode ser usado em pacientes menos estáveis, desde que o volume corrente seja monitorado com atenção. A seleção dos pacientes, a aplicação, a avaliação e as potenciais complicações estão delineadas na Tabela 20.1.

Pressão positiva em vias aéreas com dois níveis de pressão

A pressão positiva em vias aéreas com dois níveis de pressão (p. ex., BiPAP) é um modo de ventilação não invasivo que combina dois níveis de pressão positiva (PEEP e PSV) por meio de máscara facial, máscara nasal (mais comuns) ou *nasal pillow*. O ventilador é projetado para compensar os vazamentos no circuito, mas algumas vezes utiliza-se uma cinta no queixo para evitar vazamentos excessivos ao redor da boca. Essa forma de tratamento pode ser muito trabalhosa, em especial quando usada para evitar a reintubação após a extubação. A ventilação com máscara facial é realizada com cautela, pois o potencial de aspiração é elevado. Se for escolhida a ventilação com máscara facial completa, o paciente deve ser capaz de remover a máscara rapidamente se náuseas ou vômitos forem iminentes. Os pacientes enfraquecidos ou com secreção excessiva não são bons candidatos à ventilação com dois níveis de pressão.

Diversas opções de ventilação com dois níveis de pressão estão disponíveis; incluem uma modalidade espontânea, em que o paciente inicia todas as respirações com pressão de suporte; uma opção de tempo espontâneo, semelhante à PSV, com uma taxa de reserva (alguns fabricantes chamam isso de A/C); e um modo controlado. O modo controlado requer a seleção de uma frequência e de tempo inspiratório de controle. Os requisitos de uma FiO_2 alta são uma contraindicação relativa para a utilização de dois níveis de pressão, pois, em geral, perde-se oxigênio dentro do sistema.

O modo com dois níveis de pressão é usado com sucesso em pacientes críticos internados na UTI; serve para prevenir a intubação e também para evitar a reintubação após a extubação. Pode ser útil em pacientes com doença pulmonar obstrutiva crônica e insuficiência cardíaca, principalmente porque estes são difíceis de desmamar da ventilação mecânica convencional devido a sua doença subjacente. Os resultados de estudos também demonstram que os pacientes imunodeprimidos são mais bem tratados com a ventilação não invasiva. A seleção dos pacientes, a aplicação, a avaliação e as potenciais complicações estão delineadas na Tabela 20.2.

TABELA 20.1 VENTILAÇÃO COM PRESSÃO DE SUPORTE

Definição

A ventilação com pressão de suporte (PSV) é uma forma de ventilação usada para aumentar a respiração espontânea, com o médico escolhendo a quantidade de pressão positiva. Existem dois modos de aplicação da PSV: (1) modo autônomo e (2) modo misto, em que se define uma taxa de reserva. Alterações na complacência ou resistência podem resultar em mudanças no volume corrente e na frequência respiratória.

Seleção de pacientes

1. Pacientes estáveis, prontos para o desmame e com um *drive* ventilatório confiável.
2. A PSV ajuda a superar a resistência associada a circuitos e vias aéreas.
3. Em pacientes menos estáveis, é necessária a monitoração do volume corrente e da frequência respiratória.

Aplicação

1. *Repouso* (chamado PSV máx.): Ajuste o nível da PSV para obter uma taxa respiratória de < 20 respirações/min, volume corrente de 6 a 10 mL/kg e um padrão respiratório eupneico.
2. *Trabalho*: Diminuir o nível PSV, conforme tolerado. Isso varia entre os pacientes (de horas a dias) e pode ser definido por um protocolo da unidade. A frequência respiratória pode ser maior, e o volume corrente menor durante os intervalos de trabalho. Monitore os parâmetros a cada hora e interrompa se os limites pré-determinados forem ultrapassados.

Avaliação

1. *Conforto:* O paciente controla tempo inspiratório e expiratório, frequência e volume. O paciente deve estar confortável e não apresentar dispneia.
2. As *secreções* podem aumentar a resistência e diminuir o volume corrente. Assegure a permeabilidade das vias aéreas com umidificação adequada e aspiração, conforme necessário. Se as secreções forem abundantes, a pressão de suporte pode ser contraindicada.
3. *Alterações na complacência*: A complacência pulmonar diminuída resulta em diminuição do volume corrente e, muitas vezes, em aumento na frequência respiratória.
4. *Condicionamento*: A PSV promove a resistência dos músculos respiratórios, aumentando gradualmente a carga de trabalho ao longo do tempo. Por exemplo, quando o nível de PSV for fixado em um nível mais elevado, pouco esforço (trabalho) é necessário. O trabalho é maior à medida que o nível de PSV se reduz aos poucos. É importante lembrar que, quando outras atividades estão acontecendo (i.e., sentar na cadeira, fisioterapia) ou quando há impedimentos físicos para a respiração (i.e., ascite, distensão, obesidade), pode ser necessário aumentar o nível de PSV. Use a frequência respiratória e o volume corrente para determinar o nível ótimo de suporte.

Complicações

1. Tenha cuidado se houver vazamentos no tubo ou no balão. Os pacientes com grandes vazamentos de ar nos tubos e/ou balonete endotraqueal não devem ser colocados na PSV. Quando um vazamento está presente, o paciente pode não ser capaz de controlar os parâmetros de tempo inspiratório, frequência ou volume.
2. A PSV deve ser usada com cautela em pacientes com asma e com rápida mudança no estado físico (i.e., com broncoespasmo agudo, aumento na resistência das vias aéreas; o volume corrente diminuirá, e a frequência respiratória aumentará).

Ventilação pressão-controlada com relação inspiratória/expiratória invertida

A ventilação pressão-controlada com relação inspiratória/expiratória invertida (PC/IRV) consiste, na verdade, em uso combinado de dois modos de ventilação; é projetada para ventilar pacientes com SDRA. A opção de controle da pressão permite ao médico controlar (ou limitar) a pressão durante a inspiração. Já que a tendência do pulmão rígido com SDRA é entrar em colap-

TABELA 20.2 PRESSÃO POSITIVA EM VIAS AÉREAS COM DOIS NÍVEIS DE PRESSÃO

Definição
A pressão positiva em vias aéreas com dois níveis de pressão (BiPAP) é a pressão de suporte com PEEP fornecida por meio de máscara facial, máscara nasal ou *nasal pillows* (embora também possa ser fornecida por um tubo de traqueostomia, cuja aplicação é raramente usada no ambiente de cuidados intensivos).

Seleção de pacientes
Pacientes nos quais a ventilação invasiva não é desejada, para apneia do sono ou síndrome da hipoventilação, para evitar intubação ou reintubação e para tratar insuficiência cardíaca. O modo não deve ser usado por indivíduos que não conseguem proteger suas vias aéreas ou com alto luxo de FiO_2.

Aplicação
1. *Selecione o modo* (os nomes variam de acordo com o fabricante): Espontâneo (PSV), espontâneo-temporizado (espontâneo-controlado) ou controlado.
2. *Modo espontâneo*: Selecione o nível de pressão de suporte (nível de pressão inspiratória) e o nível de PEEP (em geral, deve haver uma diferença de pressão de, ao menos, 5 cm H_2O entre estes).
3. *Modo espontâneo-temporizado*: Nível de pressão de suporte, PEEP e frequência de reserva são selecionados.
4. *Controlado:* São selecionados o nível de suporte de pressão, a taxa de PEEP e o tempo inspiratório.
5. A FiO_2 é ajustada por meio de um medidor de fluxo e "perdas" no circuito para atingir a SaO_2 ou PaO_2 adequada. A função do ventilador é adversamente afetada se a taxa de fluxo for muito alta. Consulte os limites dos fabricantes, já que isso varia em função da marca e do modelo do ventilador. Alguns modelos estão equipados com um botão para ajustar a FiO_2.

Avaliação
1. *Frequência e padrão respiratório*: O paciente deve parecer confortável, com nenhuma evidência de uso da musculatura acessória e frequência respiratória razoável.
2. Apesar de a gasometria arterial geralmente ser realizada, a SaO_2, em conjunto com avaliação da frequência e padrão respiratório, nível de consciência e sinais vitais, diz muito a respeito de como o paciente está tolerando o modo.
3. Esse método de ventilação é trabalhoso e requer que o enfermeiro e o fisioterapeuta trabalhem em conjunto para determinar as melhores configurações para o paciente.
4. Pode ser usada uma cinta de queixo se o paciente não conseguir manter boa vedação mantendo sua boca fechada.

Complicações
1. A diminuição do nível de consciência é uma contraindicação relativa para a BiPAP, pois o paciente pode não ser capaz de proteger suas vias aéreas. Qualquer alteração do nível de consciência deve ser prontamente comunicada, e o uso contínuo da ventilação dos dois níveis de pressão deve ser avaliado com cuidado. Além disso, pode ser necessária a intubação.
2. Se o paciente fica enjoado, o risco de aspiração é maior. Certifique-se de que ele possa remover rapidamente a máscara nasal ou facial, se necessário.

---

so, pode ser usado um tempo inspiratório prolongado para evitar o fechamento alveolar ("desrecrutamento"). A relação inspiração/expiração (I/E), que costuma ser de 1:2 ou 1:3, é aumentada para 1:1, 2:1, 3:1 ou 4:1. Em geral, o curto tempo expiratório é suficiente para a expiração completa; porém, em alguns casos, a auto-PEEP pode ser um resultado esperado e até desejável.

As opções de controlar a pressão e prolongar a inspiração, em combinação com o fluxo desacelerado (ver a Fig. 20.1A), são aspectos benéficos dessa modalidade de pressão. O uso da PC/IRV, muitas vezes, requer que o paciente esteja bastante sedado e/ou quimicamente curarizado para garantir a sincronia pa-

ciente/ventilador. Em geral, esse tipo de opção não permite que o paciente respire entre os ciclos inspiratório e expiratório. O controle é necessário para otimizar a respiração. No entanto, os modos mais recentes (ver Ventilação com liberação de pressão de vias aéreas e ventilação bifásica) são projetados de modo diferente e permitem a respiração espontânea durante a inspiração e a expiração. As diretrizes para a seleção dos pacientes, a aplicação, a avaliação e as possíveis complicações da PC/IRV estão resumidas na Tabela 20.3.

Modos de ventilação a pressão com volume garantido

Conforme observado anteriormente, uma grande desvantagem da utilização da ventilação a pressão é a incapacidade de garantir a entrega de um volume consistente. O volume entregue depende de complacência, resistência e níveis de pressão. Em pacientes graves, como aqueles com SDRA, as alterações na complacência podem resultar em mudanças no volume entregue e, por fim, em distúrbios acidobásicos. Os fabricantes de ventilador responderam a essa preocupação projetando opções que garantam um volume corrente prescrito, fornecendo o volume como uma respiração pressão (padrão de fluxo em desacelera-

---

TABELA 20.3 PRESSÃO-CONTROLADA COM RELAÇÃO INVERTIDA

Definição
A PC/IRV consiste, na verdade, em dois modos de ventilação usados em combinação para reduzir a pressão de pico das vias aéreas e melhorar a distribuição de gás (e oxigenação).

Seleção de pacientes
Pacientes com SDRA com $PaO_2 \leq 60$ mmHg e aumento do pico inspiratório e pressões de platô.

Aplicação
1. *Selecione o nível de pressão*: Geralmente em torno de 30 a 35 cm H_2O inicialmente; pode ser reduzido ao longo do tempo para garantir menor volume corrente ou pressão de platô.
2. Selecione a relação inspiração/expiração (1:1, 2:1, 3:1 e 4:1).
3. Selecione a frequência respiratória (em geral, alta – na maioria dos casos > 20).
4. A PEEP programada (a quantidade marcada) pode permanecer a mesma no início. No entanto, com o prolongado tempo inspiratório secundário à razão inversa, a auto-PEEP pode ocorrer, sendo um resultado desejável.
5. A FiO_2 inicialmente é alta, mas pode ser diminuída conforme aumenta a oxigenação.
6. Os pacientes submetidos à PC/IRV requerem sedação e, muitas vezes, agentes curarizantes. Isso ocorre porque a relação invertida não é fisiológica; além disso, a assincronia paciente/ventilador resulta em ventilação inadequada.

Avaliação
1. Gasometria arterial, CO_2 ao final da expiração e de oximetria de pulso, para monitorar a adequação da oxigenação e da ventilação.
2. Com a mudança da complacência ou resistência (agitação, secreções, pneumotórax, broncoespasmo, distensão abdominal, excesso de fluido, etc.), o volume corrente é afetado. Monitore o volume corrente de hora em hora e a cada mudança de posição.
3. *Conforto/Sincronia do paciente:* Se forem utilizados agentes curarizantes, deve ser assegurado o uso adequado de sedativos e analgésicos.

Complicações
1. Um alto índice de suspeita de barotrauma: Alterações agudas em oxigenação, ventilação, volume corrente e sinais vitais podem evidenciar pneumotórax.
2. Alterações agudas na complacência e na resistência pulmonar afetam o volume corrente.

ção, etc.). A tecnologia associada a essas novas opções de modos é sofisticada, e as características variam entre os fabricantes. No entanto, os conceitos inerentes são semelhantes e podem ser aplicados na prática clínica. Dois exemplos de diferentes modos de ventilação a pressão com volume garantido são descritos a seguir; entretanto, outras opções estão disponíveis.

Aumento da pressão (Bear 1.000, Bear Medical Systems, Riverside, CA)

Essa opção permite ao médico selecionar o volume corrente desejado com uma opção de controle a pressão (chamada Pressure Augmentation). Isso permite que todos os ciclos entregues pelo ventilador sejam ciclos controlados a pressão, exceto que seja determinado (i.e., por cálculos internos de complacência, resistência e fluxo durante a entrega do ciclo) que o volume corrente-alvo prescrito não será alcançado. Se isso ocorrer, o ventilador fornece automaticamente o restante da inspiração como um ciclo volume-controlado (Fig. 20.2). As ondas de pressão variam e mudarão à medida que o médico ajusta o nível de pressão. Esse modo pode ser usado como um modo controlado (frequência selecionada) ou modo espontâneo (sem frequência preestabelecida).

Volume de suporte e volume controlado regulado por pressão (Siemens Medical, Iselin, NJ)

Com esses modos, o médico seleciona a opção espontânea (VS) ou controlada (PRVC), além do volume corrente desejado. Quando a VS é selecionada, o ventilador ajusta o nível de pressão a cada respiração a fim de manter o volume pretendido. As formas de onda de pressão (Fig. 20.3) mostram passo a passo as alterações dos níveis de pressão no paciente respirando de modo espontâneo, conforme necessário. No paciente sem respiração espontânea, o mesmo mecanismo existe para assegurar o volume corrente desejado. A frequência mandatória e o tempo inspiratório são selecionados no modo PRVC. A Tabela 20.4 resume os critérios para seleção, aplicação, avaliação e complicações potenciais associadas com os modos de ventilação a pressão com volume garantido (aumento da pressão, VS, PRVC, etc.).

Ventilação com liberação de pressão de vias aéreas e ventilação bifásica

A ventilação com liberação de pressão de vias aéreas (APRV) e a ventilação bifásica são opções relativamente novas e só estão disponíveis em alguns ventiladores. Ambas as opções são usadas para pacientes com SDRA. A opção APRV emprega um elevado nível de pressão positiva contínua nas vias aéreas (CPAP) para recrutar o pulmão (i.e., abrir os alvéolos e restaurar a CRF) e usa breves "liberações" expiratórias (não mais que 1,5 segundo) em intervalos definidos para aumentar a depuração do CO_2. Em contraste, o modo bifásico usa dois níveis diferentes de CPAP, chamados PEEP alta e PEEP baixa. A frequência e o tempo inspiratório são definidos como na PC/IRV. Uma das principais diferenças entre a PC/IRV e a ventilação bifásica é que o fluxo está disponível para o paciente em respiração espontânea em ambos os níveis de pressão. Também pode ser adicionada a pressão de suporte para diminuir o trabalho associado à respiração espontânea. Essa característica da respiração sem restrições, permitida a níveis elevados de pressão, torna o modo desejável, pois pode não ser necessário o uso de sedação profunda e agentes curarizantes. A Tabela 20.5 resume informações sobre seleção, aplicação, avaliação e possíveis complicações dessas opções.

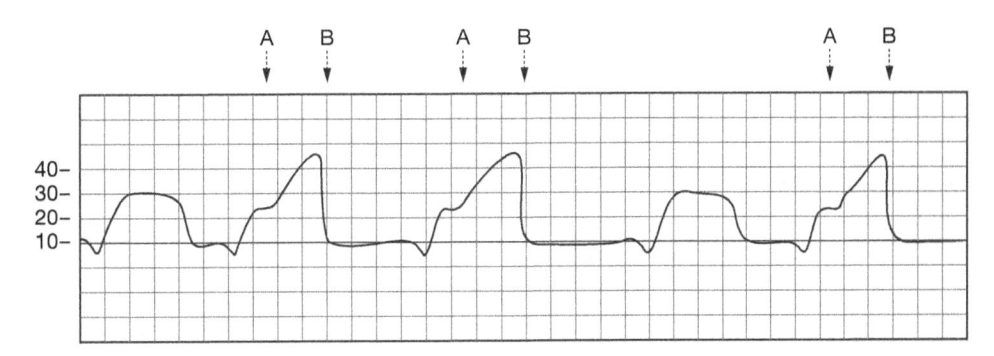

Figura 20.2 Onda de pressão de aumento da pressão: quando o volume corrente desejado não pode ser entregue, o ventilador fornece o restante do ciclo como uma respiração volume-controlado (A = início do ciclo a pressão [onda de pressão quadrada], B = entrega de volume [forma de onda com aceleração da pressão]).

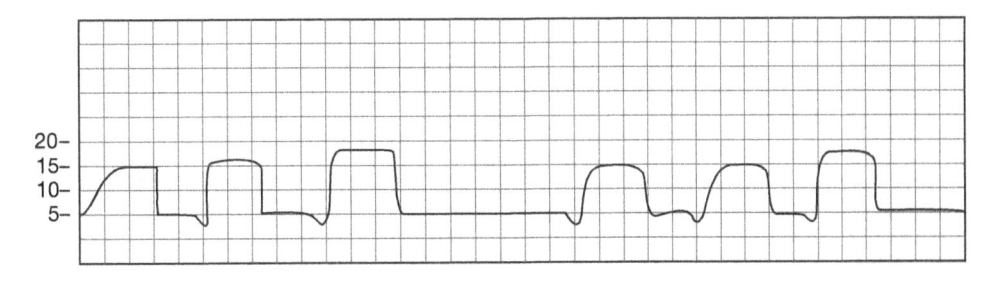

Figura 20.3 Onda de pressão de volume de suporte: a pressão é aumentada em incrementos a cada respiração a fim de garantir o volume corrente desejado.

TABELA 20.4 MODOS DE PRESSÃO COM VOLUME GARANTIDO

Definição

Os modos de pressão com volume garantido fornecem as opções espontânea e controlada dos modos de ventilação a pressão, enquanto asseguram que um volume corrente seja entregue. A característica do volume garantido é fornecida em uma de duas maneiras. O nível de pressão é ajustado automaticamente pelo ventilador para atingir o volume previamente determinado, ou a respiração começa como um ciclo a pressão, sendo, porém, concluído como um ciclo a volume. O fluxo desacelerado, padrão característico da ventilação a pressão, é um resultado desejado desses modos.

Seleção de pacientes

1. *Pacientes com doença aguda*: Esse modo pode ser selecionado de maneira que o volume seja garantido enquanto se proporciona ventilação a pressão.
2. *Pacientes com doença crônica*: Essa opção pode ser usada como uma "segurança" em pacientes com respiração espontânea, nos quais a ventilação a pressão é desejada. Pode ser útil sobretudo para uso noturno (quando a frequência e o volume respiratório costumam diminuir) e em pacientes nos quais as secreções são um problema.

Aplicação

A aplicação varia de acordo com o ventilador.
1. O volume desejado é selecionado.
2. O nível de pressão é ajustado (i.e., em VAPS) para atingir o volume corrente aceitável enquanto entrega o ciclo a pressão (isso é feito de modo automático com a VS).
3. A frequência respiratória é selecionada para os modos controlados e como uma reserva, se desejado.
4. A monitoração da pressão das vias aéreas é útil para aplicar e avaliar com precisão as opções do modo.

Avaliação

1. Gasometria arterial, CO_2 ao final da expiração e oximetria de pulso.
2. Monitore as ondas de pressão para determinar a necessidade de ajustes na pressão/volume (os alarmes também indicam quando os limites de pressão forem ultrapassados, evidenciando alterações na complacência e/ou resistência).

Complicações

1. O barotrauma é uma potencial complicação de toda ventilação mecânica.
2. Esses modos são difíceis de avaliar se não forem entendidos. A compreensão das características específicas do modo e a capacidade de interpretar as ondas de pressão das vias aéreas são importantes para evitar erros na aplicação do modo.

TABELA 20.5 VENTILAÇÃO COM LIBERAÇÃO DE PRESSÃO DE VIAS AÉREAS E VENTILAÇÃO BIFÁSICA

Definições

APRV: Altos níveis de CPAP fornecidos com liberações curtas em intervalos regulares.
Bifásica: Dois níveis de PEEP (alta e baixa), com respiração espontânea permitida em ambos os níveis de pressão.

Seleção de pacientes

Pacientes com SDRA ou diminuição da complacência pulmonar, nos quais é desejado o recrutamento pulmonar.

Aplicação

1. *APRV*: nível de CPAP, FiO_2 e intervalo de liberação de pressão (similar a frequência ou taxa) e duração (não superior a 1,5 segundo; liberações mais prolongadas resultam em "desrecrutamento" pulmonar e devem ser evitadas).
2. *Bifásica:* Semelhante à configuração de ventilação controlada a pressão. Selecione um nível elevado de PEEP (semelhante a definir o nível de pressão inspiratória) e um nível baixo de PEEP (semelhante à PEEP). A frequência e o tempo inspiratório também serão selecionados.
3. A sedação pesada e o uso de agentes curarizantes podem não ser necessários, pois o paciente pode respirar em ambos níveis de suporte. A PSV pode ser empregada para auxiliar a respiração espontânea do paciente, funcionando como apoio.

Avaliação

Apesar de o conforto ser uma meta na aplicação de qualquer ventilação mecânica, os pacientes nesses modos podem parecer taquipneicos, embora estejam confortáveis.

Complicações

Semelhantes a todos os modos de ventilação utilizados no paciente crítico que apresente pulmões não complacentes em uso de ventilação mecânica.

Ventilação proporcional assistida e assistência ventilatória ajustada neural

A ventilação proporcional assistida (PAV) é projetada para impedir cargas de trabalho fadigantes, enquanto permite, ainda,

---

Ventilação de suporte adaptativa

A ventilação de suporte adaptativa (ASV) é designada pelo fabricante como "ventilação inteligente". O modo avalia a mecânica pulmonar a cada respiração (ventilação de ciclo controlado), tanto nas configurações espontâneas quanto nas controladas. O volume corrente é ajustado automaticamente para garantir ao paciente frequência e volume corrente que minimizem as cargas de trabalho elásticas e resistivas. A respiração espontânea também é promovida de modo automático. Assim, as interações médicas necessárias são reduzidas (Tab. 20.6). O fabricante sugere que esse aspecto da "ventilação inteligente" possa reduzir o potencial de erros do operador e economizar tempo, ambos resultados desejáveis em qualquer sistema de ventilação. Nos modos, estão algoritmos que são "protetores do pulmão". Isso inclui estratégias para minimizar a auto-PEEP e prevenir apneia, taquipneia, espaço morto excessivo e respirações muito longas. Estudos até o momento a respeito da ASV sugerem que o trabalho respiratório possa ser diminuído com a modalidade (Tab. 20.6).

TABELA 20.6 VENTILAÇÃO DE SUPORTE ADAPTATIVA

Definição

A ventilação de suporte adaptativa (ASV) foi concebida para avaliar a mecânica pulmonar de pacientes a cada respiração e ajustar o volume corrente e a frequência respiratória a fim de garantir que o trabalho respiratório seja minimizado. A respiração espontânea é incentivada de modo automático. O ventilador minimiza automaticamente a auto-PEEP, previne a apneia e taquipneia e respirações muito longas. São necessários poucos parâmetros ventilatórios.

Seleção de pacientes

Seguro para todas as fases da ventilação, do tratamento agudo ao desmame.

Aplicação

Defina o peso corporal ideal, % Min Vol (volume-minuto) e limite superior de pressão. Uma vez que estes estão fixados, a ASV é iniciada, e o volume-minuto, ajustado, se indicado.

Avaliação

Quando o controle da pressão inspiratória e da frequência (fx) do ventilador diminui, é evidente que o paciente necessita de suporte ventilatório mínimo. Níveis baixos ou zerados podem indicar que ele requer pouco ou nenhum suporte inspiratório e está respirando de modo totalmente espontâneo.

Complicações

Semelhantes a todos os modos de ventilação empregados em pacientes críticos em uso de ventilação mecânica.

que o paciente respire de forma espontânea. Quando ativado, o modo ajusta automaticamente pressão, fluxo e volume de maneira proporcional a fim de compensar a resistência e a elastância do sistema a cada inspiração (paciente e circuito). Os ajustes variam um pouco entre os ventiladores. Esse modo, assim como outros já discutidos, pode permitir maior controle do paciente e, por fim, melhores resultados. No entanto, os estudos até o momento são um pouco contraditórios; evidentemente, necessita-se estudar mais para determinar o uso da PAV em diferentes populações. São necessários mínimos ajustes no ventilador.

A assistência ventilatória ajustada neural (NAVA), por sua vez, é uma PAV; no entanto, usa-se uma sonda gástrica com sensores para reconhecer a atividade diafragmática e gerar um sinal para o ventilador iniciar uma respiração. O sistema de ativação do sensor utilizado na NAVA é mais sensível ao esforço do paciente devido à proximidade dos sensores da sonda gástrica ao diafragma em comparação com os sistemas tradicionais de disparo do ventilador (i.e., a pressão e a sensibilidade do fluxo na interface paciente/ventilador). Embora o conceito seja sólido, os estudos são escassos. Além disso, a sonda gástrica é um pouco difícil de colocar, já que deve ser posicionada logo abaixo da junção gastroesfágica, e a forma de onda deve ser observada para assegurar o posicionamento correto (Tab. 20.7).

Compensação automática do tubo

A compensação automática do tubo (ATC) é uma opção do ventilador (não é um modo) projetado para superar o trabalho respiratório imposto pela via aérea artificial. A ATC ajusta a pressão (proporcional à resistência do tubo) necessária para fornecer um fluxo inspiratório variável rápido durante a respiração espontânea. Alguns usam a opção durante as tentativas de ventilação espontânea a fim de compensar o trabalho relacionado à resistência do tubo. Embora seja um complemento útil do ventilador, é ainda pouco claro como funciona em combinação com outros modos de ventilação. Seu uso pode aumentar a auto-PEEP em caso de presença de doença obstrutiva (Tab. 20.8).

Oscilação de alta frequência

Foi sugerido o uso da oscilação de alta frequência (HFO) em pacientes com SDRA. Na HFO, fornece-se um fluxo pulsátil de gases por meio de um oscilador, que dispersa os gases ao longo do pulmão em frequências muito altas. O fluxo pulsátil, combinado com a atividade oscilatória (pulsos muito rápidos em um movimento de ida e volta), resulta em infusão constante de gases frescos e evacuação dos gases antigos. O método proporciona oscilação em torno de uma pressão média das vias aéreas constante; o pulmão é recrutado e resulta em uma vibração ("agitação") no tórax. Alguns profissionais acreditam que essa modalidade de ventilação possa recrutar alvéolos e prevenir estresse corrente e lesão pulmonar.

O Multicenter Oscillatory Ventilation for Acute Respiratory Distress Syndrome Trial (MOAT) demonstrou que não há benefício substancial nas taxas de mortalidade com o uso da HFO em relação à ventilação convencional. Uma preocupação adicional a respeito da HFO recai sobre o fato de que, muitas vezes, são necessários sedação pesada e uso de agentes curarizantes para garantir a complacência à modalidade. Esses aspectos, além do fato de ser um pouco difícil tornar-se proficiente no uso do modo, são as limitações a sua aplicabilidade generalizada. Indicações, utilização e complicações associadas estão resumidas na Tabela 20.9.

Modos avançados: O que se sabe?

Embora os modos descritos neste capítulo sejam sofisticados, é importante que se reconheça que, até o momento, nenhum deles demonstrou superioridade sobre os modos tradicionais (descritos no Cap. 5). Também foi observado que os modos são compli-

---

TABELA 20.7 VENTILAÇÃO PROPORCIONAL ASSISTIDA E ASSISTÊNCIA VENTILATÓRIA AJUSTADA NEURAL

Definição

Esses modos ajustam, de forma automática, pressão, fluxo e volume proporcionalmente, a fim de compensar a resistência e a elastância do sistema a cada inspiração. O objetivo é evitar as cargas de trabalho fatigantes durante a respiração espontânea. A NAVA é uma repetição da PAV em que se prove PAV, mas se usa uma sonda gástrica com sensores para reconhecer a atividade diafragmática e gerar um sinal para o ventilador iniciar uma respiração.

Seleção de pacientes

Seguro para todas as fases da ventilação, do tratamento agudo ao desmame.

Aplicação (estão presentes diferenças nos nomes dos parâmetros, dependendo do fabricante)

1. Defina PEEP, FiO_2 e proporção do auxílio desejado (% auxílio).
2. Quando se utiliza a NAVA, uma sonda gástrica especial com sensores deve ser colocada para obter um melhor sinal do diafragma. Podem ser necessários ajustes ao longo do tempo.

Avaliação

1. Deve-se observar um padrão respiratório confortável.
2. Com o uso da NAVA, é preciso observar a forma de onda desejada.

Complicações

Semelhante a todos os modos de ventilação usados na população de pacientes com doença aguda. Se a NAVA for utilizada, também devem ser consideradas como potenciais complicações aquelas relacionadas a colocação e manipulação da sonda gástrica.

TABELA 20.8 COMPENSAÇÃO AUTOMÁTICA DO TUBO

Definição

A compensação automática do tubo (ATC) é uma opção ventilatória projetada para superar o trabalho respiratório imposto pela via aérea artificial. A pressão é ajustada automaticamente a fim de compensar a resistência das vias aéreas.

Seleção de pacientes

Segura para todos os pacientes; no entanto, não está claro quão efetiva é a modalidade quando usada em combinação com os diferentes modos.

Aplicação

1. Digite o diâmetro interno do tubo endotraqueal.
2. Determine e digite o percentual de compensação pretendido.

Avaliação

1. Alguns estudos têm sugerido que o modo pode contribuir para a auto-PEEP se houver presença de doença obstrutiva. Meça a auto-PEEP para avaliá-la.
2. A adição de ATC para auxiliar na diminuição do trabalho de resistência durante a respiração espontânea deve resultar em frequência e padrão respiratório mais confortáveis.

Complicações

Potencial para aumentar a auto-PEEP em pacientes com doença obstrutiva.

TABELA 20.9 OSCILAÇÃO DE ALTA FREQUÊNCIA

Definição

A HFO é um movimento de vai e vem (gerado por pistão) e que apresenta fases "inspiratória" e "expiratória". O gás fresco é fornecido por um fluxo pulsátil. O volume corrente é dependente do volume de deslocamento do oscilador, bem como da magnitude e da localização do fluxo pulsátil.

Seleção de pacientes

1. Pacientes com grandes vazamentos de ar pulmonar (i.e., fístulas broncopleurais), nos quais a pressão diminuiu e é desejada uma melhor distribuição do gás (e nos quais os modos convencionais falharam).
2. Na litotripsia, quando uma parede toracoabdominal imóvel é indicada.
3. Procedimentos cirúrgicos das vias aéreas.
4. Casos extremos de SDRA (terapia de resgate).

Aplicação

- *Fluxo pulsátil*: Em litros por minuto (LPM; algo em torno de 40 a 50 LPM)
- *Frequência oscilatória (fx)*: Em hertz
- *Pressão média das vias aéreas*: No início, em geral um pouco acima da ventilação convencional
- *Poder discriminativo*: Mudança na pressão ou na amplitude de pressão (geralmente ajustado para alcançar a vibração da parede torácica)
- *Nível de FiO_2*: Como na ventilação convencional
- *% tempo inspiratório*: Controla a porcentagem de tempo que o oscilador gasta na fase inspiratória

Avaliação

1. Gasometria arterial, oximetria de pulso e monitoração do CO_2 ao final da expiração.
2. Movimento torácico: Em geral, o tórax é visto "mexendo-aw". Com a troca gasosa adequada, o paciente pode não iniciar as respirações espontaneamente. O retorno do esforço espontâneo pode ser indicativo de aumento da $PaCO_2$.

Complicações

1. A umidificação adequada é, muitas vezes, difícil de atingir; já a obstrução das vias aéreas é possível.
2. Barotrauma.

cados, difíceis de entender e avaliar e que os nomes dos modos não fazem sentido inerentemente. Isso é lamentável, já que o papel do enfermeiro de cuidados intensivos é garantir a transição segura do paciente. A complexidade associada aos modos torna esse objetivo difícil, porque aumenta a variação da prática. Embora seja essencial que os enfermeiros compreendam os modos para que sejam asseguradas avaliações e intervenções precisas, é importante considerar que o simples e familiar, muitas vezes, pode ser a melhor opção!

BIBLIOGRAFIA SELECIONADA

Ventilação mecânica: modos

Amato MBP, Barbas CSV, Medeiros DM, et al. Effect of a protective-ventilation strategy on mortality in the acute respiratory distress syndrome. *N Eng J Med*. 1998;338:347-354.

Bosma K, Ferreyra G, Ambrogio C, et al. Patient-ventilator interaction and sleep in mechanicalliy ventilated patients: pressure support versus proportional assist ventilation. *Crit Care Med*. 2007;35: 1048-1054.

Brochard L, Harf A, Lorino H, et al. Inspiratory pressure support prevents diaphragmatic fatigue during weaning from mechanical ventilation. *Am Rev Respir Dis*. 1989;139:513-521.

Brochard L, Pluskwa F, and Lemaire R. Improved efficacy of spontaneousbreathing with inspiratory pressure support. *Am Rev Respir Dis*. 1987;136:411-415.

Derdak S, Mehta S, Stewart TE, et al. and the Multicenter Oscillatory Ventilation for Acute Respiratory Distress Syndrome Trial (MOAT) study investigators. High-frequency oscillatory ventilation for acute respiratory distress syndrome in adults: a randomized controlled trial. *Am J Respir Crit Care Med*. 2002;166:801-808.

Dreyfuss D, and Saumon G. The role of Vt, FRC, and end-inspiratory volume in the development of pulmonary edema following mechanical ventilation. *Am Rev Respir Dis*. 1993;148:1194-1203.

Dreyfuss D, Soler P, Basset G, et al. High inflation pressure pulmonary edema: respective effects of high airway pressure, high tidal volume, and positive end-expiratory pressure. *Am Rev Respir Dis*. 1988;137:1159-1164.

Elsasser S, Guttmann J, Stocker R, Mols G, Prieve HJ, Haberthur C. Accuracy of automatic tube compensation in new-generation mechanical ventilators. *Crit Care Med*. 2003;31:2619-2626.

Frawley PM, Habashi NM. Airway pressure release ventilation and pediatrics: theory and practice. *Crit Care Nurs Clin N Am*. 2004; 16:337-348.

Giannouli E, Webster K, Roberts D, Younes M. Response of ventilator-dependent patients to different levels of pressure support and proportional assist. *Am J Respir Crit Care Med*. 1999;159:1716-1725.

Gurevich MJ, Van Dyke J, Young ES, Jackson K. Improved oxygenation and lower peak airway pressure in serve adult respiratory distress syndrome: treatment with inverse ratio ventilation. *Chest*. 1986;89:211-213.

Habashi NM. Other approaches to open-lung ventilation: airway pressure release ventilation. *Crit Care Med*. 2005;33:S228-S240.

Hickling KG, Walsh J, Henderson S, Jackson R. Low mortality rate in acute respiratory distress syndrome using low-volume, pressure-limited ventilation with permissive hypercapnia: a prospective study. *Crit Care Med*. 1994; 22:1568-1578.

Hilbert G, Gruson D, Vargas F, et al. Noninvasive ventilation in immunosuppressed patients with pulmonary infiltrates, fever and acute respiratory failure. *N Engl J Med*. 2001;344:481-487.

Kaplan LJ, Bailey H, Formosa V. Airway pressure release ventilation increases cardiac performance in patients with acute lung injury/adult respiratory distress syndrome. *Crit Care*. 2001;5:221-226.

Mols G, von Ungern-Sternberg B, Rohr E, Haverthur C, Geiger K, Guttmann J. Respiratory comfort and breathing pattern during volume proportional assist ventilation and pressure support ventilation: a study on volunteers with artificially reduced compliance. *Crit Care Med*. 2000;28:1940-1946.

Orlando R. Ventilators: How clever, how complex? *Crit Care Med*. 2003;2704-2705.

Rathgeber J, Schorn B, Falk V, Kazmaier S, Speigel T, Burchardi H. The influence of controlled mandatory ventilation (CMV), intermittent mandatory ventilation (IMV) and biphasic intermittent positive airway pressure (BiPAP) on duration of intubation and consumption of analgesics and sedatives. A prospective analysis in 596 patients following adult cardiac surgery. *European J Anaesth*. 1997;14:576-582.

Rose L. High-frequency oscillatory ventilation in adults: clincial considerations and management priorities. *AACN Adv Crit Care*. 2008;19:412-420.

Staudinger T, Kordova H. Roggla M, et al. Comparison of oxygen cost of breathing with pressure support ventilation and biphasic intermittent positive airway pressure ventilation. *Crit Care Med.* 1998;26:1518-1522.

Sulzer CF, Chiolero R, Chassot PG, Mueller XM. Adaptive support ventilation for fast tracheal extubation after cardiac surgery: a randomized controlled study. *Anesthesiology.* 2001; 95:1339-1345.

Tassaux D, Dalmas E, Gratadour P, Jolliet P. Patient-ventilaor interactions during partial ventilatory support: a preliminary study comparing the effects of adaptive support ventilation with synchronized intermittent mandatory ventilation plus inspiratory pressure support. *Crit Care Med.* 2002;30:801-807.

Tharratt RS, Allen RP, Albertson TE. Pressure controlled inverse ratio ventilation in sever adult respiratory failure. *Chest.* 1998; 94:755-762.

The Acute Respiratory Distress Syndrome Network. Ventilation with lower tidal volumes as compared with traditional tidal volumes for acute lung injury and the acute respiratory distress syndrome. *N Engl J Med.* 2000;342:1301-1307.

Unoki T, Serita A, Grap MJ. Automatic tube compensation during weaning from mechanical ventilation: evidence and clinical implications. *Crit Care Nurse.* 2008;28:34-42.

Varelmann D, Wrigge H, Zinserling J, Muders T, Hering R, Putensen C. Proportional assist versus pressure support ventilation in patients with acute respiratory failure: cardiorespiratory responses to artificially increased ventilatory demand. *Crit Care Med.* 2005;33:1968-1975.

Vittacca M, Bianchi L, Zanotti E, et al. Assessment of physiologic variables and subjective comfort under different levels of pressure support ventilation. *Chest.* 2004;126:851-859.

Páginas eletrônicas de vendedores

Avea. http://www.viasyshealthcare.com/prod_serv/downloads/ 284_Avea_Comp_Spec_Sheet.pdf. Accessed November 16, 2008.

Drager. http://www.draeger.com/MT/internet/pdf/CareAreas/CriticalCare/cc_bipap_book_en.pdf; and http://www.draeger.com/MT/internet/pdf/CareAreas/CriticalCare/cc_evita_atcpps_br_en.pdf. Accessed November 16, 2008.

Hamilton Medical. http://www.med1online.com/documents/Hamilton_Products_Galileo_Classic_Specs.pdf. November 16, 2008; and http://www.hamilton-medical.com/GALILEO--ventilators.37.0.html. Accessed January 2, 2008.

Maquet. http: //www.maquet.com/productPage.aspx?m1=112599 774495&m2=112808545902&m3=105584076919&productGroupID=112808545902&productConfigID=105584076919&languageID=1&titleCountryID=224. Accessed November 16, 2008.

Puritan Bennett http://www.puritanbennett.com/prod/Product. aspx?S1=VEN&S2=&id=289. Accessed November 16, 2008.

Prática baseada em evidências

Annane D, Orlikowski D, Chevret S, Chevrolet JC, Raphaël JC. Nocturnal mechanical ventilation for chronic hypoventilation in patients with neuromuscular and chest wall disorders. *Cochrane Database Syst Rev.* 2007;4:CD001941.

Antonelli M, Conti G, Esquinas A, et al. A multiple-center survey on the use in clinical practice of noninvasive ventilation as a first--line intervention for acute respiratory distress syndrome. *Crit Care Med.* 2007;35:18-25.

Burns KE, Adhikar NK, Keenan SP, Meade M. Use of noninvasive ventilation to wean critically ill adults off invasive ventilation: meta-analysis and systematic review. *BMJ.* 2009;338:b728.

Caples SM, Gay PC. Noninvasive positive pressure ventilation in the intensive care unit: a concise review. *Crit Care Med.* 2005;33:2651-2658.

Peter JV, Moran JL, Phillips-Hughes J, Graham P, Bersten AD. Effect of non-invasive positive pressure ventilation (NIPPV) on mortality in patients with acute cardiogenic pulmonary edema: a meta-analysis. *Lancet.* 2006;367:1155-1163.

Pierce LNB. Invasive and noninvasive modes and methods of mechanical ventilation. In: Burns SM, ed. *AACN Protocols for Practice: Care of Mechanically Ventilated Patients.* 2nd ed. Boston, MA: Jones and Bartlett publishers; 2007.

Winck JC, Azevedo LF, Costa-Pereira A, Antonelli M, Wyatt JC. Efficacy and safety of non-invasive ventilation in the treatment of acute cardiogenic pulmonary edema — a systematic review and meta-analysis. *Crit Care.* 2006;10:R69.

Leituras adicionais

Burns SM. Mechanical ventilation and weaning. In: Karen KC, eds. *AACN Advanced Critical Care Nursing.* St Louis, MO: Saunders Elsevier; 2009.

Burns SM. Pressure modes of mechanical ventilation: the good, the bad and the ugly. *AACN Adv Crit Care.* 2008;19:399-411.

Pierce LNB, ed. *Management of the Mechanically Ventilated Patient.* 2nd ed. St Louis, MO: Saunders Elsevier; 2007.

Tobin MJ. *Principles and Practice of Mechanical Ventilation.* 2nd ed. New York, NY: McGraw-Hill; 2006.

CONCEITOS NEUROLÓGICOS AVANÇADOS

21

Dea Mahanes

HABILIDADES DE CONHECIMENTO

1. Comparar e contrastar fisiopatologia, manifestações clínicas, necessidades dos pacientes e abordagens de tratamento para as seguintes condições:
   - Hemorragia subaracnoide
   - Traumatismo craniencefálico
   - Lesão medular aguda
   - Tumor cerebral
2. Descrever o conceito de oxigenação cerebral e monitoramento de oxigênio aos tecidos do cérebro.

HEMORRAGIA SUBARACNOIDE

Etiologia, fatores de risco e fisiopatologia

A hemorragia subaracnoide (HSA) pode resultar de trauma, aneurisma ou outras malformações vasculares. Esta discussão foca na HSA decorrente da ruptura de um aneurisma intracraniano. Os aneurismas intracranianos costumam ocorrer no polígono de Willis, em bifurcações ou trifurcações arteriais (Fig. 21.1). Além disso, variam em tamanho e forma (Fig. 21.2); os aneurismas saculares (também chamados de "em grão") são os mais comuns e que melhor respondem ao tratamento. Quando um aneurisma intracraniano se rompe, o sangue é forçadamente expulso para dentro do espaço subaracnoide e dos revestimentos das superfícies cerebrais. Pode haver formação de coágulo no sistema ventricular ou no parênquima cerebral. O sangue presente no espaço subaracnoide provoca obstrução do fluxo de líquido cerebrospinal (LCS) nos ventrículos ou entope as granulações aracnoides que absorvem o LCS, ocasionando hidrocefalia. Embora o mecanismo não seja bem compreendido, ocorre um espasmo arterial em um número significativo de pacientes, o qual se correlaciona temporalmente com o colapso do sangue subaracnoide. Existem várias escalas usadas para graduar a gravidade da hemorragia subaracnoide aneurismática (HSAA). A escala de Hunt e Hess (Tab. 21.1) é a mais utilizada nas pesquisas de enfermagem.

Os fatores de risco para a formação de aneurisma intracraniano incluem tabagismo, hipertensão, história familiar de aneurisma intracraniano e algumas doenças do tecido conjuntivo. Vinte por cento dos pacientes apresentam múltiplos aneurismas. Os fatores de risco associados à ruptura do aneurisma incluem tamanho do aneurisma, hipertensão arterial, tabagismo, idade (o risco aumenta com a idade, atingindo um pico entre os 50 e 60 anos) e uso de estimulantes (cocaína, anfetaminas). A HSA aneurismática é mais comum em homens de até 50 anos de idade; a incidência mostra-se maior em mulheres após os 50 anos e na população em geral.

A morbidade e a mortalidade associadas à HSAA são substanciais. Cerca de 50% dos indivíduos com HSAA irão morrer, quer no momento da ruptura ou durante a internação. Muitos sobreviventes permanecem com incapacidade significativa. Os preditores do desfecho após a HSAA incluem condição neurológica na admissão, idade, comorbidades e quantidade de sangue na tomografia inicial.

Manifestações clínicas

A maioria dos pacientes é assintomática até o momento da ruptura do aneurisma, mas alguns apresentam sinais prodrômicos, como cefaleia e alterações visuais. Após a ruptura do aneurisma, muitos pacientes experimentam uma cefaleia súbita e intensa, às vezes descrita como "explosiva" ou "a pior dor de cabeça da minha vida". Pode haver perda de consciência, transitória ou prolongada. Espectadores podem descrevê-la como uma convulsão; contudo, pode ser uma convulsão ou uma postura anormal relacionada ao aumento súbito da pressão intracraniana (PIC). Outros sinais e sintomas comuns incluem náuseas e vômitos, rigidez da nuca, visão turva, alterações do estado mental e fotofobia. Os déficits focais, como hemiparesia, hemiplegia ou afasia, também podem manifestar-se.

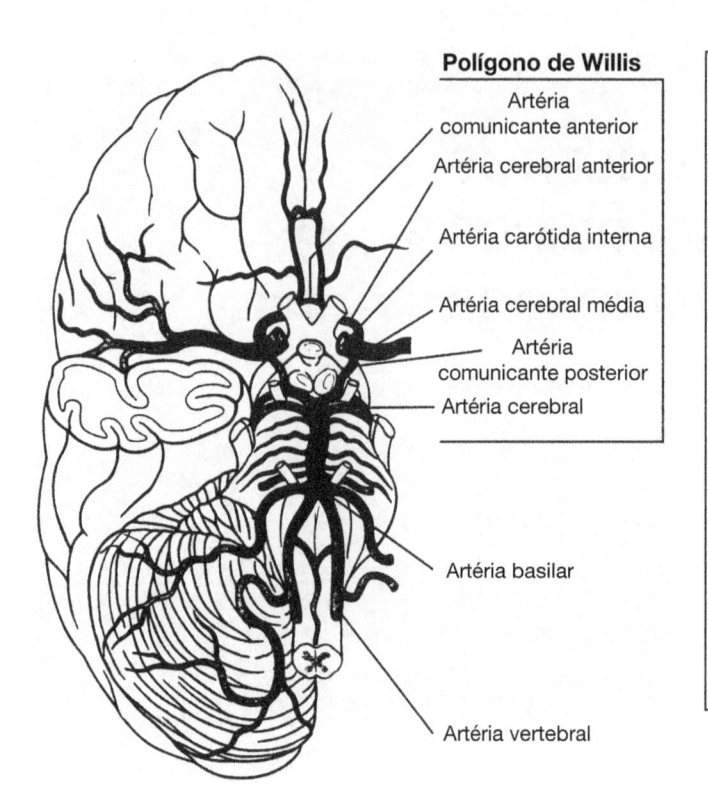

Figura 21.1 Polígono de Willis, visto a partir da região inferior do cérebro. *(Reproduzida de Perry L, Sands JK. Vascular and degenerative problems of the brain. In: Phipps WJ, Marek JF, Monahan FD, Neighbors M, Sands JK, eds. Medical-Surgical Nursing: Health and Illness Perspectives. St Louis, MO: Mosby; 2003:1365.)*

Polígono de Willis
- Artéria comunicante anterior
- Artéria cerebral anterior
- Artéria carótida interna
- Artéria cerebral média
- Artéria comunicante posterior
- Artéria cerebral
- Artéria basilar
- Artéria vertebral

À BEIRA DO LEITO

Hemorragia subaracnoide

Uma funcionária do setor de empréstimo, de 54 anos de idade, relatou início repentino de uma cefaleia intensa enquanto estava no trabalho. Foi levada ao pronto-socorro (PS) de um hospital local, onde descreveu sua cefaleia como a "pior dor de cabeça da minha vida". O diagnóstico de hemorragia subaracnoide foi feito por tomografia computadorizada. A angiografia revelou um aneurisma da artéria comunicante anterior, na junção com a artéria cerebral anterior esquerda. O aneurisma foi clipado com sucesso, e a paciente retornou à UTI após a cirurgia. No quinto dia pós-hemorragia, o enfermeiro observou que estava difícil acordá-la; ao acordar, ela sentiu fraqueza no membro superior direito e dificuldade para falar. Foi, então, encaminhada à tomografia computadorizada, que revelou alterações pós-operatórias normais; posteriormente, foi levada à neurorradiologia. A angiografia cerebral revelou vasoespasmo grave da artéria cerebral média esquerda. Realizou-se uma angioplastia com balão, resultando em melhora no vasoespasmo e resolução dos sintomas.

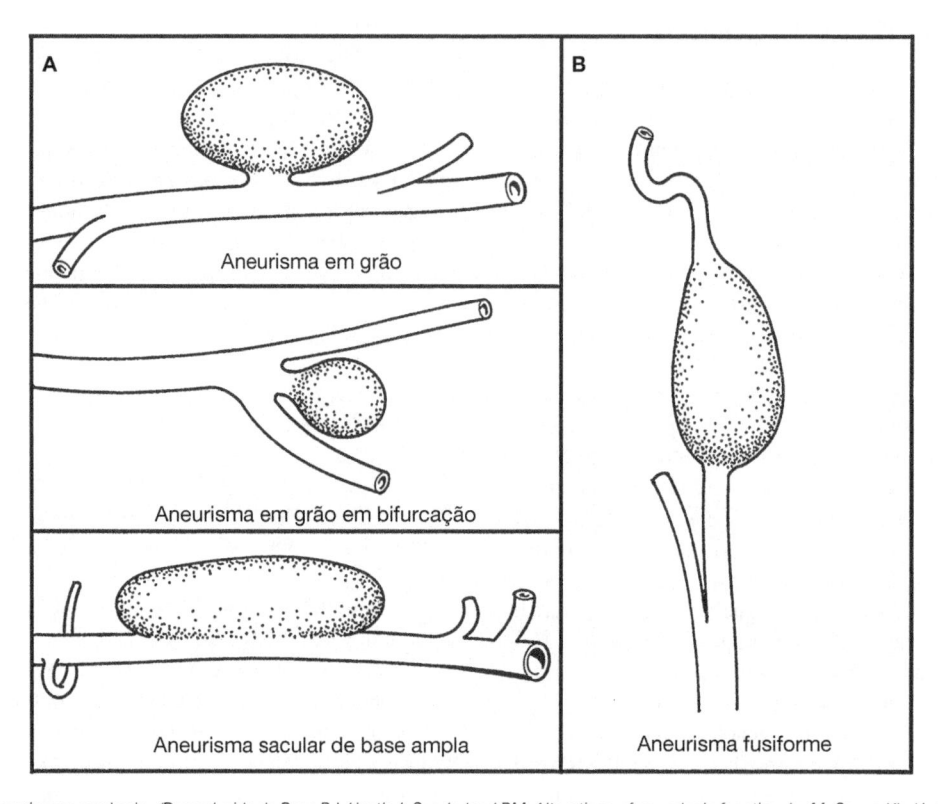

A
- Aneurisma em grão
- Aneurisma em grão em bifurcação
- Aneurisma sacular de base ampla

B
- Aneurisma fusiforme

Figura 21.2 Tipos de aneurismas cerebrais. *(Reproduzida de Boss BJ, Heath J, Sunderland PM. Alterations of neurologic function. In: McCance KL, Huether SE, eds. Pathophysiology: The Biological Basis for Disease in Adults and Children. St Louis, MO: Mosby; 1990:496.)*

TABELA 21.1 ESCALA DE HUNT E HESS PARA CLASSIFICAÇÃO DE PACIENTES COM ANEURISMAS INTRACRANIANOS

Categoria	Critérios
Grau I	Assintomático ou cefaleia mínima e rigidez de nuca leve
Grau II	Cefaleia moderada a forte, rigidez de nuca, ausência de déficit neurológico além da paralisia de nervos cranianos
Grau III	Sonolência, confusão ou déficit focal leve
Grau IV	Estupor, hemiparesia moderada a grave, possível rigidez descerebrada precoce e distúrbios vegetativos
Grau V	Coma profundo, rigidez descerebrada, aparência moribunda

Reproduzida de Hunt WE, Hess RM. Surgical risk as related to time of intervention in the repair of intracranial aneurysms. J Neurosurg. 1968;28:14.

Exames diagnósticos

Tomografia computadorizada

A tomografia computadorizada (TC) é usada para determinar se ocorreu hemorragia subaracnoide e para avaliar a hidrocefalia. A angiografia computadorizada pode ser efetuada rapidamente, no momento do exame inicial; é cada vez mais usada para detectar a localização do aneurisma, embora a angiografia com cateter permaneça sendo o padrão-ouro. A quantidade de sangue presente na tomografia inicial é um fator preditivo do risco de vasoespasmo.

Punção lombar

Realiza-se uma punção lombar (PL) quando a TC não consegue demonstrar a HSA em um paciente com uma história altamente indicativa de HSA. A PL é evitada em pacientes com sinais ou sintomas de aumento da pressão intracraniana devido ao risco de herniação. Além disso, é realizada pelo menos 6 a 12 horas após o início dos sintomas, a fim de permitir que os glóbulos vermelhos (hemácias) do LCS comecem a colapsar. Esse colapso dos glóbulos vermelhos dá um tom amarelo ao LCS após a centrifugação. Tal pigmentação é chamada de xantocromia e não está presente se o sangue no LCS decorrer de uma PL traumática.

Angiografia cerebral

A angiografia cerebral é realizada para identificar localização, tamanho e forma do aneurisma ou outros distúrbios vasculares, bem como para determinar a presença de vasoespasmo. O angiograma inicial não revela aneurisma em cerca de 10 a 20% dos pacientes com HSA. A repetição do angiograma cerca de 1 semana mais tarde poderá revelar um aneurisma em um pequeno número desses pacientes. Uma angiografia negativa e um padrão distinto de sangramento na TC também podem indicar uma HSA não aneurismática perimesencefálica; os pacientes com esse diagnóstico têm um prognóstico excelente e não desenvolvem as complicações típicas da HSAA, como vasoespasmo.

Ressonância magnética nuclear e angiografia por ressonância magnética nuclear

A ressonância magnética nuclear (RMN) e a angiografia por ressonância magnética nuclear (angio-RMN) são usadas para identificar a localização do aneurisma e procurar outras alterações vasculares. Esses estudos são úteis sobretudo em pacientes com angiografia negativa.

Princípios de tratamento da hemorragia subaracnoide aneurismática

Os pacientes que sobrevivem à ruptura inicial de um aneurisma cerebral correm o risco de complicações que aumentam a probabilidade de morbidade e mortalidade. As principais complicações do sistema nervoso central (SNC) incluem ressangramento, hidrocefalia e déficit neurológico isquêmico tardio, devido ao vasoespasmo.

Ressangramento

Antes que o aneurisma seja estabilizado, o maior risco para o paciente é o ressangramento. Esse risco é maior nas primeiras 24 horas. A probabilidade de morte aumenta consideravelmente devido aos ressangramentos. Os sinais e sintomas desse evento incluem aumento súbito da cefaleia, náuseas, vômitos, diminuição do nível de consciência e novos déficits neurológicos focais. O método mais definitivo para evitar o ressangramento consiste em estabilizar o aneurisma com clipagem cirúrgica ou embolização endovascular.

No intervalo entre a internação e o tratamento definitivo, utilizam-se estratégias como manejo da pressão arterial e prevenção de atividades, que aumentam a pressão arterial ou a pressão intracraniana, a fim de diminuir o risco de sangramentos. O objetivo do controle da pressão arterial (PA) é tratar a hipertensão, sem deixar a primeira cair a um nível que diminua a perfusão cerebral. As metas de PA sistólica com uma amplitude superior a 150 a 160 mmHg são comuns. O labetalol intravenoso (IV) e a nicardipina são, muitas vezes, usados para reduzir a pressão arterial em pacientes com HSAA antes de se estabilizar o aneurisma. O repouso no leito costuma ser recomendado antes de o aneurisma ser estabilizado; mantém-se um ambiente calmo e silencioso. Implementa-se a profilaxia da trombose venosa profunda (TVP), incluindo meias de compressão elástica e dispositivos de compressão pneumática. Já os laxantes são usados para evitar esforços devido à constipação. A dor é tratada com analgésicos, em geral narcóticos de curta duração. Por sua vez, a ansiedade é reduzida por meio de explicações dos cuidados e apoio psicológico. Realiza-se uma avaliação neurológica a cada hora (ou em maior frequência, se indicado) para identificar prontamente as alterações relacionadas a ressangramentos ou hidrocefalia. Se estiver presente um dreno ventricular externo, seu manejo cuidadoso é essencial para evitar o excesso de drenagem do LCS, que poderia resultar em ressangramentos, devido a uma mudança na pressão mural.

Existem duas opções de manejo para estabilizar o aneurisma e evitar uma nova ruptura: clipagem cirúrgica do aneurisma por craniotomia e embolização endovascular por angiografia por cateter. A decisão de usar a cirurgia *versus* o procedimento endovascular é feita com base em localização e morfologia do aneurisma, comorbidades e gravidade do déficit neurológico na admissão. O tratamento endovascular é limitado a centros com profissionais treinados no procedimento. Recomenda-se que o tratamento seja realizado em uma instalação que ofereça as duas modalidades de tratamento, a fim de otimizar os resultados após a HSAA.

O aneurisma é estabilizado o mais rapidamente possível, antes do período em que a maioria dos pacientes está em risco de vasoespasmo. Com o aneurisma estabilizado, podem ser aplicadas as estratégias de manejo padrão para o vasoespasmo sem o risco de causar hemorragia adicional. A cirurgia de aneurisma é realizada por meio de uma incisão de craniotomia. O cirurgião disseca o tecido cuidadosamente para longe do aneurisma e coloca um grampo de titânio ou liga de titânio em toda a base (Fig. 21.3). Diferentes tamanhos e formas de grampos estão disponíveis. Após a cirurgia, o paciente retorna à UTI para continuar o tratamento. Podem ser feitos estudos radiológicos de seguimento, incluindo tomografia computadorizada, para procurar por sangramento no local da cirurgia, e angiografia, para avaliar a posição do grampo. O pós-operatório inclui avaliação neurológica frequente (a cada 15 minutos iniciais), manejo da dor e prevenção de complicações. A avaliação neurológica pós-operatória é comparada à pré-operatória, e as alterações são comunicadas ao neurocirurgião.

A embolização endovascular também é comumente utilizada no tratamento da HSAA. Usando a angiografia cerebral, o radiologista intervencionista passa um fio com uma mola de platina helicoidal até a extremidade do vaso cerebral. A mola é manipulada para dentro do corpo do aneurisma e desvinculada do fio utilizando-se uma pequena corrente elétrica. O colo do aneurisma deve ser estreito o suficiente para que as molas sejam retidas no aneurisma, em vez de flutuarem de volta para dentro do lúmen do vaso. Podem ser necessárias múltiplas molas para preencher o aneurisma por completo. As molas levam o aneurisma a coagular, impedindo o fluxo sanguíneo no seu interior e diminuindo a probabilidade de ressangramento. Os principais riscos associados à embolização com molas são ruptura do aneurisma durante o procedimento e isquemia relacionada à formação de coágulos no lúmen do vaso. Os cuidados pós-procedimento para o paciente que recebeu a embolização são semelhantes ao pós-cirúrgico de um paciente submetido à clipagem, com a adição dos cuidados pós-angiográficos, conforme descrito no Capítulo 12, Sistema Neurológico.

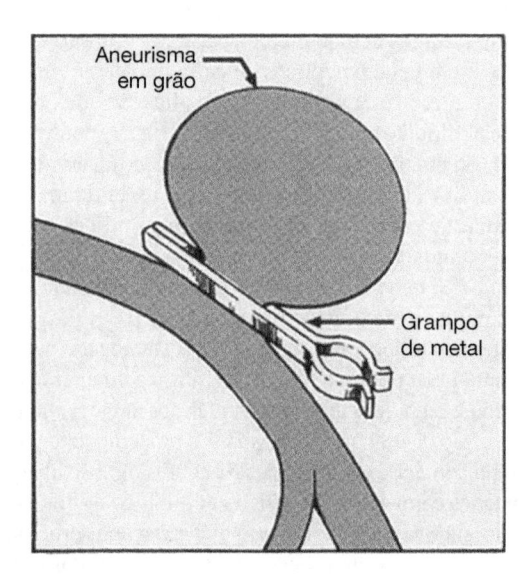

Figura 21.3 Clipagem de aneurisma. Um clipe ou liga de titânio é colocado atravessando o colo do aneurisma. O fluxo na artéria principal é mantido, mas o sangue não pode mais chegar até o aneurisma. *(Retirada de Chipps EM, Clanin NJ, Cambell VG. Central nervous system disorders. In: Chipps EM, eds. Neurologic Disorders. St Louis, MO: Mosby; 1992:85.)*

Hidrocefalia

A HSA interrompe o fluxo normal do LCS por meio de dois mecanismos. O sangue intraventricular pode criar um bloqueio no sistema de drenagem ventricular e levar o LCS a se acumular (hidrocefalia obstrutiva ou não comunicante). Além disso, as granulações aracnoides que absorvem o LCS podem tornar-se obstruídas pelos restos celulares. Isso resulta em diminuição da reabsorção de LCS e hidrocefalia comunicante. Os sinais e sintomas do paciente estão relacionados ao aumento da pressão intracraniana. A hidrocefalia aguda após a HSA é tratada com drenagem ventricular externa. Pacientes com hidrocefalia ininterrupta exigem a colocação de uma derivação ventricular.

A hidrocefalia tardia ou crônica pode desenvolver-se semanas após a HSA. Esses pacientes apresentam incontinência, instabilidade na marcha e declínio cognitivo. O tratamento envolve a colocação de uma derivação ventricular.

Vasoespasmo

Define-se vasoespasmo cerebral como o estreitamento das artérias cerebrais, causando diminuição da perfusão, isquemia e infarto do tecido cerebral. O vasoespasmo desenvolve-se 4 a 14 dias após a hemorragia inicial, com pico de incidência em torno do sétimo dia; é o maior fator contribuinte para as taxas de morbidade e mortalidade em pacientes com HSAA que sobrevivem à internação. Cerca de um terço dos pacientes com HSAA desenvolverá déficits neurológicos isquêmicos tardios devido ao vasoespasmo; outro terço terá evidências angiográficas de vasoespasmo sem declínio neurológico. A quantidade de sangue na tomografia inicial prediz o risco dessa condição. Em muitas instituições, o Doppler Transcraniano (DTC) (ver Cap. 12, Sistema Neurológico) é usado para monitorar seu desenvolvimento. A angiografia por TC também é usada para identificar o vasoespasmo, mas, como no diagnóstico do aneurisma, a angiografia por cateter permanece o padrão-ouro. O vasoespasmo é suspeitado em qualquer paciente que desenvolva declínio neurológico, principalmente diminuição no nível de consciência, paresia ou plegia de um membro ou parte do corpo, ou afasia. A identificação precoce dos déficits neurológicos permite uma intervenção rápida para melhorar a perfusão cerebral e evitar o infarto.

A manutenção da euvolemia mostra-se essencial para diminuir o risco de vasoespasmo. A atenção cuidadosa para o balanço hídrico é importante e deve incluir o cálculo da perda hídrica insensível. A desidratação aumenta a viscosidade do sangue e diminui a perfusão cerebral. Os pacientes com HSA estão em risco de desidratação em razão da perda cerebral de sal, em que o sódio é excretado excessivamente, levando a aumento da perda de água e hipovolemia.

Se o sódio sérico cai, a restrição de volume é contraindicada devido ao aumento do risco de déficits cerebrais isquêmicos. A reposição de sódio com solução salina hipertônica é usada para tratar a hiponatremia. A nimodipina, um bloqueador dos canais de cálcio, não diminui o vasoespasmo angiográfico, mas um grande estudo mostrou que pacientes que receberam a substância tiveram melhores resultados 3 meses após a HSAA. Se a pressão arterial cai com o regime de dosagem padrão de 60 mg por via oral ou via sonda gástrica a cada 4 horas, a dose pode ser dividida e administrada 30 mg a cada 2 horas, a fim de diminuir o impacto sobre a perfusão cerebral.

Tratamento hipervolêmico, hipertensivo e de hemodiluição (triplo H) é empregado para aumentar a perfusão cerebral em pacientes com vasoespasmo. Aumenta-se o volume intravascular (hipervolemia) pela infusão de cristaloides ou coloides, embora resultados de estudos recentes sugiram que a hipervolemia seja menos importante do que evitar a hipovolemia. Induz-se a hipertensão pelo uso de fluidos intravenosos e vasopressores. As metas da pressão arterial variam com base na resposta do paciente, mas ficam geralmente na faixa de 160 a 200 mmHg. A hemodiluição não costuma ser o objetivo, mas ocorre como resultado de perda sanguínea peroperatória, amostras para exames laboratoriais e administração de fluidos intravenosos. Os benefícios e a diminuição da viscosidade sanguínea são equilibrados com o impacto da hemodiluição sobre a capacidade de transporte de oxigênio; os níveis de hemoglobina e valores de hematócrito ótimos não foram estabelecidos. O aumento do débito cardíaco pelo uso de hidratação e medicamentos inotrópicos (p. ex., dobutamina) também pode ser útil. Os objetivos do tratamento do vasoespasmo baseiam-se, sobretudo, na melhora do exame neurológico, em vez de em uma série rigorosa de valores hemodinâmicos, embora o monitoramento avançado seja frequentemente utilizado.

O vasoespasmo pode ser, então, tratado definitivamente por angioplastia transluminal, desde que o vaso em espasmo esteja próximo o suficiente para ser alcançado pelo cateter de angiografia. Outras intervenções endovasculares incluem infusão intra-arterial de um antagonista dos canais de cálcio, como o verapamil. Por sua vez, a infusão intra-arterial de papaverina, um vasodilatador, proporciona alívio temporário do vasoespasmo, mas pode causar efeitos colaterais, incluindo aumento da PIC. Como o emprego de outros agentes vem tornando-se mais comum, o uso de papaverina está diminuindo. Outras estratégias para prevenir ou tratar o vasoespasmo estão sendo pesquisadas.

Estratégias adicionais de tratamento e prevenção das complicações

O uso rotineiro de anticonvulsivantes e corticoides no tratamento da HSA continua a ser a prática comum em algumas instituições, mas não recebe apoio de pesquisas recentes. As complicações sistêmicas da HSA incluem disfunção miocárdica, arritmias cardíacas e edema pulmonar neurogênico. Acredita-se que as complicações cardíacas sejam decorrentes da liberação maciça de catecolaminas no momento da hemorragia inicial. A disfunção ventricular esquerda ocorre, mas costuma retornar aos níveis basais dentro de dias ou semanas. As alterações eletrocardiográficas mais comumente associadas à HSA incluem distúrbios do segmento ST, inversão de onda T e intervalo QT prolongado. Acredita-se que o edema pulmonar neurogênico resulte de aumento na permeabilidade vascular mediado pelo SNC e de descarga simpática maciça ou de uma combinação desses fatores. O edema pulmonar neurogênico manifesta-se rapidamente com sinais e sintomas semelhantes aos do edema pulmonar cardiogênico; no entanto, a pressão de oclusão da artéria pulmonar (POAP) mostra-se normal ou apenas um pouco elevada. O tratamento é de suporte e, muitas vezes, inclui a ventilação mecânica. Promove-se a diurese com cuidado (caso seja promovida) para evitar o risco crescente de vasoespasmo. O edema pulmonar neurogênico, em geral, desaparece dentro de 72 horas. Os pacientes também estão em risco de complicações da imobilidade, como infecção e trombose venosa profunda.

TRAUMATISMO CRANIENCEFÁLICO

Etiologia, fatores de risco e fisiopatologia

As principais causas de traumatismo craniencefálico (TCE) envolvem quedas, acidentes automobilísticos (AAM), "episódio de golpes por/contra" (como a lesão por escombros) e assalto. A incidência do TCE mostra-se maior em indivíduos do sexo masculino e em crianças de 0 a 4 anos e adolescentes de 15 a 19 anos. As taxas de hospitalização e de morte são maiores em homens com 75 anos ou mais. O TCE pode ser classificado de acordo com a gravidade por meio da pontuação da Escala de Coma de Glasgow (ECGl; ver o Cap. 12, Sistema Neurológico). A lesão cerebral leve refere-se a pacientes com escore na ECGl de 13 a 15; já a lesão moderada indica uma pontuação de 9 a 12; os pacientes com uma pontuação de 8 ou menos são classificados como tendo um traumatismo craniencefálico grave. Observa-se que alguns profissionais classificam pacientes com ECGl de 13 como tendo um TCE moderado. O TCE leve pode causar déficits funcionais significativos, que se manifestam em semanas e meses após a lesão; no entanto, esses pacientes não são internados na UTI, a não ser que tenham outras lesões. Os pacientes com TCE moderado, em geral, são internados na UTI para monitoramento e podem precisar de intervenção agressiva. Aqueles com TCE grave estão entre os mais críticos internados na unidade de cuidados intensivos; requerem intervenções frequentes para evitar lesões cerebrais secundárias. A maior parte dessa discussão é limitada ao TCE moderado e grave.

O dano que ocorre após o TCE é descrito como primário ou secundário. A lesão primária ocorre devido aos efeitos biomecânicos do trauma no cérebro e no crânio, como resultado da lesão inicial. A prevenção é a única forma de evitar a lesão primária. A lesão secundária refere-se às complicações que resultam em alterações fisiopatológicas adicionais e disfunção do tecido cerebral. Existem muitas causas de lesão cerebral secundária, incluindo hipotensão, hipoxemia, aumento da PIC, infecções e desequilíbrio eletrolítico. Esses problemas comprometem o suprimento de oxigênio e nutrientes necessários para o metabolismo celular cerebral adequado, resultam em acúmulo de resíduos e contribuem para a isquemia cerebral e resultados finais ruins. O TCE pode ser classificado com base no mecanismo e no tipo de lesão.

Mecanismo de lesão

O TCE ocorre como resultado de trauma contuso (um golpe direto na cabeça) ou trauma penetrante (projétil ou objeto perfurante). A lesão contusa manifesta-se como resultado de:

- *Desaceleração*: A cabeça está em movimento e atinge um objeto fixo (p. ex., o pavimento).

> ## À BEIRA DO LEITO
> ### Traumatismo craniencefálico
> Um trabalhador da construção civil, de 30 anos de idade, envolveu-se em um acidente automobilístico, com capotamento de seu automóvel em alta velocidade. Na chegada ao PS, o paciente não abria os olhos, exibia postura decorticada e não verbalizava (ECGl com pontuação 5). Foi intubado e transportado de helicóptero para o centro de trauma mais próximo; uma tomografia computadorizada revelou edema cerebral difuso e algumas pequenas hemorragias (puntiformes). O restante de sua avaliação traumatológica foi negativa, exceto pela fratura de clavícula direita. Foram colocados monitores de PIC e oxigênio nos tecidos cerebrais para orientar o tratamento. O paciente foi internado na UTI, permanecendo com sedativos e analgésicos durante alguns dias. Recebeu ainda algumas doses de manitol e atenção meticulosa para a prevenção de complicações. No sétimo dia pós-lesão, ele abriu os olhos aos estímulos dolorosos e tentou remover o estímulo com sua mão direita (localização). Foi realizada traqueostomia e instalada sonda gástrica no dia seguinte. Cerca de 3 semanas após a lesão, o paciente abria os olhos de forma espontânea e seguia comandos simples. Foi transferido para um hospital de reabilitação. Cerca de 2 meses após o acidente, recebeu alta sob cuidados de seus pais. Era capaz de realizar atividades da vida diária (AVDs), mas continuava impedido de trabalhar devido à diminuição na capacidade de julgamento e de habilidades cognitivas.

- *Aceleração*: Um objeto em movimento (p. ex., um taco de beisebol) atinge a cabeça.
- *Aceleração-desaceleração*: O cérebro move-se rapidamente dentro do crânio, resultando em uma combinação de forças causadoras de lesões.
- *Rotação*: Ocorre um movimento de torção do cérebro dentro do crânio, em geral devido a um impacto lateral.
- *Deformação/Compressão*: Lesão direta na cabeça altera a forma do crânio, resultando em compressão do tecido cerebral.

Nos Estados Unidos, a lesão por arma de fogo (LAF) é o tipo mais comum de traumatismo craniencefálico penetrante. O grau da lesão causada por uma LAF varia de acordo com o tipo de arma de fogo, tipo e trajetória da bala. O tecido é destruído pela bala; ocorre a formação de ondas de choque e cavidades ao longo do trajeto da bala. Algumas balas ricocheteiam no interior do crânio, provocando mais destruição tecidual. Outras causas de traumatismo craniencefálico penetrante incluem pistolas de pregos e lesões por arma branca. O tratamento cirúrgico do trauma penetrante no cérebro é diferente do tratamento das lesões fechadas, mas as questões relevantes para os enfermeiros de cuidados intensivos permanecem as mesmas.

Fraturas de crânio

As fraturas de crânio podem resultar em lesão do tecido cerebral subjacente, mas ocorrer de forma isolada. São classificadas como lineares, deprimidas ou basilares.

- As fraturas lineares assemelham-se a uma linha ou rachadura única no crânio. Geralmente não são deslocadas e não requerem tratamento.
- As fraturas deprimidas são caracterizadas por uma depressão interna de fragmentos ósseos. Pode ser necessária uma cirurgia para elevar o osso deprimido. No caso de fratura exposta, a ferida também é lavada no centro cirúrgico, para descontaminar a área e diminuir o risco de infecção. Se a parte fraturada do crânio não puder ser substituída devido a contaminação ou presença de vários fragmentos, pode-se colocar uma placa feita de painéis de acrílico ou titânio em uma cirurgia posterior.
- As fraturas basilares, por sua vez, envolvem a base do crânio, incluindo a fossa anterior, média ou posterior. As manifestações clínicas da fratura craniana basilar incluem equimose periorbitária (olhos de guaxinim), equimose mastoide (sinal de Battle), rinorreia (vazamento de LCS ou sangue pelo nariz), otorreia (vazamento de LCS ou sangue pelos ouvidos), hemotímpano (LCS ou sangue atrás da membrana timpânica), hemorragia conjuntival e disfunção de nervos cranianos. A presença de otorreia ou rinorreia indica uma laceração dural, com risco aumentado de meningite. Embora a maioria das fístulas liquóricas se feche espontaneamente, aquelas que persistem podem exigir reparo cirúrgico. O tratamento do vazamento de LCS inclui elevação da cabeceira do leito, antibióticos e, por vezes, drenagem lombar do LCS para diminuir a pressão sobre a dura-máter em cicatrização.

Lesão cerebral primária

A lesão primária ocorre no momento do impacto inicial e causa alterações anatômicas focais ou difusas do tecido cerebral ou cerebrovascular. As focais provocam danos no local da lesão; as lesões ocupam espaço, aumentam a PIC e podem causar deslocamento e herniação do cérebro. Exemplos de lesões focais incluem contusões cerebrais e hematomas. Já a lesão cerebral difusa envolve dano microscópico às células profundas da substância branca. Ocorre conforme o movimento lateral da cabeça produz um movimento angular do cérebro dentro do crânio, causando ruptura ou estiramento das fibras axonais do nervo. O dano é variável e depende da quantidade de força transmitida para o cérebro. As lesões cerebrais focais e difusas normalmente não ocorrem de forma isolada. Por exemplo, um paciente com uma confusão mental cerebral focal provavelmente também tenha algum componente de lesão cerebral difusa. Exemplos de lesão primária estão descritos a seguir.

- *Contusão*: As contusões são lesões corticais causadas pelo impacto do cérebro no interior do crânio. Podem ser descritas como golpes (que ocorrem no local do impacto) ou contragolpes (que ocorrem na área oposta ao local do impacto). Os lobos frontais e temporais são os locais que mais costumam ser afetados por contusões. O quadro clínico depende do local e da extensão da lesão cerebral. O edema focal progressivo e o efeito de massa podem resultar em deterioração neurológica. A gravidade da lesão pode não ser aparente na tomografia inicial, pois muitas vezes há sangramento no tecido contundido, ocasionando hematoma intracerebral. A repetição da TC pode ser realizada para avaliar a evolução da lesão.

- *Hematoma epidural* (HED; Fig. 21.4): O HED é um coágulo de sangue localizado entre a dura-máter e o crânio. Está associado a fraturas que dilaceram uma artéria subjacente; sua ocorrência mostra-se mais comum na região temporal, devido à ruptura da artéria meníngea média. Alguns pacientes podem ter um intervalo de lucidez, principalmente se a lesão for muito focal (p. ex., paciente atingido por uma bola de beisebol ou outro objeto sólido). No entanto, o coágulo expande-se rapidamente, desalojando as estruturas do cérebro e provocando aumento da PIC. Os sintomas incluem diminuição na consciência, cefaleia, convulsões, vômitos, hemiparesia e dilatação pupilar. O tratamento inclui uma cirurgia de emergência para evacuar o hematoma.
- *Hematoma subdural* (HSD) (Fig. 21.5): O sangramento manifesta-se dentro do espaço subdural, entre a dura-máter e a aracnoide, criando uma pressão direta sobre o cérebro. O HSD resulta de ruptura das veias-ponte entre o cérebro e a dura-máter, sangramento do tecido cerebral contundido ou dilacerado, ou prolongamento de um hematoma intracerebral. O HSD é descrito como agudo quando os sintomas começam dentro das primeiras 48 horas após a lesão. Muitos pacientes experimentam sintomas significativos logo após a lesão ou em até 48 horas. Pacientes com HSD agudo apresentam redução progressiva do nível de consciência, cefaleia, agitação e confusão. Pode haver déficit motor, alterações pupilares e disfunção de nervo craniano, refletindo a lesão cerebral primária e os efeitos da compressão. O tratamento do HSD agudo consiste na retirada do hematoma por meio de craniotomia. O sangue também pode acumular-se no espaço subdural mais lentamente, ao longo de dias ou semanas (HSD subagudo) ou semanas a meses (HSD crônico). O início dos sintomas é insidioso, pois o cérebro pode compensar melhor esse aumento lento na massa. Os sintomas incluem cefaleias cada vez mais graves, confusão, sonolência e, possivelmente, convulsões, alterações pupilares ou disfunção motora. As condições predisponentes incluem idade avançada, alcoolismo e doenças ou tratamentos que resultam em tempo de coagulação prolongado. O tratamento do HSD subagudo ou crônico inclui a evacuação do hematoma por orifícios de trépano ou craniotomia.
- *Hemorragia subaracnoide traumática*: A HSA traumática pode ocorrer de forma isolada ou em combinação com outros tipos de lesões cerebrais primárias. Acredita-se que o risco de vasoespasmo seja menor do que o associado à HSAA. Em pacientes que apresentam HSA traumática, deve-se investigar a possibilidade de que o paciente tenha experimentado uma HSAA (que, então, causou o evento traumático).
- *Lesão difusa*: O traumatismo craniencefálico difuso ocorre em continuidade à concussão cerebral até a lesão axonal difusa (LAD) grave. A concussão cerebral é uma disfunção neurológica transitória temporária, causada por rápida aceleração, desaceleração ou golpe repentino na cabeça. Os sintomas incluem cefaleias, confusão mental, desorientação e amnésia. A maioria dos sintomas desaparece sem intervenção. A decisão de admitir pacientes com concussão é tomada conforme o caso, mas eles não serão admitidos na unidade de cuidados intensivos a menos que seja por lesões multissistêmicas. Os pacientes com LAD grave, também chamada de "lesão de cisalhamento", em geral, experimentam perda imediata e prolongada da consciência e evidenciam postura anormal. A TC inicial pode parecer normal, mostrar sinais de edema cerebral difuso (diminuição do tamanho do ventrículo esquerdo, perda da diferenciação entre substância cinzenta e branca e perda dos sulcos) ou mostrar pequenas áreas de hemorragia (hemorragias puntiformes). O curso clínico e os resultados dependem da gravidade da lesão axonal.

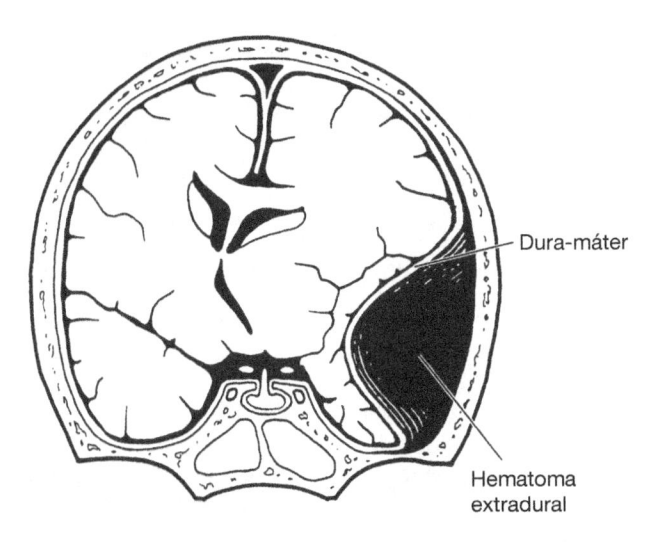

Figura 21.4 Ilustração esquemática de uma hemorragia epidural. *(Reproduzida de Waxman SG. Vascular supply. In: Waxman SG, ed. Clinical Neuroanatomy. New York, NY: Lange Medical Books/McGraw-Hill; 2003:187.)*

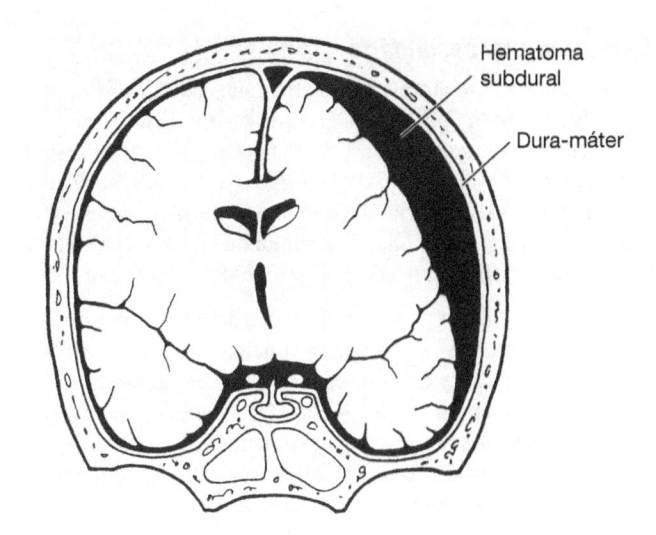

Figura 21.5 Ilustração esquemática de uma hemorragia subdural. *(Reproduzida de Waxman SG: Vascular supply. In: Waxman SG, ed. Clinical Neuroanatomy. New York, NY: Lange Medical Books/McGraw-Hill; 2003:187.)*

Lesão cerebral secundária

A lesão cerebral secundária refere-se a danos neuronais progressivos que ocorrem após um TCE como resultado de complicações sistêmicas e neurológicas. Esses fatores não se manifestam isoladamente. O tratamento do TCE grave concentra-se em minimizar a lesão secundária, melhorando a oferta de sangue oxigenado ao cérebro e diminuindo a demanda metabólica cerebral. Os maiores contribuidores para essse tipo de lesão incluem:

- *Hipoxemia*: O cérebro precisa de um fornecimento constante de oxigênio para funcionar; é muito sensível a lesões sistêmicas que causam hipoxemia. As causas da hipoxemia em pacientes com TCE incluem pneumonia, atelectasia, trauma torácico, edema pulmonar neurogênico, obstrução das vias aéreas e embolia pulmonar. A hipoxemia resulta em hipoxia do tecido cerebral e metabolismo anaeróbio. O metabolismo anaeróbio produz menos energia do que o metabolismo aeróbio e resulta em uma série de subprodutos metabólicos. Esses subprodutos causam danos adicionais às células. O manejo das vias aéreas e a manutenção da oxigenação adequada são essenciais para evitar a lesão secundária por hipoxia.
- *Hipotensão*: A hipotensão (PAS < 90 mmHg) está associada a um maior risco de mortalidade após o TCE. Essa condição diminui o fluxo sanguíneo cerebral, provocando isquemia tecidual e acúmulo de resíduos. As causas da hipotensão após o TCE incluem outras lesões, administração de medicamentos sedativos e hipovolemia decorrente da administração de manitol. O risco de mortalidade aumenta com os múltiplos episódios de hipotensão.
- *Anemia*: A anemia causa lesão secundária, diminuindo a oferta de oxigênio para o cérebro. Existe controvérsia a respeito do hematócrito ideal e do uso de transfusões em pacientes com lesões cerebrais.
- *Hipo ou hiperglicemia*: O cérebro não se mostra capaz de armazenar glicose e depende de fornecimento constante para manter sua função metabólica. A hipoglicemia deve ser evitada, pois interrompe essa oferta e leva a disfunção celular. Uma hipoglicemia significativa é incomum após um TCE, mas pode ocorrer em pacientes com diabetes que usaram medicamentos anti-hiperglicêmicos antes da lesão. A hiperglicemia é mais comum e está associada a aumento da mortalidade; não está claro se a glicose sanguínea elevada é um marcador da gravidade da lesão ou se contribui para as alterações patológicas que aumentam a mortalidade. A hiperglicemia pode aumentar a lesão secundária, causando acidose intracelular. O controle e o tratamento da glicose sanguínea são essenciais no atendimento de todos os pacientes internados na UTI, embora os níveis ideais de glicose para pacientes pós-TCE sejam desconhecidos.
- *Aumento da demanda metabólica*: Febre, agitação e convulsões aumentam a demanda metabólica. A febre aumenta a pressão intracraniana e pode ser decorrente de um processo infeccioso ou de lesão no hipotálamo.
- *Perda dos mecanismos de autorregulação*: Conforme discutido no Capítulo 12, Sistema Neurológico, na seção a respeito da PIC, os mecanismos de autorregulação do cérebro ileso mantêm o fluxo sanguíneo cerebral (FSC) constante em uma ampla faixa de pressão de perfusão cerebral (PPC) (entre 50 e 150 mmHg) e com amplos índices de pressão arterial e PIC. Quando a PPC diminui, há vasodilatação cerebral para manter o FSC pelo aumento do volume sanguíneo cerebral. Quando a PPC aumenta, ocorre vasoconstrição cerebral, mantendo o FSC com menor volume de sangue cerebral. A capacidade de autorregulação do fluxo sanguíneo pode ser perdida no cérebro lesionado. O fluxo sanguíneo cerebral torna-se dependente de alterações na pressão arterial e PPC. A extensão dessa perda de autorregulação varia entre pacientes com lesão cerebral traumática. Devido à perda da autorregulação cerebral, o cérebro lesado é mais suscetível à isquemia causada por diminuição do fluxo sanguíneo.
- *Aumento da pressão intracraniana*: O aumento da PIC afeta negativamente a perfusão cerebral e a viabilidade dos neurônios. As principais fontes de aumento da PIC após a lesão cerebral são edema cerebral e lesões expansivas, como hematomas. A compressão dos vasos sanguíneos pode ocasionar isquemia e infarto de áreas específicas. O edema cerebral geralmente contribui para a elevação da PIC após o TCE grave; pode ser circunscrito ao local da lesão ou difuso, com o pico ocorrendo 2 a 5 dias após a lesão.
- *Hipo ou hipercapnia*: A hipocapnia reduz o fluxo sanguíneo cerebral pelo aumento do pH e ao causar vasoconstrição cerebral. O fluxo sanguíneo cerebral diminui, reduzindo a PIC, mas criando um estado potencialmente isquêmico. A hipercapnia provoca vasodilatação cerebral e pode aumentar o fluxo sanguíneo cerebral e a PIC.
- *Alterações bioquímicas*: Diversas alterações bioquímicas ocorrem após o TCE, incluindo liberação de aminoácidos excitatórios, produção de radicais livres, inflamação e trocas anormais de cálcio. Uma explicação completa dos processos subjacentes a essas mudanças está além do escopo deste capítulo. Todos os fatores contribuem para as mudanças na função celular, podendo provocar morte celular. Foram realizadas muitas pesquisas na tentativa de interromper essas mudanças bioquímicas e conferir neuroproteção; até o momento, nenhum desses estudos demonstrou melhora significativa nos resultados.

Manifestações clínicas

Os pacientes com TCE, muitas vezes, apresentam sinais externos de trauma na cabeça, tais como equimoses, lacerações e abrasões. O nível de consciência mostra-se o indicador mais importante da gravidade da lesão; é avaliado por meio da ECGl. Uma ECGl em diminuição, ou alterações na forma, no tamanho ou na reatividade da pupila indicam deterioração neurológica e precisam ser logo notificadas à equipe médica. O tipo, a localização e a gravidade do TCE determinam os achados específicos da avaliação neurológica. Os pacientes podem apresentar hemiparesia, hemiplegia, alterações de linguagem, alterações cognitivas ou comportamentais. Se a lesão for grave, o paciente pode apresentar uma postura flexora ou extensora. As alterações dos sinais vitais podem refletir aumento da PIC ou disautonomia associada a LAD grave (p. ex., febre, taquicardia ou hipertensão).

Os pacientes com TCE leve não apresentam déficits focais como hemiparesia ou hemiplegia, mas relatam uma variedade de sintomas físicos, cognitivos e emocionais. Os sinais e sintomas do TCE leve incluem cefaleias, náuseas/vômitos, tontura, distúrbio do equilíbrio, problemas visuais, fadiga e sensibilidade a luz ou som. Os pacientes relatam com frequência dificuldade de concentração, diminuição da memória para fatos recentes, diminuição na capacidade de pensamento, irritabilidade, ansiedade, tristeza e aumento da emoção. Distúrbios do sono também são comuns após o TCE leve; incluem sonolência/aumento da necessidade de dormir e dificuldades para dormir.

Exames diagnósticos

Utiliza-se a tomografia computadorizada para identificar rapidamente os hematomas que precisam ser evacuados. Outros sangramentos (como no espaço subaracnoide), contusões, fraturas de crânio e edema cerebral também podem ser detectados na TC. A RMN é útil na detecção de LAD, lesão do tronco cerebral e aneurismas traumáticos. Os esforços diagnósticos para o paciente com TCE incluem a busca de outras lesões, conforme apropriado ao mecanismo da lesão.

Princípios de tratamento do traumatismo craniencefálico

As prioridades de tratamento para os pacientes com TCE variam de acordo com a gravidade da lesão. Os pacientes com TCE leve não costumam ser internados na UTI, exceto se necessário devido a outras lesões. O tratamento do TCE nesses pacientes concentra-se na avaliação do estado neurológico e em informações a respeito de possíveis sequelas do TCE leve, incluindo cefaleias, dificuldade de concentração, tonturas, fadiga, irritabilidade, diminuição da velocidade de raciocínio e distúrbios do sono. São fornecidos recursos para o seguimento ao paciente e aos familiares. Na maioria dos casos, os sintomas resolvem-se, mas recomenda-se a avaliação de um neuropsicólogo ou de outros profissionais de reabilitação se os sintomas persistirem. Os pacientes com TCE moderado representam um desafio significativo para a equipe de saúde. Enquanto alguns pacientes melhoram com intervenções mínimas, outros com TCE moderado declinam e requerem uma abordagem agressiva semelhante a de pacientes com TCE grave.

O tratamento de pacientes com TCE grave consiste em otimizar a recuperação funcional, minimizando a lesão cerebral secundária. As principais metas do tratamento incluem otimização da perfusão cerebral e prevenção de isquemia. Os princípios gerais do tratamento do paciente com TCE grave incluem os procedimentos a seguir.

Manejo das vias aéreas

Os pacientes com ECGl de 8 ou menos requerem intubação e ventilação mecânica. Aqueles com TCE são tratados com precauções para proteger a coluna vertebral até que as lesões nesse local possam ser descartadas. Durante a intubação, a coluna cervical é estabilizada e alinhada manualmente. Os tubos endotraqueais são fixados sem causar pressão à veia jugular para evitar aumento da PIC devido à diminuição do retorno venoso jugular. Em pacientes com TCE grave, a traqueostomia é, muitas vezes, realizada assim que a condição do paciente tenha se estabilizado, a fim de permitir o desmame mais rápido do ventilador e facilitar a reabilitação.

Oxigenação

A hipoxemia agrava a lesão cerebral secundária e deve ser evitada. Os pacientes com TCE grave podem vomitar e aspirar antes que sejam colocadas vias aéreas artificiais ou podem apresentar lesões torácicas ou edema pulmonar neurogênico, o que complica o tratamento pulmonar. O uso de maiores níveis de pressão positiva expiratória final (PEEP) pode aumentar a PIC em alguns pacientes, mas melhora a oxigenação; a melhora da oxigenação vista com o uso da PEEP normalmente supera o impacto na PIC, desde que as elevações da PIC possam ser controladas. Aspiração e outras manobras de desobstrução das vias aéreas podem aumentar a PIC, mas são essenciais para manter a oxigenação adequada. A pré-medicação com um agente sedativo pode diminuir o impacto sobre a PIC. Os pacientes são aspirados quando clinicamente indicado, sendo fornecida pré-oxigenação.

Ventilação

Em geral, o objetivo do manejo consiste em manter uma $PaCO_2$ normal. A hipoventilação provoca vasodilatação cerebral, que pode aumentar a PIC. A hiperventilação prolongada ou profilática não é recomendada, pois causa vasoconstrição cerebral, que diminui a PIC mas pode causar isquemia cerebral. Emprega-se hiperventilação por curtos períodos para diminuir a PIC no caso de hérnia iminente enquanto outras medidas mais definitivas estejam sendo implementadas. O uso de dispositivos que medem a oxigenação cerebral auxilia o profissional no manejo do ventilador, fornecendo informações sobre os efeitos da $PaCO_2$ na oxigenação tecidual.

Manejo de fluidos e volume

O objetivo do manejo dos fluidos consiste em manter a euvolemia. As soluções hipotônicas são evitadas, pois aumentam o edema cerebral. Os pacientes com lesão no hipotálamo ou na hipófise estão em risco de desenvolver diabetes insípido (DI) ou síndrome de secreção inapropriada do hormônio antidiurético (SIADH), complicando ainda mais o manejo dos fluidos. Para obter mais informações a respeito do DI e da SIADH, consulte o Capítulo 16, Sistema Endócrino. Em pacientes com agitação ou instabilidade autonômica devido a LAD, com frequência ocorrem elevadas perdas insensíveis em razão da presença de sudorese e febre na fase de tratamento pós-agudo; esses pacientes correm o risco de desidratação significativa.

Manejo da PIC aumentada

O tratamento para redução da PIC é iniciado quando esta estiver sustentadamente superior a 20 mmHg. O tratamento de enfermagem para prevenir e tratar as elevações da PIC é discutido no Capítulo 12, Sistema Neurológico. Além da retirada cirúrgica do hematoma, outras intervenções operatórias para diminuir a PIC incluem ressecção do tecido gravemente contundido e craniotomia (retirada de uma parte do crânio para diminuir a PIC e permitir que o tecido encefálico se dissipe aos limites normais do crânio). Um dreno ventricular externo pode ser colocado tanto para o monitoramento da PIC quanto para permitir a drenagem do LCS. A drenagem de uma pequena quantidade (2 a 5 mL) de LCS pode diminuir a PIC. Os esteroides não são administrados porque pioram os resultados após o TCE.

A osmoterapia é também usada para redução da PIC após o TCE. O manitol é administrado em bólus de 0,25 a 1 g/kg em pacientes com sinais de herniação mesmo antes do monitoramento da PIC e em pacientes com PIC sustentada acima de 20 mmHg. O manitol é um diurético osmótico; assim, deve-se ter cuidado para manter a euvolemia e evitar a hipotensão arterial. Solução salina hipertônica (SSH) também é usada por muitos profissionais, em infusão contínua ou administração em bólus. A SSH atua atraindo o líquido do tecido cerebral para o espaço intravascular, diminuindo, assim, o edema cerebral. Os níveis de sódio são monitorados com atenção.

Apoio à perfusão cerebral

A hipotensão (PAS < 90 mmHg) está associada a um pior prognóstico em pacientes com TCE. A pressão de perfusão cerebral (PPC) (calculada subtraindo-se a PIC da PAM [pressão arterial média]) é um indicador indireto do fluxo sanguíneo cerebral. A PPC-alvo pode variar ligeiramente dependendo da situação clínica e de outros indicadores da perfusão cerebral, mas uma PPC inferior a 50 mmHg é evitada em razão de isquemia cerebral. Depois que se estabelece a euvolemia, são utilizados vasopressores (em geral, fenilefrina ou noradrenalina) para aumentar a PAM e, portanto, a PPC. Demonstrou-se que o aumento da PPC para níveis superiores a 70 mmHg aumenta o risco de SDRA sem melhorar os resultados, provavelmente devido a grande quantidade de fluidos e necessidade de vasopressor para alcançar esse objetivo. A mensuração do oxigênio tissular cerebral, do fluxo sanguíneo cerebral ou do seu metabolismo mostra-se útil na determinação da PPC ideal para cada paciente.

Prevenir o aumento na demanda de oxigênio do cérebro

Convulsões, febre, agitação e aumento da demanda de oxigênio cerebral são evitados. Os anticonvulsivantes, geralmente fenitoína ou ácido valproico, são recomendados para prevenir convulsões pós-traumáticas nos primeiros 7 dias após a lesão. A profilaxia continuada para as convulsões não afeta o desenvolvimento de convulsões pós-traumáticas, não sendo recomendada. Os pacientes com traumatismo penetrante apresentam maior risco de convulsões do que aqueles com lesões contusas.

Sabe-se que a febre é prejudicial ao cérebro lesionado. A temperatura do cérebro normalmente é 0,5 a 2 °C acima da temperatura central. Para cada aumento de 1 °C na temperatura, o metabolismo cerebral aumenta em cerca de 6%. Para evitar demandas adicionais ao cérebro lesado, a febre é controlada com antitérmicos, resfriamento de superfície, resfriamento intravascular ou uma combinação de métodos. Uma vez que se elimina a febre, é essencial que seja realizada a vigilância de outros sinais e sintomas de complicações infecciosas. Deve-se evitar ou controlar os tremores no tratamento da febre, pois eles aumentam acentuadamente a demanda metabólica cerebral.

A agitação também aumenta a demanda de oxigênio cerebral. As estratégias para evitar a agitação incluem manutenção de um ambiente calmo e tranquilo e uso de sedativos. Tanto analgésicos (morfina ou fentanil) quanto sedativos (midazolam ou lorazepam) costumam ser administrados em pacientes mecanicamente ventilados. Em pacientes com TCE moderado que não estão em ventilação mecânica, atenta-se para evitar a depressão respiratória, pois a $PaCO_2$ pode aumentar e causar um aumento da PIC. O propofol (um sedativo-hipnótico) costuma ser usado no tratamento de pacientes neurológicos devido a sua meia-vida curta, mas deve-se ter cuidado para evitar hipotensão e diminuição da PPC.

O uso de doses elevadas de barbitúricos reduz de modo efetivo a PIC, diminuindo a demanda metabólica cerebral e modulando as respostas neuroquímicas que causam edema; entretanto, seu uso não demonstrou melhora nos resultados. Complicações de doses elevadas de barbitúricos incluem hipotensão, supressão do miocárdio e dilatação da pupila; assim, esse tratamento é empregado apenas quando a elevação da PIC for refratária a outras medidas de assistência médica e cirúrgica.

Estratégias adicionais de tratamento

Em pacientes com hipertensão intracraniana refratária, podem ser administrados agentes de bloqueio neuromuscular. Acredita-se que a PIC diminua com o uso de bloqueadores neuromusculares devido à diminuição da pressão intratorácica e à melhora na ventilação. A indução de hipotermia (temperatura-alvo de 32 a 34 °C) tem sido estudada no tratamento do TCE grave. A hipotermia diminui a PIC, mas está associada a complicações quando mantida por um período superior a 48 horas. O papel da hipotermia no tratamento do TCE grave permanece incerto.

Prevenção de complicações secundárias

As complicações secundárias comuns incluem pneumonia e outras infecções, TVP, embolia pulmonar e ruptura da pele. Hipermetabolismo e perda de nitrogênio são comuns em pacientes com TCE; o suporte nutricional é iniciado o mais depressa possível, com o objetivo de atender plenamente as necessidades calóricas por 7 dias após a lesão. A profilaxia da TVP é iniciada na admissão, com o uso de meias de compressão gradual e dispositivos de compressão pneumática. A profilaxia farmacológica varia de acordo com o médico e o tipo de lesão, mas pode incluir heparina de baixo peso molecular ou baixas doses de heparina não fracionada por via subcutânea. Se o membro inferior desenvolve TVP e o tratamento com anticoagulantes for contraindicado, pode-se colocar um filtro de veia cava inferior.

Complicações da imobilidade são comuns em pacientes com TCE. A progressão da atividade é otimizada com a liberação precoce dos movimentos com a coluna vertebral. Os protocolos institucionais variam, mas em geral incluem uma série de radiografias da coluna, TC e RMN para descartar lesões nos ossos e nos ligamentos da coluna vertebral.

As coagulopatias também são um problema comum após o TCE grave; ocorrem quando as lesões aos tecidos cerebrais levam à liberação dos estoques teciduais de tromboplastina, que estabelecem um estado fibrinolítico. O tratamento baseia-se em resultados dos exames laboratoriais comuns e prescrições médicas.

Informação e apoio à família

O trauma craniencefálico altera a vida do indivíduo lesionado e de sua família para sempre. A natureza imprevisível da recuperação da lesão cerebral é difícil de compreender. Os membros da família podem sentir que as informações fornecidas pelos diferentes cuidadores é inconsistente, ou que está sendo prestada quantidade insuficiente de informação. Os familiares de pacientes com TCE também expressam a necessidade de serem envolvidos no atendimento – de serem "parte da equipe". Os enfermeiros de cuidados intensivos podem apoiar melhor as famílias dos pacientes com TCE proporcionando uma comunicação direta e honesta (incluindo o reconhecimento da dificuldade de prever o prognóstico) e reconhecendo a necessidade de sua presença e participação nos cuidados.

LESÃO MEDULAR TRAUMÁTICA

Etiologia, fatores de risco e fisiopatologia

As causas mais comuns de lesão medular (LM) incluem acidentes automobilísticos, quedas, atos de violência e lesões esportivas. A idade média no momento da lesão aumentou e, agora, está em 40 anos de idade (em comparação com os 29 anos em meados dos anos de 1970). Mais de 80% dos indivíduos com LM são do sexo masculino, e cerca de 50% envolvem a região cervical da medula espinal. A LM leva a graus variados de plegia e perda da sensibilidade abaixo do nível da lesão, impactando as funções física, emocional e social. Semelhante a uma lesão cerebral, os déficits são devidos ao impacto inicial (lesão primária) e às alterações fisiológicas em curso (lesão secundária).

A coluna vertebral é composta de vértebras empilhadas, unidas por articulações entre as facetas ósseas e os discos intervertebrais. Os ligamentos fornecem estrutura e apoio para evitar que as vértebras se movam. A estrutura em forma de anel das vértebras empilhadas cria um canal oco, ocupado pela medula espinal. A LM ocorre quando algo (p. ex., ossos, material discal ou objeto estranho) entra no canal espinal e interrompe a medula espinal ou seu suprimento de sangue. Os mecanismos de lesão incluem hiperflexão, hiperextensão, carga axial/compressão vertical, rotação e trauma penetrante (Fig. 21.6). Os danos à medula espinal podem ser caracterizados como concussão, contusão, laceração, transecção, hemorragia ou lesões aos vasos sanguíneos que suprem a medula espinal. A concussão causa a perda temporária da função. Já a contusão é a lesão que inclui o sangramento na medula espinal, subsequente edema e possível morte neuronal resultante da compressão pelo edema ou dano ao tecido; o grau do déficit neurológico depende da gravidade da contusão. A laceração consiste em uma dilaceração na medula espinal, ocasionando danos permanentes. Na laceração, encontram-se contusão, edema e compressão da medula. A transecção é uma separação da medula espinal, causando perda completa da função abaixo do nível da lesão. O exemplo mais evidente de laceração ou transecção da medula é um ferimento penetrante que rompe a medula. Os danos aos vasos sanguíneos que suprem a medula espinal podem provocar isquemia e infarto ou hemorragia devido à laceração do vaso. Independentemente do tipo de lesão primária, há danos secundários decorrentes de lesão celular da medula espinal, lesão vascular, alterações estruturais na massa cinzenta e branca e respostas bioquímicas subsequentes. O fluxo sanguíneo para a medula espinal é significativamente diminuído durante a fase aguda da lesão, resultando em alterações na função metabólica, destruição das membranas celulares e liberação de radicais livres. Os pacientes podem desenvolver choque neurogênico após a lesão medular cervical ou torácica alta. O choque neurogênico provém da perda da influência do sistema nervoso simpático na área de T1 a L2 da medula espinal, o que costuma aumentar a frequência cardíaca e contrair as paredes dos vasos sanguíneos. A perda da atividade simpática desencadeia bradicardia e diminuição da resistência vascular. O sangue acumula-se nos vasos periféricos, provocando hipotensão e diminuição do débito cardíaco. O choque neurogênico contribui para hipoperfusão e lesão secundária.

Manifestações clínicas

A avaliação do paciente com LM começa com análise de vias aéreas, respiração e circulação, com atenção para a imobilização da coluna vertebral para prevenir novas lesões. O foco, então, muda para a obtenção de uma avaliação inicial das funções motora e sensitiva. A avaliação da função motora é realizada, pelo menos, a cada 4 horas durante o período agudo pós-lesão. A diminuição da função motora pode ser observada quando há edema no local da lesão, perda do alinhamento vertebral ou formação de hematoma intratecal. As alterações na função requerem notificação imediata do médico.

A gravidade dos déficits provocados pela lesão da medula espinal é determinada pelo fato de a lesão ser completa ou incompleta e pelo nível medular afetado. A lesão aguda da medula espinal pode causar supressão temporária dos reflexos controlados por segmentos abaixo do nível da lesão, um fenômeno conhecido como "choque medular". A determinação formal da LM completa ou incompleta não pode ser feita até que o choque espinal tenha sido resolvido. A LM completa ocasiona perda total das funções sensitiva e motora abaixo do nível da lesão devido à interrupção completa das vias motoras e sensitivas. Já a LM incompleta resulta em perda mista das funções motora e sensitiva, já que alguns tratos espinais permanecem intactos. As síndromes associadas à LM incompleta estão descritas na Tabela 21.2. Os déficits causados pela LM estão relacionados ao nível em que a lesão ocorre (cervical, torácica ou lombar). As lesões cervical e lombar são as mais comuns, porque essas áreas têm maior flexibilidade e movimento. Uma lesão cervical pode resultar em plegia de todos os quatro membros ou tetraplegia (anteriormente chamada de quadriplegia). As lesões nas áreas torácicas e lombares podem resultar em paraplegia. A escala da

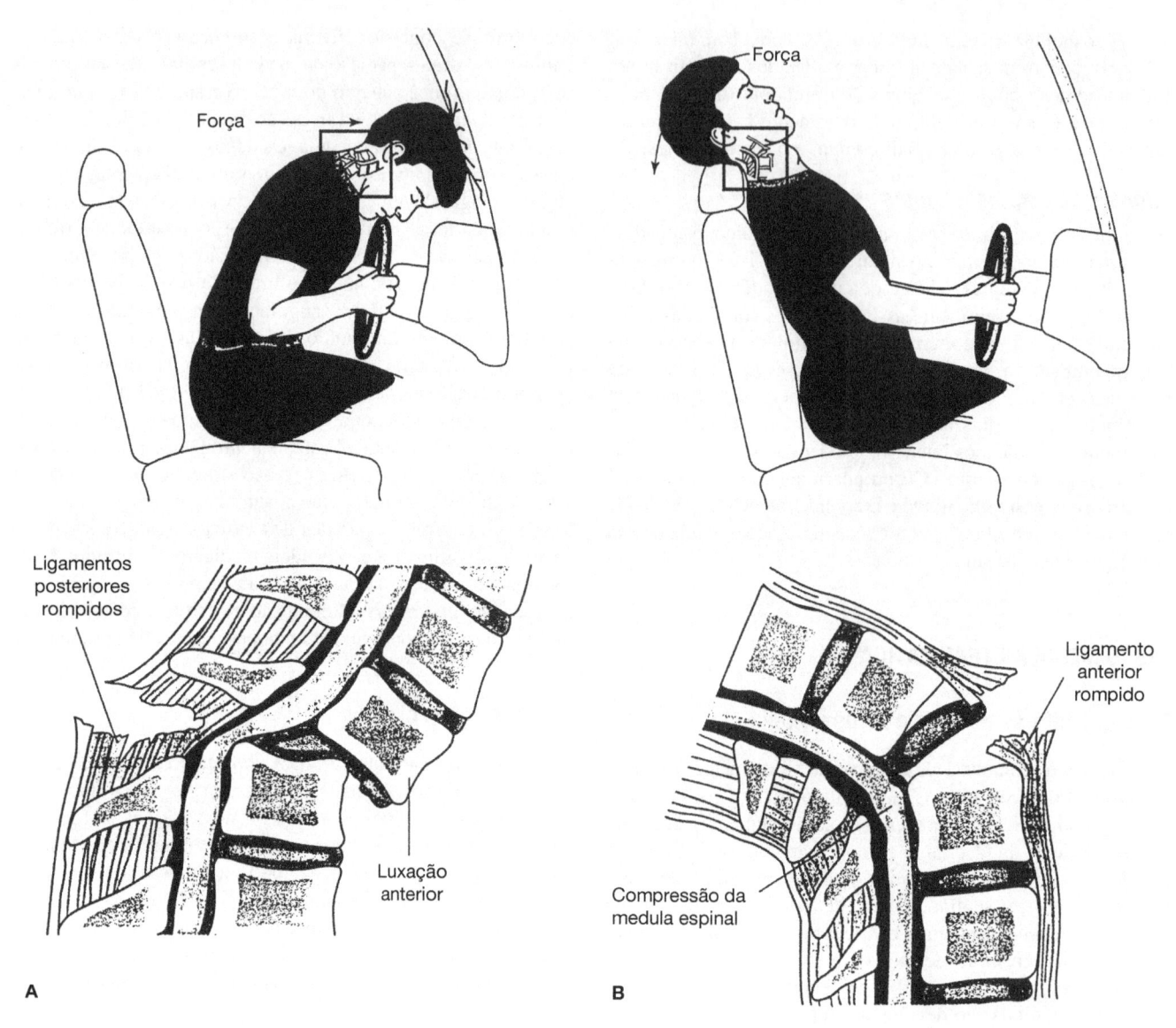

Figura 21.6 Mecanismos de lesão medular. **(A)** Hiperflexão. **(B)** Hiperextensão. *(Reproduzida de Sands JK. Spinal cord and peripheral nerve problems. In: Phipps WJ, Marek JF, Monahan FD, Neighbors M, Sands JK, eds. Medical-Surgical Nursing: Health and Illness Perspectives. St Louis, MO: Mosby; 2003:1405-1406.) (Continua)*

TABELA 21.2 SÍNDROMES DE LM INCOMPLETA

Síndrome	Fisiopatologia	Função motora abaixo do nível de lesão	Função sensitiva abaixo do nível de lesão
Síndrome centromedular	Lesão da substância cinzenta central, com preservação da substância branca externa	Plegia/paresia de membros superiores maior do que a de membros inferiores	Perda sensitiva maior em membros superiores do que em membros inferiores
Síndrome medular anterior	Lesão da porção anterior da medula espinal, interrupção do fluxo sanguíneo da artéria espinal anterior	Plegia	Perda da sensibilidade térmica e dolorosa, com preservação da sensibilidade vibratória e propriocepção
Síndrome medular posterior	Lesão da coluna posterior	Nenhuma	Perda da sensibilidade vibratória e propriocepção, com preservação da sensibilidade dolorosa e térmica
Síndrome de Brown-Séquard	Lesão lateral em um dos lados da medula	Paralisia motora ipsilateral	Perda ipsilateral da sensibilidade vibratória e propriocepção. Perda contralateral da sensibilidade térmica e dolorosa

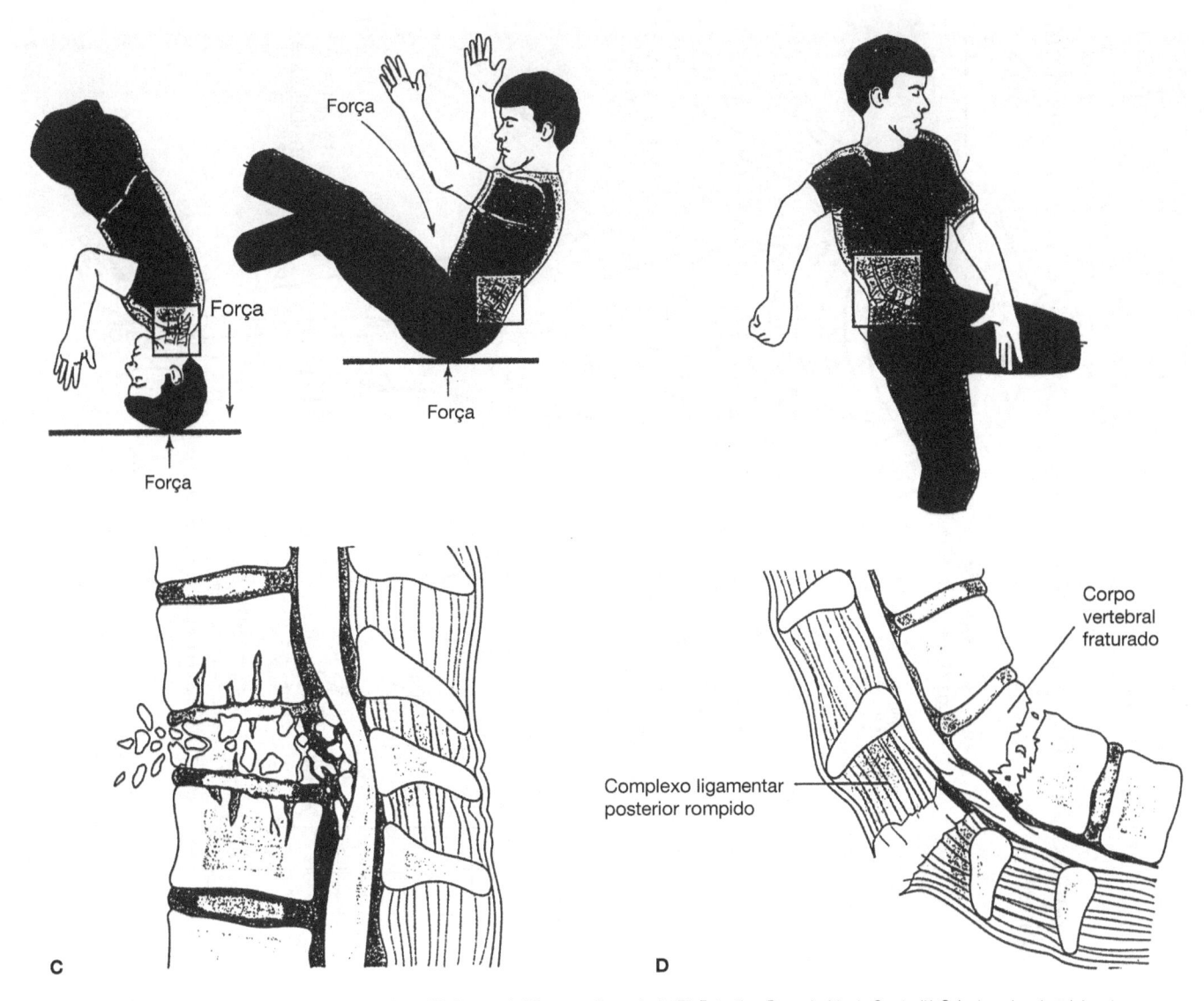

Figura 21.6 *(Continuação)* Mecanismos de lesão medular. **(C)** Carga axial/Compressão vertical. **(D)** Rotação. *(Reproduzida de Sands JK. Spinal cord and peripheral nerve problems. In: Phipps WJ, Marek JF, Monahan FD, Neighbors M, Sands JK, eds.* Medical-Surgical Nursing: Health and Illness Perspectives. *St Louis, MO: Mosby; 2003:1405-1406.)*

American Spinal Injury Association (ASIA) (Fig. 21.7) é, muitas vezes, utilizada para avaliar e documentar a função motora e sensitiva. Os objetivos funcionais para pacientes com níveis específicos de lesão estão resumidos na Tabela 21.3.

Exames diagnósticos

- *Radiografias*: Radiografias cervical, torácica e lombar identificam a presença de lesão. Deve-se manter a imobilização da coluna vertebral para evitar traumas.
- *TC*: Identifica lesões ósseas e compressão medular.
- *RMN*: Detecta o envolvimento dos tecidos moles. Útil no diagnóstico de lesão ligamentar, que pode estar presente sem que haja, necessariamente, qualquer distúrbio ósseo.

Princípios de tratamento da lesão medular traumática

Tal como acontece na lesão cerebral, os cuidados intensivos visam diminuir a lesão secundária e prevenir complicações. As prioridades de tratamento incluem as ações a seguir.

Imobilização e prevenção de lesões adicionais

Pacientes com lesão em potencial na coluna são imobilizados com um colar cervical e encosto rígido no ambiente pré-hospitalar, além de um colar cervical e repouso no leito enquanto internados até que a lesão seja descartada ou confirmada clínica e radiograficamente. Alguns colchões (como colchões de ar) não fornecem estabilidade adequada à coluna vertebral; siga as orientações institucionais e do fabricante. Para os pacientes

Nome do paciente ______________________

Nome do examinador ______________________ Data/Hora do exame ______________________

AMERICAN SPINAL INJURY ASSOCIATION

Classificação neurológica padrão da lesão da medula espinal

ISCOS

Motor

Músculos-chave (pontuação no verso)

	D	E	
C5			Flexores do cotovelo
C6			Extensores do punho
C7			Extensores do cotovelo
C8			Flexores dos dedos (falange distal do dedo médio)
T1			Abdutor do quinto dígito

Total do membro superior (máximo) ☐ + ☐ = ☐ (25) (25) (50)

Comentários:

	D	E	
L2			Flexores do quadril
L3			Extensores do joelho
L4			Dorsiflexores do tornozelo
L5			Extensor longo do hálux
S1			Flexores plantares do tornozelo

Contração anal voluntária (Sim/Não) ☐

Total do membro inferior (máximo) ☐ + ☐ = ☐ (25) (25) (50)

Sensitivo

Pontos-chave da sensibilidade

	Toque leve D	Toque leve E	Agulha D	Agulha E
C2				
C3				
C4				
C5				
C6				
C7				
C8				
T1				
T2				
T3				
T4				
T5				
T6				
T7				
T8				
T9				
T10				
T11				
T12				
L1				
L2				
L3				
L4				
L5				
S1				
S2				
S3				
S4-5				

Totais (máximo) { ☐ + ☐ → = ☐ (56) (56)
☐ + ☐ = ☐ (56) (56)

0 = Ausente
1 = Comprometido
2 = Normal
NT = Não testável

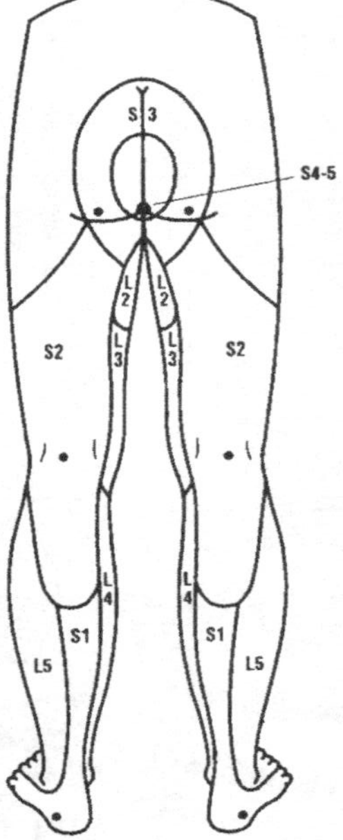

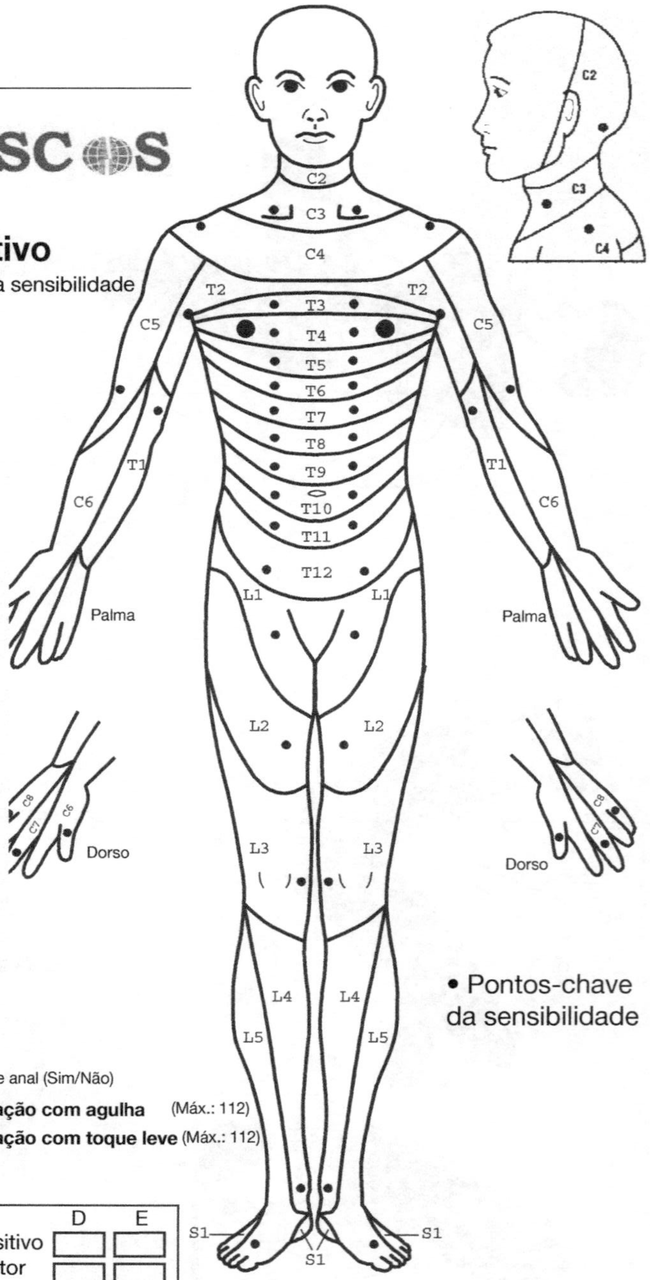

☐ Qualquer sensibilidade anal (Sim/Não)

☐ **Índice de estimulação com agulha** (Máx.: 112)

☐ **Índice de estimulação com toque leve** (Máx.: 112)

Nível neurológico Últimos segmentos com função normal		D	E	**Completa ou incompleta?** Incompleta = Preservação de qualquer função sensitiva ou motora no segmento sacral mais inferior	☐	**Zona de preservação parcial** Segmentos parcialmente inervados		D	E
	Sensitivo						Sensitivo		
	Motor			**Escala de deficiência ASIA**	☐		Motor		

REV03/06

Classificação dos músculos

0 Paralisia total
1 Contração palpável ou visível
2 Movimento ativo, amplitude de movimento completa a favor da gravidade
3 Movimento ativo, amplitude de movimento completa contra a ação da gravidade
4 Movimento ativo, amplitude de movimento completa contra a ação da gravidade e com alguma resistência
5 Movimento ativo, amplitude de movimento completa contra a ação da gravidade e com resistência normal
5* Músculo capaz de exercer, na opinião do examinador, resistência suficiente para ser considerado normal se fatores inibidores identificáveis não estiverem presentes

NT não é testável. Paciente incapaz de exercer esforço muscular de forma confiável ou indisponível para testes devido a fatores como imobilização, dor ao esforço ou contratura.

Escala de Deficiência da ASIA

☐ **A = Completa:** Não há função motora ou sensitiva preservada nos segmentos sacros S4-S5.

☐ **B = Incompleta:** Há função sensitiva preservada, mas não motora, abaixo do nível neurológico estendendo-se até os segmentos sacros S4-S5.

☐ **C = Incompleta:** Há função motora preservada abaixo do nível neurológico, e mais de metade dos músculos-chave abaixo do nível neurológico têm um grau inferior a 3.

☐ **D = Incompleta:** Há função motora preservada abaixo do nível neurológico, e, pelo menos, metade dos músculos-chave abaixo do nível neurológico têm um grau de 3 ou mais.

☐ **E = Normal:** As funções motora e sensitiva são normais.

Síndromes clínicas (opcional)

☐ Centromedular
☐ Brown-Séquard
☐ Medular anterior
☐ Cone medular
☐ Cauda equina

Etapas de classificação

A seguinte ordem é recomendada para determinar a classificação dos indivíduos com LM.

1. Determinar os níveis sensitivos nos lados direito e esquerdo.
2. Determinar os níveis motores nos lados direito e esquerdo.
   Observação: Nas regiões em que não há miótomo para testar, presume-se que o nível do motor seja o mesmo que o nível sensitivo.
3. Determinar o nível neurológico único.
   Este nível é o segmento mais baixo com função motora e sensitiva normal em ambos os lados; é o nível exatamente acima dos níveis sensitivo e motor determinados nas etapas 1 e 2.
4. Determinar se a lesão é completa ou incompleta (poupa a região sacral).
   Se "contração anal voluntária" = **Não** e todos os escores sensitivos S4-S5 = **0** e "qualquer sensibilidade anal" = **Não**, então a lesão é completa.
   Caso contrário, a lesão é incompleta.
5. Determine a graduação da Escala de Deficiência ASIA (AIS)

A lesão é completa? Se SIM, AIS = A. Registre a ZPP (A zona de preservação parcial corresponde ao dermátomo ou ao miótomo mais inferior registrado em cada lado com alguma preservação [pontuação diferente de zero]).

A lesão motora é incompleta? Se Não, AIS = B
(Sim = contração anal voluntária ou função motora mais de três níveis abaixo do nível motor em um determinado lado.)

Não →
Sim →

Pelo menos metade dos músculos-chave abaixo do nível neurológico (único) apresentam grau 3 ou mais?

Não → AIS = C
Sim → AIS = D

Se as funções motora e sensitiva forem normais em todos os segmentos, AIS = E.

Observação: AIS E é usado nos testes de seguimento quando um indivíduo com LM documentada recupera a função normal. Se, no teste inicial, não são encontrados déficits, o indivíduo está neurologicamente intacto, e a Escala de Deficiência da ASIA não é aplicável.

Figura 21.7 Escala da ASIA para avaliação de pacientes com LM. (*Copyright American Spinal Injury Association, 2000, International Standards for Neurological Classifications of Spinal Cord Injury, revised 2002, Chicago, IL, 2006, reimpressa com permissão.*)

TABELA 21.3 LESÃO MEDULAR – OBJETIVOS FUNCIONAIS PARA OS NÍVEIS ESPECÍFICOS DE LESÃO COMPLETA

Nível	Ação/Músculos testados	Habilidades	Objetivos funcionais
C1-C3		C3 – movimento limitado de cabeça e pescoço	**Respiração**: Depende de um ventilador para respirar. **Comunicação**: A fala às vezes apresenta-se difícil, muito limitada ou impossível. Se a habilidade de falar for limitada, a comunicação pode ser realizada de forma independente com uma vareta na boca e tecnologias assistivas, como um computador para falar ou escrever. A comunicação verbal eficaz do indivíduo com lesão medular mostra-se essencial para direcionar os cuidadores nas atividades diárias como banho, vestir, higiene pessoal, transferências, bem como no manejo da bexiga e do intestino. **Atividades de vida diária**: Tecnologia assistiva permite independência em tarefas como virar páginas, usar um telefone e operar interruptores e eletrodomésticos. **Mobilidade**: Pode operar uma cadeira de rodas elétrica controlada com cabeça, vareta, boca ou queixo. Uma cadeira de rodas com poder de inclinação também é usada para alívio independente de áreas de pressão.
C3-C4		Costuma ter controle da cabeça e do pescoço. Indivíduos com nível C4 podem encolher os ombros.	**Respiração**: Inicialmente, pode necessitar de um ventilador para respirar; com o tempo, costuma ajustar-se para respirar sem assistência ventilatória. **Comunicação**: Normal. **Atividades de vida diária**: Com equipamentos especializados, alguns podem ter independência limitada na alimentação e operar de forma independente uma cama ajustável com um controle adaptado.
C5	*Flexores do cotovelo* (bíceps braquial)	Costuma ter controle da cabeça e do pescoço, pode encolher os ombros e tem controle destes.	**Atividades de vida diária**: Independência para comer, beber, lavar o rosto, escovar os dentes, barbear-se e cuidar do cabelos após assistência na montagem de equipamentos especializados. **Cuidados de saúde**: É possível gerenciar a própria saúde, realizando tosse cinética assistida e alívio nas áreas de pressão inclinando-se para a frente ou de um lado para outro. **Mobilidade**: Pode ter força para empurrar uma cadeira de rodas manual em distâncias curtas sobre superfícies lisas. A cadeira de rodas, motorizada com controle de mão, é normalmente utilizada para as atividades diárias. Dirigir pode ser possível após ser avaliado por um profissional qualificado para determinar as necessidades de equipamentos especiais.
C6	*Extensores do punho* (extensor ulnar do carpo, extensor radial longo e curto do carpo)	Apresenta movimento de cabeça, pescoço, ombros, braços e punhos. Pode encolher os ombros, fletir os cotovelos, virar as palmas das mãos para cima e para baixo e estender os punhos.	**Atividades de vida diária**: Com a ajuda de alguns equipamentos especializados, podem ser realizadas com maior facilidade e independência atividades de vida diária como alimentação, banho, limpeza, higiene pessoal e limpeza. Pode realizar de forma independente tarefas domésticas leves. **Cuidados de saúde**: Pode realizar de forma independente alívio de áreas de pressão, inspeção da pele e movimentos na cama. **Mobilidade**: Pode realizar transferências de forma independente, mas muitas vezes precisa de uma placa de deslizamento. Pode usar uma cadeira de rodas manual para as atividades de vida diária, mas o uso da cadeira de rodas motorizada proporciona maior independência.
C7	*Extensores do cotovelo* (tríceps braquial)	Apresenta movimento semelhante ao de um indivíduo com nível C6, com capacidade adicional de estender os cotovelos.	**Atividades de vida diária**: Capaz de realizar tarefas domésticas. Necessita de menos ajuda adaptativa em uma vida independente. **Cuidados de saúde**: Capaz de fazer flexões na cadeira de rodas para aliviar áreas de pressão. **Mobilidade**: Uso diário de cadeira de rodas manual. Pode transferir-se com maior facilidade.
C8	*Flexores dos dedos* (flexor profundo dos dedos – falange distal do dedo médio)	Apresenta mais força e precisão nos dedos, o que resulta em função da mão limitada ou natural.	**Atividades de vida diária**: Pode viver de forma independente, sem dispositivos de auxílio em alimentação, banhos, cuidados pessoais, higiene bucal e facial, limpeza, manejo da bexiga e do intestino.
T1	*Abdutores do quinto dígito* (abdutor do mínimo)		
T2-T6		Apresenta função motora normal na cabeça, no pescoço, nos ombros, nos braços, nas mãos e nos dedos. Utiliza mais os músculos das costelas e do tórax, com maior controle de tronco.	**Mobilidade**: Maior capacidade de realizar algumas atividades sentado sem apoio. Alguns indivíduos são capazes de andar com ajuda de órteses. Isso requer uma quantidade extremamente alta de energia e gera estresse à parte superior do corpo, não oferecendo vantagem funcional alguma. Pode levar a danos nas articulações da parte superior.
T7-L1		Apresenta função motora adicional pelo controle abdominal aumentado.	**Atividades de vida diária**: Capaz de realizar atividades sentado sem apoio. **Cuidados de saúde**: Apresenta melhora na efetividade da tosse.
L2	*Flexores do quadril* (iliopsoas)	Apresenta retorno adicional da atividade motora de quadris e joelhos.	**Mobilidade**: Caminhar pode ser uma função viável, com a ajuda de estabilizadores especializados de perna e tornozelo. Em níveis mais baixos a caminhada é mais fácil com a ajuda de dispositivos de assistência.

TABELA 21.3 LESÃO MEDULAR – OBJETIVOS FUNCIONAIS PARA OS NÍVEIS ESPECÍFICOS DE LESÃO COMPLETA (*continuação*)

Nível	Ação/Músculos testados	Habilidades	Objetivos funcionais
L3	*Extensores do joelho* (quadríceps femoral)		
L4	*Dorsiflexores do tornozelo* (tibial anterior)		
L5	*Extensor longo dos dedos do pé* (extensor do hálux)		
S1-S5	*Flexores plantares do tornozelo* (gastrocnêmios)	Dependendo do nível de lesão, existem vários graus de retorno voluntário da bexiga, do intestino e das funções sexuais.	**Mobilidade:** Aumento da capacidade de caminhar com menos ou nenhum dispositivo de suporte.

com instabilidade da coluna vertebral, foram concebidos leitos especiais para manter a imobilização da coluna e propiciar movimentação.

Manejo das vias aéreas

A perda da proteção das vias aéreas pode estar relacionada a tosse precária, lesão cerebral concomitante ou trauma facial. Os pacientes podem desenvolver insuficiência respiratória neuromuscular e precisar de um tubo endotraqueal para a ventilação mecânica. A intubação é realizada com muita atenção para manter a coluna imobilizada. As técnicas incluem uso de estabilização manual com a coluna alinhada, com intubação por laringoscopia direta ou fibra óptica com o paciente acordado. O agente bloqueador neuromuscular succinilcolina não é utilizado se mais de 24 horas se passaram desde o momento da lesão. A administração do agente pode causar a liberação maciça de potássio do músculo esquelético, provocando hipercalemia e, potencialmente, parada cardíaca. Em pacientes com LM cervical ou torácica alta, a traqueostomia é indicada para facilitar a desobstrução das vias aéreas e o desmame ventilatório.

Manejo respiratório

As alterações na função respiratória são um grande problema para pacientes com lesão medular torácica alta ou cervical. A deficiência aguda na oxigenação contribui para a lesão secundária. Os pacientes com lesões completas ou acima de C2 necessitam de ventilação mecânica devido à perda da inervação diafragmática. O diafragma é controlado pelo nervo frênico, que sai da medula espinal entre C3 e C5. Os pacientes com lesões abaixo do nível da inervação diafragmática iniciam as respirações, mas apresentam, ainda, comprometimento respiratório devido à paralisia dos músculos intercostais e abdominais. A paralisia dos músculos intercostais torna a parede torácica flácida. A contração do diafragma estabelece uma pressão negativa na cavidade torácica, e os músculos intercostais retraem-se, diminuindo a capacidade pulmonar. O posicionamento na vertical aumenta o deslocamento inferior do diafragma e a tiragem intercostal; o posicionamento no plano pode melhorar a função respiratória em pacientes com lesão medular cervical ou torácica. As faixas abdominais podem ser úteis. Com o tempo, os músculos intercostais tornam-se espásticos, e a parede torácica não mais colapsa com a inspiração, promovendo melhor ventilação e facilitando o desmame do ventilador.

A função pulmonar é cuidadosamente monitorada em pacientes com lesão medular cervical e torácica. A avaliação contínua da pressão inspiratória máxima ($PI_{máx.}$) e da capacidade vital permite a identificação precoce de insuficiência respiratória iminente. Em geral, um paciente incapaz de gerar uma $PI_{máx.}$ de, pelo menos, -20 cm H_2O ou com capacidade vital maior do que 10 a 15 mL/kg requer intubação e ventilação mecânica. Nenhum modo específico de ventilação mecânica provou ser melhor em pacientes com LM.

A eliminação eficaz das secreções requer a capacidade de respirar profundamente e, em seguida, realizar expiração forçada contra uma glote fechada. Pacientes com lesão da medula cervical ou torácica têm redução na tosse cinética devido à diminuição da força da musculatura intercostal e abdominal. A fisioterapia respiratória, incluindo a tosse assistida (tosse *quad*),

---

À BEIRA DO LEITO

Lesão medular aguda

Um estudante universitário de 19 anos de idade estava voltando para casa tarde da noite depois de uma festa, quando seu automóvel atingiu outro veículo de frente. Sentiu uma dor intensa ao longo do pescoço e do corpo, sendo logo substituída por uma sensação de queimadura nos braços. Quando os paramédicos chegaram, era incapaz de mover as pernas e tinha alguma atividade motora nos braços. Sua frequência cardíaca era de 42, pressão arterial de 92/50 (PAM de 64) e frequência respiratória de 28, superficial. Tomografia computadorizada da coluna cervical e radiografias revelaram uma subluxação C5-C6, com compressão da medula. A outra lesão foi uma fratura no punho esquerdo. Foi internado na UTI cerca de 4 horas após o acidente, com infusão de metilprednisolona e noradrenalina. Foi colocado, pelo neurocirurgião, em tração com halo, com redução da subluxação e planos para a fusão cirúrgica. A intubação foi necessária devido ao aumento da dificuldade respiratória e à incapacidade de eliminar secreções cerca de 12 horas após a internação na UTI.

é fornecida tanto para o paciente em ventilação mecânica quanto para aquele em ventilação espontânea. Além disso, pode-se usar um dispositivo de assistência mecânica da tosse (*in-exsufflator*) para remover as secreções. O aparelho imita a tosse fisiológica, fornecendo uma respiração profunda por meio de pressão positiva, seguida de pressão negativa.

Suporte hemodinâmico

De forma aguda, o choque neurogênico provoca bradicardia e hipotensão significativa em muitos pacientes com lesão medular acima do nível torácico médio. Já que a LM pode mascarar os sinais e sintomas de outros traumas, incluindo a lesão abdominal ou pélvica, o choque hemorrágico deve ser excluído em pacientes hipotensos com LM. A resposta taquicárdica normal ao choque hemorrágico pode ser anulada no paciente com lesão medular devido à perda da inervação simpática.

A bradicardia após a LM pode ser profunda e até evoluir para a assistolia em pacientes com lesão cervical alta. A bradicardia ocorre com mais frequência durante a aspiração; o risco pode ser diminuído por meio de manutenção da oxigenação e ventilação adequada. A bradicardia é inicialmente tratada com atropina, embora alguns pacientes possam necessitar de colocação de marca-passo temporário ou permanente.

A hipotensão decorrente de choque neurogênico reflete o deslocamento de fluidos para a área de vasodilatação periférica. Como em todos os pacientes traumatizados, indica-se uma reposição volêmica adequada. A administração continuada de fluidos não corrige a hipotensão arterial e pode levar a edema periférico e edema pulmonar, sobretudo em pacientes idosos ou com comorbidades. A noradrenalina e a dopamina são, muitas vezes, administradas para combater a perda do tônus simpático e fornecer suporte inotrópico e cronotrópico. Pesquisas sugerem que o aumento da pressão arterial (PAM > 85 mmHg) durante 7 dias após a LM aguda pode melhorar os resultados neurológicos. Enquanto se aguardam estudos definitivos, os parâmetros-alvo variam entre os profissionais.

Neuroproteção

Embora sua utilização seja objeto de controvérsia, muitos profissionais administram metilprednisolona após a LM para minimizar a lesão secundária. Administra-se uma dose de carga IV de 30 mg/kg durante 15 minutos, seguida por uma infusão de 5,4 mg/kg/h. A duração do tratamento com metilprednisolona varia de acordo com o tempo decorrido entre a lesão e o início do tratamento medicamentoso. Se iniciado dentro de 3 horas após a lesão, a infusão de metilprednisolona é realizada por 23 horas. Se iniciado entre 3 e 8 horas após o trauma, a infusão é continuada por 48 horas. Já que a dose recomendada do fármaco é muito grande, deve-se prestar atenção meticulosa aos efeitos colaterais. Todos os pacientes em tratamento com metilprednisolona necessitam de profilaxia contra úlcera gastrintestinal e monitoramento e controle da glicemia.

Descompressão/Estabilização

O tratamento precoce da LM envolve a descompressão do canal vertebral e a estabilização da coluna vertebral. Em pacientes com lesão cervical, a tração pode ser usada para realinhar a coluna e aliviar a pressão sobre a medula espinal. Os dispositivos de tração incluem o compasso de Gardner-Wells e um halo (ver literatura do fabricante para obter mais informações). As responsabilidades da enfermagem durante a colocação da tração incluem monitoramento dos pacientes, controle da dor e administração de agentes sedativos. A descompressão da medula espinal também pode ser feita de modo cirúrgico. A rápida intervenção cirúrgica é indicada para pacientes com exame neurológico com piora e compressão da medula espinal em curso.

A estabilização da coluna vertebral não melhora a função neurológica, mas permite que o paciente seja mobilizado sem causar dano adicional à medula espinal. Em pacientes que necessitam de descompressão cirúrgica do canal vertebral, a coluna vertebral é estabilizada no momento da cirurgia utilizando-se hastes, parafusos ou outros implantes, sendo que o tempo de estabilização cirúrgica varia. A cirurgia costuma ser realizada dentro de 24 horas de lesão se o estado cardiorrespiratório do paciente for estável, pois uma cirurgia precoce diminui as complicações secundárias e a duração da internação. Algumas fraturas podem ser tratadas sem cirurgia, por meio da imobilização da coluna vertebral e permitindo que os ossos se curem. A imobilização é obtida utilizando-se colar cervical, colete com halo ou outros aparelhos ortopédicos. Os cuidados com a pele são uma preocupação primordial para esses pacientes, pois pode haver ruptura da pele nos pontos de contato com o estabilizador, sobretudo no caso de pacientes com prejuízo na sensibilidade.

Manejo de bexiga e intestino

A arreflexia causada pelo choque medular causa retenção urinária. Um cateter é colocado na admissão e mantido até que o paciente esteja hemodinamicamente estável e a ingestão de líquidos seja consistente. Inicia-se, então, um programa com cateterismos intermitentes pré-agendados. Um programa intestinal é iniciado logo após a admissão e, normalmente, inclui o uso de laxantes, supositórios de glicerina ou bisacodil e estimulação digital diária. Para pacientes com lesões em ou acima de T6, administra-se um anestésico em gel para diminuir o risco de disreflexia autonômica (também chamada de hiper-reflexia autonômica).

Tratamento da dor

A dor após a lesão medular influencia na recuperação funcional e pode ser difícil de tratar. Durante o período pós-lesão imediato, muitos pacientes queixam-se de dor musculoesquelética e neuropática (descrita como uma sensação de queimação, parestesia ou hipersensibilidade). Os medicamentos prescritos incluem opiáceos e relaxantes musculares. Antidepressivos e anticonvulsivantes também são úteis no tratamento da dor neuropática. Alguns pacientes beneficiam-se com métodos não farmacológicos, como massagem, imaginação visual e atividades de recreação.

Considerações psicológicas

Medo, incerteza e ansiedade são emoções comuns na UTI após a LM. O trauma psicológico e emocional da LM pode ser esmagador. Uma paralisia repentina não permite que pacientes ou familiares se prepararem para um dano tão grande. O medo concentra-se na lesão e em questões de vida ou morte. A ansiedade decorre do ambiente da UTI, dos sentimentos de dependência total, da privação sensitiva, da impotência e do futuro desconhecido.

Uma relação de confiança deve ser estabelecida entre o paciente e a equipe da UTI. Para os pacientes em ventilação mecânica, são desenvolvidas estratégias de comunicação com base nas habilidades individuais do paciente e suas necessidades. Contato com os olhos, paciência, honestidade e coerência são tranquilizadores para o paciente. O incentivo ao autocuidado com base nas habilidades do paciente diminui a sensação de dependência completa. Sempre que possível, são dadas opções de escolha ao paciente na rotina de cuidados diários. Acordos com o paciente podem ser úteis na definição de limites para alguns deles. A família e outras pessoas significativas são incorporadas ao plano de cuidados.

Prevenção e tratamento das complicações

Prevenção e manejo eficaz das complicações maximizam o potencial de reabilitação. As complicações mais comuns incluem:

- *Complicações respiratórias*: Insuficiência respiratória neuromuscular, atelectasia e pneumonia ocorrem com frequência após uma lesão medular. Além das estratégias descritas no tópico "Manejo respiratório", são implementadas medidas-padrão para a prevenção de pneumonia nosocomial.
- *Problemas gastrintestinais*: Íleo paralítico mostra-se comum logo após a lesão. Uma sonda oro ou nasogástrica é colocada, primeiramente, para descompressão. Inicia-se a nutrição (de preferência enteral) nos primeiros 3 dias após a lesão. Já a profilaxia da úlcera é iniciada na admissão.
- *Ruptura da pele*: O paciente com lesão medular apresenta alto risco de ruptura da pele devido à diminuição do fluxo sanguíneo para o local e à diminuição da resposta cutânea à pressão focal. A inspeção da pele é realizada, pelo menos, duas vezes por dia, sendo aplicadas estratégias de redução da pressão.
- *Hipotensão ortostática*: O sangue acumula-se nos membros inferiores devido à perda do tônus vascular simpático. As estratégias de enfermagem para diminuir a hipotensão ortostática incluem aplicação de meias de compressão gradual e bandagens elásticas para as pernas, hidratação e progressão gradual para uma posição vertical. Se essas medidas forem ineficazes, podem ser prescritos medicamentos para aumentar a pressão sanguínea.
- *Termorregulação alterada*: Os indivíduos com lesão medular em ou acima de T6 não são capazes de conservar o calor devido a vasoconstrição e tremores. A perda de calor é comprometida pela incapacidade de suar abaixo do nível da lesão.
- *Trombose venosa profunda*: Estratégias recomendadas para a prevenção da TVP durante a internação aguda incluem introdução de profilaxia mecânica para todos os pacientes no momento de sua admissão, seguida de heparina de baixo peso molecular ou de combinação de doses baixas de heparina não fracionada e compressão pneumática intermitente. Para evitar a embolia pulmonar secundária à TVP, podem ser colocados filtros de veia cava inferior em pacientes que desenvolvem TVP ou que não podem receber profilaxia farmacológica.
- *Espasticidade*: Durante o choque espinal, há uma perda total da função motora abaixo do nível da lesão. A paralisia flácida evolui para paralisia espástica conforme o choque medular se resolve. As medidas para diminuir a espasticidade na fase de cuidados intensivos incluem exercícios frequentes de amplitude de movimento e medicamentos. Fisioterapia e terapia ocupacional são consultadas no início da internação.
- *Disreflexia autonômica (também chamada de hiper-reflexia autonômica)*: A disreflexia autonômica é uma complicação potencialmente fatal que se manifesta em indivíduos com lesão em ou acima de T6 devido à resposta simpática sem oposição abaixo do nível da lesão. Embora costume ocorrer no primeiro ano após a lesão, pode aparecer a qualquer momento após o choque medular ter sido resolvido. A disreflexia autonômica resulta de uma variedade de estímulos, incluindo distensão da bexiga (mais comum), reto cheio, infecções, úlceras de pressão e dor. O estímulo provoca vasoconstrição massiva, que leva a uma elevação acentuada da pressão arterial. Outros sintomas incluem cefaleia grave, congestão nasal, falta de ar, náuseas, visão turva, rubor facial, sudorese, piloereção e ansiedade. O tratamento inclui:
  – Mover o paciente para uma posição sentada imediatamente.
  – Identificar e tratar a causa subjacente (p. ex., impactação, distensão da bexiga).
  – Monitorar atentamente a pressão arterial e o pulso. A administração de um agente anti-hipertensivo de curta ação pode ser indicada se os sintomas persistirem. A atenção cuidadosa ao manejo do intestino e da bexiga auxilia na prevenção da hiper-reflexia autonômica.

Tratamento futuro da lesão medular

Atualmente, muitas pesquisas estão focadas na LM. As principais áreas de pesquisa incluem a limitação dos danos causados pela lesão neuronal secundária (neuroproteção), aumentando a regeneração de neurônios (regeneração do nervo) e incentivando o aumento de sua atividade em funcionamento (plasticidade sináptica). Um recurso para pacientes e famílias que solicitam informações sobre ensaios clínicos é um *site* patrocinado pelo National Institutes of Health, www.clinicaltrials.gov.

TUMORES CEREBRAIS

Etiologia, fatores de risco e fisiopatologia

A epidemiologia dos tumores cerebrais varia amplamente, de acordo com o tipo de tumor. Quando todos os tumores malignos e não malignos primários do sistema nervoso central são agrupados, a incidência mostra-se maior em mulheres do que em homens. Essa diferença de gênero, em geral, é atribuída à maior incidência de meningiomas em mulheres. O prognóstico varia de acordo com idade (pacientes mais jovens têm melhor prognóstico), tipo de tumor e grau de diferenciação, estado funcional no momento do diagnóstico e localização anatômica. Os tumores cerebrais mais comuns são meningiomas, gliomas e lesões metastáticas; são classificados por critérios distintivos.

Primário versus *secundário*

As neoplasias intracranianas primárias originam-se de células e estruturas do cérebro. Os tumores intracranianos secundários ou metastáticos provêm de estruturas de fora do cérebro, como tumores primários de mama ou pulmão.

Origens histológicas

Durante a fase inicial do desenvolvimento embrionário, são encontrados dois tipos de células indiferenciadas, os neuroblastos e glioblastos. Os neuroblastos tornam-se neurônios. Os glioblastos formam diversas células que apoiam, isolam e auxiliam metabolicamente os neurônios. O glioblastos são chamados de células da glia, que são subdivididas em astrócitos, oligodendrócitos e células ependimárias. Essa é a base de uma ampla categoria de tumores intracranianos, chamados gliomas. Os gliomas são subdivididos em astrocitomas, oligodendrogliomas, oligoastrocitomas (também chamados de gliomas mistos) e ependimomas. Além disso, são classificados de acordo com critérios histológicos relacionados ao grau de diferenciação da célula-mãe. Os tumores pouco diferenciados são mais malignos. O glioblastoma multiforme refere-se a um tumor no qual as células são tão precariamente diferenciadas que as células originais não podem ser identificadas. Trata-se do tumor cerebral mais agressivo e que apresenta o pior prognóstico.

Por sua vez, o meningioma é um tumor que não provém do tecido cerebral propriamente dito, mas a partir das meninges que envolvem o cérebro. Os meningiomas tendem a crescer de modo lento, comprimindo o cérebro, em vez de invadi-lo. O prognóstico é excelente se o tumor estiver em um local acessível para uma cirurgia. Os neuromas (também chamados de schwannomas) são tumores não invasivos, de crescimento lento, que surgem a partir das células de Schwann, que produzem a mielina. Os adenomas hipofisários, localizados na hipófise, podem ser secretores ou não secretores. Os tumores secretores aumentam a produção de hormônios como prolactina, hormônio do crescimento, hormônio adrenocorticotrófico, tirotropina ou gonadotropina. Já os tumores hipofisários não secretores causam sintomas por efeito de massa e são tratados com agentes farmacológicos, cirurgia, radioterapia ou uma combinação dessas modalidades.

Localização anatômica

A localização anatômica refere-se ao real local do tumor, como lobo frontal, lobo temporal, ponte ou cerebelo. Conhecê-lo ajuda na previsão do déficit, de acordo com as funções normais daquela área anatômica. A localização anatômica também pode referir-se à localização do tumor em referência ao tentório. Supratentorial está associado a tumores situados acima do tentório (hemisférios cerebrais), e infratentorial tem a ver com tumores localizados abaixo do tentório (tronco cerebral e cerebelo).

Benignos e malignos

A distinção entre tumores intracranianos benignos e malignos baseia-se no exame histológico e na localização anatômica. Os tumores constituídos por células bem diferenciadas são histologicamente "benignos", e o prognóstico costuma ser melhor do que se as células forem pouco diferenciadas. No entanto, um tumor histologicamente benigno pode ser inacessível para cirurgia. Esse tumor "benigno" continua a crescer e, por fim, contribui para um declínio na função cerebral e, por vezes, morte. Os tumores benignos podem converter-se em tipos histologicamente mais malignos à medida que se desenvolvem.

Manifestações clínicas

Os tumores cerebrais ocupam espaço, causando compressão das estruturas cerebrais, infiltração dos tecidos que controlam as funções e deslocamento do tecido normal. Os tumores cerebrais rompem a barreira hematoencefálica e causam edema cerebral. O fluxo de LCS pode ser obstruído por um tumor ou edema, levando a hidrocefalia. Os tumores são, muitas vezes, vasculares e podem sangrar, causando déficits neurológicos adicionais.

Os sinais e sintomas iniciais mais comuns dos tumores intracranianos estão relacionados à PIC elevada e incluem cefaleia, convulsões, papiledema e vômitos. A cefaleia é, geralmente, de gravidade progressiva e piora após deitar, como, por exemplo, ao despertar do sono. As manifestações clínicas podem incluir também diminuição do nível de consciência, alterações pupilares, alterações visuais e alterações de personalidade. Outros sinais e sintomas dependem da área do cérebro que está sendo comprimida ou infiltrada (Tab. 21.4).

Exames diagnósticos

A TC e a RMN são usadas para diferenciar o tumor de um abscesso e identificar localização e características do tumor. A ressonância magnética funcional detecta alterações fisiológicas usando ressonância magnética durante atividades físicas e cognitivas; é útil no mapeamento da linguagem, das funções sensitivas e motoras. A espectroscopia por ressonância magnética e a tomografia por emissão de pósitrons avaliam o metabolismo cerebral, fornecem informações sobre quão agressivo é um tumor (um tumor mais agressivo apresenta maior atividade metabólica) e diferenciam necroses ou cicatrizes de tumor. Os exames adicionais incluem angiografia cerebral, exame do campo visual e fundo de olho, estudos audiométricos e exames da glândula endócrina. Se houver suspeita de lesão metastática, são realizados exames diagnósticos adicionais na tentativa de encontrar a localização do tumor primário, se já não for conhecido. Uma biópsia da lesão determina o tipo de tumor e o grau de diferenciação. A biópsia pode ser realizada por um orifício de trépano utilizando a orientação estereotáxica ou pode ser feita como parte de uma craniotomia para ressecção do tumor.

TABELA 21.4 MANIFESTAÇÕES CLÍNICAS DE TUMORES CEREBRAIS DE ACORDO COM SUA LOCALIZAÇÃO

Localização	Manifestações clínicas
Lobo frontal	Comportamento inadequado
	Desatenção
	Incapacidade de concentração
	Labilidade emocional
	Calmo, mas com embotamento afetivo
	Afasia significativa
	Convulsões
	Cefaleia
	Memória prejudicada
Lobo parietal	Hiperestesia
	Parestesia
	Astereognosia (incapacidade de reconhecer um objeto sentindo-o)
	Autotopagnosia (incapacidade de localizar ou reconhecer partes do corpo)
	Perda de discriminação esquerda-direita
	Agrafia (incapacidade de escrever)
	Acalculia (dificuldades para efetuar cálculos numéricos)
Lobo temporal	Convulsões psicomotoras
Lobo occipital	Perda da visão em metade do campo visual
	Convulsões
Região da hipófise e do hipotálamo	Déficit visual
	Cefaleia
	Disfunção hormonal da glândula hipófise
	Desequilíbrio hídrico e alterações no sono em tumores do hipotálamo
Ventrículos	Sintomas da PIC aumentada, associados à obstrução do fluxo de LCS
Cerebelo	Ataxia
	Falta de coordenação
	Sintomas da PIC aumentada, associados à obstrução do fluxo de LCS

Princípios de tratamento dos tumores cerebrais

As modalidades de tratamento são usadas de modo isolado ou em qualquer combinação. Variáveis consideradas na escolha do tratamento adequado são tipo de tumor, sua localização e tamanho, sintomas relacionados e estado geral do paciente.

Corticosteroides

Um corticosteroide, em geral a dexametasona, é administrado para diminuir o edema cerebral vasogênico. Os esteroides são iniciados quando se diagnostica o tumor e se detecta a presença de edema cerebral. Podem ser vistas melhoras significativas no estado neurológico logo após o início do tratamento. A dexametasona aumenta a secreção de ácido gástrico, de modo que uma medicação profilática costuma ser indicada para prevenir a formação de úlcera gástrica (bloqueadores H_2 ou inibidores da bomba de prótons). Os efeitos colaterais do tratamento com esteroides incluem mudanças de humor, retenção de líquidos, hiperglicemia, miopatia, insônia e aumento do risco de infecção.

Cirurgia

O objetivo da cirurgia consiste em ressecar o tumor tanto quanto possível, com mínimo dano ao tecido normal. Na maioria dos casos, realiza-se uma craniotomia para propiciar acesso para a ressecção. A ressecção total é curativa em alguns tipos de tumor. Alguns tumores não podem ser completamente removidos devido à localização ou ao tipo histológico. A ressecção parcial da massa tumoral alivia temporariamente os sintomas da compressão, e o aumento da PIC pode ser aliviado. A obstrução do fluxo de LCS é tratada pela colocação de uma derivação para redirecionar o LCS do sistema ventricular para outra parte do corpo (normalmente o peritônio), na qual possa ser reabsorvido. A ressecção transesfenoidal emprega uma técnica especial para alcançar tumores da hipófise passando pelo seio esfenoidal.

Várias estratégias estão disponíveis para diminuir a morbidade associada à cirurgia. A ressonância magnética perioperatória pode ser encontrada em alguns centros e é, muitas vezes, utilizada quando a lesão está dentro ou próxima a uma área motora, em local de difícil acesso ou se são áreas pequenas e potencialmente difíceis de localizar. A ressonância magnética perioperatória pode ser usada de modo isolado ou em combinação com técnicas de mapeamento cortical. Com o mapeamento cortical, o paciente é anestesiado para a parte inicial da cirurgia, sendo despertado a seguir; pede-se a ele que execute determinadas tarefas, permitindo que o cirurgião evite as áreas que controlam a fala ou a atividade motora. As técnicas estereotáxicas permitem determinar o alvo de biópsias ou as ressecções com base em imagens já obtidas.

A maioria dos pacientes é submetida a cirurgias eletivas de tumores intracranianos e pode ser admitida na unidade de cuidados intensivos no pós-operatório. O tratamento pós-operatório inclui monitoramento do estado neurológico, controle da dor e prevenção e manejo de complicações. As possíveis complicações no pós-operatório imediato incluem:

- *Formação de hematoma*: Os sinais clínicos incluem cefaleia progressiva, diminuição no nível de consciência e desenvolvimento de novos sinais neurológicos focais (p. ex., paresia em um braço ou perna). Caso se suspeite de sangramento intracraniano, realiza-se uma TC, e o paciente é levado ao centro cirúrgico para remoção do hematoma e tratamento dos pontos de sangramento.
- *Edema cerebral*: Pode haver edema cerebral pós-operatório devido ao longo processo cirúrgico e/ou à retração do tecido cerebral para expor o campo operatório. Suspeita-se de edema cerebral quando o paciente apresenta maior déficit neurológico no pós do que no pré-operatório. Realiza-se uma TC e inicia-se o tratamento para a PIC aumentada. Como observado antes, a dexametasona mostra-se útil no tratamento do edema relacionado ao tumor.
- *Infecção*: Infecções podem ocorrer após cirurgias em razão de contaminação no centro cirúrgico ou por uma laceração dural, que permite a comunicação do LCS com o ambiente. A presença de uma laceração dural é indicada pela secreção de um líquido claro nos curativos da cabeça, perto da orelha ou do nariz. A secreção no curativo aparece com um "sinal do halo", com o centro sanguinolento ou seroso e o círculo externo claro ou amarelado. A secreção do ouvido ou nariz também pode ser enviada ao laboratório para ser testada para transferrina tau, uma proteína presente no LCS. O paciente não deve ser aspi-

rado pelo nariz, e não se deve permitir que ele assoe o nariz. O médico deve ser notificado imediatamente.
- *Trombose venosa profunda*: Pacientes neurocirúrgicos apresentam risco aumentado para TVP. As medidas preventivas para diminuir esse risco incluem uso de meias elásticas compressivas e dispositivos de compressão sequencial, heparina de baixo peso molecular ou baixas doses de heparina não fracionada e progressão precoce das atividades físicas.
- *Diabetes insípido* (DI): O DI é causado por um distúrbio no lobo posterior da hipófise, que produz o hormônio antidiurético (ADH). Se o ADH não é secretado em quantidades suficientes, o paciente produz grandes volumes de urina diluída com um baixo peso específico. Isso pode resultar em desequilíbrio hidroeletrolítico importante, com desidratação. O manejo inclui tratamento IV que se correlacione com a urina produzida (ou permitir que o paciente beba líquidos de modo a saciar a sede) e administração de vasopressina aquosa ou acetato de desmopressina (DDAVP). O estado de hidratação do paciente, os eletrólitos (principalmente sódio) e a osmolaridade sérica são monitorados com atenção. O DI é comum após cirurgia por tumores da hipófise.

Radioterapia

A radioterapia destrói preferencialmente as células tumorais, pois estas estão se dividindo rapidamente, mas afeta também as células normais. A dose do tratamento depende do tipo histológico, da responsividade à radioterapia, da localização do tumor e da tolerância do paciente. O edema aumentado é uma complicação comum do tratamento. Os pacientes costumam permanecer em uso de dexametasona durante a radioterapia. A braquiterapia refere-se à colocação de isótopos radioativos no tumor ou na cavidade a ser ressecada. Técnicas especiais, como radiocirurgia estereotáxica ou radiação *gamma knife*, focam a radiação concentrada a partir de várias direções no local do tumor e reduzem a radiação ao tecido normal.

Quimioterapia

Usa-se a quimioterapia para retardar ou impedir a proliferação de células anormais. Uma vez que muitos agentes quimioterápicos não atravessam a barreira hematoencefálica, às vezes são utilizados métodos alternativos de administração, como a quimioterapia intratecal.

Prevenção e tratamento de convulsões

A incidência de convulsões em pacientes com tumores cerebrais varia de 20 a 60%. Os medicamentos anticonvulsivos (em geral, fenitoína) são, muitas vezes, administrados de forma profilática para pacientes com tumores supratentoriais. Quando as convulsões se manifestam, são tratadas de acordo com as orientações descritas no Capítulo 12, Sistema Neurológico. Qualquer convulsão no período pós-operatório imediato exige uma TC de emergência para verificar a formação de hematoma.

Tecnologia de ponta: monitoramento do oxigênio aos tecidos cerebrais

Conforme o entendimento da fisiopatologia dos processos intracranianos evolui, a busca de melhores técnicas de monitoramento se intensifica. O simples monitoramento da pressão intracraniana e o cálculo da pressão de perfusão cerebral podem não ser suficientes para guiar o tratamento. Algumas das modalidades atualmente em uso incluem monitoramento do fluxo sanguíneo cerebral, eletroencefalograma contínuo, cateteres de microdiálise que retiram amostras de fluido extracelular do cérebro e eletrodos que medem a pressão parcial de oxigênio no tecido cerebral. Entre essas estratégias, o monitoramento da oxigenação dos tecidos cerebrais ($PbtO_2$) é o mais empregado.

O conceito de oxigenação dos tecidos cerebrais baseia-se na compreensão do metabolismo e do fluxo sanguíneo cerebral. Conforme discutido ao longo deste capítulo e no Capítulo 12, Sistema Neurológico, o cérebro é dependente de um fornecimento constante de oxigênio e glicose. Tudo o que diminui a perfusão cerebral ou aumenta a demanda metabólica cerebral coloca as células cerebrais em risco de hipoxia, isquemia e morte. Por meio da medição da oxigenação cerebral, os tratamentos devem evitar ou tratar prontamente a hipoxia tecidual. Hipoxia tissular e isquemia decorrem de causas intracranianas ou extracranianas. As causas intracranianas incluem aumento da pressão intracraniana, vasoespasmo e convulsões. Já as causas extracranianas incluem anemia, hipotensão e hipoxemia. Como discutido, a $PaCO_2$ também impacta no diâmetro dos vasos sanguíneos e afeta a oferta de oxigênio aos tecidos.

Os monitores da oxigenação do tecido cerebral costumam ser mais colocados em pacientes com traumatismo craniencefálico grave ou hemorragia subaracnoide de alto grau. A sonda é colocada na substância branca do cérebro por meio de um orifício de trépano. Essa sonda mede a oxigenação regional na área em que está inserida. Em pacientes com TCE, ela pode ser colocada próxima da área da lesão ou no lado oposto. Em pacientes com HSA, a sonda é mais comumente colocada na distribuição vascular considerada em maior risco de vasoespasmo. Os baixos níveis de $PbtO_2$ por períodos prolongados são preditivos de mau prognóstico, e o tratamento visa melhorar a oxigenação cerebral. Exemplos de intervenções incluem:

- Ajuste da ventilação para determinar o nível de $PaCO_2$ que atinge o nível desejado de $PbtO_2$ sem causar aumentos inaceitáveis na PIC
- Administração de sangue para corrigir a anemia
- Aumento da FiO_2
- Diminuição da demanda metabólica (medidas para evitar febre, sedação/analgesia, bloqueadores neuromusculares, barbitúricos)

O objetivo do tratamento consiste em identificar precocemente e tratar condições que aumentem a lesão secundária. Enquanto não há ensaios randomizados controlados publicados que liguem a melhora nos resultados diretamente ao monitoramento e ao tratamento da $PbtO_2$, vários estudos observacionais demonstraram melhores resultados nos pacientes com

TCE após a implementação de protocolos de tratamento que incluem o manejo da oxigenação cerebral. Pesquisas adicionais a respeito da utilização do monitoramento da oxigenação dos tecidos cerebrais e de outras tecnologias de ponta estão em andamento.

BIBLIOGRAFIA SELECIONADA

Hemorragia subaracnoide

Diringer MN. Management of aneurysmal subarachnoid hemorrhage. *Crit Care Med.* 2009;37:432-440.

Ellegala DB, Day AL. Ruptured cerebral aneurysms. *N Engl J Med.* 2005;352:121-124.

Hinkle JL, Guanci MM, Bowman L, Hermann L, McGinty LB, Rose J. Cerebrovascular events of the nervous system. In: Bader MK, Littlejohns LR, eds. *AANN Core Curriculum for Neuroscience Nursing.* 4th ed. St Louis, MO: Saunders; 2004.

Lindsay KW, Bone I, Callender R. *Neurology and Neurosurgery Illustrated.* Edinburgh: Churchill Livingstone; 1997.

Macdonald RL. Management of cerebral vasospasm. *Neurosurg Rev.* 2006;29:179-193.

Molyneux AJ, Kerr RSC, Birks J, et al. Risk of recurrent subarachnoid haemorrhage, death, or dependence and standardised mortality ratios after clipping or coiling of an intracranial aneurysm in the International Subarachnoid Aneurysm Trial (ISAT): longterm follow-up. *Lancet Neurol.* 2009;8:427-433.

Naidech AM, Kreiter KT, Janjua N, et al. Phenytoin exposure is associated with functional and cognitive disability after subarachnoid hemorrhage. *Stroke.* 2005;36:583-587.

Pfohman M, Criddle LM. Epidemiology of intracranial aneurysm and subarachnoid hemorrhage. *J Neurosci Nurs.* 2001;33:39-41.

Schaafsma JD, Sprengers ME, van Rooij WJ, et al. Long-term recurrent subarachnoid hemorrhage after adequate coiling versus clipping of ruptured intracranial aneurysms. *Stroke.* 2009;40:1758-1763.

Solenski NJ, Haley EC, Kassell NF, et al. Medical complications of aneurysmal subarachnoid hemorrhage: a report of the multicenter, cooperative aneurysm study. *Crit Care Med.* 1995;23:1007-1017.

Sommargren CE. Electrocardiographic abnormalities in patients with subarachnoid hemorrhage. *Am J Crit Care.* 2002;11:48-56.

Traumatismo craniencefálico

Bond AE, Draeger CRL, Mandleco B, Donnelly M. Needs of family members of patients with severe traumatic brain injury: implications for evidence-based practice. *Crit Care Nurse.* 2003;23:63-72.

CRASH Trial Collaborators. Final results of MRC CRASH, a randomised placebo-controlled trial of intravenous corticosteroid in adults with head injury—outcomes at 6 months. *Lancet.* 2005;365:1957-1959.

Langlois JA, Rutland-Brown W, Thomas KE. *Traumatic Brain Injury in the United States: Emergency Department Visits, Hospitalizations, and Deaths.* Atlanta, GA: Centers for Disease Control and Prevention, National Center for Injury Prevention and Control; 2006 http://www.cdc.gov/ncipc/tbi/TBI_in_US_04/TBI_ED.htm. Accessed January 10, 2010.

Lemke DM. Sympathetic storming after severe traumatic brain injury. *Crit Care Nurse.* 2007;27:30-37.

Lombard LA, Zafonte RD. Agitation after traumatic brain injury: considerations and treatment options. *Am J Phys Med Rehabil.* 2005;84:797-812.

March K, Wellwood J, Lovasick DA, Madden L, Criddle LM, Hendrickson S. Craniocerebral trauma. In: Bader MK, Littlejohns LR, eds. *AACN Core Curriculum for Neuroscience Nursing.* 4th ed. St Louis, MO: Saunders; 2004.

Ng I, Lim J, Wong HB. Effects of head posture on cerebral hemodynamics: its influences on intracranial pressure, cerebral perfusion pressure, and cerebral oxygenation. *Neurosurg.* 2004;54:593-598.

Nolan S. Traumatic brain injury: a review. *Crit Care Nurs Q.* 2005;28:188-194.

Stiefel MF, Spiotta A, Gracias VH, et al. Reduced mortality rate in patients with severe traumatic brain injury treated with brain tissue oxygen monitoring. *J Neurosurg.* 2005;103:805-811.

Lesão medular

Cotton BA, Pryor JP, Chinwalla I, Wiebe DJ, Reilly PM, Schwab CW. Respiratory complications and mortality risk associated with thoracic spine injury. *J Trauma.* 2005;59:1400-1409.

Crosby ET. Airway management in adults after cervical spine trauma. *Anesthesiology.* 2006;104:1293-1318.

Mcilvoy L, Meyer K, McQuillan KA. Traumatic spine injuries. In: Bader MK, Littlejohns LR, eds. *AANN Core Curriculum for Neuroscience Nursing.* 4th ed. St Louis, MO: Saunders; 2004.

National SCI Statistical Center. Spinal Cord Injury. Facts and Figures at a Glance 2009 from the National SCI Statistical Center. Retrieved June 28, 2009 from www.spinalcord.uab.edu.

Stevens RD, Bhardwaj A, Kirsch JR, Mirski MA. Critical care and perioperative management in traumatic spinal cord injury. *J Neurosurg Anesthesiol.* 2003;15:215-229.

Winslow C, Rozovsky J. Effect of spinal cord injury on the respiratory system. *Am J Phys Med Rehabil.* 2003;82:803-814.

Tumores cerebrais

Asthagiri AR, Pouratian N, Sherman J, Ahmed G, Shaffrey ME. Advances in brain tumor surgery. *Neurol Clin* 2007;25:975-1003.

Bohan EM, Gallia GL, Bren H. Brain tumors. In: Barker E, ed. *Neuroscience Nursing: A Spectrum of Care.* 3rd ed. St Louis, MO: Mosby; 2008.

Central Brain Tumor Registry of the United States. CBTRUS statistical report: primary brain and central nervous system tumors diagnosed in the United States in 2004-2005. Hinsdale, IL: Central Brain Tumor Registry of the United States; 2009. Available at www.cbtrus.org.

Chandana SR, Movva S, Arora M, Singh T. Primary brain tumors in adults. *Am Fam Physician.* 2008;77:1423-1430.

Devroom HL, Smith RK, Mogensen K, Clancey JK. Nervous system tumors. In: Bader MK, Littlejohns LR, eds. *AANN Core Curriculum for Neuroscience Nursing.* 4th ed. St Louis, MO: Saunders; 2004.

Tecnologia de ponta: monitoramento do oxigênio aos tecidos cerebrais

Littlejohns L, Bader MK. Prevention of secondary brain injury: targeting technology. *AACN Clin Issues.* 2005;16:501-514.

March K, Wellwood J, Arbour R. Technology. In: Bader MK, Littlejohns LR, eds. *AANN Core Curriculum for Neuroscience Nursing.* 4th ed. St Louis, MO: Saunders; 2004.

Wilensky FM, Bloom S, Leichter D, et al. Brain tissue oxygen practice guidelines using the LICOX® CMP monitoring system. *J Neurosci Nurs.* 2005;37:278-288.

Prática baseada em evidências

Alexander S, Gallek M, Presciutti M, Zrelak P. *Care of the Patient with Aneurysmal Subarachnoid Hemorrhage: AANN Clinical Practice Guidelines Series.* Glenview, IL: American Association of Neuroscience Nurses; 2007.

Bederson JB, Connolly ES, Batjer HH, et al. Guidelines for the management of aneurysmal subarachnoid hemorrhage. *Stroke.* 2009;40:994-1025.

Brain Trauma Foundation, American Association of Neurological Surgeons, Congress of Neurological Surgeons, AANS/CNS Joint Section on Neurotrauma and Critical Care. *Guidelines for the Management of Severe Traumatic Brain Injury.* New York, NY: Brain Trauma Foundation; 2007.

Consortium for Spinal Cord Medicine. *Early Acute Management in Adults with Spinal Cord Injury: A Clinical Practice Guideline for Health-Care Providers.* Washington, DC: Paralyzed Veterans of America; 2008.

Leeper B, Lovasik D. Cerebrospinal drainage systems: external ventricular and lumbar drains. In: Littlejohns LR, Bader MK. eds. *AACN-AANN Protocols for Practice: Monitoring Technologies in Critically Ill Neuroscience Patients.* Massachusetts, MA: Jones and Bartlett Publishers; 2009.

March K, Madden L. Intracranial pressure management. In: Littlejohns LR, Bader MK, eds. *AACN-AANN Protocols for Practice: Monitoring Technologies in Critically Ill Neuroscience Patients.* Sudbury, Massachusetts: Jones and Bartlett Publishers; 2009.

Mcilvoy L, Meyer K. *Nursing Management of Adults With Severe Traumatic Brain Injury: AANN Clinical Practice Guideline Series.* Glenview, IL: American Association of Neuroscience Nurses; 2008.

The American Association of Neurological Surgeons and the Congress of Neurological Surgeons. Guidelines for the Management of Acute Cervical Spine and Spinal Cord Injuries from the American Association of Neurological Surgeons and the Congress of Neurological Surgeons. *Clin-Neurosurg.* 2002;49:407-498.

IV | INFORMAÇÕES DE REFERÊNCIA

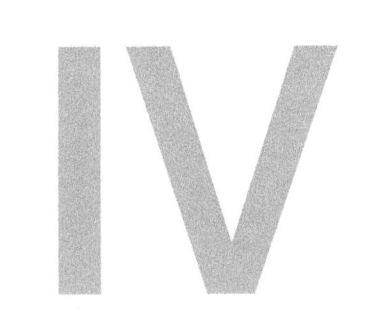

Tabelas de Valores Normais 22

Marianne Chulay

Abreviação	Definição	Valor normal	Fórmula
ASC	Área de superfície corporal	Metros quadrados (m²)	Valor obtido a partir de um nomograma baseado em altura e peso
C (a – v) O_2	Diferença arteriovenosa de oxigênio	4 a 6 mL/100 mL	C (a – v)O_2 (mL/100 mL ou% vol) = CaO_2 – CvO_2
CaO_2	Conteúdo arterial de oxigênio	Varia de 19 a 20 mL/100 mL, de acordo com a concentração de hemoglobina e PaO_2 no ar ambiente	CaO_2 (mL O_2/100 mL sangue ou% vol) = (Hb × 1,39) SaO_2 + (PaO_2 × 0,0031)
IC	Índice cardíaco	2,5 a 3 L/min/m²	IC (L/min/m²) = $\dfrac{\text{débito cardíaco (L/min)}}{\text{área de superfície corporal (m}^2)}$
CK	Creatinina quinase	< 150 mcg/L	
CK-MB	Creatinoquinase MB	< 10 ng/mL ou < 3% do total	
DC	Débito cardíaco	4 a 6 L/min	DC = volume sistólico × frequência cardíaca
CvO_2	Conteúdo de oxigênio do sangue venoso misto	Varia de 14 a 15 mL/100 mL, de acordo com CaO_2, débito cardíaco e consumo de O_2	
PVC	Pressão venosa central	2 a 8 mmHg	
dp/dt	Primeira derivada temporal da pressão ventricular	13 a 14 segundos	
CDE	Complacência dinâmica eficaz	35 a 45 mL/cm H_2O mulheres 40 a 50 mL/cm H_2O homens	CDE (mL/cm H_2O) = $\dfrac{\text{volume corrente (mL)}}{\text{pico de pressão das vias aéreas (cm H}_2\text{O)}}$
VDF	Volume diastólico final	50 a 90 mL	
FE	Fração de ejeção	70%	Fração de ejeção = $\dfrac{VS}{VDF}$
CRF	Capacidade residual funcional	2.400 mL	
FC	Frequência cardíaca	60 a 100 bpm	
FI	Força inspiratória	75 a 100 cm H_2O	
TSVE	Trabalho sistólico do ventrículo esquerdo	8 a 10 g/m/m²	TSVE = IS × PAM × 0,0144
PAM	Pressão arterial média	> 70 mmHg	PAM estimada = $\dfrac{(\text{PASistólica} + 2\,\text{PADiastólica})}{3}$
Disponibilidade de O_2	Disponibilidade de oxigênio	550 a 650 mL/min/m²	Disponibilidade de O_2 (mL/min/m² = IC × CaO_2 × 10)
Taxa de extração de O_2	Taxa de extração de oxigênio	0,25	Taxa de extração de O_2 = $\dfrac{C\,(a-v)\,O_2}{CaO_2}$
P (A – a) O_2	Gradiente alvéolo-arterial de oxigênio	25 a 65 mmHg em FiO_2 = 1,0	P (A – a) O_2 (mmHg) = PAO_2 – PaO_2
PAO_2	Pressão parcial de oxigênio alveolar	104 mmHg	
$PACO_2$	Pressão parcial de dióxido de carbono alveolar	40 mmHg	
$PaCO_2$	Pressão parcial de dióxido de carbono do sangue arterial	35 a 45 mmHg	

(continua)

Abreviação	Definição	Valor normal	Fórmula
PDAP	Pressão diastólica da artéria pulmonar	5 a 12 mmHg	
PaO$_2$	Pressão parcial de oxigênio no sangue arterial	Varia com a idade do paciente e a FiO$_2$ Em ar ambiente: 80 a 95 mmHg Em 100% O$_2$: 640 mmHg	
PAPS	Pressão arterial pulmonar sistólica	16 a 24 mmHg	
POAP	Pressão de oclusão da artéria pulmonar	5 a 12 mmHg	
PvCO$_2$	Pressão parcial de gás carbônico no sangue venoso misto	41 a 51 mmHg	
PvO$_2$	Pressão parcial de oxigênio no sangue venoso misto	Varia de 35 a 40 mmHg, de acordo com FiO$_2$, débito cardíaco e consumo de oxigênio	
RVP	Resistência vascular pulmonar	120 a 200 dinas/s/cm^5 1,5 a 2,5 mmHg	$\text{RVP (dinas/s/cm}^5) = \dfrac{(\text{PAP [mmHg]} - \text{POAP [mmHg]}) \times 79{,}9}{\text{débito cardíaco (L/min)}}$
Q$_S$/Q$_T$	*Shunt* direito-esquerdo (porcentagem do débito cardíaco que flui por alvéolos não ventilados ou equivalente)	5 a 8%	$Q_S/Q_T \ (\%) = \dfrac{0{,}0031 \times P\,(A-a)\,O_2}{C\,(a-V)\,O_2 + (0{,}0031 \times P\,[A-a]\,O_2)} \times 100$ Válido somente quando o sangue arterial estiver 100% saturado
R ou QR	Quociente respiratório	0,8	$QR = \dfrac{VCO_2}{VO_2}$
TSVD	Trabalho sistólico do ventrículo direito	51 a 61 g/m/m^2	$\text{TSVD} = \text{IS} \times \text{PAM} \times 0{,}0144$
SaO$_2$	Saturação da hemoglobina do sangue arterial	96 a 100% (ar ambiente)	
IS	Índice sistólico	35 a 50 mL/m^2	$\text{IS (mL/min/m}^2) = \dfrac{\text{volume sistólico}}{\text{área de superfície corporal}}$
VS	Volume sistólico	50 a 100 mL/batimento	$\text{VS (mL/batimento)} = \dfrac{\text{débito cardíaco (mL)}}{\text{frequência cardíaca}}$
SvO$_2$	Saturação da hemoglobina do sangue venoso misto	70 a 80% (ar ambiente)	
RVS	Resistência vascular sistêmica	900 a 1.200 dinas/s/cm^5 10 a 15 mmHg (mmHg × 80 = dinas/s/cm^5)	$\text{RVS (dinas/s/cm}^5) = \dfrac{(\text{PAM [mmHg]} - \text{PVC [mmHg]}) \times 79{,}9}{\text{débito cardíaco (L/min)}}$
Troponina I	Troponina I	< 0,4 ng/mL	
Troponina T	Troponina T	< 0,1 ng/mL	
CV	Capacidade vital	65 a 75 mL/kg	
VCO$_2$	Produção de dióxido de carbono	192 mL/min	
EM	Espaço morto	150 mL	
EM/VC	Espaço morto em relação ao volume corrente	0,25 a 0,40	$EM/VC = \dfrac{PaCO_2 - PeCO_2}{PaCO_2}$
VO$_2$	Consumo de oxigênio	115 a 165 mL/min/m^2	$\text{Taxa de extração de } O_2 = \dfrac{C\,(a-v)\,O_2}{CaO_2}$
VC	Volume corrente	6 a 8 mL/kg	

Adaptada de Hall J, Schmidt G, Wood L. Principles of critical Care. 3rd. ed. New York: McGraw Hill, 2005: cover tables I-IV.

Tabelas Farmacológicas

23

Earnest Alexander

TABELA 23.1 ORIENTAÇÕES PARA ADMINISTRAÇÃO DE MEDICAMENTOS INTRAVENOSOS

Medicamento	Intervalo usual de dose IV[a]	Diluição-padrão	Tempos de infusão/Comentários/Interações medicamentosas
Abciximab			
Dose em bólus	0,25 mg/kg	250 mL de SG5%	Bólus infundido em 10 a 60 minutos
Dose de infusão	0,125 mcg/kg/min por 12 horas		Taxa máxima de infusão = 10 mcg/min
Acetazolamida	5 mg/kg/24 horas ou 250 mg, 4 vezes ao dia	Não diluir	Infundir 500 mg/min
Aciclovir	5 mg/kg a cada 8 horas	100 mL de SG5%	Infundir em, ao menos, 60 minutos
Ácido clorídrico	mEq = (0,5 × peso × (103 − Cl sérico)	100 mEq em 1.000 mL de água estéril	Taxa máxima de infusão = 0,2 mEq/kg/h
Ácido etacrínico	50 mg Pode-se repetir uma vez	50 mL de SG5%	Injetar em 3 a 5 minutos Dose única máxima de 100 mg
Adenosina	Inicialmente 6 mg, seguido de 12 mg × 2	Não diluir	Injetar em 1 a 2 segundos Interações medicamentosas: teofilina (1); persantin (2)
Adrenalina	1 a 4 mcg/min	1 mg em 250 mL de SG5%	Infusão contínua
Alteplase			
IAM	100 mg em 3 horas	100 mg em 200 mL de SF	No IAM, infundir 10 mg em 2 minutos; a seguir, 50 mg por 1 hora e, então, 40 mg em 2 horas
EP	100 mg em 2 horas		
Alteplase (t-PA)	100 mg	100 mg em 100 mL de SG5%	Infundir 60 mg/h na primeira hora; em seguida, 20 mg/h em 2 horas
Amicacina			
Dose-padrão	7,5 mg/kg a cada 12 horas	50 mL de SG5%	Infundir em 30 minutos

Dose única diária	20 mg/kg a cada 24 horas	50 mL de SG5%	Interações medicamentosas: agentes bloqueadores neuromusculares (3)
			Níveis terapêuticos:
			  Pico: 20 a 40 mg/L; vale: < 8 mg/L
			  Dose única diária: nível mínimo em 24 horas = 0 mg/L; níveis de pico desnecessários

Aminofilina			
Dose de ataque	6 mg/kg	50 mL de SG5%	Infundir dose de ataque em 30 minutos Taxa máxima de infusão de ataque de 25 mg/min Aminofilina = 80% teofilina
Dose de infusão		500 mg em 500 mL de D5W = SG5% = soro glicosado 5%	Interações medicamentosas: cimetidina, ciprofloxacina, eritromicina, claritromicina (4)
IC crônica	0,3 mg/kg/h		Níveis terapêuticos: 10 a 20 mg/L
Normal	0,6 mg/kg/h		
Tabagista	0,9 mg/kg/h		
Ampicilina	0,5 a 3 g a cada 4 a 6 horas	100 mL SF	Infundir em 15 a 30 minutos
Ampicilina/sulbactam	1,5 a 3 g a cada 6 horas	100 mL SF	Infundir em 15 a 30 minutos

[a]São listadas as doses usuais; referem-se a um dado estado de doença para uma dose específica.
Abreviaturas: IC, insuficiência cardíaca; conc, concentração; SG5%, soro glicosado 5%; TVP, trombose venosa profunda; CLAE, cromatografia líquida de alta eficiência; IM, intramuscular; IV, intravenosa; BIV, administração em bólus IV; ISIV, infusão secundária IV; IAM, infarto agudo do miocárdio; SF, soro fisiológico; AINEs, anti-inflamatórios não esteroides; PPC, pneumonia por *Pneumocystis carinii*; EP, embolia pulmonar; VO, via oral.
Interações medicamentosas: (1) antagoniza os efeitos da adenosina; (2) potencializa os efeitos da adenosina; (3) potencializa os efeitos dos bloqueadores neuromusculares; (4) inibe o metabolismo da teofilina; (5) antagoniza o efeito dos bloqueadores neuromusculares; (6) metabolismo inibido pela cimetidina; (7) metabolismo inibido pela ciprofloxacina; (8) aumenta a concentração da digoxina; (9) metabolismo inibido pela eritromicina; (10) aumento da nefrotoxicidade; (11) aumento das necessidades de heparina.

(Continua)

TABELA 23.1 ORIENTAÇÕES PARA ADMINISTRAÇÃO DE MEDICAMENTOS INTRAVENOSOS *(continuação)*

Medicamento	Intervalo usual de dose IV [a]	Diluição-padrão	Tempos de infusão/Comentários/Interações medicamentosas
Anfotericina B	0,5 a 1,5 mg/kg a cada 24 horas	250 mL de D5W = SG5% = soro glicosado 5%	Infundir em 2 a 6 horas Não misturar em soluções de eletrólitos (p.ex., soluções salinas [NaCl 0,9% e NaCl 20%] Ringer lactato)
Anistreplase (APSAC)	30 U IV	5 mL de água estéril	Infundir em 5 minutos; administrar 325 mg de aspirina VO imediatamente A preparação deve ser descartada se não for usada em 6 horas
Argatroban			
Dose em bólus	350 mcg/kg	250 mg em 250 mL de SF	Titular pelo TTPa ou TCA
Dose de infusão	25 mcg/kg/min		
Atenolol	5 mg IV em 5 minutos, 5 mg IV após 10 minutos	Não diluir	Injetar 1 mg/min
Atracúrio			
Dose de intubação	0,4 a 0,5 mg/kg	Não diluir	Injetar por 60 segundos para evitar a liberação de histamina
Dose de manutenção	0,08 a 0,1 mg/kg	Não diluir	Injetar por 60 segundos para evitar a liberação de histamina
Dose de infusão	5 a 9 mcg/kg/min	1.000 mg em 150 mL de SG5%	Infusão contínua. Volume final = 250 mL, conc = 4 mg/mL Interações medicamentosas: aminoglicosídeos (3), anticonvulsivantes (5)
Aztreonam	0,5 a 2 g a cada 6 a 12 horas	100 mL de SG5%	Infundir em 15 a 30 minutos
Bivalirudina			
Dose em bólus	1 mg/kg	250 mg em 500 mL de SG5%	Infundir bólus por 2 minutos
Dose de infusão	2,5 mg/kg/h por 4 horas; se necessário, 0,2 mg/kg/h por até 20 horas		Titular até TTPa ou TCA
Bumetanida			
Dose em bólus	0,5 a 1 mg	Não diluir	Taxa máxima de injeção: 1 mg/min
Dose de infusão	0,08 a 0,3 mg/h	2,4 mg em 100 mL de SF	Infusão contínua
Cálcio (elementar)	100 a 200 mg de cálcio elementar IV em 15 minutos, seguido de 100 mg/h	1.000 mg em 1.000 mL de SF	Cloreto de cálcio 1 g = 272 mg (13,6 mEq) de cálcio elementar Gluconato de cálcio 1 g = 90 mg (4,65 mEq) de cálcio elementar
Cefazolina	0,5 a 1 g a cada 6 a 8 horas	50 mL de SG5%	Infundir em 15 a 30 minutos
Cefepima	1 a 2 g a cada 8 a 12 horas	1 a 2 g em 100 mL de SG5%	Infundir em 15 minutos
Cefonicida	1 a 2 g a cada 24 horas	50 mL de SG5%	Infundir em 15 a 30 minutos
Cefoperazona	1 a 2 g a cada 12 horas	50 mL de SG5%	Infundir em 15 a 30 minutos
Cefotaxima	1 a 2 g a cada 4 a 6 horas	50 mL de SG5%	Infundir em 15 a 30 minutos
Cefotetan	1 a 2 g a cada 12 horas	50 mL de SG5%	Infundir em 15 a 30 minutos
Cefoxitina	1 a 2 g a cada 4 a 6 horas	50 mL de SG5%	Infundir em 15 a 30 minutos
Ceftazidima	0,5 a 2 g a cada 8 a 12 horas	50 mL de SG5%	Infundir em 15 a 30 minutos
Ceftizoxime	1 a 2 g a cada 8 a 12 horas	50 mL de SG5%	Infundir em 15 a 30 minutos
Ceftriaxona	0,5 a 2 g a cada 12 a 24 horas	50 mL de SG5%	Infundir em 15 a 30 minutos
Cefuroxima	0,75 a 1,5 g a cada 8 horas	50 mL de SG5%	Infundir em 15 a 30 minutos
Cetamina			
Dose em bólus	1 a 4,5 mg/kg	Não diluir	Injetar em 60 segundos
Dose de infusão	5 a 45 mcg/kg/min	200 mg em 500 mL de SG5%	Infusão contínua
Ciclosporina	5 a 6 mg/kg a cada 24 horas	100 mL de SG5%	Infundir em 2 a 6 horas Interações medicamentosas: digoxina (8), eritromicina (9), anfotericina, AINE (10) Dose IV = 1/3 dose VO Níveis terapêuticos: vale: 50 a 150 ng/mL (sangue total – CLAE)
Cimetidina			
ISIV	300 mg a cada 6 a 8 horas	50 mL de SG5%	Infundir em 15 a 30 minutos Dose do BIV pode ser injetada em, no mínimo, 5 minutos
Dose de infusão	37,5 mg/h	250 mL de SG5%	Infusão contínua Interações medicamentosas: teofilina, varfarina, fenitoína, lidocaína, benzodiazepínicos (6)
Ciprofloxacina	200 a 400 mg a cada 8 a 12 horas	Solução reconstituída a 2 mg/mL	Infundir em 60 minutos Interações medicamentosas: teofilina, varfarina (7)
Cisatracúrio			
Dose em bólus	0,15 a 0,2 mg/kg	20 mg em 200 mL de SG5%	Monitorar sequência de quatro estímulos
Dose de infusão	1 a 3 mcg/kg/min		
Clevidipine	1 a 16 mg/h	Não diluir	Infusão contínua
Clindamicina	150 a 900 mg a cada 8 horas	250 mL de SG5%	Infundir em 30 a 60 minutos

TABELA 23.1 ORIENTAÇÕES PARA ADMINISTRAÇÃO DE MEDICAMENTOS INTRAVENOSOS *(continuação)*

Medicamento	Intervalo usual de dose IV[a]	Diluição-padrão	Tempos de infusão/Comentários/Interações medicamentosas
Cloreto de amônio	mEq Cl = déficit Cl (em mEq/L) × 0,2 × peso (kg)	100 mEq em 500 mL SF	Taxa máxima de infusão de 5 mL/min em uma solução de 0,2 mEq/mL; corrigir 1/3 a 1/2 do déficit de Cl enquanto se monitora o pH e Cl; administrar o restante conforme necessário
Cloreto de potássio	5 a 40 mEq/h	40 mEq em 1.000 mL (SF, SG5%, etc.)	Deve ser realizado o monitoramento cardíaco em taxas de infusão > 20 mEq/h
Clorotiazida	0,5 a 1 g, 1 a 2 vezes ao dia	18 mL de água estéril	Injetar por 3 a 5 minutos
Clorpromazina	10 a 50 mg a cada 4 a 6 horas	Diluir com SF até uma concentração final de 1 mg/mL	Injetar a 1 mg/min
Conivaptan			
Dose em bólus	20 mg	100 mL de SG5%	Infundir em 30 minutos
Dose de infusão	20 mg	250 mL de SG5%	Infundir em 24 horas
Cosintropina	0,25 mg IV	Não diluir	Infundir em 60 segundos
Dantrolene			
Dose em bólus	1 a 2 mg/kg	60 mL de água estéril	Administrar o mais rapidamente possível
Dose máxima	10 mg/kg		Não diluir em dextrose ou soluções contendo eletrólitos
Dose de manutenção	2,5 mg/kg a cada 4 horas por 24 horas	60 mL de água estéril	Infundir em 60 minutos
Daptomicina	4 a 6 mg/kg a cada 24 horas	250 ou 500 mg em 50 mL de SF	Infundir em 30 minutos
Desmopressina	0,3 mg/kg	50 mL de SF	Infusão por 15 a 30 minutos
Dexametasona	0,5 a 20 mg	50 mL de SF	Pode-se administrar doses por *push* IV ≤ 10 mg, não diluídas, em 60 segundos
Dexmedetomidina			
Dose em bólus	1 mcg/kg	200 mcg em 50 mL de SF	Infundir bólus em 10 minutos
Dose de infusão	0,2 a 1 mcg/kg/h		
Diazepam	2,5 a 5 mg a cada 2 a 4 horas	Não diluir	Injetar 2 a 5 mg/min Metabólitos ativos contribuem para a atividade
Diazóxido	50 a 150 mg a cada 5 a 15 minutos	Não diluir	Injetar em 30 segundos Máximo de 150 mg/dose
Difenidramina	25 a 100 mg IV a cada 2 a 4 horas	Não diluir	Injetar em 3 a 5 minutos Antagonistas competitivos da histamina; em alguns casos, podem ser necessárias doses > 1.000 mg/24 horas
Digoxina			
Dose de digitalização	0,25 mg a cada 4 a 6 horas, até 1 mg	Não diluir	Injetar em 3 a 5 minutos
Dose de manutenção	0,125 a 0,25 mg a cada 24 horas		Interações medicamentosas: amiodarona, ciclosporina, quinidina, verapamil (8) Níveis terapêuticos: 0,5 a 2 ng/mL
Diltiazem			
Dose em bólus	0,25 a 0,35 mg/kg	Não diluir	Injetar em 2 minutos
Dose de infusão	5 a 15 mg/h	125 mg em 100 mL de SG5%	Infusão contínua (conc final = 1 mg/mL)
Dobutamina	2,5 a 20 mcg/kg/min	500 mg em 250 mL de SG5%	Infusão contínua
Dolasetron	1,8 mg/kg ou 100 mg	Não diluir ou 100 mg em 50 mL de SG5%	Infundir medicamento diluído em, no mínimo, 30 segundos Infundir *piggyback* em 15 minutos Administrar 30 minutos antes da quimioterapia ou 1 hora antes da anestesia
Dopamina			
Dose renal	< 5 mcg/kg/min	400 mg em 250 mL de SG5%	Infusão contínua
Inotrópico	5 a 10 mcg/kg/min	400 mg em 250 mL de SG5%	Infusão contínua
Vasopressora	>10 mcg/kg/min	400 mg em 250 mL de SG5%	Infusão contínua
Doripenem	500 mg a cada 8 horas	100 mL de SG5% ou SF	Infundir em 1 a 4 horas
Doxacúrio			
Dose de intubação	0,025 a 0,08 mg/kg	Não diluir	Injetar em 5 a 10 segundos
Dose de manutenção	0,005 a 0,01 mg/kg	Não diluir	Injetar em 5 a 10 segundos

[a]São listadas as doses usuais; referem-se a um dado estado de doença para uma dose específica.
Abreviaturas: IC, insuficiência cardíaca; conc, concentração; SG5%, soro glicosado 5%; TVP, trombose venosa profunda; CLAE, cromatografia líquida de alta eficiência; IM, intramuscular; IV, intravenosa; BIV, administração em bólus IV; ISIV, infusão secundária IV; IAM, infarto agudo do miocárdio; SF, soro fisiológico; AINEs, anti-inflamatórios não esteroides; PPC, pneumonia por *Pneumocystis carinii*; EP, embolia pulmonar; VO, via oral.
Interações medicamentosas: (1) antagoniza os efeitos da adenosina; (2) potencializa os efeitos da adenosina; (3) potencializa os efeitos dos bloqueadores neuromusculares; (4) inibe o metabolismo da teofilina; (5) antagoniza o efeito dos bloqueadores neuromusculares; (6) metabolismo inibido pela cimetidina; (7) metabolismo inibido pela ciprofloxacina; (8) aumenta a concentração da digoxina; (9) metabolismo inibido pela eritromicina; (10) aumento da nefrotoxicidade; (11) aumento das necessidades de heparina.

(Continua)

TABELA 23.1 ORIENTAÇÕES PARA ADMINISTRAÇÃO DE MEDICAMENTOS INTRAVENOSOS *(continuação)*

Medicamento	Intervalo usual de dose IV [a]	Diluição-padrão	Tempos de infusão/Comentários/Interações medicamentosas
Dose de infusão	0,25 mcg/kg/min	25 mg em 50 mL de SG5%	Infusão contínua Dose baseada no peso corporal magro Interações medicamentosas: aminoglicosídeos (3), anticonvulsivantes (5)
Doxiciclina	100 a 200 mg a cada 12 a 24 horas	250 mL de SG5%	Infundir em 60 minutos
Drotrecogina alfa	24 mcg/kg/h	100 ou 200 mcg/mL diluído em SF	Infundir por uma linha ou lúmen exclusivo (cateter multilúmen) Tempo total de infusão de 96 horas
Droperidol	0,625 a 10 mg a cada 1 a 4 horas	Não diluir	Injetar em 3 a 5 minutos
Enalaprilato	0,625 a 1,25 mg a cada 6 horas	Não diluir	Injetar em 5 minutos Dose inicial para pacientes em uso de diuréticos é de 0,625 mg
Eptifibatide			
Dose em bólus	180 mgc/kg	Não diluir	Duração máxima da infusão de 72 horas
Dose de infusão	2 mgc/kg/min até a alta ou cirurgia de revascularização do miocárdio		
Ertapenem	1 g a cada 24 horas	1 g em 50 mL de SF	Infundir em 30 minutos
Eritromicina	0,5 a 1 g a cada 6 horas	250 mL de SF	Infundir em 60 minutos Interações medicamentosas: teofilina (4), ciclosporina (9)
Eritropoietina	12,5 a 600 U/kg, 1 a 3 × por semana	Não diluir	Injetar em 3 a 5 minutos
Esmolol			
Dose em bólus	500 mcg/kg	Não diluir	Injetar em 60 segundos
Dose de infusão	50 a 400 mcg/kg/min	5 g em 500 mL de SG5%	Infusão contínua
Estreptoquinase			
IAM	1,5 MUI	45 mL de SG5%	Infundir em 30 minutos
TVP, EP	250.000 U em 30 minutos; em seguida, 100.000 U/h por 24 a 72 horas	90 mL de SG5%	Infusão contínua
Estrogênios conjugados	0,6 mg/kg/dia por 5 dias	50 mL de SF	Infundir em 15 a 30 minutos
Etidronato	7,5 mg/kg diariamente por 3 dias	500 mL de SF ou SG5%	Infundir em, no mínimo, 2 horas
Famotidina	20 mg a cada 12 horas	100 mL de SG5%	Infundir em 15 a 30 minutos
Fenilefrina	20 a 30 mcg/min	15 mg em 250 mL de SG5%	Infusão contínua; 0,5 mg em 20 a 30 segundos
Fenitoína			Taxa máxima de infusão de 50 mg/min
Estado convulsivo		Não diluir	Interações medicamentosas: cimetidina, agentes bloqueadores neuromusculares
Dose em bólus	15 a 20 mg/kg		Níveis terapêuticos: 10 a 20 mg/L
Dose de infusão	5 mg/kg/dia (divididos em 2 ou 3 doses)		
Fenobarbital		Fenobarbital em 100 mL de SF	Infundir em 2 horas
Dose em bólus	5 a 10 mg/kg	250 mL de SF	Infusão contínua
Dose de infusão	0,5 a 1 mg/kg/h inicialmente, seguido de 0,5 a 4 mg/kg/h	2 g em 250 mL de SF	Níveis terapêuticos: 20 a 50 mg/L
Fentolamina			
Dose em bólus	2,5 a 10 mg conforme necessário, a cada 5 a 15 minutos	Não diluir	Injetar em 3 a 5 minutos
Infusão contínua	1 a 10 mg/min	50 mg em 100 mL de SG5%	Infusão contínua
Fenoldopam			
Dose de infusão	0,1 a 1,6 mcg/kg/min	20 mg em 250 mL de SG5%	Titular de acordo com PA
Fentanil			
Dose em bólus	25 a 75 mcg a cada 1 a 2 horas	Não diluir	Injetar em 5 a 10 segundos
Dose de infusão	50 a 100 mcg/h	Não diluir	Infusão contínua
Filgastrim	1 a 20 mcg/kg por 2 a 4 semanas	SG5%	Via de administração preferencial é a subcutânea
Fluconazol	100 a 800 mg a cada 24 horas	Solução reconstituída a 2 mg/mL	Taxa máxima de infusão de 200 mg/h (taxa IV é de 15 a 30 min)
Flumazenil			
Reversão de sedação consciente	0,2 mg inicialmente; seguido de 0,2 mg a cada 60 segundos, até uma dose total de 1 mg	Não diluir	Injetar em 15 segundos Dose máxima de 3 mg em qualquer período de 1 hora
Overdose de benzodiazepínicos	0,2 mg inicialmente, seguido de 0,3 mg × 1 dose; em seguida, 0,5 mg a cada 30 segundos até uma dose total de 3 mg	Não diluir	Injetar em 30 segundos Dose máxima de 3 mg em qualquer período de 1 hora
Infusão contínua	0,1 a 0,5 mg/h	5 mg em 1.000 mL de SG5%	Infusão contínua

TABELA 23.1 ORIENTAÇÕES PARA ADMINISTRAÇÃO DE MEDICAMENTOS INTRAVENOSOS *(continuação)*

Medicamento	Intervalo usual de dose IV[a]	Diluição-padrão	Tempos de infusão/Comentários/Interações medicamentosas
Foscarnet			
Dose de indução	60 mg/kg a cada 8 horas	Não diluir	Infundir em 1 hora
Dose de manutenção	90 a 120 mg/kg a cada 24 horas	Não diluir	Infundir em 2 horas
Fosfato (potássio)	0,08 a 0,64 mmol/kg	Função da concentração de K^+	Infundir em 6 a 8 horas
			1 mmol de PO_4 = 31 mg de Fósforo
			A solução deve ser feita não mais concentrada que 0,4 mEq/mL de K^+
Fosfenitoína		250 mL de SF	Infundir em velocidade não superior a 150 mg/min
Estado convulsivo			
Dose de ataque	15 a 20 mg/kg		
Não emergencial			
Dose de ataque	10 a 20 mg/kg		
Dose de manutenção	4 a 6 mg/kg/dia		
Furosemida			
Dose em bólus	10 a 100 mg a cada 1 a 6 horas	Não diluir	Taxa máxima de injeção de 40 mg/min
Dose de infusão	1 a 15 mg/h	100 mg em 100 mL de SF	Infusão contínua
Ganciclovir	2,5 mg/kg cada 12 horas	100 mL de SG5%	Infundir em 1 hora
Gentamicina			
Dose de ataque	2 a 3 mg/kg	50 mL de SG5%	Infundir em 30 minutos
Dose de manutenção	1,5 a 2,5 mg/kg a cada 8 a 24 horas	50 mL de SG5%	Infundir em 30 minutos
Dose única diária	5 a 7 mg/kg a cada 24 horas	50 mL de SG5%	Infundir em 30 minutos
			Os pacientes críticos apresentam maior volume de distribuição, exigindo doses maiores
			Interações medicamentosas: agentes bloqueadores neuromusculares
			Níveis terapêuticos:
			Pico: 4 a 10 mg/L
			Vale: < 2 mg/L
			Dose única diária: nível mínimo em 24 horas = 0 mg/L; níveis de pico desnecessários
Glicopirrolato	5 a 15 mcg/kg	Não diluir	Injetar em 60 segundos
Gluconato de quinidina	600 mg inicialmente; seguido de 400 mg a cada 2 horas; manutenção 200 a 300 mg a cada 6 horas	800 mg em 50 mL de SG5%	Taxa de infusão de 1 mg/min; utilizar monitoramento cardíaco
			Níveis terapêuticos: 1,5 a 5 mg/L
Granisetron	10 mcg/kg	50 mL de SG5%	Infundir em 15 minutos
Haloperidol (lactato)			
Dose em bólus	1 a 10 mg a cada 2 a 4 horas	Não diluir	Injetar em 3 a 5 minutos
Dose de infusão	10 mg/h	100 mg em 100 mL de SG5%	Infusão contínua
			Em situações de urgência, a dose pode ser duplicada a cada 20 a 30 minutos, até que seja obtido o efeito desejado
			O sal decanoato é administrado somente por via IM
Heparina	10 a 25 U/kg/h	25.000 U em 500 mL de SG5%	Interações medicamentosas: nitroglicerina (11)
Hidralazina	10 a 25 mg a cada 2 a 4 horas	Não diluir	
Hidrocortisona	12,5 a 100 mg a cada 6 a 12 horas	Não diluir	Injetar em 60 segundos
Hidromorfona	0,5 a 2 mg a cada 4 a 6 horas	Não diluir	Injetar em 60 segundos
			Dilaudid-HP está disponível em 10 mg/mL
Ibutilida			Infundir em 10 minutos
Paciente > 60 kg	1 mg	50 mL de SF	É possível repetir a dose 10 minutos após o término do bólus inicial
Paciente < 60 kg	0,01 mg/kg		

[a]São listadas as doses usuais; referem-se a um dado estado de doença para uma dose específica.

Abreviaturas: IC, insuficiência cardíaca; conc, concentração; SG5%, glicosado 5%; TVP, trombose venosa profunda; CLAE, cromatografia líquida de alta eficiência; IM, intramuscular; IV, intravenosa; BIV, administração em bólus IV; ISIV, infusão secundária IV; IAM, infarto agudo do miocárdio; SF, soro fisiológico; AINEs, anti-inflamatórios não esteroides; PPC, pneumonia por *Pneumocystis carinii*; EP, embolia pulmonar; VO, via oral; MUI, milhões de unidades.

Interações medicamentosas: (1) antagoniza os efeitos da adenosina; (2) potencializa os efeitos da adenosina; (3) potencializa os efeitos dos bloqueadores neuromusculares; (4) inibe o metabolismo da teofilina; (5) antagoniza o efeito dos bloqueadores neuromusculares; (6) metabolismo inibido pela cimetidina; (7) metabolismo inibido pela ciprofloxacina; (8) aumenta a concentração da digoxina; (9) metabolismo inibido pela eritromicina; (10) aumento da nefrotoxicidade; (11) aumento das necessidades de heparina.

(Continua)

TABELA 23.1 ORIENTAÇÕES PARA ADMINISTRAÇÃO DE MEDICAMENTOS INTRAVENOSOS *(continuação)*

Medicamento	Intervalo usual de dose IV[a]	Diluição-padrão	Tempos de infusão/Comentários/Interações medicamentosas
Imipenem	0,5 a 1 g a cada 6 a 8 horas	100 mL de SG5%	Infundir em 30 a 60 minutos
Inamrinona			
Dose de ataque	0,75 a 3 mg/kg	Não diluir	Injetar em 1 a 2 minutos. Não misturar em soluções que contenham glicose; pode ser injetada em infusões correntes de glicose por um conector em Y ou diretamente no equipo
Dose de infusão	5 a 20 mcg/kg/min	300 mg em 120 mL de SF	
Isoproterenol	1 a 10 mcg/min	2 mg em 500 mL de SG5%	Infusão contínua
Labetalol			
Dose em bólus	20 mg, em seguida duplicar a dose a cada 10 minutos (dose total máxima de 300 mg)	Não diluir	Injetar em 2 minutos
Dose de infusão	1 a 4 mg/min	200 mg em 160 mL de SG5%	Infusão contínua
Lepirudina			
Dose em bólus	0,4 mg/kg	100 mg em 50 mL de SG5%	Titular de acordo com TTPa; validade de 12 horas após preparado
Dose de infusão	0,15 mg/kg/h por 2 a 10 dias		
Levofloxacina	250 a 750 mg a cada 24 a 48 horas	50 a 150 mL de SG5%	Infundir em 60 minutos (250 mg, 500 mg). Infundir em 90 minutos (750 mg)
Levotiroxina	25 a 200 mg a cada 24 horas	Não diluir	Injetar em 5 a 10 segundos. Dose IV = 75% da dose VO
Lidocaína			
Dose em bólus	1 mg/kg	Não diluir	Injetar em 60 segundos
Dose de infusão	1 a 4 mg/min	2 g em 500 mL de SG5%	Infusão contínua. Interações medicamentosas: cimetidina (6). Níveis terapêuticos: 1,5 a 5 mg/L
Linezolida	600 mg a cada 12 horas	600 mg em 300 mL de SG5%	Infundir em 30 a 120 minutos. A linezolida pode apresentar cor amarela, que pode se intensificar ao longo do tempo, sem afetar negativamente sua potência
Lorazepam			
Dose em bólus	0,5 a 2 mg a cada 1 a 4 horas	Diluir 1:1 com SF antes da administração	Injetar 2 mg/min
Dose de infusão	0,06 mg/kg/h	20 mg em 250 mL de SG5%	Monitorar a formação de precipitados de lorazepam na solução. Usar filtro na linha de infusão contínua para evitar a infusão de precipitado ao paciente
Magnésio (elementar)			1 g magnésio = 8 mEq
Deficiência de magnésio	25 mEq em 24 horas, seguido por 6 mEq ao longo das próximas 12 horas	25 mEq de SG5% em 1.000 mL	Infusão contínua
IAM	15 a 45 mEq por 24 a 48 horas, seguido de 12,5 mEq/dia por 3 dias	25 mEq de SG5% em 1.000 mL	Infusão contínua
Arritmias ventriculares	16 mEq em 1 hora, seguido por 40 mEq em 6 horas	40 mEq de SG5% em 1.000 mL	16 mEq (2 g) pode ser diluído em 100 mL de D_5W e infundido em 1 hora
Manitol			
Diurético		Não diluir	Injetar em 30 a 60 minutos
Dose em bólus	0,25 a 0,5 g/kg		
Dose de manutenção	0,25 a 0,5 g/kg a cada 4 horas		
Edema cerebral	1,5 a 2 g/kg em 30 a 60 minutos		
Meperidina	25 a 100 mg a cada 2 a 4 horas	Não diluir	Injetar em 60 segundos. Evitar em caso de insuficiência renal
Meropenem	0,5 a 2 g a cada 8 a 24 horas	50 mL de SF ou não diluir	Infundir em 15 a 30 minutos ou dose em bólus em 3 a 5 minutos
Metadona	5 a 20 mg por dia	Não diluir	Injetar em 3 a 5 minutos. Acumula-se em doses repetidas
Metildopa	0,25 a 1 g a cada 6 horas	100 mL de SG5%	Infundir em 30 a 60 minutos
Metilprednisolona	10 a 500 mg a cada 6 horas	Não diluir	Injetar em 60 segundos

TABELA 23.1 ORIENTAÇÕES PARA ADMINISTRAÇÃO DE MEDICAMENTOS INTRAVENOSOS *(continuação)*

Medicamento	Intervalo usual de dose IV[a]	Diluição-padrão	Tempos de infusão/Comentários/Interações medicamentosas
Metoclopramida			
Intubação do intestino delgado	10 mg por 1 vez	Não diluir	Injetar em 3 a 5 minutos
Antiemético	2 mg/kg antes da quimioterapia; em seguida 2 mg/kg a cada 2 horas por 2 vezes e, então, a cada 3 horas por 3 vezes	50 mL de SG5%	Infundir em 15 a 30 minutos
Metoprolol	5 mg a cada 2 minutos por 3 vezes	Não diluir	Injetar em 3 a 5 minutos
Metronidazol	500 mg a cada 6 horas	Solução reconstituída a 5 mg/mL	Infundir em 30 minutos
Midazolam			
Dose em bólus	0,025 a 0,35 mg/kg a cada 1 a 2 horas	Não diluir	Injetar 0,5 mg/min
Dose de infusão	0,5 a 5 mcg/kg/min	50 mg em 100 mL de SG5%	Infusão contínua. Depuração imprevisível em pacientes críticos. Interações medicamentosas: cimetidina (6)
Milrinona			
Dose de ataque	50 mcg/kg	1 mg/mL	Infundir em 10 minutos. Disponível em seringa de 5 mL
Dose de manutenção	0,375 a 0,75 mcg/kg/min	50 mg em 250 mL de SG5%	Infusão contínua
Mivacúrio			
Dose de intubação	0,25 mg/kg	Não diluir	Injetar em 60 segundos
Dose de manutenção	0,1 mg/kg	Não diluir	Injetar em 60 segundos
Dose de infusão	9 a 10 mcg/kg/min	50 mg em 100 mL de SG5%	Infusão contínua. Interações medicamentosas: aminoglicosídeos (3); anticonvulsivantes (5)
Morfina			
Dose em bólus	2 a 10 mg	Não diluir	Injetar em 60 segundos
Dose de infusão	2 a 5 mg/h	100 mg em 100 mL de SG5%	Infusão contínua
Moxifloxacina	400 mg a cada 24 horas	400 mg em 250 mL de SF	Infundir em 60 minutos
Nafcillin	0,5 a 2 g a cada 4 a 6 horas	100 mL de SG5%	Infundir em 30 a 60 minutos
Naloxona			
Depressão pós-operatória por opioides	0,1 a 0,2 mg a cada 2 a 3 minutos	Não diluir	Infundir em 60 minutos
Dose de ataque			
Dose de infusão	3 a 5 mcg/kg/h	2 mg em 250 mL de SG5%	Infusão contínua
Neostigmina	25 a 75 mcg/kg	Não diluir	Injetar em 60 segundos
Nesiritida			
Dose em bólus	2 mcg/kg	1,5 mg, sem conservante	Monitorar para hipotensão
Dose de infusão	0,01 mcg/kg/min	250 mL de SG5%	
Nitrato de gálio	100 a 200 mg/m^2 diariamente por 5 dias	1.000 mL de SG5%	Infundir em 24 horas
Nitroglicerina	10 a 300 mcg/min	50 mg em 250 mL de SG5%	Infusão contínua. Interações medicamentosas: heparina (11)
Nitroprussiato	0,5 a 10 mcg/kg/min	50 mg em 250 mL de SG5%	Infusão contínua. Manter tiocianato < 10 mg/dL
Noradrenalina	4 a 10 mcg/min	4 mg em 250 mL de SG5%	Infusão contínua
Ofloxacina	200 a 400 mg a cada 12 horas	100 mL de SG5%	Infundir em 60 minutos
Ondasentron			
Náusea e vômitos induzidos pela quimioterapia	32 mg, 30 minutos antes da quimioterapia	50 mL de SG5%	Infundir em 15 a 30 minutos

[a] São listadas as doses usuais; referem-se a um dado estado de doença para uma dose específica.

Abreviaturas: IC, insuficiência cardíaca; conc, concentração; SG5%, glicosado 5%; TVP, trombose venosa profunda; CLAE, cromatografia líquida de alta eficiência; IM, intramuscular; IV, intravenosa; BIV, administração em bólus IV; ISIV, infusão secundária IV; IAM, infarto agudo do miocárdio; SF, soro fisiológico; AINEs, anti-inflamatórios não esteroides; PPC, pneumonia por *Pneumocystis carinii*; EP, embolia pulmonar; VO, via oral.

Interações medicamentosas: (1) antagoniza os efeitos da adenosina; (2) potencializa os efeitos da adenosina; (3) potencializa os efeitos dos bloqueadores neuromusculares; (4) inibe o metabolismo da teofilina; (5) antagoniza o efeito dos bloqueadores neuromusculares; (6) metabolismo inibido pela cimetidina; (7) metabolismo inibido pela ciprofloxacina; (8) aumenta a concentração da digoxina; (9) metabolismo inibido pela eritromicina; (10) aumento da nefrotoxicidade; (11) aumento das necessidades de heparina.

(Continua)

TABELA 23.1 ORIENTAÇÕES PARA ADMINISTRAÇÃO DE MEDICAMENTOS INTRAVENOSOS *(continuação)*

Medicamento	Intervalo usual de dose IV [a]	Diluição-padrão	Tempos de infusão/Comentários/Interações medicamentosas
Náusea e vômitos pós-operatórios	4 mg (1 dose)	Não diluir	Injetar em 2 a 5 minutos
Overdose de opioides			
Dose de ataque	0,4 a 2 mg a cada 2 a 3 minutos	Não diluir	Injetar em 60 segundos
Dose de infusão	2,5 a 5 mcg/kg/h	2 mg em 250 mL de SG5%	Infusão contínua
Oxacilina	0,5 a 2 g a cada 4 a 6 horas	100 mL de SG5%	Infundir em 30 minutos
Pamidronato	60 a 90 mg (1 dose)	1.000 mL de SG5%	Infundir em 24 horas
Pancurônio			
Dose de intubação	0,06 a 0,1 mg/kg	Não diluir	Injetar em 60 segundos
Dose de manutenção	0,01 a 0,015 mg/kg	Não diluir	Injetar em 60 segundos
Dose de infusão	1 mcg/kg/min	50 mg em 250 mL de SG5%	Infusão contínua Metabólito contribui para a atividade Interações medicamentosas: aminoglicosídeos (3), anticonvulsivantes (5)
Penicilina G	8 a 24 MUI, divididos a cada 4 horas	100 mL de SG5%	Infundir em 15 a 30 minutos
Pentamidina	4 mg/kg a cada 24 horas	50 mL de SG5%	Infundir em 60 minutos
Pentobarbital			
Dose em bólus	5 a 10 mg/kg	100 mL de SF	Infundir em 2 horas
Dose de infusão	0,5 a 1 mg/kg/h inicialmente; seguido de, 0,5 a 4 mg/kg/h	250 mL de SF 2 g em 250 mL de SF	Infusão contínua Níveis terapêuticos: 20 a 50 mg/L
Piperacilina	2 a 4 g a cada 4 a 6 horas	100 mL de SG5%	Infundir em 15 a 30 minutos
Piperacilina/tazobactam	3,375 g IV a cada 6 horas	100 mL de SG5%	Infundir em 30 minutos Cada frasco de 2,25 g contém 2 g de piperacilina e 0,25 g de tazobactam
Piridostigmina	100 a 300 mcg/kg	Não diluir	Utilize para reverter agentes bloqueadores neuromusculares de ação prolongada Injetar em 60 segundos
Prednisolona	4 a 60 mg a cada 24 horas	Não diluir	Injetar em 60 segundos
Procainamida			
Dose de ataque	15 mg/kg	50 mL de SG5%	Taxa máxima de infusão de 25 a 50 mg/min
Dose de infusão	1 a 4 mg/min	2 g em 500 mL de SG5%	Infusão contínua Níveis terapêuticos: Procainamida: 4 a 10 mg/L NAPA: 10 a 20 mg/L
Propofol			
Dose em bólus	0,25 a 0,5 mg/kg	Não diluir	Infundir em 1 a 2 minutos
Dose de infusão	5 a 50 mcg/kg/min	Não diluir	Infusão contínua
Propranolol			
Dose em bólus	0,5 a 1 mg a cada 5 a 15 minutos	Não diluir	Infundir em 60 segundos
Dose de infusão	1 a 4 mg/h	50 mg em 500 mL de SG5%	Infusão contínua
Protamina	< 30 min: 1 a 1,5 U mg/100 U; 30 a 60 minutos: 0,5 a 0,75 mg/100 U; > 120 min: 0,25 a 0,375 mg/100 U	50 mg em 5 mL de água estéril	Injetar em 3 a 5 minutos; não exceder 50 mg em 10 minutos
Quinupristina/dalfopristina	7,5 mg/kg a cada 8 a 12 horas	250 mL de SG5%	Infundir em 60 minutos Preferir linha central Enxaguar com SG5% após infusão periférica, para minimizar irritação venosa
Ranitidina			
IV infusão	50 mg a cada 6 a 8 horas	50 mL de SG5%	Infundir em 15 a 30 minutos Dose em bólus deve ser administrada em, no mínimo, 5 minutos
Dose de infusão	6,25 mg/h	150 mg em 150 mL de SG5%	Infusão contínua
Reteplase	Bólus de 10 U 2×/dia	10 mL de água estéril	Injetar em 2 minutos; usar linha IV exclusiva; enxaguar cateteres revestidos de heparina com SF SG5% após o uso
Rocurônio			
Dose de intubação	0,45 a 1,2 mg/kg	Não diluir	Injetar em 60 segundos
Dose de manutenção	0,075 a 0,15 mg/kg	Não diluir	Injetar em 60 segundos
Dose de infusão	10 a 14 mcg/kg/min	50 mg em 100 mL de SG5%	Infusão contínua
Succinilcolina	0,6 a 2 mg/kg	Não diluir	Injetar em 60 segundos
Tacrolimus	50 a 100 mcg/kg/dia	5 mg em 250 mL de SG5%	

TABELA 23.1 ORIENTAÇÕES PARA ADMINISTRAÇÃO DE MEDICAMENTOS INTRAVENOSOS *(continuação)*

Medicamento	Intervalo usual de dose IV [a]	Diluição-padrão	Tempos de infusão/Comentários/Interações medicamentosas
Tenecteplase	30 a 50 mg	10 mL de água estéril	Injetar em 5 segundos
Teofilina			Tabagistas: 0,9 mg/kg/h
Dose em bólus	6 mg/kg	800 mg em 500 mL, pré-misturado	Não tabagistas: 0,6 mg/kg/h
Dose de infusão	0,3 a 0,9 mg/kg/h		Insuficiência hepática e cardíaca: 0,3 mg/kg/h
Tiamina	100 mg por dia 3x/dia	50 mL de SG5%	Infundir em 15 a 30 minutos
Ticarcilina	3 g a cada 3 a 6 horas	100 mL de SG5%	Infundir em 15 a 30 minutos
Ticarcilina/clavulanato	3,1 g a cada 4 a 6 horas	100 mL de SG5%	Infundir em 15 a 30 minutos
Tiopental	3 a 4 mg/kg	Não diluir	Injetar em 3 a 5 minutos
Tirofiban			
Dose em bólus	0,4 mcg/kg/h	25 mg em 500 mL de SG5%	Infundir em 30 minutos
Dose de infusão	0,1 mcg/kg/min por 12 a 24 horas após angioplastia ou artrectomia		
Tobramicina			
Dose de ataque	2 a 3 mg/kg	50 mL de SG5%	Infundir em 30 minutos

Dose de manutenção	1,5 a 2,5 mg/kg a cada 8 a 24 horas	50 mL de SG5%	Infundir em 30 minutos
			Pacientes críticos apresentam um maior volume de distribuição, exigindo doses maiores
			Interações medicamentosas: agentes bloqueadores neuromusculares (3)
			Níveis terapêuticos
			  Pico: 4 a 10 mg/L
			  Vale: < 2 mg/L

Torsemida	5 a 20 mg por dia	Não diluir	Injetar em 60 segundos
Trimetafano	0,5 a 5 mg/min	500 mg em 500 mL de SG5%	Infusão contínua
Trimetoprim-sulfametoxazol			
Infecções comuns	4 a 5 mg/kg a cada 12 horas	16 mg de TMP, 80 mg de SMX em 25 mL de SG5%	Infundir em 60 minutos
PPC	5 mg/kg a cada 6 horas	16 mg de TMP, 80 mg de SMX em 25 mL de SG5%	Infundir em 60 minutos Níveis terapêuticos: 100 a 150 mg/L
Uroquinase			
Embolia pulmonar	4.400 U/kg em 10 minutos; seguido de 4.400 U/h por 12 horas	195 mL de SG5%	Infusão contínua

Vancomicina	1 g a cada 12 horas	250 mL de SG5%	Infundir em, no mínimo, 1 hora para evitar a síndrome do "homem-vermelho"
			Níveis terapêuticos
			  Pico: 20 a 40 mg/L
			  Vale: < 20 mg/L

Vasopressina			
Hemorragia gastrintestinal	0,2 a 0,3 U/min	100 U em 250 mL de SG5%	Taxa máxima de infusão de 0,9 U/min
Choque séptico	0,01 a 0,04 U/min		
Vecurônio			
Dose de intubação	0,1 a 0,28 mg/kg	Não diluir	Injetar em 60 segundos
Dose de manutenção	0,01 a 0,015 mg/kg	Não diluir	Injetar em 60 segundos
Dose de infusão	1 mcg/kg/min	20 mg em 100 mL de SG5%	Infusão contínua Metabólito contribui para a atividade Interações medicamentosas: aminoglicosídeos (3), anticonvulsivantes (5)
Verapamil			
Dose em bólus	0,075 a 0,15 mg/kg	Não diluir	Injetar em 1 a 2 minutos Infusão contínua Interações medicamentosas: digoxina (8)

[a] São listadas as doses usuais; referem-se a um dado estado de doença para uma dose específica.

Abreviaturas: IC, insuficiência cardíaca; conc, concentração; SG5%, soro glicosado 5%; TVP, trombose venosa profunda; CLAE, cromatografia líquida de alta eficiência; IM, intramuscular; IV, intravenosa; BIV, administração em bólus IV; ISIV, infusão secundária IV; IAM, infarto agudo do miocárdio; SF, soro fisiológico; AINEs, anti-inflamatórios não esteroides; PPC, pneumonia por *Pneumocystis carinii*; EP, embolia pulmonar; VO, via oral; MUI, milhões de unidades.

Interações medicamentosas: (1) antagoniza os efeitos da adenosina; (2) potencializa os efeitos da adenosina; (3) potencializa os efeitos dos bloqueadores neuromusculares; (4) inibe o metabolismo da teofilina; (5) antagoniza o efeito dos bloqueadores neuromusculares; (6) metabolismo inibido pela cimetidina; (7) metabolismo inibido pela ciprofloxacina; (8) aumenta a concentração da digoxina; (9) metabolismo inibido pela eritromicina; (10) aumento da nefrotoxicidade; (11) aumento das necessidades de heparina.

TABELA 23.2 AGENTES DE BLOQUEIO NEUROMUSCULAR

Agente	Dose	Início/Duração de ação	Comentários
Agentes despolarizantes			
Succinilcolina	Dose de intubação: 1 a 2 mg/kg	Início: 1 minuto Duração: 10 minutos	Paralisia prolongada na deficiência de pseudocolinesterase Contraindicações: história familiar de hipertermia maligna, doenças neuromusculares, hipercalemia, trauma de olho aberto, lesões teciduais importantes (queimaduras, trauma, esmagamento), aumento na pressão intracraniana Efeitos colaterais: bradicardia (especialmente em crianças), taquicardia, aumento da concentração sérica de potássio
Agentes não despolarizantes **Ação curta**			
Mivacúrio	Dose de intubação: 0,25 mg/kg	Início: 5 minutos Duração: 15 a 20 minuto	Metabolizado pela pseudocolinesterase Dose de intubação: inicial de 0,15 mg/kg, seguida em 30 segundos por 0,1 mg/kg
	Dose de manutenção: 0,1 mg/kg Infusão contínua: 9 a 10 mcg/kg/min	Duração: 15 minutos	
Ação intermediária			
Atracúrio	Dose de intubação: 0,5 mg/kg Dose de manutenção: 0,08 a 0,10 mg/kg Infusão contínua: 5 a 9 mcg/kg/min	Início: 2 minutos Duração: 30 a 40 minutos Duração: 15 a 25 minutos	Liberação de histamina com doses em bólus > 0,6 mg/kg; pode causar asma ou hipotensão Eliminação independente da função hepática ou renal Metabolizado no plasma pela via de eliminação de Hofmann e hidrólise de ésteres Duração não prolongada por insuficiência renal ou hepática Utilizado quando a succinilcolina for contraindicada ou não preferencial
Cisatricúrio	Dose de intubação: 0,15 a 0,2 mg/kg Dose de manutenção: 0,03 mg/kg Infusão contínua: 1 a 3 mcg/kg/min	Início: 2 minutos Duração: 30 a 90 minutos Duração: 15 a 30 minutos	Diminuição na liberação de histamina em relação ao atracúrio Eliminação independente da função renal ou hepática Metabolizado no plasma pela via de eliminação de Hofmann e hidrólise de ésteres Duração não prolongada por insuficiência renal ou hepática
Rocurônio	Dose de intubação: 0,45 a 1,2 mg/kg Dose de manutenção: 0,075 a 0,15 mg/kg Infusão contínua: 10 a 14 mcg/kg/min	Início: 0,7 a 1,3 minutos Duração: 22 a 67 minutos Duração: 12 a 17 minutos	Não associado a liberação de histamina Utilizado quando a succinilcolina for contraindicada ou não preferencial Metabolizado pelo fígado; duração não significativamente prolongada em caso de insuficiência renal, mas prolongada em pacientes com insuficiência hepática Não há efeitos adversos cardiovasculares
Vecurônio	Dose de intubação: 0,1 a 0,15 mg/kg Dose de manutenção: 0,01 a 0,15 mg/kg Infusão contínua: 1 mcg/kg/min	Início: 2 minutos Duração: 30 a 40 minutos Duração: 15 a 25 minutos	Não associado a liberação de histamina A bile é a principal via de eliminação Metabolizado pelo fígado; dependência mínima na função renal, embora o metabólito ativo se acumule em caso de insuficiência real Utilizado quando a succinilcolina for contraindicada ou não preferencial Não há efeitos adversos cardiovasculares
Ação prolongada			
Doxacúrio	Dose de intubação: 0,025 a 0,8 mg/kg Dose de manutenção: 0,005 a 0,01 mg/kg Infusão contínua: 0,25 mcg/kg/min (em geral, não recomendada)	Início: 4 a 5 minutos Duração: 55 a 160 minutos Duração: 35 a 45 minutos	Não há efeitos adversos cardiovasculares Predominantemente eliminado por via renal; acumulação significativa em caso de insuficiência renal
Pancurônio	Dose de intubação: 0,06 a 0,1 mg/kg Dose de manutenção: 0,01 a 0,015 mg/kg Infusão contínua: 1 mcg/kg/min (em geral, não recomendada)	Início: 2 a 3 minutos Duração: 60 a 100 minutos Duração: 25 a 60 minutos	Taquicardia (efeito vagolítico) Metabolizado pelo fígado; dependência mínima na função renal, embora metabólito ativo se acumule em caso de insuficiência renal

TABELA 23.3 MEDICAMENTOS VASOATIVOS

Agente e dose	Especificidade do receptor								Efeitos farmacológicos
	α_1	β_1	β_2	DM	ML	VD	VC	INT	CHT	Comentários

Agente e dose	α_1	β_1	β_2	DM	ML	VD	VC	INT	CHT	Comentários
Inotrópicos										
Dobutamina										Útil para o tratamento agudo de estados de baixo débito cardíaco; na ICC crônica, infusões intermitentes paliam os sintomas, mas não prolongam a sobrevida
2 a 10 mcg/kg/min	1+	3+	2+	—	—	1+	1+	3+	1+	
> 10 a 20 mcg/kg/min	2+	4+	3+	—	—	2+	1+	4+	2+	
Isoproterenol	—	4+	3+	—	—	3+	—	4+	4+	Usado principalmente para o tratamento temporário da bradicardia com ameaça à vida
2 a 10 mcg/kg/min										
Inamrinone										Útil para o tratamento agudo de estados de baixo débito cardíaco; pode ser combinado à dobutamina
Dose de ataque: 0,75 mg/kg										
Dose de manutenção:										Associado ao desenvolvimento de trombocitopenia
5 a 15 mcg/kg/min	—	—	—	—	2+	2+	—	3+	3+	
Milrinona										Útil para o tratamento agudo de estados de baixo débito cardíaco; pode ser combinada à dobutamina
Dose de ataque: 50 mcg/kg por 10 minutos										
Dose de manutenção: 0,375 a 0,75 mcg/kg/min	—	—	—	—	2+	2+	—	3+	3+	
Mistos										
Adrenalina										Mistura de vasoconstritor/inotrópico; inotrópico mais forte do que a noradrenalina; não causa constrição em artérias coronarianas ou cerebrais; administrar conforme necessário para manter a PA
0,01 a 0,05 mcg/kg/min	1+	4+	2+	—	—	1+	1+	4+	2+	
> 0,05 mcg/kg/min	4+	3+	1+	—	—	—	3+	3+	3+	
Dopamina										Doses > 20 a 30 mcg/kg/min geralmente não produzem resposta adicional; 2 mcg/kg/min podem proteger os rins ao se administrarem outros vasopressores
2 a 5 mcg/kg/min	—	3+	—	4+	—	—	—	2+	1+	
5 a 10 mcg/kg/min	—	4+	2+	4+	—	—	—	4+	2+	
10 a 20 mcg/kg/min	3+	4+	1+	—	—	—	3+	3+	3+	
Vasopressores*										
Noradrenalina										Mistura de vasoconstritor/inotrópico; útil quando a dopamina for inadequada; administrar conforme necessário para manter a pressão arterial (geralmente ≤ 20 mcg/min)
2 a 20 mcg/min, titular até obter o efeito desejado	4+	2+	—	—	—	—	4+	1+	2+	
Fenilefrina										Vasoconstritor puro, sem efeito cardíaco direto; pode causar bradicardia reflexa; útil quando outros vasopressores causarem taquiarritmia; administrar tanto quanto necessário para manter a PA
Iniciar com 30 mcg/min IV e titular	4+	—	—	—	—	—	4+	—	—	
Vasopressina										Vasoconstritor puro, sem efeito cardíaco direto; pode causar isquemia intestinal se a dose for aumentada acima de 0,04 U/min
0,01 a 0,04 U/min	—	—	—	—	—	—	4+	—	—	
Vasodilatadores										
Nitroglicerina										Taquifilaxia, cefaleia
20 a 100 mcg/min	—	—	—	—	4+	4+ A<V	—	—	1+	
Nitroprussiato										Monitorar os níveis de tiocianato se a duração da infusão for maior do que 48 horas; manter o nível de tiocianato < 10 mg/dL
0,5 a 10 mcg/kg/min	—	—	—	—	4+	4+ A=V	—	—	1+	

Abreviaturas: α_1, α_1-adrenérgico; β_1, β_1-adrenérgico; β_2, β_2-adrenérgico; DM, dopaminérgico; ML: músculo liso; VD, vasodilatador; VC, vasoconstritor, INT, inotrópicos; CHT, cronotrópica. *Os vasopressores são, em geral, administrados por veia central e devem ser usados apenas em conjunto com reposição volêmica adequada. Todos podem causar isquemia miocárdica. Todos, exceto a fenilefrina, podem causar taquiarritmias.

Modificada de Gonzalez ER, Meyers DG. Assessment and management of cardiogenic shock. In Oronato JC, ed. Clinics in Emergency Medicine: Cardiovascular Emergencies. New York, NY: Churchill Livingstone; 1986:125, com permissão.

TABELA 23.4 AGENTES ANTIARRÍTMICOS

Agentes	Indicações	Dosagem	Comentários
Classe IA			
Procainamida	Ectopia ventricular; conversão da fibrilação e do *flutter* atrial; WPW	Dose de ataque: (IV) 15 mg/kg em 25 a 50 mg/min Dose de manutenção: (IV) 2 a 5 mg/min	N-acetil procainamida é um metabólito ativo; síndrome semelhante ao lúpus; *rash*; agranulocitose; prolongamento do QT Intervalo terapêutico: PA 4 a 10 mg/L, NAPA 10 a 20 mg/L
Quinidina	Ectopia ventricular; conversão da fibrilação e do *flutter* atrial; WPW	Sulfato de quinidina: 200 a 300 mg VO a cada 6 horas Sulfato de quinidina: 324 a 648 mg VO a cada 8 horas	Diarreia, náuseas, cefaleia, tontura, reações de hipersensibilidade, incluindo plaquetopenia; hemólise; febre hepática; *rash*; prolongamento do intervalo QT; aumento do nível de digoxina O ajuste da dosagem deve ser feito quando se troca de um sal para outro: sulfato de quinidina (83% quinidina), gluconato (62% quinidina), poligalacturonase (60% quinidina) Intervalo terapêutico: 2,5 a 5 mg/L
Disopiramida	Ectopia ventricular; conversão da fibrilação e do *flutter* atrial; WPW	100 a 300 mg VO a cada 6 horas; SR: 100 a 300 mg a cada 12 horas	Efeitos anticolinérgicos; inotropismo negativo; prolongamento do intervalo QT Intervalo terapêutico: 2 a 4 mg/L
Classe IB			
Lidocaína	Ectopia ventricular maligna; WPW	1,5 mg/kg IV em 2 minutos; seguido de 1 a 4 mg/min	Nenhum benefício nas arritmias atriais Convulsões; parestesias; *delirium*; níveis aumentados pela cimetidina; efeitos hemodinâmicos mínimos Intervalo terapêutico: 1,5 a 5 mg/L
Mexiletina	Ectopia ventricular maligna	150 a 300 mg VO a cada 6 a 8 horas, com alimentos	Nenhum benefício em arritmias atriais Menos eficaz do que os agentes IA e IC Náuseas, tremores, tontura, *delirium*; níveis aumentados pela cimetidina Intervalo terapêutico: 0,5 a 2 mg/L
Tocainide	Ectopia ventricular maligna	200 a 600 mg VO a cada 8 horas, com alimentos	Nenhum benefício nas arritmias atriais Menos eficaz do que os agentes IA e IC Náuseas, tremores, tontura, *delirium*; níveis aumentados pela cimetidina; agranulocitose, pneumonia; efeitos hemodinâmicos mínimos; Intervalo terapêutico: 4 a 10 mg/L
Classe IC			
Flecainida	Arritmias ventriculares que causam risco de morte, refratárias a outros agentes Prevenção de arritmias paroxísticas supraventriculares sintomáticas, incapacitantes, incluindo fibrilação ou *flutter* atrial e WPW em pacientes sem cardiopatia estrutural	100 a 200 mg VO a cada 12 horas	Efeitos pró-arrítmicos; inotropismo negativo moderado; tonturas; distúrbios de condução Intervalo terapêutico: 0,2 a 1 mg/L
Propafenona	Arritmias ventriculares que causam risco de morte, refratárias a outros agentes TSV, WPW e fibrilação ou *flutter* atrial paroxístico em pacientes sem doença cardíaca estrutural	150 a 300 mg VO a cada 8 horas	Efeitos pró-arrítmicos; inotropismo negativo; tontura, náusea; distúrbios de condução
Classe IB/IC (efeitos eletrofisiológicos híbridos)			
Moricizina	Arritmias ventriculares que causam risco de morte, refratárias a outros agentes	100 a 300 mg VO a cada 8 horas	Efeitos pró-arrítmicos, tontura; náuseas; cefaleia

TABELA 23.4 AGENTES ANTIARRÍTMICOS *(continuação)*

Agentes	Indicações	Dosagem	Comentários
Classe II (agentes betabloqueadores)			
Propranolol	Diminuição no ritmo ventricular na fibrilação atrial, *flutter* atrial e TSV; supressão de PVC	Até 0,5 a 1 mg IV; seguido de 1 a 4 mg/h (ou 10 a 100 mg VO a cada 6 horas)	Não cardiosseletivo; hipotensão; broncoespasmo; inotropismo negativo
Esmolol	Diminuição no ritmo ventricular na fibrilação atrial, *flutter* atrial, TSV e TAM	Dose de ataque: 500 mcg/por 1 minuto Dose de manutenção: 50 mcg/kg/min; novo bólus e aumentar a cada 5 minutos em 50 mcg/kg/min, até um máximo de 400	Cardiosseletivo em doses baixas; hipotensão; inotropismo negativo; meia-vida muito curta
Metoprolol	Diminuição no ritmo ventricular na fibrilação atrial, *flutter* atrial, TSV e TAM	Dose IV inicial: 5 mg a cada 5 minutos até 15 mg; seguido de 25 a 100 mg VO a cada 8 a 12 horas	Cardiosseletivo em doses baixas; hipotensão; inotropismo negativo;
Classe III			
Amiodarona	Arritmias ventriculares que causam risco de vida, arritmias supraventriculares, incluindo WPW refratária a outros agentes	800 a 1.600 mg VO diariamente, por 1 a 3 semanas; seguido de 600 a 800 mg VO por 4 semanas; seguido de 100 a 400 mg VO diariamente	Meia-vida > 50 dias; fibrose pulmonar; microdepósitos na córnea; hipo/hipertiroidismo; pele azulada; hepatite, fotossensibilidade; distúrbios de condução; inotropismo negativo leve; maior efeito da varfarina; níveis aumentados de digoxina Intervalo terapêutico: 1 a 2,5 mg/L
Bretylium	Taquicardia ventricular refratária e fibrilação ventricular	5 a 10 mg/kg em bólus IV a cada 10 minutos até 30 mg/kg; seguido de 0,5 a 2 mg/min	Hipertensão inicial, seguida de hipotensão postural; náuseas e vômitos; parotidite; sensibilidade às catecolaminas
Sotalol	Arritmia ventricular com risco de morte	80 a 160 mg VO a cada 12 horas; pode-se aumentar até 160 mg VO a cada 8 horas	Betabloqueadores com propriedades de classe III; efeitos pró-arrítmicos; prolongamento do intervalo QT
Dofetilide	Conversão de fibrilação atrial	250 a 500 mcg por VO, 2 vezes ao dia	Dose ajustada com base no intervalo QTc e depuração da creatinina
Classe IV (antagonistas dos canais de cálcio)			
Verapamil	Conversão da TSV; desaceleração da frequência ventricular na fibrilação atrial, *flutter* atrial e TAM	Bólus IV: 5 a 10 mg em 2 a 3 minutos (repetir em 30 min, se necessário) Infusão contínua: 2,5 a 5 mcg/kg/min VO: 40 a 160 mg VO a cada 8 horas	Hipotensão; inotropismo negativo; distúrbios de condução; níveis aumentados de digoxina; em geral, contraindicados na WPW
Diltiazem	Conversão da TSV; desaceleração da frequência ventricular na fibrilação atrial, *flutter* atrial e TAM	Bólus IV: 0,25 mg/kg por 2 minutos (repetir em 15 minutos, se necessário, com 0,35 mg/kg IV) Manutenção da infusão: 5 a 15 mg/h VO: 30 a 90 mg a cada 6 horas	Hipotensão; inotropismo negativo menor do que com o verapamil; distúrbios de condução; lesão hepática rara; em geral, contraindicado na WPW
Agentes diversos			
Adenosina	Conversão da TSV, incluindo WPW	6 mg em bólus IV rápido; se ineficaz, 12 mg em bólus IV rápido após 2 minutos; após o bólus, realizar teste de lavagem; utilizar doses menores em caso de administração por linha venosa central	Rubor; dispneia; efeito de bloqueio nodal aumentado pelo dipiridamol e diminuído pela teofilina e cafeína; meia-vida muito curta (aproximadamente 10 segundos)
Atropina	Tratamento inicial para bradicardia sintomática	Bólus IV de 0,5 mg; repetir a cada 5 minutos, se necessário, até um total de 2 mg IV	Pode induzir a taquicardia e isquemia
Digitálicos	Desaceleração na condução AV na fibrilação e *flutter* atrial	Dose de ataque: 0,5 mg IV, seguida de 0,25 mg IV a cada 4 a 6 horas até 1 mg. Dose de manutenção: 0,125 a 0,375 mg VO/IV, diariamente	Bloqueio cardíaco; arritmias; náuseas; visão amarela; diversas interações medicamentosas, em geral, contraindicados na WPW Intervalo terapêutico: 0,5 a 2 mg/mL

Abreviaturas: AV, atrioventricular; PVC, pressão venosa central; TAM, taquicardia atrial multifocal; LP = liberação prolongada, liberação prolongada; TSV, taquicardia supraventricular; WPW, síndrome de Wolff-Parkinson-White.

TABELA 23.5 MONITORAMENTO TERAPÊUTICO DO MEDICAMENTO

Medicamento	Intervalo terapêutico usual	Tempo de amostragem usual
Antibióticos		
Amicacina	Pico: 20 a 40 mg/L Vale: < 10 mg/L	Pico: 30 a 60 minutos após uma infusão de 30 minutos Vale: Pouco antes da próxima dose
Cloranfenicol	Pico: 10 a 25 mg/L Vale: 5-10 mg/L	Pico: 30 a 90 minutos após uma infusão de 30 minutos Vale: Pouco antes da próxima dose
Flucitosina	Pico: 5 a 100 mg/L Vale: < 25 mg/L	Pico: 1 a 2 horas após uma dose oral Vale: Pouco antes da próxima dose
Gentamicina	Pico: 4 a 10 mg/L Vale: < 2 mg/L	Pico: 30 a 60 minutos após a infusão de 30 minutos Vale: Pouco antes da próxima dose
Netilmicina	Pico: 4 a 10 mg/L Vale: < 2 mg/L	Pico: 30 a 60 minutos após a infusão de 30 minutos Vale: Pouco antes da próxima dose
Tobramicina	Pico: 4 a 10 mg/L Vale: < 2 mg/L	Pico: 30 a 60 minutos após a infusão de 30 minutos Vale: Pouco antes da próxima dose
Vancomicina	Pico: 20 a 40 mg/L Vale: < 20 mg/L	Pico: 1 hora após o término de uma infusão de 1 hora Vale: Pouco antes da próxima dose
Sulfonamidas (sulfametoxazol, sulfadiazina, cotrimoxazol)	Pico: 100 a 150 mg/L	Pico: 2 horas após uma infusão de 1 hora Vale: Não aplicável
Antiarrítmicos		
Amiodarona	0,5 a 2 mg/L	Vale: Pouco antes da próxima dose
Digoxina	0,5 a 2 mcg/L	Pico: 8 a 12 horas após administrada a dose Vale: Pouco antes da próxima dose
Disopiramida	2 a 4 mg/L	Vale: Pouco antes da próxima dose
Flecainida	0,2 a 1 mg/L	Vale: Pouco antes da próxima dose
Lidocaína	1,5 a 5 mg/L	A qualquer momento durante uma infusão contínua
Mexiletina	0,5 a 2 mg/L	Vale: Pouco antes da próxima dose
Procainamida/NAPA	Procainamida: 4 a 10 mg/L NAPA: 10 a 20 mg/L	IV: Imediatamente após a dose de ataque IV: a qualquer momento durante uma infusão contínua
Quinidina	2,5 a 5 mg/L	Vale: Pouco antes da próxima dose
Tocainide	4 a 10 mg/L	Vale: Pouco antes da próxima dose
Anticonvulsivantes		
Carbamazepina	4 a 12 mg/L	Vale: Pouco antes da próxima dose
Pentobarbital	20 a 50 mcg/L	IV: Imediatamente após a dose de ataque IV: a qualquer momento durante uma infusão contínua
Fenobarbital	15 a 40 mg/L	Vale: Pouco antes da próxima dose
Fenitoína	10 a 20 mg/L	IV: 2 a 4 horas após a dose Vale: VO/IV: Pouco antes da próxima dose Nível de fenitoína livre: 1 a 2 mg/L
Ácido valproico	50 a 100 mg/L	Vale: Pouco antes da próxima dose
Broncodilatadores		
Teofilina	10 a 20 mg/L	IV: Antes da dose em bólus IV, 30 minutos após o fim do bólus, a qualquer momento durante uma infusão contínua VO: pico: 2 horas após o produto de liberação rápida, 4 horas após o produto de liberação prolongada Vale: Pouco antes da próxima dose
Diversos		
Ciclosporina	50 a 150 ng/mL (sangue total, CLAE)	Vale: IV, VO: Pouco antes de tomar a próxima dose

ALGORITMOS DE SUPORTE AVANÇADO DE VIDA EM CARDIOLOGIA

24

Marianne Chulay

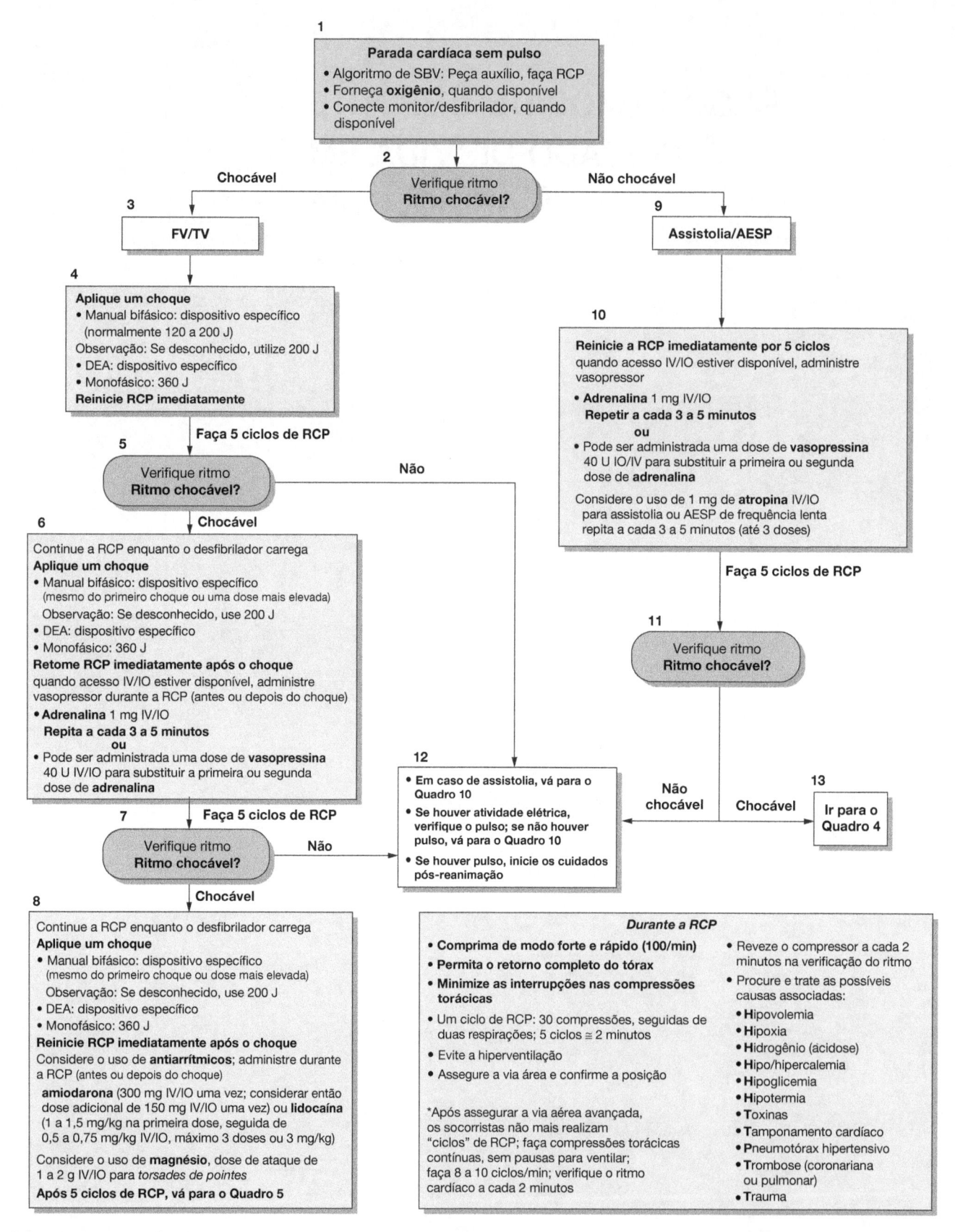

1
Parada cardíaca sem pulso
- Algoritmo de SBV: Peça auxílio, faça RCP
- Forneça **oxigênio**, quando disponível
- Conecte monitor/desfibrilador, quando disponível

2 Verifique ritmo — Ritmo chocável?

Chocável → **3 FV/TV**
Não chocável → **9 Assistolia/AESP**

4
Aplique um choque
- Manual bifásico: dispositivo específico (normalmente 120 a 200 J)
  Observação: Se desconhecido, utilize 200 J
- DEA: dispositivo específico
- Monofásico: 360 J
Reinicie RCP imediatamente

Faça 5 ciclos de RCP

5 Verifique ritmo — Ritmo chocável?

Chocável →

6
Continue a RCP enquanto o desfibrilador carrega
Aplique um choque
- Manual bifásico: dispositivo específico (mesmo do primeiro choque ou uma dose mais elevada)
  Observação: Se desconhecido, use 200 J
- DEA: dispositivo específico
- Monofásico: 360 J
Retome RCP imediatamente após o choque
quando acesso IV/IO estiver disponível, administre vasopressor durante a RCP (antes ou depois do choque)
- **Adrenalina** 1 mg IV/IO
  Repita a cada 3 a 5 minutos
  ou
- Pode ser administrada uma dose de **vasopressina** 40 U IV/IO para substituir a primeira ou segunda dose de **adrenalina**

Faça 5 ciclos de RCP

7 Verifique ritmo — Ritmo chocável?

Chocável →

8
Continue a RCP enquanto o desfibrilador carrega
Aplique um choque
- Manual bifásico: dispositivo específico (mesmo do primeiro choque ou dose mais elevada)
  Observação: Se desconhecido, use 200 J
- DEA: dispositivo específico
- Monofásico: 360 J
Reinicie RCP imediatamente após o choque
Considere o uso de **antiarrítmicos**; administre durante a RCP (antes ou depois do choque)
  amiodarona (300 mg IV/IO uma vez; considerar então dose adicional de 150 mg IV/IO uma vez) ou **lidocaína** (1 a 1,5 mg/kg na primeira dose, seguida de 0,5 a 0,75 mg/kg IV/IO, máximo 3 doses ou 3 mg/kg)
Considere o uso de **magnésio**, dose de ataque de 1 a 2 g IV/IO para *torsades de pointes*
Após 5 ciclos de RCP, vá para o Quadro 5

10
Reinicie a RCP imediatamente por 5 ciclos
quando acesso IV/IO estiver disponível, administre vasopressor
- **Adrenalina** 1 mg IV/IO
  Repetir a cada 3 a 5 minutos
  ou
- Pode ser administrada uma dose de **vasopressina** 40 U IO/IV para substituir a primeira ou segunda dose de **adrenalina**

Considere o uso de 1 mg de **atropina** IV/IO para assistolia ou AESP de frequência lenta repita a cada 3 a 5 minutos (até 3 doses)

Faça 5 ciclos de RCP

11 Verifique ritmo — Ritmo chocável?

12
- Em caso de assistolia, vá para o Quadro 10
- Se houver atividade elétrica, verifique o pulso; se não houver pulso, vá para o Quadro 10
- Se houver pulso, inicie os cuidados pós-reanimação

Não chocável → 12
Chocável → **13 Ir para o Quadro 4**

Durante a RCP
- **Comprima de modo forte e rápido (100/min)**
- **Permita o retorno completo do tórax**
- **Minimize as interrupções nas compressões torácicas**
- Um ciclo de RCP: 30 compressões, seguidas de duas respirações; 5 ciclos ≅ 2 minutos
- Evite a hiperventilação
- Assegure a via área e confirme a posição

*Após assegurar a via aérea avançada, os socorristas não mais realizam "ciclos" de RCP; faça compressões torácicas contínuas, sem pausas para ventilar; faça 8 a 10 ciclos/min; verifique o ritmo cardíaco a cada 2 minutos

- Reveze o compressor a cada 2 minutos na verificação do ritmo
- Procure e trate as possíveis causas associadas:
  - **H**ipovolemia
  - **H**ipoxia
  - **H**idrogênio (acidose)
  - **H**ipo/hipercalemia
  - **H**ipoglicemia
  - **H**ipotermia
  - **T**oxinas
  - **T**amponamento cardíaco
  - **P**neumotórax hipertensivo
  - **T**rombose (coronariana ou pulmonar)
  - **T**rauma

Figura 24.1 Algoritmo de Suporte Avançado de Vida em Cardiologia (SACV) da parada cardíaca sem pulso. *(Usada com permissão da 2005 American Heart Association Guidelines for Cardiopulmonary Resuscitation and Emergency Cardiovascular Care. Circulation. Dec 13, 2005;112 [24 suppl]:IV59. http://circ.ahajournals.org/content/vol112/24_suppl/. Accessed July 15, 2009.)* Abreviaturas: DEA, desfibrilador externo automático; SBV, suporte básico de vida; RCP, reanimação cardiopulmonar; IO, via intraóssea; IV, via intravenosa; AESP, atividade elétrica sem pulso; U, unidades; FV, fibrilação ventricular; TV, taquicardia ventricular.

1

Bradicardia
Frequência cardíaca
< 60 bpm e inadequada para a situação clínica

2

- Mantenha permeabilidade das **vias aéreas**; assistência **ventilatória**, quando necessária
- Forneça **oxigênio**
- Monitore ECG (identifique ritmo), pressão arterial, oximetria
- Estabeleça o acesso IV

3

Sinais ou sintomas de má perfusão causados pela bradicardia?
(p. ex., alteração aguda no estado mental, dor torácica em curso, hipotensão ou outros sinais de choque)

4A — Perfusão adequada → Observe/monitore

4 — Má perfusão

- Prepare o **marca-passo transcutâneo**;

  Utilize imediatamente em caso de bloqueio de alto grau (bloqueio AV de segundo grau do Tipo II ou terceiro grau)

- Considere o uso de 0,5 mg de **atropina** IV enquanto aguarda o marca-passo; a dose pode ser repetida até um total de 3 mg; se ineficaz, comece a estimulação

- Considere o uso de infusão de **adrenalina** (2 a 10 mcg/min) ou **dopamina** (20 a 10 mcg/kg/min) enquanto aguarda o marca-passo ou se ele for ineficaz

5

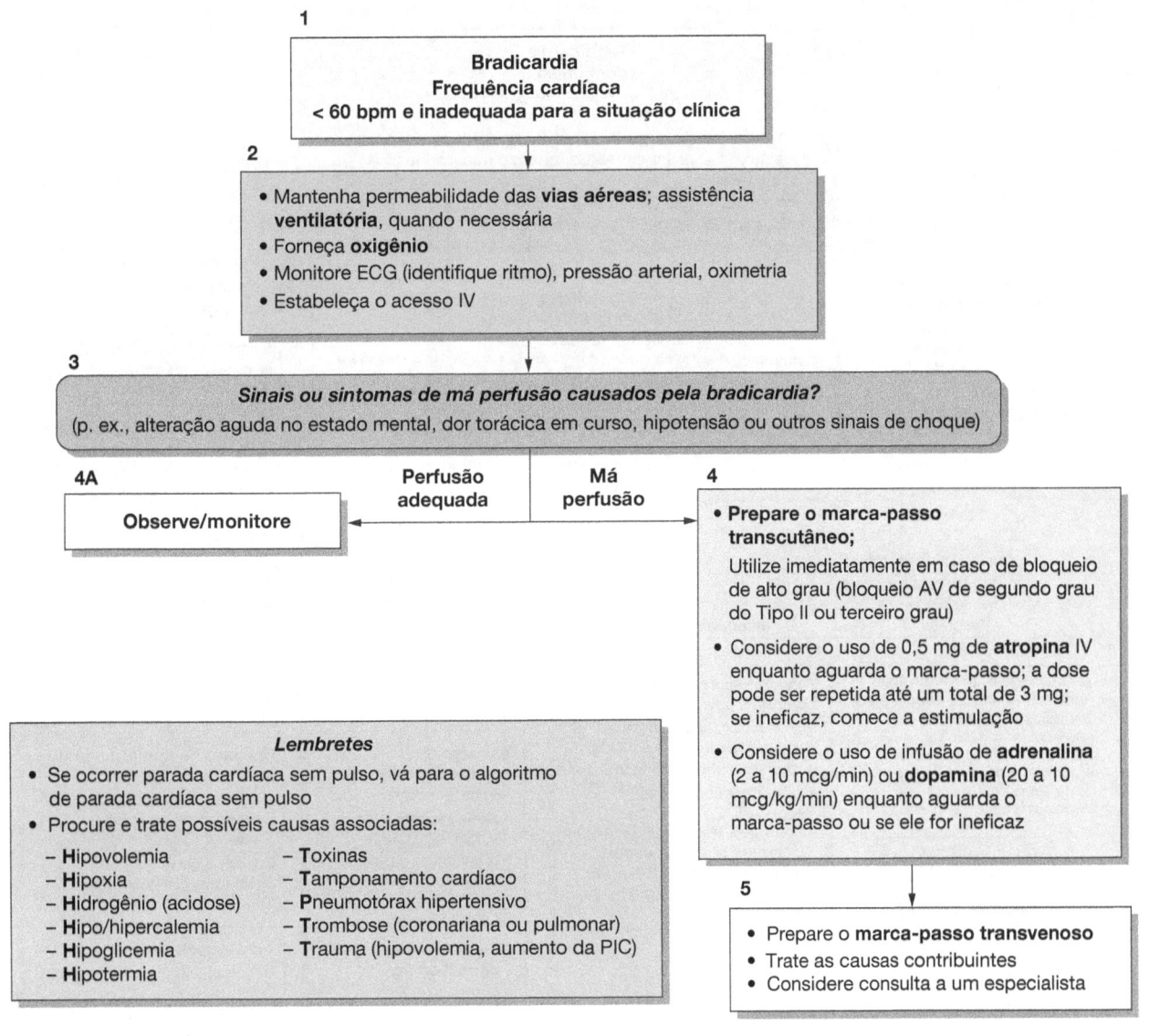

- Prepare o **marca-passo transvenoso**
- Trate as causas contribuintes
- Considere consulta a um especialista

Lembretes

- Se ocorrer parada cardíaca sem pulso, vá para o algoritmo de parada cardíaca sem pulso
- Procure e trate possíveis causas associadas:
  - Hipovolemia
  - Hipoxia
  - Hidrogênio (acidose)
  - Hipo/hipercalemia
  - Hipoglicemia
  - Hipotermia
  - **T**oxinas
  - **T**amponamento cardíaco
  - **P**neumotórax hipertensivo
  - **T**rombose (coronariana ou pulmonar)
  - **T**rauma (hipovolemia, aumento da PIC)

Figura 24.2 Algoritmo de Suporte Avançado de Vida em Cardiologia (SACV) da bradicardia. *(Usada com permissão da 2005 American Heart Association Guidelines for Cardiopulmonary Resuscitation and Emergency Cardiovascular Care. Circulation. Dec 13, 2005;112 [24 suppl]:IV68. http://circ.ahajournals.org/content/vol112/24_suppl/. Accessed July 15, 2009.)* Abreviaturas: IV, via intravenosa; mcg, microgramas.

1. Taquicardia com pulsos

2.
- Avalie e auxilie abordagem ABCs, quando necessário
- Forneça **oxigênio**
- Monitore ECG (identifique ritmo), pressão arterial, oximetria
- Identifique e trate as causas reversíveis

3. O paciente está estável?
Os sinais de instabilidade incluem estado mental alterado, dor torácica em curso, hipotensão ou outros sinais de choque
Atenção: Os sintomas relacionados à frequência são incomuns se a frequência cardíaca for < 150 bpm

Sintomas persistem

Estável

5.
- Estabeleça acesso IV
- Obtenha um ECG de 12 derivações (quando disponível) ou tira de ritmo
- QRS estreito (< 0,12 segundo)?

Instável

4. Realize cardioversão sincronizada imediata
- Estabeleça acesso IV e administre sedativos se o paciente estiver consciente; não atrase a cardioversão
- Considere consulta a um especialista
- Se ocorrer parada cardíaca sem pulso, consulte algoritmo de parada cardíaca sem pulso

Estreito

6. QRS estreito: O ritmo é regular?

Largo (≥ 0,12 segundo)

12. QRS largo: O ritmo é regular?
Recomenda-se consulta a um especialista

Regular (Quadro 6)

7.
- Tentativa de manobras vagais
- Administre 6 mg de **adenosina** por bólus IV rápido. Se não houver conversão, administre 12 mg por bólus IV rápido; a dose de 12 mg pode ser repetida uma vez

8. O ritmo converte?
Atenção: Considere a consulta a um especialista

Converte

9.
Se o ritmo converter, provavelmente TSV por reentrada (taquicardia supraventricular por reentrada):
- Observe recidivas
- Trate as recidivas com **adenosina** ou agente de bloqueio nodal AV de longa duração (p. ex., **diltiazem, betabloqueadores**)

Não converte

10.
Se o ritmo não converter, possivelmente *flutter* atrial, taquicardia atrial ectópica ou taquicardia juncional:
- Controle a frequência (p. ex., **diltiazem, betabloqueadores**; cuidado com o uso de betabloqueadores na doença pulmonar ou IC)
- Trate a causa subjacente
- Considere consulta a um especialista

Irregular (Quadro 6)

11. Taquicardia irregular de complexo estreito
Provável **fibrilação atrial** ou possível *flutter* atrial ou **TAM** (taquicardia atrial multifocal)
- Considere consulta a um especialista
- Controle a frequência (p. ex., diltiazem, betabloqueadores; utilize betabloqueadores com cuidado na doença pulmonar ou IC)

Regular (Quadro 12)

13.
Em caso de taquicardia ventricular ou ritmo incerto
- **Amiodarona** IV 150 mg durante 10 minutos; repetir se necessário até dose máxima de 2,2 g/24 horas
- Prepare-se para **cardioversão sincronizada** eletiva

Em caso de fibrilação atrial com aberrância
- Administre **adenosina** (vá para o Quadro 7)

Irregular (Quadro 12)

14.
Em caso de fibrilação atrial com aberrância
- Veja taquicardia irregular de complexo estreito (Quadro 11)

Em caso de fibrilação atrial com pré-excitação (FA + WPW)
- Recomenda-se consulta a um especialista
- Evite agentes bloqueadores do nodo AV (p. ex., **adenosina, digoxina, diltiazem, verapamil**)
- Considere o uso de antiarrítmicos (p. ex., 150 mg de **amiodarona** IV durante 10 minutos)

Em caso de **TV polimórfica recorrente**, solicitar consulta a especialista

Em caso de *torsades de pointes*, administre **magnésio** (dose de ataque de 1 a 2 g em 50 a 60 minutos, seguida de infusão)

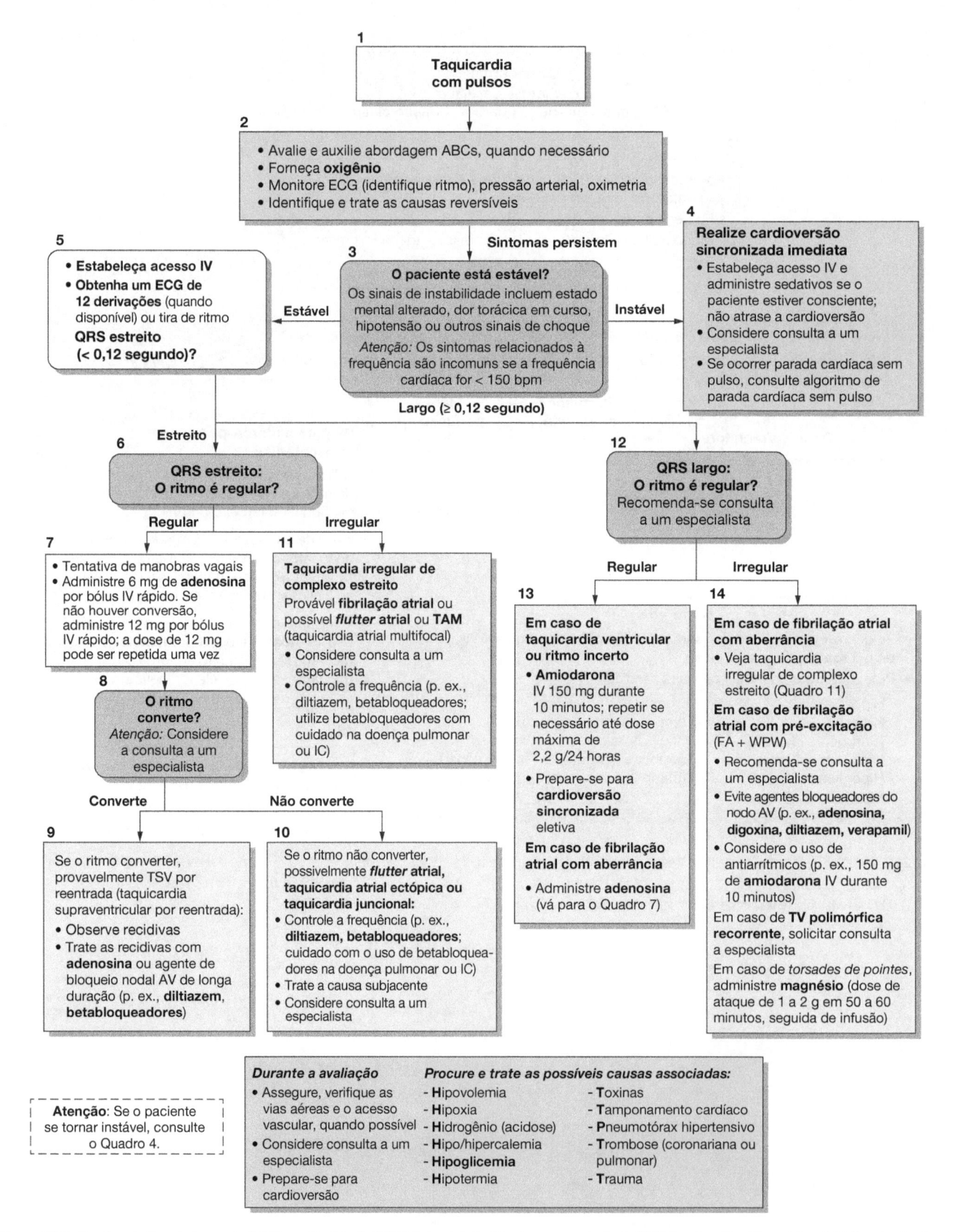

Atenção: Se o paciente se tornar instável, consulte o Quadro 4.

Durante a avaliação
- Assegure, verifique as vias aéreas e o acesso vascular, quando possível
- Considere consulta a um especialista
- Prepare-se para cardioversão

Procure e trate as possíveis causas associadas:
- **H**ipovolemia
- **H**ipoxia
- **H**idrogênio (acidose)
- **H**ipo/hipercalemia
- **H**ipoglicemia
- **H**ipotermia
- **T**oxinas
- **T**amponamento cardíaco
- **P**neumotórax hipertensivo
- **T**rombose (coronariana ou pulmonar)
- **T**rauma

Figura 24.3 Algoritmo de Suporte Avançado de Vida em Cardiologia (SAVC) da taquicardia *(Usada com permissão da 2005 American Heart Association Guidelines for Cardiopulmonary Resuscitation and Emergency Cardiovascular Care.* Circulation. *Dec 13, 2005;11224 suppl:IV70. http://circ.ahajournals.org/content/vol112/24_suppl/. Accessed July 15 2009.)* Abreviaturas: FA, fibrilação atrial; IC, insuficiência cardíaca; TSV, taquicardia supraventricular; WPW, Wolff-Parkinson-White.

GUIA DE RESOLUÇÃO DE PROBLEMAS HEMODINÂMICOS

25

Marianne Chulay e Suzanne M. Burns

TABELA 25.1 PROBLEMAS RELACIONADOS A CATETERES ARTERIAIS

Problema	Causa	Prevenção	Tratamento
Hematoma após a retirada da agulha	Sangramento ou secreção no local da punção	Mantenha pressão firme no local durante a retirada do cateter e por 5 a 15 minutos (se necessário) após a retirada. Aplique bandagem elástica (Elastoplast) firmemente sobre o local da punção.	Continue a pressão no local de punção até que cesse o extravasamento.
		Em punções femorais, deixe um peso no local por 1 a 2 horas, para evitar extravasamentos.	Aplique um peso no local da punção femoral por 1 a 2 horas após a remoção do cateter.
		Se o paciente estiver recebendo heparina não fracionada, interrompa seu uso por 2 horas antes da remoção do cateter.	
Diminuição ou ausência de pulsos distais ao local de punção	Espasmo da artéria	Introduza a agulha arterial de forma asséptica, não traumática.	Chame um médico para injetar lidocaína local no sítio de inserção e 10 mg pelo cateter arterial.
	Trombose da artéria	Utilize 1 U de heparina não fracionada/1 mL de fluido IV.	Podem ser necessários uma arteriotomia e um cateterismo de Fogarty tanto distal como proximalmente ao local da punção; ocorre retorno do pulso em > 90% dos casos se usada a artéria braquial ou femoral.
Sangramento retrógrado a equipos ou transdutores	Pressão insuficiente na bolsa IV	Mantenha pressão de 300 mmHg na bolsa IV.	Substitua o transdutor. Realize o teste de lavagem de todo o sistema.
	Conexões frouxas	Utilize dânulas Luer-Lock; aperte periodicamente.	Aperte todas as conexões.
Hemorragia	Conexões frouxas	Mantenha todos os sítios de conexão visíveis. Observe com frequência os locais de conexão. Utilize um sistema de alarme incorporado. Use dânulas Luer-Lock.	Aperte todas as conexões.
Êmbolos	Coágulo da ponta do cateter para a circulação sanguínea	Sempre realize aspiração e descarte antes do enxágue. Utilize um dispositivo de enxágue contínuo. Enxágue delicadamente com < 2 a 4 mL.	Remova o cateter.
Infecção local	Movimento para a frente do cateter contaminado	Fixe cuidadosamente o cateter no local de inserção.	Remova o cateter.
	Quebra na técnica estéril	Utilize sempre uma técnica asséptica.	Prescreva antibióticos.
	Uso prolongado do cateter	Deixe curativo no local até que o cateter seja removido ou trocado ou que o curativo esteja úmido, solto ou sujo.	
Sepse	Quebra de técnica estéril	Utilize a inserção percutânea. Utilize sempre uma técnica asséptica.	Remova o cateter. Prescreva antibióticos.
	Uso prolongado do cateter		
	Crescimento bacteriano no fluido IV	Troque a bolsa IV, as dânulas, os transdutores e os equipos a cada 72 horas. Não use fluido IV contendo glicose. Utilize um sistema de enxágue fechado em vez de aberto. Enxágue cuidadosamente o sangue que restar nas dânulas após a coleta de sangue.	

Adaptada de Daily E, Schroeder J. Techniques in Bedside Hemodynamic Monitoring. 5th ed. St Louis, MO: CV Mosby; 1994:165-166.

TABELA 25.2 MENSURAÇÕES INCORRETAS DA PRESSÃO ARTERIAL

Problema	Causa	Prevenção	Tratamento
Traçado de pressão amortecido	Ponta do cateter contra a parede do vaso	Geralmente não pode ser evitado.	Chame o médico para puxar, girar ou reposicionar o cateter enquanto se observa a onda de pressão.
	Oclusão parcial da ponta do cateter por coágulos	Utilize infusão contínua sob pressão. Realize um teste de lavagem com rapidez após a retirada de sangue (2 a 4 mL).	Aspire o coágulo com seringa e enxágue com soro fisiológico (< 2 a 4 mL). Considere a remoção de linha.
	Coágulo na dânula ou no transdutor	Enxágue cuidadosamente o cateter após a retirada de sangue e restabeleça o gotejamento IV. Utilize um dispositivo de enxágue contínuo.	Enxágue dânulas e transdutores; se não houver melhora, troque-os.
	Bolhas de ar no transdutor ou no conector do equipo	Enxágue cuidadosamente o transdutor e o equipo ao configurar o sistema e anexá-lo ao cateter.	Verifique o sistema; enxágue-o rapidamente; desconecte o transdutor e remova as bolhas de ar.
	Complacência do equipo	Use equipos rígidos e curtos.	Encurte os equipos ou substitua os flexíveis por rígidos.
Leituras anormalmente altas ou baixas	Mudança no nível de referência do ar no transdutor	Mantenha a saída do nível de referência do ar no transdutor no médio-tórax e/ou no nível da ponta do cateter para mensurações em série da pressão.	Verifique novamente o posicionamento do paciente e do transdutor.
Ausência de leitura	Transdutor não aberto ao cateter Configurações incorretas do amplificador do monitor – ainda em zero, cal ou off	Siga medidas sistemáticas de rotina para configurar o sistema e abrir dânulas.	Verifique o sistema – dânulas, monitor e configuração do amplificador.
	Seleção incorreta da escala	Selecione a escala adequada à faixa esperada de sinal fisiológico.	Selecione a escala adequada.

Adaptada de Daily E, Schroeder J. Techniques in Bedside Hemodynamic Monitoring. 5th ed. St Louis, MO: CV Mosby; 1994:161.

TABELA 25.3 PROBLEMAS RELACIONADOS A CATETERES DE ARTÉRIA PULMONAR

Problema	Causa	Prevenção	Tratamento
Flebite ou infecção local no sítio de inserção	Irritação mecânica ou contaminação	Prepare a pele adequadamente antes da inserção. Use uma técnica asséptica durante a inserção e troca de curativo. Insira de forma delicada e rápida. Utilize um introdutor revestido de teflon. Troque bolsa IV, transdutor, dânulas, equipos e conexões a cada 72 horas. Remova o cateter ou troque o local de inserção.	Remova o cateter. Aplique compressas mornas. Administre medicamentos para dor, conforme necessário.
Irritabilidade ventricular	Curvas do excesso de cateter no AD	Fixe cuidadosamente o cateter no local de inserção; cheque a posição com uma radiografia de tórax.	Chame um médico para reposicionar o cateter; remova a curva.
	Migração do cateter da AP ao VD	Posicione a ponta do cateter na AP principal direita ou esquerda.	Insufle o balão para incentivar que o cateter flutue até a AP.
	Irritação do endocárdio durante a passagem do cateter	Mantenha o balão insuflado durante o avanço; avance com cuidado.	
Aparente acunhamento do cateter com balão desinsuflado	Migração em avanço da ponta do cateter causada pelo fluxo sanguíneo, curva excessiva no VD ou sutura inadequada do cateter no local de inserção	Verifique a ponta do cateter pela radiografia ou fluoroscopia; posicione-a na AP principal direita ou esquerda. Com cuidado, fixe o cateter no local de inserção.	Aspire o sangue do cateter; se o cateter estiver ocluído, a amostra será arterializada e obtida com dificuldade. Chame o médico se o cateter estiver ocluído; puxe-o lentamente de volta até a onda da AP aparecer. Se não estiver, aspire e enxágue com cuidado, usando soro fisiológico; a ponta do cateter pode coagular parcialmente, causando amortecimento que se assemelha à onda amortecida de OAP.
Hemorragia pulmonar ou infarto, ou ambos	Migração distal da ponta do cateter	Verifique a radiografia de tórax imediatamente após a inserção. Deixe o balão desinsuflado.	Desinsufle o balão (passivamente). Coloque o paciente de lado (com a ponta do cateter para baixo).
	Oclusão contínua ou prolongada do cateter	Fixe cuidadosamente o cateter no local de inserção. Chame o médico para puxá-lo de volta para a AP se o cateter ocluir-se espontaneamente. Não enxágue o cateter quando em posição de cunha.	Interrompa a terapia anticoagulante. Considere um angiograma ocluído.
	Hiperinsuflação do balão enquanto o cateter está em posição de oclusão Falha em desinsuflar o balão	Insufle o balão lentamente, com ar apenas o suficiente para obter uma forma de onda da pressão em OAP. Não encha o cateter 7-Fr com mais de 1,25 a 1,5 mL de ar.	

TABELA 25.3 PROBLEMAS RELACIONADOS AO CATETER DE ARTÉRIA PULMONAR (*continuação*)

Problema	Causa	Prevenção	Tratamento
"Superacunhamento" ou CAP amortecida	Hiperinsuflação de balão Inflação excêntrica do balão	Não insufle se encontrar resistência. Observe a forma de onda durante a inflação; injete ar apenas o suficiente para obter a pressão de oclusão da artéria pulmonar. Não encha o cateter 7-Fr com mais de 1,25 a 1,5 mL de ar. Verifique a forma do balão insuflado antes da inserção.	Desinsufle o balão; reinfle lentamente, com ar apenas o suficiente para obter pressão de oclusão da artéria pulmonar.
Ruptura do balão da AP	Hiperinsuflação de balão Inflações frequentes do balão Danos à parede do balão pela seringa de deflação	Insufle lentamente, com o ar apenas o suficiente para obter uma pressão de oclusão da artéria pulmonar. Monitore a pressão diastólica da artéria pulmonar como reflexo da oclusão da artéria pulmonar e PDFVE. Permita a deflação passiva do balão. Remova a seringa após a inflação.	Remova a seringa para evitar injeção adicional de ar. Monitore a pressão de oclusão da artéria pulmonar.
Infecção	Técnicas não estéreis de inserção	Empregue técnicas estéreis. Utilize cânula de cateter estéril.	Remova o cateter. Administre antibióticos.
	Contaminação pela pele	Prepare a pele com antisséptico eficaz (clorexidina). Substitua os curativos de gaze a cada 2 dias, e os transparentes, a cada 7 dias ou quando estiverem úmidos, soltos ou sujos. Reavalie a necessidade do cateter após 3 dias. Evite o acesso pela veia jugular interna.	
	Contaminação pelas saídas de dânulas ou pelo eixo do cateter	Empregue um sistema de enxágue fechado em vez de aberto. Utilize terminais de cateter esterilizados em todas as saídas de dânulas. Troque equipos, dispositivos de enxágue contínuo, transdutores e solução de enxágue a cada 72 horas. Não use solução IV de enxágue que contenha glicose.	
	Contaminação do fluido por meio de rachaduras da membrana do transdutor	Verifique a presença de fissuras no transdutor. Troque os transdutores a cada 72 horas. Não utilize solução IV de enxágue que contenha glicose.	
	Demora na colocação do cateter	Troque o cateter e/ou o local de inserção se houver qualquer sinal de infecção local e infecções sem uma fonte óbvia (devem ser realizadas culturas). Remova o cateter assim que clinicamente viável.	
Bloqueio cardíaco durante a inserção do cateter	Irritação mecânica do feixe de His em pacientes com bloqueio preexistente do ramo esquerdo	O cateter deve ser avançado rapidamente durante a inserção com o balão insuflado. Insira um cateter de estimulação transvenosa antes da inserção do cateter de AP.	Insira um marca-passo temporário ou cateter flutuante com fio de estimulação.

Abreviaturas: AP, artéria pulmonar; OAP, oclusão da artéria pulmonar; VD, ventrículo direito; IV, por via intravenosa; PDFVE, pressão diastólica final do ventrículo esquerdo.
Adaptada de Daily E, Schroeder J. *Techniques in Bedside Hemodynamic Monitoring*. 5th ed. St Louis, MO: CV Mosby; 1994:134-135.

TABELA 25.4 MENSURAÇÃO INCORRETA DA PRESSÃO DA ARTÉRIA PULMONAR

Problema	Causa	Prevenção	Tratamento
Ondas amortecidas e pressões imprecisas	Coagulação parcial na ponta do cateter	Mantenha pressões adequadas nas bolsas de enxágue. Enxágue com volume abundante após a coleta de sangue.	Aspire e, então, enxágue o cateter com o teste de lavagem (não em posição de OAP).
	Ponta movendo-se contra a parede	Obtenha uma posição mais estável do cateter.	Chame o médico para reposicionar o cateter.
	Acotovelamento cateter	Restrinja o movimento do cateter no local de inserção.	Reposicione o cateter de modo a endireitá-lo. Substitua o cateter.
Pressões anormalmente baixas ou negativas	Nível de referência do ar incorreto (acima do nível médio-torácico)	Mantenha o nível de referência do ar no nível médio-torácico; zere novamente após trocar o posicionamento do paciente.	Remensure o nível de referência do ar no transdutor e reposicione-o na altura do nível médio-torácico; zere novamente.
	Zeramento e calibragem incorreta do monitor	Zere e calibre o monitor de forma correta. Utilize dânulas Luer-Lock.	Verifique novamente a zeragem e a calibragem do monitor, bem como todas as conexões.
	Conexão frouxa	Use dânulas Luer-Lock.	
Leitura de pressão anormalmente alta	Pressão aprisionada por sequência imprópria de operação da dânula	Abra as dânulas em sequência correta quando duas pressões forem mensuradas em um transdutor.	Enxágue exaustivamente os transdutores com solução IV; zere novamente e abra as dânulas na sequência apropriada.
	Nível de referência do ar no transdutor incorreto (acima do nível médio-torácico)	Mantenha a saída de referência de ar do transdutor no nível médio-torácico; zere novamente após mudanças no posicionamento do paciente.	Verifique o nível de referência do ar; reinicie no nível médio-torácico e zere novamente.
Forma de onda de pressão inadequada	Migração da ponta do cateter (p. ex., encontra-se no VD ou na OAP em vez de estar na AP)	Estabeleça com cuidado a posição ideal ao introduzir o cateter pela primeira vez. Fixe-o no local de inserção e prenda-o à pele do paciente.	Revise a forma de onda; se estiver no VD, chame o médico para reposicionar o cateter. Verifique a posição utilizando radiografia e/ou fluoroscopia após o reposicionamento.
Ausência de leitura	Transdutor não aberto ao cateter Amplificadores ainda em cal, zero ou *off*	Siga medidas sistemáticas de rotina para mensuração da pressão.	Verifique o sistema e as dânulas.
	Excesso de movimento do cateter, sobretudo na AP	Evite o comprimento excessivo do cateter no ventrículo.	Tente diferentes posicionamentos da ponta do cateter.
Ruído ou flutuação na forma da onda de pressão	Comprimento excessivo do tubo	Utilize o equipo mais curto possível (< 0 a 120 cm).	Elimine o excesso de equipo.
	Excesso de dânulas	Minimize o número de dânulas.	Elimine o excesso de dânulas.

Abreviaturas: AP, artéria pulmonar; OAP, oclusão da artéria pulmonar; VD, ventrículo direito.
Adaptada de Daily E, Schroeder J. Techniques in Bedside Hemodynamic Monitoring. 5th ed. St Louis, MO: CV Mosby; 1994:137.

TABELA 25.5 SOLUÇÃO DE PROBLEMAS ASSOCIADOS À MENSURAÇÃO DO DÉBITO CARDÍACO POR TERMODILUIÇÃO

Problema	Causa	Conduta
Valores de débito cardíaco inferiores aos esperados	Volume injetado superior à quantidade indicada	Injete o volume exato utilizado pelo computador como constante de cálculo. Interrompa o teste de lavagem nas saídas proximal ou distal.
	Ponta do cateter no VD ou AD	Verifique a forma de onda da AP do lúmen distal. Reposicione o cateter.
	Inserção de variáveis incorretas no monitor	Verifique novamente e corrija as variáveis (peso, altura).
	Shunt esquerdo-direito (CIV)	Verifique as saturações de oxigênio do AD e da AP. Empregue uma técnica alternativa de mensuração do DC.
	Cateter dobrado ou termistor parcialmente obstruído por coágulo	Verifique se há dobras no local de inserção; endireite o cateter; aspire-o e enxágue-o. Substitua-o.
	Cateter com defeito (comunicação entre os lúmens proximal e distal)	
Valores de débito cardíaco superiores aos esperados	Volume injetado do menor que a quantidade indicada	Injete o volume exato utilizado pelo computador como constante de cálculo. Remova com cuidado todas as bolhas de ar da seringa.
	Cateter muito distal (OAP)	Verifique a forma de onda da AP do lúmen distal. Puxe o cateter de volta.
	Saída do AD encontra-se dentro da bainha	Avance o cateter.
	Termistor contra a parede da AP	Reposicione o paciente. Rode o cateter para posicionar o termistor longe da parede. Reposicione o cateter.
	Fibrina recobrindo o termistor	Confira a DAVO$_2$; troque o cateter.
	Variáveis incorretas	Verifique novamente e corrija as variáveis (peso, altura).
	Shunt direito-esquerdo (CIV)	Utilize uma técnica alternativa de mensuração do DC.
	Regurgitação tricúspide grave	
	Temperatura incorreta do injetado	Utilize um sistema fechado de injeção, com sonda de temperatura em série. Manipule minimamente a seringa. Não abra a dânula para restabelecer a infusão IV pela saída proximal entre as injeções; reduza ou interrompa o fluxo IV pela saída de infusão venosa. Tente determinar a causa da interferência.
Aclive irregular da curva de DC	Interferência magnética produzindo inúmeros picos na curva do DC	
	Longo tempo de latência entre a injeção e a parte ascendente da curva	Pressione o botão "iniciar" após o término da injeção a fim de atrasar o tempo de amostragem do computador.
	Técnica desigual de injeção	Injete de forma suave e rápida (10 mL em ≤ 4 segundos).
	Saída do AD parcialmente obstruída por coágulo	Sempre verifique a permeabilidade do cateter, retirando e enxaguando a saída proximal antes das determinações do DC.
	Cateter parcialmente dobrado	Verifique se há dobras, em especial no local de inserção; endireite o cateter; reposicione o paciente.
Declive irregular da curva de DC	Arritmias cardíacas (CVP, FA, etc.)	Observe o ECG durante as determinações do DC. Tente injetar durante o período estável. Aumente o número de determinações do DC.
	Movimento importante da ponta do cateter	Obtenha radiografia para determinar a posição da ponta. Avance a ponta do cateter para longe da válvula pulmonar.
	Variação importante na temperatura basal da AP	Use injetado gelado para aumentar a taxa de sinal/ruído. Aumente o número de determinações do DC. Injete em momentos variados do ciclo respiratório.
	Curva encerrada de forma prematura	Pressione o botão "iniciar" após o término da injeção a fim de atrasar o tempo de amostragem do computador.
	Shunt direito-esquerdo	Empregue uma técnica alternativa de mensuração do DC.

Abreviaturas: AP, artéria pulmonar; DC, débito cardíaco; ECG, eletrocardiograma; IV, por via intravenosa; OAP, oclusão da artéria pulmonar; CVP, complexo ventricular prematuro; CIV, comunicação interventricular; DAVO$_2$, diferença arteriovenosa de oxigênio; FA, fibrilação atrial; VD, ventrículo direito; AD, átrio direito.

Adaptada de Daily E, Schroeder J. Techniques in Bedside Hemodynamic Monitoring. *5th ed. St Louis, MO; CV Mosby; 1994:183-184. Cardiac output waveforms from: Gardner P.* Cardiac output: theory, technique and troubleshooting. *In: Underhill SL, Woods S, Froelicher E, eds, et al.* Cardiac Nursing. *2nd ed. Philadelphia, PA: JB Lippincott; 1989:465.*

Ritmos Cardíacos, Características Eletrocardiográficas e Guia de Tratamento

Carol Jacobson

Ritmo	Características ECG	Exemplo de ECG	Tratamento
Ritmo sinusal normal (RSN)	• Frequência: 60 a 100 bpm. • Ritmo: Regular. • Ondas P: Precedem cada QRS; forma consistente. • Intervalo PR: 0,12 a 0,20 segundo. • Complexo QRS: 0,04 a 0,10 segundo.		• Nenhum.
Bradicardia sinusal	• Frequência: < 60 bpm. • Ritmo: Regular. • Ondas P: Precedem cada QRS; forma consistente. • Intervalo PR: Geralmente normal (0,12 a 0,20 segundo). • Complexo QRS: Costuma ser normal (0,04 a 0,10 segundo). • Condução: Normal através dos átrios, nodo AV, ramos e ventrículos.		• Tratar somente se for sintomática. • Atropina 0,5 mg IV.
Taquicardia sinusal	• Frequência: > 100 bpm. • Ritmo: Regular. • Ondas P: Precedem cada QRS; forma consistente. • Intervalo PR: Geralmente normal (0,12 a 0,20 segundo); pode ser difícil mensurar se as ondas P estiverem ocultas nas ondas T. • Complexo QRS: Costuma ser normal (0,04 a 0,10 segundo). • Condução: Normal através dos átrios, nodo AV, ramos e ventrículos.		• Tratar a causa subjacente.
Arritmia sinusal	• Frequência: 60 a 100 bpm. • Ritmo: Irregular; aumento e diminuição fásica na frequência, que pode ou não estar relacionada à respiração. • Ondas P: Precedem cada QRS; forma consistente. • Intervalo PR: Geralmente normal. • Complexo QRS: Costuma ser normal. • Condução: Normal através dos átrios, nodo AV, ramos e ventrículos.		• O tratamento não costuma ser necessário. • Suspender a digoxina se for decorrente de toxicidade por digitálicos.
Parada sinusal	• Frequência: Geralmente dentro da normalidade, mas pode estar próxima da bradicardia. • Ritmo: Irregular, devido à ausência de descarga do nodo sinusal. • Ondas P: Presentes se nodo sinusal estiver disparando e ausentes durante os períodos de parada sinusal. Quando presentes, precedem cada complexo QRS e são consistentes na forma. • Intervalo PR: Costuma ser normal quando as ondas P estão presentes. • Complexo QRS: Geralmente normal quando o nodo sinusal está funcionando e ausente durante os períodos de parada sinusal, a menos que ocorram extrassístoles. • Condução: Normal através dos átrios, nodo AV, ramos e ventrículos quando o nodo sinusal está disparando. Quando o nodo sinusal não forma impulsos, não há condução através dos átrios.		• Tratar a causa subjacente. • Suspender os medicamentos que possam ser causadores. • Minimizar a estimulação vagal. • Em caso de parada sinusal frequente causando comprometimento hemodinâmico, uma dose de 0,5 mg de atropina IV pode aumentar a frequência cardíaca. • O marca-passo pode ser necessário em casos refratários.

Complexo atrial prematuro

- Frequência: Geralmente dentro da normalidade.
- Ritmo: Em geral, regular, exceto quando ocorrem CAPs, resultando em batimentos precoces; os CAPs costumam ter uma pausa não compensatória.
- Ondas P: Precedem cada QRS. A configuração da onda P prematura difere da configuração das ondas P do nodo sinusal.
- Intervalo PR: Pode ser normal ou longo, dependendo da prematuridade do batimento. Os CAPs muito precoces podem encontrar uma junção AV ainda parcialmente refratária e incapaz de conduzir em uma frequência normal, resultando em um intervalo PR prolongado.
- Complexo QRS: Pode ser normal, anormal (largo) ou ausente, dependendo da prematuridade do batimento.
- Condução: Os CAPs são conduzidos pelos átrios, diferentemente dos impulsos do nodo sinusal, uma vez que são originários de um local diferente; a condução pelo nodo AV, pelos ramos e ventrículos costuma ser normal, a menos que o CAP seja muito precoce.

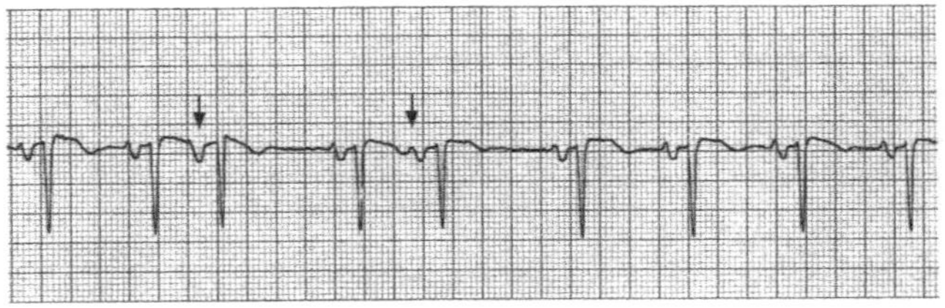

- O tratamento não costuma ser necessário.
- Tratar a causa subjacente.
- Podem ser usados medicamentos (p. ex., betabloqueadores, bloqueadores dos canais de cálcio, procainamida), se necessário.

CAP conduzido de forma normal no ventrículo.

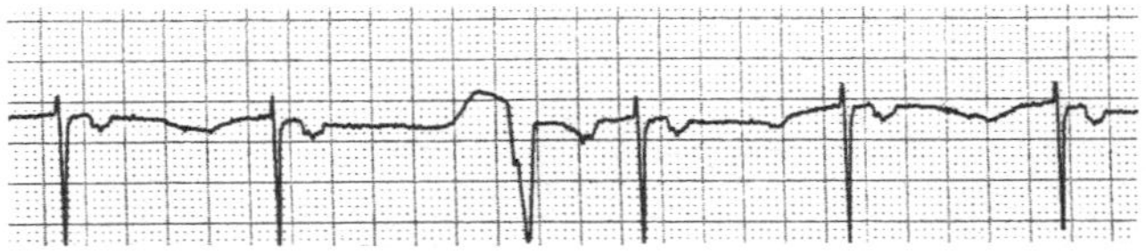

CAP conduzido de forma anormal no ventrículo.

Marca-passo migratório atrial

- Frequência: 60 a 100 bpm. Se a frequência for superior a 100 bpm, é chamada de taquicardia atrial multifocal (TAM).
- Ritmo: Pode ser ligeiramente irregular.
- Ondas P: Diferentes formas (vertical, plana, invertida, entalhada), já que os impulsos são originários de diferentes partes dos átrios ou junção. Devem ocorrer, pelo menos, três formas diferentes de onda P.
- Intervalo PR: Pode variar, dependendo da proximidade do marca-passo em relação ao nodo AV.
- Complexo QRS: Geralmente normal.
- Condução: A condução pelos átrios varia, já que são despolarizados a partir de diferentes pontos. A condução pelos ramos e ventrículos costuma ser normal.

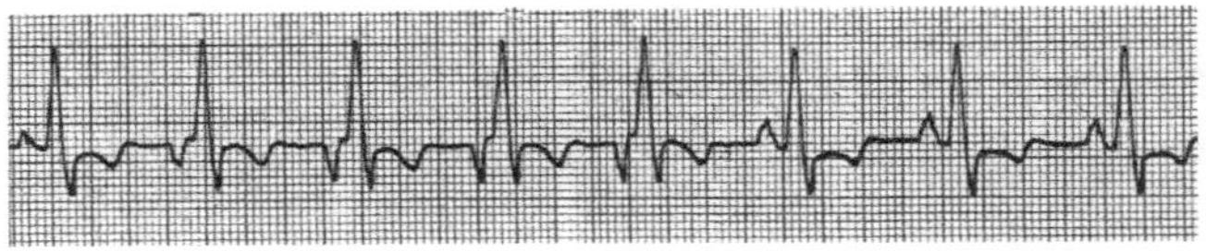

- O tratamento não costuma ser necessário.
- Tratar a causa subjacente.
- Para sintomas de desaceleração no ritmo, utilizar atropina.
- O tratamento antiarrítmico, muitas vezes, é ineficaz, mas os betabloqueadores verapamil, flecainida, amiodarona ou magnésio podem ser eficazes.

Taquicardia atrial

- Frequência: A frequência atrial é de 120 a 250 bpm.
- Ritmo: Regular, a menos que haja bloqueio variável no nodo AV.
- Ondas P: Diferem em forma das ondas P sinusais, porque são ectópicas. Precedem cada complexo QRS, mas podem estar ocultas em uma onda T anterior. Quando há bloqueio, aparecerá mais de uma onda P antes de cada complexo QRS.
- Intervalo PR: Pode ser mais curto do que o normal, mas, muitas vezes, é difícil de mensurar, justamente por causa das ondas P ocultas.
- Complexo QRS: Geralmente normal, mas pode ser prolongado se houver condução anormal.
- Condução: Costuma ser normal pelo nodo AV e para os ventrículos. Na taquicardia atrial com bloqueio, alguns impulsos atriais não são conduzidos para os ventrículos. Pode ocorrer condução ventricular anormal se os impulsos atriais forem conduzidos para os ventrículos enquanto ainda estão parcialmente refratários.

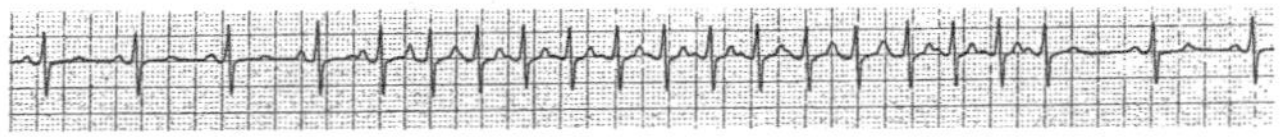

- Eliminar a causa subjacente e diminuir a frequência ventricular.
- Sedação.
- Estimulação vagal.
- Digitálicos (a menos que sejam a causa da taquicardia atrial com bloqueio).
- Propranolol, verapamil ou diltiazem podem desacelerar o ritmo ventricular.
- Procainamida, flecainida e amiodarona podem ser eficazes para evitar recorrências.
- Ablação por radiofrequência costuma ser eficaz.

Ritmo	Características ECG	Exemplo de ECG	Tratamento
Flutter atrial	• Frequência: A frequência atrial varia entre 250 e 350 bpm, mais comumente 300 bpm. A variação na frequência ventricular depende da quantidade de bloqueio no nodo AV. • Ritmo: O ritmo atrial é regular. Já o ritmo ventricular pode ser regular ou irregular, devido à variação do bloqueio AV. • Ondas P: São encontradas ondas F (ondas *flutter*), caracterizadas por padrão muito regular de "dente de serra". Uma onda F está, em geral, oculta no complexo QRS, e quando ocorre a condução 2:1, as ondas F podem não ser percebidas com facilidade. • Intervalo FR: (da onda *flutter* ao início do complexo QRS): Pode ser consistente ou variar. • Complexo QRS: Geralmente normal; podem ocorrer anormalidades. • Condução: Costuma ser normal pelo nodo AV e pelos ventrículos.	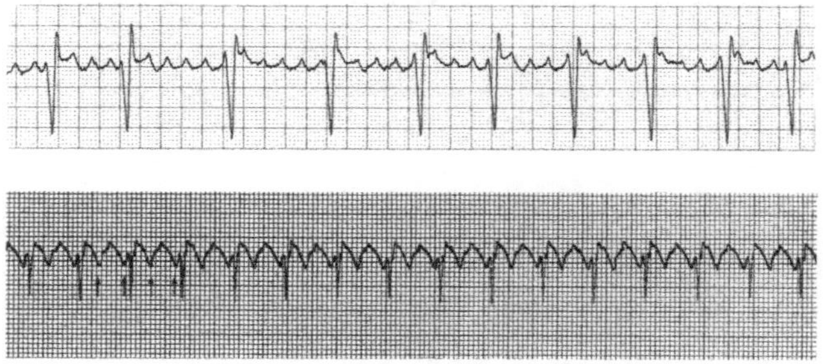	• O tratamento depende de consequências hemodinâmicas da arritmia. • A cardioversão é preferida em caso de redução acentuada no débito cardíaco. • Betabloqueadores e bloqueadores dos canais de cálcio são usados para diminuir o ritmo ventricular. • Procainamida, flecainida, amiodarona, ibutilida, sotalol e dofetilida podem converter a ritmo sinusal. • Utilizar medicamentos que diminuem a frequência atrial (procainamida, flecainida, propafenona) somente após um tratamento prévio para garantir o bloqueio AV (p. ex., betabloqueadores, bloqueadores dos canais de cálcio). • Ablação por radiofrequência é geralmente eficaz.
Fibrilação atrial	• Frequência: A frequência atrial é de 400 a 600 bpm ou mais. Já a frequência ventricular varia de acordo com a quantidade de bloqueios no nodo AV. Na fibrilação atrial recente, a resposta ventricular costuma ser muito rápida, de 160 a 200 bpm; na fibrilação atrial tratada, a frequência ventricular é controlada, estando na faixa normal de 60 a 100 bpm. • Ritmo: Irregular; uma das características que permite distinguir a fibrilação atrial é a irregularidade acentuada da resposta ventricular. • Ondas P: Não estão presentes; a atividade atrial é caótica, sem forma visível nos impulsos; muitas vezes, são encontradas ondas F irregulares, que variam de tamanho (de espessas a muito finas). • Intervalo PR: Não mensurável; não há ondas P. • Complexo QRS: Costuma ser normal; anormalidades são comuns. • Condução: A condução dentro dos átrios é desorganizada e segue um padrão muito irregular. A maioria dos impulsos atriais é bloqueada na junção AV. Os impulsos conduzidos pela junção AV costumam ocorrer de modo normal pelos ventrículos. Se um impulso atrial atinge o sistema de ramos durante o período refratário, pode haver uma condução intraventricular anormal.	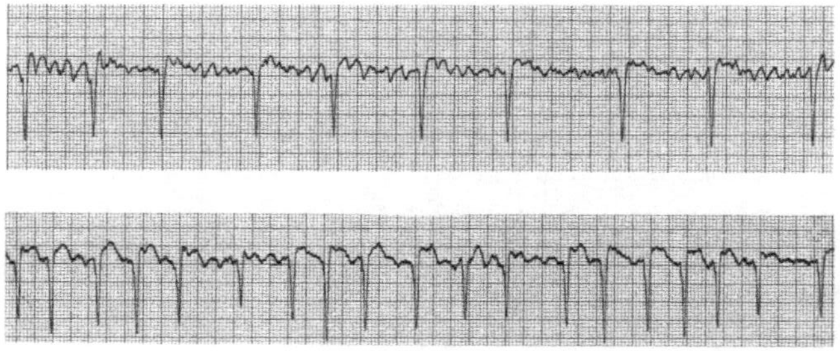	• Eliminar a causa subjacente. • Realizar cardioversão se estiver hemodinamicamente instável. • Bloqueadores dos canais de cálcio e betabloqueadores são usados para desacelerar o ritmo ventricular. Procainamida, disopiramida, flecainida, propafenona, amiodarona, ibutilida, sotalol e dofetilida são usados para converter ao ritmo sinusal. • Ablação por radiofrequência pode ser eficaz.

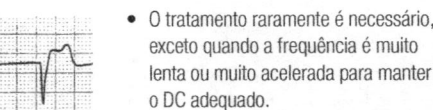

Complexo juncional prematuro	• Frequência: 60 a 100 bpm ou qualquer que seja a frequência do ritmo de base. • Ritmo: Regular, exceto para a ocorrência de batimentos prematuros. • Ondas P: Podem manifestar-se antes, durante ou após o complexo QRS do batimento prematuro, sendo, geralmente, invertidas. • Intervalo PR: Curto, em geral 0,10 segundo ou menos, quando as ondas P precedem o QRS. • Complexo QRS: Costuma ser normal, mas pode apresentar anormalidade se o CJP ocorrer muito precocemente e for conduzido aos ventrículos durante o período refratário de um ramo. • Condução: Retrógrada nos átrios; geralmente normal pelos ventrículos.	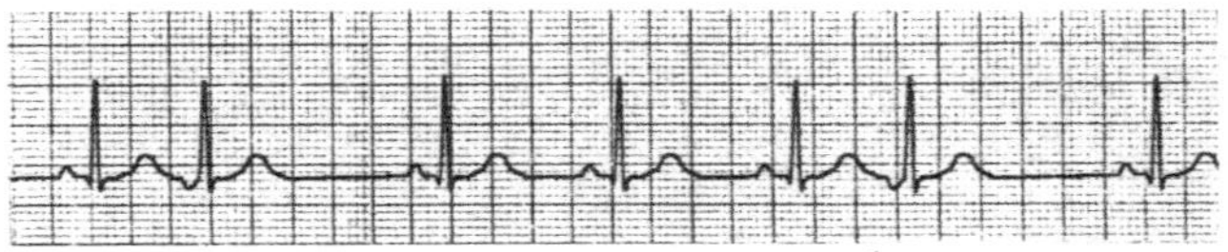 • O tratamento não costuma ser necessário.
Ritmo juncional	• Frequência: Ritmo juncional, 40 a 60 bpm; ritmo juncional acelerado, de 60 a 100 bpm; taquicardia juncional, 100 a 250 bpm. • Ritmo: Regular. • Ondas P: Podem preceder ou acompanhar o QRS. • Intervalo PR: Curto, 0,10 segundo ou menos. • Complexo QRS: Costuma ser normal. • Condução: Retrógrada nos átrios; geralmente normal pelos ventrículos.	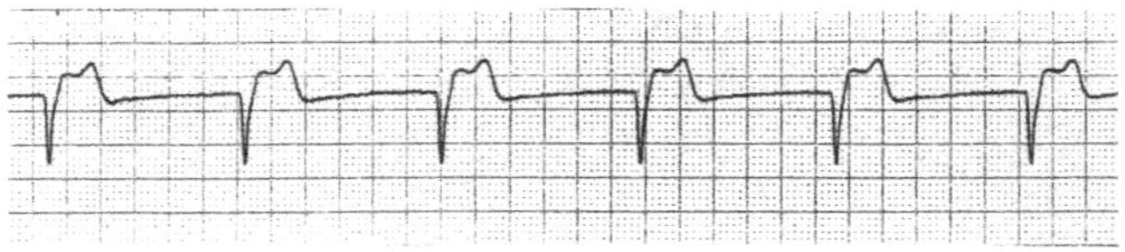 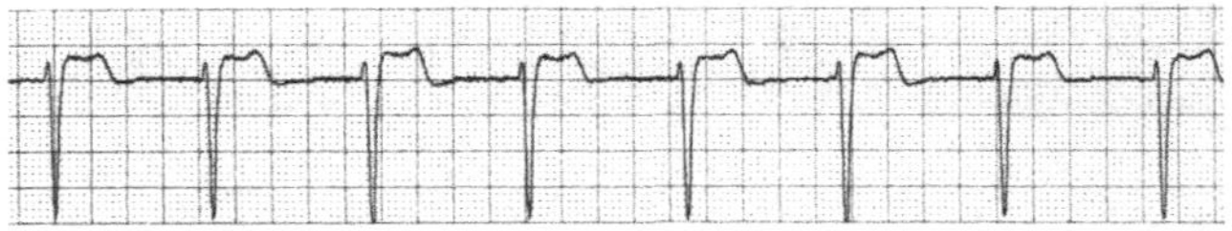 • O tratamento raramente é necessário, exceto quando a frequência é muito lenta ou muito acelerada para manter o DC adequado. • A atropina é usada para aumentar a frequência. • Verapamil, propranolol ou betabloqueadores são usados para diminuir a frequência. • Suspender digitálicos diante de suspeita de toxicidade digitálica.
Complexos ventriculares prematuros	• Frequência: 60 a 100 bpm ou a mesma frequência do ritmo de base. • Ritmo: Irregular, devido aos batimentos precoces. • Ondas P: Não relacionadas ao CVP. O ritmo sinusal geralmente não é interrompido pelos batimentos prematuros, de modo que as ondas P podem, muitas vezes, ser vistas ocorrendo de modo regular durante todo o ritmo. • Intervalo PR: Não está presente antes da maioria dos CVPs. Se uma onda P ocorre coincidentemente antecedendo um CVP, o intervalo PR é curto. • Complexo QRS: Largo e anormal; maior do que 0,10 segundo de duração. Pode variar em morfologia (tamanho, forma) se for originado de mais de um foco nos ventrículos. • Condução: Complexos QRS largos. Alguns CVPs podem ser conduzidos de modo retrógrado aos átrios, resultando em ondas P invertidas após o CVP.	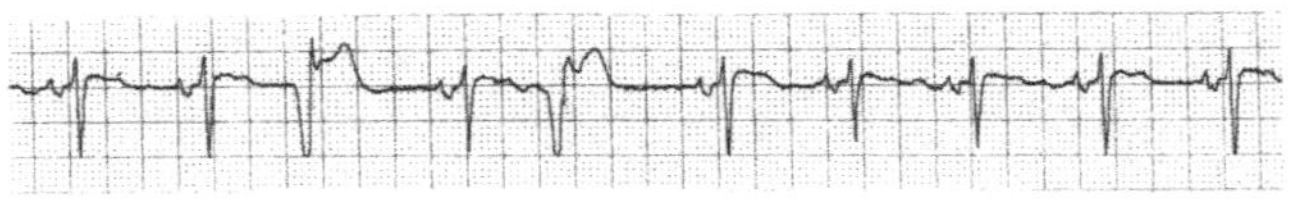 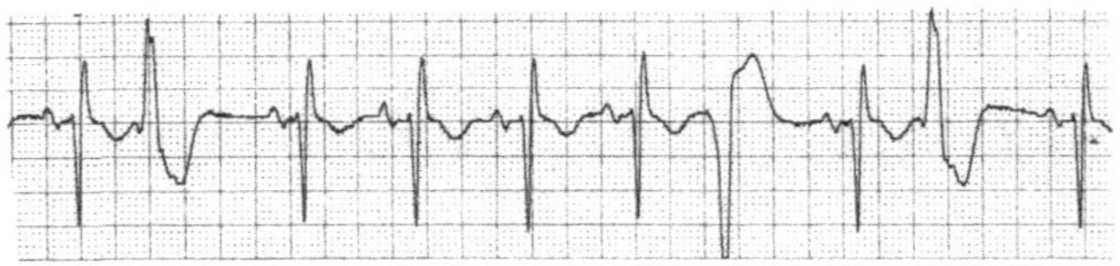 • Eliminar a causa subjacente. • O tratamento medicamentoso não costuma ser utilizado; entretanto, se desejado, lidocaína, procainamida, amiodarona e betabloqueadores podem ser eficazes.

Ritmo	Características ECG	Exemplo de ECG	Tratamento
Ritmo ventricular	• Frequência: < 50 bpm para o ritmo ventricular e de 50 a 100 bpm para o ritmo ventricular acelerado. • Ritmo: Em geral, regular. • Ondas P: Podem ser vistas, mas em um ritmo mais lento do que o foco ventricular, com dissociação do QRS. • Intervalo PR: Não é mensurado. • Complexo QRS: Largo e anormal. • Condução: Se o ritmo sinusal for o ritmo de base, a condução atrial é normal. Os impulsos originários dos ventrículos são conduzidos de uma célula muscular para outra, resultando em um complexo QRS largo.		• Para ritmos de escape ventricular, utilizar atropina para aumentar a frequência sinusal e suprimir o ritmo ventricular. • Empregar estimulação ventricular a fim de aumentar a frequência ventricular se o ritmo de escape for muito lento.
Taquicardia ventricular	• Frequência: A frequência ventricular é mais alta do que 100 bpm. • Ritmo: Em geral, regular, mas pode ser ligeiramente irregular. • Ondas P: As ondas P podem ser vistas, mas não estão relacionadas aos complexos QRS (dissociadas dos complexos QRS). Se o ritmo sinusal for o ritmo subjacente de base, as ondas P regulares estão, muitas vezes, ocultas dentro dos complexos QRS. • Intervalo PR: Não é mensurável devido à dissociação entre as ondas P e os complexos QRS. • Complexo QRS: Largo e anormal; duração maior do que 0,10 segundo. • Condução: O impulso origina-se em um ventrículo e espalha-se por condução entre as células musculares pelos dois ventrículos. Pode haver condução retrógrada pelos átrios, mas mais frequentemente o nodo sinusal continua disparando de modo regular e despolarizando os átrios normalmente.		• O tratamento depende de como o ritmo é tolerado. • Lidocaína, amiodarona, procainamida ou magnésio devem ser administrados se o paciente estiver estável. • A cardioversão é preferida em caso de instabilidade hemodinâmica. • Deve-se realizar a desfibrilação se a TV for sem pulso.
Fibrilação ventricular	• Frequência: Rápida, descoordenada, ineficaz. • Ritmo: Caótico, irregular. • Ondas P: Não encontradas. • Intervalo PR: Nenhum. • Complexo QRS: Não é visualizada a formação de complexos QRS; ondulações rápidas e irregulares, sem qualquer padrão específico. • Condução: Múltiplos focos ectópicos disparando ao mesmo tempo nos ventrículos e despolarizando-os irregularmente, sem qualquer padrão organizado. Os ventrículos não se contraem.		• Desfibrilação imediata. • A RCP é necessária até que um desfibrilador esteja disponível. • Amiodarona, lidocaína e magnésio costumam ser usados. • Após a conversão, administrar antiarrítmicos IV que facilitem a conversão, a fim de prevenir a reincidência.

Assistolia ventricular	• Frequência: Ausente. • Ritmo: Ausente. • Ondas P: Podem estar presentes se o nodo sinusal estiver funcionando. • Intervalo PR: Ausente. • Complexo QRS: Ausente. • Condução: A condução atrial pode ser normal se o nodo sinusal estiver funcionando. Não há qualquer condução para os ventrículos.	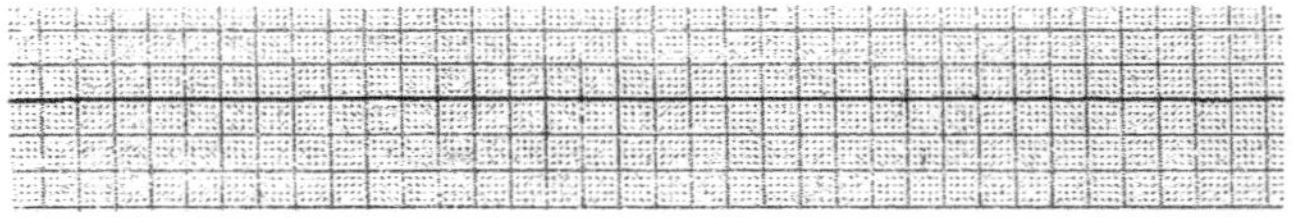 • Iniciar imediatamente a RCP. • Administrar adrenalina IV. • Administrar atropina. • Identificar e tratar a causa.
Bloqueio AV de primeiro grau	• Frequência: Pode ocorrer em qualquer frequência sinusal, em geral de 60 a 100 bpm. • Ritmo: Regular. • Ondas P: Normais; Precedem todo complexo QRS. • Intervalo PR: Prolongado, acima de 0,20 segundo. • Complexo QRS: Costuma ser normal. • Condução: Normal pelos átrios, atrasada pelo nodo AV. Normal pelos ventrículos.	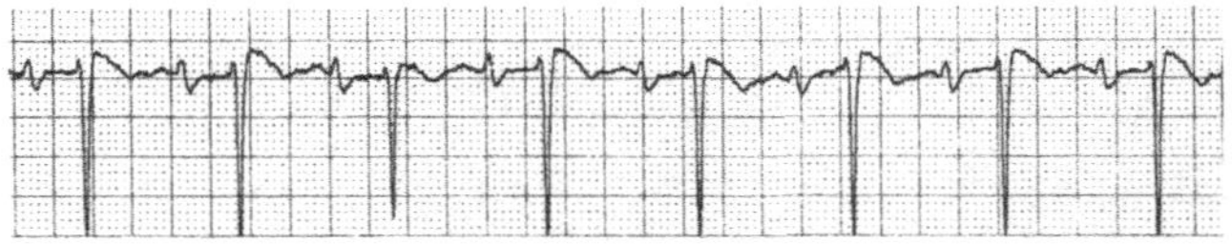 • O tratamento costuma ser desnecessário.
Bloqueio AV de segundo grau do Tipo I (Wenckebach; Mobitz I)	• Frequência: Pode ocorrer em qualquer frequência sinusal ou atrial. • Ritmo: Irregular. A aparência geral do ritmo é de "batimento em grupo". • Ondas P: Normais. Algumas ondas P não são conduzidas para os ventrículos, mas somente uma delas não é levada ao ventrículo a cada vez. • Intervalo PR: Aumenta aos poucos a cada batimento. O intervalo PR que precede a pausa é maior do que após a pausa. • Complexo QRS: Costuma ser normal, a menos que haja bloqueio de ramo associado. • Condução: Normal pelos átrios; progressivamente atrasada pelo nodo AV, até que haja falha na condução de um impulso. A condução ventricular mostra-se normal. As frequências de condução podem variar, com índices tão baixos quanto 2:1 (uma a cada duas onda P é bloqueada) até frequências elevadas de 15:14 (a cada 15 ondas P, uma é bloqueada).	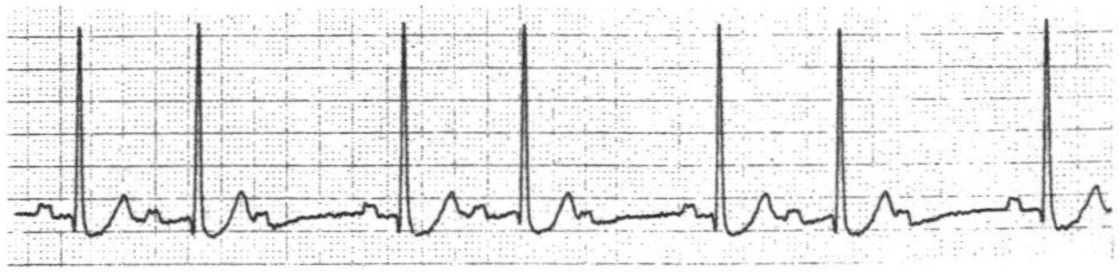 • O tratamento depende da relação de condução, da frequência ventricular e dos sintomas. • Atropina é utilizada em caso de frequência ventricular lenta. • Nenhum tratamento é realizado em caso de frequência ventricular normal. • Interrompa digitálicos, betabloqueadores e bloqueadores dos canais de cálcio. • Marca-passo temporário pode ser necessário em caso de frequência ventricular lenta.

Ritmo	Características ECG	Exemplo de ECG	Tratamento
Bloqueio AV de segundo grau do Tipo II (Mobitz II)	• Frequência: Pode ocorrer em qualquer frequência de base. • Ritmo: Irregular, devido aos batimentos bloqueados. • Ondas P: Em geral, regulares e precedendo cada QRS. Periodicamente, uma onda P não é seguida por um complexo QRS. • Intervalo PR: Constante antes dos batimentos conduzidos. O intervalo PR antes da pausa é o mesmo que após a pausa. • Complexo QRS: Costuma ser largo, devido ao bloqueio de ramo associado. • Condução: Normal pelos átrios e nodo AV, mas intermitentemente bloqueada nos ramos. Não atinge os ventrículos. A condução pelos ventrículos é lenta devido ao bloqueio de ramo associado. As frequências de condução podem variar de 2:1 a apenas batimentos bloqueados ocasionais.	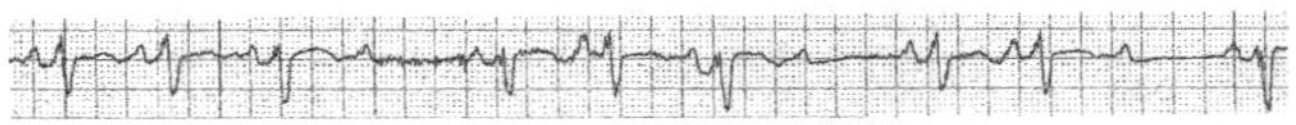	• Um marca-passo é, muitas vezes, necessário. • Não se recomenda o uso de atropina.
Bloqueio AV de alto grau (avançado)	• Frequência: Frequência atrial < 135 bpm. • Ritmo: Regular ou irregular, dependendo do padrão de condução. • Ondas P: Normais. Presentes antes de cada QRS conduzido, mas várias ondas P podem não ser seguidas por complexos QRS. • Intervalo PR: Constante antes dos batimentos conduzidos. Pode ser normal ou prolongado. • Complexo QRS: Geralmente normal no bloqueio do Tipo I e largo no bloqueio do Tipo II. • Condução: Normal pelos átrios. Dois ou mais impulsos atriais consecutivos não conseguem ser conduzidos aos ventrículos. A condução ventricular é normal no bloqueio do Tipo I e anormalmente lenta no bloqueio do Tipo II.	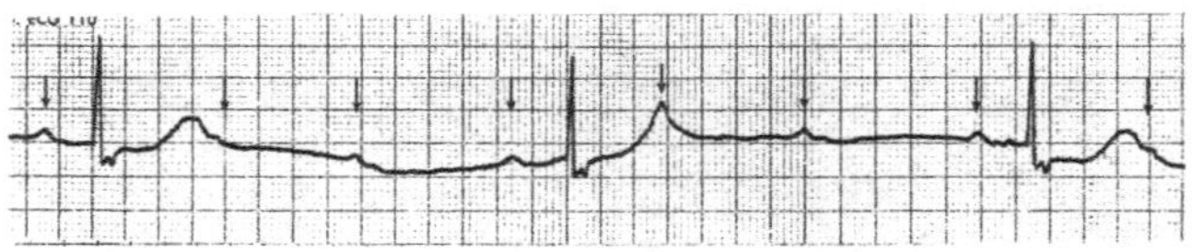	• O tratamento é necessário se o paciente for sintomático. • A atropina pode aumentar a frequência ventricular. • O marca-passo costuma ser necessário.
Bloqueio AV de terceiro grau (completo)	• Frequência: A frequência atrial é geralmente normal. A frequência ventricular é < 45 bpm. • Ritmo: Regular. • Ondas P: Normais, embora dissociadas dos complexos QRS. • Intervalo PR: Sem intervalos PR consistentes, já que não há nenhuma relação entre as ondas P e os complexos QRS. • Complexo QRS: Normal se os ventrículos forem controlados por um marca-passo juncional; largo, se forem controlados por um marca-passo ventricular. • Condução: Normal pelos átrios. Todos os impulsos são bloqueados no nodo AV ou nos ramos; portanto, não há condução para os ventrículos. A condução pelos ventrículos é normal se ocorrer um ritmo de escape juncional e anormalmente lenta se houver um ritmo de escape ventricular.	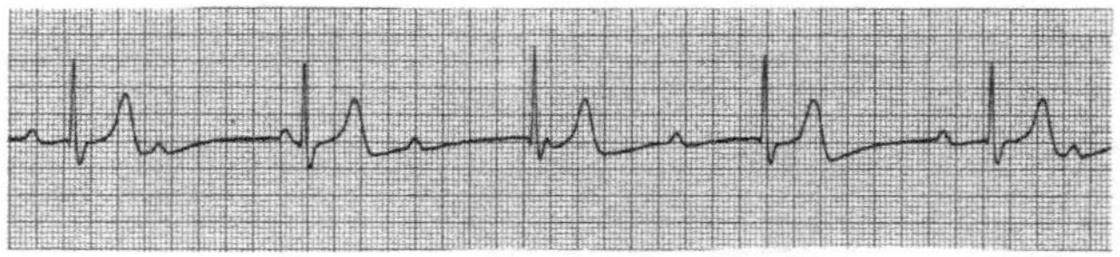 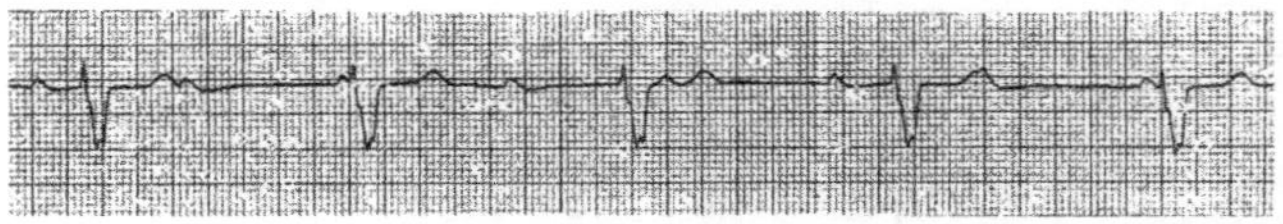	• Marca-passo. • A atropina não costuma ser eficaz. • Em caso de débito cardíaco gravemente diminuído, realize a RCP até que um marca-passo esteja disponível.

Ritmo de estimulação ventricular com captura	• Frequência: Depende da frequência de estimulação programada. • Ritmo: Regular. • Ondas P: Ausentes ou presentes, mas dissociadas dos complexos QRS. • Intervalo PR: Nenhum. • Complexo QRS: Pico do marca-passo seguido imediatamente por complexos QRS amplos, anormais.	• Nenhum.
Ritmo de estimulação ventricular sem captura	• Condução: Anormal. • Características ECG dependem da natureza do ritmo intrínseco. • O pico do marca-passo não tem qualquer relação fixa com os complexos QRS.	• Se estiver hemodinamicamente estável, realizar a correção eletiva ou a substituição do marca-passo. • Se estiver hemodinamicamente instável, tratar como o bloqueio AV de terceiro grau.

ÍNDICE

Observação: Os números de páginas que indicam figuras são seguidas por um "*f*"; as páginas que indicam tabelas são seguidas por um "*t*".

A

AACN. *Ver* American Association of Critical-Care Nurses
Abciximab, 222, 537*t*
Aberração, 453-454, 454-455*f*
Abscesso intracraniano, 336-337
Acesso vascular peritoneal, 390
Acesso vascular permanente, 389
Acesso vascular temporário, 389-390
Acetaminofeno, 309-310
Acetazolamida, 537*t*
Aciclovir, 537*t*
Acidemia metabólica, 136
Acidemia respiratória, 137
Acidente vascular encefálico, 331-332
Acidente vascular encefálico hemorrágico
 etiologia, fatores de risco e fisiopatologia, 332-334
 exames diagnósticos, 332-334
 manifestações clínicas, 332-334
 princípios de tratamento, 332-335
Acidente vascular encefálico isquêmico
 etiologia, fatores de risco e fisiopatologia, 329-331
 exames diagnósticos, 331-332
 manifestações clínicas, 330-332
 princípios de tratamento, 331-334, 332-333*t*
Ácido clorídrico, 541-542*t*
Ácido etacrínico (Edecrin), 124-125*t*, 541-542*t*
Ácido valproico, 334-336, 550*t*
Acidose, 383
ACP. *Ver* Analgesia controlada pelo paciente
Acrônimo ABCDE, 26-30, 26-28*t*
ACTP. *Ver* Angioplastia coronariana transluminal percutânea
Adenosina, 209-211, 537*t*, 549*t*
ADH. *Ver* Hormônio antidiurético
Administração de medicamentos por via intramuscular (IM), 194

Administração de medicamentos por via oral (VO), 194-195
Administração de medicamentos por via subcutânea (SC), 195
Administração de medicamentos por via sublingual, 195
Administração de medicamentos por via transdérmica, 195
Administração intranasal de medicamentos, 195
Adrenalina (Asthmahaler), 89*t*, 212, 539-540*t*, 547*t*
Afasia, 315
Agentes antiarrítmicos
 delirium e, 43-44
 na farmacologia do sistema cardiovascular, 208-211
 tabelas farmacológicas, 548*t*-550*t*
Agentes antiarrítmicos de Classe Ia, 208-210, 548*t*
Agentes antiarrítmicos de Classe Ib, 208-209, 548*t*
Agentes antiarrítmicos de Classe Ic, 208-209, 548*t*
Agentes antiarrítmicos de Classe II, 208-209, 549*t*
Agentes antiarrítmicos de Classe III, 208-210, 549*t*
Agentes antiarrítmicos de Classe IV, 209-210, 549*t*
Agentes antiarrítmicos de Classe V, 209-211
Agentes betabloqueadores não seletivos, 208-209, 357-358*t*
Agentes bloqueadores ganglionares, 206-207
Agentes bloqueadores neuromusculares
 na farmacologia do SNC, 200-201
 no BNM, 187-189
 tabela farmacológica, 536*t*
Agentes despolarizantes, 200-201, 546*t*
Agentes não despolarizantes, 200-201, 546*t*

Agentes simpaticolíticos centrais, 207-209
Agentes trombolíticos
 indicações e contraindicações, 255-256*t*, 331-334, 332-333*t*
 na farmacologia do sistema cardiovascular, 211-212
 no tratamento do acidente vascular encefálico agudo, 331-333, 332-333*t*
Agentes trombolíticos de Classe IIa, 211
Agentes trombolíticos de Classe III, 211
Agentes vasoativos, 547*t*
Agentes vasoconstritores, 212-213
Agentes vasodilatadores arteriais, 205-207
Agitação, 185-186
AINEs. *Ver* Anti-inflamatórios não esteroides
AIT. *Ver* Ataque isquêmico transitório
AL. *Ver* Anestésicos locais
Alcalemia, 135-136
Alcalemia metabólica, 136
Alcalemia respiratória, 136-137
Aldomet. *Ver* Metildopa
Alfa-adrenérgicos, 206-207
Algoritmo da bradicardia, 553*f*
Algoritmo da SAVC para parada cardíaca sem pulso, 552*f*
Algoritmos da SAVC. *Ver* Algoritmos de Suporte Avançado de Vida em Cardiologia
Algoritmos de Suporte Avançado de Vida em Cardiologia (SAVC)
 bradicardia, 553*f*
 parada cardíaca sem pulso, 552*f*
 taquicardia, 554*f*
Alta frequência por oscilação (HFO), 505-506, 506*t*
Alteplase, 212, 537*t*
Ambrisentan (Letairis), 290-291
American Association of Critical-Care Nurses (AACN), 227-229
American Nurses Association (ANA), 227-229, 236-237
Amicacina, 214, 537*t*, 550*t*

Aminofilina, 537t
Aminoglicosídeos, 214
Amiodarona, 64-66, 68-73, 309, 452
    na farmacologia do sistema cardiovascular, 209-210
    tabelas farmacológicas, 549t-550t
Amnésia, 184-185
Amostra para gasometria venosa mista, 138
Ampicilina, 537t
Amplificador de pressão, nos sistemas de monitoração hemodinâmica, 93-94, 93-94f
ANA. Ver American Nurses Association
Analgesia controlada pelo paciente (ACP), 179-180
Analgesia epidural
    anestésicos locais, 181-183
    manejo do cateter para dor, 180
    opioides por via peridural, 180-182, 181-182f
    titulação, 181-183
Analgesia oral, alternando para, 180-181
Análise remota, 395-396
Anamnese e exame físico de admissão
    avaliação psicossocial, 35-38, 36-37t
    envelhecimento e, 30-32, 30-32t
    exame físico por sistema corporal, 31-36, 33-34t
    história de saúde pregressa, 30-32t, 30-32
    história social, 30-32
    visão geral, 26-27, 29-31, 30-31t
Anamnese e exame físico inicial
    circulação e perfusão cerebral, 28-29
    equipamentos, 29-30
    medicamentos e exames diagnósticos, 29-30, 29-30t
    necessidades da família, 29-30t
    queixa principal, 28-30
    vias aéreas e respiração, 28-29
    visão geral, 26-29, 26-28t
Anemia
    etiologia, fatores de risco e fisiopatologia, 342-344
    princípios de tratamento, 343-345
    sinais e sintomas clínicos, 343-344
Anestésicos locais (AL), 181-183
Aneurisma abdominal, 482-483
Aneurisma aórtico
    etiologia e fisiopatologia, 481-482, 481f--483f
    exames diagnósticos, 482-483
    manifestações clínicas, 482-483
    princípios de tratamento, 482-484
    visão geral, 481, 481f-482f
Aneurisma torácico, 482
Anfotericina B, 537t
Angina instável, 245-249, 251-254, 251-254f
Angiografia cerebral, 323, 510-511

Angiografia coronariana, 243-246, 244-246t, 245-246f, 246, 249t
Angiografia por ressonância magnética nuclear (angio-RMN), 321-323, 510-511
Angioplastia. Ver Angioplastia coronariana transluminal percutânea
Angioplastia com balão. Ver Angioplastia coronariana transluminal percutânea (ACTP)
Angioplastia coronariana transluminal percutânea (ACTP), 244-246
Angio-RMN. Ver Angiografia por ressonância magnética nuclear
Anistreplase (APSAC), 537t
Ansiedade
    impacto psicossocial da, 44-46
    induzida por medicamentos, 35-36
    no pós-operatório, 257-259
Ansiedade pós-operatória, 257-259
Antagonista benzodiazepínico, 196-197
Antagonista opioide, 199
Antagonistas dos receptores H_2, 217
Antiácidos, 217, 357-358t
Anticoagulantes, 219-221
Anticonvulsivantes, 202-205, 550t
Antidepressivos tricíclicos, 309-310
Antídoto cianeto, 309-310
Antídotos, 309-310
Anti-inflamatórios não esteroides (AINEs)
    dependência química e, 180-181
    gastrite hemorrágica por, 353, 353t
    na farmacologia do SNC, 200-201
    para controle da dor, 177-178
Apoio psicossocial, 169, 305-306
Apresolina. Ver Hidralazina
APSAC. Ver Anistreplase
Arfonad. Ver Trimethaphan
Argatroban, 222, 538-539t
Arritmia sinusal
    origem, 62-64, 62-63f
    ritmos cardíacos, características ECG e guia de tratamento, 562t
Arritmias, interpretação e tratamento das. Ver também Agentes antiarrítmicos
    atrial
        complexo atrial prematuro, 63-65, 64-65f
        fibrilação atrial, 66, 68-69, 68f, 67t
        flutter atrial, 65-66, 68, 68f, 67t
        MMA, 64-65, 64-65f
        taquicardia atrial, 64-66, 64-66f
        visão geral, 63-64f
    interpretação avançada diferenciando batimentos e ritmos com QRS largo, 453-457, 454-458f, 460t
        TSV, 446-453, 448-450f, 451t, 452f-453f
        TVP, 452-454, 452-454f
    junção AV
        CJP, 68-69, 68-69f

ritmo juncional, ritmo juncional acelerado e taquicardia juncional, 69-70, 69-70f
    sinusal, 62-64, 62-63f
    ventricular
        assístole ventricular, 72-74, 72-74f
        CVPs, 69-71, 70-71f
        fibrilação ventricular, 71-73, 72-73f
        ritmo ventricular e ritmo ventricular acelerado, 70-72, 70-71f
        taquicardia ventricular, 71-72, 71-72f, 72-73t
        visão geral, 69-70, 69-70f
Aspiração
    detecção, 370-373
    redução dos riscos de, 372-374, 372-373t
Aspiração endotraqueal, 145-147, 145-146t
Aspiração endotraqueal aberta, 145-146, 145-146t
Aspiração traqueal fechada, 145-146, 145-146t
Assistência ventilatória ajustada neurologicamente (AVAN), 504-506, 505-506t
Assistolia ventricular
    origem, 72-74, 72-74f
    ritmos cardíacos, características ECG e guia de tratamento, 567t
AsthmaHaler. Ver Adrenalina
ASV. Ver Ventilação de suporte adaptativa
Ataque isquêmico transitório (AIT), 330-331
ATC. Ver Compensação automática do tubo endotraqueal
Atelectasia de absorção, 147-148
Atenolol, 206-208, 538-539t
Atracúrio, 188-189, 201, 538-539t, 546t
Atropina, 73-77
    na farmacologia do sistema cardiovascular, 209-211
    tabela farmacológica, 549t
    TIPS e, 358-359
Aumento na pressão, 502-504, 503-504f
Autonomia. Ver Respeito pelas pessoas
Auto-PEEP, 157-159
Autorregulação, 324
Avaliação da evolução, 26-27, 36-37t, 37-38
Avaliação da função pulmonar, 139-140, 139-141f
Avaliação das pupilas, 31-33, 319
Avaliação de marca-passo VVI, 461-465, 462-465f
Avaliação de pacientes críticos e familiares
    anamnese e exame físico de admissão
        avaliação psicossocial, 35-38, 36-37t
        envelhecimento e, 30-32, 30-32t
        exame físico por sistema, 31-36, 33-34t
        história de saúde pregressa, 30-32t, 30-32

história social, 30-32
visão geral, 26-27, 29-31, 30-31*t*
anamnese e exame físico inicial
circulação e perfusão cerebral, 28-29
equipamentos, 29-30
medicamentos e exames diagnósticos, 29-30, 29-30*t*
necessidades da família, 29-30*t*
queixa principal, 28-30
vias aéreas e respiração, 28-29
visão geral, 26-29, 26-28*t*
avaliação da evolução, 26-27, 36-37*t*, 37-38
esquematização da avaliação, 25-27, 26-27*t*
pré-admissão, 26-28, 27-28*t*
tradicional, 25
visão geral, 25
Avaliação de riscos no transporte de pacientes críticos, 48-50, 48-49*t*
Avaliação do marca-passo DDD, 465-467, 467*f*
Avaliação do nervo craniano, 317-320, 319*t*, 320*f*
Avaliação motora, 316-318, 316-318*f*, 316-318*t*
Avaliação pré-admissão, 26-28, 27-28*t*
Avaliação psicossocial na anamnese e exame físico de admissão, 35-38, 36-37*t*
Avaliação sensitiva, 316-318, 317-318*f*
AVAN. *Ver* Assistência ventilatória ajustada neurologicamente
AVEH. *Ver* Acidente vascular encefálico hemorrágico
Aztreonam, 538-539*t*

B

Baixa oxigenação no sangue venoso misto, 138
Balanço hídrico positivo, 158-159
Balão intra-aórtico (BIA)
deflação, 490-491, 491-492*f*
desmame, 492-493
indicações e contraindicações, 489-491
insuflação, 490-491
princípios de tratamento, 492-493
sincronização, 490-492, 490-492*f*
visão geral, 489, 490-491*f*
Barbitúricos, 197, 203-205, 329-330
Barotrauma, 157-159, 285-286, 289-290
Basiliximab (Simulect), 487
Batimento de fusão, 456-457, 460*t*
Benadryl. *Ver* Difenidramina
Beneficência, 229-230
Benzodiazepínico(s), 185-187, 196, 204-205, 334-336
antídoto, 309-310
delirium e, 43-44
overdose, 309
retirada, 35-36

Betabloqueadores, 64-67, 70-75, 263-264, 309
na farmacologia do sistema cardiovascular, 206-210
não seletivos, 208-209, 357-358*t*
tabela farmacológica, 549*t*
BIA. *Ver* Balão intra-aórtico
Bicarbonato de sódio, 309-310
Bioimpedância torácica, 119-120, 120-121*f*
BiPAP. *Ver* Pressão positiva em vias aéreas com dois níveis de pressão
Bismuto coloidal, 357-358*t*
Bivalirudin, 221, 538-539*t*
Bloqueadores dos canais de cálcio, 67, 73-75, 207-210
Bloqueio atrioventricular (AV)
de alto grau, 568*t*
de primeiro grau, 73-74, 73-74*f*, 567*t*
de segundo grau, 73-76, 73-76*f*, 567*t*-568*t*
de terceiro grau, 75-77, 75-76*f*
Bloqueio AV. *Ver* Bloqueio atrioventricular
Bloqueio AV de alto grau, 568*t*
Bloqueio AV de primeiro grau, 73-74, 73-74*f*, 567*t*
Bloqueio AV de segundo grau, 73-76, 73-76*f*, 567*t*-568*t*
Bloqueio AV de terceiro grau, 75-77, 75-76*f*, 568*t*
Bloqueio completo. *Ver* Bloqueio AV de terceiro grau
Bloqueio de ramo, 435-440, 439-441*f*
Bloqueio do ramo esquerdo (BRE), 437-440, 441*f*
Bloqueio do ramo direito (BRD), 436-440, 439-440*f*
Bloqueio neuromuscular (BNM)
agentes bloqueadores neuromusculares, 187-189
monitoramento e tratamento, 188-189, 191, 190*f*-189, 191*f*
no manejo da PIC, 329-330
visão geral, 186-188
BNM. *Ver* Bloqueio neuromuscular
Bolsa de pressão e dispositivo de irrigação, nos sistemas de monitoração hemodinâmica, 93-94, 94-95*f*
Bosentan (Tracleer), 290-291
Bradicardia sinusal
origem, 61-63, 62-63*f*
ritmos cardíacos, características ECG e guia de tratamento, 562*t*
BRD. *Ver* Bloqueio do ramo direito
BRE. *Ver* Bloqueio do ramo esquerdo
Bretílio, 549*t*
Broncodilatadores, 288-289, 288-289*t*, 550*t*
Bumetanida (Bumex), 124-125*t*, 218-219, 538-539*t*
BUN. *Ver* Ureia nitrogenada sérica
Bupivacaína, 181-182

Butirofenonas, 177-178
Butorfanol, 195
BWAP. *Ver* Programa de Avaliação de Desmame de Burns

C

CAD. *Ver* Cetoacidose diabética
Cafeína, retirada de, 35-36
Cálcio (elementar), 538-539*t*
CAM-ICU. *Ver* Método de Avaliação da Confusão Mental na UTI.
Cânula de traqueostomia fenestrada, 167-168*f*
CAP. *Ver* Complexo atrial prematuro
Capacidade, determinação da, 233-235
Capnografia, 139-140, 141*f*
Capnometria sublingual, 121-124
Captopril (Capoten), 125-126*t*, 195
Captura
atrial, 466
batimentos, 456-457, 460*t*
definição de, 460-462
na avaliação do VVI, 461-464, 463-464*f*
no funcionamento do marca-passo, 79-80
ritmo de estimulação ventricular com e sem, 569*t*
Captura ventricular, 467
Características dos sintomas, identificação das, 30-32, 30-32*t*
Carbamazepina, 334-336, 550*t*
Cardiomiopatia
conceitos avançados
etiologia e fisiopatologia, 469-471, 470*f*, 471*t*
exames diagnósticos, 472
manifestações clínicas, 471-472
princípios de tratamento, 472-473
visão geral, 469, 470*f*
dilatada
exames diagnósticos, 472
fisiopatologia, 469-470, 470*f*
manifestações clínicas, 471
princípios de tratamento, 472-473
hipertrófica
exames diagnósticos, 472
fisiopatologia, 470-472, 470*f*
princípios de tratamento, 473
restritiva
exames diagnósticos, 472
fisiopatologia, 470-471, 470*f*
manifestações clínicas, 472
princípios de tratamento, 473
Cardiomiopatia dilatada
exames diagnósticos, 472
fisiopatologia, 469-470, 470*f*
manifestações clínicas, 471
princípios de tratamento, 472-473
Cardiomiopatia hipertrófica
exames diagnósticos, 472
fisiopatologia, 470-472, 470*f*

princípios de tratamento, 473
Cardiomiopatia restritiva
 exames diagnósticos, 472
 fisiopatologia, 470-471, 470f
 manifestações clínicas, 472
 princípios de tratamento, 473
Cardioversão, 81-83, 82-83f
Cardioversor desfibrilador implantável (CDI), 263-264
Carvão ativado, 309-310
Catarse, 309-310
Catecolaminas, 213
Categorias de isolamento, 41, 41t
Cateter arterial
 complicações com, 99, 101, 104-106t
 inserção e remoção do, 99, 101, 104-106t
 no sistema de monitoramento hemodinâmico, 91-92, 93-94f
 permanente, 133-134, 135f
 solução de problemas com o, 555t
Cateter nasal, 149f, 147-148
Cateteres de AP. *Ver* Cateteres de artéria pulmonar
Cateteres de artéria pulmonar (AP),
 complicações, 97, 99, 101, 102t-103t
 em sistemas de monitoramento hemodinâmico, 91-92, 92-93f, 92-93t
 inserção e remoção, 96-97, 99, 101, 101f, 104t-103t
 resolução de problemas em, 557t-558t
 tipos de, 114-115
Cateteres de FE do ventrículo direito, 119-120, 119-120t
Cateteres e *lasers* de aterectomia, 245-248
Cateterismo cardíaco, 243-246, 244-246t, 244-246f, 246, 249t, 251-254
CDI. *Ver* Cardioversor desfibrilador implantável
Cefazolin, 538-539t
Cefepime, 538-539t
Cefonicid, 538-539t
Cefoperazona, 538-539t
Cefotaxima, 538-539t
Cefotetan, 538-539t
Cefoxitina, 538-539t
Ceftazidima, 538-539t
Ceftizoxime, 538-539t
Ceftriaxona, 538-539t
Cefuroxima, 538-539t
Cetamina
 administração de, 195, 541-542t
 como sedativo de curta duração, 185-186
 na farmacologia do sistema nervoso central, 197-198
Cetoacidose diabética (CAD), 397, 400-402, 400t, 401f-402f, 402t
Cetorolaco, 200-201
Cetorolaco de trometamina (Toradol), 177-178

Choque
 cardiogênico, 264-266, 264-265f, 264-265t, 267, 269
 como uma doença do sistema cardiovascular
  etiologia, fatores de risco e fisiopatologia, 264-266, 264-265f, 264-266t, 266-267f
  exames diagnósticos, 267, 269
  fases, 265-267, 269, 266-268f
  manifestações clínicas, 267, 269
  princípios de tratamento, 267, 269-270
 distributivo, 265-267, 269
 hipovolêmico, 265-266, 265-266t, 267, 269, 354
Choque anafilático, 265-267, 269
Choque neurogênico, 265-267, 269
Choque séptico, 265-267, 269
Ciclosporina, 222-223, 487, 539-540t, 550t
Cimetidina, 217, 357-358t, 538-539t
Ciprofloxacina, 538-539t
Cirurgia bariátrica
 cuidados com a pele, 368-370
 informações ao paciente, 369-370
 nutrição, 369-370
 princípios de tratamento, 367-369
 procedimento cirúrgico, 367-369
Cirurgia com o coração batendo, 254-255
Cisatracúrio, 188-189, 201, 538-539t, 546t
CIVD. *Ver* Coagulação intravascular disseminada
CJP. *Ver* Complexo juncional prematuro
Clevidipina, 207-208, 538-539t
Clindamicina, 538-539t
Clonidina, 195, 207-209
Cloranfenicol, 550t
Clordiazepóxido, 186-187
Cloreto de amônio, 537t
Cloreto de edrofônio (Tensilon), 336-337
Cloreto de potássio, 544-545t
Clorotiazida (Diuril), 124-125t, 219, 538-539t
Clorpromazina, 538-539t
Coagulação intravascular disseminada (CIVD), 342-343, 347-349, 347-349t, 348-349f
Coagulopatias
 etiologia, fatores de risco e fisiopatologia, 346-349, 347-349t, 348-349f
 princípios de tratamento, 349-350
 sinais e sintomas clínicos, 348-350
Códigos e normas profissionais, 227-229
Códigos lentos, 237-238
Códigos parciais, 237-238
Coloides, 125-127, 129
Combitubo, 141-142
Compazine. *Ver* Proclorperazina
Compensação automática do tubo endotraqueal (ATC), 505-506, 505-506t
Complacência, 324

Complexo atrial prematuro (CAP), 63-65, 64-65f
Complexo juncional prematuro (CJP)
Complexo QRS
 diferenciando batimentos e ritmos de QRS largo, 453-457, 454-458f, 457, 460t
 morfologia, 454-457, 456-458f
 princípios básicos, 57-58, 57-58f
Complexo ventricular prematuro (CVP)
 origem, 69-71, 70-71f
 ritmos cardíacos, características ECG e guia de tratamento, 565t
Compromisso hemodinâmico, 157
Comunicação
 maximização da, 168-169
 na avaliação psicossocial, 35-36
 no manejo ventilatório, 165-168, 167-169f
Conceitos cardiovasculares avançados
 aneurisma da aorta
  etiologia e fisiopatologia, 481-482, 481f-483f
  exames diagnósticos, 482-483
  manifestações clínicas, 482-483
  princípios de tratamento, 482-484
  visão geral, 481, 481f-482f
 BIA
  deflação, 490-491, 491-492f
  desmame, 492-493
  indicações e contraindicações, 489-491
  insuflação, 490-491
  princípios de tratamento, 492-493
  sincronização, 490-492, 490-492f
  visão geral, 489, 490-491f
 cardiomiopatia
  etiologia e fisiopatologia, 469-471, 470f, 471t
  exames diagnósticos, 472
  manifestações clínicas, 471-472
  princípios de tratamento, 472-473
  visão geral, 469, 470f
 DAV
  desmame e recuperação, 493-495
  indicações, 492-494
  princípios de tratamento, 493-496, 495-496t
  princípios gerais, 493-495, 493-494f
 doença valvular
  etiologia e fisiopatologia, 474-475, 475t, 476f
  exames diagnósticos, 478
  manifestações clínicas, 475-478
  princípios de tratamento, 478-479
 pericardite
  etiologia e fisiopatologia, 479-480, 480t
  exames diagnósticos, 480
  manifestações clínicas, 480

princípios de tratamento, 480-481
transplante cardíaco
  princípios de tratamento, 487-489, 488t, 489f
  procedimentos pré-transplante, 484-485
  seleção de candidatos, 484, 485t
  técnicas cirúrgicas de transplante, 485-487, 486f
Conceitos neurológicos avançados
  HSA
    etiologia, fatores de risco e fisiopatologia, 509, 510-511f, 510-511t
    exames diagnósticos, 510-511
    manifestações clínicas, 509-511
    princípios de tratamento, 510-513
  LM
    etiologia, fatores de risco e fisiopatologia, 519, 520-521f
    exames diagnósticos, 520-521
    manifestações clínicas, 519-521, 520-521t, 522f-523f, 524t-525t
    princípios de tratamento, 520-521, 525-527
    tratamento futuro, 527
  TCE
    etiologia, fatores de risco e fisiopatologia, 512-516, 515f
    exames diagnósticos, 517
    manifestações clínicas, 516-517
    princípios de tratamento, 517-519
  tumores cerebrais
    etiologia, fatores de risco e fisiopatologia, 527-529
    exames diagnósticos, 528-530
    manifestações clínicas, 528-529, 528-529t
    monitoramento da oxigenação nos tecidos cerebrais, 530-531
    princípios de tratamento, 528-531
Concentrações séricas de medicamentos, 224
Concordância, 456-457, 460f
Confidencialidade, 230-231
Conivaptan, 538-539t
Consciência, nível de, 313-314
Consentimento informado, 232-234
Considerações éticas e legais
  base para tomada de decisão ética
    códigos de ética e normas de conduta profissionais, 227-229
    declarações e vontade antecipada, 228-229
    defesa do paciente, 232-233
    ética do cuidado, 231-232
    normas jurídicas, 228-230
    paternalismo, 231-232
    políticas institucionais, 228-229
    princípios da ética, 229-232
  construção de um ambiente ético
    elucidar valores, 237-238
    fornecer informações e esclarecer pendências, 237-238
    participar na tomada de decisão colaborativa, 238-239
    reconhecer o sofrimento moral, 238-239
  processo de análise ética, 232-233
  questões éticas contemporâneas
    consentimento informado, 232-234
    decisões de reanimação, 237-238
    determinação da capacidade, 233-235
    diretivas antecipadas de vontade, 234-236
    questões de final de vida, 235-237
  visão geral, 227
Considerações legais. Ver Considerações éticas e legais
Considerações sobre a segurança do paciente
  agitação e, 185-186
  nas avaliações de admissão, 26-27
  no planejamento dos cuidados para pacientes críticos e familiares, 40-41
Contagem de plaquetas, 341-342
Contagem total de leucócitos, 340-341
Contração atrial prematura, 563t
Contratilidade
  influencia no VS/IVS, 91-92
  melhora da, na disfunção do VE, 122-124, 123-124t
Contusão pulmonar, 419
Convulsões
  etiologia, fatores de risco e fisiopatologia, 334-335
  exames diagnósticos, 334-336
  manifestações clínicas, 334-336
  princípios de tratamento, 334-337
Corticosteroides
  ansiedade por, 35-36
  no manejo do transplante cardíaco, 487-488
  no tratamento do tumor cerebral, 528-530
  para edema cerebral, 329-330
Cosintropina, 538-539t
Costelas fraturadas, 419
CPAP. Ver Pressão positiva contínua em vias aéreas
CPI. Ver Dispositivos de compressão pneumática intermitente
Crenças espirituais, enfrentamento e, 35-36
Crises hipertensivas, 269-270
Cristaloides, 125-126, 129, 358-359
Critérios de Child-Pugh, 359-360, 359-360t
Critérios RIFLE, 379, 380f
Cuidado focado na família, no planejamento do cuidado a pacientes críticos e familiares, 46-48, 46-47t
Cuidados com a pele após cirurgia bariátrica, 368-370
Curva de dissociação da oxi-hemoglobina, 137, 137f
CVP. Ver Complexo ventricular prematuro

D

Dalteparina, 220
Dantrolene, 539-540t
Daptomicina, 539-540t
DAV. Ver Dispositivo de assistência ventricular
DC. Ver Débito cardíaco
DEA. Ver Desfibrilador automático externo
Débito cardíaco (DC)
  baixo, 87, 117-119, 122-127, 123-126t
  componentes, 87-92, 89f-91f, 89t
  Doppler transesofágico, 120-121, 120-121f
  elevação, 87, 118-119, 126-129, 128f-129f
  interpretação, 114-115, 117, 117t
  mensuração do, 111-115, 116f, 560t
  na obtenção e na interpretação das formas de onda hemodinâmicas, 111-115, 117, 116f-117f, 115, 117t
  visão geral, 85-87, 86f, 86t
Decisões de reanimação, 237-238
Decisor substituto, 234-235
Declarações e vontade antecipada, 228-229
Defeitos de difusão, 137
Defesa do paciente, 232-233
Delirium
  avaliação do, 315-318
  impacto psicossocial do, 43-45
  medicamentos e, 43-44, 185-187
  sedação e, 185-186
Demência, 315
Dependência química, 180-181
Depressão, impacto psicossocial da, 44-45
Derivações de estimulação, 77-79, 77-78f
Dermátomos, 317-318, 317-318f
Dermátomos sensitivos, 182-183, 182-183f
Desequilíbrio de cálcio, 385-386, 388
Desequilíbrio de magnésio, 386, 388
Desequilíbrio de potássio, 385, 387-388
Desequilíbrio de sódio, 384-385, 387
Desequilíbrio hídrico, 382-383, 382t
Desfibrilação, 80-82, 81-82f
Desfibrilador automático externo (DEA), 81-82, 81-82f
Desmopressina, 539-540t
Desnutrição, 361-362
Desoximetasona, 195
Detector colorimétrico de CO_2, 139-140, 139-140f
Determinação do eixo no ECG de 12 derivações, 434-437, 435-439f, 435-437t
Dexametasona, 539-540t

Dexmedetomidina, 185-186, 197-198, 539-540t
Diabetes insípido (DI)
  etiologia, fatores de risco e fisiopatologia, 408-409, 408-409f, 409-410t
  manifestações clínicas, 408-410
  princípios de tratamento, 409-410, 410t
Diabetes melito (DM)
  informações ao paciente com, 405, 405t
  tipos de, 397, 400
Dialisado, 390
Dialisador, 390
Diálise peritoneal, 390, 392
Diarreia, 374-375, 374-375f
Diazepam, 186-187, 196, 204-205, 539-540t
Diazóxido (Tensuril IV), 125-126t, 205-207, 270-271t, 539-540t
Difenidramina (Benadryl), 43-44, 179, 539-540t
Digibind, 309-310
Digitálicos, 65-67, 73-75, 452-453, 549t
Digoxina (Lanoxin), 89t, 123-124t
  antídoto para, 309-310
  na farmacologia do sistema cardiovascular, 209-211
  tabelas farmacológicas, 539-540t, 550t
Dilantin Kapseal. Ver Fenitoína
Diltiazem, 65-67, 209-210, 452-453, 539-540t, 549t
Dipropionato de betametasona, 195
Disartria, 315
Disfunção do VE. Ver Disfunção do ventrículo esquerdo
Disfunção do ventrículo esquerdo (VE)
  melhora da contratilidade, 122-124, 123-124t
  redução da pós-carga, 124-125, 125-126t
  redução da pré-carga, 123-125, 124-125t
Disopiramida, 64-66, 68-71, 208-209, 548t, 550t
Dispositivo de assistência ventricular (DAV)
  desmame e recuperação, 493-495
  indicações, 492-494
  princípios de tratamento, 493-496, 495-496t
  princípios gerais, 493-495, 493-494f
Dispositivos de assistência cardíaca, 263-264
Dispositivos de compressão pneumática intermitente (CPIs), 296-297, 296-297t
Dissecção aórtica, 481-483
Distúrbio ventilação-perfusão, 137
Distúrbios acidobásicos mistos, 137
Distúrbios do sono, prevenção dos, 42-44, 43-44t
Distúrbios hidroeletrolíticos
  com risco de morte
    desequilíbrio de cálcio, 385-386, 388

    desequilíbrio de fosfato, 386-388
    desequilíbrio de magnésio, 386, 388
    desequilíbrio de potássio, 385, 387-388
    desequilíbrio de sódio, 384-385, 387
    prevenção e tratamento, 383
    princípios de tratamento, 387-388
  déficit de volume de líquido associado a, 401
  na etiologia da insuficiência hepática e fatores de risco, 360-361
Distúrbios hiperosmolares, 384, 387
Distúrbios hipo-osmolares, 384-385, 387
Distúrbios ventilação-perfusão, 284-285, 284-285f
Diuréticos
  contraindicações, 473
  na farmacologia renal, 218-219
  tratamento com, 124-125, 124-125t
Diuril. Ver Clorotiazida
DM. Ver Diabetes melito
DMOS. Ver Síndrome de disfunção múltipla de órgãos e sistemas
DMOS primária, 302
DMOS secundária, 302
Dobutamina (Dobutrex), 89t, 122-124, 123-124t
  na farmacologia do sistema cardiovascular, 212, 213
  tabelas farmacológicas, 539-540t, 547t
Doença isquêmica aguda do coração
  etiologia e fisiopatologia, 245-251, 249-250f, 249-250t
  exames diagnósticos, 248, 251-254, 251-254f
  manifestações clínicas, 247, 250-252, 252t-253t
  princípios de tratamento, 251-259, 251-254t, 255-257f, 255-256t
Doença pulmonar obstrutiva crônica (DPOC)
  etiologia, fatores de risco e fisiopatologia, 287-288, 287-288t
  manifestações clínicas, 287-289
  princípios de tratamento, 288-290, 288-289t, 289-290f
Doença valvular
  etiologia e fisiopatologia, 474-475, 475t, 476f
  exames diagnósticos, 478
  manifestações clínicas, 475-478
  princípios de tratamento, 478-479
Doenças neuromusculares
  miastenia grave, 336-337
  síndrome de Guillain-Barré, 337-338
Dofetilida, 66, 68-69, 209-210, 549t
Dolasetron, 539-540t
Dopamina (Intropin), 89t, 122-124, 123-125t, 126-127
  na farmacologia do sistema cardiovascular, 212-213

  tabelas farmacológicas, 539-540t, 547t
Doppler transcraniano (DTC), 323-324
Doripenem, 539-540t
Dose incremental, 179
Doxacúrio, 539-540t, 546t
Doxiciclina, 539-540t
DPOC. Ver Doença pulmonar obstrutiva crônica
Drenos torácicos
  monitoramento, 421-422
  na avaliação do sistema respiratório, 280-281, 281f-282f, 281t
Droperidol (Inapsine), 177-178, 539-540t
Drotrecogina alfa, 213-214, 539-540t
DTC. Ver Doppler transcraniano

E

EAN. Ver Escala análogo-numérica
ECG. Ver Eletrocardiograma
ECG de 12 derivações
  ACS e, 437-444, 442-446f, 442, 444, 446t
  bloqueio de ramo, 435-440, 439-441f
  descrição, 431-435, 432f-435f
  determinação do eixo, 434-437, 435-439f, 435-437t
  síndromes de pré-excitação, 443-447, 447f-448f
ECGl. Ver Escala de Coma de Glasgow
ECN. Ver Estudos de condução nervosa
Ecocardiografia, 261-263
Edecrin. Ver Ácido etacrínico
Edema cerebral, 325, 329-330
Edema citotóxico, 325
EEG. Ver Eletroencefalograma
Efeito cascata, 370-372
EHH. Ver Estado hiperosmolar hiperglicêmico
Eletrocardiograma (ECG). Ver também Ritmos cardíacos, características ECG e orientações de tratamento
  12 derivações
    bloqueio de ramo, 435-440, 439-441f
    determinação do eixo, 434-437, 435-439f, 435-437t
    SCA, 437-444, 442-446f, 446t
    síndromes de pré-excitação, 443-447, 447f-448f
    visão geral, 431-435, 432f-435f
  bases do monitoramento de derivações, 58-61, 59-60f, 59-60t
  determinação da frequência cardíaca, 59-61, 59-61f, 61t
  eletrocardiografia básica, 57-58, 58f
  formas de onda, complexos e intervalos básicos
    complexo QRS, 57-58, 57-58f
    intervalo PR, 57-58
    intervalo QT, 57-58
    onda P, 56-58

onda U, 57-58
segmento ST, 57-58
visão geral, 56f
interpretação avançada de arritmias diferenciando batimentos e ritmos de QRS largo, 453-457, 454-458f, 457, 460t
TSV, 446-453, 448-450f, 451t, 452f-453f
TVP, 452-454, 452-454f
marca-passo cardíaco
avaliação do funcionamento do marca-passo, 460-464
avaliação do marca-passo DDD. 465-467, 467f
avaliação do marca-passo VVI, 461-465, 462-465f
descrição, 459-462, 460-464t
monitoramento do segmento ST
escolha das melhores derivações para, 458-457, 460, 459-462t
mensuração do segmento ST, 458
visão geral, 456-457
Eletrodo bipolar, 77-78f, 77-79
Eletrodo unipolar, 77-78f, 77-79
Eletroencefalograma (EEG), 324
Eletrofisiologia, 55-56, 56f
Eletromiografia (EMG), 324
Embolia aérea, 294-295, 294-295t
Embolia pulmonar (EP)
etiologia, fatores de risco e fisiopatologia, 293-295, 294-295t
manifestações clínicas, 294-296
princípios de tratamento, 295-297, 295-297t
Êmbolo pulmonar, 287-290, 368-369
Êmbolos gordurosos, 294-295, 294-295t
Emergências hiperglicêmicas
CAD, 397, 400-402, 400t, 401f-402f, 402t
EHH, 397, 401, 402
etiologia, fatores de risco e fisiopatologia, 400
princípios de tratamento, 402-405, 404t-405t
visão geral, 397, 400
EMG. *Ver* Eletromiografia
EMLA. *Ver* Mistura eutética de anestésico local
Enalapril, 207-208, 270-271t
Enalapril enalaprilato/(Vasotec/Vasotec IV), 125-126t
Encaminhamentos na avaliação psicossocial, 36-38, 36-37t
Encefalite, 336-337
Encefalopatia hepática, 360-361
Enfrentamento
métodos prévios de, 45-46
na avaliação psicossocial, 35-36
Enoxaparina, 220
ENP. *Ver* Estimulador de nervo periférico

Envelhecimento, influência do, 30-32, 30-32t
Enxertos arteriovenosos, 389
EP. *Ver* Embolia pulmonar
Epilepsia generalizada, 334-335
Epilepsia parcial, 334-335
Epilepsia parcial complexa, 334-335
Epilepsia parcial simples, 334-335
Epoprostenol de sódio (Flolan), 290-291
Eptifibatide, 222, 541-542t
Equilíbrio ácido-base
na CAD, 401-402, 402t
no monitoramento da gasometria arterial, 135-137, 136t
Eritromicina, 373-374, 541-542t
Eritropoietina, 541-542t
Ertapenem, 541-542t
Escala análogo-numérica (EAN), 176, 176t
Escala da American Spinal Injury Association (ASIA), 519, 522f-523f
Escala da ASIA. *Ver* American Spinal Injury Association Scale
Escala de Acidente Vascular Encefálico do National Institute of Health (NIHSS), 330-331
Escala de classificação do edema, 33-34t
Escala de Coma de Glasgow (ECGl), 314-315, 314f, 314t
Escala de Coma Full Outline of UnResponsiveness (FOUR), 315, 315t
Escala de pulso periférico, 33-34t
Escala de Sedação e Agitação de Richmond (RASS), 317
Escala TIMI, 244-247, 250-251t
Escala verbal descritiva, 176, 176t
Escala visual analógica (EVA), 176, 176t
Esclarecer valores, 237-238
Esmolol, 206-208, 309, 541-542t, 549t
Esomeprazole, 217
Estabilização hemodinâmica, 354-355
Estado epilético, 334-336
Estado hiperosmolar hiperglicêmico (EHH), 397, 401, 402
Estado mental, 315-318, 317f
Estados hiperglicêmicos, 396-397, 397t, 398f-399f, 400t
Estenose aórtica, 475-478, 477f
Estenose mitral, 474-476, 476f
Estenose pulmonar, 475, 478
Estenose tricúspide, 475, 478
Estimulação cutânea, 182-183, 182-183f
Estimulação da supressão, 76-77
Estimulação epicárdica, 76-77, 77-78f, 80-81
Estimulação temporária
componentes do sistema, 77-78, 77-79f
estimulação epicárdica, 76-77, 77-78f, 80-81
estimulação transvenosa, 76-77, 77-78f, 79-81

indicações, 76-77
marca-passo externo, 80-81, 81-82f
noções básicas do funcionamento do marca-passo, 77-80, 77-80f
Estimulação transvenosa, 76-77, 77-78f, 79-81
Estimulador de nervo periférico (ENP), 188-189, 190f
Estímulos ambientais, 329-330
Estreptoquinase, 212, 544-545t
Estrogênios conjugados, 538-539t
Estudos de coagulação, 341-343
Estudos de condução nervosa (ECN), 324
Etidronato, 541-542t
EVA. *Ver* Escala visual analógica
Exame de urina, 34-35
Exame físico por sistema corporal na anamnese e exame físico de admissão, 31-36, 33-34t
Exame primário do trauma, 411, 414, 414t
Exame secundário do trauma, 411, 414, 415t
Excitação, 313
Extubação, 146-147

F

Fadiga, repouso e condicionamento respiratório, 161-163
Famotidina, 43-44, 217, 357-358t, 541-542t
Farmacologia. *Ver também* medicamentos específicos
agentes imunossupressores, 222-223
anti-infecciosos, 214-215
considerações especiais de dosagem
adaptação de medicamentos em idosos, 224
monitoramento dos efeitos terapêuticos de medicamentos, 224
taxas de infusão IV de medicamentos, 225
TRSC, 223-224
gastrintestinal
hemorragia por varizes, 218
profilaxia para úlcera de estresse, 216-217
sangramento da úlcera péptica aguda, 217
hematológico
anticoagulantes, 219-221
glicoproteína IIb/IIIa, 222
inibidores diretos da trombina, 221-222
métodos de administração de medicamentos, 194-195
pulmonar, 215-216
renal, 218-219
segurança, 193-194
sistema cardiovascular
agentes diversos, 204-206
agentes vasoconstritores, 212-213

antiarrítmicos, 208-211
inotrópicos, 213-214
proteína C ativada, 214
trombolíticos, 211-212
vasodilatadores parenterais, 205-209
SNC
agentes bloqueadores neuromusculares, 200-201
analgésicos, 197-201
anticonvulsivantes, 202-205
sedativos, 195-198
tabelas
agentes antiarrítmicos, 548t-550t
agentes bloqueadores neuromusculares, 536t
agentes vasoativos, 547t
monitoramento terapêutico do medicamento, 550t
orientações de administração IV, 537t--545t
Farmacologia dos analgésicos, 197-201
Farmacologia dos anti-infecciosos, 214-215
Farmacologia pulmonar, 215-216
Farmacologia renal, 218-219
Feixe de His, 55-56
Fenilefrina (Neosynephrine), 89t, 126-128, 543-544t, 547t
Fenitoína (Dilantin Kapseal), 202-205, 543-544t, 550t
Fenobarbital, 203-205, 543-544t, 550t
Fenoldopam, 204-206, 541-542t
Fenotiazínicos, 177-178
Fentanil, 177-178t, 181-182, 195, 199, 541-542t
Fentolamina (Regitine), 125-126t, 206-207, 543-544t
FEVE. *Ver* Fração de ejeção do ventrículo esquerdo
Fibras A-delta, 173, 175, 175f, 182-183
Fibras C, 175, 175f, 182-183
Fibras de Purkinje, 56
Fibrilação atrial
na síndrome de Wolff-Parkinson-White, 452-453, 452-453f
origem, 66, 68-69, 68f, 67t
ritmos cardíacos, características ECG e guia de tratamento, 564t
Fibrilação ventricular (FV)
origem, 71-73, 72-73f
ritmos cardíacos, características ECG e guia de tratamento, 566t
Fibrinogênio, 342-343
Fidelidade, 231-232
Filgrastim, 541-542t
Fístula, 389
Fístula de anastomose, 368-369
FK506. *Ver* Tacrolimo
Flecainida, 64-66, 68-71, 208-209, 452, 550t
Flolan. *Ver* Epoprostenol sódico

Flucitosina, 550t
Fluconazol, 541-542t
Flumazenil, 196-197, 309-310, 541-542t
Fluocinonide, 195
Flutter atrial
origem, 65-66, 68, 68f, 67t
ritmos cardíacos, características ECG e guia de tratamento, 564t
Fluxo sanguíneo cerebral (FSC), 324-325
Forma de onda arterial, 107-110, 109-110f
Forma de onda da AP. *Ver* Formas de onda da artéria pulmonar (AP)
Forma de onda venosa. *Ver* Formas de onda atriais e venosas
Formas de onda atriais e venosas
anormais, 106-109
POAP e, 106-109, 107-110f
PVC e, 104-107, 104-107f
visão geral, 101, 104-106
Formas de onda da artéria pulmonar (AP), 108-111, 110-111f
Formas de onda ventriculares, 107-110, 109-110f
Fornecimento e consumo, 117-119, 118-119t
Foscarnet, 541-542t
Fosfato, administração, 543-544t
Fosfato, desequilíbrio, 386-388
Fosfenitoína, 203-204, 334-336, 541-542t
Fosso analgésico, 180-181
FOUR. *Ver* Escala de Coma Full Outline of UnResponsiveness (FOUR)
Fração de ejeção (FE), 88
Fração de ejeção do ventrículo esquerdo (FEVE), 244-246
Fraturas, estabilização, 423, 425
Fraturas de crânio, 514
Frequência cardíaca
como componente do DC/IC, 87-88
determinação, 59-61, 59-61f, 61t
FSC. *Ver* Fluxo sanguíneo cerebral
Furosemida (Lasix), 124-125t, 218-219, 541-542t
FV. *Ver* Fibrilação ventricular

G

Ganciclovir, 541-542t
Gasometria arterial (ABG), monitoramento, 133-138, 134t, 135f, 136t, 137f
Gastrite hemorrágica, 353, 353f, 353t
Gatilhos, 246, 249, 249-250t
Gentamicina, 214, 541-542t, 550t
Gerador de pulso, 77-78, 77-79f
Gesticular, 166-167
Glicemia, monitoramento sanguíneo da, GMS 395-396, 396f, 396t
Glicopirrolato, 541-542t
Glicoproteína IIb/IIIa, 222
Glicosímetro sanguíneo, 395-396, 396f, 396t

Glóbulos brancos. *Ver* Leucócitos
Glóbulos vermelhos (GV)
contagem, 339-341
índices, 340-341
Glucagon, 309-310
Gluconato de quinidina, 544-545t
GMS. *Ver* Monitoramento sanguíneo de glicemia.
Granisetron, 541-542t

H

Haloperidol, 186-187, 197, 541-542t
HDVVC. *Ver* hemodiálise venovenosa contínua
Hematócrito, 340-341
Hemisfério cerebral, acidente vascular encefálico no, 331-332
Hemodiálise, 390, 391f
Hemodiálise venovenosa contínua (HDVVC), 390, 391f, 393
Hemofiltração venovenosa contínua (HVVC), 392
Hemofiltros, 390
Hemoglobina, 340-341
Hemograma completo, 339
Hemoperfusão, 309-310
Hemorragia digestiva alta, 158-159
Hemorragia digestiva alta aguda
etiologia, fatores de risco e fisiopatologia, 351-353, 352f-353f, 352t-353t
manifestações clínicas, 353-354
princípios de tratamento, 354-360, 355t, 356f-359f, 357-358t
Hemorragia intracerebral (HIC). *Ver* Acidente vascular encefálico hemorrágico
Hemorragia subaracnoide (HSA)
etiologia, fatores de risco e fisiopatologia, 509, 510-511f, 510-511t
exames diagnósticos, 510-511
manifestações clínicas, 509-511
princípios de tratamento, 510-513
Hemorragia subaracnoide aneurismática (HSAA). *Ver* Hemorragia subaracnoide
Hemostasia, distúrbios de, 347-349, 347-349t, 348-349f
Hemotórax, 419
Heparina
não fracionada, 219-221
orientações de administração, 541-542t
Heparina não fracionada, 219-221
Heparina não fracionada de baixo peso molecular, 220-221
Hérnia, 325-327
HFO. *Ver* Alta frequência por oscilação
Hidantoína, 202-204
Hidralazina (Apresolina), 125-126t, 205-206, 541-542t
Hidratação, como cuidado de final de vida, 236-237
Hidrocefalia, 511-512

Hidrocortisona, 541-542*t*
Hidromorfona, 177-178*t*, 181-182, 199, 541-542*t*
Hipercalcemia, 385-386, 388
Hipercalemia, 385, 387
Hiperfosfatemia, 386-388
Hipermagnesemia, 386, 388
Hipertensão arterial. *Ver também* Hipertensão pulmonar
   etiologia, fatores de risco e fisiopatologia, 269-270
   exames diagnósticos, 270-271
   instrução aos pacientes a respeito da modificação do estilo de vida e acompanhamento, 271-272
   manifestações clínicas, 269-271
   princípios de tratamento, 270-272, 270-271*t*
Hipertensão pulmonar
   etiologia, fatores de risco e fisiopatologia, 289-290, 290-291*t*
   novas opções de tratamento médico, 290-292
   princípios de tratamento, 290-291
Hipertonicidade da fórmula, 374-375
Hipertrofia do miocárdio (remodelação), 258-260
Hipocalcemia, 386, 388
Hipocalemia, 385, 388
Hipofosfatemia, 387, 388
Hipoglicemia. *Ver* Hipoglicemia aguda
Hipoglicemia aguda
   etiologia, fatores de risco e fisiopatologia, 405-407, 405*t*
   princípios de tratamento, 406-407, 406-407*t*
Hipomagnesemia, 386, 388
Hiponatremia, 158-159, 407-409
Hipoventilação alveolar, 146-147
Hipoventilação global, 137
Hipovolemia, 122-127
Hipoxemia refratária, 150-151
Hormônio antidiurético (ADH), 406-409. *Ver também* Síndrome de secreção inapropriada do hormônio antidiurético
HSA. *Ver* Hemorragia subaracnoide
HSAA. *Ver* Hemorragia subaracnoide aneurismática, 360-361
HVVC. *Ver* Hemofiltração venovenosa contínua

I

IAM. *Ver* Infarto agudo do miocárdio
IBP. *Ver* Inibidor da bomba de prótons
Ibutilida, 66, 68-69, 209-211, 452, 541-542*t*
IC. *Ver* Índice cardíaco
ICP. *Ver* Intervenção coronariana percutânea
Icterícia, 359-360

Idosos, pacientes
   adaptação de medicamentos em, 224
   tratamento para dor, sedação e bloqueio neuromuscular em, 183-185
Íleo, 366-367
Iloprost de sódio (Ventavis), 290-291
IM, administração de medicamentos. *Ver* Administração de medicamentos por via intramuscular
Imaginação
   em tratamento da dor, sedação e bloqueio neuromuscular, 183-184
   para a ansiedade, 44-45
Imipenem, 541-542*t*
Impacto psicossocial no planejamento do cuidado a pacientes críticos e familiares
   ansiedade, 44-46
   delirium, 43-45
   depressão, 44-45
   princípios básicos, 43-44
Imunossupressão
   etiologia, fatores de risco e fisiopatologia, 344-346
   princípios de tratamento, 345-347
   sinais e sintomas clínicos, 345-346
Imunossupressores
   farmacologia, 222-223
Inamrinone, 213-214, 541-542*t*, 547*t*
Inapsine. *Ver* Droperidol
Incidência anteroposterior (AP), 276
Incidência AP. *Ver* Incidência anteroposterior
Incidência PA. *Ver* Incidência posteroanterior
Incidência posteroanterior (PA), 275-276
Inconsciência por hipoglicemia, 405
Índice bispectral (BIS), monitoramento do, 189, 191
Índice cardíaco (IC)
   aplicação de parâmetros hemodinâmicos
     estados de baixo DC, 122-127, 123-126*t*
     estados de DC elevado, 126-129, 128*f*-129*f*
   componentes, 87-92, 89*f*, 90-91*f*, 89*t*
   interpretação do DC e, 114-115, 117, 117*t*
   visão geral, 86
Infarto agudo do miocárdio (IAM)
   exames diagnósticos, 248, 251-254
   manifestações clínicas, 252*t*-253*t*
Infecção nosocomial, 346-347
Infecções nosocomiais
   pneumonia, 293-294, 293-294*t*
   prevenção de, 41-42, 41*t*
Influência respiratória, artefatos em formas de onda hemodinâmica e, 110-111, 111-115*f*
Informações a paciente e familiares
   cirurgia bariátrica, 369-370

   diabetes melito, 405, 405*t*
   hipertensão arterial, 271-272
   insuficiência cardíaca, 263-265
   no planejamento dos cuidados de pacientes críticos e familiares
     aferição dos resultados, 45-46, 46-47*t*
     avaliação da prontidão da aprendizagem, 45-46, 45-46*t*
     estratégias de abordagem, 45-46, 45-47*t*
Infusão de insulina, 397, 397*t*, 398*f*-399*f*, 400*t*
Inibidor da bomba de prótons (IBP), 216-217
Inibidores da ECA. *Ver* Inibidores da enzima conversora da angiotensina
Inibidores da enzima conversora da angiotensina (ECA), 207-208, 263-264
Inibidores da fosfodiesterase, 213-214
Inibidores diretos da trombina, 221-222
Inotrópicos
   contraindicações, 473
   na farmacologia do sistema cardiovascular, 213-214
   tabela farmacológica, 547*t*
INR. *Ver* Razão Normalizada Internacional
Instabilidade fisiológica, prevenção da, 40-41
Insuficiência aórtica, 475-476, 477*f*, 478
Insuficiência cardíaca
   educação do paciente, 263-265
   etiologia, fatores de risco e fisiopatologia, 257-262, 258-262*f*, 261-263*t*
   exames diagnósticos, 261-263
   manifestações clínicas, 260-262, 261-262*f*, 261-263*t*
   princípios de tratamento, 261-265
Insuficiência hepática
   etiologia e fatores de risco, 359-362, 359-361*t*
   manifestações clínicas, 361-363
   princípios de tratamento, 362-363
Insuficiência intrínseca, 381, 381*t*
Insuficiência mitral, 474-477, 476*f*
Insuficiência multissistêmica, 364-366
Insuficiência pós-renal, 381
Insuficiência pré-renal, 380-381, 381*t*
Insuficiência pulmonar, 475, 478
Insuficiência renal. *Ver* Insuficiência renal aguda (IRA)
Insuficiência renal aguda (IRA)
   etiologia, fatores de risco e fisiopatologia, 380-381, 381*t*
   exames diagnósticos, 382
   fases clínicas, 381-382
   manifestações clínicas, 382
   princípios de tratamento, 382-384, 382*t*
   visão geral, 379, 380*f*
Insuficiência respiratória, 138, 150-151, 368-369

Insuficiência respiratória aguda (IRpA)
  como uma doença do sistema respiratório
    etiologia, fatores de risco e fisiopatologia, 282-285, 282*t*, 283-285*f*
    manifestações clínicas, 284-285
    princípios de tratamento, 284-286
    visão geral, 281
  em pacientes com DPOC
    etiologia, fatores de risco e fisiopatologia, 287-288, 287-288*t*
    manifestações clínicas, 287-289
    princípios de tratamento, 288-290, 288-289*t*, 289-290*f*
Insuficiência tricúspide, 475, 478
Integração da medula espinal, 175
Interferon, 35-36
Intervalo PR, 57-58
Intervalo QT, 57-58
Intervenção coronariana percutânea (ICP), 244-248, 250-251*f*, 247, 250-251*t*
Intropin. *Ver* Dopamina
Ipecac, 309
IRpA. *Ver* Insuficiência respiratória aguda
Isoproterenol (Isuprel), 89*t*, 213, 541-542*t*, 547*t*
Isquemia, 245-248
Isquemia intestinal
  etiologia, fatores de risco e fisiopatologia, 365-366
  manifestações clínicas, 365-366
  princípios de tratamento, 365-367
Isquemia miocárdica, 245-248, 437-440
Isuprel. *Ver* Isoproterenol

J

Junção atrioventricular (AV)
  CJPs na, 68-69, 68-69*f*
  ritmo juncional, ritmo juncional acelerado e taquicardia juncional na, 69-70, 69-70*f*
Junção AV. *Ver* Junção atrioventricular
Justiça, 230-231

K

Kelocyanor, 309-310

L

Labetalol, 206-207, 270-271*t*, 541-542*t*
Lamotrigina, 334-336
Lanoxin. *Ver* Digoxina
Lansoprazol (Prevacid), 217, 357-358*t*
Lasix. *Ver* Furosemida
Lavagem das mãos, 42
Lavagem gástrica, 309-310
Lavagem peritoneal diagnóstica (LPD), 411, 414, 416*t*
LCS. *Ver* Líquido cerebrospinal
Lepirudina, 221-222, 541-542*t*
Lesão cerebral primária, 514-515, 515*f*
Lesão cerebral secundária, 516
Lesão de massa encefálica, 325
Lesão medular (LM)
  etiologia, fatores de risco e fisiopatologia, 519, 520-521*f*
  exames diagnósticos, 520-521
  manifestações clínicas, 519-521, 520-521*t*, 522*f*-523*f*, 524*t*-525*t*
  princípios de tratamento, 520-521, 525-527
  tratamento futuro, 527
Lesão miocárdica, 437-440
Lesão pulmonar aguda (LPA), 499
Letairis. *Ver* Ambrisentan
Leucócitos
  contagem total, 340-341
  diferencial, 340-342
Leucopenia, 340-341
Levalbuterol, 216
Levetiracetam, 334-336
Levofloxacina, 541-542*t*
Levophed. *Ver* Noradrenalina
Levosimendan (Simdax), 89*t*
Levotiroxina, 541-542*t*
Liberação de estímulo, 461-464
Lidocaína, 70-73, 309
  administração de, 195, 541-542*t*, 548*t*
  na farmacologia do sistema cardiovascular, 208-209
  tabelas farmacológicas, 541-542*t*, 548*t*, 550*t*
  TIPS e, 358-359
Linezolida, 215, 541-542*t*
Linhas invasivas, na radiografia de tórax, 279, 279*f*
Líquido cerebrospinal (LCS), 320-322, 325-330
Lisinopril (Zestril), 125-126*t*
LM. *Ver* Lesão medular
LM aguda. *Ver* Lesão medular
Lorazepam
  administração de, 195
  como sedativo de duração intermediária, 186-187
  na farmacologia do SNC, 196, 204-205
  tabela farmacológica, 541-542*t*
LPA. *Ver* Lesão pulmonar aguda
LPD. *Ver* Lavagem peritoneal diagnóstica
Luz, reação à, 319

M

Magnésio, 64-65, 71-73, 542-543*t*
Manejo ventilatório. *Ver* Manejo ventilatório e das vias aéreas
Manejo ventilatório e das vias aéreas
  manejo das vias aéreas
    via aérea nasofaríngea, 141*f*, 141-142
    via aérea orofaríngea, 139-141, 141*f*
    vias aéreas artificiais, 141-147, 141-145*f*, 145-146*t*
  manejo ventilatório
    complicações, 157
    comunicação, 165-168, 167-169*f*
    desmame, 158-163, 159-160*t*, 162-165*t*
    fadiga, repouso e condicionamento respiratório, 161-163
    indicações, 150-151, 150-151*t*
    iniciativas sistêmicas institucionais para manejo do paciente, 163-165
    modo de ventilação, 153-157, 154-155*f*
    outros protocolos para uso, 162-164, 164-165*t*
    percursos críticos, 163-164
    princípios, 167-169
    princípios gerais, 150-155, 151-155*f*
    resposta do paciente, 157-159, 158-159*f*, 159-160*t*
    solução de problemas de ventiladores, 164-165, 165-166*f*
  oxigenoterapia
    complicações, 146-148, 149*f*
    fornecimento de oxigênio, 149*f*, 147-151, 147-148*t*, 150*f*, 343-344
    indicações, 146-147*t*
  técnicas de avaliação respiratória, exames diagnósticos e sistemas de monitoramento
    avaliação da função pulmonar, 139-140, 139-141*f*
    monitoramento da gasometria arterial, 133-138, 134*t*, 135*f*, 136*t*, 137*f*
    monitoramento de gases do sangue venoso, 138
    oximetria de pulso, 138-139, 138-139*f*, 138-139*t*
Manitol (Osmitrol), 124-125*t*, 219, 329-330, 542-543*t*
Manobras microcapilares, 129
Marca-passo
  bicameral biventricular, 263-264
  códigos, 460-462*t*
  ECG e
    avaliação do marca-passo DDD, 465-467, 467*f*
    avaliação do marca-passo VVI, 461-465, 462-465*f*
    avaliar o funcionamento do marca-passo, 460-464
    visão geral, 459-462, 460-464*t*
  externo, 80-81, 81-82*f*
  princípios básicos de funcionamento, 77-80, 77-80*f*
Marca-passo biventricular bicameral, 263-264
Marca-passo cardíaco. *Ver* Marca-passo
Marca-passo externo, 80-81, 81-82*f*
Marca-passo migratório atrial (MMA)
  origem, 64-65, 64-65*f*

ritmos cardíacos, características ECG e guia de tratamento, 563*t*
Marca-passo transcutâneo. *Ver* Marca-passo externo
Máscara facial, 149*f*, 147-148
Máscara laríngea (ML), 141-142
Máscara não reinalante, 149*f*, 147-148
MCG. *Ver* Monitoramento contínuo da glicose
Mecanismos fisiológicos da dor
   integração da medula espinal, 175
   mecanismos periféricos, 173-175, 174*f*-175*f*
   processamento central, 174*f*, 175
Mecanismos periféricos da dor, 173-175, 174*f*-175*f*
Mediastino, 277*f*, 278
Medicação IV. *Ver* Medicação intravenosa
Medicamentos intravenosos (IV)
   métodos de administração, 194
   opioides, 179
   orientações para administração, 537*t*-545*t*
   taxas de infusão, 225
Medo
   como motivo para a sedação, 184-186
   enfrentamento e, 35-36
Melhores interesses, 234-236
Meningite, 336-337
Mensuração do DC por Doppler transesofágico, 120-121, 120-121*f*
Mensuração do DC por termodiluição, 111-115, 116*f*, 560*t*
Meperidina, 177-178*t*, 181-182, 195, 199, 542-543*t*
Meropenem, 542-543*t*
Metadona, 542-543*t*
Metanol, 309-310
Metildopa (Aldomet), 125-126*t*, 542-543*t*
Metilprednisolona, 542-543*t*
Metoclopramida, 373-374, 542-543*t*
Método de Avaliação da Confusão Mental na UTI (CAM-ICU), 315-317, 317*f*
Métodos de administração de medicamentos, 194-195
Métodos invasivos de fornecimento de oxigênio, 149*f*, 147-148, 147-148*t*, 150*f*
Métodos não invasivos de fornecimento de oxigênio, 149*f*, 147-148, 147-148*t*, 150*f*
Metolazona (Zaroxolyn), 124-125*t*, 219
Metoprolol, 206-208, 542-543, 549*t*
Metronidazol, 542-543*t*
Mexiletina, 70-71, 208-209, 548*t*, 550*t*
Micofenolato de mofetil, 487
Midazolam, 185-186, 195-196, 204-205, 334-336, 542-543*t*
Milrinona (Primacor), 89*t*, 122-124, 123-124*t*, 213-214, 542-543, 547*t*
Miocárdio, fluxo sanguíneo otimizado para o, 251-255, 251-254*t*, 254-256*f*, 255-256*t*

Mioplastia, 263-264
Mistura eutética de anestésicos locais (MEAL), 195
Mivacúrio, 187-189, 201, 542-543*t*, 546*t*
ML. *Ver* Máscara laríngea
Modo de demanda, 79-80
Modo de estimulação assíncrona, 79-80
Modo de estimulação com frequência fixa. *Ver* Modo de estimulação assíncrona
Modos de ventilação
   complexidade dos, 505-506
   mecânica, 499
   no manejo ventilatório, 153-157, 154-155*f*
   volume vs. pressão
      APRV e bifásica, 503-504, 504-505*t*
      ATC, 505-506, 505-506*t*
      BiPAP, 501, 502-503*t*
      modos pressão-controlada com volume controlado, 502-504, 503-504*f*, 504-505*t*
      PAV e NAVA, 504-506, 505-506*t*
      PC/IRV, 501-503, 502-503*t*
      PSV, 500-501, 501*t*
      visão geral, 499-500, 500*f*
      VS, 503-505, 504-505*t*
Monitoramento contínuo da glicose (MCG), 396
Monitoramento contínuo da saturação venosa mista e central de oxigênio (SvO_2/$ScvO_2$)
   aplicações clínicas do, 117-120, 118-119*t*
   cateter, solução de problemas, 118-119
   perda de sangue e, 118-119, 118-119*t*
   princípios, 115, 117-118
Monitoramento da gasometria arterial. *Ver* Gasometria arterial (GA), monitoramento
Monitoramento das derivações
   noções básicas, 58-61, 59-60*f*, 59-60*t*
   para o monitoramento do segmento ST, 458-457, 460, 459-462*t*
Monitoramento de antibióticos, 550*t*
Monitoramento de gases no sangue venoso, 138
Monitoramento do CO_2 ao final da expiração, 139-140, 139-141*f*
Monitoramento hemodinâmico
   cateter de FE do ventrículo direito
      princípios de monitoramento, 119-120, 119-120*t*
      solução de problemas, 119-120
   inserção e remoção dos cateteres
      cateteres arteriais, 99, 101, 104-106*t*
      cateteres de AP, 96-97, 99, 101, 101*f*, 104*t*-103*t*
   minimamente invasivo
      bioimpedância torácica, 119-120, 120-121*f*
      capnometria sublingual, 121-124

      mensuração do DC por Doppler transesofágico, 120-121, 120-121*f*
      reinalação de CO_2, 120-121
      tonometria gástrica, 121-122, 121-122*f*
   monitoramento contínuo do oxigênio venoso misto e central
      aplicações clínicas, 117-120, 118-119*t*
      princípios, 115, 117-118
   obtenção e interpretação de ondas hemodinâmicas
      artefatos em ondas hemodinâmicas, 110-111, 111-115*f*
      DC, 111-115, 117, 115*f*-117*f*, 117*t*
      interpretação, 101, 104-111, 104-106*f*, 110-111*f*
      posicionamento do paciente, 101, 104-105, 104-106*f*
      visão geral, 101, 104-105, 104-106*f*
   obtendo valores hemodinâmicos precisos
      calibragem do sistema de transdução/amplificação, 96-97
      garantindo a precisão da transmissão da onda, 96-97, 99, 101*t*
      nivelando o transdutor à ponta do cateter, 94-96, 94-96*f*, 94-95*t*
      zerar o transdutor, 93-95
   parâmetros hemodinâmicos
      componentes do DC/IC, 87-92, 89*f*-91*f*, 89*t*
      visão geral do DC, 85-87, 86*f*, 86*t*
   parâmetros hemodinâmicos, aplicação de
      estados de baixo DC, 122-127, 123-126*t*
      estados de DC elevado, 126-129, 128*f*-129*f*
   sistemas, componentes básicos de
      alarmes, 93-94
      amplificador de pressão, 93-94, 93-94*f*
      bolsa de pressão e dispositivo de irrigação, 93-94, 94-95*f*
      cateter arterial, 91-92, 93-94*f*
      cateter de AP, 91-92, 92-93*f*, 92-93*t*
      transdutor de pressão, 92-94, 93-94*f*
      tubo de pressão, 91-93, 93-94*f*
   visão geral, 85
Monitoramento hemodinâmico minimamente invasivo
   bioimpedância torácica, 119-120, 120-121*f*
   capnometria sublingual, 121-124
   DC por Doppler transesofágico, 120-121, 120-121*f*
   reinalação de CO_2, 120-121
   tonometria gástrica, 121-122, 121-122*f*
Monitoramento terapêutico do medicamento, 224
Morfina, 177-178*t*, 179-182, 197-199, 542-543*t*
Moricizina, 70-71, 208-209, 452, 548*t*
Morte encefálica, 320-321

Movimentos extraoculares do olho, 319-320, 320f
Moxifloxacina, 542-543t
Muromonab-CD3 (OKT3 Orthoclone), 488

N

Nadolol, 357-358t
Nafcillin, 542-543t
Naloxona (Narcan), 179, 179t, 199-201, 309-310, 542-543t
Não maleficência, 229-230
Natrecor. *Ver* Nesiritide
Náuseas e vômitos, 373-375, 373-374t
NC. *Ver* Nível de consciência
NE. *Ver* Nutrição enteral
Nefrotoxicidade, 214
Neosinefrina. *Ver* Fenilefrina
Neostigmina, 542-543t
Nesiritide (Natrecor), 204-205, 263-264, 543-544t
Netilmicina, 550t
Neurolépticos, 197
Nicardipina, 207-208, 270-271t
Nicotina, retirada de 35-36
NIHSS. *Ver* Escala de Acidente Vascular Encefálico do National Institute of Health
Nipride. *Ver* Nitroprussiato
Nitrato de gálio, 541-542t
Nitratos, 205-206
Nitroglicerina (Tridil, IV Nitrostat), 89, 89t, 124-126t
 administração de, 195, 543-544t
 na farmacologia do sistema cardiovascular, 205-206
 no controle da hipertensão, 270-271t
 tabelas farmacológicas, 543-544t, 547t
Nitroprussiato (Nipride), 89, 89t, 124-125, 125-126t, 309
 no controle da hipertensão, 270-271t
 tabelas farmacológicas, 543-544t, 547t
Nitroprussiato de sódio, 205-206
Nitrostat IV. *Ver* Nitroglicerina
Nível de consciência (NC), 28-29, 31-33, 313-314
Nizatidine, 357-358t
Nociceptores, 173, 175f
Noradrenalina (Levophed), 89t, 126-127, 212, 543-544t, 547t
Normas jurídicas, 228-230
NPT. *Ver* Nutrição parenteral total
Nutrição
 como uma questão de final de vida, 236-237
 enteral, 370-372, 370-371t
 parenteral total, 370-371, 370-371t
 sistema gastrintestinal e
  para a cirurgia bariátrica, 369-370
  para pacientes críticos, 369-370, 369-370t

 para síndromes pós-gastrectomia, 369-372, 370-371t
 volume residual e, 370-372, 370-373t
Nutrição enteral (NE), 370-372, 370-371t
Nutrição parenteral total (NPT), 370-371, 370-371t

O

Obstrução das vias aéreas, 283-285, 283-284f
Obstrução do intestino delgado, 366-367
Obstrução do intestino grosso (OIG), 366-367
Obstrução intestinal
 etiologia, fatores de risco e fisiopatologia, 366-367
 manifestações clínicas, 366-367
 princípios de tratamento, 366-368
Obstruções fixas, 245-248
Octreotida, 218, 357-358t
Ofloxacin, 543-544t
OIG. *Ver* Obstrução do intestino grosso
Omeprazol (Prilosec), 217, 357-358t
Onda P
 como indício de batimentos e ritmos de QRS largo, 453-455, 454-456f
 noções básicas, 56-58
Onda U, 57-58
Ondansetron (Zofran), 177-178, 543-544t
Opioides
 antídotos, 309-310
 delirium e, 43-44
 em tratamento da dor, sedação e bloqueio neuromuscular,
  ACP, 179-180
  efeitos colaterais, 177-179, 179t, 181-182
  IV, 179
  trocando os analgésicos IV pelos orais, 180-181
  visão geral, 177-178, 177-178t
 por via epidural, 180-182, 181-182f
Ordem para Não Reanimar (ONR), 237-238
Origem, 68-69, 68-69f
Orthoclone OKT3. *Ver* Muromonab-CD3
Osmitrol. *Ver* Manitol
Osmolalidade da fórmula, 374-375, 374-375f
Ototoxicidade, 214
Overdose
 álcool, 305-309, 307t, 308f
 etiologia, fatores de risco e fisiopatologia, 305-309, 307t, 308f
 medicamentos, 309
 princípios de tratamento, 309-310
Overdose de álcool, 305-309, 307t, 308f
Overdose de medicamentos, 309
Oxacilina, 543-544t
Oxcarbazepina, 334-336

Oxigenoterapia
 complicações, 146-148, 149f
 fornecimento de oxigênio, 149f, 147-151, 147-148t, 150f, 343-344
 indicações, 146-147t
Oximetria de pulso, 138-139, 138-139f, 138-139t

P

Pacient Self-Determination Act (PSDA), 229-230, 234-235
Pacientes diabéticos, 248, 251-252
Padrão de organização do quarto, 27-28
PAE. *Ver* Pressão atrial esquerda
Pamidronato, 543-544t
Pancreatite. *Ver* Pancreatite aguda
Pancreatite aguda
 etiologia, fatores de risco e fisiopatologia, 363-364, 363-364t
 manifestações clínicas, 363-364
 princípios de tratamento, 363-366
 visão geral, 362-364
Pancurônio, 188-189, 201, 543-544t, 546t
Pantoprazol, 217, 357-358t
Parada sinusal
 origem, 63-64, 63-64f
 ritmos cardíacos, características ECG e guia de tratamento, 562t
Paternalismo, 231-232
PAV. *Ver* Ventilação proporcional assistida
PAVM. *Ver* Pneumonia associada a ventilação mecânica
PC/IRV. *Ver* Relação inversa com pressão controlada
PDF. *Ver* Produtos de degradação da fibrina
PDFVD. *Ver* Pressão diastólica final do ventrículo direito
PEEP. *Ver* Pressão positiva expiratória final
PEEP intrínseca. *Ver* Auto-PEEP
Penicilina, 214
Penicilina G, 543-544t
Pentamidina, 543-544t
Pentobarbital, 197, 203-204, 543-544t, 550t
Peptídeo natriurético atrial (PNA), 259-262
Perceptividade, 313
Perda de peso, cirurgia para. *Ver* Cirurgia bariátrica
Pericardite
 etiologia e fisiopatologia, 479-480, 480t
 exames diagnósticos, 480
 manifestações clínicas, 480
 princípios de tratamento, 480-481
Peritonite bacteriana espontânea, 360-362
pHi. *Ver* Tonometria gástrica
PIC. *Ver* Pressão intracraniana
Piperacilina, 543-544t
Piperacilina/tazobactam, 543-544t
Piridostigmina, 544-545t
Pitressin. *Ver* Vasopressina
PL. *Ver* Punção lombar

Placas de figuras, 166-167
Planejamento do cuidado a pacientes críticos e familiares
  apoio a pacientes e familiares durante o processo de morte, 51-52
  considerações da segurança do paciente no, 40-41
  cuidado centrado na família, 46-48, 46-47*t*
  impacto psicossocial
    delirium, 43-45
    depressão, 44-45
    princípios básicos, 43-44
  informações a paciente e familiares
    aferição dos resultados, 45-46, 46-47*t*
    avaliação da prontidão da aprendizagem, 45-46, 45-46*t*
    estratégias de abordagem, 45-46, 45-47*t*
  multidisciplinares, percursos críticos e, 39-41
  prevenção das complicações mais comuns
    distúrbios do sono comuns, 42-44, 43-44*t*
    infecções hospitalares, 41-42, 41*t*
    instabilidade fisiológica, 40-41
    ruptura da pele, 42
    TVP (trombose venosa profunda), 41
  transição para a próxima fase de atendimento, 51-52
  transporte de pacientes em estado crítico
    avaliação do risco de complicações, 48-50, 48-49*t*
    nível dos cuidados necessários durante, 49-50, 49-50*t*
    preparação, 49-52, 50-51*t*
    transferências interinstitucionais, 51-52
    transporte, 50-52
    visão geral, 47-49
  visão geral, 39
Plano de cuidados multidisciplinares, caminhos críticos e, 39-41
PNA. Ver Peptídeo natriurético atrial
Pneumonia
  adquirida em ventilação mecânica, 158-159, 158-159*f*, 291-294, 293-294*t*
  como uma doença do sistema respiratório
    etiologia, fatores de risco e fisiopatologia, 291-293, 291-293*t*
    manifestações clínicas, 291-293
    princípios de tratamento, 291-294, 293-294*t*
  nosocomial, 293-294, 293-294*t*
Pneumonia associada a ventilação mecânica (PAVM), 158-159, 158-159*f*, 291-294, 293-294*t*
Pneumotórax aberto, 419

POAC. Ver Pseudo-obstrução aguda do colo
POAP. Ver Pressão de oclusão da artéria pulmonar
Políticas institucionais, 228-229
Pós-carga
  indicadores clínicos da, 90-91
  influência no VS/IVS, 90-92, 90-91*f*
  redução, 124-125, 125-126*t*, 263-264
  resistência vascular periférica, 90-92
  resistência vascular pulmonar, 91-92
Posicionamento do paciente na obtenção e na interpretação das formas de onda hemodinâmicas, 101, 104-105, 104-106*f*
PPC. Ver Pressão de perfusão cerebral
PQRST, nomograma, 243-244, 244-246*t*
Pré-carga
  determinantes, 89, 89*t*
  indicadores clínicos, 89-90, 90*f*
  influência no VS/IVS, 88-90, 89*f*, 90*f*, 89*t*
  redução, 123-125, 124-125*t*
Pré-carga do ventrículo direito, 89-90
Pré-carga ventricular esquerda, 90, 90*f*
Precauções-padrão, 41
Prednisolona, 544-545*t*
Presença, 183-184
Pressão arterial sistêmica, 110-111
Pressão atrial esquerda (PAE), 90
Pressão de oclusão. Ver Pressão de oclusão da artéria pulmonar
Pressão de oclusão da artéria pulmonar (POAP), 90, 101, 104-109, 107-110*f*
Pressão de perfusão cerebral (PPC), 325
Pressão diastólica final do ventrículo direito (PDFVD), 104-106
Pressão intracraniana (PIC)
  como uma complicação neurológica, 48-49
  conceitos e monitoramento
    causas, 325, 326-327*f*
    fluxo sanguíneo cerebral, 324-325
    manifestações clínicas, 325-327
    monitoramento invasivo, 326-328, 327-328*f*
    tratamento do aumento, 328-330
    visão geral, 324 324*f*
  dispositivo de monitoramento, 31-33
  formas de onda, 327-328, 327-328*f*
Pressão positiva contínua em vias aéreas (CPAP), 154-155*f*, 156, 160-161
Pressão positiva em vias aéreas com dois níveis de pressão (BiPAP), 501, 502-503*t*
Pressão positiva expiratória final (PEEP)
  auto-, 157-159
  PEEP/CPAP, 154-155*f*, 156
Pressão venosa central (PVC), 89-90, 101, 104-110, 104-107*f*
Prevacid. Ver Lansoprazol
Prilocaína, 195

Prilosec. Ver Omeprazol
Primacor. Ver Milrinona
Privação de sono, 185-186
Privacidade, 230-231
Problemas multissistêmicos
  overdoses
    álcool, 305-309, 307*t*, 308*f*
    etiologia, fatores de risco e fisiopatologia, 305-309, 307*t*, 308*f*
    medicamentos, 309
    princípios de tratamento, 309-310
  sepse e DMOS
    etiologia, fatores de risco e fisiopatologia, 299-302, 300*t*, 301*f*, 302*t*-304*t*
    princípios de tratamento, 304-306, 305-306*t*
    visão geral, 299, 300*t*, 301*f*
  trauma multissistêmico grave, complicações da
    SDRA, 423, 425-426
    SIRS, 426-427
Procainamida, 64-66, 68-72, 452
  na farmacologia do sistema cardiovascular, 208-210
  tabelas farmacológicas, 544-545*t*, 548*t*, 550*t*
Procedimentos Billroth I e II, 358-359, 358-359*f*
Processamento central, 174*f*, 175
Processo de morte, apoio a pacientes e familiares durante o, 51-52
Prochlorperazine (Compazine), 43-44, 177-178
Procuração, 234-235
Produtos de degradação da fibrina (PDF), 342-344
Profilaxia da úlcera de estresse, 216-217
Programa de Avaliação de Desmame de Burns (BWAP), 161-162, 163-164*t*
Propafenona, 64-66, 68-71, 208-209, 452, 548*t*
Propionato de clobetasol, 195
Propofol
  como sedativo de curta duração, 185-186
  na farmacologia do SNC, 197-198
  orientações de administração, 544-545*t*
  para o tratamento de crises, 334-336
Propranolol, 206-208, 218, 357-358*t*, 544-545*t*, 549*t*
Prostaciclina, tratamento com, 290-291
Prostaglandinas, 357-358*t*
Protamina, 544-545*t*
Proteína C ativada, 214
PSDA. Ver Patient Self-Determination Act
Pseudo-obstrução aguda do colo (POAC), 366-368
PSV. Ver Ventilação com pressão de suporte
Punção arterial, 134
Punção lombar (PL), 320-322, 510-511
PVC. Ver Pressão venosa central

Q

Quadros alfabéticos, 166-167
Questões de final de vida, 235-237
Quinidina, 64-65, 70-71, 208-209, 548t, 550t
Quinupristina/dalfopristina, 544-545t

R

Rabeprazole, 357-358t
Radiografia. *Ver* Radiografia de tórax
Radiografia da coluna cervical, 416
Radiografia de tórax
    abordagem sistemática para a interpretação, 276, 276t, 277f
    conceitos básicos, 275, 276t
    dicas úteis, 279-280, 280f
    incidências básicas do tórax, 275-276
    linhas invasivas, 279, 279f
    nas técnicas especiais de avaliação, exames diagnósticos e sistemas de monitoramento, 275-280, 276t, 277f-280f, 278t
    variações normais e distúrbios comuns, 276-279, 277f-279f, 278t
Ramo direito, 56
Ramo esquerdo, 56
Ramos, 56
Ranitidina, 217, 357-358t, 544-545t
Rapamicina. *Ver* Sirolimus
RASS. *Ver* Escala de Sedação e Agitação de Richmond
Razão Normalizada Internacional (INR), 342-343
Reconstrução ventricular, 263-264
Reembolização, 295-296
Reflexo corneal, 319
Reflexo de tosse, 319
Reflexo de vômito, 319
Regitina. *Ver* Fentolamina
Relação inversa com pressão controlada (PC/IRV), 501-503, 502-503t
Relaxamento muscular, 44-45
Relaxamento progressivo, 183-184
Remodelação. *Ver* Hipertrofia miocárdica
Remodulin. *Ver* Treprostinil sódico
Reposição de eletrólitos, 404
Reposição hídrica, 402-404, 409-410
Resistência vascular periférica (RVP), 90-92, 126-129
Resistência vascular pulmonar, 91-92
Resolução de problemas hemodinâmicos
    mensuração imprecisa da pressão arterial, 556t
    mensuração imprecisa da pressão da artéria pulmonar, 559t
    problemas na mensuração no DC por termodiluição, 560t
    problemas no cateter arterial, 555t
    problemas no cateter de AP, 557t-558t
    problemas no cateter de FE do ventrículo direito, 119-120
Respeito pelas pessoas (autonomia), 229-231
Respiração
    espontânea, 154-155f, 156
    na anamnese e exame físico inicial, 28-29
    profundidade, 183-184
    técnicas, 44-45
Respiração espontânea, 154-155f, 156
Respiração profunda, 183-184
Resposta de Cushing, 320-321
Resposta de Frank-Starling, 258-260, 259-260f
Ressonância magnética nuclear (RMN), 280, 321-323, 510-511
Ressuscitação hídrica, 364-365
Ressuscitador manual com reservatório, 147-148, 150f
Reteplase, 212, 544-545t
Revascularização do miocárdio (RM)
    contraindicações, 255-256
    indicações, 254-255
    tratamento pós-operatório, 256-259
    visão geral, 254-255, 256-257f
Revatio. *Ver* Sildenafil
Ritmo de estimulação ventricular com e sem captura, 569t
Ritmo juncional, 69-70, 69-70f, 565t
Ritmo juncional acelerado, 69-70, 69-70f
Ritmo sinusal
    origem, 61, 61f
    ritmos cardíacos, características ECG e guia de tratamento, 562t
Ritmo ventricular
    acelerado, 70-72, 70-71f
    origem, 70-72, 70-71f
    ritmos cardíacos, características ECG e guia de tratamento, 566t
Ritmo ventricular acelerado, 70-72, 70-71f
Ritmos cardíacos, características ECG e guia de tratamento, 565t
    arritmia sinusal, 562t
    assistolia ventricular, 567t
    bloqueio AV de alto grau, 568t
    bloqueio AV de primeiro grau, 567t
    bloqueio AV de segundo grau, 567t-568t
    bloqueio AV de terceiro grau, 568t
    bradicardia sinusal, 562t
    CJP, 565t
    contração atrial prematura, 563t
    CVP, 565t
    fibrilação atrial, 564t
    fibrilação ventricular, 566t
    flutter atrial, 564t
    MMA, 563t
    parada sinusal, 562t
    ritmo de estimulação ventricular com e sem captura, 569t
    ritmo juncional, 565t
    ritmo sinusal, 562t
    ritmo ventricular, 566t
    taquicardia atrial, 563t
    taquicardia sinusal, 562t
    taquicardia ventricular, 566t
Ritmos cardíacos, interpretação e tratamento de
    arritmias, interpretação avançada diferenciando batimentos e ritmos com QRS largo, 453-457, 454-458f, 457, 460t
        TSV, 446-453, 448-450f, 451t, 452f-453f
        TVP, 452-454, 452-454f
    arritmias originárias na junção AV
        CJPs, 68-69, 68-69f Complexo Juncional Prematuro
        ritmo juncional, ritmo juncional acelerado e taquicardia juncional, 69-70, 69-70f
    arritmias originárias nos átrios
        complexo atrial prematuro, 63-65, 64-65f
        fibrilação atrial, 66, 68-69, 68f, 67t
        flutter atrial, 65-66, 68, 68f, 67t
        MMA, 64-65, 64-65f
        taquicardia atrial, 64-66, 64-66f
        visão geral, 63-64f
    arritmias originárias nos ventrículos
        assistolia ventricular, 72-74, 72-74f
        CVPs, 69-71, 70-71f
        fibrilação ventricular, 71-73, 72-73f
        ritmo ventricular e ritmo ventricular acelerado, 70-72, 70-71f
        taquicardia ventricular, 71-72, 71-72f, 72-73t
        visão geral, 69-70, 69-70f
    bloqueios AV
        de primeiro grau, 73-74, 73-74f
        de segundo grau, 73-76, 73-76f
        de terceiro grau, 75-77, 75-76f
    cardioversão e, 81-83, 82-83f
    desfibrilação e, 80-82, 81-82f
    determinação da frequência cardíaca, 59-61, 59-61f, 61t
    determinação do ritmo cardíaco, 61
    eletrocardiograma, noções básicas, 57-58, 58f
    eletrofisiologia, noções básicas, 55-56, 56f
    estimulação temporária
        componentes do sistema, 77-78, 77-79f
        estimulação epicárdica, 76-77, 77-78f, 80-81
        estimulação transvenosa, 76-77, 77-78f, 79-81
        indicações, 76-77
        marca-passo externo, 80-81, 81-82f

noções básicas de funcionamento do marca-passo, 77-80, 77-80f
forma de onda, complexos e intervalos ECG, 56-58, 56f-58f
monitoramento cardíaco, 57-61, 58t-60t, 59-60f
ritmos originários do nodo sinusal
arritmia sinusal, 62-64, 62-63f
bradicardia sinusal, 61-63, 62-63f
parada sinusal, 63-64, 63-64f
ritmo sinusal, 61, 61f
taquicardia sinusal, 62-63, 62-63f
visão geral, 55
RM. *Ver* Revascularização do miocárdio
RMN. *Ver* Ressonância magnética nuclear
Rocurônio, 544-545t, 546t
Ruídos intestinais, 373-374, 373-374t
Ruptura aórtica, 481-483
Ruptura da pele, prevenção da, 42
Ruptura traumática da aorta, 419
RVP. *Ver* Resistência vascular periférica

S

Salbutamol, 216
Sangramento de úlcera péptica aguda, 217
Sangramento de varizes, 218
SC, administração de medicamentos por via. *Ver* Administração de medicamentos por via subcutânea
SCA. *Ver* Síndrome coronariana aguda
SDRA. *Ver* Síndrome do desconforto respiratório agudo
Secreções endógenas, 370-372
Secreções exógenas, 370-372
Sedação
escalas, 186-187, 187-188t
medicamentos para *delirium*, 185-187
medicamentos para sedação, 185-187
objetivos, 186-187
razões para, 184-186
técnicas, 183-184
tratamento, 186-187, 188-189t
visão geral, 184-185
Sedativos
duração, 185-187
na farmacologia do SNC, 195-198
Sedativos de ação prolongada, 186-187
Sedativos de curta duração, 185-186
Sedativos de duração intermediária, 186-187
Segmento ST
monitoramento
escolha das melhores derivações para, 458-457, 460, 459-462t
mensuração do segmento ST, 458
visão geral, 456-457
princípios básicos, 57-58
Segurança de medicamentos, 193-194
Sengstaken-Blakemore, tubo de, 357-358, 357-358f

Sensibilidade
atrial, 466-467
definição de, 460-462
na avaliação VVI, 461-465, 463-465f
no funcionamento do marca-passo, 79-80
ventricular, 467, 467f
Sensibilidade atrial, 466-467
Sensibilidade ventricular, 467, 467f
Sepse, 126-127, 128f, 129
como um problema multissistêmico
etiologia, fatores de risco e fisiopatologia, 299-302, 300t, 301f, 302t-304t
princípios de tratamento, 304-306, 305-306t
visão geral, 299, 300t, 301f
grave, 302, 303t, 305-306t, 304
trauma multissistêmico grave e, 423, 425-427
Sepse grave, 302, 303t, 305-306t, 304
Sequência de quatro estímulos, 188-189, 190f
Shunt transjugular intra-hepático portossistêmico (TIPS), 357-359
SIADH. *Ver* Síndrome de secreção inadequada de hormônio antidiurético
Sildenafil (Revatio), 290-291
Silhueta, sinal da, 280
Simdax. *Ver* Levosimendana
Simulect. *Ver* Basiliximab
SIMV. *Ver* Ventilação sincronizada mandatória intermitente
Síndrome compartimental, 422-423, 422-423f
Síndrome coronariana aguda (SCA)
ECG de 12 derivações na, 437-444, 442-446f, 446t
visão geral, 245-248, 250-251, 251-254t
Síndrome da resposta inflamatória sistêmica (SIRS), 299-302, 301f, 304, 426-427
Síndrome de abstinência alcoólica, 307-309, 307t, 308f
Síndrome de disfunção múltipla de órgãos e sistemas (DMOS)
etiologia, fatores de risco e fisiopatologia, 299-302, 300t, 301f, 302t-304t
princípios de tratamento, 304-306, 305-306t
visão geral, 299, 300t, 301f
Síndrome de Guillain-Barré, 337-338
Síndrome de Mallory-Weiss, 352-353
Síndrome de secreção inadequada de hormônio antidiurético (SIADH)
etiologia, fatores de risco e fisiopatologia, 406-408, 407-408t
princípios de tratamento, 407-409
Síndrome de Wolff-Parkinson-White
como síndrome de pré-excitação, 443-447, 447f-448f
fibrilação atrial na, 452-453, 452-453f

Síndrome do desconforto respiratório agudo (SDRA)
trauma grave multissistêmico e, 423, 425-426
ventilação mecânica por, 499
etiologia, fatores de risco e fisiopatologia, 285-287, 286-287t
manifestações clínicas, 286-287
princípios de tratamento, 286-288
Síndrome hepatorrenal, 360-361
Síndrome Ogilvie. *Ver* Pseudo-obstrução aguda do colo
Síndromes de pré-excitação, 443-447, 447f-448f
Síndromes pós-gastrectomia, 369-372, 370-371t
Sirolimus (Rapamicina), 223
SIRS. *Ver* Síndrome da resposta inflamatória sistêmica
Sistema arginina-vasopressina (AVP), 259-260
Sistema AVP. *Ver* Sistema arginina-vasopressina
Sistema cardiovascular
choque
etiologia, fatores de risco e fisiopatologia, 264-266, 264-265f, 264-266t, 266-267f
exames diagnósticos, 267, 269
fases, 265-267, 269, 266-268f
manifestações clínicas, 267, 269
princípios de tratamento, 267, 269-270
doença cardíaca isquêmica aguda
etiologia e fisiopatologia, 245-247, 250-251, 249-250f, 249-250t
exames diagnósticos, 248, 251-254, 251-254f
manifestações clínicas, 247, 250-248, 251-252, 252t-253t
princípios de tratamento, 251-259, 251-254t, 255-257f, 255-256t
farmacologia
agentes diversos, 204-206
agentes vasoconstritores, 212-213
antiarrítmicos, 208-211
inotrópicos, 213-214
proteína C ativada, 214
trombolíticos, 211-212
vasodilatadores parenterais, 205-209
hipertensão arterial
etiologia, fatores de risco e fisiopatologia, 269-270
exames diagnósticos, 270-271
instrução aos pacientes sobre a mudança do estilo de vida e o acompanhamento, 271-272
manifestações clínicas, 269-271
princípios de tratamento, 270-272, 270-271t

insuficiência cardíaca
  etiologia, fatores de risco e fisiopatologia, 257-262, 258-262f, 261-263t
  exames diagnósticos, 261-263
  informações ao paciente, 263-265
  manifestações clínicas, 260-262, 261-262f, 261-263t
  princípios de tratamento, 261-265
 no exame físico por sistema corporal, 31-34, 33-34t
 técnicas especiais de avaliação, exames diagnósticos e sistemas de monitoramento
  angiografia coronariana, 243-246, 244-246t, 245-246f, 246, 249t
  avaliação de dor torácica, 243-244, 244-246t
  PIC, 244-248, 250-251f, 250-251t
Sistema digestório
 aspiração
  detecção, 370-373
  redução dos riscos, 372-374, 372-373t
 cirurgia bariátrica
  cuidados com a pele, 368-370
  educação do paciente, 369-370
  nutrição, 369-370
  princípios de tratamento, 367-369
  procedimento cirúrgico, 367-369
 diarreia, 374-375, 374-375f
 farmacologia
  hemorragia por varizes, 218
  profilaxia para úlcera de estresse, 216-217
  sangramento da úlcera péptica aguda, 217
 fórmulas de osmolalidade ou hipertonicidade, 374-375, 374-375f
 hemorragia digestiva alta aguda
  etiologia, fatores de risco e fisiopatologia, 351-353, 352f-353f, 352t-353t
  manifestações clínicas, 353-354
  princípios de tratamento, 354-360, 355t, 356f-359f, 357-358t
 insuficiência hepática
  etiologia e fatores de risco, 359-362, 359-361t
  manifestações clínicas, 361-363
  princípios de tratamento, 362-363
 isquemia intestinal
  etiologia, fatores de risco e fisiopatologia, 365-366
  manifestações clínicas, 365-366
  princípios de tratamento, 365-367
 náuseas e vômitos, 373-375, 373-374t
 no exame físico por sistema corporal, 34-35
 nutrição
  em pacientes críticos, 369-370, 369-370t
  para a cirurgia bariátrica, 369-370

  para síndromes pós-gastrectomia, 369-372, 370-371t
  volume residual e, 370-372, 370-373t
 obstrução intestinal
  etiologia, fatores de risco e fisiopatologia, 366-367
  manifestações clínicas, 366-367
  princípios de tratamento, 366-368
 pancreatite aguda
  etiologia, fatores de risco e fisiopatologia, 363-364, 363-364t
  manifestações clínicas, 363-364
  princípios de tratamento, 363-366
  visão geral, 362-364
 ruídos intestinais, 373-374, 373-374t
 seleção da fórmula, 375-376
 taxas de fluxo e horas de infusão, 374-376, 375-376t
Sistema endócrino
 diabetes insípido
  etiologia, fatores de risco e fisiopatologia, 408-409, 408-409f, 409-410t
  manifestações clínicas, 408-410
  princípios de tratamento, 409-410, 410t
 emergências hiperglicêmicas
  CAD, 397, 400-402, 400t, 401f-402f, 402t
  EHH, 397, 401, 402
  etiologia, fatores de risco e fisiopatologia, 400
  princípios de tratamento, 402-405, 404t-405t
  visão geral, 397, 400
 estados hiperglicêmicos, 396-397, 397t, 398f-399f, 400t
 hipoglicemia aguda
  etiologia, fatores de risco e fisiopatologia, 405-407, 405t
  princípios de tratamento, 406-407, 406-407t
 no exame físico por sistema corporal, 34-35
 SIADH
  etiologia, fatores de risco e fisiopatologia, 406-408, 407-408t
  princípios de tratamento, 407-409
 técnicas especiais de avaliação, exames diagnósticos e sistemas de monitoramento, 395-396, 396f, 396t
Sistema hexaxial de referência, 432, 433f, 434-435
Sistema imune. Ver Sistemas hematológico e imune
Sistema nervoso. Ver Sistema neurológico
Sistema nervoso adrenérgico, 258-260
Sistema nervoso central (SNC)
 farmacologia
  agentes bloqueadores neuromusculares, 200-201

  analgésicos, 197-201
  anticonvulsivantes, 202-205
  sedativos, 195-198
 infecções, 336-337
 no exame físico por sistema corporal, 31-33
Sistema neurológico. Ver também Sistema nervoso central
 acidente vascular encefálico hemorrágico
  etiologia, fatores de risco e fisiopatologia, 332-334
  exames diagnósticos, 332-334
  manifestações clínicas, 332-334
  princípios de tratamento, 332-335
 acidente vascular encefálico isquêmico agudo
  etiologia, fatores de risco e fisiopatologia, 329-331
  exames diagnósticos, 331-332
  manifestações clínicas, 330-332
  princípios de tratamento, 331-334, 332-333t
 conceitos e monitoramento da PIC
  causas, 325, 326-327f
  fluxo sanguíneo cerebral, 324-325
  manifestações clínicas, 325-327
  monitoramento invasivo, 326-328, 327-328f
  tratamento do aumento, 328-330
  visão geral, 324 324f
 convulsões
  etiologia, fatores de risco e fisiopatologia, 334-335
  exames diagnósticos, 334-336
  manifestações clínicas, 334-336
  princípios de tratamento, 334-337
 doenças neuromusculares
  miastenia grave, 336-337
  síndrome de Guillain-Barré, 337-338
 exames diagnósticos
  angiografia cerebral, 323
  DTC, 323-324
  EEG, 324
  EMG/ECN, 324
  punção lombar, 320-322
  RMN, 321-323
  TC, 321-322
 infecções do SNC, 336-337
 no exame físico por sistema corporal, 31-33
 técnicas especiais de avaliação, exames diagnósticos e sistemas de monitoramento
  alterações nos sinais vitais na disfunção neurológica, 320-321, 320-321f
  avaliação da função, 317-320, 319t, 320f
  avaliação motora, 316-318, 316-318f, 316-318t

Escala de Coma de Glasgow, 314-315, 314f, 314t
Escala de Coma FOUR, 315, 315t
estado mental, 315-318, 317f
morte encefálica, 320-321
nervo craniano e tronco cerebral
nível de consciência, 313-314
sensibilidade, 316-318, 317-318f
Sistema paciente-ventilador, 151-152, 152-153f
Sistema renal
desequilíbrio eletrolítico com risco de morte
desequilíbrio de cálcio, 385-386, 388
desequilíbrio de fosfato, 386-388
desequilíbrio de magnésio, 386, 388
desequilíbrio de potássio, 385, 387-388
desequilíbrio de sódio, 384-385, 387
prevenção e tratamento, 383
princípios de tratamento, 387-388
insuficiência renal aguda (IRA)
etiologia, fatores de risco e fisiopatologia, 380-381, 381t
exames diagnósticos, 382
fases clínicas, 381-382
manifestações clínicas, 382
princípios de tratamento, 382-384, 382t
visão geral, 379, 380f
no exame físico por sistema corporal, 34-35
técnicas especiais de avaliação, exames diagnósticos e sistemas de monitoramento, 379, 380t
TSR
acesso, 389-390
descrição, 388-389, 389t
dialisador/hemofiltro/dialisado, 390
indicações e eficácia, 390-393
intervenções, 393
procedimentos, 390, 391f
Sistema renina-angiotensina-aldosterona, 259-260
Sistema respiratório. Ver também Modos de ventilação
embolia pulmonar
etiologia, fatores de risco e fisiopatologia, 293-295, 294-295t
manifestações clínicas, 294-296
princípios de tratamento, 295-297, 295-297t
hipertensão pulmonar
etiologia, fatores de risco e fisiopatologia, 289-290, 290-291t
novas opções de tratamento médico, 290-292
princípios de tratamento, 290-291
IRpA
etiologia, fatores de risco e fisiopatologia, 282-285, 282t, 283-285f

manifestações clínicas, 284-285
princípios de tratamento, 284-286
visão geral, 281
IRpA em pacientes com DPOC
etiologia, fatores de risco e fisiopatologia, 287-288, 287-288t
manifestações clínicas, 287-289
princípios de tratamento, 288-290, 288-289t, 289-290f
no exame físico por sistema corporal, 33-35
pneumonia
etiologia, fatores de risco e fisiopatologia, 291-293, 291-293t
manifestações clínicas, 291-293
princípios de tratamento, 291-294, 293-294t
SDRA
etiologia, fatores de risco e fisiopatologia, 285-287, 286-287t
manifestações clínicas, 286-287
princípios de tratamento, 286-288
técnicas especiais de avaliação, exames diagnósticos e sistemas de monitoramento
drenos torácicos, 280-281, 281f-282f, 281t
radiografia de tórax, 275-280, 276t, 277f-280f, 278t
TC e RMN, 280
Sistema tegumentar, no exame físico por sistema corporal, 34-36
Sistemas de suporte ao fígado artificial, 362-363
Sistemas hematológico e imune
anemia
etiologia, fatores de risco e fisiopatologia, 342-344
princípios de tratamento, 343-345
sinais e sintomas clínicos, 343-344
coagulopatias
etiologia, fatores de risco e fisiopatologia, 346-349, 347-349t, 348-349f
princípios de tratamento, 349-350
sinais e sintomas clínicos, 348-350
farmacologia
anticoagulantes, 219-221
inibidores da glicoproteína IIb/IIIa, 222
inibidores diretos da trombina, 221-222
imunocomprometimento
etiologia, fatores de risco e fisiopatologia, 344-346
princípios de tratamento, 345-347
sinais e sintomas clínicos, 345-346
no exame físico por sistema corporal, 34-35

técnicas especiais de avaliação, exames diagnósticos e sistemas de monitoramento
coagulograma, 341-343
contagem de eritrócitos, 339-341
contagem de plaquetas, 341-342
contagem diferencial de leucócitos, 340-342
contagem total de leucócitos, 340-341
hematócrito, 340-341
hemoglobina, 340-341
índices hematimétricos, 340-341
visão geral, 339, 340-341t
VSH, 341-342
SNC. Ver Sistema nervoso central
Sobreamortecimento, 96-97, 97-98f
Sobrecarga de volume hídrico, manejo da, 261-263
Sofrimento moral, 238-239
Somatostatina, 357-358t
Sotalol, 66, 68-72, 209-210, 549t
Stents intracoronarianos, 245-248, 251-252f
Subamortecimento, 96-97, 97-98f
Substância gelatinosa, 175
Succinilcolina, 200-201, 544-546t
Sucralfato, 217, 357-358t
Sufentanil, 195
Sulfonamidas, 550t
$SvO_2/SvcO_2$. Ver Monitoramento contínuo da saturação venosa mista e central de oxigênio

T

Tabela de valores normais, 535t-536t
Tacrolimus (FK506), 223, 544-545t
Tamponamento cardíaco, 256-257, 419
Taquicardia
algoritmo da SAVC, 554f
atrial, 64-66, 64-66f, 563t
juncional, 69-70, 69-70f
sinusal, 62-63, 62-63f, 562t
supraventricular
fibrilação atrial na síndrome de Wolff--Parkinson-White, 452-453, 452-453f
interpretação avançada da arritmia, 446-453, 448-450f, 451t, 452f-453f
movimento em círculo, 449-452, 452f
reentrada nodal AV, 448-451, 448-450f, 451t
ventricular, 71-72, 71-72f, 72-73t, 566t
Taquicardia atrial
origem, 64-66, 64-66f
ritmos cardíacos, características ECG e guia de tratamento, 563t
Taquicardia de movimento em círculo, 449-452, 452f
Taquicardia juncional, 69-70, 69-70f
Taquicardia por reentrada nodal atrioventricular (TRNAV), 448-451, 448-450f, 451t

Taquicardia sinusal
  origem, 61-63, 62-63*f*
  ritmos cardíacos, características ECG e guia de tratamento, 562*t*
Taquicardia supraventricular (TSV)
  fibrilação atrial na síndrome de Wolff-Parkinson-White, 452-453, 452-453*f*
  interpretação avançada de arritmias, 446-453, 448-450*f*, 451*t*, 452*f*-453*f*
  movimento em círculo, 449-452, 452*f*
  reentrada nodal AV, 448-451, 448-450*f*, 451*t*
Taquicardia ventricular (TV)
  origem, 71-72, 71-72*f*, 72-73*t*
  ritmos cardíacos, características ECG e guia de tratamento, 566*t*
Taquicardia ventricular polimórfica (TVP), 452-454, 452-454*f*
TC. *Ver* Tomografia computadorizada
TCA. *Ver* Tempo de coagulação ativado
TCE. *Ver* Traumatismo craniencefálico
Técnica de mínimo vazamento, 144
Técnica de mínimo volume oclusivo, 145
Técnica do ponto Z, 106-107, 108-110*f*
Técnicas de distração
  em tratamento de dor, sedação e bloqueio neuromuscular, 183-184
  para a ansiedade, 45-46
Técnicas de relaxamento, 183-184
Tempo de coagulação ativado (TCA), 342-343
Tempo de protrombina (TP), 342-343
Tempo de tromboplastina parcial (TTP), 220, 342-343
Tenecteplase, 212, 544-545*t*
Tensilon. *Ver* Cloreto de edrofônio
Teofilina, 215-216, 544-545*t*, 550*t*
Terapia de substituição renal (TSR)
  acesso, 389-390
  dialisador/hemofiltros/dialisado, 390
  indicações e eficácia da, 390-393
  intervenções, 393
  procedimentos, 389*t*, 390, 391*f*
  visão geral, 388-389
Terapia de substituição renal contínua (TRSC), 223-224, 390, 391*f*, 392-393
Terapia fibrinolítica
  complicações da, 254-255, 255-256*t*
  lesão inicial limitada com, 261-263
Teste de Allen, 99, 101, 104-105*f*, 134
Teste de onda quadrada, 96-97, 97-98*f*, 97-98*t*
Testes do limiar de estimulação, 465
TEV. *Ver* Tromboembolismo venoso
Tiamina, 309, 544-545*t*
Ticarcilina, 544-545*t*
Ticarcilina/clavulanato, 544-545*t*
Tiopental, 544-545*t*
Tipo I, bloqueio AV de segundo grau do, 73-75*f*, 74-75, 567*t*
Tipo II, bloqueio AV de segundo grau do, 74-76, 74-76*f*, 568*t*
TIPS. *Ver Shunt* transjugular intra-hepático portossistêmico
Tirofiban, 222, 545*t*
Tobramicina, 214, 545*t*, 550*t*
Tocainide, 70-71, 208-209, 548*t*, 550*t*
Tomada de decisão
  a respeito de tratamentos de prolongamento da vida, 235-237
  colaborativa, 238-239
  ética
    códigos e normas profissionais, 227-229
    declarações e vontade antecipada, 228-229
    defesa do paciente, 232-233
    ética do cuidado, 231-232
    normas jurídicas, 228-230
    paternalismo, 231-232
    políticas institucionais, 228-229
    princípios da ética, 229-232
  sobre reanimação, 237-238
Tomada de decisão colaborativa, 238-239
Tomografia computadorizada (TC), 280, 321-322, 411, 414, 416*t*, 510-511
Tonometria gástrica (pHi), 121-122, 121-122*f*
Topiramato, 334-336
Toradol. *Ver* Cetorolaco de trometamina
Torsemide, 218-219, 545*t*
Toxicidade pelo oxigênio, 147-148
TP. *Ver* Tempo de protrombina
t-PA, 544-545*t*
Tracleer. *Ver* Bosentan
Transdutor de pressão
  calibração, 96-97
  como componente básico dos sistemas de monitoração hemodinâmica, 92-94, 93-94*f*
  estabelecendo o ponto zero, 94-96, 94-96*f*, 94-95*t*
  zeramento, 93-95
Transferências interinstitucionais, 51-52
Transição para a próxima fase do atendimento, 51-52
Transplante
  cardíaco
    princípios de tratamento, 487-489, 488*t*, 489*f*
    procedimentos pré-transplante, 484-485
    seleção de candidatos, 484, 485*t*
    técnicas cirúrgicas de transplante, 485-487, 486*f*
  fígado, 362-363
Transplante cardíaco
  princípios de tratamento, 487-489, 488*t*, 489*f*
  procedimentos pré-transplante, 484-485
  seleção de candidatos, 484, 485*t*
  técnicas cirúrgicas de transplante, 485-487, 486*f*
Transplante de fígado, 362-363
Transporte de oxigênio, 149*f*, 147-151, 147-148*t*, 150*f*, 343-344
Transporte de pacientes em estado crítico,
  avaliação do risco de complicações, 48-50, 48-49*t*
  nível dos cuidados necessários durante, 49-50, 49-50*t*
  preparação, 49-52, 50-51*t*
  transferências interinstitucionais, 51-52
  transporte, 50-52
  visão geral, 47-49
Tratamento da dor, sedação e bloqueio neuromuscular
  abordagem multimodal para o tratamento da dor, 176-177, 177*f*, 177*t*
  AINEs, 177-178
  analgesia epidural
    anestésicos locais, 181-183
    opioide por via peridural, 180-182, 181-182*f*
    titulação, 181-183
    tratamento da dor por cateter, 180
  avaliação da dor, 176, 176*t*, 243-244, 244-246*t*
  BNM
    agentes bloqueadores neuromusculares, 187-189
    monitoramento e manejo, 188-189, 191, 190*f*-189, 191*f*
    visão geral, 186-188
  como medida de final de vida, 236-237
  distração, 183-184
  estimulação cutânea, 182-183, 182-183*f*
  idosos, 183-185
  imaginação, 183-184
  mecanismos fisiológicos da dor
    integração da medula espinal, 175
    mecanismos periféricos, 173-175, 174*f*-175*f*
    processamento central, 174*f*, 175
  na avaliação do risco de complicações no transporte, 48-50
  no exame físico por sistema corporal, 31-33
  opioides
    ACP, 179-180
    efeitos colaterais, 177-179, 179*t*, 181-182
    IV, 179
    trocando os analgésicos IV pelos orais, 180-181
    visão geral, 177-178, 177-178*t*
  pós-operatório, 257-259
  respostas à dor, 175-176, 176*t*
  sedação
    escalas, 186-187, 187-188*t*

medicamentos para o *delirium*, 185-187
medicamentos para sedação, 185-187
objetivos, 186-187
razões para a, 184-186
técnicas, 183-184
tratamento, 186-187, 188-189*t*
visão geral, 184-185
técnicas de relaxamento, 183-184
visão geral, 173
Tratamento endovascular, 332-333
Tratamento não oral, 165-167
Tratamento vocal, 166-168, 167-169*f*
Tratamentos de prolongamento da vida, decisões para renunciar a, 235-237
Trauma
abdominal
etiologia e fisiopatologia, 421-422
princípios de tratamento, 421-423
consequências psicológicas do, 426-428, 427-428*t*
multissistêmico grave, complicações da
SDRA, 423, 425-426
sepse/infecção, 423, 425-427
SIRS, 426-427
osteomuscular
etiologia e fisiopatologia, 422-423, 422-423*f*
princípios de tratamento, 422-423, 425-426, 424*t*-425*t*
técnicas especiais de avaliação, exames diagnósticos e sistemas de monitoramento
consequências fisiológicas do trauma, 417-418
exame primário e secundário do trauma, 411, 414, 414*t*, 415*t*
exames diagnósticos, 414-416, 416*t*
mecanismo de lesão, 416-418, 417-418*f*
visão geral, 411, 412*t*-413*t*
torácico
etiologia e fisiopatologia, 418-419, 418*f*
princípios de tratamento, 419-422
Trauma abdominal
etiologia e fisiopatologia, 421-422
princípios de tratamento, 421-423
Trauma musculoesquelético
etiologia e fisiopatologia, 422-423, 422-423*f*
miastenia grave, 336-337
princípios de tratamento, 422-423, 425-426, 424*t*-423, 425*t*
Trauma torácico
etiologia e fisiopatologia, 418-419, 418*f*
princípios de tratamento, 419-422
Traumática, lesão medular. *Ver* Lesão medular
Traumatismo cardíaco contuso, 419

Traumatismo craniencefálico (TCE)
etiologia, fatores de risco e fisiopatologia, 512-516, 515*f*
exames diagnósticos, 517
manifestações clínicas, 516-517
princípios de tratamento, 517-519
Treprostinil de sódio (Remodulin), 290-291
Triazolam, 195
Tridil. *Ver* Nitroglicerina
Trimethaphan (Arfonad), 125-126*t*, 206-207, 545*t*
Trimetoprim-sulfametoxazole, 545*t*
TRNAV. *Ver* Taquicardia por reentrada nodal atrioventricular
Trombocitopenia, 346-348
Tromboembolismo venoso (TEV), 293-297, 295-297*t*, 423, 425*t*
Tromboêmbolo, 293-295, 294-295*t*
Trombolíticos de classe I, 211
Trombose, 330-331
Trombose venosa profunda (TVP)
complicações da, 293-294
prevenção, 41, 423, 425*t*
Tronco encefálico
acidente vascular encefálico, 331-332
avaliação funcional, 317-320, 319*t*, 320*f*
TRSC. *Ver* Terapia de substituição renal contínua
TSR. *Ver* Terapia de substituição renal
TSV. *Ver* Taquicardia supraventricular
TTP. *Ver* Tempo de tromboplastina parcial
TTPa. *Ver* Tempo de tromboplastina parcial ativada
Tubo de pressão, no sistema de monitoração hemodinâmica, 91-93, 93-94*f*
Tubo endotraqueal (TET), 141-142*f*, 145*f*, 143
Tubo TET. *Ver* Tubo endotraqueal
Tubo-T, 150*f*, 150-151, 160-161
Tumores cerebrais
etiologia, fatores de risco e fisiopatologia, 527-529
exames diagnósticos, 528-530
manifestações clínicas, 528-529, 528-529*t*
monitoramento do oxigênio aos tecidos cerebrais, 530-531
princípios de tratamento, 528-531
TV. *Ver* Taquicardia ventricular
TVP. *Ver* Trombose venosa profunda; taquicardia ventricular polimórfica

U
UFCL. *Ver* Ultrafiltração contínua lenta
Ultrafiltração contínua lenta (UFCL), 392
Ultrassonografia, 411, 414, 416*t*
Unidade de aconselhamento, avaliação psicossocial, 36-37
Unidades de terapia intensiva (UTIs), 40-41, 43-44

Ureia nitrogenada sérica (BUN), 379
Uremia, 382
Uroquinase, 545*t*
UTIs. *Ver* Unidades de terapia intensiva

V
Vancomicina, 215, 545*t*, 550*t*
Varfarina, 221, 347-348
Variações negativas no plano de cuidados, 40-41
Variações no plano de cuidados, 40-41
Variações positivas no planejamento dos cuidados, 40-41
Varizes esofágicas, 360-361
Varizes gástricas, 360-361
Vasodilatadores, 473, 547*t*
Vasodilatadores parenterais, 205-209
Vasoespasmo, 511-513
Vasopressina (Pitressin)
administração, 409-410, 545*t*
na farmacologia do sistema cardiovascular, 212
para hemorragia varicosa, 218
tabelas farmacológicas, 545*t*, 547*t*
Vasopressores, 35-36, 358-359, 547*t*
Vasotec IV/Vasotec. *Ver* Enalapril/Enalaprilato
VCRP. *Ver* Volume controlado regulado por pressão
VDFVE. *Ver* Volume diastólico final do ventrículo esquerdo
Vecurônio, 188-189, 201, 545*t*, 546*t*
Velocidade de hemossedimentação (VHS), 341-342
Ventavis. *Ver* Iloprost sódico
Ventilação a pressão. *Ver* Ventilação a volume vs. a pressão
Ventilação a volume vs. a pressão
APRV e bifásico, 503-504, 504-505*t*
ATC, 505-506, 505-506*t*
BiPAP, 501, 502-503*t*
descrição, 499-500, 500*f*
modos pressão-controlada com volume controlado, 502-504, 503-504*f*, 504-505*t*
PAV e NAVA, 504-506, 505-506*t*
PC/IRV, 501-503, 502-503*t*
PSV, 500-501, 501*t*
SV, 503-505, 504-505*t*
Ventilação assistido-controlada, 154-155, 154-155*f*
Ventilação bifásica, 503-504, 504-505*t*
Ventilação com liberação de pressão de vias aéreas (VLPVA), 503-504, 504-505*t*
Ventilação com pressão de suporte (PSV)
conceitos avançados, 500-501, 501*t*
descrição, 154-155*f*, 156
desmame, 160-162
Ventilação controlada, 154-155, 154-155*f*
Ventilação de suporte adaptativa (ASV), 503-505, 504-505*t*

Ventilação mecânica, 499
Ventilação proporcional assistida (PAV), 504-506, 505-506t
Ventilação sincronizada mandatória intermitente (SIMV), 154-156, 154-155f, 160-161
Ventilador(es)
  circuito de tubos, 151-153
  danos no, 158-159, 159-160t
  no sistema paciente-ventilador, 151-152, 152-153f
  painel de controle, 152-155, 153-155f
  resolução de problemas, 164-165, 165-166f
  tolerância, 184-185
Veracidade, 231-232
Verapamil, 64-67, 452-453, 545t, 549t
VHS. *Ver* Velocidade de hemossedimentação

Via aérea nasofaríngea, 141f, 141-142
Via aérea orofaríngea, 139-141, 141f
Vias aéreas artificiais, 141-147, 141-145f, 145-146t
VLPVA. *Ver* Ventilação com liberação de pressão de vias aéreas
VO, administração de medicamentos. *Ver* Administração de medicamentos por via oral
Volume controlado regulado por pressão (VCRP), 503-504, 503-504f, 504-505t
Volume de suporte (VS), 503-504, 504-505t
Volume diastólico final (VDF), 88, 90, 106-107
Volume residual, 370-372, 370-373t
Volume residual gástrico (VRG), 370-372, 370-373t
Volume sanguíneo aumentado, 325

Volume sistólico e índice de volume sistólico (VS/IVS)
  fatores que influenciam
    contratilidade, 91-92
    pós-carga, 90-92, 90-91f
    pré-carga, 88-90, 89f, 90f, 89t
  visão geral, 88
Volutrauma, 157-159, 285-286
Vontades antecipadas, 234-235
VRG. *Ver* Volume residual gástrico
VS. *Ver* Volume de suporte
VS/IVS. *Ver* Volume sistólico e índice de volume sistólico

Z

Zaroxolyn. *Ver* Metolazona
Zestril. *Ver* Lisinopril
Zofran. *Ver* Ondansetron